原书第4版

Textbook of Gastrointestinal Radiology

上 卷

胃肠影像学

原著 [美] Richard M. Gore

[美] Marc S. Levine

主译 孙应实

中国科学技术出版社
·北京·

图书在版编目（CIP）数据

胃肠影像学：原书第 4 版 . 上卷 / （美）理查德·M. 戈尔 (Richard M.Gore)，（美）马克·S. 莱文 (Marc S. Levine) 原著；孙应实主译 . — 北京：中国科学技术出版社，2021.2

ISBN 978-7-5046-8922-1

Ⅰ . ①胃… Ⅱ . ①理… ②马… ③孙… Ⅲ . ①胃肠病—影像诊断 Ⅳ . ① R573.04

中国版本图书馆 CIP 数据核字 (2020) 第 243618 号

著作权合同登记号：01-2018-7574

策划编辑　焦健姿　王久红
责任编辑　黄维佳
装帧设计　佳木水轩
责任印制　李晓霖

出　　版　中国科学技术出版社
发　　行　中国科学技术出版社有限公司发行部
地　　址　北京市海淀区中关村南大街 16 号
邮　　编　100081
发行电话　010-62173865
传　　真　010-62179148
网　　址　http://www.cspbooks.com.cn

开　　本　889mm×1194mm　1/16
字　　数　3764 千字
印　　张　136.25
版　　次　2021 年 2 月第 1 版
印　　次　2021 年 2 月第 1 次印刷
印　　刷　天津翔远印刷有限公司
书　　号　ISBN 978-7-5046-8922-1 / R·2648
定　　价　980.00 元（全两卷）

ELSEVIER

Elsevier (Singapore) Pte Ltd.

3 Killiney Road, #08-01 Winsland House I, Singapore 239519

Tel: (65) 6349-0200; Fax: (65) 6733-1817

This Translation of Textbook of Gastrointestinal Radiology, 2-Volume Set, 4/E by Richard M. Gore and Marc S. Levine was undertaken by China Science and Technology Press and is published by arrangement with Elsevier (Singapore) Pte Ltd.

Textbook of Gastrointestinal Radiology, 2-Volume Set, 4/E by Richard M. Gore and Marc S. Levine 由中国科学技术出版社进行翻译，并根据中国科学技术出版社与爱思唯尔（新加坡）私人有限公司的协议约定出版。

胃肠影像学（原书第 4 版）（孙应实，译）

ISBN: 978-7-5046-8922-1

Copyright © 2021 by Elsevier (Singapore) Pte Ltd. and China Science and Technology Press.

译者名单

主　译　孙应实

副主译　曹　崑　张晓燕

译　者（以编写章节先后为序）

　　　　魏义圆　李　英　管　真　朱海滨　纪婉莹　高顺禹

　　　　李海蛟　李艳玲　孙瑞佳　唐　磊　曲玉虹　王之龙

　　　　朱汇慈　张晓燕　宋　翔　赵　博　史燕杰　曹　崑

　　　　秦岫波　崔　湧　曹　敏　龙　蓉　卢巧媛　齐丽萍

　　　　罗　瑶

内容提要

　　本书引进自国际知名的 Elsevier 出版集团，是一本全面、系统的胃肠影像学著作，由学术大师 Richard M. Gore 教授和 Marc S. Levine 教授联合全球 176 位知名权威专家倾力打造。全书共 15 篇 127 章，精选了 2500 余张高质量图像，展示了临床实践中可能遇到的各种发现，全面覆盖了所有常见腹部疾病，并提供了多种腹部成像模式的解说和整合，包括最新的 MDCT、MRI、扩散加权和灌注成像、超声、PET/CT、PET/MR、X线片、MRI、胰胆管造影和钡剂检查等。本书为全新第 4 版，内容系统，图片精美，适合广大消化系统影像专业医生及医学生阅读参考，可作为所有影像专业医生的完美参考书。

原书参编者

Jalil Afnan, MD, MRCS
Radiologist
Department of Radiology
Lahey Clinic Hospital and Medical Center
Burlington, Massachusetts
Assistant Professor of Radiology
Tufts University
School of Medicine
Boston, Massachusetts

Jeffrey A. Alexander, MD
Associate Professor of Medicine
Mayo Clinic School of Medicine
Rochester, Minnesota

Lauren F. Alexander, MD
Assistant Professor of Abdominal Imaging
Department of Radiology and Imaging Sciences
Emory University
Atlanta, Georgia

Surabhi Bajpai, MBBS, DMRD
Research Fellow
Department of Radiology
Division of Abdominal Imaging and Intervention
Massachusetts General Hospital
Boston, Massachusetts

Mark E. Baker, MD
Professor of Radiology
Cleveland Clinic Lerner College of Medicine
Case Western Reserve University
Imaging Institute
Cleveland Clinic
Staff Radiologist
Imaging Institute, Digestive Disease Institute, Cancer
   Institute
Cleveland Clinic
Cleveland, Ohio

Stephen R. Baker, MD, MPHIL
Professor and Chairman
Department of Radiology
Rutgers New Jersey Medical School
Chief
Department of Radiology
The University Hospital
Newark, New Jersey

Aparna Balachandran, MD
Associate Professor
Diagnostic Imaging
The University of Texas MD Anderson Cancer Center
Houston, Texas

Dennis M. Balfe, MD
Professor of Radiology
Washington University School of Medicine
St. Louis, Missouri

Emil J. Balthazar, MD
Professor Emeritus
Department of Radiology
New York University School of Medicine
Attending Consultant

Department of Radiology
Bellevue Hospital
New York, New York

Stuart A. Barnard, MA, MB, BS, MRCS, FRCR
Radiologist
Department of Radiology
Middlemore Hospital
Counties Manukau Health
Auckland, New Zealand

Ahmed Ba-Ssalamah, MD
Medical University of Vienna
Department of Biomedical Imaging and Image-Guided
   Therapy
Vienna, Austria

Genevieve L. Bennett, MD
Assistant Professor of Radiology
Department of Radiology
Division of Abdominal Imaging
New York University School of Medicine
Assistant Professor of Radiology
Department of Radiology
Division of Abdominal Imaging
New York University Langone Medical Center
New York, New York

Senta Berggruen, MD
Department of Radiology
Northwestern Memorial Hospital
Chicago, Illinois

Jonathan W. Berlin, MD
Clinical Professor of Radiology
Department of Diagnostic Radiology
NorthShore University HealthSystem
Evanston, Illinois

George S. Bissett III, MD
Professor of Radiology and Pediatrics
Vice-Chairman
Department of Radiology
Duke University School of Medicine
Durham, North Carolina

Roi M. Bittane, MD
Radiology Resident
Department of Radiology
Winthrop University Hospital
Mineola, New York

Michael A. Blake, MB, MRCPI, FRCR, FFR(RCSI)
Associate Professor of Radiology
Harvard Medical School
Fellowship Director
Division of Abdominal Imaging
Massachusetts General Hospital
Boston, Massachusetts

Peyman Borghei, MD
Clinical Assistant Professor of Radiology
University of California at Irvine
Chief of Interventional Radiology
VA Hospital

Long Beach, California

Kevin P. Boyd, DO
Assistant Professor of Radiology
Children's Hospital of Wisconsin
Medical College of Wisconsin
Milwaukee, Wisconsin

Warren M. Brandwein, MD
Fellow
Body and Musculoskeletal Imaging Section
Department of Radiology
Northwestern University
Chicago, Illinois

David H. Bruining, MD
Associate Professor of Medicine
Mayo Clinic
Rochester, Minnesota

James L. Buck, MD
Professor
Department of Diagnostic Radiology
University of Kentucky College of Medicine
Lexington, Kentucky

Carina L. Butler, MD
Assistant Professor
Department of Diagnostic Radiology
University of Kentucky College of Medicine
University of Kentucky Chandler Medical Center
Lexington, Kentucky

Selim R. Butros, MD
Fellow in Abdominal Imaging and Interventional
   Radiology
Department of Radiology
Massachusetts General Hospital
Boston, Massachusetts

Laura R. Carucci, MD
Professor of Radiology
Director of Computed Tomography and Magnetic
   Resonance Imaging
Abdominal Imaging Section
Department of Radiology
Virginia Commonwealth University Medical Center
Richmond, Virginia

Wei-Chou Chang, MD
Department of Radiology
University of California
San Francisco, California

Raj R. Chinnappan, MD
Clinical Assistant
Abdominal and Interventional Radiology
Harvard Medical School
Massachusetts General Hospital
Boston, Massachusetts

Byung Ihn Choi, MD
Professor of Radiology
Department of Radiology
Seoul National University College of Medicine

Seoul National University Hospital
Seoul, Republic of Korea

Peter L. Cooperberg, OBC, MDCM, FRCP(C), FACR, FFR(RCSI)hon
Professor Emeritus of Radiology
University of British Columbia
Vancouver, British Columbia, Canada

Abraham H. Dachman, MD
Professor of Radiology
Director, Fellowship Programs
Department of Radiology
The University of Chicago Medical Center
Chicago, Illinois

Alexander Ding, MD, MS
Department of Radiology
Division of Abdominal Imaging and Intervention
Harvard Medical School
Massachusetts General Hospital
Boston, Massachusetts

Carolyn K. Donaldson, MD, RPVI
Assistant Professor of Radiology
University of Chicago
NorthShore University HealthSystem
Evanston, Illinois

Ronald L. Eisenberg, MD, JD
Professor
Department of Radiology
Harvard Medical School
Radiologist
Beth Israel Deaconess Medical Center
Boston, Massachusetts

Sukru Mehmet Erturk, MD, PhD
Associate Professor of Radiology
Attending Radiologist
Administrative Director
Sisli Etfal Training and Research Hospital
Department of Radiology
Istanbul, Turkey

Thomas A. Farrell, MB, FRCR, MBA
Section Head, Interventional Radiology
NorthShore University Health System
Clinical Assistant Professor
University of Chicago Pritzker School of Medicine
Chicago, Illinois

Kate A. Feinstein, MD, FACR
Professor of Radiology and Surgery
Department of Radiology
University of Chicago Pritzker School of Medicine
Chicago, Illinois

Sandra K. Fernbach, MD
Professor of Radiology (Retired)
University of Chicago Pritzker School of Medicine
Chicago, Illinois

Hector Ferral, MD
Senior Clinical Educator
Department of Radiology
Section of Interventional Radiology
NorthShore University HealthSystem
Evanston, Illinois

Florian J. Fintelmann, MD, FRCPC
Clinical Assistant in Radiology
Department of Radiology
Massachusetts General Hospital
Boston, Massachusetts

Elliot K. Fishman, MD, FACR
Professor of Radiology
Departments of Oncology and Surgery
Johns Hopkins Hospital
Baltimore, Maryland

Joel G. Fletcher, MD
Professor of Radiology
Mayo Clinic
Rochester, Minnesota

Kathryn J. Fowler, MD
Assistant Professor
Director of Body Magnetic Resonance Imaging
Department of Radiology
Washington University
St. Louis, Missouri

Aletta A. Frazier, MD
Department of Diagnostic Radiology and Nuclear Medicine
University of Maryland School of Medicine
Baltimore, Maryland

Ann S. Fulcher, MD
Professor and Chairman
Department of Radiology
Virginia Commonwealth University Medical Center
Richmond, Virginia

Helena Gabriel, MD
Associate Professor of Radiology
Department of Radiology
Northwestern University
Chicago, Illinois

Ana Maria Gaca, MD
Clinical Associate
Department of Radiology
Duke University Medical Center
Durham, North Carolina

Kirema Garcia-Reyes, MD
Department of Radiology
Duke University Medical Center
Durham, North Carolina

Gabriela Gayer, MD
Clinical Professor
Department of Radiology
Stanford Medical Center
Stanford, California
Department of Nuclear Medicine
Sheba Medical Center
Ramat Gan, Israel

Gary G. Ghahremani, MD, FACR
Clinical Professor of Radiology
University of California Medical Center
San Diego, California
Emeritus Professor of Radiology
Northwestern University
Chicago, Illinois

Seth N. Glick, MD
Clinical Professor of Radiology
University of Pennsylvania
Penn Presbyterian Medical Imaging
Philadelphia, Pennsylvania

Margaret D. Gore, MD
Clinical Assistant Professor of Radiology
Department of Diagnostic Radiology
NorthShore University HealthSystem
Evanston, Illinois

Richard M. Gore, MD
Chief of Gastrointestinal Radiology
NorthShore University HealthSystem
Evanston, Illinois
Professor of Radiology
Pritzker School of Medicine at the University of Chicago
Chicago, Illinois

Sofia Gourtsoyianni, MD, PhD
Consultant Radiologist
Guy's and St Thomas' National Health Service Foundation Trust

London, United Kingdom

Nicholas C. Gourtsoyiannis, MD
Professor
Department of Radiology
University of Crete Medical School
Chairman
Department of Radiology
University Hospital of Heraklion
Heraklion, Crete, Greece

Jared R. Green, MD
Assistant Professor
Department of Medical Imaging
Ann & Robert H. Lurie Children's Hospital of Chicago
Chicago, Illinois

Gianfranco Gualdi, MD
Professor of Radiology
Director of DEA Radiology Department
Sapienza University
Rome, Italy

Rajan T. Gupta, MD
Assistant Professor of Radiology
Director of the Abdominal Imaging Fellowship Program
Department of Radiology
Duke University Medical Center
Durham, North Carolina

Ravi Guttikonda, MD
Body Imaging Fellow
Northwestern Memorial Hospital
Hudson, Ohio

Robert A. Halvorsen, MD
Professor of Radiology
Medical College of Virginia Hospitals
Virginia Commonwealth University
Richmond, Virginia

Nancy A. Hammond, MD
Associate Professor of Radiology
Director of the School of Ultrasound
Northwestern University
Chicago, Illinois

Mukesh G. Harisinghani, MD
Professor of Radiology
Harvard Medical School
Massachusetts General Hospital
Boston, Massachusetts

Sandeep S. Hedgire, MD
Division of Abdominal Imaging and Intervention
Massachusetts General Hospital
Boston, Massachusetts

Frederick L. Hoff, MD
Associate Professor
Department of Radiology
Northwestern Univeristy Feinberg School of Medicine
Chicago, Illinois

Caroline L. Hollingsworth, MD, MPH
Assistant Professor
Department of Radiology
Division of Pediatric Radiology
Duke University School of Medicine
Durham, North Carolina

Karen M. Horton, MD
Professor
Russell H. Morgan Department of Radiology and Radiological Science
Johns Hopkins Medical Institutions
Baltimore, Maryland

Steven Y. Huang, MD
Assistant Professor
Department of Interventional Radiology
The University of Texas MD Anderson Cancer Center

Houston, Texas

James E. Huprich, MD
Emeritus Associate Professor of Radiology
Mayo Clinic Rochester
Rochester, Minnesota

Aleksandar M. Ivanovic, MD
Assistant Professor
Center for Radiology and Magnetic Resonance Imaging
Clinical Center of Serbia
Faculty of Medicine
Belgrade, Serbia

Jill E. Jacobs, MD
Professor of Radiology
New York School of Medicine
New York, New York

Bruce R. Javors, MD
Professor of Clincal Radiology (Retired)
Albert Einstein College of Medicine
New York, New York

Bronwyn Jones, MB, BS, FRACP, FRCR
Professor of Radiology
Johns Hopkins University School of Medicine
Baltimore, Maryland

Naveen Kalra, MD
Professor of Radiology
Postgraduate Institute of Medical Education and Research
Chandigarh, India

Avinash Kambadakone, MD, FRCR
Assistant Professor
Department of Radiology
Harvard Medical School
Massachusetts General Hospital
Boston, Massachusetts

Mariam M. Kappil, MD, BS, DABR
Pediatric Radiologist
Ann & Robert H. Lurie Children's Hospital of Chicago
Chicago, Illinois

Ana L. Keppke, MD
Radiologist
Kettering Network Radiologists, Inc.
Kettering, Ohio

David H. Kim, MD, FACR
Professor of Radiology
Vice-Chair of Education
Residency Program Director
University of Wisconsin School of Medicine and Public Health
Section of Abdominal Imaging
Madison, Wisconsin

Stanley Taeson Kim, MD
Instructor
Department of Radiology
Northwestern University Feinberg School of Medicine
Interventional Radiologist
Department of Radiology
Northwestern Memorial Hospital
Interventional Radiologist
Department of Medical Imaging
Children's Memorial Hospital
Chicago, Illinois

Douglas R. Kitchin, MD
Clinical Instructor
Department of Radiology
University of Wisconsin
Madison, Wisconsin

Michael L. Kochman, MD
Wilmott Family Professor of Medicine

Vice-Chair of Medicine for Clinical Services Center for Endoscopic Innovation Research and Training
University of Pennsylvania
Philadelphia, Pennslyvania

Dow-Mu Koh, MD, MBBS, FRCR
Consultant Radiologist in Functional Imaging
Department of Radiology
Royal Marsden Hospital
Surrey, United Kingdom

J. Satheesh Krishna, MD
Postgraduate Institute of Medical Education and Research
Chandigarh, India

Naveen Kulkarni, MD
Department of Radiology
Harvard Medical School
Massachusetts General Hospital
Boston, Massachusetts

John C. Lappas, MD, FACR
Professor
Department of Radiology and Imaging Sciences
Indiana University School of Medicine
Indianapolis, Indiana

†**Igor Laufer, MD**
Professor of Radiology
Perelman School of Medicine at the University of Pennsylvania
Philadelphia, Pennsylvania

Fred T. Lee, Jr, MD
Robert Turrell Professor of Imaging Science
Department of Radiology
University of Wisconsin School of Medicine and Public Health
Madison, Wisconsin

Jeong Min Lee, MD
Associate Professor
Department of Radiology
Seoul National University
Seoul National University Hospital
Seoul, Republic of South Korea

Marc S. Levine, MD
Chief of Gastrointestinal Radiology
Hospital of the University of Pennsylvania
Professor of Radiology and Advisory Dean
Perelman School of Medicine at the University of Pennsylvania
Philadelphia, Pennsylvania

Angela D. Levy, MD
Professor of Radiology
Department of Radiology
Medstar Georgetown University Hospital
Washington, District of Columbia

Jennifer E. Lim-Dunham, MD
Associate Professor
Departments of Radiology and Pediatrics
Loyola University Medical Center
Stritch School of Medicine
Maywood, Illinois

Mark D. Little, MD
Assistant Professor
Department of Radiology
University of Alabama
Birmingham, Alabama

Russell N. Low, MD
Medical Director
Sharp and Children's MRI Center
Sharp Memorial Hospital
San Diego, California

Dean D. T. Maglinte, MD
Distinguished Professor
Department of Radiology and Imaging Sciences
Indiana University School of Medicine
Indianapolis, Indiana

Abdullah Mahmutoglu, MD
Attending Radiologist
Department of Radiology
Sisli Etfal Training and Research Hospital
Istanbul, Turkey

Maria A. Manning, MD
Assistant Professor of Diagnostic Radiology
University of Maryland School of Medicine
Section Chief of Gastrointestinal Radiology
American Institute of Radiologic Pathology
Baltimore, Maryland

Charles S. Marn, MD
Professor of Radiology and Gastroenterology
Chair of the Quality Assurance Committee
Department of Radiology
Medical College of Wisconsin
Milwaukee, Wisconsin

Gabriele Masselli, MD, PhD
Consultant Radiologist
Associate Professor in Radiology and Nuclear Medicine
Department of Radiology
Sapienza University
Rome, Italy

Shaunagh McDermott, MB, BCh, BAO
Department of Abdominal Imaging
Massachusetts General Hospital
Boston, Massachusetts

Alec J. Megibow, MD, MPH, FACR
Professor of Radiology
New York University Langone Medical Center
New York, New York

Uday K. Mehta, MD
Assistant Professor of Radiology
Department of Radiology
NorthShore University HealthSystem
Evanston, Illinois

Vincent M. Mellnick, MD
Assistant Professor of Radiology
Mallinckrodt Institute of Radiology
Washington University School of Medicine
St. Louis, Missouri

Christine O. Menias, MD
Professor of Radiology
Mayo Clinic College of Medicine
Scottsdale, Arizona

Joseph Meranda, MD
Radiologist
Abdominal Imaging
Riverside Radiology and Interventional Associates
Columbus, Ohio

James M. Messmer, MD, MEd, FACR
Professor Emeritus of Radiology
Virginia Commonwealth University School of Medicine
Richmond, Virginia

Arthur B. Meyers, MD
Assistant Professor of Radiology
Children's Hospital of Wisconsin
Medical College of Wisconsin
Milwaukee, Wisconsin

Morton A. Meyers, MD, FACR, FACG
Distinguished Professor
Department of Radiology and Internal Medicine

---

† Deceased.

Stony Brook School of Medicine
Stony Brook, New York

Frank H. Miller, MD
Professor of Radiology
Northwestern University Feinberg School of Medicine
Chief of Body Imaging Section and Fellowship Program
Chief of Gastrointestinal Radiology
Medical Director of Magnetic Resonance Imaging
Northwestern Memorial Hospital
Chicago, Illinois

Tara Morgan, MD
Assistant Professor
Department of Radiology and Biomedical Imaging
University of California
San Francisco, California

Koenraad J. Mortele, MD
Associate Professor of Radiology
Harvard Medical School
Director of the Division of Clinical Magnetic Resonance
 Imaging
Staff Radiologist
Department of Radiology
Beth Israel Deaconess Medical Center
Boston, Massachusetts

Peter R. Mueller, MD
Professor of Radiology
Massachusetts General Hospital
Boston, Massachusetts

Brian P. Mullan, MD
Assistant Professor of Radiology
Department of Radiology
Mayo Clinic
Rochester, Minnesota

Vamsi Narra, MD, FACR, FRCR
Professor of Radiology
Chief of Abdominal Imaging Section
Chief of Radiology
Barnes-Jewish West County Hospital
Washington University
St. Louis, Missouri

Albert A. Nemcek, Jr, MD
Professor
Department of Radiology
Northwestern University Feinberg School of Medicine
Staff Interventional Radiologist
Northwestern Memorial Hospital
Chicago, Illinois

Geraldine Mogavero Newmark, MD
Vice Chairman
Outpatient Imaging
Department of Radiology
NorthShore University HealthSystem
Evanston, Illinois

Jennifer L. Nicholas, MD, MHA, MA
Pediatric Radiologist
Medical Imaging
Ann & Robert H. Lurie Children's Hospital
Assistant Professor
Department of Radiology
Northwestern University Feinberg School of Medicine
Chicago, Illinois

Paul Nikolaidis, MD
Associate Professor of Radiology
Northwestern University
Chicago, Illinois

David J. Ott, MD
Professor Emeritus
Department of Radiology
Wake Forest University Medical Center
Winston-Salem, North Carolina

Joseph Owen, MD
Department of Radiology
Washington University School of Medicine
St. Louis, Missouri

Orhan S. Ozkan, MD
Professor of Radiology
Department of Radiology
University of Wisconsin School of Medicine and Public
 Health
Madison, Wisconsin

Nickolas Papanikolaou, PhD
Affiliated Researcher
Department of Magnetic Resonance Imaging
Huddinge Hospital
Karolinska Institute
Stockholm, Sweden

Mikin V. Patel, MD, MBA
Department of Radiology
University of Chicago Pritzker School of Medicine
Chicago, Illinois

Pritesh Patel, MD
Assistant Professor of Radiology
University of Chicago
Chicago, Illinois

Erik K. Paulson, MD
Professor of Radiology
Chairman
Department of Radiology
Duke University School of Medicine
Durham, North Carolina

Christine M. Peterson, MD
Associate Professor of Radiology
Milton S. Hershey Penn State Medical Center
Hershey, Pennsylvania

Perry J. Pickhardt, MD
Professor of Radiology
Chief of Gastrointestinal Imaging
University of Wisconsin School of Medicine and Public
 Health
Madison, Wisconsin

Aliya Qayyum, MBBS, MRCP, FRCR
Professor of Radiology
Section Chief of Abdominal Imaging
The University of Texas MD Anderson Cancer Center
Houston, Texas

David N. Rabin, MD
Assistant Professor of Radiology
University of Chicago Pritzker School of Medicine
NorthShore University HealthSystem
Evanston, Illinois

Siva P. Raman, MD
Assistant Professor
Department of Radiology
Johns Hopkins University
Baltimore, Maryland

Peter M. Rodgers, MB, BS, FRCR
Consultant Radiologist
Leicester Royal Infirmary
University Hospitals of Leicester National Health Service
 Trust
Leicester, United Kingdom

Pablo R. Ros, MD, MPH, PhD
Radiologist-in-Chief
University Hospitals Health System
Theodore J. Castle University
Professor and Chairman
Department of Radiology
Professor of Pathology
Case Western Reserve University
University Hospitals Case Medical Center
Cleveland, Ohio

Stephen E. Rubesin, MD
Professor of Radiology
Department of Radiology
Hospital of the University of Pennsylvania
Philadelphia, Pennsylvania

Tara Sagebiel, MD
Assistant Professor
Department of Diagnostic Radiology
The University of Texas MD Anderson Cancer Center
Houston, Texas

Dushyant V. Sahani, MD
Director of Computed Tomography
Assistant Radiologist
Department of Radiology
Massachusetts General Hospital
Associate Professor of Radiology
Department of Radiology
Harvard Medical School
Boston, Massachusetts

Sanjay Saini, MD
Professor of Radiology
Harvard Medical School
Vice-Chair for Finance
Massachusetts General Hospital
Boston, Massachusetts

Martha Cotsen Saker, MD
Department of Medical Imaging
Ann & Robert H. Lurie Children's Hospital of Chicago
Department of Medical Imaging
Shriners Hospitals for Children
Chicago, Illinois

Riad Salem, MD
Associate Professor
Department of Radiology
Division of Interventional Radiology
Northwestern University
Chicago, Illinois

Kumar Sandrasegaran, MD
Associate Professor
Department of Radiology
Indiana University School of Medicine
Indianapolis, Indiana

Rupan Sanyal, MD
Assistant Professor
Department of Radiology
University of Alabama at Birmingham
Birmingham, Alabama

Christopher D. Scheirey, MD
Radiologist
Department of Radiology
Lahey Clinic Hospital and Medical Center
Burlington, Massachusetts
Assistant Professor of Radiology
Tufts University School of Medicine
Boston, Massachusetts

Francis J. Scholz, MD
Radiologist
Department of Radiology
Lahey Clinic Hospital and Medical Center
Burlington, Massachusetts
Professor of Radiology
Tufts University School of Medicine
Boston, Massachusetts

Adeel R. Seyal, MD
Department of Radiology
Northwestern University Feinberg School of Medicine
Chicago, Illinois

Martin J. Shelly, MB, BCh, BAO, MRCSI, FFRRCSI
Consultant Radiologist
Cavan Monaghan Hospital
Royal College of Surgeons in Ireland Healthcare Group
County Westmeath, Ireland

Linda C. Sherbahn, MD, MS, BA
Clinical Assistant Professor of Radiology
NorthShore University HealthSystem
Evanston, Illinois

Ali Shirkhoda, MD, FACR
Clinical Professor of Radiology
University of California at Irvine
Attending Radiologist
Veterans Affairs Hospital
Long Beach, California

Ana Catarina Silva, MD
Radiology Assistant
Department of Radiology
Unidade Local de Saúde de Matosinhos
Porto, Portugal

Paul M. Silverman, MD
Department of Radiology
Division of Diagnostic Imaging
The University of Texas MD Anderson Cancer Center
Houston, Texas

Stuart G. Silverman, MD
Professor
Department of Radiology
Harvard Medical School
Director, Abdominal Imaging and Intervention
Director, CT Scan
Director, Cross-Sectional Imaging Service
Department of Radiology
Brigham and Women's Hospital
Boston, Massachussetts

Robert I. Silvers, MD
Clinical Assistant Professor
Department of Radiology
Section Chief of Body Imaging
NorthShore University Health System
Assistant Professor of Radiology
University of Chicago Pritzker School of Medicine
Chicago, Illinois

Ajay K. Singh, MD
Associate Director
Division of Emergency Radiology
Massachusetts General Hospital
Boston, Massachusetts

Jovitas Skucas, MD
Professor Emeritus
Department of Imaging Sciences
University of Rochester Medical Center
Rochester, New York

Gail S. Smith, MD
Clinical Assistant Professor
Department of Diagnostic Radiology
NorthShore University HealthSystem
Evanston, Illinois

Sat Somers, MB, ChB (Sheffield), FRCPC, FFRRCSI(Hon.), FACR
Professor
Department of Radiology
McMaster University
Hamilton, Ontario, Canada

Anthony W. Stanson, MD
Professor Emeritus of Radiology
Mayo Clinic College of Medicine
Department of Radiology
Mayo Clinic
Rochester, Minnesota

Allison L. Summers, MD
Department of Radiology
Northwestern Memorial Hospital
Chicago, Illinois

Richard A. Szucs, MD
Chairman of Radiology
Bon Secours St. Mary's Hospital
Richmond, Virginia

Mark Talamonti, MD
Professor and Chairman
Department of Surgery
NorthShore University HealthSystem
Evanston, Illinois

Andrew J. Taylor, MD
Professor
Department of Radiology
University of Minnesota
Minneapolis, Minnesota

Darshit J. Thakrar, MD, DNB, DABR
Attending Radiologist
Ann & Robert H. Lurie Children's Hospital of Chicago
Chicago, Illinois

Kiran H. Thakrar, MD
Clinical Assistant Professor
Department of Diagnostic Radiology
NorthShore University HealthSystem
Evanston, Illinois

Yee Liang Thian, MBBS, FRCR
Consultant
Department of Diagnostic Imaging
National University Hospital
Singapore

Ruedi F. Thoeni, MD
Professor of Radiology
Chief of Abdominal Imaging
San Francisco General Hospital
Department of Radiology and Biomedical Imaging
University of California
San Francisco, California

Stephen Thomas, MD
Assistant Professor of Radiology
University of Chicago
Chicago, Illinois

William Moreau Thompson, MD, BA
Professor and Vice Chair
Department of Radiology
University of New Mexico
Albuquerque, New Mexico

Temel Tirkes, MD
Assistant Professor of Radiology
Division of Diagnostic Radiology
University of Indiana School of Medicine
Indianapolis, Indiana

Mary Ann Turner, MD
Professor and Vice-Chair
Department of Radiology
Director and Chief of Gastrointestinal Radiology
Virginia Commonwealth University Medical Center
Richmond, Virginia

Jennifer W. Uyeda, MD
Clinical Assistant
Abdominal and Interventional Radiology
Harvard Medical School

Massachusetts General Hospital
Boston, Massachusetts

Fauzia Q. Vandermeer, MD
Assistant Professor of Diagnostic Radiology
Department of Diagnostic Radiology and Nuclear
    Medicine
University of Maryland School of Medicine
Baltimore, Maryland

Robert L. Vogelzang, MD
Professor of Radiology
Northwestern Feinberg School of Medicine
Chicago, Illinois

Patrick M. Vos, MD, FRCPC
Clinical Associate Professor
Department of Radiology
University of British Columbia
Vancouver, British Columbia, Canada

Natasha Wehrli, MD
Assistant Professor of Radiology
Weill-Cornell Imaging at New York Presbyterian Hospital
New York, New York

Daniel R. Wenzke, MD
Clinical Assistant Professor of Radiology
NorthShore University HealthSystem
University of Chicago Pritzker School of Medicine
Evanston, Illinois

Ellen L. Wolf, MD
Professor of Clinical Radiology
Department of Radiology
Albert Einstein College of Medicine
Montefiore Medical Center
Bronx, New York

Jade J. Wong-You-Cheong, MD, MBChB(Hons)
Professor
Department of Diagnostic Radiology and Nuclear
    Medicine
University of Maryland School of Medicine
Baltimore, Maryland

Cecil G. Wood III, MD
Clinical Instructor
Department of Radiology
Northwestern University Feinberg School of Medicine
Chicago, Illinois

Michael A. Woods, MD
Assistant Professor of Radiology
Department of Radiology
University of Wisconsin School of Medicine and Public
    Health
Madison, Wisconsin

Vahid Yaghmai, MD, MS
Professor
Department of Radiology
Northwestern University Feinberg School of Medicine
Medical Director of Computed Tomography Imaging
Department of Radiology
Northwestern Memorial Hospital
Chicago, Illinois

Benjamin M. Yeh, MD
Professor of Radiology
Radiology and Biomedical Imaging
University of California
San Francisco, California

译者前言

  基于肿瘤专科医院病种的特殊性及团队的发展需求，我们一直在寻找针对消化系统病变且内容全面、见解客观的专业影像诊断书籍。*Textbook of Gastrointestinal Radiology* 就是这样一部既经典又紧跟前沿的专业参考书。本书的两位主编，芝加哥大学的 Richard M. Gore 教授和宾夕法尼亚大学的 Marc S. Levine 教授都在胃肠道影像学临床与研究领域工作了三十余年，此次重新修订的两卷版（第 4 版），按照消化系统的各个器官分为 15 篇 127 章，每部分都从解剖、病理、成像技术及影像表现等多个方面对各种常见和少见的消化系统疾病进行了详细阐述，并配有丰富的影像图像、手绘示意图及各种表格，由浅入深，令读者一目了然，很容易理解疾病的机制和诊断要点。

  原书主创已尽可能全面涵盖临床上能用到的各种影像方法，并纳入新的功能成像和分子影像技术，对目前尚存争议的内容也尽可能引用文献数据进行了客观阐述。但影像学发展迅速，自原书出版至中译稿完成，可能又有了很多观念更新和技术进步，加之中美两国诊疗机制的巨大差异，可能会有一些内容与国内现行情况有所不同，但其仍不失为经典的消化系统诊断工具书。

  在本书翻译过程中，得到我科室研究生及各年资诊断医师的倾力配合，花费了大量时间和精力进行多番审校、修订，所遇争议之处皆经反复推敲讨论达成共识，大家也从中受益匪浅。希望能通过我们的努力给所有致力于胃肠道影像学的读者提供一部内容全面客观、可读性强的专业参考书。

北京大学肿瘤医院医学影像科主任

补充说明

  本书收录图片众多，其中部分图片存在第三方版权限制的情况，为保留原文内容完整性计，存在第三方版权限制的图片均以原文形式直接排录，不另做中文翻译，特此说明。

  书中参考文献条目众多，为方便读者查阅，已将本书参考文献更新至网络，读者可扫描右侧二维码，关注出版社医学官方微信"焦点医学"，后台回复"胃肠影像学"，即可获取。

原书前言

自本书初版面世至今二十余年，我们对疾病的评估准则已发生了巨大变化。技术的进步显著提高了 CT、MRI、超声、荧光透视检查、血管造影和介入放射学在腹盆成像及治疗中的能力。代谢影像、功能影像和分子影像的出现和成熟，使具有非凡解剖分辨率的现代影像技术得到进一步的补充，为肿瘤患者的分期、随访和治疗监测提供了新的可能。

为紧跟这些令人惊叹的技术、影像和治疗新进展，本书的第 4 版对每个部分都做了更新，纳入了分子影像和功能影像的新章节，由新的著者重新撰写了近 1/3 的章节，以期提供新鲜的视角与展望。目前为全新第 4 版，依然保持了前 3 版的风格，以实用和便利的方式提供有关胃肠道影像学最新、最全面的前沿内容。与前 3 版一样，我们对快速变化的信息、常识及良好的判断进行了整合，构建了一种能够合理有效应用影像诊断及治疗的方法。基于此，书中内容既包括用于空腔脏器和实性脏器的评价、实施和使用特定影像方法及治疗手段的常用影像学原则部分，又从临床、影像和病理角度对各种消化系统疾病进行了阐述。篇章的设计是为了对所有影像专业医生可能接触的诊断设备所见的一系列异常进行解说和整合，包括常规 X 线、钡剂造影、胆道造影、多排 CT、超声、MRI、PET/CT、PET/MR、血管造影、扩散加权 MRI 及 CT 和 MR 的灌注成像。

值得一提的是，我们为全新第 4 版组建了一支由全球知名学者共同参与的优秀著者队伍。非常感谢他们为本书付出的时间、精力和专业经验。作为著者，我们尽力在保持风格一致与展示著者各自特点之间寻找平衡，以展现每位著者的独特之处。

我们相信，通过 127 章的所有著者及编辑们的共同努力，我们能够实现最初的目标，即为医学生和消化系统影像专业的从业者提供一份有参考价值的学习资源，而且读起来轻松、有趣、令人愉快。

Richard M. Gore

Marc S. Levine

致谢

献给 Margaret 和我们的孩子 Diana、Elizabeth 和 George。

Richard M. Gore

献给我美丽迷人的妻子 Deborah，陪伴我 37 年及未来的伴侣。

Marc S. Levine

目 录

上 卷

第一篇　放射学原理

第二篇　腹部放射学

第三篇　咽　部

第四篇　食　管

第五篇　胃和十二指肠

第六篇　小　肠

第七篇　结　肠

下　卷

第八篇　实质脏器成像与介入的放射学原理

第九篇　胆囊和胆道

第十篇　肝　脏

第十一篇　胰　腺

第十二篇　脾

第十三篇　腹膜腔

第十四篇　儿科疾病

第十五篇　常见的临床问题

第一篇

放射学原理
General Radiologic Principles

Textbook of Gastrointestinal Radiology
（4th Edition）

胃肠影像学（原书第 4 版）

第 1 章　造影剂及药物放射学

Imaging Contrast Agents and Pharmacoradiology

Jovitas Skucas　**著**

魏义圆　**译**　李　英　**校**

本章节主要对医学成像中使用的造影剂进行基本说明及概述。这些造影剂可细分为用于 CTA 及血管造影的血管内造影剂、胃肠造影剂、胆管造影剂及一组专用于 MRI 的造影剂。此外，本章将简要讨论造影剂在辅助诊断、引导治疗这些目前较为活跃的领域中的应用，还将对关于胃肠道放射学中药物的应用的介绍。

一、血管内造影剂

（一）水溶性碘造影剂

1. 基本原则

目前用于 CT 及血管造影的血管内造影剂均为碘造影剂。理论上，碘化钠是理想的造影剂，但毒性和碘化作用使其应用受限。近年复杂转运分子研究的目的在于以最低毒性代价获得最大的碘浓度。简单来看，血管内造影剂仅可视为用于将碘输送至血管或结构的载体。这些水溶性血管内造影剂可细分为以下几类：①离子型，渗透压高，约为血液渗透压的 5 倍；②非离子型，渗透压低，约为血液渗透压的 2 倍或略高于血液渗透压；③等渗剂，非离子型二聚体。常用造影剂的基本结构和理化特性将在专业出版物中讨论，这里不做介绍[1]。

在 CT 检查中，碘的质量衰减系数远大于周围软组织和血液的质量密度系数。血管内注射碘化造影剂后，初始 CT 图像显示主动脉和主要动脉增强，而后为毛细血管或实质"红晕"和最终静脉强化。造影剂注射的速率及 CT 扫描的时机可影响 CT 图

像中增强的结构。与早期的扫描仪相比，多排 CT（multidetector computed tomography，MDCT）的扫描时间更短，因此需要更快的造影剂注射速率。此外，造影剂的黏度也是关键因素。有关血管内造影剂给药的各种技术将另行介绍。

许多药物，特别是偏酸性的药物，无法与造影剂相容，但与非离子型造影剂并无明显的不相容性。然而，作为一般安全预防措施，药物不应与造影剂混合，如需先后注射药物和造影剂，期间应冲洗导管。

2. 离子型造影剂

离子型造影剂的发展主要基于氨基三碘苯甲酸乙酰化及进一步的结构变化。这些造影剂配制成盐，由阳离子和阴离子组成。2 种常用的阳离子是钠和葡甲胺。阴离子部分由 2 位、4 位、6 位含碘苯环加上许多其他侧链组成。这些侧链可决定水溶性并间接影响毒性。苯环可视为用于连接碘与侧链的支架。当分子解离时，溶液中每 2 个颗粒即有 3 个碘原子，或两者比例为 1.5 : 1。

离子型造影剂的进一步改进包括在 1 个侧基上附着 2 个三碘化单体苯环。这样的二聚体，包含 2 个苯环，每个苯环有 3 个碘原子，1 个阳离子粒子，每 2 个粒子有 6 个碘原子，比例为 3 : 1。

离子型造影剂在血液中为高渗性，目前已有研究致力于降低其渗透性。一般来说，钠盐的黏度低于相应的葡甲胺盐，但毒性更大。用于 CT 成像时，动脉内与静脉注射钠盐的毒性和黏度均无明显相关。

3. 非离子型造影剂

如果用一个稳定的侧基取代苯环上1号位置的羧基，那么分子在溶液中不再分离，溶液中每个粒子均有3个碘原子，比例为3∶1。二聚物的结构也可通过连接2个三碘苯甲酸分子来实现，组成葡甲胺钠盐，即另一种比例为3∶1的造影剂。一种比例为6∶1的造影剂（碘沙醇）也已研发成功，通常被称为等渗剂。

不同的制造商对离子型和非离子型造影剂的侧链类型采取了不同的处理方法。因此，这些化合物在黏度及其他性质上均有所不同。离子型和非离子型造影剂在与其他分子的相互作用上也不尽相同，并受侧链类型的影响。然而，在一定范围内，每种造影剂的黏度与碘浓度存在直接关系。

商品化医用造影剂也含有螯合剂，通常为依地酸钙二钠，用来螯合杂质和充当缓冲剂，以获得可接受的pH。螯合剂在造影剂制造中的作用较其在造影剂临床应用中更为重要。

美国放射学会（American College of Radiology, ACR）已发布非离子型造影剂优先使用标准[2]，但由于目前临床使用的造影剂几乎均为非离子型，在许多实践中该标准并不是决定性的。非离子型造影剂的优势在于可减少患者的不适感，从而减少运动伪影，且对复杂的检查，如三维（three-dimensional, 3D）重建，优势更为明显。

4. 药代动力学

造影剂在血管内团注后，其碘浓度和注入量决定了初始血浆中的碘浓度。离子和非离子型造影剂均可在血管内注射后10 min内达到血管内和血管外平衡，最终分布在血管外、细胞外空间，且主要通过肾小球滤过排出。

注射后，特定血管内的相对血浆碘浓度取决于血液稀释、血管外扩散和肾排泄。其中第一个因素在动脉期和静脉期成像中是最重要的，而血管外扩散在实质期则起到更大的作用。理论上，造影剂可被设计成具有快速或缓慢血管外扩散和快速或缓慢的肾脏清除特性的。理想的血池制剂应具有缓慢的血管外扩散能力。在实践中，当碘剂量相等时，非离子型造影剂较离子型造影剂可获得更大的初始血管峰值增强，但随后两种药物的血碘浓度和实质显

像程度近似（肾显像除外）。离子型和非离子型造影剂具有相似的血管外扩散速率。目前已有大量研究各种造影剂相对时间依赖血碘浓度和肾排泄的文献。

动态CT扫描在单次团注造影剂后依赖于基线上的血管结构增强。通过注射初始试验剂量或使用自动团注追踪获得准确的动脉期相时间。每毫克碘最多可使每克组织的CT值增高约30HU。一般来说，如在感兴趣的血管中有足够的碘浓度，以使其CT值高于基线100HU，在这种增强程度下，可发现大血管血栓并评估血管瘘及相关情况。早期动态增强扫描（动脉期）是否优于门静脉期，甚至优于对比平衡后的延迟扫描，取决于所涉及的器官和所寻求的信息。对肝脏来说，动脉期和门静脉期时间窗为20～30s，这些短时间间隔可通过MDCT来实现。

典型的CT检查包括平扫及随后在初始团注造影剂到达感兴趣后进行的扫描。相对大口径的静脉导管和动态注射器使注射速率的可重复成为可能；但值得注意的是，除其他因素外，心排血量的减少会延长血管流动时间，因此预测造影剂的到达难免有些经验主义。

血管内造影剂可穿过胎盘，通过母乳排泄，从而影响胎儿和婴儿的甲状腺功能。在条件允许的情况下，妊娠期间应考虑其他检查。如检查时必须使用造影剂，则注射后应停止哺乳1～2天。

5. 急性不良反应

这里仅提供造影剂反应和治疗的简要总结，更多信息详见ACR[2]及欧洲泌尿生殖放射学会（European Society of Urogenital Radiology, ESUR）[3]出版物。

非离子型造影剂的渗透压远低于离子型造影剂。因此，非离子型造影剂可减少因高渗引起的不良反应。高渗也与所涉及的毛细血管的舒张有关。非离子型造影剂相对于离子型造影剂而言引发低血压的风险更低。

急性肾衰竭的危险因素包括糖尿病伴肾功能减退、肾功能不全、脱水和高剂量使用。特异反应性会增加造影剂反应的风险，但对贝类过敏似乎并不会增加造影剂反应的风险[4]。甲状腺功能亢进患者

禁用碘造影剂。此外，在甲状腺同位素成像或放射性甲状腺治疗前 2 个月，应避免使用碘造影剂[4]。

(1) 反应类型：急性反应的症状可从轻微、严重，进展至危及生命。直接不良反应包括温热感、恶心和呕吐。如轻微的血压变化或轻微的喘息等反应通常是自限性的，但也可能会进展为更严重的反应。造影剂反应分为轻度、中度、严重和致命级，虽然为主观分级但实用性较强。有关 20 世纪 70—80 年代离子型造影剂的反应汇编显示，严重反应的发生率为 1/4000~1/1000。离子型和非离子型造影剂反应类型相似。一般来说，不良反应的风险随渗透压不同而不同，因此非离子型造影剂的不良反应通常少于离子型造影剂[5]，其中严重不良反应的风险更低。但值得注意的是，离子型造影剂和非离子型造影剂反应均可导致死亡。

荨麻疹或更严重的反应有时并不代表典型的抗原抗体反应，而是继发于造影剂直接诱导的组胺或血清素 5- 羟色胺（5-HT）释放。组胺的释放可能不是引起严重造影剂反应的唯一因素。其他因素，如造影剂激活补体系统（即宿主防御），与凝血异常和缓激肽释放有关。总的来说，仅有少数不可预测的反应，如免疫球蛋白 E（IgE）的超敏反应，可能是抗原 - 抗体反应的继发反应。目前，罕见的肠壁水肿如何分类，尚不明确[6]。碘造影剂碘化物中毒性腮腺炎是罕见的延迟反应之一。

有些不良反应是某些疾病所特有的。嗜铬细胞瘤患者静脉注射造影剂时可出现儿茶酚胺释放和急性高血压。在这种情况下，高血压的发病可进一步印证嗜铬细胞瘤的诊断。

尽管不良反应发生率尚未确定，多年来放射科医师仍避免对镰状细胞疾病患者使用血管内造影剂进行检查。如瓶装高渗造影剂放置时间较长，其中的变应原可从橡胶塞子中滤出。一般来说，装有造影剂的小药瓶和瓶子应垂直放置。

(2) 给药前：导致碘造影剂致敏的具体变应原尚不清楚。通常认为碘是引起造影剂过敏反应的原因，但这很难佐证。有学者认为，贝类变应原是一种肌凝蛋白而不是碘；相较于询问患者是否碘过敏，更应询问其是否存在药物过敏。在实际应用中，通常并不刻意寻找不良反应的原因，这种反应仅被简单地归因于过敏。

尚无可靠的血液检查可筛选出造影剂过敏者。与造影剂反应相关的危险因素包括哮喘和既往造影剂过敏史，但即使是这些也不可预测。既往无血管内造影剂不良反应的患者也可能会表现出严重的造影剂反应。尽管荨麻疹样反应可增加血浆前激肽释放酶和 α_2- 巨球蛋白浓度并降低 C_1 酯酶抑制水平，但由于这些指标在正常情况下本身是变化的，因此其对该反应的预测价值有限。曾经流行通过小剂量进行预测试来评估造影剂反应的风险，后因无明显价值而放弃[7]。尽管使用小于 1ml 的造影剂后也可能出现急性反应。

一项涉及离子型造影剂的多中心研究发现，在注射造影剂前 12h 和 2h 采用 32mg 甲泼尼龙进行预处理，可显著降低造影剂反应的风险[8]。使用这种双剂量方案，注射离子型与非离子型造影剂进行检查发生造影剂反应的患者数量接近。这种预处理通常是针对那些曾发生过造影剂反应的患者，推荐治疗时间为检查 3 天前至当天检查前。在 Rochester 大学，我们建议对静脉注射后易出现造影剂反应的患者，在检查前每 12h 口服 50mg 泼尼松，共 3 次，末次服药时间接近检查前 1h，并且在检查前 2h 口服 25~50mg 盐酸苯海拉明。

脑转移患者静脉注射造影剂后会增加癫痫发作的概率。脑转移患者毛细血管正常血脑屏障完整性缺失，对造影剂具有渗透性。为了降低癫痫发作风险，建议此类患者静脉注射造影剂前预先服用 5mg 地西泮[9]。

(3) 治疗反应：任何医师在血管内注射造影剂时均可能遇到各种轻微至严重的造影剂反应，必须做好处理这些反应的准备。一般来说，潮红或轻微的荨麻疹等轻微反应无须治疗，大多自行消退；恶心和呕吐只需一般支持治疗和观察。如在注射完所有造影剂前已出现症状，则应减慢注射速度或推迟注射，直至症状消失。

尽早建立静脉通道十分必要。用于注射造影剂的导管应保持在位，以确保血管内通道畅通，直至发生造影剂反应的可能性消失。进行性低血压会使外周静脉插管变得更困难。

出现中度荨麻疹而无其他明显症状的患者，可口服或注射 25～50mg 盐酸苯海拉明。对更严重的荨麻疹应考虑使用 H₂ 受体拮抗药，如缓慢静脉注射 300mg 西咪替丁。对于出现严重荨麻疹的患者，排除禁忌后应予以皮下注射肾上腺素（1:1000）0.1～0.3ml，必要时可在 15min 内重复使用。对有潜在心血管疾病的老年患者，应慎用肾上腺素，并对此类患者进行心电图监测。

对严重的造影剂反应，如严重的支气管痉挛、抽搐或严重的心肺反应，需进行迅速有力的治疗。支气管痉挛和喉水肿通常对皮下注射肾上腺素敏感，必要时可重复给予肾上腺素；此外，盐酸苯海拉明和皮质类固醇也常用于治疗，如静脉注射 100～300mg 氢化可的松。可使用面罩或鼻腔插管给氧。单纯使用 β 受体激动药吸入剂可缓解轻度支气管痉挛，且可与氨茶碱治疗联合使用。将 250～400mg 氨茶碱稀释于葡萄糖和注射用水中，在 10～20min 完成静脉注射，可用于治疗难治性支气管痉挛。氨茶碱可加剧并存的低血压，应谨慎使用。症状早期应考虑气管插管，但后期因喉水肿严重可致插管困难。

心动过速、心动过缓、低血压的治疗方法不同，应监测患者脉搏。对无法触及手腕部脉搏的低血压患者须行心脏听诊或心电图监护。

在无其他主要过敏反应体征的情况下，应首先通过吸氧、腿部抬高和快速静脉输液来治疗低血压。单靠液体疗法可能足已治疗，必要时可考虑使用肾上腺素。肾上腺素皮下注射适用于轻度至中度反应，对于中度至重度低血压需静脉注射。静脉给药时，应将肾上腺素稀释至 1:10 000，慢速注射 1.0～3.0ml，可在 15 min 内重复使用该剂量，并可滴定注射速率以达到预期效果。血管收缩药，如多巴胺，可用于维持血压［2～5μg/（kg·min）］。对无反应性低血压，其他药物可用于治疗潜在性休克。H₂ 受体拮抗药，如西咪替丁，取 300mg 溶于葡萄糖和注射用水中，慢慢注射；也可静脉注射 25～50mg 盐酸苯海拉明。此外，皮质类固醇也常被使用，氢化可的松静脉注射剂量为 500mg。类固醇对过敏反应本身无直接作用，其主要作用为减少延迟反应。

有时仅通过迅速补液即可纠正低血压，但对心血管和（或）肾病患者的过度补液存在风险。因此，开始治疗时可进行适当的补液，但随后应立即采取适当的药物治疗。

低血压伴心动过缓提示血管迷走神经反应，有些患者在头低足高位会激活该反应。对这些患者应通过快速静脉输注等渗盐水来治疗低血压，并进行输氧。对心动过缓可通过静脉注射 0.5～1.0mg 阿托品进行治疗，每 5min 重复一次，最大剂量为 3.0mg。

一些患者需长期使用 β 受体拮抗药（如普萘洛尔）进行治疗。这些患者的造影剂反应难以解释，即使在过敏性休克的情况下，β 受体拮抗药引发的心动过缓也会持续存在。静脉注射 1.0mg 或以上胰高血糖素可能对心动过缓有治疗作用；此外，多巴胺也十分有效。常规剂量的肾上腺素可能对逆转这种低血压无明显效果。

对心源性休克必须进行紧急心肺复苏。对顽固性癫痫可使用地西泮和（或）苯巴比妥进行治疗。

造影剂外渗可通过四肢抬高、热敷或冷敷来治疗，如造影剂广泛外渗则可请整形外科会诊。透明质酸酶是一种可破坏组织间隙的酶，已有学者尝试将其注射到造影剂渗出部位，但其对组织愈合的作用目前尚不清楚。

以上讨论仅为指导意见，所有反应的治疗均应因人而异。

(4) 造影剂肾病：造影剂引起肾毒性的发病机制尚不完全清楚。但据信，一些内在的肾脏病变可导致肾髓质缺血，且常因血管内容积减少而加重[10]，其影响因素为直接细胞毒性、组织氧化损伤和凋亡。这种肾毒性表现为血清肌酐水平显著升高，但在不同研究中的定义不同，ESUR 指南定义为 3 天内肌酐水平增加超过 25% 或 44μmol/L（约 0.5mg/dl）[3]。持续 3 周短暂性非少尿性肾功能下降相对于更加严重的少尿性表现更为常见，后者需血液透析治疗。

肾脏毒性有多个危险因素，包括肾功能不全、糖尿病、脱水、心血管疾病、高龄、骨髓瘤、高血压、高尿酸血症及造影剂渗透压和剂量。合并肾功能不全的糖尿病患者出现急性肾衰竭的风险高，适当的预防措施十分必要，如非甾体抗炎药（nonsteroidal anti-inflammatory drug, NSAID）、氨基糖苷、环孢素，甚至磺胺类药物治疗。潜在的肾毒性也很常见。

在心血管或肾功能不全的糖尿病患者中，二甲双胍作为一种双胍降糖药，与乳酸性酸中毒有关，并可导致死亡率增高。这种联系是间接而模糊的，可能涉及潜在的肾功能不全。大量的患者在服用和静脉注射二甲双胍后出现乳酸酸中毒，这促使美国食品药品管理局（Food and Drug Administration，FDA）发出警告，二甲双胍应该在使用造影剂前或使用造影剂后 48h 内停用，直至肾功能恢复正常。然而，指南中存在大量的不一致性[11]。对需用二甲双胍治疗的患者，应注意保持足够的水化。

因为碘造影剂不与蛋白结合（除胆管造影剂外），可以透析。对接受血液透析的患者造影后，通常不需要额外的血液透析疗程。

最重要的预防措施是确保充分水化。如需静脉补液，一些证据表明静脉注射碳酸氢钠补液优于氯化钠[12, 13]。其他指南推荐的方法包括使用低渗造影剂、停用肾毒性药物至少 24h 及对高危患者进行交替显像。渗透性利尿药甘露醇对造影剂肾病无益，且这种循环利尿药呋塞米会加重肾功能障碍[2]。目前认为利尿药很可能对造影剂肾病无法起到任何防护作用，甚至有证据建议在造影检查前停用利尿药[14]。

抗氧化剂 N- 乙酰半胱氨酸似乎可减少造影剂肾病的发生[15, 16]，肾脏是否获益尚存争议[17]。许多相关研究涉及冠状动脉造影，在方法学上与增强 CT 有所不同。茶碱的作用尚未完全确定。

对肾衰竭患者使用造影剂后进行血液透析并无必要。慢性肾衰竭患者血液透析使得其肌酐水平低于对照组[18]，但这一过程的复杂性和血液过滤的成本限制了其用于筛选患者。

（二）碘油

动脉内碘化罂粟籽油（乙碘油或碘油）用于以下几种情况。

(1) 作为 CT 诊断造影剂用于肝脏肿瘤的检查，特别是肝细胞癌。

常作为金标准，较之其他成像方法，有利于更多肿瘤检出。然而，对离体肝脏的研究表明，移植前碘油 CT 检测肿瘤的敏感度仍较低。此外，碘油也可沉积在一些良性肿瘤甚至血管瘤中。

(2) 当注射入肿瘤供血动脉时，乙碘油通常作为化疗栓塞成分。

作为化疗药物载体，因其具有高黏度，是一种可延长化疗药物与肿瘤接触时间的临时栓塞材料。乙碘油在肿瘤新生血管中停留的时间比在正常肝实质中更长，因此可作为一种标志物。

(3) 偶尔在肝细胞癌经皮射频消融术中注射乙碘油[19]。

这有助于 CT 确定凝血坏死的程度。

由于许多原因，动脉内碘油在远东地区比在西方更受欢迎。

（三）其他造影剂

据研究报道，可对肾功能不全或对碘造影剂有严重反应的患者使用钆造影剂进行 CT 成像。然而，需注意钆喷酸葡胺（gadopentetate dimeglumine，Gd-DTPA）的药代动力学性质，其仅有 1 个钆离子，类似于含有 3～6 个碘原子的碘造影剂。此外，在达到等效 X 线阻止能力的剂量下，钆造影剂的毒性大于非离子型碘化剂，这与 MRI 所用低剂量钆造影剂不同，后者由于无须达到满足 X 线对比成像的剂量，肾脏毒性可忽略不计[3]。ESUR 的观点是，在等效 X 线密度剂量下，钆造影剂比碘造影剂肾毒性更大[3]。

二氧化碳可作为一种血管造影剂，用于腹部某些血管成像，且已被用于引导血管介入治疗。其可在血液中形成气体柱，并经肺排出。

除用于 MRI 外，其他可用的腹腔网状内皮造影剂未能实现临床应用。二氧化钍（Thorotrast）作为第一个此类造影剂，一直使用至 20 世纪 50 年代，但留下许多痛苦和遗憾。碘的油性乳剂可在肝脏、脾脏、骨髓和其他器官中长时间积累，以满足 CT 成像要求，但因其毒性高、特异性低而被放弃。胶体碘或乳化全氟辛基溴化微粒也可进入网状内皮细胞。多数关于乳化全氟辛基溴的研究都是在 20 世纪 80 年代进行的，此后其应用逐渐丧失优势。

脂质体被网状内皮系统所吞噬，在脂质体内包裹水溶性碘造影剂的研究已广泛开展，此类研究在

20 世纪 90 年代达到顶峰，尽管近年也发表了一些论文，但脂质体 CT 造影剂在人体中使用仍受限于其明显的不良反应。目前多数网状内皮对比成像均是围绕 MRI 应用的。

二、胃肠造影剂

（一）硫酸钡

硫酸钡是一种分子量为 233 的白色结晶性粉末，其比重为 4.5，患者往往会说一杯钡悬浮液"很重"。辐射密度有许多影响因素，术语中的稠厚和稀薄只应在提到黏度时使用，不应该用来表示辐射密度。

虽然硫酸钡本身是惰性的，不会滋生细菌，但商业化医用造影剂中的一些添加剂是有机的。当造影剂容器被打开或用自来水重新混合时，如要保存过夜，悬浮液应冷藏。尽管许多造影剂配方含有防腐剂，但还会发生细菌污染。

某些商业化医用造影剂声称适用于整个胃肠道，但毫无疑问，这是一种折中方案。胃肠道的 pH、黏液成分和黏膜类型各不相同，一个部位的最佳涂层并不意味着另一个部位可能会有相似的涂层。在黏膜上涂钡或简单地使肠腔显影需要不同的钡造影剂配方[20]。设计用于双对比的大颗粒、高密度钡悬浮液，不应被简单稀释后用于单对比检查。摄入这种稀释的悬浮液会导致钡颗粒快速沉积，而远端壁腔内仅含有少量钡。因此，远端壁腔病变易漏诊。含有相对较小的钡颗粒、主要为单对比检查而设计的产品，在沉降发生前即可被大幅稀释。

服用硫酸钡悬浮液易引起便秘。但目前的商业化医用造影剂所含添加剂成分可将这种影响降至最小，形成钡石者罕见。

（二）咽喉造影剂

早在 20 世纪 60 年代咽部 X 线检查技术即已应用于临床，当时主要用于吞咽困难的评估。传统及数字放射线摄影均具有高解剖分辨率，但最好的评估方法为动态吞咽 X 线透视或 X 线摄影。这种咽喉成像方法通常被称为改良的吞钡造影，使用不同黏度的造影剂来评估口腔咽部的解剖和功能。

脑卒中后的患者可适当摄入不同黏度的钡悬浮液和钡包衣食品而不引起误吸。造影剂的性状可从钡包衣的饼干至接近水的黏度不等。一些自制的造影剂，如钡布丁或钡蜂蜜，有助于提高患者的接受度。最好用高密度钡制品来检查解剖细节，如胃双对比检查时用 250mg/dl 悬浮液，这种造影剂对瘘管也可很好地显像。钡糊也可用于解剖学研究，但钡糊的高黏度限制了其在瘘管检测中的应用。钡的用量因人而异。因此，对怀疑有误吸风险的患者，可先吞服几毫克药丸；确认无误吸后，逐渐增加剂量。

口咽部对高黏度和低黏度液体的处理方式不同，因此需要对高黏度和低黏度钡悬浮液进行咽部功能检查。低黏度悬浮液的黏度接近于水，而高黏度悬浮液类似于浓稠的奶昔。需要强调的是，一些高密度双对比钡为相对流体，并不适合作为高黏度制剂。

气管食管瘘在侧位透视检查中易检出，但在前位检查时可能无法确定气管中的钡是吸入还是通过瘘管流入的。

（三）上消化道检查造影剂

食管检查包括单对比、双对比、黏膜舒张相及透视下运动评估。当一次蠕动波后，正常食管张力会引起管腔收缩。因此，无论采用哪种方法，检查均必须合理、快速地进行。

可通过使用冷对比悬浮液或酸性造影剂重现一些患者的症状。尽管酸性造影剂已被证实有效，但并不常用。

对一些食管运动能力较差或有胃食管反流的患者，可引入适当的空气进行双重对比检查。然而，为获得双对比相，多数情况下需要额外的阴性造影剂，常用固态类的气体产生片或粉末以及液态类的泡腾剂。它们含有碳酸氢钠和 1 种酸，如酒石酸或枸橼酸，当遇液体时，可产生二氧化碳。使食管和胃充分膨胀需要 400～500ml 气体。其中一种方法是嘱患者先喝下一种泡腾液后再喝另一种泡腾剂，之后立即喝下 60～120ml 钡悬浮液，此过程中需连续、快速服用。这两种泡腾剂可通过释放二氧化碳使食管膨胀，之后由钡包裹食管黏膜。

专为胃和十二指肠造影设计的高密度、低黏度钡造影剂也可用于食管造影，但如果在服用泡腾剂前摄入钡造影剂会对食管的显像造成不利影响，如先给予钡悬浮液则可改善胃黏膜涂层的质量。应根据患者的症状调整摄入顺序，对怀疑有食管疾病者应先摄入泡腾剂，而对怀疑胃十二指肠疾病者则应首先给予钡悬浮液。

当食管腔收缩时，食管静脉曲张明显，造影检查也易于发现。虽然高密度、低黏度的钡对比剂有利于检测较大的食管静脉曲张，但仍推荐使用钡浆料。由于有些钡造影剂太过黏稠，易表现为块状流动，使用时应用水稀释，使其黏度降低至类似于蜂蜜的黏度。

对急性吞咽困难的患者，食管造影可起到一定的治疗作用。当患者直立时，钡柱的重量可将异物排至胃中。液体泡腾剂可增加食管腔内的压力，也可能将异物推入胃。但该技术应小心进行，避免穿孔。胰高血糖素也被用于缓解痉挛，目前在药理学上尚不清楚其在急性吞咽障碍中是否有同样的作用。

直径 12mm 的硫酸钡片剂现已商业化应用，用于评估食管黏膜。为获得满意的成像效果，患者应至少保持 45° 直立体位，并应与硫酸钡片一起摄入至少 60ml 水，药片通过食管的时间常短于 20s。药片中含 650mg 硫酸钡和添加剂，可溶解在食管或胃里（图 1-1）。建议使用生产日期相对近的硫酸钡片，因为旧药片的溶解时间更长。

由于药片在食管中的滞留与食管结构或功能异常有关，有学者建议在胸部 X 线摄影时常规使用硫酸钡片，但这种技术并未被广泛应用。

在疑似食管穿孔的患者中，使用水溶性药物对食管进行造影检查可能无法发现细微的泄漏。因此，使用高密度的硫酸钡可检测到可能穿孔的地方[21]。在该部分检查中，钡悬浮液浓度为 35～80mg/dl。临床检测不到纵隔腔内残留的钡，并且不会干扰后续放射检查。

专门为上消化道设计的高密度、低黏度钡造影剂可产生最佳双对比效果。一般 60～120ml 浓度 250mg/dl 悬浮液已能满足胃部的常规检查。高质

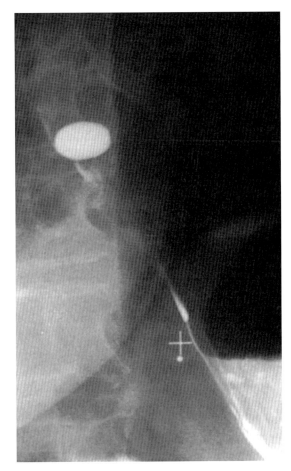

▲ 图 1-1　**Barium sulfate tablet proximal to a stricture.**
A previous esophagram suggested narrowing at this site, and the tablet confirms this finding. (From Schabel SI, Skucas J: Esophageal obstruction following administration of "aged" barium sulfate tablets—a warning. Radiology 122:835–836, 1977.)

量的检查易于发现小的癌症、溃疡、胃炎及十二指肠炎。

当获得较好的胃双对比效果相时，可摄取低密度钡悬浮液用于随后的单对比评价。该检查使用浓度 35～80mg/dl 的钡悬浮液。通过各种外部加压有助于获得黏膜皱襞相。

（四）小肠检查造影剂

小肠检查技术多样，如常规顺行检查、小肠灌洗、逆行回肠造影、口服法结肠注气造影、CT 和 MR 肠造影。检查的类型随临床指征而异。已开发有可用于不同类型检查的特异性造影剂。

顺行检查是检查小肠最简单、最常用的方法。在患者摄入钡悬浮液后，获得连续的小肠蠕动图。

要求造影剂在通过小肠过程中不能絮凝或沉淀。钡不涂覆黏膜；主要通过钡悬浮液填充肠腔获得图像。典型浓度为 40～60mg/dl 悬浮液。许多放射科医师推荐用量为 500～800ml。

顺行钡餐检查的禁忌证为结肠梗阻或肠穿孔。许多临床医师宁愿等到肠梗阻解除，也不愿进行小肠梗阻钡剂检查。这类似于在肺炎消散后再行胸部 X 线摄影。小肠梗阻并不是造影的禁忌证。近端小肠梗阻的钡持续停留在悬浮液中并不会发生钡浓缩。顺行钡剂检查对小肠梗阻安全、有效，不仅可检测梗阻部位，还可提示病因。

在小肠灌洗（小肠灌肠）中，造影剂通过可操纵的导管直接注入小肠，从而绕过幽门的限流功能。钡悬浮液可通过重力、手持式注射器或输液泵注入。典型的输液速率为 75～100ml/min，且流速是个体化的。如流速太慢，小肠过度蠕动可导致显像结果类似于常规顺行小肠造影；如流速过快，肠管过度扩张可导致肠张力障碍及蠕动缺乏。

单对比或双对比小肠灌洗是否会产生更好的显像结果仍值得商榷。许多美国研究人员在水中加入甲基纤维素溶液（≥ 0.5%）用于双对比小肠灌洗。甲基纤维素有助于推进钡悬浮液。水可作为第二造影剂，尽管水会洗掉黏附在黏膜上的钡。2 种造影剂的总量可根据受检者量身定制；某些患者需要使用 2L 造影剂。检查时，造影剂被灌入需要检测病变的部位或到达右半结肠。必要时，可给予胰高血糖素以诱导低张状态。

空气作为第二肠道造影剂已在日本和欧洲普遍使用，与甲基纤维素相比，其可显著提高造影效果。空气不像甲基纤维素那样快速地把钡推进到前面，其往往通过充满钡的肠襻渗出。注入空气有助于缓解肠襻重叠（在盆腔中常见）对造影的影响，尽管有学者认为使用空气可以获得更好的诊断结果，但有时气泡也会对显像结果造成干扰，在炎症性肠病患者中也是如此。

本文介绍几种无管灌肠技术。一种简单的方法是，先行传统的小肠检查，当钡接近盲肠时，患者吞下额外的泡腾剂并改变体位为俯卧位，检查床设置成 20°～40° 的 Trendelenburg 位置，以显示小肠造影双重对比。无管法小肠双对比造影技术使用被覆耐酸油的发泡颗粒，气体直接释放到小肠腔内。

市面上可买到专为肠灌肠设计且效果很好的钡造影剂。在单对比检查中，典型的造影剂为具有约 1.25（相当于 35mg/dl）比重的钡悬浮液。双对比检查中，钡悬浮液浓度应在 50～95mg/dl 范围内。

逆行回肠造影最初是单对比钡造影剂灌肠，钡灌注后继续逆行进入回肠。因为流速可由检查医师控制，回肠检查很容易进行，而无须从更远端小肠上重叠循环。钡造影剂被灌注，直至发现有问题的区域。预先使用胰高血糖素可提高患者的舒适度，也可松弛回盲瓣。如乙状结肠遮盖了部分小肠，可紧接着用盐水灌肠。这种溶液将钡推向了它的前面，并导致穿透效应。这种检查所用钡悬浮液浓度为 20～25mg/dl。

在双对比钡灌肠时，对回肠末端进行双对比检查并不罕见，尤其是使用胰高血糖素时。这种类型的检查可用于怀疑回肠克罗恩病或累及回肠的妇科恶性肿瘤。

经口注气结肠造影由顺行和逆行部分组成，可用于评估远端回肠或右半结肠。首先进行常规顺行小肠检查，当钡造影剂勾勒出回肠末端轮廓时，可通过直肠注入空气获得远端小肠或近端结肠的双重对比相。该检查也可与灌肠结合，常规使用低张药物是有益的。

（五）钡灌肠

单对比和双对比技术是评价结肠的可靠方法。许多研究已对比分析单造影剂与双造影剂钡灌肠的相对准确性。一些放射科医师倾向于对年龄较大或身体虚弱的患者进行单对比检查。

干式和液态钡制剂均可购得。如使用干式钡制剂预填充灌肠袋，为稀释钡剂，水的添加量和随后的晃动程度应标准化。灌肠袋上的液位标记不应用来测量所需的水量，否则产生的稀释度往往不稳定。液体填充灌肠袋应放在两侧，因为如果在使用前将灌肠袋储存起来，会有大量的沉淀。

12～25mg/dl 的钡悬浮液通常用于单对比钡灌肠。钡悬浮液的主要要求是在检查过程中既不絮凝也不沉淀。沉降速率部分取决于添加剂的数量和类型，因此，一些在较高浓度下悬浮良好的产品在稀释时容易沉降。如对商业产品的沉降速率有疑问，可通过水平 X 线束获得的照片来观察沉降趋势。

双对比钡灌肠悬浮液的钡浓度相对高，但仍应具有足够的流动性，以便通过灌肠管。其黏度大于用于单对比检查的低浓度钡造影剂。黏膜涂层应该均匀，且无伪影。当正在进行检查时，悬浮液不宜干燥。这些钡造影剂浓度范围通常在 60～120mg/dl，其中 85% 为典型浓度。

即使所有的条件均标准化，由于局部水硬度和使用的水（蒸馏水、冷或热自来水）的类型，随后的黏膜涂层也可能不同。预混液体配方可避免这些不同。将钡悬浮液倒入灌肠袋中即可，无须进一步稀释。

一些放射科医师在钡灌肠前进行结肠灌洗。这种灌洗可导致水的保留和随后钡悬浮液的稀释。钡造影剂生产商认识到这一差异后将 2 种不同的制剂推向市场，在结肠灌洗后可使用比重稍高的那种钡悬浮液。

部分肿瘤合并严重憩室很难被发现，在双对比钡灌肠后甲基纤维素灌肠有助于检查。

（六）水溶性造影剂

1. 适应证

设计用于消化道的水溶性有机碘化合物在 20 世纪 50 年代研发成功。从那时起，围绕这些造影剂的相对优点和作用一直存在争议。这些化合物并不覆盖胃肠道黏膜。相反，它们只是通过被动填充肠腔来使肠道显影。

对于多数肠道造影检查，经验丰富的放射科医师更乐于选择钡悬浮液。然而，一些外科医师还在接受所谓"钡危险"的教导，仍坚持使用水溶性造影剂。术后患者较少出现蠕动刺激和消化道瘘等后遗症，是一些外科医师优先使用水溶性造影剂的原因。

如怀疑急性穿孔，可使用水溶性造影剂进行检查，来确认或排除穿孔，但需警惕遗漏小穿孔的可能。类似地，包裹性穿孔或痉挛区穿孔可能难以检测，可能需要使用钡造影剂来完成检查。

与水溶性造影剂相比，对于慢性或闭塞性穿孔，钡造影剂有较高密度，常可提供更多诊断信息。因此，慢性脓肿与肠腔连续或其他管腔相通时可安全地使用钡剂检查。然而，当与腹腔存在可能穿通时，则优先选用水溶性造影剂。

胎粪性肠梗阻和胎粪栓塞综合征可通过碘化造影剂灌肠治疗。患者应补充足量的水分。

一些外科医师使用口服、全能型离子型造影剂治疗术后麻痹性肠梗阻，但有关这些造影剂的研究有限。同时，靠近机械梗阻的高渗液体会导致肠道进一步扩张。

2. 造影剂

一般来说，为了对多数胃肠道结构实现充分的放射线摄影，造影剂溶液中离子型造影剂成分至少占 60%。常用的商品化医用造影剂其碘浓度为 282～292mg/ml，渗透压约 1500mOsm/（kg·H_2O），或约为血清的 5 倍。由于这种高渗透性，造影剂可渗透至肠腔中，但在使用后常见腹泻。由于这些药物刺激肠蠕动，因此远侧小肠的显影速度比硫酸钡更快。在更快的检查速度与用更少造影剂获得满意对比度之间需要加以权衡。一般情况下，腔内稀释可导致小肠显影较差。

一些设计用于口腔的商品化医用离子型造影剂，如泛影葡胺制剂、胃泌素口服液，都含有调味剂。首选无味产品，主要用于静脉注射。

碘浓度约为 300mg/ml 的非离子型造影剂的渗透压为 600～710mOsm/（kg·H_2O），低于离子型造影剂的 50%。然而，与血清相比，该浓度下其仍为高渗。

理想情况下，无论何时使用水溶性造影剂行胃肠道检查均应使用非离子性药物；对于某些检查，一些放射科医师也使用非离子性药物。如果成人怀疑胸膜或腹膜腔有穿孔，不考虑抽吸，那么非离子型造影剂与离子型造影剂相比并无明显优势。然而，一些穿孔用钡造影剂比水溶性造影剂更好。在婴儿和儿童的胃肠道造影检查中，通常没有穿孔的问题，首选钡造影剂而非水溶性造影剂。

（七）阴性造影剂

当进行胃肠道双对比检查时，最廉价的第二造影剂是空气。如果患者将空气和钡造影剂一起吞下，可获得很好的双对比食管造影图像。

有一种商品化制剂将二氧化碳直接加入到钡悬浮液中；当患者饮用这种"气泡钡"时，二氧化碳被释放到食管和胃中。其效果与喝一瓶苏打汽水的效果相似，但这种产品未被广泛接受。

泡腾片、颗粒剂和粉剂均有市售。它们与水接触时会产生二氧化碳，多数在达到胃和十二指肠足够的扩张方面是令人满意的。然而，它们的溶解时间变化相当大。多数商品化泡腾粉剂和颗粒剂为单剂量包装。在临床上，患者把泡腾剂放入口中，用少量水喝下，随后使用钡悬浮液，吞咽气体用于胃和十二指肠的双重对比相。

液体泡腾剂由单独的酸和碱溶液组成，可由医院药房就地制备。其中酸部分由枸橼酸和酒石酸组成，碱部分为碳酸氢钠。12～15ml 剂量对多数患者来说可得到满意结果。

二氧化碳可代替空气用于双对比钡灌肠和 CT 结肠造影。二氧化碳吸收的速度比空气更快。使用气体或空气均不影响检查质量，在所有其他因素保持不变的情况下，与空气相比，二氧化碳较少引起结肠扩张。

一些双对比制剂会产生过多气泡，此现象频繁出现时，应根据经验添加消泡剂。虽然商品化钡制剂中已经包含了这样的造影剂，但在某些地区市场投放量仍不足。二甲基聚硅氧烷（硅氧烷）是一种常用的消泡剂；加入 1.5ml 的硅氧烷（相当于100mg），通常足以消除气泡。

（八）胃肠 CT 造影剂

一些人将术语双对比腹部 CT 用于表述静脉造影剂和口服造影剂造影。然而，这是对传统双重对比的误解，应该避免混淆。

全能型钡制剂不应直接稀释为 CT 检查所需的低浓度。在摄入这种低浓度溶液后，钡颗粒沉淀会导致肠腔不均匀显影。肠道最上部可能因钡不足而显影不佳，而局部过量的钡则可导致条纹伪影。

目前可在市面上购买专门用于 CT 的稳定且低浓度的钡造影剂，这些品牌末端大多标有 "-cat" 后缀。多数用于 CT 的钡造影剂中含有防止沉淀的小颗粒。选择性的添加剂也可防止钡沉淀。在低钡浓度下，钡颗粒不涂覆黏膜，仅使管腔显影。

食管造影剂有助于在胸部 CT 检查时评估纵隔，而胃肠道其余部分的低浓度 CT 造影剂不能使食管显影足够长的时间，即使是在每次扫描前患者均喝下一小口常规低浓度 CT 造影剂，情况也是如此。使用高黏度、低浓度的钡糊更为便捷，其可提供长时间的钡食管涂层[22]。这种钡糊的黏附时间足够长，可完成典型的 CT 检查。以螺旋 CT 评估胃肠道时，水常是有用且效果满意的造影剂。

传统的胃和小肠显影方法是让患者在检查前几小时喝下约 500ml 稀释的 CT 造影剂，并在扫描前摄入同样的量。理想情况下，这种造影剂可在不导致伪影的情况下区分肠道和周围结构的影像。使用稀释碘溶液或钡悬浮液通常因人而异，典型者如 1～3mg/dl 硫酸钡悬浮液或 2%～5% 胃蛋白酶或类似的碘剂溶液，有一种改进方法（但很少应用）是将 2.0% 钡浓度用于空肠显影，将稍低浓度造影剂用于显示盆腔结构。如果使用速度较慢的 CT 扫描仪，碘造影剂比钡造影剂产生的条纹伪影更少，这是 MDCT 的问题之一。钡悬浮液的口感往往比碘溶液稍好，更适合儿童和恶性肿瘤患者的检查。

通过添加糖和各种水果提取物可掩盖碘造影剂的味道。虽然无糖碘造影剂的对比度基本可用，但钡造影剂一般较相应的碘造影剂中糖含量更少。稀释的碘造影剂是低渗性的，但有些患者仍会出现腹泻。患者对碘造影剂的不良口感及不适症状可通过经验性添加调味汁（如 Kool-Aid）来部分矫正[23]。在 CT 中使用稀释剂，非离子型造影剂相比离子型造影剂并无优势。

对疑似盆腔疾病的患者，可嘱其在检查前晚上喝下造影剂。即使摄入全能型泛影葡胺，夜间肠道稀释也足以抵消大部分条纹状伪影。与稀释钡悬浮液相比，摄取这种全能型造影剂后可获得更好的直肠、乙状结肠显影效果，原因可能为碘造影剂引起的高蠕动。然而，相对于在腹部 CT 上识别充满液体的小肠，鉴别大肠并不是问题。

CT 与 MR 肠造影对克罗恩病的诊断准确率相近[24]，使用 2% 钡悬浮液可获得满意的 CT 肠道显影效果。

CT 小肠造影包括肠插管和灌注碘造影剂、稀释的钡悬浮液或甲基纤维素悬浮液。阳性或水密度造影剂是否优越尚不清楚；静脉造影剂使肠黏膜显影有助于病变检测。还有专门用于 CT 造影的阴性口服造影剂。随着 MDCT 和冠状重建现技术的发展，保留的肠液常可作为显著标志，特别是在扩张的肠襻中。

如果进行成像检查以评估直肠病变，高黏度、低体积的钡糊就已足够；目前临床环境中，可用约 100ml 的 3.6mg/dl 羧甲基纤维素及 2mg/dl 钡糊混合物[25]。

当应用 MDCT 进行成像检查时，要考虑的基本问题是腔内水密度或脂肪密度对比，以及气体是否优于阳性造影剂。阳性造影剂肠道造影会产生伪影，尤其是血管结构的最大强度投影图像。此外，静脉造影肠壁增强可用于检测肠壁增厚，而腔内阳性造影剂则可掩盖细微病变。因此，MDCT 检查可用口服水密度甚至阴性造影剂进行。尽管水从肠道吸收足以引起胃和十二指肠扩张，但摄取的水并不易使远端小肠扩张。与水相比，使用羧甲基纤维素或聚乙二醇溶液可抑制吸收，从而改善消化。应用于上腹部超声的硅油包膜纤维素（SonoRx，Bracco Diagnostics，Monroe Town ship，NJ）的临床研究发现，在腹部 CT 使用水作为口服造影剂没有明显优势[26]。

在过去，许多脂肪密度产品用于 CT 检查，如矿物油、玉米油、牛奶，甚至石蜡乳液，但这些应用有限。肠内气体常作为标志物，尤其是在结肠中。如果鼻饲管到位，空气可注射入胃和小肠。当存在过量气体时，设置稍宽的窗宽通常是有帮助的。二维（two dimension，2D）结肠造影和 3D 虚拟结肠镜检查需要使用造影剂进行结肠扩张；通常使用空气，较少使用二氧化碳。

（九）不良反应

1. 硫酸钡

硫酸钡不溶于水。多数放射科医师熟知钡造影剂易导致便秘。尽管在结肠中偶尔会遇到钡潴留，但通过合理使用添加剂，这种不良反应在目前配方的多数造影剂中微乎其微。

吸入少量钡造影剂几乎没有临床意义。吸入后，大部分钡造影剂可在数小时内从主支气管和气管中清除，但一些会存留在间质和巨噬细胞中。这种残留物一般不能在放射线摄影中显示出来。然而，肺泡内的钡可长期滞留。为防止吸入，可使用非离子型、无菌型、等渗碘造影剂，而不是钡造影剂。

胃肠道造影检查的过敏反应罕见。尽管硫酸钡是惰性的，但商品化配方中含有许多已知的专有添加剂[27]。这些添加剂包括稳定剂、调味剂、涂料和黏稠剂，范围从天然香料和树胶（如柠檬、果胶和瓜尔胶）到合成产品（如各种甲基纤维素）。一些放射科医师对巧克力味钡造影剂十分熟悉，这些产品因患者可能对巧克力过敏而不再使用。过敏反应可由羧甲基引起。泡腾剂在这些反应中的作用是推测性的。用作防腐剂的甲基对羟基苯甲酸甲酯和类似化合物可引起过敏反应，但钡造影剂生产商已在多数产品中用更无害的防腐剂取代它们。

与单对比检查相比，双对比造影剂反应更为常见。多数反应轻微，包括荨麻疹或瘙痒，严重时可出现多形性红斑、呼吸系统并发症、过敏反应、胃肠道血管水肿，甚至死亡。患有哮喘和严重食物过敏症的患者出现这些反应的风险似乎略有增加，但普通放射科医师在一生的实践中可能都不会遇到钡造影剂的过敏反应。

使用钡造影剂进行检查时发生的超敏反应大多原因不明。通常，多数发生反应的患者未查找到过敏源或未进行检测。

食管穿孔和钡造影剂漏入纵隔可引起炎症反应，钡造影剂长期滞留于纵隔。通常，这种早期外渗造影表现为致密的线状影像，但尚无强有力的证据表明这些后遗症有任何临床意义。

多数与钡灌肠相关的穿孔均发生于直肠，荧光透视不能立即检测出来。直肠穿孔往往是由灌肠球囊的不合理充气导致的。英国在 1992—1994 年进行的一项为期 3 年的调查显示，并发症发生率为 1/9000，死亡率为 1/57 000[28]。尽管 10% 的肠穿孔患者死亡（30 例中 3 例死亡），但发生心律失常的患者死亡率为 56%（16 例中 9 例死亡）。

钡造影剂溢入腹腔的可能原因是继发性穿孔，如溃疡患者。然而，一些穿孔与使用钡造影剂进行检查有关，可在上消化道检查或钡剂灌肠期间发生，甚至在小肠灌肠期间发生。最初，白细胞连同灌注的液体聚集到腹腔中。如大量注入液体溢入腹腔未得到治疗，则会出现严重的血容量不足。穿孔期间的细菌污染可在数小时内导致严重败血症和休克。

钡造影剂溢出导致的腹膜炎可通过大量静脉输液来及时治疗，对相关细菌感染可予以抗生素。多数患者试图通过手术从腹腔中清除钡剂。嵌入腹膜表面的钡颗粒常会抵抗移位。试图用湿海绵除去钡颗粒会引起弥漫性腹腔出血。

钡颗粒可引起炎症反应，最终这些颗粒被纤维蛋白膜覆盖，形成广泛的纤维化和肉芽肿组织。致密性纤维化可累及邻近结构，取决于其位置，且可并发输尿管梗阻或肠畸形、狭窄。直肠周围纤维化可缩小直肠乙状结肠腔间隙，甚至看起来像癌变。残留钡可被常规 X 线或 CT 检出。尚无证据表明滞留于软组织的钡颗粒是致癌物（图 1-2）。

钡造影剂进入血管可累及体静脉和门静脉系统[29, 30]。部分患者没有钡造影剂内渗的易感因素。总体而言，与钡造影剂内渗相关的死亡率超过 50%。

2. 水溶性造影剂

口服碘造影剂的过敏性风险远小于血管内注射。然而，在患有低血容量症的幼儿和成年人中，

大量高渗药物进入胃肠道可导致低血容量症、休克，甚至可能造成死亡。在这种情况下，应考虑适当的血管内液体置换和使用非离子型造影剂。

如果怀疑有抽吸或气管食管瘘，应禁用高渗性离子型造影剂，它们可引起肺炎、肺水肿或死亡。合理替代品为非离子型造影剂。然而，在多数成年患者中，硫酸钡为首选造影剂。

3. 其他造影剂

有些造影剂反应在造影剂滴入之前可能就已经发生。用于灌肠气球的乳胶，可能与这些反应有关。乳胶中的一种水溶性热稳定蛋白被认为是有害抗原，其存在于固化胶乳的表面，从巴西橡胶树（*Hevea brasiliensis*）中采集时就存在了，可能是天然胶乳的污染物。在敏感患者个体中，与皮肤接触导致荨麻疹；与黏膜接触可导致更严重的过敏反应。目前，可选用非乳胶和合成乳胶产品。

三、胆管造影剂

肾功能正常情况下，约 1% 的离子型或非离子型造影剂通过肝排泄，不足以使 CT 显示胆管。然而，在肾衰竭情况下，即使通过常规 X 线摄影发现胆囊显影也并不罕见。使用传统口服胆囊造影剂进行胆囊造影已被其他成像方式取代，目前很少使用。有几种商品化胆囊造影剂可用于胆囊造影，为确保口服吸收，其具有亲水性和亲脂性，在血液中可与白蛋白结合，理论上具有高毒性，但在实际操作中，不良反应并不常见。经过肠肝循环，偶尔会发生延迟反应。

静脉胆道造影剂通过主动转运被肝细胞摄取和从胆汁排泄，其以原型或与葡萄糖醛酸结合后被排泄。此类肝细胞特异性肝造影剂由三碘苯化合物组成，通过苯环置换，其亲水性已降低至能使其过膜的程度。在美国，碘苯甲胺葡甲胺（Cholografin）是唯一可用的胆道造影剂。大部分注射用造影剂可与白蛋白结合，在静脉注射开始后 15min 左右胆道显影明显。有学者认为，胆道造影剂经肝细胞摄取，其也可能成为 CT 肝脏造影剂。但在实践中，由于肝细胞摄取太慢，排泄太快，并不能起到这种作用。

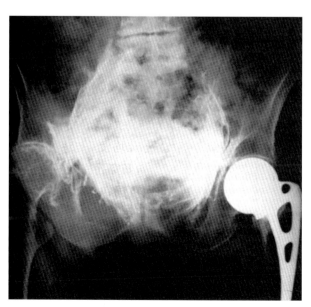

▲ 图 1-2 **钡餐灌肠结肠穿孔**

钡颗粒致密粘连，涉及肠道（引自 Miller RE, Skucas J: Radiographic Contrast Agents. Baltimore, University Park Press, 1977, p 137）

胆道造影剂的毒性和过敏反应比碘代酰胺更严重，也比多数典型的血管内造影剂更严重。肾毒性有剂量依赖性。由于存在肾毒性，部分胆道造影已被其他成像（包括 MRI 和直接胆胰造影）所取代；后者通过经皮肝胆管、内镜逆行入路或外科置管注射造影来成像。

直接胆道造影常用全能型造影剂，浓度约为 300mgI/ml。在寻找细微的造影剂泄漏时，常选用高浓度碘造影剂。此外，当从梗阻近端注射时，高浓度碘造影剂被残余胆汁稀释。在寻找结石时，可使用等量的注射液水来稀释造影剂。但须警惕，在明显显影的胆管中，微小结石易漏诊。应避免在直接胆管造影中过度注射造影剂。在美国，常用注射器注射；但在欧洲，滴注技术应用更广泛。如检查中出现急性胰腺炎并发症，应及时终止检查。早期研究表明，离子型造影剂的葡甲胺盐比反应性钠盐对胆管上皮的损伤更小；使用非离子型造影剂则无此顾虑。

CT 胆道造影的适应证不断扩展。CT 胆囊造影可在口服胆囊造影剂（碘番酸）后 10～12h 进行；还可缓慢输注胆道造影剂进行造影，且在胆道图像质量方面优于常规静脉胆道造影。多数情况下，CT 胆囊造影可显示大部分肝内胆管。初步研究表明，CT 胆道造影在显示小胆管结石方面略优于 MR 胰胆管造影（MR cholangiopancreatography，MRCP），但因被排泄入胆管的造影剂不足，在黄疸患者中 CT 胆道造影的优势并不明显。

MRCP 是一种无创性的胆管、胰管成像技术，现已发展为诊断性内镜逆行胰胆管造影（endoscopic retrograde cholangiopancreatography，ERCP）和诊断性经皮胆管造影的替代技术。MRCP 可通过静脉造影剂辅助技术进行成像，还可通过 T_2^* 加权图像使非流动液体显示高信号，且无须使用造影剂。前者主要使用肝胆 MR 造影剂（见下文）进行成像；含胆汁的造影剂在 T_1 加权序列图像上呈高信号。这种方法的局限性在于，需要足够多的正常肝细胞来吸收胆道造影剂，以便成像。后者成像时不使用造影剂，因此无此限制，已成为胆管成像的主要方法。

四、MRI 造影剂

（一）血管内造影剂

造影剂一词在 MRI 中的含义与其用于硫酸钡或碘造影剂中不同。MRI 造影剂并不直接显影，相反其主要功能是改变水质子的弛豫时间。不同类型的 MRI 造影剂在扩散和肾脏清除方面差异较大，因此在特定检查中须使用特定的造影剂。虽然 MRI 造影剂相对于 CT 造影剂成分更复杂，功能也更多样，但它们的主要用途是相同的，即基于不同组织对质子弛豫的影响不同造成的组织信号增强程度的差异来提高病灶检出率。组织信号增强程度的差异随时间而变化，并取决于病变的血管化程度。目前 MRI 造影剂的研究主要集中在提高其特异性上。

MRI 造影剂可按其金属成分分类，还可基于其分布进行分类。许多造影剂在类别方面有重叠；最初是血池造影剂，但随后的分布取决于其分子构型。MRI 造影剂主要有 4 类：①常规钆螯合物（细胞外造影剂）；②巨噬细胞单核吞噬细胞（网状内皮系统造影剂）；③肝胆造影剂（细胞内造影剂）；④主要血池造影剂。

目前的 MRI 造影剂均可能缩短组织 T_1、T_2 弛豫时间。顺磁性钆和锰造影剂主要缩短 T_1，从而增强 T_1 加权图像中实质组织的信号强度。超顺磁性氧化铁主要缩短 T_2，从而降低 T_2 加权图像中实质组织的信号强度，并根据所使用的序列增强 T_1 信号。造影剂中的金属离子螯合到其他结构上，如二乙烯三胺五乙酸（diethylene triamine pentacetic acid，DTPA），可降低毒性。

1. 钆螯合物

最常用的血管 MRI 造影剂是钆螯合物。以亲水性化合物来"掩盖"有毒的钆离子，其生物分布和灌注相关的问题类似于含碘造影剂。为充分利用 MRI 造影剂，必须在造影剂注射后不久（动脉期至门静脉期）进行动态成像。之后，这些造影剂在细胞外空间平衡，并使病变相较于实质呈等增强。MRI 造影剂对肝肿瘤的检测有赖于肿瘤与正常组织间血流的差异。最新研究表明，可将 MRI 造影剂用于 DSA，以替代其在 MRA 中的应用。图像处理允许动脉和静脉的分离。

在推荐剂量下，钆螯合物比碘造影剂的不良反应发生率更低，但也可能发生过敏反应，甚至心肺骤停等致命的反应。其过敏反应的危险因素尚无明确定义，可类比碘造影剂。但与碘造影剂不同的是，钆造影剂的相关反应往往会有延迟，有时甚至发生在使用对比剂1h后或更长时间。这些对比剂通过肾小球滤过排泄。尽管已有研究报道，肾脏疾病患者在使用钆造影剂后可出现肾源性系统性纤维化，但常规剂量下，钆造影剂的肾毒性并不常见[31]。

血液透析患者可使用正常剂量的钆造影剂，造影剂中约80%的钆可在第一次透析后清除，第四次透析后基本全部清除。

钆造影剂在较高磁场（>4T）下表现出较低的水弛豫率。与高场强磁体配套使用的新型MRI造影剂正处于研发阶段。

2.网状内皮系统（reticuloendothelial system, RES）造影剂

RES可摄取较大颗粒的超顺磁性氧化铁（superparamagnetic iron oxide, SPIO），除其他效应外，可使T_2加权图像中肝脏和脾脏实质强化。在淋巴结和骨髓中也存在造影剂摄取。Ferumoxides（Endorem, Guerbet, Villepinte, 法国）是由亚铁和氧化铁的胶体混合物组成的SPIO造影剂；缺乏RES细胞的组织，如转移瘤，造影呈低信号或无信号，正常包含RES的肝脏或脾脏实质则表现为高信号。造影不仅可更好地识别已知肿瘤，还可与未增强的MRI序列对比，检测出更多肿瘤。然而，这种区别并不绝对，有些分化良好的肿瘤中也含有RES细胞，也会摄取SPIO颗粒。这些SPIO诱导的变化在各种肿瘤中有所不同，可提供不同肿瘤的组织表征。SPIO造影剂可用于弥漫性肝病的检测，但RES造影剂中化合物的成像原理复杂。RES摄取超小超顺磁性氧化铁（ultrasmall superparamagnetic iron oxide, USPIO）颗粒后，可导致T_1加权梯度回波序列成像模式与钆螯合物及游离USPIO颗粒相似。

与钆螯合物相比，RES造影剂具有更长的血管内半衰期。一旦SPIO颗粒进入RES，即可延长扫描窗，游离铁最终可用于正常的铁代谢。RES造影

剂在临床成像中的作用尚未无明确，其缺点包括扫描时间延长和假阳性率增高。

3.肝胆造影剂（细胞内造影剂）

多种肝胆特异性顺磁性造影剂，如正钆塞酸二钠（gadolinium ethoxybenzyl diethy lenetriamine pentacetic acid, Gd-EOB-DTPA; Eovist, Bayer Imaging, Whippany, NJ）和钆贝葡胺（gadobenate dimeglumine, Gd-BOPTA; MultiHance, Bracco Diagnostics）。最初是细胞外造影剂，之后被肝细胞摄取。其早期动态灌注成像类似于常规钆螯合物，但之后可延迟肝脏显像。每一阶段造影可获得不同的诊断信息，不同于使用传统钆造影剂进行造影。因此，Gd-BOPTA造影早期肝细胞癌表现为外周强化，但实质期呈等增强，甚至是低增强[32]。

此类造影剂可经胆道和肾脏排泄。相较于莫迪司（MultiHance），Eovist造影剂的肝脏强化效果更优，延迟胆汁相显示更为明显，且该造影剂的胆汁排泄率约为注射剂量的50%。因其可与白蛋白的结合，Gd-BOPTA的T_1弛豫度约为传统钆造影剂的2倍，更有利于减少造影剂血管外渗漏。虽然肝细胞仅摄取很低比例的造影剂，但仍对肝脏信号强度具有长效影响。

锰福地吡三钠（manganese dipyridoxyl diphosphate, Mn-DPDP; Teslascan, GE Health. AS, 白金汉郡, 英国）可在血浆中部分分离，游离Mn^{2+}被肝细胞和其他组织（如胰腺）摄取。非解离的Mn-DPDP作为肝胆特异性顺磁性造影剂，效果可持续数小时，适合延迟成像，最终经肾脏排泄。Mn-DPDP须经静脉缓慢输注，因此不可用于动态成像。T_1加权图像中，该造影剂可选择性地增强正常肝实质信号及局灶性结节增生、再生结节、肝细胞腺瘤、肝癌等含有肝细胞成分肿瘤的信号；但在转移瘤、囊肿和血管瘤中，信号增强少见。Mn-DPDP可用于区分肝细胞癌与转移瘤，由于病变周围正常肝实质信号增强，非肝细胞来源的转移灶显影明显；但转移性神经内分泌瘤的信号偶尔也可被Mn-DPDP增强。Mn-DPDP还可用于MRI引导下肿瘤热消融，有利于延长肿瘤显像时间[33]。此外，在肝硬化和非肝硬化背景下，使用Mn-DPDP进行造影比MRI平扫可检测到的局灶性肿瘤更多，还可用于肝移植手

术前判定肝叶捐赠者有无肝内胆管解剖变异。但因不能用于区分原发性肝肿瘤的良恶性，其诊断意义尚未明确。

Mn-DPDP 整体安全性与其他肝细胞钆产品相近，禁忌证为严重肝衰竭。造影剂中的锰离子可经胆汁排泄，胆汁淤积时排泄受阻。

4. 血池造影剂

与多数 MRI 造影剂不同，USPIO 颗粒的 T_1 和 T_2 弛豫时间均明显缩短，但少数例外。USPIO 颗粒最初为 MRI 淋巴造影剂，但目前其主要作为血池造影剂使用。其血液半衰期以小时计。使用 USPIO 颗粒进行造影的缺点为动脉和静脉显影存在重叠，但应用图像处理技术，如减影、相位对比，可有效区分这些结构。USPIO 颗粒有助于鉴别诊断富血供病变，如血管瘤、实体瘤。因具有长时间减低血管内 T_1 弛豫时间的特点，USPIO 颗粒可用于 MRA 引导介入治疗过程，无须重复注射造影剂。其弛豫率在较低的场强下有所增加，因此适合在开放磁体中使用。

粒径小于 10nm 的氧化铁颗粒可通过毛细血管，最终被肝脏、脾脏、骨髓和淋巴结网状内皮细胞清除，此过程可导致上述结构中信号丢失。因此，此类氧化铁颗粒可用于识别淋巴结转移，而无须通过淋巴结的大小来判定转移。正常淋巴结信号强度明显降低，而转移淋巴结（或结节区域）并不摄取氧化铁颗粒[34]。

氧化铁颗粒的潜在用途是作为靶向造影剂，如与胆囊收缩素结合，在胰腺中标记受体。目前此类造影的开发仍处于起步阶段。

高分子 MRI 造影剂是一类特殊的血池造影剂，由与白蛋白、葡聚糖或其他类似大分子结合的钆基产物组成。前文中已对 Gd-BOPTA 造影剂进行介绍。可生物降解的聚合物 MRI 造影剂现已研发成功[35]，与白蛋白紧密结合后可延长血池时间。此类造影剂的临床作用可能类似于 USPIO 颗粒。

二氧化碳可作为 MRI 血池造影。血管内的二氧化碳可致信号丢失，并用于 MRA 黑血技术。

MRI 造影剂更复杂的应用涉及两种造影剂的组合（又称为双对比 MR 成像），如将钆螯合物造影获得的灌注信息与 SPIO 造影获得的 RES 状态相结合，相较于使用单一造影剂，可获得局灶性肿瘤的更多信息。目前造影剂的联合使用多为实验性的。

基于激发、频率标记的交换转移成像，可通过使用顺磁性化学交换饱和转移造影剂来分离组织磁化转移对比情况[36]。与 DSA 相似，肝血管 MRA 在评价肝动脉方面优于门静脉造影。

（二）胃肠造影剂

口服 MRI 肠道造影剂可用于识别肠腔，区分正常肠壁与异常肠壁。可通过鼻空肠导管注入造影剂（小肠灌洗）或嘱患者喝下大量的液态造影剂（小肠造影）扩张肠道进行造影。口服 MRI 肠道造影剂有利于识别肠壁和邻近器官中的软组织肿瘤。

口服 MRI 造影剂分为阳性造影剂和阴性造影剂。阳性造影剂可缩短 T_1 弛豫时间，增加 T_1 加权图像的 MRI 信号强度；阴性造影剂则可缩短 T_2 弛豫时间，并减低信号强度或仅减低氢质子与水密度的对比。阳性造影剂由各种铁、锰和钆顺磁性化合物组成，可用于检测窦道，但因其注入肠腔后掩盖了肠腔的内容物，使得肠壁显影困难。

阳性和阴性造影剂之间的区别并不绝对，部分造影剂会随着稀释程度和使用的 MRI 序列而改变特性。钆造影剂是一种可在小肠中缩短 T_1 弛豫时间的阳性造影剂，但在结肠中呈高浓度时，可起到阴性造影剂的作用。浓度低于 45mg/ml 的枸橼酸铁铵，在 T_1 和 T_2 加权图像中呈高信号；浓度为 $10 \sim 20$mg/ml 时，其在 T_2 加权图像上肠襻呈低信号。但这种对比能否改善病变的检出，尚未明确。

稀释的硫酸钡悬浮液是一种可用的阴性造影剂。全氟碳化合物缺乏氢质子，在 T_1 或 T_2 加权图像上不产生 MRI 信号，它们作为口服的作用尚未确定。已有甲基纤维素、聚乙二醇、稀释硫酸镁相关评价[37]。空气和水也可作为 MR 造影剂。不可吸收的水密度剂与应用于 CT 者相似（见上文）。

阳性造影剂会加重运动伪影。阴性造影剂的对比伪影更明显，但阴性造影剂评估肠壁异常效果更优。即使在高场强 MR 强扫描时，使用抗胃肠蠕动药物也可有效减少运动伪影。

使用水、钆溶液或钡混悬液可作为肠道造影剂用于MR结肠造影。表面渲染、虚拟内镜腔内成像、三个平面的正交切面以及水敏感图像均可用于影像学评估[38]。初步报告显示，MR直肠造影在检测盆底异常方面不及钡直肠造影[39]。

五、药物放射学

本节将讨论用于胃肠道放射学中的药物，包括具有血管内效应的药物（血管收缩药和血管扩张药）、改变肠运动及影响胆汁流动的药物。排除实验性造影剂、设计用于分子成像的造影剂和治疗材料。

从放射科医师的角度来看，大多数胃肠动力药可分为增加胃肠张力和蠕动的药物和降低这些功能的药物。有些药物对胃肠道的不同部位具有不同的作用，将在混合作用药一节中分别讨论。

胃肠张力与蠕动不同。一般来说，增加胃肠道张力的药物也会导致胃肠道蠕动增加，如能够引起胃肠张力增高的药物往往可使胃加速排空、小肠加快转运。低张药物则作用相反。

该分类的一个例外是法莫替丁，其可抑制胃液分泌。初步报告显示，法莫替丁可在上消化道造影前用于减少胃分泌物，提高检查质量[40]。

（一）血管收缩药

在腹腔成像中，血管活性药物的主要用途是改变血流，以提高诊断准确性。一些药物有助于输送化疗药，但不良反应必须在可接受范围内。血管收缩药可使正常血管收缩，但对恶性肿瘤血管几乎没有作用，有助于提高肿瘤显影。

肾上腺素是一种肾上腺素能激素，可刺激α和β受体，并支配特定神经，导致血管收缩或扩张。肾上腺素最初用于肾动脉造影，以降低正常肾实质的对比，从而突出显示肾细胞癌的脉管系统。肾上腺素的使用局限性包括可变剂量反应和一些炎症组织新生血管与肿瘤新生血管相似的反应。注射肾上腺素可致肝动脉和脾动脉血管痉挛，但正常肝、胃、十二指肠和胰腺小血管很少收缩。此外，肾上腺素对正常肠系膜血管并无明显作用。

当与肾上腺素结合使用时，普萘洛尔可阻断β肾上腺素受体所致的血管舒张，导致肠系膜血管收缩。

去甲肾上腺素具有与肾上腺素相似的α受体刺激，但缺乏β受体刺激。其在成像中的使用价值不及肾上腺素。

嗜铬细胞瘤患者在注射造影剂后，其肾上腺素或去甲肾上腺素水平升高，因此需谨慎处理，建议为此类患者预先注射α和β受体拮抗药，以控制症状和预防肾上腺素能危象，但这在使用一些非离子造影剂时并不是必需的。

血管紧张素是一种具有血管收缩活性的激素，作用于正常血管平滑肌，具有强力血管收缩作用，类似于肾上腺素，往往通过选择性增加肿瘤血流来增强恶性肿瘤显影。

药物剂量的血管紧张素具有升压作用，可收缩正常的内脏小血管（包括毛细血管），从而减少门静脉血流，但对肝动脉血流影响不大。输注血管紧张素控制胃肠道出血时，须警惕动脉内给药可能导致的肠系膜梗死或小肠坏死。

铃蟾肽是一种肠肽，能够释放内源性胃泌素，激活胃黏膜感觉神经元，进而增加胃黏膜血流量，从而保护黏膜免受损害。生长抑素能够抑制铃蟾肽诱导的胃保护作用。虽然铃蟾肽未应用于放射学，但生长抑素类似物奥曲肽已被用于治疗食管和胃静脉曲张出血。肠神经内分泌肿瘤也含有生长抑素受体，奥曲肽有助于此类肿瘤的诊断，并可缓解、抑制类癌症状。

（二）血管扩张药

血管扩张药可增加选择性血管床中的血流量。在正常血管和肿瘤血管中的作用各不相同，但在显影小肿瘤时，血管扩张药不及血管收缩药适用；正常血管增多往往会掩盖小肿瘤。高热量食物偶尔也可增强肠系膜上动脉和门静脉血流。

苯甲咪唑啉是肾上腺素能受体拮抗药和合成血管舒张药，有助于小血管显影。直接注射肠系膜动脉可改善静脉显像。其对肿瘤显影的作用复杂。苯甲咪唑啉在动脉内刺激肠系膜血管造影中是否有助于鉴别消化道出血，尚不清楚[41]。输注苯甲咪唑啉和肝素可治疗非闭塞性肠系膜缺血。维拉帕米和苯甲咪唑啉在动脉血管舒张作用方面具有可比性[42]。

缓激肽是一种非肽类物质，由卡利丁肽产生，通常以非活性形式存在于血液中。缓激肽是一种血浆激肽，为强血管舒张药，是细胞性抗体包膜肥大细胞释放速发型过敏反应的介质之一。放射学上，注入肠系膜上动脉的缓激肽可改善门静脉的显示。

乙酰胆碱为副交感神经激素，是一种血管舒张药，既往主要用于评估肾动脉狭窄。

多巴胺为有效肾动脉扩张药，类似于乙酰胆碱，主要作用于肾血管。初步检查表明，多巴胺可降低造影剂诱导的肾毒性，但进一步的研究发现，多巴胺可能具有有害作用[43]。

前列腺素具有不同的血管效应，这取决于其化学成分和特定用途。在治疗新生儿发绀型先天性心脏病时，前列腺素 E_1（PGE_1）对内脏血管的作用与乙酰胆碱和苯甲咪唑啉相似，可致门静脉血流量增加。因此，CT 肝动脉造影时在肠系膜上动脉内注入 PGE_1 可增加肝细胞癌结节与周围实质的对比[44]。此外，在 CT 肝动脉造影过程中应用 PGE_1 有助于减少胆囊床周围假性病变的发生[45]。初步研究表明，PGE_1 可降低造影剂肾病风险，这与一些不良反应有关，其具体机制尚不清楚。前列腺素 2α（$PGF_{2\alpha}$）可扩张正常结肠血管，但可收缩炎症组织及肿瘤结肠的血管。

X 线检查发现持续、无症状的胃扩张，是前列腺素治疗的并发症。通常，这种扩张在停止治疗后自行消失。表面上，这种情况类似于幽门狭窄，虽然影像学检查显示胃黏膜增厚，远端胃窦和幽门延长，但并无肌层增厚。

罂粟碱作为血管扩张药可作用于大血管和小血管，类似于其他血管扩张药，可改善肠系膜血管造影期间门静脉显影。其在通过肝脏时不会降解，重复注射可导致全身性低血压。

促胰液素可增加胰腺血流量。有时，动脉注射促胰液素后选择性静脉取样有助于检测胃泌素瘤。然而，静脉注射胰泌素似乎不足以检测慢性胰腺炎或胰腺癌。

（三）胃肠道低张药物

肠张力减张在很多方面都大有裨益，如痉挛结肠可能出现类似于良性狭窄或恶性肿瘤表现，解痉药可扩张痉挛肠管，从而鉴别诊断。同样，如果肠扩张弛缓，小肠中的息肉和憩室则更容易被检测到。解痉药物可分为激素类药物（如胰高血糖素）和抗胆碱能类药物。用于胃肠道的解痉药物包括吗啡、溴丙烷（前茉莉酮）、阿托品及相关化合物。一些造影剂因其毒性和不良反应而被放弃使用。

1. 胰高血糖素

人胰高血糖素是一种含有 29 个氨基酸残基的单链多肽，分子量为 3483。由朗格汉斯胰岛中的 α 细胞产生的。在一些物种中，胰高血糖素也在胃中产生，人类胃是否分泌胰高血糖素尚有争议，不同种类动物体内的胰高血糖素氨基酸序列可与人类相同、相似或明显不同。研究人员在人、猪和牛中发现了相同的氨基酸序列。直接从动物胰腺组织获得胰高血糖素的意义重大，但开发出的合成产品并不能直接使用。目前可注射的胰高血糖素是通过重组 DNA 的表达产生的。这种合成胰高血糖素的化学结构与人胰高血糖素的化学结构相同。

胰高血糖素是一种激素，对许多器官代谢具有显著影响，可结合在靶器官的特定受体细胞膜上。在肝脏中，可刺激葡萄糖输出和肝酮生成。且可分解脂肪组织并使血液中胆固醇和甘油三酯水平降低。并可刺激胰岛素释放，还似乎可参与肝再生。但其在肝脏中的全部作用尚不清楚。胰高血糖素能够增加肾脏血流，对肾上腺和心脏也同样有效。其经肝脏和肾脏代谢。因其可通过胃泌素降解，故口服无效。

对于平滑肌患者，胰高血糖素是一种相对有效的解痉药，该解痉作用可用于放射学中。药理学剂量下，消化道不同节段平滑肌对胰高血糖素的敏感性变化见表 1-1，如在大多数成年人中，静脉注射 0.1mg 胰高血糖素足以起到胃十二指肠低张效果，但此剂量不足以降低结肠张力，至少需要几倍以上剂量[46]。

血管内胰高血糖素也是血管扩张药，在肠系膜动脉造影期间有助于改善门静脉显影，但由于其在血管扩张所需的剂量下易引起恶心、呕吐，胰高血糖素现已被其他血管扩张药代替。

(1) 胃肠道：食物嵌塞引起的急性食管梗阻常与

表 1-1	Spasmolytic Effect of Intravenous Glucagon: Average Duration of Atonicity（min）			
Location and Response	**GLUCAGON DOSE（mg）**			
	0.25	**0.5**	**1**	**2**
Stomach	4.9	8.7	10.1	15.1
Duodenal bulb	7.5	10.1	12.5	16.7
Duodenum	7.8	10.1	12.5	16.1
Proximal small bowel	8.3	9.4	13.7	19.7
Distal small bowel	8.6	9.4	14.0	19.7

From Miller RE, Chernish SM, Brunelle RL, et al: Double-blind radiographic study of dose response to intravenous glucagon for hypotonic duodenography.Radiology 127: 55–59, 1978.

潜在的狭窄或痉挛有关。如果怀疑有痉挛，建议使用解痉药物，但在有关胰高血糖素和地西泮的多中心、双盲研究中，解痉药物与安慰剂之间的差异并不明显[47]。泡腾剂也被用于治疗食管食物嵌塞，效果不一。

胰高血糖素相较于抗胆碱能药物在诱导胃肠道低张方面的主要优点是无不良反应。在美国，胰高血糖素通常用于诱发低血压；而在其他一些国家，则更常使用抗胆碱能药物丁溴东莨菪碱（解痉灵）。胰高血糖素与东莨菪碱丁基溴的价格在世界范围内波动很大，使用抗胆碱能药物的原因之一是胰高血糖素的成本较高。

胰高血糖素可降低胃内和十二指肠内平均压力。研究表明，抗胆碱能药物比胰高血糖素更能改善胃和十二指肠的钡黏膜覆盖，其原因为抗胆碱能药物也可减少胃分泌物，而胰高血糖素没有这种作用。在实际应用中，东莨菪碱丁基溴和胰高血糖素在胃和十二指肠可产生基本相等的扩张和钡涂层。一个更基本的问题是诱导胃和十二指肠低张是否提高了检测病变的能力。使用胰高血糖素后，诊断效能似乎没有显著提升。在美国，放射科医师在上消化道检查中往往不使用低张药物。

灌肠时，钡灌肠可直达病变或梗阻处，或充满回肠末端。胰高血糖素可使钡造影剂在病变区域减慢下行。一般来说，静脉注射 0.25mg 足以诱导胃肠低张状态，从容对有疑问的区域进行检查。

在钡灌肠期间，胰高血糖素可使回盲瓣松弛，使钡更容易回流到远端小肠。因此，在对可疑的远端回肠疾病进行逆行回肠造影时，可给予胰高血糖素。抗胆碱能药物对回盲瓣影响不大。

在筛选出的患者中，经口气结肠检查时可对回肠末端和右半结肠行双对比检查。钡造影剂是通过常规口服检查或灌肠途径引入的，空气则通过灌肠末端引入。胰高血糖素能松弛回盲瓣，这可能有利于提高检查的成功率。

可通过肌内注射 2mg 胰高血糖素来实现结肠张力减退。结肠低张状态在数分钟内开始，持续约 15min。静脉注射 0.25～0.5mg 的胰高血糖素即可导致低血压，而在部分患者中的剂量可能高达 1.0mg；低血压几乎是注射后立即发生的，持续约 10min。通常选用较小的静脉注射剂量，婴儿和儿童的静脉注射剂量为 0.8～1.25μg/kg[48]。

胰高血糖素的使用能否获得更准确的诊断，以及在钡灌肠期间是否注射胰高血糖素，目前在放射科医师中有很大分歧。其更常用于住院、高龄和重症病例。实践中，也可在个体化的单对比检查中进行双对比钡灌肠。许多放射科医师常在门诊患者疼痛、痉挛干扰检查及无法灌肠时，以及在怀疑结肠炎或憩室炎时，使用胰高血糖素。胰高血糖素可降低钡灌肠时结肠痉挛的程度，使患者更舒适。

有时，尽管使用了胰高血糖素，结肠痉挛仍然存在。根据笔者的经验，长期糖尿病患者比非糖尿病患者出现胰高血糖素抵抗性结肠痉挛的风险更高，原因尚不清楚。尽管其血糖水平仍处于生理范围而非药理学范围，许多糖尿病患者血糖水平持续偏高。自主神经病变可能是原因之一。有时，数分钟后再使造影剂充满结肠可明显减少痉挛。

(2) 减少肠套叠：由于胰高血糖素具有解痉和放松回盲瓣的作用，因此认为胰高血糖素可能有助于减少回结肠肠套叠。有研究报道，在给予胰高血糖素后肠套叠减少，但这种经验性的使用并不意味着任何最终的减少都可以归因于胰高血糖素，其至第二次或第三次尝试减少肠套叠都会提高总的成功率。对照研究发现，是否使用胰高血糖素对减少肠套叠具有相似的成功率。

目前争论的焦点不是胰高血糖素在肠套叠减少中是否有用，而是造影剂是否应该是钡、盐溶液或空气，以及透视或超声是否为首选的成像方式。

(3) 胰高血糖素的使用：①在计算机断层扫描中，尽管胰高血糖素对肝脏的作用多样，但似乎不影响肝脏增强 CT 扫描。在传统的 CT 扫描仪中，胰高血糖素和生长抑素被用来减少运动伪影。MDCT 扫描几乎不需要诱发胃肠低张状态，但使用低张药物有助于评估胃和肠壁。虽然有研究表明，在 CT 结肠造影前使用胰高血糖素不能改善结肠扩张 [49]，但其他研究发现，一种解痉药在充气和扫描期间可维持结肠低张状态。通过合理使用胰高血糖素，可减少检查过程中痉挛的发生。②在超声中，肠弛缓偶尔有助于腹部超声检查。有时可通过向胃内灌注液体并引起周围胃肠道结构的低张状态来获得胆道声窗。③在磁共振成像中，尽管胰高血糖素在口服 MRI 造影剂进行造影和肠扩张时对成像有利，但目前仍较少使用。在评估肠壁和浆膜疾病时，静脉注射胰高血糖素可更好地显示正常的肠襻和肠壁增厚 [50]。胰高血糖素有助于消除肠腔内阳性造影剂伪影。

(4) 禁忌及不良反应：有一种说法认为胰高血糖素不该用于糖尿病患者。值得指出的是，胰高血糖素可用来治疗糖尿病低血糖反应。另一方面，在高血糖和酮症酸中毒情况下，由胰高血糖素引起的暂时性额外血糖水平升高的重要性有限。只要有临床指征，在影像检查前糖尿病患者也可安全地使用胰高血糖素。

胰高血糖素的不良反应低于阿托品或丙硫氨

酸。研究表明，胰高血糖素的不良反应与安慰剂相似 [51]。注射胰高血糖素后恶心、呕吐的发生具有剂量依赖性；静脉注射后，恶心、呕吐的发生率逐渐降低。

市售胰高血糖素具有与人胰高血糖素类似的氨基酸残基，发生过敏反应者罕见。在这些患者中，应考虑为防腐剂致敏，而不是胰高血糖素所致。胰高血糖素是一种天然存在的多肽，纯制剂不应引起过敏反应。市售胰高血糖素中含有牛或猪胰岛素、胰岛素原、其他非胰高血糖素蛋白污染物和防腐剂，这些可能与超敏反应有关。皮疹、眶周水肿、多形红斑、呼吸窘迫和低血压等反应已有报道。目前使用的基因工程胰高血糖素可能与一些过敏反应相关。

胰高血糖素的禁忌证包括前期的过敏、嗜铬细胞瘤或胰岛素瘤。胰高血糖素可促进嗜铬细胞瘤释放儿茶酚胺，导致突发危及生命的高血压。α 受体拮抗药甲磺酸酚妥拉明可对抗这种高血压。成人静脉注射的有效剂量为 5mg，但因治疗要求不同而差异较大。胰高血糖素还可刺激胰岛素瘤的胰岛素释放，导致严重的低血糖，可采用葡萄糖来治疗。

2. 抗胆碱能药物

抗胆碱能药物在具有胆碱能节后自主神经提供的受体的组织中是有效的。其可阻断神经末梢释放乙酰胆碱，减少胃肠道运动并减低尿道张力，也可能对胆管具有低张作用。这些药物还可减少唾液和支气管的分泌物，扩张瞳孔，增加心率，其作用时间和对各靶器官的特异性作用取决于特定的化合物和剂量。其对紧张性和运动性的作用类似于胰高血糖素，但与胰高血糖素不同，其可减少分泌物。目前研究表明，后一种影响在影像学检查中并不明显。

一些抗胆碱能药物已经与抗酸和 H_2 受体拮抗药联合用于消化性溃疡病的治疗，但这些应用尚无定论且有争议。它们在肠易激综合征的治疗中也发挥作用，且被用于治疗胆道和输尿管绞痛以及作为放松平滑肌痉挛的补充疗法，但结论并不一致。

(1) 药物：最广为人知的抗胆碱药是硫酸阿托品，其可作为片剂和肠外注射液。北美放射学家可能还记得 20 世纪 60—70 年代早期流行的抗胆碱能药物溴化丙烷，它是一种胃肠道低张药物。目前阿托品和溴化丙烷已被其他药物替代。

在许多国家，常用短效抗胆碱能药物东莨菪碱丁基溴，但在美国没有使用这种药物。在上消化道检查前，常规给药 20mg。东莨菪碱丁基溴的低张作用持续时间为 15~20min，不会引起胃食管反流，也不会对食管裂孔疝的显影有任何显著影响。在 CT 和 MRI 评估疑似胃癌中可能有用[52]。有研究发现，丁溴东莨菪碱可在 CT 结肠造影中改善结肠扩张（与对照组相比），并被推荐使用[53]。

哌仑西平是一种抗胆碱能药物，具有低张作用而无东莨菪碱的不良反应。

虽然也有其他抗胆碱能药物，但其不良反应和（或）作用持续时间限制了其在放射学中的应用，如氢溴酸东莨菪碱由于不良作用而不能用于放射学检查。

口服硫酸莨菪碱是一种潜在的低张药物，具有类似于阿托品和其他抗胆碱能药物的作用和禁忌证。其作为疼痛预用药在钡灌肠中似乎没有任何益处，但有助于实现扩张结肠 CT 造影。

(2) 并发症：在易患青光眼的患者中，抗胆碱能药物引起的眼内压升高可能导致急性发作。大多数曾有青光眼病史的患者都有持续的慢性青光眼，使用抗胆碱能药物后，患者可能发生急性闭角型青光眼且自身没有意识到这一点。如患者服用抗胆碱能药后眼睛疼痛或视力丧失，应警惕急性青光眼发作。使用东莨菪碱丁基溴会导致视物模糊。

对自主神经系统的影响可导致尿潴留。这种并发症在前列腺肥大或其他尿潴留的患者中更为严重。抗胆碱能药物的过敏反应罕见。

（四）促胃肠动力药

在某些患者中，如果钡餐量增加，胃排空率增加。冷悬浮液不仅能更好地耐受，而且会导致胃排空加快。通过在钡悬浮液中添加高渗产物可以实现更快的小肠转运，在口服钡悬浮液中可添加少量泛影葡胺。

高渗透压山梨醇加入口服造影剂中可加速肠道显影。已有制造商在其硫酸钡产品中添加山梨糖醇。

1. 甲氧氯普胺

甲氧氯普胺是一种止吐药，也可用于治疗糖尿病胃轻瘫。其在胃肠道的主要作用是增加胃蠕动，松弛幽门，并增加小肠蠕动，而对结肠没有明显的影响。甲氧氯普胺可明显减少胃黏膜分泌物，但对黏膜钡剂附着影响不大。甲氧氯普胺的胃肠外使用或口服剂量为 10~20mg，虽然急性肌张力障碍和迟发性运动障碍等锥体外系不良反应偶有发生，但其仍不失为一种相对安全的药物。

口服甲氧氯普胺可减少小肠转运时间。可在小肠移植前或手术前 90min 内给药，可改善回肠、右结肠和横结肠 CT 显影，但不能改善更近端的肠管影像。回肠襻的纵向和横向收缩可使回肠脱离盆腔。甲氧氯普胺还可改善腹部超声对胰腺的显示，其主要益处是减少胃和十二指肠的气体伪影。

2. 多潘立酮

多潘立酮为强效多巴胺拮抗药，可促进胃排空，加速小肠转运。虽然其减少了小肠转运时间，但其对小肠的影响似乎弱于甲氧氯普胺[54]。目前已被用于治疗糖尿病胃轻瘫。多潘立酮可能增加垂体催乳素释放瘤患者血清催乳素水平。其也与心脏性猝死有关[55]。

3. 西沙必利

西沙必利可诱导胃窦收缩，促进胃排空，促进小肠蠕动，并且增强食管下括约肌张力，是一种相对有力的食管运动刺激物。其可用于治疗糖尿病患者胃轻瘫和抗胃食管反流。其在放射学中应用有限，且因相关的心律失常和死亡，在美国已停止使用[56]。

4. 新斯的明

新斯的明硫酸甲酯是一种胆碱酯酶抑制药，可促进胃和小肠蠕动，促进胃排空并缩短小肠传输时间。当胆碱能刺激活性抑制时，可促进胃肠蠕动。可用于结肠假性梗阻（Ogilvie 综合征）的治疗[57]，但在机械性肠梗阻和一些麻痹性肠梗阻情况下为禁忌[58]，其可能导致结肠穿孔。

5. 红霉素

红霉素主要作为抗生素，还可改善胃运动，促进胃排空，可用于术后胃轻瘫和糖尿病胃轻瘫的治疗，在放射学上几乎没有应用。

（五）混合作用药

1. 吗啡

一些放射科医师可能会记得使用硫酸吗啡进行低张十二指肠造影，这是一种已成为历史的手术。目前，吗啡在核医学中起到重要作用，在 MRCP 中也可能发挥作用（见下文）。

2. 胆囊收缩素

胆囊收缩素是一种肽类激素，具有多种功能，可引起胆囊收缩，增加肠蠕动，从而加快小肠转运。此外，其还可调节胰腺酶分泌，抑制胃酸分泌，影响饱腹信号，并作为神经递质，并刺激人肾上腺皮质细胞分泌醛固酮。从放射学角度来看，胆囊收缩素可诱发奥迪括约肌（Oddi sphincter）和胆囊同时收缩。因此，大部来自胆囊的胆汁回流到肝内胆管中，并在激素输注停止后重新进入胆囊。

在腹腔疾病和神经性贪食症患者中，胆囊收缩素分泌受损。未治疗的乳糜泻餐后胆囊收缩素水平较低。其在某些神经内分泌肿瘤和甲状腺髓样癌中过表达。

一般情况下，仅使用胆囊收缩素的—COOH 末端八肽，此片段比整个分子更有效。

3. 雷公藤内酯醇

雷公藤内酯醇是一种类似于胆囊收缩素的合成化合物，其药理作用是延缓胃排空，引起胆囊收缩，促进十二指肠蠕动，并使空肠、回肠和结肠蠕动亢进。其可逆转作用于肠神经或平滑肌的药物所引起的肠蠕动。

在 20 世纪 80 年代初期，蓝肽似乎是一种有前景的药物，可增加小肠蠕动，从而缩短小肠检查的时间，但由于静脉注射后蓝藻肽会引起恶心、呕吐和腹部绞痛，当今的放射科医师不再对这种药物感兴趣。为加快小肠转运，通常剂量为 0.25～0.3μg/kg。是否小肠转运时间越短小肠检查越好，尚有争议。明显的肠管收缩往往导致解剖细节模糊，尤其是在远端回肠。

蓝肽可引起胃低张状态，因此在大量钡到达空肠之前不应服用。通过给予甲氧氯普胺可有效缓解胃潴留。

（六）影响胆道和胰腺的药物

胆汁流入十二指肠受肝脏胆汁生成和胆囊张力调节。本节中仅讨论影响后者的造影剂。

胆囊收缩的抑制可以通过胰高血糖素、阿托品和其他胆碱能药物、生长抑素、一些钙通道拮抗药，以及其他一些研究较少涉及的药物来实现，同时应注意，胆囊收缩在肥胖人群及糖尿病、腹腔疾病和自主神经病变患者中也被抑制。

胆囊收缩受胆囊收缩素、蓝藻肽、胃动素、前列腺素、红霉素刺激，可能还受西沙必利和胆固醇影响。

胰高血糖素可使胆囊松弛，也可降低乳头平均压力。目前，几乎没有基于这些发现的临床应用。胰高血糖素在经皮肝穿刺胆道造影或各种胆道引流术中应用有限。偶尔发生奥迪括约肌区域胆总管远端持续狭窄时，胰高血糖素有助于鉴别肿瘤、嵌顿结石和痉挛。然而，对于多数患者来说，透视检查已经足够了。

胰高血糖素可改善 MRCP 胆管显像[59]。但由于胰高血糖素不足可导致重复检查甚至须 ERCP 等侵入性检查，胰高血糖素仅常规应用于部分医疗机构。虽然既往研究表明，胰高血糖素可改善手术中胆管造影的质量，但后期双盲前瞻性研究并未发现任何改善[60]。手术中奥迪括约肌痉挛与使用芬太尼有关。在这些患者中，胰高血糖素可能起缓解作用。

低张药物常用于 ERCP 诱导十二指肠低张状态，抑制奥迪括约肌收缩，辅助壶腹插管。在美国，胰高血糖素几乎完全用于此目的；在其他国家则更常用抗胆碱能药物，如东莨菪碱。

联合使用新斯的明与吗啡进行刺激性试验，可在胆道闪烁造影术中评价胆囊切除术后综合征患者奥迪括约肌运动障碍[61]。

吗啡在 MR 胆道造影中起到一定作用。静脉注射吗啡可使奥迪括约肌收缩，从而扩张胆道和胰管[62]，还可改善原发性硬化性胆管炎的导管显像。吗啡注射与造影检查之间间隔 10～20min 效果更好。

胆囊收缩素因其对胆囊的作用而被用于增加胆囊造影时的放射线对比，其还有助于评估胆囊功能。常用肝胆闪烁显像测定胆囊排泄分数，而超声检查应用较少。MR 胆道造影则采用注射胆囊收缩素作为替代方案。

临床尚未普遍使用胆囊收缩素衍生物（辛卡利特）进行激发试验来评估无结石性胆囊炎患者能否从胆囊切除术中获益。一方面，胆囊收缩素可致使奥迪括约肌松弛，有助于胆管结石通过；另一方面，胆囊收缩素受体拮抗药可缓解胆绞痛患者的疼痛[63]。有趣的是，在胆囊切除术后，胆囊收缩素不会引起其通常的奥迪括约肌抑制作用。胆囊收缩素在胰腺功能诊断试验中也起一定的作用。

蓝肽对胆囊的作用类似于胆囊收缩素或脂肪餐的作用[64]。超声研究发现，在胆囊切除术后出现复发症状的患者中，注射蓝肽后肝外胆管扩张增加则提示奥迪括约肌功能障碍。

胆囊收缩素 - 促胰液素胰腺外分泌功能试验可用于检测胰腺外分泌功能不全，但不能用于鉴别慢性胰腺炎与胰腺癌。MRI 可通过测定促胰液素刺激后十二指肠充盈量来评估胰腺外分泌功能[65]。促胰液素可改善胰管显影，并有助于在 MR 胰摄影术中发现异常[66]。借助于促胰液素易于发现胰腺分裂及其他异常，潜在地避免了 ERCP 检查。MR 胰腺造影最好在注射促胰液素后 5min 内进行[67]。促胰液素增强 MR 胰腺摄影和 MRI 灌注对胰腺移植术后对移植胰腺功能障碍的诊断具有重要作用[68]。

胆囊收缩素 - 八肽刺激后胰液十二指肠抽吸分析可用于检测慢性胰腺炎患者胰腺功能不全。然而，类似的分泌试验更为常用。

第 2 章　钡造影剂检查的单对比及双对比

Barium Studies: Single and Double Contrast

Marc S. Levine　David J. Ott　Igor Laufer　**著**

魏义圆　**译**　李英　**校**

在美国，随着 20 世纪 80 年代以来横断面成像和内镜技术的进步，使用钡造影剂检查的数量逐渐稳步下降[1, 2]。虽然钡餐造影在胃肠道疾病诊断中不再占有主导地位，但单对比和双对比检查在现代放射学实践中仍发挥作用。一般而言，使用钡造影剂检查可以通过以下 3 种方法显示胃肠道异常。

1. 在少量使用钡造影剂的情况下，可以看到塌陷或部分塌陷的黏膜皱襞相。这些图像可显示胃肠道各个部分的皱襞（图 2-1A）。由于皱襞包含黏膜下结构，黏膜皱襞相对于显示黏膜下的异常尤其有用，如食管静脉曲张。

2. 使用大量低密度钡造影剂，可获得管腔充盈的单对比相（图 2-1B）。这些图像可显示轮廓异常、狭窄，以及大的息肉样缺损。

3. 使用气体扩张管腔及在黏膜表面覆上一层薄薄的高密度钡造影剂后，获得双对比相（图 2-1C）。这些图像可显示微小的黏膜病变，如炎症性肠病的早期改变和早期肿瘤病变。

尽管这 3 种方法在单对比和双对比检查中有不同程度的结合，但单对比检查更多地依赖于诊断性透视、黏膜皱襞和钡充盈情况[3]，双对比检查则须强调对双对比图像的解释，辅以黏膜皱襞和钡充盈情况。

既往单对比和双对比检查技术的相对优势存在很大的争议[4, 5]。目前多数学者认为，与单对比检查相比，双对比检查可提供更好的黏膜细节，且更有利于早期发现细微病变。因此，一般建议对相对年轻和一般情况较好的患者进行双对比检查。相比之下，单对比检查适用于年龄较大或身体虚弱、无法配合双对比检查的患者[6, 7]。

本章将讨论单对比和双对比检查的原则及图像解释[8]，并举例说明整个胃肠道显像。

一、单对比检查

（一）诊断原则

根据受检器官不同，单对比检查可包括功能观察（如咽部和食管运动）、压迫相、扩张充盈相、黏膜皱襞相和有限的空气对比图像[9-11]。在透视检查中使用加压是单对比检查的一个重要部分。小病灶（如小溃疡、息肉样肿瘤）通常只在钡池足够薄或因人工压迫而移位时才可见。如要在较薄的钡池中发现病灶（尤其是小的病灶），必须充分稀释钡混悬液。

扩张充盈相是显示管腔狭窄、较大肿瘤及切线位显示的病变（如溃疡或憩室）的理想方法。在各种投影中，充钡结构的全腔图像可显示出大溃疡和肿瘤。然而，只有在纵切面上才能看到小病变。在这种情况下，须将黏膜皱襞相作为充盈相的补充。

（二）设备

随着模拟盒式射线照相转变为数字成像和图像存档和传输系统（PACS）工作站，透视设备已经发生了巨大的变化[12-15]。无论成像技术如何，单对比检查均可使用常规或遥控透视仪进行[12]。获得最佳压缩相的能力是任何设计良好的透视仪的主要评价

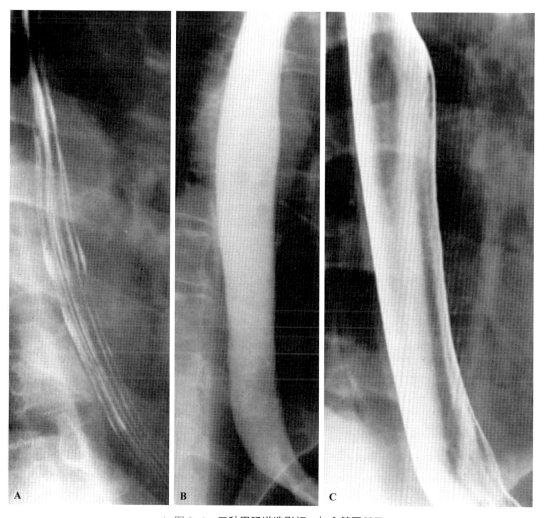

▲ 图 2-1　三种胃肠道造影相，如食管图所示
A. 黏膜皱襞相，随着食管壁蠕动及钡造影剂涂层，可见正常的纵向皱襞。B. 单对比图像，患者俯卧位连续喝下钡餐时可见钡填充食管腔。C. 双对比图像，患者取立位，食管表面光滑

指标。加压可通过手动进行，也可通过常规装置上的各种手持设备进行，荧光镜点像装置上的塑料锥可用于加压。

远程控制设备上，安装垂直的可移动装置，使 X 线球管倾斜，更易于加压。远程控制设备通常包含一个压缩装置，允许分级压缩和管角压缩。尽管如此，许多放射科医师更习惯于使用标准的透视设备而非远程控制设备，因为使用标准的设备更容易在透视操作台上对患者进行移动、旋转、加压操作。

（三）钡悬浮液

市面上有很多钡造影剂产品，有些是为特定

用途制备，而有些则可用于各种检查[16, 17]。在不稀释的情况下，用于单对比检查的钡混悬液应达到中等浓度（50～100mg/dl）。用于特定检查钡混悬液的最佳选择取决于被检查的结构及类型，如食管造影要求中等浓度的钡悬浮液以提供管腔和黏膜皱襞成像，或须使用高密度钡悬浮液或糊剂来获得最佳黏膜涂层。类似的钡悬浮液可用于上消化道检查，同样要求加压显像、黏膜皱襞相和双对比相。标准的经口小肠随访检查钡悬浮液也可用于上消化道检查。尽管更高浓度也被推荐使用，但单对比灌肠检查仍常规要求 15～20mg/dl 的钡悬浮液[18, 19]。15～20mg/dl 是钡悬浮液用于单对比钡灌肠获得结肠加压图像的最佳浓度。

（四）质量控制

单对比检查的质量控制对平衡钡密度、电压（kV）和钡柱宽度均有要求，以实现充钡肠管的充分显示，允许射线穿透钡悬浮液，以显示病变，否则病变可能被腔内的钡造影剂掩盖 [6, 10, 11]。透过钡柱可见骨骼影，更容易发现小的充盈缺损，这对于检测结肠息肉尤为重要。

另一种质量控制标准注重对重叠肠管的观察能力，尤其是在钡灌肠和造影剂序贯通过小肠过程中 [6, 20]。钡灌肠中，即使适当加压，乙状结肠也可能会有重叠。同样的，在造影剂序贯通过小肠的过程中，盆腔重叠的小肠襻会影响透视时医师观察回肠远端异常情况。这种情况下，为更好地观察盆腔肠管，可嘱患者俯卧并借助枕垫或充气气囊改变体位将肠管上抬 [21]。

（五）食管造影

常规单对比食管造影包括食管的透视观察，并辅以运动记录、全柱影像和黏膜皱襞影像 [22, 23]。全柱（钡填充相）和黏膜皱襞相构成了检查的单对比阶段。运动记录可用于记录咽功能和食管运动，可通过模拟记录、数字记录或现代数字荧光镜内置的快速序列固态记录来实现 [12-15]。

通过获得扩张食管全长或部分的钡填充相来实现全柱技术，取决于透视设备成像方式的选择。这些图像可用于检测食管癌（图 2-2）和胃食管交界处的其他异常，如食管裂孔疝、消化道狭窄和下食管环 [22]。俯卧位时，钡造影剂填充下段食管，下食管环最易观察，可同时辅以钡棉或钡片等物质 [22-24]。

食管的全柱图像通常要求患者在透视时取俯卧位、右前斜位，可使用垫子辅助增加腹内压。快速吞下钡造影剂有利于抑制食管蠕动，使食管充分扩张。应在各个水平获得食管的多个图像。基于荧光检查设备的成像选项，这些图像可以是食管的全长相或者不同水平的锥形相。

食管胃区域的最大扩张是优化观察食管裂孔疝和下食管环的必要条件（图 2-3）[22, 24]。快速摄取钡悬浮液后深吸气（或 Valsalva 动作）可促进胃食管连接处的扩张。仔细进行透视观察有利于发现几

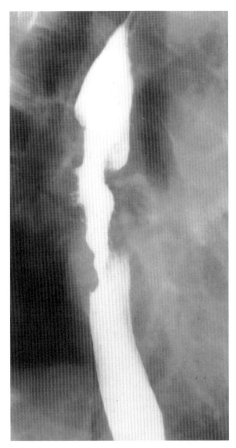

▲ 图 2-2　食管中段环周癌
食管钡剂造影全柱相很好地显示病变

乎仅在该区域最佳扩张时才能发现的病变。

全柱相辅以食管黏膜排空相，钡悬浮液涂覆纵向皱襞 [23]。高密度钡悬浮液（如用于双对比上消化道系列者）是实现此目的的理想选择。患者吞咽一次至多次高浓度钡餐，使食管黏膜涂钡。基于黏膜排空相可发现增厚、不规则的黏膜皱襞、小的食管肿瘤、反流性或传染性食管炎（图 2-4）。而双对比相对于显示念珠菌性食管炎斑块、疱疹性食管炎小溃疡、巨细胞病毒（CMV）或人类免疫缺陷病毒（HIV）性食管炎巨大溃疡斑块更具优势 [25]。

单对比黏膜排空相还是检测食管静脉曲张的最好方法 [23, 26]。患者分几次吞下钡悬浮液，使钡造影剂涂覆在食管下部，然后要求患者不做吞咽动作以抑制食管蠕动。间歇性透视观察数分钟，使食管进一步扩张，以便最佳地观察静脉曲张。

透视观察是放射学评估食管不可或缺的一部分，通常足以评估食管功能 [9, 23]。运动记录方法可

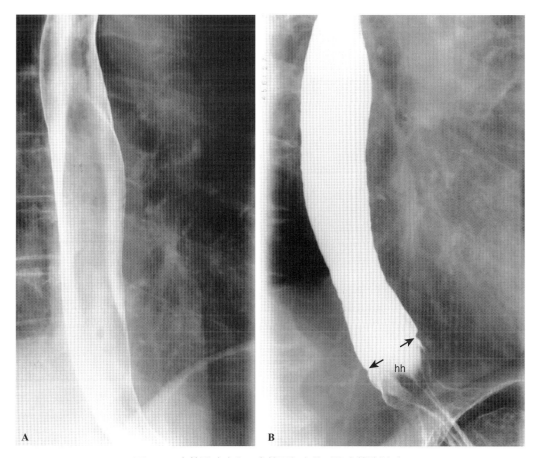

▲ 图 2-3　食管裂孔疝和下食管环仅在单对比食管造影时可见

A. 立位检查，双对比食管造影未见异常。B. 同一患者俯卧位食管胃全柱图像显示食管裂孔疝（hh）和广泛显露的下食管黏膜环（箭）

用于评估口咽吞咽障碍，还可用于评估食管动力。吞咽动作可引发患者吞咽障碍的快速出现，运动记录有助于诊断。但当患者多次吞咽钡造影剂时，快速吞咽会导致食管蠕动反射抑制。单次吞咽食管造影是评价食管动力的一种很好的方法[9]。

（六）上消化道系列

上消化道单对比检查是一种复杂的检查，须透视观察、腹部加压及使用多种技术观察食管、胃和十二指肠[11, 27]。这项操作可快速进行，对于配合及不能配合的患者均适用。

应从立位开始检查。患者吞下几口钡造影剂后，可在透视下用压浆或锥体压迫胃，以显示皱襞，评估胃壁的柔韧性，并发现肿瘤或瘢痕造成的僵硬病灶。如胃排空，钡灌肠时十二指肠球部也可通过立位的压迫来检查。

然后将检查床降低到水平位置，并且获得胃的黏膜皱襞相，首先让患者仰卧位，然后转为俯卧位。这些相补充直立位加压相，有时可以显示钡所填充的胃腔内所掩盖的小息肉、糜烂或溃疡病变（图 2-5）[4, 28, 29]。

当患者处于右前斜位时，使用前面所述的食管检查同一技术（见"食管造影"）。胃窦和十二指肠球部通常在此位置充满钡，在患者下方放置可充气球囊来获得胃窦和十二指肠球部的俯卧压迫相，以稀释钡池，从而可检测胃窦及十二指肠球部前壁病变（图 2-6）[27]。

当患者处于仰卧位、左后斜位时，胃腔内空气升到胃窦和十二指肠球部，可获得这些区域的双对比图像（图 2-7）。压迫可移走腔内钡悬浮液，分离十二指肠结构减少重叠，改善空气填充。这样透视检查部分就完成了。部分放射学家可能会选择获得一套标准的胃和十二指肠射线图像，包括患者的俯卧、仰卧、右前斜位和右侧位图像。

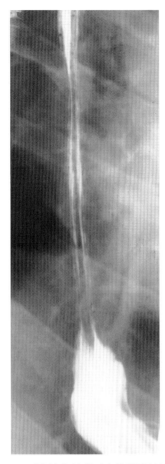

▲ 图 2-4 反流性食管炎对食管黏膜皱缩的影响

单对比食管造影黏膜皱襞相显示远端食管在锯齿状不规则皱襞，提示有食管炎。内镜下证实反流性食管炎

（七）小肠

小肠检查可采用单对比方法，通过小肠灌肠、经造口检查或行结肠逆行性检查[18, 19, 21]。经口小肠追踪可在单对比上消化道造影后进行，或可单独进行。建议使用人容量（≥ 500ml）钡造影剂，以促进胃排空，加速小肠转运，并使小肠襻扩张到最佳。所有小肠襻的透视成像和压迫是检查的关键部分，通过压迫来分离肠襻可确保检查充分，否则小肠重叠襻易掩盖病灶。

通常须要口服至少 500ml 造影剂，才可使造影剂充盈小肠，可使用与单对比上消化道检查相同的造影剂。俯卧位图像或低倍放大的小肠数字图像是按时间间隔拍摄的（如间隔 30min），直至钡造影剂充满升结肠。根据所使用的钡造影剂，造影剂通过小肠的时间通常为 60～90min。在检查过程中，应定期进行透视点片和手动压迫。造影检测小肠异常结构，须压迫所有肠襻及整个小肠（图 2-8）。当钡造影剂到达结肠时，可压迫回肠末端（通常患者处于仰卧或左后斜位置），以便最佳地显示该区域。

盆腔小肠襻经常重叠，难以清晰显影，但可以采取一些操作来改善肠襻显影[21]。首先，在检查期间嘱患者不要排空膀胱，因为充盈的膀胱可使盆腔

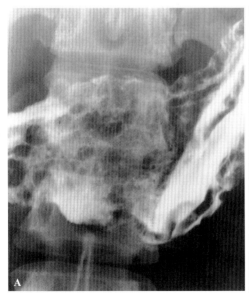
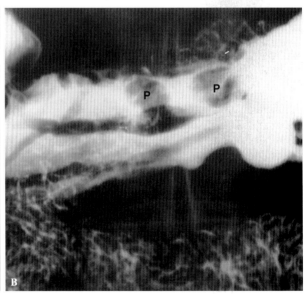

▲ 图 2-5 横卧位压迫图，用于检查胃内病变

A. 压迫胃窦，可见胃窦糜烂多发小结节，内含点状钡块。B. 另一位患者的胃窦压迫相可见多发小息肉（P），显示为钡池中充盈缺陷。图 A 和图 B 的表现均未在双对比造影中显示，但在内镜检查中得以证实

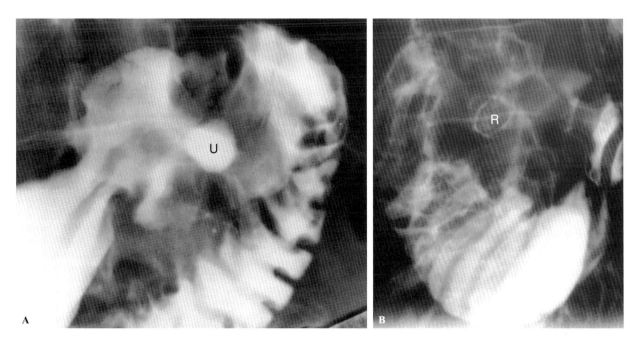

▲ 图 2-6　俯卧位下压迫，造影示十二指肠球前壁溃疡

A. 十二指肠球部，俯卧位图像（使用气囊桨压缩装置）显示前壁溃疡（U）伴周围水肿。B. 同一患者仰卧位，由于钡涂覆在无填充的前壁溃疡坑的边缘，十二指肠球部斜位空气造影显示环形阴影（R）

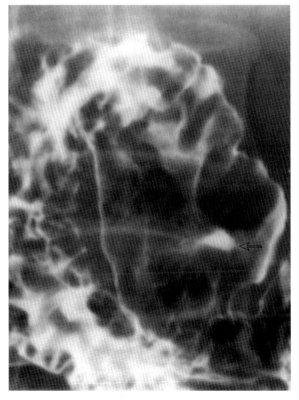

▲ 图 2-7　十二指肠后壁溃疡空气对比相

仰卧斜位十二指肠球部空气造影压迫相显示后壁小溃疡（箭），强调将有限的双对比相作为完整单对比上消化道检查的一部分的重要性

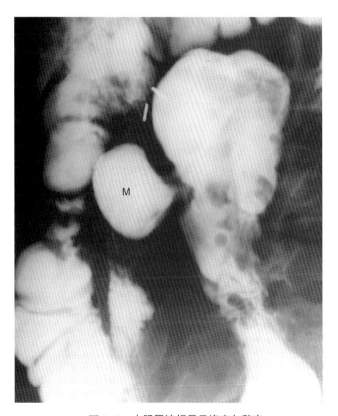

▲ 图 2-8　小肠压迫相显示梅克尔憩室

对患有消化道出血的患者行经口小肠随访检查。右下象限压迫点片显示梅克尔憩室（M）为出血原因。手术切除憩室

小肠襻抬高并使之能够通过压迫分离。通过向直肠灌气也可起到类似的效果。嘱患者取俯卧的头低足高位（Trendelenburg 位），在其下腹部和骨盆下方放置充气球，压迫盆腔小肠襻，使之向上移位，以便更好地显示小肠襻。如使用远程控制设备，则可进一步分离这些肠襻（图 2-9）。

灌肠术

插管小肠检查（小肠灌肠）可以通过放置于十二指肠或空肠导管来进行[19, 21, 30]。经口或鼻插管，每种方法的优缺点不一。在进行单对比灌肠时，为预防十二指肠胃反流及钡呕吐，首选空肠插管。

灌肠袋中须要约 800ml 浓度为 15～20mg/dl 的钡悬浮液，将灌肠袋悬挂在可调节的垂直支架或静脉注射杆上。加入水溶性造影剂可刺激肠蠕动并缩短检查时间[16, 17, 21]。钡悬浮液由于重力流入导管，可通过调节灌肠袋的高度来调节流速。如果钡悬浮液流动过慢，则肠管无法达到充分扩张，而流速过快可导致小肠反射性麻痹，同时伴随传输缓慢

和十二指肠胃反流过多。最初，灌肠袋放置在检查床上方约 0.6m 处，检查期间可升高或降低灌肠袋，以调整流速，使小肠襻最佳扩张（图 2-10）。

患者取仰卧位时，可在透视下进行检查。在透视引导下，当肠段充分扩张，显示非常细微的异常时，可在透视下小心进行压迫操作，获得所有小肠襻的点片（图 2-11）。当整个小肠被全部填充时，可获得小肠的俯卧位 X 线片或低放大率的数字图像。然后嘱患者更换为俯卧位，以便分离盆腔小肠襻。

（八）钡灌肠

通过透视观察、仔细的分级加压成像，以及在适当的技术条件下，单对比造影检查可发现钡灌肠的各种病变[20, 31]。单对比钡剂灌肠可快速进行小息肉样病变的检测，评估炎症性肠病[6, 20, 32]，且对于无法行动、年老或失禁的患者其也不失为一种很好的选择[6, 7]。

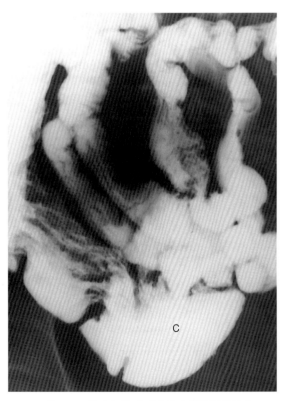

▲ 图 2-9 子宫切除术后患者小肠的随访检查

患者盆腔下方放置有枕头，俯卧位图像显示 X 线球管角度清楚显示盲肠（C）和回盲交界处。应注意如何良好地分离回肠盆腔襻及显影

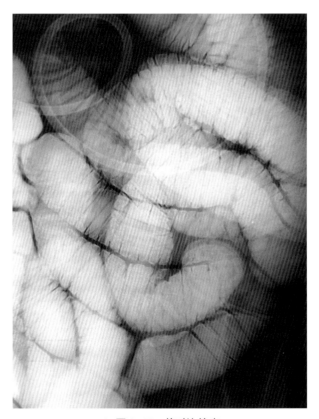

▲ 图 2-10 单对比检查

正常小肠襻扩张良好，皱襞平行排列，使用稀钡悬浮液使得重叠小肠襻显影效果趋于透明

准确进行单对比造影或双对比造影钡灌肠的最重要前提为大肠的肠道准备[4, 27]。对于清肠结肠更易于进行肿瘤、小息肉等病变的可靠诊断。相反，粪便的存在会影响到息肉的检测，是误判图像的最常见原因[4, 31]。

在大多数患者中，可使用多种结肠清洁方案来实现结肠清洁[31, 33]。推荐的肠道准备方案包括以下步骤。

1. 24h 流质饮食。

2. 检查前一天每小时饮水一杯。

3. 检查前一天 16:00 服用盐类通便物，如枸橼酸镁盐等。

4. 检查前一天 20:00 服 60ml 调味蓖麻油或其他刺激性通便物。

5. 钡灌肠检查当日上午选择性使用 1500ml 自来水清洁灌肠，但使用水灌肠仍存在争议[34]。

如使用自来水灌肠，患者在进行单对比钡灌肠前至少需要等待 30min，以避免结肠中过多的液体可

能进一步稀释钡悬浮液，降低检查的质量[31, 33, 35]。

必须遵循完整检查步骤，以确保获得足够的单对比钡灌肠[6, 20, 31]。结肠的所有部分都必须充分地显示和成像，避免因图像重叠增加透视医师对可疑病变的诊断信心（图 2-12）。正如在小肠追踪检查中一样，人工压迫结肠是检查的关键，因为息肉和息肉样癌突出到肠腔内时仅可通过适当稀释钡柱才能看到（图 2-13）[20, 31]。在检查结束时，可获得头侧观及排空后 X 线图像。

以下技术可用于进行完整的单对比钡灌肠[31]。直肠插管后，于患者左后斜位，开始缓慢注入钡悬浮液，最小扩张下获得直乙状结肠区域点片。由于无法压迫直肠，这种早期图像更有利于检测到更小的病变。直乙结肠区在完全扩张时再次成像。获取适当数量的相，以证实无重叠肠襻的乙状结肠。此时整个结肠至盲肠是透 X 线的，应尽量避免回肠反流。然后获得剩余结肠段的压迫点片。荧光透视检查完成后，可获得球管经头侧拍摄的 X 线片。当

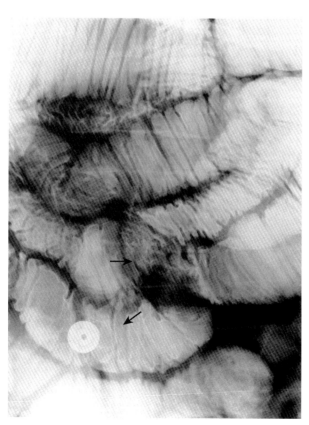

▲ 图 2-11　非梗阻性粘连单对比检查小肠压迫相
中部小肠压迫相显示局部非梗阻性粘连（箭），受累肠成角，不能与相邻的肠襻分离

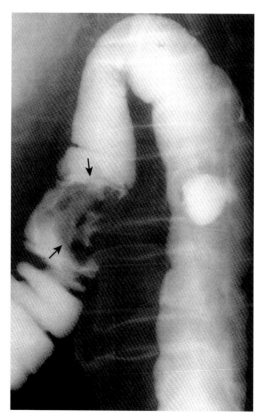

▲ 图 2-12　结肠癌单对比钡灌肠
脾曲的斜向压迫点片可见远端横结肠息肉样溃疡性癌（箭）。本次检查的重要部分为患者仔细的定位和使用压迫

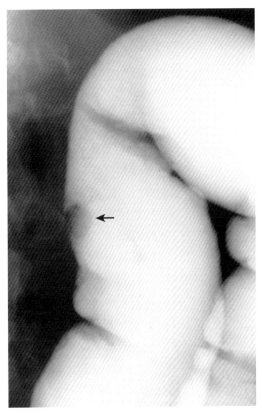

▲ 图 2-13 小结肠息肉单对比钡灌肠造影图像
脾曲的斜向压迫点片可见 8 mm 结肠息肉（箭）。当未施加压迫时，同一区域的其他图像上并没有看到小息肉

使用远程控制装置时，在透视过程中就可经头侧点片。合理的检查包括直肠的左侧相，结肠的俯卧和仰卧相，结肠的仰卧左前斜相和右前斜相，以及直肠乙状结肠的俯卧角相。

在造影结束时，通常会用到一个排空相来记录结肠排空和排除严重结肠运动障碍。排空相还可用于观察早期钡造影剂充盈相显示的充盈缺损是持续存在的还是在排空相中消失，从而鉴别其是由真正的息肉引起还是由残余的粪便引起的（图 2-14）。

二、双对比造影

（一）表现

只有仔细注意检查技术方面，才能最大限度地获取双对比检查的诊断信息。主要原则包括黏膜涂布、扩张和突起。

1. 黏膜涂层

双对比检查的诊断质量取决于黏膜涂层的质量。如无良好的涂层，病变易漏诊或误诊。良好的黏膜涂层要求钡悬浮液与黏膜表面之间相互作用达

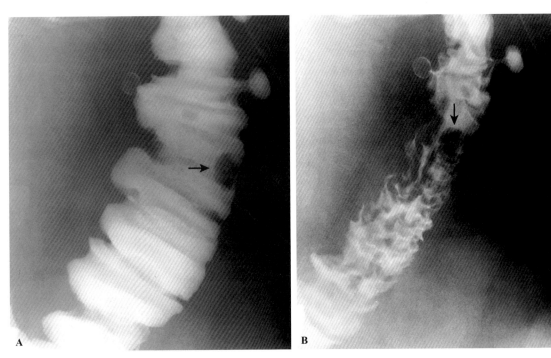

▲ 图 2-14　X 线片对结肠息肉的诊断价值
A. 在单对比钡灌肠机上，压迫相显示降结肠存在小的（＜1cm）充盈缺损（箭），该区域也存在憩室。在其他相上，充盈缺损并不明显。
B. 降结肠排空后压缩点片（注意之前憩室的位置）再次显示小充盈缺损（箭），提示为真息肉。结肠镜检查证实为小腺瘤

到最佳。必须选择合适的钡悬浮液，必须适当地准备[36]，黏膜表面必须足够干净，以使其具有足够的钡涂层。即使黏膜涂层仅轻微受损，也可能遗漏大的病变（图2-15）。

2. 扩张

正常皱襞柔软、柔韧，呈中度扩张。肠管适当扩张只影响正常皱襞。扩张不足可能掩盖病变；但过度扩张也可掩盖病变，如浅溃疡。因此，对于复杂或细微病变的最佳显影要求不同程度的肠管扩张。过度扩张可能使相应区域肠管僵硬加重，而局部塌陷会加重皱襞异常显示。基于不同图像的信息最终形成诊断（图2-16）。

3. 投照

检查需要足够数量的相，每道肠襻都不能重叠。理想情况下，应显示每个肠段。然而，在实践中，并不总是能够实现这些目标。因此，重要的是要评估重叠的肠襻，并发现黏膜及轮廓异常。这对于识别结肠中短的、环状的病变尤其重要，因为侧面可能很难显示每个结肠曲（图2-17）。

（二）解释

在尽力获得高质量图像后，提取这些图像上所有可用于诊断的信息非常重要。双对比检查的解读不同于单对比检查。

1. 近地壁与远地壁

必须理解近地壁与远地壁之间的区别。远地壁有一层薄薄的钡涂层。所有的游离钡都落在近地壁，因此，近地壁有一层较厚的钡涂层，而钡池在任何凹陷处都会累积。通常用垂直X线束获得的双对比度图像会导致近地壁和远地壁以及可能存在的任何钡池的叠加。这些壁表面之间的区别可在水平X线照相中更清楚地显示出来（图2-18）。

胃肠道病变一般可分为隆起或凹陷，外观取决于其位于近地壁或远地壁，同时也受钡池影响，甚至会被掩盖。

2. 隆起

中空脏器的腔内隆起可以是正常结构，如皱襞；也可是病变，如息肉样肿瘤。隆起的放射学原理示意图见图2-19；胃的横截面，前壁和后壁上有皱襞。当患者取仰卧位时，后壁是近地壁，前壁为远地壁。

近地壁隆起从钡池中形成放射性充盈缺陷。位于远地壁上的凸起有钡造影剂覆盖，X线束捕捉到凸起的边缘后，在图像中以白色显示。位于造影剂轮廓内与轮廓外病变的不同外观见图2-20。

一般来说，"蚀刻"密度取决于病变厚度。因此，轻微凸出或片状病变的"蚀刻"可能非常微弱。这种病变的典型表现是在近地壁存在浅钡池。流动

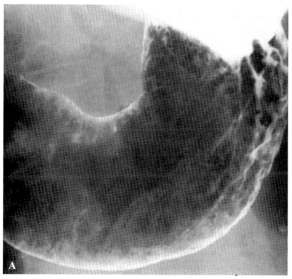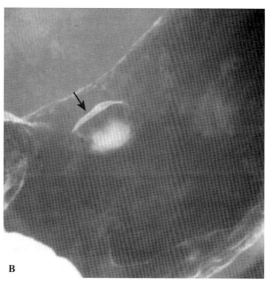

▲ 图2-15　钡涂布不佳风险
A. 在最初的X线图像上，胃小弯侧几乎看不出火山状溃疡。B. 通过附加旋转和改进涂覆，可清楚地看到大的溃疡（箭）

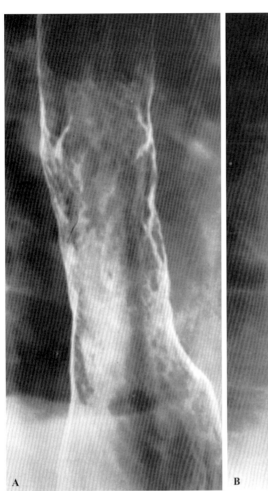
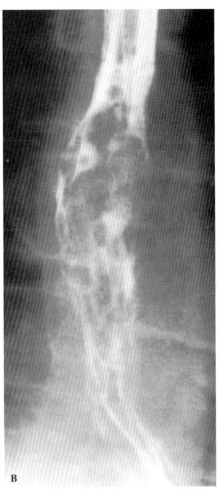

◀ 图 2-16 Barrett 食管腺癌
A. 双对比检查显示食管下段溃疡和轻微僵硬；B. 黏膜皱襞相显示病变的息肉特性［引自 Laufer I, Levine MS（eds）：Double Contrast Gastrointestinal Radiology, 2nd ed. Philadelphia, WB Saunders, 1992］

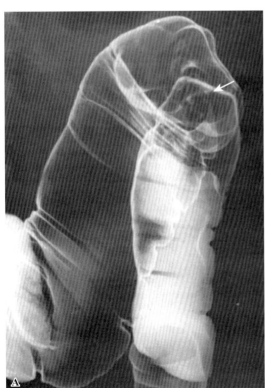
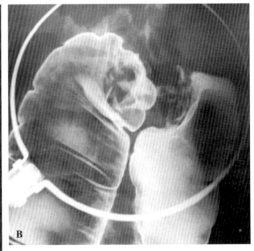

▲ 图 2-17 环形癌正面和侧面观
A. 环状肿瘤导致管腔末端不规则（箭）；B. 适当调整斜位投影体位后，侧面观环状病变显影明显［引自 Laufer I, Levine MS（eds）：Double Contrast Gastrointestinal Radiology, 2nd ed. Philadelphia, WB Saunders, 1992］

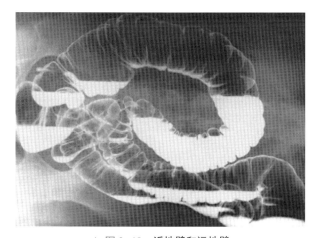

▲ 图 2-18 近地壁和远地壁

结肠水平 X 线检查清楚显示近地壁和远地壁。远地壁具有薄的钡涂层，而近地壁包含钡池

技术对这些病变的检测尤有价值[37]。

隆起还有其他几种相关表现。钟乳石现象为一滴钡悬浮液挂在远地壁上（图 2-21）[38]。这种钡滴几乎总是与远地壁突起相关，随着液滴脱落消失，有别于溃疡的影像表现出现。然而，认识钟乳石征很重要，它们可能是观察远地壁隆起病变的唯一线索[39]。

所谓圆顶礼帽征为息肉样病变或憩室。然而，在憩室中，帽状体的圆顶沿肠的长轴指向外（图 2-22A）。对于息肉，帽状体的圆顶指向肠腔（图 2-22B）[40]。所谓"墨西哥帽"是指位于远地壁的带蒂息肉。帽的外圈为息肉的头部，内圈为从头部看到的柄端（图 2-23）。

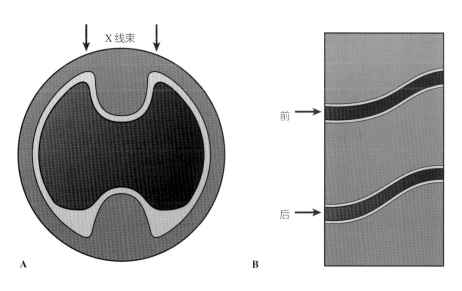

◀图 2-19 造成隆起外观不同的原因

A、B. 表示胃前壁和后壁皱襞的外观［引自 Laufer I, Levine MS（eds）: Double Contrast Gastrointestinal Radiology, 2nd ed. Philadelphia, WB Saunders, 1992］

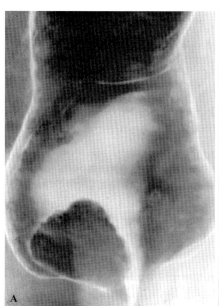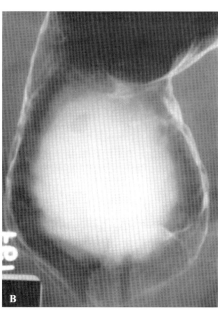

◀图 2-20 体位对直肠癌显影的影响

A. 患者仰卧位时，直肠远端显示为分叶状充盈缺损；因此，斑块癌位于后壁。B. 随着患者转为俯卧位，由于癌灶位于远地壁（前壁）表面，表现为白色

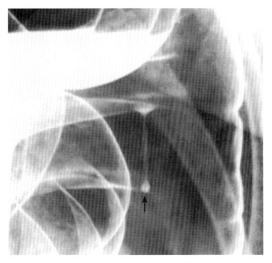

▲ 图 2-21 钟乳石现象

立位结肠 X 线检查可见一长滴状钡造影剂影（箭）位于上皱襞
［引自 Laufer I, Levine MS（eds）: Double Contrast Gastrointestinal
Radiology, 2nd ed. Philadelphia, WB Saunders, 1992］

3. 凹陷性病变

凹陷性病变为超出正常肠轮廓的病变，如溃疡或憩室。当病变位于近地壁上时，其可聚集钡造影剂，表现为焦点钡聚集（图 2-24A）。相反，病变当位于远地壁时，不能聚集钡造影剂。但如果凹陷性病变两侧有足够的钡涂层，其可视为环形阴影（图 2-24 B 和 C）。在结肠憩室患者中，这些病变的表现取决于其在肠内的位置；近地壁上的憩室往往充满钡造影剂，而远地壁上的憩室通常表现为环状阴影（图 2-25）。

这一概念对于鉴别十二指肠前壁溃疡尤为重要。当患者仰卧或左侧后斜位仰卧时，溃疡可能表现为环状阴影或呈新月形，因为钡造影剂覆盖了其未填充的远地壁溃疡"火山"的边缘（图 2-24B）。然而，当患者俯卧时，溃疡内充满钡造影剂（图 2-24C）。

4. 钡池

钡池是放射学艺术家的"颜料"。本质上，双对比检查需要操作钡池来涂抹或涂覆整个黏膜表面。同时，钡池可以多种方式影响检查（图 2-26）。它可以覆盖和掩盖近地壁的病灶。即使是近地壁上的一个小钡池也会影响远地壁病变的显示（图 2-27）。最后，重叠肠襻中的钡池会掩盖感兴趣区的病变。

一般来说，近地壁病变最好用极浅的钡池来显

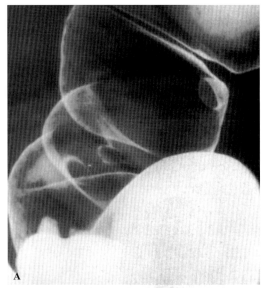

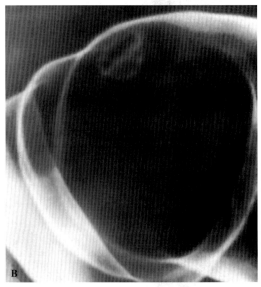

▲ 图 2-22 圆顶礼帽征：息肉还是憩室？

A. 当帽顶（箭）指向与肠管长轴不同方向时，为憩室；B. 当帽顶指向肠腔时，为息肉［引自 Laufer I, Levine MS（eds）: Double Contrast Gastrointestinal Radiology, 2nd ed. Philadelphia, WB Saunders, 1992］

示，而识别远地壁病变要求完全清除近地壁上的钡池。流动技术可满足这些不同的要求（图 2-28）[37]。当患者在透视下转换体位时，可见钡池流过近地壁。通过这种方式可观察近地壁上的浅层病变，随着钡池流走，可观察远地壁病变。流动技术对于证明细微病变和避免诊断误差均具有重要意义。

（三）伪影

与双对比检查相关的许多伪影现象对放射科医

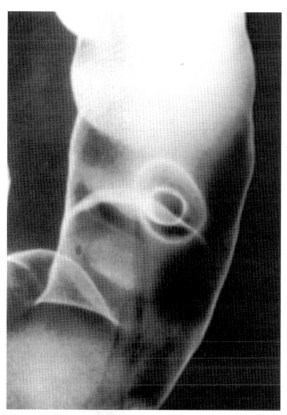

▲ 图 2-23　墨西哥帽征

典型外观为末梢上有蒂状息肉。外环代表息肉的头部，内环代表柄

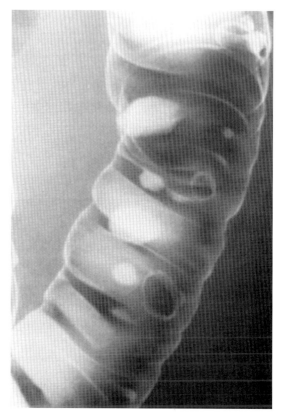

▲ 图 2-25　远地壁和远地壁的凹陷病灶

在结肠憩室部分，近地壁的憩室充满钡造影剂，而远地壁的憩室则不然

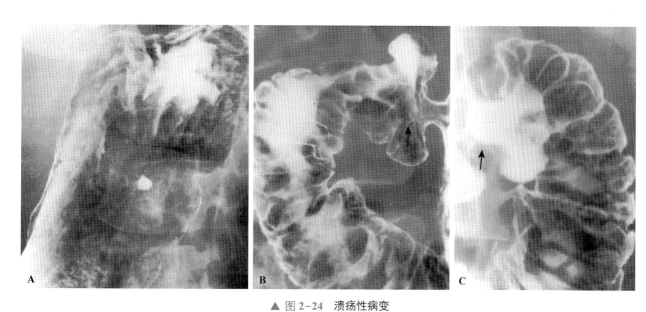

▲ 图 2-24　溃疡性病变

A. 远地壁溃疡，右后斜位 X 线图像可见胃小弯侧高位溃疡。B. 前壁溃疡，仰卧左后斜位 X 线图像可见环形阴影（箭），代表十二指肠球前壁表现为被白色蚀刻的远地壁溃疡。C. 俯卧位 X 线图像可见环影中充满钡（箭），代表十二指肠前壁溃疡

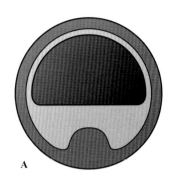
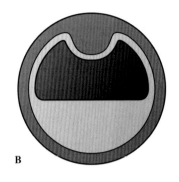
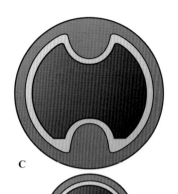
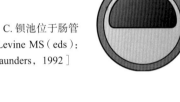

▲ 图 2-26 钡池示意图

A. 钡池掩盖近地壁病变。B. 钡池掩盖了远地壁病变的精细白色蚀刻。C. 钡池位于肠管交叠处，掩盖了近地壁或远地壁的病变 ［图 A 和图 B 引自 Laufer I，Levine MS（eds）：Double Contrast Gastrointestinal Radiology，2nd ed. Philadelphia，WB Saunders，1992］

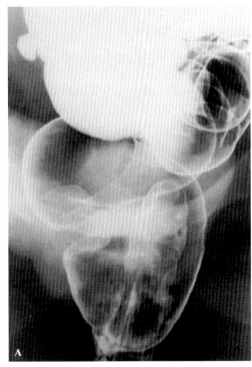

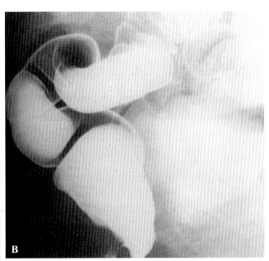

▲ 图 2-27 钡池掩盖远地壁病变

A. 正位投影中，直肠右侧侧壁可见息肉样癌。B. 左侧位投影中，直肠癌位于直肠的远地壁（右侧外壁），近地壁（左侧外壁）上的钡池掩盖了病变

师来说显而易见 [41]。这些伪影包括由钡沉淀物引起的结果（图 2-29A）、片状黏膜涂层和外来碎屑。然而，一些伪影的表现非常近似病理状态，易与之混淆。

在结肠，一些钡悬浮液可能被破坏或涂层剥落，产生类似炎症性肠病的表现（图 2-29B）。在其他患者中，由于肠腔扩张不足，难以分开前壁和后壁，与之对应的区域表现为所谓的接触伪影，类似于肿块样病变（图 2-30A）。接触伪影也可能

是由于外部压迫肠腔，导致前壁和后壁相互贴合（图 2-30B）所致。在这种情况下，应采取适当的投影来区分压迫肠腔的外部肿块。

充满空气的肠腔是半透明的，所以在其前面或后面的结构可投射到肠腔的上方，因此它们的影像表现类似于肠道病变。尤其重要的是，要认识到充满钡造影剂的肠憩室与钙化结构的真实性质，不要把它们误认为是息肉样病变或溃疡性病变（图 2-31）。其他双对比伪影将在特定章节中进行讨论。

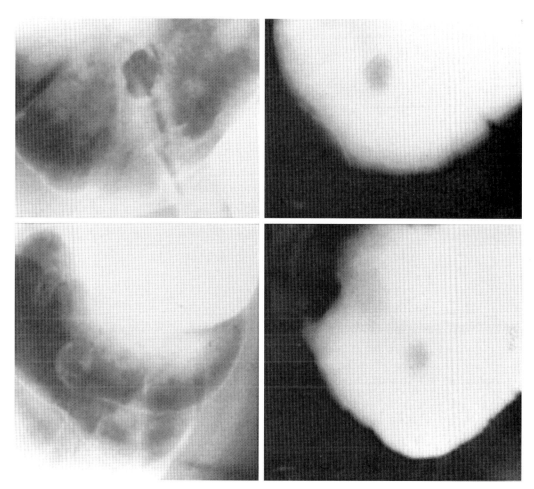

▲ 图 2-28 动态技术

盲肠位置可见 1cm 无蒂息肉。这种小凸出的病变外观随着钡剂流过盲肠表面而改变

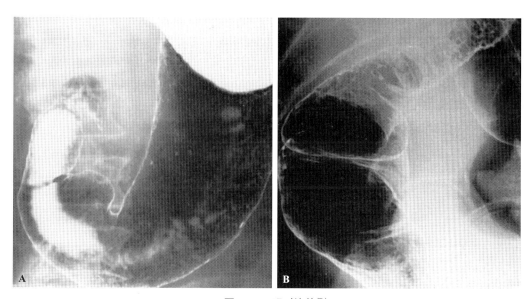

▲ 图 2-29 双对比伪影

A. 钡沉淀物被认为黏膜表面锐利、致密的钡造影剂聚集。B. 钡悬浮液剥落的表现类似于炎症性肠病（图 B 引自 Laufer I：Air contrast studies of the colon in inflammatory bowel disease. Crit Rev Diagn Imaging 9：421-447，1977）

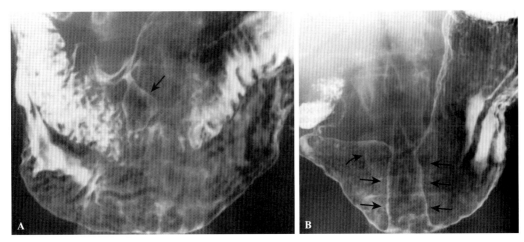

▲ 图 2-30 接触伪影

A. 在胃小弯附近可见接吻伪影，类似于息肉样病变（箭）。B. 该接吻伪影是由腹主动脉（直箭）压迫胃造成的，弯箭示主动脉壁钙化

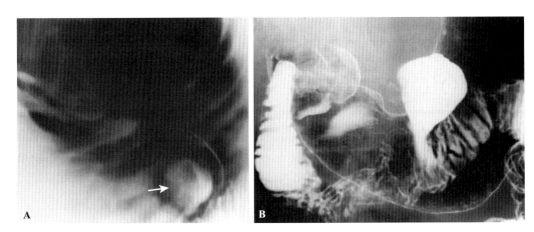

▲ 图 2-31 十二指肠憩室表现类似于胃溃疡

A. 胃压缩 X 线图像显示大量钡造影剂聚集（箭），提示胃溃疡。B. 仰卧位双对比检查显示钡造影剂充盈结构为十二指肠水平部的大憩室

第 3 章　双对比造影术语

Pictorial Glossary of Double-Contrast Radiology

Stephen E. Rubesin　**著**

魏义圆　**译**　李英　**校**

仔细使用描述性术语有助于放射学分析异常。通过描述病变的影像学特征，放射科医师可将病变定位于黏膜、肠壁或肠外组织。结合病变的部位和大小、患者的年龄和临床病史，放射学描述有助于放射科医师做出特定的诊断或制定最优的分级鉴别诊断。此外，精确使用描述性术语可增强放射科医师与临床医师之间的沟通。放射科医师应准确描述异常，以便阅读或收听放射报告的人可以在不看图像的情况下也能了解病变。

本章为图像术语表，从视觉方面定义了胃肠放射学中常见的描述性术语。术语根据其为黏膜病变、壁病变（即黏膜下、壁内或黏膜外）病变还是外源性病变来划分。

一、表面形态

（一）绒毛状

放射学检查在小肠绒毛上分辨率受限。如果黏膜涂层良好，稍微放大图像后，可以看到绒毛，表现为绒毛间隙中几乎不可察觉的被钡造影剂包绕的放射线透光影（图 3-1）。

（二）网状

此术语网状指形似网状的（图 3-2）。这个网是钡造影剂在正常柱状黏膜间隙的显影，在胃前间隙（图 3-2A）或黏膜间隙病变（如地毯样病变）中可见。X 线透过的黏膜可能是圆形、卵圆形或多边形的。典型的网状图案通常发生于柱状黏膜异常，如

网状模式可见于柱状化生的 Barrett 食管或结肠荨麻疹（图 3-2B）。

（三）颗粒

颗粒是黏膜表面的细微隆起，在浅钡池中可以看到小的透光区或透光区之间的点状钡点（图 3-3）。"颗粒"几乎难以看清，边界模糊，就像是盐洒在盘子里。颗粒意味着黏膜因水肿、炎症性渗出物或肿瘤而隆起。钡造影剂凝聚在炎症黏膜表面，类似于颗粒状的黏膜。

（四）结节

黏膜结节是边界相对清楚的隆起，在钡池中可见圆形或卵圆形透光区，或表现为被白色蚀刻的小环（图 3-4）。在轮廓上，结节被看作是小的半球状或边界锐利的隆起。结节可出现在黏膜本身、固有层或邻近的黏膜下层。如黏膜结节涉及皱襞，特别是胃的皱襞或小肠的瓣口，则皱襞表现为偏心性增大。黏膜下结节可累及肠皱襞。从表面看，将黏膜皱襞的平行表面对称地展开，黏膜结节可被描述为细或粗。细结节和黏膜颗粒间的鉴别较为主观，黏膜结节通常比颗粒更大、更离散。

（五）绒毛蓬松样

绒毛蓬松样可描述严重的黏膜疾病，很难区分黏膜溃疡、脱落的上皮及炎症性碎屑（图 3-5）。轮廓上，其表现为锯齿状。表面上，无数线条反映出钡造影剂填充于黏膜溃疡与碎片之间的间隙。

绒毛蓬松样经常用于描述严重的念珠菌性食管炎（图 3-5）和溃疡性结肠炎的 X 线表现。

（六）鹅卵石样

黏膜表面横向和纵向断裂，刀状裂隙延伸到黏膜下层和黏膜固有层，形成鹅卵石样表现，典型表现见于克罗恩病（图 3-6）。鹅卵石表面呈结节状。鹅卵石代表横向和纵向裂隙之间的残余组织。

二、皱襞形态

胃肠道皱襞由黏膜上皮、固有层和黏膜肌层和黏膜下层组成。X 线图像显示出的增大或结节状皱襞，包括黏膜层和（或）黏膜下层。肠浆膜、外膜、邻近的肠系膜或网膜脂肪促结缔组织增生过程可再次牵拉肠壁，使光滑的黏膜表面形成异常的皱襞模式。

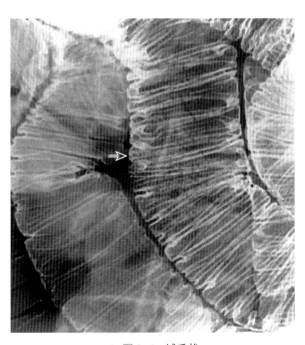

▲ 图 3-1 绒毛状

十二指肠球部局部 X 线图像可见多发纤细放射影，周围为浅淡网状充满钡的凹槽（箭），看上去像是脸上的绒毛

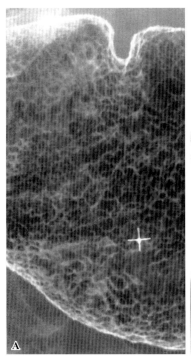
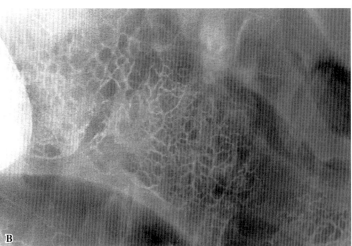

▲ 图 3-2 **Reticular pattern**

A. Areae gastricae. In general, columnar mucosa in the gastrointestinal tract is divided into islands of tissue surrounded by shallow grooves. This pattern is best exemplified in the areae gastricae of the stomach. The areae gastricae are seen as well circumscribed, polygonal radiolucencies surrounded by barium-filled grooves. B. Urticarial pattern in the colon. When colonic mucosa is slightly elevated by edema and/or mild inflammation, the colonic surface may assume a reticular pattern. Barium etches sharply polygonal epithelial islands. This has been termed an urticarial pattern because it was first described in colonic urticaria. However, any disease that causes mild edema, inflammation, or ischemia of the mucosa may cause the columnar mucosa of the colon to assume an urticarial pattern, including ischemia caused by obstruction or adynamic ileus or inflammation caused by a viral infection. (*B from Rubesin SE, Saul SH, Laufer I, et al: Carpet lesions of the colon. RadioGraphics 5: 537–552, 1985.*)

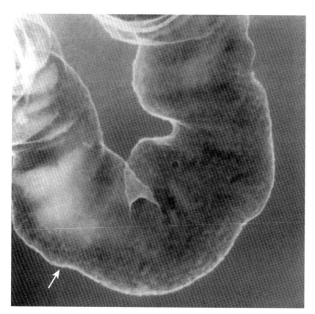

▲ 图 3-3　颗粒：溃疡性结肠炎

许多点状钡灶位于黏膜的透明岛之间（箭）。脾曲呈管状，无皱襞

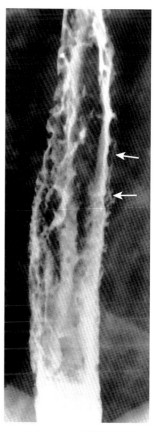

▲ 图 3-5　绒毛蓬松样

假丝酵母食管炎，黏膜轮廓明显不规则或蓬松状，钡造影剂似乎在黏膜下（箭）。事实上，钡造影剂夹于脱落上皮细胞碎片与溃烂的黏膜之间。在表面，有许多不同大小的斑块

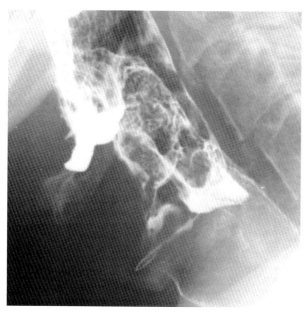

▲ 图 3-4　结节：会厌鳞状细胞癌

会厌肿大，表面多发小的（1～2mm）多边形透光扭曲结节，钡造影剂可勾勒出这些结节间的沟槽

（一）纹状

当脏器未完全扩张时，可以看到垂直于肠纵轴的横纹。在所谓的胃小沟、胃小区（图 3-7）和结肠的无名沟均可见这种表现。

（二）网状

此术语网状中的网指黏膜薄带（包括或不包括黏膜下层），可横贯肠腔多部位。从小的树冠状病变到半球形的棒及环状病变（图 3-8）均可表现为网状。网状可能是正常变异或炎症性病变的后遗症。

（三）线圈弹簧征

当钡造影剂从肠套叠的一环进入另一环，钡造影剂可能覆盖外环的黏膜皱襞，其结果是出现类似于线圈弹簧同心圆环的放射学表现（图 3-9）。

（四）放射状皱襞

皱襞呈放射状指向某一局部，提示放射科医师注意胃肠道病变。分析放射状皱襞有助于鉴别诊断。光滑的放射状皱襞倾向于黏膜病变，提示炎症

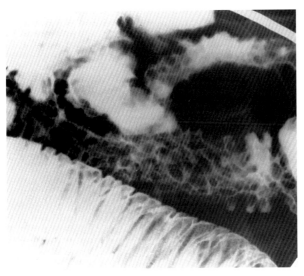

▲ 图 3-6 　鹅卵石：克罗恩病累及小肠

多个圆形、卵形或多边形放射状病变被钡造影剂填充的横向和纵向裂缝所包绕，也称为克罗恩病溃疡结节型。鹅卵石表示刀切似的裂隙之间黏膜和黏膜下层轻度炎症。肠腔狭窄为肠壁炎症反应和肠壁增厚所致［引自 Rubesin SE, Laufer I, Dinsmore B：Radiologic investigation of inflammatory bowel disease. In MacDermott RP, Stenson WF (eds)：Inflammatory Bowel Disease. New York, Elsevier Science, 1992, pp 453–492］

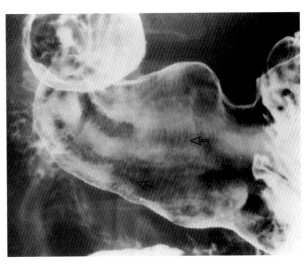

▲ 图 3-7 　胃纹

钡造影剂蚀刻的细纹（箭）垂直横过略收缩胃窦的纵轴。条纹可能是由黏膜肌收缩引起的，并在活检标本中被描述为正常黏膜或胃窦胃炎

活动期或瘢痕形成（图 3-10A）。分叶状、针尖状或杆状放射状皱襞则提示存在恶性病变或严重的炎症（图 3-10B）。

（五）息肉样皱襞

分叶状轮廓扩大的皱襞可表现为息肉状（图 3-11）。引起息肉样皱襞的疾病起源于黏膜和黏膜下层，也可能产生明显的息肉。

（六）蛇纹（波形）皱襞

蛇纹（蛇样）和波形（拉丁文意为"蠕动"）皱襞呈弯曲或波浪状，通常平行于肠的纵轴。蛇纹（波形）皱襞可见于黏膜及黏膜下炎症或血管（图 3-12），尤其是静脉曲张。

（七）叠硬币样外观

光滑、平直、扩大的皱襞垂直于小肠纵轴，就像一叠硬币（图 3-13）。该表现通常为黏膜下水肿或出血，在浸润性肿瘤中罕见。黏膜下出血的原因包括创伤、缺血、辐射损伤、抗凝血、血友病和血小板减少性紫癜。

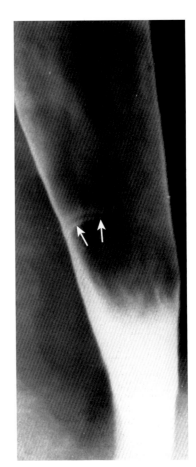

▲ 图 3-8 　远端食管网

白色的细长放射状影（箭）穿过部分远端食管环。远端食管网通常与胃食管反流有关［引自 Laufer I, Levine MS (eds)：Double Contrast Gastrointestinal Radiology, 2nd ed. Philadelphia, WB Saunders, 1992］

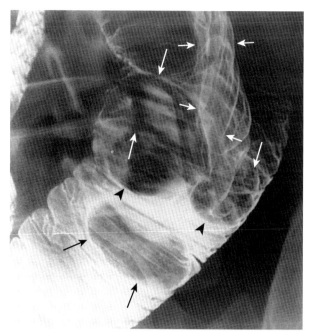

▲ 图 3-9 线圈弹簧征：转移性黑色素瘤引发肠套叠

钡造影剂逆行回流入肠套叠（套入部）和外环（肠套叠鞘部）之间的间隙。线圈弹簧平行于皱襞（大白箭）。肠套叠鞘部可见透过 X 线的套叠影（箭头）。套叠肠腔狭窄（小白箭）。息肉状肿块为肠套叠的诱发点（黑箭）

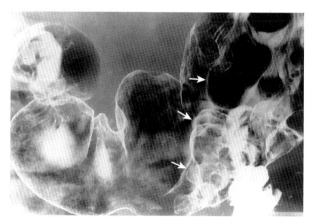

▲ 图 3-11 息肉样皱襞，沿胃大弯侧出现较大分叶皱襞（箭）

这些皱襞由幽门螺杆菌胃炎引起

（八）拴系样

外向牵拉黏膜皱襞，导致皱襞拴系（图 3-14）。

（九）打褶

如外源性促结缔组织增生过程延伸至肠壁，其覆盖的黏膜可能被卷入薄的褶襞，称为打褶（图 3-15）。在结肠中，该发现提示子宫内膜异位症或

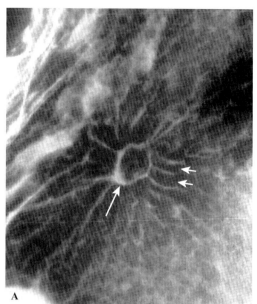

A

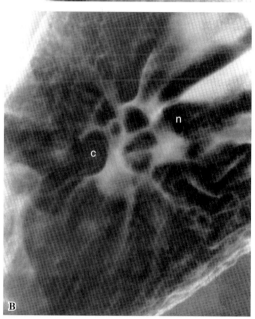

B

▲ 图 3-10 辐射皱襞

A. 良性胃溃疡，光滑、平直的皱襞（短箭）辐射状延伸至溃疡钡蚀边缘（长箭）；B. 胃腺癌，异常皱襞向病变中心辐射，皱襞呈杆状（c）和结节状（n），应注意溃疡坑中心的结节状黏膜

腹膜内转移累及浆膜面。

三、隆起性病变

（一）充盈缺损

充盈缺损为钡池中隆起性病变引起钡造影剂移位形成的透光区（图 3-16）。

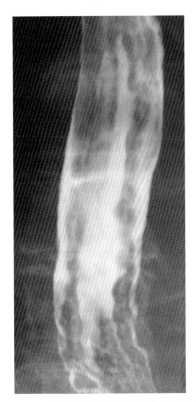

▲ 图 3-12　蛇纹（波形）皱襞：食管静脉曲张
表面平滑、扩大、弯曲的放射皱襞与食管纵轴平行

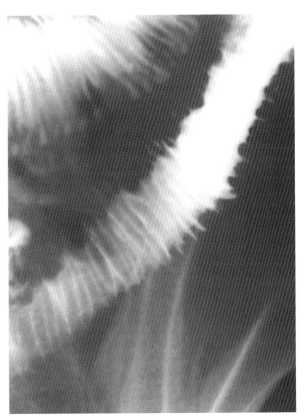

▲ 图 3-13　叠硬币样外观：小肠缺血
扩大、平滑、平行的皱襞垂直于空肠纵轴。这些皱襞像一堆硬币或栅栏

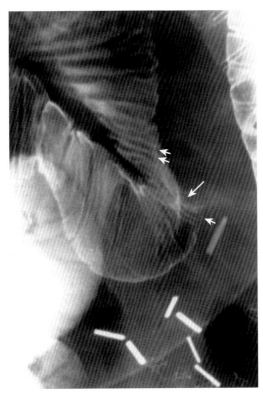

▲ 图 3-14　黏膜皱襞拴系：术后粘连累及盆腔回肠
光滑的黏膜皱襞（短箭）不再垂直于回肠纵轴，肠粘连部位（长箭）陡然成角，部分阻塞粘连远端管腔缩小

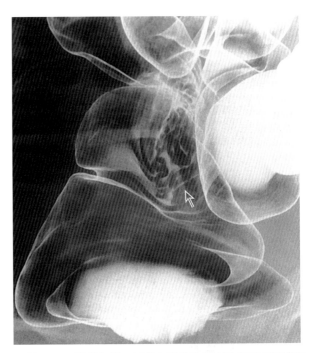

▲ 图 3-15　黏膜打褶：子宫内膜异位症累及直肠乙状结肠交界处
浆膜和肌层的促结缔组织形成过程中将结肠黏膜卷入弯曲的皱襞（箭）

（二）轮廓缺损

轮廓缺损是管腔轮廓破坏的表现，为固定性病变突入胃肠道腔内（图3-17）所致。轮廓缺损本身并不是恶性肿瘤的标志。然而，由于轮廓缺损的大小与病变的大小有关，轮廓缺损越大，病变为恶性的可能性也越大。

（三）息肉

息肉是黏膜的突起。息肉一词在组织学上并不明确，并不意味着腺瘤性（发育不良）改变。一般来说，息肉的高度与其宽度相当，但息肉相对于黏膜斑块较高。息肉可视为近地壁的放射性充盈缺损，也可在远地壁被白色蚀刻（图3-18）。它们呈现出多型性及多样化的X线表现，取决于其大小、有无蒂、是否光滑及是否为结节状（图3-18）。

（四）斑块

斑块表面略高，但相比于高度，其宽度更大。斑块边缘清晰，斑块和邻近黏膜的边缘被钡造影剂蚀刻成白色（图3-19）。斑块大小不一，可从念珠菌性食管炎的小斑块到肿瘤斑块不等。

（五）地毯样病变

地毯样病变是局灶性的，病变平坦，周围光滑。表面上，病变的边缘被钡造影剂蚀刻成白色（图3-20）。当钡造影剂充盈病变间隙时，可包绕多

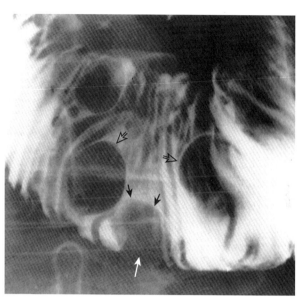

▲ 图3-17 轮廓缺损：小肠转移性黑色素瘤

轮廓缺损（白箭）被认为是肠道正常轮廓丢失。管腔轮廓被推至肠襻中心。在这种情况下，黏膜下转移可在侧面显示（黑箭）。其他转移灶表现为钡池中表面光滑、卵圆形的充盈缺损（空心箭）

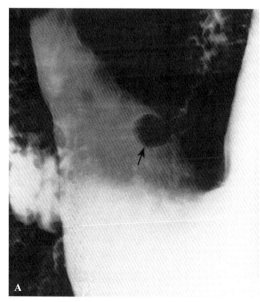
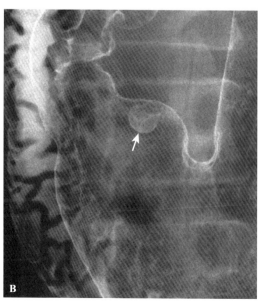

▲ 图3-16 充盈缺损

A. 胃窦增生性息肉，钡池中可见充盈缺损（箭）。B. 同一息肉在空气对比中显示为圆形，被白色蚀刻（箭），在图B中，息肉不被描述为充盈缺损

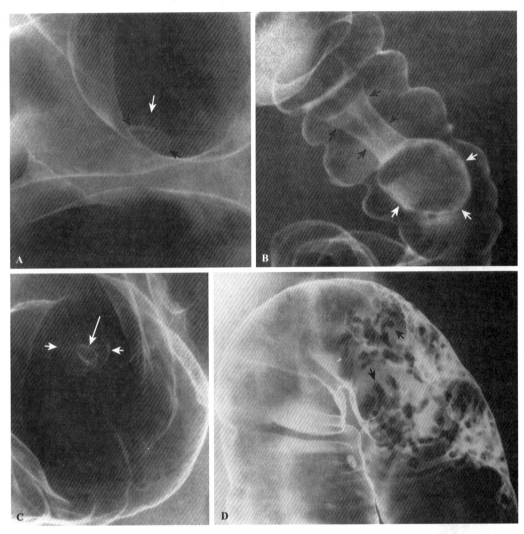

▲ 图 3–18　Polyp

A. Bowler hat polyp. Barium may be trapped between the edge of the polyp and intestinal lumen as the polyp is pulled against the adjacent wall by its stalk. If the surface and edge of the polyp are at the proper radiographic angle, the polyp appears similar to an English bowler hat. The ring (*black arrows*) of the polyp is the junction of the polyp and mucosal surface. The dome (*white arrow*) of the polyp points toward the longitudinal axis of the lumen. B. Pedunculated polyp. When a pedunculated polyp is seen in profile, the pedicle of the polyp appears as parallel barium–etched lines (*black arrows*) or as a tubular radiolucency in the barium pool. The head of the polyp (*white arrows*) is seen as a round or ovoid filling defect in the barium pool or is etched in white. C. Mexican hat polyp. If a pedunculated polyp is seen en face, the pedicle appears as a ring shadow (*long arrow*) central to the larger ring shadow of the head of the polyp (*short arrows*). These concentric ring shadows have been termed the sombrero or Mexican hat sign. D. Filiform polyp. A filiform polyp is a tubular or branched polyp, often with a clubbed head. Filiform polyps imply that there has been prior inflammatory disease involving the mucosal surface of the bowel. When residual inflamed, hyperplastic, or reparative tissue protrudes into the lumen, the resulting projections appear filiform. In this patient with quiescent Crohn's disease, numerous filiform polyps (*arrows*) are seen in the splenic flexure of the colon.(A *from Miller WT, Levine MS, Rubesin SE, et al: Bowler-hat sign: A simple principle for differentiating polyps from diverticula. Radiology 173: 615–617, 1989.*)

个小的多角形放射状充盈缺损。轮廓上，其可表现为毛刺状或结节状。结肠扁平腺瘤为最具特征性的地毯样病变。

（六）溃疡性肿块

具有凹陷和隆起成分的病变通常是黏膜或黏膜下来源的溃疡性肿块（图 3–21）。

（七）环状病变

环绕肠腔的病变被称为环状病变。管腔周围的病变扩散意味着肿瘤或炎症过程至少已经扩散至黏膜下层。环状病变可出现在缺血、放疗或憩室炎引起的良性狭窄或恶性肿瘤（如原发肿瘤或转移瘤）中（图 3–22）。

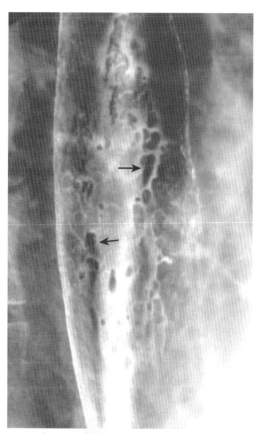

▲ 图 3-19　斑块

念珠菌性食管炎，浅钡池（箭）中，小的、界限清楚的 X 线透光影沿食管黏膜纵向排列。应注意正常的食管黏膜

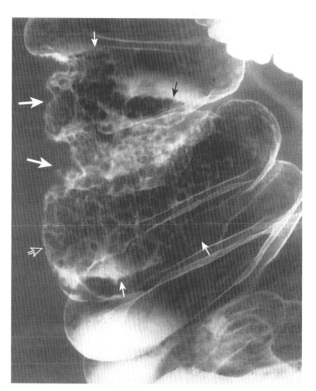

▲ 图 3-20　地毯样病变：管状绒毛腺瘤伴癌变

钡造影线构成的局灶性网穿过升结肠管腔（细箭），结肠轮廓保持在一个相对的区域（开箭）。在癌变区域，轮廓出现凹痕和成角（粗箭）

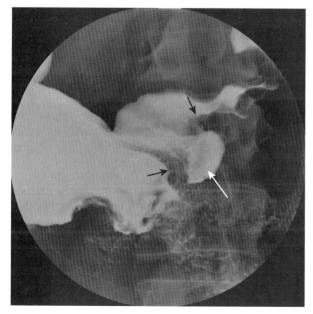

▲ 图 3-21　溃疡性肿块：胃大弯侧腺癌

患者取俯卧位，胃小弯侧单对比加压检查，溃疡性肿块表现为突入胃腔的放射状肿块内卵圆形钡造影剂聚合（白箭）。肿块存在粗大结节状组织边缘（黑箭）

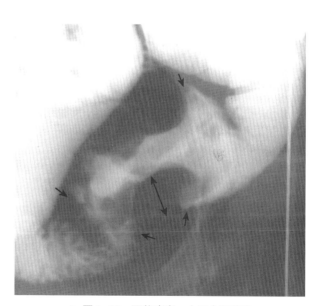

▲ 图 3-22　环状病变：小肠中段腺癌

局灶性环状病变，边缘陡峭（短箭），中央有分叶状皱襞。管腔明显狭窄（双端箭），表明肿瘤至少已经扩散至固有肌层

（八）黏膜下肿块

黏膜下肿块起源于黏膜下层和固有肌层。平滑肌、脂肪或神经来源的肿瘤为典型的良性或恶性肿瘤。由于病变出现在黏膜下层或固有肌层，因此也被称为壁内或黏膜外病变。其可拉伸覆盖黏膜，且可能出现溃疡。

在外形上，表面光滑的肿块与管腔轮廓形成直角（图 3-23）。钡造影剂被局限于管腔陡峭的边缘，使肿瘤边界得以清晰显示。约 50% 的黏膜下肿块可见中央溃疡（图 3-24）。小的黏膜下肿块累及皱襞，可使皱襞边缘对称地展开。大肿块的 X 线表现具有特征性，而小的（0.5～2.0cm）黏膜下肿块可能很难与黏膜息肉区分开来。

（九）靶病变

靶病变或牛眼病变指带有中央溃疡的肿块（图 3-24）。靶病变为原发肿瘤（如胃肠道间质瘤或恶性肿瘤）引起的溃疡性黏膜下肿块，尤其是转移性黑色素瘤、卡波西肉瘤和播散性淋巴瘤。

（十）柔韧性

病变大小和形状的改变或不变为病变成分分析提供了线索（图 3-25）。根据管腔扩张或压迫的程度，随之改变大小或形状的病变通常由脂肪、液体或血液构成。

四、凹陷性病变

（一）糜烂

糜烂为黏膜缺损，不累及黏膜肌层下。其特点为中央小的钡造影剂聚集及周围放射性的透光隆起（图 3-26）。X 线表现与横穿胃肠道的溃疡相似。某些情况下，糜烂性胃炎病因不明，但在大多数患者中，引起该病的原因为摄入阿司匹林或其他 NSAID、病毒感染或摄入酒精。

（二）口疮样溃疡

口疮是发生在口腔黏膜上的小溃疡，为肠道腔的非特异性病理术语，源自希腊词根 aphthai（意为"着火"或"燃烧"），最初指的是口腔病变鹅口疮，即白色斑块。该词后来被希腊人用来描述口腔黏膜（溃疡疮）上的小溃疡。aphthoid 一词解释为"口疮样"，aphthous 的意思是"与口疮有关的"。放射科医师交替使用 aphthoid ulcer 和 aphthous ulcer，但首选术语为 aphthoid ulcer。口疮样溃疡最常见的病因

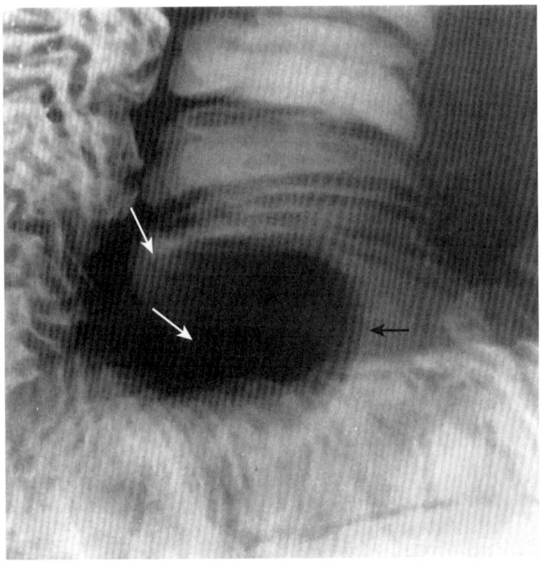

▲ 图 3-23　黏膜下肿块：小肠脂肪瘤

可见光滑息肉样肿块（黑箭）突入肠腔。肿瘤边缘与邻近正常黏膜成锐角（白箭）

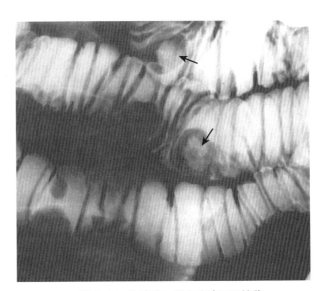

▲ 图 3-24　靶病变：黑色素瘤回肠转移

肠道内可见多发卵圆形、边界清晰或半球形的放射性充盈缺损。一些病变可出现较大的、形状不规则的中央钡造影剂积聚（箭），形似靶或公牛的眼睛

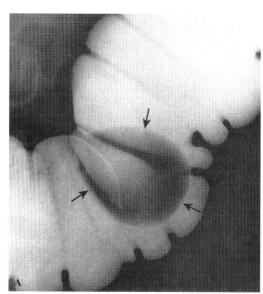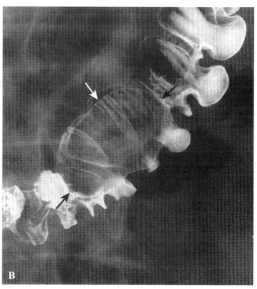

▲ 图 3-25　柔韧性

A. 结肠脂肪瘤，钡柱上可见梨形、表面光滑的充盈缺损（箭）。B. 排空后 X 线片可见息肉状肿块（箭）沿肠腔延伸，此为结肠脂肪瘤的典型表现

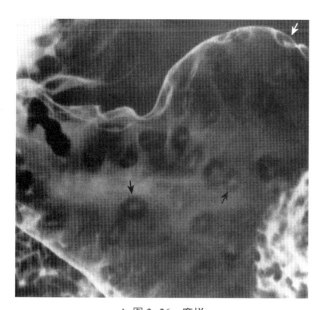

▲ 图 3-26　糜烂

水肿的放射晕包围多发线性和卵球形钡造影剂（箭）聚集。本例糜烂性胃炎为使用阿司匹林引起

是克罗恩病、病毒感染、各种形态的糜烂和阿米巴病（图 3-27）。与 NSAID 有关的糜烂可能与口疮样溃疡相同。

（三）溃疡龛影（"火山"状溃疡）

术语龛影或"火山"状溃疡是指黏膜表面的缺陷或洞，提示溃疡。轮廓上可见龛影，表现为延伸

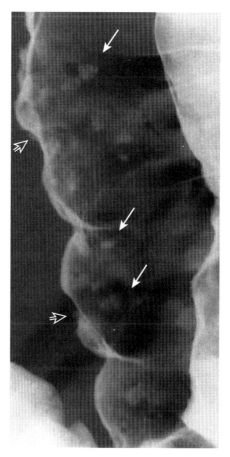

▲ 图 3-27　口疮样溃疡：克罗恩病累及结肠脾曲

多发口疮样溃疡表现为点状钡造影剂聚集在表面，周围可见环绕水肿放射光晕（白箭）。在侧位图像中，小溃疡可见于水肿黏膜丘（空心箭）

至腔轮廓之外的钡投影。龛的表面可看作是钡造影剂集聚；或者，"火山"状溃疡的边缘被蚀刻成白色（图 3-28）。

（四）颈圈溃疡

颈圈溃疡为颈窄底宽的溃疡（图 3-29）。炎症过程在固有肌层和黏膜下层的疏松脂肪组织中平行于黏膜表面扩散时，可形成该溃疡。这种侧向延伸使溃疡在黏膜下层有一个相对宽的基部，其穿过黏膜时形成狭窄的颈部。结肠颈圈溃疡的常见原因是阿米巴病、溃疡性结肠炎和克罗恩病。

（五）腔外肿块

腔外肿块起源于胃肠道，主要分布在肠腔外而不是肠腔内。常累及肠系膜或大网膜。这些病变可以形成空洞，空洞可向肠腔外累及肠轮廓外（图 3-30）。最常见的肿瘤包括淋巴瘤、转移瘤、胃肠道间质瘤。

（六）轨迹

肠壁内造影剂的线性集合称为壁内轨迹，而肠

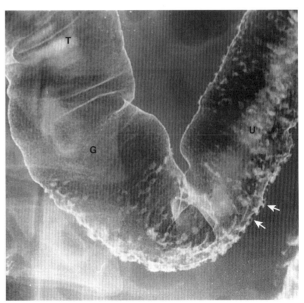

▲ 图 3-29　颈圈溃疡：溃疡性结肠炎的炎症变化

近端横结肠（T）黏膜皱襞相对光滑，进展为颗粒状模式（G），远侧有浅表性溃疡（U）。当浅表性溃疡穿透黏膜时，炎症在黏膜下层侧向扩散形成颈圈溃疡（箭）[引自 Rubesin SE, Laufer I, Dinsmore B: Radiologic investigation of inflammatory bowel disease. In MacDermott RP, Stenson WF, (eds): Inflammatory Bowel Disease. New York, Elsevier Science, 1992, pp 453-492]

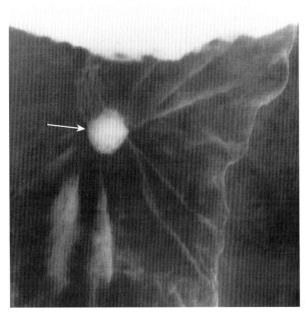

▲ 图 3-28　龛影（"火山"状溃疡）：良性胃溃疡

溃疡壁龛（"火山"状溃疡）为局灶性钡造影剂聚集（箭）。病变的良性表现为皱襞光滑，向溃疡边缘放射状排布，周围无肿块占位效应或黏膜结节

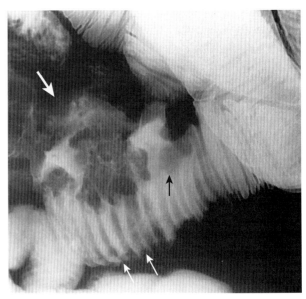

▲ 图 3-30　腔外肿块：小肠原发性淋巴瘤

可见小肠肠系膜边缘突出一个充满钡造影剂的大潜掘口（白粗箭）。应注意原发性小肠淋巴瘤其他 X 线表现，包括增厚的结节状皱襞（白细箭）和黏膜结节（黑箭）

壁外造影剂的线性集合称为肠壁外轨迹。壁内轨迹垂直于肠纵轴（图 3-31），而由憩室炎引起的壁外轨迹常在结肠周脂肪中纵向分布。与辐射损伤、创伤、克罗恩病或医源性穿孔有关的轨迹可向任何方向走行。

五、轮廓异常

（一）变细

肠轮廓表浅、表面光滑，肠管逐渐变窄，表明黏膜和黏膜下层促结缔组织病变使管腔变细。变细通常是由慢性炎症性病变的良性瘢痕所致（图 3-32）。偶尔，肿瘤浸润黏膜下层也会导致肠腔变细。

（二）皮革胃

皮革胃指胃肠道器官弥漫狭窄和柔韧性丧失，

通常见于胃硬癌（图 3-33）患者，病变也可发生于结肠，尤其是慢性溃疡性结肠炎患者。炎症和肿瘤过程都会导致皮革样表现，如皮革胃可能由腐蚀性物质摄取或转移性乳腺癌引起。由于这些浸润过程主要发生在黏膜下，内镜活检和刷检结果可能为阴性。

（三）拇纹征

黏膜下出血或严重水肿位于小肠的肠系膜边缘时，病变范围广，表现为所谓的拇指指纹（图 3-34）。

（四）囊袋状

囊袋状指宽基底肠壁囊袋。相对正常的肠壁在皱襞移向肿瘤或促结缔组织增生过程中可能会出现囊袋。囊袋可出现在克罗恩病（图 3-35A）、缺血或憩室炎病变对侧肠壁上。这些囊袋不会超出肠轮

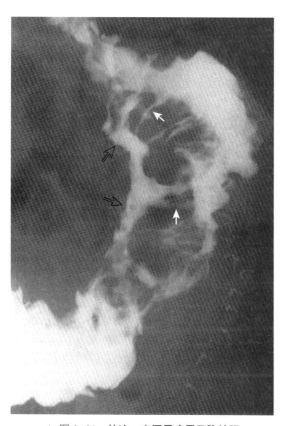

▲ 图 3-31 轨迹：克罗恩病累及降结肠
大量壁内轨迹（白箭）从结肠腔延伸至结肠周围间隙。壁内轨迹穿过固有肌层垂直于内腔。大的、线性、壁外钡造影剂聚集（壁外轨迹，空心箭）位于结肠周围脂肪间隙，与管腔平行

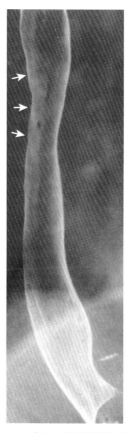

▲ 图 3-32 变细：良性放射性食管狭窄
可见食管远端长而轻的环形狭窄，轮廓光滑，呈锥形（箭），黏膜光滑

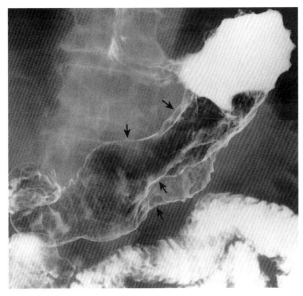

▲ 图 3-33 皮革胃：胃腺癌

胃底及胃体呈弥漫性狭窄。管腔轮廓呈结节状、宽基底的凹陷（箭），黏膜皱襞相对平滑。这些发现表明浸润性肿瘤大部分位于黏膜下

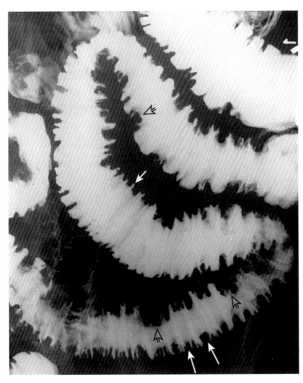

▲ 图 3-34 拇纹征

沿回肠肠系膜边界可见息肉状突起（空心箭）。典型的黏膜下病变 X 线表现为突起和光滑表面陡然成角。拇纹征可反映出小肠血管炎患者黏膜下出血的情况。应注意平滑、直、平行的皱襞（长白箭，叠币样外观）及空间峰值（短白箭）

廓。肠壁因固有肌萎缩或纤维化而变的薄弱，也可能出现囊状，特别是在硬皮病中（图 3-35B）。与弱化有关的囊袋可超出正常肠轮廓。

（五）细刺状

由炎症或肿瘤性疾病引起的肠外促结缔组织增生过程可延伸至浆膜或固有肌层，并牵拉管腔，使其轮廓如钉，称为细刺状（图 3-36）。

（六）成角

当外部促结缔组织增生粘连肠壁时，可出现肠成钝角（图 3-37）。

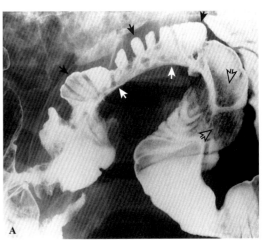

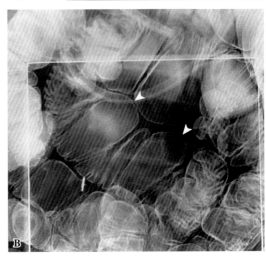

▲ 图 3-35 囊袋状

A. 克罗恩病累及回肠末端。回肠轮廓在肠系膜边界上呈囊状（黑箭），与纵向溃疡（白箭）相对。应注意肠系膜边缘溃疡辐射皱襞，还应注意网状或颗粒状黏膜（空心箭），观察轻微的黏膜变化。B. 硬皮病累及小肠，可见突出小肠肠系膜边缘轮廓的较大宽基底囊（箭头）（图 A 由 Henrik DeGryse，MD，Antwerp，Belgium 提供）

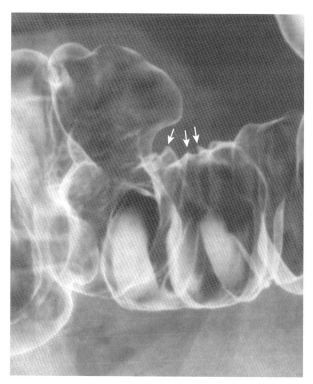

▲ 图 3-36　细刺状：乳癌大网膜转移浸润横结肠浆膜
横结肠上缘呈细刺状（箭）

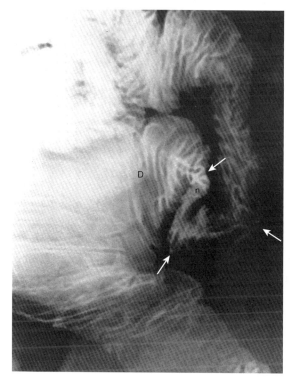

▲ 图 3-37　肠襻成角：粘连累及盆腔回肠
小肠在几个位置突然成角（箭）。应注意肠梗阻远端管腔狭窄（n）
和近端管腔扩张（D），黏膜完好

第 4 章　空腔脏器超声检查

Ultrasound of the Hollow Viscera

Peter M. Rodgers　著

魏义圆　译　李　英　校

经腹超声（transabdominal ultrasound，TAUS）可用于空腔脏器检查，通过解剖位置、形态学和肠系膜附着物进行分析。较高频率下，采用腔内探头进行 TAUS 时，肠壁呈多层同心圆样表现，与组织学分层接近[1]，并可形成特征性的肠声像图。

超声实时功能，加之与患者间的互动，可将患者体征、临床症状和影像学表现联系起来。自 20世纪 70 年代以来，TAUS 已成为一种强有力的诊断工具，许多早期出版物和评论文章都刊载过 TAUS广泛用于各种常见和不常见胃肠道疾病的内容[2-4]。

一、肠道的正常超声表现

在较高频率（5~17MHz）下，肠壁回声由 5条高低回声交替带组成，相当于浆膜（亮）、固有肌（非常暗）、黏膜下层（亮）、深黏膜（暗）和浅黏膜腔界面（亮）（图 4-1）。外部和内部明亮的条带非常细，可能无法看到。

正常肠壁菲薄（＜3mm），随收缩或扩张状态而变化；肌层最厚，可用于评估黏膜与黏膜下层的相对变化。

二、肠道异常的超声表现

（一）肠壁增厚

肠壁增厚是最常见的病理表现。随着影像学检查技术的改进，用于评估病理增厚的阈值已从 5mm降至 3mm。随着阈值降低，诊断敏感度的提高是以牺牲特异度为代价的。

水肿、出血、炎症、肿瘤生长或浸润均可引起肠壁增厚，并且其中任何一种都可能表现为典型的超声特征，即在强回声中心（腔）周围出现低回声环增厚，该征象可称为靶征、环征或假性环征（图4-2）。

对于更具体的诊断指标，增厚的肠壁必须表现为局灶性或弥漫性，环向或节段性，孤立性或多灶性。肿瘤可长入肠腔，形成息肉或息肉样肿块（图4-3A），或向肠腔外生长，进入腹腔（图 4-3B）。

（二）肠壁分层

应仔细评估观察到的肠道病变内部和邻近肠道的变化特征。高分辨率超声可用于确定病变累及的

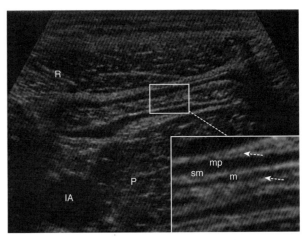

▲ 图 4-1　肠道回声

声像图显示左侧髂窝直肌（R）、腰肌（P）和髂动脉（IA）之间结肠受压。低回声肌层（mp）、黏膜下层（sm）和低回声黏膜（m）的肠壁细节可见于浆膜和黏膜的细线之间（虚箭）

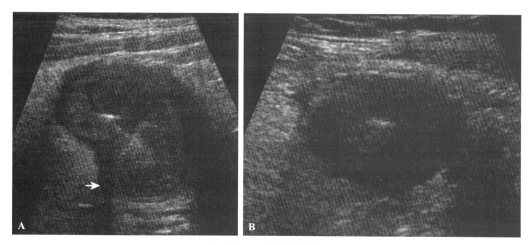

▲ 图 4-2　假肾和靶征

炎症、肿瘤和血管疾病均可能导致肠周增厚，失去正常肠道特征，在回声中心周围出现低回声壁。这可能形成假肾征（A），右半结肠癌伴气体压缩腔形成的声影（箭）或靶征（B），急性回肠炎合并透壁炎症的表现

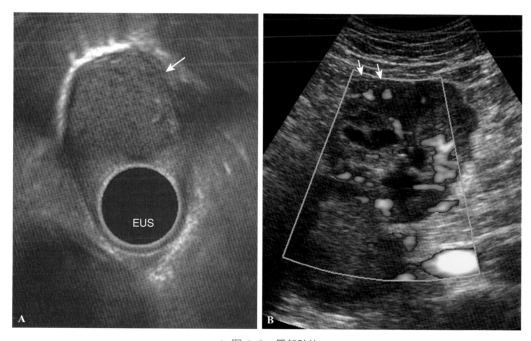

▲ 图 4-3　局部肿块

食管远端息肉样癌具有完整壁回声（A，箭），并可见腹腔内的巨大、哑铃状、富血供小肠 GIST（B，箭）。EUS. 内镜超声检查

具体肠道层，描述病变特征，诊断潜在病变。

病理条件下，肠道的影像特征可能保持原样、被夸大、被扭曲、缩小或消失。肠道特征的局灶性改变可用于鉴别导致肠壁增厚的不同病变（图 4-4）。

（三）肠腔

通常情况下，当肠壁增厚时，肠腔变窄或发生肠梗阻。其中少见的例外是在淋巴瘤和胃肠道间质瘤（GISTs）中可见动脉瘤样扩张，其病变段管腔增大。

肠腔扩张可见于阻塞病变的近端，最初伴有肠蠕动增加。无蠕动的扩张可见于梗阻晚期或麻痹性肠梗阻，通常发生在腹部手术后。

（四）肠可塑性、流动性和蠕动

TAUS 分辨率足以显示蠕动的小肠皱襞，特别

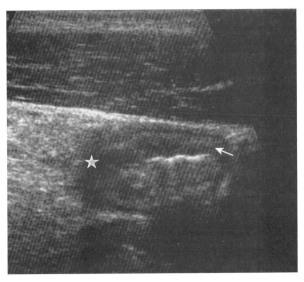

▲ 图 4-4　肠道特征改变：小肠克罗恩病
轴向图像显示肠壁增厚最轻处肠壁分层（箭）模糊，透壁炎症区出现局灶性特征消失（★），浆膜表面渗出

是当液体沿肠腔流过时（图 4-5A），以及扩张的、充满液体的阻塞环中的僵硬皱襞（图 4-5B）。多种疾病在进展过程中可导致病变肠管僵硬，超声扫查可见僵硬肠管可压迫性降低，不易移位，蠕动减少或消失。实时扫查还可用于观察其他运动障碍，如腹腔疾病中非梗阻性肠套叠（图 4-6）。

（五）血流改变

正常肠壁的多普勒信号可以忽略，但对肿块或增厚段血流的评估是必要的。彩色和能量多普勒检查可显示炎症活动期或富血管病变的血流回声，而在明显增厚的肠段中信号缺失可能表示缺血。多数肿瘤中可见稀疏的多普勒信号，但富血供是一个重要的鉴别诊断因素，应常规评估（图 4-3B）。

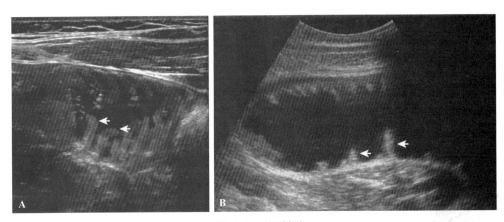

▲ 图 4-5　小肠皱襞
在空肠蠕动（A）时以及小肠梗阻（B）患者中，可见瓣膜通畅（箭）

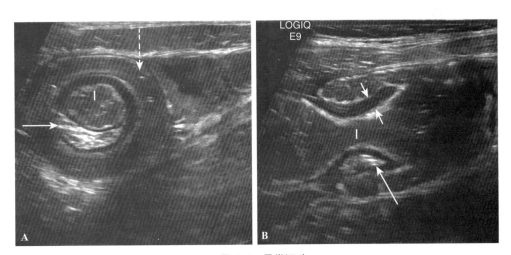

▲ 图 4-6　异常运动
一例腹腔疾病患者表现为自发性、无梗阻性、小肠肠套叠。轴向（A）和纵向（B）图像显示，内陷的小肠（I）和伴呈新月形高回声的肠系膜（实箭）在一个肠外套筒内。高回声气泡被局限于外层间（虚箭）

（六）肠外及系膜改变

肠壁疾病可累及肠周结构、邻近肠襻或实质器官。在肠道炎症性病变周围，肠系膜脂肪水肿（肿胀，呈高回声），取代邻近的结构，使病变更明显（图 4-7）。

应记录肠系膜淋巴结大小、形态（椭圆形、圆形）、回声和被膜的变化。对局灶性肠系膜淋巴结的初步评估可直接用于指导肠道异常的诊断。

三、超声技术

TAUS 是一种耐受性好且无创的检查技术。检查前禁食 6h 可使肠道处于静止状态，减少肠道气体，无须其他准备。肠道 TAUS 先于常规腹部和盆腔检查。应特别注意使用高频探头，详细探查肠壁及较深的隐窝处。

大多数肠道病变会推挤肠道气体和粪便，与正常肠段形成鲜明对比。在低频下，肠局灶性肿块、管壁增厚或肠襻扩张表现明显，但对肠壁特征层变化的观察需使用高频探头。

分级压迫

Puylaert 引入了分级压迫这个术语，用来描述操作者在超声扫查时对探头施加的压力逐渐增大[5]。这是一项重要的技术，可使探头更接近肠道，推开肠道气体和肠襻重叠，评估正常和异常肠襻和肠系膜脂肪的压缩性和硬度，并尽量减少患者的不适。

"修剪草坪"

测量腹腔内的整个肠道需要一种系统的技术。Puylaert 建议使用高频探头，在腹部上下重叠垂直扫描，类似于割草机的运动[3]。其他操作技术包括后路人工压迫及左侧卧位扫描，评估盲肠后区[6]。

我一般是从左侧髂窝（LIF）开始肠道扫查，在那里很容易识别左侧结肠并压迫左侧腰大肌（图4-1）。此为优化扫查，可清楚地识别肠壁各层，甚至可识别快速蠕动的小肠段。

右髂窝（RIF）的肠分布是多变的。可能存在多个小肠襻，只有在回肠瓣连续性显示的情况下才能确定回肠末端。患者取左卧位时，再次检查右髂窝，小肠和盲肠可移动到不同位置，使肠气体再分配，进入后盲肠阑尾部。

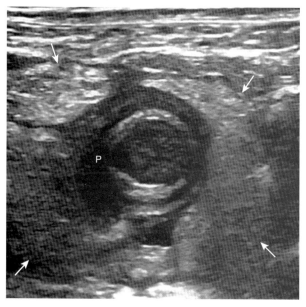

▲ 图 4-7　肠外改变
轴向图像可见发炎的阑尾有局灶性穿孔（P），周围为水肿脂肪回声（箭）

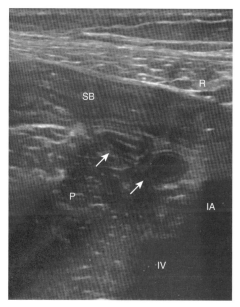

▲ 图 4-8　正常阑尾
轴向图像上右髂窝内阑尾（箭）位于正常小肠（SB）襻下的直肌（R）和腰肌（P）之间。阑尾肠的特征随其长度不同而变化
IA. 髂动脉；IV. 髂静脉

在成年女性患者中，通过经阴道扫查可获得良好的下盆腔肠襻图（图 4-8）。

四、腹膜、肠系膜和网膜的异常

（一）急性阑尾炎

急性阑尾炎是急腹症最常见的病因之一，也是急腹症手术最常见的适应证。在年龄较大的儿童和年轻人中更为普遍。

肠管阻塞可导致阑尾炎，病变通常由粪石或阑尾石引起。较少见的原因包括淋巴样增生、寄生虫以及原发性和继发性肿瘤。阻塞阑尾易导致黏膜缺血和坏死，约 20% 的病例可进展为透壁炎症、全层梗死及穿孔。

基于临床评估和实验室检测的早期外科手术干预，以预防并发症为目的。临床"典型"表现为中腹部或上腹部隐痛伴厌食，进而出现恶心、呕吐，疼痛转移至右下腹，伴发热、白细胞增多、反跳痛。这些特征中的任何一个可能仅在不同程度上存在或不存在。因此，症状、体征和实验室检查诊断阑尾炎的准确性为中等。

1/5～1/3 的阑尾切除是有益健康的[7, 8]，但过去 20 多年来已有证据表明通过影像学检查进行诊断可减少不必要的阑尾切除术[9, 10]。

1. 正常阑尾超声检查

正常的阑尾难以检测到。阑尾大小（平均 8cm；范围 1～24cm）和位置（盆腔和盲肠后最常见）[11]差异很大。TAUS 检查时阑尾表现为一根细的盲管，具有正常的肠道特征，与盲肠端相连，自回盲瓣长约数厘米。

超声诊断正常阑尾较为困难，往往仅可见部分阑尾（图 4-8），因其上覆肠襻，且正常阑尾经常呈卷曲状，故扫查时须进行压迫或使之移位。在无疑似阑尾炎人群中，正常阑尾的识别率差异较大，且与多种因素有关，包括技术、操作经验、检查时间和受检者的体型。

2. 急性阑尾炎的超声表现

既往超声对急性阑尾炎的描述确定了主要的诊断标准是不可压缩的盲端管最大外径（maximum outside diameter, MOD）小于 6mm。近年研究表明，正常的阑尾直径也可超过 6mm，粪便和（或）空气使管腔膨胀，证实这一阈值并不可靠，必须联合正常阑尾或阑尾炎的其他声像图征象进行诊断[12, 13]（框 4-1）。结合这些征象，加之急性阑尾炎的重要临床证据，可有效减少假阳性诊断的数量（图 4-9）。

阑尾炎也可在无症状患者中被检出，正常的 US 表现并不是排除炎症的可靠指标。在局灶性阑尾炎中，MOD 可能不超过 6mm，如果无法观察到整个阑尾，则可能会误诊[14, 15]。穿孔的阑尾甚至更难以探查，其最可靠的鉴别诊断征象为高回声的阑尾壁层（提示透壁炎症）和阑尾周围分隔状改变或盆腔积液[16]。阑尾未被识别的阴性预测值在不同研究中有很大差异，但如果操作者经常识别正常或异常阑尾，则结果更为可靠[17]。

TAUS 在急性阑尾炎影像学检查中的战略地位将在稍后探讨。

3. 类似急性阑尾炎的超声表现

对于疑似急性阑尾炎患者，影像学检查的目标是鉴别炎症性阑尾与正常阑尾，以及其他病变的表现。须与急性阑尾炎相鉴别的常见疾病包括急性憩室炎、妇科疾病和肠系膜腺炎（在儿童中）。已有前瞻性研究发现了一些常见和不太常见的与急性阑尾炎类似的表现（框 4-2），并记录了相关的 TAUS 特征[17, 18]。

在没有明确手术指征时，术前影像学诊断非常重要，诸如在网膜附件炎和腹直肌鞘血肿等情况下，超声检查对寻找责任病灶具有优势。

框 4-1　阑尾炎超声诊断标准

- 不可压缩的盲端管
- 管腔扩张（MOD > 6mm）
- 壁厚 > 3 mm
- 肠壁回声丢失
- 多普勒检查可见充血
- 阑尾周围脂肪增厚，呈高回声
- 探头加压局部压痛

（二）憩室炎

急性结肠憩室炎是急诊住院的常见原因[19]。患者一般为老年人，但也有约 15% 的患者年龄在

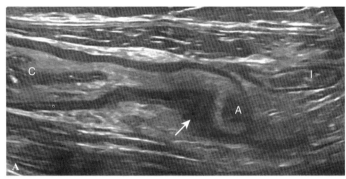

▲图 4-9 急性化脓性阑尾炎

34 岁女性，右下腹痛 3d，伴有压痛和肌卫。A. 纵向图像显示盲肠管增厚（C）及阑尾基底（A）在腹直肌与腰大肌（P）之间，伴邻近回肠（I）。B、C. 轴向能量多普勒图像显示腰大肌（P）上方充血的阑尾表现出不同的回声改变，可见局部脂肪水肿（F）及浆膜表面渗出（箭）

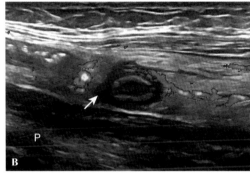 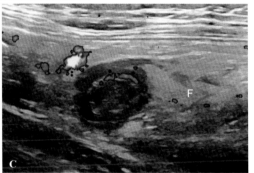

40 岁以下。临床上最有价值的诊断指标是左髂窝疼痛、无呕吐、C 反应蛋白（C-reactive protein，CRP）> 50，但这三种指标仅在 25% 的患者中存在[20]。大多数情况下，CT 为常规检查，以确定脓肿、梗阻、瘘管和穿孔并发症。然而，TAUS 对非复杂性急性憩室炎和结肠周围脓肿的主要并发症具有高度敏感性和特异性[21]。

1. 憩室的声像图特征

肠壁外憩室表现为亮色的"耳朵"，是由气体或浓缩的粪便产生的声影。在较高频率下，因缺乏固有肌层，憩室呈薄壁特征。憩室颈部为穿越低回声环状肌层的回声带，该肌层通常增厚（图 4-10）。

2. 憩室炎的声像图特征

孤立性炎症性憩室[22] 表现为突出结肠壁、较大且回声微弱的隆起物，其边界模糊不清，环周脂肪回声不可压缩（图 4-11）。炎症使肠道回声消失。中心阴影回声为浓缩的粪便。

炎症通常会沿肠道蔓延，导致肠壁低回声不对称或环状增厚，在多普勒扫查中显示为充血样。壁内脓肿或肠周脓肿可表现为含有空气或碎片的无回声灶。

（三）炎症性肠病

在英国，炎症性肠病（inflammatory bowel disease，IBD）的发病率约为 400/10 万，溃疡性结肠炎（ulcerative colitis，UC）的发病率几乎是克罗恩病（Crohn's disease，CD）的 2 倍。多数患者需住院治疗，许多患者因急症入院。根据疾病严重程度和病变位置，UC 患者接受手术的风险为 20%～30%，CD 患者的手术风险为 70%～80%[23]。

通过临床评估，结合实验室检查、内镜检查和影像学检查，可诊断 IBD。确定炎症性病变的位置和范围是疾病诊断、预后评估及合理治疗的关键。在克罗恩病中，病变在受累部位的行为决定了其可能的临床病程。穿透性病变可产生瘘和脓肿，狭窄性病变会导致梗阻。虽然随着时间推移，病变的位置相对稳定，但病程往往会发生变化[24]。

1. 超声评价

超声是诊断疑似 IBD 和评估该疾病活动性的一种检查技术[25-27]。但对于回肠近端（L₄）病变和直肠病变，其准确性较低。然而，超过 70% 的 CD 患者在就诊时有回肠或回结肠疾病[24]。

与其他影像学检查相似，IBD 的超声特征也与多种肠道病变的特征存在重叠。单纯依靠影像难以

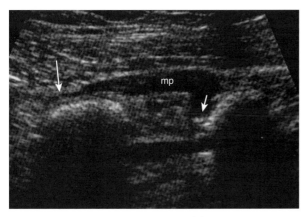

▲ 图 4-10　结肠憩室
左结肠轴向图像显示增厚肌层（mp）回声于憩室颈回声处中断（短箭）。憩室壁薄，无肌肉层（长箭）

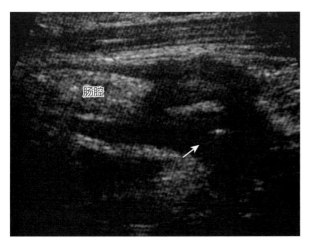

▲ 图 4-11　急性憩室炎
左结肠轴向图像显示回声差的肌层在回声腔周围不对称增厚。发炎的憩室处可见明亮的气体回声（箭）

对 UC 或 CD 做出明确诊断；但应注意其特征性表现，如跳跃征、纵向溃疡、脂肪包裹等。

（1）肠壁增厚：IBD 的主要影像学表现为肠壁增厚（BWT）。当 BWT 阈值为 3mm 或更厚时，US 对可疑 CD 的敏感度为 88%，特异度为 93%，当 BWT 阈值大于 4mm 时，敏感度为 75%，特异度为 97%。在 UC 中，BWT 可用来判断炎症的严重程度和分级，以及对治疗的反应 [28]。

（2）肠道特征改变：TAUS 分辨正常肠壁各层的能力为鉴别和描述肠壁层的炎症行为提供了可能性，即使低于 BWT 阈值也是如此。炎症肠段 TAUS 可见肠道特征保留、模糊或丢失 [29]。

由于黏膜表面脱落和（或）黏膜溃疡中的气

框 4-2　类似阑尾炎病变

- 肠系膜腺炎
- 传染性小肠结肠炎
- 肠脂垂炎
- 网膜梗死
- 升结肠憩室炎
- 盲肠克罗恩病
- 肠套叠
- 盆腔炎
- 卵巢囊肿出血
- 泌尿道结石病
- 腹直肌鞘血肿

引自 Mimics of Appendicitis: Alternative nonsurgical diagnosis with sonography and CT. AJR 186: 1103–1112, 2006

体引起的微小明亮回声，孤立的黏膜增厚可能伴随肠腔界面回声（1 层）中断。在严重情况下，黏膜可能会因坏死组织的脱落而变薄。溃疡与水肿的黏膜岛结合，产生经典的鹅卵石外观（图 4-12 和图 4-13）。

在 UC 和 CD 中，炎症可能局限于黏膜或黏膜和黏膜下层，仅导致此层增厚。其表面的最小增厚与固有肌层相比，后者通常是所有收缩状态下最厚的一层。

对于 UC 患者，严重的炎症延伸至黏膜下层会降低邻近肌层的回声，产生一个厚的低回声环。CD 病变内低回声壁增厚并完全丧失肠道特征，提示透壁炎症，可在浆膜肠表面产生不规则、混合、低回声的炎症性渗出。这些变化可为环周性，也可为局灶性。在相同的轴向扫查中可鉴别炎症与正常肠道（跳跃病变）可作为诊断 CD 的有力证据。肠系膜低回声透壁炎症的楔形边界与纵向溃疡有关（图 4-14）[30]。这些都是穿透性疾病的特征，病变导致脓肿和瘘的风险高。

（3）血管变化与疾病活动：活跃的炎症性肠段血流增加，可通过彩色多普勒或能量多普勒扫查显示（图 4-14）。成像表明，这种现象有助于区分活动性炎症与纤维狭窄，并监测病变对药物治疗的反应 [31]。有证据表明，US 造影剂的使用可能进一步增加诊断信心，评估灌注，并有助于量化这一现象 [32-35]。

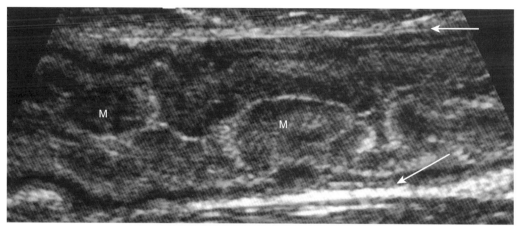

▲ 图 4-12　克罗恩病鹅卵石黏膜
回肠纵切图像，肠腔内充满水肿的黏膜岛（M）。肠道外层特征存留（箭）

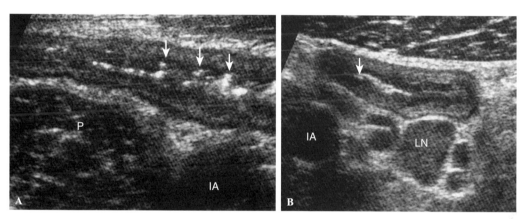

▲ 图 4-13　克罗恩病急性回肠炎
纵向（A）和轴向（B）图像显示回肠襻超过腰大肌（P）和髂动脉（IA）。充满气体的溃疡可穿透增厚的黏膜和黏膜下层（箭）。邻近淋巴结（LN）肿大

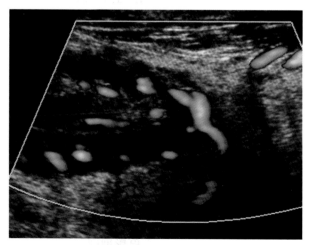

▲ 图 4-14　克罗恩病急性回肠炎
能量多普勒检查显示急性、活动性 CD 回肠炎症性充血

（4）脂肪包裹：透壁炎症反应可释放细胞因子刺激肠系膜或浆膜下脂肪增生，这些脂肪在炎症性肠段周围蠕动或包裹。超过 50% 的受累肠围被包绕，为 CD 透壁的特征（图 4-15）。脂肪包裹与透壁炎症的组织学证据及相关并发症（如造瘘）相关。然而，脂肪包裹因其不发生在较浅表病变区域，并不是 CD 肠段的可靠指标[36]。

（5）局部淋巴结肿大：活动性肠 CD 通常伴有邻近肠系膜轻到中度淋巴结肿大。

① 克罗恩病所致狭窄：肠腔狭窄可导致肠道功能受损和梗阻症状，可见于活动性炎症肠段（热狭窄）和以纤维化为主的部分（冷狭窄）。痉挛和水肿有助于缩短活跃的病变肠段，并使其迅速对药

物治疗做出反应。持续症状性狭窄为最常见的手术指征。

经验丰富者通过 TAUS 可准确检测肠管狭窄，尤其是可能须手术治疗的严重狭窄病变，其中狭窄前扩张可能会使一个较短的病变变得明显[32]。活动性炎症性狭窄肠管与正常肠管和纤维性狭窄肠管相比表现为充血性。彩色多普勒和能量多普勒检查显示，正常肠壁无血管活性，但肠壁炎症和炎症性肿块均可出现血流增加表现。

② 克罗恩病穿孔：约 1/6 的 CD 患者在就诊时有穿透性病变（脓肿、瘘管、炎症性肿块）。

脓肿和蜂窝织炎：透壁炎症延伸至肠浆膜面和超过肠浆膜面时，可见浆膜面不规则的、混合的、低回声的炎症性渗出灶，以及混合低回声炎症肿块之间的肠襻（蜂窝织炎），或一个不规则的厚壁集聚，中心为液体回声（脓肿）。脓肿可形成于肠管之间或位于邻近结构中，如腹壁（图 4-15）。

瘘管：穿透性病变可穿透浆膜表面和肠襻间隙累及邻近结构，在病变肠管与邻近肠襻或任何相邻的空腔脏器（如子宫、膀胱）之间产生异常沟通。

在超声检查下，瘘管表现为不规则的管状低回声声道，其内偶尔可见小的高反射气泡。然而，在出现由混合低回声炎症性渗出所连接的相邻、内陷、角状肠襻的时，可疑存在瘘管（图 4-16）[37]。

（四）类炎症性肠病

许多 IBD 影像学特征为非特异性表现，并与多种病变表现类似。必须考虑与临床表现相关的不同诊断，并寻找影像学特征以帮助鉴别。

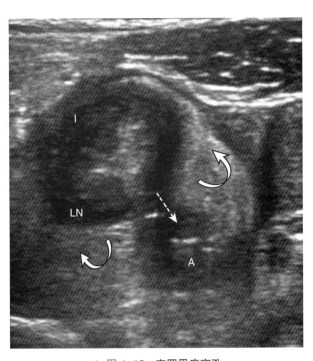

▲ 图 4-15　克罗恩病穿孔

发炎回肠（I）轴位图像，伴脂肪包裹（弯箭）和全层穿孔（虚线箭），延伸至相邻脓肿（A）

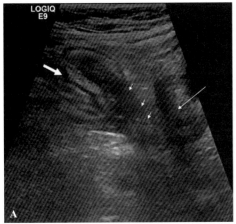 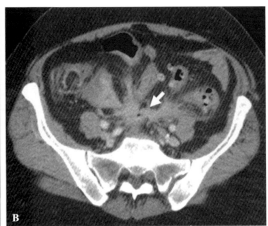

▲ 图 4-16　克罗恩病瘘管

A. CD 肠内瘘超声检查，回肠（短箭）和结肠（长箭）肠襻由回声差的瘘管（极小的箭）与移动的、明亮的气体回声相连。B. CD 肠内瘘 CT 扫描，超声检查同一天 CT 扫描证实为炎症性肿块，累及小肠和大肠，延伸至后骨盆边缘。微小的气泡为瘘管标志（箭）（引自 Rodgers PM，Verma R：Transabdominal ultrasound for bowel evaluation. Radiol Clin North Am 51：133-148，2013）

（五）肠缺血

肠缺血可能由血液供应减少（栓塞性、狭窄性或心输出量减少）或引流障碍（肠系膜静脉血栓形成）所致。根据病因不同，损伤可为局灶性或弥漫性，范围可从黏膜浅层至全层，严重程度可从轻至重，甚至危及生命。结肠更易发生缺血性损伤，左结肠为最常受影响的部位。

典型临床表现为老年患者伴腹痛、腹泻和直肠出血，很少出现严重的临床症状。缺血可导致黏膜和壁内坏死，并伴有水肿和出血。

肠缺血的主要超声特征为较长（> 10cm）肠段环周增厚，灌注减低（血流较少或无多普勒血流回声）。浅表性损伤可保留肠道信号，水肿出血可致黏膜下层增厚。全层损伤通常伴有肠道回声特征丢失和肠道周围脂肪或液体改变[38, 39]。壁内空气可以通过带有声阴影的高回声反射探头接受。US造影可显示持续灌注，并预测损伤较轻患者康复的可能性（图4-17）[40]。年轻患者的小肠或近端胃肠道损伤的非典型表现可能是由自身免疫血管炎、药物（如口服避孕药、可卡因）、纤维肌发育不良和其他罕见情况造成的。这些表现可能类似于克罗恩病，因此记录多普勒检查结果至关重要。

（六）传染性小肠结肠炎

1. 假膜性结肠炎（PMC）

假膜性结肠炎（PMC）是一种常见的梭状芽孢杆菌毒素诱导的肠道感染表现。15%～25%的抗生素相关腹泻其病因为梭状芽孢杆菌感染[41]。

声像图上，PMC的特点是弥漫至大肠，常表现为扩散至肠腔内的严重损伤。超声难以区分黏膜和黏膜下层，病变呈不均匀条状混合回声。溃疡可中断管腔和黏膜层回声，假膜的聚结层在腔内表现为线性回声结构（图4-18）。腹水为常见特征[42, 43]。

2. 传染性回肠炎

耶尔森菌、弯曲杆菌和沙门菌是引起急性腹泻疾病的已知原因，这些疾病通常是自限性的，不太常见于可产生局限于回肠区域的肠内感染。在这种情况下，患者表现为右侧髂窝疼痛和压痛，很少发

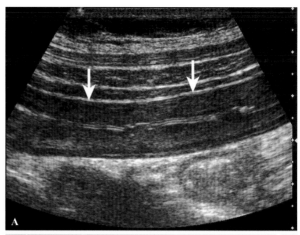
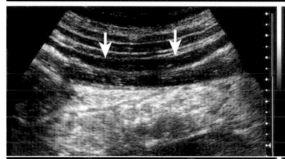
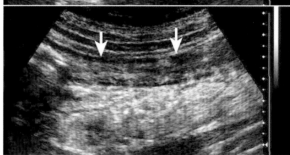
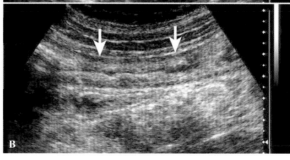

▲ 图4-17 肠缺血

A. 降结肠纵切面扫查（箭）可见低回声壁增厚，几乎看不到分层，彩色多普勒超声（未显示）仅检测到肠壁周围的微小血流。B. 超声造影可清楚显示这段血管（箭），无须紧急手术干预（引自 Hollerweger A：Colonic diseases：The value of US examination. Eur J Radiol 64：239–249, 2007）

生或不发生腹泻。在更严重的情况下，会导致不必要的阑尾切除术，或拖延病情，致使其被误诊为克罗恩病或阑尾肿块。

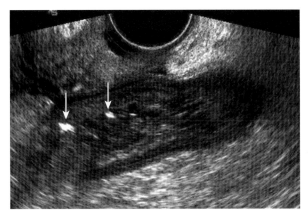

▲ 图 4-18　假膜性结肠炎
TVUS 显示结肠壁明显增厚，黏膜中断，肠道特征模糊，可见坏死黏膜面（箭）强回声层（假膜）

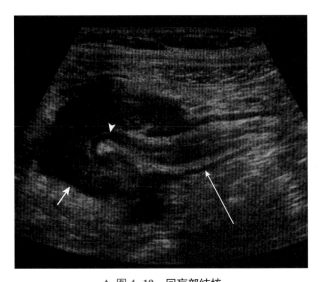

▲ 图 4-19　回盲部结核
可见不规则收缩、回声差的盲肠（短箭）、回肠瓣（箭头）和增厚的末端回肠，有分层（长箭）

超声显示回肠末端和盲肠壁对称性增厚，局限于黏膜和黏膜下层，不延伸至肌层或浆膜，也不延伸至肠系膜。据报道，盲肠和结肠的受累程度可能因病因而异[44]。局部肠系膜淋巴结常会增大，而阑尾表现正常。

3. 肠结核

以非特异性症状，如腹痛、体重减轻、贫血和发热为主的患者，可能出现肠梗阻或可触及腹部肿块的症状[45]。肠结核通常累及回盲段，也可发生于孤立的回盲部或空肠，是非典型病变的一个特殊特征。

超声特征包括肠增厚伴管腔狭窄和浅层或深层溃疡，通常累及回肠末端、回肠盲瓣和盲肠（图 4-19）。常见淋巴结肿大，可形成团块。肠襻可能被肠襻间渗出物或脓肿缠结在一起。可出现腹水或腹膜增厚[46]。

五、超声在肠成像中的地位

由 ECCO（欧洲克罗恩和结肠炎组织）和 ESGAR（欧洲胃肠和腹部放射学学会）共同编写的目前基于证据的 IBD 影像学共识指南中，记录了 TAUS 对 IBD 诊断和管理的多模式方法所做出的重大贡献[27]。其中大部分为选择性的，肠道超声要求高水平的操作技能与特定临床需求相匹配。紧急情况下可能须进行 CT 检查，但是辐射剂量在病变中累积的担忧也随之而来。

TAUS 在临床急症中的作用更具争议，尤其是由于培训及非办公时间的可用性问题。有学者对 CT 与 US 对急性阑尾炎诊断价值（分级压迫超声诊断的总敏感度为 0.78，总特异度为 0.83；CT 的总敏感度为 0.91，总特异度为 0.90）[47] 的前瞻性对比分析。该 Meta 分析的作者和其他许多学者仅指定 TAUS 作为儿童和年轻或怀孕妇女的首选检查方法，以避免辐射暴露[48, 49]。然而，不明确的 CT 表现是一个重要的问题，其中多达 1/3 患有急性阑尾炎[50]。TAUS 可以作为有助于 CT 检查的辅助手段[51, 52]。

建议采用分级方法，首先使用高频探头超声，对不确定的病例加行 CT 扫描[53-55]。已证明低剂量扫描技术和（或）有限的扫描区域是减少 CT 辐射的有效方法[56]。局部阴性阑尾切除率、穿孔率和辐射剂量监测可反映局部成像方案的有效性。

第 5 章　胃肠道多排 CT 的成像原则
Multidetector Computed Tomography of the Gastrointestinal Tract: Principles of Interpretation

Richard M. Gore　Mark E. Baker　著

魏义圆　译　李　英　校

MDCT 是目前评价胃肠道腔、壁和肠系膜异常的首选成像技术。MR 小肠造影作为评价克罗恩病的首选方法正迅速被接受，MDCT 可在数秒内对整个腹部和盆腔进行检查，从而获得高质量且有助于临床的容积成像。CT 数据库可查看任意平面的图像，3D 技术可有效实现以对用户友好的格式显示大型数据集，使医师更愿意使用[1-3]。

一、肠腔显影

适当的肠腔扩张和标记为检测壁增厚和排除肠壁肿块、肠系膜及网膜疾病的关键。要实现这一目标，可选择多种方法；选择取决于临床需求。

紧急情况下，疑似肠梗阻或肠缺血病变患者的肠道分泌物通常足以突出肠腔，特别是在高位肠梗阻中。口服造影剂可能会导致呕吐，由于胃肠动力减低或缺乏，造影剂可能停留在胃中。最后，在疑似缺血的病例中，口服阳性造影剂常会妨碍 CT 血管造影。

作为对无定位征象或无症状患者进行一般检查的一部分，通常使用阳性造影剂进行腔内检查。值得注意的是，肠壁和黏膜增强评估可能与阳性造影剂相冲突。此外，腔内造影剂阳性会干扰 CT 血管造影和一些 3D 技术。

空气或二氧化碳可作为腔内造影剂用于胃镜 CT 和结肠镜检查。

（一）阳性造影剂

通过给予 1%～2% 的钡悬浮液或 2%～3% 的碘化水溶性造影剂，可获得肠道阳性对比显影（75～100HU）（图 5-1）。为满足低钡含量的要求，须使用专为 CT 设计的造影剂，内含添加剂，以确保其中的钡保持悬浮状态。

在大多数患者中，造影剂在饮用后 45min 内到达回肠远端。预计转运时间会延长。一些常见的改变转运时间的情况包括近期术后状态、血清电解质紊乱、胶原血管疾病（如硬皮病）、甲状腺功能减退和肠梗阻。相反，甲状腺功能亢进、肠道活动性增高（如类癌、胰岛细胞瘤）或感染（如隐孢子虫病、贾第虫病）的患者肠道转运时间明显加快。

选择口服钡悬浮液或水溶性造影剂取决于放射科医师的经验和偏好。水溶性造影剂可专门用于腹部外伤或怀疑穿孔患者，高度怀疑时应立即手术；还可用于经皮 CT 活检或其他介入性程序中。

（二）中性造影剂

中性造影剂（0～25HU）与阳性造影剂相比，在评价黏膜、壁和浆膜疾病方面具有诸多优势（图 5-2）[4-11]，其可以很好地用于描述肠壁强化，而不需要伴随腔内高密度、阳性对比和低密度气体的算法。中性造影剂也有助于 CT 血管造影和其他 3D 技术的使用。中性造影剂包括水、牛奶、乳果糖，0.1% 钡溶液（VoLumen；Bracco Diagnostic，

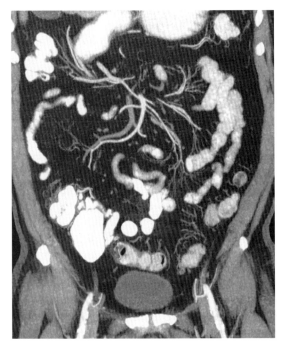

▲ 图 5-1 阳性造影剂显影

肠腔内的阳性造影剂可使肠腔扩张，有助于区分肠塌陷与肿块、腺病、脓肿。该患者肥胖，肠系膜血管显示清晰

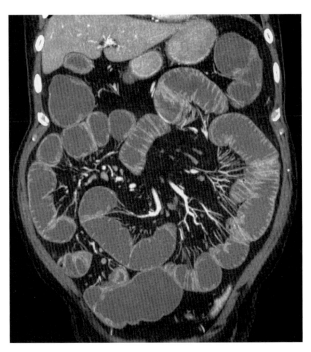

▲ 图 5-2 中性造影剂显影

中性造影剂不仅可扩张腔，还更易于评估肠壁强化和肠系膜血管

Princeton，NJ）和甘露醇或聚乙二醇的水溶液。对上消化道，特别是胃和十二指肠，水可以作为一种有效的中性造影剂。然而，因在达到远端回肠前通常被吸收，其对于扩张远端肠管效果较差。

在进行 CT 血管造影时，这些中性造影剂也有助于肝、胆、胰恶性肿瘤的分期和术前评估。不管选择何种造影剂，保持空肠显影和（或）扩肠管扩张仍具有挑战。与标准的小肠造影不同，CT 前无法获得近段图像，因此无法确定与小肠近端显影和扩张有关的最佳扫描时间。

（三）气体造影剂

胃气体充盈是评估黏膜和胃壁疾病的重要条件，气体造影剂已成功用于上消化道恶性肿瘤的 CT 诊断和分期[12-14]。

CT 结肠检查中，应经直肠注入空气或二氧化碳（图 5-3）。结肠充分的气态扩张对于解读图像非常重要，因为病变可能在结肠的塌陷段中被遮蔽[15-19]。第 53 章对此技术进行完整讨论。

二、血管显影

血管显影对于完整评估胃肠道炎症、传染性疾病、肿瘤、血管和创伤性疾病必不可少。但造影剂并不能在所有的临床情况下使用（如在肾功能不佳或静脉通路不良的情况下无法使用）。对于一般病例的诊断，可按 3ml/s 速率注射 100～150ml（视浓度而定）非离子型造影剂。如要进行 CT 血管造影或通过其他 3D 技术进行检查，注射速率可提高至 5ml/s。对许多部位的检查可使用某种形式的团状追踪作为一种方法，根据动脉显影程度来确定扫描的时间。

MDCT 的优点之一是可以通过单一对比获得多个数据集。腹部和盆腔成像通常的成像时间，动脉早期为 20s；动脉晚期（肠期）为 40s；门静脉期为 70～90s；平衡期为 210s；延迟期为 15～20min。

对于一般的腹部检查，在门静脉期可获得足够的扫描。在评估肠道活力、寻找消化道出血源、评估肝硬化肝、寻找富血供转移灶时，非对比扫描与肝动脉和门静脉期扫描都是非常有用的。CT 血管造影时，应在动脉期的早期进行扫描。动脉晚期

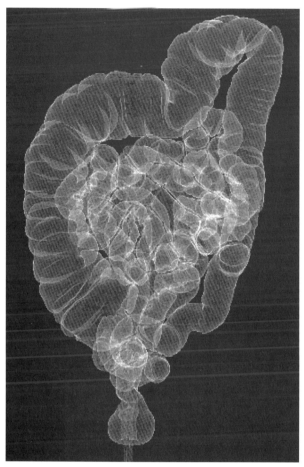

▲ 图5-3　气体造影剂
肠腔扩张是CT结肠造影的重要表现

（肠期）可用于评价克罗恩病的活动性。

三、正常肠壁

　　几乎所有显著肠壁病理改变都会导致肠壁增厚，而肠壁增厚往往伴随着水肿、出血、肿瘤、脂肪或气体引起的肠壁密度变化。肠道CT检查时，最常见的两个缺陷：①将不充分扩张的肠襻与病理性增厚相混淆；②将卷曲肠襻误认为是腹部肿块。前文中介绍了使管腔扩张技术。

（一）食管

　　成人平均食管长度为23～25cm。扩张状态下，食管壁厚度为3mm（图5-4）。当食管不扩张时，壁厚通常为5～7mm。当管腔闭合时（常见状态），很难鉴别弥漫性甚至局灶性食管疾病。此外，裂孔

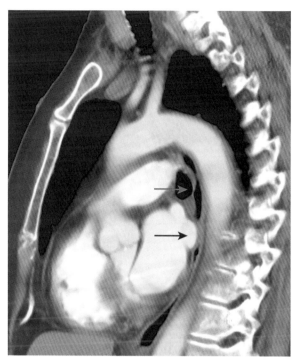

▲ 图5-4　正常食管
胸部矢状位重建图像中，正常食管表现为薄壁管状结构，位于左主支气管（红箭）及左心耳（黑箭）后部

疝多表现为局灶性食管壁增厚。颈部食管位于中线气管后方。由于颈部间隙有限，其通常会凸出至气管后侧。

　　在胸廓入口水平，食管向中线左侧走行，然后在胸中部与左主干支气管和左心房心包毗邻。远端食管进入膈肌的食管裂孔时，其位于降主动脉前方，中线左侧。正常情况下，主动脉、脊柱、食管之间存在类似三角形的脂肪组织，胸段食管不应缩进气管。在浸润性食管癌患者中，食管肿瘤沿其后部延伸至气管侧。更重要的是，侵袭性食管癌脂肪三角区消失。

　　造影检查显示食管壁强化均匀，无壁分层。

（二）胃

　　胃在功能上和解剖学上都是动态的器官，影像表现取决于胃腔扩张的程度和胃的位置（图5-5）。对于扩张良好、非胃底和体部胃组织，胃壁厚度可达5mm[20]。而胃窦壁厚受解剖和功能因素影响，厚度通常比胃的其他部位更厚。胃平滑肌，特别是环形层，与胃近端部分相比，胃窦的厚度和密度更

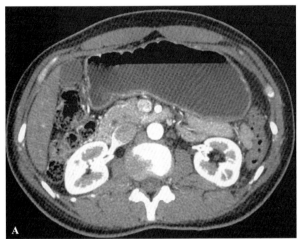

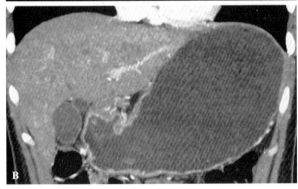

▲ 图 5-5 正常胃

轴位（A）和冠状位（B）重建图像显示胃壁薄。通常情况下，胃窦比近端胃稍厚

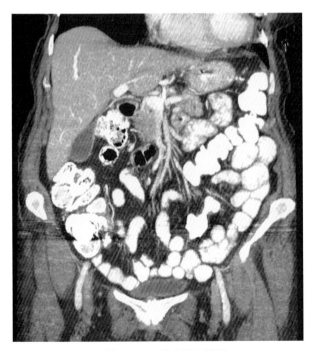

▲ 图 5-6 正常小肠和结肠

冠状位重建图像显示小肠和结肠扩张良好，对比度良好。腔内高密度影限制了对肠壁增强的评估

大。X 线检查可见胃窦呈周期性同心和偏心收缩，胃壁明显增厚。

正常胃被中性造影剂扩张后，黏膜可见增强，黏膜下和固有肌层表现为较低密度。多达 25% 的患者在增强 MDCT 检查中表现为胃窦黏膜下线样低密度或壁分层。部分原因可能是黏膜下脂肪沉积。

（三）小肠

正常小肠长约 7m，由 15～23cm 的根部悬挂，从 Treitz 韧带的水平一直延伸至回盲瓣水平。与常规小肠钡餐造影一样，空肠内的瓣膜凹陷多于回肠。用阳性、中性或空气造影剂（图 5-6）使管腔扩张良好时，正常小肠壁厚 1～2mm。闭合时，正常肠壁厚度在 2～3mm。

正常小肠壁在肠期（注射造影剂约 40s 后）强化程度最高[21]。该检查在评估肠壁强化时没有考虑小肠的位置。一些研究人员认为此为克罗恩病患者扫描的理想时间。另有研究人员在注射造影剂后进行定时 MR 扫描，发现正常小肠与活动性炎症性小肠克罗恩病的差异发生在稍晚些时候，甚至在注射造影剂后数分钟[22]。此外，有研究表明，注射造影剂后 40s 与 70s 时克罗恩病的 CT 表现无显著差异[23]。

无论如何，小肠闭合段肠壁比扩张段肠壁密度更大。另外，由于十二指肠的皱襞比空肠多，空肠的皱襞比回肠多，因此十二指肠强化程度比空肠高，空肠强化程度比回肠高[24]。由于闭合的小肠襻密度高，类似于炎症性肠襻，应考虑传染性小肠疾病的继发征象（如分层强化模式、累及直肠血管、肠系膜脂肪增生、淋巴结肿大），见第 41 章。

（四）结肠

MDCT 图像中结肠壁的厚度取决于肠管扩张程度。粪便含量、液体成分、结肠冗长和肌肉肥大（肌软骨病），均可使准确测定真正的结肠壁厚度变得困难。适当扩张下，正常结肠壁厚度（图 5-6）通常小于 4mm。通常情况下，正常壁密度均匀。随着肥胖症越来越普遍，黏膜下脂肪在整个肠道内被认为是正常的，在结肠中尤其如此。

四、肠壁病理改变

（一）MDCT 如何进行肠道检查

利用 MDCT 薄层（1～2mm）重建技术，可在多个平面上进行重建。在 X 线摄影中，小肠影像学检查必须采用正交相。我们发现，轴位和冠状位是最实用的，偶尔也会用到矢状位重建图像，尤其是作为肠系膜动脉闭塞（缺血性肠）检查的一个重要部分。如无正交相，可能无法充分评估肠段。此外，在克罗恩病患者中，可能无法确定狭窄和瘘管。此外，外科医师和消化科医师更习惯在冠状位观察小肠。

当 MDCT 检查肠道时，特别是小肠检查时，在工作站上从上至下、从前至后的例行滚动图像，可使放射科医师能够连续追踪空肠至回肠的肠襻。同时，以这种方式观察图像，可根据需要改变窗宽、窗位，发现肠壁异常，区分小肠与肠系膜病变。观察肠道狭窄时，常用类似于肝脏检查的窗宽、窗位，可发现富血供小肠肿瘤、肠壁血管异常（动静脉畸形和 Dieulafo 病变），以及在活动性克罗恩病变中发现的壁高强化。评估小肠后，将肠系膜窗宽改为软组织窗，有助于识别肠系膜异常，而窄窗宽可能会漏掉这一点。虽然这种动态观察的技术要求较高，但一旦熟练掌握了工作站的操作就可以快速、高效地进行检查。

（二）肠道异常评估

胃肠道疾病的病理特征为肠壁增厚。在评估肠道异常时，应仔细分析以下特征：肠壁密度和强化模式（表 5-1）、壁增厚程度（表 5-2）、肠壁增厚对称性（表 5-3）、病变长度（表 5-4）。Wittenberg 和同事提出了 MDCT 显示异常肠壁的分类系统（图 5-7）[25]；无论强化模式、肠壁增厚的对称性和病变段的长度，肠壁越厚就越有可能出现肿瘤。作为一个很好的经验法则，已有研究证实肠壁增厚≤1.5cm 时病变为炎症的可能性更大，肠壁增厚＞1.5cm 时则倾向于肿瘤，但肠壁厚度在 1～2cm 时病变类别存在重叠。此外，肿瘤性疾病往往导致不对称壁增厚，该规则适用于 90% 以上的病例[26]。

1."白"增强模式

当病变肠段在同一扫描层面显示增强程度等于或高于静脉显影时，提示异常增强（图 5-8A）。高度壁内造影剂增强可能与炎症、血管扩张和（或）壁内血管损伤伴造影剂间质渗漏有关。这种增强模式通常见于急性炎症和传染性肠病患者，反映了急性炎症和感染患者的充血和富血管状态。

发生血管疾病（如休克）时，肠也可表现为高密度。血管通透性增加伴随低灌注。灌注速度减慢可导致造影剂分子间质渗漏。肠缺血患者静脉引流延迟和血管通透性改变也是导致这一征象的原因。

在非增强扫描中，壁内出血肠壁呈高密度（图 5-8B）。

表 5-1　增强模式

均质
- 常见
  - 黏膜下出血
  - 淋巴瘤
  - 小腺癌
- 罕见
  - 肠梗死
  - 与残余流体有关的缺陷
  - 慢性克罗恩病
  - 慢性放射损伤

不均质
- 分层密度
  - 常见
    - 缺血
    - 感染小肠结肠炎
    - 克罗恩病，溃疡性结肠炎
    - 血管炎、狼疮、过敏性紫癜性紫癜
    - 辐射
    - 与肝硬化或低蛋白状态有关的肠水肿
    - 血管紧张素转换酶抑制药引起的血管水肿
  - 罕见
    - 浸润性硬化癌（通常是胃或直肠）
    - 残余流体和造影剂
    - 黏膜下脂肪沉积
    - 积气
- 混合密度，常见的
  - 大腺癌
  - 胃肠道间质瘤
  - 黏液腺癌

改编自 Macari M, Balthazar EJ: CT of bowel wall: Significance and pitfalls of interpretation. AJR 176: 1105–1116, 2001; Appendix 1, p 1115

表 5-2 肠壁增厚程度

轻度增厚（< 2cm）
- 常见
  - 感染小肠结肠炎
  - 溃疡性结肠炎
  - 克罗恩病
  - 放射性损伤
  - 缺血（一般 < 1cm）
  - 肝硬化肠水肿
  - 黏膜下出血（一般 > 1cm）
  - 血管紧张素转换酶抑制药致血管水肿
- 罕见
  - 腺癌
  - 淋巴瘤

明显增厚（> 2cm）
- 常见
  - 腺癌、胃肠道间质瘤、转移瘤、淋巴瘤
  - 严重结肠炎
  - 系统性红斑狼疮
- 罕见
  - 克罗恩病、肺结核、组织胞浆菌病、巨细胞病毒
  - 黏膜下出血

改编自 Macari M, Balthazar EJ：CT of bowel wall：Significance and pitfalls of interpretation. AJR 176：1105–1116, 2001；Appendix 2, p 1116；and Macari M, Chandarana H, Balthazar E, Babb J：Intestinal ischemia vs intramural hemorrhage：CT evaluation. AJR 180：177–184, 2003

表 5-3 肠壁增厚对称性

对称性
- 小肠和大肠感染
- 溃疡性结肠炎
- 克罗恩病
- 放射性损伤
- 缺血
- 肝硬化性肠水肿
- 淋巴瘤
- 黏膜下出血

非对称性
- 腺癌（壁或肠内）
- 胃肠道间质瘤（肠外）
- 类癌（壁或肠内）
- 转移性疾病（壁或肠内）
- 淋巴瘤（既可以是对称的，也可以是不对称的）

改编自 Macari M, Balthazar EJ：CT of bowel wall：Significance and pitfalls of interpretation. AJR 176：1105–1116, 2001；Appendix 3, p 1116

表 5-4 壁厚长度

局灶性（< 10cm）
- 常见
  - 憩室炎、阑尾炎
  - 腺癌
- 罕见
  - 淋巴瘤
  - 结核
  - 克罗恩病

节段性（10~30cm）
- 常见
  - 淋巴瘤
  - 克罗恩病
  - 传染性回肠炎
  - 放射性
  - 黏膜下出血（< 15 cm, > 1cm 与缺血相关）
  - 缺血（> 30 cm, < 1cm 与出血相关）
- 罕见
  - 系统性红斑狼疮

弥漫性
- 常见
  - 溃疡性结肠炎
  - 传染性小肠结肠炎
  - 低蛋白与肝硬化相关性水肿
  - 系统性红斑狼疮
- 罕见
  - 缺血

改编自 Macari M, Balthazar EJ：CT of bowel wall：Significance and pitfalls of interpretation. AJR 176：1105–1116, 2001；Appendix 4, p 1116；and, Macari M, Chandarana H, Balthazar E, Babb J：Intestinal ischemia vs intramural hemorrhage：CT evaluation. AJR 180：177–184, 2003

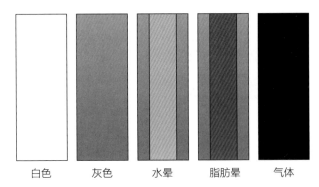

白色　　灰色　　水晕　　脂肪晕　　气体

▲ 图 5-7　胃肠道壁增厚分类

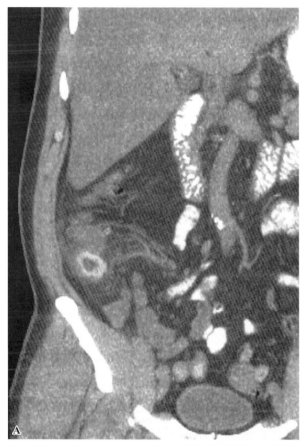

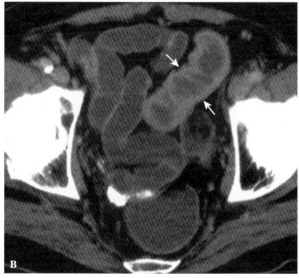

▲ 图 5-8 　"白"增强模式

A. 冠状位重建显示活动性克罗恩病所致回肠远端环呈均匀、高增强，在炎症肠襻周围有不成比例的脂肪滞留。应注意被包绕的直肠血管。该模式可出现于急性炎症性肠病和肠休克患者中。
B. 在未增强扫描时，可见高密度肠壁（箭）伴壁内出血。该系统性红斑狼疮患者回肠段增厚

2. "灰"增强模式

在这种模式下，与强化的肌肉相比，增厚的肠壁几乎没有增强，呈均匀密度（图 5-9）。只有当血管内造影剂充足时，才能出现这种模式。在肠壁增厚段强化最小，壁分层消失，应怀疑恶性肿瘤。

胃肠道腺癌是肠内病变，除局部坏死区域外，通常呈均匀增强。淋巴瘤也是肠内病变，多数患者肠壁增厚程度大，且一般比腺癌更对称，密度也均匀。胃肠道间质瘤和转移灶为肠外病变（肿块的中心位于肠壁和腔外），常引起壁增厚，但密度大多不均匀，且常可见溃疡。

在克罗恩病患者中，出现增厚且无增强的肠段提示纤维性狭窄。然而，纤维性狭窄几乎总是与炎症某种程度有关，在这种情况下往往会出现某种程度的分层高强化（见第 41 章）。

3. 水晕模式

水晕模式通常出现在活动性感染、炎症、胃肠道缺血性疾病患者中（图 5-10）。轴位图像上，肠呈靶心或靶心状。增强的中央高密度黏膜层被水样密度的黏膜下层包绕，而水样密度黏膜下层又被较高密度的固有肌层包绕。

4. 脂肪晕模式

肠黏膜下层脂肪可表现出脂肪晕（图 5-11），其密度低于水晕。该现象出现于小肠和结肠。慢性

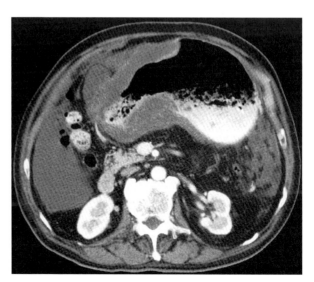

▲ 图 5-9 　"灰"增强模式

胃腺癌胃窦壁增厚呈均匀、灰白色强化，恶性肿瘤通常不表现为壁分层

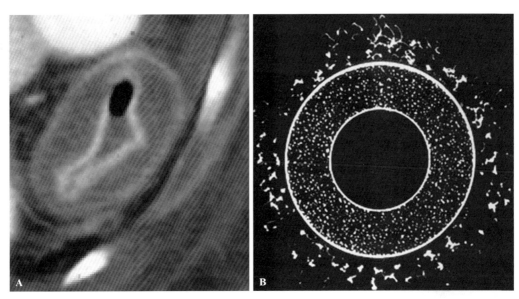

▲ 图 5-10 水晕模式

A. 巨细胞病毒结肠炎患者，降结肠轴位 CT 图像。B. 相应的线条图，典型的急性传染性疾病、炎症及缺血性结肠炎具有靶模式壁分层。黏膜下水肿所致的低密度环包绕一个增强黏膜的内环，而该环又被增强的固有肌所包绕

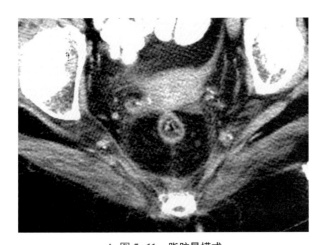

▲ 图 5-11 脂肪晕模式

慢性溃疡性结肠炎患者，脂肪存在于黏膜下层，直肠腔狭窄，由于脂肪沉积，骶前间隙增大

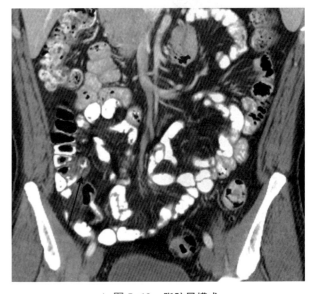

▲ 图 5-12 脂肪晕模式

非肥胖患者［体重指数（BMI）= 23.73］，未服用类固醇，无克罗恩病，回肠末端黏膜下层有脂肪（箭）

结肠克罗恩病和溃疡性结肠炎患者，黏膜下脂肪沉积在胃、十二指肠、小肠、结肠常见，良性病变通常见于肥胖个体中[27, 28]。这一现象也可出现在并不特别肥胖的患者中（图 5-12）。黏膜下脂肪快速积聚亦有报道，其可发生在因淋巴增生性和骨髓增生性疾病以及移植物抗宿主病而进行细胞还原手术的患者中。

5. "黑"增强模式

肠气肿通常被认为是急性损伤（缺血、传染性或创伤性）征象（图 5-13）。任何导致黏膜完整性破坏的疾病都可产生壁内气体。存在壁内气体时应警惕腹部严重病变。在患有囊样肠炎、硬皮病或其他结缔组织疾病的患者中，其可看作是一个良性过程，削弱了肠壁完整性和肠管背景（图 5-14）。

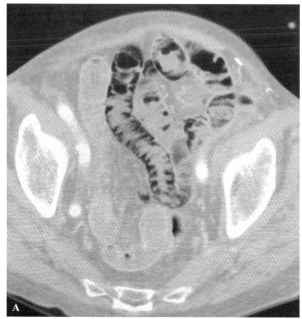

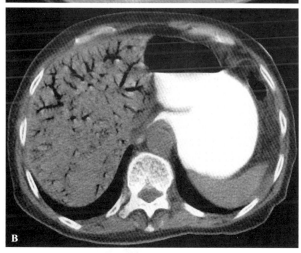

▲ 图 5-13 "黑"增强模式
A. 盆腔扫描(使用肺窗)显示壁内气体，回肠段缺血性坏死。B. 肝脏 CT 扫描可见广泛门静脉气体

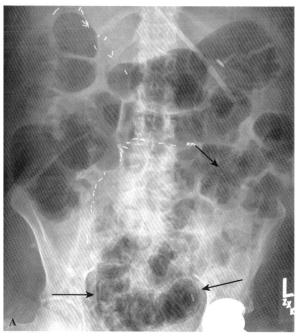

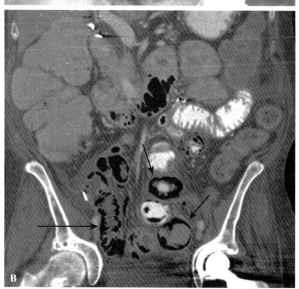

▲ 图 5-14 "黑"增强模式
空肠置管营养后 1 天，腹部 X 线平扫（A）及 MDCT（B）显示小肠多环壁内气体（箭）

必须警惕小的壁上气体聚集，避免与伪影混淆。气泡可黏附在肠管腔粘连部分的黏膜上，靠近肠壁，而不会上升至非粘连的肠腔，靠近肠壁。此外，在一些有黏性肠道分泌物的患者中，气体可能会在管腔周围移位。有时很难与气肿区分。仔细检查气体的位置及其与肠壁的关系，宽窗位（类似于肺窗）扫描有助于观察。气肿应被小肠壁包绕。结肠中的气泡也可能会夹在排泄物碎片和黏膜中，与小肠气泡相似。

五、肠系膜和网膜脂肪疾病

仔细评估肠道周围腹膜下间隙脂肪的密度、血管分布和淋巴结，可获得有关邻近肠段疾病的重要信息。腹腔肠系膜可分为 6 种，如小肠肠系膜、横结肠肠系膜、乙状结肠肠系膜、升结肠肠系膜、降结肠肠系膜和阑尾系膜。网膜可分为 2 种，如小网膜和大网膜。缺血性、传染性、炎症性、创伤性和恶性疾病均可能与之相关。

（一）血管

当肠段增厚由充盈的血管（肠系膜边界的直肠血管）供应时，这种疾病最有可能是传染性或炎症性的（图 5-15）。小肠壁增厚见于克罗恩病和淋巴瘤。如果直肠病变受累节段的血管充血（梳状征），则最有可能为克罗恩病。同样，在乙状结肠壁增厚的患者中，直肠血管充血（毛毛虫征）的存在更有可能为憩室炎而非结肠癌。

（二）浆膜和腹膜下脂肪密度

比较异常肠段周围脂肪中软组织堆积程度及其相关的壁厚是诊断急腹症的重要线索。炎症状态，如阑尾炎、憩室炎、网膜附件炎和网膜梗死与不成比例的脂肪滞留有关（图 5-16）。换言之，脂肪滞留量的诊断作用大于壁增厚程度[29]。在小肠梗阻的患者中，供应梗阻段直肠的血管充血可在肠襻梗阻和静脉损害患者中出现。

在克罗恩病患者中，肠系膜脂肪渗出很常见。这种异常的脂肪通常可见明显的淋巴结和直肠血管充血（见第 38 章），并导致肠襻分离。小肠类癌在肠系膜脂肪中可引起强烈的促结缔组织增生反应。在典型病例中，肠系膜有一个增强的中央软组织肿块。在肠系膜根部可见放射状辐条影从肿块向周围延伸，向外延伸至小肠，使小肠壁增厚，并在 CT 上形成收缩性外观（图 5-15）。

肿瘤还可引起邻近肠系膜或网膜的腹膜下脂肪变化。与炎症性和传染性病变相比，肿瘤侵入结肠周脂肪形成更清晰和更厚的致密链。棘状密度与肿瘤通过浆膜延伸至肠周脂肪的病理表现相关。

（三）淋巴结

肠系膜和网膜淋巴结的评估是评估异常肠道疾病的重要部分（图 5-17）。肠系膜淋巴结短轴＞ 5mm 时为增大[30]，可因感染、炎症和肿瘤引起（图 5-18）。

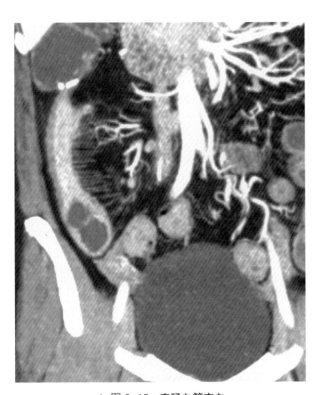

▲ 图 5-15 直肠血管充血
克罗恩病患者肠系膜血管扩张充血（梳状征）。与恶性肿瘤相比，传染性和炎症性小肠结肠炎往往可见更多血管

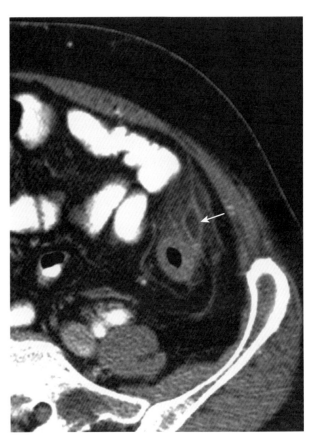

▲ 图 5-16 不成比例的脂肪沉积：网膜附件炎
在降结肠轻度增厚的部位附近有炎症性缺血性网膜附件（箭）。应注意附近脂肪的沉积

一般来说，当淋巴结的大小不成比例地增大，大于肠系膜或网膜炎症反应时淋巴结的大小，提示恶性肿瘤；另一个重要的考虑因素为淋巴结的数量和位置[31]。

对于乙状结肠壁增厚的患者，常见的临床难题为鉴别结肠癌与憩室炎。癌症患者乙状结肠系膜常有大的淋巴结和较大程度的壁增厚，并倾向于有急性、不规则、偏心的边缘。发生憩室炎时，有不成比例的脂肪束缚，且累及时间较长，淋巴结通常为正常大小。

克罗恩病患者肠系膜内靠近受累肠段的肠系膜常出现增大的肠系膜淋巴结（有时短轴即可达1.5～2cm，但通常短轴＜1.5cm）。当发现克罗恩病患者淋巴结短轴＞2cm时，放射科医师必须仔细检查邻近的肠壁是否有可能并发腺癌或淋巴瘤［如果患者长期接受抗肿瘤坏死因子（TNF）治疗］。胃肠道感染和肠系膜腺炎通常也会出现轻度淋巴结肿大。然而，这些病例并不像淋巴瘤患者那样令人印象深刻。

淋巴结密度减低也有助于鉴别诊断。在患有口疮和巨大腔淋巴结综合征的患者中可以看到含脂肪淋巴结。如低密度淋巴结显示边缘增强或钙化，则应考虑感染，如结核、其他分枝杆菌感染和组织增生。结肠黏液性肿瘤也表现出低密度转移淋巴结。在获得性免疫缺陷综合征（AIDS）患者中，高密度淋巴结提示诊断为 Kaposi 肉瘤。

胃癌、小肠癌、结肠癌可能只浸润淋巴结，而不一定导致淋巴结肿大。因此，在胃肠道恶性肿瘤附近出现任何正常大小的淋巴结，尤其是 3 个及以上淋巴结时，应考虑转移可能。与类癌相关的局部淋巴结可出现钙化。

（四）钙化

网膜和肠系膜钙化可出现在腹部和盆腔多种良恶性疾病中。类癌通常表现为肠系膜钙化肿块，与邻近小肠系膜有关（图 5-18）。这些肿瘤分泌血管活性肽，可引起局部促结缔组织增生反应，肠系膜粘连，相邻的襻曲和壁增厚。硬化性肠系膜炎通常出现肠系膜根部成簇、密集钙化灶（图 5-19）。很难区分硬化性肠系膜炎与类癌，但一般来说，硬化

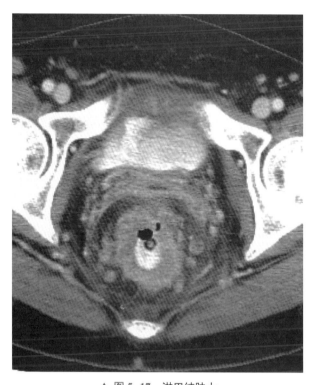

▲ 图 5-17 淋巴结肿大

腺癌引起直肠壁增厚，直肠系膜脂肪中可发现肿大的淋巴结。淋巴结肿大程度提示恶性病变，而非引起肠壁增厚的良性病变

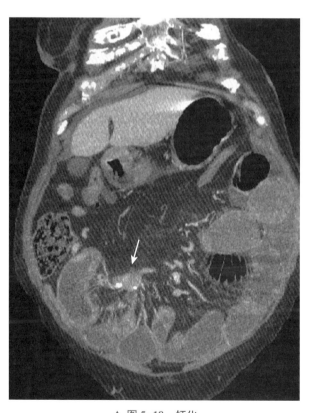

▲ 图 5-18 钙化

回肠肠系膜钙化，伴阻塞性回肠类癌（箭）。应注意肿瘤分泌血管活性肽引起的结缔组织增生，肠系膜粘连

性肠系膜炎的钙化更加密集和成簇。活检往往是目前鉴别诊断的唯一途径。肠系膜和网膜钙化灶也可见于卵巢黏液性转移瘤和胃肠道肿瘤患者。此外，一些淋巴结钙化常表现为边缘钙化，通常原因不明，但其中大多数为良性。

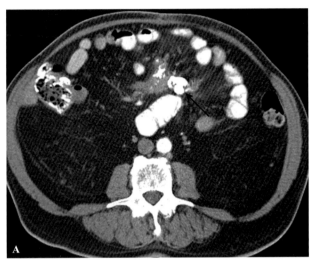

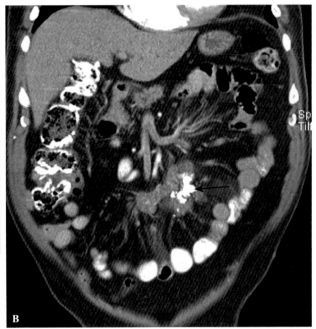

▲ 图 5-19　钙化

轴位（A）及冠状位（B）MDCT 显示硬化性肠系膜炎产生的肠系膜软组织肿块内肠系膜钙化。虽然与类癌相比，钙化常更集中和密集（箭），但只有依靠活检才能确诊

第 6 章　空腔脏器磁共振成像

Magnetic Resonance Imaging of the Hollow Viscera

Russell N. Low **著**

魏义圆 **译**　李 英 **校**

利用 MRI 技术固有的卓越软组织对比度，胃肠道 MRI 可为炎症性、传染性、缺血性肠病和胃肠道恶性肿瘤等疾病提供高质量的影像资料。将快速成像脉冲序列与腔内和静脉（IV）造影剂相结合，MRI 可显示正常肠壁和病变肠壁，以及邻近肠系膜、腹膜和大网膜的炎症和肿瘤样改变[1-5]。

胃肠道成像的进一步优化是当前 MRI 技术面临的重大挑战。在过去，由于成像速度较慢，需数分钟才能完成 MR 脉冲序列图像采集，且胃肠蠕动和呼吸运动均可导致图像质量下降。随着高场强 MRI 硬件和软件的成熟，在数秒钟内即可完成快速 MRI 扫描。且屏气预控和动态屏气、腹部和盆腔对比增强 MRI，有利于获得良好的图像质量。

细胞外静脉 MR 造影剂价格相对较低，且在评估腹部疾病方面具有长效、安全的优点。腔内造影剂可以使用非处方药（OTC）或口服造影剂。

一、胃肠道磁共振成像技术

胃肠道 MRI 通过快速屏气采集使运动伪影最小化。每个设备制造商都有可用于优化胃肠道 MRI 的脉冲序列。虽然它们的缩写词不同，但所有主要制造商的 MRI 设备上都有相似的脉冲序列和图像类型。然而，不同制造商有其特定的脉冲序列参数。

为全面评估胃肠道，可在轴位和冠状位使用屏气、单次激发（SS）快速采集和弛豫增强（RARE）成像[1-3]。该脉冲序列有多种不同的缩写词，包括单次激发快速自旋回波（SSFSE）、单次激发快速自旋回波（SSTSE）和半傅里叶采集单次激发快速自旋回波（HASTE）序列。这些单层图像的采集与呼吸无关，因此这些序列对呼吸或胃肠蠕动不敏感，可用于 T_2' 加权图像采集和整体腹部和盆腔检查。水溶性腔内造影剂显示高信号，肠壁表现为围绕肠内容物的薄的中等强度信号线。当肠壁厚＞ 3mm 时，在单次激发 RARE 图像上可见肠壁增厚。在非脂肪抑制情况下，可获得单次激发图像。

未增强 T_1 加权图像可显示解剖结构。同时采集正相位及反相位，可获得 2D 或 3D 扰相梯度回波 T_1 序列图像。新的 Dixon T_1 序列将 Dixon 脂水分离技术应用于 3D 梯度回波图像，在一次屏气中即可获得正相位、反相位、脂相和水相的图像。Dixon 水相提供抑脂前对比图像，可以与动态增强图像比较，以评估炎症或恶性肠壁强化。根据供应商的不同，已知的 Dixon 序列的首字母缩写为 LAVA-Flex、m-Dixon 和 2-point Dixon。

脂肪抑制、T_2 加权、快速自旋回波（FSE）序列图像可用于区分肠壁水肿与纤维化，且有助于区分慢性纤维化狭窄引起的肠壁增厚与急性炎症过程的肠壁增厚。急性炎症性狭窄的肠壁增厚表现为中高信号，而慢性纤维化狭窄的肠壁增厚表现为低信号。可通过屏气或呼吸触发获得脂肪抑制 T_2 加权图像。

扩散加权成像（DWI）采用快速、单次回波平面序列，对水质子的微观运动非常敏感。许多良恶性疾病以扩散受限为特征，在 DWI 上表现为信号改变区。DWI 已逐渐成为 MRI 检查中不可或缺的一部分，且在胃肠道成像中必不可少。DWI 序列可在屏气或自由呼吸期间获得，也可以与呼吸触发相结合。对于胃肠道成像，b 值取 400～500s/mm²，可在适当的扩散加权和合理的解剖细节显示之间获得较好的平衡。更高 b 值将增加扩散加权，但牺牲了图像的信噪比（SNR）和解剖细节。DWI 图像以高目标背景信号为特征，因此与相对抑制的背景组织和腔内容物相比，病变肠组织表现出高对比度和显著性。

扩散加权图像可显示为一幅数量级图像，扩散信号和 T₂ 穿透效应相结合，也可显示为表观扩散系数（ADC）图。在 ADC 图上，去除图像信号的 T₂ 分量，以便仅显示真正受限扩散的区域。定量测量图像中的 ADC 值，需要通过 2 个及以上不同 b 值扫描。推荐 3 个 b 值，分别为 20s/mm²、500s/mm² 和 800s/mm²。ADC 值的定量测量可能有助于诊断胃肠道肿瘤及监测肿瘤对治疗的反应。

另一种常用的胃肠道成像序列为平衡稳态自由进动（b-SSFP）序列[6]。图像对比度由 T₂* 和 T₁ 特性决定，很大程度上取决于重复时间（TR）。这种采集的速度和相对运动的不敏感是胃肠道成像的特征。在 b-SSFP 图像上，水溶性腔内造影剂、血液、胆汁、腹水和尿液均表现为高信号。

该脉冲序列的缩写词包括平衡快速场回波（b-TFE）、采用稳态采集快速成像（FIESTA）及真稳态进动快速成像（真 FISP）。b-SSFP 图像可良好显示管腔信号均匀性和正常肠壁、病变肠壁。与 3D 梯度回波图像相比，b-SSFP 图像对运动伪影的敏感性较低，但对化学位移和极化伪影的敏感性较高。

静脉注射钆造影剂后，通过腹部和盆腔获得两组轴位脂肪抑制梯度回波 MR 图像[4]。其中一组可采用 2D 或 3D 梯度回波成像。2D 梯度回波图像常用 8～10mm 层厚，通常比 3D 梯度回波图像更清晰，对比度范围更大。3D 图像具有更薄的层厚，可提供更有效的腹部和盆腔范围。3D 图像的典型层厚是 4mm。一些 3D 采集结合了固定或可变的层面重叠。新的 3D Dixon 序列可用于动态造影后的成像。Dixon 水成像提供了非常均匀的脂肪抑制，具有更高的信噪比，且可减少伪影。

水溶性腔内造影剂在脂肪抑制、钆增强（GE）MR 图像上表现为低信号。肠壁显示为环绕肠腔的环或线。正常肠壁厚度为 3mm 及以下。正常肠壁

钆增强程度等于或低于肝实质。异常肠壁增厚或增强可作为炎症性或肿瘤性肠病的征象。

优化的 GE MR 图像的重要特征包括：脂肪抑制、图像均匀性、高 n 平面分辨率和屏气成像。在实践中，可将轴位动态 3D 梯度回波成像与冠状位和矢状位 3D GE 成像以及延迟 2D 梯度回波成像相结合。延迟的 2D 梯度回波图像常用于显示肠壁疾病和邻近腹膜疾病，图像清晰度和对比度非常好。2D 图像也不易受到呼吸伪影的影响，这在检查结束时更常见。

胃肠道 MR 检查可在 20～25min 完成。具体成像参数见表 6-1。

二、线圈选择

线圈的选择取决于特定 MR 扫描仪表面线圈的可用性。专用的表面线圈具有更大的解剖覆盖面积。在腹部和盆腔影像学检查中，经常需要在颅侧方向进行直径 48cm 范围的覆盖。现有的表面线圈可提供这种广泛的覆盖，满足腹部和盆腔联合成像。使用专用表面线圈时，应注意不要牺牲图像的均匀性。当检查胃肠道或腹膜微小病变时，不均匀的图像会影响诊断。为最大限度地提高图像的均匀性，需要采用某种形式的强度校正算法。此外，相控阵表面线圈与并行成像相结合，可提供最佳图像信号和采集速度。

三、患者准备及腔内造影剂

（一）造影剂

患者在 MRI 检查前 4h 内禁食、禁水，且在检查前需常规灌肠。如需进行更彻底的肠道清洁，则要求患者除在检查前 4h 内禁食、禁水外，从 MRI 检查前 12h 开始只进流食，并在检查前一天晚间口服双乙酰片（4 片）。

腔内造影剂的使用是胃肠道 MRI 检查方案的重要组成部分[4, 7-16]。口服或经直肠注入造影剂，可扩张胃、小肠和结肠，提高对肠壁炎症或肿瘤性病变的显示。肠壁皱缩易掩盖轻微增厚的肠壁。不完

表 6-1 胃肠 MR 成像方案

序列	SSFSE	T₁ GE	T₂ SSFSE	DWI	Gad 3D GE	Gad 3D GE	Gad 3D GE	延迟 2D GE
	平扫							
解剖	冠状位	轴位	轴位	轴位	轴位	冠状位	矢状位	轴位
相控阵表面线圈	A&P	A&P	A&P	A&P	A&P	A&P	A&P	A&P
扫描时间（s）	0.12	0.22	0.24	0.24	0.24	0.24	0.24	0.22
FOV（cm）	44	38	38	38	38	44	44	38
FOV 相	0.6	0.8	0.8	1	0.8	1	0.8	0.8
TR（ms）	Min	172	Min	3750	4	4.4	4.4	100
TE（ms）	80	4.4/2.2	90	Min	1.7	1.7	1.7	Min full
矩阵	352×224	320×224	320×224	192×224	320×256	320×224	320×224	256×192
激励次数	2	1	1	2	1	1	1	1
层厚（mm）	8	4	8	8	4	4.4	4	8
重叠	—	2	—	—	2	2.2	2.2	—
翻转角（°）	90	80	90	90	12	12	12	70
ASSET	2	2	2	2	2	2	2	2
脂肪抑制	无	无	有	SPIR	有	有	有	有
b 值（s/mm²）	—	—	—	20 500	—	—	—	—
ETL	—	—	—	Pure 3 in 1	—	—	—	—
BW	83.3	83.3	83.3	—	125	125	83.3	31.25
Options	Pure	Pure	Pure	Pure	Pure	Pure	Pure	Pure, ZIP 512

A&P. 前 & 后；ASSET. 阵列空间敏感度编码技术；BW. 带宽；DWI. 扩散加权成像；ETL. 回波链长度；FOV. 视野；Gad. 钆；GE. 梯度回波；Min. 最小值；Min full. 最小满负荷；SSFSE. 单次激发快速自旋回波；TE. 回波时间；TR. 重复时间；SPIP. 反演恢复预饱和和光谱

全扩张的肠壁可出现与肠壁明显增厚类似的表现，当肠腔充分扩张时该表现消失。此外，肠管的良好扩张可为邻近腹膜、浆膜或网膜肿瘤的显示提供助力。

根据经验，双相腔内造影剂为胃肠道成像的最佳选择（图 6-1）。水是典型的双相腔内造影剂，T_2 加权图像呈高信号，T_1 加权图像呈低信号。脂肪抑制序列、钆增强（GE）T_1 加权扰相梯度回波（SGE）图像中，水溶性造影剂的信号强度较低。这使得正常肠壁显示为围绕深色肠腔的薄层、线性、轻度增强的结构。水可用作口服造影剂。然而，由于水通过小肠壁吸收，其作为 MRI 口服剂常常导致远端小肠无法扩张。鉴于此，首选等渗水溶性造影剂，摄取的造影剂将留在肠道。实践中，可使用不同的腔内造影剂进行 MRI 检查，所有造影剂均可在 MRI 图像上产生双相显示；此外，造影剂容易买到且价格相对低廉。市面上其他在售的含铁氧化物和锰的 MRI 造影剂已在前文介绍过，但目前尚未用于实践 [14-16]。

1. 稀释硫酸钡

稀释硫酸钡（Readi-CAT 2, Bracco Diagnostics, Monroe Township, NJ）由 98% 的水、2% 的钡和其他添加剂组成。在 MRI 图像上，稀释硫酸钡呈两相

性，T_1 加权图像为低信号，T_2 加权图像为高信号；常用于腹部和盆腔 CT 扫描。稀硫酸钡滞留在肠道内，对扩张小肠和结肠非常有效。患者于 MRI 检查前 1h 服用 300~400ml 稀释硫酸钡 [4, 5, 7]。稀释硫酸钡可作为一些患者的首选造影剂。

2. 车前草纤维与水混合

这是另一种水溶性造影剂，在 T_1 加权和 T_2 加权图像（图 6-1）上呈两相性 [8, 9]。Metamucil（Proctor & Gamble, Cincinnati）由车前草纤维和橘色香料组成。为一种膳食纤维补充剂，可在市面上购买。其活性成分是木槿皮，一种含有高百分比可溶性纤维的天然植物纤维。因为 Metamucil 是橘子口味的，所以患者通常易于接受，且比稀释硫酸钡的耐受性更好。可将 0.8mg/kg 剂量的 Metamucil 混合在 1~1.5L 水中使用；或将每 8oz（1oz≈28.35ml）水混合半汤匙 Metamucil，让患者在检查前 1h 内喝下 4~5 杯。为改善远端小肠充盈情况，可让患者于 MRI 检查前先在家中喝下 2 杯 Metamucil 溶液。与 Readi-CAT 2 不同，Metamucil 中部分水在小肠中被吸收，并通过肾脏排泄。

3. VoLumen

VoLumen（Bracco Diagnostics）是一种低密度硫酸钡造影剂，专为 MDCT、PET 和 CT 检查设

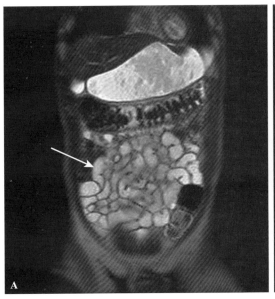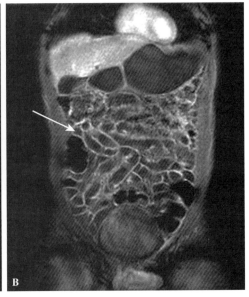

▲ 图 6-1　口服造影剂

口服 1.5L 稀释 Metamucil 造影剂后，获得冠状位单次激发快速自旋回波（SSTSE）序列（A）及钆增强 3D MR 图像（B）。水溶性腔内造影剂在 SSTSE T_2 加权图像上呈高信号（A，箭），在 T_1 加权 3D 梯度回波图像上呈低信号（B，箭）

计，用于标记肠道阴性腔内造影剂。它是一种超低剂量硫酸钡造影剂，其硫酸钡含量仅为常规 CT 口服钡造影剂的 10%。VoLumen 将浓度为 0.1% 的钡与 3% 的山梨醇混合，山梨醇是一种不可吸收的糖醇，可促进肠管扩张，并限制水在小肠段上的吸收。VoLumen 可用于胃肠道 MRI 检查，作用与稀释硫酸钡类似，亦呈两相性。因含山梨醇，理论上 VoLumen 的肠扩张效果更好且肠转运更快。

我不清楚是否存在直接比较。根据个人经验，肠扩张程度与口服造影剂的剂量和时间有关。

4. 2.5% 甘露醇与 2% 刺槐豆胶混合

其被认为是一种有效的等渗水溶性 MRI 口服造影剂[10, 11]。甘露醇 $[C_6H_8(OH)_6]$ 是一种白色、结晶、水溶性、味道微甜的醇，可用作膳食补充剂和营养增甜剂。先将甘露醇装在 500ml 袋中，与水混合成 20% 浓度。将加入 187.5ml 浓度为 20% 的甘露醇充分与水混合，制成 1.5L 浓度为 2.5% 的甘露醇。在甘露醇溶液中加入 3g 刺槐豆胶（2%），以减慢通过肠道的时间。刺槐豆胶，又称角豆胶或洋槐角豆胶，提取自角豆树的种子，可用于制作冰淇淋、乳制品及奶油芝士。据报道，刺槐豆胶可减少口服甘露醇引起的腹泻。患者应于 MRI 检查前 1h 摄入 1.5L 的 2.5% 甘露醇与 2% 刺槐豆胶的混合溶液。可用 2% 酸双酚作为甘露醇的替代品[10]。

5. 直肠水灌肠

水可用来扩张直肠和结肠。通过钡灌肠导管顶端的气囊向肠内注入 500～1000ml 水。缓慢注射有助于最大限度地增加患者所能耐受的液体量。导管尖端的气囊应充满水，以避免气囊内空气产生的伪影。

（二）造影剂给药途径

可口服腔内造影剂，患者在检查前至少 1h 喝下 1～1.5L 造影剂。也可通过鼻空肠管注入造影剂，类似与 CT 和 MR 小肠造影。小肠造影技术具有可控性更强、小肠扩张更稳定等优点，但需要鼻空肠插管[17-19]。口服腔内造影剂适用于依从性好的患者，并可与直肠给药水联合用于同时评估小肠和结肠。

（三）抗胃肠蠕动药

与肠蠕动有关的运动伪影会降低 3D GE 成像增强效果。抗胃肠蠕动药可显著改善图像质量。1mg 胰高血糖素可在注射钆造影剂时经静脉注射。另一种方法是在 MRI 检查开始前静脉给予 0.25mg 硫酸莨菪碱。与胰高血糖素相比，硫酸莨菪碱起效慢，但持续时间长。在欧洲，丁基东莨菪碱（Buscopan）通常用于减少肠蠕动。在给药前，应参考说明书查阅禁忌证。

四、临床应用

（一）炎症性肠病

1. 克罗恩病

MRI 在评价克罗恩病肠壁改变方面具有诸多独特优势[7, 20, 21]。用水溶性造影剂扩张肠腔可显示活动性克罗恩病患者的病变肠壁。通过 MR 图像可评估肠壁厚度、增强程度和强化模式，以及诊断邻近肠系膜炎症。MDCT 在评估肠壁增厚方面同样有效，但其在评估肠壁增强程度方面的作用有限。与 MDCT 相比，GE MRI 肠壁增强程度更明显。这种在 2D 或 3D GE MR 图像上，炎症性肠段的显著增强有助于检出微小的克罗恩病病灶。在扩张良好的肠段中，肠壁厚度＞ 3mm 为异常。可通过 SS-RARE 图像或脂肪抑制 GE 图像评估肠壁增厚。

(1) 克罗恩病活动性：确定克罗恩病的活动性对临床选择合适的治疗方案有重要意义。因活动性克罗恩病出现反复腹痛的患者需要治疗。然而，有些患者通常表现出与克罗恩病复发无关的症状，则需要进行不同的处理。通过临床指标可评估克罗恩病的活动性，包括克罗恩病活性指数、急性期反应物（如白细胞、红细胞沉降率、C 反应蛋白、类固醇）及临床症状和体检发现。在实践中，这些临床指标具有误导性或不确定性。内镜和影像学检查结果对确定克罗恩病的活动性和严重程度具有重要作用。

多种不同 MRI 参数可用于评估克罗恩病的活动性，包括肠壁增强程度、增强模式、病变节段的厚度和长度，以及 T_2 加权图像上肠壁水肿。病变肠段扩散受限也提示有活动性炎症。肠系膜病变，包括淋巴结肿大、肠系膜脂肪浸润、肠系膜血管增多等，也可反映克罗恩病活动性[7, 20-23]。

① 肠壁增强程度：静脉注射钆造影剂后，肠壁增强程度与克罗恩病活动性相关[7]。通过比较肠壁增强与肝脏和血管内钆造影剂显影，可在第一组 GE 图像上评估增厚肠壁的增强程度。正常肠壁增强程度低于肝实质。增厚的肠壁较肝实质强化更为明显，当增强程度与血管内钆造影剂相当时则提示明显异常。在慢性非活动性克罗恩病中，增厚的肠壁表现为无强化或仅轻度强化（图 6-2）。慢性纤维性狭窄表现为肠壁增厚，呈低强化。活动性克罗恩病肠壁表现为中等或明显强化（图 6-3）。对于具有分层增强模式的患者（见后文），黏膜强化可为中等或明显强化。

② 肠壁增强模式：肠壁分层增强模式提示活动性克罗恩病（图 6-4）[23]。该模式中可见黏膜和浆膜明显强化，中间非强化层代表水肿的肠壁。一项研究表明，在 24 个活动性克罗恩病病变肠段中，有 7 个存在分层增强模式[23]，而在非活动性病变肠段中未见肠壁分层增强模式。如肠壁呈中等或明显强化，增厚的肠壁全层或弥漫性强化，则提示克罗恩病处于活动期。弥漫性强化是活动性克罗恩病最常见的肠壁增强模式。轻度弥漫性增强可见于非活动性克罗恩病的肠段。

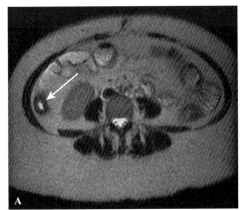
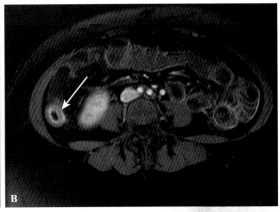

▲ 图 6-2 非活动性克罗恩病

A. 单次激发快速自旋回波（SSFSE）序列轴位图像显示远端回肠壁增厚（箭），增厚的肠壁呈低信号。B. 即刻行钆增强 SGE 序列扫描，可见最小强化的增厚肠壁（箭）。无肠周炎症及肠梗阻。这些影像表现与非活动性克罗恩病有关，内镜下证实为克罗恩病诊断

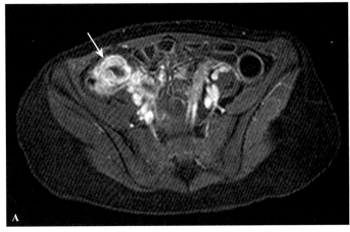
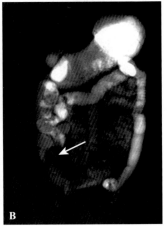

▲ 图 6-3 活动性克罗恩病，肠壁明显强化

A. 钆增强 3D GE 轴位图像显示回肠末端（箭）异常，肠壁中度增厚，强化明显，其强化程度提示活动性克罗恩病。B. 冠状位 MR 图像显示回肠末端狭窄（箭）

③T₂加权肠壁显像：活动性克罗恩病患者肠壁增厚处显示为高信号，提示肠壁水肿和炎症[20]。慢性非活动性克罗恩病患者肠壁增厚处呈低信号，通常等于或低于肌肉信号。纤维性狭窄肠壁可表现为类似于腰大肌信号的低的信号。脂肪抑制T₂加权图像有助于评估病变肠段的信号强度。SS RARE 图像可用于观察肠段，但对肠壁水肿不敏感。

④扩散加权成像：中位 b 值为 500s/mm² 的 DWI 显示病变肠段肠壁内扩散受限。肠壁异常信号在 DWI 图像上表现为高信号区，在 ADC 图上表现为低信号。以个人经验，扩散受限制提示肠壁炎症活跃，需要通过有效的治疗来解决。反之，如 T₂加权图像上无扩散受限和壁水肿，表明无活动性炎症。

⑤肠壁厚度：一般情况下，活动性克罗恩病肠段的壁厚大于非活动性病变肠段[7, 20, 23]。但该评估受肠腔扩张程度的影响。有研究报道，活动性克罗恩病肠壁平均厚度为 6.7mm，而非活动性病变的肠壁平均厚度为 3.3mm。然而，活动性与非活动性病变的肠壁厚度存在明显的重叠[23]。无活动性炎症的纤维狭窄可表现为肠壁中度增厚，肠壁无中度或明显强化将更倾向于将病变定性为非活动性炎症[7]。

⑥肠系膜粘连：邻近肠系膜浸润和肠壁胡须样改变是活动性克罗恩病的间接征象（图 6-4）。这些征象可以在 SS RARE 图像、真 FISP 图像或脂肪抑制的 GE 梯度回波图像上发现，表现为自炎症肠段延伸至相邻小肠或结肠系膜的线样强化信号[22, 23]。

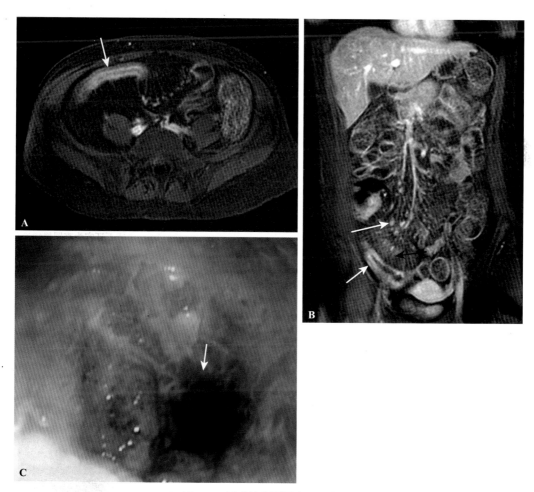

▲ 图 6-4 活动性克罗恩病，呈分层强化

A. 即刻轴位钆增强 3D 梯度回波（GE）图像显示回肠末端异常增厚（箭），增强模式为分层增强模式。B. 钆增强 3D GE 冠状位图像显示病变末端回肠（短白箭），并可见活动性克罗恩病的相关表现，包括肠系膜淋巴结强化（长白箭）和肠系膜粘连（黑箭）。C. 内镜检查证实回肠末端活动性克罗恩病，伴黏膜炎症（箭）

⑦ 肠系膜血管增多：肠系膜血管供应小肠或结肠。肠系膜血管的大小和（或）数量增加，可作为活动性炎症的标志。一项研究中，23 例活动性克罗恩病患者中有 18 例肠系膜血管增多，7 例非活动性克罗恩病患者中有 3 例肠系膜血管增生[23]。

⑧ 肠系膜淋巴结强化：肠系膜淋巴结钆增强是活动性克罗恩病的另一特征（图 6-4）[22]。当将淋巴结信号与邻近脂肪信号进行比较时，1 : 3 的增强比是诊断活动性克罗恩病的敏感指标。非活动性克罗恩病患者肠系膜淋巴结无明显强化。淋巴结在扩散加权图像上显影最明显。

(2) 监测治疗反应：对克罗恩病患者进行连续 MR 检查是避免重复 CT 扫描累积辐射暴露的首选方法。经有效治疗后，病变肠段的 MR 图像可见 T$_2$ 加权图像扩散受限减少，强化减弱，肠壁水肿减轻（图 6-5）。亦可见肠周病变消失。相反，随着活动性炎症的复发，MR 图像可重复出现炎症性表现（图 6-6）。因此，MRI 表现消失后又重新出现，反映出

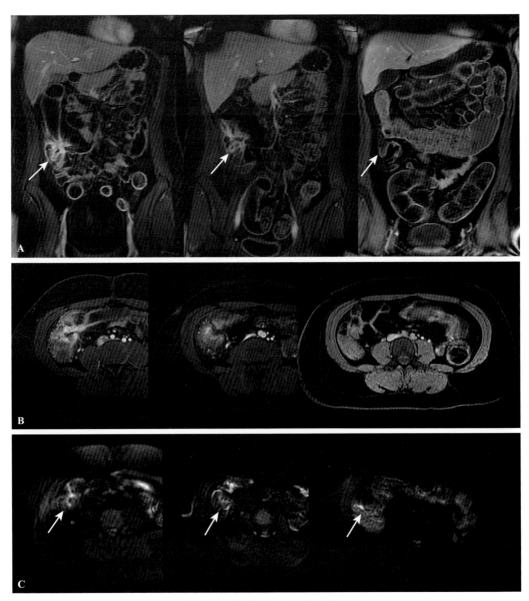

▲ 图 6-5　克罗恩病患者对治疗的反应
A、B. 在 2005 年（左）、2007 年（中）和 2009 年（右）一系列冠状位（A）和轴位（B）3D GE 钆增强图像。2005 年右下腹炎症（箭），连续随访检查显示病变逐步消散。C. DWI 图像，b 值为 500s/mm^2，2005 年检查显示右下腹大面积受限扩散，在 2007 年和 2009 年的后续检查中消失

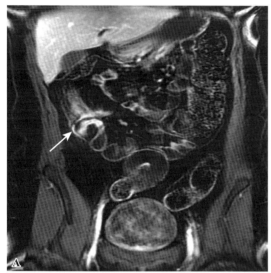

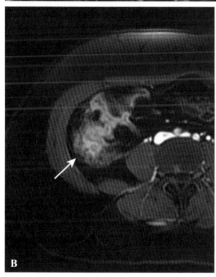

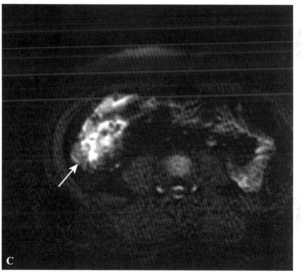

◀ 图 6-6 克罗恩病复发（与图 6-5 为同一患者）

在 2012 年 MR 随访中，冠状位（A）和轴位（B）3D GE 钆增强图像显示右下腹炎症复发（箭）；C. b 值为 500s/mm² 的 DWI 显示右下腹扩散受限（箭）

病变对治疗的反应及随后的疾病复发情况。这种利用 MRI 监测疾病状态的多参数方法有助于区分具有活动性炎症与非活动性炎症的肠段，并准确显示具有反复活动性炎症的慢性纤维化狭窄。

（3）克罗恩病并发症：克罗恩病的肠外并发症包括脓肿或蜂窝织炎、瘘。在 MRI 图像上，脓肿表现为肠外积液，边缘为一层增厚且强化的脓肿壁[7]。使用水溶性腔内造影剂后，在 T$_1$ 或 T$_2$ 加权图像上，脓肿内液体含量可能难以与肠内容物区分。然而，在脂肪抑制的 GE MRI 图像上，则很容易识别增厚且强化的脓肿壁。脓肿壁 MRI 图像钆增强的强化程度显著，通常比使用碘造影剂进行 CT 扫描更易发现脓肿（图 6-7）。

瘘管形成是克罗恩病的一种常见并发症，表现为病变肠与其他器官或皮肤之间存在异常连接。肠内瘘发生于肠段之间，而肠外瘘发生于病变肠段与皮肤表面之间。肠膀胱瘘是盆腔克罗恩病的常见并发症，肠与膀胱相通，病变从肠段延伸至阴道。

克罗恩病瘘管在 MRI 脂肪抑制 T$_2$ 加权图像上表现为含液或含气的管道，或在脂肪抑制梯度回波 MRI 图像上表现为增强的管道[24]。利用高分辨率表面线圈进行 MR 成像，获得薄层、STIR 或 3D GE 图像，是显示瘘管的有效手段。在筛选接受抗肿瘤坏死因子（TNF）治疗的患者时，准确判定有无克罗恩病瘘管非常重要。英利昔单抗（Remicade）可阻断 TNF-α 刺激免疫系统造成过度反应，减少肠外瘘和直肠阴道瘘的发生。

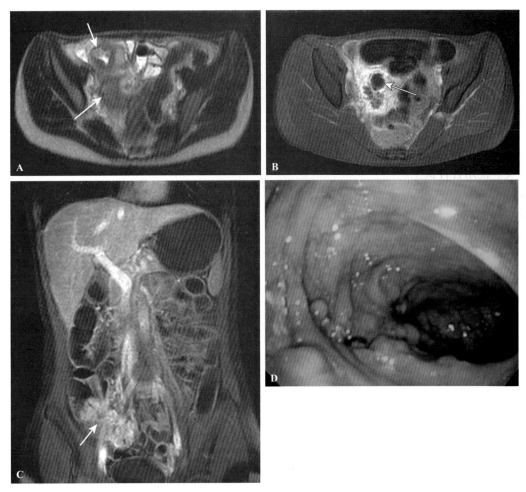

▲ 图 6-7　克罗恩病蜂窝织炎及脓肿

A. 轴位 SSFSE 图像可见右下腹小肠异常信号（短白箭）及不均匀团块（长白箭）。B. 轴位钆增强 SGE 图像可见蜂窝织炎明显增强，中央无强化脓肿（箭）。C. 冠状位钆增强 SGE 图像可见回肠末端增厚及增强（箭）。D. 内镜下，回肠末端发炎的黏膜呈结节状，活检证实克罗恩病存在活动性炎症

2. 溃疡性结肠炎

溃疡性结肠炎 MRI 表现为结肠壁增厚和强化[25]。不同于克罗恩病的不连续及跳跃性表现，溃疡性结肠炎是一个连续的病变过程，常从远端结肠和直肠开始，向近端进展。虽然溃疡性结肠炎的炎症仅累及黏膜和黏膜下层，但 MRI 可表现为整个结肠壁增厚并强化。利用高分辨率 MRI 设备，结合快速、早期的动态显像，可鉴别溃疡性结肠炎的浅表炎症改变与克罗恩病的透壁炎症。根据目前技术，克罗恩病伴持续性全结肠炎症与溃疡性结肠炎的表现非常相似。

溃疡性结肠炎患者直肠周围和肛周并发症包括瘘和脓肿形成。通过垂直和平行于直肠及肛周的薄层图像，可获得直肠表面线圈图像。脂肪抑制 STIR 图像、薄层图像、3D GE 图像均有助于评估这一解剖区域。瘘管在 STIR 图像上呈线性高信号，在 2D 或 3D GE 图像上表现为位于病变肠道和邻近结构之间的线性增强束。脓肿表现为结肠或直肠周围积液，伴脓肿壁强化。病变周围炎症表现与静脉注射（IV）钆造影剂的增强表现类似。

（二）传染性肠病

胃、小肠或结肠的传染性疾病可能由细菌、病毒或寄生虫引起。传染性小肠炎或结肠炎表现为肠壁增厚和肠段强化，与炎症性肠病难以区分。小肠或结肠病变可为局灶性，也可为弥漫性。在 SS

RARE 和脂肪抑制 GE 图像上，肠周脂肪的相关浸润呈现线状线，从病肠段延伸至邻近肠系膜脂肪。急性期病变小肠或结肠壁强化明显（图 6-8）。其并发症为肠周脓肿或蜂窝织炎，在 MR 图像上表现为邻近的液体聚集、脓肿壁强化或炎症性软组织肿块。

艰难梭菌是一种革兰阳性厌氧杆菌，可引发假膜性结肠炎。使用各种抗生素，包括克林霉素、广谱青霉素和头孢菌素，会改变正常结肠菌群，导致艰难梭菌过度生长。艰难梭菌致病菌株产生的毒素可引起腹泻和假膜性结肠炎。假膜性结肠炎 MRI 表现为结肠壁增厚和钆增强。病变通常累及降结肠和乙状结肠。肠壁可明显增厚，病灶常位于结肠长段。肠壁明显增厚表现有助于区分假膜性结肠炎与其他形式的传染性结肠炎。

（三）急性阑尾炎

MRI 可显示急性阑尾炎。脂肪抑制 GE MRI 可见增大的阑尾厚壁呈中度至明显强化。DWI 可见阑尾内扩散受限（图 6-9）。脂肪抑制序列及 T_2 加权图像可见右下腹腹水。临床怀疑阑尾炎时，不宜使用口服或直肠造影剂。在阑尾区域，可获得轴位和冠状位的薄层、非脂肪抑制、FSE T_2 加权图像。

（四）局部缺血性肠疾病

如供应胃肠道的肠系膜循环供血不足，可引起急性或慢性肠系膜缺血。慢性肠系膜缺血是动脉粥样硬化疾病的晚期并发症，发展缓慢，可产生典型的所谓肠道心绞痛，伴有餐后腹部不适。急性肠系膜缺血系因肠系膜血流突然减少引起，可危及生命。

可将 GE 3D 磁共振血管造影与腹部和盆腔解剖图像相结合[26-30]。利用该方法可直接观察肠系膜动脉，并评估小肠和结肠是否存在肠系膜缺血的继发改变。根据我的经验，继发性肠壁改变伴肠壁增厚和强化较为常见。在急性动脉供血不足的患者中，缺血肠增厚段的强化会减弱或消失（图 6-10）。还可见黏膜和浆膜强化分层，但肠壁间的黏膜下层和肌层增强程度减低。在非急性情况下，增强模式可变，取决于血供重建、纤维化或组织坏死的程度。根据我的经验，MRI 可早期发现缺血肠段自发血供重建。第一个动脉期相图像可作为评估肠壁增强程度的基础。在延迟图像上，病变的肠壁可能因毛细血管渗漏和损坏而出现强化表现。

（五）胃肠道恶性肿瘤

1. 胃

美国癌症协会预测，2013 年美国将有 21 600 例新增胃癌确诊病例，其中 11 550 例将死于胃癌。在美国，胃癌患者的 5 年生存率为 27%。胃癌是世界上第四大最常见癌症[31]。早期诊断和术前准确分期对于患者的治疗至关重要。

MRI 可用于胃癌成像[32-36]，通过高分辨率 T_2 加权图像和 GE MRI 可准确评估肿瘤浸润胃壁的深

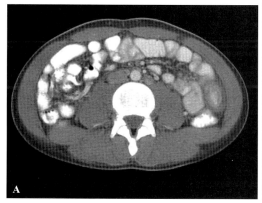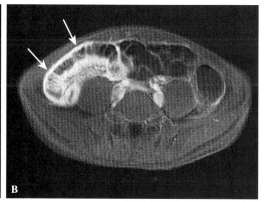

▲ 图 6-8 传染性回肠炎
A. 中腹螺旋 CT 扫描病变显影不明显。B. 口服造影剂后，脂肪抑制 GE、SGE MR 图像显示右腹部回肠异常增厚及增强（箭）。MRI 提示传染性回肠炎患者治疗后临床反应良好

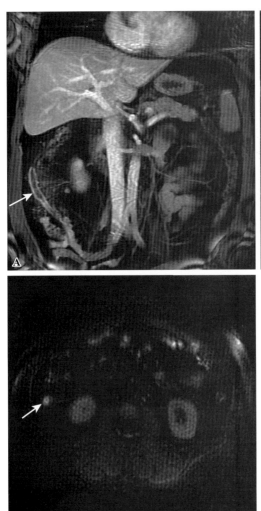

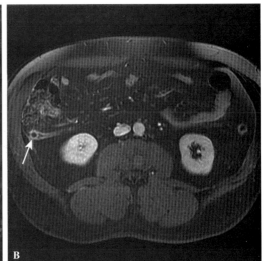

▲ 图 6-9 阑尾炎
冠状位（A）和轴位（B）钆增强 3D 图像显示阑尾（箭）扩张，肠壁增厚。C. DWI，b 值为 500s/mm²，可见阑尾（箭）异常，扩散受限

度。口服水溶性对比剂使胃腔最大程度扩张，对于优化增厚的胃壁或肿块的显示必不可少。通过阴性腔内造影剂 MR 检查来获取脂肪抑制、GE T₁ 加权图像有利于病变显影，因为在图像中暗腔有助于突出邻近胃壁和壁肿瘤，检查前即刻应摄入大量的水或其他口服造影剂。可使用药物来减少胃蠕动，但并非必要。

薄层、屏气、T₂ 加权 SS RARE 图像（SSTSE、SSFSE、HASTE）与脂肪抑制 3D GE 图像相结合，是在肿瘤分期中观察肿瘤透壁浸润最有效的方法。扩张良好的正常胃壁在未增强的 T₁、T₂ 加权和 SSFSE 图像上表现为一条薄且均匀的低信号线，其厚度通常为 2～3mm。胃皱襞突出会增加胃壁的视厚度。在动态 GE 图像和延迟平衡期图像上，胃壁

仅表现为轻度、均匀的强化。

胃癌 MRI 表现为局灶性壁增厚或壁肿块（图6-11）。轴位图像对浅表性胃癌显示不清。随浅表性胃癌进展，病变胃壁进一步增厚，最终成为肿块。在动态 GE MRI 图像上，胃癌强化程度高于邻近正常胃壁。局灶性胃壁增厚伴快速强化常示胃癌。皮革样胃表现为胃壁增厚、强化及扩张受限。

T₃ 或 T₄ 期肿瘤跨壁侵袭表现为病变胃壁低信号密度区中断、瘤结节或肿块强化并自胃壁累及胃周脂肪间隙。

淋巴结转移最好在脂肪抑制 T₂ 加权图像或 b 值为 500s/mm² 的 DWI 图像上观察。根据笔者的经验，DWI 是描述淋巴结肿大最敏感的方式。肝转移瘤在 T₁ 和 T₂ 加权图像及动态 GE 图像上显示最佳。胃肠

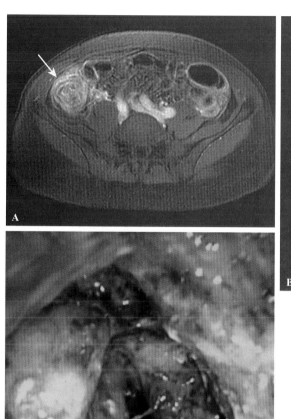

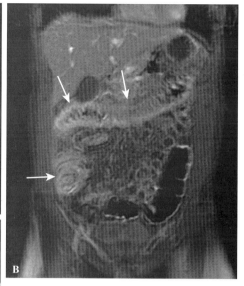

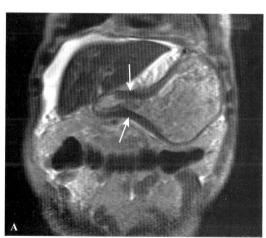

▲ 图 6-10 缺血性结肠炎

A.轴位脂肪抑制钆增强 SGE 图像显示结肠壁增厚，累及升结肠（箭）。呈分层增强，即黏膜和浆膜强化，但肌层不强化。B. 冠状位脂肪抑制 GE 图像显示结肠炎累及升结肠和横结肠（箭）。钆增强磁共振血管造影结果（未显示）正常。C. 内镜检查显示升结肠黏膜明显异常。活检证实缺血性结肠炎改变

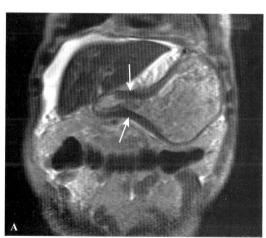

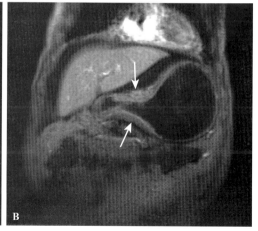

▲ 图 6-11 胃癌

冠状位 SSTSE 图像（A）和钆增强 3D 图像（B）显示胃体远端和胃窦（箭）壁中等程度增厚。存在腹水。注意用水扩张胃腔，可提高对增厚胃壁的显示。胃镜活检证实为胃癌

道恶性肿瘤常发生腹膜转移，最好在延迟期脂肪抑制 GE 图像上观察。骨转移瘤可在脂肪抑制 T_2 加权图像上表现为高信号灶，或在脂肪抑制 GE 图像上表现为强化灶。

2. 小肠

小肠癌为罕见的恶性肿瘤，占胃肠道癌的 2%。结肠癌的发病率是小肠癌的 50 倍。2001 年文献报道，美国癌症协会预计在 2013 年美国将有 8810 例小肠癌新增病例，其中 1070 例死亡[32]。腺癌是小肠癌中最常见的类型，约占 1/3。其他小肠肿瘤包括类癌肿瘤、平滑肌肉瘤和淋巴瘤[37, 38]。

小肠扩张是小肠肿瘤 MRI 检查的关键。腔内造影剂可与前文所述的任何口服造影剂一并使用。此外，小肠灌肠时可通过鼻空肠管注入腔内造影剂来实现小肠最大扩张。在屏气 SS RARE 和脂肪抑制 GE 图像中，小肠癌表现为小肠壁增厚和肿块。由于其临床症状出现晚，小肠肿瘤多表现为典型的大肿块。与之相关的小肠梗阻表现为梗阻近端小肠腔内充满液体、肠管扩张。

Semelka 和同事们观察小肠肿瘤的 MRI 表现[37]，认为在 T_1 加权图像上小肠肿瘤相对于正常小肠呈等信号。在 GE SGE 图像上，恶性肿瘤表现为中等程度的不均匀强化，强化程度高于邻近正常肠管。未增强 T_1 加权及脂肪抑制、GE 图像适用于观察肿瘤范围。

3. 结肠和直肠

(1) 结直肠癌：结直肠癌是美国第三大常见的恶性肿瘤，也是癌症相关死亡的第二大原因。美国癌症协会在 2005 预计，到 2013 年美国将有约 142 820 例结直肠癌新增病例，其中 50 830 例死亡[39]。MRI 在结直肠癌术前分期中的作用已在多项研究中被充分证实[40-56]。

结直肠癌 MRI 检查可采用不同的技术[41-49]，使用直肠内线圈或相控阵表面线圈可提高空间分辨率，同时保持足够的信噪比[49-51]。一些学者主张使用阳性或阴性腔内造影剂来扩张直肠乙状结肠[53-55]。除腹部和盆腔常规 MRI 检查外，在结直肠癌患者中可使用特定的成像序列来评估肿瘤局部浸润范围和区域或远处转移情况。

薄层、高分辨率、角度 T_2 加权快速自旋回波磁共振成像：直肠或结肠癌病灶的高分辨率相控阵表面线圈采集图像可通过垂直和平行于肿瘤的薄层、T_2 加权 FSE 序列扫描获得（图 6-12）[41-43]。角度 T_2 加权图像是基于盆腔矢状位 T_2 加权图像获得的。直肠癌 MR 扫描方案的具体参数见表 6-2。这些角度 T_2 加权扫描使用小视野（FOV）及 3～4mm 层厚，可获得直肠癌详尽且高分辨率的图像。将较高的信号平均值与相控阵表面线圈相结合，可用于保持图像的信噪比。应用运动校正 T_2 加权 FSE 序列，可减少来自患者肠道运动伪影的干扰。已知的运动校正序列为 Propeller、Blade、Multivane、RADAR 及 JET 序列，来自不同供应商。

薄层图像有助于肿瘤分期，可确定肿瘤累及直肠或结肠肠壁的深度。固有肌层表现为薄且低信号的线性结构。T_3 期癌的诊断依据是肿瘤破坏固有肌层且伴有跨壁肿瘤浸润。另一种方法是使用小 FOV 薄层（层厚 3mm）扫描，将平均信号数（NSA）增加至 8，并相应增加采集时间。

扩散加权磁共振成像（DW MRI）：DW MRI 可用于评估结肠癌和直肠癌。胃肠道肿瘤在扩散加权图像上表现出明显的高信号，可提高其显著性（图 6-12）[57-60]。DWI 对于结肠癌和直肠癌淋巴结分期也非常有用。直肠周围和结肠周淋巴结转移在 DWI 上表现为明显的高信号，有利于显影（图 6-13）。对于局部进展期直肠癌患者，在常规 MRI 的基础上加行 DW MRI 可提高检测肿瘤对辅助化疗和放射治疗的反应。治疗前恶性胃肠道肿瘤 ADC 值低，治疗有效患者病灶的 ADC 值升高。

我通常使用肝外 DWI，b 值为 500s/mm^2。该 b 值下，解剖标志仍然可见，且大多数肠道液体和腹腔积液被抑制。MR DWI 具体参数见表 6-3。

(2) 结直肠癌磁共振分期：结直肠癌术前 MRI 可有效确定肿瘤的局部浸润、淋巴结转移和远处腹腔转移[41-49]，这 3 个特征构成了肿瘤分期的基础。Ⅰ 期结肠癌指无淋巴结或远处转移的 T_1 或 T_2 期肿瘤。Ⅱ 结肠癌为无淋巴结或远处转移的 T_3 或 T_4 期肿瘤。Ⅲ 期结肠癌指有淋巴结转移的肿瘤，Ⅳ 期结肠癌为有远处转移的肿瘤。直肠癌磁共振分期总体准确率为 67%～100%[40]。

术前 MRI 资料可用于指导治疗。直肠癌患者，

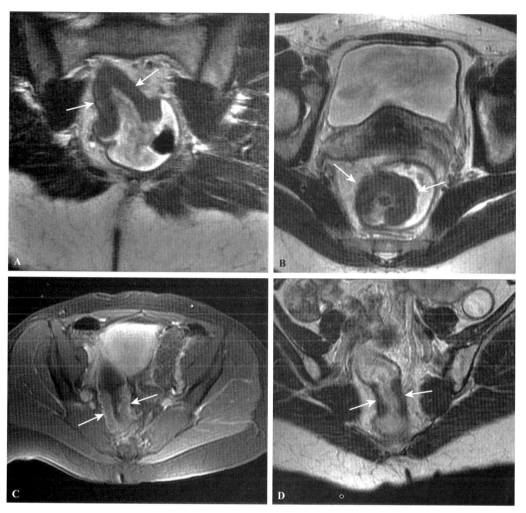

▲ 图 6-12　直肠癌

A、B. 冠状位（A）和轴位（B），表面线圈，T_2 加权图像，角度平行和垂直于直肠癌病灶，可见 T_3 期直肠癌向壁外延伸（箭）。C. 轴位钆增强 SGE 图像显示直肠不规则肿块（箭）。D. 化疗后随访 MRI 显示直肠癌对治疗有反应，病灶明显缩小（箭）

其 MRI 表现为 Ⅲ 期肿瘤跨壁浸润（T_3 或 T_4 期）或有远处转移的 Ⅳ 期肿瘤，术前均应接受放射治疗。放射治疗后，如 MRI 随访显示肿瘤体积减小，则提示手术治疗成功率较高（图 6-12）。在这种情况下，术前 MRI 信息对于指导结直肠癌患者决策管理至关重要。

① 肿瘤局部浸润：结肠癌或直肠癌浸润肠壁的深度决定肿瘤分期。Tis 指原位癌，T_1 期肿瘤侵犯黏膜下层，T_2 期肿瘤侵犯固有肌，T_3 期肿瘤穿透固有肌层并累及浆膜下或无腹膜覆盖的直肠周组织，T_4 期肿瘤直接侵犯邻近器官或结构。

最具挑战性分期是区分 T_2 和交界性 T_3 期肿瘤。T_2 期肿瘤延伸至直肠周围脂肪间隙造成的瘤周纤维化，很难与 T_3 期肿瘤的早期跨壁浸润相鉴别。此外，当有结节状软组织穿透直肠壁累及肠周组织时，分期为 T_3 或 T_4 期。

② 淋巴结转移：淋巴结分期取决于是否存在局部或区域淋巴结转移。MRI 可显示直径 2～3mm 的淋巴结。但对于淋巴结转移，MRI 评估仍局限于淋巴结大小和数目（图 6-13），对淋巴结的形态学评价具有明显的局限性，无法检测正常大小淋巴结内的微转移，难以区分增大的炎症性淋巴结与转移淋巴结。检测淋巴结转移的准确性为 39%～95%[40]。早期文献报道，超顺磁性氧化铁（USPIO）造影剂可用于检测淋巴结转移。网状内皮系统摄取吞噬铁粒子后的巨噬细胞。正常淋巴结内含吞噬了铁

表 6-2 直肠癌角度 T₂ 加权成像
序列：2D FSE、SE propeller
平面：斜位（角度与肿瘤纵轴垂直）
TR：3100ms（最短）
TE：91ms
NSA：4
FOV：20～24cm
矩阵：352×352
ETL：24
翻转角：160°
层厚 4mm，层间距 0.5mm
24 层
90%RFOV
带宽：83.3
ASSET，因子 2
时间：4min
相控阵表面线圈

ASSET. 阵列空间敏感度编码技术；ETL. 回波链长度；FOV. 视野；FSE. 快速自旋回波；NSA. 平均信号数；RFOV. 小视野；SE. 自旋回波；TE. 回波时间；TR. 重复时间

表 6-3 结直肠癌扩散加权成像
序列：单次激发自旋回波 EPI
平面：轴位
重复时间（TR）：2700ms
回波时间（TE）：58ms
NSA：2
矩阵：256×128
b 值：500
层厚 7mm，层间距 1mm
24 层
Senses：2
时间：20s
线圈：相控阵面线圈

EPI. 平面回波成像；NSA. 平均信号数；Senses. 灵敏度编码

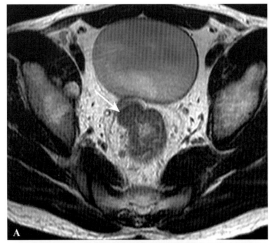
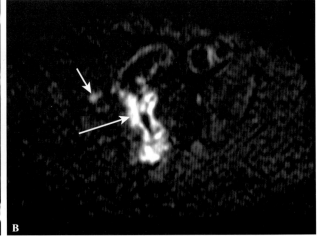
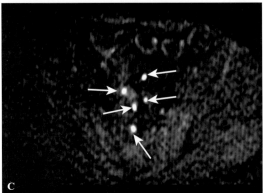

▲ 图 6-13 直肠癌扩散加权图像

A. T₂ 加权图像显示 T₃ 期直肠癌（箭）。B. DWI，b 值为 500s/mm²，直肠癌（长箭）和直肠周围淋巴结（短箭）呈高信号。C. DWI，b 值为 500s/mm²，相邻水平可见多个明显高信号的淋巴结转移灶（箭）。诊断为Ⅲ期直肠癌，T₃N₁M₀

颗粒的巨噬细胞，由于磁敏感性，在 GE MR 图像上表现为信号丢失。淋巴结内肿瘤沉积取代网状内皮系统，因摄取 USPIO 减少，表现为信号增强区域。

远处转移：转移分期取决于是否有肝、腹膜、肠系膜、肠浆膜、淋巴结、骨和肺转移（图 6-14）。

(3) 环周切缘和直肠系膜筋膜：虽然 TNM 肿瘤分期提供了重要的信息，但更重要的是确定环周切缘有无肿瘤，环周切缘即直肠肿瘤与周围直肠系膜筋膜之间的区域[50, 51]。在高分辨率、相控阵、表面线圈采集 MR 图像上，可准确、可靠地预测切缘有无肿瘤。

直肠系膜筋膜包裹直肠系膜，解剖单位包括直肠、直肠周围脂肪、直肠上血管、神经和淋巴管。全直肠系膜切除术中，将包裹在直肠系膜内的直肠癌及周围组织整体切除。该术式可减少肿瘤局部复发。直肠系膜切除手术失败可致局部肿瘤复发，通常的原因是肿瘤侧不完全切除，显微镜下手术切缘呈阳性。

根据 MRI 对环周切缘的评估，可以根据患者局部复发的风险对其进行分类和治疗。对浅表性肿瘤可行单纯手术治疗。对可手术的 T₃ 期肿瘤伴宽环周切缘，先行短期放射治疗，然后行直肠系膜切除术。局部晚期癌症患者，如肿瘤接近或累及切缘，则术后复发风险大，接受更长期的放射治疗和化疗后再行手术切除的收益更大。

在一项针对 76 例直肠癌患者的研究中，Beets-Tan 等[55] 对环周切缘的 MRI 评估结果与组织病理学进行对比分析，发现在 12 例 T₄ 期肿瘤患者中，2 名观察者通过 MRI 正确预测了全部 12 例 0mm 的切缘。在 29 例组织学切缘 < 10mm 的患者中，2 名观察者分别正确预测了 27 例和 28 例 10mm 的切除。在一项针对 98 例直肠癌患者的研究中，Brown 和同事们发现 MRI 与组织学方法预测环周切缘的符合率为 92%[42]。

局部进展期直肠癌可累及直肠系膜以外，并侵犯周围的结构和器官。高分辨率、表面线圈采集 MRI 显示进展期直肠癌对邻近结构侵犯的准确率高

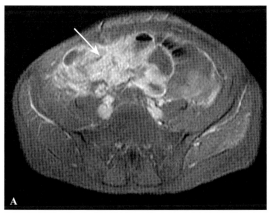

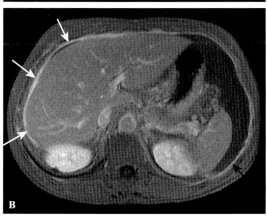

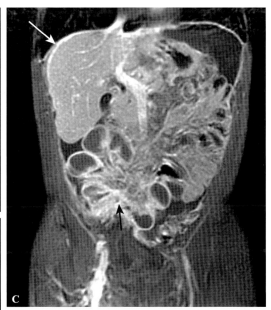

▲ 图 6-14　转移性结肠癌
A. 轴位钆增强 SGE 图像显示右下腹不均匀强化肿块（箭）。
B. 上腹轴位钆增强图像显示右膈下腹膜转移（白箭）及左膈下腹膜转移（黑箭）。C. 冠状位钆增强 SGE 图像显示右下腹（黑箭）肿块伴肠梗阻。已证实右膈下腹膜转移（白箭）。
MR 结果显示Ⅳ期结肠癌，伴有肠梗阻和腹膜转移

于螺旋 CT。在一项针对 26 例患者的研究中，MRI 检出局部浸润的敏感度为 97%，特异度为 98%，而螺旋 CT 的敏感度为 70%，特异度为 85%[56]。

五、小结

MRI 评估胃肠道炎症、传染性、缺血性和恶性疾病具有独特优势。通过结合腔内与静脉注射造影剂及快速 MRI 技术，可以可靠地描述胃、小肠、结肠和直肠的壁。MRI 固有的高对比度分辨率可准确显示各壁疾病，壁增厚和增强区域。胃肠道磁共振成像技术功能强大、用途广泛，可广泛应用于各种良、恶性胃肠道疾病。

第 7 章　空腔脏器 PET 与 CT

Positron Emission Tomography and Computed Tomography of the Hollow Viscera

Selim R. Butros　Shaunagh McDermott　Martin J. Shelly　Michael A. Blake **著**

魏义圆 **译**　李　英 **校**

正电子发射体层成像（PET）为分子成像技术，在世界各地的临床实践中，特别是在肿瘤患者的诊治中，应用越发广泛。已应用于各种恶性肿瘤的诊断、分期、再灌注以及治疗反应监测[1, 2]。近年来，计算机断层扫描（CT）、超声（US）和磁共振成像（MRI）亦广泛用于肿瘤的检测和随访，其诊断严重依赖病理组织的形态或密度特征。PET 能够通过在细胞水平上测定早期代谢活性来提供生理信息，此为横截面成像的短板。因此，利用 PET 检查可区分恶性与良性病变，检测尚未出现形态异常的器官的代谢活动，评估肿瘤对化疗、放射治疗或手术等多种治疗方法的反应。

PET 的原理是利用回旋加速器中产生的正电子放射性核素成像。注入放射性示踪剂，正电子被发射至体内。其射线短，并与组织中的电子相互作用后失去能量，引起湮灭反应，产生两条能量为 511keV、方向相反的 γ 射线，成角约 180°。PET 扫描仪中的相反探测器检测到 γ 光子的存在，提供定位信息，生成图像[3]。

PET 成像中最常用的放射性药物是葡萄糖类似物 ^{18}F- 氟代脱氧葡萄糖（^{18}F-FDG）。类似于葡萄糖，FDG 被葡萄糖转运体（GLUT）介导，主动转运至细胞中。FDG 在细胞内磷酸化。然而，与葡萄糖相比，其不能去磷酸化，仍留在细胞中。这使得在 FDG 代谢前，留有足够的成像时间。FDG 在肿瘤成像中的应用主要依赖于肿瘤细胞葡萄糖消耗增加和 GLUT 蛋白过表达。

FDG 可分布于大脑和心脏等正常组织结构中，并从泌尿系统中排出。身体存在 FDG 生理性摄取波动区域，如消化道和生殖泌尿道[4]。因此，区分生理摄取和病理性摄取在诊断上具有挑战性。FDG 摄取增加并非恶性肿瘤所特有，各种炎症或传染性良性病理过程也可出现高代谢表现[5]。因此，在对影像学检查结果进行解释时，要注意各种各样陷阱、生理和体内 FDG 分布变化，以免与恶性肿瘤混淆。

PET 不仅可提供定性诊断信息，还可通过监测体内放射性示踪剂提供量化信息。标准化摄取值（SUV）是 FDG 代谢的半定量指标，可根据注射的放射性示踪剂量和体重或体表面积进行计算和统一化。SUV 值可通过将光标放在感兴趣区域（ROI）上测量获得。基于 PET 工作站的软件，可计算和显示这些测量值。当在相同的扫描仪中获得相同采集参数进行重复 PET 扫描时，SUV 可以作为评估治疗反应的手段[6]。可获得 SUV 最大值或平均值，但由于可靠性和再现性因素，与平均值相比，在临床实践中更常用 SUV 最大值[6]。FDG 在全身均匀分布时，SUV 为 1.0。通常情况下，可用 2.5 或更大值作为 SUV 最大值临界值来区分良性与恶性病变[7]。然而，在测量确定靶器官 SUV 值异常时，应考虑到将靶器官的 SUV 值与其背景 SUV 值进行对比。

可将 PET 扫描获得的功能信息与 CT 扫描获得的解剖学和形态学信息相结合。PET 受限于其对检测到的异常活动进行精确解剖定位的能力，尤其是腹部和盆腔成像。最初 PET 扫描仪提供了解剖配准，也就是说，通过单独采集数据集与软件融合，将 PET 扫描的 FDG 图像与 CT 扫描图像的相应解剖结构相叠加[8]。该方法更适用于大脑等器官的成像中，但在身体成像方面却并未获得类似的成功，因为肠蠕动和呼吸运动会导致频繁的错配伪影，使成像复杂化。目前大多数的 PET 扫描都是混合装置，在相同的硬件中内置 CT 扫描，提供即时顺序图像采集和随后的数据配准，而在检查过程中不移动患者。一旦完成扫描，PET 和 CT 数据集可以分别单独查看，也可以作为融合图像观察。第一台 PET/CT 扫描于 2001 年上市；从那时起，单纯用于 PET 的扫描仪几乎从市面上消失。目前，几乎所有的制造商只生产 PET/CT 扫描仪。

衰减指患者体内正电子发射的 γ 光子在扫描仪检测到之前的损耗。其为 PET 扫描的重大的问题，因为与核医学检查中传统单光子成像相比，2 个光子在患者体内传输距离必须更长，通过患者体内的示踪剂仅可采集到约 10% 光子[3]。因此，将密度校正用于获得高计数、高质量的图像是必要的。早期的 PET 扫描使用半衰期长的放射性核素源，如 ^{68}Ge 或 ^{137}Cs，并使用相同的探测器测量传输，以提供患者身体的密度图。然而，获得传输扫描占扫描时间的很大一部分（仅限于 PET），扫描时间过长可导致错位伪影[9]。目前 PET/CT 不仅可提供了解剖共配准，还提供了密度校正，从而减少与 ^{68}Ge 传输图相关的统计噪声。其还可显著缩短扫描时间，从 60min 减少至 45min，仅行 PET 时，扫描时间可减少至 20～30min，从而提高射线采集量。

一、扫描协议

鉴于 PET 仍然是一种相对较新颖的处于发展中的成像模式，目前还没有一个通用的扫描协议。各机构对现有协议进行了各自修改，以适应各自偏好。当 PET/CT 扫描时，CT 组件有 3 种主要的选择：① 低剂量 CT 扫描，以便进行密度校正和图像配准；② 标准剂量 CT 扫描；③ 静脉注射（IV）或口服造影剂后进行标准剂量 CT 扫描。最后一种选择

的优点是，其提供了诊断质量的 CT 扫描，但增加辐射剂量。静脉注射造影剂进行完全诊断 CT 扫描时，对血管结构、器官增强和肠道疾病进行评估，以及将淋巴结病变和肿块与小肠肠襻区分开，尤为重要。我们首先获得低剂量、非对比增强 CT 扫描，然后是全身 FDG-PET 扫描，最后静脉注射造影剂或口服造影剂进行 CT 扫描，最大限度地提高诊断能力并减少伪影。

CT 成像中，应用造影剂可增强组织的对比度和可鉴别性，提高病变定位和定性诊断准确性。然而，协议改进是必要的，以减少伪影及确保 PET 扫描衰减校正准确[10-12]。PET 在存在阳性造影剂的情况下密度可能被高估[13-16]。由此产生的对密度的高估可能导致潜在的伪影，图像显示在高对比度浓度区域 FDG 摄取增加。静脉造影剂产生的伪影主要局限于靠近给药静脉血管周围，而口服阳性造影剂可能导致对 FDG 摄取高估达 20%；当患者的肠蠕动不良或肠梗阻导致造影剂在肠内积聚时，这种情况可能更为严重[14]。同样原理也适用于体内的金属植入物，其经常会造成衰减校正伪影。在这些情况下，非密度校正图像和 CT 扫描可作为解决问题的工具，因为只有在衰减校正数据上才会发现伪影。

CT 可缓解由肠蠕动和患者运动引起的图像失配，但呼吸运动仍是图像最佳融合的阻碍。平静呼吸下，PET 扫描约需要 30min，衰减校正 CT 数据采集则需要数秒，在此期间，要求患者平静呼吸或进行屏气。理想的呼吸方案尚待确定。一些研究人员提出，最佳融合可通过限制性呼气屏气获得[17, 18]，另有学者建议融合图像与平静呼吸同步[19]。

二、患者准备及扫描

我们将在这里讨论本机构的方案。我们要求患者在 PET/CT 扫描前至少禁食 6h，以优化肿瘤的 FDG 摄取，并减少心脏 FDG 摄取。应避免摄入含咖啡因的饮料。此外，鼓励患者喝水和膀胱排空，有助于 FDG 通过尿排泄，并最大限度降低膀胱内辐射剂量。如前所述，FDG 是一种代谢类似于葡萄糖的类似物。其摄取受血液中胰岛素和葡萄糖水平影响。高血糖与 FDG 竞争性摄取，可降低肿

瘤摄取 FDG；因此，在注射前，需测量患者血糖，其葡萄糖水平应低于 200mg/dl，最佳水平应低于 150mg/dl。糖尿病患者在 PET 扫描前 4h 内应避免注射胰岛素。在血糖水平较高的情况下，可于轻度运动后重复测量，有时可在内分泌咨询后注射胰岛素。

静脉注射 FDG（140μCi/kg，1Ci=3.7×10^{10}Bq）后，要求患者处于黑暗的房间内，并避免过度体力活动以及咀嚼和说话，直至扫描时为止。在随后的 CT 诊断扫描中，选用口服中性造影剂。我们通常使用 2~3 瓶（450ml）VoLumen（E-Z-EM，Lake Success，NY）口服中性造影剂。这是一种低密度硫酸钡悬浮液，可扩张肠道而不增高腔内密度。注射 FDG 1h 后，进行静态及发射 PET 扫描。透射非衰减 CT 扫描的同时，在患者平静呼吸下进行 120kV 和 60mA 衰减校正，层厚 5mm，重叠 1.5 mm。静脉注射造影剂后进行全身诊断螺旋 CT 扫描及发射 PET 扫描，患者平静呼吸，管电压 140kV，管电流 200mA，层厚和重叠均为 5mm。

三、食管

食管癌是世界范围内癌症死亡的主要原因。美国癌症协会（American Cancer Society，ACS）曾预计，到 2013 年美国食管癌新增病例将为 17 990 例，其中死亡 15 210 例。在美国，男性患食管癌的比例约为 1/125，女性约为 1/435[20]。对于没有远处转移或局部晚期疾病的患者，完全切除肿瘤是唯一可能有效的治疗方法。根据疾病的不同阶段，有多种治疗方式可选择，从内镜下切除到食管原发性手术切除，再到化疗和放射治疗。但在这些治疗下肿瘤发病率和患者死亡率仍居高不下，准确分期及制定合理的治疗规划至关重要。PET 检查已广泛应用于食管癌患者的临床诊疗中。在美国，医疗保险和医疗补助服务中心（CMS）已经批准 PET 和 PET/CT 用于食管癌的诊断、分期和再分期。

发生于食管近段和中段的恶性肿瘤以鳞状细胞癌为主，而腺癌多见于食管远段和食管胃交界处。近年来，食管腺癌的发病率急剧上升，鳞状细胞癌的发病率保持相对稳定。无论是鳞状癌还是腺癌，

PET 扫描作为一种诊断方法并不能显示两者之间的明显差异[21]。腺癌最显著的危险因素是胃食管反流，而饮酒和吸烟是鳞癌发病的两大危险因素。

由于特异性低，在需排除其他诊断方法发现的异常病变时，PET 作为一种筛查方式和问题解决工具的价值有限[3]。多种生理现象或良性病变也可导致食管摄取 FDG[22, 23]。吞咽分泌物或平滑肌活动表现为低强度、线性生理摄取。在反流性食管炎患者中，轻、中度线性摄取主要见于食管远端[24]。放射性食管炎患者也可出现不同程度的摄取，局限于辐射区域[25]。Barrett 食管是腺癌的瘤前病变，为食管远端柱状上皮化生，其是反流性食管炎的并发症，与食管远端 1/3 的食管摄取较强有关。其他易误诊情况包括食管旁棕色脂肪摄取、邻近主动脉粥样硬化斑块和声带摄取不对称[26, 27]。因其为常见的误诊情况，识别这些摄取模式十分重要，将 PET 发现与 CT 图像相关联有助于避免误诊。然而，当病灶摄取明显时，特别是在 CT 扫描发现相应的病灶肿块时，应高度怀疑食管癌。对于诊断不明或因其他原因接受 PET 检查的患者，建议其进一步内镜检查是合理的。

（一）分期

准确的疾病分期是选择合理治疗方案和决定食管癌预后的关键。PET/CT 已广泛应用于食管癌分期，尤其是在检测远处转移和判断患者是否适合手术方面。目前食管癌的临床分期采用美国癌症联合委员会（AJCC）制定的 TNM 分期系统进行评估。食管层的肿瘤浸润深度决定了疾病的 T（肿瘤）状态，N（淋巴结）状态取决于局部淋巴结转移的存在（N_1）或缺失（N_0），远处转移（M）的有无（M_1 或 M_0）决定了疾病的 M 状态[28]。淋巴结转移至上食管癌患者的颈部淋巴结和下食管癌患者的腹腔淋巴结定义为 M_{1a}。所有其他远处淋巴结转移属于 M_{1b} 类。这种分类具有预后价值，M_{1a} 患者的预后比 N_1 病患者差[29]。

PET 对原发性肿瘤的检出率高于 CT，不同研究中检出率在 83%~ 96%[30-32]。T_1（侵犯固有肌层或黏膜下层）或 T_2（侵犯固有肌层）期患者主要接受手术切除治疗，而 T_3（侵犯外膜）或 T_4（侵犯邻

近结构）期患者通常需接受新辅助化疗或化疗及放射治疗的联合治疗。虽然 PET 诊断原发肿瘤比 CT 更敏感，但其在肿瘤 T 分期方面价值有限，不能提供肿瘤浸润深度信息[30, 33]。PET 空间分辨率方面价值同样有限，在体积较小肿瘤和分化良好的肿瘤中可出现假阴性结果[34]。在一项评估 PET 在浅表食管癌中的有效性的研究中，Little 和同事们发现通过 PET 仅检测到 45% 的原位病变（Tis）和 69% 的 T_1 病变，且无法对两者进行鉴别[35]。然而，利用内镜超声（EUS）可准确判断肿瘤的 T 分期[36]。一项包含 49 项研究和 2558 名患者的 Meta 分析显示，EUS 对不同 T 分期的敏感度和特异度在 T_1 期为 81.6% 和 99.4%，T_2 期为 81.4% 和 96.3%，T_3 期为 91.4% 和 94.4%，T_4 期为 92.4% 和 97.4%[37]。

各种研究均未显示 PET 对区域淋巴结的检测有实质性优点，而 EUS 是这方面的标准诊断工具。Flamen 和同事们的一项前瞻性研究发现，PET 对局部淋巴结转移的敏感度仅为 33%，而内镜超声的敏感度为 81%[30]。在 Puli 和同事们的 Meta 分析中，超声内镜对 N 分期的敏感度为 84.7%，使用细针抽吸活检（FNA）后敏感度可提高至 96.7%[37]。在另一项针对 42 名患者的前瞻性研究中，Lerut 及同事们发现，与 CT 和 EUS 联合诊断相比，PET 对局部淋巴结的诊断准确率较低（48% vs. 69%），且敏感度差异明显（22% vs. 83%）[38]。根据 van Westreenen 等包含 12 项研究的 Meta 分析，PET 检测局部淋巴结转移的敏感度和特异度分别为 51% 和 84%[39]。与其他肿瘤不同，食管癌的局部淋巴结转移与原发灶相近。普遍认为，原发性肿瘤高 FDG 摄取会阻碍邻近淋巴结摄取，从而造成原发性肿瘤与局部淋巴结转移鉴别困难。

PET 在评价淋巴结状态方面的价值可能在于其高特异度。在 Flamen 及其同事们[30]的研究中，PET 的特异度为 89%，而 EUS 为 67%。在 Kato 及其同事们的一项前瞻性研究中，PET 在早期食管癌分期中优于 CT，在 6 例 CT 结果阴性及 6 例 CT 结果阳性的患者中检测出淋巴结转移[40]。利用 PET/CT，将 CT 获得的解剖、形态学数据与 PET 获得的功能信息相结合，可提高转移灶检出率。在食管癌患者中，小淋巴结的组织学分析可检出转移，而纵隔淋

巴结肿大多见于良性病变。淋巴结形态异常或肿大时可无 FDG 摄取，而小的、正常的淋巴结可能表现出 FDG 摄取。结合 PET 与 CT，可实现优势互补。对 PET/CT 与 PET 在局部淋巴结转移评估中的作用进行比较时，Yuan 和同事们发现，与单纯 PET 扫描相比，PET/CT 的敏感度提高了 94%，准确率提高了 92%，阴性预测值亦提高了 92%[41]。

目前认为仅通过 PET 检测局部淋巴结的敏感性使其并不能用于疾病术前精确 N 分期。为实现食管癌患者淋巴结准确分期，临床采用 PET、CT 与 EUS 的多种成像模式相结合的方法。

PET 在食管癌治疗中的主要作用是检测远处淋巴结或实体器官转移[42]（图 7-1）。尽管 M_{1a} 期患者可能受益于新辅助化疗，但 M_{1b} 期患者禁忌根治性手术。M_{1b} 期患者仅接受姑息性治疗和全身化疗[43]。PET 有助于观察常见部位的远处淋巴结转移，如上食管癌患者的颈部淋巴结转移和下食管癌患者

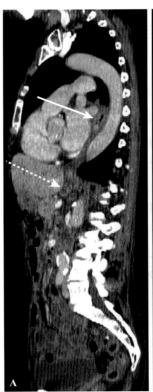
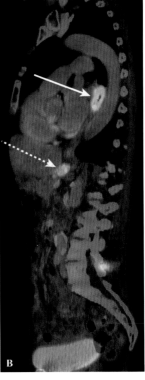

▲ 图 7-1　食管中段癌

A. 矢状位对比增强 CT 显示食管中段（实箭）局灶性环周增厚，可疑恶性；另见肝胃间隙处一肿大、低密度淋巴结（虚箭），可疑恶性；B. 相应矢状位 PET/CT 融合图像显示食管中段（实箭）和肝胃淋巴结（虚箭）FDG 高摄取

的腹腔淋巴结转移[38, 44]。在 Lerut 和同事们的研究中，FDG-PET 诊断远处淋巴结转移（M_{1a}）的准确率和特异度与 CT 联合 EUS 相比，显著提高（准确率：86% vs. 62%，特异度：90% vs. 69%）。在同一项研究中，经 FDG-PET 扫描准确诊断远处转移的 CT 联合 EUS 阴性患者比例 > 12%[38]。

食管癌常见的实体器官转移部位是肝和肺，其次是骨[45]。在食管癌患者中，20%～30% 在疾病初期即出现转移[46]。与 CT 和 EUS 相比，PET 评估远处转移更为准确且敏感[38, 46-49]。van Westreenen 及其同事们的 Meta 分析显示，PET 检测远处转移的敏感度和特异度分别为 67% 和 97%[39]。Flanagan 及其同事们[46] 研究发现，PET/CT 使 14%（36 例中的 5 例）的 CT 未发现远处转移的食管癌患者因提高分期而避免了手术。在 Rankin 及其同事们的另一项研究中，该结果为 28%（25 例中的 7 例）[50]。Heeren 及其同事们发现，通过 PET 扫描可将约 20%（74 例中的 15 例）的 CT 和 EUS 检查为阴性的患者的分期升级为 M_1 期，并将约 5%（74 例中的 4 例）的患者从 M_1 期降至 M_0 期，总体分期调整比例为 25%[51]。

（二）再分期及治疗反应

由于难以将治疗后炎症和纤维化与肿瘤活性灶区分开来，CT 在检测疾病复发或评估治疗反应方面的准确性有限。肿瘤细胞有活性，其大小可保持稳定，形态变化并不足以能反映肿瘤对治疗的反应。Guo 和同事们[52] 将 PET/CT 用于检测肿瘤复发，并按照复发病灶的解剖部位分为局部、区域性和远处，研究发现不同部位复发病灶的诊断敏感度分别为 96.9%、85.9% 和 90.5%，特异性分别为 50%、92.2% 和 89.9%。PET/CT 检测局部复发的特异性较低。内镜超声对吻合口周围区域复发病灶更敏感且特异性更高[53]。然而，在治疗后患者中，由于吻合口区域存在瘢痕、炎症、放射性食管炎或管腔狭窄，使用内镜的作用有限。因此，如最初分期一样，应采用多种成像模式进行食管癌疗后再分期。

Westerterp 及其同事们[54] 在一项 Meta 分析中比较了 CT、EUS 和 PET 对新辅助化疗反应评估的准确性，发现 CT、PET 和 EUS 检查敏感度和特异

度的最大联合值分别为 54%、85% 和 86%。PET 和 EUS 的准确率相当，但食管 EUS 检查有侵入性，且治疗后成像存在局限性，有 6% 的患者无法接受 EUS 检查，14% 的患者成像不理想。

在 Cerfolio 及其同事们[55] 进行的另一项研究中，比较了 PET/CT、EUS 引导下 FNA（EUS-FNA）及 CT 新辅助化疗后再分期的准确性，结果显示以 PET/CT 预测完全缓解的准确率为 89%，EUS-FNA 和 CT 的准确率分别为 67% 和 71%。与 EUS-FNA 和 CT 相比，PET/CT 检测淋巴结疾病的准确率为 93%，后两者均为 78%。

食管癌对新辅助化疗的反应率各不相同。已发表的不同文献中报道，新辅助化疗效果良好的患者比例为 16%～31%[56-59]。对新辅助化疗无效的患者还可能因治疗造成的不良反应或手术的延迟而预后更差。因此，准确筛查出反应人群，并进行个体化的治疗至关重要。PET 已广泛用于应对这一需求。

已有多项研究表明，FDG 摄取与食管癌的病理分期及患者生存率的相关性强[60-65]。基于此，又出现了诸多分析标准化摄取值（SUV）在确定新辅助化疗代谢反应中的作用的相关研究。

Ott 及其同事们根据新辅助化疗后 SUV 相对于治疗前的减低率对患者进行分类，并在一项针对 65 例患者的前瞻性研究中将患者分为代谢反应组和无反应组，分析发现代谢反应与病理反应及中位生存率显著相关[66]。

Lordick 及其同事进行了一项前瞻性研究（即 Municon 试验），涉及 119 例接受新辅助化疗的患者，使用 PET 评估指导治疗食管远端腺癌的代谢反应率[67]，根据最大 SUV（SUV_{max}）减低 35% 为临界值，在患者新辅助化疗后将其分为代谢反应组和无反应组，发现在代谢反应组中 58% 出现主要组织学反应，而在无反应组中为 0%。代谢反应组的无事件生存时间明显高于无反应组（29.7 个月 vs. 14.1 个月）。该研究证实，PET 有利于对接受新辅助化疗患者治疗反应代谢的评估，PET 用以指导治疗具有可行性。

多年来，世界卫生组织（WHO）标准和实体肿瘤反应评价标准（RECIST）一直被用于评估实体肿瘤的治疗反应[68, 69]。然而，众所周知，代谢反应

通常先于形态学反应，且比形态学反应更准确[70]。随着分子靶向治疗方案的引入和 PET 评价代谢反应的应用，这些传统评价方法的价值更加有限。近期 Wahl 和同事们提出了实体肿瘤 PET 反应标准（PERCIST），这是一种新的定量评估肿瘤代谢反应的方法[71]。Yanagawa 及其同事们对比分析了 RECIST 与 PERCIST 的使用情况，发现 PERCIST 是食管癌新辅助化疗患者预后的最强独立预测因子[72]。

PET/CT 也有助于放射治疗计划的制定，可在放射治疗中计算肿瘤总体积，精确描述肿瘤边缘，以达到最佳治疗效果。靶肿瘤体积与内照射体积之间的平衡是成功治疗肿瘤的必要条件，同时还能够最大限度地减少治疗相关并发症。PET 的使用提高了肿瘤体积计算的准确性，通过 PET 计算出的肿瘤体积与 CT 结果对照，变化高达 20%[73, 74]。在 Leong 和同事们的一项研究中，仅将 CT 与 PET 相比较，发现在 31% 的患者中肿瘤总体积的分布存在缺失，主要是纵向体积缺失[75]。然而，PET/CT 在放射治疗中的应用仍处在探索阶段，且观察者间存在可变性。在 PET/CT 广泛应用于放射治疗计划之前，还需要进行更多的研究。

（三）结论

PET 在食管癌分期中的主要价值在于其能够检测远处淋巴结和器官转移，而其他诊断方法无法检测到。PET 检查有助于优化晚期患者的治疗方案。但由于 PET 在 T 和 N 分期方面的局限性，对肿瘤的分期不应局限于 PET。采用 PET/CT 是较为理想的分期方法，其中 CT 可提供精确的解剖定位和形态学特征。此外，辅以 EUS 还可提高对淋巴结的检测和肿瘤浸润深度的评估能力。

PET 的另一个主要优点是能够通过确定代谢活动的时间变化来更准确评估治疗反应，从而识别那些对治疗没有反应的患者，并改变治疗方式。扫描时间标准化、特定的成像协议以及 PET 治疗指南的制定尚待完善，仍需进一步研究。

四、胃

胃癌是全球常见的胃肠道恶性肿瘤之一。胃癌早期常无明显症状或引起非特异性症状。当出现临床症状时，往往为癌症晚期，常已发生转移，这是胃癌患者整体预后不良的主要原因。胃癌是第二大癌症死亡原因，全世界每年死于胃癌的患者达 60 万，在亚洲国家中发病率和病死率更高[76]。主要治疗方法为胃和区域淋巴结切除[77, 78]。然而，尽管手术切除病灶并进行新辅助化疗，预后仍然较差，复发率高。与其他癌症的诊治相似，准确术前分期对于确定最合适的治疗方案和是否应尝试治疗手术至关重要。PET 在胃癌诊治中的主要用途是检测远处转移。其在淋巴结状态的早期检测中应用价值有限。

在解读胃癌 PET 图像或因其他原因进行检查偶然发现胃癌时，注意以下几方面有助于避免误诊。一些良性炎症或传染性疾病，如继发于药物治疗或由幽门螺杆菌感染引起的胃炎，常可导致胃非特异性、弥漫性 FDG 摄取，此时 PET 图像解读具有挑战性，因为该 FDG 摄取模式也可以出现在浸润性原发性或转移性腺癌和淋巴瘤中[79-81]。胃壁皱缩的非扩张胃的生理摄取也可能会加重本底摄取；在 PET 扫描前，应摄入水或低密度的口服造影剂充分扩张胃，以提高 PET 准确性[82]。患者胃炎症状的临床相关性、近期内镜检查或潜在的原发性恶性肿瘤可能对诊断有所帮助。对于无法解释的胃壁弥漫性或局灶性、中至高强度 FDG 摄取的患者，建议行内镜检查[23]。

按肿瘤浸润胃壁的深度（T）、淋巴结的状态和数目（N）、有无转移（M）[83]等标准，可对胃癌进行 TNM 分期。胃癌常发生在胃食管交界处；最常见的组织学类型是腺癌（＞ 90%），其次为不太常见的类型，如黏膜相关淋巴组织（MALT）淋巴瘤、类癌和肉瘤。目前，美国尚无针对胃癌的常规筛查方案。对临床或影像学表现可疑的患者，通常采用内镜检查和组织取样。

CT 是最常用的局部晚期疾病分期和评估原发性肿瘤范围的检查方法，可用于评估是否累及区域淋巴结，同时确定转移状态[84]。基于形态学变化和组织增强模式的 CT 可快速、全面评估局部和远处转移。然而，CT 在检测可能含有肿瘤细胞的非肿大的区域淋巴结方面应用受限，由于良性实体瘤也可导致淋巴结肿大，因此 CT 特异性有限。CT 检测腹膜和血行转移的作用有限[85, 86]。约有 23% 的传统 CT 检查未提示转移的患者在手术中发现了转移[87]，这使得一些研究者开始关注 PET/CT 用于术前发现局部和远处转移的作用。

利用 EUS 能准确判断早期胃癌 T 分期黏膜和黏膜下病变，如病变仅局限于胃壁，一般认为可在内镜下切除[88]。Xi 和同事们研究报道，通过 EUS 判定 T 分期的总准确率为 80.0%，判定 T$_1$、T$_2$、T$_3$ 和 T$_4$ 期的准确率分别为 100%、71.4%、87.5% 和 72.7%[89]。EUS 对早期胃壁浸润深度的评估与其他影像学方法（包括 CT）相比更为准确，但对于晚期病变局部浸润和远处转移的检测能力有限[90]。Dassen 及其同事们近期的一项 Meta 分析显示，PET 对早期胃癌的敏感度为 26%～63%，对局部进展期胃癌的敏感度为 93%～98%[91]，其检出早期肿瘤的敏感度不及进展期肿瘤[92, 93]，原因可能是在弥漫性生理摄取背景下难以发现病灶 FDG 摄取或 PET/CT 检查的局限性[94]。某些类型的胃癌，如 MALT 淋巴瘤（MALToma）、黏液癌和印戒细胞癌，FDG 摄取低，检查的敏感性有限[95-98]，不宜 PET 检查。Kim 等研究发现，印戒细胞胃癌对 PET 的敏感度最低，仅为 15%，而其他类型胃癌的敏感性为 30%～71%[99]。Stahl 和同事们研究报道，PET 的敏感性因病变组织学类型不同而不同，如 Lauren 系统所描述的组织学类型，肠型病变检出率为 83%，弥漫型病变检出率为 41%[95]。由此可见，PET 在胃癌的诊断和 T 分期中的价值有限。

Chen 及其同事们在一项评价 PET 在胃癌术前分期中的作用的研究中发现，FDG 摄取量与肿瘤的大体类型、肿瘤大小、淋巴结转移、组织学类型、TNM 分期相关[100]。然而，在评估局部淋巴结状态时，PET 的特异度高于 CT（92% vs. 62%）。在 68 例患者中，通过 PET 为 10 例（15%）患者提供了额外的诊断信息，其中 4 例（6%）分期升高，6 例（9%）分期降低。在 Namikawa 等的研究中，PET/CT 诊断区域淋巴结转移的敏感度、特异度和准确率分别为 64.5%、85.7% 和 71.1%[94]。在另一项涉及 73 例胃癌患者的前瞻性研究中，PET 检测淋巴结转移的敏感度、特异度、阳性预测值和阴性

预测值分别为 40%、95%、91% 和 56%[99]。目前认为，PET 对淋巴结转移的敏感度和准确率较低，但特异度较高。这在一定程度上与 PET 空间分辨率低和难以区分原发性肿瘤摄取或生理性摄取与相邻胃周小淋巴结有关，正如前文中关于食管癌的讨论。与 CT 相比，PET 的优势可能在于其对局部淋巴结评估特异性和阳性预测值高，以及理论上检测远处淋巴结转移（如腹膜后转移）的准确性高。目前评价胃癌淋巴结的研究中，PET/CT 与单纯 CT 或 PET 的对比研究较少。PET/CT 融合显像在食管癌术前评估中的应用价值已得到很好的证实，其也许对胃癌的诊疗也有一定作用和附加益处[41]。

胃癌常转移至肝、肺、肾上腺和卵巢[101]。PET 的主要优点是能够准确检测到远处实体器官转移，这些转移可能早于 CT 图像上的形态学改变。有研究报道，PET 检测远处转移的敏感度和特异度分别为 71% 和 74%，对肝、肺转移的诊断价值较高，但对恶性腹水和恶性胸腔积液的诊断敏感度较低[102]。CT 和 PET 对腹膜转移的敏感度低，转移灶常在术中被发现[103, 104]。虽然腹膜 FDG 弥漫摄取或网膜肿块样摄取是可见的，但 PET 的低分辨率会导致腹膜弥漫性、小结节性摄取灶的漏诊，尽管这些病灶有时也可被 CT 检查发现。PET/CT 因其高敏感性[105]，有利于检测远处转移，但其在胃癌患者中的应用价值仍有待确定。

PET/CT 有助于检测手术切除后的复发灶，以及评估术前化疗的治疗效果。利用 PET 可将 CT 图像上观察到的肿瘤治疗相关形态学改变与病变复发相鉴别。在近期的一项 Meta 分析中，Zou 和 Zhao[106] 分析了 8 项研究的结果，涉及 500 例患者，发现 PET/CT 检测胃癌术后局部复发的敏感度和特异度分别为 86% 和 88%。新辅助化疗常被用于胃癌的治疗，以提高患者的生存率。基于 CT 对治疗反应的评估主要是根据 RECIST 标准[69] 评估肿瘤大小的变化，有时可能并不是最优选择。在某些情况下，尽管肿瘤细胞消失，但肿瘤的大小可能不变。与 CT 相比，PET 可早期检测和鉴别治疗反应，从而降低治疗相关不良反应的发生率，并防止耽误手术治疗[87]。PET 还可提供预后信息，因为对化疗无反应的患者肿瘤的生物学特征常更具攻击性。

近期一种新的放射性示踪剂 ^{18}F- 氟胸苷（FLT）越来越受到关注，其可用于评估胃癌，获得准确的诊断和分期信息[107]。Herrmann 及其同事们比较了 FLT-PET 与 FDG-PET 的可行性，发现 FLT-PET 对原发性胃癌的敏感度为 100%，而 FDG-PET 的敏感度仅为 69%[108]。但该造影剂相对较新，需要进一步研究，以获得临床实践的认可。

综上所述，尽管 PET 在原发性肿瘤和局部淋巴结的检测中可能并无作用，但其在提高诊断特异性、检测远处转移和评估治疗反应方面可提供有价值的信息。PET/CT 融合成像对各种癌症具有应用价值，但其在胃癌中的作用尚未完全确定。一些新的 PET 放射性示踪剂的初步研究结果显示也出其具有很好的前景。

五、小肠

小肠癌最常见的类型是腺癌，好发于十二指肠，其次为空肠，与克罗恩病最常见的部位为回肠有所不同[109, 110]。小肠也可发生转移瘤，常见于恶性黑色素瘤，其次为乳腺癌和肺癌[111, 112]。小肠较少见的肿瘤包括神经内分泌肿瘤（NET）、胃肠道间质肿瘤（GIST）和肉瘤（图 7-2）。某种形式的外科治疗，用于早期癌症的目的治愈。姑息性治疗则主要是为了防止疾病晚期发生梗阻。新辅助化疗常用于疾病晚期的局部治疗，以及用于外科手术切除前的辅助；对于病变晚期广泛患者，给予全身化疗可获得适度的生存收益[113]。鉴于手术和非手术治疗方法的多样性，准确分期对于决定最佳治疗方

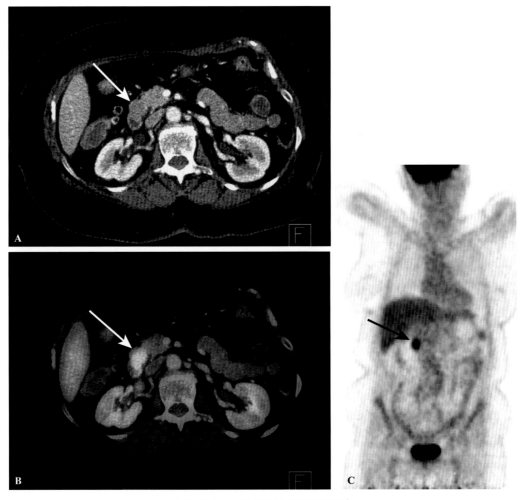

▲ 图 7-2　十二指肠神经内分泌肿瘤

A. 轴位增强 CT 显示十二指肠降段和水平段交界处圆形肿块（箭）。B、C. 相应的轴位 PET/CT 融合成像（B）及冠状位全身最大强度投影 PET 扫描（C）显示病灶局灶性 FDG 高摄取（箭）。同时应注意背景中小肠的弥漫性非均质 FDG 低摄取

案至关重要。最优的选择可在最大限度地减少不必要的治疗的同时为患者提供最大的生存收益。鉴于小肠癌较为罕见，PET/CT在诊疗中的作用尚未得到广泛的研究。

在PET/CT图像上，小肠癌最常见的表现为局灶性或节段性壁增厚，伴有FDG高摄取[110]。但解释存在潜在误区，应注意避免误诊。正常情况下，小肠表现为弥漫性、轻度异质性FDG摄取，这种摄取在盆腔中可能更为突出，多个肠襻相互覆盖[23]。小肠FDG摄取为非特异性，可见于各种感染和炎症，包括克罗恩病[114]（图7-3）。原发性和转移性小肠恶性肿瘤、GIST和小肠淋巴瘤浸润也可表现为FDG异常摄取。PET扫描应结合CT表现进行解释，以准确定位和描述局灶性FDG异常摄取，既往文献中已充分描述了各种肠壁增厚模式[115, 116]。

对于疑诊为疾病晚期的患者，PET/CT可用于检测淋巴结和远处转移，对肿瘤进行分期，评估治疗反应，并在治疗后再分期。有研究报道，PET/CT已成功用于小肠肿瘤的检查[117-120]。利用PET/CT可检测局部和远处淋巴结浸润，并识别出包括肝脏

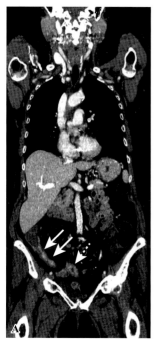
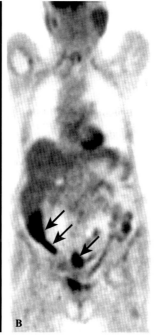

▲ 图7-3　克罗恩病

A. 冠状位增强CT显示肠壁增厚，末端回肠（实箭）和远端小肠襻（虚箭）强化。B. 相应的全身PET最大强度投影显示病变肠道内FDG高摄取（箭）

在内的不同组织器官的远处转移。有关PET/CT用于其他胃肠道恶性肿瘤，包括食管癌、结直肠癌和胃癌的研究，已证实其优势（见上文）。然而，目前PET/CT在检测小肠腺癌的局部和远处转移方面尚无足够的研究，其作用仍无法精确评估。

GIST为非上皮性肿瘤，多数发生于胃，其次是小肠，可见于肠壁、肠系膜或大网膜，占小肠肿瘤的10%～15%。GIST均有潜在恶性，非腹腔起源、体积大、有丝分裂指数高的GIST预后较差[121]。通过PET检查，基于FDG摄取情况可评估GIST的恶性潜能，并用于术前评估疾病的转移性及准确分期[122-124]。然而，PET/CT用于GIST患者中全部检查潜力、适应证和患者选择，尚有待确定。

NET为低FDG亲和性的；因此，新型PET示踪剂，如 ^{68}Ga-DOTATE、^{68}Ga-DOTA-NOC、^{18}F-l-DOPA等，正被开发应用于NET，研究极具前景。Haug和同事们研究显示，在104例疑诊为NET的患者中，采用 ^{68}Ga-DOTATE为示踪剂的PET/CT可检出36例NETs患者中的29例，且对68例非NET患者中的61例排除NET诊断，敏感度为81%，特异度为90%[125]，PET/CT对7例出现假阳性和假阴性结果，阳性和阴性预测值分别为81%和90%，准确率为87%[125, 126]。

由于缺乏足够的数据，且小肠肿瘤临床罕见，PET/CT在其评估中的作用尚待确定。根据我们的经验以及为其他GIST研究数据，PET/CT可作为小肠肿瘤的辅助检查手段，以检测病变周围和用于晚期病变的分期。

六、结肠和直肠

结直肠癌是美国第三大常见癌症，也是美国癌症死亡的第二大原因。美国国家癌症研究所曾预计，到2013年将有约142 000例新增诊断病例，其中50 000例患者死亡[127]。对于病变未广泛的远处转移的患者来说，手术是最常见的也几乎是唯一的治疗选择。绝大多数结肠癌患者均接受某种形式的手术，无论是姑息性手术还是以治愈为目的的手术治疗。手术切除局限性转移至肝脏的病变也是常见的方法。早期直肠癌患者可接受局部切除和（或）

放射治疗。临床对于晚期结直肠癌患者常采用新辅助化疗及放射治疗，随后进行手术。

虽然 CMS 已经批准将 PET 和 PET/CT 用于结直肠癌的诊断、分期和再分期，但 PET 在结直肠癌治疗中的主要作用是评估淋巴结和远处转移。PET 对结直肠癌的初步诊断和筛查价值有限。在 Chen 和同事们的一项对 3210 名无临床症状的个体使用 PET 作为筛查工具的研究中，仅发现 14 例晚期腺瘤（＞ 1cm）和 6 例恶性病变[128]。目前，考虑到辐射、检查费用及低阳性预测值因素，PET 尚未用于广泛筛查。

结肠 FDG 摄取通常表现为不均匀的弥漫性低摄取。此外，还可出现局灶性中度生理性摄取，尤其是在继发于该区域淋巴组织高摄取的回肠瓣周围和右结肠部位[129]。PET 检出原发肿瘤的敏感度高（95%～100%），但特异度低，其原因为大量良性病变，如憩室炎、阑尾炎和脓肿的形成，表现为局灶性 FDG 高摄取[23, 130]，导致出现大量假阳性结果。然而，在因其他适应证接受 PET 扫描的患者中偶然发现结肠局灶性和高摄取时，应与 CT 扫描结合，因为通过 CT 更易鉴别 FDG 异常摄取的原因。临床应考虑到炎症或传染性因素，如炎症性肠病或传染性结肠炎，也可引起 FDG 异常摄取。Agress 和 Cooper 在一项研究中回顾分析了 1750 例 PET 扫描发现异常局灶性 FDG 摄取的临床意义，其中 26 例出现局灶性结直肠摄取，包括 18 例腺瘤、3 例恶性病变、2 例良性病变及 3 例假阳性结果[131]。对于患者诊断不明且 CT 无法解释摄取情况或无明显肿块，应建议内镜检查。

2008 年，一份共识声明更新了平均风险成人结直肠癌筛查指南，该共识的发布者为美国多组织结直肠癌工作组（USMSTF，包括美国胃肠病学院、美国胃肠病学会和美国胃肠内镜学会）、美国癌症协会（ACS）和美国放射学会（ACR）。这些建议是基于受试者从 50 岁时开始的癌症检测或癌症和腺瘤性息肉检测的测试结果制定的[132]。前者包括每年一次的粪便潜血试验、粪便免疫化学试验或粪便 DNA 检测，所有这些试验都对癌症具有高度敏感性；后者包括乙状结肠镜检查（每 5 年一次）、结肠镜检查（每 10 年一次）、双对比钡灌肠

（每 5 年一次）、CT 结肠造影（每 5 年一次）。该共识推荐的所有测试选择都是目前可接受的，并强调将治疗决策与患者共享，使患者充分知情。PET/CT 不宜用于结直肠癌筛查，并没有纳入新的筛查指南中。

（一）分期

AJCC 推荐将 TNM 分期系统用于结直肠癌的临床分期。由于结肠癌的早期手术往往是以治愈为目的，疾病晚期手术则主要用于缓解或处理并发症，目前的分期方案是基于手术和病理数据制定的[3]。虽然对病变进行手术分期具有优越性，因为其可准确评估肿瘤肠壁浸润深度并在显微镜下观察局部淋巴结组织病理学表现，但在术前影像学评估中准确分期对于指导手术也具有重要意义，无论是姑息性还是治疗性手术都如此。ACR 建议将胸部、腹部和盆腔 CT 扫描作为结肠癌和直肠癌的初筛手段[133]。CT 检查快速、方便，可显示肿瘤梗阻或穿孔等并发症，而这些并发症的临床表现可能并不明显。准确的局部和区域分期，因其决定了新辅助化疗的必要性，对于直肠癌的诊治尤为重要。PET/CT 在肿瘤分期方面额外的优势在于其对晚期病变的作用得到充分认可。

在已确诊的患者中，PET 检测原发性肿瘤的敏感度可达 100%[134]（图 7-4）。PET 在原发性肿瘤检测中的一个潜在缺点是，由于空间分辨率有限，对于＜ 1cm 的病灶和某些特定类型的肿瘤（如黏液腺癌）敏感度低[135, 136]。尽管 PET 检测原发性肿瘤的敏感度高，但其不能显示肿瘤穿透肠道层的深度，从而提供足够详细的诊断信息，以评估疾病的 T 期。这对于直肠癌治疗方案的选择尤其重要。透壁病变的患者应接受新辅助化疗，而病变仅局限于肠壁时则应行一期外科手术[137]。CT 检查不能区分肠壁分层，诊断准确性受限制，但可显示透壁病变及直肠肠周浸润。一项关于直肠内超声、CT 和 MRI 用于评估直肠肠周围浸润的 Meta 分析显示，对于肿瘤肠周浸润，超声的敏感性明显高于 CT[138]。对于直肠小肿瘤的影像学检查，建议使用直肠内超声评估肿瘤深度。对于肿瘤体积较大的患者，建议行盆腔 MRI 检查，因为直肠内超声对浅表 T_1 和 T_2 期肿瘤的分期非常准确，但对于需要评估直肠周围脂肪

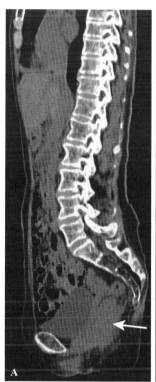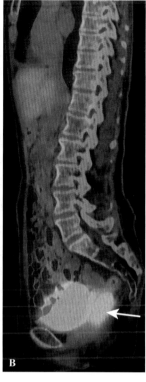

▲ 图 7-4　直肠癌

A. 矢状位无增强 CT 扫描显示直肠中段肿块（箭）。B. 相应的矢状位 PET/CT 融合成像显示肿块内 FDG 高摄取（箭）

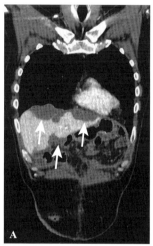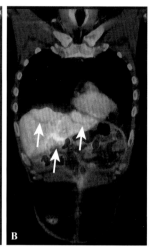

▲ 图 7-5　结肠癌转移

A. 冠状位增强 CT 显示，结肠黏液腺癌患者，沿肝脏表面可见多个低密度腹膜种植转移灶（箭）。B. 相应的冠状位 PET/CT 融合成像显示腹膜转移灶 FDG 高摄取（箭）。黏液性肿瘤的 FDG 摄取表现多变且常为低摄取。本例患者的转移灶为 FDG 高摄取

和直肠系膜筋膜的 T_3 和 T_4 期肿瘤，其准确性有所减低[139, 140]。然而，所有常规影像学检查方法在鉴别瘤周结缔组织增生反应与实体肿瘤方面的作用均有限[141]。

由于大多数患者接受某种形式的结肠切除术，因此可对切除的结肠周围和肠系膜淋巴结进行组织学检查来评估局部疾病的严重程度。在 PET/CT 中，原发性肿瘤的摄取强度可能会使邻近小淋巴结显示模糊，导致无法发现病变，因此在局部疾病术前分期中的应用价值有限。在 Lu 和同事们近期的一项 Meta 分析中，PET/CT 对局部淋巴结的诊断敏感度和特异度分别为 42.9% 和 87.9%[142]。尽管 PET 的敏感性较低，但与 CT 相比，其对局部淋巴结的检测更具特异性[134, 143, 144]。鉴于其特异性较高，PET/CT 可用于改进对其他影像学方法未显示的转移淋巴结的检测。

PET/CT 在结直肠癌分期中的主要作用是检测远处转移（图 7-5）。结直肠癌通常转移至肝和肺，其次是腹膜后和髂血管旁淋巴结、骨、肾上腺和软组织。其中肝转移最常见，约 30% 的结直肠癌患者临床发现时即出现肝转移。准确检测和定位肝转移灶非常重要，特别是计划手术切除的肝转移灶。对一些患者不宜手术治疗，对另一些患者则可行手术切除。目前，对比增强 CT 是诊断肝脏局部病变的主要影像学检查方式[145]。对于 CT 检测到的可疑或不确定的病变，推荐进一步行 MRI 检查。PET 在检测直径 < 1cm 的肝转移灶方面能力有限[146]，但在检测肝外转移瘤方面与 CT 检查相比其敏感性和特异性更高。有研究报道，43 例结直肠癌肝转移切除术前接受 PET 和 CT 评估的患者中，10 例经 PET 扫描检出肝外病变，其中 6 例取消手术[147]。近期一项涉及 3391 例结直肠癌肝转移患者的 Meta 分析显示，CT、MRI 和 FDG-PET 的敏感度分别为 83.6%、88.2% 和 94.1%[148]。在行 PET/CT 检查时，获得完全诊断性 CT 扫描（包括门静脉期）至关重要，尤其是对于黏液癌中常见的 FDG 低摄取病变和潜在的非 FDG 活跃病变的检出。随着弥散加权成像技术的进步和肝胆特异性造影剂的进一步研发，核磁共振成像的应用价值越来越高，尤其是在肝内亚厘米级转移灶的检出方面。Sahani 及其同事们使用肝脏特异性造影剂锰福地吡三钠的 MRI 检查与常规 PET 检查分别检测肝转移灶，并进行对比。结果显示，MRI 检查与 FDG-PET 的敏感度分别为 96.6%

和 93.3%，阳性预测值分别为 100% 和 90.3%，准确率分别为 97.1% 和 85.3%[146]。在 33 个亚厘米级病灶中，MRI 检出所有病变，而 PET 仅检出其中 12 个病灶。

Wiering 及其同事们的 Meta 分析显示，FDG-PET 检测结直肠癌肝转移的敏感度和特异度分别 88.0% 和 96.1%，检测肝外转移的敏感度和特异度分别为 91.5% 和 95.4%[149]。与 CT 对照，PET 诊断肝内病变的合并敏感度及合并特异度分别为 82.7% 和 84.1%，诊断肝外病变的合并敏感度及合并特异度分别为 60.9% 和 91.1%。PET 改变了 31.6% 患者的临床治疗。Davey 及其同事们研究发现，PET/CT 与传统影像学检查方法相比，可将约 14% 的原发性结直肠癌患者的分期升高，17% 的患者的分期降低，使 12% 的患者改变治疗方案[150]。Gearhart 及其同事们的另一项研究显示，38% 的患者 PET/CT 结果与经直肠超声和 CT 结果不一致，27% 的患者因此调整治疗方案[151]。上述研究清楚地表明，FDG-PET 用于结直肠癌的诊断，特别是对远处转移的评估具有额外的价值。

（二）再分期与治疗反应

必须常规监测结直肠癌复发。美国临床肿瘤学会（ASCO）建议在结直肠癌术后 3 年内对患者的胸部、腹部和盆腔每年进行 CT 检查；在最初的 3 年中每 3～6 个月进行一次病史和体格检查，第 4 年和第 5 年改为每 6 个月进行一次检查；术后 3 年中每 3 个月测定一次血清癌胚抗原（CEA）水平；并于术后 3 年进行结肠镜检查[152]。

肝脏是最常见的局部复发或转移部位。一项涉及 2657 例结肠癌根治性切除患者的回顾性分析显示，局部复发和远处转移患者的 5 年发生率分别为 12.8% 和 25.6%[153]。术后复发的显著危险因素是初诊时的病变分期。一项调查结直肠癌切除术后生存率和复发率影响因素的研究发现，年轻、基础状况好、择期手术和早期患者，肿瘤切除术后 10 年生存率更高[154]。在一项涉及 3375 例结肠癌患者的研究中，术后 5 年局部复发率为 7.6%[155]。与结肠癌相比，直肠癌的局部复发率稍高，尤其是低位直肠癌。对高位、中位直肠癌患者可通过全直肠系膜切除术进行治疗，术后复发率低；而低位直肠癌术后 2 年复发率高达 10%[156, 157]。这主要是因为低位直肠周围缺乏脂肪，导致术中难以获得足够的阴性手术切缘。

由于手术区域解剖结构改变，CT 在检测局部复发方面存在局限性。复发灶在手术和放射治疗后继发的广泛炎症性改变和纤维化背景下，其形态学表现也许并不明显，发现时大多已是晚期。对直肠癌治疗后骶前间隙和盆腔影像学变化的解读尤具挑战。对这一区域的复发，长时间后 CT 扫描才能发现细微的软组织变化。在局部复发患者中，虽然只有 20% 的患者可以再次接受完全切除手术，但早期鉴别仍十分重要，尽早干预可能改善患者的生存质量[158]。因为 PET 基于代谢活动进行成像，相较于 CT 检查能够更好地区分治疗后变化与肿瘤复发或残留。然而，需要警惕的是，在手术或放射治疗后（3 个月内）可出现 FDG 假阳性摄取[159]。与 CT 相比，PET 在骶前区的敏感度更高，敏感度和特异度分别为 100% 和 96%[160, 161]。近期一项涉及 510 例患者的 Meta 分析显示，PET/CT 在检测结直肠癌总复发方面的合并敏感度为 94.1%，合并特异度为 77.2%[162]。

ASCO 的建议，应常规检查血清 CEA 水平[152]。CEA 水平可用于监测肿瘤复发，其敏感度为 59%，特异度为 84%[163]。当怀疑复发时，常用 CT 检查，但当复发灶位于腹膜或为小淋巴结转移灶，抑或是肿瘤代谢活跃但形态改变不明显时，CT 的作用有限。通过 PET/CT 常可发现 CEA 水平异常患者的病变部位，而在常规诊断检查中并未提示可识别的转移性病变。Hung 及其同事们在一项研究中比较了 PET、CT 和血清 CEA 水平升高对病变复发的评估价值，结果显示 PET 的敏感度和特异度分别为 100% 和 83%，血清 CEA 水平升高的敏感度和特异度分别为 33% 和 86%，CT 的敏感度和特异度分别为 78% 和 61%[164]。近期一项关于检测结直肠癌复发性或转移性疾病的 PET/CT 研究发现，PET/CT 和 CT 检查的敏感度分别为 97.3% 和 70.3%，两者的特异度均为 94.4%[165]。Votrubova 及其同事们在一项涉及 84 例患者的研究中发现，在肝脏和肝外转移灶检测中，单纯 PET 扫描的敏感度、特异度和准确率分别为80%、69%和75%，PET/CT为89%、92%和90%，差异有统计学意义[166]。与最初分期一样，在结直肠癌复发患者中，与传统的成像方式相比，PET/CT对远处转移具有更高的敏感度和准确率。

PET/CT是肿瘤复发最敏感和特异的检查方法，尤其是对远处转移。对肿瘤晚期患者临床常用氟尿嘧啶和新的药物联合治疗，如伊立替康和奥沙利铂。单纯化疗的患者，5年生存率低于1%，尽管近期有2项临床试验使用了FOLFOX（叶酸、氟尿嘧啶和奥沙利铂）、FOLFIRI（叶酸、氟尿嘧啶、奥沙利铂和伊立替康）或两者联合使用，患者的5年生存率仅为5%～10%[167, 168]。早期研究表明，PET/CT可用于监测大肠癌患者对全身化疗的治疗反应，并可适时调整治疗方法[169]。然而，一些研究对PET/CT用于化疗患者诊疗评估的准确性提出了质疑。近期一项Meta分析显示，MRI、CT、PET和PET/CT检测新辅助化疗结直肠癌患者肝转移的敏感度分别为85.7%、69.9%、54.5%和51.7%，表明MRI是本组患者中最有效的检查方式[170]。另一项研究显示，术前接受化疗的患者结直肠癌肝转移灶FDG摄取显著降低，导致病灶检出率降低[171]，分析PET诊断准确性下降的原因为化疗后转移性肝肿瘤中己糖激酶活性显著降低。

尽管全身化疗可起到一定作用，但手术切除仍是实现患者长期生存的最有效的治疗方法，其为转移局限于肝的晚期疾病患者提供了治愈的可能[172, 173]。Selzner及其同事们研究显示，PET/CT在检测肝切除术患者肝内复发方面具有优势，其特异度为100%，而CT的特异度仅为50%[174]。

经皮热消融术常用于治疗因并发症而无法手术的肝转移患者。对这些患者，行热消融治疗已被证实可提高生存率[175, 176]。对于CT和MRI等基于形态学的影像学检查，对病灶消融后改变与残余病灶之间的鉴别有时可能具有挑战性。在常规影像学检查不能确诊的患者或怀疑有其他肝脏或肝外病变的患者中，PET代谢可用于评估消融区[177-180]。消融后，病灶FDG摄取减少，提示治疗适当。与增强CT特征相似，消融区内FDG摄取增加提示有活性残留。消融区周围的炎症性反应常表现为均匀、低水平的摄取，而残余或复发性病变的摄取呈局灶性、结节样高摄取[181]。CT或MRI上无强化或弥漫性周边强化的病变通常在PET上可见局灶性FDG摄取，有助于后续的活检或重复热消融治疗。

许多肝靶向治疗可用于无法切除的肝转移灶，包括使用钇90（[90]Y）微球或经动脉化疗栓塞，为二线或三线治疗，可用于在标准的全身化疗方案后失败的患者中以最小毒性稳定肝脏病变。PET/CT可用于评价经导管动脉化疗栓塞和[90]Y微球放射栓塞治疗的疗效[182]。Wong及其同事们研究显示，与CT或MRI依赖于解剖结构变化的评估不同，PET通过[90]Y治疗后1～2个肝叶的代谢反应进行评估，明显优于前者[183]。PET在经动脉肝导向治疗的作用和附加效益还有待进一步研究。

CT和MRI更常用于临床实践中对肝脏治疗反应的评估。目前，由于尚未确定最佳的成像时间、治疗反应评估方案以及解决成本问题，因此禁止使用PET/CT作为评价治疗反应的标准方法。然而，PET/CT可以作为一种可供选择的工具，在传统的成像方法不能为关键决策提供足够的信息时应用。

综上所述，我们发现PET/CT在检测既往未发现肝或肝外转移灶，发现治疗部位局部复发，以及怀疑有局部或远处复发的患者的再分期方面作用较大。

第 8 章　空腔脏器血管造影与介入放射学

Angiography and Interventional Radiology of the Hollow Viscera

Stanley Taeson Kim　Albert A. Nemcek, Jr　Hector Ferral　Robert L. Vogelzang　著

魏义圆　译　李英　校

在过去 20 年中，血管造影和介入放射学在中空脏器诊疗中的应用发生了巨大改变[1, 2]。MDCT 血管造影和 MR 血管造影已取代传统的血管造影术用于肠系膜缺血、出血的检查，以及腹部肿块的诊断[3-7]。然而，胃肠道介入治疗已广泛应用于临床。本章将介绍空腔脏器血管造影和介入放射学的新进展。

一、患者准备

检查前的一些准备可提高血管造影的诊断质量。对于选择性血管造影，应考虑标准的肠道清洁，以更清楚地显示血管和病变。静脉注射（IV）胰高血糖素（1.0mg）有助于降低肠运动对血管造影的影响，特别是在数字减影血管造影中。

使用 Foley 导管有助于肠系膜下动脉的检查，因为膀胱内充盈的造影剂会掩盖其分支血管。Foley 导管的使用可增加患者的舒适度，且有助于防止在长时间检查中发生不必要的延误。

除禁忌证外，对所有患者在内脏血管造影前常规使用芬太尼（Sublimaze）和咪达唑仑（Versed），以达到镇痛、抗焦虑和镇静作用，同时保持患者的协作能力。对患者术中均应监测脉搏、心电图、动脉氧合（通过脉搏血氧计）和血压。

二、技术因素

（一）血管通路

通常，股动脉插管可用于腹主动脉造影和选择性内脏血管造影，该方法的安全性和可操作性已得到很好的证实。在股动脉插管困难或需将导管更深地推进血管时，可选择肱动脉或腋动脉入路。

（二）导管选择

我们用于腹腔和肠系膜上动脉造影的导管是一个简单的有角度的内脏钩针套管，带有单侧孔。对于下肠系膜动脉造影，我们更倾向于使用短而弯曲的导管。对于大多数适应证，使用 5Fr 导管可减少穿刺相关并发症。放置带有止回阀的血管造影鞘有助于确保血管通路的安全。

导丝和导管技术的进步使内脏血管的亚选择性插管变得更加容易。这包括在灵活性、亲水性、导丝和导管控制方面的进步，使导丝和导管更容易沿着复杂或紧密的管腔走行。微导管、微导丝、微线圈和栓塞微球的使用，使得介入医师能够及时处理急性消化道出血，不管出血来源如何[8]。

（三）设备

数字减影血管造影（DSA）是目前内脏血管造影的首选方法（图 8-1）。此外，数字图像处理功能极大地促进了影像引导下复杂血管插管和介入治疗的发展。数字减影系统的改进使二氧化碳血管造影的性能得以提高，从而获得高质量的血管造影图像，并最大限度降低造影剂引发肾病的风险[9]。

三、主要脏器血管造影

内脏血管造影从主动脉，或三大内脏血管之一

的腹腔动脉、肠系膜上动脉（SMA）或肠系膜下动脉（IMA）进入。主动脉入路通常仅限于选择性插管存在风险的情况，如临床怀疑内脏主要血管的一个或多个起源处出现严重狭窄或闭塞，特别是对有肠缺血或严重主动脉硬化患者。

内脏血管检查的顺序取决于临床具体情况。因此，在胃肠道出血时，血管造影应根据临床病史和既往诊断检查结果，从最有可能出血的血管开始。

内脏动脉选择性置管可作为起始步骤或在主动脉造影后进行。腹主动脉为主动脉的延续，位于T_{12}椎体中部或L_1椎体上部水平。SMA起源于腹腔动脉下方。一般情况下，动脉中造影剂的注射速率为5～7ml/s，剂量为15～35ml；该数据基于注射试验得出的。IMA通常位于L_3椎体下腹主动脉中线左侧，造影剂注射速率一般为3～4ml/s，剂量为12～16ml。分支血管的造影剂注射速率及剂量按比例降低。

使用二氧化碳为造影剂的血管造影有特殊的技术要求。重要的是，应牢记二氧化碳易与血液分离，而不会与血液混合。二氧化碳在造影图像上看起来不完整，或看似被"剪切"。目前大多数数字减影系统都配备了二氧化碳血管造影软件。利用软件对二氧化碳血管造影获得的原始图像进行后处理十分必要。在进行二氧化碳血管造影时，必须使用"封闭"的二氧化碳输送或注射系统，以尽量减少空气污染的风险[10]。新的二氧化碳输送系统（AngioAdvancements，Fort Myers，FL）是美国食品药品管理局（FDA）批准使用的便携式二氧化碳输送系统。该系统有一个转换器，转换器的一端与一个可容纳10 000ml医用级二氧化碳的容器相连接，另一端连接到输送管上，输送管有单向阀，可将流体导向正确的方向。利用该系统可在低压下安全输送二氧化碳，防止传输中空气污染和爆炸。将二氧化碳装入注射器中后，可使用端孔或多孔导管将二氧化碳缓慢注射至选定的动脉中。一般来说，在5min内不应注入＞200ml的二氧化碳，以防气封效应（一种已知的动脉系统内过度注入二氧化碳导致的并发症）[11]。

四、特定组织动脉解剖

腹部空腔脏器血管解剖结构复杂。在编写本章时，我们查阅了大量优秀的参考资料，读者可以参阅这些资料，获得更多关于血管造影和大体解剖的详细讨论，以及大量解剖变异的胚胎学基础知识。

（一）食管

从实际角度来看，造影的靶血管主要为食管远端供应动脉。胃食管交界处是动脉出血较常见部位，可通过栓塞或输注加压素治疗。该区域通常由胃左动脉分支（见下文）或左膈下动脉分支供血（图8-2和图8-3）。

食管上部和中部供血动脉插管困难；幸运的是，临床中很少需要用到。颈段食管通常由甲状腺下动脉（锁骨下动脉的分支）供血，主要来自右侧甲状腺下动脉。锁骨下、颈总动脉或主动脉分支也可供应该节段。胸段食管动脉直接起源于主动脉，或作为肋间动脉、支气管动脉的分支。食管动脉沿食管段吻合。

（二）胃

胃有两个主要的血管网，其中一个沿胃小弯侧

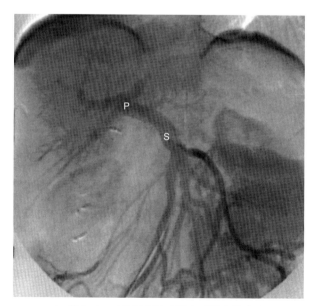

▲ 图8-1　动脉及门静脉数字减影血管造影
肠系膜上动脉注射造影剂后，肠系膜及门静脉系统显影良好
P. 门静脉；S. 肠系膜上静脉

走行，由胃左及胃右动脉组成，另一个沿胃大弯侧走行，由胃网膜左动脉及胃网膜右动脉组成。

胃左动脉为腹主动脉三大分支之一，起始于腹主动脉开口至肝脾动脉分叉处（图 8-2 至图 8-6）。在 2%～6% 的患者中，该血管起源于主动脉[1, 2]。

在 20%～30% 的患者中，变异的肝左动脉或其

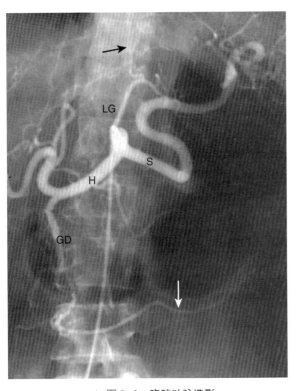

▲ 图 8-2　腹腔动脉造影
GD. 胃十二指肠动脉；H. 肝总动脉；LG. 胃左动脉；S. 脾动脉；黑箭示供应下食管的胃左动脉分支；白箭示胃右动脉

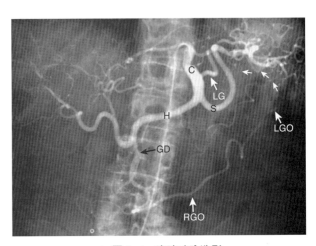

▲ 图 8-4　腹腔动脉造影
良好的胃 - 网膜吻合术。C. 腹腔动脉；GD. 胃十二指肠动脉；H. 肝总动脉；LG. 胃左动脉；LGO. 胃网膜左动脉；RGO. 胃网膜右动脉；S. 脾动脉；白色短箭示胃短支

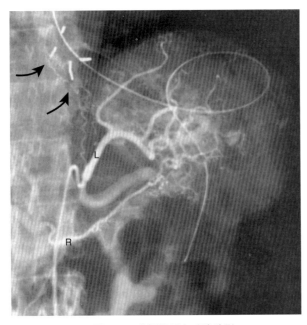

▲ 图 8-3　选择性胃左动脉造影
L. 胃左动脉；R. 胃右动脉（通过胃左分支填充逆行）；箭示胃左动脉供应下食管的分支

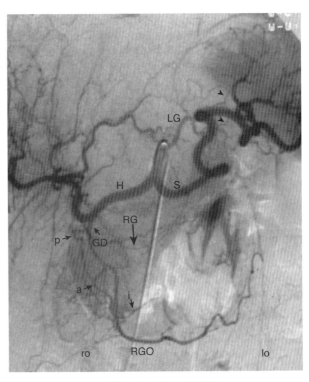

▲ 图 8-5　腹腔动脉造影
a. 胰十二指肠上前支；GD. 胃十二指肠动脉；H. 肝总动脉；i. 胰十二指肠下支（经胰十二指肠弓逆行充盈）；LG. 胃左动脉；lo. 网膜左支；p. 胰十二指肠后支；RGO. 胃网膜右动脉（胃网膜左动脉不完全开放）；ro. 网膜右支；S. 脾动脉；箭头示胃短支

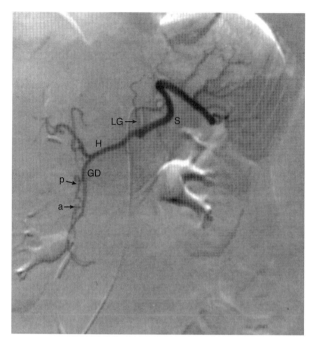

▲ 图 8-6 动脉期早期，腹腔动脉造影

a. 胰十二指肠前支；GD. 胃十二指肠动脉；H. 肝总动脉；LG. 胃左动脉；p. 胰十二指肠后支；S. 脾动脉

属支起源于胃左动脉[1, 2]。这对肝动脉或胃动脉栓塞或灌注治疗的患者具有重要临床意义。发生变异时，胃和肝脏的相对血液供应可能出现变化，两者均可能存在最小血供。约有 5% 的患者，其中 1 条或 2 条膈下动脉起源于胃左动脉；当胃左动脉独立起源于主动脉时，发生率更高。据报道，高血压和心律失常与肾动脉加压素有关，这强调了此种变异的重要性。临床中，副胃左动脉变异较常见[1, 2]。

绝大多数胃血管造影是针对胃肠道出血，胃左动脉分支在胃出血责任血管中约占 85%，为选择性插管的重要血管。虽然腹主动脉造影易通过下端导管置入，但需以胃左动脉为头侧入，导致选择性插管困难。许多论文和教科书中均详细介绍了相关操作方法，包括一些较难血管的导管置入术。其基本原理是使用尾端导向的导管选择至腹腔动脉，然后导管尖端指向上方进行腔内交换、转换，或同轴插入[1, 2]。

胃右动脉邻近肝总动脉分叉处或位于远端，通常起自肝固有动脉权（57%），偶有起自肝左支（17%）/ 肝右支（2%），或胃十二指肠动脉起点或近端分叉（10%）。通常，与胆囊和镰状动脉一样，

该血管并不重要。然而，由于近年来经动脉化疗栓塞和动脉短程治疗技术的发展，小血管渐受到重视。胃右动脉和胆囊动脉起源不同，这些血管增加了非靶栓塞的可能性，但组织坏死和（或）炎症（如黏膜溃疡、胆囊炎、皮肤坏死）也随之而来[1, 2]。

胃网膜右动脉通常是两支胃网膜血管中较大的一支（图 8-2、图 8-4 和图 8-5）。其为胃十二指肠动脉的末端分支。胃网膜左动脉起源于脾动脉或与脾分支相连（图 8-4）。在 65%～75% 的患者中，胃网膜动脉沿胃大弯侧弓状吻合；在其他大多数情况下，吻合仍然存在，但吻合欠佳。在 < 50% 的个体中，大网膜中存在平行的吻合弓，称为 Barkow 血管弓，连接网膜左、右分支动脉（分别为胃网膜左、右动脉的分支，图 8-4 和图 8-5）[1, 2]。

胃和胃网膜弓由其他分支供血。胃底和胃大弯侧上缘由数量不等的胃短动脉供血，通常起源于脾门血管（图 8-4 和图 8-5）。在 36%～60% 的个体中，胃后动脉起源于脾动脉，为胃后壁及部分胃底和胃食管交界处供血。幽门区通常由胃十二指肠动脉的分支供血[1, 2]。

（三）小肠

十二指肠的大部分血液由一系列自由吻合的血管提供。胰十二指肠前、后弓走行于腹腔动脉与 SMA 之间，为十二指肠、胰头供血。这些血管弓（通常双条）沿十二指肠降部、水平部及胰头间走行，形成连续的环状。该复合体上部为双支，均起源于胃十二指肠动脉，后弓头侧多于前弓（图 8-5、至图 8-7），下部源通常为单支，通常起源于 SMA 或其第一或第二空肠分支（图 8-5 和图 8-7）。

十二指肠其他血供来源包括胃网膜右动脉、十二指肠上动脉（多种起源可能，如肝动脉、胃十二指肠动脉、胰十二指肠动脉后弓和胃右动脉）和胃十二指肠较小分支。

除了胰十二指肠弓，腹腔和肠系膜上区之间的另一条潜在的侧支途径是 Buhler 弓，其为腹腔动脉与肠系膜上主干之间存留的胚胎吻合。

空肠和回肠主要由 SMA 左侧多个分支供血（图 8-8 和图 8-9）。一般通过回结肠动脉起点区分空肠与回肠区域。回肠远端接受来自回结肠动脉的血

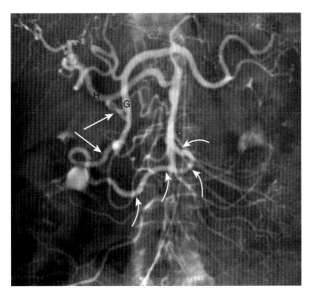

▲ 图 8-7　肠系膜上动脉造影

腹腔动脉近端动脉闭塞患者，扩张的胰十二指肠弓发出腹腔侧支。胰十二指肠下支（弯箭）起源于肠系膜上动脉，与胰十二指肠上支（直箭）吻合，重建胃十二指肠动脉（G），变异肝右动脉起源于肠系膜上动脉（H）

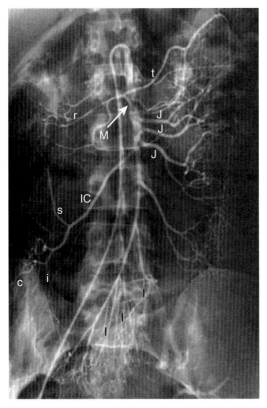

▲ 图 8-8　肠系膜上动脉造影

c. 回肠动脉盲肠分支；i. 回肠动脉回肠支，与肠系膜上主干末端分支吻合；I. 回肠分支；IC. 回肠动脉；J. 空肠分支；M. 结肠中动脉，有结肠右曲（r）和横结肠（t）分支；s. 回肠动脉升结肠支，供应升结肠，并与结肠中动脉分支吻合

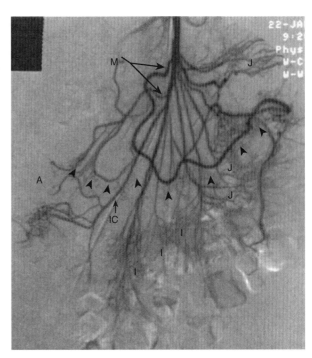

▲ 图 8-9　肠系膜上动脉造影

结肠中段（箭头）由两支吻合的肠系膜上支（M，箭）供血，其中一支供应结肠右曲，另一支供应远端横结肠。升结肠无独立的右结肠动脉

A. 升结肠；I. 回肠分支；IC. 回肠动脉；J. 空肠分支

供。广泛的血管弓网连接空肠和回肠分支。沿小肠肠系膜边，远端动脉弓分出多支动脉进入肠壁。在小肠远端，血管弓数量增多，远端直肠血管的长度缩短更为明显，进行小肠栓塞时必需考虑这些解剖因素。

一个重要的解剖变异为卵黄管动脉，表明存在梅克尔憩室，该变异具有特征性，即回肠区出现一支相对较长的血管，不与其他回肠分支吻合，并且有一个不规则的远端小分支网络（图 8-10）。少见情况下，梅克尔憩室也可由回肠分支供血，无明确的卵黄管动脉。憩室顶端黏膜致密染色提示异位胃黏膜。

（四）结肠和直肠

右结肠和横结肠通常由 SMA 供血。供血的 3支主要分支血管为回肠动脉、右结肠动脉和中结肠动脉，其分别独立起源于 SMA。虽然回结肠血管相对固定，但真正的右结肠动脉（独立起源于SMA）并不常见，且中结肠动脉的供血范围和分支

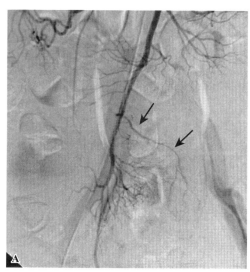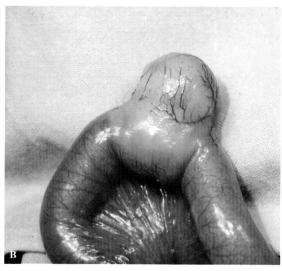

▲ 图 8-10　永存卵黄管动脉和梅克尔憩室

A. 反复性消化道出血患者选择性肠系膜上血管造影可见特征性的被拉长的动脉（箭），未与邻近回肠血管吻合。近端血管相对于此血管方向突变，提示梅克尔憩室的肠套叠（倒置）。B. 梅克尔憩室内翻的外科标本

方式常多变，其分支可由一条或多条不同的血管组成。3 支主要独立分支的典型表现与最常见的 2 支独立分支的表现不符，常引起混乱，并导致 SMA 末端在各种解剖图像上被标记为回肠动脉。应强调的是，SMA 终末不是结肠动脉，其分支供应回肠，末端于回盲交界处的血管弓处与回肠动脉回肠分支吻合。

回结肠动脉为小肠和结肠移行处供血，其分支至末端回肠、盲肠、升结肠和阑尾（图 8-8 和图 8-9）。它是肠系膜上动脉右侧的最下一条分支，位置相对固定，为非常重要的血管造影标志。常见的情况是，其由一条主干在远端发出两条盲肠分支，且沿主干可见吻合支。回结肠动脉的一个几乎固定的分支为升结肠支，与起源于 SMA 的另一结肠动脉吻合，无论是右结肠还是部分中结肠复合体。

右结肠动脉的命名仅适用于肠系膜上动脉的直接独立分支，其供应升结肠中段。升结肠中段通常由回肠动脉和中结肠系统之间形成的血管弓供血。

在经典描述中，结肠中动脉为 SMA 主要近端分支，为结肠右曲和横结肠供血。在 < 50% 的个体中，可实际观察到真正的中结肠动脉。而其他情况下，变异动脉或这些动脉的组合为回结肠或右结肠动脉与左结肠动脉供血区之间的区域供血；且其中单支血管占 75%（图 8-8 和图 8-9）[1, 2]。

结肠中动脉或中结肠区的副动脉可能来自于腹腔、脾、肝或胰腺动脉（尤其是胰背动脉，图 8-11）。因此，全结肠血管造影可能需要向腹主动脉或其分支置管。

少数情况下，结肠的部分血供可直接来源于 SMA 和 IMA 之间的主动脉。在两份出版物中[2, 3]，该变异被称为肠系膜中动脉；尽管其中一份报道，动脉供应横结肠远端和降结肠近端，而另一份报道，动脉供应整个近端结肠，甚至包括脾曲[2, 3]。

IMA 通常为结肠脾曲、降结肠、乙状结肠和上直肠供血（图 8-12 至图 8-15）。然而，由 SMA 和

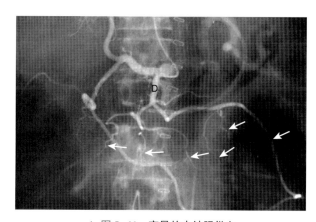

▲ 图 8-11　变异的中结肠供血

胰腺背动脉（D）扩大，其分支（箭）从该方向延伸至结肠中区和横结肠

IMA 供血的部分结肠其界限多变，可在脾曲近端或远端。IMA 终止于 2 个直肠上（肛门直肠）支（图 8-12 和图 8-13）。从左侧发出分支。其中一条是左结肠动脉，向脾曲方向走行（图 8-12、图 8-14 和图 8-15），其分支与结肠中部分支吻合（图 8-12 和图 8-15）。如果左结肠副血管是中结肠血供的一部分，则常无左结肠动脉。另一条分支来自左结肠动脉或靠近直肠上动脉的 IMA，供应降结肠和乙状结肠及上段直肠。通常认为乙状结肠动脉或分支（图 8-13 和图 8-14）为降结肠和乙状结肠移行部大血管。

Drummond 边缘动脉是指沿结肠肠系膜边界血管弓，其分出营养血管（图 8-12、图 8-14 至图 8-17）。以这种方式定义，主要结肠动脉平行于边缘动脉或构成边缘动脉的一部分，结肠周围血管弓可视为整个胃肠道肠旁血管弓广义系统的一部分。扩张的边缘动脉常分出 SMA 与 IMA 供血区域间的侧支通道（图 8-16 和图 8-17）。边缘动脉并非总是完全连续的。Griffith 的观点是，结肠脾曲 SMA 供血区域与降结肠边缘动脉之间潜在的吻合不良分水岭，当边缘动脉发育不良时，易发生缺血性损伤。Riolan 弧是指位于肠系膜内更集中的吻合环，连接 IMA 与 SMA 供血区域。其曾被命名为"蜿蜒肠系膜动脉"，旨在表明左结肠动脉迂曲扩张，其为侧支通路的一部分（图 8-16 和图 8-17）。

直肠远端多由髂内动脉、直肠中动脉和直肠下动脉供血。与近端肠胃类似，临床很少进行这一区域的血管造影。IMA 与髂内系统之间经直肠动脉的侧支形成在主动脉和髂总动脉闭塞性疾病中具有重要意义。

（五）静脉解剖

对肠系膜静脉系统的检查主要包括两方面：①在怀疑急性肠系膜缺血时，评估肠系膜静脉的通畅程度；②评估门静脉高压患者肠系膜、脾静脉和门静脉的通畅程度、血流方向及潜在的侧支通路。门静脉高压患者血管造影诊断困难，高质量的图像必不可少。以 5～7ml/s 的速率注射 35ml 非离子型

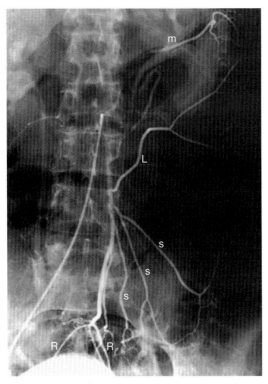

▲ 图 8-12　肠系膜下动脉造影
L. 左结肠动脉；m. 经边缘动脉部分充盈结肠中区；R. 直肠上（直肠肛门）动脉；s. 乙状结肠分支

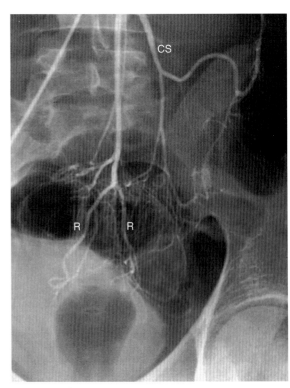

▲ 图 8-13　肠系膜下干末支
CS. 结肠乙状结肠干；R. 直肠上（直肠肛门）动脉

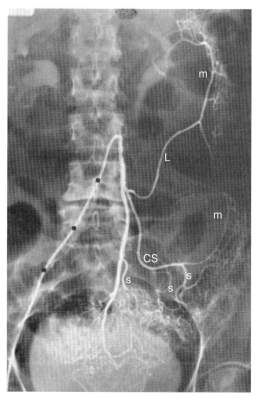

▲ 图 8-14　肠系膜下动脉造影

CS. 结肠乙状结肠支；L. 左结肠动脉；m. 边缘动脉；s. 乙状结肠分支；黑点示选择性导管

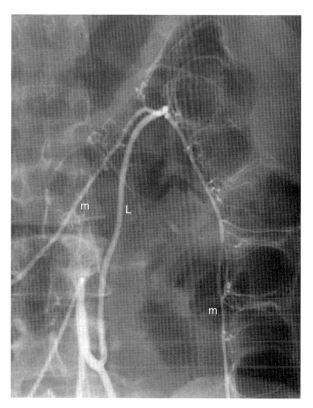

▲ 图 8-15　肠系膜下动脉造影

左结肠动脉（L）向左结肠弯曲处上升，边缘动脉（m）自横结肠至降结肠连续显影

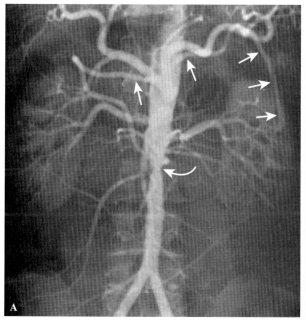

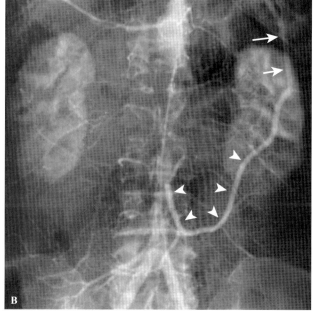

▲ 图 8-16　结肠侧支血供

腹部主动脉造影早期（A）和延迟期（B）显示，由结肠中动脉供应扩张的边缘动脉，该动脉沿横结肠和近端降结肠（直箭）走行，通过左结肠动脉（箭头，B）重建肠系膜下动脉。腹主动脉狭窄出现在肠系膜上动脉与肠系膜下动脉起始部之间（弯箭，A），导致肠系膜下动脉起始部血流减少

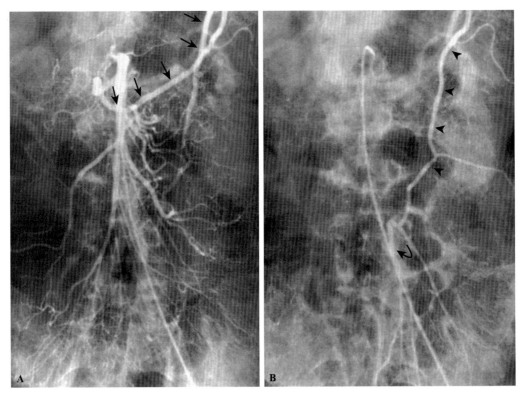

▲ 图 8-17　结肠侧支血供

肠系膜上动脉造影早期（A）和延迟（B）显示，结肠边缘动脉扩张（A，箭）。B. 边缘动脉逆行填充左结肠动脉（箭头），肠系膜下干（弯箭）重建。这种扩张、迂曲的侧支通路曾称为"蜿蜒肠系膜动脉"

造影剂进行造影检查，可获得良好的肠系膜血管静脉期图像。使用胰高血糖素（1mg 静脉滴注）可减缓胃肠蠕动、减轻血管扩张，增加血流，从而改善图像质量。血管扩张药包括罂粟碱（动脉注射 30mg 后，采用 10ml 盐水冲洗，以防罂粟碱结晶）或托拉唑啉（普里科林，将 25mg 稀释于 10ml 生理盐水中，缓慢注射，注射时间为 2min）；给药后即刻注射造影剂进行检查。

最重要的胃静脉是胃左静脉或冠状静脉，沿胃小弯侧，在不同的位置连接脾门静脉系统。对于脾静脉闭塞的患者，门静脉高压、脾门静脉系统侧支形成时，门体系统侧支循环是常见的途径。胃网膜静脉和胃短静脉平行于各自动脉，也是重要的侧支通路。肠系膜上静脉和肠系膜下静脉位于 SMA 和 IMA 区域右侧，平行走行。肠系膜上静脉连接胰颈后的脾静脉形成门静脉（图 8-1）；肠系膜下静脉与脾静脉或肠系膜上静脉汇合（图 8-18）。

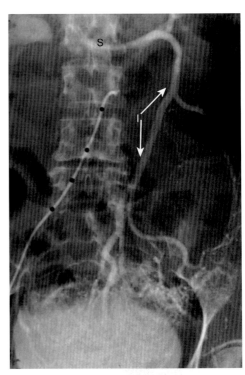

▲ 图 8-18　肠系膜下动脉造影静脉期

肠系膜下静脉（I）连接脾静脉（S）。于肠系膜下动脉选择性置管（黑点）

五、胃肠道血管病变影像诊断与介入治疗

（一）原发性血管疾病

动脉粥样硬化常累及内脏动脉，血管造影表现与其他部位动脉粥样硬化典型表现一致，即不规则斑块形成、偏心或同心性血管狭窄或闭塞。内脏动脉狭窄也可发生于其他原发性血管疾病中，包括纤维肌肉发育不良、Takayasu 动脉炎和 Behçet 病，或由外源性药物（如麦角）所致。有研究表明，在腹腔或 SMA 纤维肌发育不良患者中，典型的串珠状外观不及管状狭窄常见。

内脏动脉瘤常累及脾动脉和肝动脉，亦可以出现在肠系膜动脉的任何部位。动脉瘤形成的原因多样，包括动脉硬化、变性、传染性疾病（常见于 SMA 供血区域）、炎症性疾病（特别是胰腺炎）、夹层、结缔组织疾病（如 IV 型 Ehler-Danlos 综合征）、血管疾病（如结节性动脉炎，约 50% 涉及胃肠道）、静脉药物滥用、创伤，以及其他特殊情况（图 8-19）。许多动脉瘤是在胃肠道和腹腔出血的检查中偶然发现。发生胃肠道动脉瘤的血管也可形成血栓，导致肠系膜缺血。内脏动脉瘤的传统治疗方法为外科治疗，但导管栓塞也已成功应用于治疗[12-17]。

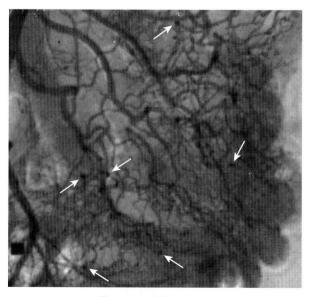

▲ 图 8-19　结节性多动脉炎

多发性结节性动脉炎患者，肠系膜上支可见多个小动脉瘤（箭）

肠系膜上静脉动脉瘤常由先天性、创伤性、炎症性原因引起。虽然临床罕见，但其可引起腹痛、胃肠道出血，或压迫邻近结构。

动静脉畸形的特征包括供血动脉扩张、弯曲，毛细血管扩张和明显的静脉引流，可发生于整个胃肠道。目前认为其起源为发育性，常见于青年及儿童。其还可能是胃肠道出血的原因之一，通常只有在血管造影检查中才能发现。MDCT 有助于血管畸形的诊断。

胃肠道血管畸形也可能与全身疾病有关，如弹性假黄色瘤、遗传性出血性毛细血管扩张症和 Klippel-Trenaunay-Weber 综合征。弹性假黄色瘤是一种遗传性常染色体隐性遗传性的结缔组织疾病，为涉及弹性纤维的全身性疾病。患者伴有眼部和皮肤的特征性病变。其心血管表现为动脉弹性层的碎裂、变性和钙化以及过早动脉粥样硬化。弹性假黄色瘤患者的内脏血管造影异常包括血管瘤畸形、血管扭曲、节段性血管狭窄和闭塞和小动脉瘤。上消化道出血常见，可能与黏膜下血管变性、糜烂和出血部位附近异常血管收缩障碍有关。介入栓塞治疗可用于出血灶[12-18]。

遗传性出血性毛细血管扩张症（Osler-Weber-Rendu 病）患者可出现全身多部位血管病变，涉及皮肤、黏膜和肠道等。腹部内脏血管造影异常包括早期静脉充盈的扭曲血管团、动静脉瘘、动脉瘤、局限性静脉扩张，以及在造影的动脉期出现代表血管瘤的小灶性造影剂积聚。薄而脆弱的管壁是病变血管的特征，这也可解释其出血倾向，其中以反复性消化道出血常见。

肠系膜血管的动静脉瘘可能为先天性，也可能因穿透性创伤或腹部手术所致。经导管栓塞肠系膜主干或分支已成功用于动静脉瘘的治疗。

（二）肿瘤

虽然血管造影很少用于胃肠道肿瘤的初步诊断，但在造影检查中可能偶然发现肿瘤。胃肠道肿瘤也可能是活动性或隐匿性消化道出血的原因。GISTs 是常见的上消化道和小肠肿瘤，有出血倾向。其通常为富血供病变，可经血管造影明确诊断（图 8-20）。静脉分流在小肠 GIST 中很常见，但少见于

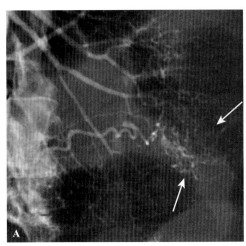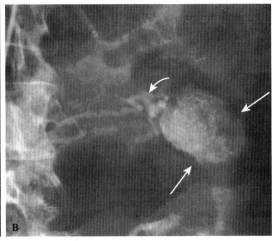

▲ 图 8-20　间断性动脉出血患者肠系膜上动脉造影

A. 动脉期空肠部分血管密度增加（箭）。B. 动脉期晚期可见清晰的肿瘤染色（直箭），早期可见引流静脉扩张（弯箭）。诊断为胃肠道间质瘤

胃 GIST。类癌可引起肠系膜纤维化反应，其特征性血管造影表现为星状聚集、扭曲和轮廓不规则的肠系膜分支。肿瘤本身为乏血供，可导致动脉狭窄或闭塞。静脉引流常有多条侧支。其他导致肠系膜纤维化的过程也可能有类似的表现。

小肠腺癌常表现为包块样病变，无明显肿瘤血管，结肠病变可为富血供。结肠腺瘤性息肉多为乏血供，而绒毛状腺瘤为富血管性病变，供血动脉和引流静脉增多，实质期可见对比染色。

其他原发性和转移性上消化道肿瘤，根据其病理学特征，血管造影可能表现出肿瘤的非特异性征象，包括新生血管、血管包裹、血管移位和牵拉，以及动静脉分流。

（三）炎症性疾病

血管造影很少用于检查炎症性病变，如溃疡性结肠炎、克罗恩病或憩室炎等。急性炎症的表现通常是非特异性的，如供血动脉血管密度增加、肠壁毛细血管管壁增厚、引流静脉增多，有时可见引流静脉早期显影。在结肠，急性炎症表现与早期缺血性结肠炎的表现存在重叠，甚至患者在餐后状态下其病变表现可能无明显异常。随着克罗恩病的进展，相关节段可出现动脉闭塞、动脉不规则变窄和血供减少。

（四）结肠血管发育不良

结肠血管发育不良（血管扩张）是一种血管疾病，常见于老年人，主要影响右半结肠。其血管造影表现具有多种特征，其取决于病变分期及病灶大小，这些特征包括结肠壁静脉扩张和弯曲（最早的征象），以及可见血管簇（小而密集的染色血管簇）和弯曲的供血动脉（图 8-21）。为确保引流静脉早期显影，不仅可延长动脉注射时间，还可将造影剂注射时间限制在 4s 或更短时间内。

虽然确切的原因尚不清楚，但血管发育不良可能是一种退行性过程的结果。在该过程中，间歇性壁内静脉阻塞导致静脉扩张，动静脉异常沟通。结肠血管扩张与主动脉狭窄有关。

（五）其他血管疾病

放射治疗对肠系膜血管的影响取决于辐照时间。在亚急性期，可出现与早期静脉引流所致的充血性红肿，其与炎症反应有关。在慢性期，放射性肠炎可表现为闭塞性改变，肠系膜分支不规则狭窄或闭塞，同时可出现肠管缩短、扭曲及血管聚集。

肠位异常，虽然通常不能通过血管造影诊断，但也可在对临床有腹部症状的患者进行血管造影检查时观察到。肠套叠、内疝、肠扭转等表现为血管异常移位、成角和分支重叠，以及血管口径突变。

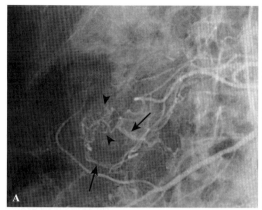
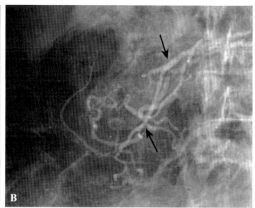
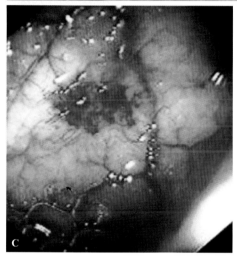

▲ 图 8-21　右结肠血管发育不良
A. 间歇性下消化道出血患者，血管造影显示血管丛（箭头）和成对血管（箭），表明结肠动脉分支附近有早期引流静脉。B. 显影的引流静脉（箭）在血管造影后期显影。C. 胃肠道出血患者，结肠镜检查显示右结肠内血管丛异常

（六）急性胃肠道出血

对急性消化道出血的处理已成为积极介入放射学治疗的常见方法。诊断和治疗性血管造影通常用于内镜治疗未能控制出血的情况。急性上消化道出血应优先采用内镜检查。在大多数情况下，内镜检查可有效地控制急性出血。如内镜治疗因任何原因失败，下一步可行血管内介入治疗。内镜的诊断对指导介入治疗也至关重要，如当内镜检查显示静脉曲张大出血，介入治疗可选择经颈静脉肝内分流术（TIPS）或球囊闭塞的逆行经静脉闭塞术（BRTO）。如出血来源是食管撕裂或胃或十二指肠溃疡，则合适以动脉造影进行评估。对胃溃疡患者，可行超选择性栓塞胃左动脉治疗；对食管溃疡和Mallory-Weiss 撕裂，则需要行食管下动脉造影进行评估；对十二指肠溃疡，通常需要造影评估胃十二指肠动脉。

下消化道出血的诊治需要不同的方法。如无适当的患者准备，急性下消化道出血难以通过内镜进行评估；在此情况下，首选诊断性和治疗性动脉造影。对小肠和结肠出血患者采用超选择性经导管栓塞受病变影响区域的直肠血管[19-21]。处理低位胃肠道出血的技术需要更高，需要对受病变影响区域的血管进行超选择性栓塞（图 8-22）。介入专家可使用微导管、弹簧圈（0.018in）、微颗粒和微球［如聚乙烯醇（PVA）］来处理这些难题并完成具有临床挑战性的治疗，成功率为 80%～100%，术后复发率为 5%～15%[19, 21]。

六、急性肠系膜缺血

（一）临床和血管造影特征

MDCT 已成为评估急性腹痛的主要影像学检查

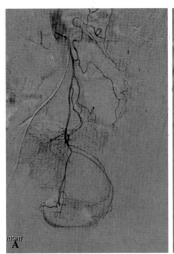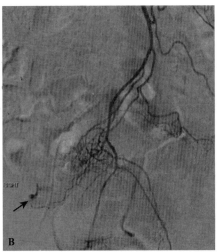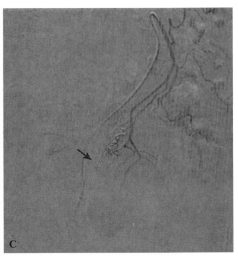

▲ 图 8-22　急性乙状结肠憩室出血

A. 急性下消化道出血患者，选择性 IMA 造影未见活动性出血。B. 反复选择性造影，在上直肠肛门区发现明确的造影剂外溢（箭）。
C. 使用单个微线圈（6mm×7cm Nester，0.018in；Cook, Bloomington, IN）进行超选择性栓塞后，动脉造影显示无造影剂外溢（箭）

方法。通过 MDCT 可观察肠壁、肠系膜周围结构及主要血管。血栓足够大且位于中心时，MDCT 通常可提示存在肠系膜缺血或梗死。血管造影可为肠系膜缺血的紧急处理提供必要的详细解剖和病因学信息；在条件允许时，还可同时进行经导管选择性栓塞治疗。

腹主动脉造影可显示肠系膜近端血管状态，是血管造影评价肠系膜缺血第一步。如 SMA 近端未见明显改变，则对该血管进行选择性动脉造影，以详细检查肠系膜上干及其分支和肠系膜静脉引流情况。急性肠系膜缺血主要发生在 SMA 供血区，常不需进行选择性腹腔和肠系膜下注射。然而，这些进一步的检查可提供关于肠系膜上动脉区域侧支和供血范围信息，尤其是怀疑肠系膜上动脉慢性闭塞时。当临床诊断信息强烈提示病变累及由 IMA 供血的胃、十二指肠或结肠时，也可考虑进一步的血管造影检查。

急性肠系膜缺血的主要原因是 SMA 血栓形成或栓塞、肠系膜静脉血栓及非闭塞性缺血。肠系膜缺血较少见的原因包括血管炎、主动脉或肠系膜动脉夹层、创伤、肠绞窄和其他疾病。当病变累及所有或大部分 SMA 供血区域时，通常会导致严重和危及生命的肠系膜缺血。上述原因引起的局限性或节段性病变，可导致局灶性缺血，其临床表现通常较轻微[22-27]。

SMA 闭塞比血栓形成更常见（图 8-23 至图 8-26），仅通过血管造影难以准确地将两者区别开来。多发性充盈缺损、造影剂位于充盈缺损的侧面、可见充盈血管腔内突起的半月形不透明影，提示栓塞。栓子易滞留于血管分支处，位置通常比闭塞性血栓更远；后者通常形成于 SMA 近端先前存在的动脉粥样硬化性狭窄附近。然而，有时栓子也会滞留在血管狭窄的近端，或由栓子引起血栓的近端或远端传播。肠系膜外栓子在肠系膜栓塞性缺血中很常见[22-27]。

肠系膜静脉血栓在急性肠系膜缺血病例中占 10%～20%。造成肠系膜静脉血栓的原因包括肠梗阻、高凝状态、门静脉高压、腹部炎症、手术史（尤其是脾切除术）和外伤史。患者通常无明显诱因即出现症状。与其他急性肠系膜缺血相比，肠系膜静脉血栓症状较轻。随着越来越多的肠系膜静脉血栓在轴位成像中被诊断出来，临床认识到主要静脉阻塞并不总是导致缺血。MDCT 的诊断敏感性高，但目前血管造影仍是诊断急性肠系膜缺血的首选方法。肠系膜上动脉造影可见血流速度减缓、肠壁染色时间延长、肠系膜动脉分支减少，可能存在动脉血管收缩。正常肠系膜静脉不能显影或显示充盈缺损，可观察到静脉侧支[22-27]。

发生肠系膜缺血和梗死时，可能并无解剖上的血管梗阻。心输出量减少、全身性低血压或低容量

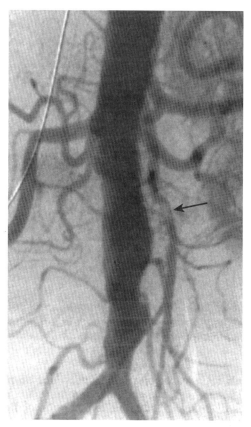

▲ 图 8-23 肠系膜上动脉栓子

肠系膜上动脉主干充盈缺损（箭），其周围可见造影剂显影，肠系膜上动脉远端通畅

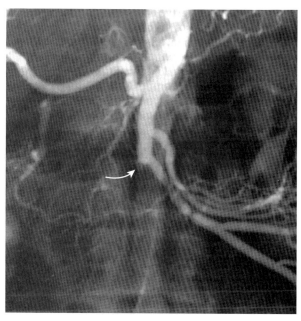

▲ 图 8-25 肠系膜上动脉栓子

房颤患者，肠系膜上动脉主干闭塞（箭），位于空肠分支远端

血症及某些药物（尤其是洋地黄），可使肠系膜动脉血管收缩，从而导致肠道血流严重减少。急性肠系膜缺血以非闭塞性肠系膜缺血为主（图 8-26），其特征性表现为强烈的血管痉挛，常为不规则或节段性痉挛，在动脉分支起源处，血管造影可见较严重的狭窄。规则性和弥漫性血管痉挛也可能发生。造影剂在肠系膜血管内流动缓慢，其周围和壁支延迟显影。此类患者的检查结果与肠系膜静脉血栓形成患者的检查结果相似，在大多数非闭塞性缺血患者中，正常静脉最终会被造影剂填充显影。回流至主动脉的造影剂增多，提示肠系膜血流阻力增加。尽管已有基于主动脉回流评估肠系膜血流更为客观和定量的方法，但在实践中，该发现通常为主观判断。

尽管临床诊断和治疗急性肠系膜缺血的方法不断改善，但该病的死亡率仍居高不下。20 世纪 70 年代末，Boley 和同事们[21] 报道了他们治疗急性肠系膜缺血的积极方法，这方法直至目前仍是临床的标准治疗方法。尽管仍有将近 50% 的急性肠系膜缺血患者死亡，但与早期治疗方法相比，该方法具有明显的优势，早期对照研究显示患者的存活率仅为 10%～30%。此外，积极的治疗方法还可使幸存的患者保留多的肠道。这种方法的主要特点为高度警

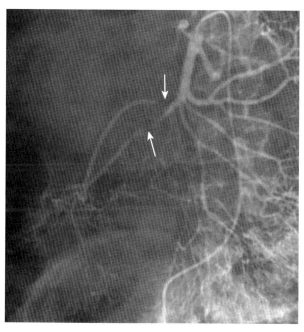

▲ 图 8-24 肠系膜上动脉栓子

房颤患者，肠系膜上动脉分支存在多个充盈缺损（箭）

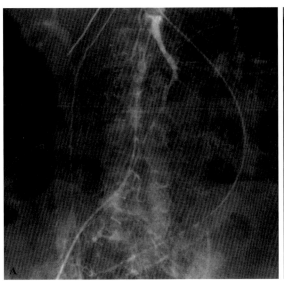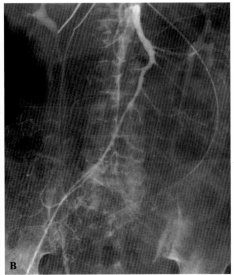

▲ 图 8-26　非闭塞性肠系膜缺血

A. 弥漫性肠系膜动脉痉挛，小动脉分支充盈不良。B. 动脉内注射罂粟碱后，痉挛有所改善

惕患者功能紊乱，紧急血管造影以便及时诊断和治疗[22-27]。

该方法的另一特点是选择性地将血管扩张药输注至 SMA。其基本原理是，血管痉挛与急性肠系膜缺血有关，包括非闭塞性及闭塞性肠系膜缺血（图 8-26）。当肠系膜血管造影显示血管痉挛或动脉阻塞时，应给予试验剂量的血管扩张药。

（二）肠系膜血管闭塞溶栓治疗

大多数急性肠系膜缺血患者合并大血管闭塞，随着病情进展，肠道状况迅速恶化，须及时外科治疗切除梗死肠道（图 8-27）。然而，一些病例报道表明，在筛选出的肠系膜血管闭塞患者中，无论是单独治疗还是联合使用血管扩张药进行治疗，经导管溶栓、机械取栓（肝内途径）均具有一定作用。该方法的适用对象包括因并发症而无法接受大手术的患者，轻度血管闭塞或症状轻微的患者（认为这些患者仅需临床观察、非手术治疗、抗凝），合并广泛的门静脉或肠系膜静脉血栓并且不适于外科血栓切除或搭桥术的患者，以及肠系膜动脉移植后闭塞的患者。单纯溶栓治疗的禁忌证为提示肠坏死的腹膜征象。

慢性肠系膜缺血

慢性肠系膜缺血的特点为出现严重腹痛，通

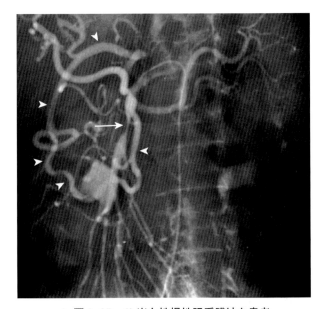

▲ 图 8-27　62 岁女性慢性肠系膜缺血患者

造影显示肠系膜上动脉严重狭窄（箭）。腹腔可见扩大的胰十二指肠弧（箭头，胰十二指肠下动脉起源于肠系膜上动脉近端狭窄处）。侧支血管的存在证实了腹腔起源闭塞，这在侧位主动脉造影图像中也能注意到的。以患者自体静脉行肠系膜上动脉和主动脉与腹腔动脉搭桥术后，症状缓解

常出现在餐后 30～40min。腹痛可导致患者体重显著下降，进食减少。患者通常会抱怨"饮食恐惧"。在大多数情况下，对此类患者应进行详细的检查，以调查导致腹部疼痛的原因，包括上消化道和（或）下消化道内镜检查、MDCT 及腹部超声检查。对检

查结果为阴性或无法解释腹痛原因的患者，常通过 MRI 检查来排除引起腹痛的血管病变。

多数学者认为，对于因血管问题引起腹痛的患者，至少会有 2 条主要血管（腹腔动脉、肠系膜上动脉或肠系膜下动脉）参与或受影响，但在某些情况下，治疗单支动脉即可缓解疼痛，从而消除或改善患者症状（图 8-28）。对于 SMA 等腹腔血管的狭窄性病变，血管成形术已被血管内支架修复所取代。腹腔干和（或）SMA 血管内支架置入技术成功率接近 100%，临床成功率接近 85%。与其他血管领域一样，后期可能出现支架内狭窄，对此类患者应经常监测支架情况。

腹腔动脉弓状压迫或中弓状韧带综合征是一个值得注意的问题，其常见于年轻女性，特征性临床表现为恶心、腹泻、体重减轻及餐后腹痛，典型影像学表现为腹腔动脉头侧在动脉开口远端 1～1.5cm 处受压（图 8-29）。这种腹腔动脉的解剖压迫可通过 CT、MRI 或血管造影来鉴别。经典诊断方式为血管造影，可行 2 相主动脉造影，一相为吸气（释放压迫，动脉几乎恢复正常外观），另一相为完全呼气（收紧压迫，使狭窄更明显，图 8-29）。该解剖发现的临床意义具有争议性，因为病变仅涉及一支血管。其治疗方法为外科手术，血管内技术并不适用。对于经严格筛选的患者，手术治疗的有效率

为 60%～70%。如果手术后腹腔动脉狭窄持续存在，血管成形术或支架植入可起到一定作用。

七、肠道干预

（一）置针或导管入胃肠道的原因

本节是对放射科医师为什么会将针或导管置入或通过部分胃肠道的问题所做的回应。

1. 肠插管疏忽

这与具体指征无关，而是与各种腹部介入治疗的并发症有关，特别是在穿刺及在肠道内置管或通过肠道置管时无意中造成损伤。其基本处理原则（见下文）是，在肠道基本正常（没有远端梗阻）的情况下，肠道内容物将优先沿肠腔引流。当发生与插管相关的意外时，治疗并发症应包括引流邻近感染液体。对用于给予抗生素、帮助排便及扩大引流的导管（以形成有组织的管道）应允许安全拔管；此时，由于肠壁肌肉收缩，穿孔部位易于封闭。

2. 肠穿刺活检及液体抽吸

通常，肠道会作为经皮诊断性抽吸或肿块活检的潜在路径。在这些病例中，以及在治疗性引流过程中，有时可通过注射生理盐水或二氧化碳来避免肠道卷入。然而，并不是总能避开肠道。由于抽吸针需穿过固定空间，随着细菌数量增加，在胃肠道

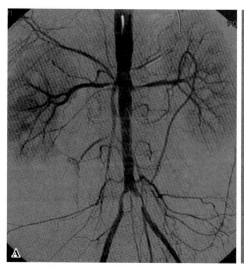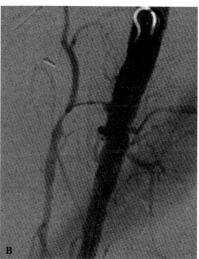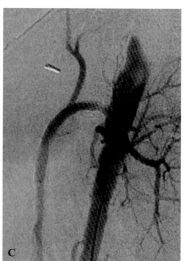

▲ 图 8-28　慢性肠系膜缺血 - 血管内支架置入术

A. 患者男，67 岁，严重腹痛，体重减轻 11kg，主动脉 DSA。B. 双侧髂总动脉狭窄，双肾动脉狭窄，侧主动脉造影证实肠系膜上动脉严重狭窄。C. 血管内支架置入术成功后，侧主动脉造影血管显示良好

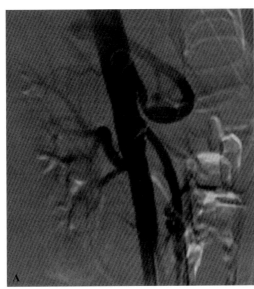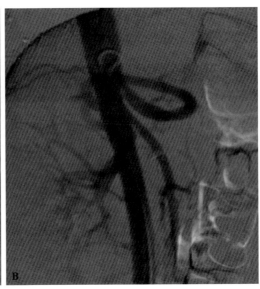

▲ 图 8-29　腹腔动脉受压

呼气时（A）及吸气时（B）非选择性侧主动脉造影可见弓状韧带压迫腹腔动脉的典型表现。应注意到，在吸气动脉造影中，腹腔动脉压迫几乎看不出来

段越远段，需考虑到感染的可能性；穿刺可能导致液体吸入或污染内容物沿着针道泄漏。对前者的检测可借助于液体革兰染色，因为受污染的样品通常不会有蜂窝状改变。对于后者，大量的临床和实验室结果似乎表明，细针侵入肠壁很少导致临床症状明显的感染并发症。与任何介入手术一样，肠道穿刺的风险应与其他诊断方法的风险以及获得病理或微生物学诊断的需要相平衡。尽管应谨慎处理以避免肠道（尤其是结肠）损伤，但如果必须刺破肠道，应尽管避免选择较大针道。穿刺针穿过肠道本身并不为针吸病理检测的禁忌证。例外的情况可能发生在通过免疫抑制患者的阻塞肠襻或肠道时，但这些情况下很少有记录。

3. 肠道穿刺定性

有时，不透明肠襻的表现类似于异常液体聚集，而塌陷的肠襻可能具有类似于肿块的表现（如有胃肠道恶性肿瘤病史患者的输入襻）。使用细针经皮穿刺该结构，并注射水溶性造影剂，对进一步诊断和治疗具有重要指导意义。造影剂是通过其中一个针头注射的，如果针头已经穿过肠道，可将针头收回，选择另一条路径。

4. 肠道积液引流

有学者进一步深化肠内诊断性抽吸的概念，并在一定程度上类似传统外科治疗（如胃造口术），提出引流传染性或炎症性积液（图 8-30 至图 8-33）。这是胰腺炎的一个特别值得关注的领域，积液通常与小囊集合有关，除非经胃，否则无法经皮引流。这是胰腺炎发生特别关注的领域，常与小囊聚集有关，除了通过胃外，不能经皮引流。尽管这种方法存在争议，但支持者认为其有助于避免引流部位周围胰酶溢出，并防止胰周瘘。同样，目前对于盆腔积液通过标准导管放置或一步完全抽吸方式经直肠引流的经验也越来越丰富。与更标准的经臀引流方式相比，该方法可提高患者舒适度，并可减少并发症。

（二）诊断性肠肿块活检

有研究报道，超声及透视检查（使用钡造影剂）引导下进行病理检查对于累及肠壁的病变是有效且安全的。这种方法的适应证包括：①经内镜活检未发现组织病变（黏膜下病变常见问题）；②内镜检查或开放性探查效果不佳；③由于病变位置原因，无法进行内镜检查；④如病变证实为恶性，则用于排除进一步检查或改变治疗方法的必要性[28, 29]。

（三）用于诊断或治疗的肠穿刺

穿刺的比较少见但可能非常重要的应用是帮

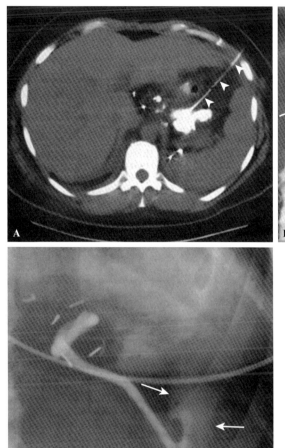

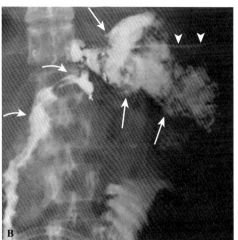

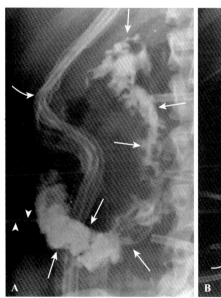

▲ 图 8-30　脓肿引流，患者有碱液性食管胃损伤史，接受结肠插管及结肠吻合

A. 患者出现发热、恶心，遂行 CT 引导下左上腹脓肿引流，引流导管（箭头）插入含有造影剂的脓肿腔。B. 引流导管（箭头）造影可见不规则脓肿腔（直箭），与肠道相通（弯箭）。C. 导管引流 8 周后，造影剂沿管道溢出，聚集于皮肤表面（直箭），肠腔未充盈；早期无复发症状，拔除导管

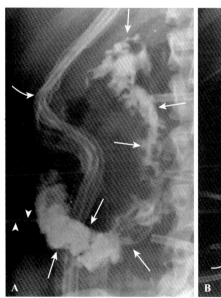
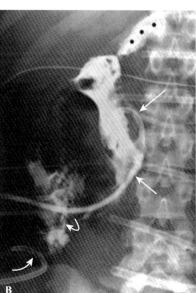
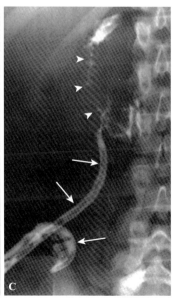

▲ 图 8-31　多导管脓肿引流，腹部外伤患者，剖腹手术中发现肠损伤

A. 脓肿引流后形成窦道，引流管（箭头）置入不规则腔内（直箭），初次注射造影剂时肠道未充盈，弯箭示手术引流。B. 10 天后放置 3 根引流导管，其中 2 根位于脓肿腔下部（弯箭），1 根位于其头侧（直箭）；肠道填充物（黑点）表现明显。C. 3 个月后脓肿腔几乎完全塌陷，但肠瘘（箭头）仍然存在。2 根导管仍在原地（箭）；随着引流的继续，瘘管最终闭合，拔除导管

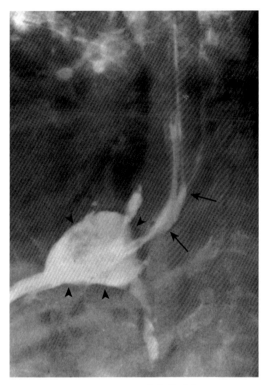

▲ 图 8-32　经皮食管引流

CT 引导下积液引流（箭头）后，鼻窦造影显示与食管相通（箭）

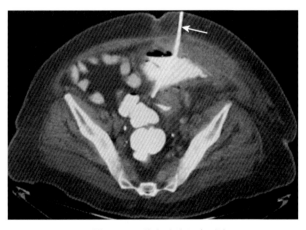

▲ 图 8-33　憩室脓肿经皮引流

引流管（箭）经前腹壁进入脓肿，脓肿内可见造影剂。脓肿引流成功后，患者接受一期手术切除

助检查器械到达需要诊断或治疗的结构，如通过鼻肠或直肠入路很难到达的胃肠道狭窄处。另一种新的方法是放置经皮盲肠造口管，以便对回肠血管发育不良出血的患者进行小肠诊断及治疗性内镜检查。

经肠胆道入路可用于胆总管空肠造口术或肝总管空肠造口术。该方法优点是可重复进入胆道，而不需穿过肝实质，具有操作优势，可治疗多部位病变（如硬化性胆管炎），且在胆道无扩张时更容易进入。外科技术的预期优点为更容易进入相关肠襻。最初为空肠造口术或所谓的 Hutson-Russell 环。虽然可以保证肠道通畅，但存在的问题是胆汁或黏液漏引起的皮肤瘙痒。另一选择为皮下空肠襻，但存在术后早期皮下炎症及晚期气孔周围疝气的问题。因此，目前最受欢迎的方法是环下定位，其位置可以用手术夹标记。

通常在透视引导下（通过识别肠襻内气体）进行穿刺，尽管通过操作鼻肠管可能显影。

1. 肠道减压入路

虽然经皮胃造口是最常用的肠内营养途径，但对于慢性肠梗阻及恶心呕吐症状的患者，也可作为一种有效的肠道减压方法，以消除大多数与长期鼻胃管插管相关的并发症。然而，该部分患者可能会出现特殊的技术问题，主要因弥漫性腹膜转移癌、既往放疗或手术治疗引起的粘连或腹水，导致进入胃的途径受限。胃造口术也可用来缓解胃轻瘫患者的症状，或在解剖梗阻不固定情况下延迟胃排空。

直接经皮小肠导管插入术也可用于治疗肠梗阻或滞留症状，在这种情况下，单靠胃减压是不够的。这些情况通常需要手术，但经皮治疗可作为无法接受外科手术患者的一种选择。通常不可能、也没有必要设计操作来扩张或固定肠道，因为存在显著的肠道固有扩张。转移性结肠癌患者的姑息治疗及长期预防闭合性肠梗阻复发的方法已有报道。这种方法也减轻了盲端或传入襻滞留症状。另一种治疗输入襻综合征方法为经皮治疗；引流管可经皮进入肝脏或胆囊，并通过胆道树进入受影响的肠道（图 8-34）。该方法的优点是可同时引流胆道，尤其是在患者存在相关胆道淤滞或胆管炎时。发生延迟性脓毒性休克的患者，经输入襻超滤治疗，放置单独的胆道引流是明智的。在适当情况下，可经胆道放置饲管。

在这种情况下，重要的是通过放置在远端或手术后胆肠吻合处的导管注入营养液。

在结肠非梗阻性扩张中，盲肠通常是最严重的受累部位。这一发现验证了 Laplace 定律，当腔内压力开始增加时，结肠部分（盲肠）首先的反应

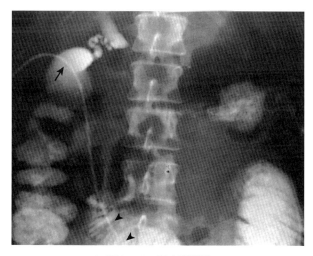

▲ 图 8-34　经皮胆囊造口

胰腺癌患者，经 Roux-en-Y 胆囊空肠吻合术和胃空肠吻合术后，患者出现腹痛、血清胆红素升高和败血症。CT 显示与胆囊吻合的肠管扩张。经皮胆囊造口术经胆囊（箭）置管进入空肠襻（箭头）可改善症状

为进一步扩张。盲肠肠梗阻指盲肠扩张与结肠其余部分扩张不成比例。患者肠系膜上可见活动盲肠。当患者取仰卧位时，盲肠向前旋转，导致进行性扩张。

　　结肠大量扩张如得不到治疗，可发生结肠穿孔、缺血、腹膜炎，甚至死亡。而一旦发生盲肠大面积扩张（≥ 9cm），穿孔风险与扩张程度的相关性小于其与扩张持续时间的相关性。因此，对该情况早认识、早治疗至关重要。

非梗阻性结肠扩张初期大多采用非手术治疗，包括放置鼻胃管、禁食、治疗潜在代谢及其他疾病。如扩张未改善，则应尝试结肠镜检查及放置结肠减压管，通过同轴导向插管系统进行减压透视。这些方法可能因较多粪便残留而无效。肠管扩张可能在起初结肠镜成功后再次出现。

　　如结肠镜下减压失败，下一步治疗方法为手术切除盲肠造口术。然而，重症患者手术危险性大。因此，许多学者尝试对扩张显著但通畅的盲肠行经皮减压。通过单纯抽吸引流也可能减压成功。对机械性结肠梗阻行经皮减压亦有报道。

　　经皮盲肠造口术可通过多种入路、方法及采用各种尺寸的导管来进行（图 8-35）。通常，在透视引导下即可完成。在对所选入路存疑时，CT 检查可能有助于顺利完成手术。采用套管针及 Seldinger 置管方法均可行。经皮结肠造口术是对重症及一般情况较差的患者进行结肠减压的方法之一，但对术者经验要求较高，需充分评估手术风险、最佳技术及适应证。此外，盲肠造口术也可用于治疗儿童大便失禁，顺行清洁灌肠[30-32]。

　　2. 肠内营养通路

　　建立肠内营养通路最常见也是最重要的适应证为营养支持。这些手术大部分是经皮胃造口及胃空肠造口，但经皮空肠造口和十二指肠造口应用越来越多[33-38]。

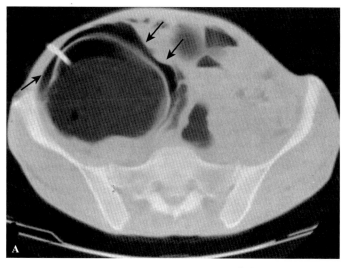
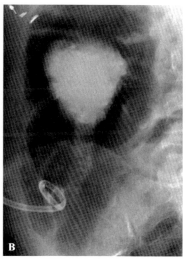

▲ 图 8-35　经皮盲肠造口术（经腹膜入路）
A. CT 扫描；B. 腹部 X 线片。手术过程中，空气（A，箭）进入腹腔

短期内，通过鼻肠管可获得有效的营养支持。然而，长期使用则会引发各种相关问题。对患者来说，鼻肠管很不舒适，在心理上会产生抵触。此外，患者易发生胃食管反流、食管炎及形成狭窄，且大多数鼻肠管管由于腔直径小，易造成闭塞。

另一种选择为全肠外营养。尤其是对于不能吸收肠内营养或需要卧床的患者。然而，其作为一般营养方法与肠内途径相比，也存在一些缺点，如比肠内营养更为昂贵。长期使用会出现相关并发症，包括小肠萎缩、肝功能异常及电解质紊乱等。由于需延长静脉通路，发生静脉血栓及狭窄的风险高。

另一方面，建立肠内通路的相关并发症少，且比全肠外营养费用更低。因此，对于一部分有长期营养需求而又无法满足营养需求（因机械、功能或心理障碍）的患者，通过肠内营养方式仍可吸收胃肠内营养。

既往常通过手术方式放置胃造口管。然而，许多需要胃造口管的患者由于营养不良、虚弱及并发症，手术风险高。胃造口术越来越多地使用微创技术来完成，如影像学引导下介入、内镜（经皮内镜胃造口术、腹腔镜）方法。每种方法均有一定的优缺点，有关上述方法间比较的随机前瞻性研究较少。与介入放射学任何领域一样，医疗机构所在地转诊模式、政策及专业性指导也可导致各机构间实践模式的差异。

还有几方面的技术差异。影像学引导下胃造口术或胃空肠造口术的成本低于外科手术，并不需要全身麻醉，且术后肠梗阻较少。采用内镜方法，患者及医护人员不需要暴露在电离辐射下，且相关操作可在床旁轻松、快速地进行。尽管也可用床旁超声或透视引导操作，但目前临床很少使用。当食管或咽部有梗阻或高度狭窄时，难以或不能放置内镜，影像学引导下介入方式成为唯一可行的非手术选择。影像学引导对于显示前腹壁与胃之间的结构（如结肠）及避免误伤至关重要。对于有吸入倾向的患者，通常首选影像学引导下介入治疗，内镜检查需使用大量镇静药，且将导管置入空肠需要较长的操作时间。在影像学引导下穿刺置入导管比内镜下置入导管引发口腔伤口感染的风险更低。内镜操作必须穿过被污染的口腔，而非经过消毒的前腹壁。但合理的内镜操作可为活检及后续的其他诊断方法提供可能。

可通过多种方法进行经皮胃造口术。术前，患者至少 12h 禁服任何药物，以尽量减少吸入及腹膜渗漏风险。通常不需要预防性使用抗生素。一般只需轻度镇静及在穿刺部位行局部麻醉。全身麻醉在婴幼儿的诊治中具有优势。

在左前上腹选择穿刺部位，可直接进行胃刺穿，以避免造成肠、肝或血管损伤。术前超声或CT 可清晰显示这些结构（图 8-36）。超声检查可快速、方便地进行，通常用于在皮肤表面划分穿刺的安全区域。对于无肠梗阻或肠动力改变的患者，另一有用的辅助方法是在检查前一晚口服造影剂，这有利于在手术时获得良好的结肠显影。

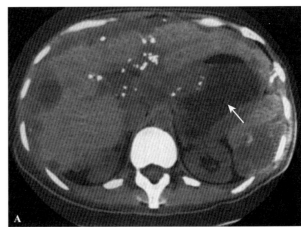

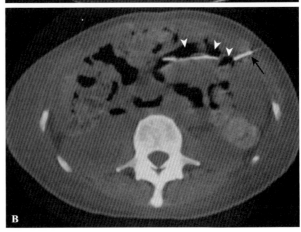

▲ 图 8-36　CT 引导下经皮胃造口
A. 卵巢癌腹膜假黏液瘤患者，上腹部 CT 扫描显示胃（箭）被邻近器官及腹膜转移包绕。B. 在更靠近尾侧的位置，可见胃安全窗。CT 引导下成功完成经皮胃造口，箭头示胃腔，箭示初始穿刺针

经皮胃造口术的潜在危险是损伤位于腹直肌内 2/3 及外 1/3 交界处的腹壁下动脉。因此，根据胃的位置，皮肤穿刺应在肌肉外侧或腹部中线附近进行。经皮下穿刺通常能很好地进入胃，患者的不适更加轻微，并可有效避免胸膜及肺部并发症。

患者胃扩张时更易于穿透其胃壁，胃壁易内陷，使穿刺针顺利进入胃腔。胃扩张也会使胃更靠近前腹壁，并推移肠管。通过先前放置的鼻胃管向胃内注入数百毫升空气使其扩张。如不足以放置鼻胃管，可用 Seldinger 针刺破胃，并通过其管腔注入空气。另一种扩张的方法是口服可产生二氧化碳的泡腾颗粒。静脉注射胰高血糖素（成人 1.0mg，儿童 0.14mg/kg）可减少胃蠕动及空气通过幽门来加强这些措施。如因引入结构或解剖结构变异、无法通过鼻胃管或无法忍受胃扩张而导致透视下穿刺困难，可采用轴位 CT 成像引导穿刺（图 8-36）。

另一种扩张的方法是在鼻胃管末端连接乳胶气球。用稀释的造影剂或空气充盈球囊，可为透视或超声引导下穿刺提供易于观察和稳定的靶点。球囊的爆裂证实了针尖胃内定位。尽管这种装置对某些患者来说很难受，且通常并不必要，但当部分胃切除术患者简单灌胃失败时，其可发挥作用。

通常选择胃前壁中 1/3 进行刺穿，朝向大弯侧（图 8-37）。应避免小弯侧及大弯侧穿刺，因为胃的较大血管弓位于这些区域。侧位透视可用于测量胃前壁与皮肤表面间的距离。如要进行初次或延迟小肠置管，斜下向幽门区穿刺的导丝及导管操作相对较为容易。然而，角度太大则会造成导管扩张及导管交换困难。如仅出于减压目的而放置胃管，可稍微垂直并朝向胃底穿刺。一旦穿刺胃壁，短而有力的推力更有利于刺穿肌层。

可通过多种方法最终实现导管放置。一种是 Seldinger 技术及其改良方法，其中初始穿刺采用 18～22 号 Seldinger 针或小护套针。导丝穿过护套或套管后，通过连续导丝及导管更换来最终放置胃造口管。套管针，即由安装在穿刺针上的导管或护套组成的器械装置，也已成功用于放置胃造口管。套管针技术允许在初始操作过程中插入更大及更柔软的导管，并且所需要的导管及导丝交换更少。每种交换都可能导致胃通路丢失。然而，最初穿刺时

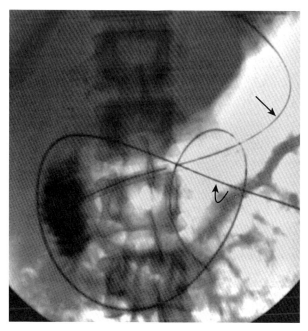

▲ 图 8-37　透视引导下经皮胃造口

充满气体的胃被一根 18 号 Seldinger 针（弯箭）由胃中部穿入，穿刺针与幽门形成一定的角度。并在空肠近端内植入一根金属丝。随后放置胃空肠造口管。鼻胃管可用于注入空气（直箭）

采用较大装置的套管针是困难且危险的。

当使用 Seldinger 技术时，如导管交换困难或需要放置无末端孔的软导管或普通导管，剥离鞘可方便插入。此外，去除剥离鞘可纠正任何已发生的胃壁内陷。导管或扩张器通过时，稳定导丝在胃肠道内有游离端，不得移位出胃腔。本文介绍了一种预防儿童出现这一问题的方法。金属丝自由端通过金属丝篮或金属网固定，并从胃部拉至口腔，以类似于内镜方法的方式稳定地控制金属丝的两端。然而，总的来说，这些操作并不是必要的。

使用固定装置作为经皮胃造口术的辅助手段具有争议。这些装置可通过一根小针将胃前壁固定在前腹壁的一个或多个部位。有学者列举了这些装置的一些潜在优势，包括减少胃内容物漏至腹腔、易于导丝及导管交换，以及可立即放置大导管、提高针道化脓患者（如接受皮质类固醇治疗的患者）治疗的安全性，易于早期导管脱出重新插入（对于非手术患者的治疗更为重要）及胃造瘘部位胃出血填塞。理论上，胃固定的缺点是干扰胃蠕动及胃壁过度牵引，这会导致胃壁受压坏死、出血、感染或导管移位。与过度牵引有关的问题并不是固定装置的

唯一不足。其他潜在的缺点，可通过谨慎的技术来避免或消除，这些潜在的缺点包括腹膜腔内导管末端错位及附近管道通过困难。然而，在无固定装置情况下完成经皮胃造口术的大量临床及实验室研究表明，在大多数情况下，不使用固定装置即可轻松、安全地进行手术，且治疗费用相对更低。但尚缺乏大规模的前瞻性对比研究进一步佐证 [33-38]。

通常认为，大量腹水是经皮胃造口术禁忌证。大量腹水使胃部穿刺困难，并可导致胃管脱出、胃固定破裂、腹膜炎及皮肤破裂。然而，在腹水较少的患者中，通过胃固定术、术前穿刺术及常规术后穿刺术的结合，可安全地放置和处理胃造口术，使肠造口术更加成熟。

另一个争议问题是导管的最终位置。一些医师更倾向于在最初手术时将导管插入近端空肠。这样可以立即经导管进行营养支持，降低胃食管反流及胃内容物吸入的风险，防止导管脱落。其他医师则不建议常规行胃空肠吻合术，为易反流或误吸、胃动力受损或部分胃梗阻的患者保留经空肠置入导管的空间。据报道，闪烁成像有助于确定患者是否能安全耐受胃造瘘管而无反流及误吸的风险。即使导管最初留在胃内，只要最初的穿刺角度是朝向幽门，通常可顺利完成随后的胃空肠造瘘管转换。否则，常使用硬护套来重新定向管道，尽管角度严重不利，最好的方法为新的接入点。经皮胃造口术可使用多种导管进行，包括简单的 Cope 环导管、Foley 导管及专门为经皮胃造口术和胃空肠造口术而设计的导管。常用导管型号为 12～20F。因其具有易于插入的优点，除对于需要胃空肠造口术的患者外，大多首选 Cope 环。

由于术后胃解剖改变，有时可能会阻碍经皮胃造口术，但这并不是绝对禁忌证。然而，充分了解术后解剖仍十分重要。一般来说，在行胃造口术时可对标准方法进行小的修改，如使用更长的针及颅颈透视。据报道，在这种情况下其他有帮助的技术包括胃球囊支持及 CT 引导下经肝导管的使用。

经皮胃造口术可能的并发症包括导管移位、导管周围渗漏、腹膜炎、败血症、疼痛、出血、意外穿刺其他器官、肺吸入、皮下炎症及伤口感染。尽管对于接受经皮胃造口术后的患者应仔细观察其是

否有并发症的迹象。但需要注意的是，许多患者术后一些放射检查的表现属于正常，不必引起过度的担忧或立即行剖腹探查，包括气腹、小的腹壁及胃血肿等。皮下气肿、胃气肿、腹膜内游离或包裹性积液及气腹不常见，但应加以重视（图 8-38）。

经皮胃造口导管的长期护理包括保持导管入口位置清洁及在注射盐水后保持导管通畅。腹壁及胃腔间导管通常可在 7 天内保持良好，之后通常应更换堵塞或脱落的管道。如在早期不小心取下导管，可尝试再通导管，但成功的可能性较小。如前所述，使用胃固定装置的优势在于，其有助于在早期更换胃管或反复穿刺胃。使用稍大的导管作为替换导管可能会引起导管周围漏。据报道，延迟性导管周围出血可能是因邻近血管腐蚀所致。应用 Foley 导管轻柔牵引胃壁，可成功填塞并长期控制出血。另一个迟发性并发症是在胃造口术后数天至数月内发生胃肠道导管穿孔，可通过非手术方式处理穿孔，包括换管、抗生素治疗、相关脓肿引流及胃压迫。

直接经皮小肠插管的应用远少于经皮胃造口术。小肠襻的移动性和顺应性以及促使和维持其扩张的难度，使得手术变得困难。虽然，在多数情况下通过透视来进行引导，但 CT 及超声检查亦有助于小肠定位及穿刺 [39]。

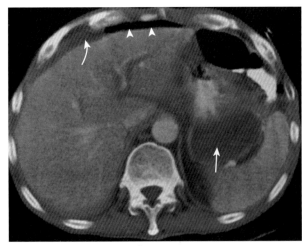

▲ **图 8-38 经皮胃造口术：并发症**

经皮胃造口术后 3 天 CT 扫描显示，气腹（箭头）出现在无临床症状的患者中，分隔状（直箭）及游离（弯箭）腹水为不典型表现，但同样值得关注。本例出现腹膜渗出是由于腹腔内定位胃造口管所致，需对患者进行外科治疗

经皮空肠造口术的适应证主要是为不能经皮或内镜途径接受胃造口的患者延长肠内营养时间，如当出现大的食管裂孔疝时，或在胃上拉手术或部分胃切除术后，患者有小而高位的残余胃时，可能会发生这种情况。其他适应证包括慢性误吸、胃出口或十二指肠梗阻、既往放置的胃造口术复发脱位、逆行胃空肠造口术脱位回胃或空肠造口术过早脱位。

手术的一个重要方面为空肠充分扩张。空气、造影剂或支持性气囊可经鼻或经口插管，经小肠通道进入并扩张小肠。直接细针穿刺术以及将空气注入左上腹也有助于识别空肠组织[39]。

第 9 章　腹部 CT 血管造影

Abdominal Computed Tomography Angiography

Vahid Yaghmai　Warren M. Brandwein　**著**

魏义圆 **译**　李英 **校**

　　CTA 的出现彻底改变了采用单层螺旋 CT 对直径＜ 1mm 血管的成像[1-5]。然而，由于覆盖范围小，图像处理速度有限，CTA 在 1998 年引入 MDCT 后才得到广泛应用[6-8]。随着 MDCT 技术的发展，其扫描时间及空间分辨率显著提高[9,10]。目前大多数 MDCT 扫描仪的机架旋转时间为 0.33～0.5s，扫描层厚 0.5～0.75mm。

　　CTA 在 z 轴上使用多排并行探测器，具有多个数据通道（目前可达 320 排），从而显著提高了 z 轴上的空间分辨率。这使得在受检者一次短暂屏气所获得的图像中，各向同性分辨率满足对大多数血管的诊断需求。消除空间分辨率（z 轴）与扫描范围之间的权衡是单探测器螺旋 CT 的重要局限性[11,12]。因此，MDCT 显著益处是从单层数据采集模式向体积数据采集模式转变。这反过来又使得通过造影剂对血管不同期相进行成像成为现实[7]。

　　除为无创性检查以外，CTA 的优点还包括检查费用低及造影剂总量低。目前，采用快速 CT 扫描仪（16、64、256 排），以生理盐水稀释 50ml 造影剂，即可完成腹部 CTA[13,14]。须仔细注意造影剂团注时间（见下文）。在评估创伤性主动脉病变或肺动脉栓塞等危及生命的血管疾病时，CTA 因其扫描时间短而具有明显的优势[15]。

　　与导管造影相比，CTA 的一个重要优势为其能够检查血管壁及管腔，同时评估邻近器官（如胰腺癌分期）。CTA 的另一个优势为其能够通过传统方法不具备的投影技术来评估血管。

　　临床 CT 检查的增加导致了辐射暴露显著增加，其影响令人担忧[16]。目前，CT 检查的辐射剂量约占医学检查总辐射剂量的 75%[17]。已研发出一些技术来减少腹部 CTA 的辐射暴露。这些技术创新从几个方面解决了辐射暴露的问题，包括通过 X 线束准直器减少过度照射、更新重建算法、采用自动管电流调制及较低的管电位设置[16]。通过自动管电流调制技术可在扫描过程中自动调整电流，以减少不需要较高电流的解剖区域（如肺底或髂骨上区域）的辐射剂量，同时保证图像质量[16]。在适当的情况下，腹部 CTA 采用低管电压设置来进行，以减少受检者的辐射剂量，提高信噪比[18]。研究表明，将管电压峰值从 140kVp 降低至 80kVp 可显著降低受检者的辐射剂量，并改善主动脉的对比噪声比，同时将图像噪声保持在可接受的水平[19]。由于对比噪声比有所提高，采用较低的管电压扫描可能有助于减少静脉内造影剂的用量[20-23]。

一、技术因素

　　在引入 16 排及 64 排 CT 扫描仪之前，空间分辨率的提高是以时间分辨率为代价的。目前，随着机架旋转时间的加快（0.27～0.5s）和探测器数量的增加，使得不依赖于覆盖长度的各向同性体素采集成为可能。新一代 CT 扫描仪采用了非常复杂的螺旋锥束重建算法，而不是既往扫描仪中的滤波反投影数学重建算法。这些数学重建算法是计算机技术显著进步的副产品。所有这些进展的结合，使得在受检者的一次屏气过程中同时对其腹主动脉及其分支进行各向扫描成为现实[7,12,24]。

　　最新一代的图像重建除提高了空间和时间分

辨率之外，还带来许多其他的益处。虽然滤波反投影是一种广泛使用且快速的CT图像重建算法，但当管电流或管电压降低时，该技术会产生相对较大的图像噪声。迭代重建（IR）是新型的CT重建算法，利用数学模型来去除低剂量图像中的噪声[25]。与滤波反投影技术相比，IR可大幅度降低辐射剂量（图 9-1）[25-31]。研究表明，IR有助于减少造影剂的用量，同时在使用低剂量扫描技术时保持图像质量[21]。

随着多层螺旋CT扫描时间的缩短，血管增强的优化及最大化变得更具挑战性[32, 33]。CT血管造影对靶血管的增强要求较高。高质量的CT血管造影要求动脉CT值＞200HU[34, 35]，这一目标应迅速实现，且峰值应与采集间隔相一致。因此，准确评估造影剂的注射情况至关重要。然而，快速注射造影剂缩短了增强平台期，从而这种评估提出了进一步的挑战[32, 33, 36]。大多数腹部CTA应用中，注射速率为4～5ml/s时血管增强效果最佳。

为实现造影剂快速静脉注射（IV），需要良好的静脉注射通道（18或20号针）及采用双头动态注射器。造影剂注射后，通过双头注射器进行生理盐水团注，可延长增强时间并改善动脉增强效果；其还可通过减少导管、肘静脉及上腔静脉中的残余造影剂来减少所需的造影量[14, 37, 38]。

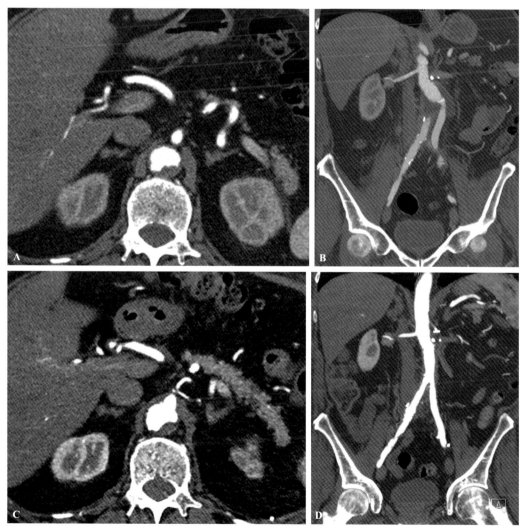

▲ 图 9-1　低管电压下腹主动脉 CT 血管造影及迭代重建

A、B. 主动脉瓣修复前，采用 120kV 管电压、管电流调制技术及滤波反投影重建算法获得的腹主动脉轴位及冠状位最大密度投影图像。主动脉CT值为312HU，图像噪声为33HU。剂量 - 长度乘积为631mGy·cm。C、D. 采用 80kV 管电压、管电流调制技术及迭代重建算法对移植主动脉进行随访。主动脉密度迅速增加到574HU，图像噪声为33HU。剂量 - 长度乘积降至301mGy·cm

影响开始造影剂团注至达到峰值时间的几个因素包括造影剂的碘含量、注射率及受检者心脏的状况[32, 33, 37, 39]，如注射速度越快，目标血管的显示密度就越高，CTA 图像质量就越高。将动脉与门静脉期分离，从而可在不受不同相位交叉污染的情况下获得良好的图像质量[32]。在其他参数保持不变的情况下，碘浓度较高的造影剂更有利于改善血管增强效果[32, 40]。由于有多种因素可影响主动脉增强达到峰值时间，因此不建议图像采集使用固定延迟时间。

所有现代 CT 扫描仪均配备有相应的软件，用于计算对比剂注射后的最佳时间扫描，即所谓的测试团注（图 9-2A），或用于在达到目标血管中预设的 CT 值阈值后允许自动图像采集，即所谓的团注触发（图 9-2B）。采用 16 排及 64 排扫描仪进行 CT 检查时一个需要考虑的重要因素是，对于心脏输出量低的患者或需要长 z 轴覆盖的患者（如接受四肢及腹部联合 CTA 检查的患者），应警惕造影剂团注过量的可能性。可通过增加机架旋转时间及降低扫描床进床速度来克服这一问题[41, 42]。

如前所述，新的多层扫描仪与双头注射器结合使用，可显著降低常规 CTA 的对比度。然而，如果将肝脏等实体器官的表现与 CTA 表现一并进行评估，不会改变常规腹部 CT（通常造影剂为 150ml，浓度为 300mg/ml）的造影剂总量。降低造影剂的总量可能会降低病变检测的敏感度[12, 40]。

有学者曾报道，在对肾功能减退患者进行 CTA 时使用钆螯合物[43-46]。钆为放射性物质，也可用作 X 线造影，许多钆类产品渗透性高于碘基造影剂，因此可能肾毒性也较高。更重要的是，已有肾源性系统性纤维化导致终末期肾病患者使用含钆造影剂后出现严重身体残疾的报道[47-49]。

二、图像处理

采用 CTA 进行薄层采集，获得的图像数量显著增加。因此，数据过载是各向同性及近各向同性扫描的直接问题。采用最新的扫描仪，可采集腹主动脉及其分支 CTA 图像超过 1000 幅[50]。随着数据量显著增加，当前许多图像处理工作站的处理能力被

ROI	峰值 （HU）	达峰时间 （s）	18.0s 样本 （HU）
1	147.3	18.0	147.3

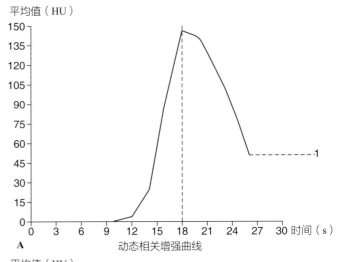

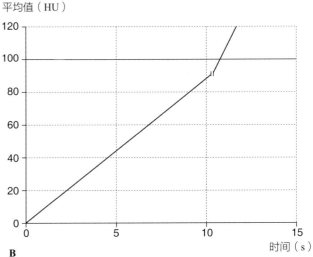

▲ 图 9-2　造影剂追踪技术

A. 造影剂峰值测试；团注小剂量造影剂（通常为 15～20ml），而后注入等量的生理盐水，获取几幅图像后，计算得出峰值强化的时间，将感兴趣区放置在靶区。B. 造影剂追踪技术；在目标血管上放置感兴趣区，并开始注射造影剂，达到预设阈值（本例中为 100HU）后，扫描仪自动指示患者屏住呼吸，并自动进行图像采集；不需要团注测试，使用助推器触发技术，造影剂用量较少

开发到了极限。对于已经安装了快速 CT 扫描仪的许多医疗机构来说，光纤网络及图像处理工作站的压力已成为重大挑战。工作流程及图像传输问题是 CTA 的重要问题，已超出本文的讨论范围，但在涉及最新的 CT 技术时需要考虑到这些问题。

对源数据的后处理不仅可提供血管结构及其与

相邻器官之间关系的影像，且减少了对数据集进行审查所需的切面数 [51, 52]。可在扫描仪或独立的图像处理工作站上进行图像后处理。在图像存档和传输系统（PACS）上，可生成更大层厚的轴向图像用于观察 [53]。容积再现、最大密度投影（MIP）或多平面重建通常用于显示大数据集 [7, 54]。容积重建技术是通过密度阈值来创建数据体积显示，并通过改变阈值设置允许不同组织类型的显影。MIP不能提供空间深度，但可改善较小血管的显影。大多数机构，包括我们的机构，CTA常规使用MIP及容积重建相结合，因为这两者可以互补。容积重建在显示软组织及3D解剖关系方面作用明显。MIP可提供更详细的血管相，且并不依赖于操作者的经验 [54]。

三、解剖

通过螺旋CT及CTA可显示腹主动脉的主要分支。然而，要评估血管疾病，需进行薄层CTA且需充分对比增强。CTA可常规显示腹腔动脉至肝总动脉、胃左动脉及脾动脉典型分支。获得较薄层切面，并通过造影剂追踪技术优化增强效果，利用CTA可评估肝总动脉较小分支。通过CTA检查，易于评估肠系膜上动脉及其分支。CTA检查可见很大一部分腹主动脉分支出现变异 [55-58]。

肾动脉的位置约在 L_1/L_2 椎体水平，起源肠系膜上动脉尾侧，肠系膜下动脉头侧；人群中，约28%有多个肾动脉 [59]。

CTA也可评估腹部静脉结构。但扫描时间有所不同，取决于静脉结构成像。当肾静脉血液回流至下腔静脉时，血管迅速强化。结合下肢未强化血液，可在下腔静脉形成假性血栓。门静脉最佳成像时间为开始注入造影剂后延迟65s。因此，进行CTA及CT门静脉造影时，需采用多通道扫描仪连续腹部扫描，并与造影剂快速给药相结合，使得肝脏增强动脉期及静脉期完全分离。由于时间及空间分辨率较低，单层及4层MDCT相位分离困难。利用16通道或64通道扫描仪，可分别进行肝脏早期或晚期动脉增强成像。

肠系膜上静脉及脾静脉汇合成门静脉，门静脉于肝门处分出肝左及肝右支。门静肝右支脉又分出前支和后支。门静脉肝左支被划分为肝Ⅱ、Ⅲ、Ⅳa和Ⅳb段。当出现门静脉高压时，在最大密度投影及容积再现重建图像上可见大量静脉侧支。下腹部肠系膜下静脉可平行于肠系膜上静脉，向左肾静脉走行，汇入脾静脉。

腹主动脉主要分支、下腔静脉、门静脉及肾静脉的解剖变异常见，且可在CTA上显示，如在Ⅴ段及Ⅵ段之间可以看到副肝静脉。人群中，单主动脉后或重复的左肾静脉分别占2.5%和9%。CTA可精确显示对这些变异 [55, 60, 61]。对于肝节段切除术、Whipple手术以及肝或肾供体评估，或对于肠切除术，评估这些变异是必不可少的。对比本章稍后将进行详细讨论。

四、临床应用

CTA常见腹部应用包括：腹主动脉评价，肾、肝移植术前及术后评估，肝段切除术及胰腺手术术前规划，肠系膜缺血及胃肠道（胃肠道）出血评价。其他应用包括：胆囊切除术、脾切除术计划及高血压肾动脉病变评估。应单独定制各应用方案，以优化目标血管结构成像，如用于的Whipple手术的成像应侧重于动脉及门静脉期的图像。

（一）腹主动脉

MDCT因其卓越的空间分辨率及相较于直接导管血管造影（DCA）的优势（前文已述），已彻底改变腹主动脉成像。由于这些优点，CTA常作为急症及非紧急情况下评估腹主动脉首选成像方式 [9, 10, 62, 63]。

1. 主动脉夹层

CTA能准确显示内膜与外膜分离及其向分支血管延伸。而内膜撕裂部位及其范围决定了预后。大多数医疗机构采用Stanford分类来评估预后，如A型夹层（累及升主动脉），需要外科治疗，B型夹层（仅限于降主动脉），通常采用非手术治疗。

CTA对主动脉夹层的全面评估需要进行非增强及增强CT。相对于增强CT，非增强CT同样是有用的，因为在增强图像上发现致密的壁内血肿有可能被误认为是慢性血栓（图9-3）。在增强图像上，

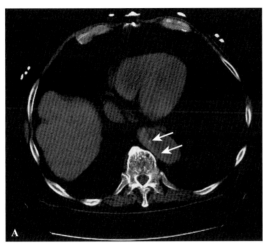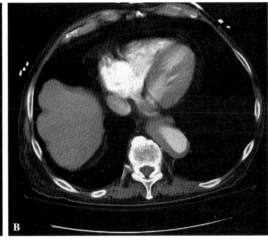

▲ 图 9-3 壁内血肿

A. 上腹部未增强图像可见主动脉壁内血肿（箭），呈高密度。B. 上腹部增强图像可见主动脉壁血栓，其表现类似与慢性主动脉血栓或主动脉周液

应评估内膜瓣延伸至主动脉分支及受夹层影响的器官灌注情况。在上腹主动脉水平，真腔通常位于假腔前面；而在肾动脉水平，假腔通常供应左肾动脉。假管腔与真管腔的区别还在于假管腔的直径更大，在动脉达到峰值强化时获得的图像密度更小。如内膜存在医源性或自发性破口，假腔可显示出类似于真腔的强化表现（图 9-4）。主动脉夹层并发症包括出血、受累器官低灌注及动脉瘤形成。

2. 主动脉瘤

腹主动脉瘤（abdominal aortic aneurysm，AAA）是一种梭形或局灶性囊状扩张，通常位于主动脉肾下部，外径 > 4cm[64]。约 90% 的 AAA 位于肾下方，且大部分局限于腹主动脉，但也可延伸至髂总动脉。可因副肾动脉起自肾下动脉瘤而影响治疗。约 10% 的动脉瘤位于肾旁，累及肾主动脉或肾上，累及腹腔或肠系膜上动脉。肾上及肾下动脉瘤共同形成哑铃状结构。

主动脉瘤好发于老年人，动脉瘤破裂为引发猝死的原因之一[65]。据统计，AAA 在年龄 > 50 岁人群中发病率为 1.5%，在 > 65 岁男性中发病率为 5%～8%[66, 67]。由于主动脉瘤破裂可为灾难性的，提倡积极筛查及治疗[68]。病灶直径 > 5cm 且未经治疗的 AAA 患者，其 5 年内破裂的可能性为 20%[69]。

超声可作为 AAA 筛查的首选方式[70, 71]。然而，超声检查也存在一些缺点，包括动脉瘤横向尺寸的

影响，评估动脉瘤颈部以及显示血栓的显示能力有限[72]。由于超声固有的局限性，CTA 可能更适用于确诊、描述动脉瘤特征及辅助制定术前计划[73, 74]。

目前，有 2 种公认的治疗 AAA 方法，即开放式外科修复及血管内介入治疗[65]。开放式外科修复的风险较高，包括通常由心肌梗死引起的 6%～10% 的死亡率[67, 75, 76]。血管内动脉瘤修复（EVAR）由 Parodi 及同事们于 1991 年首次报道[77]。该方法通过支架置入治疗动脉瘤，以降低主动脉壁的压力[78]。这种微创治疗的效果通常非常好，且并发症更少、恢复更快[79, 80]。

术前评估主动脉最好采用多层 CTA，其可准确测量动脉瘤的直径、长度及其与大血管（如肾动脉）的关系至关重要[81-83]。在 EVAR 过程中，需评估动脉瘤颈部的直径、角度以及与肾动脉的关系。此外，管腔血栓数量可能会影响治疗。动脉瘤的 3D 评估有助于治疗计划的制定（图 9-5）[84]。CTA 可提供关于股动脉入路及主动脉入路有价值的信息[83]。通过中心线正交测量动脉瘤，可为术前规划提供准确的测量结果。CTA 可用于精确测量血管长度、直径、角度及用于闭塞性疾病、钙化方面的评估[85]。

接受 EVAR 治疗的患者也经常会接受 CTA 检查，以监测内膜及支架移位、断裂，并用于评估动脉瘤大小的稳定性（图 9-6）[86]。动脉瘤直径增大

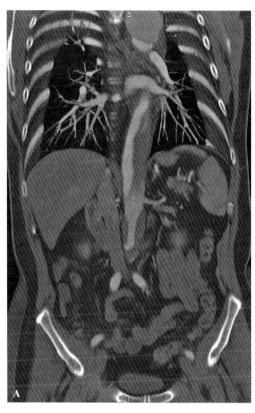

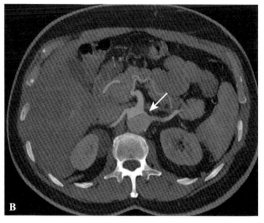

▲ 图 9-4 A 型主动脉夹层

A. 容积再现图像，假腔直径较大，密度较低。应注意到，由于内膜开窗，假腔远端对比剂 CT 值较高，在周围图像上可能更易于观察。B. 最大密度投影图像，假腔供血左肾动脉，因内膜破裂（箭）而允许左肾灌注

与内瘘的发生有关。既往的腔内评价需进行非增强 CT 成像及对比增强动脉期、静脉期成像（图 9-7）。未经增强的图像可用于检测钙化或栓塞材料伪影，这些钙化或伪影在增强图像上与内瘘的表现类似。静脉期图像可提高内瘘的检出率。Ⅰ 型内瘘为移植物近端或远端渗漏；Ⅱ 型内瘘为主动脉侧支反流，通常是肠系膜下动脉或腰动脉；Ⅲ 型内膜与移植物成分分离有关，需要立即治疗；Ⅳ 型内瘘与移植物孔隙渗漏有关，通常是短暂性的。建议对任何 Ⅰ 型或 Ⅲ 型内瘘进行再干预[87]。Ⅱ 型内胆管的特点是流量较低；因此，只有当动脉瘤体积显著增加时，才会定期监测[88, 89]。

近年来，EVAR 与 CTA 随访检查的相关研究多集中在降低辐射剂量方面。虽然监测通常涉及三期扫描方案，但也有一些人认为并不需动脉期，只需延迟期及静脉期即可[90, 91]。已有证据表明，通过该技术可精确描述及分类内瘘，并大幅降低辐射剂量[91-93]。双能 CT 是另一种可检测内瘘的方法，同样可减少辐射暴露。双源 CT 扫描仪包含 2 个 X 线球管，且 2 个相应的探测器以 90° 偏移布置在机架

上[94]。使用双能量模式扫描时，2 个 X 线球管在不同的峰值电压下工作，可从单个静脉相位采集重建虚拟非增强图像[95]。

（二）胰腺

多期相增强 CT 扫描可用于胰腺癌分期[96]。动脉期、实质期及门静脉期图像可用于评估实体器官及肠系膜（图 9-8）[97-99]；加之非增强扫描，可检测实质及血管钙化。中性口服造影剂用于扩张肠道，且有助于改善肠壁显示。阳性口服造影剂（如碘基造影剂）会掩盖血管细节，应避免用于所有腹部 CTA 检查。

虽然多平面曲面重建可改善胰腺实质及胰管显影，但血管分析需要最大密度投影及容积再现（图 9-9）[100, 101]。采用新一代扫描仪，可通过其自带的功能实现快速多平面和最大密度投影重建，从而避免了将常规数据传输至独立的图像处理工作站。

第 98 章详细讨论了胰腺癌的分期。血管解剖的变化会影响手术入路；因此，除了肿瘤包裹邻近血管外，密切评估解剖变异是必需的，如起源于肠

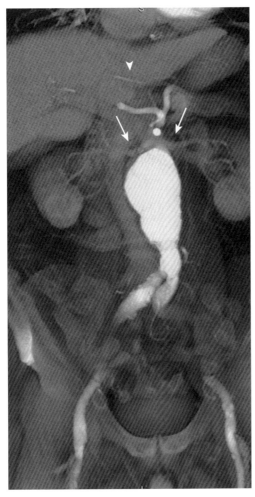

▲ 图 9-5　肾下腹主动脉瘤

容积再现重建清晰显示动脉瘤颈部与肾动脉的关系（箭）。在
EVAR 前，通过血管分析软件及中心线测量来计算动脉瘤与肾动
脉的距离。本例中，变异的左肝动脉起源自胃左动脉（箭头）

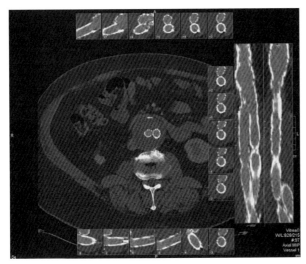

▲ 图 9-6　血管内支架植入
正交图像评估支架管腔

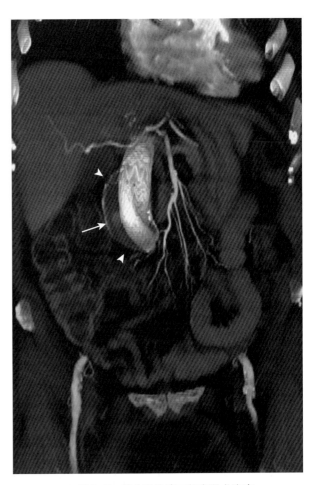

▲ 图 9-7　腹主动脉瘤支架内置术治疗

腹主动脉瘤（箭头）流出部分被 II 型内瘘（箭）遮蔽。利用静脉
期图像可更好地观察到内瘘

系膜上动脉的变异肝右动脉，由于该血管向后穿过
胰头（图 9-10），会影响到 Whipple 术式。同样，
术前认识变异左肝动脉有助于左肝切除术中结扎，
不需要在肝门内识别这一主要分支[102]。

（三）肾

　　CTA 通常用于肾切除术的术前计划制定，以及
用于诊断肾动脉狭窄、评估肾动脉支架内再狭窄及
肾盂输尿管连接部梗阻[103-106]。CTA 对肾动脉狭窄
及其他肾血管病变的诊断非常准确。虽然 CTA 及
磁共振血管造影（MRA）诊断严重肾动脉狭窄准确
率相似[107]，但由于伪影及区域性血流流空因素的
影响，MRA 不能准确评估大多数肾动脉支架管腔，
即使是使用造影剂后也是如此[108-110]。此外，对于
肾功能受损的患者，由于肾源性系统性纤维化风险

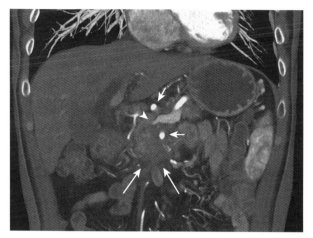

▲ 图 9-8　胰腺癌分期 CT 血管造影

胰腺肿块广泛浸润（长箭），包绕肠系膜上动脉及肝总动脉（短箭），并阻塞脾静脉（箭头）；胃周侧支静脉形成

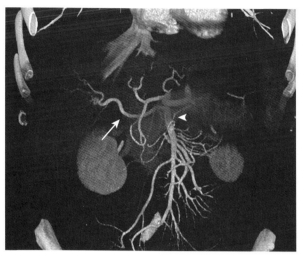

▲ 图 9-10　胰头癌患者 CT 血管造影

变异的肝右动脉（箭）起源于肠系膜上动脉（箭头）

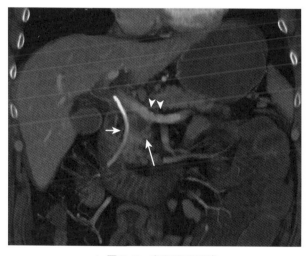

▲ 图 9-9　容积再现重建

胰腺癌（长箭）累及门静脉，门静脉（箭头）不规则且轻微狭窄；可见胆道支架植入（短箭）

以及评估血管钙化困难，增强 MRA 检查受限[111]。然而，64 层螺旋 CT 在肾动脉血管造影中的应用，在诊断原发性肾动脉狭窄[112] 及肾动脉支架内再狭窄方面取得了良好的效果[106, 113]。

　　CTA 扫描多平面重建、最大密度投影、容积再现对于评估潜在肾移植受者非常有用[114]。进行动脉吻合时，必须选择没有明显动脉硬化的部位。在有明显慢性肾功能不全的非透析患者及接受腹膜透析的患者中，由于静脉造影剂可能损害残余肾功能，因此仅可行非强化扫描。最大密度投影有助于显示血管钙化，从而生成血管图。在接受血

液透析患者中，可行非增强扫描及动脉期增强扫描。最大密度投影可显示小分支血管，但由于血管钙化，会高估管腔狭窄[115]。因此，可将最大密度投影图像与轴位图像进行比较，以确定狭窄真实程度[116]。容积再现可更好地显示这些患者的血管图，并可单独定义血管腔及血管壁钙化[117]；因此，通过其可精确测量狭窄程度[118]。容积再现图像为彩色显示，可提高对不同解剖结构 3D 关系的显示效果[119]。

　　CTA 是评价潜在肾供体的首选影像学技术[120]，其作用是评估血管解剖及肾脏病理过程（图 9-11）。综合检查包括：非增强扫描，以显示肾结石及血管壁钙化；动脉期增强扫描，以发现动脉解剖变异及异常；实质期增强扫描，以检测肾实质异常；排泄期增强扫描，以评估集合系统及输尿管[61, 104, 121, 122]。冠状位薄层最大密度投影图像显示肾动脉最佳[123]。由于最大密度投影图像空间分辨率低；因此，容积再现有助于显像（图 9-12）。在 16 层或 64 层 CT 扫描中注射 50 ml 非离子型造影剂及并使用生理盐水冲洗扫描肾血管，可获得良好的效果[14]。此外，生理盐水团注或使用利尿药有助于改善输尿管显影[124]。

（四）肝脏

　　血管并发症是肝脏手术后发病率的重要因素。

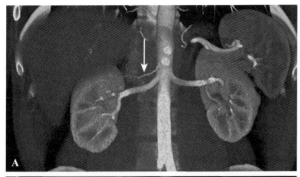

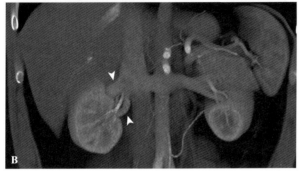

▲ 图 9-11 CT 血管造影用于评估潜在肾移植供体

A. 可见细小的右副肾动脉（箭）。B. 还可见 2 条右肾静脉（箭头）

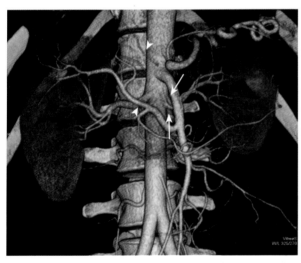

▲ 图 9-12 CTA 容积再现图像评估肾移植供体

可见 2 条左肾动脉（箭）。应注意到，变异肝总动脉起源自肠系膜上动脉，细小的副肝左动脉直接起源自主动脉（箭头）

在规划肿瘤切除、腹腔镜手术或移植时，肝脏外科医师从肝脏血管成像中获益良多（图 9-13）。直到最近，导管造影仍是肝脏术前计划的标准诊断方法。然而，其相关发病率及静脉结构的次优显示已使得 CTA 检查在许多医疗机构中成为新的标准诊断方法。CTA 检查可提供精细的肝血管细节图像，并

可评估肝实质及其他器官 [55, 56]。

在对任何类型的肝手术或局部治疗制定治疗计划时，了解血管解剖变异都是必不可少的。肝静脉及肝动脉的副支、迷走支很常见，通过 CTA 很容易观察到 [55, 125]。已有证据表明，CTA 在选择性肝动脉灌注化疗中的作用与导管血管造影相似 [57]。

（五）肠系膜血管

CTA 可清晰显示肠系膜血管（图 9-14）[126]。MDCT 可用于评估动脉瘤、血栓形成、狭窄、夹层及炎症过程对肠系膜血管的影响。CTA 是评价急慢性肠缺血的可靠方法（图 9-15）。然而，由于其时间分辨率高，需要对感兴趣区扫描 2 次，因为仅通过动脉期图像无法评估静脉结构，动脉晚期肠系膜静脉分支的不完全强化表现类似血栓形成。

动脉粥样硬化性疾病是慢性肠系膜缺血的常见原因，由 CTA 的空间及时间分辨率高，其对于慢性肠系膜缺血的评估优于增强 MRA[127]。慢性肠系膜缺血有许多不同的非动脉粥样硬化原因，如纤维肌发育不良、中弓状韧带综合征、多种血管炎（包括 Takayasu 动脉炎、结节性多动脉炎、节段性间质动脉病）及结缔组织疾病（如 Ehlers-Danlos 综合征）。CTA 是一种很好的血管狭窄评估方法，可用于评估管腔狭窄（包括狭窄、闭塞）、动脉瘤样扩张及血管壁改变（如壁增厚、强化）[127]。正中弓状韧带压迫腹腔动脉称为中弓状韧带综合征，可引起腹型心绞痛（图 9-16）。据报道，该综合征可致使接受过原位肝移植的患者发生肝动脉血栓形成。虽然外科治疗可改善患者临床症状，但尚未确定无症状患者腹腔动脉压迫的重要性。如怀疑正中弓状韧带综合征，应在患者充分吸气时进行影像学图像采集，以避免误诊为狭窄性病变 [128, 129]。对于腹腔及肠系膜狭窄，最好通过矢状位薄层最大密度投影或容积再现图像进行观察（图 9-17）。薄层冠状位最大密度投影图像可提供良好的肠系膜血管结构及肠襻显影 [130]。在评估肠系膜时，中性口服造影剂的使用十分重要，可提高肠黏膜的显示效果。

急性肠系膜缺血可危及生命，引发该病变的原因多样，包括血管栓塞、严重低灌注、狭窄血管血栓形成、剥离、高凝状态、血管炎。如前文所

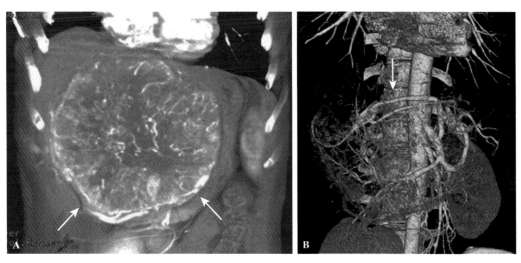

▲ 图 9-13 转移性血管外皮细胞瘤切除术前影像学评估

A. 可见 1 个巨大的富血管肝脏肿块（箭）推挤胃部。B. 起源于胃左动脉的变异左肝动脉（箭）为肿块供血。准确的血管定位提示可正常切除肿块

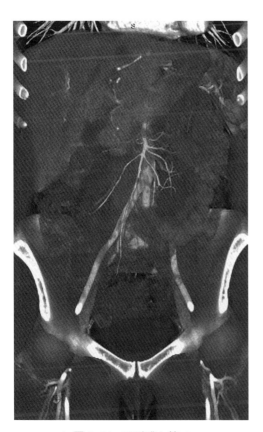

▲ 图 9-14 肠系膜血管 CTA

述，诊断肠系膜静脉血栓需要延迟成像，以避免早期、不完全强化。非增强扫描也是有用的，其可显示高密度血栓[7, 131]。急性肠系膜血管闭塞的典型血管造影特征为血管突然终止（截止征）及腔内充盈

缺损（表明血栓为非闭塞性血栓），2 种征象均可在 CTA 中显示。采用肠系膜 CTA 评估急性肠系膜上动脉（SMA）缺血时，定位闭塞部位有助于判断缺血的根本原因。SMA 血栓通常发生在其起源的 2cm 范围以内，而发生栓塞性闭塞的位置则相对较远[127]。

在评估肠系膜血管病理改变时，密切注意肠的形态十分重要，因为肠管增厚并伴有气肿或强化程度改变（受累及的肠管过高或低强化）为缺血的迹象。

已有研究表明，CTA 是诊断或排除活动性消化道出血的一线方法（见第 124 章）。CTA 可准确定位肠系膜出血部位，从而指导介入治疗[132, 133]；还可提供有关病因的信息，在消化道出血较低情况下，通过区分结肠憩室病、血管发育不良、肿瘤、结肠炎来指导临床治疗。肠腔内出现高密度、渗出性造影剂影可做出活动性消化道出血的诊断依据。在 CTA 检查之前进行非增强扫描，并对未增强图像与 CTA 图像进行对照，可将活动性出血与肠腔内任何既往存在的高密度区分开来（图 9-18）。冠状位最大密度投影重建有助于定位出血部位，且其与轴位图像结合可用于评价血管内介入治疗的近端股动脉。矢状位最大密度投影重建对评价腹腔动脉、肠系膜下动脉和肠系膜下动脉的起源具有重要意义[134]。

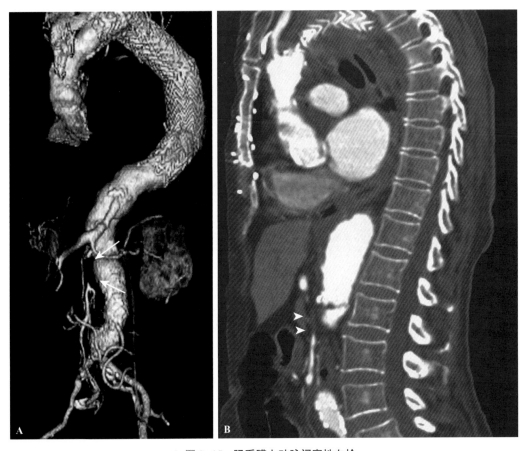

▲ 图 9-15　肠系膜上动脉闭塞性血栓

A. 容积再现重建显示肠系膜上动脉（箭）充盈缺损，主动脉瓣支架植入。B. 矢状位重建图像显示肠系膜上动脉闭塞性血栓（箭头）

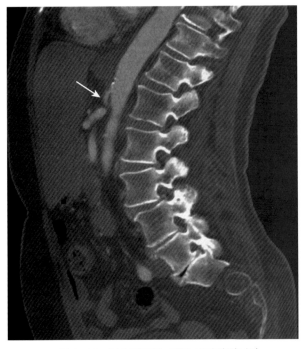

▲ 图 9-16　正中弓韧带（箭）压迫腹腔动脉

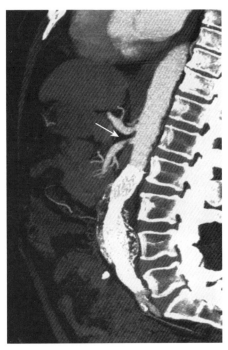

▲ 图 9-17　急性腹痛患者肠系膜上动脉（箭）血栓

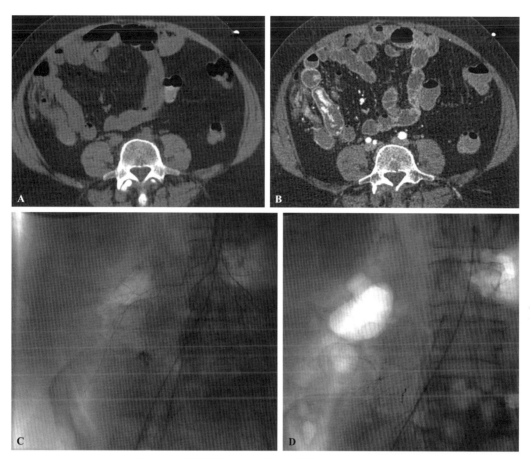

▲ 图 9-18 消化道出血、正常结肠镜检查患者的 CT 血管造影

A. 非增强 CT 图像显示小肠内无放射性致密物质。B. 动脉期 CT 血管造影显示活动性出血流入回肠襻。C. 常规血管造影证实有小回结肠弓分支有活动性出血。D. 回结肠弓分支弹簧圈栓塞成功

五、小结

CTA 是 CT 技术快速发展的产物，已取代诊断导管血管造影成为多种病变的首选影像学检查方法。利用图像采集和处理技术可显著提高图像质量。深入了解扫描仪硬件及对比度优化方法至关重要。

第 10 章　肠系膜血管磁共振血管造影

Magnetic Resonance Angiography of the Mesenteric Vasculature

Joseph Owen　Kathryn J. Fowler　Vamsi Narra　**著**

魏义圆　**译**　李　英　**校**

磁共振血管造影（MRA）是一种非侵入性的血管造影技术，已用来替代传统的血管造影。非增强与对比增强技术一直用于评估内脏血管。目前广泛应用的非增强成像方法包括时间飞跃（TOF）及相位对比（PC）MRA，且这 2 种方法在肾 MRA 中应用最多。MR 技术的进步促进了 3D 增强 MRA（CEMRA）的发展，显著扩大了 MR 血管造影在腹部成像中应用。MR 技术的进步也促进了时间分辨对比增强 MRA 的问世，其可提供静态动脉或静脉期图像，还可提供血流动力学信息，可在一次增强扫描中完成多次快速 3D 成像。此外，血池钆造影剂可用于主动脉及内脏血管稳态成像。在本章中，将简要讨论各种 MR 血管造影技术，重点是增强 MR 血管造影，主要内容包括患者准备工作、成像协议、使用 MRA 评估血管造影图像后处理技术等。通过对特定疾病实例讨论，进一步介绍 MRA 在腹部的各种临床应用。

一、磁共振血管造影技术

（一）非增强磁共振血管成像技术

1. 时间飞跃

时间飞跃（TOF）是较早被开发的磁共振血管成像（MRA）技术之一。这项技术可直接利用血液流动显示血管结构，而不是通过使用静脉造影剂。梯度重聚焦序列扫描中，静止的组织是饱和的，表现为低背景信号强度。相比之下，成像范围内的血液是不饱和的，具有完整的纵向磁化，与静止、饱和的背景组织相比，在激发时表现为高信号。TOF 技术存在一定的局限性，其中最重要的是 TOF 非常耗时，需要受检者有足够的耐心配合检查。较长的采集时间限制了其在屏气期间的使用。此外，该技术易受平面内饱和相位分散的影响，使得 TOF 在内脏血管常规评估中的应用受限。TOF 仍可提供大血管的诊断图像，如腹主动脉、腹腔和肠系膜上动脉近端、大静脉结构（如下腔静脉、门静脉、肠系膜上静脉、门体静脉系统等）[1, 2]。对于病变血管或小动脉，如肝固有动脉、胃十二指肠及肠系膜上动脉分支，该技术的评价效果欠佳[1-4]。只需在门静脉上加入饱和带即可判断门静脉血流方向。TOF 技术在腹部血管成像方面的应用大部分被对比增强及其他非增强技术所取代。

2. 相位对比技术

相位对比（PC）技术利用流动质子在血管结构中的相移生成 MRA 图像。以双极梯度补偿静止组织的相移。共进行 2 次成像采集，其中第一次具有正双极梯度，第二次具有负双极梯度。在 k 空间中减去这 2 次采集的数据，以消除其他序列参数引起的相移。净效应为流动旋转图像。相减后的相位差与运动自旋的速度成正比。通过设置速度编码值，即 V（enc），可调节流量灵敏度。通过 V（enc）可确定相位对比度序列编码的最高及最低可检测速度，如 V（enc）=100cm/s 为理想的相位对比 MRA，流速测量范围为 ±100cm/s。PC MRA 可用于评估肠系膜循环功能，有助于诊断肠系膜缺血[5-7]。相位对比测量的信息可被处理生成幅度（亮血、解剖）图像或相位对比（速度）图像。PC 技术的主要缺点是获取时间长，需要患者充分配合。因为最终图像依赖于"减法"，可能因成像过程中患者的运动而对图像质量造成影响。狭窄区域远端的湍流会导致去相位及信号丢失，从而高估狭窄程度。由于这一限制，该技术通常不作为内脏动脉或门静脉系统解剖评估的主要成像工具。

3. 平衡稳态自由进动

平衡稳态自由进动（b-SSFP）是一种快速成像技术，具有高信噪比及 T_2^*/T_1 加权图像对比度。不同的血液及周围组织 T_2^*/T_1 比值有利于血管造影[8]。这项技术不依赖于血流；因此，静脉结构表现出与动脉结构相似的高信号强度。血凝块信号强度相对较低，这取决于凝血阶段及血块组成成分。b-SSFP 最适合于血管形态成像。可实现大致解剖预览及背景组织（如壁血栓、血管壁）显影，当单独使用对比增强 MRA 序列时，可能无法对其进行最佳评估。该技术的缺点是由于磁场不均匀而造成的带状伪影。解决方法为使用非常短的重复时间（TR）来消除感兴趣区的伪影。鉴于 b-SSFP 序列信噪比较高，脂肪高信号强度会掩盖解剖结构。在这种情况下，可采用有效的脂肪抑制技术来改善图像质量。

4. 其他技术

其他非增强 MRA 技术，如新鲜血液成像（FBI）、NATIVE 及血流准备，主要是基于心电图（ECG）、门控技术、快速自旋回波（FSE）序列的技术。这些技术依赖于舒张期高信号及收缩期动脉内血流流空信号，可显示减影后的动脉或静脉。虽然这些技术在看起来似乎很简单，但这其中涉及许多相关的专业知识。因其成像依赖于收缩和舒张期间血流差异，故严重疾病情况下效果不佳。心电门控 FSE 序列主要用于外周血管疾病和主动脉成像，很少用于肠系膜显像。

除心电门控 FSE 序列外，另一种新技术是静脉间隔单次激发（QISS）序列。已有研究证明了 QISS 序列用于外周血管疾病的前景，也可用于显示腹主动脉及主要内脏血管起源[9]。QISS 是一种心电门控层面选择性 2D b-SSFP 序列，使用饱和脉序列抑制静脉信号，于静止期获得图像，与收缩期动脉内流相吻合。这项新技术在肠系膜 MRA 中的应用尚待未获得全面测试。

（二）造影增强磁共振血管造影技术

CEMRA 是评价腹部及盆腔动静脉系统解剖首选 MR 技术。图像对比度有赖于血液及周围组织 T_1 松弛时间的差异。应用钆螯合物可明显缩短血液 T_1 松弛时间，并获得 T_1 加权图像，并与增强前及减影图像对比。传统的 3D CE MRA 技术常可提供良好的解剖细节。通过时间分辨技术可减少对团注扫描的需求，并允许使用高时间分辨率来评估流动动力学。使用血液池造影剂行稳态高分辨成像可获得使用细胞外造影剂进行成像无法获得的精细解剖细节。

1. 常规 3D 增强磁共振血管造影

CE MRA 要求采用前后对比 3D 扰相梯度回波技术［即 3D SPGR/3D 快速小角度激发（FLASH）技术］，使用非常短的回波时间（TEs）及重复时间（TRs），并结合一个相对较高的激发翻转角（25°～40°）。扫描不需要特别准备。研究表明，因内脏循环增加，餐后肠系膜 MRA 成像效果更好。

通常进行肠系膜 MRA 检查时，患者取仰卧位，定位中腹部，基本成像方案是从腹部的多平面扫描开始图像采集。冠状位及轴位真稳态进动快速成像（真 FISP；平衡 SSFP）以提供血管外壁的解剖评估，并有助于随后的测试团及 3D MRA 定位。在大多数应用中，增强前 3D MRA 采用冠状位成像；对于腹腔及肠系膜上病变，如正中弓状韧带或肠系膜上动脉（SMA）综合征，则采用矢状位成像。缩短 TR 来缩短采集时间，最小化 TE 来减少去相位伪影和 T_2^* 效应，有助于获得最佳图像质量。翻转角设置在 25°～40° 是适当的。由于患者个体差异，扫描层厚及层面选择有所不同，应覆盖所有肠系膜血管，包括肝动脉、肠系膜上动脉及分支。插值后，应将层厚设定为 1～1.5mm；但对于较大的血管，应采用较厚的层厚，并选择更大的成像覆盖范围。

如采用团注测试技术（见下文），则应在钆螯合物测试（用量为 1～2ml，流率 2～3ml/s）后行矢状位腹主动脉定时团注序列采集（快速 FLASH 序列，图像采集速度 1 幅 / 秒）。如存在主动脉瘤，估计造影剂到达时间时应选择动脉瘤的远端。在适当的延迟时间（根据计算或自动触发）给予造影剂（用量 0.1～0.2mmol/kg，流率 2～3ml/s），然后以相同速率注入 15～20ml 生理盐水进行冲洗后，连续获得两组图像。每个序列的成像时间为 20～25s，甚至可更短，以便于受检者屏气配合。

(1) 造影剂用量及流率：适当的造影剂注射时机对于获得良好的常规 3D CE MRA 图像、避免静脉污染、准确评价动脉系统均至关重要。造影剂用量、生理盐水用量、流率、扫描延迟时间是优化图像质量的重要参数指标。

快速注射造影剂后，动静脉增强模式见图 10-1[10]。为获得良好的图像对比度及信噪比，成像序列必须定时，以便使 k 空间中心（低频数据线）数据采集与感兴趣血管中造影剂最大浓度平台期相对应。如 k 空间中心部分在造影剂浓度达到峰值之前被填充，则会出现振铃或带状伪影（图 10-2）。晚期静脉污染可能会使动脉解剖结构模糊。

流率及注射时间对动脉强化方式具有显著影响。流率越快，动脉峰值越高，最大动脉信号强度越高；反之，则动脉峰值越低，最大动脉信号强度越低[10]。与动脉增强模式相反，起初随造影剂注射量增加，静脉增强程度变化并不大。这主要是由于细胞外造影剂的使用时机及总剂量，在进行钆增强门静脉造影或静脉造影时，大量的造影剂会提高血管内信号强度[11]。然而，静脉增强峰值时间较长，

注射速度较慢，图像采集时间应按比例延迟，以获得静脉结构最佳对比度增强。

随着 CE MRA 成像技术的应用，图像采集向非屏气采集转变，图像采集时间大多为 3～5min。在这种情况下，钆螯合物最好在整个扫描时间内缓慢均匀速度注入，以延长优先动脉强化至静脉强化的窗口期[12]。高速梯度 MR 系统及改进的序列具有更短的采集时间，通常小于 20s，可在造影剂第一次通过时，在受检者的一次屏气过程中进行数据采集。因此，首选自动 MR 兼容动力注射快速团注。

有许多不同的方法被用来优化 MRA 造影剂注射速度及用量。用于腹部 MR 血管造影的细胞外造影剂用量通常为 0.1～0.3mmol/kg。尽管一些研究表明，单剂量造影剂足以用于主动脉及其主要分支 CE MRA 诊断[13-15]。另有研究报道，使用更高剂量（2 倍[16, 17] 或 3 倍剂量[18]）造影剂可提高图像质量、增强血管轮廓的显示效果及医师的诊断信心。然而，由于肾源性系统性纤维化与钆造影剂有关，2 倍或 3 倍剂量已不再受欢迎[19]。流率方面，造影剂注射越快，动脉相对于对静脉的优先强化作用越明显，动脉与静脉峰值强化之间的时间间隔越长[10, 11]。因此，采用高流率注射方案可减少静脉污染。肠系膜 MRA 通常使用单剂量造影剂，以 2～3ml/s 的流率注射，然后以同样的流率注射 20ml 生理盐水进行冲洗。

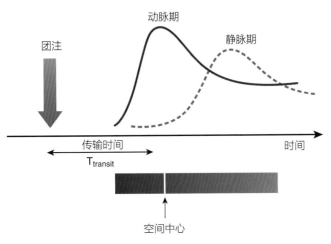

▲ 图 10-1　注射造影剂后动脉、静脉强化情况

为在无静脉污染的情况下获得最佳 MRA 图像质量，需在动脉增强峰值时获取 k 空间中心数据。此时，静脉结构仍无造影。传输时间是指在 k 空间中心获取数据时，团注后的延迟时间

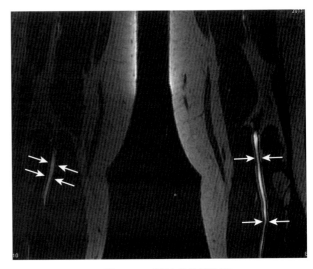

▲ 图 10-2　振铃或带状伪影

振铃或带状伪影（箭）是在造影剂浓度快速变化的过程中，k 空间中心部分在造影剂浓度达到峰值之前被填充所致

（2）团注定时方法：CE MRA 图像质量主要取决于 k 空间中心采集期间钆的分布及浓度。因此，适当的定时成像对于获得良好的 MRA 图像至关重要，尤其是在使用快速成像技术时。有几种方法可使动脉峰值增强与 k 空间中心数据采集同步。

（3）"最佳猜测"技术：该技术为最简单的计时方法，通过估计造影剂从注射点至感兴趣血管结构的行程时间及 k 空间采集顺序（线性）来执行。造影剂分布时间变化取决于受检者的年龄、性别、注射部位、流率及其他临床指标，如心输出量、血管解剖等。一般而言，造影剂从肘静脉至腹主动脉的分布时间在健康年轻人中为 15～18s，在老年人中为 20～25s。心输出量少或主动脉瓣狭窄患者，造影剂分布时间与健康人差异较大，为 25～50s[20]。

（4）Test Bolus 技术：这是一种更精确的定时方法，对比增强 MRA 检查中先注射少量造影剂（1～2ml），再按照相同速率注射生理盐水（10～20ml）进行冲洗。对感兴趣血管结构以 1 幅 /s 的图像采集速度进行定时团注采集（单层快速 2D 梯度回波序列）。对比增强的峰值时间可通过视觉或在血管上绘制感兴趣区来确定。在 3D MRA 中使用 k 空间采集顺序（线性）时，延迟扫描时间计算如下。

延迟时间 =（对比增强达峰值时间）+（1/2 造影剂注射时间）–（k 空间中心数据采集时间）

如使用 k 空间中心重新排列采集序列，估计延迟扫描时间等同于对比增强达峰时间。该技术稳定、可靠，在注射主造影剂前，可确保静脉通道处于良好状态。这项技术的缺点是，由于注射总量差异，特别是在受检者心功能较差的情况下，无法保证成像团注表现与测试团注相同。

（5）自动触发技术：自动触发技术（SmartPrep，GE Medical Systems，Waukesha，Wis.；ABLE，Siemens，慕尼黑，德国）是另一种通过自动同步团注到达和图像采集来优化成像延迟时间的技术。这项技术中，通常选择稍微靠近感兴趣区域水平，在目标血管结构上进行跟踪。造影剂注入过程中，使用追踪序列反复快速采集追踪体积信号。当信号强度达到阈值（通常为 2～3 倍标准差，或高于平均信号水平 15%～30%）时，触发 3D MRA 序列（k 空间中心重新排列的 3D SPGR 序列）。一般来说，在团注

测试与开始进行 3D 采集之间有 4～5s 的延迟，这使得造影剂浓度达到峰值，也提供了足够的调整屏气的时间。该方法可保证动脉峰值强化与中央 k 空间数据同时采集[21]，但其缺点在于，如果追踪体积（约为 2cm×2cm×2.5cm）＞感兴趣动脉结构，并与相邻血管结构重叠，则可能会错过最佳时机。

（6）磁共振透视：该技术（CARE Bolus，Siemens）是一种透视触发技术。与自动触发技术类似，注入整个对比度。采用快速 2D 梯度回波序列，在感兴趣血管上实时快速采集图像。当造影剂到达感兴趣血管时，触发 3D MRA 序列。操作触发方法有一定的优越性，如在评估不对称流动模式的情况时，或在监测层面因患者运动而发生位移的情况下，经验丰富的操作人员可适当调整并启动相应触发[22]。

2.3D 时间分辨增强磁共振血管造影

3D 时间分辨增强磁共振血管造影可在整个对比团注中快速获取体积数据集，通常显示为连续的 3D 减影最大强度投影。为使时间分辨 MRA 可行，k 空间填充必须在数秒或更短时间内完成。团注时间变得相对次要，因为可获得多个对比阶段，并可选择无静脉污染的动脉期图像进行分析。多期相采集可提供类似于数字减影血管造影（DSA）血流动力学信息，并获得传统 3D CE MRA 无法提供的功能诊断信息。

在 TR MRA 中，可通过 k 空间的空间和时间欠采样及随后的 Fourier 插值和（或）k 空间共享来减少采集时间。目前已有多种专用的 k 空间填充算法可用于快速采集体积数据，包括 TRICKS[23]、TREAT[24] 及 TWIST[25]。通常，k 空间外围（高空间频率）相对于 k 空间中心（低空间频率）欠采样，以牺牲空间分辨率为条件保持了对比分辨率。在序列优化过程中，主要是在空间分辨率与时间分辨率之间权衡。背景结构与血管位置在对比团注中变化不大，因此可利用欠采样、插值或 k 空间共享来保持空间分辨率，同时减少采集时间。高对比度分辨率的体积数据集可显示为最大强度投影，并以顺序方式显示，用于血流动力学评估。时间分辨率 2～4s 最适合于肠系膜动脉系统血流动力学分析。

我们目前使用的方法为 k 空间共享，使用 TWIST 算法，以 2ml/s 的速度注射造影剂，而后多次测量（通常至少持续 2.5min）获得 TR MRA 数据。这种方法依赖于减影；必要时，可多点重复进行，或使用分割方法。如使用血池造影剂，除 TR MRA 外，还可获得 3D CE MRA 序列数据，以提供更高分辨率的减影及最大强度投影。加之脂肪抑制技术、T_1 加权成像，以及增强后扫描序列，如 2D FLASH（可能更适合于因肠病理学因素而需限制运动的患者）或 3D 容积内插式屏气检查，可提供更多的器官解剖细节信息。

3. 稳态高分辨率对比增强磁共振血管造影

血液池钆造影剂的出现使得稳态高分辨率对比增强磁共振血管造影成为可能。钆磷维塞三钠（Ablavar）是美国食品药品管理局（FDA）批准的 MRI 血池造影剂，专为 MRA 设计，并获准用于主动脉 – 髂动脉闭塞性疾病的检查。静脉给药后，钆磷维塞三钠与人血白蛋白可逆性结合度为 80%～96%，血管内消除半衰期较长。基于兔及灵长类动物的实验研究显示，钆磷维塞三钠主要经肾脏系统排出，其血管内半衰期为 2～3h[26, 27]。钆磷维塞三钠与血浆蛋白结合，T_1 弛豫性比胞外钆螯合物高 6～10 倍。这导致强烈的持续性血管内 T_1 缩短，采集窗口约为 1h[26]。因此，这些血池造影剂在动态及稳态 MRA 中具有良好的血管增强作用[28]。此外，较长的成像时间窗有助于获得比使用传统细胞外钆造影剂进行成像更高的空间分辨率。这一较长成像时间窗也适合于首次团注定时次优者。

血池钆造影剂可能是肠系膜 MRA 的理想造影剂，因为其在传统 3D CE MRA 及时间分辨 MRA 中为细胞外造影剂，可改善静脉造影中静脉结构的显示，并获得稳定、高分辨率的 3D MRA 图像。使用血池造影剂进行肠系膜 MRA 的成像方案从可变的定位扫描开始，随后是部分半傅里叶单次激发自旋回波（HASTE）采集，包括冠状位屏气及轴位非屏气扫描；而后获取冠状位及轴位脂肪饱和 b-SSFP 图像，用于观察背景解剖细节，包括血管壁、腔内或壁内血栓。轴位屏气增强前 2D FLASH 脂肪饱和成像、冠状位屏气增强前 3D 扰相梯度回波成像、主动脉后方图像，均可用于稳态高分辨率序

列减影。应进行测试团注或优选团注定时。使用磁共振兼容动态注射器单剂量给药（钆磷维塞三钠，1～2ml/s）。在受试者屏息状态下，增强后获得冠状位 2 个连续的 3D 扰相梯度回波图像。并获取矢状位屏气 3D 扰相梯度回波图像（用于腹腔及肠系膜上动脉）。最后，获得轴位屏气 2D FLASH 脂肪饱和高分辨率稳态对比图像。通过后处理，将对比前后序列图像相减，并重建 3D 最大强度投影图像（图 10-3A）[29]。

二、图像后处理及显示

通过 3D 对比增强 MRA 可获得一个连续图像数据集，使其可在任何需要的情况下用于多平面重建或使用各种 3D 重建算法重建，以更好地显示目标血管。

（一）减影

减影是一种简单的后处理技术，用于消除背景组织信号，如脂肪信号。为实现减影，将增强前图像与增强后图像相减，从而生成新的减影数据集。可使多种技术对减去的数据集进行进一步的后处理。

（二）多平面重建

通过多平面重建可对任意方向的图像进行重建，如正交、斜、曲面等。这种方法允许观察者在任意平面上实时浏览给定的图像。重建层面较薄，消除了结构重叠及血管弯曲的影响。重建图像常可提供较好的显示效果及额外的诊断信息，尤其是在评价复杂解剖结构或在传统的轴位图像上难以评估时（图 10-3B）。为获得最佳的多平面重建结果，图像应尽可能接近各向同性（在所有 3 个体素维度上大小相同）。在使用钆磷维塞三钠为造影剂的高分辨率稳态成像过程中，这很容易实现。但需要注意的是，各向同性 3D 数据集采集时间长，通常在一次屏气过程中无法完成。与呼吸有关的运动会造成腹部前半部分图像明显模糊或扭曲，但通常可很好显示主动脉及近端内脏血管，因为它们的显影不易受呼吸运动的影响。

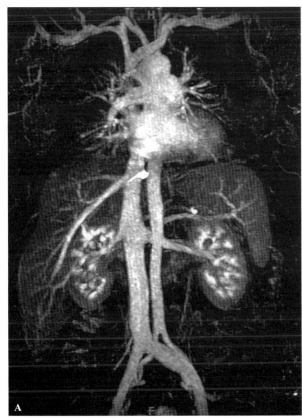

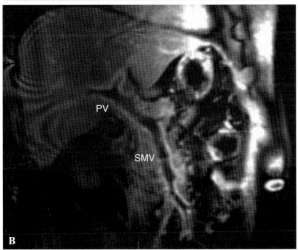

▲ 图 10-3　重建技术

A. 使用钆磷维塞三钠的减影稳态 CE MRA 厚层最大强度投影重建显示正常静脉及动脉解剖。B. 不同患者 CE MR 门静脉造影曲面重建显示门静脉（PV）及肠系膜上静脉（SMV）广泛血栓

（三）最大强度投影

　　最大强度投影是将强度最高像素投影到任意方向平面上。最大强度投影图像具有与传统血管造影相似的方面。由于血管信号远大于背景信号，故常用于血管造影。

　　图像数据可通过全容量（图 10-4 至图 10-6）或亚容量（图 10-7 和图 10-8）最大强度投影重建，其中仅重建一小部分。可调整层厚及所需的观察的层面。最大强度投影图像的缺点是缺乏深度信息，因此无法显示与高强度结构位于同一投影平面上的物体 [30]，如信号强度大于血管结构的静止组织（脂肪、出血或金属敏感伪影），这些非血管结构映射到投影图像中可导致血管信号不连续，显示出类似狭于窄或闭塞的表现 [31]。另一方面，可能发现不了偏心性狭窄 [32]。仔细评估多角度投影及使用亚容积 MIP 重建技术，有助于最大限度地减少由全容积最大强度投影图像引起的误诊。考虑到其潜在的缺陷，MIP 图像应被用作路图，明确诊断最好使用源图像及多平面重建 [17, 30, 33]。

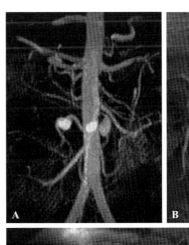
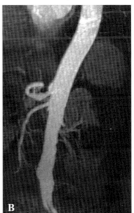
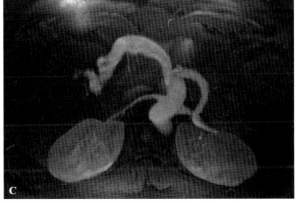

▲ 图 10-4　内脏动脉瘤

A. 患者女，18 岁女性，十二指肠出血，腹部增强 MRA 冠状位全容积最大强度投影图像显示肠系膜上动脉瘤样扩张。B. 使用钆磷维塞三钠的 MRA 矢状位厚层最大强度投影减影图像清晰显示有主动脉夹层病史的患者其孤立的腹腔动脉瘤。C. 腹部 MRA 轴位薄层最大强度投影图像显示另一患者的腹腔动脉及肝动脉呈梭形扩张

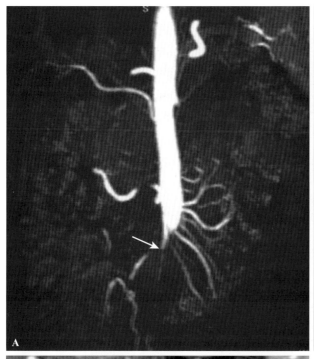

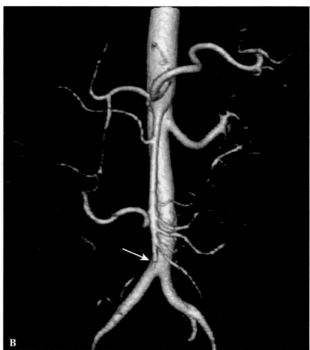

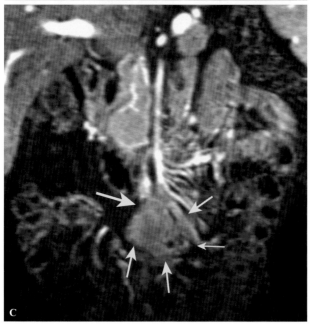

▲ 图 10-5　类癌包裹肠系膜上动脉

减影 MRA 数据亚容量最大强度投影重建（A）及 3D 表面遮蔽显示（B）图像可见肠系膜上动脉远端明显狭窄（白箭），减影图不能清楚显示肿瘤。然而，非减影 MRA 图（C）可显示肿瘤包裹远端肠系膜上动脉（黄箭）。最大强度投影重建缺乏深度信息，SSD 可提供清晰的 3D 解剖信息。然而，由于在后处理技术中消除了 SSD，因此包膜肿瘤中没有显示条纹对比

（四）表面遮蔽显示

表面遮蔽显示是利用可变阈值设置，从一系列连续切片中对表面进行 3D 显示，3D 物体可实时旋转、倾斜。通过容积分割及限制，可很容易地去除不需要的重叠结构。SSD 允许 3D 显影，可为改进手术及治疗计划提供清晰的 3D 解剖信息（图 10-9 和图 10-10）。

（五）容积再现

容积再现是另一种 3D 显影工具。与表面遮蔽显示相比，不仅可显示表面，还可显示体积数据集中的整个信号强度范围。信号强度高的物体是不透明的，低信号强度的物体是透明的。以此来区分不同组织更为可行。使用 SSD 时被隐藏的内部结构通常可通过 VR 显示出来。可进行显示参数调整，以

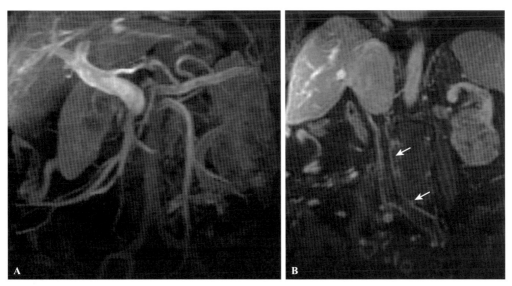

▲ 图 10-6 下腔静脉及髂静脉血栓形成

A. 冠状位全容积最大强度投影重建增强 MR 静脉造影无下腔静脉显影。B. 冠状位重建图像显示下腔静脉及左髂静脉（箭）内存在广泛血栓

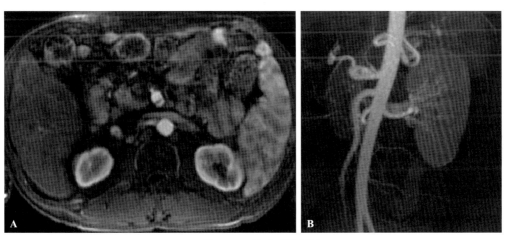

▲ 图 10-7 腹腔动脉解剖

A. 轴位扰相梯度回波 MR 钆造影图像显示腹腔动脉内剥离皮瓣。B. 在另一患者中，使用钆磷维塞三钠的腹部 MRA 冠状位厚层最大强度投影减影图像可见腹腔动脉瘤及孤立的腹腔夹层

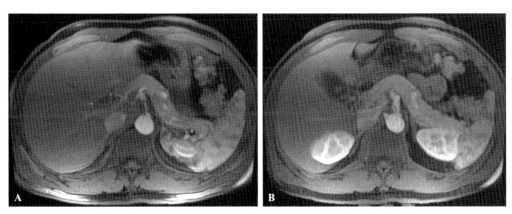

▲ 图 10-8 节段性动脉中膜溶解

患者男，51 岁，轴位薄层最大强度投影钆造影后扰相梯度回波图像显示多发局灶性狭窄及腹腔动脉珠状不规则（A），伴动脉瘤扩张及肠系膜上动脉剥离（B）

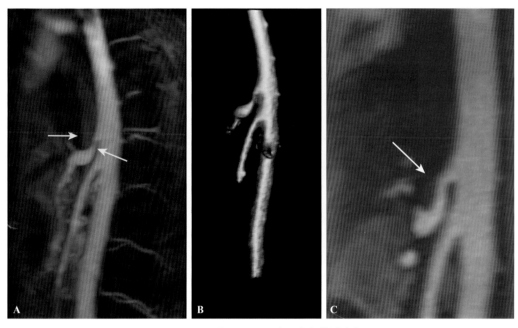

▲ 图 10-9　正中弓状韧带综合征

患者男，29岁，腹部 MRA 矢状位最大强度投影重建（A）及矢状位表面遮盖显示图像（B）可见外上凹，腹腔动脉狭窄（前箭）且受压致狭窄后扩张（后箭）。C. 正中弓状韧带松解术后矢状位最大强度投影重建显示腹腔动脉狭窄（箭）解除

实现对感兴趣区的最佳显示，这些参数包括窗宽、窗位、不透明度及亮度。

三、腹部磁共振血管造影的临床应用

（一）慢性肠系膜缺血

慢性肠系膜缺血（CMI）是血管逐渐闭塞的过程，主要由内脏动脉粥样硬化改变引起[34, 35]。肠道仍存活性，但血液供应难以维持其代谢及功能需求。CMI 的典型症状包括餐后腹痛、体重减轻、不敢进食[36, 37]。患者出现相应的临床症状及 3 条肠系膜主要血管中 ≥ 2 条存在明显狭窄则可诊断 CMI[37]。对比增强 3D MRA 可提供类似于常规血管造影的解剖信息（图 10-11 和图 10-12）。已充分记录其在肠系膜循环评估中的有效性[38-40]。涉及 125 例患者的前瞻性研究报道，CE 3D MRA 诊断腹腔动脉（CA）及 SMA 狭窄的敏感度为 100%[40]。在 Meaney 及其同事们[38] 的研究中，诊断内脏动脉狭窄的敏感度为 100%，特异度为 87%。不幸的是，CE 3D MRA 评估周边小分支的准确率较低。Shirkhoda 及其同事们[39] 研究发现，通过 CE 3D

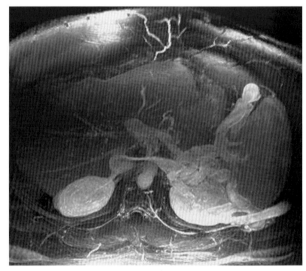

▲ 图 10-10　门静脉高压伴自发性脾肾分流

3D 增强 MR 门静脉造影全容积轴位最大强度投影重建显示，从脾至左肾静脉有一个大的门静脉侧支通路，继发于门静脉高压

MRA 可正确评估 SMA 75% 的一级分支、60% 的二级分支及 50% 的三级分支。

因为闭塞过程是逐渐发作的，肠系膜循环通常是由随时间推移而出现的广泛动脉侧支血管支持。因此，在完全无症状的患者中可见 2～3 条肠系膜主要血管严重狭窄[34, 36]。许多研究者[5-7] 提出，增

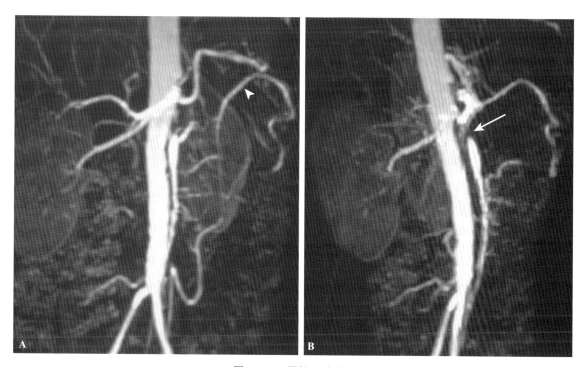

▲ 图 10-11　慢性肠系膜缺血

患者男，65 岁，冠状位（A）及矢状位（B）最大强度投影重建显示腹主动脉粥样硬化改变及肠系膜上动脉（ARO）起源节段性闭塞（箭）。应注意到，肠系膜上动脉远端由左缘动脉（箭头）的侧支供血

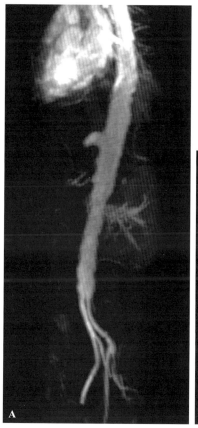

◀ 图 10-12　急性腹腔及肠系膜上动脉旁路移植术

A. 67 岁男性，腹部 MRA 矢状位最大密度投影重建显示腹腔旁路移植血流突然终止，包括肝动脉、肠系膜上旁路移植血流。B. 增强后扰相梯度回波图像显示 SMA 旁路移植阻塞及肝左叶梗死

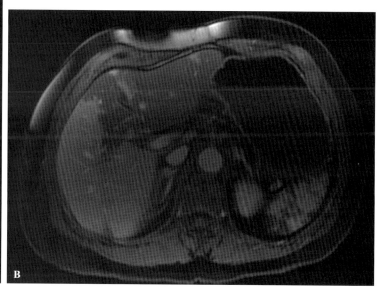

强 MR 电影成像血流定量分析可用于 CMI 的诊断，对肠系膜血流进行功能评估及量化。这些评估及量化可分别在肠系膜主要动脉 [5, 6][CA、SMA、肠系膜下动脉（IMA）] 或肠系膜上静脉中测量 [6, 7]。在健康志愿者中，肠系膜血流量在餐后会有所增加；而在慢性肠系膜缺血患者中，餐后血流量则会减少。在餐后 30min 进行测量，健康志愿者与患者之间的血流差异最大 [7]。

（二）正中弓状韧带综合征

正中弓状韧带综合征（图 10-9）为正中弓状韧带压迫腹腔动脉所致，是一解剖学变异，12.5%～49.7% 的患者 [41, 42] 出现正中弓状韧带压迫，部分患者可出现肠绞痛 [43]。临床症状包括餐后疼痛、体检时腹部杂音。腹腔干受压可随呼吸变化。吸气时，腹主动脉及腹腔干随腹腔脏器向下运动，呼气时，血管向头部运动，导致外压最大。因此，在呼气末获得的 MRA 图像可加重腹腔动脉压迫，并可引起潜在的误判。因此，在呼气末显像怀疑正中弓状韧带综合征时，应与临床病史及体格检查结合，或通过吸气末显像加以证实。一般情况下，对于怀疑有肠缺血的患者，应在吸气末进行 MRA 检查 [44]。

（三）内脏动脉夹层

内脏动脉夹层（包括腹腔轴、肝动脉、SMA 和脾动脉，图 10-7）可分为自发性及孤立性 [45-47]，但其中大多数继发于主动脉夹层。主动脉夹层扩张至腹部血管分支可导致内脏器官缺血。内脏动脉受累有 2 种类型。更常见的是，内膜瓣延伸到内脏动脉，将血管分成两个腔，一个为真腔，另一个为假腔。在这种情况下，假性管腔血栓形成或真管腔受压会导致管腔受损，造成缺血和梗死。少数情况下，分支动脉完全由假腔供血。在这种情况下，内脏血管损害的发生频率较低 [48]。

（四）内脏动脉瘤

内脏动脉瘤（图 10-4）并不常见。然而，因其可能破裂出血，从而危及患者生命，因此临床意义重要。既往认为，脾动脉为内脏动脉瘤最常见的病变血管 [49]。但由于临床越来越多地使用经皮诊断及治疗技术，近年来肝动脉假性动脉瘤的发病率不断上升 [50]。其他常见病变血管依次为肠系膜上动脉、腹腔动脉、胃动脉、胃网膜动脉、回结肠动脉及胰十二指肠动脉 [50, 51]。当动脉瘤血栓形成时，仅通过 MRA 最大强度投影图像进行观察可能会造成遗漏。查看 MRA 源图像可避免这种潜在的漏诊。

（五）节段性动脉中膜溶解

节段性动脉中膜溶解（SAM）最初称为节段性中膜溶解动脉炎 [52, 53]，腹部动脉肌层发生溶解，随后肌层与外膜分离。X 线表现为动脉扩张、单个动脉瘤或多个动脉瘤形成串珠状、血肿、动脉狭窄及动脉闭塞（图 10-8），这些动脉瘤节段性地发生在单个或成组腹部动脉中。临床上，通常是在出现动脉瘤破裂引起腹腔内出血或偶然发现时做出诊断。因其病变分布模式，有学者认为 SAM 是纤维肌肉发育不良的前兆 [55]，但尚无明确证据支持将这两个病变联系起来 [54]。

（六）肝血管系统评价

肝血管系统评价是经常用于在移植前后进行评估以及对术后并发症进行评估（图 10-10 和图 10-13）。虽然一些解剖变异及血栓可通过标准增强后扰相梯度回声成像来评估，但对于包括动脉、门静脉及肝静脉在内的肝血管，MRA 是可行的，在需对意外的病理或活体供体移植前评估时，其可提供额外的诊断信息。应在术前评估受体及供体的解剖变异。这些变异可能会改变手术方案或排除无法手术的患者，如在受体中，小口径原发性肝动脉增加了在供体与受者动脉间建立一个完整、持久的吻合的复杂性 [56]。腹腔动脉狭窄可导致移植后缺血，需要建立动脉旁路。在切除肝脏时，必须结扎起源于胃左动脉的变异或副肝左动脉起始部，以防止出血。CE MRA 也是术前门静脉造影的一种很好的方法，可用于评估门静脉高压、门静脉分流、门静脉血栓形成及肿瘤对门静脉的侵犯。

MRI 可作为术前评估肝供体肝血管系统的唯一成像技术。除可发现肝脏病变及胆道异常外，还可通过肝血管 MRA 来确定肝动脉、门静脉、肝静

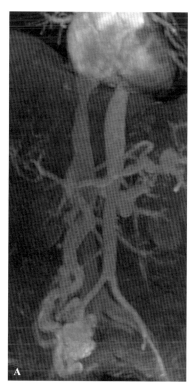
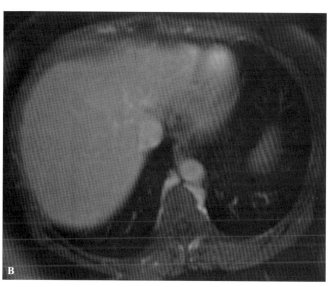

◀ 图 10-13　**Budd-Chiari** 综合征及门静脉系统分流
A. 使用钆磷维塞三钠的减影稳态 MRA 冠状位最大强度投影重建，在 Budd-Chiari 综合征背景下，肝静脉显示不清，肠系膜上静脉至性腺静脉曲张。B. 轴位肝脏 2D 钆增强后扰相梯度回波稳态图像显示正常肝静脉缺失

脉的通畅性及解剖结构。虽然并不是所有的血管变异都具有重要手术意义，但在手术前，尤其是对于有肝衰竭风险的患者，应对一些特征保持警惕，如术前应明确供肝 S_4 段（肝中动脉）的起源及位置，因其应完好地留在供体中，以防止肝内侧段的实质损伤。如肝中动脉起源于肝右动脉，这种变异可能并不重要，因为只取左叶外侧段。另一方面，对于需要切除右肝叶的成人至成人肝移植的供体中，切线一般穿过 S_4 段动脉供应，这会导致残肝缺血损伤。同样，对于左叶供体，术前应确定起源于胃左动脉的肝左动脉。对于门静脉变化，如门静脉分为右前支、右后支和左支，手术切除前必须对其进行评估，以发现其所具有的外科意义。应在术前评估肝静脉解剖变异，如副肝静脉及肝静脉汇合解剖，因为意外切断会导致供应的肝段出血及萎缩[57]。

（七）磁共振门静脉造影

既往使用 TOF、相位对比技术进行非增强 MRA（图 10-6）。这些技术主要受长时间的数据采集、运动、流动伪影及平面内饱和效应的限制。

另外，CE MR 门静脉造影是评估门静脉系统解剖及各种病理情况（如门静脉分流、门静脉血栓形成、海绵样变及门静脉肿瘤侵犯）的最佳选择（图 10-14）[58]。增强 MR 门静脉造影的原理是在门静脉系统内显影高浓度的造影剂。Boeve 及同事们[59]

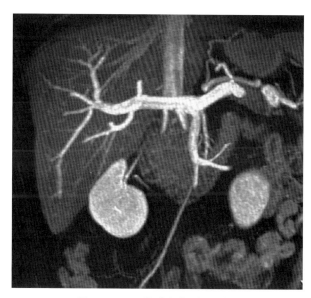

▲ 图 10-14　正常对比增强门静脉造影
3D 增强 MR 门静脉造影冠状位最大强度投影重建显示门静脉、脾静脉和肠系膜上静脉

发现，在最大动脉强化后 30s 可获得最佳门静脉强化。实际情况下，在注射钆造影剂后进行成像，可获得 3～4 个 3D MRA 数据集。注射造影剂后成像获得的第一个数据集通常是动脉期，可用作图像减影的遮罩。然后，通过使用最大强度投影重建门静脉期图像（通常是注射造影剂后成像获得的第二或第三个 3D 数据集），可创建增强 3D MR 门静脉图。当动脉增强掩盖了门静脉解剖结构时，减影技术可用来消除动脉强化[60]。

CE MR 门静脉造影的主要局限在于，其不能提供门静脉系统血流动力学信息。门静脉血流方向可采用相位对比 MRA 或 2D 梯度回波 TOF 序列，其中一条饱和带位于门静脉近端，另一条饱和带横置于肝穹窿上方，以消除肝动脉内信号。在正常肝内血流中，门静脉远端超过第一饱和带则信号强度丢失。超过第一饱和带的信号强度表明存在肝血流异常[61]。

（八）下腔静脉病变

下腔静脉（图 10-6）及髂静脉疾病可用 2D TOF 技术来评估，该技术具有较高的行波饱和带，以抑制动脉信号。既往许多研究表明[62-65]，TOF MRA 对于腹部及盆腔血管血栓的诊断准确率及敏感度均较高。3D CE MR 静脉造影（MRV）是评价 IVC 较为敏感的成像技术。进行稳态显像并使用血池造影剂，有利于实现对静脉结构的最佳显示。通过 3D CE MRV 可获得空间分辨率较高的图像，以评估静脉狭窄、血管网及肿瘤。此外，3D 数据可用于重建任何所需平面的图像，以实现对解剖结构的最佳显示，尤其是各向 3D 同性数据集。

四、磁共振血管造影的不足

MRA 有几个潜在的缺陷。一些诊断问题是由不正确的扫描技术引起的，如成像定位不当会导致图像中的某些结构不显影，从而产生血管闭塞的假阳性诊断。如扫描延迟时间选择不当，在达到峰值强化前获取 k 空间数据中心，会造成带状或振铃伪影，使得血管呈暗信号，表现类似血管剥离或闭塞。MRA 的有些缺陷是由于减影及重建技术造成的，如因为最大强度投影图像只显示管腔，动脉瘤合并附壁血栓可能会被误认为是正常血管。此外，由于部分容积效应或空间分辨率差，最大强度投影重建可能导致狭窄被高估或低估。由于最大强度投影图像是通过数据集中最高强度的像素投影产生的，因此体积平均像素内的信号强度可能仅低于阈值，且可能被错误地排除在最终图像外，从而导致对狭窄被高估。相反，如果狭窄段平均延伸至 2 个像素，信号强度将在 2 个像素上平均，每个像素将作为管腔的一部分出现在最大强度投影图像中，从而导致狭窄被低估[66, 67]。血管支架和手术夹上造成的金属伪影可能会使邻近的血管结构变得模糊，表现类似于狭窄。然而，通过仔细审查源图像，可避免大多数 MRA 图像误诊。

五、小结

可通过 CE MRA 技术获得高空间分辨率及对比度的图像，用于评估肠系膜血管通畅性及血流动力学改变。尤其是时间分辨法可用于评估血流动力学，影像表现类似于 DSA。利用血池造影剂，可实现静脉病变稳态成像和高分辨率各向同性数据获取。因此，MRA 可为肠系膜血管评估提供一种非侵入性且无电离辐射的方法，结合解剖序列，还可提供终末器官影像信息。

第二篇

腹部放射学
Abdominal Radiography

Textbook of Gastrointestinal Radiology
(4th Edition)

胃肠影像学（原书第 4 版）

第 11 章 腹部的正常解剖与检查技术
Abdomen: Normal Anatomy and Examination Techniques

William Moreau Thompson 著

管 真 译 朱海滨 校

20 世纪 70 至 90 年代，腹部 X 线片一直是评估可疑腹部病变患者的初级放射学手段。然而，在过去的 20 年里，计算机断层扫描（computed tomography，CT）已经成为可疑急性腹部病变患者的首选检查手段[1-3]。腹部 X 线片作为一种筛查手段，其诊断率较低，该检查中发现的异常大多数都是非特异性的改变[4-6]。在 1780 例腹部 X 线检查中，只有 10% 的病例发现了明显的异常[5]。如果仅在临床怀疑有严重疾病和（或）存在中度至重度腹部症状的患者中行腹部 X 线片检查，则不会遗漏任何具有重大临床意义上的疾病。临床上，腹部 X 线片对于肠梗阻、肠穿孔、尿路结石和肠缺血的患者诊断价值最大[2, 3, 7-9]。然而，对于轻度或存在非特异性症状的患者，腹部 X 线片的诊断率较低。目前，腹部 X 线片主要用于排除肠梗阻或发现肠穿孔后的游离气体[7-9]。随着 CT 的使用越来越多，腹部 X 线片的作用越来越小，但是这种检查仍然在很多方面应用，特别是在近期接受手术以及在腹部放置导管或引流管的患者中应用。急诊科医生也可能选择对临床症状不典型的患者进行腹部 X 线片检查，以确保严重的腹部疾病不被忽视，并起到安抚患者的作用。

一、技术

（一）标准摄影

仰卧前后位 X 线片是最常见的腹部 X 线片检查（图 11-1）。无论使用传统的胶片或数字成像，摄片时患者都应舒适地平躺，避免转动骨盆。患者通过屈膝使腹部肌肉组织最大限度地放松，这对于减少运动伪影非常重要。数字成像的视野应该覆盖耻骨联合下缘，X 线束中心位于髂嵴处，摄片范围应包括肺底和耻骨联合，曝光应该在呼气期间，需在屏住呼吸 1~2s 后进行[10]。

腹部 X 线片上软组织的轮廓取决于软组织、脂肪和肠腔内气体的内在对比。X 线片上受照者的对比是由 X 线束的差分衰减引起的[11]。大多数腹部 X 线片是根据患者体型的大小，然后使用常规设备在低电压（60~75kV）下曝光拍摄的[10]。为了避免运动所造成的伪影，需要较短的曝光时间，此外，管电压的增加会引起严重的散射，从而导致软组织对比度降低。因此，应该使用能够穿透患者并具有可接受的曝光时间的最低管电压。对于传统的胶片，可使用往复式活动滤器和准直器来减少散射[10]。对于育龄期男性，如果性腺位于放射线主束 5cm 以内且屏蔽性腺并不影响检查目标时，则应使用性腺屏蔽防护。

对于住院或重症患者可行床旁腹部 X 线片检查，然而，这些 X 线片的质量通常低于放射科的标准。因为这类患者通常病情较重甚至存在呼吸困难，所以无法到放射科行标准腹部 X 线片检查，然而大多数床旁 X 线机都只有固定的毫安设置，这就可能需要使用高千伏摄影，从而导致图像对比度降低。此外，床旁 X 线机必须使用固定滤线栅而不是活动滤器来控制散射，当这些滤线栅定位不准确时，图像质量可能会更差。因此，如条件允许，应尽可能在放射科使用标准 X 线设备进行腹部 X 线片检查。

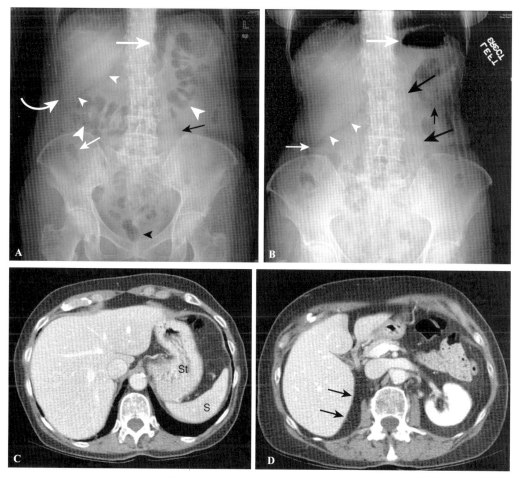

▲ 图 11-1　正常仰卧位及立位腹部 X 线片

A. 仰卧位腹部 X 线片显示正常肠气及胃泡内气体（大白箭），小肠内气体（小白箭），结肠内气体（大白箭头），直肠内气体（黑箭头），肝缘（白弯箭）由腹膜外脂肪勾勒，肝右叶后内侧表面由肾周脂肪（小白箭头）勾勒，左侧腰大肌（黑箭）。B. 立位腹部 X 线片显示胃泡内正常气液平面（大白箭），肝下缘（小白箭），肝右叶后正中面（小白箭头），左侧腰大肌（大黑箭），脾尖（小黑箭）。C. 上腹部横轴位 CT 显示脂肪勾勒出的胃壁（St）和脾脏（S）。D. 上腹部横轴位 CT 显示由肾周脂肪（箭）勾勒的右肝叶后正中面

（二）补充投影

除了标准仰卧前后位摄影外，其他的投影技术作为常规腹部检查的一部分，可应用于一些特殊的临床状况。对于腹痛患者，行直立后前位腹部或胸部 X 线片可能有助于发现少量腹腔游离气体、小肠梗阻和未被怀疑为可引起腹痛的胸腔疾病（图 11-2，图 11-1B）。

虽然立位腹部 X 线片通常作为常规检查，但是部分人认为它并不能为患者的诊疗提供关键信息。Mirvis 等查阅了 252 例急诊 X 线片，包括仰卧位和立位腹部 X 线片以及胸部 X 线片[6]。作者认为立位腹部 X 线片对任何急性腹部疾病的治疗都没有帮

助。作者认为这项检查技术可以忽略以节省检查的时间和成本，而不会导致漏诊。对于疑似肠梗阻的患者仰卧位摄片通常不能探及腹腔气体，此时行立位腹部 X 线片可能有助于进一步评估小肠内气体和液体（图 11-2A 和 B）。另外，这些信息还可以通过拍摄侧卧位腹部 X 线片获得。对于站立困难的重症患者，侧卧位摄片可能比不理想的立位摄片更有帮助。

Miller 和 Nelson 的研究表明在临床怀疑内脏穿孔时，一种特定的检查方式有助于显示腹腔内游离气体[12]。他们建议在照射左侧卧位腹部 X 线片前，患者应保持左侧卧位至少 10min。这个体位可使得腹腔内游离气体上升并聚集在肝脏的右缘，少数情

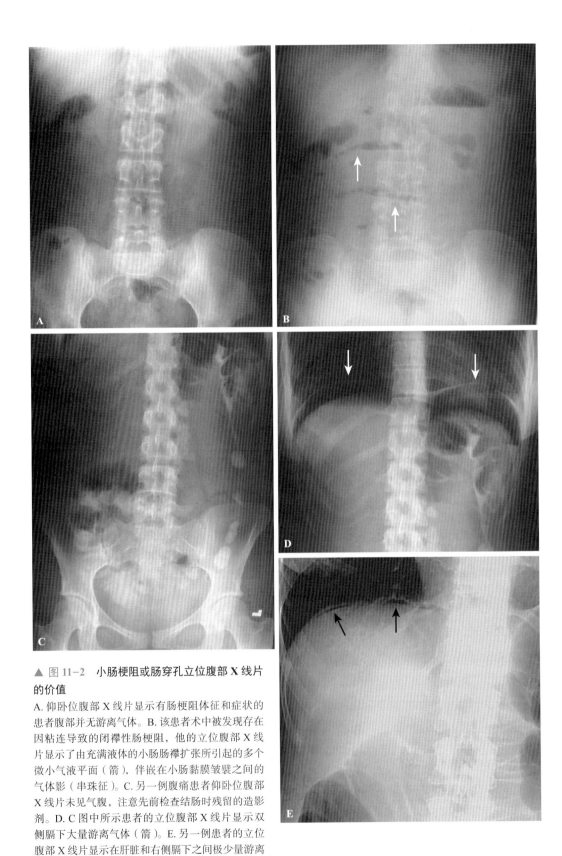

▲ 图 11-2　小肠梗阻或肠穿孔立位腹部 X 线片的价值

A. 仰卧位腹部 X 线片显示有肠梗阻体征和症状的患者腹部并无游离气体。B. 该患者术中被发现存在因粘连导致的闭襻性肠梗阻，他的立位腹部 X 线片显示了由充满液体的小肠肠襻扩张所引起的多个微小气液平面（箭），伴嵌在小肠黏膜皱襞之间的气体影（串珠征）。C. 另一例腹痛患者仰卧位腹部 X 线片未见气腹，注意先前检查结肠时残留的造影剂。D. C 图中所示患者的立位腹部 X 线片显示双侧膈下大量游离气体（箭）。E. 另一例患者的立位腹部 X 线片显示在肝脏和右侧膈下之间极少量游离气体（箭）

况下也会聚集在髂嵴下。对于站立困难患者，应采用短曝光技术并在左侧卧位进行腹部 X 线片检查。这种摄影条件导致 X 线不能完全穿透腹腔脏器，却能使侧腹壁和肝脏之间的游离气体得到很好的显示（图 11-3）。如果患者可以站立，还可行立位后前位胸部 X 线片检查。有研究发现，在少量气腹检测方面，侧位胸部 X 线片优于正位胸部 X 线[13]。立位和仰卧位腹部 X 线片还可以发现内脏穿孔（图 11-2C 和 D）[14]。如摄影方法使用得当，即使极少量游离气体也可以被检测到（图 11-2E）。部分作者认为，立位后前位胸部 X 线片比立位腹部 X 线片在检测气腹方面更敏感[12]。这种灵敏度上的差异可能是由于在腹部 X 线片摄影时的 X 线束集中在髂嵴中央，因此 X 线束是倾斜穿过而不是切向穿过横膈下方空气的，这使得少量气体很难被检测出。同时，为了穿透腹部而需要更高的曝光条件，这也会导致肺脏的过度穿透，所以有时会掩盖少量腹腔内游离气体。然而，大多数专家认为，立位和仰卧位的腹部 X 线片对于检出腹腔内病变有一定的作用[14,15]。

其他的摄影体位如俯卧、倾斜、侧向或锥状位等，有助于在某些特殊临床情况下更好地发现和定位肿块、钙化或疝，如当怀疑结肠低位梗阻时，俯卧位比仰卧位腹部 X 线片更有帮助，因为仰卧位时结肠内气体聚集在横结肠和乙状结肠的前方（图 11-4A、C 和 D）。因此，在仰卧位及立位腹部 X 线片上很难区分结肠低位梗阻、小肠梗阻和假性肠梗阻。而在这些情况下，俯卧位（图 11-4B）或右侧卧位（图 11-4E）腹部 X 线片可能会发挥一定的作用，这是因为如果没有机械性肠梗阻，这些体位的腹部 X 线片能更好地显示直肠、乙状结肠内的气体[16]。

二、正常解剖

由于腹腔内脂肪形成的天然对比，在腹部 X 线片上可以看到腹部软组织和内脏表面轮廓。最好的观察界面是在矢状或横向平面上与入射的 X 线束呈切线位且边缘平滑的界面。熟悉腹部器官的位置和

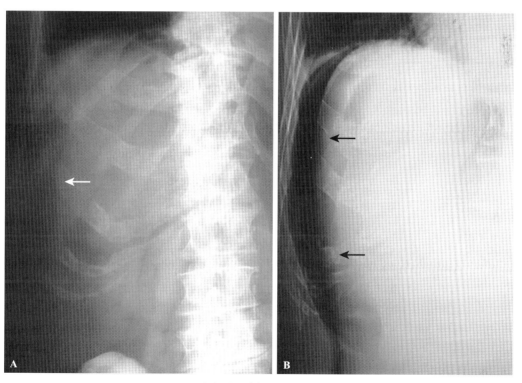

▲ 图 11-3　左侧卧位腹部 X 线片诊断气腹的价值

A. 仰卧位腹部 X 线片的右上象限显示右侧腹部（箭）模糊透亮区，但腹腔内无明确的游离气体。B. 左侧卧位腹部 X 线片的右上象限可见肝与右侧腹壁之间存在明显的腹腔游离气体（箭）

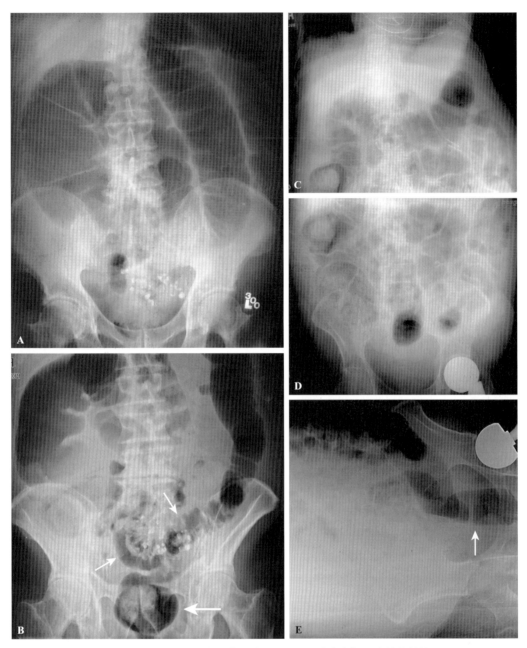

▲ 图 11-4　疑似结肠梗阻患者俯卧位及右侧卧位腹部 X 线片的价值

A. 仰卧位腹部 X 线片显示扩张的结肠至乙状结肠水平，并见部分粪便，直肠内未见明显气体影，注意乙状结肠憩室残留钡剂。B. 与 A 同例患者俯卧位腹部 X 线片显示乙状结肠（小箭）和直肠（大箭）内气体，证实患者无远端结肠梗阻。C、D. 另一例腹胀患者仰卧位腹部 X 线片显示结肠明显扩张，直肠内未见明显气体影。E. 与 C、D 相同患者右侧卧位腹部 X 线片显示直肠气体（箭），证实患者无远端结肠梗阻

仔细观察平面有助于明确正常的解剖结构以及识别和定位病灶。

（一）腹腔

1. 肝脏

正常成人肝脏位于右上腹部，最大横径为 20～22cm，其右缘最大垂直径为 15～17cm[17]。肝脏的正常形状可有相当大的变异[18]。肝脏顶部位于右膈下方，上半部通常呈 S 形或凹形，下缘通常为三角形，其尖端指向右下腹。在 4%～14% 的人群中，肝右叶明显地向下延伸，也被称为 Riedel 叶，此叶通常在髂骨下向下延伸，其本身并不提示肝大。

虽然腹腔内脂肪并非都存在于肝脏周围，但通常在腹部 X 线片上可以看到肝脏右下缘（肝角），这是因其将腹膜外脂肪延伸至壁腹膜所致（图 11-5 和图 11-1）[18]。这些腹膜外脂肪由肾旁后间隙和肾周脂肪组成。肾周脂肪不仅可以勾勒出肝角的内侧，还可以勾勒出肝右叶后内侧表面的顶端（图 11-1A）。肝角可能被浸润腹膜后脂肪的渗出物或血液所遮盖，也可因大量腹水造成肝缘与邻近脂肪分离而显示不清（图 11-6）[19]。腹部 X 线片可见肝脏的后缘（图 11-1），而肝脏的前缘和左缘无法显示。肝大时通过体格检查可触及肝脏前缘，因此临床和影像学检查结果可能存在一定差异。在腹部 X 线片中，肝大可通过右膈抬高、整个肝脏（不仅里德尔叶）向下延伸至盆腔、结肠肝曲下移和由于肝左叶增大而导致的胃小弯向外移位而诊断[20]。

2. 胆囊

胆囊位于肝下缘左、右叶之间的浅窝内，通常在腹部 X 线片上看不到[17]。胆囊位于十二指肠球部和胃窦的上外侧以及横结肠近端的上方。少数情况下，如果周围脂肪延伸至胆囊底部，正常人的腹部 X 线片可能会显示胆囊底部（图 11-7 和图 11-5A）。约有 15% 的胆囊结石是完全钙化的，可以在腹部 X 线片中显示，因此腹部 X 线片检查对于胆囊疾病的筛选能力较差。

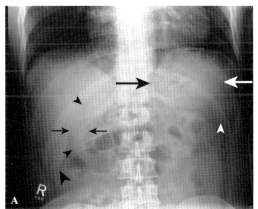

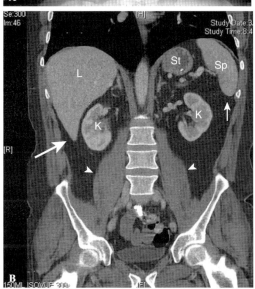

▲ 图 11-5　胆囊、肝脏、脾脏和胃

A. 仰卧位腹部 X 线片显示胆囊（小黑箭）、肝角（大黑箭头）、脾尖（白箭头）、胃（大黑箭、白箭），注意可见部分右肾（小黑箭头）。B. 腹部冠状位 CT 扫描显示由肾周脂肪勾勒的肝角（大箭）、脾尖（小箭）、腰大肌（箭头）和肾脏

L. 肝脏；K. 肾脏；Sp. 脾脏；St. 胃

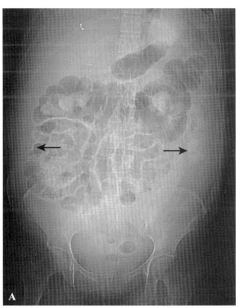

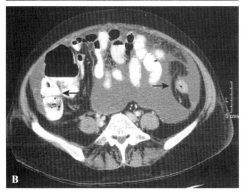

▲ 图 11-6　结肠旁沟内腹腔积液（出血）

A. 一例因外伤导致肝挫裂伤患者的仰卧位腹部 X 线片，显示双侧结肠旁沟（箭）大量积液并推挤小肠向中央移位。注意通常由腹膜外脂肪勾勒出的肝角消失。通过肝动脉栓塞止血（注意肝区致密线圈影）。B. 腹部轴位 CT 扫描显示在结肠旁沟被腹水环绕的邻近肠管（箭）

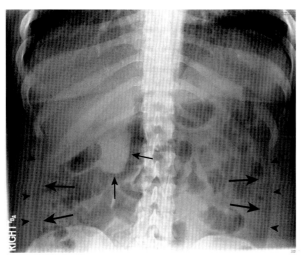

▲ 图 11-7　结肠旁沟及侧椎筋膜
仰卧位腹部 X 线片显示双侧结肠旁沟位于腹横筋膜（箭头）和侧椎筋膜（大箭）之间，小箭所示为胆囊

3. 脾脏

脾脏位于腹腔的左上象限，在左侧第 10 肋骨和左侧膈下及胃底后外侧（图 11-1B 和图 11-5）[21]。正常成人脾脏长 12cm、宽 7cm[20]。脾脏下外侧缘常可见腹膜外脂肪，下内侧与左肾相邻由肾周脂肪勾勒，这使脾脏在腹部 X 线片中显示（图 11-1B 和 C，图 11-5）。然而，脾脏内侧缘在胃后方延伸，在腹部 X 线片中是看不见的，因此脾大通常不能通过腹部 X 线片中诊断。当腹部 X 线片显示左膈升高、胃泡向内侧移位或脾尖位于左侧肋缘下方时应怀疑脾大[20]。

脾脏最下方紧邻膈结肠韧带，由较厚的腹膜返折形成，这是结肠脾曲的解剖标志。左侧胸膜隐窝可沿脾脏外侧缘向下延伸至脾尖[21]。

4. 胃

胃通常含有气体和液体，因此可以通过其在左上腹的特征位置和黏膜皱襞的结构来识别（图 11-1A）。患者仰卧位时，胃内的气体上升到胃窦前方，而液体位于胃底，当在腹部 X 线片上见到充满液体的胃底时，常会被误认为软组织肿块（图 11-5A）。然而，立位腹部 X 线片中气体可上升至胃底，因此可避免此类混淆（图 11-1B）。在明确胃周围（如脾脏外侧、肝脏内侧、小网膜囊及胰腺后方等）占位性病变时，胃是一个标志性结构（图 11-1B 和 C，图 11-5）[17]。

5. 小肠

小肠及其系膜位于腹部中央[17]。尽管气体在小肠内通过非常迅速，以防止吞咽的气体在正常小肠中积聚，但是在腹部 X 线片上仍可以看到含有少量气体的小肠襻（图 11-1A）。反之，如果在扩张的小肠内见到大量的气体、液体意味着可能存在机械性或者麻痹性肠梗阻，从而导致通过时间延长。在正常或轻度扩张的小肠襻内，散在分布的气体和液体可能在各种正常或病理情况下出现，包括胃肠炎、胰腺炎、炎症性肠病和吞气症。然而，阅片者对小肠内气体的解释也不尽相同。"非小肠胀气特异性"一词已被用来描述腹部 X 线片中显示的多于平均量的小肠气体，并无明确的肠梗阻征象。但是，此术语概念模糊，甚至有一定误导作用，并不能辅助医生诊断，因此并不建议使用。相反，放射科医生应该清楚地描述放射学发现并做出最合理的诊断。充满气体的小肠与结肠的区别在于前者的位置更靠近中央，管径更小，并且拥有典型的黏膜皱襞，也被称为"环状皱襞"（图 11-1A）。小肠皱襞通常很薄，并可延伸到整个肠腔。

6. 结肠

成年人的结肠通常含有一些气体和粪便，与位于更中央的小肠一同占据于腹腔内。患者仰卧位时，位于前方的横结肠和乙状结肠通常含有气体最多。与小肠环状皱襞不同的是，结肠袋皱襞间距更宽，且通常不会遍布整个肠腔[17]（图 11-1A）。结肠管径宽为 3～8cm，最宽处位于盲肠。如果盲肠直径达 9～10cm 或更宽，可能存在由于机械性梗阻导致肠壁穿孔的风险[22]。

乙状结肠和横结肠分别由乙状结肠系膜和横结肠系膜悬吊在腹腔内。而升结肠、降结肠和直肠是腹膜间位器官，被固定在腹壁后。在约 20% 的人群中，盲肠和升结肠的可活动部分有固定的系膜[23]。在此变异中盲肠具有一定的活动性，且位置比正常更靠前、靠中央，虽然大多数人并无症状，但这种解剖变异更易导致盲肠梗阻、憩室和扭转[24]。乙状结肠是腹腔内位器官，但是乙状结肠憩室常位于系膜侧，因此憩室破裂（并发憩室炎）通常导致腹膜后积气，而不是形成腹腔内游离气体[23]。

在立位腹部 X 线片中，肠腔内气液平面被认为是肠梗阻的征象。但是在小肠及结肠内的气液平面偶尔也见于非肠梗阻的情况以及正常人。在肠道准备后，气液平面尤其常见于右半结肠[25]。

7. 潜在腹腔内间隙

腹膜腔是指腹膜从腹壁折返到内脏表面而形成的间隙，血液、积液或脓液可积聚在此[17]。正常情况下，在腹部 X 线片上并不能直接看到这些间隙，但其位置可以从邻近器官的位置推断出来。右膈下间隙位于右侧膈肌与肝脏之间，在右冠状韧带返折的上方沿肝外侧缘与右肝下间隙相连续。肝前下间隙位于横结肠及其系膜上方，右肾和十二指肠的前方。肝下后间隙，又称"Morison 陷凹"，其向后、向上延续至冠状韧带返折的下缘，腹部 X 线片中，Morison 陷凹位于右肾上极[17]，这也是患者易形成脓肿的部位。肝下间隙与位于升结肠和腹膜外脂肪之间的右结肠旁沟相通。右结肠旁沟较对侧更深、更宽，此处常可有积液和脓肿，相应腹部 X 线片中可见升、降结肠与腹膜外脂肪分离的表现（图 11-6）。镰状韧带将膈下间隙分为左右两侧，大多数人的镰状韧带位于右锁骨中线水平。膈下间隙紧邻肝左叶和脾脏，其下方为膈结肠韧带。在膈结肠韧带下方，左侧结肠旁沟位于降结肠外侧，向下延伸到骨盆水平（图 11-7）。

网膜囊是腹腔中部的一个潜在间隙，延伸至左上腹，上界为冠状韧带，后界为胰腺，前界为胃、小网膜及胃结肠韧带，下界为横结肠及其系膜[17]（图 11-8），其左外侧缘由胃脾韧带和脾肾韧带构成。网膜囊通过网膜孔与右肝下间隙交通，网膜孔位于十二指肠球部后方及肝十二指肠韧带游离缘下方。Dodds 等用简单的方法描述了网膜囊的位置，将右手放在上腹部，拇指越过中线指向肝门，其余手指指向脾门所包含的区域[26]，这时拇指区域代表上内侧隐窝的延伸，手掌和手指区域代表网膜囊的主要部分。网膜囊内占位性病变或积液可在上侧、前侧、外侧或内侧取代横结肠和胃的位置（图 11-8）。

（二）腹膜后及腹壁

Meyers 描述了腹膜后间隙的解剖结构[23]，它位于壁腹膜后方、腹横筋膜前方。腹膜后间隙可分为 3 部分，即肾周间隙、肾旁后间隙和肾旁前间隙。

1. 肾周间隙：肾脏和肾上腺

肾周间隙由肾周筋膜的前后两层组成，内含双肾、肾上腺和丰富的脂肪。由于肾周脂肪的存在，使得大多数人的腹部 X 线片中能够见到部分或完整的肾轮廓（图 11-5）。另一方面，由于肾上腺体积很小，除非存在由于陈旧性出血或肉芽肿病变而导致的钙化，否则无法辨认（图 11-9）。因肾周脂肪

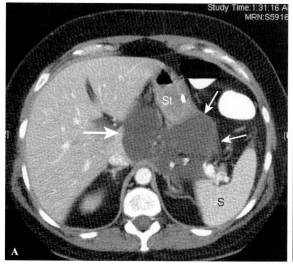
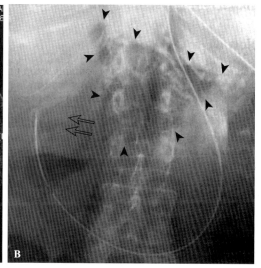

▲ 图 11-8　网膜囊

A. 急性胰腺炎患者的腹部横轴位 CT 示胃后网膜囊内积液，延伸至上内侧隐窝（大白箭），积液左侧为胃脾韧带（小白箭）。B. 脓肿所致网膜囊积气患者的仰卧位腹部 X 线片中，可以清楚地显示网膜囊的边界（黑箭头），网膜囊的上隐窝向横膈延伸，位于脊柱右侧，空心箭示网膜孔，胃内可见鼻胃管（由 Susan M.Williams，MD，Omaha 提供）

S. 脾脏；St. 胃

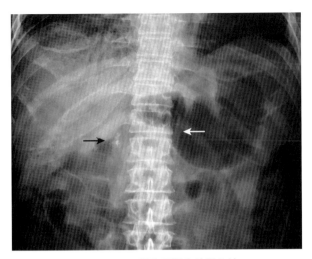

▲ 图 11-9　膈脚及肾上腺钙化灶
仰卧位腹部 X 线片示右侧肾上腺钙化（黑箭）和左侧膈脚（白箭）。右侧膈脚部分可见，位于钙化右侧肾上腺的内侧

的存在，腰大肌的上半部和肝脾角的内侧面在腹部 X 线片上也是可见的。炎症、血液或尿液可使肾周脂肪显影模糊，导致以上结构显示欠清。对于腹主动脉瘤破裂患者，由于肾周间隙内侧常与主动脉相连，因此其内常充满血液[27]。肾周筋膜的前、后两层向侧方融合形成侧椎筋膜，侧椎筋膜向外侧和腹侧与紧贴腹壁的壁腹膜相融合。在部分肥胖的患者中，腹部 X 线片上可以看到侧椎筋膜，它是一条分

隔肾周脂肪的细线（图 11-10）[28]。

2. 肾旁后间隙

肾旁后间隙位于肾后筋膜和侧椎筋膜的后方，在紧贴腹壁的腹横筋膜的前方（图 11-7 和图 11-10）[17]。此间隙容纳大量脂肪，但不含器官。肾旁后间隙的内侧起源于腰大肌外侧缘，并不贯穿中线。从侧面看，肾旁后脂肪向侧面延伸，并与侧腹壁的腹膜外脂肪汇合，形成肋腹线（图 11-11）。肋腹线的宽度是可变的，这取决于身体的状态。肾旁后脂肪向下与盆腔内腹膜外脂肪相连续。

3. 肾旁前间隙：升降结肠、十二指肠和胰腺

肾旁前间隙位于肾周间隙和侧椎筋膜前，内含升结肠、降结肠、腹膜后十二指肠和胰腺（图 11-10）[17]。在大多数患者中，升结肠和降结肠可以通过肋腹线内侧的肠内容物和气体来鉴别（图 11-1），盲肠和升结肠中的半固态排泄物通常具有典型的泡状外观。在腹部 X 线片上，腹膜后十二指肠通常显示不清，除非在由于近端小肠梗阻或胰腺炎导致十二指肠内充满气体的情况下。在腹部 X 线片上胰腺也是显示不清的，因为其分叶状的边界不能被脂肪勾勒出来。然而，如果由于慢性胰腺炎而出现胰腺钙化，则可以在腹部 X 线片上看到胰腺的正常位置（图 11-12）。

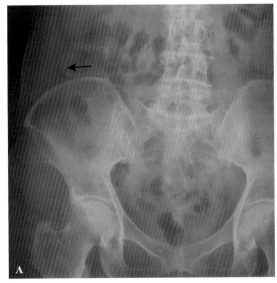
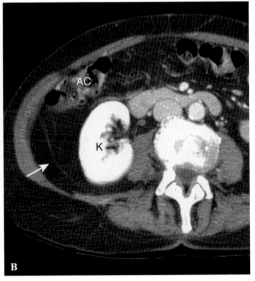

▲ 图 11-10　侧椎筋膜
A. 仰卧位腹部 X 线片示沿结肠旁沟走行的侧椎筋膜（黑箭），为一条从肝尖端延伸到右下腹的白色细线。B. 横轴位 CT 显示侧椎筋膜（白箭），其由肾周筋膜的前后两层向侧方融合而成，升结肠位于肾旁前间隙
AC. 升结肠；K. 肾脏

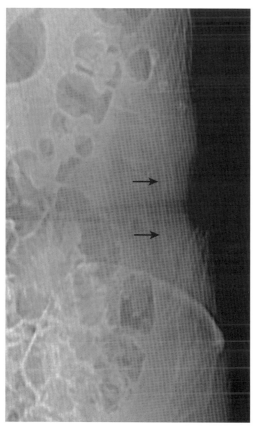

▲ 图 11-11 肋腹线

仰卧位腹部 X 线片示左侧腹部肋腹线（箭），由腹膜外脂肪勾勒而成，位于降结肠的外侧。该脂肪与肾旁后间隙腹膜后脂肪相邻，当左侧结肠旁沟没有积液时，其宽度仅有数毫米

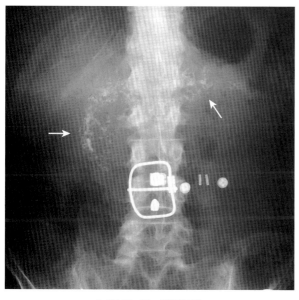

▲ 图 11-12 胰腺钙化

慢性胰腺炎患者的仰卧位腹部 X 线片显示胰腺，由多个胰腺钙化（箭）勾勒而成。而在腹部胰腺 X 线片中胰腺通常是不可见的

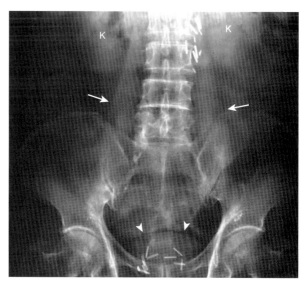

▲ 图 11-13 腰大肌

仰卧的腹部 X 线片显示了双侧腰大肌的肌肉（箭）。腰大肌的外侧边缘从膈脚向下延伸到与髂肌的连接处。图中也显示了腰大肌的内侧边缘。膀胱顶部可见脂肪包裹（箭头）
K. 肾脏

4. 腰大肌

腰大肌上缘起自 T_{12}～L_5 椎体水平，向下与髂肌相连续，延伸至髂嵴水平以下，并继续延续为髂腰肌止于股骨小转子[17]。肾脏水平以下的肾周脂肪下缘和后缘勾勒出腰大肌的外侧缘。在约 75% 的患者中，腰大肌从膈脚延伸到与髂肌的连接处（图 11-13，图 11-1A 和 B）[29, 30]。邻近腹膜后脂肪内的液体可能导致腰大肌边缘显示模糊。在腹部 X 线片中，当腹主动脉瘤破裂时，血液浸润到肾周及肾后间隙时，常可见单侧或双侧腰大肌边缘显示不清。

当腰大肌外侧缘平直且几乎与 X 线束平行时，其显示最清楚。如在腹部 X 线片上不能看到腰大肌边缘时，须谨慎解释其原因。腰椎侧弯可能导致腰大肌边缘无法显示[30]。这是由于脊柱旋转使腰大肌在脊柱的凹侧缘更扁平，导致其边缘与 X 线束垂直，因此在腹部 X 线片上可能不能显示。因为脊椎侧弯时肌肉痉挛可导致侧方肌肉收缩，这种现象不仅见于结构性脊柱侧弯患者，也见于位置性脊柱侧弯。另外当腹膜后脂肪较少时，腹腔向后方进一步延伸，此时充满液体的肠管可能会紧贴腰大肌，使其边缘模糊。肾脏偶尔也可能导致腰大肌节段性显示不清，尤其在脾脏增大推移肾脏向中线移

位时[30]。因此，腹膜后病变、腹腔内病变、脊柱侧弯甚至是正常的变异都可能使腰大肌边缘模糊显示不清。

5. 腰方肌

腰方肌的外侧缘与腰大肌平行，通常可见腰方肌向下延伸至髂嵴的起点。腰方肌是后腹壁的一部分，位于腹横筋膜的背侧，腹横筋膜穿行于腰方肌和腰大肌之间[17]。腰方肌的显示依赖于肾旁后间隙脂肪的完整性，因为其可勾勒出腰方肌的侧缘。

6. 膈脚

膈脚与腰大肌起点相连续，可以勾勒出腹膜后脂肪的轮廓（图11-9）。在腹部X线片上，当X线束集中于横膈水平时，膈脚显示最为清楚[31]。肾旁后脂肪偶尔跨越膈肌继续向上延伸，在腹部X线片上类似气腹，在这种情况下，左侧卧位可区分气腹和肾旁脂肪，因为脂肪所致的透光区并不受患者体位变化的影响。

（三）盆腔

盆腔内不同肌肉和脏器的轮廓变化差异很大，这取决于各种因素，包括腹膜外盆腔脂肪量、肠内容物、膀胱扩张程度、患者的体位和身体状态。因此，即使在没有盆腔疾病的情况下，这些结构也不总能被识别。

1. 梨状肌

梨状肌位于骨盆后外侧的上方[17]，它的下缘可以看作是一个从骶骨延伸到坐骨大孔的光滑凸界面（图11-14）。坐骨神经在梨状肌的尾端穿出骨盆。内疝可通过坐骨大孔伸入臀部，疝内容物可包括肠管、膀胱或输尿管。

2. 闭孔内肌

闭孔内肌紧贴骨盆外侧壁，包绕闭孔的大部分[17]。闭孔内肌起源于耻骨支、坐骨和骨盆壁，其肌腱穿过坐骨小孔，位于骶棘韧带下方。在腹部X线片中，闭孔内肌在其上缘的腹膜后脂肪、下缘的坐骨直肠间隙内脂肪共同作用下而显示，位于肛提肌起点水平的下方（图11-15）。闭孔管位于闭孔的上外侧，其内走行闭孔血管和神经[32]。闭孔管是闭孔疝的好发部位，常见于中老年妇女（图11-16）。

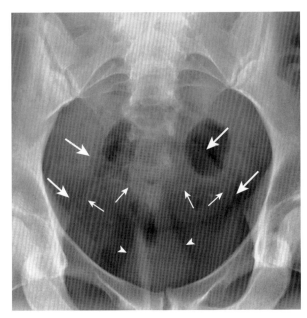

▲ 图 11-14　梨状肌

仰卧位腹部X线片示骨盆中的双侧梨状肌下缘（大箭）。梨状肌下方是骶棘韧带及周围尾骨肌（小箭），构成坐骨直肠窝的顶部。坐骨直肠窝（箭头）的内侧边界为会阴

闭孔疝患者常出现由神经压迫而产生的继发性特征性疼痛[32-34]。

3. 骶棘韧带和尾骨肌

骶棘韧带和周围尾骨肌的边缘由坐骨直肠间隙内的脂肪勾勒[17]。这些结构位于梨状肌的下方，可以被看作是从骶骨尖端到坐骨棘的弓形平滑带（图11-14）。

4. 坐骨直肠窝

双侧坐骨直肠窝呈楔形，内含大量的皮下脂肪。其底部位于会阴，顶端位于闭孔内肌和肛提肌交界处[17]。常可在腹部X线片中看到双侧坐骨直肠窝（图11-14）。

5. 臀大肌

臀大肌构成了坐骨直肠窝的后缘[17]。臀大肌的内侧缘由皮下脂肪勾勒，因此在腹部X线片上通常是一条光滑的线状结构，从骶骨顶端向下和向外侧延伸。

6. 盆腔脏器

膀胱周围脂肪有助于显示膀胱上缘及侧缘的轮廓（图11-17和图11-13）。子宫在盆腔内有时也可以见到，特别是子宫呈前倾位并与膀胱周围脂肪毗邻时。脏器周围脂肪有助于鉴别有无盆腔积液

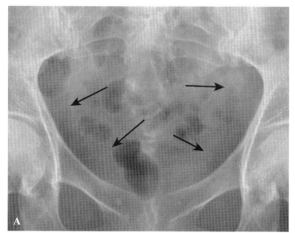

◀图 11-15　闭孔内肌

A. 仰卧位腹部 X 线片示闭孔内肌（箭）。B. 盆腔横轴位 CT 示以腹膜外脂肪为轮廓的闭孔内肌上部（箭）。C. 横轴位 CT 扫描至骶尾部示由坐骨直肠脂肪勾勒的闭孔内肌（白箭），双侧坐骨直肠窝的边界为肛提肌（黑箭）和闭孔内肌

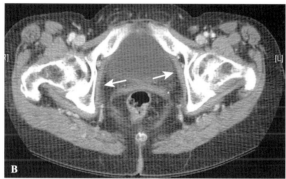

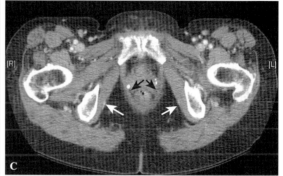

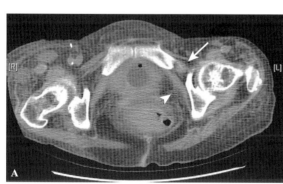

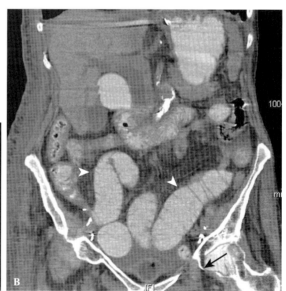

▲ 图 11-16　闭孔疝引起的小肠梗阻

A. 老年妇女的盆腔横轴位 CT 示左侧闭孔疝（箭），注意左侧闭孔内肌（箭头）。B. 盆腔冠状位 CT 示左侧闭孔疝（箭）和由闭孔疝所致的明显扩张的近端小肠（箭头）

（图 11-17）。前列腺位于膀胱的尾部，通常在腹部 X 线片上看不到，但前列腺钙化有助于定位前列腺。

直肠位于膀胱和子宫后方，通常可以通过肠腔内的气体和粪便来识别（图 11-1）。

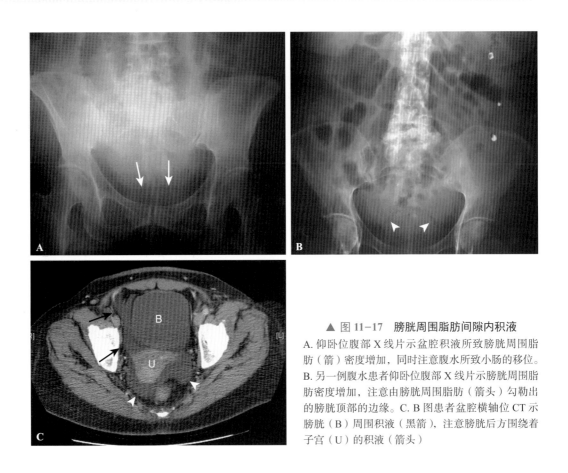

▲ 图 11-17　膀胱周围脂肪间隙内积液

A. 仰卧位腹部 X 线片示盆腔积液所致膀胱周围脂肪（箭）密度增加，同时注意腹水所致小肠的移位。B. 另一例腹水患者仰卧位腹部 X 线片示膀胱周围脂肪密度增加，注意由膀胱周围脂肪（箭头）勾勒出的膀胱顶部的边缘。C. B 图患者盆腔横轴位 CT 示膀胱（B）周围积液（黑箭），注意膀胱后方围绕着子宫（U）的积液（箭头）

致谢：感谢 Susan M.Williams 博士，允许编者使用本书第 2 版第 10 章的部分内容。

第 12 章　气体及软组织异常
Gas and Soft Tissue Abnormalities

James M. Messmer　Marc S. Levine　著

管　真　译　　朱海滨　校

尽管目前 CT 已广泛应用，腹部 X 线片仍然是现代放射学实践中常见的成像方式。虽然 CT 和超声可以为急腹症的诊断提供更多信息，但腹部 X 线片具有价格低廉、易于采集、适应于危重患者等优点，因此对于训练有素、观察细致的阅片者，这仍然是一项有价值的检查手段。泌尿系统 X 线片也被称为 KUB，即肾脏（kidneys）、输尿管［ureters（不能显示）］及膀胱（bladder）。"腹部平板"一词的历史可以追溯到用玻璃板来制作图像的时代，其他术语还有"腹部 X 线片"，但随着数字成像和图像存档通信系统（picture archiving communication systems，PACS）的广泛应用，腹部 X 线片已成为最合适的术语。

正确解读腹部 X 线片可以获得大量的诊断信息，文中有很多优秀的模板可供参考[1-3]。本章重点讲述腹部 X 线片中可以发现的异常气体和软组织。

一、正常肠内气体

成年人肠内气体含量通常少于 200ml。肠内气体有 3 种来源：吞食空气、细菌产气和血液中扩散。患者仰卧位时，气体上升并积聚在前部的消化道内，包括胃窦、胃体、横结肠及乙状结肠。气体也可能出现在结肠的其余部位，尤其是直肠。影像学评估肠内气体应包括以下内容：①明确含气肠段；②评估含气肠腔管径；③明确气体通过肠腔的最远点；④评价含气肠管轮廓。

仰卧位腹部 X 线片可显示正常肠气的形态（图

12-1）。在腹部 X 线片的上部，气体通常首先积聚在胃窦及胃体部，有时也可以看到胃下方横结肠内的气体。升降结肠内的气体通常位于腹腔的偏外侧。乙状结肠位于下腹部，常以其特有的形状和结肠袋被识别。直肠内气体位于骨盆的中线水平，一般延伸到耻骨联合的水平。小肠内充满气体时通常位于腹部中央，其管径小于结肠。除了肠气的位置有助于区分结肠与小肠以外，肠皱襞的形态也有助于进一步判断。结肠袋通常宽 2～3mm，间隔约

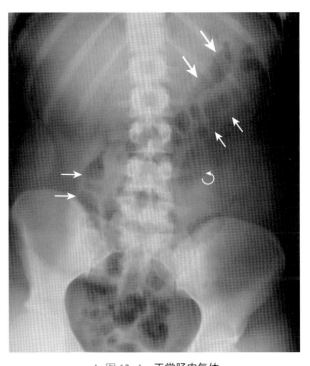

▲ 图 12-1　正常肠内气体

消化道内气体积聚在最上方即胃内（大箭），气体和粪便可显示出升结肠和横结肠的边界（小箭），气体也可见于部分小肠（弯箭）

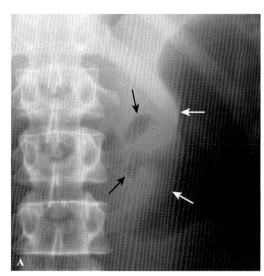

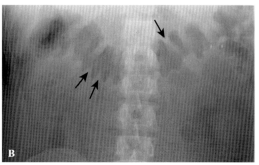

◀ 图 12-2　异常肠腔轮廓

A. 胃内的气体在胃小弯处显示出胃肿块（白箭），不规则的中央气体收集（黑箭）代表其内有较大的良性溃疡及周围水肿。B. 横结肠肠腔内的气体显示出结肠缺血所致增厚的结肠袋（箭）（图 A 由 Timothy J. Cole，MD，Richmond，VA 提供）

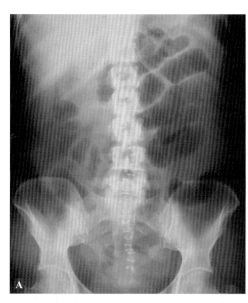

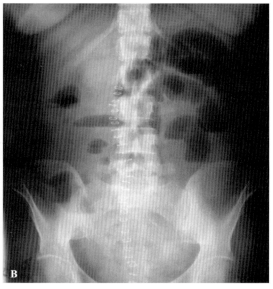

▲ 图 12-3　术后肠梗阻

A. 仰卧位腹部 X 线片显示多个扩张的小肠襻和结肠内少量气体。B. 立位腹部 X 线片示多个气液平面。虽然影像学表现为小肠梗阻，但该患者为术后肠梗阻累及小肠（注意近期行腹部手术后纵向排列的皮肤钉）

1cm，而小肠黏膜的环状皱襞宽 1~2mm，间隔约 1mm。一般小肠直径小于 3cm，结肠直径小于 5cm。

　　肠气是腹部 X 线片的天然造影剂。患者仰卧位时，胃窦及胃体部因气体积聚而扩张。狭长而缩窄的充气胃腔可能提示浸润性疾病如皮革胃等。胃溃疡和肿块偶尔也可显示（图 12-2A）。结肠肠腔内气体的存在可显示溃疡性或肉芽肿性结肠炎所致管腔的狭窄，也可显示缺血所造成的结肠袋增厚（图 12-2B），以及息肉样或环形浸润的结肠癌（图 12-5A）。

二、异常肠内气体

（一）胃流出道梗阻

　　胃流出道梗阻可在腹部 X 线片上表现为扩张的胃内含有空气、液体和（或）其他内容物。胃扩张的程度不仅取决于梗阻的程度，还取决于梗阻的持续时间、患者的体位和呕吐的频率。充满气体扩张的胃通常比较容易识别，首先因为其具有独特的形状，另外可见其向下推压横结肠使之移位的改变。

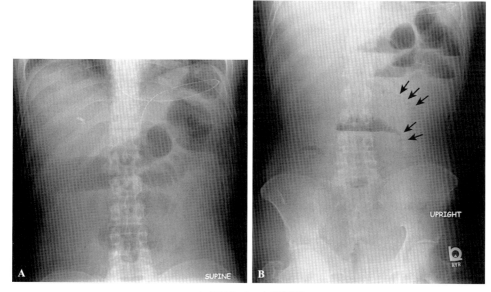

▲ 图 12-4 小肠梗阻

A. 仰卧位腹部 X 线片示上腹部扩张的小肠襻和结肠内少量气体。B. 立位腹部 X 线片示多个气液平面，左侧中腹部的小肠皱襞（箭）之间有少量的气体，即"串珠征"

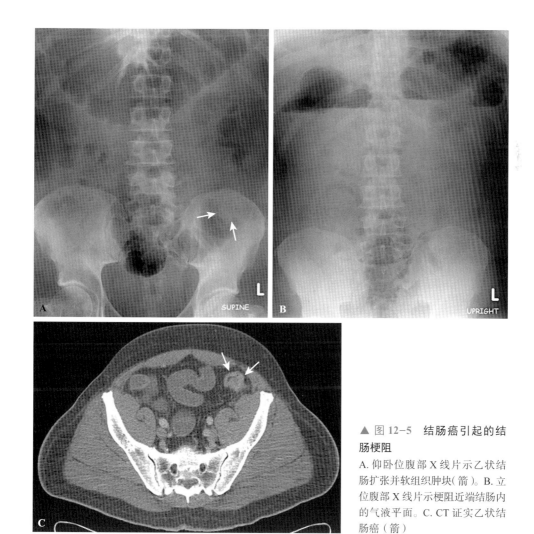

▲ 图 12-5 结肠癌引起的结肠梗阻

A. 仰卧位腹部 X 线片示乙状结肠扩张并软组织肿块（箭）。B. 立位腹部 X 线片示梗阻近端结肠内的气液平面。C. CT 证实乙状结肠癌（箭）

少数情况下，充满液体扩张的胃会被误认为腹水或肝大。然而，胃内总会存在少量气体，因此胸腹部的立位 X 线片可显示胃腔内的气液平面。

胃窦远端和幽门区是胃流出道梗阻的常见部位。梗阻最常见的原因包括：①胃窦远端或幽门管溃疡所致的急性水肿和痉挛；②陈旧溃疡瘢痕所致慢性胃窦狭窄。胃流出道梗阻的其他原因还包括胃窦癌。一些少见病因有肉芽肿性疾病、辐射或腐蚀性损伤所造成的瘢痕。

并非所有胃扩张的患者均有机械性梗阻。胃轻瘫或糖尿病引起的胃无力（糖尿病性胃轻瘫）也可能导致胃扩张，这与周围神经病变有关[4]。胃扩张的其他原因包括吗啡和其他麻醉药、低钾血症、尿毒症、卟啉症、铅中毒、既往迷走神经切断术后等。胰腺炎或胃炎也可能导致反射性胃无力，全身麻醉偶尔会引起明显的胃扩张。

十二指肠梗阻性病变也可能表现为胃流出道梗阻。十二指肠内充满液体，但其在仰卧位腹部 X 线片中不易显示。左侧卧位时可使气体进入扩张的十二指肠内，提示梗阻部位位于幽门远端。当对疑似胃流出道梗阻的患者行透视钡剂检查时，若胃看似正常，则应仔细检查十二指肠有无异常。

（二）麻痹性肠梗阻

麻痹性肠梗阻指不由机械性肠梗阻所致的肠扩张，也被称为无动力性肠梗阻或非阻塞性肠梗阻。此外还有一个特殊术语即术后肠梗阻，指于近期行腹部外科手术的患者出现的麻痹性肠梗阻。所有这些术语都是指正常肠蠕动减少或消失，导致吞咽的气体在扩张的肠腔内积聚[5]。麻痹性肠梗阻通常在腹部 X 线片中表现为小肠、结肠扩张，并可见多个气液平面。结肠扩张可用于麻痹性肠梗阻与机械性肠梗阻鉴别，后者仅可见小肠扩张（见"小肠梗阻"）。有时麻痹性肠梗阻也可局限于小肠，其表现类似于小肠梗阻（图 12-3），因此，即使没有结肠扩张也不能排除麻痹性肠梗阻的可能。除近期腹部手术外，麻痹性肠梗阻还可能由多种原因引起，如电解质紊乱、败血症、广泛性腹膜炎、腹部钝性伤和肿瘤浸润肠系膜等[6]。

腹部急性炎症患者的炎症区域邻近肠管也可能出现局限性肠梗阻（有时也称为"前哨肠梗阻"），包括右下腹阑尾炎、左下腹憩室炎、右上腹胆囊炎、中腹部或左上腹胰腺炎。

（三）小肠梗阻

从腹部 X 线片中诊断小肠梗阻常比较困难。既往文献提示仅根据影像学表现诊断小肠梗阻会导致20% 的假阳性率和假阴性率[7]。将影像学检查与有无肠鸣音结合考虑，可提高诊断的敏感性。12～24h连续腹部 X 线片检查有助于显示梗阻的动态演变过程。

当小肠完全梗阻时，吞咽的空气和肠内容物的积聚会导致近端肠管扩张。同时，在 12～24h 内，肠蠕动会进行性地将肠内容物推至远端的梗阻部位。因此，小肠梗阻的典型特征是在仰卧位腹部 X 线片中可见扩张的充气肠襻（直径＞3cm），而在结肠和梗阻部位远端肠腔内很少或几乎没有气体（图12-4A）。由于梗阻部位近端气体及液体的积聚，因此在立位及卧位腹部 X 线片中通常可见扩张的小肠及多个气液平面（图 12-4B）。

在 Frimann-Dahl 的关于急腹症的经典著作中提到，同一小肠襻内出现两个不同高度的气液平面则提示小肠蠕动过强，可认为是小肠梗阻的征象[8]。然而，在之后的研究中发现任何含有气体和液体的空腔脏器都可能存在不同高度的气液平面。因此，气液平面应该被认为是机械性肠梗阻或麻痹性肠梗阻的非特异性表现。

随着病程的进展，梗阻部位近端气体聚集而导致肠管扩张加剧，并在中腹部呈水平走行，产生经典的阶梯状外观。然而，这些肠襻内积气量不仅取决于梗阻的程度，还取决于梗阻的持续时间、吞气量、呕吐量以及是否进行鼻胃管抽吸减压。部分肠梗阻患者因吞咽空气较少，故在仰卧位腹部 X 线片中可能显示不清，而直立或侧卧位腹部 X 线片（即水平投照）则可显示梗阻近端的多个气液平面。在另外一部分患者中，立位或卧位腹部 X 线片可显示小肠皱襞之间的少量气体，表现为沿肠管表面走行的小气泡，也被称"珍珠串征"或"串珠征"（图12-4B）。此征象在麻痹性肠梗阻中少见，因此可提示机械性肠梗阻。当患者很少或几乎不吞咽空气时，腹部 X 线片可能显示多个管状或腊肠型软组织密度影，这表示充满液体的肠腔内并无气体，即所谓的"无气征"。一般来说，结肠内无气体提示可能存在小肠梗阻，因为在无梗阻发生时结肠内通常有气体。

大多数小肠梗阻是由术后粘连引起的，粘连最早可能发生在术后 1 周，但更典型的粘连具有较长时间的手术史。在没有手术史的情况下，应该怀疑为疝导致的梗阻，其中 95% 为外疝（腹股沟、股、脐或切口疝）。耻骨支下方出现充气的肠管提示可能存在梗阻性腹股沟疝。其他少见的引起小肠梗阻的原因包括小肠肿瘤、异位胆结石、急性阑尾炎，少见原因有寄生虫或胃石[9-13]。

仅根据腹部 X 线片，可能无法区分机械性肠梗阻和麻痹性肠梗阻。在不立即进行手术的情况下，通常可进行进一步的 CT 检查[14]，此内容将在第 46 章中详细讨论。当腹部 X 线片提示出现低位或不全性小肠梗阻时，钡剂检查可能有助于诊断。

（四）结肠假性肠梗阻

急性结肠假性梗阻综合征（也被称为 Ogilvie 综合征）是 1948 年由 Ogilvie 首次描述的[15]，他认为进行性结肠扩张是由支配结肠的交感神经中断且无对侧副交感神经的支配所造成的。最常见的临床表现是急性腹胀，通常在诱发因素出现后 10 天内发生。病因包括腹腔内炎症、酒精中毒、心脏病、烧伤、腹膜后病变、创伤、自然分娩和剖宫产[16-19]。

腹部 X 线片可见明显的结肠扩张，通常局限于盲肠、升结肠和横结肠，偶尔气体会延伸至乙状结肠。潜在的临床表现和快速出现的结肠扩张通常提示结肠假性梗阻，但可能需要行钡灌肠造影检查以排除结肠梗阻性病变。

怀疑盲肠穿孔时，仅根据肠腔的直径来诊断比较困难，因为盲肠穿孔的风险不仅取决于肠腔扩张的程度，也与其持续时间有关。换言之，与盲肠急性扩张相比，肠腔长时间扩张者发生盲肠穿孔的风险小。虽然有些作者认为，盲肠直径达 9~12cm 则表明即将发生穿孔，但在 Ogilvie 综合征恢复的患者中，盲肠直径通常可达 15~20cm[18, 20-22]。可显

示 12~24h 内盲肠直径变化的连续 X 线片可能比仅显示盲肠扩张的单次 X 线片更有帮助。静脉注射（intravenous，IV）新斯的明对这类患者进行初步治疗[23, 24]。如果盲肠扩张超过 2~3 天，应行结肠镜或手术减压[25]。如扩张的盲肠壁内出现气体则强烈提示为盲肠梗死并即将发生的穿孔。

（五）结肠梗阻

超过 50% 的结肠梗阻是因肿瘤沿肠壁环周浸润而引起的[26, 27]。梗阻通常发生在乙状结肠，这与乙状结肠肠腔更窄、肠内容物更硬有关。反之，盲肠癌和升结肠癌一般不会造成肠梗阻，因其肠腔更宽、肠内容物中液体更多。结肠梗阻通常在腹部 X 线片上表现为梗阻部位近端肠管积气扩张，远端结肠和直肠内气体少或无气（图 12-5A）。立位或仰卧位腹部 X 线片有时也会见到气液平面（图 12-5B）。腹部 CT 可明确是否存在梗阻并确定潜在的病因（图 12-5C）。如果患者回盲瓣正常，结肠（尤其是盲肠）可能会明显扩张，小肠内可能气体很少或无气体。盲肠穿孔风险会随着肠管直径的增加而增加。既往很多文献报道提示 7% 大肠梗阻及 2% 梗阻性结肠癌患者会出现结肠穿孔[28-30]。穿孔可发生在梗阻部位，但由于梗阻近端扩张的结肠或盲肠进行性缺血所致的穿孔更多见[31]。

回盲瓣功能不全时气体可反流至小肠，结肠内压力减低，影像学表现可类似于小肠梗阻。所以区别结肠梗阻和小肠梗阻具有重要的临床意义。原本未怀疑的结肠梗阻的患者口服钡剂后可见梗阻部位的上方钡剂停留、浓缩，因此，当腹部 X 线片显示远端小肠明显梗阻的患者（尤其是既往无腹部手术史的老年患者）均应考虑行腹部 CT 或单对比钡灌肠造影检查，以除外潜在的结肠癌或盲肠癌。

（六）闭襻性肠梗阻

闭襻性肠梗阻是指肠管两端完全闭塞的肠梗阻。闭襻性肠梗阻通常发生在小肠，可由粘连、内疝或肠扭转引起。腹部 X 线片的表现常无不特异性，偶尔可有不成比例扩张积气的小肠襻，表现为咖啡豆样外观。若连续几天在腹部 X 线片中发现肠管持续扩张，则应考虑存在闭襻性肠梗阻的可能。

血管损伤可能导致肠壁水肿增厚或者小肠皱襞消失。如果梗阻段充满液体，液体在腹腔内脂肪的衬托下呈类圆形软组织密度影，形成假肿瘤征。如果由间歇性、痉挛性腹痛发展为持续性疼痛，则提示闭襻性肠梗阻伴血管损害。然而，这只能通过手术明确诊断。

（七）肠扭转

任何有肠系膜附着的肠管均可能发生肠扭转。部分患者可能因反复发作的腹痛或呕吐而导致间歇性肠扭转。如果肠扭转超过 360°，则不可能自发缓解。在某些情况下，空气和肠内容物可能进入扭转的肠管，引起腹胀和腹痛。肠扭转中血管损伤的风险比其机械性梗阻更致命。有些血管损伤可能会引起肠管坏死、穿孔，进而导致败血症和死亡。胃扭转将在第 34 章详述。结肠扭转可能发生在结肠的不同节段，在以下章节讨论。

1. 乙状结肠扭转

在所有结肠扭转的病例中，有 60%～75% 为乙状结肠扭转。总体而言，在美国乙状结肠扭转占所有肠梗阻的 1%～2%[32, 33]。在南美洲和非洲的部分地区，乙状结肠扭转的发病率非常高，这可能是由于高纤维饮食产生大量粪便，导致乙状结肠慢性扩张、伸长，从而使该类患者易于发生乙状结肠扭转。在美国南部和非洲的高海拔地区，乙状结肠扭转的发病率也较高。在美国，乙状结肠扭转往往好发于养老院和精神病医院的老年男性患者中，其中慢性便秘和药物所致肠管蠕动减慢是乙状结肠积气和其系膜伸展的诱因。

乙状结肠扭转患者典型表现为结肠梗阻引起的腹痛、腹胀，也常出现便秘和呕吐。临床症状通常是急性发作，但部分患者可能表现为渐进性发病。

75% 的乙状结肠扭转可经腹部 X 线片诊断。典型的影像学表现包括明显扩张的乙状结肠襻呈倒 U 形改变伴结肠袋消失，并向上延伸至左上腹横结肠的上方、横膈的下方（甚至抬高横膈），此扩张肠襻的升段和降段内均可见气液平面。少部分扩张的肠管可达中线水平甚至到右上腹（图 12-6）。虽然常伴有近端结肠扩张，但是乙状结肠相对于其他节段结肠不成比例的扩张以及乙状结肠延伸至横结肠

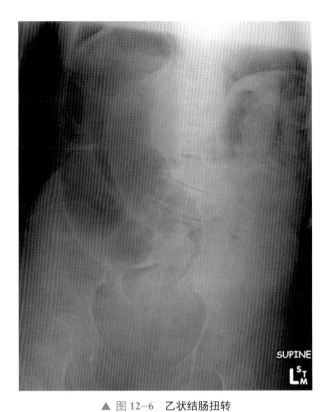

▲ 图 12-6　乙状结肠扭转

一例乙状结肠扭转患者的仰卧位腹部 X 线片显示：明显扩张的乙状结肠向上延伸至右上腹并抬高右膈，且直肠内未见气体

上方是鉴别乙状结肠扭转和单纯性结肠梗阻的重要特征[34]。乙状结肠内壁有时会在 X 线片上形成一条指向骨盆的致密的白线。直肠内无气体也是一个重要的鉴别特征。如果俯卧位骨盆 X 线片示气体可自由地进入直肠，则可排除乙状结肠扭转诊断。疑似乙状结肠扭转者有时可能需要行对比灌肠造影。对于直乙交界区肠梗阻的患者，行低张钡剂灌肠时如果不使用直肠球囊扩张，肠管则表现为光滑、锥形或喙状狭窄。

对于乙状结肠扭转的患者，有时可以对扩张的乙状结肠行减压治疗。对于行减压治疗后乙状结肠仍持续扩张和复发性乙状结肠扭转的患者可能需要手术切除乙状结肠，以达到彻底治疗的目的。

2. 盲肠扭转

盲肠扭转是指因升结肠活动性增加所致的右半结肠沿其长轴的区域性扭转，盲肠可进入中腹部或左上腹部。盲肠扭转只有在右半结肠不完全附着于后腹膜时才会发生，这种胚胎学变异见于 10%～37% 的成年人[35-37]。这些患者的升结肠所

附着的肠系膜活动性较大，因此升结肠可沿肠系膜旋转形成肠扭转。然而，绝大多数这种胚胎学变异的患者从未发生盲肠扭转。盲肠扭转一词实际上并不恰当，因为扭转的部位位于回盲瓣的远端。盲肠扭转较乙状结肠扭转更少见，占所有结肠梗阻的 2%～3%，占所有结肠扭转的 1/3。

盲肠扭转的特征性 X 线片表现包括明显扩张、积气伴单一气液平面的盲肠异位出现在左上腹，这种特征性改变可见于约 75% 患者（图 12-7）。向中线移位的回盲瓣可能会形成软组织影，因此积气的盲肠会形成咖啡豆或肾样的外观。通常结肠远端肠内可见少量气体。如果伴有回盲瓣功能不全，则因反流至小肠内的气体可能会误认为小肠梗阻。该诊断可由对比造影灌肠或腹部 CT 证实，显示为升结肠中段扭转处出现典型的鸟嘴状改变[38]。盲肠扭转可能发生在多种情况下，包括结肠镜检查、钡灌肠、结肠远端梗阻性病变以及妊娠[39-41]。

1938 年，Weinstein 描述了盲肠翼，是指右半结肠未扭转的情况下发生折叠，因此盲肠出现在中

腹部[42]。"bascule" 一词来源于 "bascula"，即拉丁语中的 "scale" 一词[1]。升结肠折叠处即平衡的支点，该折叠处也附着于升结肠系膜[43]。Johnson 等对于盲肠翼的概念提出了质疑[25]，他们认为这类患者均有盲肠局部麻痹性肠梗阻。在他们研究的患者中有 20% 出现盲肠穿孔。Johnson 等强调盲肠扩张持续的时间比其直径对于预测盲肠穿孔的价值更加重要。盲肠翼是指解剖学上右半结肠的折叠还是麻痹性肠梗阻并不重要，更有价值的是明确扩张、异位的盲肠是产生腹部症状和盲肠穿孔的原因。

盲肠扭转应与卧床、升结肠系膜活动度大的患者出现持续性结肠梗阻相鉴别，因为这些患者位于前方的盲肠可能会不成比例地扩张，类似盲肠扭转的外观，这也被称为盲肠假性扭转。然而，与真正的盲肠扭转不同，盲肠假性扭转与结肠弥漫性扩张有关，因此通常需根据影像学检查来鉴别。

3. 横结肠扭转

横结肠扭转并不常见，在美国只占到了所有结肠扭转的 4%[33]。与乙状结肠扭转一样，横结肠

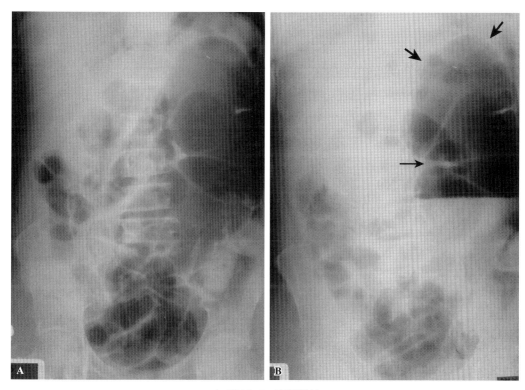

▲ 图 12-7　盲肠扭转

A. 仰卧位腹部 X 线片示左上腹明显扩张的内脏器官，代表梗阻的盲肠，同时应注意多发扩张的小肠襻。B. 立位腹部 X 线片示位于上方的盲肠上端（短箭）和回盲瓣（长箭），扩张的盲肠内见单发气液平面

系膜的延长并接近结肠肝曲及脾曲，使得横结肠在其系膜附着处易发生扭转。肠系膜不固定可能导致升结肠及结肠肝曲活动性增加，易发生横结肠扭转[44, 45]。在肠系膜根部压迫十二指肠和空肠交界区可能引起严重呕吐。据报道，该情况死亡率高达33%[46]。

通常腹部 X 线片对于诊断横结肠扭转并没有帮助，可能会误认为乙状结肠扭转。钡剂灌肠示横结肠水平出现典型的鸟嘴征及梗阻征象，则可明确诊断。如果在扩张的横结肠内出现两个独立的气液平面，则有助于区分横结肠扭转和盲肠扭转。

4. 结肠脾曲扭转

结肠脾曲扭转是结肠扭转中最少见的类型。术后粘连、慢性便秘、先天性或术后所致脾曲并未附着于后腹膜等，都可能使患者出现此类不常见的情况[47-50]。腹部 X 线片示左上腹与胃分离的、扩张积气的肠管，伴横结肠和盲肠内气液平面。当怀疑结肠脾曲发生扭转时，可行单对比钡剂灌肠以明确诊断。

三、阑尾炎

通常腹部 X 线片可见结石阻塞阑尾管腔，因其闭塞导致急性阑尾炎。这种结石也被称为粪石，但首选术语是阑尾结石。浓稠的粪便和钙盐附着在病灶附近，最终形成能够堵塞阑尾腔的结石。梗阻近端黏液堆积使阑尾扩张，可引起炎症、缺血和穿孔。

部分研究者认为，腹部 X 线片对疑似阑尾炎患者的诊断并无价值[51, 52]。然而，对于右下腹疼痛的急诊患者，初次影像学检查通常为腹部 X 线片。

阑尾炎主要征象

阑尾炎腹部 X 线表现如下。

(1) 阑尾粪石：腹部 X 线片中，阑尾粪石的存在是诊断阑尾炎的唯一最有帮助的征象。约 10% 的急性阑尾炎患者可以发现阑尾粪石，典型表现为圆形或卵形、常呈层状的钙化灶（图 12-8）。大多数阑尾粪石大小 1~2cm，但部分可达 4cm[53-56]。通常位于右下腹，也可以位于盆腔，极少数达右上腹或左上腹。阑尾粪石对诊断阑尾炎具有重要的意义，这提示有较大可能并发穿孔或脓肿。

(2) 异常肠腔内气体：约 25% 的阑尾炎患者存在异常的肠腔内气体，通常是麻痹性肠梗阻，但偶尔会出现部分甚至完全的小肠梗阻（图 12-8）[57]。麻痹性肠梗阻是继发于局灶性炎症反应，可局限于右下腹（也称为前哨性肠梗阻）。也有 50% 的病例被报道空肠内可见气液平面[58]。横结肠扩张也可被视为阑尾穿孔的早期征象[59]。如果回肠末端被阑尾压迫或粘连导致肠腔变窄，可能会出现机械性肠梗阻。

(3) 盲肠及升结肠异常：此部位的局部炎症和水肿可引起盲肠壁增厚以及结肠带增宽。在立位或卧位腹部 X 线片中，盲肠内也可能存在气液平面，但这种现象是暂时的，并不具有特异性。

(4) 腔外软组织肿块：多达 1/3 的阑尾穿孔患者腹部 X 线片中可见软组织肿块影，可能是由右下腹腔内的水肿、积液和脓肿共同作用形成的。软组织肿块内见到斑点状或包裹性腔外气体应强烈提示脓肿可能。

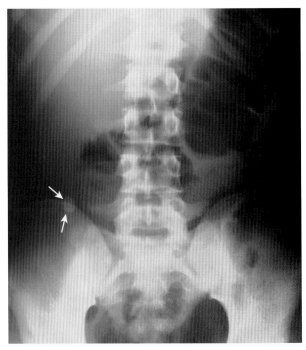

▲ 图 12-8 急性阑尾炎并发部分小肠梗阻

仰卧位腹部 X 线片显示阑尾炎患者的层状阑尾粪石（箭），同时应注意此区域肠管内无气体以及因相关部位的小肠梗阻而扩张的近端肠管

(5) 阑尾内气体：阑尾内出现气体被认为是急性阑尾炎的征象之一，尽管该病的病理生理学特征更可能导致阑尾内无气体存在[60]。阑尾内充满气体通常是正常的表现，可简单地反映出阑尾相对盲肠的位置，因为较高位的盲肠后位阑尾更可能含有气体[61]。

(6) 腹腔内游离气体：阑尾破裂很少导致腹腔内游离空气的形成。梗阻的阑尾可防止大量气体进入腹腔，但是含有气体的脓肿破裂除外[62, 63]。

(7) 脂肪间隙消失：炎症和水肿可能会改变周围脂肪间隙的含水量，并使腰大肌、闭孔肌及肋腹线周围脂肪间隙变得模糊。这一征象并非是特征性的，通常与阑尾炎腹部 X 线片中其他征象有关。

(8) 腰椎侧弯：有些阑尾炎患者可能会因夹板治疗而形成腰椎侧弯。然而，该体征并非特异，可能与患者摆位有关。

长期以来，外科大夫一直认为未经治疗的急性阑尾炎可出现严重的、可能危及生命的并发症，因此对部分右下腹疼痛的患者来说腹腔镜切除术出现假阴性是可以接受的。然而，CT、超声等横断面影像学检查手段明显提高了阑尾炎的术前诊断准确率（见第 56 章）。

四、中毒性巨结肠

对于发热、心动过速及低血压患者，根据其腹部 X 线片中扩张的结肠，可诊断为中毒性巨结肠或结肠中毒性扩张。传统上中毒性巨结肠与溃疡性结肠炎有关，但也可见于肉芽肿性结肠炎、变形虫病、霍乱、假膜性结肠炎、巨细胞病毒性结肠炎和缺血性结肠炎的患者。对于溃疡性结肠炎的患者，有 5%～10% 会出现中毒性巨结肠；而在肉芽肿性结肠炎的患者中，只有 2%～4% 会出现中毒性巨结肠[64-67]。基础疾病的持续时间与中毒性巨结肠的形成无关。实际上，有 70% 中毒性巨结肠患者在第一次结肠炎发作时即可出现此并发症。

当临床怀疑患者出现中毒性巨结肠时，不仅需要判断腹部 X 线片中结肠扩张的程度，更重要的是评估由肠腔内气体勾勒出的结肠黏膜外观以及是否存在腹腔内游离气体。一般来说，横结肠和升结肠往往会不成比例地扩张，但与其说这是发生中毒性巨结肠的潜在因素，不如说是对结肠在腹腔内的前部位置或其潜在的扩张能力的重新认识[68]。横结肠直径的正常上限约为 6cm，而中毒性巨结肠中横结肠直径的可达 6～15cm（图 12-9）[69]。溃疡性结肠炎的炎性假息肉在扩张的横结肠内表现为结节状黏膜（图 12-9）[70]。

30%～50% 的中毒性巨结肠患者可发生结肠穿孔，并伴有高死亡率[66, 71]。因此，腹部 X 线片诊断中毒性巨结肠延迟可能对患者有致命的风险。严重结肠炎患者小肠内气体的增加也与中毒性巨结肠发生的可能性增加有关[72]。

中毒性巨结肠的诊断通常是基于临床和 X 线片的综合考虑，所以这些患者不需要行对比灌肠检查。尽管一些疑似中毒性巨结肠的患者做过钡剂灌肠检查，但大多数人认为对于中毒性巨结肠的患者来说禁忌行钡剂灌肠，因为其存在导致结肠穿孔的风险[73]。当怀疑中毒性巨结肠时，CT 可以显示基础疾病结肠炎并发现致命性的并发症如结肠穿孔等[74]。

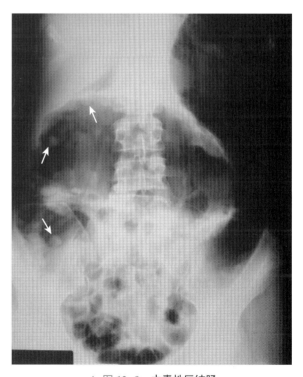

▲ 图 12-9　中毒性巨结肠
一例溃疡性结肠炎伴中毒性巨结肠患者结肠明显扩张，横结肠内可见结节状黏膜轮廓（箭）

五、气腹

腹腔内存在游离气体（也称为气腹）是一个重要的影像学表现，常提示急腹症患者出现肠穿孔。Miller 和 Nelson 的经典实验研究表明，曝光条件合适的立位胸部 X 线片可显示右侧膈下＜ 1ml 的游离气体[75]。同时，在行立位胸部 X 线片前患者应保持左侧卧位 15～20min，以便最大限度地检出较少量游离气体。在吸气或呼气中段拍摄的胸部 X 线片可更敏感地发现气腹[76]。由于 X 线束在横膈的最高点以切线方向投射，所以患者立位胸部 X 线片是显示游离气体的理想检查手段。通常拍摄后前位胸部 X 线片，但胸部侧位 X 线片可能更敏感[77]。正确投照的立位胸片对于检测气腹非常敏感，但腹部 CT 对于检出急性创伤患者腹腔内少量游离气体更加敏感[78]。

立位腹部 X 线片时 X 线束的中心点更低，相对于横膈呈倾斜投照，这可能会造成游离气体显示不清。腹部左侧卧位 X 线片更有助于检出肝脏游离缘与侧腹壁间的少量游离气体。投照时照射野应包全上腹部，因为气体可上升到腹部的最高点、肋骨下方水平。右侧卧位 X 线片也有帮助，但是胃或结肠内的气体可能掩盖少量的游离气体。患者仰卧位腹部横向投照片可用于翻身困难者腹腔内的游离气体检出。在检出游离气体方面，CT 比左侧卧位 X 线片更敏感[79]。

游离气体在腹腔内可升至腹腔最高点，因此需行立位或左侧卧位腹部 X 线片。然而，如果因患者一般状况差、无法站立或侧卧，导致无法投照立位腹部 X 线片，阅片者须能通过仰卧位腹部 X 线片识别存在腹腔内游离气体的间接征象。在某研究中，59% 的患者腹部 X 线片中可出现一个或多个气腹体征[80]。

游离气体主要征象

仰卧位腹部 X 线片中游离气体的主要特征如下。

(1) Rigler 征：气体通常只能衬托出肠道的内表面。然而，肠壁内外两侧的气体可以勾勒出细线状的肠壁（图 12-10A）。自 1941 年 Rigler 首次描述此征象以来[81]，现已被认为是气腹的重要 X 线表现，该征象的前提是腹腔内必须有适量的游离气体。气腹患者肠襻间的肠腔外空气可形成典型的三角形外观（图 12-10B）。中腹部小肠襻重叠的影像学表现可类似 Rigler 征，因此评估 X 线片外周部分的表现对于明确诊断有一定的帮助。假性 Rigler 征也可能来自于 Mach 带，即在密度不同的两个区域（如气体和软组织）间的界面形成线样改变的现象。然而，此线样改变几乎没有可识别的厚度，而对于真正出现 Rigler 征的患者肠壁厚度至少可达 1mm[80]。部分患者出现假性 Rigler 征可能是由于肠

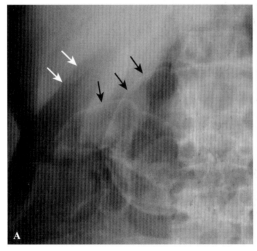
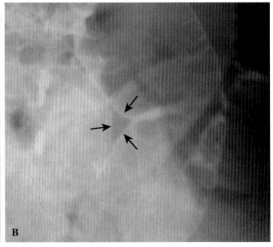

▲ 图 12-10　气腹伴 Rigler 征
A. 大量气腹患者右上腹 X 线局部放大图示锐利的肝脏边缘（白箭），气体衬托出肠壁边缘（黑箭）。B. 相邻肠襻之间的管腔外气体呈特征性的三角形状（箭）

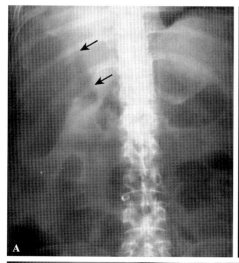

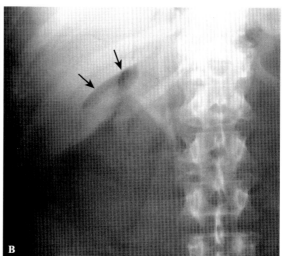

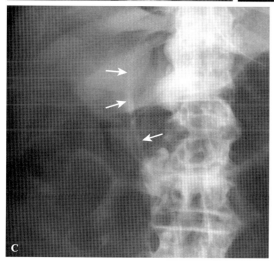

▲ 图 12-11　仰卧位腹部 X 线片中气腹的其他征象

A. 前腹壁与肝脏之间的积气造成右上腹透过度增加（箭）。B. Morison 囊内气体聚集显示为右上腹内侧的三角形气体影（箭）。C. 气体于右上腹衬托出纵向走行、细的稍高密度影即镰状韧带（箭）

道内腔表面覆盖了少量残留口服造影剂（通常因近期行腹部 CT 扫描）造成的，因此肠壁密度的增加会被误认为肠壁两侧存在气体。

（2）右上腹透过度增加：肝脏前方和腹壁之间的间隙积气可导致右上腹透过度增加（图 12-11A）。根据患者体位，积气的侧缘可呈线状改变。少量积气可以表现为肝脏上缘类圆形透亮区[82]。肝下间隙也可见线样积气影，其需与肝下脂肪区分[80]。

（3）膈下间隙的显示：气体可局限于膈顶前方，使横膈中央下方间隙或膈肌脚得以显示。这些影像学表现存在与否取决于积气量和横膈的方向[83, 84]。

（4）Morison 囊（肝肾间隙）内积气：Morison 囊是腹腔内的隐窝，其前方为肝脏、后方为右肾。仰卧位时，积液可因重力作用积聚于此囊内。由于周围炎症反应的存在，穿孔后出现的游离气体可局限于此区域。影像学中 Morison 囊内的气体可在右上腹内侧面呈线形或三角形改变，而这并不是位于肠管所在位置（图 12-11B）[85-87]。胆囊有时可见显示[88]。

（5）正常腹膜形成的韧带轮廓：腹腔内大量游离气体的存在可显示右上腹镰状韧带（图 12-11C）或肝圆韧带的肝外段、下腹部的脐外侧韧带（倒 V 征），以及脐尿管的轮廓[89-92]。

（6）足球征：最初由 Miller 提出，此征象是婴儿腹腔内大量游离气体充满类椭圆形的腹腔，形状类似美式足球[93]。此征象有时也可见于成年人。

（7）腹腔网膜囊内积气：腹腔内气体经过网膜孔可进入网膜囊内，其影像学表现可能是胃小弯上方不清楚的透光区[94]。

存在气腹并非总是提示急腹症。导致游离气体的多种原因见表 12-1。

表 12-1　气腹原因

肠管
- 良性溃疡穿孔
- 肿瘤穿孔
- 阑尾穿孔
- 空肠憩室炎
- 乙状结肠憩室炎
- 肠气囊肿症
- 肠积气
- 异物所致穿孔

创伤
- 腹部手术
- 吻合口瘘
- 腹腔穿刺
- 行内镜或活检
- 穿透伤
- 经皮胃镜造瘘术

女性生殖道
- Rubin 实验
- 性交或舔阴
- 盆腔检查
- 滑水等体育活动

六、腹膜后积气

气体进入腹膜后间隙（即腹膜后积气）需与腹腔内积气鉴别。由于后腹膜和筋膜限制，腹膜后积气趋向于沿着肾脏和腰大肌的表面和横膈下方呈线样聚集（图 12-12）。Meyers 描述了腹膜后气体蔓延的途径[95]。腹膜后位肠管的穿孔，如十二指肠、升结肠、降结肠及直肠穿孔常可出现此表现。对于

乙状结肠憩室炎患者，气体可沿腰大肌左侧缘蔓延。如果穿孔累及乙状结肠系膜根部，则气体可沿腰大肌的两侧缘蔓延。

腹膜后气体的位置可为穿孔位置提供线索。十二指肠穿孔时气体多位于右侧肾旁前间隙。气体也可在腰大肌前方沿其内侧缘蔓延，腰大肌外侧缘显示清晰。通常情况下，气体可以进入肾周间隙并衬托出右肾。十二指肠溃疡、医源性十二指肠损伤和钝性腹部创伤都可能是十二指肠腹膜后部分穿孔的原因[96]。

直肠穿孔时气体可局限于直肠周围间隙，也可向肾旁前、后间隙蔓延，甚至可向上进入纵隔[97]。医源性外伤是直肠穿孔的常见原因。钡剂灌肠时放射科医师应警惕可能存在的直肠穿孔风险[98]。

七、胆管积气

气体积聚于胆管内即胆管积气，影像学表现为肝内细分支状、管状透亮区（图 12-13）。气体聚集于肝脏中央位置是由于胆汁是从肝脏外周汇入肝门处所致。

胆管积气一般都是因胆管和肠管之间的某种交通造成的。最常见的原因是手术造成的胆肠交通，如胆总管空肠吻合术或胆囊空肠吻合术后（图 12-13）。胆总管十二指肠瘘最常见的非手术原因是穿透性十二指肠溃疡[99]，而胆囊十二指肠瘘最常见的非手术原因是胆结石引起十二指肠穿孔。对于胆囊十二

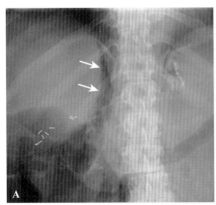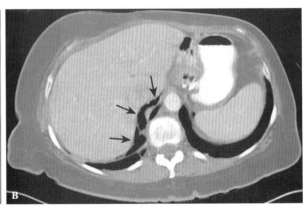

▲ 图 12-12　内镜检查术后腹膜后脏器穿孔所致腹膜后积气

A. 腹膜后积气表现为腹膜后上部沿腰大肌右侧缘至右侧膈下线样气体影（箭）。B. CT 证实腔外气体位于腹膜后（箭）（由 Laura R.Carucci，MD，Richmond，VA 提供）

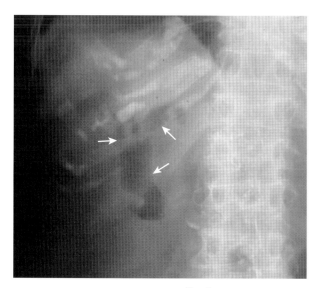

▲ 图 12-13 胆管积气
一例行胆总管空肠吻合术的患者影像学表现为空气聚集在胆管分支内（箭）

指肠瘘的患者，未闭的胆囊管可使气体进入肝内胆管 [100, 101]。当异位胆结石直径达 2.5cm 或更大，胆结石可能滞留回盲瓣造成小肠梗阻，这又称为胆石性肠梗阻；实际上这个命名并不恰当，这是胆结石阻塞末端回肠产生机械性肠梗阻。胆系积气、小肠梗阻和异位钙化性胆结石的该疾病典型三联征表现（也称为"Rigler 三联征"），在腹部 X 线片中见到三联征即可明确诊断为胆石性肠梗阻 [102]。Oddi 括约肌功能不全、近期行括约肌切开术或括约肌成形术、胆管分支的异常阻塞、胆总管结石以及胆道蛔虫感染是引起胆管积气的其他原因 [103, 104]。

胆管积气的影像学表现较典型，根据腹部 X 线片的表现即可做出可靠的诊断。肝门或肝圆韧带周围脂肪有时可在 X 线片上呈肝脏上方模糊透亮区，其外观不同于胆管积气 [105, 106]。胆管积气最重要的是门静脉积气鉴别（见"门静脉积气"）。

八、门静脉积气

Susman 和 Senturia 在 1960 年首先对成人门静脉积气进行了描述 [107]，影像学上表现为细分支状、管状透亮区，占据肝脏的外周并几乎延伸到肝脏表面（图 12-14）。气体位于肝脏周边反映出门静脉系统中血液的血流远离肝门。病程严重时气体可主

要集中于门静脉主干，但此表现并不常见。左侧卧位腹部 X 线片可显示门静脉内的气体。除血管插管术、内镜操作或其他医源性原因等造成气体进入门静脉系统，一般来说气体几乎都是来自肠管。肠腔内气体沿破坏受损的黏膜进入血流，最终到达肝脏门静脉系统。

门静脉积气的最主要原因是肠管缺血或肠坏死。缺血性肠病的患者一旦发现门静脉积气短时间就会死亡 [108, 109]。当出现门静脉积气时应仔细寻找肠壁内由肠坏死导致的气体［见"壁内气体（气肿）"]。

有些良性原因也可以导致门静脉积气。胃和小肠的扩张可使气体进入胃肠黏膜，最终到达肝脏 [110]。非致命的门静脉积气也见于憩室炎、炎症性肠病以及因炎症性肠病行双对比钡剂灌肠或结肠镜检查的患者 [111-114]。创伤性胆总管损伤是内镜下逆行胰胆管造影术（endoscopic retrograde cholangiopancreatography，ERCP）和内镜下乳头括约肌切开术的并发症，被认为是导致门静脉积气的良性原因 [115]。肝移植术后早期，在多普勒超声中门静脉积气被认为是暂时的术后表现 [116]。

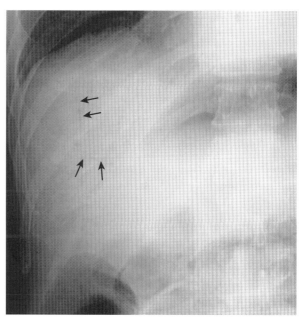

▲ 图 12-14 门静脉积气
肝脏边缘可见细小分支状气体影（箭）

九、肝动脉积气

据报道，通过结扎肝动脉治疗无法切除的肝腺瘤时，肝动脉内可出现气体[117]。肝动脉较细且其肝内分支相对稀少，借此可与门静脉积气相鉴别。随着介入放射治疗肝脏肿瘤的广泛应用，肝动脉积气可能越来越多见。

十、壁内气体（气肿）

胃气肿是一种相对良性的气肿，通常内镜检查引起医源性黏膜损伤或胃流出道梗阻致胃腔内压力增加引起的[118, 119]，其特点为胃壁内的线状气体影。相比之下，气肿性胃炎是一种罕见的蜂窝织炎性胃炎，溶血性链球菌是最常见的病原体[120, 121]。该致命性疾病的潜在病因包括摄取腐蚀性物质、严重的胃肠炎及损伤了胃血供的胃十二指肠手术[120, 121]。气肿性胃炎的特征是胃壁内囊状、泡状气体影，其外观与胃气肿胃壁内线状气体影大不相同。

小肠壁内出现气体又称为肠气肿，影像学中可呈气泡状外观，亦可表现为细线状气体影[122]。壁内呈泡状的气体易被误认为结肠内的粪便。对于此类型肠气肿患者，应仔细检查有无肠壁外的小气泡并做出正确诊断。相比之下，线性气体聚集一般很容易观察，无论其位置如何，在腹部 X 线片上都应被视为一个重要发现（图 12-15）。结合门静脉积气（见"门静脉积气"），成年人肠壁内出现线性气体影基本可提示肠梗死[123]。肠缺血或梗死的其他 X 线片表现包括肠管扩张、肠壁结节状增厚或出现指压痕。CT 亦可显示肠缺血或梗死的特征性表现[124, 125]。CT 能够清晰显示气肿，但出现气肿并不总是意味着肠梗死，除非气肿与门肠系膜静脉积气有关[126]。CT 图像上线状气体比气泡型改变更可能与肠梗死相关[127]。

肠气囊肿症和肠积气是罕见的良性病变，其特点是小肠壁和结肠壁内分别有多个充满气体的囊肿或小泡。影像学表现常为串珠状气体影，通常呈节段分布（图 12-16）。这些囊状气体影可向肠腔内突出，使小肠或结肠在钡剂造影检查中呈现扇贝状外观。在结肠中，左半结肠往往比右半结肠更易发生

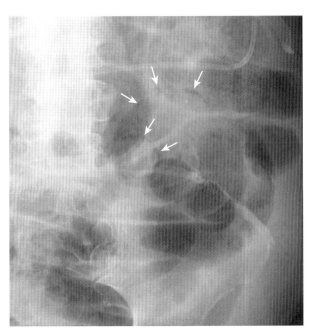

▲ 图 12-15　梗死肠管壁内气体
肠梗死患者扩张小肠襻壁内可见线状气体影（箭）

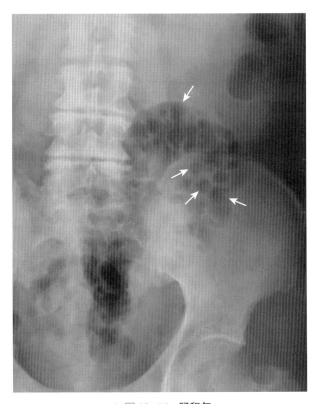

▲ 图 12-16　肠积气
良性肠积气患者乙状结肠壁内多发类圆形、串珠状气体影（箭）

该病变。尽管影像学表现典型，但临床上患者可能仅有轻微腹痛，甚至可能是无症状的。囊肿往往可自发消退，但是采用氧气吸入疗法有助于这些病变

溶解消散[128-130]。

十一、脓肿

　　CT 能够明确诊断脓肿，但腹部 X 线片对其诊断也有一定帮助[120, 131, 132]。脓肿可表现为腔外软组织肿块影，伴邻近肠管移位或肠腔外积气。腹部 X 线片中最具特征性的表现为脓肿内出现斑片状或泡状气体影（图 12-17A），部分患者会出现单发的圆形或卵形的气体影，立位 X 线片中可出现气液平面。粪便有时易与斑片状气体影混淆，常可根据其在结肠内的位置进行鉴别。胃石或小肠粪石有时也会与脓肿混淆。

　　任何腹腔内或腹膜后脏器感染都可导致气体的产生。若出现线样或泡状气体积聚，结合解剖学结构通常足以定位相关脏器。腹部 X 线片是检出气体的初级手段，CT 更有助于评估疾病的程度和潜在病因（图 12-17B）[133]。

十二、正常软组织结构

　　仰卧位腹部 X 线片能否辨别腹腔脏器取决于水、脂肪及气体之间 X 线衰减的差异。即使对于最瘦的患者，腹腔内和腹膜后也有不同含量的脂肪存在。由于周围脂肪的衬托，肝脏、脾脏、肾脏、腰大肌和膀胱显示良好（图 12-18）。体脂含量正常的患者有时可显示胃浆膜面的模糊边缘，此表现不能与气腹患者被周围气体衬托出的更清晰的胃浆膜面相混淆。在腹部脂肪的背景下，小肠和大肠充满液体的肠襻也可以表现为管状密度。因为脏器轮廓和大小的异常均可提示腹腔内病变，故正确识别出脏器非常重要。

十三、软组织异常

（一）肝脏

　　最早在 1926 年 Pfahler 在腹部 X 线片中评估肝脏大小[134]。目前认为通过立位腹部 X 线片测量肝脏大小来诊断肝大是可靠的[135]。除虚弱患者

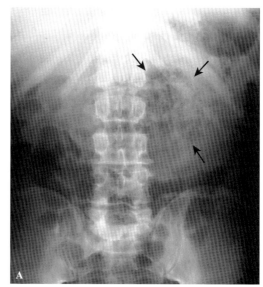
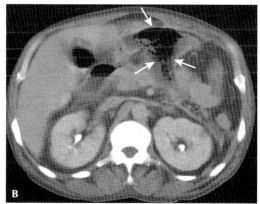

▲ 图 12-17　继发于胰腺炎的网膜囊内脓肿
A. 左上腹斑片状气体影（箭）。B. 胰腺炎患者 CT 示脓腔内的气体及液体（箭）

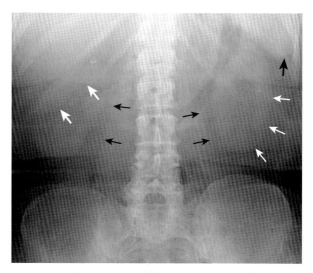

▲ 图 12-18　脂肪衬托出的正常脏器边缘
可见肝脏边缘（大白箭）、左肾缘（小白箭）、腰大肌边缘（小黑箭）、脾尖（大黑箭）

外，肝下缘通常不会延伸至髂峰水平以下。弥漫肝大可推挤结肠肝曲及横结肠向下移位，并推挤胃向左移位（图 12-19）。其他提示肝大的征象如下：①肝下缘延伸至右侧腰大肌边缘；②十二指肠球部移位至 L2 椎体水平以下或中线偏左侧；③右肾向下移位；④肝角增大或明显圆钝；⑤右膈升高且随呼吸运动幅度减弱；⑥肝左叶增大至胃向后下移位；⑦侧位片可见因肝尾状叶增大致十二指肠球部向前移位[136-139]。肝脏体积变小可能导致与上述相反的表现，包括右肾高于左肾、胃向右上方移位、十二指肠球移位至右侧第 12 肋水平上方。

（二）脾脏

Brogdon 和 Cros 发现，44% 没有脾大的患者的腹部 X 线片上可以看到脾脏下端[140]。脾脏上极通常位于左膈面下方，其外缘接近腹壁外侧缘。脾脏体积增大时，其顶端可向下延伸至第 12 肋水平以下（图 12-20）。脾大很少会出现结肠脾曲移位，因为结肠脾曲通常位于脾脏前方。明显脾大可推压胃向中线和前方移位。

（三）肾脏

由于周围脂肪的衬托，腹部 X 线片中通常可见肾脏轮廓。Moel 研究了 20—49 岁的 100 名男性和 100 名女性，发现腹部 X 线片中男性平均肾脏长度为 13.0cm，女性为 12.5cm[141]。肾脏大小估计还须考虑到正常个体由于肾脏倾斜而造成的肾脏缩短。因为肾脏为腹膜外器官，除非某些极端情况，否则肾脏体积增大并不会导致腹腔内脏器移位。肾脏囊肿或肿瘤可造成肾脏轮廓明显改变。

（四）其他结构

腹膜后脂肪和腹腔内脂肪可使邻近呈水样密度的器官显示清楚，有助于评估腹部病变的动态病理过程。炎性反应可能导致周围脂肪密度增高、水肿并近似软组织密度，进而使得周围间隙模糊。阑尾炎患者可出现此典型表现，因为腰大肌和腹膜脂肪平面的正常边缘，即腹内斜肌、腹外斜肌和腹横肌之间的界限消失。尽管脂肪界面模糊是炎症的重要表现，但其很少单独发生，因此应该谨慎地结合其他腹部病变的征象考虑。

（五）腹水

随着腹部 CT 和超声的广泛应用，现腹部 X 线片在腹水中的价值并不高。然而认识这些征象仍然很重要，因为腹部 X 线片常常是腹胀患者最早进行的影像学检查之一。总的来说，腹部 X 线片中仅可发现大量腹水（图 12-21）。

◀ 图 12-19 肝大
A. 肝脏明显肿大致上腹部软组织密度增加并肠管向下移位。B. CT 证实肝内多发转移瘤导致肝大

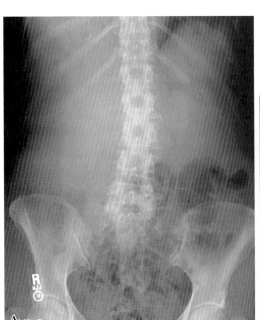
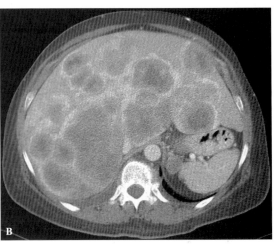

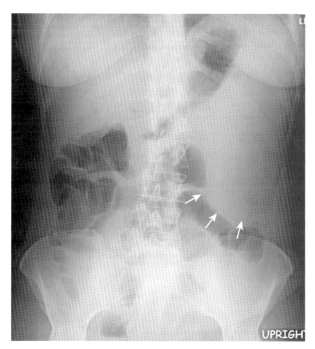

▲ 图 12-20 脾大
仰卧位腹部 X 线片示明显脾大（箭）并肠管向下移位

腹水主要征象

腹部 X 线片中腹水主要征象如下。

(1) 肝脏下缘模糊：此征象非常有助于诊断（图

12-21A）。采用低千伏摄片是非常必要的。包裹性腹水患者可见肝缘，而结肠肝区内大量内容物会使肝缘模糊[142]。

(2) 肋腹线与升结肠间距增宽：正常二者间距 2～3mm，腹水填充于右结肠旁沟使得此间距增宽。

(3) 肝外缘向内移位（Hellmer 征）：此表现可见于大量腹水患者，且更常见于肝硬化所致恶性腹水，可能是因为肝硬化中脂肪密度接近于水样密度[143]。

(4) 盆腔积液：腹水更趋向于积聚在腹腔最低点，也称为 Douglas 陷凹。膀胱或直肠扩张可能会压迫盆腔积液，呈对称凸起状改变，被称为"狗耳征"。

(5) 小肠襻分离：此征象很少单独出现，常见于大量腹水患者（图 12-21A）。其易被误认为并行排列的肠襻不成比例地出现大量积液及少量积气。

(6) 中央肠襻并膨大侧翼：对于大量腹水患者，肠管可移位至腹部中央（图 12-21A）。

(7) 磨玻璃状外观：此征象也常见于大量腹水患者，且可能误认为投照技术不恰当或明显肥胖造成的。

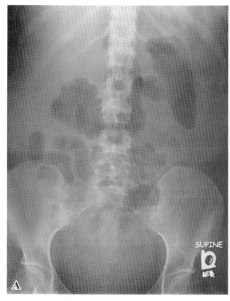
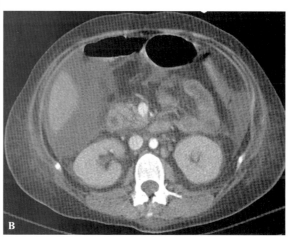

▲ 图 12-21 腹水
A. 肝缘模糊，肠襻位于腹部中央并肠襻分离。B. CT 证实存在肝周积液

第 13 章 腹部钙化

Abdominal Calcifications

Stephen R. Baker **著**

管 真 **译** 朱海滨 **校**

腹部包含多个实质脏器及空腔脏器，之间存在复杂的空间关系。每一器官都有其特定的疾病谱，存在特定病因和特征表现。然而腹部 X 线片能够发现的异常表现非常有限。重要的征象包括器官移位、肿大或萎缩、肠胀气、出现腔外气体、实质及结缔组织钙化。在许多情况下，钙质沉积是最能够提供信息的特征性影像学表现。

钙化可能发生在血管或脉管壁、空腔脏器的管壁以及实性脏器或肿瘤内。腹腔出现钙化的原因很多，通过对异常钙化灶的形态特征、位置和移动性评估，通常会将诊断的范围缩小至几个可能。很多情况下，通过对腹部 X 线片上的腹腔内钙化进行外观分析可为明确诊断提供足够的信息，并不需要进一步其他检查。在部分病例中，仔细评估腹腔内钙化的形态、位置和移动性有助于选择后续影像学检查并确定其检查顺序。

一、生理学

钙质沉积需要碱性介质和局部高浓度钙离子。"转移性钙化"是指由于高钙血症和 pH 值升高而在正常组织中出现钙质的沉积。虽然胃和肾脏是发生腹部转移性钙化最常见的部位，但这些器官的钙化密度较低、通常很难在腹部 X 线片中清楚显示。影像学中发现转移性钙化最常见的原因是慢性肾衰竭继发性甲状旁腺功能亢进[1]，可导致肾脏弥漫性密度增高并常伴有骨软化或骨质疏松症。

营养不良钙化比转移性钙化更常见的，其血清钙水平在正常范围。营养不良钙化可能是由创伤、

缺血、梗死或其他病理过程引起的钙质沉积。某些肿瘤脂质迅速分解释放出脂肪酸，后者可与钙结合形成钙质沉积。胃肠道黏液腺癌具有类似于软骨化学结构的糖蛋白，亦可以出现钙质沉积的表现[2]。虽然腹部部分脏器更容易发生营养不良性钙化，但是引起钙质沉积的机制和动力学仍未完全阐明。

部分老化或退行性变的组织与骨化形成有关，而骨化比营养不良性钙化少见。钙化的骨样组织可单独出现，也可与缺乏骨结构的相邻区域的钙质沉积共同存在。这两种情况中，局部组织损伤似乎都是诱发因素。钙化也可见于卵巢或腹膜后畸胎瘤（图 13-1），腹部瘢痕，特别是在胃术后或膀胱插管术后，但是在结肠和腹膜后肿瘤中少见。

卵巢乳头状囊腺癌常可见特征性云状致密钙化灶，即病变内出现的细胞内钙质沉积（图 13-2）[3]。相比之下，与其他转移性肿瘤相关的营养不良性钙化是细胞外的钙质沉淀，其钙化可表现为无定型、分布较差的区域性的密度增加。

二、形态学

对腹腔特征性钙化进行描述性命名有助于理解和认识多种钙化。如"鹿角状结石"即肾盂内大的、分支状致密影。这些命名十分形象、容易记忆，但是对其他病因所致腹腔钙化的鉴别诊断并没有帮助。目前对腹腔钙化的研究仍依赖于这种描述性的定义，但这种定义并不具有特征性诊断，而后者可能有助于将各种钙化灶与其他特征结合做出诊断。

在本章中，将会对绝大多数腹腔钙化的分类

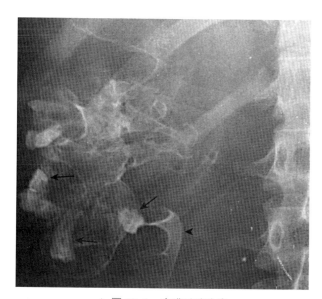

▲ 图 13-1　腹膜后畸胎瘤

图示牙齿（箭）和骨质（箭头），注意骨质内的骨皮质及骨小梁结构

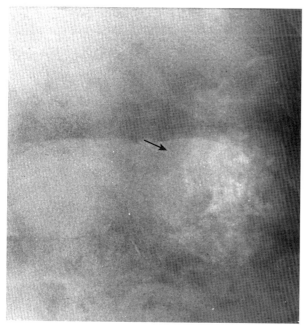

▲ 图 13-2　卵巢乳头状囊腺癌

左腹部腹腔内转移灶中可见斑点状钙化灶（箭）

进行描述。在钙化不同形态特征的基础上，包括轮廓、边界、锐利度、边缘的连续性和内部结构等在影像学中对其进行区分。结合这些特征可将钙化分为结石、管壁钙化、囊性钙化和实性肿块钙化。接下来，将详细阐述各类的特点且涵盖部分少见情况。

（一）结石

结石是血管或空腔脏器内液体形成的沉淀物。结石的中央通常由不溶解的物质（如无机异物、摄入的食物、血栓、局灶脓液及细胞碎片）组成的。在盆腔静脉、消化道和泌尿生殖道中，结石可能发生钙化，可表现为透亮的或模糊不透光致密影，影像学中的密度取决于单位体积的不透光性及钙含量的多少。结石的形状并不相同，胆道结石通常呈椭圆形或圆形，而胆结石常呈多面形（图 13-3）。输尿管和胰腺的结石通常有锯齿状的边缘，但在中空脏器如膀胱和胆囊中，结石通常有光滑的边缘。

边界锐利、边缘连续是结石的常见表现。结石的特征是整个周边连续性钙化、与周围介质间没有明显间隙，结合此特性可将小结石与中心透光的血管壁钙化相鉴别。较大结石的环周钙化也有助于将其与钙化性囊肿鉴别。

结石内部结构不尽相同，如尿路结石可表现为可均匀致密，而静脉结石可见中央透亮区（图 13-4）。

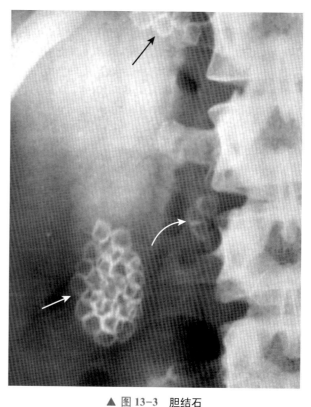

▲ 图 13-3　胆结石

胆囊（直白箭）、胆囊管（黑箭）和胆总管（弯白箭）内多发结石

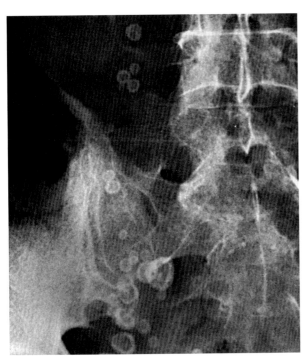

▲ 图 13-4 卵巢静脉石

扩张的右侧卵巢静脉内可见多发静脉石，其中央呈透亮区

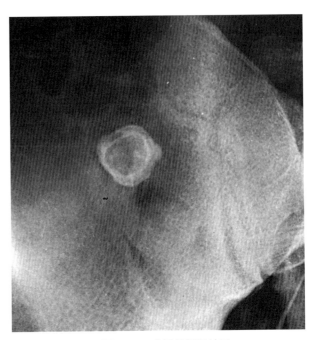

▲ 图 13-5 分层状阑尾结石

需注意钙化灶的边缘连续、平行的分层及沿其内侧边缘的小隆起

胆结石、膀胱结石及阑尾结石可表现为同心圆状（图 13-5）。结石的内部结构对于明确诊断均有一定的预测性。结石内常见中央透光区，很少有斑点状或裂隙状外观。钙质仅沉积于结石的某一表面是非常罕见的。

实性或囊性钙化灶通常是病理性肿块伴扭曲、移位的正常脏器及其支持结构，结石往往发生于血管或充满液体的脏器内。多发结石可勾勒出中空血管或脏器的走行及直径。发生于常见解剖部位之外的结石并不常见，如血管瘤中多发静脉石、胆石性梗阻患者远端小肠异位结石及腹腔内阑尾破裂漏出的结石。

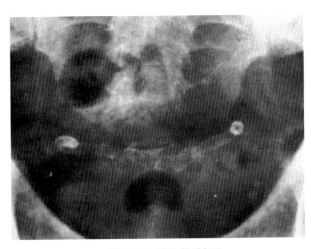

▲ 图 13-6 输精管壁钙化

正位及侧位见边缘高密度影

（二）管壁钙化

脉管结构是充满液体的中空管道，腹腔内包括输尿管、尿道、输精管、胰管、胆管和血管等结构。绝大多数管壁钙化位于主动脉及其分支。当管壁钙化广泛且呈环周分布时有助于理解其管状结构。当血管走行与射线束平行时，常表现为环状密度影（图 13-6）。与结石相反，管壁钙化常在环状高密度影中见透亮间隙。由于管壁钙化不均匀，沿血管走行可见交替的高低密度区。中央致密并不是管壁钙化的特征，因此当中心高密度区比周围更致密时提示其他类型的腹部钙化。即使有大量管壁钙化，X 线束穿越脉管管壁侧壁的路径比前、后壁更长，因此其正面观的密度更高。当管壁走行与 X 线束平行时管壁钙化表现为平行的线状高密度影，当 X 线束垂直于脉管走行时管壁钙化表现为类圆形高密度影。腹主动脉或肾动脉分叉处可见边缘分支模

式（图13-7）。伴管腔狭窄的血管钙化偶尔呈窄带状外观。女性盆腔中，子宫动脉钙化可表现为水平或稍微起伏的线状高密度影或曲线状高密度影。

　　只有当钙质沉积范围十分广泛时才能清楚区分管壁钙化，比如肾盂内的点状钙化灶易被误认为小结石，甚至被误诊为小骨片。反之，腰椎横突侧缘可被误认为肾动脉钙化，但横突侧缘为垂直方向，肾动脉为水平走行（图13-7）。

　　血管壁钙化通常有其好发部位，如脾缘或腹腔其他边缘部位常不可见血管壁钙化。当动脉扭曲扩张时，其管壁可能会移位几厘米甚至更多。因此，扩张钙化的主动脉壁位于中线处，部分甚至可在腹部X线片中位于脊柱右侧。

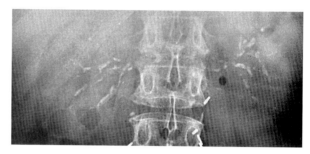

▲ 图 13-7　肾动脉及其分支钙化
图中高密度灶为典型的管壁钙化

（三）囊性钙化

　　囊性钙化特征为钙沉积在异常充满液体的肿块壁，包括真性上皮囊肿、假性囊肿和动脉瘤样扩张的动脉。尽管腹部囊性结构多种多样，但囊性钙化的影像学表现为较均匀的高密度影。

　　囊性钙化表现为囊壁光滑弧形高密度影（图13-8）。囊肿和脉管钙化都表现为高密度影，但多数囊肿边缘钙化的直径要比脉管钙化更大。与结石不同的是，钙化边缘通常不完整。在多数情况下，只有小部分囊壁钙化在影像学上可见。形态学不复杂的囊肿只有单一的环形壁，因此囊壁钙化并没有分层状外观。囊肿不一定完全是圆形，部分囊肿一侧可受压呈卵圆形（图13-8）。

　　囊肿的形态取决于其位置，其可能造成邻近结构移位或扭曲，也有可能被邻近实质脏器或血管推压移位。囊性钙化与实性肿块弥漫钙化的鉴别多数不困难。但是子宫平滑肌瘤的边缘钙化呈弯曲线状，影像学表现类似于囊性钙化。

　　与结石和脉管壁钙化有常见部位不同，囊性钙化几乎可以在腹部任何部位出现。囊性钙化常见于腹主动脉瘤，其通常与腹主动脉分叉为髂总动脉处的管壁钙化有关。左上腹脾动脉动脉瘤也可能发生囊性钙化。囊性钙化也见于多种泌尿道病变，包括肾动脉动脉瘤、棘球蚴囊肿、肾周血肿、多囊肾、肾上腺囊肿、肾癌等。棘球蚴病是肝内囊性钙化最常见的病因，但钙化性胆囊（即瓷化胆囊）偶

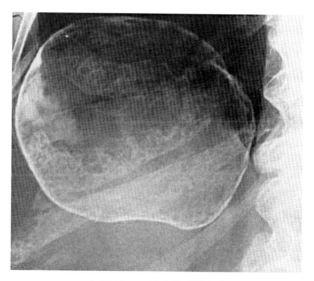

▲ 图 13-8　肝内棘球蚴囊肿
需注意钙化的囊肿壁下缘变平

尔也会有类似的表现[1]。下腹部出现囊性钙化的其他原因包括肠系膜囊肿、阑尾黏液囊肿及卵巢良性肿瘤。

（四）实性肿块钙化

　　在所有类型的腹腔钙化中，实性肿块钙化包含最多种类的异常病理改变。实性肿块钙化呈斑点状高密度伴散在的放射线透光区，这是钙化肠系膜淋巴结的典型表现（图13-9）。子宫肌瘤的一个特征性表现是边缘伴不完整的带状、弧形钙化的螺旋状结构。钙化的平滑肌瘤也可能表现透亮背景下的多发绒毛状高密度重叠。实性钙化具有非对称的内部结构和不规则、不完整边缘的统一特征。

　　实性肿块钙化可位于腹部的任何部位。肠系膜淋巴结钙化通常见于既往被结核感染过的中老年

人，即使目前纯化蛋白衍生物阴性且无相关症状。钙化的肠系膜淋巴结常沿着小肠系膜由左上腹至右下腹呈宽弧形排列。钙化淋巴结一般为多发，且每一个淋巴结的直径差异很大。

子宫肌瘤是女性盆腔中最常见的实性肿块性钙化。部分患者有多发平滑肌瘤，可能会随着体积的增大会逐渐出现钙化（图 13-10）。虽然平滑肌瘤通常位于盆腔，但是偶尔也可在腹部的其他任何部位发现（图 13-11）。

肠系膜淋巴结钙化和子宫肌瘤钙化最为常见，其他类型的实性钙化肿块并不常见。肾腺瘤、错构瘤、肾癌、肾结核和慢性化脓性肾脓肿中有时也可

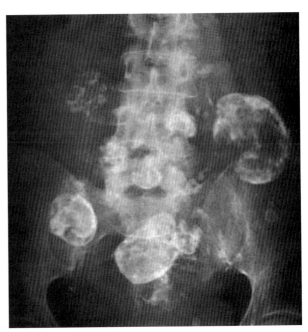

▲ 图 13-11　多发钙化子宫肌瘤
该患者有多种钙化模式的子宫肌瘤，由盆腔延伸至中腹部

见钙化灶。胰腺肿块钙化非常罕见，通常与良性或恶性囊腺瘤相关。肝脾内体积较小、较分散的钙化灶通常代表肉芽肿。相比之下，肝内边界不清的高密度区应首先除外结肠癌钙化性肝转移灶的可能。

（五）未分类钙化

该分类方案可广泛应用于大多数腹部钙化的性质。然而，仍有部分钙化不能划分为前四类。如果钙化密度太低而不能确定其内部结构或边缘，则无法对其形态进行分析。此外，如果钙化非常小，则很难将结石与实性钙化灶区分。其他钙化的形态学可能提示其属于不止一个形态学类型。比如，胰腺结石呈簇状聚集可能类似于实性肿块，尽管高密度区实际上代表具有不规则边缘的无数导管内结石（图 13-12）。因此，必须意识到腹部钙化灶分类中存在一定的缺陷。然而，凭借一定的依据，特定的腹部钙化通常可以划分为 1/4。

三、位置

腹部高密度灶的位置对于明确其性质提供了重要的线索。大部分右上腹钙化灶与胆囊或右肾有

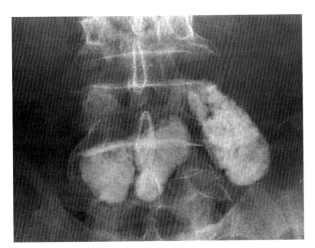

▲ 图 13-9　肠系膜淋巴结钙化
内部呈斑块状且边缘稍不规则为典型的淋巴结钙化

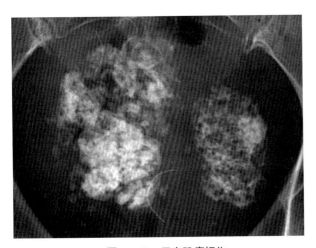

▲ 图 13-10　子宫肌瘤钙化
两个子宫肌瘤表现为边界不清、绒毛状高密度灶内见不规则透亮区

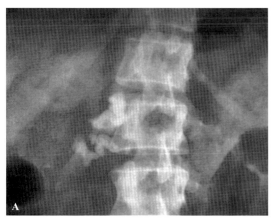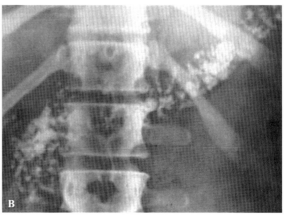

▲ 图 13-12　胰腺结石 2 种钙化模式

A. 胰头较大导管内团块状结石易被误认为导管钙化。B. 胰腺结石累及整个胰腺，每块结石均位于导管内，但其聚集的外观提示弥漫性腺泡内高密度灶

关。胆囊结石常为多发且呈分层状。胆囊壁钙化并不常见，通常可通过其弧形的钙化边缘而辨别。水平走行且呈管状提示为肾动脉钙化。肾盂及输尿管结石常有特异性表现，并沿尿道走行分布。

肾上腺钙化可呈多种形式，包括肉芽肿的实性钙化和囊肿、嗜铬细胞瘤的蛋壳样钙化。多发钙化灶横跨上腹部中线是胰腺结石的特征。钙化的肠系膜淋巴结也可能穿越中线，但通常位于下方从左中腹部向右下腹部斜行延伸。阑尾结石通常表现为右下腹单发或紧密聚集的多发分层状钙化灶。阑尾还可能位于盆腔下方和右上腹之间的任何部分，因此阑尾结石的诊断不能仅因结石不在右髂窝而排除该诊断。

下腹部和盆腔中的钙化灶，应该考虑到输尿管结石的可能；但较小的输尿管结石通常很难在单次 X 线片中与静脉石鉴别，而应参考既往或后续随访的 X 线片做出诊断。结石可在输尿管腔内自由移动，而盆腔静脉石位置一般比较固定，除非存在腹膜外肿块推挤其移位。膀胱结石通常因其位置及结构而易识别。然而，由于钙化子宫肌瘤多样性的表现，可能与盆腔内其他钙化性病变混淆，如卵巢肿瘤和肠系膜淋巴结。卵巢囊性畸胎瘤常可因存在牙齿和骨骼而明确诊断，这些牙齿和骨骼内常伴均匀透亮区，表明肿瘤内存在脂肪成分。

四、移动性

在单次检查期间或更长的随访时间内发现腹部钙化灶移动，可为明确特定诊断提供额外的信息。重力、呼吸、肠蠕动及肿块生长都可能导致其位置改变。立位或卧位腹部 X 线片中，结石位于液体介质中可呈分层样表现。改变摄片位置有助于胆结石及肾结石的鉴别诊断。肠脂垂游离端或游离于腹腔内的阑尾在连续 X 线片中可出现大幅度运动。肠系膜淋巴结随位置变化而稍移动，卵巢畸胎瘤可随着膀胱充盈或排空状态而出现显著的位置改变（图 13-13）。由于肠蠕动的影响，胃肠道和盆腔内的结石可在连续 X 线片中出现位置改变。结合位置改变，对于异位胆囊结石的诊断和鉴别输尿管远端结石和盆腔静脉石尤其重要（图 13-14）。数周或数月后随访图像对比可通过位于肿块内或邻近肿块的钙化、骨化灶的移动来判别腹部肿块的增大或缩小。盆腔静脉石可以被血肿或其他肿块推挤移位[4]。

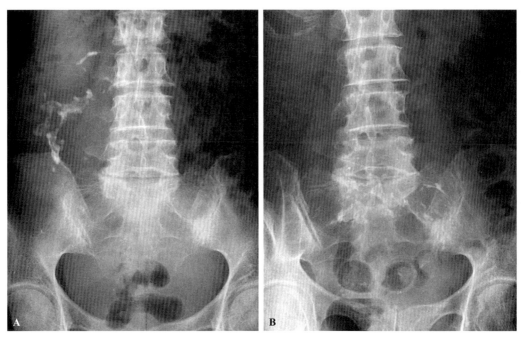

▲ 图 13-13　卵巢皮样囊肿移动性
A. 膀胱充盈时，肿瘤上升至下腹部。B. 膀胱排空时，钙化肿块位于骶骨前方

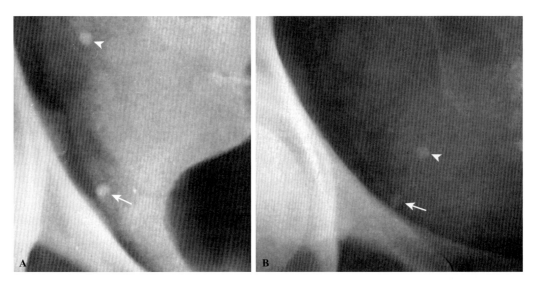

▲ 图 13-14　输尿管结石移动性
A. 静脉石（箭）和输尿管结石（箭头）在首次腹部 X 线片中形态相同。B. 后续 X 线片中静脉结石（箭）仍保持固定位置，而输尿管结石（箭头）则向远侧移动

第三篇

咽 部
Pharynx

Textbook of Gastrointestinal Radiology
（4th Edition）

胃肠影像学（原书第4版）

第 14 章　咽部的正常解剖与检查技术

Pharynx: Normal Anatomy and Examination Techniques

Stephen E. Rubesin　**著**

纪婉莹　**译**　　高顺禹　**校**

咽部是呼吸、言语和吞咽的共同通道。在呼吸期间，咽部是空气从鼻咽传递到喉部的有效导管。在说话期间，咽部起到共振腔的作用，通过改变其大小和形状以改变声音。在吞咽期间，咽部将食团导向食管并防止其进入气管支气管。因此，咽部疾病可能表现为呼吸、言语或吞咽功能障碍。患者主诉可能为吞咽困难、吞咽疼痛、窒息或喉咙未吞咽时有异物感（癔球症）。鼻腔反流或鼻音重可能提示软腭功能不全。复发性肺炎、哮喘、慢性支气管炎或咳嗽可能表明咽功能障碍。在本章中，重点要掌握咽部的解剖结构，这是理解咽部结构和运动障碍的基础。在第 15 章中，介绍了理解运动障碍所必需的神经系统解剖学。

一、解剖

（一）位置

咽是一个由骨骼肌围成的漏斗形管样结构，从颅底延伸到环状软骨的下缘水平（图 14-1）。咽位于颈椎椎体、椎前肌和咽后间隙的疏松结缔组织前方 [1, 2]。咽两侧紧邻颈部肌肉、舌骨和甲状软骨的外侧部分以及颈动脉鞘（图 14-2）。咽和喉在胚胎起源和解剖学上密切相关（图 14-3）。会厌和喉声门上部分是起源于咽，而不是起源于喉。

（二）基本结构和黏性表面结构

咽的形状由周围的肌肉组织、喉软骨和支撑骨架决定 [3]。虽然鼻咽主要功能属于呼吸道结构，但鼻咽某些结构参与吞咽动作。咽鼓管将中耳与鼻咽连接，在吞咽期间使鼓膜的内部和外部空气压力平衡 [4]。然而，在呼吸期间，咽鼓管处于闭合状态。咽鼓管软骨在咽鼓管圆枕凸出到鼻咽外侧壁 [5]。在影像上咽鼓管圆枕附近可以看到 C 形突起（图 14-4）[6]。覆盖咽鼓管咽肌的咽鼓管咽襞沿着咽侧壁从圆枕向下延伸到软腭水平 [7]。由于下方的腺样体组织，鼻咽后壁呈结节状表面 [8]。

由于下方的舌扁桃体淋巴组织，舌根的垂直（咽）表面呈结节状改变（图 14-1A）[9]。舌会厌正中襞从舌根到会厌覆盖在舌会厌韧带上。舌会厌正中襞将舌和会厌之间的空间分成两个囊，即会厌谷（图 14-5、图 14-1）。舌会厌外侧壁形成会厌谷的侧壁。舌会厌皱襞从会厌谷侧后部走行至咽侧壁（图 14-6）[1]。皱襞覆盖成对的茎突咽肌形成咽侧后壁。会厌谷在静止时呈充盈状态，但在吞咽时因会厌倒置，舌根后面的空间与口咽的其余部分自由连通消失 [10]。

扁桃体窝形成口咽外侧壁的一部分，扁桃体窝前界是腭舌皱襞（前扁桃体柱，图 14-7），后界是腭咽肌上方的腭咽皱襞（后扁桃体柱，图 14-7 和图 14-11）[3, 10]。

圆形的会厌尖端高于会厌谷的水平（图 14-1B 和图 14-5）[10, 11]。杓会厌皱襞是连接会厌与杓状软骨肌肉表面覆盖黏膜形成的（图 14-5）。有时在较低的杓会厌皱襞处可见圆形凸起，是嵌在这些皱襞中的小楔形和角状软骨。

下咽的形状主要由于喉后突压迫而形成的（图 14-3 和图 14-6B）。喉向咽的突出在前外侧下咽形

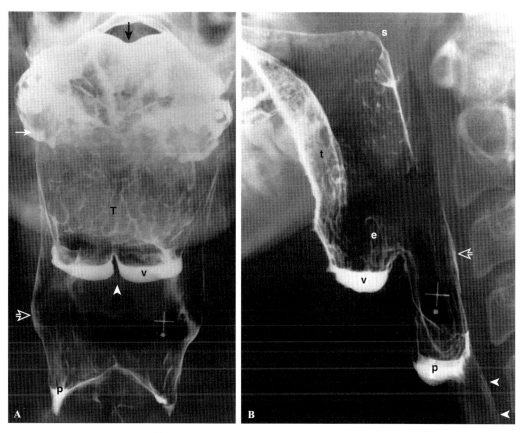

▲ 图 14-1　**Basic structures of the normal pharynx**

A. Double-contrast radiograph in the frontal view shows the contours of the superior surface of the tongue (black arrow), tonsillar fossa (right tonsillar fossa [white arrow]), valleculae (left vallecula [v]), and lateral wall (open arrow) of the piriform sinus (right piriform sinus [p]). The median glossoepiglottic fold (arrowhead) divides the space behind the tongue base into the two valleculae. The surface of the base of the tongue (T), seen en face, has a reticular appearance because of the underlying lingual tonsil. B. Double-contrast radiograph in the lateral view (during phonation) shows the contours of the soft palate (s), base of the tongue (t), epiglottis (e), valleculae (v), posterior pharyngeal wall (arrow), barium pooling in the lower piriform sinus (p), and collapsed region of the pharyngoesophageal segment (arrowheads). Note the relative height of the soft palate with the C1 vertebral body and the thickness of the space behind the barium-coated pharyngeal mucosa, composed of pharyngeal musculature, fascial planes and prevertebral muscles, and anterior longitudinal ligament. (B from Rubesin SE, Jones B, Donner MW: Contrast pharyngography: The importance of phonation. AJR 148:269–272, 1987.)

成两个凹陷，即梨状窦（隐窝），梨形结构向下开口进入下咽（图 14-6）。每个梨状窝的内侧由杓会厌皱襞和黏膜覆盖的杓状软骨的肌肉凸起围成，外侧为舌骨、甲状舌骨膜和甲状软骨[1, 3]。

除了食团通过期间，下咽部的下端是塌陷的。喉后部（包括杓状软骨、杓状肌和环状软骨）深深地突入下咽部（图 14-3）。食管上括约肌（主要由环咽肌形成）静息时收缩，闭合咽食管段（图 14-1）[12]。因此，下咽腔下部在前后方向上明显收缩，并且在正面 X 线片上通常不显示。在前视图上看到的下咽部的弓形下边缘仅反映了喉部向下咽部的突出（图 14-3）[3]。

咽侧壁和咽后壁的鳞状黏膜与纵行横纹肌层及其腱膜密切相关。只有薄薄的固有层将上皮与腱膜的肌肉或弹性组织分开。因此，在双对比视图中，可以在咽侧壁和咽后壁中看到纵向线，反映了上皮与肌肉的并置（图 14-8）[3]。

在咽前下壁上可见横行走向的线，其中皱褶的鳞状黏膜和黏膜下层覆盖杓状软骨和环状软骨的肌肉凸起。从咽食管段的前壁凸出的横向线和组织曾被描述为环后静脉丛[13]。然而，这些影像学检查结果主要是由咽前下壁上皱褶的黏膜和黏膜下层引起的（图 14-9）[3]。咽部造影上迂曲的环后黏膜影确定是环咽肌的位置。

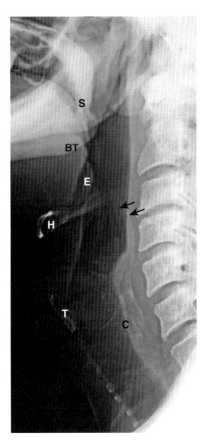

▲ 图 14-2　喉软骨

患者侧卧位的 X 线片显示舌骨（H）、会厌尖端（E）、甲状软骨钙化（T）、甲状软骨上角钙化（箭）和钙化环状软骨（C）。可见软腭（S）和舌根（BT）。下咽部没有空气。在喉室中可见少量空气。注意咽部空气柱后面的软组织影的正常宽度

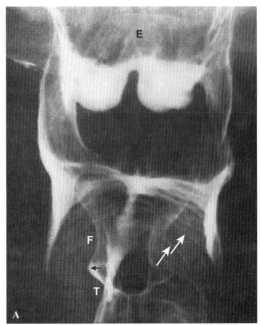

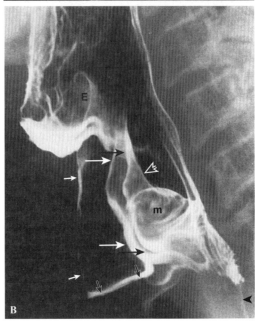

▲ 图 14-3　喉与咽的关系

A. 在喉穿透的患者，钡剂涂布覆盖假声带（右假声带，F），真声带（右真声带，T）和喉室（右喉室，黑箭）。当喉部突出到中下咽部时，形成弓形线（白箭）。B. 显示了钡剂涂布喉前庭（小白箭）与喉室（小黑箭）的关系。注意真声带顶部的喉室角度和真实声带的倾斜度；声带的后部是前连合的头部。右侧梨状窝（大白箭）和左侧梨状窝（大黑箭）的前壁被视为前凸线；覆盖杓状软骨肌肉走行的黏膜（m）位于杓状会厌皱襞下方（空心箭）；下咽（箭头）在休息时关闭。E. 会厌（图 B 引自 Rubesin SE, Glick SN：The tailored double-contrast pharyngogram. Crit Rev Diagn Imaging 28：133-179, 1988）

（三）分区

咽部分为鼻咽（上咽）、口咽（中咽）和喉咽（下咽）三部分[14]。鼻咽部是主要的呼吸道结构，与鼻腔前部连续。鼻咽的上壁和后壁邻接蝶骨底和枕骨的基底部。鼻咽下方通过软腭与口咽分开（图 14-4 和图 14-7）。腭咽口是鼻咽和口咽之间的分界线[15]。

口咽和下咽是参与吞咽的部分。口腔通过扁桃体前柱（腭舌皱襞，图 14-7A）水平的腭舌峡部进入口咽部。口咽位于口腔后面，头从软腭开始延伸到舌骨水平至下咽部。咽的三个部分是相对的，因为软腭和舌骨随着发声、吞咽和呼吸位置会发生改变。因此，口咽和下咽部之间的更准确的分界线是咽会厌皱襞（图 14-6），即覆盖在茎突咽肌上的黏膜皱襞[1, 16]。舌根（图 14-1B）形成口咽的前下壁。

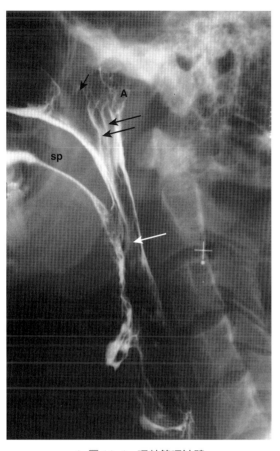

▲ 图 14-4　咽鼓管咽皱襞

在鼻内滴注 1ml 钡剂后发声期间鼻咽的侧位片显示了咽鼓管咽皱襞（长黑箭）。成对的咽鼓管咽皱襞覆盖在咽鼓管咽肌上。咽鼓管孔（由黑短箭标识的一个孔）表现为钡剂涂层的 C 形线。由于下面的腺样淋巴组织（A），鼻咽后壁略微不规则，还显示了软腭（sp）和一个腭咽皱襞（白箭）

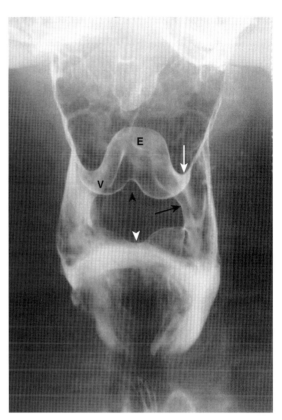

▲ 图 14-5　会厌谷的皱襞

患者正位 X 线片。由慢性辐射变化引起的水肿使会厌和会厌谷的皱襞增厚。舌会厌正中襞（黑箭头）将声门后间隙划分为两个会厌谷 [右会厌谷（V）]。咽会厌襞（大的白箭标识左侧咽会厌皱襞）覆盖成对的茎突咽肌并形成会厌谷后壁的一部分。还可显示会厌尖部（E）和左侧杓状会厌皱襞（黑箭）。由于喉部串通，钡剂覆盖会厌的喉部表面。杓间切迹（白箭头）位于覆盖杓状软骨肌肉突起的肿胀黏膜之间

下咽位于喉部的后方和侧面，从咽会厌皱襞的水平延伸到环状软骨下缘水平的环咽肌下缘。下咽在喉入口与喉相通，该入口由会厌、杓会厌皱襞和覆盖成对杓状软骨肌肉突起的黏膜形成（图 14-5B）。下咽在咽食管段与颈部食管相通，为环状软骨和环咽肌的后层包围（图 14-9）。

（四）肌肉

咽的功能取决于咽外部肌肉的协调配合，顺序收缩，这些肌肉来自颅底、颈部、舌头、下颌骨和舌骨，以及咽喉和喉部的内在骨骼肌（图 14-10，表 14-1）[17]。咽和喉作为一个整体悬挂在颅底、舌头、下颌骨和舌骨上。悬吊在舌骨上的肌肉（舌骨上肌群）来自舌、下颌或由两者共同发出（括号中

为受支配相应的脑神经），包括二腹肌的前腹（V₃）、颏舌肌（XII，通过 $C_{1\sim2}$）、舌骨舌肌（XII）和下颌舌骨肌（V₃）；悬吊在颅底上的肌肉有二腹肌（VII）的后腹部和茎突舌骨肌（VII）[14-16, 18]。与吞咽有关的舌骨上肌群的主要功能是提升和固定舌骨，这种运动有助于抬高和扩大咽腔，使会厌倾斜，并在食团通过时打开咽食管段 [16]。

软腭由来自颅底（腭帆张肌和腭帆提肌），舌（腭舌肌）和咽（腭咽肌）的肌肉交织而形成（图 14-11，图 14-7B）[1, 16, 19]。悬雍垂肌是软腭唯一的内在肌肉。

腭帆张肌（V）的肌腱形成软腭前部的纤维骨架 [16]。此肌肉在吞咽时压迫前软腭。腭帆提肌（X）悬挂软腭的中间部分（图 14-7A 和图 14-11）。在吞

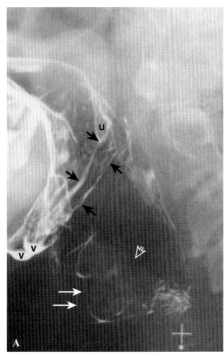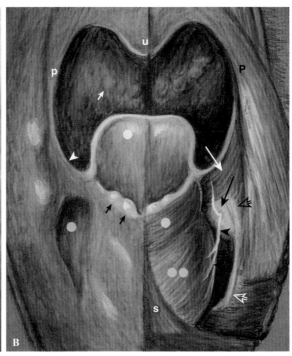

▲ 图 14-6　**Pharyngoepiglottic folds**

A. Spot image obtained in the lateral projection shows the paired pharyngoepiglottic folds (thick arrows) coursing as oblique lines across the lateral wall of the pharynx. The pharyngoepiglottic fold overlies the stylopharyngeal muscle, which extends from the styloid process to the posterior wall of the valleculae (v). The uvular tip (u) is seen. The anterior walls of the piriform sinuses (thin arrows) are well visualized. The mucosa overlying the musclular processes of the arytenoid cartilages (open arrow) is demonstrated. B. Posterior view of pharynx opened from behind. On the viewer's left, the mucosa has been left intact. The epiglottis rises above the level of the valleculae, hidden in this posterior view. The uvula (u), palatopharyngeal fold (p), piriform sinus (left dot), and laryngeal surface of the epiglottis (uppermost dot) are seen en face. The pharyngoepiglottic fold (white arrowhead) separates the oropharynx from the hypopharynx. Bulges in the aryepiglottic fold overlie the cuneiform and corniculate cartilages (short black arrows). The circumvallate papillae (short white arrow) form a V-shaped protuberance along the base of the tongue. On the viewer's right, the mucosa has been removed. The palatopharyngeal muscle (P) forms the palatopharyngeal fold. This muscle has been retracted laterally. The stylopharyngeal muscle (long white arrow) underlies the pharyngoepiglottic fold. The thyroid cartilage forms the lateral boundary of the pharynx. Its superior horn (open black arrow) and posterior border of the right lamina (open white arrow) form the lateral boundary of the piriform sinus. The thyrohyoid membrane (long black arrow) and internal branch of the superior laryngeal nerve (black arrowheads) are identified. The transverse arytenoid muscle (single dot on viewer's right), posterior cricoarytenoid muscle (two adjacent dots), and suspensory ligament of the esophagus (s) are identified. (B from Rubesin S, Jesserun J, Robertson D, et al: Lines of the pharynx. Presented at the 71st Scientific Assembly and Annual Meeting, Radiological Society of North America, Chicago, 1985.)

咽期间，腭帆提肌向上部和后部拉动软腭中部[19]。腭咽肌（Ⅹ）压迫软腭的后外侧部分，抬高咽部，并收缩咽峡部。腭舌肌（Ⅹ）将软腭和舌牵拉相互靠近。悬雍垂肌（Ⅹ）收缩、变厚并提升悬雍垂。

甲状舌骨肌（Ⅻ，通过 $C_{1\sim2}$）连接舌骨与甲状软骨（图 14-10）。它的主要功能是拉近舌骨和甲状软骨，完成部分闭合喉前庭的动作[16, 20]。舌骨下肌群包括胸骨舌骨肌（$C_{1\sim3}$）、胸骨甲状肌（$C_{1\sim3}$）和肩胛舌骨肌（$C_{1\sim3}$）[16]。

舌骨上肌群、甲状舌骨肌和会厌内肌的收缩可以使会厌倾斜[10, 14, 21]。舌骨上肌群收缩将舌骨拉向前上方至下颌骨下。舌骨运动牵拉沿前下舌骨到会厌软骨柄（下尖端）走行的舌骨会厌韧带[16]。因此，舌骨运动将下会厌向前和向上牵拉，使会厌向水平位置倾斜，就好像会厌位于支点上一样。成对的杓会厌肌和杓斜肌收缩拉低了会厌尖端。甲状会厌肌的收缩可以横向拉动会厌的侧面和杓会厌襞[16]。

仅通过会厌倒置不能完成喉入口的闭合。甲状舌骨肌收缩将舌骨和甲状软骨拉在一起。声带和甲杓肌的闭合有助于闭合喉前庭[20]。杓横肌和杓会厌-杓斜肌的收缩拉在一起并提拉覆盖杓状软骨肌突的黏膜[16]。

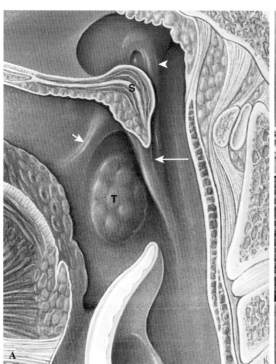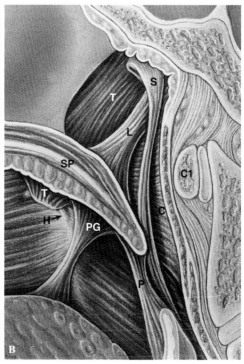

▲ 图 14-7　**Tonsillar fossa**

A. Lateral drawing demonstrates the tonsillar fossa during soft palate (S) elevation by phonation. The palatine tonsil (T) is surrounded by the palatoglossal fold (anterior tonsillar pillar; short arrow) and palatopharyngeal fold (posterior tonsillar pillar; long arrow). The salpingopharyngeal fold is also shown (arrowhead). B. Sagittal view of the nasopharynx and oropharynx after removal of the overlying mucosal layer demonstrates the muscles of the soft palate and tonsillar fossa. The palatoglossus muscle (PG) pulls the midtongue and mid–soft palate together and forms the palatoglossal fold. The palatopharyngeal muscle (P) forms the palatopharyngeal fold and constricts the lateral posterior pharyngeal space. The levator veli palatini (L) pulls the midportion of the soft palate (SP) superiorly and posteriorly. The relationship between the tensor veli palatini (T) and pterygoid hamulus (H) is shown. The salpingopharyngeal muscle (S) arises from the eustachian tube cartilage and forms the salpingopharyngeal fold. Also shown is the superior constrictor muscle (C). The anterior arch of the first cervical vertebra (C1) is identified. (A from Rubesin SE, Rabischong P, Bilaniuk LT, et al: Contrast examination of the soft palate with cross– sectional correlation. RadioGraphics 8:641–665, 1988.)

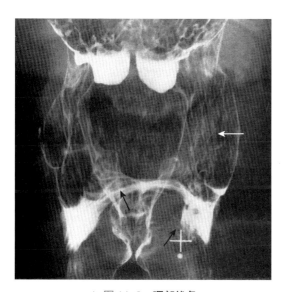

▲ 图 14-8　咽部线条

纵向横纹的黏膜（白箭）反映了鳞状黏膜与咽部下面的纵向肌肉层的紧密结合。显示下咽前壁的弓形线（黑箭）

咽部肌肉管被颊咽筋膜包围[14]。颊咽筋膜通过咽后间隙与椎前肌和筋膜分开。咽后间隙是恶性病变和炎性病变扩散的重要位置。

咽的肌管由两层形成，即内部纵向层和外部环形（缩肌）层。缩肌层（Ⅹ）形成一个前部不完整的环。在吞咽期间，缩肌顺序收缩以帮助推进食团进入食管[12]。上缩肌的收缩也使软腭的侧咽壁闭合，关闭腭咽门的外侧部分[22, 23]。在咽侧视图中，每个成对的缩肌的结构相似。上缩肌从软腭的水平延伸到舌底的中下部。中缩肌的下部略高于舌骨的水平；中间缩肌的上部约为一个半椎体，高于舌骨水平。甲咽肌的上缘恰好位于舌骨后缘的延续线上方；最下面的纤维延伸到环状软骨后面的多余黏膜水平。环状软骨后层后面相当于不成对的环咽肌的位置。

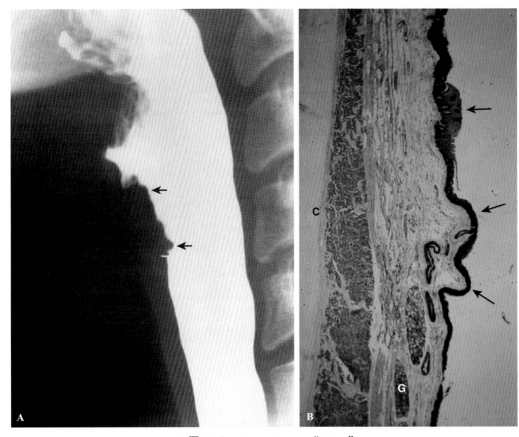

▲ 图 14-9　The postcricoid "defect"

A. During swallowing, redundant mucosa along the anterior wall of the pharyngoesophageal segment just posterior to the cricoid cartilage may create an undulating or plaquelike contour (arrows) To rule out a subtle stricture, web, or infiltrating lesion, the radiologist must be certain that this mucosal nodularity changes size and shape and flattens during swallowing. B. Vertically oriented, low-power photomicrograph just posterior to the cricoid cartilage (C). The squamous epithelium has an undulating contour (arrows). The tunica propria is thick, with abundant fat and several minor salivary glands (H&E stain; × 10).

内纵肌层（图 14-5 至图 14-7）包括茎突咽肌（Ⅸ）、咽鼓管咽肌（Ⅹ）和腭咽肌（Ⅹ）[1, 16]。在吞咽过程中，内部纵向肌肉的收缩有助于将咽部向上拉动并使食物下降 [18]。腭咽肌也收缩咽后部，将食团引入下咽部并帮助预防鼻腔反流。食团通过咽是由食团本身的压力（重力）、腭舌峡部闭合、腭咽门和喉入口拉伸、舌根缩回、咽部提拉及缩肌收缩协同完成的 [24]。

咽部食管节段在静息时紧张收缩 [12]。咽食管段的开放（图 14-9）是由重力和肌肉收缩引起的。通过喉返神经的信号导致环咽肌松弛。舌骨上肌肉组织，咽内提肌和甲状舌骨肌的上部和喉部的上部拉动咽食管段（后环状黏膜）的前壁上部和前部。食团的压力（重量）、舌根收缩和缩肌收缩有助于推动咽 - 食管节段开放 [12]。

二、技术原理

（一）患者准备

高密度的钡黏附在干燥的咽部黏膜上 [25]。尽管唾液不断分泌，但在检查过程中应尽可能使咽部干燥 [26]。因此，患者被要求在检查当天午夜后不要进食或饮水 [9]。早上，可以用少量水服用定期口服药物，但胰岛素依赖型糖尿病患者在检查当天早晨不应服用胰岛素。口服抗酸药物会损害钡涂层，也应避免使用。如果可能，患者应避免刺激唾液分泌的活动，如含服咽喉含片、吸烟或嚼口香糖。在一些住院患者中，吞咽检查的重点是咽部功能，如果口腔干燥，可以允许患者用水漱口。

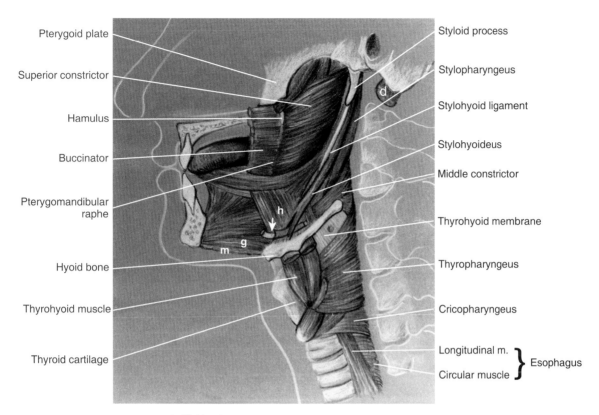

▲ 图 14-10 **Lateral view of the muscles of the pharynx**

The superficial muscles, nerves, arteries, and veins have been removed. The suspensory and constrictor muscles of the normal pharynx are demonstrated. The hyoid bone is suspended anteriorly by the geniohyoid muscle (g), mylohyoid muscle (m, cut in cross section), hyoglossus muscle (h), and anterior belly of the digastric muscle (resected; not shown). The tendon connecting the anterior and posterior belly of the digastric muscle is shown (arrow). The hyoid bone is suspended posteriorly by the stylohyoid ligament, stylohyoid muscle, and posterior belly of the digastric muscle (d) (resected; not shown). The thyrohyoid muscle and ligament suspend the thyroid cartilage from the hyoid bone. The overlying depressors of the hyoid bone, the omohyoid and sternohyoid muscles, have been resected. The paired constrictor muscles of the pharynx (superior, middle, and inferior) have a C shape when viewed from above and are incomplete anteriorly. The superior constrictor muscle originates at the pterygoid plate and hamulus, at the pterygomandibular raphe with the buccinator muscle, and in the longitudinal muscles of the tongue; it joins its partner posteriorly along the median raphe of the pharynx. The middle constrictor muscle originates on the greater and lesser horns of the hyoid bone and along the lower stylohyoid ligament; it joins its partner posteriorly at the median raphe of the pharynx. The thyropharyngeal muscle (upper portion of the inferior constrictor muscle) originates from the oblique line of the thyroid cartilage; it joins its partner in the posterior median raphe. The lower portion of the inferior constrictor muscle, the cricopharyngeal muscle, arises from the lateral surface of the cricoid cartilage, encircles the pharynx, and inserts on the opposite side of the cricoid cartilage. The cricopharyngeal muscle is a C-shaped muscle without a partner and has no posterior midline raphe. (From Rubesin S, Jesserun J, Robertson D, et al: Lines of the pharynx. Presented at the 71st Scientific Assembly and Annual Meeting, Radiological Society of North America, Chicago, 1985.)

（二）常规检查内容

对于疑似气道阻塞的患者，特别是那些患有急性会厌炎的患者[27, 28]，咽部的造影检查可能是危险的。因此，如果怀疑气道阻塞，应该先拍颈部侧位 X 线片。对于可疑的异物（图 14-12）、瘘管、脓肿、穿孔或可触及的颈部肿块，也应先拍颈部侧位 X 线片。

咽部和食管的常规检查包括：①吞咽时口腔、咽和食管阶段的电视荧光检查或 DVD 记录；②咽、食管和胃贲门的双对比点片；③食管的单对比和黏膜舒张视图（表 14-2）[29-34]。检查根据患者的临床病史、症状和初始荧光透视检查结果进行调整。咽食管造影是一项互动研究；如果运动障碍是主要的射线照相结果，则强调动态技术（如电视荧光检查、DVD 记录）[35]。如果结构异常是主要的放射学发现，双对比点片变得更加重要。由于以下原因，需常规获取静态和动态图像：①结构性疾病通常会改变咽

表 14-1 舌和咽的运动功能

可视化运动	脑神经	肌 肉
闭唇	Ⅶ	口轮匝肌，其他四组
咀嚼	V_3 Ⅶ	咬肌，颞肌，内外翼状肌 颊肌
控制食团向后	Ⅸ V_3 Ⅶ Ⅻ	腭舌肌 腭帆张肌 舌肌 （感觉）
伸舌	Ⅻ	颏舌肌
舌尖抬高	Ⅻ	颏舌肌
舌面倾斜	Ⅻ	颏舌肌、舌肌
舌根收缩	Ⅻ	茎突舌肌、舌骨舌肌
腭咽门闭合		
软腭抬高	Ⅹ	腭帆提肌
侧门闭合	Ⅹ	上缩肌
舌骨抬高 （舌骨上肌群）	V_3 Ⅶ Ⅻ（通过 C_1、C_2）	二腹肌前腹部、下颌舌骨肌 茎突舌骨肌、二腹肌后腹部 颏舌骨肌
甲状舌骨贴近咽平面	Ⅻ（通过 C_1、C_2）	甲状舌骨肌
舌骨上肌群	见舌骨抬高	
内提	Ⅸ Ⅸ、Ⅹ Ⅸ、Ⅹ	茎突咽肌 腭咽肌 咽鼓管咽肌
会厌倾斜		
外肌	V_3、Ⅶ、Ⅻ（C_1、C_2）	舌骨上肌群 甲状舌骨肌
内肌	Ⅹ Ⅹ	杓会厌肌、甲状会厌肌 杓斜肌
喉前庭闭合	Ⅹ	甲杓肌、声带肌肉
咽清除	Ⅹ Ⅻ	上、中、下缩肌 舌骨舌肌、茎突舌肌
上食管括约肌开放	V_3、Ⅶ、Ⅻ、Ⅸ、Ⅹ Ⅹ	舌骨下肌群 内提肌 缩肌
吞咽后舌骨降低	C_1、C_2	胸骨舌骨肌、肩胛舌骨肌、胸骨甲状肌

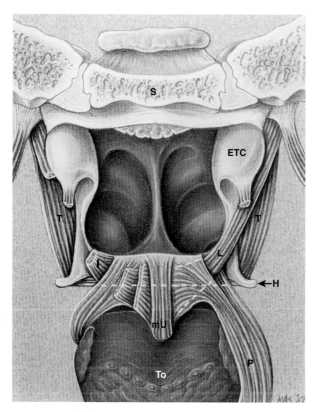

▲ 图 14-11　**Muscles of the soft palate**

The muscles forming the soft palate are viewed from behind, looking toward the tongue (To), nasal cavity, and sphenoid bone (S). The levator veli palatini (L) joins its partner (l; partly resected in drawing) from the opposite side to form a sling, which supports the mid–soft palate. The tensor veli palatini (T) forms a tendon that hooks around the pterygoid hamulus (H) to join its partner from the other side, forming the fibrous skeleton of the anterior soft palate. The musculus uvulae (mU), palatopharyngeal muscle (P), and eustachian tube cartilage (ETC) are also shown. (From Rubesin SE, Rabischong P, Bilaniuk LT, et al: Contrast examination of the soft palate with cross–sectional correlation. RadioGraphics 8:641–665, 1988.)

部运动功能；②运动障碍的结构特征通常在静态图像上得到很好的证实；③结构性病变和运动障碍可能共存。

如果患者的症状提示为口腔或咽部疾病，应首先评估吞咽的口腔和咽部阶段。然而，如果临床病史和症状提示为胸部食管疾病，只需拍摄口腔和咽的正位和侧位钡剂造影片，然后继续评估食管。放射科医生应该记住，吞咽困难的主观感觉往往不能准确定位，食管病变可能引起颈部或胸骨上区域的吞咽困难[36]。此外，患者可能患有食管疾病，继发影响咽功能或疾病累及咽和食管。最后，一些患者在咽或食管或两者中都有一个以上的异常。

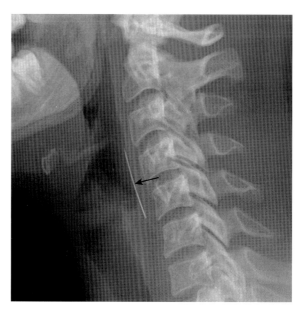

▲ 图 14-12　吞钡前点片

在缝纫时吞针的患者侧位片。针（箭）位于咽后壁附近，其尖锐的尖端位于上方。针状圆形末端被困在闭合的咽食管段上方

（三）双对比造影检查

用于研究咽部的双对比造影检查的原理与用于研究胃肠道（GI）中其他部分的结构的原理相同[25]。双对比造影检查需要足够的黏膜涂层，足够数量的投影和不同程度的管腔扩张。

1. 黏膜涂层

足够的黏膜涂层主要取决于两个因素：咽黏膜干燥和制备适当浓度的钡剂（250mg/dl）。如果钡太稀薄，则钡的辐射密度不足以勾画咽部黏膜。如果钡太浓厚，黏膜涂层可能是斑片状或掩盖黏膜细节。过于黏稠的钡可能无法清洗和擦洗黏膜，导致人为黏液束。在每个投影中可能需要几次高密度钡的吞咽以实现均匀涂覆。

2. 投影

侧位片可以清晰显示扁桃体窝和软腭、舌根、咽后壁、会厌、杓状会厌襞、前下咽壁和环咽区域的轮廓（图 14-13、图 14-1B、图 14-3B）[25]。侧位片对评估钡向喉前庭的渗透也至关重要（图14-14）。相反，正位片显示了舌根表面的正面以及舌会厌正中襞、外侧壁的轮廓、扁桃体窝、会厌谷和下咽部的轮廓（图 14-1A 和图 14-3A）。一些患者的斜位片对于显示斜行的杓会厌襞、梨状窝的前壁和咽食管节段的区域是有价值的[27, 32, 37]。正位和

表 14-2 呼吸和咽部症状的常规咽食管摄影检查		
视 角	技 术	器 官
直立，左侧位	电视透视检查，双对比发声	咽
直立，前位	电视透视检查，双对比	咽
斜位	录影，快速序列成像（如侧视图未见 PE 段）	咽
起泡剂和水 *		
直立，LPO	双对比	食管
俯卧，RAO	电视透视检查，单对比	食管
右侧	双对比	胃贲门

*. 如无喉部渗透和食管梗阻
LPO. 相对于桌面左后斜位；PE. 咽食管；RAO. 相对于桌面右前斜位

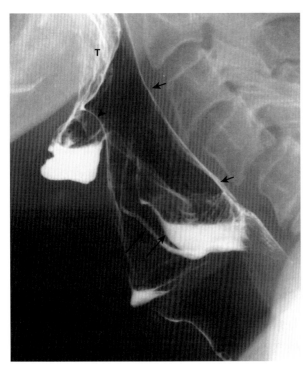

▲ 图 14-13 咽部放射片，患者处于右侧卧位，面向检查者
侧视图是展示舌头（T）、会厌尖端（箭头）和杓状会厌襞，梨状窝前壁（长箭）和咽后壁（短箭）的垂直表面的最佳视图。仅在吞咽期间显示咽食管段的打开。该静态 X 线片显示吞咽异常，因为钡填充喉室并覆盖近端气管，它无法解释为什么钡进入喉部

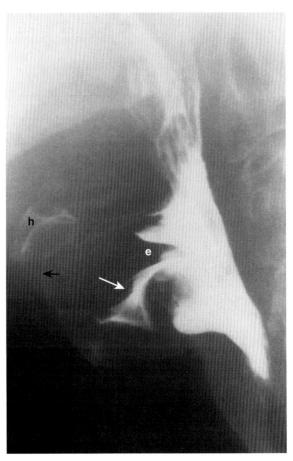

▲ 图 14-14 喉部渗透
在吞咽期间获得的图像中，可以看到钡进入喉前庭（白箭）。注意舌骨（h）与甲状软骨钙化边缘的对应（黑箭）[引自 Laufer I，Levine MS（eds）：Double–Contrast Gastrointestinal Radiology，2nd ed. Philadelphia，WB Saunders，1992]

侧位点片对于大多数检查是足够的。然而，如果在正侧位图像中没有很好地显示咽的部分结构，则需要改变患者体位拍斜位像。

3. 扩张

充分的扩张对于黏膜表面和轮廓的显示非常重要。与胃肠道的其他区域不同，使用发泡剂或管充气不能使咽部扩张。咽部扩张是通过发声（长元音，如 "eee" 或 "ooo"）或某种形式的改良 Valsalva 动作（噘起或闭合的嘴唇吹气或吹口哨）来实现的 [38, 39]。

使用发 "eee" 音可扩张咽部，从而更好地观察软腭、扁桃体窝、舌根、腭裂、会厌尖端、杓会厌襞和黏膜、侧位片上覆盖杓状软骨的肌突（图 14–1B）[39]。然而，在发声期间，下咽部的远端 2cm 仍然塌陷，因为咽食管括约肌仍然收缩，喉部

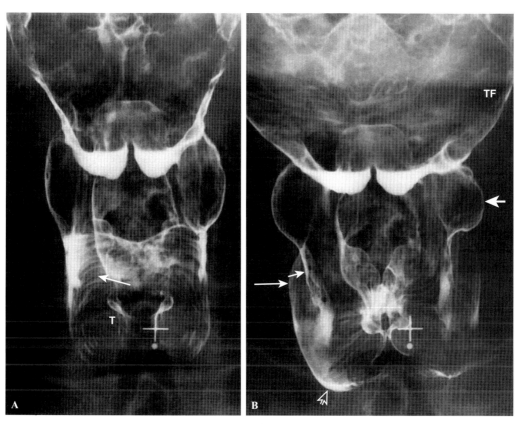

▲ 图 14-15 改良的 Valsalva 动作

A. 在安静地吸气时，右侧的真声带（T）和假声带是开放的。咽部轻度扩张。注意塌陷的中下咽部的弓形线（箭）。B. 在改良的
Valsalva 期间，出现明显的口腔和咽部扩张。注意扁桃体窝的膨胀［左扁桃体窝（TF）］。侧咽袋（左袋，短粗箭）从甲状舌骨膜区域突出。
外侧下咽部从甲状软骨翼（短细箭）的边界向后侧突出（细长的箭）。在吸气期间不明显的下咽下部现在可见（空心箭）。下咽部的突
出是肌肉无力的征兆（引自 Rubesin SE, Glick SN: The tailored double contrast pharyngogram. Crit Rev Diagn Imaging 28: 133-179, 1988）

在该区域显影加深。相比之下，下咽部、咽食管段
和近端颈部食管的远端 2cm 部分在吞咽期间扩张最
佳，显示最清楚（图 14-9）。

使用改良的 Valsalva 动作可以从正面清楚地显
示咽部扩张的图像（图 14-15）[3, 25]。要求患者吹
口哨或吹气（就好像吹蜡烛一样）或吹向噘起的嘴
唇。为了更好地使咽部结构显影，将患者摆位至使
得下颌骨和硬腭叠加在枕骨之上。颈部的弯曲或伸
展，舌部的突出或缩回，可以改善各种解剖结构的
显影，如悬雍垂、会厌尖端和下咽部的侧壁。

（四）运动功能检查

DVD 录像和电视荧光检查是研究咽部运动的
最佳方法[29, 30, 40]。X 线点片或快速序列数字图像不
足以检测功能异常。咽食管造影的动态观察要注意
患者的姿势和自我喂食，确保含服造影剂向前可到

达嘴唇部，向后到达腭舌峡部，观察舌头运动，舌
骨、喉部、咽部及软腭抬高情况，Passavant 垫形
成，咽缩肌运动，会厌倾斜，喉部渗透和环咽肌活
动[31, 32, 40-45]。第 15 章介绍了运动障碍的分析。

（五）患者体位

首先行直立侧位检查，这是在吞咽（穿透）或
正常呼吸（抽吸）期间显示钡进入喉前庭的最佳位
置。如果无法站立，则可将患者束缚并坐在吞咽椅
或将投照屏置于患者侧向位置。如果不能坐下，则
尽量是患者侧卧在检查床上。检查时不需要摘除假
牙，因为去除假牙可能会改变吞咽动力学。如果可
以使用便携式或固定式 C 臂透视机，患者可以在
轮椅上或躺在担架上进行检查[42]。尽管侧位相是
患者的主要位置，即使虚弱的患者也应该进行正面
观察。正位相可以显示咽部收缩和会厌倾斜的不对

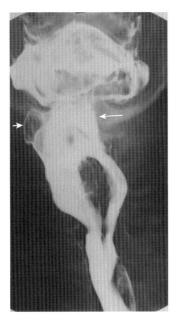

▲ 图 14-16　吞咽时正面观察到的不对称咽部收缩

最左侧外侧下咽壁（大箭）的弯曲是正常接触的左侧甲咽肌的结果。最右上侧下咽壁在甲状舌骨膜水平向外扩展（小箭），表明上甲咽肌收缩不足

称（图 14-16）。即使在患有运动障碍的患者中，也应该行正位摄片，可能为运动障碍的原因提供线索（图 14-17）[35]。

（六）对比剂的选择

通常，咽部造影使用有黏性团剂比液体团剂更容易操纵[26, 43-45]。与较稀薄的物质相比，浓厚的物质不容易发生喉部渗漏。因此，咽部造影吞咽时使用钡剂布丁比使用浓钡安全，而使用浓钡比使用稀钡更安全。"浓钡更安全"不是绝对的，稀薄液体从咽部中清除比浓液体更容易。因此，如果主要是咽部收缩异常导致梨状窝淤滞（并且会厌倾斜正常），则使用稀钡检查更好。

我们通常用浓厚的高密度钡检查，因为这种钡最能很好地显示咽部的形态特征。在评估动态图像时，高浓度钡比稀钡更清楚。如果在透视检查期间看到运动障碍，则在咽和食管的双对比成像之后，

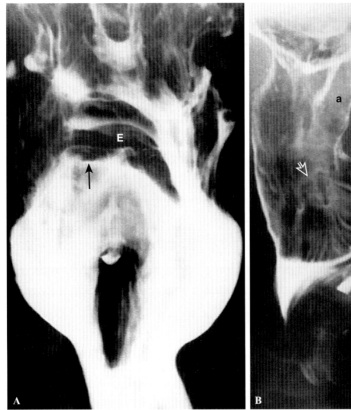
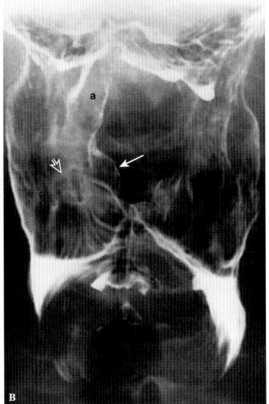

▲ 图 14-17　由鳞状细胞癌累及右侧杓会厌襞和覆盖右侧杓状软骨肌突的黏膜引起的异常会厌倾斜

A. 在吞咽期间，会厌（E）的倾斜在右侧（箭）减小；B. 正面点片显示小的肿块（箭）和增大的杓会厌襞（a）和结节状黏膜（空心箭），发现小的鳞状细胞癌累及杓会厌襞和右杓状软骨的肌突覆盖的黏膜［引自 Rubesin SE: Pharyngeal dysfunction. In Gore R（ed）: Syllabus for Categorical Course on Gastrointestinal Radiology. Reston, VA, American College of Radiology, 1991, pp 1-9］

可进行稀钡正侧位动态摄片或透视检查，以更好地评估会厌运动情况，因为厚钡通常会遮挡会厌尖端。稀钡造影检查也很有价值，因为一些患者需要且仅能用稀钡造影才能显示喉部渗漏，而不是厚钡或钡布丁。

如果检查仅涉及咽部，可以经常进行钡布丁或较厚的液体（如花蜜或蜂蜜）来重点观察口服吞咽阶段或改善咽部阶段。如果咽部表现正常，常常用稀钡进一步行咽部造影检查。

一般来说，咽部造影用小的非生理性团块（2～5ml）比用较大的生理性团剂（8～10ml）更安全[46, 47]。我经常要求门诊患者口服正常量大小的钡剂。如果存在咽功能异常的临床症状，则应首先给予患者小剂量钡剂造影，然后给予更大的团剂。可以用茶匙或小塑料量杯测量给出钡量，来控制团剂的大小。在口腔团剂控制异常的患者中通过吸管吞咽是相对危险的，并且应该避免，直到确定患者吞咽安全或测试患者是否能够使用吸管饮用。

对于呛入气管较多钡剂的患者，根据患者的临床状态确定检查是否安全。如果钡剂呛入至隆突或低于隆突，通常应停止检查。即使有较多钡剂呛入，通常也可以获得正、侧位投影中的吞咽图像。应该备有一个抽吸装置以便可以迅速清除进入远端气管的钡剂。

（七）治疗性检查

咽部的治疗性检查进行，可以通过改进吞咽来预防或减少喉部渗漏并且训练患者吞咽功能[47-49]。这种检查通常与康复医学或语言病理学系的吞咽治疗师一起进行。在治疗检查期间，使用各种类型的团剂、头部位置和呼吸技巧来确定哪些食物可以安全地吞咽。吞咽团队根据透视检查中发现的特定异常选择一种技巧。大多数改善吞咽的策略都是临时措施，同时会发现引起吞咽问题的原因，或患者从脑血管意外，手术或放射治疗中恢复的时候[26]。

1. 代偿技巧

代偿技巧可以控制团剂流量但不改善吞咽生理功能。这些技巧包括以下内容：①姿势变化；②增加感官输入；③改变食物量或稠度[48]。当患者从吞咽障碍中恢复时，消除改变难以吞咽的食物浓

度是一种短期策略。以有限的方式继续吞咽可以帮助改善肌肉功能并给予患者一些希望，尽管不一定能保持足够的水合作用或营养。治疗师测试患者控制逐渐增大尺寸和不同黏度的钡丸的能力。如果患者的舌头运动、力量或协调性降低，则稀薄的液体更容易吞咽。如果观察发现团剂从口腔到口咽溢出过早，可使用稠液体或黏性团剂（如钡剂布丁）来延缓吞咽口腔和咽期之间的时间。如果口腔和咽部阶段之间的时间不当，会厌倾斜异常或声门闭合异常，则黏性团剂也可能减少喉部渗漏。相反，如果梨状窝中存在淤滞，则稀薄液体可改善咽部间隙，从而减少溢流吸入。尽管使用稀薄液体可减少淤滞，但这种做法会导致患有异常会厌倾斜或喉部异常闭合的患者的团剂控制或喉部穿透减少。稀薄液体还可以改善患有孤立的咽食管节段功能障碍的患者的吞咽功能。

体位技巧改变口腔和咽部关系并改变团剂流向。常用的头部体位包括抬颌、沉颌和头部旋转。当团剂从口腔向口咽转移不良时，抬头位产生重力以帮助团剂落入口咽。该位置用于相对正常的吞咽功能患者，以防止喉部渗漏。

沉颌（收颌）位置用于患有过早溢出，异常舌推，由异常会厌倾斜引起的喉部渗漏或咽食管段开口不良的患者。如果团剂过早地从口腔中溢出，沉颌可以使会厌谷扩张，从而为过早溢出的团剂提供空间而不进入喉前庭。沉颌位置还可以改善舌头推动，因为舌头位置更靠后。沉颌位置还通过抬高喉部和咽部并使会厌向后倾斜来缩小喉入口，从而减少由异常会厌倾斜引起的喉前庭渗漏。最后，沉颌位置向前拉动咽食管段的前壁，有助于通过咽食管段异常打开改善清除。

将头部朝向一侧旋转使得该侧的咽部变窄并将团剂改向对侧吞咽通道。头部旋转用于患有单侧咽部麻痹或不对称会厌倾斜的患者，以引导团剂远离弱侧。头转向弱侧。头部旋转可以与收颌动作相结合。

2. 治疗性技巧

治疗技巧训练可以改善咽部结构的运动、强度或协调口腔和咽部活动的时间[47, 49]。这些包括运动范围或肌肉强化运动，触觉刺激和吞咽动作。

吞咽动作包括声门上吞咽、超声门上吞咽、Mendelsohn 动作和努力吞咽。这种操作要求患者具有足够的认知和身体能力来遵循执行这些动作的操作要领。

由于吞咽中口腔和咽部阶段之间的异常时间或喉前庭的异常闭合，可以在患有喉部渗漏的患者中尝试声门上和超声门上吞咽。在声门上咽下，患者将大丸剂注入口腔，通过鼻子呼吸，有意识地保持呼吸，吞咽，然后呼气或咳嗽。该系列在吞咽之前和吞咽期间关闭真声带。吞咽后呼气或咳嗽有助于排出进入喉前庭的团剂的部分。超声门上吞咽类似于声门上吞咽，但采取有意识地努力屏气，关闭真声带并使杓状软骨向前倾斜，以帮助闭合喉头。

第 15 章　咽功能异常

Abnormalities of Pharyngeal Function

Bronwyn Jones　**著**

纪婉莹　**译**　　高顺禹　**校**

一、吞咽功能方面的分析

在回看咽部吞咽图像时，透视影像的慢动作、反向和停帧功能是必不可少的。利用这些功能，可以分析每个结构的运动情况。首先是孤立评估，然后与其他结构相结合评估，包括舌头、上腭、会厌、舌骨、喉和环咽肌。还应评估食管蠕动，但对该主题的讨论已超出了本章所涉及的范围。

熟悉咽部和相关结构的解剖学、放射学解剖学和生理学是诊断咽部异常的前提。必须注意任何运动缺乏或异常提示运功功能代偿或失代偿。

在审核咽部检查时必须遵循以下两个重要原则。

1. 动态成像至关重要。咽部收缩的发生速度远远快于食管收缩的速度（12~25cm/s vs.1~4cm/s），这就是为什么动态成像在检查咽部时必不可少的原因。另外，在 30 帧 /s 的情况下，仅在 1 帧或 2 帧上可以看到诸如蹼状或喉部渗漏的异常。

2. 必须检查整个吞咽链。这种大范围的检查是必要的，因为症状水平不是异常部位的可靠指标[1]，多种病变可能引起吞咽困难，食管疾病可能导致咽部疾病[2]。

（一）吞咽的神经生理学控制

吞咽涉及许多肌肉，6 对脑神经（三叉神经、面部、舌咽、迷走神经、副神经的脊柱分支和舌下神经）及第一、第二和第三颈神经（通过颈襻）的紧密配合。传入的感觉信息被整合到脑干的吞咽中枢，并且传出信号起源于脑神经的运动神经节；然后支配周边肌肉进行运动[3-8]。

迷走神经（第 X 对脑神经）向所有咽内肌（缩肌、腭咽肌和咽鼓管咽肌）分布运动传出纤维，另外由舌咽神经（第IX对脑神经）支配茎突咽肌。迷走神经还向所有腭肌发出运动传出纤维，由三叉神经（第 V 对脑神经）支配腭帆张肌。三叉神经还支配前二腹肌和下颌舌骨肌。面神经（第VII对脑神经）支配后部二腹肌和茎突舌骨肌。虽然迷走神经有支配咽部横纹肌的传出纤维，但大多数神经纤维可能从副神经延髓部分的脑干中发出（第XI对脑神经）。

舌咽神经和迷走神经的咽分支以及交感神经干和上颈神经节的分支在缩肌（咽神经丛）外的结缔组织中形成神经丛。在这个神经丛中，自主神经（副交感神经和交感神经）和传入和传出的纤维分支混合并分支到肌肉和黏膜表面。这种神经丛的损伤会导致吞咽困难[9, 10]。

咽部感觉，包括扁桃体和舌头部分的感觉，似乎是由舌咽神经介导的。该神经还为茎突咽肌提供运动神经支配和为腮腺提供副交感神经促分泌支配。

（二）吞咽功能成分

1. 口咽阶段

(1) 舌头和腭：吞咽开始于嘴唇吞吃食团（图 15-1 和图 15-2）。然后通过舌头配合和牙齿咀嚼食团直到变为可吞咽食团。准备吞咽的食团的两个位置已被确认：翻倒类型（其中食团被保持在舌头的中线凹槽中）和铲斗类型（其中食团被保持在嘴底的舌头下前方）[11]。

舌后部和软腭形成密封，防止吞咽前过早渗入咽部（图 15-1A 和图 15-2A）。舌头或软腭的虚弱，萎缩或切除可导致吞咽前的误吸，因为食团泄漏到开放的、未受保护的喉部。在正面位置观察，单侧泄漏仅表示一侧的失代偿。

当食团通过舌头向上向后移动推进口咽时，软腭升高至直角以贴近咽后壁，Passavant 垫向前移动以完成腭咽峡部的密封。Passavant 垫由咽上肌的上部纤维的局限性收缩引起（图 15-3、图 15-1B、图 15-2B、图 15-10A、图 15-11A 和图 15-11B）。舌推力（首先包括舌面，然后是舌根）与咽部收缩和内部压力相结合，将食团推进。

(2) 咽：侧位上可以在食团尾部观察到缩肌剥离波作为咽后壁的渐进向前运动（图 15-1C 至 F，图

15-2C 至 E）。在正面位置，可见波为咽的侧壁会聚到中线，完全消除食团后面的咽腔。单侧无力导致正面视图不对称，一侧移动到中线，另一侧在吞咽期间保持静止或凸出。有时，正常侧收缩可以将食团移到失张侧，因此食团沿着麻痹侧向下移动。收缩正常侧可能被误解为占位，而实际上异常的是非收缩凸出侧。缩肌收缩可能受到咽部肌肉内因性疾病（如多发性肌炎），神经肌肉疾病［如肌萎缩侧索硬化、脑血管意外（CVA）］或局部因素（如瘢痕、辐射、颈椎病）的影响。颈椎中的大骨赘可能阻碍或阻止会厌倾斜[12]。限制喉部抬高的疾病（如辐射、头部和颈部手术）可能会使问题更加复杂。

2. 喉动力和舌骨抬高

吞咽时呼吸暂停，吞咽后恢复呼吸。当食团

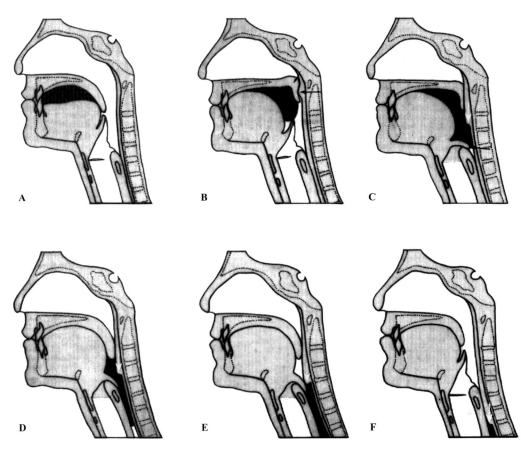

▲ 图 15-1　正常吞咽的条图（侧视图）

A. 通过闭合的软腭和舌背，将食团保持在口腔中。B. 当食团出现在口咽部时，软腭（短箭）抬高以贴合 Passavant 垫（长箭）以防止鼻咽反流。C. 当食团通过咽部时，可以看到咽后剥离波的开始（黄箭），会厌（黑箭）倾斜以覆盖完全闭合的喉头。D. 当食团下降更远时，舌头后部，软腭和咽部剥离波（箭）继续密封鼻咽入口，会厌保持倾斜，并且喉部保持闭合。环咽肌完全打开，以允许食团无阻碍地通过。E. 随着食团下降超过环咽水平，舌根开始向前移动，软腭开始升高。F. 当食团进入胸腔食管时，舌根向前移动，会厌翻转，喉部返回其静止的打开位置（引自 Donner MW, Bosma JF, Robertson DL: Anatomy and physiology of the pharynx. Gastrointest Radiol 10: 196–212, 1985）

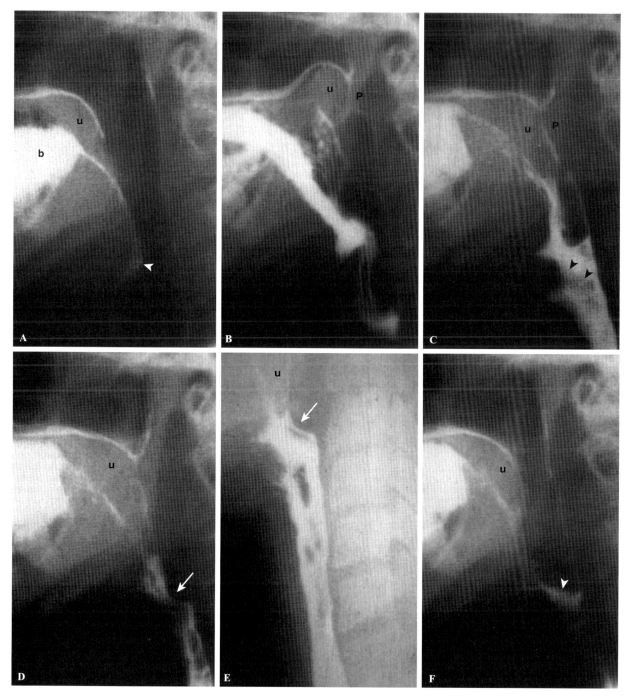

▲ 图 15-2　正常吞咽

A 至 F. 来自咽食管造影摄影的一系列停帧打印，显示正常吞咽在侧位的动态成像检查中表现。显示会厌（箭头）和剥离波（箭）。注意，软腭的上表面和后表面已经通过鼻内注射钡剂涂覆。F. 会厌重新开始抬高但尚未恢复到静止位置

b. 食团；P. Passavant 垫；u. 软腭

进入口咽时，喉部开始升高，舌骨向前上移动，真声带、假声带和喉前庭自下向上关闭，前庭最后关闭。喉部抬高与舌骨的抬高同时开始，但在舌骨达到其峰值高度后持续一小段时间。通过观察舌骨上升以适应下颌骨的角度可以了解喉部运动。Curtis 对喉部动力学进行了很好的综述[13]。舌骨偏移和食团体积之间存在直接关联，较大的体积会导致更多提高[14]。舌骨升高可以一步（20%）或分两步（80%）发生，而下降一步发生，同时会厌返回垂直位置[15]。

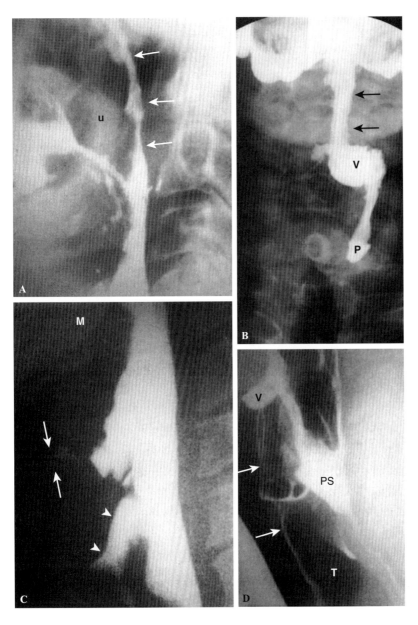

◀ **图 15-3 来自 4 个不同患者的多个停帧打印显示多个失代偿**

A. 口咽和鼻咽侧位一定倍数放大视图显示软腭（u）不完全抬高和明显的鼻咽反流（箭）。B. 从舌头（箭）单侧漏入左侧会厌谷（V），然后进入梨状窝（P）。C. 侧视图显示喉部渗漏进广泛开放的喉头（箭头）和舌骨不完全抬高（箭）；舌骨几乎升高到下颌骨的角度是正常的（M）。D. 吞咽和溢出误吸（箭）进入喉部和气管（T）后，会厌谷（V）和梨状窝（PS）有明显的潴留 [图 B 引自 Jones B, Donner MW: Interpreting the study. In Jones B, Donner MW（eds）: Normal and Abnormal Swallowing: Imaging in Diagnosis and Therapy. New York, Springer-Verlag, 1991, p 60]

最近对舌骨和喉部运动学文献的综述[16] 揭示了舌骨上移位值的变化很大，达 5.8[17]～25.0mm[18]。前移位同样范围为 7.6[19]～18mm[20]。最近的另一项研究[21] 将舌骨移位与颈椎高度相关联（从 C_4 的前下边缘到 C_2 的前下边缘测量），并比较男性和女性的发现。当调整身高后，男性和女性的舌骨和喉部的向上运动幅度相似。

3. 会厌倾斜

会厌倾斜将食物和液体偏转到远离喉部的侧向食物通道中；当完全倒置时，会厌覆盖喉入口。在多数人中，这种运动分两步进行：第一次运动（到水平位置）可能是由舌骨抬高引起的被动运动；第二次运动（完全倒置）可能是由甲状会厌肌的收缩引起的[22]。在少数人中，会厌无法反转，只能倾斜到水平或倾斜位置。在正面视图中，完全倒置的会厌产生海鸥状充盈缺损。食团流入侧向食物通道也可能产生流动缺损或假性占位。

4. 环咽开放

咽部收缩必须与环咽肌松弛和开放相协调。环咽肌松弛并完全打开，以允许食团无阻碍地通过[23-38]。咽部食管连接处的管腔开放是由几种作用引起的：①环咽松弛；②喉部的向上和向前运动，牵引管腔前壁；③咽部收缩，产生推力；④内部压力，产生推力。因此，在患有咽部局部麻痹或咽喉冷冻治疗的患者中经常观察到环咽突出。在这种情况下，咽部环境是异常的而不是肌肉本身的异常。

影像检查时，可以观察到咽环腔内开放，并不是环咽松弛；因此，放射学报告不应描述环咽松弛，而应仅描述环咽开口。环咽失弛缓症是一种压力术语，指的是环咽松弛完全失败，这是一种比较少见的情况。与环咽突出相关的其他常见条件包括 Zenker 憩室、高龄、胃食管反流和其他食管运动障碍（如弥漫性食管痉挛、贲门失弛缓症，图 15-4）[2]。由此产生的管腔损害可能是微小的或明显的。在严重的情况下，可能会有一个水平条。腔内狭窄可以通过内镜扩张来治疗。

5. 咽部残留

正常的吞咽应该清除口腔和咽部的大部分食团。（除了设计用于涂覆胃肠道的高密度钡）。Dejaeger 及其同事在 1997 年进行的一项研究[39]研究了老年人吞咽后残留的相关机制，发现会厌谷和梨状窝的滞留与咽部缩短明显减少，舌头驱动力低，咽部收缩幅度减小有关。仅在会厌谷潴留与舌头驱动力较低有关，而在梨状窝仅与咽部缩短减少有关。

二、预防误吸

许多机制保护喉部免受误吸（图 15-3 和图 15-11）。声带襞、杓状软骨和喉前庭的喉部抬高和闭合都有助于会厌倾斜[40]。因此，冷冻喉可导致误吸。

如果观察到误吸，应分析所有阻止误吸的因素，并提出以下问题：①会厌是否倾斜，喉部（舌骨）是否充分抬高；②声带和喉前庭是否关闭。

也应该注意到误吸与吞咽相关的时间。在吞咽期间，吞咽之前（从口腔过早泄漏）或吞咽之后（咽中食团潴留的溢出误吸，或反流材料回流），可能发生喉部穿透或通过声带误吸。误吸的时机和原因具有潜在的治疗意义。

另一个重要的观察结果是误吸物质是否会引起咳嗽；这需要在放射学报告中传达给相关的医生。一些慢性误吸的患者并不出现咳嗽，可能是因为喉部感觉丧失。众所周知，对这些患者的误吸进行床边评估是不可靠的。事实上，所谓的床边评估低估了许多患者误吸的可能性[41-44]。

在两项重要研究强调单独口腔失代偿在误吸中的作用之前，口腔在误吸中起重要作用被低估了[45, 46]。Feinberg 和 Ekberg 研究了一组 50 名已知

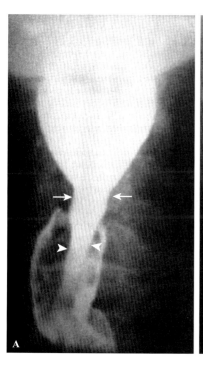
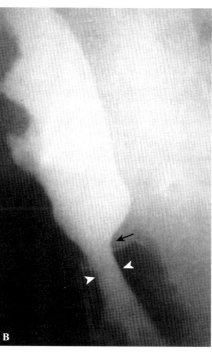

◀图 15-4 环咽肌突出

正面（A）和侧面（B）射线照片显示环咽突出（箭）。注意狭窄（箭头）下方的射流效应，类似狭窄病变，特别是在侧视图上。颈部食管腔实际上是扩张的，因为患者有贲门失弛缓症（引自 Jones B, Donner MW, Rubesin SE, et al: Pharyngeal findings in 21 patients with achalasia of the esophagus. Dysphagia 2：87–92，1987）

患有误吸的患者；他们发现 23 例患者中误吸是口腔失代偿的结果，17 例患者口腔和咽部失代偿，10 例患者单独咽部失代偿 [45]。同样研究了 75 例在近乎致命的窒息事件中存活的患者的口腔失代偿 [46]。在这 75 名患者中，有 58 名患者在摄影中发现异常。32 例患者的主要发现是口腔功能障碍，其中咽部异常 19 例，环咽部异常 28 例。

舌骨或喉部的垂直偏移减少可能导致气道闭合不完全和误吸风险 [47]。前位移减少可能导致食管上括约肌（UES）和环咽肌（CP）开口减少，导致梨状窝残留 [48]。

三、适应、代偿和失代偿

咽是一种极其灵活的器官，必须适应其各种功能，包括呼吸、言语和吞咽。此外，咽部适应不同的刺激，如食团的大小和稠度以及摄入的液体和食物的温度；当其中一个部位有缺陷时，咽部会进行代偿。将正常吞咽对不同刺激调节的过程称为代偿 [49]。咽部必须适应食团，食团可能在体积、温度、稠度、黏度和弹性方面有所不同。通过观察吞咽的

稀薄钡液和吞下相同体积的钡糊之间的差异，可以通过透视检查看到不同团剂的效果 [50]。

已经研究了产碳酸团剂对吞咽生理学的影响 [51]。碳酸液体可以减少渗透，误吸和咽部潴留，咽部运输时间缩短。

当在动态研究中可以看到代偿迹象时，吞咽功能已经受损 [49]。对吞咽受损的某些类型的代偿可能是有意识的和自愿的。例如，患者可以改变食用的食物类型，可能省略固体食物并代替糊状食物，或甚至仅仅限流食。某些姿势，如弯曲颈部（收颌）或转动头部可帮助患者更有效地吞咽，减少喉部渗透或误吸并清除食团潴留。

吞咽可以被认为具有 5 个不同的阶段，每个阶段具有代偿和失代偿的特征模式 [49]。5 个阶段包括以下内容：①控制口腔和咽部的交界处（腭舌密封，图 15-5）；②闭合腭咽峡部（图 15-6）；③食团压缩（图 15-7）；④喉部闭合（图 15-8）；⑤咽部食管节段开放（图 15-9）。

如在吞咽第一阶段期间，软腭的下放可以补偿舌头的缺陷（由萎缩、虚弱或手术切除引起）。相反，舌头的向上位移可以补偿软腭的缺陷（对于

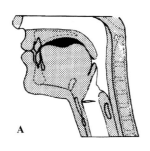
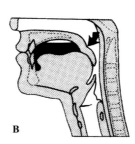
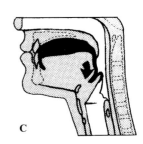
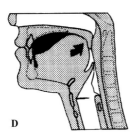
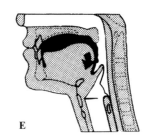

▲ 图 15-5　口腔和咽部的交界处的控制

A. 在正常患者中，当软腭邻接舌头的后部时，可防止从口腔后部泄漏。B. 由于萎缩、无力、不协调或术后缺损引起的舌缺陷可通过腭下移（箭）来代偿，其中上腭“扭结”以接合舌头。D. 相反，腭的缺陷通过舌上移（箭）代偿。注意，在这些情况下，食团在口腔中保持的位置更向前。C 和 E. 代偿中口腔内容物过早渗漏到咽部（箭），可能有溢出性误吸（引自 Buchholz DW, Bosma JF, Donner MW：Adaptation, compensation, and decompensation of the pharyngeal swallow. Gastrointest Radiol 10：235-240, 1985）

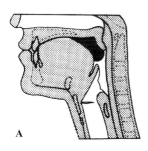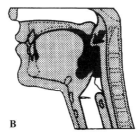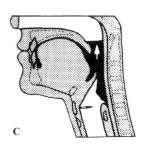

▲ 图 15-6 吞咽时腭咽峡部闭合

A. 正常闭合，其中软腭已升高至直角以邻接 Passavant 垫。B. 咽腭的缺陷可以通过增加咽缩肌的收敛来补偿（箭），从而产生非常突出的 Passavant 垫。C. 失代偿导致通过腭咽峡部的鼻咽反流（箭）（引自 Buchholz DW，Bosma JF，Donner MW：Adaptation，compensation，and decompensation of the pharyngeal swallow. Gastrointest Radiol 10：235–240，1985）

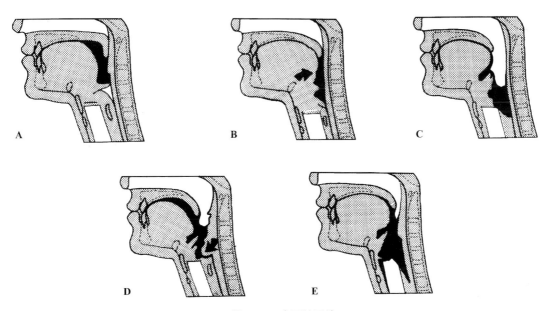

▲ 图 15-7 食团的压缩

A. 正常压缩。B. 舌头肌肉的缺陷可以通过增加舌头和喉部的向上和向后位移来代偿（箭）。D. 食团压缩时舌头的缺陷可能带来缩肌壁的前移增多（箭），导致非常突出的咽部剥离波。C 和 E. 由于食团压力不足引起的代偿导致吞咽后的会厌谷和梨状窝中的食团潴留，可能出现溢出性误吸（引自 Buchholz DW，Bosma JF，Donner MW：Adaptation，compensation，and decompensation of the pharyngeal swallow. Gastrointest Radiol 10：235–240，1985）

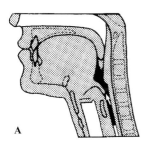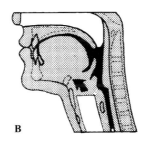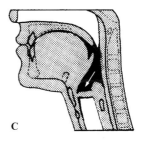

▲ 图 15-8 喉部闭合

A. 正常情况，其中喉部抬高和闭合，会厌（箭）完全向下倾斜以覆盖喉部入口。B. 由于会厌倾斜或声门闭合不足，喉部向上和向前移位可能增加（箭），在这些情况下，杓状软骨占位扩大作为代偿的标志（未示出）。C. 失代偿导致食团（箭）穿入喉前庭，甚至穿过不完全闭合的声带，伴误吸（引自 Buchholz DW，Bosma JF，Donner MW：Adaptation，compensation，and decompensation of the pharyngeal swallow. Gastrointest Radiol 10：235–240，1985）

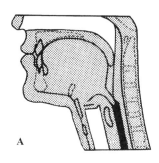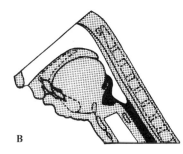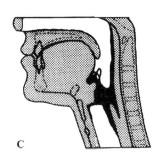

▲ 图 15-9　咽部食管节段的开放

A. 咽食管段正常开放。B. 喉部向上位移不足使咽食管段打开，导致在吞咽期间颈部弯曲和（或）颌向前推进。C. 失代偿导致咽部食管节段开放不良，导致梨状隐窝中的食团潴留以及溢出性误吸的风险（引自 Buchholz DW，Bosma JF，Donner MW：Adaptation，compensation，and decompensation of the pharyngeal swallow. Gastrointest Radiol 10：235–240，1985）

在吞咽的其他阶段期间发生的代偿，图 15-5 至图 15-9）。另一种代偿性现象是发生更深的咽部剥离波，可以在颈部食管中存在部分阻塞性病变时观察到，如蹼状或环咽肌切迹。

必须将所有代偿的影像学检查结果传达给临床医师，以便可以告知患者吞咽受损。然后可以指示患者在快速进食或饮水时的注意事项，如在餐馆或其他社交场合。

四、Zenker 憩室的功能方面

Zenker 憩室是位于咽食管连接处的内压性憩室，最常见的部位是环咽肌的斜纤维和水平纤维之间，通过称为 Killian 裂的三角区域（图 15-10）。它是一种后憩室，可在吞咽期间或之后填充，如果体积较大，可能会翻转到一侧或另一侧。吞咽完成后，憩室可能会倒空回到咽部，填充梨状窝。这通常导致第二次吞咽，但也使患者处于溢出性误吸的

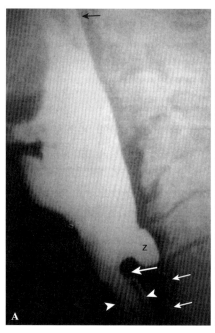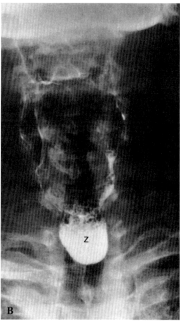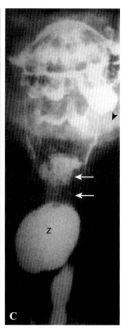

▲ 图 15-10　Zenker 憩室

A. 侧视图显示非常突出的环咽上方的小憩室（Z）导致管腔至少狭窄 50%（大白箭），其下方有钡（箭头）射流，颈部食管腔实际上邻接脊柱（小白箭），还要注意鼻咽反流（黑箭）和颈椎明显的退行性改变。B. 吞咽后，Zenker 憩室（Z）仍然充满。C. 另一名患者的正面视图显示吞咽后憩室（Z）排空回咽（箭），使患者处于溢出性误吸的风险中，还要注意左侧的颊囊（箭头）［引自 Jones B，Donner MW（eds）：Normal and Abnormal Swallowing：Imaging in Diagnosis and Therapy. New York，Springer–Verlag，1991］

风险中。

Zenker 憩室的发病机制尚不清楚，但咽部收缩和环咽开口之间的不协调可能是一个促成因素[52-55]。测压和摄影检查表明，一些患有 Zenker 憩室的患者出现括约肌闭合过早。然而，在发育完全的憩室的患者中进行的其他研究表明，咽部收缩和环咽松弛的时间可能是正常的。

Cook 等研究证实，在一组患有 Zenker 憩室的患者中，UES 的依从性降低，其中括约肌开放不足导致内部压力增加[56-58]。Shaw 及其同事随后证实，通过环咽肌切开术和袋消融术，食团内压力下降，UES 开口恢复正常[59, 60]。他们还观察了 14 例 Zenker 憩室患者的环咽肌结构异常[61]。发现 1 型纤维具有优势，纤维尺寸变异性更大。肌肉也表现出纤维脂肪组织替代和纤维变性。这些研究表明，降低 UES 依从性可能在 Zenker 憩室的发展中起主要作用。

胃食管反流也可能有助于 Zenker 憩室的发展[62-65]。在对 67 名 Zenker 憩室患者的分析中，发现 63 例患有食管病变，如胃食管反流，痉挛或食管裂孔疝（T. Karaho，未发表的数据，1998）。

在放射学上，Zenker 的憩室通常与环咽肌或环咽肌切迹的突出有关。食管疾病可能会突出环咽肌，可能是顺应性降低，这反过来可能会增加咽内和食团内压力，迫使更有力的收缩，最终导致先天性薄弱区域鼓胀。在充分理解病理生理学之前，有必要进一步研究（包括那些解决 Zenker 憩室早期发育阶段的研究）。

五、相互关系

（一）食管扩张和环咽肌

滞留在下咽或食管上段的腔内异物可能会引起环咽肌痉挛[66]。在猫中，已经表明刺激下咽或上颈部食管的传入受体会引起环咽肌的反射性收缩和痉挛，括约肌段的腔内压力增加。类似地，由人体内的液体或管腔内球囊引起的食管扩张导致括约肌节段中的压力升高[67-69]。

（二）胃食管反流和环咽肌

有大量关于食管"酸浴"是否会在 UES 中产生压力升高的测压的文献报道。20 世纪 70 年代，使用灌注导管志愿者的研究报道提示，使用盐水或酸输注可使食管后括约肌段的压力升高[70, 71]。输液越接近 UES，压力增加越大。20 世纪 80 年代后期，一项使用改良袖套传感器的研究，比较了正常人和食管炎患者的 UES 压力[72]，该研究报道 UES 对酸反流或酸灌注没有反应。另一项使用固态导管的测压学研究显示，食管括约肌减弱，胃食管反流，食管内压力变化和 UES 压力变化之间存在许多相互作用[73]。

以下文献描述了主要由 Shaker 及其同事完成的几种反射[74-78]。

1. UES 对胃食管反流的收缩反应。Torrico 及其同事比较了正常对照组和反流性食管炎患者的 UES 压力变化[73]；大多数对照组和反流性食管炎患者的 UES 压力随反流发作而显著增加。

2. UES 收缩反应。猫的咽部机械刺激和人体[75]的水刺激导致 UES 静息张力增加。只有 0.1ml 的水就会产生这种反射。

3. 食管声门闭合反射。胃食管反流期间的食管扩张可能会覆盖 UES，并有可能出现溢出性误吸。已经在人类[78]和猫[76]中描述了反射，其中食管扩张导致声门的反射性闭合。

4. 咽声门闭合反射。将少量水注入咽部导致声带短暂闭合。这被认为是防止误吸的保护性反射[78]。

（三）吞咽相关反射

许多心肺反射与吞咽有关，由喉、咽或食管刺激引起。如晕厥、心率变化、呼吸暂停和导致哮喘的支气管收缩[79-83]。关于吞咽相关反射的综述参考需进一步阅读[84]。

六、放疗后的功能改变

伴或不伴有化疗的放射治疗是头颈部癌症的常见治疗方法。吞咽困难是治疗的常见并发症。接受放射治疗的患者中约有 80% 发生黏膜炎[85]。黏膜脓肿最明显的是杓状软骨，但会厌和后咽也会受到影响。内皮血管炎导致局部缺血，从长远来看可能导致纤维化。

已经有几项关于放射治疗对吞咽的长期影响的研究报道[86, 87]。异常包括缩肌麻痹，食团潴留，喉部渗透和误吸，通常不伴有呛咳。会厌倾斜缺失很常见。存在不完全的环咽开口和减弱的舌根收缩。

Logemann 及其同事[88] 报道了 48 例患者在放疗和放化疗后第 1 年吞咽障碍。放化疗导致功能性吞咽功能异常比单独放疗少。作者将预处理电视透视吞咽功能检查（VFSS）结果与 3 个月和 12 个月的结果进行了比较。所有 48 名患者均有异常吞咽预处理，可能与肿瘤的存在有关。最常见的异常是舌根收缩减弱，舌头强度降低和咽部触发延迟。其他研究结果包括喉部延迟闭合和喉部抬高减低。另外 2 项研究比较了放化疗对发声和吞咽的影响[89, 90]。

放射后口干燥症通常会导致吞咽困难。一项研究比较了 15 名癌症患者和 20 名对照组的研究结果[91]。口干燥症患者咀嚼脆饼干的时间几乎是其两倍，但吞咽时间不受影响。对于液体钡剂和糊剂，对照组和口干燥症患者的时间测量值相同。正在尝试通过准直辐射以避免咽部缩肌并使腮腺免于受伤而改变放射治疗方案（器官保护方案），因此口干燥症不是常见的问题。

七、衰老和吞咽

老年人的吞咽功能异常被称为老年性吞咽困难[92]。老年性吞咽困难可分为两类：①正常衰老过程对吞咽（原发性老年性吞咽困难）的影响；②影响老年人吞咽的其他疾病，如 CVA 和帕金森病（继发性老年性吞咽困难）。

流行病学研究表明，教学医院的吞咽困难发生率为 12%～13%，疗养院的吞咽困难发生率高达 59%[93]。据报道，高达 74% 的疗养院居民有饮食障碍[94, 95]。虽然在 60 岁之前几乎没有功能性运动神经元的损失，但是在这个年龄之后发生了功能性运动神经元的显著性和渐进性消耗，随后结缔组织退化，失去弹性和脂肪萎缩[96]。口咽部所有结构的悬韧带均变得松弛，导致过早渗漏，舌骨低位，会厌谷变平，咽腔扩张[97-101]。柔韧性的丧失也可能导致会厌的不完全倒置和喉部的不完全闭合[102]。

在一项研究中，在 80 岁以上的 101 名患者中，有 70 名患者发现喉前庭闭合缺陷伴喉部渗透[103]。因此，老年人的喉部渗透可能是正常的表现。随着年龄的增加，喉上皮似乎对吸气材料变得不那么敏感，这可以解释为什么无声吸气可能是一个问题[104]。此外，抑郁症、焦虑症或帕金森病的药物可能进一步损害气道。一项研究发现，随着年龄的增长，蠕动速度没有显著变化[105]。然而，口腔和咽部节段可能会失去配合，导致咽部缩肌起始反应延迟和环咽闭合早期提前。随着衰老，咽食管段会保持打开以允许食团通过的时间也减少[98]。

Borgstrom 和 Ekberg 研究了 56 名年龄在 72—93 岁的无症状患者的吞咽功能[105]。只有 16% 的患者吞咽正常（年轻人中的定义）。口腔异常发现率为 63%，咽部异常发生率为 25%，咽部食管节段异常发生率为 39%。

建议对老年人吞咽困难的综述进行更多探讨[106]。随着年龄增长而发生的食管运动变化的讨论超出了本章的范围。

八、神经疾病和咽

神经肌肉疾病可能通过影响吞咽反射的传入或传出支，以及在许多水平产生异常而引起吞咽困难，包括大脑皮质、脑干脑神经核、脑神经本身、咽丛、神经肌肉接头、肌肉或感觉反馈机制[107-115]。吞咽困难可能是次要或主要症状，偶尔，它可能是突出的或唯一的主诉，如吞咽困难的急性发作可能是局灶性脑干卒中的信号，并且慢性吞咽困难可能是未发现的神经肌肉疾病（如肌萎缩侧索硬化）的表现。在约翰霍普金斯吞咽中心，约 30% 的患者在神经肌肉疾病的情况下有吞咽困难；10% 的患者中吞咽困难是主要或唯一症状（基于 B. Jones 的个人观察）。

（一）脑血管意外

以前，人们认为单侧皮质延髓束的单侧异常不会产生严重的吞咽功能，因为每个皮质延髓束都会为脑干的两侧提供皮质输入。尽管吞咽的双侧表现存在，但是脑血管意外患者中有 20%~40% 发生吞咽困难，包括单侧卒中患者[110-118]。Robbins 和同事对双侧吞咽表现的理论提出了挑战[119, 120]。他们研究了单侧皮质卒中患者（通过 CT 诊断），并比较右侧大脑皮质梗死组与左侧大脑皮质梗死组中的吞咽异常。所有患者均有咽部吞咽延迟的改变。然而，患有左侧皮质卒中的患者表现出口腔功能障碍，启动协调运动活动困难和失用症，而右侧皮质卒中患者的咽滞留、渗透和误吸更为突出。

1990 年，Alberts 及其同事研究了 MRI 对 CVA 的敏感性[121]。他们发现，71 名 CVAs 患者中有 66 名患者的 1.5T 成像呈阳性。他们还评估了 38 例患者 CVA 后误吸的发生情况，并将误吸的发生率与病变部位相关联[122]。在大血管脑桥病变中误吸率发现最高（80%）。大脑中动脉（MCA）、大脑后动脉（PCA）或小脑（大血管）的脑桥梗死导致约 66% 的患者误吸。脑室周围小血管疾病导致误吸率为 48%。

关于吞咽和功能性 MRI 的 2 篇综述建议读者阅读[123, 124]。然而，MRI 不是绝对正确的，并且在局灶性卒中患者中可能是的阴性[125, 126]。

Wallenberg 综合征是一种累及小脑后下动脉供血的髓质（侧髓梗死）的 CVA。传统教学强调由此产生的咽部麻痹是单侧的，但有 2 项研究发现，损害实际上是双侧的[127, 128]。侧髓梗死也可导致吞咽困难[129]。

（二）肌萎缩侧索硬化（Lou Gehrig 症）

肌萎缩侧索硬化，也称为运动神经元疾病或 Lou Gehrig 病，可导致延髓麻痹、假性延髓麻痹或两者的组合。这种疾病可能会产生广泛的异常表现，包括嘴唇、舌头、腭和咽部的肌肉无力和萎缩，并有不同程度的分泌物潴留[130-134]。喉内肌的减弱导致气道渗漏和误吸。舌头、舌骨和喉部在直立位置是松弛下垂的。患者通常会通过将头部和颈部保持在持续伸展位置（天鹅颈）来进行代偿，以帮助维持气道和促进吞咽。

（三）多发性硬化症

与疾病本身的过程相对应，多发性硬化症的吞咽障碍可复发和缓解[135-137]。造影表现取决于脱髓鞘过程的位置和范围。异常可能从吞咽困难到液体窒息发作或固体颗粒粘连都有所不同。即使存在严重的失代偿，感觉丧失也可能使问题复杂化，并且症状可能很小或不存在。

（四）神经退行性疾病

多达 50% 的患者帕金森病伴有吞咽困难。吞咽开始延迟和口腔转移问题占主导地位。研究结果包括语言震颤或摇摆，挤压舌头和腭之间的食团，零碎的吞咽，以及推动食团进入咽部的缓慢[138-141]。

Huntington 病[142, 143]、进行性核上性麻痹[144-146] 和阿尔茨海默病[147] 也可能产生吞咽困难和进食困难。口咽部的发现可以类似帕金森病的发现。痴呆症、其他认知问题和不受控制的运动可能使进食和康复复杂化。

类似地，由于不自主的局部肌肉收缩，肌张力障碍和运动障碍可能导致吞咽困难或进食困难[148]。在肌张力障碍中，收缩的舌头形成肿块位于口腔后部，产生一种特征性的外观，即所谓的拳状舌。为了吞咽，患者将头部倾斜到极端伸展并且试图通过重力将食团倒入咽部[148]。

（五）重症肌无力及相关疾病

重症肌无力[149, 150] 和 Eaton-Lambert 肌无力 - 肌病综合征[151]是肌神经接点障碍伴乙酰胆碱释放减少或结合不充分。除了眼部和近端肢体无力外，还可能出现吞咽困难或窒息，特征性地出现在当天晚些时候。在动态成像期间吞咽缓慢或重复吞咽后失代偿可能提示诊断。

Eaton-Lambert 肌无力 - 肌病综合征（癌性神经病）通常见于肺部燕麦细胞癌，但也有报道与乳腺癌、前列腺癌、胃癌和直肠癌有关[151]。复视、发音困难和吞咽困难可伴发于躯干，骨盆和肩带肌肉无力，这是最常受累的部位。

肉毒杆菌中毒也会影响肌膜神经交界处的传递，并可能导致吞咽困难。有趣的是，肉毒杆菌毒素已被用于治疗各种肌张力障碍，包括斜颈。由于毒素扩散到颈部和咽部肌肉的软组织中，吞咽困难可能在少数患者中作为不良反应发生[152]。

（六）家族性自主神经异常（Riley-Day 综合征）

一个典型的发现是环状咽部开放延迟与气道渗漏[153]。

九、肌肉疾病

影响肌肉的疾病可能由炎症性疾病（如多发性肌炎、皮肌炎、结节病[154]）、代谢或内分泌疾病（如线粒体肌病或衣原体红细胞病）[155, 156]、甲状腺功能障碍性肌病（如甲状腺功能减退症、甲亢）或肌营养不良症引起[157]。多发性肌炎或肌病也可能由长期激素治疗引起。影响咽部的肌肉营养不良包括肌强直性营养不良、Duchenne 肌营养不良和眼咽营养不良[158-161]。存在双侧咽部轻瘫伴食团潴留；环咽肌可能突出但在正常时间关闭。冷冻钡的使用突出了肌强直性营养不良的异常[161]。

十、感染

神经系统的病毒感染可能导致吞咽困难。如，患有延髓脊髓灰质炎的患者可能出现咽瘫、误吸和血管运动控制的紊乱，当髓质网状结构中的运动神经元，特别是疑核中或其附近的运动神经元受累时。急性延髓脊髓灰质炎现在在大规模接种疫苗的国家很少见，但在疫苗接种不普遍的地区仍然可见。

已经描述了一种脊髓灰质炎后综合征，症状是在脊髓灰质炎急性发作后 20 年或更长时间开始出现虚弱的症状，症状可能包括吞咽困难[162-166]。在少数患者中，这些症状是进行性的，被称为脊髓灰质炎后进行性肌肉萎缩[162-166]。

Buchholz 和 Jones 报道了 13 名曾经患有急性脊髓灰质炎病史的吞咽困难患者[164]。这 13 名患者中没有发现进行性吞咽困难，11 名患者发现收缩无力。随后，Jones 及其同事回顾了 20 例吞咽困难和远端脊髓灰质炎远期病史的动态影像学检查[165]。这些患者存在多种异常，包括椎前软组织萎缩、咽部麻痹或吞咽后瘫痪伴食团潴留、不完全或不存在会厌倾斜、喉部渗漏或误吸、环咽切迹、腭功能不全、喉部闭合不全，以及喉头没有抬高或抬高不良（图 15-11）。

Sonies 和 Dalakas 评估了 32 名脊髓灰质炎患者的电子荧光镜和超声检查，其中 18 名患者未报道吞咽困难[166]。尽管症状不足，18 例患者中有 17 例出现不同程度的口咽功能异常。

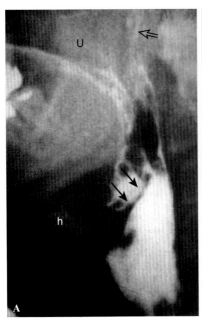
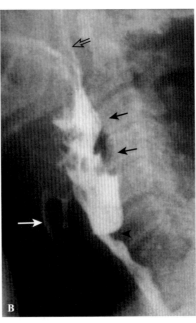

◀ 图 15-11　脊髓灰质炎后吞咽困难
A. 侧视图显示软腭（U）的不完全升高和微小的鼻咽反流（空心箭）。Passavant 垫不明显。团剂经过会厌（黑箭），其几乎完全保持垂直，并且舌骨（h）未完全抬高，其未向前移动。B. 咽部有隆起，因此颈椎（黑箭）与喉部渗漏（白箭）重叠。环咽肌（箭头）突出，并且在环咽肌下方颈部食管扩张不良。还要注意鼻咽反流（空心黑箭）

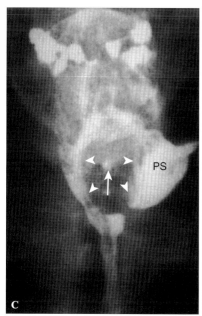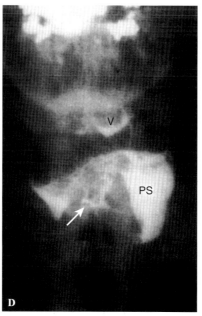

▶图 15-11　（续）脊髓灰质炎后吞咽困难
C. 正面视图显示不对称扩张，由于咽缩肌减弱，左侧梨状窝（PS）比右侧凸出更多。喉前庭中存在少量钡(箭)，并且由流动缺陷(箭头)引起中度假性占位效应。D. 团剂通过后，左侧梨状窝（PS）有明显的潴留，大于右侧，右侧梨状窝轻度潴留。在左侧的会厌谷（V）中也存在不对称的潴留。钡也见于喉前庭和喉室（箭 ）

十一、药物

药物可能会引起咽炎或食管炎[167]。他们也可能诱发或加重重症肌无力、肌张力障碍、肌病或神经病[168-180]。目前临床使用的 30 多种药物可能会干扰神经肌肉传导，包括抗生素如新霉素、链霉素和一些四环素和免疫抑制药，如促肾上腺皮质激素（ACTH）、泼尼松和硫唑嘌呤。镇静药、抗精神病药物和抗抑郁药可能产生锥体外系症状和肌肉痉挛或肌张力障碍的迹象，或可能揭示潜伏的神经肌肉疾病。理想情况下，这种药物应在吞咽研究前暂时停用数天。色氨酸的使用与嗜酸粒细胞增多症 - 肌痛综合征的发展有关[181-183]。研究表明，这种关联是由于特定制造条件有关的化学成分而不是色氨酸本身引起的[183]。

第 16 章　咽结构异常

Structural Abnormalities of the Pharynx

Stephen E. Rubesin　著

纪婉莹　译　　高顺禹　校

一、咽囊和憩室

（一）侧咽囊和憩室

在没有肌肉层支撑的区域中，侧咽壁可能超过咽的正常轮廓。上前外侧咽壁在甲状舌骨膜的后部和上部区域支撑不良[1]。该区域上界为舌骨的大角部，前界为甲状舌骨肌，后界是甲状软骨上角和茎突咽肌，以及下界是甲状软骨翼[2]。这种无支撑的甲状舌骨膜部分由喉上动脉和喉上静脉以及喉上神经的喉内分支穿行[1]。

侧咽囊患者通常没有症状。大约 5% 的侧咽袋患者主诉吞咽困难、窒息或未消化的食物反流[3-5]。侧咽囊极为常见，其发生频率随年龄增长而增加[1]。囊袋通常是双侧的。

在吞咽期间的正面视图中，囊袋从外侧下咽壁、舌骨下方和甲状软骨的钙化边缘上方表现出短暂的、半球形、有对比填充的突起（图 16-1）。在正面视图中可见甲状软骨翼和甲状舌骨膜的交界处为咽侧壁的切迹[2]。在进行改良 Valsalva 动作的双对比正面视图中，囊袋显示为在咽侧壁的凹陷上方的半球形，钡涂布的突起[2]。在侧视图中，囊袋为椭圆环形阴影（偶尔具有空气 - 对比剂水平），位于舌骨下方会厌谷水平，在会厌板后，沿着前下咽壁走行[1,2]。在吞咽过程中，潴留在囊袋中的钡在食团经过后溢出进入同侧梨状窝。由于溢出性误吸，这种延迟的溢出可能导致吞咽困难或窒息感[4,5]。

相反，侧咽憩室是咽黏膜的持续突起，通常通过甲状舌骨膜或偶尔通过扁桃体窝[1,2]。憩室内层是非角化性鳞状上皮，周围有松散的网状结缔组织，有许多血管间隙[3]。这些突起通常存在于喉内压力增加的人群中（如管乐器演奏者、玻璃吹制工、严重打喷嚏发作的人群）。临床症状可能包括吞咽困难、窒息、咳嗽、声音嘶哑、未消化食物反流或无痛的颈部肿块[1,3]。在放射学上，憩室是持续性的，各种大小的充钡的小囊通过狭窄的颈部连接到凸出的下咽侧壁（图 16-2）。它们通常是单侧的。

（二）喉气囊肿

侧咽憩室是源自咽部的非角化性鳞状黏膜的突出物。喉气囊肿源自喉室附件囊状扩张、纤毛扩张的假性复层柱状上皮和松弛的网状结缔组织[6,7]。如果附件的囊状扩张局限在甲状软骨内，则称为内部喉气囊肿。如果扩张延伸超出甲状软骨并通过甲状舌骨膜，则囊被称为外部喉气囊肿。内部和外部喉气囊肿的组合被称为混合喉气囊肿。

喉气囊肿患者和咽侧憩室患者的症状和体征相似。大多数患者在五六十年内无症状[6]。患有外部或混合喉气囊肿的患者可能有可压及的侧颈部肿块。患有喉内部喉气囊肿的患者可能会出现声音嘶哑、吞咽困难或窒息。在喉内压增高的患者中可见喉气囊肿，如玻璃吹制工和管乐器演奏者。

患有外部喉气囊肿的患者的正位 X 线片可能在甲状软骨翼的上方和侧面显示充气小囊。侧位 X 线片可以显示会厌板前方的充气囊，与位于会厌板后面的侧咽憩室相反[1]。外部和内部喉气囊肿未在咽部填充钡剂。然而，钡剂检查可能会发现杓状会厌

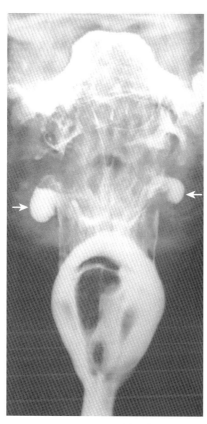

▲ 图 16-1　侧咽囊

团剂穿过下咽和咽食管段时的咽部正位像。钡剂保留在右侧和左侧咽囊中（箭）。囊袋突出穿过甲状舌骨膜的区域

襞增大伴光滑覆盖黏膜。

（三）鳃裂囊肿、鳃裂瘘和鳃囊窦道

在 4 周龄的胚胎中，外胚层起源的成对凹槽出现在颈部区域的两侧，称为鳃裂[6, 8]。鳃嵴（鳃弓）位于鳃裂之间。来自咽部的 4 个外翻生长形成鳃裂。咽部的外翻是内胚层起源的并且被称为鳃囊。第一鳃裂形成外耳道。第二鳃裂形成中耳、咽鼓管和扁桃体窝的底部。第三和第四鳃袋形成梨状窝[8]。

鳃囊或鳃裂保留形成窦道或囊肿。最常见的鳃裂遗迹是从第二鳃裂产生的囊肿。第二鳃裂囊肿位于舌骨水平，位于胸锁乳突肌深处[6]。病理学上，单房囊肿由角化、分层、鳞状上皮排列，并充满脱落的角蛋白碎片。淋巴组织区域围绕上皮细胞[6]。

第二鳃裂囊肿的患者年龄通常介于 10—40 岁，囊肿为在胸锁乳突肌的前缘的上 1/3 处的上颈部无痛或波动的肿块[9]。较小的囊肿位于胸锁乳突肌前方。较大的囊肿可向后延伸至胸锁乳突肌，从而致使颈动脉鞘移位。

未感染囊肿的横断面成像可以显示为边界光滑的薄壁囊性占位[10]。如果感染，鳃裂囊壁增厚，静

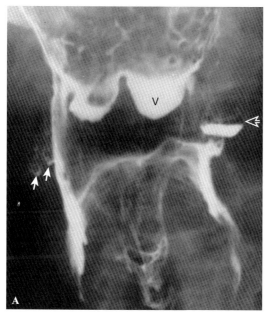
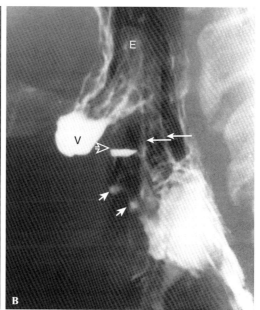

▲ 图 16-2　咽侧憩室

A. 正面视图显示从左侧咽壁突出的圆形囊状结构（空心箭）。这种侧咽憩室含有空气 - 对比剂平面。右侧憩室隐约可见为双叶结构（实心箭）。V. 左会厌谷。B. 侧视图显示左侧咽憩室（空心箭）位于会厌谷（V）水平的后面。在这个略微倾斜的视图中，可见模糊的双侧右侧咽憩室（短箭）。长箭示杓状会厌襞。E. 会厌尖（图 A 和图 B 改编自 Rubesin SE, Glick SN: The tailored double-contrast pharyngogram. Crit Rev Diagn Imaging 28：133–179, 1988）

脉注射造影剂可增强[10]。第二鳃裂囊肿可以在颈内动脉和颈外动脉之间延伸，其高度超过颈动脉分叉。极少数情况下，鳃裂囊肿可能与咽部相通（鳃裂瘘），在咽部造影期间会充满钡剂[1]。

鳃囊窦道或瘘管是从咽部延伸并在颈部的软组织中封闭停止（窦）或延伸到皮肤（瘘管）的管道。这些管道由纤毛柱状上皮覆盖。鳃囊窦道由扁桃体窝（第二鳃囊）、上前外侧梨状窝（第三鳃囊）或下前外侧梨状窝（第四鳃囊，图16-3）产生。这些瘘管许多在出生[9]时存在并与皮肤相通。在成人中偶尔会看到以盲端结束的窦道。

（四）Zenker憩室

Zenker憩室（后下咽憩室）是一种获得性黏膜疝，通过环咽肌（Killian裂）解剖学上的薄弱区域。下缩肌由甲咽肌和环咽肌组成。甲咽肌起源于甲状软骨的外侧翼；它向后侧向走行并与对侧在咽喉后壁中缝合并。环咽肌构成下缩肌的下部，起自环状软骨侧方包围下咽部的最低处。环咽肌没有中缝。在甲咽肌和环咽肌之间不存在纤维重叠。在甲咽肌和环咽肌的肌肉束的排列上发现了相当大的变异。Killian裂的变异可描述为在甲咽肌和环咽肌之间或在环咽肌的斜纤维和水平纤维之间产生[11, 12]。这一薄弱点发生在1/3的患者身上[13]。

Zenker憩室的发病机制与肌肉解剖学一样具有争议性。一些放射学和测压检查表明，痉挛伴食管上括约肌压力升高或食管上括约肌的不协调和异常松弛（贲门失弛缓症）是主要影响因素。然而，其他测压检查表明：①咽部食管上括约肌收缩与松弛之间存在正常的协调；②食管上括约肌在吞咽过程中完全松弛（即没有贲门失弛缓症）；③食管上括约肌的静息压力低（即没有痉挛）[14, 15]。胃食管反流病与Zenker憩室之间的关系也存在争议。几乎所有患有Zenker憩室的患者都伴有食管裂孔疝[16, 17]，许多患者有胃食管反流，反流性食管炎或两者的影像学证据。胃食管反流是否使大的Killian裂的患者易于形成Zenker憩室尚不清楚。

Zenker憩室通常存在于患有吞咽困难、未消化食物反流、口臭、窒息、声音嘶哑或颈部肿块的老年患者中。一些患有Zenker憩室的患者亦可无症状。

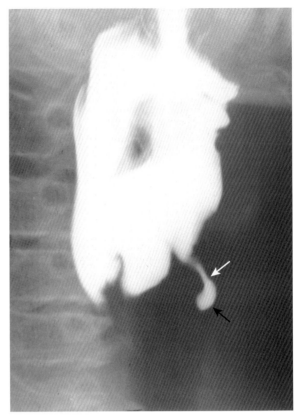

▲ 图16-3　第四鳃囊窦道
患者左后斜位获得的咽部的点片显示由左下梨状窝的前外侧壁产生的薄的1.5cm钡填充管道（白箭）。管道终点处具有囊状结构（黑箭）

在吞咽期间，Zenker憩室表现为在咽食管段最低处前突（环咽肌，图16-4）上方的下咽壁后突。Zenker憩室的颈部在吞咽时可能非常宽。静息时，充满钡的憩室延伸到颈部近端食管后方的环咽肌水平以下（图16-5）。吞咽后，憩室中的钡剂反流进入下咽部。在一些患者中，这种钡的反流导致溢出性误吸。

Zenker憩室可能与咽部收缩波过去之前就已经闭合的环咽肌上方滞留的钡相混淆。这种钡滞留在向下进展的咽部收缩和环咽肌之间，被称为伪Zenker憩室（图16-6）。钡也可能滞留在上颈部食管的过早闭合之上。环咽肌的不完全开放和过早闭合及上颈部食管的过早闭合与胃食管反流病有关[18]。

Zenker憩室的并发症包括支气管炎、支气管扩张、肺脓肿、憩室炎、溃疡、瘘管形成和癌[19]。已知Zenker憩室患者的吞咽困难或血性排泄物特

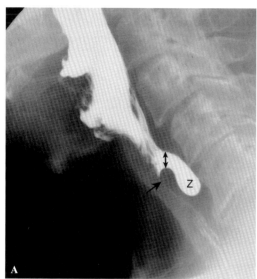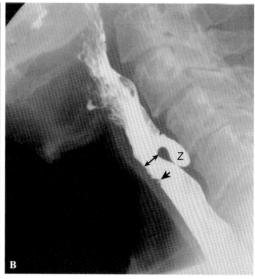

▲ 图 16-4 吞咽时的 Zenker 憩室

显示了 Zenker 憩室的口与突出的环咽之间的关系。A. 团剂接近闭合的咽食管段（箭），但钡已进入口腔（双箭）和 Zenker 憩室（Z）的管腔；Zenker 憩室的口可以非常宽，通常大于 1cm。B. 大部分团剂已通过咽部。咽部和喉部继续上升（约 3mm），气管的前壁略微向前拉；咽食管段现在是开放的（双箭）；在环后区域（箭）可见多余的黏膜；咽食管节段的开放取决于喉部的抬高和前部运动，以及由重力引起的团剂压力，舌根推力和缩肌收缩

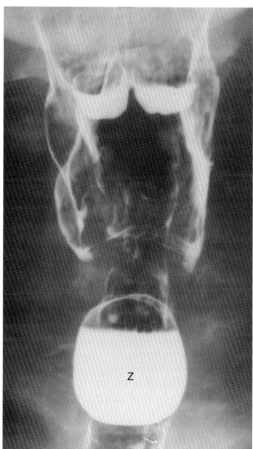

◀ 图 16-5 Zenker 憩室

A. 咽部的正视图显示的 3cm × 4cm 钡囊（Z）其中线在梨状窝尖端下方。由于异常的会厌倾斜，钡也会覆盖声带。B. 患者吞饮时获得的侧视图显示 Zenker 憩室为颈部食管后方的钡囊（Z）（白箭头）；囊的开口在咽食管段的后壁上方（双箭），咽食管段轻微变窄。还要注意会厌倾斜减弱（黑箭头）和喉部渗漏

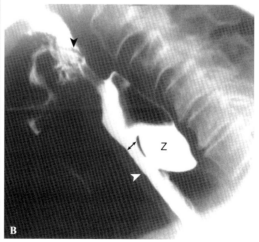

征的任何变化均应提示并发症[20]。在钡剂检查上，Zenker 憩室轮廓的不规则性应该表明炎性或肿瘤性并发症。Zenker 憩室患者中不到 1% 出现癌症[20]，但通常是致命的。

（五）侧颈部食管囊和憩室

Killian-Jamieson 间隙是位于环咽肌下方的颈部食管的三角形薄弱区域。这个间隙上界是环咽肌的下边缘，前界是环状软骨的下缘，中下界是起自环状软骨的后壁的食管悬韧带，在肌腱形成食管纵行肌之前[21, 22]。

前外侧颈部食管暂时或持续性突起进入 Killian-Jamieson 间隙分别被称为侧颈部食管囊或憩室。它们也被称为 Killian-Jamieson 囊或 Killian-Jamieson 憩室。大多数患者无症状，但有些人可能会出现吞咽困难或反流。

这种囊袋和憩室相对常见，在影像上可能与 Zenker 憩室相混淆。Killian-Jamieson 憩室可以是双侧的或单侧的。如果是单侧，憩室通常位于近端颈部食管的左侧[23]。在放射学上，在环咽肌水平的正下方可以看到一个小的（直径为 3~20mm）、圆形或卵圆形、表面光滑的外部囊袋（图 16-7）[23]。在正面视图中，囊袋呈现为食管外上壁的小的、圆形或卵圆形突起，在吞咽后期填充并在吞咽后排空[22]。憩室在正面视图中显示为具有狭窄颈部的囊状突起（图 16-7），并且在吞咽后不会很快排空。在侧视图中，囊的前壁位于颈部食管的前面，低于环咽肌的水平[23]。相比之下，Zenker 憩室颈位于后下咽壁上，囊在颈部食管后方向下延伸。

二、咽部和颈部食管蹼

蹼是薄的黏膜皱襞，通常位于低位下咽和近端颈部食管的前壁。它们通常由正常上皮和固有层组成[24]。一些蹼显示炎症变化。

蹼的原因和临床意义是有争议的。大多数颈

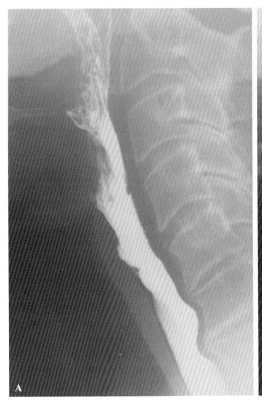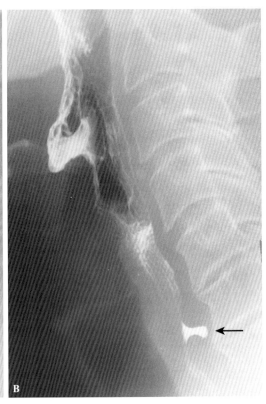

▲ 图 16-6 伪 Zenker 憩室
A. 在饮钡期间，当团剂通过咽食管段时，没有看到小囊袋。B. 在吞咽通过之后观察的图像显示在早期闭合的环咽切迹上方淤积的钡（箭）。数秒钟后，这些钡通过咽食管段

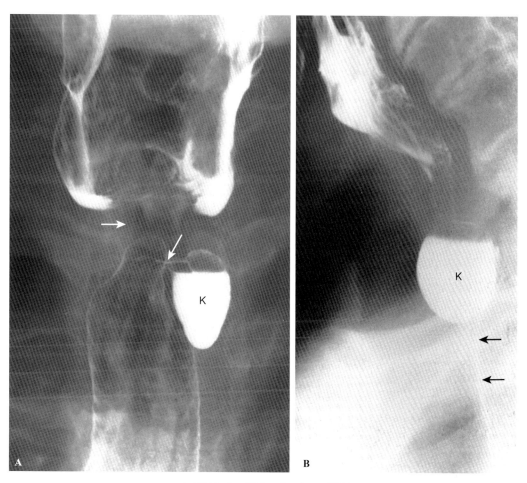

▲ 图 16-7　**Killian-Jamieson 憩室**

A. 咽部的正面视图显示颈部食管左侧有一个充满钡的囊（K），憩室的颈部（长箭）低于环咽肌的水平（短箭）。B. 侧视图显示在颈部食管的前方突出的憩室（K）（箭）〔引自 Rubesin SE：Pharynx. In Laufer I, Levine MS（eds）：Double Contrast Gastrointestinal Radiology, 2nd ed. Philadelphia，WB Saunders，1992〕

部食管蹼患者无症状。在消化道钡检查的患者中，3%～8% 的患者发现蹼[25-29]。尸检中，16% 的患者有偶发的颈部食管蹼[24]。

一些咽和颈部食管蹼与引起炎症和瘢痕形成的疾病相关，如大疱性表皮松解症或良性黏膜类天疱疮。几个较早的北欧系列研究显示颈部食管蹼与缺铁性贫血和咽或食管癌有关[30, 31]。这种关联被称为 Plummer-Vinson 综合征或 Paterson-Kelly 综合征。在美国，没有发现颈部食管蹼、缺铁性贫血和咽食管癌的强烈关联。远端食管中的蹼与胃食管反流病有关[25]。一些颈部食管蹼也可能与胃食管反流有关[27]。

一些蹼存在于会厌谷或下部梨状窝中，这些会厌谷和梨状窝蹼由黏膜、固有层和下面的血管组成，被认为是会厌谷和梨状窝的正常变异[32]。

蹼状物在 X 线片上显示为 1～2mm 宽的沿下咽部或颈部食管前壁的板状充盈缺损（图 16-8）。蹼突出到食管腔的不同深度。蹼可以横向延伸，并且一些可以周向延伸。环周蹼在颈部食管中显示为环状板。随着严重的管腔狭窄，可能导致吞咽困难，特别是在患有周围性颈部食管蹼的患者中。部分梗阻可表现为射流现象[33, 34]或通过蹼附近的食管或咽部扩张（图 16-10）。动态检查显示蹼的百分比高于单独的点片。大口吞钡也可以更好地显示蹼[28]。

蹼状结构可能与环状软骨水平的咽食管节段前壁的多余黏膜在影像学上混淆。这种多余的黏膜被称为环后缺陷，之前归因于该区域的静脉丛[35]。然而，环后缺陷可能与该区域黏膜和黏膜下组织的冗余有关[2]。蹼也不应与突出的环咽肌混淆，后者

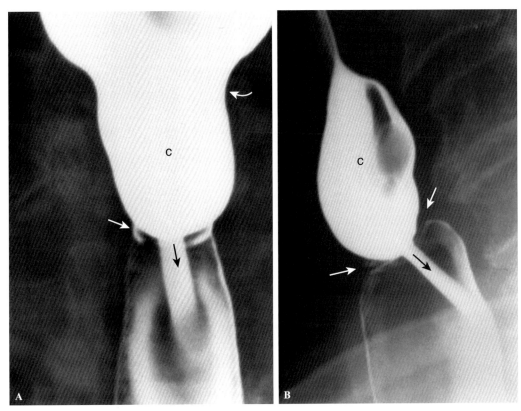

▲ 图 16-8　部分阻塞颈部食管蹼

正面（A）和侧面（B）视图显示近端颈部食管中的圆周透光环（白箭）。部分阻塞表现为射流现象（黑箭），钡通过环喷出和近端颈部食管轻度扩张（c）。显示环咽水平（图 A 中的弯箭）［引自 Rubesin SE：Pharynx. In Laufer I，Levine MS（eds）：Double Contrast Gastrointestinal Radiology，2nd ed. Philadelphia，WB Saunders，1992 ］

在咽食管段水平的咽后壁上显示为圆形、宽阔的突起。

三、咽的炎症性病变

虽然急性会厌炎通常会影响 3—6 岁的儿童，但偶尔会导致成人严重的喘鸣和喉咙痛[36]。急性会厌炎的 X 线片诊断很重要（即使在成人中），因为舌或咽的活动可能会加剧水肿和呼吸窘迫。颈部 X 线片可显示会厌和杓状会厌襞肿大，边界光滑。钡剂检查是禁忌的，因为它们可能加剧水肿，引发急性窒息[37]。

对于由病毒、细菌或真菌感染引起的急性咽喉痛患者，咽部的钡剂检查通常价值有限[37]。这些患者通常表现出正常的咽部结果或腭或舌扁桃体非特异性淋巴组织增生的迹象。

在患有急性吞咽困难的免疫抑制患者中，钡剂检查针对食管以证明食管炎的存在、部位和类型。然而，咽部的双对比检查可能显示念珠菌性咽炎或疱疹性咽炎的溃疡斑块，特别是艾滋病患者（图16-9）[38]。

在患有慢性咽喉痛的患者中，钡检查可能有助于确定是否存在潜在的胃食管反流和反流性食管炎。咽部或胃食管反流的炎症性疾病可改变咽部抬高，会厌倾斜或声带和喉前庭的闭合。炎症引起的运动障碍可能导致喉部渗漏和淤滞。

一些伴有弥漫性黏膜溃疡的疾病会影响咽部。患有 Behçet 综合征、Stevens-Johnson 综合征、Reiter 综合征、大疱性表皮松解症[39, 40] 或大疱性类天疱疮的患者可见咽部炎症和溃疡[41]。这些患者中大多数患有复发性口疮性口炎和口咽溃疡。对于严重的溃疡，X 线摄影可观察到悬雍垂和会厌尖端截断[41]。瘢痕可能导致咽部轮廓扭曲，严重溃疡伴继发的瘢痕形成也可能由碱液摄入引起（图 16-10）[42]。

舌和扁桃体的淋巴增生

舌扁桃体是沿着咽部表面的 30～100 个滤泡的聚集体，从轮廓乳头延伸到会厌的根部[43]。这种淋巴组织使舌根的正常表面被分成不同大小的小结节。

舌扁桃体肥大经常发生在青春期后，作为扁桃体切除术后的代偿反应，或作为对过敏或反复感染的非特异性反应[43]。舌侧扁桃体淋巴组织增生的症状包括咽喉不适、眩晕感和吞咽困难。没有基于大小的标准来区分舌根的结节性，因为正常的舌扁桃体是由反应性淋巴样增生引起的。在淋巴组织增生患者的正位 X 线片上，多个光滑、圆形或卵圆形结节对称分布在舌根表面（图 16-11）。在侧位 X 线片上，舌根可能看起来向后突出。在腭扁桃体的淋巴组织增生中，在正面和侧面视图中可见腭扁桃体肿块样增大（图 16-12）。由于舌根部严重淋巴样增生，结节可沿着会厌的舌面延伸到会厌谷，甚至

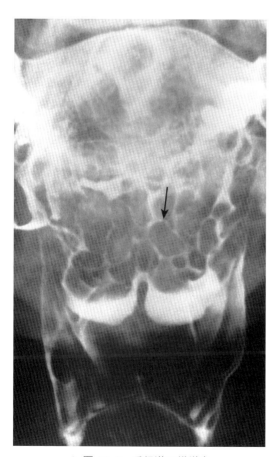

▲ 图 16-9　舌根淋巴样增生

正面视图显示大的，表面光滑的，圆形到卵形的结节（箭）对称地分布在舌根的表面上

延伸到喉咽上部。舌扁桃体淋巴样增生可以是大结节，不对称分布或呈肿块状。但是，任何不对称分布的粗糙结节或肿块必须怀疑有无占位病变。内镜检查和磁共振成像（MRI）的使用可能有助于排除恶性肿瘤。

四、咽部的良性肿瘤

咽部可以发生多种的良性肿瘤[6]，由咽部支持组织引起的非上皮性肿瘤很少见[44, 45]。但是，咽部各种组织学类型的囊性占位并不少见[46]，最常见的良性病变是会厌谷或杓状会厌襞的潴留性囊肿。

症状主要与病变的位置和息肉有无蒂有关。舌根良性肿瘤的患者可能无症状或可能会出现咽喉刺激或吞咽困难。杓状会厌襞结节或肿块可引起发音困难或喘鸣等呼吸道症状。由于喉部渗漏，会厌和杓状会厌襞的肿瘤也可能导致吞咽困难、咳嗽或窒息。极少数带蒂的病变（如乳头状瘤、脂肪瘤[47]、纤维血管息肉）可能会因咳嗽而进入口腔，或者可能出现窒息导致猝死。

各种组织学类型的肿瘤倾向于发生在咽部的特定位置。潴留囊肿和颗粒细胞瘤是舌根最常见的良性肿瘤（图 16-13）[48]。异位甲状腺组织和甲状舌管囊肿可以发生在舌根部，但很少见。通常累及杓状会厌襞的肿瘤样病变是潴留囊肿和囊状囊肿。杓状会厌襞的潴留囊肿囊壁由鳞状上皮覆盖，囊内充满脱落的鳞状上皮碎片（图 16-14）。相反，杓状会厌襞的囊状囊肿起源于喉室附件的黏液分泌腺体，囊内充满黏液分泌物。杓状会厌襞真正的软组织肿瘤，如脂肪瘤、神经纤维瘤、错构瘤[45]、颗粒细胞瘤和嗜酸细胞瘤，比较罕见[6]。喉部神经纤维瘤病（von Recklinghausen 病）罕见，但通常累及杓状软骨和杓状会厌襞的区域[49]。起自微小黏膜浆液唾液腺的良性肿瘤通常见于软腭的口咽部和舌根部。累及咽部的良性软骨肿瘤（软骨瘤）通常来自环状软骨的后层[50]。

无论其潜在的组织学特征如何，良性咽部肿瘤通常在影像学上表现为表面光滑、圆形、界限清晰的肿块和半球形线轮廓具有突兀的角度（图 16-16 和图 16-17）[37, 48]。很少见到带蒂的息肉样病变（如

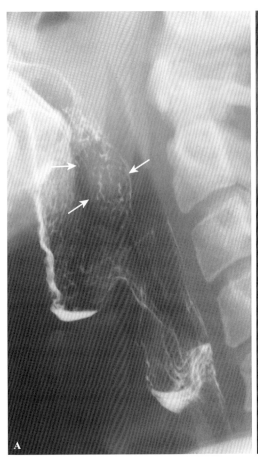
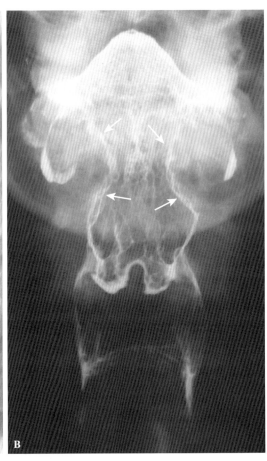

▲ 图 16-10　腭扁桃体的淋巴组织增生
咽的正面（A）和侧面（B）视图显示腭扁桃体的双侧对称增大（箭）

乳头状瘤、纤维血管息肉）。这些病变的良性性质应通过内镜检查确诊。然而，在内镜检查中有时会漏掉黏膜下肿块。

五、咽部的恶性肿瘤

放射科医师应该像熟悉食管癌一样熟悉咽癌。头颈部的鳞状细胞癌（如舌、咽、喉）占美国所有癌症的 5%，而食管癌仅占 1%。放射科医师可能是第一个建议诊断为咽癌的医生（图 16-15）。由于其他原因进行的钡剂检查期间可以无意间发现一部分咽部肿瘤。患有咽部症状或可触及的颈部肿块的患者可以进行咽部食管造影作为初始诊断检查。在已知咽癌的患者中，双对比造影检查对于协助规划适当的后处理和治疗是有价值的。钡剂检查也可用于排除食管中的第二原发病灶。此外，检查可以检测出内镜检查中可能难以安全规避的共存结构损伤

（如突出的环咽肌、Zenker 憩室、蹼、狭窄）。钡剂检查可显示咽部肿瘤的大小、范围和下限及功能障碍的程度。钡剂检查还可以显示通过内镜检查难以观察到的庞大肿瘤背后的区域。

钡剂检查可以检测超过 95% 的咽食管壁以下的结构性病变[51]。这些检查在通过内镜检查难以评估的咽部区域（如舌根下部、会厌谷、喉咽下部、咽食管段）中特别有价值。

（一）体征和症状

咽癌的症状是非特异性的，通常持续时间短（＜ 4 个月）。它们包括喉咙痛、吞咽困难和吞咽痛。窒息或咳嗽可能是由吞咽期间的喉部渗漏或误吸肿瘤溃疡潴留的钡引起的。声音嘶哑主要发生在喉癌，声门上型癌或内侧梨状窦癌浸润杓状软骨或环杓关节的患者中。可能发生牵涉性的耳痛，特别是当鼻咽肿瘤阻塞咽鼓管时[52]。有些患者无症状但

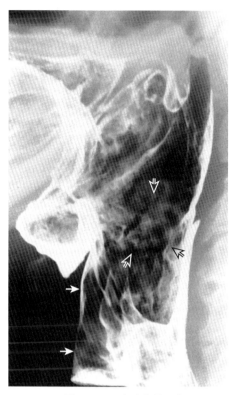

▲ 图 16-11　念珠菌性咽炎

咽的侧面视图显示会厌水平界限清楚的斑块（空心箭）。注意由于这种炎性咽炎相关的异常咽动力引起的喉前庭渗漏（实心箭）［引自 Rubesin SE: Pharynx. In Laufer I, Levine MS（eds）: Double Contrast Gastrointestinal Radiology, 2nd ed. Philadelphia, WB Saunders, 1992］

有可触及的颈部肿块。大多数鳞状细胞癌患者年龄为 50—70 岁[52]。几乎所有患者（＞95%）都是中度至重度的酒精和烟草滥用者或患有与疱疹病毒有关的肿瘤[53]。

（二）鳞状细胞癌

1. 病理

累及口咽和下咽部的恶性病变 90% 为鳞状细胞癌[6, 53]，这些肿瘤大多数是角化性鳞状细胞癌。一般来说，它们以两种宏观形式出现：①遍布黏膜的外生性肿瘤；②浸润或溃疡性肿瘤，深入到周围的软组织、软骨和骨骼中[7]。超过 20% 的患者出现口腔、咽、食管和肺的多个原发病灶[52]。由于头颈部鳞状细胞癌和食管癌之间存在如此强烈的关联[54, 55]，所以术前影像学检查的主要目标是排除同步原发性食管癌。1%～15% 的头颈部鳞状细胞癌患者随后发展为食管鳞状细胞癌[54, 55]。

2. 影像学表现

咽癌的影像学表现包括腔内肿块，黏膜不规则，以及正常活动或咽部扩张受限或丧失（图 16-16）[37, 56-59]。腔内肿块在影像上可显示正常管腔轮廓消失，额外的钡涂层线突出到咽腔，可见辐射

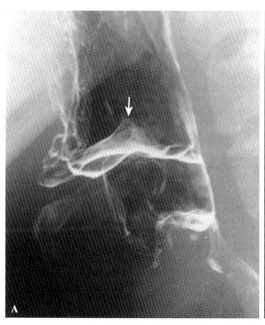
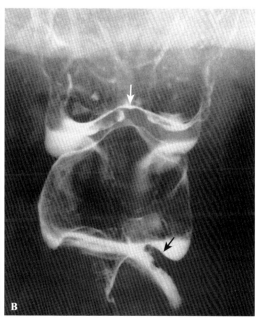

▲ 图 16-12　碱液摄入引起的瘢痕

A. 在侧视图中，会厌的尖端（箭）显示为截断的。B. 在正面视图中，会厌（白箭）位于其正常位置的下方，左梨状窦下部的瘢痕被视为组织折叠（黑箭）

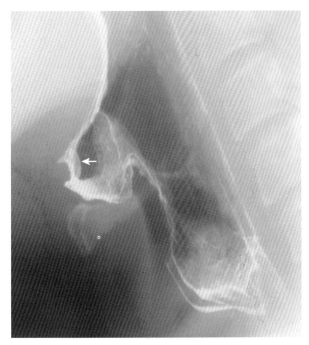

▲ 图 16-13　舌根潴留囊肿
侧视图显示从舌根处向后突出的光滑表面半球形占位（箭）

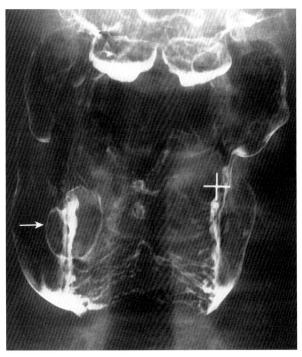

▲ 图 16-14　潴留囊肿
在覆盖右杓状软骨肌突的黏膜区域中可以看到光滑表面，界限清楚的肿块（箭）。在内镜检查中未检测到这 2.5cm 的占位。在重复内镜检查确认存在病变后，进行手术并且病理评估显示由鳞状上皮排列的潴留囊肿（引自 Rubesin SE, Glick SN: The tailored double-contrast pharyngogram. Crit Rev Diagn Imaging 28: 133-179, 1988）

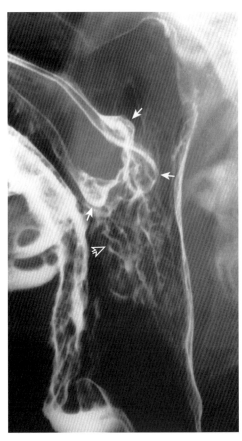

▲ 图 16-15　**Unsuspected soft palate carcinoma**
An 80-year-old patient with dementia underwent an upper GI examination for epigastric pain. Nasal regurgitation was observed during the initial double-contrast swallow. Lateral spot image of the pharynx shows obliteration of the contour of the lower soft palate, which is replaced by a lobulated mass (solid arrows). Nodular mucosa in the tonsillar fossa (open arrow) indicates spread of the tumor into this region. (From Rubesin SE, Rabischong P, Bilaniuk LT, et al: Contrast examination of the soft palate with cross-sectional correlation. RadioGraphics 8:641-665, 1988.)

焦虑区域或充盈缺损 [37, 38, 56, 59]。黏膜不规则可能被视为由表面溃疡或分叶状、细微结节状或颗粒状表面纹理引起的异常钡聚集 [56]。不对称的扩张性被认为是由于浸润肿瘤固定结构或侵入咽部的外生性肿块引起的咽部轮廓变形 [38, 58, 59]。

横断面成像检查是可以显示肿瘤扩散到黏膜下层，侵犯肌肉，咽外组织，评估区域淋巴结转移情况 [60]。计算机断层扫描（CT）和MRI可能偶尔会发现即使使用现代内镜也看不到的病变（通常为黏膜下肿块）。

3. 特定位置

(1) 鼻咽部：鳞状细胞癌是鼻咽恶性肿瘤最常

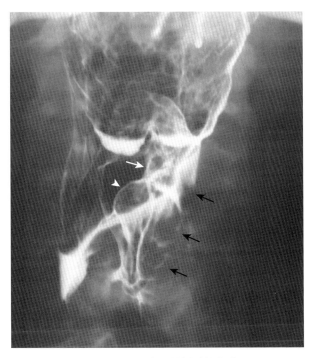

▲ 图 16-16　咽癌的放射学检查结果

正面视图显示左侧梨状窦的正常轮廓消失。轮廓的湮灭表明外侧和下方梨状窦已经被肿瘤（黑箭）代替。左侧杓会厌襞（白箭）扩大并具有结节表面，表明肿瘤浸润。覆盖左杓状软骨肌突的黏膜扩大（白箭头）并在中间偏离，穿过中线。因此，下咽肿瘤累及外侧下咽壁、左侧杓状区和左侧杓状会厌襞。钡涂层声带是由肿瘤浸润引起的左侧异常会厌倾斜引起的

见的组织学类型。许多鼻咽鳞状细胞癌是未分化癌，并且许多具有反应性淋巴基质。高危因素、发病年龄和组织学类型比典型的口咽和下咽部鳞状细胞癌更为多样。除酗酒和吸烟外，通气不良，鼻腔软膏，摄入致癌物质和上呼吸道病毒，如 EB 病毒，也被认为是致病因素[6]。

鼻咽鳞状细胞癌发生在相对年轻的年龄，20%的患者年龄小于 30 岁[6]。约 50% 的患者因咽鼓管受累而表现为听力丧失。这些患者中约有 50% 是无症状的，可以是由于颈淋巴结转移引起的颈部肿块而就诊的。其他症状和体征包括鼻塞、鼻衄、疼痛、头痛和第 V 对脑神经损伤。5 年生存率从局部肿瘤患者的 76% 到颈淋巴结转移患者的 10%～20%。

MRI 是评估鼻咽肿瘤的首选方法[61]。放射科医生仔细检查鼻腔、鼻窦和颅底的扩散，特别是脑神经受累。钡剂检查主要用于评估由软腭功能不全引起的鼻腔反流和声音变化的症状，并排除同步性食管肿瘤。

(2) 腭扁桃体：腭扁桃体鳞状细胞癌是咽部最常见的恶性肿瘤[6]。分化良好的肿瘤通常是外生的，在钡剂检查中很容易看到（图 16-17）[37]。低分化的肿瘤通常属于溃疡性浸润型，并且可能累及腭扁桃体的下层结节性淋巴组织，在钡餐造影检查中肿瘤边界模糊[38]。扁桃体肿瘤可扩散至软腭、舌根和咽后壁。约 50% 的患者会发生颈部淋巴结转移[37]。

(3) 舌根：舌根部的鳞状细胞癌多为低分化癌，通常表现为淋巴结转移的晚期病变[6, 62]。这些肿瘤深深地侵犯至舌头的内在和外在肌肉中。超过 70%的患者可见同侧或对侧淋巴结转移。5 年生存率为20%～40%[37]。小病灶患者通常无症状而表现为颈部淋巴结肿大。内镜检查的初步结果可能是阴性的[63]。小的或黏膜下生长为主的病变可能隐藏在会厌谷或舌和扁桃体之间的陷窝（舌扁桃体陷窝）。钡剂，MRI 或 CT 检查可能对检测淋巴结转移的临床隐匿性病变非常有帮助。

在放射学上，外生病变表现为突出到口咽空气空间的息肉状肿块[63, 64]。溃疡病灶表现为不规则的钡聚集，舌根的正常轮廓消失。肿瘤的结节可能扩散到腭扁桃体、会厌谷或杓状会厌襞。有时，舌根的细微不对称增大可能表现为深度浸润，主要是黏膜下病变。在钡剂或内镜检查中很容易错过小的瘢痕或溃疡病变，但可以在 MRI 或 CT 检查中检测到。

(4) 声门上区域：影响会厌，杓状会厌襞，覆盖杓状软骨的黏膜，假性声带和喉室的鳞状细胞癌定义为声门上型癌。这些低分化或未分化癌可迅速扩散到整个声门上区域和会厌前间隙[37]。外生性病变更常见（图 16-18）[57, 65]。溃疡性病变可深深地穿透舌和会厌谷并侵入会厌前间隙（图 16-19）[57]。这些肿瘤可能会横向扩散到咽会厌襞和咽侧壁，但很少通过喉室延伸到真正的声带中。在 1/3～1/2 的患者中可见颈部淋巴结转移[37, 65]。5 年生存率约为 40%。

(5) 梨状窦：梨状窦的鳞状细胞癌是晚期病变，其迅速扩散并广泛转移[56]。在 70%～80% 的患者中可见到颈淋巴结转移[37]。5 年生存率为20%～40%[63]。

累及梨状窦内侧壁的肿瘤比侧壁肿瘤具有稍好的预后[66]，因为内侧壁肿瘤在其浸润杓状会厌襞、

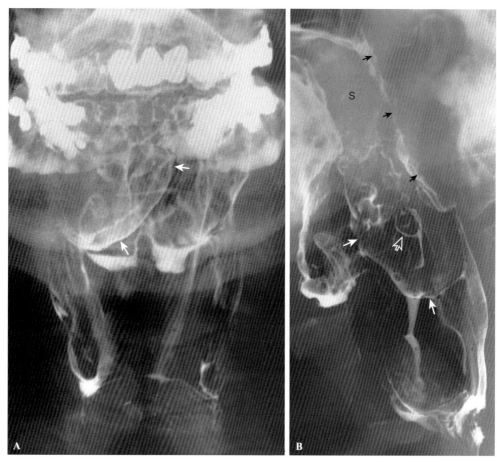

▲ 图 16-17　Squamous cell carcinoma of the right palatine tonsil

A. Frontal view shows a large polypoid mass (arrows) protruding into the oropharynx. The right lateral wall of the tonsillar fossa has been obliterated. B. Lateral view shows a large tonsillar fossa mass (white arrows) with a central ulcer (open arrow). Tumor infiltration of the posterior pharyngeal wall is manifested by enlargement of the soft tissue space in this region (black arrows). The soft palate (S) is also widened and has an irregular contour. (From Levine MS, Rubesin SE: Radiologic investigation of dysphagia. AJR 154:1157–1163, 1990.)

构状软骨和环状软骨以及声门下空间时早期出现声音嘶哑[56]。当累及侧壁的肿瘤浸润甲状舌骨膜、甲状软骨和颈部软组织，包括颈动脉鞘的结构时，其作为颈部肿块随后出现[37,67]。在放射学上，早期病变可能表现为黏膜不规则的微小区域（图 16-20）。晚期病变通常表现为体积较大的外生性肿块（图 16-21），偶尔会出现浸润性占位。

(6) 咽后壁：咽后壁的鳞状细胞癌一般是长度超过 5cm 的蕈伞状病变（图 16-22），通常垂直扩散到鼻咽或颈部食管。约 50% 的患者在诊断时有颈静脉或咽后淋巴结转移，或两者兼而有之[52]。5 年生存率约为 20%[52]。后咽鳞状细胞癌是咽癌的一种，通常与口腔、咽或食管中的同步或异时恶性病变有关。

(7) 环后区：除 Scandinavia 地区外，环状软骨后鳞状细胞癌很少见[56]。在 Scandinavia 地区，原发性环状软骨后癌可能与缺铁性贫血和颈部食管蹼、Plummer-Vinson 综合征有关。然而，在美国，缺铁性贫血和恶性咽部肿瘤之间仅发现些许关联。梨状窝、咽后壁或颈部食管的鳞状细胞癌通常直接延伸累及咽食管节段[56]。在放射学上，环状软骨后癌表现为环状浸润性病变，可能延伸到下咽下或颈部食管（图 16-23）[37]。这些环状病变在咽部食管节段在钡剂视频记录中完全扩张或吞咽时获得的快速序列点片显示最好。

（三）淋巴瘤

咽部淋巴瘤约占咽部恶性肿瘤的 10%[6,68]。几

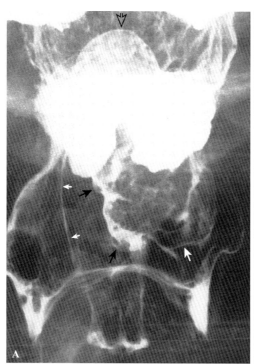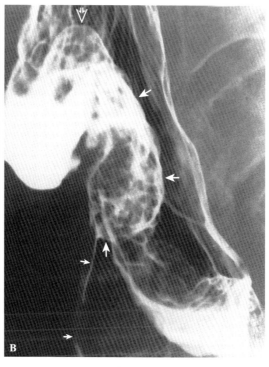

▲ 图 16-18　会厌的息肉状鳞状细胞癌

A. 正面视图显示增大的圆形会厌尖端（空心箭）和增大的结节状左杓状会厌襞（长白箭和长黑箭）。注意在会厌谷中过量的钡聚集。发生喉部渗漏，涂覆喉前庭。这种钡涂层显示肿瘤尚未扩散到会厌的右下侧和右侧的杓状会厌襞（短白箭）。B. 侧视图显示球形，扩大的会厌尖端（空心箭）和沿着喉前庭前壁和杓状会厌襞向下延伸的大的会厌肿块（大箭）。喉前庭的下部（小箭）不受肿瘤累及［引自 Rubesin SE：Pharynx. In Laufer I，Levine MS（eds）：Double Contrast Gastrointestinal Radiology，2nd ed. Philadelphia，WB Saunders，1992］

乎所有咽部淋巴瘤都是非霍奇金淋巴瘤，来自 Waldeyer 环（即腺样体、腭扁桃体和舌扁桃体）。尽管霍奇金淋巴瘤通常始于颈部淋巴结，但累及咽部的霍奇金淋巴瘤很少见[69]。所有霍奇金淋巴瘤患者中即使是播散性的，也只有 1%～2% 发生咽部受累。

大多数咽部淋巴瘤患者年龄为 50—60 岁，最初临床发现大约 50% 的患者有颈部淋巴结肿大[68]。超过 60% 的患者累及颈淋巴结[68]。在诊断时，只有 10% 的患者累及结外部位（肺和骨）。约 50% 的患者出现与咽部局部相关的症状，包括鼻塞、耳痛、喉咙痛或喉咙肿块。

咽部淋巴瘤最常见的部位是腭扁桃体（40%～60% 的患者）[6, 68]、鼻咽部（18%～28%）[68]、舌根（10%）。约 25% 的肿瘤累及多个部位，腭扁桃体的双侧受累发生在 15% 的咽淋巴瘤中[68]。淋巴瘤很少出现在下咽部。

咽部淋巴瘤在放射学上表现为分叶状肿块，累及鼻咽、腭扁桃体（图 16-24）、舌根（图 16-25）或多个部位受累。舌根或腭扁桃体的正常淋巴滤泡模式可能被这些膨胀的黏膜下肿块取代。

（四）罕见的恶性肿瘤

1. 小唾液腺癌

良性和恶性肿瘤起源于位于咽上皮层深处的小黏膜唾液腺。小唾液腺肿瘤占所有唾液腺肿瘤的 20%，具有不同的组织学特征和多样化的临床病程。在较小的唾液腺肿瘤中，65%～88% 是恶性的[70]。最常见的恶性类型是腺样囊性癌（35%）、实性腺癌（22%，图 16-26）和黏液表皮样癌（16%）[70]。咽部小唾液腺肿瘤最常见的位置是软腭。腭唾液腺肿瘤临床表现为靠近硬腭和软腭交界处的无痛肿块。腭唾液腺肿瘤可扩散到舌头、下颌下腺、舌和舌下神经和下颌骨。与鳞状细胞癌相反，颈部转移相对不常见，发生在约 25% 的恶性病变中[70]。腺样囊性癌具有特定的神经周围肿瘤扩散倾向。

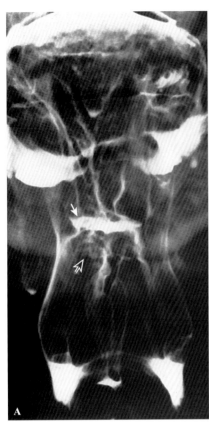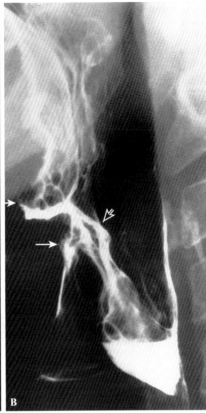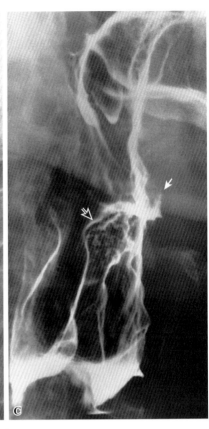

▲ 图 16-19　会厌和舌根的溃疡性鳞状细胞癌

正面（A），侧面（B）和左后斜（C）视图显示会厌尖端和中位的舌会厌襞已被破坏并且不可见。没有看到正常的会厌谷轮廓。相反，在舌根处可以看到不规则的钡聚集，深入到舌的轮廓（短箭头）。肿瘤表现为舌根部和右上部的杓状会厌襞（空心箭）以及残留会厌的上喉表面（B 中的长箭）细微的结节性黏膜

2. 肉瘤

恶性纤维组织细胞瘤（图 16-27）和咽部滑膜肉瘤非常罕见[71, 72]。大多数滑膜肉瘤患者年龄在 20—40 岁，表现为无痛颈部肿块。在初步诊断时，滑膜肉瘤在放射学上显示为累及喉部、咽部和颈部软组织的大体积肿瘤[72]。一个巨大的咽部肿瘤是肉瘤，而不是鳞状细胞癌的特点是在颈部 CT 或 MRI 检查中明显增强[71]。

3. 软骨肿瘤

咽的原发性软骨肿瘤极为罕见，咽部可能由喉部中出现的软骨肿瘤（如软骨瘤、骨软骨瘤、软骨肉瘤）继发侵入[73]。喉部的软骨肿瘤主要见于 40—60 岁。患者表现为声音嘶哑、声音不佳和吞咽困难。软骨样肿瘤通常来自环状软骨。

在放射学上，通常在环状软骨的后层中看到平滑表面的肿块，压迫和扭曲喉咽下部和咽食管段。在超过 80% 的肿块中央或外围位置可见斑点状钙化[6]。

4. 卡波西肉瘤

卡波西肉瘤可能出现在艾滋病患者胃肠道的任何地方。累及咽部的卡波西肉瘤可能导致吞咽困难或吞咽痛[74]。在放射学上，卡波西肉瘤可能表现为多个小结节或斑块样病变，有或没有中央溃疡的小黏膜下肿块，或较大的、体积巨大的息肉样肿块[74]。

六、辐射引起的咽部损伤

放疗可用作咽部肿瘤如鳞状细胞癌和淋巴瘤的主要或辅助治疗形式。在喉部和颈部淋巴结肿瘤的照射期间，咽被包括在照射野内。过去，在治疗甲状腺毒症或结核性淋巴结炎期间，咽部也被包括在照射野内[75]。

在放疗过程中早期发生急性黏膜炎和水肿，上皮坏死和溃疡导致纤维蛋白性渗出物[76-78]。黏膜下炎症也发生在早期，随着时间的推移，可能发生黏

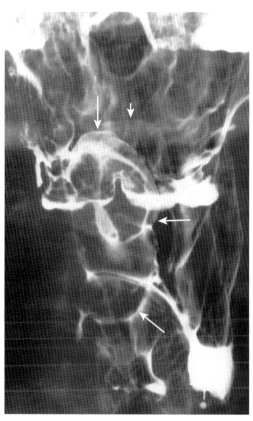

▲ 图 16-20　右侧梨状窝侧壁鳞状细胞癌

正面视图显示梨状窝右侧壁的闭塞。有一个巨大的息肉状肿块（长箭）伸入下咽部。会厌的尖端（短箭）不受影响（引自 Rubesin SE, Glick SN: The tailored double-contrast pharyngogram. Crit Rev Diagn Imaging 28: 133-179, 1988）

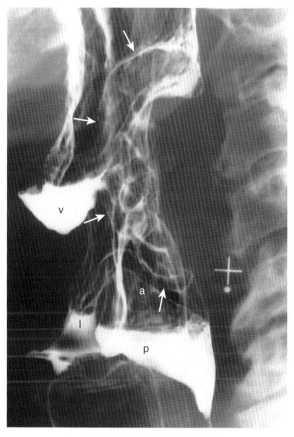

▲ 图 16-22　咽后壁鳞状细胞癌

咽部的侧面点片显示咽后壁上的大的蕈伞状占位（箭），从悬雍垂的水平延伸到杓状软骨的肌突的水平（a）。注意咽部功能障碍的证据，包括会厌谷（v）、梨状窦（p）和喉前庭（l）中的钡池（引自 Rubesin SE, Glick SN: The tailored double-contrast pharyngogram. Crit Rev Diagn Imaging 28: 133-179, 1988）

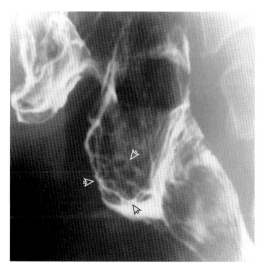

▲ 图 16-21　**Early squamous cell carcinoma of the right piriform sinus extending into the submucosa**

Lateral view of the pharynx show a flat area of nodular mucosa (open arrows) along the lateral wall of the right piriform sinus. (From Levine MS, Rubesin SE, Ott DJ: Update on esophageal radiology. AJR 155:933-941, 1990)

膜萎缩和黏膜下纤维化[76]。大多数慢性辐射损伤是由血管变化、血栓形成和毛细血管和淋巴管纤维化及内膜下纤维化和静脉和动脉玻璃样变引起的。血管损伤导致皮肤萎缩和皮下组织，黏膜下组织和肌肉的纤维化[79]。持续性水肿最常见的位置是覆盖杓状软骨的声门和黏膜。可能发生严重的并发症，如威胁生命的骨髓炎和软骨坏死。

在初始放疗后 5～10 天，患者可能会表现为局部不适、声音嘶哑、干燥、吞咽困难或喉咙肿块。症状的高峰发生在接近典型的 6 周放射治疗过程的末尾。停止放疗 2～6 周后大多数症状逐渐消退[77]。但大量患者症状持续存在，如 15% 的患者在声带癌放疗后有持续性水肿[80]。如果腮腺或其他唾液腺受损，口腔干燥症可能导致持续性吞咽困难。持续性

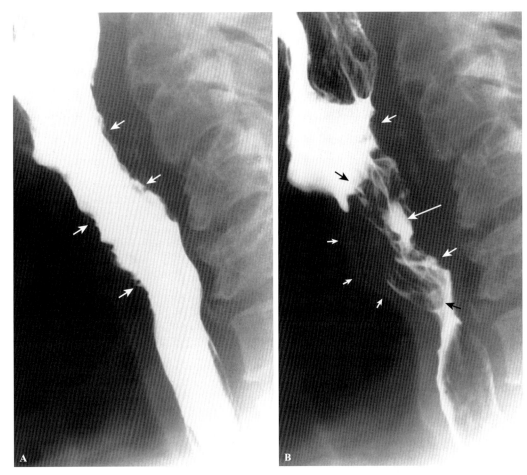

▲ 图 16-23　环状软骨后区域的鳞状细胞癌

A. 吞咽期间获得的侧位点片显示咽食管节段的前壁和后壁的精细分叶轮廓（箭）。B. 发声过程中咽食管段的侧向点片显示溃疡肿块。中央溃疡凹陷（大白箭）充满钡。肿块被视为钡池中的充盈缺损（黑箭）和咽后壁的不规则轮廓（中等白箭）。肿块也会在气管后壁（小白箭）上产生平滑的外在压迹

水肿可能表明存在严重的潜在并发症，如持续性癌或骨髓炎或软骨坏死的发展[80-82]。约 50% 的持续性水肿患者有复发或持续性肿瘤[80]。

　　无论是否进行手术，放射治疗后几乎所有患者均可发现放射线损伤的影像学变化[83]。点片通常表现为会厌和杓状会厌襞弥漫性肿大，边界光滑（图16-28）[38, 84, 85]。会厌谷可以是扁平的，覆盖杓状软骨肌突的黏膜可能会升高。在慢性辐射变化中观察到的软组织萎缩表现为小的软腭和钡涂层的后咽壁与颈椎的椎体之间的肌肉软组织间隙变薄。放疗后水肿可能是不对称的，尤其是在原发肿瘤的区域。最常见的动态观察发现是会厌倾斜异常和喉前庭闭合不良，出现喉部渗漏和咽部麻痹，导致梨状窝造影剂滞留，并有可能溢出渗漏[83]。尽管放射性溃疡可能产生相同的影像学检查结果，但放疗后咽部造影上的任何表面不规则都应该警惕存在持续性癌症的可能性[2, 84]。

七、咽部术后

　　放射科医师经常在术后早期和远期检查咽部，测试患者吞咽能力和寻找并发症。理想情况下，外科医生向放射科医师提供术后解剖结构的清晰描述，并说明需要从术后咽部图像获得哪些信息。实际上，放射科医师必须熟悉为各种咽部肿瘤、Zenker 憩室和环咽失弛缓症进行的众多手术方式。放射科医师还必须了解与这些手术相关的术后并发症（表 16-1）[86]。

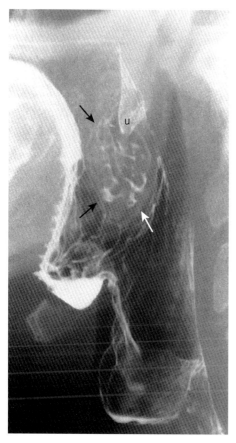

▲ 图 16-24　腭扁桃体的非霍奇金淋巴瘤

在扁桃体窝中可以看到大的分叶状肿块（箭）。u. 悬雍垂

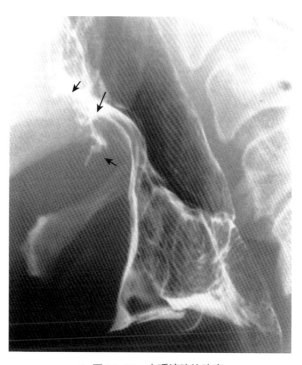

▲ 图 16-26　小唾液腺的腺癌

会厌尖端（长箭）与舌根相对应，其会厌谷表面溃疡。会厌谷消失和由舌根产生的分叶状肿瘤（短箭）填充。该腺癌在放射学上与舌根的典型鳞状细胞癌无法区分。肿瘤可能是在微小唾液腺组织中出现的

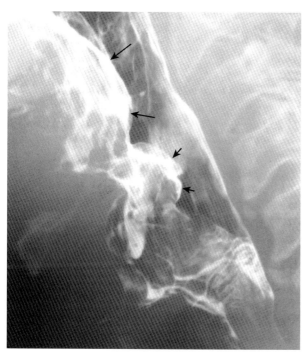

▲ 图 16-25　舌根和会厌尖端的淋巴瘤

咽部的侧面视图显示了一个大的分叶状肿块，包括舌根（大箭）和会厌尖端（小箭）。注意会厌谷的正常轮廓已被消除

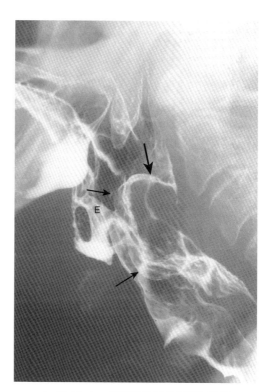

▲ 图 16-27　咽部恶性纤维组织细胞瘤

咽部的侧面视图显示从上喉咽后壁突出的 3cm 相对平滑的肿块（箭）。前表面是微小结节。当会厌（E）不能向后倾斜时，喉部闭合不良闭合导致喉前庭和气管中的钡剂存在

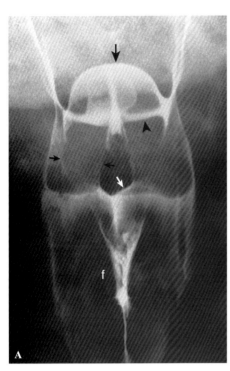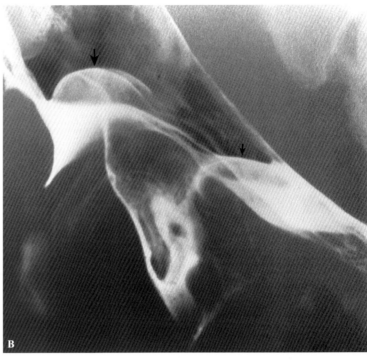

▲ 图 16-28 咽部的辐射变化

A. 咽部的正面视图显示会厌（大黑箭）的平滑，球状扩大和会厌谷（左侧会厌谷，箭头）的扁平化。咽部运动异常导致喉部渗漏。钡涂层喉前庭表现出会厌增大，广泛的杓状会厌襞（小黑箭），覆盖杓状软骨肌突的黏膜升高（白箭），甚至假声带水肿（f）。B. 咽部的侧面视图显示会厌边界光滑，球状扩大（大箭）和覆盖杓状软骨的肌突的黏膜的升高（小箭）

表 16-1　常见术后并发症		
分　期	发声保留术式	喉切除
术后早期	伤口裂开 瘘管形成 * 脓肿（伤口或瘘管） 误吸，肺炎 * 呼吸道梗阻（水肿） 血肿 纵隔炎 根治性颈部清除术后胸导管和颈动脉损伤	伤口裂开 * 瘘管形成 * 脓肿（伤口或瘘管） 缩肌功能障碍 * 舌功能障碍（部分切除，不动；几乎没有舌下神经受损）* 血肿 纵隔炎 根治性颈部清除术后胸导管和颈动脉损伤
术后晚期	声音嘶哑 误吸 * 肿瘤复发 * 喉狭窄 * 腭咽关闭不全 * 皮瓣移植失败	狭窄 * 缩肌功能障碍 * 肿瘤复发 * 吻合口狭窄 吻合口肿瘤复发 皮瓣移植或空肠移植失败 甲状腺功能减退症 甲状旁腺功能减退症 发声异常 *

*. 咽部造影有助于评估（引自 Rubesin SE，Eisele DW，Jones B: Pharyngography in the postoperative patient. In Jones B（ed）: Normal and Abnormal Swallowing. Imaging in Diagnosis and Therapy. New York，Springer，2003，pp 167–203）

（一）全喉切除术

全喉切除术通常用于喉癌的晚期恶性肿瘤，声门下喉癌和低舌根的小癌，以及用于喉癌的放疗或保存发音功能手术失败的情况[87, 88]。早期声门或声门上型喉癌通常通过放疗、内镜切除术或部分喉切除术进行治疗[89]。根据咽后浸润的程度，采用全喉切除术和部分咽切除术或喉咽切除术治疗梨状窝、侧咽壁和后咽壁及环状软骨后区域的癌症。

在全喉切除术期间，喉部与会厌、甲状腺、环状软骨和成对的杓状软骨一起被切除。舌骨可以被切除或保留。会厌、杓状会厌襞、杓状软骨和梨状窝前壁的切除会导致在下咽前壁中产生大的间隙。全喉切除术也会破坏咽部的大部分肌肉、舌骨上肌（下颌舌骨肌、颏舌骨肌、舌骨舌肌和茎突舌骨肌）和舌骨下肌（甲状舌骨肌、胸骨舌骨肌、胸骨甲状肌和肩胛舌骨肌）被切断。甲咽肌和环咽肌分别分离自甲状软骨和环状软骨的侧面。永久性气管造口是必要的。在一些患者中，要切除同侧甲状腺及邻近的甲状旁腺。

通过拉近残留的咽黏膜来闭合咽前壁的间隙。缩肌可以作为额外的支撑层向前连接。如果黏膜不足，可能需要肌皮瓣或游离皮瓣来形成鼻咽管。还可以进行颈部清扫。

在放射学上，正常的鼻咽管类似于具有光滑黏膜表面的倒锥形（图 16-29）[87]。在侧视图中，鼻咽管的前壁恰好位于颈部皮肤下方，并且管的后壁邻接脊柱。在正面视图中，鼻咽管在中线的 0.5cm 范围内[89]。下咽部的会厌，杓状会厌襞和喉外占位不再存在。舌骨也可能不存在。在舌根和前鼻咽管的闭合部位处，轮廓可以是成角状或囊状。舌根处的这些术后囊肿是正常的并且类似于会厌谷，因此称为假会厌谷。从口咽的每个后外侧壁到新的舌根的组织皱襞，表面上类似于会厌，也称作假会厌。

术后早期最常见的并发症是咽部皮肤瘘的形成，发生率为 6%～21%（表 16-1）[87, 90, 91]。瘘管发生在黏膜闭合部位，包括鼻咽管与舌根交界处、鼻咽管前部（图 16-30）、皮瓣边缘（如果使用的话），靠近气管造口。尚不清楚放射治疗是否会增加瘘管形成的风险[92]。瘘管可能在皮下组织中随机结束

或延伸到皮肤，很少可能累及颈动脉鞘。大多数患者在手术后 10～14 天有瘘管形成的迹象，包括发热、伤口红斑、肿胀和伤口引流增加[93]。一些瘘管患者无症状。如果进食延迟，大多数瘘管会自发闭合。术后晚期瘘管的发展应提示肿瘤复发。在放射学上，瘘管表现为对比填充的轨道或由咽前壁或舌根形成的聚集。

吞咽困难是术后远期最常见的症状。这种症状可能是由良性狭窄，收缩的甲咽肌或环咽肌或复发性肿瘤引起的。一些患者没有症状，因为他们通过改变饮食和咀嚼模式来弥补管腔狭窄。在放射学上，良性狭窄具有光滑的轮廓和黏膜表面。长的狭窄可累及大部分鼻咽管（＞3cm），对称狭窄通常是放射治疗的后遗症或闭合时黏膜不足（图 16-31）[87]。短的（5mm）网状狭窄常形成于闭合线的上端或下端，通常是感染或瘘管形成的后遗症（图 16-32）[87]。虽然一些良性狭窄的轮廓不规则，但狭窄区域黏膜结节能提示肿瘤复发。鼻咽管偏离中线是不常见的，也应该提示复发性肿瘤。

在全喉切除术后，咽部的大部分肌肉失去其正常的骨或软骨附着物并且部分或完全去神经支配。吞咽困难可能是肌肉收缩异常引起的。特别是，甲状咽肌和环咽肌可能不参与保留的上颌肌协调的收缩波。在放射学上，异常的下缩肌收缩表现为在鼻咽管后壁上平滑的外在占位压迹（图 16-33）。与复发性肿瘤不同，这种压迹在吞咽期间会改变大小、形状和位置。钡剂的停滞和突出的环咽上方的口咽扩张是线索，术后吞咽困难可能与异常的肌肉收缩有关。

异物嵌入通常发生在鼻咽管中。患有头颈癌的患者通常牙列较差或在放疗前已经拔除牙齿。这些患者可能难以咀嚼蔬菜和肉类。结果，固体食物可能会滞留在舌根部的术后囊肿的正常区域，滞留在收缩不良的鼻咽部或高于狭窄的部位（图 16-34）。

复发性鳞状细胞癌通常在喉切除术后 2 年内发生[93]。在放射学上，复发性肿瘤可表现为大的（＞1.5cm）肿块伴结节状、溃疡面、不规则轮廓和（或）黏膜表面的狭窄[2, 86, 94]。鼻咽可偏离中线 1cm 以上，伴在最大偏差部位鼻咽管缩窄[87]。

位于舌肌上表面的舌下神经可能在手术过程中

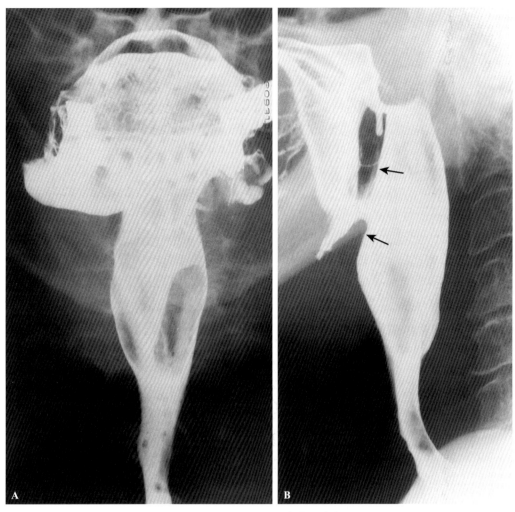

▲ 图 16-29　全喉切除术

A. 鼻咽的正面视图显示了一个无特征的管，向远端逐渐变细。管在每个方向上宽于 5mm 并且黏膜是光滑的。鼻咽管位于中线。B. 侧视图还显示了下部逐渐变细的管状结构。在舌头和鼻咽管的交界处后面，管状射线可透区（箭）向外侧中间口咽壁弯曲。这是在咽侧壁的每侧上通过外科手术创建的一对褶皱。因为这些褶皱模仿了会厌的形态，所以它们被称为假性会厌。缺少舌骨、腭裂、会厌和梨状窦［引自 Rubesin SE, Eisele DW, Jones B：Pharyngography in the postoperative patient. In Jones B（ed）：Normal and Abnormal Swallowing. Imaging in Diagnosis and Therapy, 2nd ed. New York，Springer, 2003, pp 167–204 ］

受损。舌下神经损伤，部分切除术或术后瘢痕形成可能导致舌头运动异常。累及气管造口的并发症包括造口狭窄和复发性肿瘤。由于环咽肌回缩、气管食管声音假体错位、胃食管反流或食管运动障碍，发音康复可能是困难的。

（二）喉咽切除术

如果癌症累及咽后壁、环后区或大部分梨状窝，则可能需要切除喉和下咽部。口咽和颈部食管之间的间隙可以通过游离空肠移植物或通过胃穿过来桥接 [95, 96]。鼻咽前外侧壁的缺损也可以通过肌皮瓣（胸大肌或斜方肌）、游离皮瓣（前臂径侧）或皮肤皮瓣（大腿）闭合 [96, 97]。

X 线摄影可见，皮瓣是导致咽部壁失张力的部分原因。这些皮瓣通常像块状病变一样突出到预期的鼻咽腔内。皮瓣的并发症包括缺血性坏死（图 16-35）和渗漏。皮瓣的腔表面上的毛发和皮屑的累积（称为多毛咽）可导致黏膜结节和液体流动部分阻塞（图 16-36）。

在创建空肠游离皮瓣时，一段近端空肠及其血管弓移植到颈部并且蠕动方向同吞咽方向相同。然而，空肠收缩无助于食团推进，因为它们以每分钟

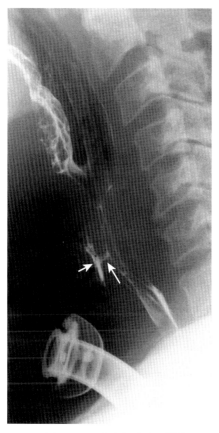

▲ 图 16-30 全喉切除术后漏出

在患者吞咽水溶性对比剂后，鼻咽的侧面视图显示出在前咽管前壁之前的线性对比剂聚集（短箭）。该聚集产生于短管（长箭）。鼻胃管就位。气管造口管在下方可见［引自 Rubesin SE: Pharynx. In Levine MS，Rubesin SE，Laufer I（eds）: Double Contrast Gastrointestinal Radiology，3rd ed.Philadelphia，WB Saunders，2000，pp 61–89］

3 次收缩的缓慢速率发生，并且与吞咽不协调。通过舌根推动产生的重力和压力实现从空肠移植物中清除食团[98]。空肠游离移植物的并发症包括瘘管形成和缺血。正常空肠移植物在放射学上应显示为肠管状节段，且具有连接的薄瓣膜，不应见到管腔急剧变窄、成角或束缚。

（三）食管发音重建

全喉切除术后的发声是通过放置在手术创建的气管食管瘘中的口腔、口咽或食管语音或声音假体完成的。在食管发音期间，患者将空气吞入食管，然后通过环咽肌将空气排出到口咽和口腔中。在正常的食管发音中，咽食管段变窄的长度和直径不同。构建的环咽肌的快速变化取代了切除的真声带

的振动。

咽食管造影有助于确定无法获得食管言语的原因[99]。咽食管段的固定和明显变窄可能会阻止食管言语[100]。具有足够语音但响度减弱的患者可能有咽食管段的松弛或狭窄。

（四）颈部清扫

进行单侧或双侧颈部清扫取决于原发肿瘤的初始位置和大小，以及临床或放射学上可疑的淋巴结转移的情况。下颌下腺、颈内静脉、脊髓副神经、舌下神经、颈外动脉和胸锁乳突肌可以保留或切除。

由于胸导管损伤，左下颈部可能形成乳糜积液，或者由于副导管损伤可能在右下颈部形成乳糜积液。舌下神经的损伤或切除可能导致舌头功能障碍。肩部功能障碍可能是由支配斜方肌的脊髓副神经的损伤或切除引起的[101]。

（五）保留发声的术式

1. 水平（声门上）喉切除术

在行声门上喉切除术时，去除会厌、杓状会厌襞和假性声带。甲状软骨在喉室水平横切[102]。声音得以保存，因为真正的声带和杓状软骨得以保留。在一些患者中，切除一个杓状软骨和肿瘤侧的梨状窝内侧壁的一部分[103]。舌骨可以保留、部分或完全切除。可以进行环咽肌切开术[103]。甲状软骨和喉部的剩余部分被拉到舌根（或舌骨，如果保留这种结构）。梨状窝的游离前缘被拉向前内侧，形成声带上方的皱襞[103]。

放射学上，会厌和杓状会厌襞消失（图 16-37）。钡渗漏剩余的喉部勾勒出真正的声带。在侧视图中，声带位于舌根下方。钡剂涂布覆盖杓状软骨肌突的黏膜。被拉到声带上方的梨状窝组织的褶皱由钡（称为假声带）勾勒出轮廓[102]。舌根与真声带交界处的黏膜可能呈结节状。在正面视图中，可以看到钡剂涂布的声带和杓状软骨。如果已经切除了一个杓状软骨，则术后喉看起来是不对称的。伴随的颈部清扫可能导致同侧侧咽壁的扁平化。

术后即刻发生的并发症包括术后水肿引起的误吸、瘘管形成和气道阻塞。可能会形成 Zenker 憩室（图 16-37）。水肿和纤维化在放射学上显示为在杓

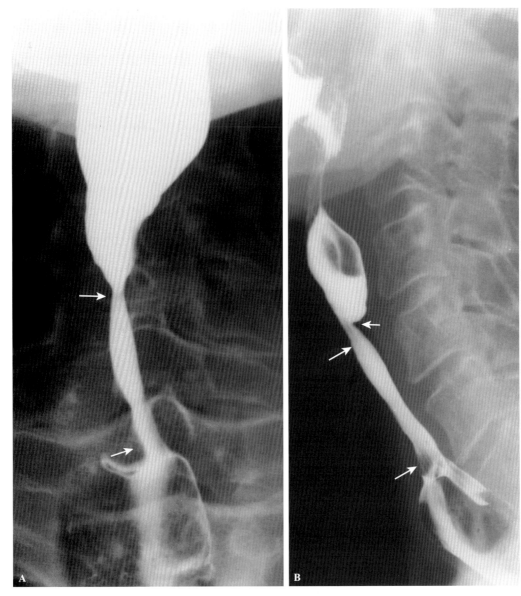

▲ 图 16-31　全喉切除术后的狭窄

颈部的正面（A）和侧面（B）视图显示了鼻咽管的弥漫性变窄（长箭）。在近端看到更窄的网状区域（小箭）。长期狭窄通常归因于放射治疗或组织不足以闭合鼻咽（引自 Rubesin SE: Pharynx. In Levine MS, Rubesin SE, Laufer I（eds）: Double Contrast Gastrointestinal Radiology, 3rd ed. Philadelphia, WB Saunders, 2000, pp 61–89）

状软骨的肌突上覆盖的平滑，对称或不对称增粗的黏膜。大约 15% 的患者出现瘘管[103]。术后晚期最常见的并发症是超过 40% 的患者误吸，多达 1/3 的患者出现肿瘤复发[104]。肿瘤复发 X 线影像学表现为黏膜表面结节状或局灶性肿块。

2. 垂直喉切除

早期声门癌可通过内镜手术、放疗和开放式外科手术治疗。真声带的前部和前连合的癌症可以通过各种外科手术来治疗，包括声带切除术、垂直部

分喉切除术和垂直半喉切除术[105]。

（1）声带切除术：癌灶局限于真声带或癌症扩散未超过对侧前连合可以通过声带切除术治疗[106]。切除声带和甲状软骨的内板软骨膜。

（2）垂直部分喉切除术：垂直部分喉切除术用于治疗声门癌，用于癌灶局部延伸至杓状软骨和喉室底部或放射治疗后发生的喉癌[107]。患侧声带和大约 1/3 的甲状软骨被切除[107]。会厌被保留，其基底重新固定附着。患侧假性声带可以重新固定在剩余

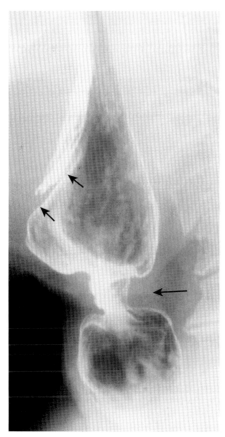

▲ 图 16-32　全喉切除术后短狭窄

侧视图显示上部上咽管的短周向狭窄（长箭），前壁起伏，由瘢痕形成，显示出假会厌（短箭）

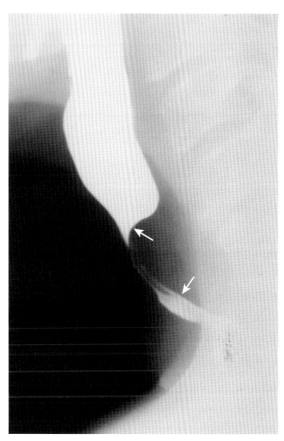

▲ 图 16-33　全喉切除术后环咽不完全开放

颈部的侧面视图显示了进入下部鼻咽管后壁的光滑表面突起（箭）。在透视检查期间，由于甲状咽肌和环咽的下部突出，这种压痕的大小和形状发生了变化

的同侧甲状软骨上。

(3) 垂直半喉切除术：切除真声带、假声带、杓状软骨和肿瘤侧的甲状软骨。这种手术通常因喉狭窄和误吸而复杂化。

与各种形式的垂直喉切除术相关的影像学表现取决于手术的方式和切除范围。如果已经进行了声带切除术并且没有发生喉部渗漏，则咽部表现可能看起来相对正常[108]。如果进行了完整的垂直半喉切除术，通常会发生误吸。X 线照片中已被切除的真假声带和杓状软骨消失。保留的对侧真假声带可见钡剂涂布（图 16-38）。

内镜检查、横断面成像和钡剂检查相结合有助于肿瘤复发的诊断[108, 109]。肿瘤复发可通过影像学上表现为残余喉前庭或声门下区域的狭窄和不规则。然而，由水肿或肉芽组织引起的术后畸形可能会被误认为肿瘤复发。

（六）舌癌和口咽癌的手术

1. 舌切除术

舌头的手术方法取决于原发肿瘤的大小、位置和扩散情况[110]。可通过经口途径切除前舌的小病灶。较大的病变可能需要通过下颌骨切开术进行暴露。对累及下颌骨的病变进行节段性下颌骨切除术。后舌的小病变可以通过经舌骨入路进行手术。

后舌的大肿瘤可能需要行次全切除或全切除术。该过程可包括切除口腔底部、后磨牙三角区和侧咽壁中的组织。可以使用皮肤移植物，组织瓣或微血管游离皮瓣[111]。伴随的环咽肌切开术可作为引流术进行。可以切除约 1/3～1/2 的舌头而不会导致严重的吞咽尚失[112]。

在吞咽钡剂期间，放射科医师通过残留的舌头、口腔内淤血和团剂过早溢出到下咽来评估团剂

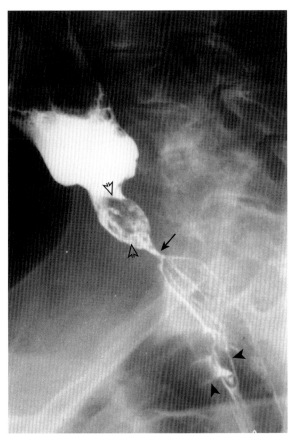

▲ 图 16-34　异物嵌入全喉切除术后狭窄上方

下颈部的斜视图显示下部鼻咽管中的 1cm，精细分叶状，射线可透过的充盈缺损（空心箭），其被困在直径 1～2mm、长度 3mm 的狭窄（大箭）上方。这个异物被证明是一块肉。发音假体（箭头）

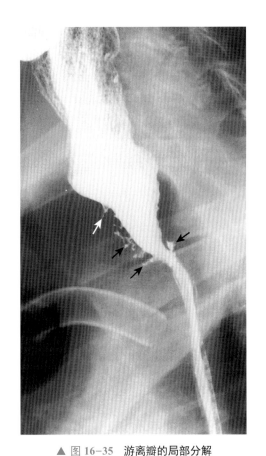

▲ 图 16-35　游离瓣的局部分解

斜视图显示了许多延伸到瓣空隙中的充满钡的轨道（箭）［引自 Rubesin SE，Eisele DW，Jones B：Pharyngography in the postoperative patient. In Jones B（ed）：Normal and Abnormal Swallowing. Imaging in Diagnosis and Therapy，2nd ed. New York，Springer，2003，pp 167–204］

的收集和操纵。舌头运动异常可能反映舌头容量的损失，粘连或舌下神经的损伤。大部分团剂可保留在口腔中。咽部和喉部异常抬高以及异常会厌倾斜可能是由于各种舌骨上肌的手术切除所致。在全舌切除术后，10%～33% 的患者检测到误吸 [113]。舌头术后畸形是常态（图 16-39），但难以与复发性肿瘤区分开来。复发性肿瘤的诊断最好通过直接观察和横断面成像的组合来进行。

2. 口咽恶性病变

口咽的外科手术方法包括经口途径，有或没有下颌骨切开术的唇分裂，下颌骨切开术或经颈切除术。通常伴随进行颈部清扫。手术缺损可以用皮肤移植物、肌皮瓣或游离皮瓣填充 [114]。

腭的部分可以切除用于原发性鳞状细胞癌，淋巴瘤或小唾液腺肿瘤，或者用于扁桃体或磨牙后三角区的连续肿瘤，其继发侵入上腭。软腭或扁桃体切除可能导致上鼻腔发声或鼻腔反流。部分腭切除术还可能导致团剂从口腔过早溢出到口咽中，导致吞咽时间不良，随后喉部渗漏。腭部的术后缺陷可能导致口鼻或鼻窦瘘。皮瓣或移植物破裂可能导致皮肤或咽间皮肤瘘。如果舌根已被部分切除或通过粘连固定，则患者可能难以咀嚼或吞咽。

（七）气管切开术

气管切开术（有或没有喉切除术）的患者可能会出现颈部软组织术后变化引起的吞咽困难或误吸，导致气管和咽部束缚，随后喉部和咽部抬高减少 [111, 115]。气管切开也可能导致喉部闭合的协调性差，导致吞咽时的误吸。气管造口术也可能导致咳嗽反流。

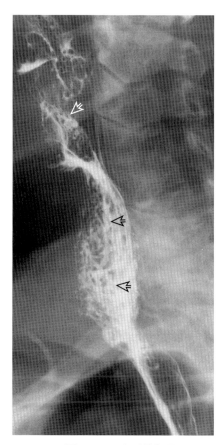

▲ 图 16-36 多毛的鼻咽

颈部的斜视图显示，鼻咽的黏膜是弥漫性结节（空心箭），这是由钡涂在该前臂桡侧皮瓣的皮肤和毛发引起的［引自 Rubesin SE, Eisele DW, Jones B：Pharyngography in the postoperative patient. In Jones B（ed）：Normal and Abnormal Swallowing. Imaging in Diagnosis and Therapy, 2nd ed. New York, Springer, 2003, pp 167–204］

（八）Zenker 憩室和咽囊手术

可以进行各种内镜和外科手术以治疗 Zenker 憩室。一些术式改变突出的环咽，而其他术式累及憩室本身。最成功的术式是将憩室切除术与环咽肌切开术相结合。

已经进行了突出的环咽内镜扩张[116] 但是通常不成功，因为上食管括约肌没有受到足够的损伤以改善下咽清除，同时小袋保持完整。单独的外科环咽肌切开术成功率也较低[117]。

对于手术不良的虚弱和老年患者，环咽肌的横切可以通过内镜进行[118]。将特殊设计的内镜的前唇放入咽食管段的内腔，并将内镜的后唇插入憩室[119]。然后，内镜医师将咽食管节段的颈部食管

段与 Zenker 憩室的管腔之间的咽食管段后壁分开。Zenker 憩室保持完整，但突出的环咽被切断。对于术后咽部造影，保留完整的 Zenker 憩室应该减少钡填充，因为通过打开的咽食管段可以改善引流。与术前检查相比，憩室中的钡 - 空气水平应该更低。咽部食管节段也应比术前更大程度地开放。

憩室固定术是在高风险患者中进行的外科手术，可避免打开咽部。Zenker 憩室的顶点悬挂在憩室上方的椎前筋膜上[120, 121]。进行环咽肌切开术，尽管憩室在吞咽期间可能部分填充，但它会通过受损的环咽肌排出，从而减少误吸的风险。

治疗 Zenker 憩室最成功的方法是使用环咽肌切开术进行憩室切除术。进行扩大的肌切开术，包括甲咽肌最下方的分裂。切除 Zenker 憩室而不去除咽食管段的黏膜[120]。在术后咽部造影期间，不应该看到 Zenker 憩室，咽食管段应广泛开放。然而，在一个系列研究中，13 名患者中的 3 名在手术切除部位后有持续的囊状外翻[122]。术后咽部造影可能表现出意外的泄漏和特征性的喙状术后畸形[122]。

（九）环咽肌切开术

对于由环咽部运动障碍或 Zenker 憩室引起的咽食管段功能异常的患者，环咽肌切开术被用作单独的引流术[121, 123]。环咽肌切开术有利于神经肌肉受损的咽部引流，因为迷走神经切断术导致胃排空异常的患者的幽门成形术也是如此。单独癔球症的患者不建议使用环咽肌切开术[121]。由于食管上括约肌通常可以防止食管内容物回流到咽部，因此括约肌的手术损伤有时会导致食管内容物吸入肺部。因此，外科医生平衡了未经治疗的神经肌肉受损的咽部患者咽部淤滞引起的误吸风险，以及从食管肌切开术误吸食管内容物的风险。鉴于环咽肌切开术的操作风险，一些医生已经将肉毒杆菌毒素注射到环咽肌中作为改善症状的替代治疗形式。

在环咽肌切开术后，咽部造影应显示下咽部钡剂的淤滞较少。应该没有环咽切迹，并且与术前咽部图相比，咽食管节段应该减少或没有管腔狭窄。并发症包括不完全性肌切开术，表现为持续性环咽肌切迹，瘘管或脓肿形成，以及由于喉返神经损伤导致的声带麻痹。

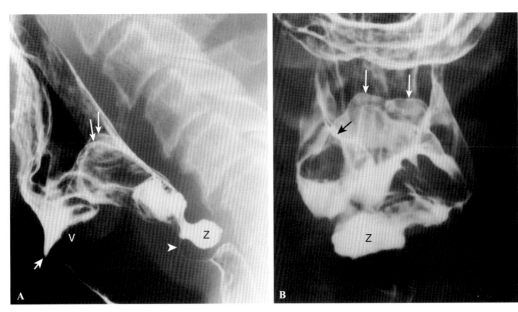

▲ 图 16-37　在会厌癌水平半侧切除术后发生 Zenker 憩室

A. 咽部的侧视图显示舌骨、会厌谷、会厌和杓状会厌襞缺失。误吸的钡覆盖真正的声带（V）和前连合（短箭），已被拉到舌根部。杓状软骨（长箭）明显升高。咽食管段抬高，现在与前连合相对。有一个 Zenker 憩室（Z）和一个突出的环咽切迹（箭头），在术前图像上没有看到。B. 正面视图显示突出的块状杓状软骨（白箭）。由侧咽壁产生的组织皱襞（由黑箭显示的右侧皱襞）已经被拉向内侧以覆盖真实的声带。Zenker 憩室是一个中线 1.5cm 的卵形钡聚集（Z）[引自 Rubesin SE, Eisele DW, Jones B：Pharyngography in the postoperative patient. In Jones B（ed）：Normal and Abnormal Swallowing. Imaging in Diagnosis and Therapy，2nd ed. New York，Springer，2003，pp 167-204]

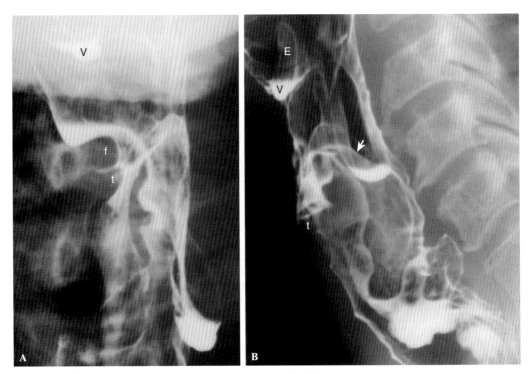

▲ 图 16-38　垂直半切除术

A. 正面视图显示右侧的假（f）和右真（t）声带仍然存在。右会厌谷（V）中钡的存在表明至少部分会厌已被保留。相反，左侧分支的缺失表明会厌的左侧已被切除。左侧真假声带和左侧杓状会厌襞缺失并已切除。下咽左侧的剩余部分扩张伴钡淤积在咽食管段。B. 侧向视图显示了会厌尖端（E）和右侧会厌谷（V）。前连合处涂有误吸的钡，并留下一条声带（t）和杓状软骨（箭）。在下咽下部可见到吻样伪影

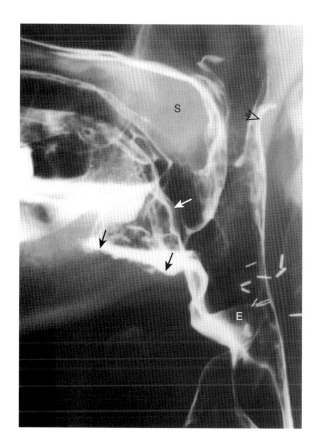

◀图 16-39 部分舌切除术

在舌根处看到大的钡涂层缺损（黑箭）。这种缺损和相关的舌头功能障碍导致团剂过早溢出到口咽中。舌根的对侧部分是完整的（白箭）。无法确定舌缺损内的结节组织中是否存在复发性肿瘤。可以看到软腭（S）和会厌（E）的放疗引起的光滑表面的增大。鼻腔反流导致钡涂层软腭的上表面。软腭抬高是异常的，因为尽管有发声，但软腭和咽后壁之间仍留有间隙。证明了 Passavant 垫（空心箭）。手术或既往放射治疗相关的瘢痕形成可导致软腭升高异常［引自 Rubesin SE, Eisele DW, Jones B: Pharyngography in the postoperative patient. In Jones B（ed）: Normal and Abnormal Swallowing. Imaging in Diagnosis and Therapy, 2nd ed. New York, Springer, 2003, pp 167–204］

第四篇

食 管
Esophagus

Textbook of Gastrointestinal Radiology
(4th Edition)

胃肠影像学（原书第 4 版）

第 17 章　上消化道钡剂造影术

Barium Studies of the Upper Gastrointestinal Tract

Marc S. Levine　Igor Laufer　著
李海蛟　译　　李艳玲　校

上消化道（gastrointestinal，GI）钡剂造影检查有很多种不同的方法。在第 2 章中，我们讲述的是主要依赖于钡剂填充和黏膜舒张的方法（如单对比技术）。虽然本章讲述的方法主要依赖于双对比技术，但实际上是一种结合了单对比和双对比两种技术优势的双相技术。尽管每个检查医师通常会有他们自己的常规和改良的方法，但本章所讨论的方法是已知合理的上消化道双对比造影方法中较有代表性的 [1, 2]。

一、一般原则

上消化道双对比造影是使用高密度的钡剂在被气体扩张的消化道腔内黏膜表面上涂抹一层薄膜。常规检查应该涵盖食管、胃以及十二指肠，直至十二指肠空肠曲为止。检查过程应该快速以保持理想的黏膜涂布，避免钡剂填充十二指肠和小肠而遮挡胃部影像。并不需要完全依据解剖学顺序依次检查上消化道的每个部分。如在被充盈的小肠重叠遮蔽之前检查胃窦部、幽门及十二指肠可能会更好。同样的，当需要评估咽喉部时，或许在完成上消化道检查后再进行会更合适。检查的方法和细节也应该根据不同的个体差异进行修正，主要依据以下内容：①患者表现的症状；②食管、胃及十二指肠的解剖形态；③透视检查中所观察到的特殊异常。

二、组成

（一）钡混悬剂

在双对比检查中，我们用的是高密度 250mg/dl 的钡剂（E-Z-HD；Bracco Diagnostics，Monroe Township，NJ）。钡混悬剂的制备至关重要，即使有微小的浓度偏差都可能会影响黏膜覆盖的质量并产生伪影 [3]。

（二）发泡剂

发泡剂有粉末状、颗粒状和液状等多种可用剂型 [4]。这些制剂会在和胃液接触后释放 300～400ml 的二氧化碳。

（三）低张剂

通过使用低张剂松弛胃和十二指肠能有利于检查的进行，可以争取更多的时间以利于得到理想的黏膜涂布效果。在美国唯一允许使用的低张制剂是胰高血糖素，通常静脉注射 0.1mg 就能暂时降低胃的张力 [5]。某些患者可能因为这种低张效应而致使钡剂充盈十二指肠的时间延迟数分钟，从而导致检查时间必须延长。抗胆碱能药也能降低消化道张力 [6]，但这类药剂禁止用于合并患有青光眼、心脏病或尿潴留的患者。

（四）影像学构成

在现今的影像检查实际工作中，一般采用数字透视结合点单图抓拍进行消化道透视检查 [7]。数字系统的优势在于可以提供更好的对比度、更短的射线暴露时间以及更快的检查，足以弥补轻微下降的空间分辨率。可在计算机工作站回看检查[8]，并且对图像进行处理后可获得准确的结论[9]。随后检查结果将在医疗影像储存系统（PACS）中存档，以便于电子检索和前后对比检查。

三、常规技术

图 17-1 是一个从普通的上消化道双对比造影检查中选取的一些影像。首先我们需要简要了解患者的病史和症状。须注意患者曾经是否做过手术以及服用过任何可以导致溃疡的药物。检查通常从静

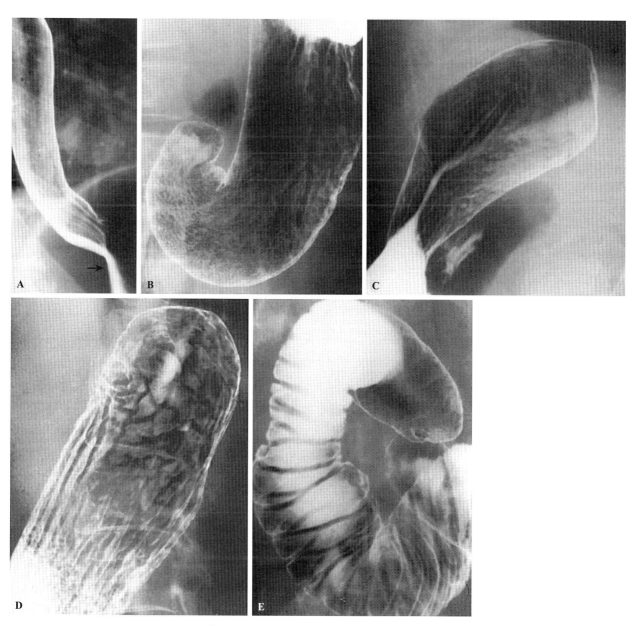

▲ 图 17-1　正常上消化道双对比造影典型影像表现

A. 直立位食管的双对比相显示食管远心端的钡剂快速流入（箭）充满气体的胃。B. 仰卧左后斜位显示胃窦、胃体及胃底大弯侧正常的胃皱褶结构。C. 右侧位显示胃及轻度充盈的十二指肠，该位置对评估贲门和胃后壁的状况尤其有效。D. 半直立右后斜位显示胃小弯上部、胃体上部及胃底。E. 仰卧左后斜位显示光滑的但特征不显著的十二指肠球部［图 D 和图 E 引自 Laufer I，Levine MS（eds）：Double Contrast Gastrointestinal Radiology，2nd ed. Philadelphia，WB Saunders，1992］

脉注射 0.1mg 胰高血糖素开始。注射之后患者口服发泡剂，并随后喝下 10ml 水，以促进胃腔内产生二氧化碳。随后患者将以左后斜位站立并被要求以最快的速度吞下一杯 120ml 高密度钡剂，同时连续、快速地拍摄食管的双对比影像。影像需要包括远端食管和胃食管结合部。通常能看到钡剂如瀑布样流入充满气体的胃腔（图 17-1A）。

当食管检查完成后，将检查床旋转降低至水平位，嘱患者转一整圈使钡剂涂满胃表面。随后摄取俯卧位、左后斜位及右后斜位的胃窦部和胃体部的影像（图 17-1B）。之后摄取右侧卧位的胃底和贲门部的双对比相（图 17-1C）。随后嘱患者换至半直立右后斜位摄取胃小弯上部、胃体上部及胃底部的影像（图 17-1D），并于仰卧左后斜位摄取十二指肠球部和整体的双对比相（图 17-1E）。流动成像指的是之后嘱患者缓慢左右旋转以控制浅钡池沿着胃后壁流动。流动成像技术对于显示相应胃壁表面的浅表凸起或外压性病变有极高的诊断价值（图 17-2）[10]。

完成双对比相的影像采集之后，取患者俯卧右前斜位，并分次吞下少量低密度钡造影剂以评估食管运动。之后让患者一次性吞下少量钡剂从而摄取远端胸段食管的单对比相。随后获取胃和十二指肠俯卧及直立压迫充盈相。最后，透视检查是否存在自发胃食管反流或是 Valsalva 动作下增加腹内压后的胃食管反流。如果这种方法无法发现诊断胃食管反流的证据，我们还可以通过更灵敏的虹吸实验来检查透视下的反流情况[11]。表 17-1 是有关上消化道双对比造影的常规总结。

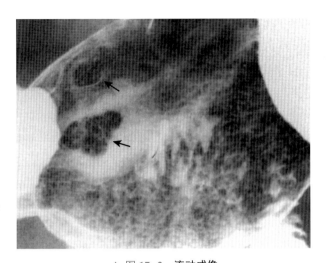

▲ 图 17-2　流动成像

当钡剂流经与胃相应的区域表面时，显示出胃后壁两枚息肉样病变（箭）。这名艾滋病患者经活检确诊为胃内卡波西肉瘤

表 17-1　常规上消化道检查技术：双对比

位　置	目　的
直立，LPO	食管，双对比
仰卧，LPO	胃、胃窦及胃体，双对比
仰卧	胃、胃窦及胃体，双对比
仰卧，RPO	胃、胃窦及胃体，双对比
右侧卧位	胃、贲门及胃底，双对比
仰卧，LPO	胃窦、幽门、十二指肠球及全貌，双对比
仰卧及仰卧斜位	胃窦及胃体、流动技术
半直立，RPO	胃、胃小弯上部及胃底，双对比
俯卧，RAO	食管、运动及钡剂充盈
俯卧或仰卧，RAO	胃窦及十二指肠，压迫
直立	胃窦、胃小弯、十二指肠，压迫
卧位	检查胃食管反流

LPO. 左后斜；RAO. 右前斜；RPO. 右后斜

四、解剖因素

尽管大家对于常规的上消化道解剖结构已经十分熟悉，仍然要强调一些在双对比检查中常见的解剖学变化。

（一）食管

一般食管的黏膜表面是光滑平整的（图 17-3A）。当食管部分扩张不全时，正常的纵向皱褶常表现为 1~3mm 宽的光滑而平直的结构（图 17-3B）。部分患者也可以观察到细微的横向皱褶，源于短暂的纵向黏膜肌层收缩（图 17-3C）。这些皱褶常与胃食管反流相关[12]。然而，在靠近主动脉弓水平的横纹肌和平滑肌交界处出现局限性不规则的横向皱褶被视为胸上段食管正常解剖变异（图 17-3D），被认为是和蠕动的振幅局部减弱有关[13]。另外，在老年患者中，由于糖原棘皮症，一种没有临床意义的常见退行性改变，有时在食管黏膜表面上可以看到多发小结节（图 17-4）[14]。

主动脉弓、左主支气管和心脏带来的外源性压迫可能会使食管出现局部压迹（图 17-5A）。约

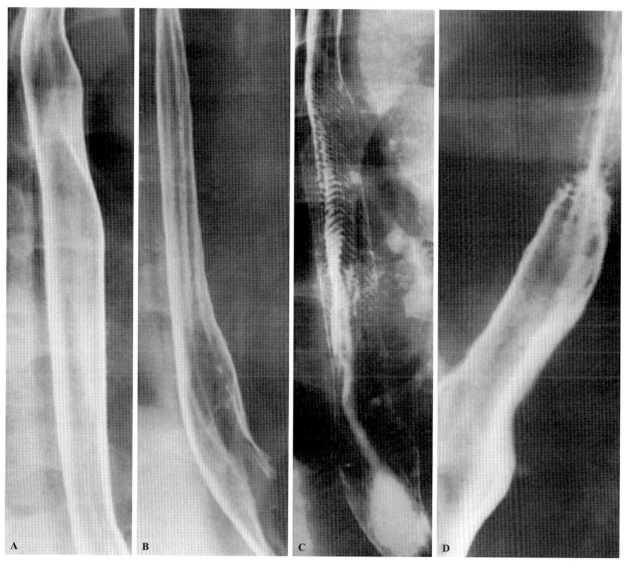

▲ 图 17-3 **Normal esophagus**

A. Double-contrast view. In the upright, left posterior oblique projection, the esophagus is thrown off the spine. Note the smooth, featureless appearance of the esophagus. B. Longitudinal folds. With the esophagus partially collapsed, the normal longitudinal folds are seen. C. Transverse folds. These transverse folds are thought to result from contraction of the longitudinally oriented muscularis mucosae and are almost always associated with gastroesophageal reflux. D. Spiculation of the upper thoracic esophagus caused by focally prominent, spiculated transverse folds. (*C from Gohel VK, Edell SK, Laufer I, et al: Transverse folds in the human esophagus. Radiology 128: 303–308, 1978.*)

10% 的患者还可能在位于胸廓入口处和主动脉弓之间的胸上段食管的右后侧壁看到一段平滑的坡状压迹（见第 25 章）[15]。这种凹陷是一种正常的解剖变化，由毗邻食管部分纵隔的右下方的特殊隐窝上凸起引起。这种变化不应该被误诊为增大淋巴结或是其他肿块[15]。相比之下，异常的征象也可能是由心脏、主动脉等正常组织结构的增大引起，或由异常的组织结构引起，比如肿大的淋巴结、纵隔肿物及严重的骨质增生（图 17-5B）。

（二）胃

胃的表面情况可以在不同充盈水平进行观察。当胃部尚未完全扩张时皱褶区观察效果最好，且在沿胃体大弯侧最明显（图 17-6A）[16]。皱褶下层包裹着黏膜下层，因此任何浸润黏膜下层的病变都可能使皱褶增厚（如炎症或肿瘤）。相反，正常皱褶区在胃部扩张明显时可能会消失，胃黏膜微小结构，即胃小凹，可以通过双对比技术观察（图 17-1B），单相对比技术偶尔也可观察到（图 17-6A）。这种

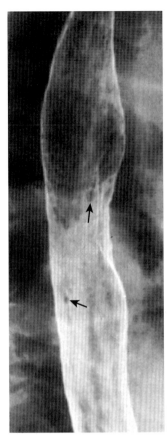

▲ 图 17-4　糖原棘皮症
无临床症状的患者食管中段黏膜表面见多发小结节（箭），这些结节是一种叫作糖原棘皮症的退行性改变导致的

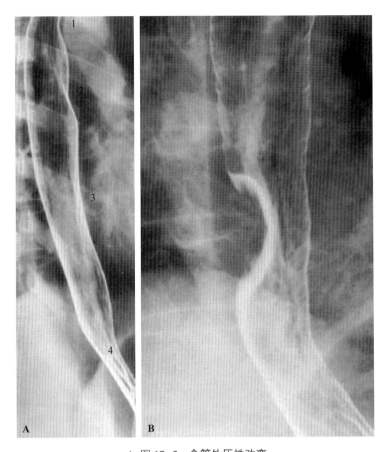

▲ 图 17-5　食管外压性改变
A. 正常压迫：1. 主动脉弓；2. 左主支气管；3. 心脏；4. 食管裂孔。B. 由胸椎严重的骨质增生导致的食管后壁受压改变

网格结节状结构因炎症或肿瘤病变而变形，同时也作为黏膜涂布是否良好的标志。由于黏膜胶质层随年龄增长变薄，胃小凹结构在老年人中更容易观察到[17]。有时由于胃酸分泌增多或慢性胃幽门螺杆菌感染可以观察到胃小凹扩张[18]。有些患者可以在胃窦部看到微小的横向皱褶（亦称为胃小沟），这也是慢性胃窦炎的征象之一（图 17-6B）[19]。在较瘦的患者中，胃后壁可能会被正常的胃后结构（如脾脏和胰腺）压迫，需避免误诊为病理性肿块（图 17-6C）。因为存在 3～4 个星状皱褶连接至胃食管结合处（即贲门环）或有时和冠状皱褶相连，胃贲门也可以通过双对比造影观察到（图 17-7）[20]。在韧带松弛或存在小的食管裂孔疝的患者中，这些解剖标志则可能会消失。贲门环有时也可能因为恶性肿瘤侵犯贲门而发生扩张或消失（见第 26 章和第 32 章）。

（三）十二指肠

十二指肠球部表面通常十分光滑。在一些患者中，双对比造影可能会发现球部黏膜面呈微小羽状或微绒状，可能由于正常的绒毛结构形成（图 17-8A）[21]。在一些患者中，双对比造影可能会在十二指肠球部的基底部发现一些小的、成角的充盈缺损，通常提示异位胃黏膜的存在（图 17-8B）[22]。还有一些患者可以在十二指肠上曲中心发现有钡剂聚积的光滑的圆形或卵圆形团块（图 17-8C），尽管外观可能提示为周围水肿隆起的溃疡，甚至为黏膜下溃疡性肿块（如牛眼样病变）。这种征象大多数时候还是一种正常的解剖学变异，是由于在十二指肠上曲存在过多的黏膜产生内收包裹形成，也被称为十二指肠假性占位或曲部伪征[23]。偶尔十二指肠球部也会出现微小钡池（图 17-8D），代表正常

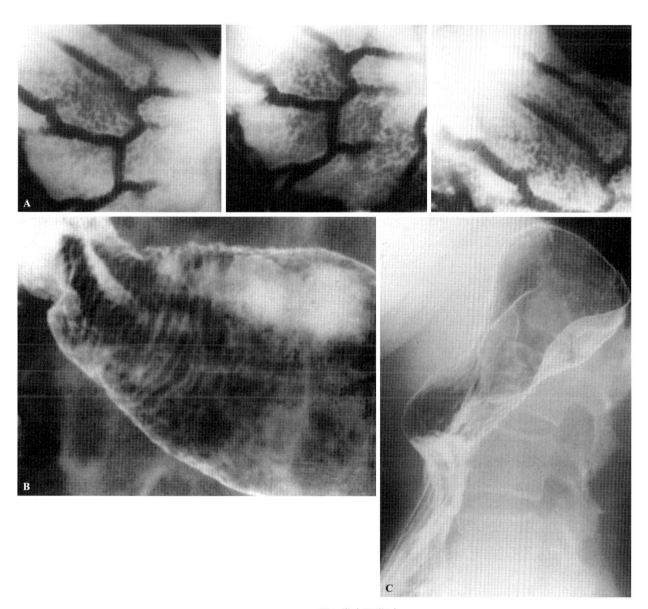

▲ 图 17-6　胃正常表面类型
A. 胃俯卧压迫位在高密度钡剂衬托下，胃皱襞呈树枝样、线样充盈缺损，注意清晰的网格状的胃小凹（图 17-1B）。B. 胃窦远端的胃小凹，注意清晰的横向皱褶横行贯穿远端胃窦。C. 一个瘦弱女性正常的胃后壁压迹，偏上部的压迹是由脾造成的，偏下部的压迹是由胰腺造成的

的十二指肠黏膜凹陷，不应被误诊为十二指肠糜烂性病变[24]。这些黏膜凹陷并不被带有放射状晕征的水肿性黏膜包围，后者正是真正的十二指肠糜烂病变征象，周围一般有水肿的黏膜呈疣状包围。最后，由于胃窦黏膜下垂，还可以在十二指肠球基底部看到对称的充盈缺损（邻近幽门的内侧和外侧边缘），临床意义不大或没有临床意义。

在十二指肠降部，使用双对比造影则可以很好地展示壶腹部乳头的解剖情况[25]。大乳头位于十二指肠降部的内侧壁并且通常与纵向皱褶和帽状皱褶

有关（图 17-9A）。相比之下，小乳头则位于十二指肠降部的前侧壁部分紧邻大乳头，因此在俯卧位时最容易看到（图 17-9B）。

五、技术改良

（一）前壁病变

常规双对比造影检查中，患者仰卧位或斜仰卧位是可以发现胃体和胃窦前壁的隆起或凹陷性病变

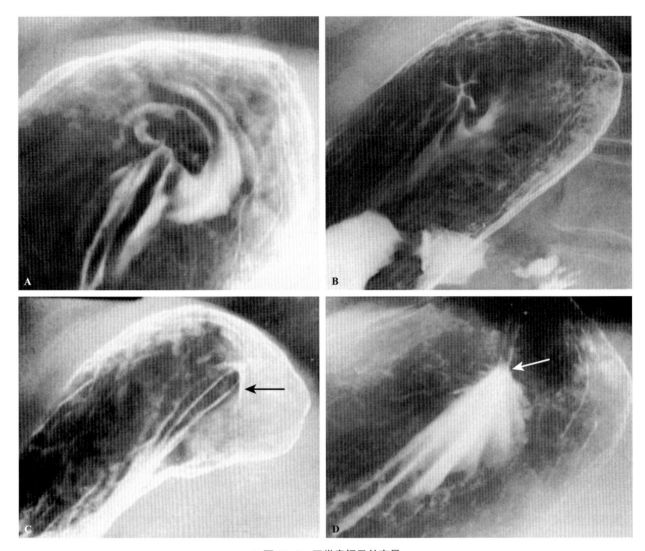

▲ 图 17-7　正常贲门及其变异

A. 良好显示的贲门表现为圆形的突起伴环周辐射状皱襞（贲门环）。B. 因韧带松弛导致的不伴周围隆起的星芒状皱襞。C. 贲门韧带进一步松弛使贲门环消失，注意通过食管下口时的新月形线（箭）。D. 严重的韧带松弛伴胃黏膜向上聚集（箭）于横膈食管裂孔上方的轻度食管裂孔疝内［引自 Laufer I，Levine MS（eds）：Double Contrast Gastrointestinal Radiology，2nd ed. Philadelphia，WB Saunders，1992］

最好的位置。相反的，仰卧位的双对比相可以得到患者胃前壁的隆起或凹陷性病变形成的白色背景下的环状影。在患者俯卧位时，这样的病变一般可以表现为充盈缺损（隆起型病变）或钡剂聚集（凹陷型病变）（图 17-10）。胃前壁的双对比造影检查也可在患者俯卧、头低、稍向左旋转时观察[26]。与此相似的是，十二指肠前壁的检查也可以在患者俯卧位时通过双对比造影技术进行（图 17-9B）。

（二）可疑的穿孔

当由于潜在未知疾病、手术或其他医源性因素而怀疑患者胃肠道的任何部分存在穿孔时，均

应使用水溶性造影剂进行造影，如泛影葡胺和泛影葡酸钠（胃镜下，Mallinckrodt Pharmaceuticals，St.Louis）[27]。如果没有发现造影剂外渗，应当用高密度钡剂完成检查，以得到更好的清晰度来发现水溶性造影剂不能检查到的微小渗瘘[28]。

（三）胃部分切除术

在因溃疡或肿瘤行胃部分切除术后，双对比造影技术应适当改进，以弥补术后幽门的缺失（图 17-11）[29]。主要改进包括将胰高血糖素的剂量至少提高到 0.5mg，以延迟钡剂的胃排空时间和减少发泡剂剂量而适用胃扩张能力的降低。另外，不应从

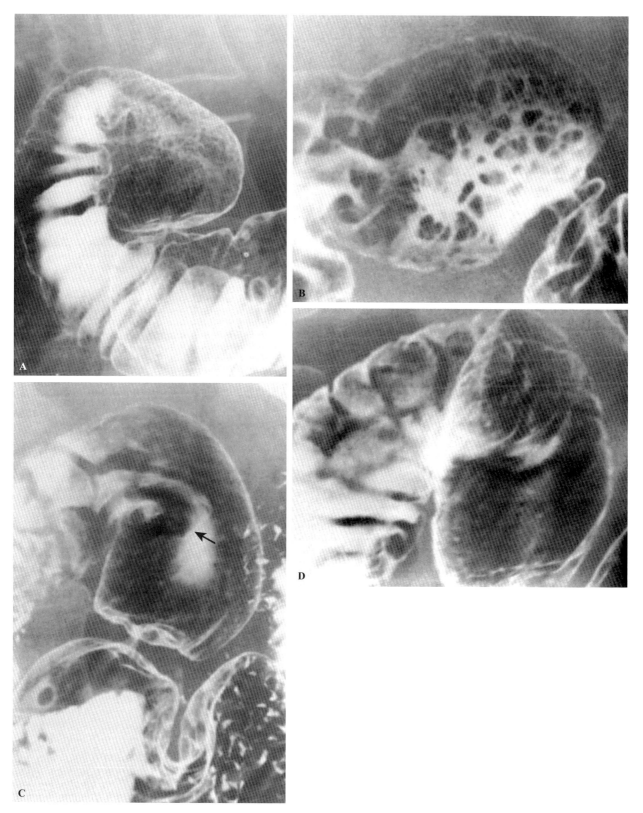

▲ 图 17-8　十二指肠正常表面类型

A. 十二指肠球部表面呈微绒状。B. 十二指肠球部出现成角充盈缺损，代表了异位胃黏膜。C. 过量黏膜堆积致使十二指肠上曲形成假性肿瘤（箭）。D. 十二指肠球部多发针状钡斑代表正常黏膜小凹

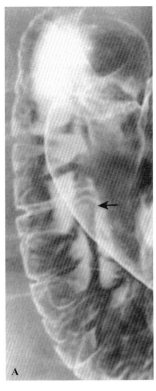
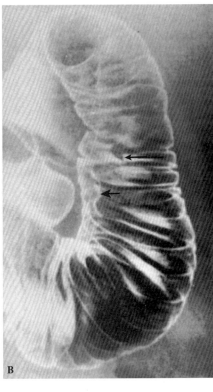

◀ 图 17-9　十二指肠降段

A. 患者左后斜位，透过充气扩张的胃窦部，观察十二指肠降段，注意大乳头（箭）及其相关皱襞；B. 俯卧位显示大乳头（短箭）位于十二指肠降段内侧壁，小乳头（长箭）位于此平面之上的前壁 ［B 引自 Laufer I，Levine MS（ed）：Double Contrast Gastrointestinal Radiology，2nd ed. Philadelphia，WB Saunders，1992 ］

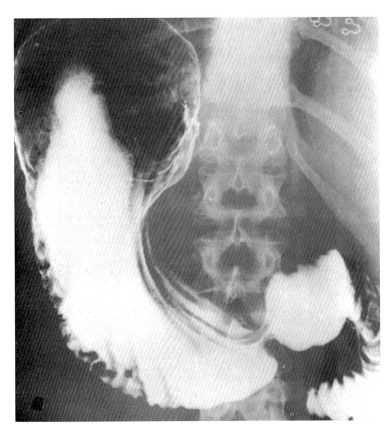

◀ 图 17-10　胃前壁检查

胃前壁黏膜于患者俯卧位时可清晰显示，胃底充气 ［引自 Laufer I，Levine MS（eds）：Double Contrast Gastrointestinal Radiology，2nd ed. Philadelphia，WB Saunders，1992 ］

直立位开始对患者进行检查，以避免钡剂在这个位置排空过快而无法充分显影残胃。检查的具体细节将在第 35 章进行讨论。

（四）胃排空受阻

当怀疑胃排空受阻时，应该首先在直立位对患者进行检查，观察胃腔内是否出现液平面。如果存在液平面，可对患者进行单相钡剂造影检查，以显示梗阻的部位和性质。在这种情况下，应当使用高密度钡剂而不是低密度钡剂，因为高密度钡剂更

容易穿过胃内的残余液体或固体残渣而达到梗阻部位。

（五）食管静脉曲张

食管静脉曲张将在第 25 章进行详细的讨论。典型的食管静脉曲张通常表现为纵向皱褶增厚、弯曲或呈锯齿状，最佳显示位置为半卧位，因为此时食管会部分塌陷而食管黏膜被高密度钡剂或钡糊覆盖[30]。

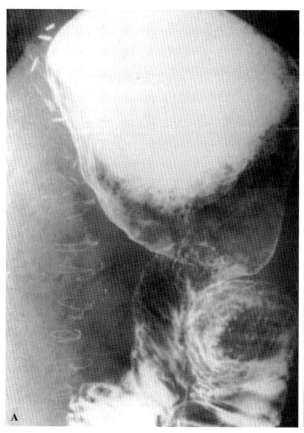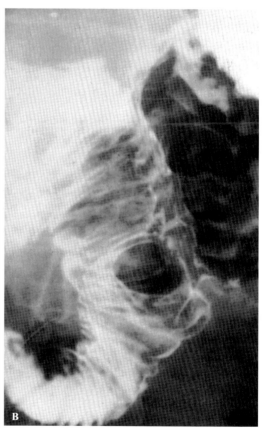

▲ 图 17-11 术后胃

A. 双对比相显示胃部分切除术（毕Ⅱ式）后表现正常。B. 双对比相显示胃部分切除术（毕Ⅱ式）后胃空肠吻合表现

第 18 章　食管运动障碍

Motility Disorders of the Esophagus

David J. Ott　Marc S. Levine　著

李海蛟　译　李艳玲　校

食管运动障碍性疾病是导致食管相关主诉最主要的原因，尤其是在解剖学异常且不能完全解释症状的情况下。对正常及异常的食管功能进行良好的影像学评估需要了解食管的解剖和生理学情况。本章会讨论食管运动及不同运动障碍的影像学评估，之前会先复习食管的正常解剖和生理知识。

一、正常食管解剖

食管是一个肌管状结构，长 20～24cm；由外纵肌和内环肌纤维构成，覆盖扁平鳞状上皮细胞[1]。横纹肌主要占据食管的上 1/3，而下 1/3 由平滑肌构成。横纹肌到平滑肌的过渡位置不尽相同，但多位于主动脉弓水平[1, 2]。尽管这样的交界区在钡剂造影中并不能明显显示，但部分食管运动疾病（如胶原血管疾病）可能会选择性地影响食管的横纹肌或平滑肌部分。

食管上、下端的扩张及闭合分别由上食管括约肌（upper esophageal sphincter，UES）和下食管括约肌（lower esophageal sphincter，LES）进行规律调控。UES 位于咽食管交界处，主要由环咽肌构成，是咽下缩肌的水平部分。LES 并不是一个明确的肌肉组织，但被定义为胃食管区的一段 2～4cm 的高压区域[1, 3]。这种生理括约肌对应于解剖食管前庭的位置[3, 4]。

二、正常食管生理

在休息状态下，食管通常呈塌陷状态，UES 和 LES 也是闭合状态以防止胃和食管的内容物反流[1, 5]。食管的主要功能是将液体及固体食物从口腔运输到胃。这种运输块状食物的主要机制是食管蠕动，而直立体位时的重力作用可以作为辅助。因此对食管蠕动的放射学评估常常在患者平卧时进行，以消除重力作用的影响。

食管原发性蠕动从吞咽动作开始。在减慢的收缩蠕动波之后跟随一个快速的抑制波（造影中不明显），跨越整个食管（图 18-1）。UES 在吞咽开始 0.2～0.3s 后舒张，数秒后 LES 开始舒张[1, 5, 6]。LES 保持舒张状态直至食物团块到达远端食管，并在食物到达贲部时即刻恢复收缩状态。食管原发性蠕动波在 6～8s 内传至整个食管。

继发的食管蠕动和非蠕动性收缩（nonperistaltic contractions，NPCs）也是食管功能性活动的一种[1, 6-9]。继发性食管蠕动从局部食管刺激或扩张开始，随后和原发性的食管收缩一样迅速传至全段。相比而言，NPCs（也被称作第三级收缩）则不会传至整个食管。它们通常取决于食管节段的平滑肌，自发性发生或在吞咽时收缩。NPCs 可以单独出现也可以多段同期出现，可以同时也可以重叠出现，收缩可以微弱也可以很强烈。部分 NPCs 可能会使食管腔狭窄或封闭，形成了钡剂检查中的一种螺旋状外观（图 18-2）。NPCs 是非特异性的，有可能与多种食管相关运动疾病相关。

年龄对食管个体差异性的影响最为显著。对于年轻人，大部分时间吞咽润湿的食物会诱发一个完整的蠕动波，而后出现不同程度的 LES 舒张[10]。NPCs 在这年龄阶段中相对少见。但是，老年患

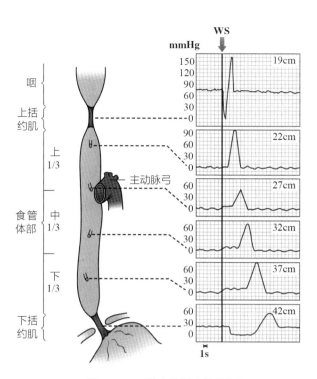

▲ 图 18-1　正常食管蠕动的压力图

测量数据来自食管多个测量点，包括食管上括约肌（UES）和下食管括约肌（LES）。吞咽液体（WS）后，UES 舒张之后接着是长时间的 LES 舒张。原发蠕动收缩波呈现为逐渐偏离中心的压力峰［引自 Dodds WJ: Esophagus-radiology. In Margulis AR, Burhenne HJ（eds）: Alimentary Tract Radiology, vol 1, 4th ed. St. Louis, CV Mosby, 1989, p 430］

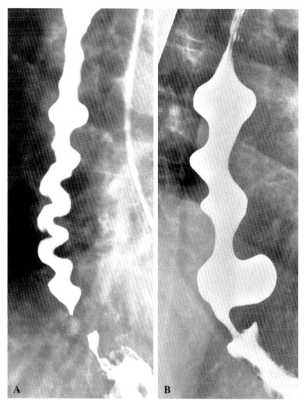

▲ 图 18-2　食管非蠕动性收缩

A. 有吞咽困难但不伴胸痛的 89 岁男性患者的钡剂造影，由于非蠕动性同步收缩，食管呈螺旋状表现。压力测定检查后诊断食管非特异性运动障碍。B. 另一位不伴食管症状的老年男性具有较轻的非蠕动性同步收缩（引自 Ott DJ: Radiologic evaluation of esophageal dysphagia. Curr Probl Diagn Radiol 17: 1–33, 1988）

者经常由于偶发的 LES 功能失调或高发且严重的 NPCs 功能减退而导致不完全的食管蠕动收缩，也被称为老年性食管[10-13]。通过压力检测的收缩振幅也随着年龄的增长而减弱。因此，老年人中如果观察到轻度的食管功能紊乱，也需要关注，需要结合临床症状评价。

三、影像学评估

食管运动的影像学评估包括食管体部和两端括约肌的检查[1, 4, 7-9, 14]。在吞咽时，受食物团扩张刺激会发生 UES 的舒张和咽食管段的开放。钡剂造影检查下不完全的 UES 舒张表现为因环咽肌收缩而在咽食管交界处后部形成的持续性凹陷（见第 15 章）[8, 14]。这种发现经常和其他咽部运动失调的征象相关，比如钡剂误吸或者滞留在会厌谷或梨状隐窝。运动记录技术（通过录影带或电子录像设备）可以辅助咽部及 UES 的评估。

透视检查可以用来评估食管的运动功能，但记录运动的技术则更能辅助判断检查中发现的问题。患者俯卧右前斜位，指示其吞下一口钡剂。完整的评估食管蠕动和 LES 舒张功能需要至少吞 5 次钡剂[4, 7-9, 15]。必须要分开观察单口钡剂吞服，因为如果在原发性收缩蠕动波结束之前吞服第二口钡剂会抑制蠕动波传递扩散，从而被误以为蠕动功能异常。相比而言，快速连续吞服时并非评估原发性食管收缩功能而是大限度地扩张食管，以便进行结构评估（图 18-3）。

当钡剂通过舒张的 UES 被推进至食管，我们可以看到一个远离口腔方向的收缩波压闭食管腔并逐渐挤压钡剂向食管下段流动，这是正常的原发性收缩波（图 18-4）。这种管腔挤压波使钡柱顶端呈

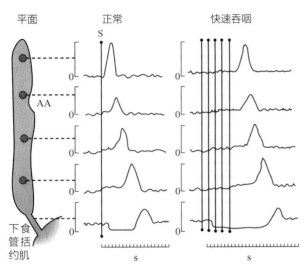

▲ 图 18-3　正常食管蠕动的压力测定检查表现

多个食管测量平面进行的测量。在最后一次吞咽之前，快速吞咽引起下食管括约肌（LES）松弛延迟，但并未引发原始蠕动波　AA. 主动脉弓；S. 吞咽

倒 V 形结构，并和压力测量时观察到的蠕动压力波峰相一致。在年轻患者中，蠕动压缩波通常能使所有被吞下的钡剂通过食管。偶尔，所谓"近端逃逸"会出现在主动脉弓水平（图 18-5）。这种与年龄相关的现象是由食管横纹肌和平滑肌部分之间的过渡区振幅压力较低导致的，可以阻止食管管腔闭合并允许钡剂倒流[2, 6, 16]。在几乎全部患者中，近端逃逸可以很容易地和真正的食管运动障碍鉴别开来。

四、食管运动障碍

食管运动障碍可以分为原发性和继发性两类（表 18-1）[1, 5, 7-9, 17-19]。原发性运动障碍主要由累及食管引起，而继发性食管运动障碍则可由多种全身性疾病或食管的物理及化学损伤引起。食管运动障碍也通过压力测量分为四组：①LES 舒张不足（典型贲门失弛缓症）；②不协调收缩（弥漫性食管痉挛）；③收缩过强（胡桃夹食管和高血压 LES）；④收缩过弱（非特异性食管运动障碍、老年性食管和继发性食管运动障碍）[17-19]。因为这种分类方法是基于压力测量发现的，无法在钡剂检查中进行定量评价。本章中我们主要选择了原发性和继发性食管运动障碍的分类方式进行定义（表 18-1）。

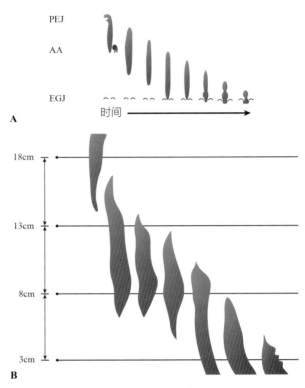

▲ 图 18-4　正常原始蠕动波

A. 正常原始蠕动伴压闭食管的收缩波在食管内排空钡剂的示意图；B. 5ml 钡剂间隔 1s 的录像动态追踪显示了正常原始蠕动波。钡柱的锥形顶部对应在同步测压期间看到的蠕动收缩波。在纵轴上的数字表示 LES 以上的测压导管端口的位置。AA. 主动脉弓；EGJ. 食管胃结合部；PEJ. 咽食管结合部（图 A 引自 Ott DJ: Radiologic evaluation of esophageal dysphagia. Curr Probl Diagn Radiol 17：1–33, 1988；图 B 引自 Ott DJ, Chen YM, Hewson EG, et al: Esophageal motility：Assessment with synchronous videotape fluoroscopy and manometry. Radiology 173：419–422, 1989）

（一）原发性食管运动障碍

1. 贲门失弛缓症

贲门失弛缓症是一种广泛认知的食管运动障碍，其特征是食管无蠕动和吞咽时 LES 开放不全[1, 7-9, 17-21]。目前发现存在两种形式的贲门失弛缓症，即原发性和继发性。原发性贲门失弛缓症（也被称为特异性贲门失弛缓症）是由于食管壁的肠肌层神经节退化及消失引起。目前发病原因仍不明确，但被认为继发于病毒感染或自身免疫疾病[2]。与此相对，继发性贲门失弛缓症（也被称为假性贲门失弛缓症）相对少见，可能由食管外疾病（通常为恶性肿瘤）通过各种可能的机制导致失弛缓样运动障碍引起[3, 4]。长期存在的原发性贲门失弛缓症也可能是食管癌的先兆。其与癌症的关系众说纷

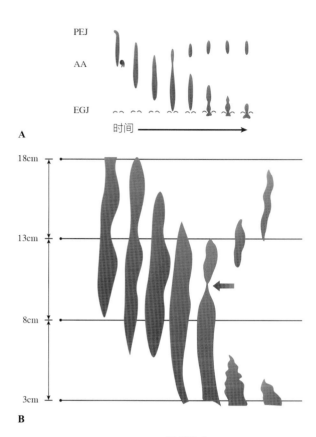

▲ 图 18-5　近端逃逸

A. 测压显示正常的原发性蠕动伴近端逃逸，因为收缩波未能完全阻断主动脉弓（AA）的管腔。请注意，蠕动序列继续异常。B. 以 1s 为间隔的 5ml 钡剂推注的图像显示正常的原发性蠕动与近端逃逸有关（箭）。食管下段正常情况下是在食管下段脱出钡。垂直轴上的数字表示 LES 上方测压导管端口的位置。EGJ. 食管胃交界处；PEJ. 咽食管交界处（图 A 引自 Ott DJ：Radiologic evaluation of esophageal dysphagia. Curr Probl Diagn Radiol 17：1–33, 1988；图 B 引自 Ott DJ, Chen YM, Hewson EG, et al：Esophageal motility：Assessment with synchronous videotape fluoroscopy and manometry. Radiology 173：419–422, 1989）

表 18-1　食管运动障碍分类
原发性食管运动障碍（最新临床分类）
失弛缓和变异（下食管括约肌舒张不充分）
弥漫食管痉挛（不协调收缩）
胡桃夹食管（收缩不良）
非特异性食管运动障碍（收缩不良）
老年性食管（可疑存在收缩不良）
高血压性下食管括约肌（收缩不良）
继发性运动障碍（很多伴收缩不良）
胶原血管病
化学或物理试剂
反流性食管炎
腐蚀性食管炎
放射治疗
感染因素
糖尿病
酗酒
内分泌疾病
神经肌肉疾病
脑血管病
脱髓鞘性疾病
舞蹈病
重症肌无力
肌营养不良
其他罕见病因
特发性假性肠梗阻

纭，但在一项研究中发现存在贲门失弛缓症的患者食管癌的发病风险比一般人群高 9～28 倍[22]。在本章随后的部分，我们用贲门失弛缓症代指原发性贲门失弛缓症。

贲门失弛缓症在男女中发病率相近，通常可能对患者的中年生活产生影响[5, 7, 20, 21]。大部分患者因为长期缓慢进展的进行性固液体吞咽困难就诊，通常伴随无味的未消化食物和唾液的反流[23]。吞咽疼痛和胸痛相对少见。部分患者可出现体重减轻。慢性反流患者可能会出现反复发作的干咳、呛咳及吸入性肺炎。如果老年患者中开始出现近期的吞咽困难且进展迅速，同时测压发现存在贲门失弛缓症，应高度怀疑恶性肿瘤引起的继发性贲门失弛缓症（见第 24 章）[7, 20, 23–25]。

贲门失弛缓症测量压力时的特征是原发性的食管蠕动缺失，静息 LES 压力升高或正常，且吞咽后 LES 松弛反应缺失或不完整（图 18-6）[5, 7, 9, 20]。然而，利用测压计评估 LES 松弛情况和程度并不可靠，因为部分患者虽然在临床和影像学上都表现为典型的贲门失弛缓症，但测压发现 LES 呈现完全松弛[26]。部分患者可能表现为变异型贲门失弛缓症，测压表现不典型。一个极富争论的变异型是强直性贲门失弛缓症，通常表现为高振幅、同步或重复的收缩反应[20, 27, 28]。这类患者可能表现为胸痛及食管扩张不足。另一种相反的变化类型是早期贲门失弛缓症，以蠕动消失伴有正常的 LES 松弛为典型表现[29]。合并早期贲门失弛缓症的患者通常也存在食管扩张不足，并且发病年龄更为年轻。这些变化类型均可发展为典型的食管运动障碍[30–32]。

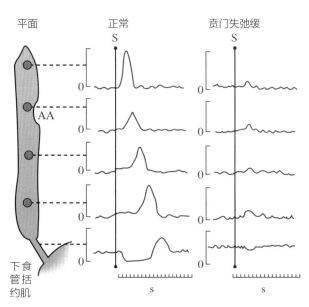

▲ 图 18-6　正常蠕动和贲门失弛缓的压力测定

多个食管测量平面进行的测量。在此例贲门失弛缓中，蠕动波肌下食管括约肌（LES）舒张缺如，LES 压力升高

AA. 主动脉弓；S. 吞咽

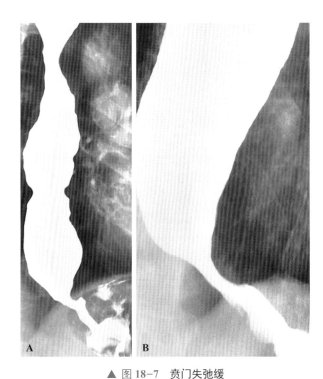

▲ 图 18-7　贲门失弛缓

A. 食管扩张伴胃食管结合部平面上方光滑、渐进性狭窄。透视检查未见食管蠕动。B. 局部见下食管括约肌功能障碍导致的食管远端光滑、鸟嘴样狭窄

　　贲门失弛缓症在食管钡剂造影的征象是吞咽后食管的原发蠕动消失 [1, 5, 7-9, 20]。由于 LES 功能失调和吞咽钡剂后扩张食管括约肌失败，远端食管通常在食管裂孔水平存在一个平滑的、锥形的、鸟嘴状的外观（图 18-7）。食管扩张的程度可以有所不同，部分存在早期贲门失弛缓症的患者可能只存在轻微食管扩张或者没有出现食管扩张 [29]。高动力型贲门失弛缓症的患者会出现重复性的 NPC，且合并出现典型贲门失弛缓症的征象。随着时间进展，食管逐渐扩张并在扩张部位残留食物、分泌物和钡剂（图 18-8A），这些可能会遮盖潜在的食管炎甚至诱发食管癌。在这些患者中，透视时可以通过水冲刷的技术，让患者在透视检查最后通过喝水以冲洗掉远端食管的残余钡剂来帮助检测肿瘤 [33]。当明显扩张的食管在右侧纵隔边界产生双边影，且胃区没有或仅有极少的气体进入时，可以通过胸部摄片诊断进展期贲门失弛缓症（图 18-8B）。最终，一些长期患病的患者会形成远端迂曲巨大的扩张食管，也被称为终末期贲门失弛缓症的乙状食管（图 18-9）。

　　贲门失弛缓症需要同其他导致远端食管狭窄的疾病进行鉴别（表 18-2）。尤其是一些潜在的胃食管区肿瘤需要被排除（图 18-10）[7-9, 20, 23-25]。尽管在

这个区域绝大多数的恶性肿瘤都具有非正常的黏膜或肿块等影像学征象（图 18-10B），但因贲门癌或其他恶性肿瘤继发的贲门失弛缓症也仍可能呈现平滑、锥形狭窄的远端食管和蠕动障碍，类似于原发性贲门失弛缓症的表现（图 18-10A 和第 24 章）[23]。消化道狭窄是另一个常见的导致食管段狭窄的原因，但这种狭窄通常很少同蠕动障碍相关，且大多数患者通常合并食管裂孔疝，这在贲门失弛缓症中较为少见 [34]。硬皮病是食管明显扩张的另一个原因，但这些患者的典型征象通常合并扩张、多孔状的胃食管交界区，从而可以同贲门失弛缓症作为鉴别。合并有硬皮病的消化道狭窄可能会同贲门失弛缓症有相似的表现，但通常仍建议通过是否合并食管裂孔疝来做出正确的诊断。

　　对于不适合进行进一步有创治疗的老年患者，可以通过往 LES 注射肉毒素来治疗贲门失弛缓症，但因为肉毒素松弛 LES 的作用时间相对较短，所以往往需要重复注射 [35]。与此不同，患有贲门失弛缓症的年轻患者有更多的长程治疗方式，诸如气囊扩张、腹腔镜或手术肌肉切开等 [36-38]。气囊扩张后

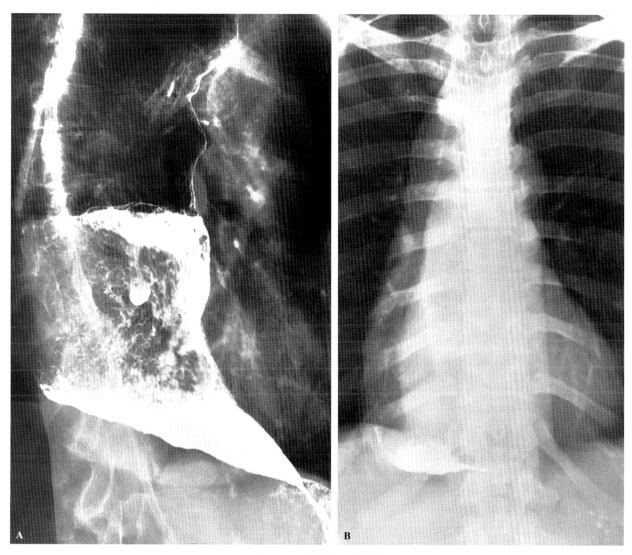

▲ 图 18-8　进展期贲门失弛缓

A. 由于 LES 不完全开放导致食管明显扩张伴远端渐进性狭窄，注意食管中残留的食物。B. 另一位进展期贲门失弛缓症的患者可见右侧纵隔边缘的双边影，外轮廓表示食管扩张超出了主动脉和心脏的阴影，少量钡剂残存于远端食管，注意近端胃内未见气体胃泡影

立即对食管进行影像学评估有助于发现严重的并发症诸如穿孔 [20, 39-43]，但由于远端食管术后早期的水肿和痉挛等，对于评估远期效果的意义不大 [43]。在 Heller 术后，由于肌肉切开处内壁局灶较薄弱，在远端食管常常出现宽口外翻或形成囊袋状结构（图 18-11A）[44]。成功的贲门失弛缓治疗也可能会因胃食管反流、反流性食管炎和消化道狭窄等并发症而使得疗效变得复杂化（图 18-11B）。因此为了预防这些并发症，通常进行一个"松弛的"或不完全的胃底折叠术 [20, 45, 46]。少见情况下，如果终末期贲门失弛缓症患者出现了顽固性的吞咽困难，可能需要进行胃食管切除术 [5, 8, 20]。

核医学检查和定时钡餐检查可能有助于贲门失弛缓症的诊断和治疗 [20, 47, 48]。放射性核素显像尤其有助于定量评估治疗前后的食管潴留情况 [47]。与此相似，定时钡餐检查操作简单，并且能够随时定量钡剂在食管的排空，从而客观地评估患者对不同治疗的反应性 [48]。

2. 弥漫性食管痉挛

弥漫性食管痉挛（diffuse esophageal spasm，DES）是一种不明原因引起的、少见的运动功能障碍，主要特征为胸痛，常合并吞咽困难和间歇性食管运动异常 [5, 7-9, 17, 18, 49]。DES 通常累及食管平滑肌部分。部分患者存在明显的平滑肌过度增生伴随食

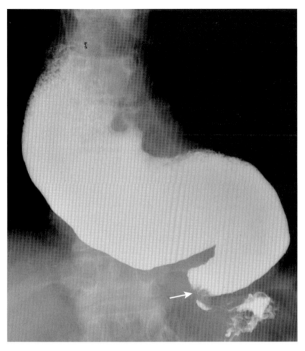

▲ 图 18-9　终末期贲门失弛缓症的乙状食管

因 LES 开放不全导致的胃食管结合部上方显著扩张的食管及远端迂曲轮廓和渐进性狭窄（箭）。乙状食管是终末期失弛缓症的标志

表 18-2　贲门失弛缓鉴别诊断
Chagas 病
复杂的硬皮病
外生肿瘤
假性肠梗阻
内在肿瘤
消化性狭窄
迷走神经切断术后效应

管壁增厚[50]，而部分患者可能没有明显或仅存在轻度食管壁增厚[51, 52]。传统观念中 DES 并非被认为与 LES 相关，但近期的研究表明 DES 常常与 LES 功能障碍相关[49]。因此，部分研究者认为贲门失弛缓症、高动力型贲门失弛缓症和 DES 代表了一系列食管运动功能障碍相关的疾病，且高动力型贲门失弛缓可能是 DES 和贲门失弛缓症之间的一个过渡阶段[5, 7, 17, 49]。

典型的 DES 患者通常表现为胸痛合并吞咽困难[5, 17, 18, 49, 52]。肩部或背部放射痛与心绞痛类似，甚至服用硝酸甘油可缓解。疼痛常常是自发出现的，与吞咽动作无关，并可在情绪压力下恶化。部

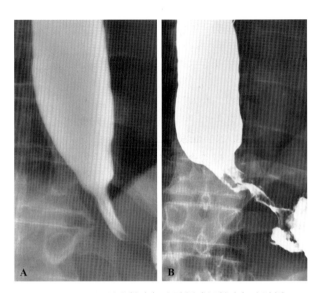

▲ 图 18-10　继发性贲门失弛缓或假性贲门失弛缓

A. 胃食管结合部光滑的狭窄与贲门失弛缓相似，该患者为近端胃硬癌侵犯食管远端。B. 另一例患者经透视检查发现食管扩张、无蠕动，但胃癌引起食管胃区不规则变细（图 A 引自 Ott DJ: Radiologic evaluation of esophageal dysphagia. Curr Probl Diagn Radiol 17：1–33，1988）

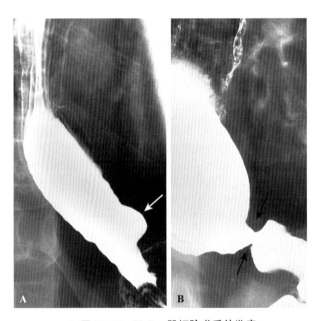

▲ 图 18-11　Heller 肌切除术后并发症

A. 贲门失弛缓 Heller 肌切除术后，远端食管局部管壁薄弱，见宽口样突出或囊袋状突出（箭）。B. 另一例贲门失弛缓患者 Heller 肌切除术后远端食管狭窄（箭）

分患者可能出现固液体的吞咽困难而不合并胸痛。食物嵌顿是这种运动障碍的一个比较重但不常见的特征。

DES 主要的压力测量诊断标准是吞咽湿性食物

后存在 10% 以上的同时收缩并间歇性地存在正常的原发性蠕动[5, 7, 17, 18, 52]。相关的发现可能包括重复的或者时相延长的收缩、高振幅收缩和频繁的自发性收缩（图 18-12）。虽然部分 DES 患者 LES 功能正常，但其他患者存在吞咽时 LES 不完全松弛[17, 18, 49]。

DES 的影像学征象和压力测量所示相符[1, 7-9, 49, 52]。原发性蠕动在颈段食管存在，但在胸段食管间断缺失。NPCs 会影响食管的平滑肌部分，间断地影响原发性蠕动（图 18-13A）。这些 NPCs 通常重复并同时出现，严重时可能会将食管管腔局部压闭分隔成多区，产生一个经典的螺旋形外观（图 18-13B）[7, 8, 52]。然而在一项研究中发现，仅不足 15% 的 DES 患者中可以出现管腔压闭型食管的 NPCs[49]。大部分轻中度 NPCs 患者并没有出现食管管腔压闭[49]。因此我们需要认识到，不同的 DES 患者中，NPCs 的严重程度不同，因此即便在钡剂现象中螺旋形征象为阴性也不能排除该诊断。另外，众所周知大多数 DES 患者合并出现钡剂检查中 LES 开放障碍，伴随典型的贲门失弛缓症合并锥形鸟嘴状的食管狭窄（图 18-14）[49]。部分 DES 患者可能会出现内压性憩室甚至巨大的膈上憩室等食管运动障碍的并发症（图 18-15）[53]。

DES 患者中肌肉增厚较为少见，但偶尔可见 2cm

甚至以上的增厚（正常管壁厚度 < 4mm）[50, 51, 52]。内镜超声或计算机断层扫描（CT）均可以作为选择进行管壁厚度的评估[50, 51]。在 DES 患者中，CT可以显示主要位于食管远端光滑的环周壁增厚（图18-16）[54]。然而 CT 显示的食管壁增厚是一个非特异性的征象，可能由多种原因形成，包括食管炎和累及食管的良性及恶性肿瘤等[54]。

当 DES 患者因食管收缩过度而出现胸痛等症状时，如钙通道阻滞药、长效硝酸盐及抗胆碱药等均会减轻食管收缩程度，因此有时会遮掩患者症状[49]。然而，因 LES 舒张受累表现为吞咽困难的患者则可通过内镜下球囊扩张或注射肉毒素而明显缓解[49]。食管测压检查或影像学检查出现异常征象的无症状DES 患者尚无须治疗。

3. 胡桃夹食管

胡桃夹食管是一种出现在有胸痛或吞咽困难症状的患者中的食管运动障碍[5, 7, 17, 18, 55-57]。食管测

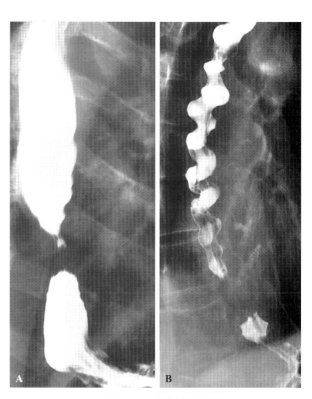

▲ 图 18-13　弥漫食管痉挛

A. 患者有弥漫食管痉挛伴有局灶闭塞性、非蠕动性收缩相关的原始蠕动波间歇性中断。B. 另一例患者有典型的、螺旋状的弥漫食管痉挛，因其表现非特异性，需要用临床和测压来确定诊断，尤其是老年患者（引自 Levine MS, Rubesin SE, Ott DJ: Update on esophageal radiology. AJR 155: 933–941, 1990）

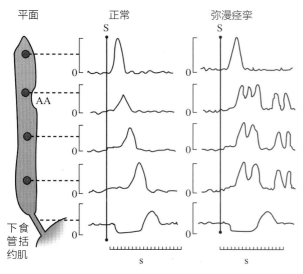

▲ 图 18-12　正常蠕动和弥漫食管痉挛测压表现

多个食管测量平面进行的测量。正常的蠕动存在于食管上部，但在主动脉弓（AA）平面以下被同时重复的收缩所取代。正常的下食管括约肌（LES）松弛可见

S. 吞咽

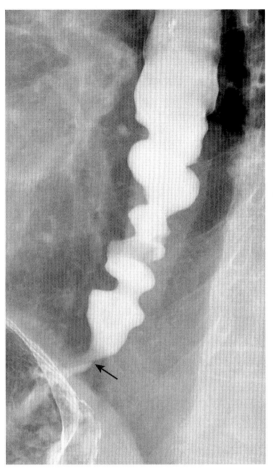

▲ 图 18-14　LES 障碍弥漫食管痉挛

本例患者有弥漫食管痉挛伴多发非蠕动性收缩，因 LES 不完全开放导致了远端食管（箭）渐进性狭窄

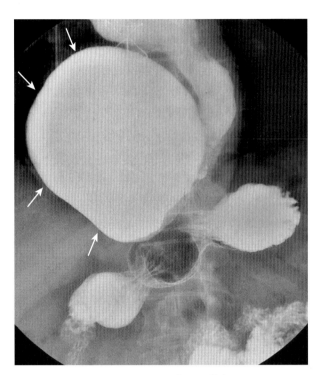

▲ 图 18-15　巨大膈上憩室

巨大憩室（箭）也叫膈上憩室，起源于远端食管右侧面，通常是由长期食管运动障碍继发的膨出样憩室

压检查显示正常的蠕动功能，但远端食管存在收缩幅度增强及时间延长（图 18-17）。"高强度的收缩及蠕动幅度"也被用来描述这一状况。曾有不同专家提出争论，胡桃夹食管是否是真正的食管运动障碍，还是只是一种正常的食管功能状况 [5, 17, 18, 55-62]。

胡桃夹食管是通过对存在相应症状的患者进行食管测压而诊断。影像学检查通常正常或仅有一些诸如非蠕动性收缩等非特异性的改变 [63, 64]。因此胡桃夹食管对诊断疾病没有影像学意义。

（二）非特异性食管运动障碍

非特异性食管运动障碍（nonspecific esophageal motility disorder，NEMD）是一种不符合如贲门失弛缓症及 DES 等典型运动障碍性疾病的临床、压力测量及影像学等标准的食管运动功能障碍性疾病的总

称 [5, 17, 18, 65, 66]。合并 NEMD 的患者有时会存在吞咽困难或胸痛，但症状通常较轻或无症状。压力测量的异常发现包括：在 20% 或更多患者中存在吞咽湿性食物时间断性的蠕动消失、食管蠕动幅度减弱、蠕动时间增长、重复 2 次或 3 次峰值的收缩，以及不完全的 LES 舒张等（图 18-18）[17, 18, 65]。食管影像学征象可能表现为食管原发性蠕动的中断和不同数量的 NPCs、DES 及老年性食管等其他食管运动障碍相似（图 18-19）[7-9]。仅存在微小压力异常的 NEMD 患者中的钡剂检查结果也可能正常 [7-9]。

1. 老年性食管

老年性食管是一种有争议性的称谓 [7-9, 11-14, 67, 68]。如最早的描述所言，"老年性食管"指的是一种同年龄增长相关的食管运动功能异常，极少导致食管相关症状诸如胸痛、吞咽困难等 [67, 68]。主要的压力测量诊断标准包括正常的食管蠕动频率减退、自主收缩频率增加，以及较为少见的 LES 舒张不完全。在这类患者中的钡剂检查也可能表现为间断减弱或消失的食管蠕动伴随数量不等的 NPCs。然而在早期对老年性食管的报道中，疾病常常合并潜在

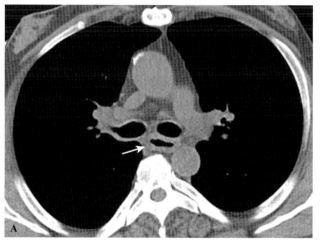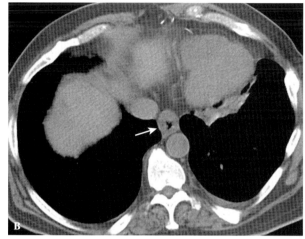

▲ 图 18-16 弥漫食管痉挛的 CT

胸部轴位增强 CT 图像显示隆突下食管壁中度增厚（箭）（A）及远端更明显的食管壁增厚（箭）（B）。食管在钡剂造影下出现特征性的弥漫性食管痉挛及多次非蠕动性收缩。食管壁增厚被认为是由这些患者的固有肌层进行性肥大引起的（引自 Goldberg MF，Levine MS，Torigian DA：Diffuse esophageal spasm：CT findings in seven patients. AJR 191：758–763，2008）

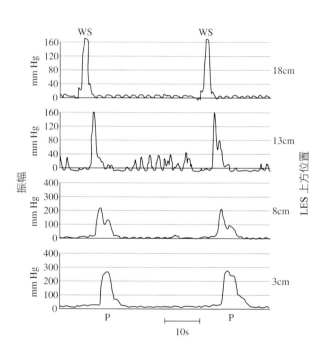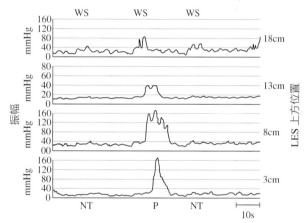

▲ 图 18-18　非特异性食管运动障碍测压表现

在下导联中存在非横向蠕动（NT）和横向蠕动（P）期间的重复收缩

LES. 下食管括约肌；WS. 吞咽液体（经许可重绘，引自 Ott DJ，Richter JE，Chen YM，et al：Esophageal radiography and manometry：Correlation in 172 patients with dysphagia. AJR 149：307–311，1987）

▲ 图 18-17　胡桃夹食管的测压表现

该患者 X 线检查正常。压力测定显示有正常蠕动波（P），与高幅收缩（> 200mmHg，下方两个导联）。在 13cm 导联突出基线明显的活动是心脏伪影

LES. 下食管括约肌；WS. 吞咽液体（引自 Ott DJ，Richter JE，Chen YM，et al：Esophageal radiography and manometry：Correlation in 172 patients with dysphagia. AJR 149：307–311，1987）

的神经系统疾病或糖尿病，这些可能会导致食管的运动异常。随后在老年患者的压力测量检查中仅仅发现随着年龄增长的一些很轻微的食管运动功能变化[11, 12, 13]。另外，许多关于老年性食管的压力性测

量诊断标准都同 NEMD 类似，而这些患者在影像学中更倾向于被诊断为后者。无论使用何种术语，老年性食管是一种临床较为轻微的状况，需要与 DES 及其他合并胸痛和呼吸困难的食管运动障碍性疾病进行鉴别。

2. 下食管括约肌高压

LES 高压最初是描述存在静息 LES 压力异常增高合并食管症状[5, 17, 18, 69]。几乎所有的患者都合并胸痛，大多数合并吞咽困难。压力测量诊断标准

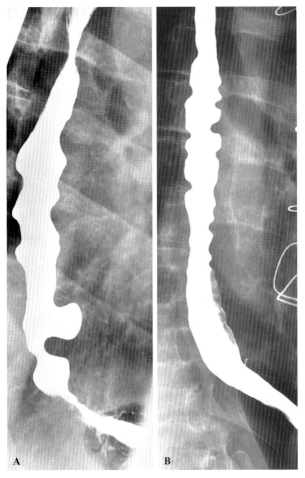

▲ 图 18-19　非特异性食管运动障碍

A. 此无症状患者有同时非蠕动收缩，透视显示原发性蠕动被间断性破坏中断，测压诊断为非特异性食管运动障碍。B. 另一例非特异性食管运动障碍的患者见多发性非蠕动性收缩和混乱型原发性蠕动。需要用临床症状和测压结果的相关性来鉴别食管弥漫性痉挛（引自 Levine MS，Rubesin SE，Ott DJ：Update on esophageal radiology. AJR 155：933–941，1990）

包括 LES 静息压力增高（＞40mmHg），合并正常 LES 舒张功能及食管蠕动。钡剂检查在这类患者中通常正常[69]。和胡桃夹食管相似，LES 高压是一个压力测量学诊断而非影像学诊断。

（三）继发性食管运动障碍

继发性食管运动功能障碍的原因多种多样（表 18-1）[1, 7-9, 17-19, 70]。影像学表现并无特异性，且常常和 NEMD 相似。因此临床证据在继发性食管运动功能障碍的诊断中尤为重要。

1. 胃食管反流病

胃食管反流病（gastroesophageal reflux disease，GERD）的患者常常合并食管运动障碍，在钡剂检查及压力测量中表现为中下段食管的原发性蠕动间断减少或缺失且无 NPCs[71, 72]。这种类型的食管运动障碍需要与 DES、NEMD 及老年性食管进行鉴别，后者这些通常伴随数量不等且严重的 NPCs。我们并不确定 GERD 患者的食管运动异常是否由酸性物质反流入食管、反流性食管炎导致的物理损伤或两者的共同作用导致[73]。无论病因是什么，GERD 患者中的食管蠕动异常影响了反流酸性物质从食管中的清除，导致恶性循环，更加重了反流性食管炎[74]。因此无 NPCs 的食管运动异常在钡剂检查中需谨慎排除 GERD 和相关并发症情况。极少数情况下，反流性食管炎在钡剂检查中可能因食管蠕动缺失而非常明显[75]。曾有假设认为这种严重的食管运动异常是继发于反流性食管炎导致的 Auerbach 神经丛中的神经损伤[75]。

2. 胶原血管疾病

胶原血管疾病是一种以结缔组织免疫和炎症改变为特征的疾病，常常累及多个器官系统。食管通常被胶原血管疾病所累及，最常见的是硬皮病、混合结缔组织病、皮肌炎和多发性肌炎[17-19, 76]。典型的硬皮病和混合结缔组织病通常累及食管管壁包含平滑肌的中下 2/3 段，皮肌炎和多发性肌炎则通常会累及咽部及食管包含横纹肌的上 1/3 段。

硬皮病以皮肤、滑膜及包括食管的多器官实质纤维化和退化为特征。大多数硬皮病的患者都会出现食管的累及，主要影响平滑肌部分及 LES[17-19, 76, 77]。因为会导致 LES 的功能下降，表现为胃食管反流病的症状很常见。患者会逐渐出现继发于运动功能异常的吞咽困难、反流性食管炎或消化道狭窄。硬皮病压力测量的表现包括静息 LES 压力下降或消失，以及中下 2/3 段的食管蠕动显著减弱或消失（图 18-20）[17-19, 76, 77]。钡剂检查通常显示平滑肌段的食管蠕动缺失、食管显著扩张、胃食管连接处扩张及游离的胃食管反流等。合并反流后食管中的钡剂排出困难（图 18-21A），因此这些患者通常会发展为严重的反流性食管炎和消化道狭窄（图 18-21B）。在扩张及蠕动缺失的食管鉴别诊断中，最需要考虑的是贲门失弛缓症，但这种疾病几乎总是合并远端食管的锥形狭窄，可以与硬皮病相鉴别。少见情况

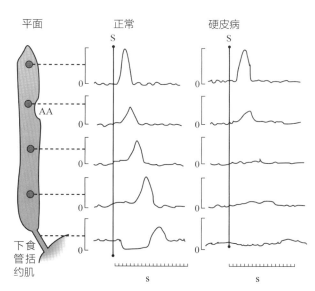

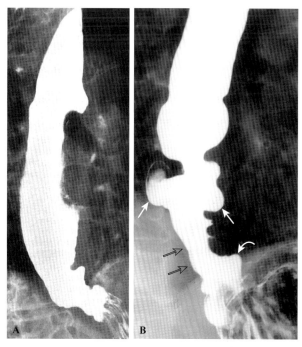

▲ 图 18-20　正常蠕动和硬皮病的测压表现

测量是从食管多个点获得的，正常蠕动存在于食管上段，平滑肌段没有蠕动，下食管括约肌（LES）还表现除了低静息压力

AA. 主动脉弓；S. 吞咽

▲ 图 18-21　硬皮病食管受累

A. 该患者食管扩张、食管胃结合部扩张，X 线片未见食管蠕动。B. 另一例硬皮病患者出现反流病的并发症是消化性狭窄（空心箭）。注意食管远端狭窄上方水平有小的食管裂孔疝（弯箭）和囊袋状结构（直箭）

下，硬皮病患者可能会合并出现继发于真菌集聚和繁殖的 Candida 食管炎[78]。

3. 其他继发性食管运动功能障碍

许多情况都可能和食管运动功能障碍相关。在感染性疾病中，Chagas 病最具特异性表现[5, 17-19]。这种感染最初源自南美洲，是由一种名为克氏锥虫的原生动物引起。这种疾病可以累及多器官，包括胃肠道的肌间神经丛，从而可能引起和贲门失弛缓症相似的食管异常。

许多代谢和内分泌紊乱可能影响食管运动功能。在患有周围神经病变的糖尿病患者中，食管测压和放射学检查异常十分常见[5, 17-19]。最常见的钡剂检查表现包括原发性蠕动减少、NPCs 及轻度食管扩张。食管运动障碍在酗酒患者中也很常见，但可能会因戒酒而改善[79]。

食管运动也可能受多种神经肌肉疾病的影响，主要累及咽部和食管上部。最后，特发性肠源性假性梗阻是一种机制不明的综合征，有时会与食管运动障碍相关，引起和贲门失弛缓症难以区分的放射学表现[17-19]。

第 19 章　胃食管反流病

Gastroesophageal Reflux Disease

Marc S. Levine　**著**

李海蛟　**译**　李艳玲　**校**

胃食管反流病（gastroesophageal reflux disease，GERD）在西方的发病率为 10%～20%，是最常见的累及食管炎症性疾病[1, 2]。既往鼓励对有反流症状的患者做钡剂造影检查，主要是为了发现食管裂孔疝或胃食管反流（gastroesophageal reflux，GER），检查出深部溃疡或狭窄等并发症，同时排除其他可能类似反流疾病的食管器质性病变或运动异常。但双对比造影可以对食管黏膜进一步评估，从而方便检查深部溃疡或狭窄之前的浅表溃疡以及其他轻中度食管炎的变化。食管双对比造影在 Barrett 食管中同样有用。通过双对比造影技术，钡剂研究可以在评估 GERD 患者中起到重要作用。

一、反流性食管炎

（一）发病机制

反流性食管炎是一种多因素疾病，与反流频率及时间、反流内容物和食管顺应性相关[3-8]。当下食管括约肌（lower esophageal sphincter，LES）压力减弱或消失时会失去反流的主要屏障，从而出现 GER[3-5, 9]。然而在大多数患者中，这些反流情况的原因并不是静息括约肌压力持续下降，而是夜间多发的多重短暂 LES 松弛[6, 10-12]。

GERD 的严重性不仅取决于反流的频率，也取决于时间。因为反流的时间和食管通过蠕动清除物质相关，运动障碍会导致反流疾病，并且增加了因暴露于反流胃酸的时间延长而发生食管炎的风险[4, 5]。因此，硬皮病累及食管时，因为蠕动的消失和极端减弱的胃酸清除能力，会出现反流，从而通常会导致严重的食管炎。在一项研究中，60% 的硬皮病患者在做内镜检查时发现了反流性食管炎的证据[13]。

反流病的严重程度还取决于反流物质的内容。胃酸和胃蛋白酶是造成食管黏膜损伤的主要物质。而这些物质表现出具有协同作用，因此胃蛋白酶和胃酸的共同反流比单独的胃酸反流对黏膜的损伤更大[14]。反流胃酸的浓度是损伤程度的另一个重要决定因素。因此，因为反流入食管的消化液具有高酸度，Zollinger-Ellison 综合征的患者更容易发展为严重的食管炎或狭窄[15-17]。

另外，反流性食管炎的严重程度还取决于食管黏膜的固有阻力[4-6, 8]。由于黏膜阻力和食管运动功能随着年龄的增长而恶化，老年患者发生反流性食管炎的风险更高。

（二）食管裂孔疝、胃食管反流病和反流性食管炎的关系

因为将胃食管连接处与周围横膈膜上的食管裂孔进行固定的韧带逐渐松弛，轴位方向裂孔疝在老年患者中更为常见[4, 18]。关于食管裂孔疝与 GER 或反流性食管炎发病的关系，目前尚存在较大争议。因为大多数具有临床意义的胃食管反流病患者都有食管裂孔疝的证据，所以人们推测疝的存在会使患者易于发生胃食管反流和反流性食管炎[19, 20]。然而，仍有许多食管裂孔疝的患者没有 GER 的证据，许多 GER 患者也没有食管裂孔疝的证据[21, 22]。因此，内源性 LES 功能障碍可能是 GER 发展的主

要因素，且与括约肌的解剖位置位于膈上或膈下无关[3, 5, 21]。

尽管作为胃食管反流病的预测因素，食管裂孔疝本身表现不佳，但大多数患有严重反流性食管炎或（消化道）反流性狭窄的患者都有食管裂孔疝[5, 23, 24]。有证据表明，明显的胃酸反流会破坏胃食管交界处的韧带，并导致食管纵向缩短[25]。因此，在这些患者中，食管裂孔疝可能是食管炎的结果而非诱因。

与此相似，GER 也是反流性食管炎的一个效果不佳的预测因子，它在一些无症状的反流性食管炎可能存在，而在另一些确诊反流性食管炎的患者中反而没有[4, 5]。因此，反流性食管炎的诊断不应以食管裂孔疝或 GER 的存在与否作为基础，而应以食管裂孔疝或 GER 中食管炎症改变的特殊形态学证据为基础。

（三）临床表现

GERD 患者通常表现为胃灼热和相对发生较少的反胃，胃灼热被定义为在进食后加重的胸骨后疼痛及灼烧感[3, 26, 27]。然而，有些患者可能出现心绞痛样胸痛，而不是胃灼热。在一项研究中，43%的非心源性胸痛患者被发现 GERD 是其疼痛的原因[28]。其他人可能出现误认为是消化性溃疡病的上腹疼痛或消化不良[29]。还有一些可能出现上消化道出血，表现为黑粪或便潜血阳性[3]。然而，由反流性食管炎引起的大出血是非常罕见的。

GERD 与肺部问题之间的关联已经被充分证实。80% 以上的成人哮喘患者合并有异常反流[30]。这些患者通常表现为夜间咳嗽或喘息，且其哮喘没有发现相应的变应原[26]。据推测，这种情况的产生是由于反流胃酸被吸入气道或反流物刺激食管黏膜引起迷走神经反射介导的支气管收缩导致[31]。胃酸向食管咽喉部的反流也可能引起咽炎或喉炎，表现为异物感、慢性咳嗽或声音嘶哑[26, 32]。

对反流症状的感觉取决于食管暴露于反流胃酸的程度和持续时间[33]。然而，反流性食管炎症状的严重性与内镜检查结果的相关性很差[8]。有些明显存在反流症状的患者，其内镜检查结果正常，而另一些内镜检查结果明确存在食管炎的患者则无症状。因此推测反流症状的发展有时与食管内脏超敏反应和感觉异常增高有关，这些患者由于潜在的神经功能障碍往往表现得比实际的食管炎症状程度严重[8, 34]。

消化道狭窄发展的典型表现为固体（随后是液体）缓慢地进行性吞咽困难，且同时存在长期的反流症状史[35, 36]。然而，25% 的消化性狭窄患者以吞咽困难为首发症状[36]。体重减轻的表现通常较轻，因为消化性狭窄患者会通过改变饮食结构以适应吞咽困难。因此，体重大幅下降的患者应该警惕恶性疾病所致食管狭窄（见第 23 章）。

（四）诊断

有反流症状的患者可以进行各种临床检查，以确定这些症状是否起源于食管，以及是否有 GER 或反流性食管炎的客观表现。GER 可通过影像学、核医学、测压或食管 pH 监测技术来评估。需要食管造影或内镜检查，以明确反流性食管炎的诊断。当计划外科治疗时，钡剂检查对评估 GERD 患者尤其有用[37]。

1. 胃食管反流

在钡剂检查中，只有 20%～35% 的反流性食管炎患者可以检测到自发性 GER[5, 24, 38, 39]。因为 GER 通常是由短暂的 LES 舒张而非括约肌张力的持续下降所引起的，所以在透视检查的短暂时间内，间歇性发作的反流很容易抓拍不到。有些放射科医师倡导使用吸水试验（见第 17 章），这可以将 GER 的放射敏感性提高到 70%[38]。然而，也有人不赞成吸水试验，认为它是一种对 GER 特异性较低的生理技术[22, 40]。尽管存在局限性，笔者还是吸水试验的强烈拥护者，它常常可以在无自发或 Valsalva 后反流征象的患者中检查发现 GER。

胃食管显像是检测和定量评估 GER 的替代技术[41, 42]。食管测压也可用于评估 LES 压力，但许多静息括约肌压力正常的患者存在继发于短暂 LES 放松的间歇性 GER[10-12]。食管内 pH 监测被认为是 GER 最准确的诊断试验[43]，但这个试验测量的是食管内的酸度而不是反流物质的量。另外，研究表明，几乎所有在钡剂研究中有大量出现反流的患者（定义为患者卧位时，钡剂反流至或超过胸腔入口）都存在 24h 食管 pH 监测中的病理性胃酸反流[44]。

因此钡剂检查中存在大量 GER 的患者无须再进行 pH 监测即可进一步评估和治疗其反流性疾病。

因为 GERD 的严重程度不仅取决于反流发作的频率，也取决于持续时间，因此可以在发生反流后评估食管清除率。透视、核医学、食管内 pH 监测、压力测定可用于评估食管清除率或运动能力[5, 22, 45, 46]。

2. 反流性食管炎

传统的食管单对比造影被认为是一种检测反流性食管炎不可靠的技术，其总灵敏度仅为 50%~75%[47-50]。然而使用双对比技术可将影像学的灵敏度提升至接近 90%[48, 50, 51]。食管双对比造影的一个主要优点是，它能够对浅表溃疡或轻中度食管炎的食管黏膜进行仔细的评估，而常规钡剂检查则无法检出。同时，单对比技术（患者俯卧位）最适合于显示狭窄或环样结构引起的远端食管扩张能力减弱的区域[52]。因此，通过直立的双对比造影和俯卧位的单对比造影进行的双期食管检查应是评估患者疑似患有反流性疾病的最佳影像学技术。

内镜检查通常被认为是诊断反流性食管炎最有效的方法。根据内镜下红斑、脆性、渗出、溃疡和狭窄的表现，通过各种分级系统来评估食管炎的严重程度[53]。检查者一直特别关注鉴别糜烂性食管炎和非糜烂性反流性疾病的重要性[54]。然而，使用内镜作为反流性食管炎的金标准是有问题的，因为内镜下对食管炎的定义和不同观察者之间的可靠性存在争议[55-57]。在两项研究中，食管炎的内镜结果与病理诊断结果仅有 50%，甚至更少达到一致[58, 59]。因此，内镜检查绝不是诊断本病的可靠技术。

当内镜活检标本见急性炎症改变并有中性粒细胞和嗜酸性粒细胞于固有层浸润时，可以做出可靠的反流性食管炎的组织学诊断。鳞状上皮的基底细胞增生也被认为是反流病的一个重要标志，它是由反流酸引起的黏膜损伤和上皮更新加速所致[60]。然而，反流性食管炎的病理诊断可能由于疾病的斑块状分布而不可靠。在一项研究中，30% 有反流症状的患者在同一区域同时存在正常和异常的食管病理取材标本[60]。一些研究者甚至质疑内镜下取活检是否应该作为反流性食管炎诊断的金标准[61]。

（五）影像学表现

1. 动力异常

25%~50% 的反流性食管炎患者存在食管测压下动力异常，表现为食管原发蠕动减弱或中断[4, 62]。在一项研究中，食管造影显示出了食管中段或下段间歇性减弱或无蠕动的运动障碍模式，这是胃食管反流病患者中独特的一种食管运动障碍。没有相关的非蠕动性收缩（NPCs）[63]。相比之下，与衰老相关的食管运动障碍（也称为老年性食管）的特征是蠕动减弱和不同严重程度的多重重复性 NPCs 的结合[64]。因此，对不合并 NPCs 且存在间歇性减弱或无蠕动的患者，应提示进行钡剂造影，以检查潜在的 GERD[63]。

发生率更低的食管无蠕动可能是反流性食管炎患者影像学中的唯一表现[65]。在这种情况下，运动异常可能是继发于食管壁炎症过程引起的 Auerbach 神经丛损伤[65]。相反，既往存在的食管运动障碍（如与硬皮病相关）则可能通过影响反流胃酸从食管的清除而促使患者发生反流性食管炎。无论哪种情况，运动异常和 GER 的结合都会形成恶性循环，有时甚至会发生日益严重的食管炎和食管狭窄[5]。

2. 黏膜结节

在反流性食管炎的早期阶段，在双对比造影的图像上可以发现黏膜水肿和炎症征象，表现为胸段食管的远端 1/3 部分区域呈微小的结节或颗粒状外观（图 19-1）[59, 66-68]。在一项研究中发现，颗粒状黏膜是食管双对比造影中反流性食管炎最常见、最可靠的征象，其特异性和阳性预测值约为 90%[59]。这种颗粒状黏膜典型的表现是边界模糊的不透光区，其边缘逐渐消失在周围黏膜中。虽然相对少见，反流性食管炎也可以引起黏膜形成粗大的结节。在几乎所有的病例中，这种颗粒状或结节状病变都会自近端胃食管结合部向下延伸，形成一个连续的病变区。

更严重的反流性食管炎有时也会有炎性渗出物或假膜形成，这些炎性渗出物或假膜类似于念珠菌食管炎的斑块状病变（图 19-2）[69]，但这些患者通常伴有反流症状而不是合并吞咽痛。单个大的假膜也可能被误诊为浆膜样癌，尤其是 Barrett 黏膜上出

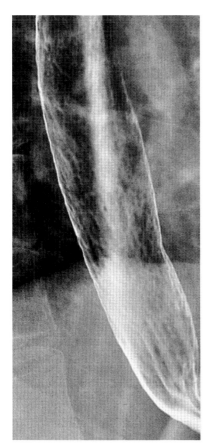

▲ 图 19-1　**Reflux esophagitis with a granular mucosa**
There is a finely nodular or granular appearance of the mucosa extending proximally from the gastroesophageal junction as a continuous area of disease. (*From Levine MS, Rubesin SE: Diseases of the esophagus: Diagnosis with esophagography. Radiology 237: 414–427, 2005.*)

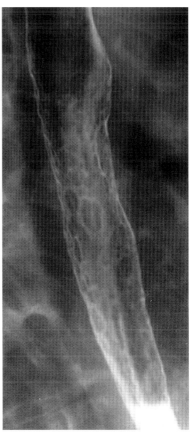

▲ 图 19-2　**反流性食管炎伴假膜**
假膜表现为散在分布的斑块状充盈缺损，与念珠菌病的斑块难以区分（图片由 Howard Kessler，MD，Philadelphia 提供）

现的腺癌 [69]。然而，如果存在其他卫星灶或是透视下病变的大小或形态会发生变化，则应考虑到有假膜形成的可能。当 X 线检查结果不明确时，应进行内镜检查和活检以作鉴别。

　　3. 溃疡

　　与反流性食管炎相关的浅层溃疡和糜烂，在双对比钡剂造影中可表现为胃食管远端或靠近胃食管连接处的一个或多个微小钡剂充盈聚集区（图 19-3）[66, 67]。溃疡可呈点状、线状、星状，或锯齿状，且常与邻近食管壁的水肿性黏膜丘、放射状折叠、皱褶或囊状结构有关（图 19-4）[66, 67, 70]。部分患者可能在胸段远 1/3 处甚至 1/2 处存在弥漫性溃疡。但反流性食管炎的溃疡更倾向于自胃食管结合部开始向下延伸的连续的病变区域，因此食管上 1/3 或中 1/3 处存在一处或多处溃疡，而远段 1/3 处仅有少许溃疡的患者提示有其他诱因致病。

　　反流性食管炎也可以表现为远端食管或胃食管交界处附近的孤立性溃疡 [71]。这些交界区溃疡可能会在正位发现有钡剂不连续的聚集征象（图 19-5A），但在侧位时显示更清楚（图 19-5B）。在一项研究中发现这些反流相关性孤立性溃疡约 70% 位于食管后壁（图 19-5B）[71]。因为 GER 常在睡眠中发生，所以人们推测仰卧位入睡的患者更易发展为后壁溃疡。其主要机制是由于重力作用，反流的胃酸会聚集在相应食管壁的位置（后部），在该位置造成最大的损伤 [71]。

　　在晚期反流性食管炎中，食管可能会形成粗大不规则的轮廓，边缘呈锯齿状或细刺状，管壁增厚，并继发于广泛的溃疡、水肿和痉挛导致扩张能力降低（图 19-6）[4, 24, 47, 49]。有时，严重食管炎所致的狭窄和变形甚至与浸润性癌的外观十分相似（图 19-7）。在这种情况下，需要内镜检查和活检才

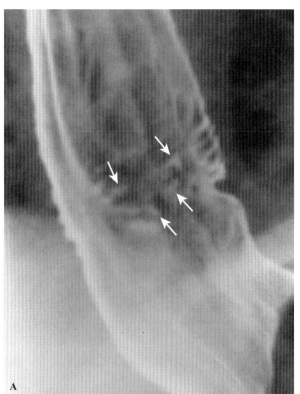

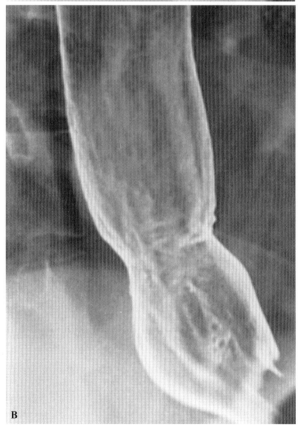

▲ 图 19-3　反流性食管炎伴浅表溃疡

A. 在食管远端靠近胃食管连接处可见多个微小溃疡（箭），注意邻近食管壁的放射状皱褶和折叠。B. 另一个患者在远端食管有点状和线状溃疡

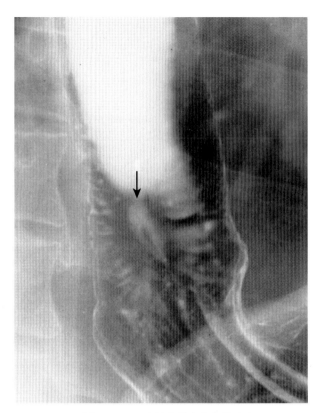

▲ 图 19-4　反流性食管炎伴线状溃疡

注意水肿黏膜的透光带和朝向溃疡口的放射状皱褶（箭）［引自 Laufer I, Levine MS（eds）: Double Contrast Gastrointestinal Radiology, 2nd ed. Philadelphia, WB Saunders, 1992］

能确诊。

4. 增厚的皱褶

在一些反流性食管炎患者中，黏膜下水肿和炎症可导致纵向皱襞增厚（图 19-8）。增厚的皱襞在黏膜松弛时最容易观察到，可见食管的塌陷或部分塌陷，宽度＞ 3mm 的皱褶被认为是异常的 [49, 66]。这些增厚的皱褶可能是光滑的、结节状的，有扇形或锯齿状的外观。有时它们也可能是弯曲的或锯齿状的，类似食管静脉曲张的外观 [72]。

GERD 患者也可见多个微小的横向皱褶（图 19-9）[73-76]。在过去，这种现象被描述为猫纹状食管，因为正常猫食管通常存在横向皱褶。这些微小的横褶只有 1～2mm 宽，完全横跨食管壁而没有中断 [74]。这些皱褶是黏膜纵向肌层的收缩引起的短暂表现 [75]，因此它们往往只能在连续拍摄的大量影像学的抓取图像中看到（图 19-9）。已有研究显示，几乎 100% 的猫纹状食管患者存在胃食管反流 [76]。事实上，这些横向皱褶通常是进行透

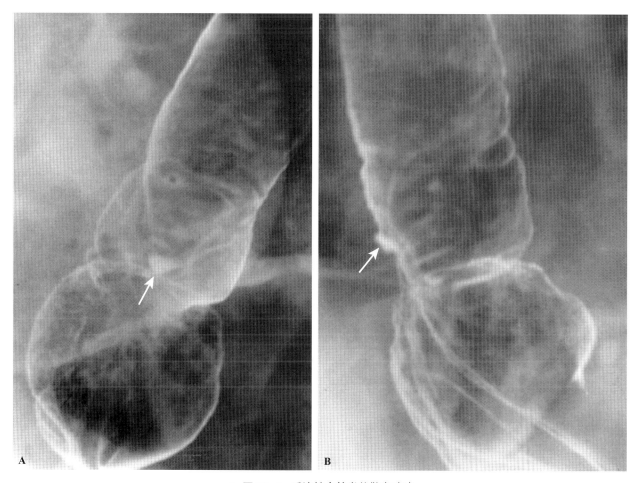

▲ 图 19-5　反流性食管炎伴散在溃疡

这种小溃疡（箭）在食管裂孔疝上方远端食管的正位（A）和侧面（B）均可观察到。当侧位（B）观察时，注意溃疡在远端食管右后外侧壁的位置［引自 Laufer I, Levine MS（eds）：Double Contrast Gastrointestinal Radiology, 2nd ed. Philadelphia, WB Saunders, 1992］

视时，在钡剂反流而不是吞食钡剂的时期被观察到 [76]。有时，反流性食管炎患者的横向皱褶也会增厚（图 19-10）[66]。

5. 炎性食管胃息肉

其他一些反流性食管炎患者也可能进展为由炎性组织和肉芽组织组成的炎性食管胃息肉 [77-79]。这些息肉通常可以在钡剂检查时被观察到，表现为位于食管下段表面明显的光滑、卵圆形或棒状突起，在胃食管交界处逐渐变细（图 19-11）[77, 78]。炎性食管胃息肉常合并食管裂孔疝，且可能与反流性食管炎的其他影像学表现有关。因为这些病变不会恶化，所以当钡剂造影发现典型的炎性食管胃息肉时并不必要行内镜检查（图 19-11A）[78, 79]。如果病变有分叶状或不规则的外观（图 19-11B），则应进行内镜检查和活检以排除恶性肿瘤。

6. 瘢痕与狭窄

反流性食管炎造成的瘢痕组织在食管造影中具有多种多样的影像学表现。有时可以在并没有实际狭窄的患者中检查发现食管壁的轻微扁平化、皱褶或辐射折叠之中的一个或多个征象（图 19-12）。反流性食管炎的不对称结疤也可能因纤维化结构之间的区域膨胀而导致远端食管的局部隆起或形成囊袋状结构（图 19-13）。尽管这些囊袋状结构可能类似于溃疡口，但它们在透视下的外观更圆润、构型更多样，通常可以与溃疡进行鉴别。在累及食管的硬皮病患者中囊袋状结构高发，这可能是由于这类患者更易发生严重的食管炎。少数情况下，由于非对称性的平滑肌萎缩和纤维化，累及食管的硬皮病患者会在没有狭窄的情况下形成宽口外翻或囊袋状结构（图 19-14）[80]。

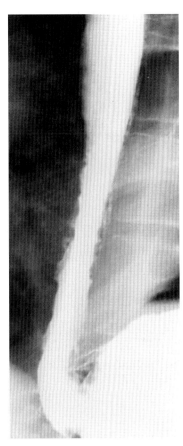

▲ 图 19-6　晚期反流性食管炎
远端食管扩张性降低，由于广泛的溃疡、水肿和管壁痉挛形成不规则的锯齿状轮廓（引自 Levine MS：Radiology of the Esophagus. Philadelphia，WB Saunders，1989）

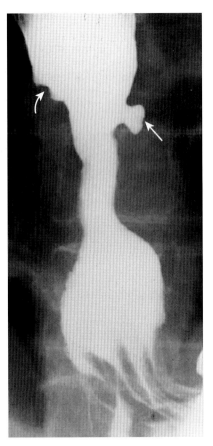

▲ 图 19-7　反流性食管炎伴深溃疡（直箭）
远端食管也有不对称的狭窄，在狭窄段的近端边界处有一相对截然的断端（弯箭）。这些表现是由水肿和痉挛引起的，但这种影像不能排除恶性肿瘤的可能性（引自 Levine MS：Radiology of the Esophagus. Philadelphia，WB Saunders，1989）

　　反流性食管炎的瘢痕也可以变形为远端食管的固定性横向皱褶，由钡剂在折叠处聚集而形成特征性的阶梯状外观（图 19-15）[70]。这些横向皱褶通常宽 2~5mm，横跨食管不超过一半。它们往往数量很少，且不会因食管扩张而消失。大多数情况下，反流性食管炎形成瘢痕会合并存在其他证据表现，且这些横向皱褶会从远端狭窄或瘢痕的部位向近端不同距离的延伸[70]。这些皱褶的形成可能显示了由于食管炎所致纵向瘢痕刺激而引起堆积或皱褶的黏膜。有时猫纹状食管患者会出现短暂的细横纹，应当注意固定性的横向折叠和细横纹的鉴别（图 19-9）[73-76]。

　　10%~20% 的反流性食管炎患者会由于远端食管周边瘢痕形成而导致消化道狭窄[50, 81]。想对这些狭窄准确地进行影像学诊断需要让患者以俯卧位持续服用低密度钡剂以扩张远端食管，以最佳程度显示轻度甚至中度的狭窄，这在直立位双对比图像上是不可见的（图 19-16）。通过双相技术仔细检查，钡剂造影对检测消化道狭窄的灵敏度几乎为 95%，有时还可能发现内镜检查漏诊的狭窄[82, 83]。

　　绝大多数消化性狭窄位于食管远端，轴向食管裂孔疝的上方（图 19-17）。但很多 GER 或轻度反流性食管炎患者并没有合并食管裂孔疝，因此人们推测，反流性食管炎的瘢痕不仅会导致远端食管的管腔变窄，但也有会引起食管的纵向缩短并形成食管裂孔疝的情况[3, 23, 25]。无论如何解释，95% 以上的消化性狭窄的患者在钡剂造影中都会发现合并食管裂孔疝[23]。如果裂孔疝不能从膈肌下复位且在透视中可持续被观察到，则认为患者存在短食管。短食管的存在对于抗反流手术有重要意义，此类患者

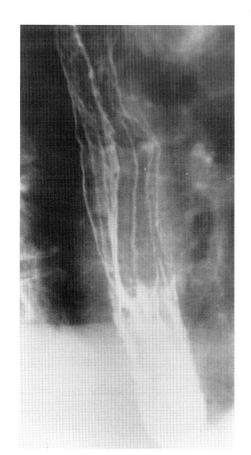

▲ 图 19-8　反流性食管炎伴增厚的纵向皱襞

引自 Levine MS：Radiology of the Esophagus. Philadelphia，WB Saunders，1989

可能需要进行食管延长手术，如行胃底折叠术时的 Collis 胃成形术 [84]。与此相反，当远端食管狭窄患者没有合并出现裂孔疝时，应该考虑恶性肿瘤导致狭窄的可能性，因为没有食管裂孔疝的患者很难发展为良性狭窄。

　　在食管远端轴向裂孔疝上方形成平滑的锥形向心性狭窄这一典型外观是消化道狭窄的主要病理特征（图 19-17A）[85]。然而许多消化性狭窄的外观都不对称，会由于反流性食管炎导致一侧食管壁产生非对称瘢痕引起食管壁皱褶、畸形或囊袋状结构形成（图 19-17B）[85]。其他累及远端食管段较长的患者可能会造成反流性食管炎而形成不规则边缘（图 19-17C）[82]。

　　大部分消化性狭窄的长度为 1～4cm，宽度为 0.2～2.0cm [82, 86]。这些狭窄很少引起食管梗阻，但有些患者可能在狭窄的近端上方发生间歇性食物嵌塞 [36]。40% 影像学诊断的消化道狭窄在胃食管交界

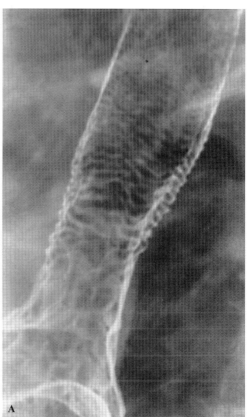

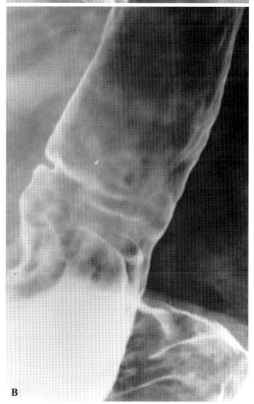

▲ 图 19-9　短暂出现的横向皱褶（猫纹状食管）

A. 食管远端可见细小的横向皱襞。B. 另一张影像抓图显示了皱褶遮盖（引自 Levine MS：Radiology of the Esophagus. Philadelphia，WB Saunders，1989）

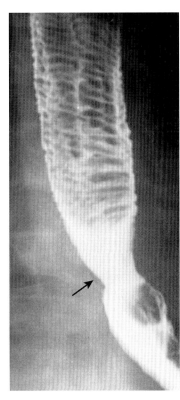

▲ 图 19-10 反流性食管炎伴横向皱褶增厚

远端食管存在消化道狭窄（箭）（引自 Levine MS：Radiology of the Esophagus. Philadelphia，WB Saunders，1989）

处表现为环状狭窄，且边缘轻度变细，长 0.4～1cm（图 19-18）[86]。Schatzki 环也可有类似的影像学表现，但其长度通常为 2～4mm，且边缘更加突出、对称（见第 26 章）[87]。尽管有这些细微的区别，钡剂造影或内镜检查中环状消化道狭窄和 Schatzki 环之间可能存在征象重叠。

远端食管环套也被认为是反流性食管炎瘢痕形成的一种表现[88]。这些环套几乎都与消化性狭窄相关，且往往在胃食管交界处上方几厘米处出现，因此通常可以通过更靠近近端位置来和 Schatzki 环进行鉴别（图 19-19）。一些研究者还发现颈段食管环套与 GER 之间存在关联[89]，考虑可能是继发于颈段食管反流酸引起的慢性损伤。

累及胸段食管远端 1/3 的较长的消化道狭窄相对少见。这种狭窄可能是继发于插胃管、长期呕吐、部分或全胃切除术后胆汁反流或 Zollinger-Ellison 综合征等（见第 21 章）[15-17, 35, 90-92]。有时 Zollinger-Ellison 综合征的患者可能会以食管远端长段狭窄为首发表现（图 19-20）[15, 16]。

有时可以在消化性狭窄的区域检测到食管壁内

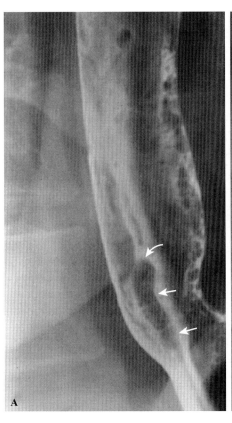

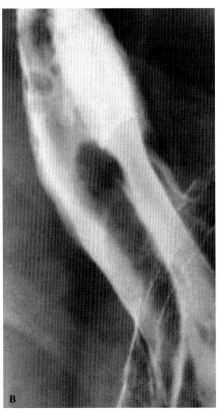

◀ 图 19-11 食管胃息肉

A. 贲门存在一个突出的皱褶（直箭）延伸至远端食管，形成光滑息肉状隆起（弯箭），这种表现是炎性息肉的特征。B. 另一位患者可见食管远端的炎性食管胃息肉，这种病变比大多数炎性息肉更具分叶状，也因此无法同腺瘤性息肉或腺癌进行鉴别（引自 Levine MS：Radiology of the Esophagus. Philadelphia，WB Saunders，1989）

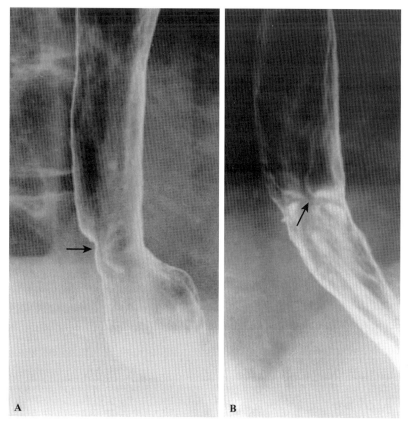

◀ **图 19-12 食管远端形成轻度消化道瘢痕**

A. 由于反流性食管炎产生瘢痕，远端食管（箭）会产生轻的微扁平化和皱褶伴放射性皱褶。
B. 另一位患者可见向瘢痕中央放射的皱褶（箭）

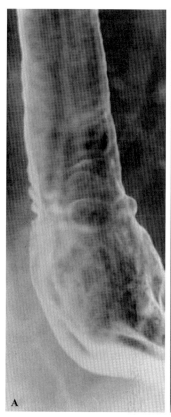

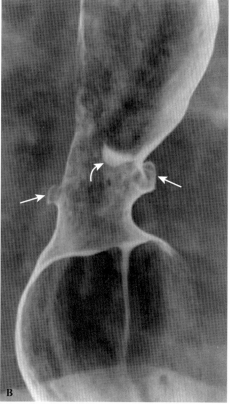

◀ **图 19-13 Scarring from reflux esophagitis with sacculations**

A. There are sacculations and radiating folds in the distal esophagus without evidence of a stricture. B. In another patient with greater scarring, there is a peptic stricture with several large sacculations seen en face (*curved arrow*) and in profile (*straight arrows*) in the distal esophagus. (*B from Laufer I, Levine MS (eds): Double Contrast Gastrointestinal Radiology, 2nd ed. Philadelphia, WB Saunders, 1992.*)

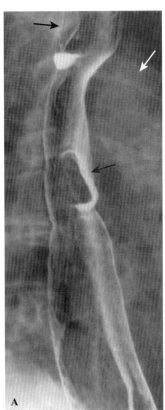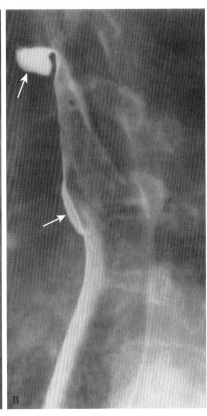

◀ 图 19-14　**Wide-mouthed sacculations in scleroderma**

A. Two large sacculations are seen en face (*black arrows*) in the upper and midesophagus. Note how the upper sacculation extends superiorly just above the level of the aortic arch (*white arrow*). B. Additional view with the patient turned 90 degrees shows the sacculations in profile (*arrows*). (*From Coggins CA, Levine MS, Kesack CD, et al: Wide-mouthed sacculations in the esophagus: A radiographic finding in scleroderma. AJR 176: 953–954, 2001.*)

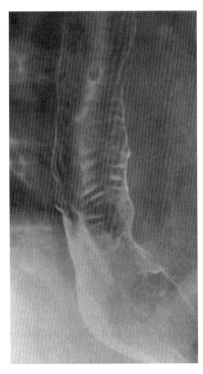

▲ 图 19-15　**Fixed transverse folds in the esophagus**

Multiple transverse folds in the distal esophagus produce a stepladder appearance caused by longitudinal scarring from reflux esophagitis. (*From Levine MS, Goldstein HM: Fixed transverse folds in the esophagus: A sign of reflux esophagitis. AJR 143: 275–278, 1984.*)

的假性憩室（图 19-21，见第 21 章）[93]。假性憩室可能是慢性反流性食管炎引起的后果，但目前尚不清楚为什么只有少数食管炎患者存在这一征象。

许多消化科专家认为，由于鉴别良性消化性狭窄和浸润性食管癌比较困难，对所有影像学诊断消化道狭窄的患者都应进行内镜检查和活检来鉴别[94-96]。但在一项大型的回顾性研究中，并没有一例食管双对比造影明确表现为良性远端食管狭窄的患者在内镜下存在恶性肿瘤[86]，从而得出结论这类患者不需要内镜检查排除恶性肿瘤。然而如果狭窄的轮廓不规则、边界截然，或合并存在其他可疑的影像学特征，则应行内镜检查和活检以排除恶性肿瘤，尤其是发生于 Barrett 食管的腺癌（见第 23 章）。

（六）鉴别诊断

1. 伪影

许多技术伪影和食管双对比造影中，小溃疡的表现相似[66, 97]。如果钡剂制备不当，钡沉淀物就可能被误认为很多微小溃疡（图 19-22A）。不完全的食管扩张引起的暂时性黏膜皱褶也可以形成相似的

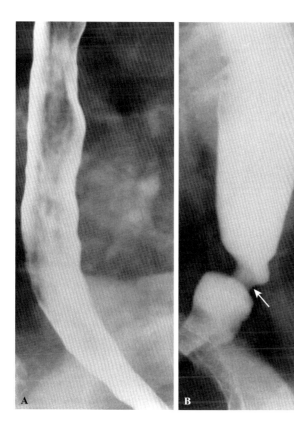

▲ 图 19-16 仅在俯卧位单对比造影视图上可见的消化道狭窄
A. 患者直立位的双对比造影未显示食管远端有狭窄迹象。B. 同一检查的单对比造影视图中，食管裂孔疝上方可见明显的消化道狭窄（箭），即使回顾分析，这种短段的狭窄在双对比造影的图中不可见，因为这个区域的食管扩张不足

外观。有时在鳞柱状交界区可以看到一条不规则的 Z 线，会看起来类似于浅表溃疡的病灶区。甚至通过食管看到比较明显的肺间质影像也可能被误认为溃疡形成。

食管内未溶解的产气粉、气泡或碎屑也可造成明显的黏膜颗粒或结节（图 19-22B）。双对比造影技术也因为假阳性的结果过多而不得不降低了其灵敏度[48, 50]。当然在怀疑有伪影时，应复查双对比造影以排除那些暂时性的结果。

2. 结节性黏膜

糖原性棘皮病是结节性食管黏膜最应考虑的主要鉴别诊断。这种良性、退行性病变在食管造影上表现为多个小的圆形结节或斑块，这与反流性食管炎的结节性黏膜相似（见第 22 章）[98, 99]。但糖原性棘皮病的结节比反流性食管炎更清晰，且相较于食管远端更常见于食管中段。根据病史也有助于鉴别诊断，糖原性棘皮病患者基本都没有临床症状[98]。

念珠菌食管炎有时也会形成食管内细小结节状或颗粒状的表现，与反流性食管炎相似（见第 20 章）。这种类型的念珠菌食管炎更常见于艾滋病患者[100]。免疫功能低下的患者出现典型的吞咽痛通常提示机会性食管炎。

罕见情况下，浅表扩散性癌也会在黏膜上出现网织结节状表现，但受累区域通常比反流性食管炎更加局限，且通常并不累及远端食管[101]。另外，白斑、鳞状乳头状瘤病和黑棘皮病也是产生食管黏膜结节的一些罕见原因；这些患者通常是在内镜检查或尸检时才被意外发现的诊断（见第 22 章）。

3. 溃疡

尽管反流性食管炎是食管浅表溃疡最常见的病因，但浅表溃疡和糜烂也可能由其他类型的食管炎引起，包括疱疹性食管炎和药物性食管炎等[102, 103]。不同于反流性食管炎，疱疹性食管炎和药物性食管炎更倾向于累及食管上段或中段而不是远端食管（见第 20 章和第 21 章），且不常合并食管裂孔疝或 GER。还应根据免疫功能低下患者的吞咽痛病史或服用四环素等口服药物这些临床病史来辅助做出正确诊断。

累及食管的克罗恩病患者有时也可能表现为微小的口疮样溃疡，与反流性食管炎相似[104]。但食管克罗恩病并不常见，且这些患者几乎都合并小肠或结肠内的克罗恩病病变。更广泛的溃疡由机会致病感染、物质腐蚀和纵隔放疗等引起，但通常可以根据临床病史和表现的提示做出正确诊断（见第 20 章和第 21 章）。

4. 加厚皱褶

食管纵向皱褶增厚可能由食管静脉曲张引起，也可能由任何发展至侵及黏膜下层的炎症或肿瘤引起。尽管静脉曲张有时与食管炎的增厚皱褶相似，但它们往往更曲折或呈蛇形，且通常可在食管扩张时减弱甚至消失。罕见情况下，静脉曲张样癌在单张图像上也会被误诊为食管炎[105]。但由于皱褶被肿瘤浸润，它们往往不受食管蠕动的影响，也不能被食管扩张消除。因此这些疾病通常可以在透视下进行鉴别。

5. 瘢痕和狭窄

继发于反流性食管炎瘢痕的固定横向皱褶不

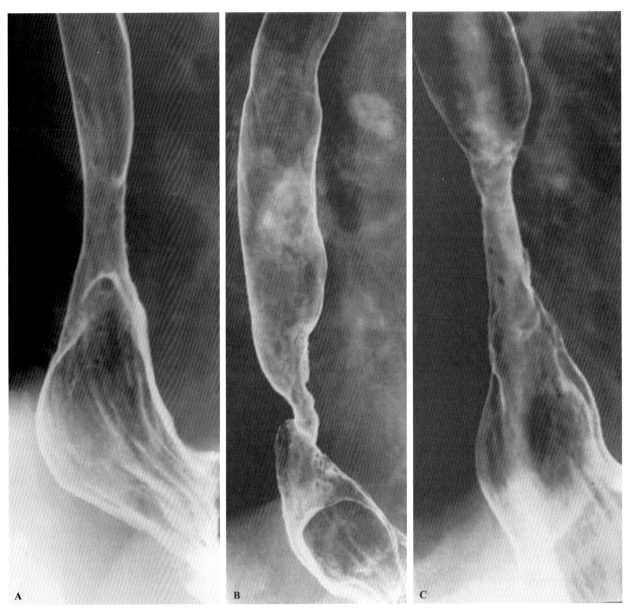

▲ 图 19-17　消化道狭窄

A. 在食管裂孔疝的上方，食管远端有一个平滑、逐渐变窄的同心狭窄区，这是消化道狭窄的典型表现。B. 另一患者存在偏心性狭窄伴远端食管的不对称缩窄和变形。C. 这种消化道狭窄可累及远端食管较长一段距离，且轮廓较不规则 [图 A 引自 Levine MS：Radiology of the Esophagus. Philadelphia，WB Saunders，1989; 图 B 引自 Laufer I, Levine MS（eds）: Double Contrast Gastrointestinal Radiology，2nd ed. Philadelphia，WB Saunders，1992]

仅要与猫纹状食管的细微横纹相区别，而且要同与 NPCs 相关的宽纹鉴别。在这些水平的固定横向皱褶聚集的钡剂不应该被误认作线形溃疡。这些皱褶的规律性和对称性有助于正确诊断。

如果在食管裂孔疝上方存在平滑、锥形的同心圆性狭窄就几乎不会给诊断造成什么困难，但并不是所有的消化性狭窄都有这种典型的表现。如果存在可疑的影像学特征，如不对称性、边缘中断及钡剂造影中发现有黏膜结节或溃疡，都可能需要内镜检查和活检以排除浸润性癌（图 19-23）。

二、Barrett 食管

Barrett 食管是继发于长期 GER 和反流性食管炎的远段食管进行性柱状化生的获得性疾病 [106-110]。患者 Barrett 食管的诊断传统上被认为是有内镜证据显

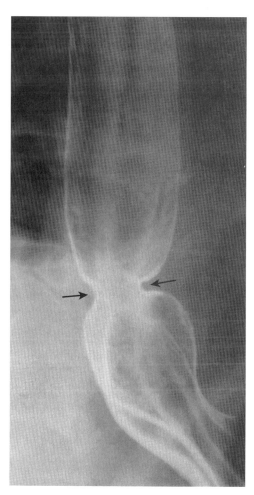

▲ 图 19-18 **Ringlike peptic stricture**

There is a ringlike stricture (*arrows*) in the distal esophagus above a hiatal hernia. Although this stricture could be mistaken for a Schatzki ring, it has a longer vertical height and more tapered margins than a true Schatzki ring. (*From Luedtke P, Levine MS, Rubesin SE, et al: Radiologic diagnosis of benign esophageal strictures: A pattern approach. RadioGraphics 23*: 897–909, 2003)

示食管柱状上皮在胃食管交界处上方延伸超过 3cm，以及组织病理学上病理活检发现肠上皮化生[108]。在各种研究中，反流性食管炎患者 Barrett 食管的患病率为 5%～15%，总患病率约 10%[111-115]。这些数字可能低估了 Barrett 食管在普通人群中的真实患病率。在一项研究中，尸检发现的 Barrett 食管病例数是内镜检查诊断病例数的 20 倍[116]。这项研究的发现提示大多数 Barrett 食管的患者由于没有食管症状而未能诊断。然而，随着接受内镜检查患者数量的增加，Barrett 食管的确诊率越来越高。

尽管 Barrett 食管发生率很高，但如果是一个良性病变就没有太重要意义了。然而有相当多的证据

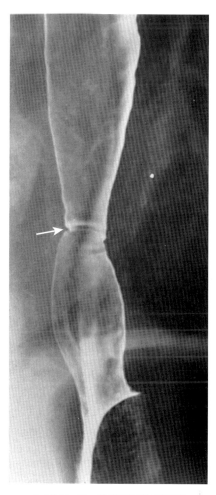

▲ 图 19-19 **消化道狭窄伴环套**

环套（箭）与胃食管交界处的距离比预期食管下环的要远（引自 Levine MS: Radiology of the Esophagus. Philadelphia, WB Saunders, 1989）

表明，它是一种与食管腺癌发病风险增加相关的癌前病变。

这些肿瘤通过一系列逐渐严重的上皮异型增生，最终演变至浸润性癌。在各种研究中，Barrett 食管患者的腺癌患病率从 2%～46%，总患病率约为 10%[113, 117, 118]。我们应该认识到，流行病学的数据往往会夸大癌症风险，因为存在很多潜在的没有被诊断的 Barrett 食管患者。而由于 40% 的 Barrett 食管患者直到合并发展至腺癌为止都没有症状，会更加加剧这个风险[119]。相比之下，发病数据显示，每年只有 0.1%～0.5% 的 Barrett 食管患者会发生食管腺癌[120, 121]。

无论确切的癌症风险有多大，美国胃肠学会已经建议 Barrett 食管患者每隔 2～3 年的时间应接受

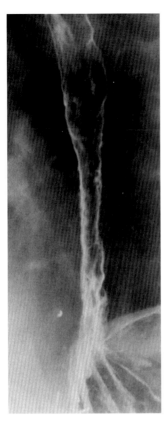

▲ 图 19-20 **Zollinger-Ellison** 综合征引起的长节段消化道狭窄

远端食管存在一段长的缩窄区域，且狭窄区域存在广泛的溃疡。这种患者食管内异常长的狭窄被认为和 Zollinger-Ellison 综合征导致的高酸度反流胃酸有关（引自 Levine MS: Radiology of the Esophagus. Philadelphia，WB Saunders，1989）

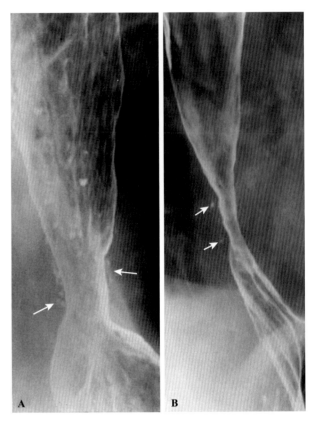

▲ 图 19-21 **消化道狭窄伴食管壁内假性憩室**

A. 食管远端存在轻度消化道狭窄，狭窄区正位和侧位（箭）均可见多发的内部假性憩室。B. 这例患者存在更严重的消化道狭窄和一些邻近的假性憩室（箭）。注意观察假性憩室看起来像是漂浮在食管壁外侧而与管腔没有明显的联系。后者是这种结构的特征（图片 A 引自 Levine MS: Radiology of the Esophagus. Philadelphia，WB Saunders，1989）

一次内镜检查，以监测发展成明显癌症前的异常增生（见第 23 章）[122]。

Markov 模型支持了内镜筛查 Barrett 食管患者的性价比评估，表明它较其他被广泛接受的癌症筛查策略更具优势[123]。但另一方面，对 Barrett 食管患者的内镜筛查尚未显示能改善食管腺癌的死亡率。因此关于内镜检查在 Barrett 食管患者中的作用及其最终价值尚存疑问。

随着我们对 Barrett 食管认识的不断深入，研究者们已经为这种情况修订组织病理学标准，基于食管柱状化生垂直范围将患者分类为具有长节段（从胃食管连接处延伸超过 3cm）和短节段（自胃食管连接处延伸 3cm 或更短）的 Barrett 食管[124]。数据显示，短节段 Barrett 食管甚至较长节段 Barrett 食管更为高发，内镜检查发现率为 10%~15%[125]。短

节段 Barrett 食管患者比一般人群更容易发生异常增生，但比长节段 Barrett 食管患者发生异常增生的发生率低[126, 127]。尽管这类患者的患癌风险仍不确定，部分研究者认为，对于短节段疾病患者也需要内镜筛查管理[126-129]。

（一）临床表现

Barrett 食管的患病率随年龄增长而增加；确诊时平均年龄为 55—60 岁[130]。且男性高发于女性（2∶1），白种人高发于黑种人[131]。患病者可能会由于合并潜在的反流病而出现反流症状，或由于狭窄进展而出现吞咽困难。然而，多达 40% 的 Barrett 食管患者并没有症状[120]。这类患者可能直至进展合并食管腺癌才会就诊（见第 23 章）。当 Barrett 食管患者出现反流症状时，他们通常会使用质子泵抑

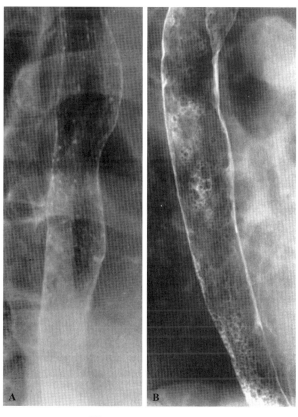

▲ 图 19-22 双对比造影伪影
A. 食管可显示钡剂沉淀。这些点状聚集的钡剂可能会被误认为是微小溃疡。B. 在另一个患者中，未溶解的发泡剂和食管中的气泡造成了明显的黏膜结节表现，如果怀疑有伪影，应该在行另外的双对比造影，以证明这些征象瞬时性质（图 B 引自 Levine MS：Radiology of the Esophagus. Philadelphia，WB Saunders，1989）

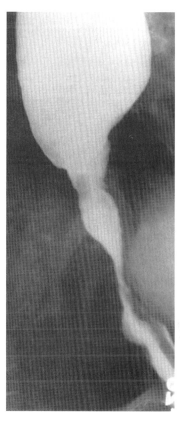

▲ 图 19-23 食管癌
食管远端有一相对较长的狭窄区域，可能会被误认为是良性消化道狭窄。然而，这种狭窄节段中不对称的轮廓和相对截然的近端边缘应该提示恶性肿瘤的可能性（引自 Levine MS：Radiology of the Esophagus. Philadelphia，WB Saunders，1989）

制药治疗，或者必要时接受腹腔镜下胃底折叠术。但我们应该认识到，使用药物或外科甚至行胃底折叠术治疗潜在的反流疾病都并不能使 Barrett 食管的上皮回退，因此这些患者仍存在进展为食管腺癌的风险[132]。

（二）内镜和病理表现

长节段 Barrett 食管可以发现在内镜下观察到在 LES 或内镜下诊断的食管裂孔疝上方出现延伸超过 3cm 的鹅绒状粉红色柱状黏膜（通常被视为岛状或舌状）[108]。据报道仅通过内镜结果诊断 Barrett 食管的灵敏度大于 90%[133]。相反，短节段 Barrett 食管被定义为内镜下可见食管远端胃食管交界处向上方延伸 ≤ 3cm 的柱状上皮[124]。

过去，Barrett 食管的组织病理学标准包括在内镜下胃食管上方超过 3cm 处取标本活检出现柱状上皮（包括连接型上皮、胃底型上皮、特殊柱状上皮或不完全的肠化生）[134]。但随后研究者重点关注了内镜下食管任何部位活检存在肠化生，作为病理学诊断 Barrett 食管的最主要条件[124, 135]。这种肠化生在病理学上被描述为存在酸性黏蛋白的杯状细胞，在一些情况下是有刷状边缘的肠上皮化生。Barrett 食管的修订定义基于新的共识，即肠化生是易患食管腺癌的主要上皮类型[135]。

（三）影像学表现

1. 长节段 Barrett 食管

长节段 Barrett 食管的经典影像学特征包括食管中段狭窄或溃疡，常合并轴向食管裂孔疝或 GER[136-138]。这些不常见的高位狭窄或溃疡可能是由于它们常发生在柱状化生区近端或隆起的鳞柱交界区附近。钡剂造影时这些狭窄可能会表现为环状收缩（图 19-24A），或更少见的中段食管锥形狭窄（图 19-24B）[136]。有时在双对比检查中，早期狭窄可以表现为具有局灶性凹陷或一侧管壁缓倾斜凹陷的微小轮廓异常[139]。Barrett 溃疡通常表现为距离胃食管交界处很远的柱状黏膜区内相对较深的溃疡坑（图 19-25）[140]。因为这些表现在非复杂性反流性疾病中并不常见，所以如果食管中段存在狭窄或溃疡，尤其是与食管裂孔疝或 GER 相关的，将高度提示 Barrett 食管。然而研究发现，实际上食管狭窄在远端食管更为常见，而且大多数病例并不符合的食管中段狭窄或溃疡的经典模式[141-144]。因此，针对仅具有长节段 Barrett 食管经典影像学特征的患者进行诊断时，食管造影是一种不充分的筛查检查。

网状黏膜也被认为是长节段 Barrett 食管的一个相对特异性征象，特别是位于狭窄附近时[142]。这种精细的网状结构在影像学上表现为食管黏膜上无数微小的钡剂聚集沟槽或缝隙，和胃部双对比造影的影像相似（图 19-26）。在大多数情况下，在食管中段或少数时候在远端都有邻近的食管狭窄，同时自狭窄处可见网状结构向远端有长短不一的短距离延伸[142]。但有时黏膜的网状结构可能是 Barrett 食管唯一的形态学异常而并不合并狭窄[145]。不论是否合并狭窄，网状结构都应高度提示 Barrett 食管，应进行内镜检查和活检以确诊。然而，只有5%～30% 的 Barrett 食管患者中可以观察到这种结构[138, 142-144, 146]，因此其是否具有特异性也仍受到质疑[147]。因此，如果将网状黏膜结构作为主要影像学标准进行诊断，则会在食管双对比造影中遗漏大多数的长段 Barrett 食管病例。

其他常见的反流性疾病征象，如食管裂孔疝、

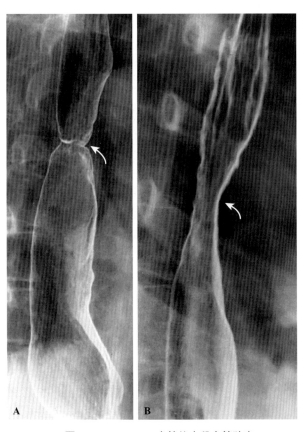

▲ 图 19-24　Barrett 食管伴中段食管狭窄

A. 食管中段有环状的收缩（箭）。B. 食管中段可见一个光滑的、锥形狭窄区（箭），在存在食管裂孔疝和胃食管反流的情况下，食管中段狭窄强烈提示 Barrett 食管（图 A 引自 Levine MS: Radiology of the Esophagus. Philadelphia，WB Saunders，1989）

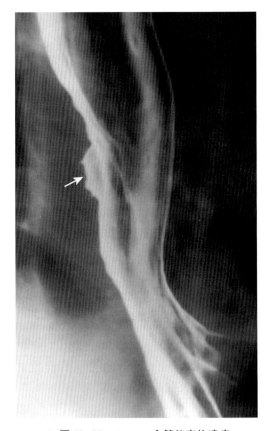

▲ 图 19-25　Barrett 食管伴高位溃疡

在距胃食管交界处很远的位置有一相对深的溃疡口（箭），其距离比非复杂性反流性食管炎一般要大。在合并食管裂孔疝和胃食管反流的情况下，高位溃疡强烈提示 Barrett 食管（图 A 引自 Levine MS: Radiology of the Esophagus. Philadelphia，WB Saunders，1989）

GER、反流性食管炎和消化道狭窄，在 95% 以上的长节段 Barrett 患者中都可通过食管双对比造影发现（图 19-27）[137, 138, 141-144, 146, 148]，但是这些表现也经常出现在不合并 Barrett 食管的复杂反流病患者中。因此 Barrett 食管的影像学检查征象中，特异性强的敏感度差，而敏感性高的则特异性较低。因此，传统上的许多专家都认为食管造影作为 Barrett 食管的筛查检查价值有限，而诊断则需要内镜检查和活检。

1988 年，Gilchrist 团队[149] 提出了一种利用双对比造影诊断长节段 Barrett 食管的新方法，即通过根据以下放射学标准，对有反流症状的患者进行分类：如果影像存在典型征象，如食管中段狭窄、溃疡或网状黏膜结构，则将患者分类为高危；如果图像存在反流性食管炎或远端消化性狭窄，则将患者分类为中危（既往研究发现 10% 的反流性食管炎患者和 40% 存在消化道狭窄的患者都有 Barrett 食管[111-115, 150]）；如果影像学中食管正常，则将患者分类为低危。绝大部分双对比造影下的高危患者和约 15% 的中危

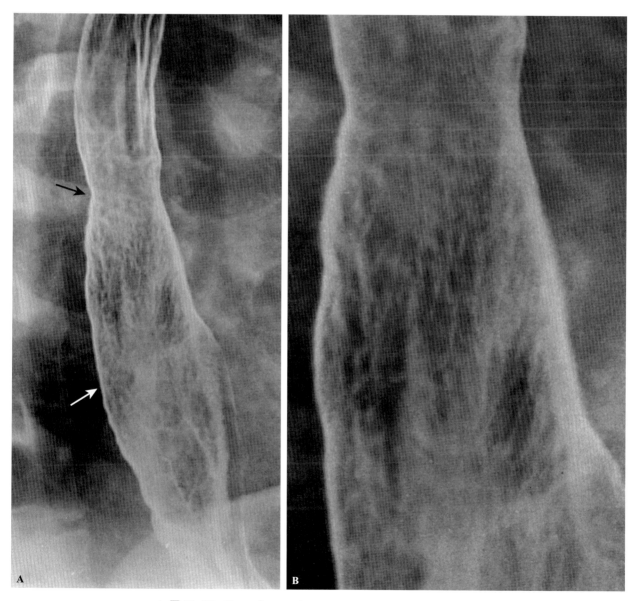

▲ 图 19-26　Barrett's esophagus with a reticular mucosal pattern

A. There is an early stricture (*black arrow*) in the midesophagus with a reticular pattern extending distally a considerable distance from the stricture (approximately to the level of the *white arrow*). B. A close-up view better delineates this delicate reticular pattern. (*From Levine MS, Kressel HY, Caroline DF, et al: Barrett esophagus: Reticular pattern of the mucosa. Radiology 147: 663–667, 1983.*)

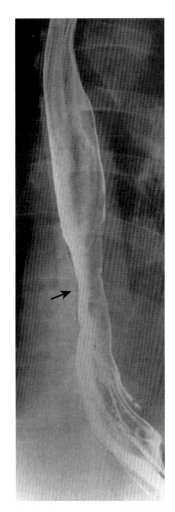

▲ 图 19-27 **Barrett 食管伴远端狭窄**

远端食管在食管远端裂孔疝的上方有一个同心狭窄区（箭），没有 Barrett 食管的普通消化道狭窄也可以有相同的表现（引自 Levine MS：Radiology of the Esophagus. Philadelphia，WB Saunders，1989）

患者最终诊断了 Barrett 食管。相反，由于没有食管炎或狭窄，仅有不足 1% 被分类为 Barrett 食管低危的患者最终得到了确诊。因此，严重到足以引起 Barrett 食管的食管炎或消化性瘢痕，几乎都可以用技术充分的双对比造影检查中发现。

根据这些数据，研究者得出结论，因为食管中段狭窄、溃疡或网状结构在食管双对比造影中分类为 Barrett 食管高危的患者都应进行内镜和活检以明确诊断[149]。存在一大部分患者因为反流性食管炎或远端食管消化道狭窄分类为 Barrett 食管中危，需要根据患者反流症状严重度、年龄和全身健康状况等（即是否他们有足够的理由做内镜筛查）对患者进行临床评估是否需要做内镜检查。然而，大多数患者由于没有食管炎或狭窄的证据而被分类为 Barrett 食管低危，因为本组中的 Barrett 食管患病风险很低，所以不需要常规内镜筛查。因此，食管双对比造影的主要价值在于它能够将患者分成不同的风险组，以便确定行内镜检查和活检的相对必要性。

2. 短节段 Barrett 食管

虽然长节段 Barrett 食管的影像学征象已有很多资料，但我们对短节段 Barrett 食管仍知之甚少。在 Yamamoto 团队的一项研究中[151]，70% 的短节段 Barrett 食管患者在双对比造影中存在食管炎或远端食管狭窄，但另外 30% 的患者只有食管裂孔疝或 GER 表现。因此，双对比造影中没有反流性食管炎或消化性狭窄并不能排除短节段 Barrett 食管，且短节段 Barrett 食管患者比长节段 Barrett 食管患者更容易在双对比造影中表现为正常食管。然而对短节段 Barrett 食管进行临床检查意义仍不确定，因为其癌症发病率低于长节段疾病[126, 127]。

在 Yamamoto 团队研究中[151]，所有短节段 Barrett 食管的患者在钡剂造影中都存在局限于食管远端 1/3 的疾病，但食管炎或消化性瘢痕累及远端食管的长度通常延伸至胃食管连接处上段超过 3cm，因此影像学上的食管病变段不一定和食管柱状化生的上下径线范围相对应。

（四）鉴别诊断

非复杂性的消化道狭窄几乎都位于远端食管，因此食管中段狭窄的存在应该强烈提示 Barrett 食管的可能性，尤其是如果合并裂孔疝或 GER。食管中段狭窄也可能由腐蚀性物质的吞食（图 19-28A）、纵隔放疗（图 19-28B）或恶性肿瘤引起，但这些情况通常可以通过临床病史或主诉和 Barrett 食管进行鉴别。

网状黏膜结构看起来是 Barrett 食管的一个相对特异性的影像学征象，尤其是如果位于中段食管远端附近[142]。尽管浅表播散性癌患者也偶尔可见网状结节样外观，但这种病变通常不合并狭窄[101]。念珠菌性食管炎也可出现黏膜结节，但念珠菌病通常可根据不连续斑块样病变与 Barrett 黏膜连续的网状结构相鉴别。

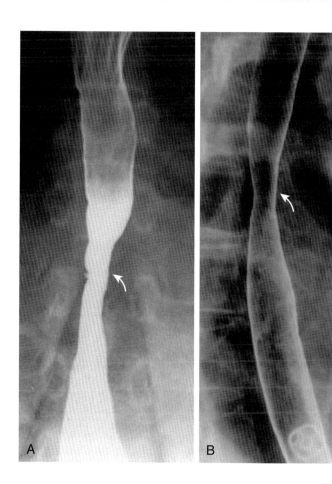

◀ 图 19-28　食管中段狭窄的其他原因
A. 食管中段有一伴浅溃疡的节段性狭窄（箭），是之前摄入碱性液体所致。B. 纵隔放疗所致食管中段光滑的锥形狭窄（箭）（引自 Levine MS：Radiology of the Esophagus. Philadelphia，WB Saunders，1989）

第 20 章 感染性食管炎
Infectious Esophagitis

Marc S. Levine **著**

李海蛟 **译**　李艳玲 **校**

由于恶性肿瘤、器官移植及其他致残性疾病的免疫缺陷患者的存活率增加，感染性食管炎已成为现代医学实践中日益普遍的问题。白色念珠菌是常见的致病微生物，但单纯疱疹病毒和巨细胞病毒（cytomegalovirus，CMV）也被认为是机会性食管病原，发病率也越来越高。艾滋病患者可能发展为更猛烈形式的真菌性和病毒性食管炎［包括人类免疫缺陷病毒（HIV）食管炎］，需要强调早期诊断和治疗。

一、念珠菌性食管炎

（一）发病机制

念珠菌病是感染性食管炎最常见的病因。其病原体几乎都是白色念珠菌[1, 2]。因为白色念珠菌在咽部寄生，所以念珠菌食管炎可能是由真菌向下传播到食管引起的[3]。临床上显著的感染主要发生在那些由于潜在的恶性肿瘤、消耗性疾病、糖尿病，或者用放射、类固醇或其他细胞毒性药物治疗而免疫受损的患者中[2, 4-7]。念珠菌性食管炎在艾滋病患者中尤其普遍，这些患者中有 15%～20% 发生食管炎[6]，尽管有效的抗病毒药物已经大大减少了艾滋病毒阳性患者的数量。

局部食管淤滞是导致患者发生念珠菌性食管炎的另一个因素。食管淤滞可由贲门失弛缓症或狭窄引起的机械性梗阻，或由硬皮病的生理性梗阻，或由食管蠕动受限的其他原因引起[7, 8]。在这些患者中，食管排空延迟使真菌过度生长并定居于食管，随后发生食管炎。

极少数情况下，念珠菌性食管炎会在没有潜在的系统性或食管疾病的健康人中发生[9]。因此，当典型的易感因素不存在于特定的患者中时，真菌感染的可能性不应该简单地被排除。

（二）临床表现

大多数念珠菌食管炎患者有急性发作的吞咽困难，甚至更常见的是，以吞咽时强烈的胸骨后疼痛为特征的吞咽痛[1-4]。其他可能出现的非特异性表现，如胸痛、上腹痛、上消化道出血，或者可能无任何症状[1, 2, 5]。有时，由于食管狭窄的形成，慢性念珠菌性食管炎患者可能有持续性吞咽困难[10-12]。

尽管有特征性表现，但念珠菌性食管炎可能很难从临床上与病毒性食管炎区分。口咽念珠菌病（即鹅口疮）的存在是一个有用的发现，但只有 50%～75% 的念珠菌食管炎患者有口咽真菌病[2, 13]。其他鹅口疮患者可能患有疱疹或 CMV 食管炎，所以口咽念珠菌病的存在并不妨碍病毒性食管炎的形成[14]。还有一些患者可能同时患有念珠菌和疱疹性食管炎[2, 15, 16]，最有可能由疱疹性溃疡合并真菌重叠感染引起[16]。

免疫低下的念珠菌性食管炎患者需要使用有效的抗真菌药物如氟康唑进行治疗[2, 6, 17]。受影响的个体通常对抗真菌治疗有显著的临床反应。然而，在一项研究中，90% 被成功治愈的艾滋病患者会出现反复发作的念珠菌食管炎[18]。

（三）内镜表现

念珠菌性食管炎在内镜下表现为斑驳的白色渗出物覆盖在易碎的红斑性黏膜上[1, 2]。在更晚期的疾病中，黏膜溃疡和坏死，并形成广泛的假膜。在内镜活检标本上，银染色、高碘酸 –Schiff 糖原染色或革兰染色显示出芽生酵母细胞、菌丝和假菌丝，可诊断为念珠菌性食管炎[1, 2]。

（四）影像学表现

念珠菌性食管炎往往是一种浅表疾病，在常规单对比钡剂造影检查中难以显示黏膜异常。因此，食管单对比造影对检测这种疾病是不可靠的，其灵敏度低于 50%[1, 4, 5, 9]。相比之下，食管双对比造影在诊断念珠菌性食管炎方面具有 90% 的敏感性[7, 19]。这项技术的主要优点是它能够显示单对比研究中不易看到的黏膜斑块。

念珠菌性食管炎在双对比图像上通常表现为由小渗出物和黏膜上的假膜组成的分散的斑块状病

变。病变倾向于纵向生长，正面观表现为在正常黏膜之间分散的、线性的或不规则的充盈缺损（图20-1）[7, 14]。斑块主要位于食管上部或中部，偶尔有局部分布（图 20-2）。在适当的临床状况中，分散的斑块状病变应高度提示念珠菌食管炎。

在其他患者中，由于黏膜上微小的斑块，念珠菌食管炎可能表现为细小的结节状或颗粒（图20-3）[14, 20]。一些斑块可能含有中心含钡的凹陷，与疱疹性食管炎引起的微小溃疡表现相似[21]。当出现较大的斑块时，病变可能融合，产生独特的蛇皮状外观（图 20-4）[19]。偶尔，黏膜下水肿和炎症可导致纵向皱褶增厚，这是食管炎的非特异性表现[3]。因此，念珠菌性食管炎的典型影像学表现并非在所有患者中都存在。

在严重的念珠菌病中，由于合并斑块和假膜，

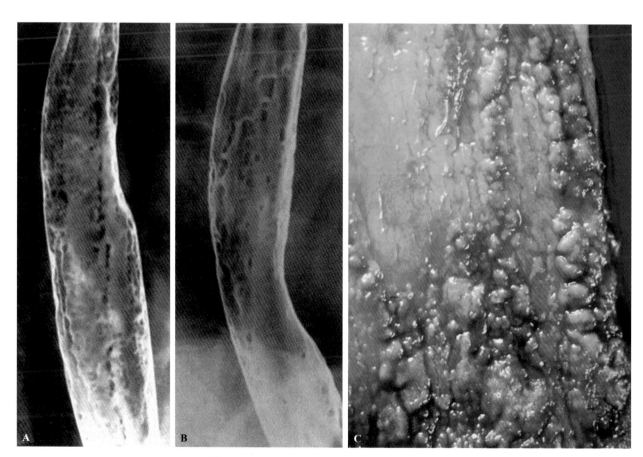

▲ 图 20-1　**Candida esophagitis with discrete plaques**

A. Multiple plaquelike lesions are present in the esophagus. The linear plaques have a characteristic appearance with discrete borders and a predominantly longitudinal orientation. B. In another patient, the plaques have a more irregular configuration. However, they are still seen as discrete lesions separated by normal mucosa. C. The gross specimen in another case shows how these plaquelike lesions represent heaped-up areas of necrotic epithelial debris and actual colonies of C. albicans on the mucosa. (*A and B from Levine MS, Macones AJ, Laufer I: Candida esophagitis: Accuracy of radiographic diagnosis. Radiology 154: 581–587, 1985.*)

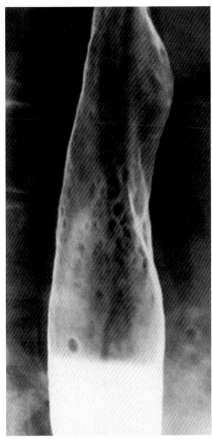

▲ 图 20-2　局限性念珠菌性食管炎
分散的斑块状病变聚集在食管中部，该水平以上或以下为正常黏膜

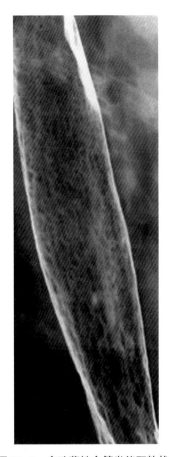

▲ 图 20-3　念珠菌性食管炎伴颗粒状黏膜
这个患者在食管中有无数微小结节状隆起，而不是典型的与念珠菌病相关的斑块状凹陷

食管可能具有非常不规则或粗糙的轮廓，钡剂在这些病变之间聚集（图 20-5）[4, 7, 14, 19, 22]。部分斑块和假膜最终可能脱落，在弥漫斑块的背景上出现一个或多个深溃疡（图 20-5B）。这种暴发型念珠菌病主要见于艾滋病患者 [14]。所以，随着更有效的抗病毒药物可用于预防艾滋病毒阳性患者的疾病进展，念珠菌性食管炎中出现粗糙的食管已变得不常见。然而，当在钡剂检查中发现食管粗糙时，应该怀疑艾滋病的可能性，特别是在高危患者中。

念珠菌性食管炎偶尔会产生其他不常见的影像学表现。在某些患者中，钡剂可以穿透斑块或假膜，在其下形成壁内轨迹或双管状食管 [22]。少数情况下，一团堆积的坏死碎片和真菌菌丝体（真菌球）可能无法与息肉样食管癌鉴别 [23-25]。食管梗阻、穿孔和气管食管瘘或主动脉食管瘘的形成是其他罕见但潜在威胁生命的并发症 [26-28]。

念珠菌性食管炎通常对抗真菌治疗反应迅速，但影像学表现的反应速率有时落后于临床症状的恢复，因此症状已经缓解的患者随访钡餐检查可能仍然不正常 [24]。因此，抗真菌治疗的即时效果评估应主要根据临床症状进行。

虽然念珠菌性食管炎在适当治疗时通常是自限性的，偶尔也有狭窄形成的病例报道 [10-12]。这些狭窄通常表现为食管长节段渐进性管腔变窄（图 20-6）[12]。真菌性狭窄应区别于由食管痉挛或患者不能吞咽足够的钡剂引起的假性狭窄。因此，在治疗后可能需要进行第二次检查以确定是否存在真正的狭窄。

由于局部食管淤滞的影响（见"发病机制"），患有贲门失弛缓症和硬皮病的患者患念珠菌食管炎的风险增加 [7, 8]。这些病例在食管造影上可表现为微小结节状缺损、息肉样皱襞或食管内明显的花边样外观（图 20-7）[8]。由于贲门失弛缓症或硬皮病患者的食管淤滞，这些人也可能发展成泡沫状食管，其特征是沿着钡柱顶部沉淀出无数细小的圆形

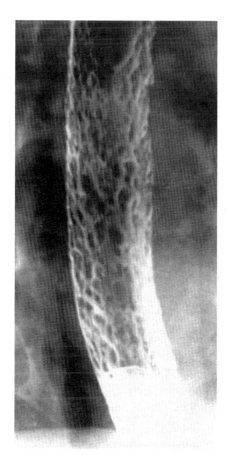

▲ 图 20-4　念珠菌性食管炎伴鹅卵石外观

黏膜有无数圆形、椭圆形和多边形的斑块汇合浸润（引自 Levine MS：Radiology of the Esophagus. Philadelphia, WB Saunders，1989）

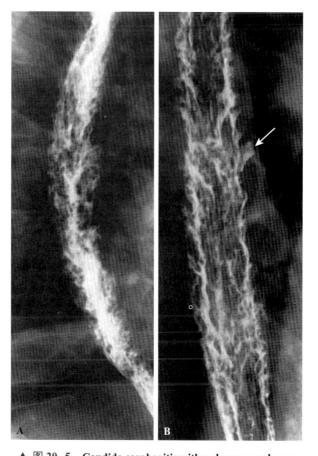

▲ 图 20-5　**Candida esophagitis with a shaggy esophagus**

A，B. The esophagus has a grossly irregular contour as a result of multiple plaques and pseudomembranes，with trapping of barium between these lesions. A deep area of ulceration (*arrow*) is also seen (B). Both patients had AIDS. (*A from Levine MS: Radiology of the Esophagus. Philadelphia, WB Saunders, 1989; B from Levine MS, Woldenberg R, Herlinger H, et al: Opportunistic esophagitis in AIDS: Radiographic diagnosis. Radiology 165: 815–820, 1987*)

气泡，产生泡沫层（图 20-8）[29]。据推测，这一表现是由微生物的酵母形式大量产生二氧化碳引起的[29]。无论如何解释，当在食管造影上检测到泡沫食管时，尤其是在贲门失弛缓症或硬皮病患者中，应怀疑念珠菌性食管炎。

念珠菌性食管炎也与食管壁内假憩室病（见第 21 章）有关[30-32]。假憩室过去被认为是真菌感染的并发症[30]。然而，现在人们更愿意相信真菌是局部淤滞的二次损害[31, 32]。

白念珠菌细胞介导的免疫反应缺陷的患者可能患有一种称为慢性皮肤黏膜念珠菌病的罕见疾病，其皮肤、黏膜和指甲有持续的真菌感染[33]。虽然不常见，但食管受累可导致慢性食管念珠菌病[33]。与急性念珠菌性食管炎相比，此病的特征是食管中慢性瘢痕和狭窄形成[33]。因此，在伴有慢性黏膜皮肤念珠菌病的患者中出现长节段狭窄时，应提示食管受该病累及的可能性。

（五）鉴别诊断

黏膜斑块或结节也可能由疱疹性食管炎、反流性食管炎、糖原性棘皮病和浅表扩散性癌引起[20, 34-39]。虽然疱疹性食管炎通常表现为食管内多个小的、分散的溃疡（见"疱疹性食管炎"），但晚期疱疹感染可能产生斑块状病变，与念珠菌性食管炎无明显区别（图 20-9）[34, 35]。

反流性食管炎也可能产生类似于念珠菌病的黏膜结节状或颗粒状外观[20]。然而，反流性食管炎的结节往往边界不清楚，逐渐消失在邻近的黏膜中，而念珠菌病斑块的边界更为离散。反流性食管炎的结节性黏膜也表现为连续性病变，从胃食管结合部向近端延伸，而念珠菌性食管炎通常不累及远端食

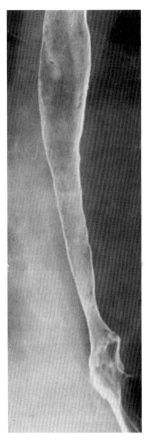

▲ 图 20-6　假丝酵母菌引起的食管狭窄

严重的念珠菌性食管炎导致瘢痕形成，远端食管出现长而细的狭窄（引自 Levine MS: Radiology of the Esophagus. Philadelphia, WB Saunders, 1989）

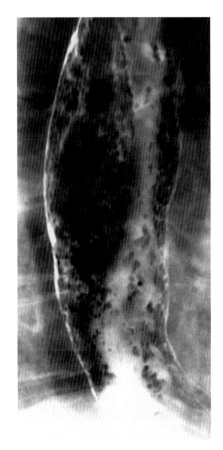

▲ 图 20-7　硬皮病患者的念珠菌性食管炎

食管的微小结节状缺损可能被误认为是残留的残渣。由于硬皮病的潜在影响，导致食管扩张

管。少数情况下，严重的反流性食管炎也产生炎性渗出物或假膜，这些炎性渗出物或假膜在双对比检查中是难以与念珠菌病的斑块状病变区分的[36]。

糖原性棘皮病也可表现为分散的斑块或结节，类似念珠菌食管炎的表现[37]。然而，糖原性棘皮病的结节往往具有更加圆润的外观，而念珠菌病的斑块通常具有更加线性的结构。临床病史也有助于鉴别这些疾病，因为糖原性棘皮病的患者几乎总是无症状的[37]。

食管浅表扩散癌的特征是黏膜局灶性结节，可误诊为局限性念珠菌性食管炎[38, 39]。然而，念珠菌病通常产生离散的斑块状病变，由正常间断性黏膜分隔，而浅表扩散癌的斑块或结节趋于融合，产生连续的疾病区域[38, 39]。少数情况下，在管壁上纵向延伸的晚期浸润性癌也能模拟类似念珠菌病的粗糙食管（图 20-10）。

黏膜斑块在双对比检查中的表现类似于伪影，

包括气泡、碎片和未溶解的产气粉（图 20-11）[20, 40]。因此，当根据临床原因怀疑为念珠菌病时，应在给予产气粉之前获得食管的双对比影像。如果 X 线检查结果不明确，可以获得额外的双对比图像来证明这些伪影的瞬时性。

二、疱疹性食管炎

（一）发病机制

1 型单纯疱疹病毒，是一种 DNA 核心病毒，已被确认为感染性食管炎的另一常见原因，这些患者由于潜在的恶性肿瘤、消耗性疾病、艾滋病、射线、化疗或类固醇治疗而使免疫功能低下[14, 41-43]。这种感染与念珠菌病发生的临床状况相通。然而，疱疹性食管炎有时可以在没有潜在免疫异常的健康个体中发生，表现为急性、自限性疾病[44-48]。因

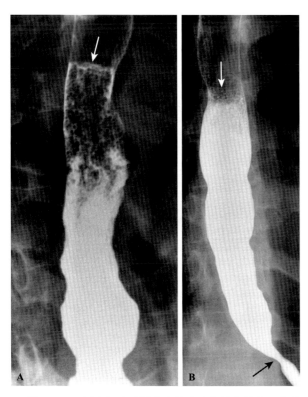

▲ 图 20-8 2 例贲门失弛缓患者伴念珠菌性食管炎及泡沫食管

A 和 B. 这两个病例中，都能看到在钡柱上方沉淀的无数微小圆形气泡，产生一层泡沫（白箭），还要注意由潜在的贲门失弛缓症和下食管括约肌不完全开放引起的远端食管的渐进性狭窄（黑箭，B）

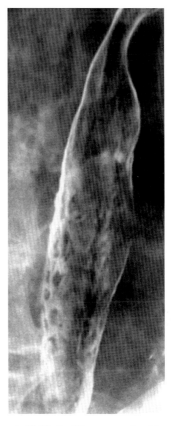

▲ 图 20-9 **Herpes esophagitis**

Multiple plaquelike lesions are seen in the midesophagus, mimicking the appearance of candidiasis.

此，不能因患者具有正常的免疫状态就排除疱疹性食管炎的诊断。

（二）临床表现

疱疹性食管炎典型表现为急性咽痛，特征是吞咽时胸骨后剧烈疼痛[13, 49]。其他患者可能会有吞咽困难、胸痛，较少见的情况下可能出现上消化道出血[50, 51]。在适当的临床状况下，口咽部疱疹性病变的存在应提示疱疹性食管炎的诊断。然而，大多数患者没有口咽部活动性感染，因此没有口咽部病变并不排除这种诊断[13, 49]。此外，口咽部疱疹性病变的一些患者患有念珠菌食管炎。因此，在临床上很难区分病毒性食管炎和真菌性食管炎。

疱疹性食管炎的自然病程尚不清楚。在各种尸检中，已经表明免疫缺陷的疱疹性食管炎宿主可以发生疱疹性肺炎甚至播散性疱疹感染[43]。然而，大多数疱疹性食管炎患者可自发痊愈[49, 52, 53]。这些患者通常用止痛药治疗，必要时用抗病毒药物（如阿

昔洛韦）可有效治疗[54]。

另外，健康人的疱疹性食管炎具有特征性的临床表现。他们通常是年轻男性，最近有接触过嘴唇或颊部有疱疹性病变的性伴侣[45, 47]。这些患者大多具有3～10 天的流感样症状，特征是发热、喉咙痛、上呼吸道感染和肌痛[44, 45, 47, 48]。这种症状之后是急性发作的咽痛，这促使患者就医。尽管症状严重，但这些患者几乎都是急性、自限性病程，症状在2周内缓解[44-47]。

（三）内镜表现

疱疹性食管炎最初在内镜下表现为食管小疱，最终破裂形成分散的穿孔性溃疡[43, 52, 53, 55]。随着进一步的进展，溃疡可能被纤维状渗出物覆盖[43]。因此，早期疱疹性食管炎具有特征性的内镜表现，而晚期疱疹性食管炎可能无法与念珠菌病区分。无论感染的阶段如何，内镜活检标本或刷检的组织学或细胞学检查结果对于疱疹病毒是相对特异性的。疱疹病典型的表现为在邻近溃疡的完整上皮细胞中发

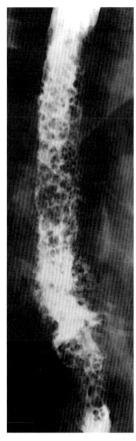

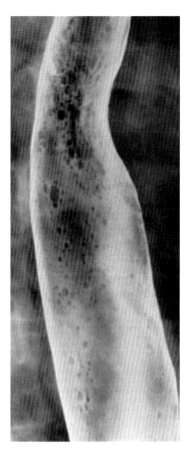

▲ 图 20-10　晚期食管癌
由于高度浸润性癌在食管壁上纵向延伸，食管的轮廓非常不规则或粗糙（图片由 Hans Herlinger，MD，Philadelphia 提供）

▲ 图 20-11　食管内未溶解的产气粉
虽然仅从单张 X 线片上看的话，这种表现可能被误认为念珠菌食管炎，但是通过更多的图像检查可以很容易显示这些伪影的瞬时性

现 Cowdry A 型核内包涵体 [43]。疱疹性食管炎的诊断也可以通过来自食管的阳性病毒培养物或通过单纯疱疹抗原的直接免疫荧光染色来证实 [2]。

（四）影像学表现

疱疹性食管炎通常在双对比造影上表现为食管上部或中部多发、小的（＜1cm）浅表溃疡，无斑块形成 [14, 49, 56-58]。超过 50% 的患者在双对比图像上可以看到这些溃疡 [58]。溃疡可能具有点状、线状、环状或星状结构，并经常被在 X 线片上呈透亮区的水肿丘所包围（图 20-12）[49]。虽然晚期念珠菌食管炎偶尔可见溃疡，但这些患者的溃疡几乎总是在弥漫性斑块形成的背景下发生 [7, 14]。因此，在适当的临床状况下，食管上部或中部存在多个小的、分散的溃疡应高度提示疱疹性食管炎。然而，如果影像学检查结果不明确，或者如果抗病毒药物的适当治疗没有产生足够的临床反应，则可能需要内镜进行确诊。

更严重的疱疹性食管炎可能与广泛的溃疡、斑块形成或溃疡伴斑块有关（图 20-9）[34, 35, 49, 56, 58]。在这种情况下，这些表现可能无法与晚期念珠菌食管炎鉴别。少数情况下，疱疹性食管炎可以表现为巨型溃疡，类似于溃疡性癌 [58]。

其他健康患者的疱疹性食管炎在双对比检查中通常表现为无数微小溃疡，往往聚集在靠近左主支气管水平的食管中段（图 20-13）[59, 60]。溃疡较小可能由于免疫系统功能不全而合并疱疹感染从而阻止溃疡扩大。无论如何解释，在其他健康患者的疱疹性食管炎的诊断通常可根据临床和影像学检查结果提出 [60]。

（五）鉴别诊断

在适当的临床状况下，在其他正常背景黏膜上的多个小的、分散的溃疡应该是病毒性食管炎的致病原。虽然大多数情况是由单纯疱疹病毒引起，CMV 可能偶尔产生类似的表现。然而，CMV

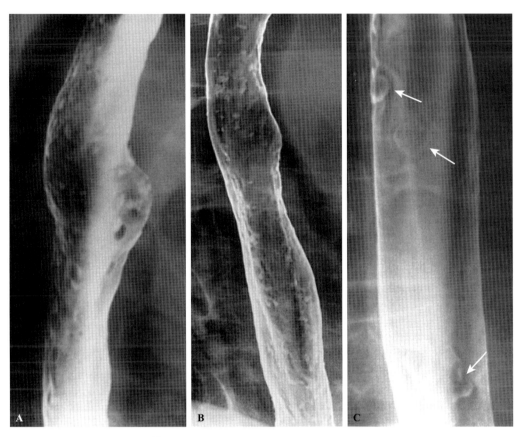

▲ 图 20-12 **Herpes esophagitis with discrete ulcers**

A, B. Multiple discrete, superficial ulcers are seen in the midesophagus. Many of the ulcers are surrounded by radiolucent mounds of edema. C. There are several widely separated ulcers (*arrows*) with a ringlike or stellate configuration. (*A from Levine MS: Radiology of esophagitis: A pattern approach. Radiology 179: 1–7, 1991; B courtesy Harvey M. Goldstein, MD, San Antonio, TX.*)

食管炎更常见的表现是食管中产生一个或多个巨大溃疡（见"巨细胞病毒性食管炎"）。口服药物也可能引起局灶性接触性食管炎，表现为多个小而浅的溃疡，与疱疹性食管炎无明显区别[61, 62]。然而，正确的诊断应根据摄取致病药物与食管炎发病之间的时间关系来提出。反流性食管炎是溃疡的常见原因，但往往累及远端食管，通常与食管裂孔疝或胃食管反流有关。放射性食管炎、腐蚀性食管炎和很少累及食管的克罗恩病可引起浅表溃疡，但这些病变通常可以通过临床病史和症状与疱疹性食管炎区分。

三、巨细胞病毒性食管炎

CMV 也是疱疹病毒组的一员，该组已被认为艾滋病患者感染性食管炎的原因之一[63-65]。然而，由于尚不清楚的原因，CMV 食管炎很少发生在其他免疫功能低下的患者中。受影响的患者通常表现为严重的咽痛。内镜检查可以显示食管的一个或多个溃疡。内镜活检标本上 CMV 感染的特征包括在溃疡底部或附近的内皮细胞或成纤维细胞中出现核内包涵体和小的细胞质包涵体（与单纯疱疹病毒相比）。内镜活检标本、刷子和病毒培养物联合检测CMV 食管炎的敏感性大于 90%[66-68]。

X 线表现

CMV 食管炎在食管造影上表现为分散的浅表溃疡，与疱疹性食管炎无明显区别（图 20-14）[63-65]。然而，更常见的是 CMV 食管炎与在食管中段或远端的一个或多个巨型（＞1cm）扁平溃疡的进展有关[14, 63, 64, 69]。这些巨型溃疡在侧面或正面可被识别为卵球形、细长或菱形的钡池，其周围由薄而光滑的 X 线下呈透明的水肿性黏膜包围（图 20-15）。因为疱疹性溃疡很少变得这么大，一个或多个巨大溃疡的存在应该提示艾滋病患者 CMV 食管炎。

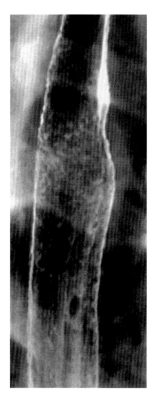

▲ 图 20-13　**Herpes esophagitis in an otherwise healthy patient**
Multiple punctate and linear areas of ulceration are seen in the midesophagus below the level of the left main bronchus. This appearance is characteristic of herpes esophagitis in immunocompetent patients. (*From DeGaeta L, Levine MS, Guglielmi GE, et al: Herpes esophagitis in an otherwise healthy patient. AJR 144: 1205–1206, 1985.*)

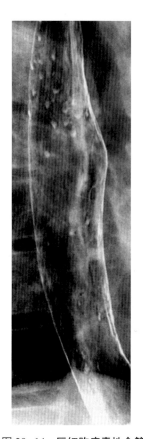

▲ 图 20-14　巨细胞病毒性食管炎
食管中段可见多个分散的浅表溃疡。疱疹性食管炎可以产生相同的影像表现（引自 Levine MS：Radiology of the Esophagus. Philadelphia，WB Saunders，1989）

HIV 也是巨型食管溃疡的病因之一，这些溃疡在放射学上无法与 CMV 溃疡区分（见"人类免疫缺陷病毒性食管炎"）。因此需要内镜来鉴别这些感染。如果内镜活检标本或刷子显示 CMV 的特征性细胞质包涵体，或者如果病毒培养物对 CMV 呈阳性，则可以开始使用有效的抗病毒药物，如更昔洛韦 [2, 66]。

然而，更昔洛韦可能导致严重的骨髓抑制伴中性粒细胞减少、血小板减少或贫血 [2, 70]，因此只有获得 CMV 的细胞病理学证实，才可能使用具有潜在毒性的抗病毒药物。

四、人类免疫缺陷病毒性食管炎

在 HIV 感染者中，已证实存在合并吞咽困难和巨大食管溃疡的临床综合征 [71-78]。来自食管的活检标本、刷子及培养物未能检出任何与艾滋病患者

感染性食管炎相关的常见真菌或病毒。此外，这些溃疡的活检标本的电子显微镜显示具有 HIV 感染的形态特征的病毒颗粒，直接暗示 HIV 是溃疡的原因 [74]。这些 HIV 溃疡（也称为特发性溃疡 [76, 77]）可能在最近成为 HIV 阳性的患者中或在 HIV 阳性一段时间并出现艾滋病其他临床症状的患者中发生 [2, 73-76, 78]。因此，巨型食管溃疡在急性或慢性 HIV 感染均能发生。

（一）临床表现

食管 HIV 溃疡患者典型表现为急性发作的严重咽痛。疼痛可能非常剧烈，以至于患者无法吞咽唾液 [72-76, 78]。偶尔，这些患者会发展成呕血或其他上消化道出血的迹象 [71]。溃疡有时在 HIV 血清转换时或之后不久发生 [74]。作为血清转换综合征的一部分，可能存在口咽和软腭的相关溃疡，或者涉及面部、躯干和上肢的特征性黄斑丘疹 [72, 73, 76]。然而，

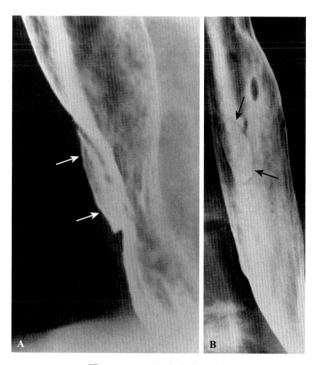

▲ 图 20-15　巨细胞病毒性食管炎

远端食管外轮廓旁见巨大的、相对平坦的溃疡（箭）。在另一个患者正位像上见一个大的卵圆形溃疡（箭）。注意溃疡周围有薄而透明的水肿环。因为疱疹性溃疡很少变得这么大，一个或多个巨大食管溃疡的存在应该增加 AIDS 患者合并巨细胞病毒性食管炎的可能性（图 A 由 Sidney W. Nelson, MD, Seattle 提供；图 B 由 Kyunghee C. Cho, MD, Newark, NJ 提供）

在大多数情况下，HIV 食管溃疡往往出现在患者发展为临床症状明显的低 CD4 计数的艾滋病之后 [2, 78]。

念珠菌性、疱疹性和 CMV 食管炎是 HIV 阳性患者咽痛的常见原因，但是如果这些患者在血清转换时或接近血清转换时出现黄斑丘疹或出现症状，则应怀疑 HIV 食管炎的可能性。有时可以通过电镜和原位 DNA 杂交证实 HIV 是溃疡的原因 [74, 76]。然而，由于这些技术并不广泛适用，当内镜活检标本或刷取物上没有 CMV 或其他机会性感染的细胞病理学表现时，HIV 食管炎主要是排除性诊断 [71, 75, 77, 78]。

（二）影像表现

HIV 食管炎通常在食管造影上表现为食管中段或下段的一个或多个巨型（＞ 1cm）平坦的溃疡，有时与小的卫星溃疡有关（图 20-16）[75, 78]。溃疡可呈卵圆形、细长或菱形的钡池，环周被薄而光滑的 X 线上透明的水肿带包绕 [75, 78]。因此，这些 HIV 溃疡在影像上无法与食管 CMV 溃疡区分开来（图

20-15）。然而，大多数 HIV 阳性患者的巨大食管溃疡是由 HIV 而不是 CMV 引起的 [78]。与 CMV 溃疡相比，食管中的 HIV 溃疡可以自发愈合，或者对类固醇治疗有反应，但是不需要使用潜在毒性的抗病毒药物（如更昔洛韦）[2, 72-74, 78, 79]。因此，需要内镜活检、刷取标本和病毒培养来区分 HIV 溃疡和 CMV 溃疡，从而可以对这些患者进行适当的治疗。

很少情况下，HIV 食管炎可能与食管 - 食管或食管 - 胃之间瘘的形成或纵隔局灶性穿孔有关 [80]。结核性食管炎也可以与壁内窦道和瘘管相关，但是这些窦道和瘘管在结核患者中往往位于食管的更近端（见"结核病"）[81, 82]。其他导致巨大溃疡的原因包括鼻胃插管、内镜硬化治疗、腐蚀性物质摄入和口服药物，如奎尼丁、氯化钾和非甾体抗炎药。正确的诊断通常是根据临床病史和表现提出的。因此，对于所有实际目的，HIV 阳性患者中的巨大食管溃疡几乎总是由 HIV 或 CMV 引起。

五、结核病

食管侵犯肺结核是非常罕见的。当出现这种情况时，这些患者通常在肺或纵隔有晚期肺结核 [83, 84]。结核分枝杆菌和胞内分枝杆菌均被认为是 AIDS 患者感染性食管炎的原因 [81, 82]。

食管侵犯通常是由纵隔中的相邻结核结节引起的，压迫或侵蚀进入食管，导致狭窄、溃疡或瘘管形成 [81, 84, 85]。在活动性肺结核患者中，食管感染也可能是由含有结核杆菌的吞咽的痰引起的，特别是如果食管中存在先前存在的黏膜病变或狭窄。在播散性粟粒性肺结核患者中，食管血行播散可能很少发生。

结核性食管炎可能是无症状的，也可能存在吞咽困难、吞咽痛或胸痛 [84]。尽管临床表现是非特异性的，但在患有持续性吞咽困难的活动性肺结核患者中，应考虑食管结核的可能性。在这种情况下，在内镜活检标本或食管刷取检查下通过结核杆菌存在，或很少情况下发现干酪性肉芽肿，从而显示为该诊断 [86]。

影像表现

由纵隔结核性结节引起的食管外侵通常在食管造影上表现为邻近纵隔肿块压迫、移位或狭窄食

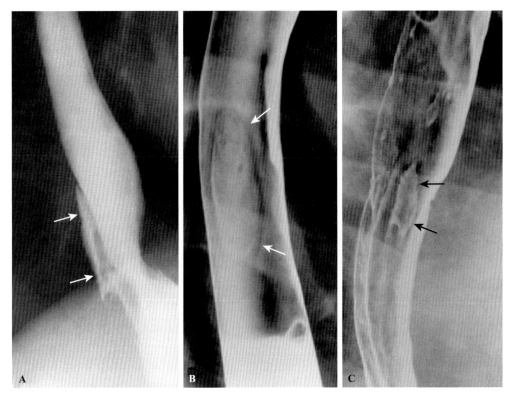

▲ 图 20-16　Human immunodeficiency virus (HIV) esophagitis

A. A giant, relatively flat ulcer (*arrows*) is seen in profile in the distal esophagus. This patient was HIV-positive. B. In another HIV-positive patient, a large ovoid ulcer (*arrows*) is seen en face with a thin surrounding rim of edema. C. In a third patient, a diamond-shaped ulcer (*arrows*) is seen in the midesophagus with a cluster of small satellite ulcers. All three cases are indistinguishable from the cytomegalovirus ulcers illustrated in Figure 20-15. However, endoscopic biopsy specimens, brushings, and cultures were negative for cytomegalovirus in these patients. (*From Levine MS, Loercher G, Katzka DA, et al: Giant, human immunodeficiency virus-related ulcers in the esophagus. Radiology 180: 323-326, 1991.*)

管[83, 85, 86]。这些患者也可能发展成狭窄或牵引性憩室，通常在隆突水平[83, 84]。偶尔，纵隔中的干酪样结节会侵蚀到食管上部或中部，产生浅或深的溃疡区、纵向或横向窦道或瘘管进入纵隔或气管支气管树（图 20-17）[83, 84, 85]。窦道和瘘管被认为是艾滋病患者结核性食管炎特别显著的特征（图 20-18）[81, 82]。在克罗恩病、创伤、放疗和食管癌患者中可以显示类似的发现，但是肺部或纵隔结核的存在应该提示正确的诊断，特别是在艾滋病患者中。

内源性结核性食管炎发病率要低得多，其特点是钡剂检查有黏膜不规则、溃疡、斑块、瘘管以及最终狭窄（图 20-19）[83, 86]。很少情况下，食管结核可导致壁内脓肿的发展，在食管造影上表现为光滑的黏膜下肿块，在计算机断层摄影（CT）上表现为边缘清晰的囊性肿块，在食管区见边缘强化[87]。结核性食管炎可能无法与由腐蚀性摄取、辐射或其他原因引起的严重食管炎区分开来。

六、放线菌病

放线菌病是由以色列放线菌引起的一种无痛的化脓性感染，是一种厌氧的革兰阳性细菌。这种微生物很少在艾滋病患者中引起严重的食管炎[88]。食管放线菌病可显示为在食管造影上见具有多个纵向和横向瘘管及壁内径路的深层溃疡（图 20-20）[88]。虽然结核性食管炎也可能导致溃疡和瘘的形成（见"结核病"），但与食管腔平行的多个壁内径路的存在应该会提高艾滋病患者食管放线菌病的可能性。

七、其他感染

感染性食管炎通常由真菌或病毒生物引起，而其他罕见的原因包括葡萄球菌、链球菌、克雷伯菌、芽孢杆菌、隐孢子虫、光肩星虫和嗜酸乳杆菌[89-94]。

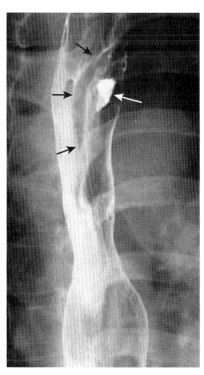

▲ 图 20-17 结核性食管炎

上胸段食管局部受压（黑箭），伴侵蚀到食管的酪样结核结节引起的溃疡（白箭）（图片由 Alan Grundy，MD，London 提供）

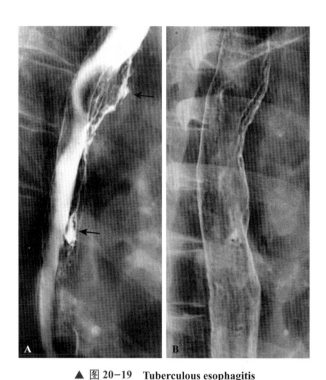

▲ 图 20-19 Tuberculous esophagitis

A. The initial esophagogram shows two areas of irregular ulceration (*arrows*) in the midesophagus caused by proven tuberculous esophagitis. B. Another esophagogram after 6 months of antituberculous therapy shows healing of the ulcers. (*From Savage PE, Grundy A: Oesophageal tuberculosis: An unusual cause of dysphagia. Br J Radiol 57: 1153–1155, 1984.*)

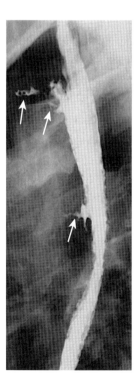

▲ 图 20-18 患有结核性食管炎的艾滋病患者

从食管前方延伸到纵隔的 AIDS 患者的弥漫性食管炎，有几个深窦道（箭）（引自 Goodman P，Pinero SS，Rance RM，et al: Mycobacterial esophagitis in AIDS. Gastrointest Radiol 14：103–105，1989）

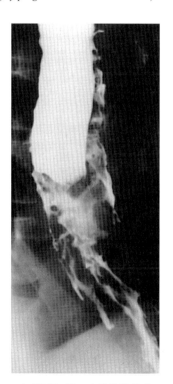

▲ 图 20-20 食管放线菌病

由于放线菌侵犯食管，远端食管上出现多发纵向和横向的黏膜下窦道和瘘。患者罹患 AIDS（图片由 Emil J. Balthazar，MD，New York 提供）

第 21 章　其他类型食管炎
Other Esophagitides

Marc S. Levine　著

李海蛟　译　　李艳玲　校

一、药物性食管炎

自从 1970 年开始被提出以来[1]，药物性食管炎在当今的药物导向型社会中被认为是一种相对常见的疾病。最常见的药物包括四环素、多西环素、氯化钾、奎尼丁、阿司匹林、其他非甾体抗炎药（NSAID）和阿仑膦酸钠。这些患者可能具有严重的食管症状，但药物性食管炎通常在停用问题药物后缓解。虽然传统的单对比钡造影检查在检测与药物性食管炎相关的黏膜异常方面价值有限，但食管双对比造影术是诊断这类病变相对有价值的方法。

（一）发病机制

药物性食管炎发生的损伤类型和程度不仅取决于刺激性药物的性状，也取决于服用方式。许多患者都有在睡觉前喝少量水或不喝水的服药病史[2, 3, 4]。因此，药片或胶囊可能被卡在食管中段，被邻近的主动脉弓或左主支气管压迫[2]。因此，药物性食管炎被认为是一种局灶性接触性食管炎，由溶解的药物对邻近的黏膜造成损伤。少见的情况是，药物滞留时间较长可能是由心脏扩大引起的食管压迫所致[5]。偶尔药物性食管炎可能由异常运动或之前存在的狭窄引起，这些狭窄延迟了药丸通过食管的传递时间[6, 7]。

（二）病原体

1. 四环素和多西环素

四环素和多西环素是两种广泛使用的抗生素，它们至少占所有导致药物性食管炎病因的 50%[2]。由于这些药物以相对酸性的胶囊形式给予，因此胶囊在食管上部或中部的长期滞留可能导致邻近黏膜的浅表溃疡[2, 8]。虽然多西环素（pH 3.0）比四环素（pH 2.3）酸性略低，但它溶解得更慢，并形成黏附凝胶，推测可能是造成服用该药物的患者食管炎高发的原因[9]。然而，受影响的个体几乎从不发生狭窄，因为由四环素和多西环素引起的溃疡很小、很浅，很少引起足够的瘢痕和纤维化来产生狭窄[4]。

2. 氯化钾

氯化钾可引起严重的药物性食管炎[1, 2, 5, 10-12]。这些患者常有二尖瓣疾病伴左房扩大压迫食管远端，因此氯化钾在此水平通过会受阻。随后在食管黏膜局部区域释放氯化钾可引起严重的化学损伤，并形成局部溃疡和狭窄[5, 11, 12]。因此，为了预防这种并发症，有时以液体形式给已知心脏肥大的患者补充钾。然而，液体钾也是药物性食管炎的致病因素[13]。

3. 奎尼丁

因为口服奎尼丁常用于治疗心律失常，这些患者可能伴有心脏肥大，远端食管被增大的左心房或心室压迫。在这个水平以上，奎尼丁可能对邻近的黏膜有腐蚀作用，导致溃疡和狭窄[2, 6, 13]。

4. 非甾类抗炎药

非甾体抗炎药（nonsteroidal anti-inflammatory drug, NSAID）与食管炎发病率的增加有关。主要具有损伤性的药物包括阿司匹林、苯丁唑、吲哚美辛（Indocin）、布洛芬（Motrin）、萘普生（Naprosyn）、吡罗昔康（Feldene）及舒林酸（Clinoril）[2, 14-19]。这些非甾体抗炎药不仅可引起局部接触性食管炎，而且有时可导致狭窄的形成[15, 16]。

5. 阿仑膦酸盐

阿仑膦酸钠（Fosamax）是一种氨基二膦酸钠，一种选择性抑制破骨细胞介导的骨吸收，在绝经后骨质疏松症非激素治疗中的应用频率越来越高。这种药物可能与严重的溃疡性食管炎的发生和远端食管狭窄的形成有关[20-23]。损伤机制尚不明确。局部腐蚀性损伤可能是一个促成因素，但食管远端高发的溃疡提示在这些患者中存在反流介导的因素[20]。

6. 其他药物

与药物性食管炎相关的其他口服药物包括溴化吲哚醌、硫酸亚铁、氯化阿普鲁诺、抗坏血酸、茶碱、克罗莫林钠，以及抗生素，如克林霉素和林可霉素[2, 7, 24-29]。

（三）临床表现

药物性食管炎患者通常表现为吞咽困难或吞咽后持续胸痛[2]。其他患者可能出现上消化道（GI）出血的征象[7, 19]。症状通常在服药后数小时到数天内出现[2]。药物性食管炎的症状在停药后趋于迅速消退，因此大多数患者在停药后7～10天内症状消失[8]。由于狭窄的发生，患者偶尔可能出现进行性吞咽困难[11, 13, 30]。

（四）影像学表现

药物性食管炎的影像学表现取决于损伤性药物的性质。四环素、多西环素以及不太常见的其他药物引起食管浅表溃疡，不引起永久性后遗症。食管双对比造影是检测单对比检查中不易识别的浅表溃疡的有效技术。受影响的个体可能具有单个溃疡（图21-1A）、数个分散性溃疡（图21-1B）或正常背景黏膜上的多个小溃疡（图21-1C）[4, 31-33]。溃疡通常聚集在靠近主动脉弓水平或左主支气管的食管

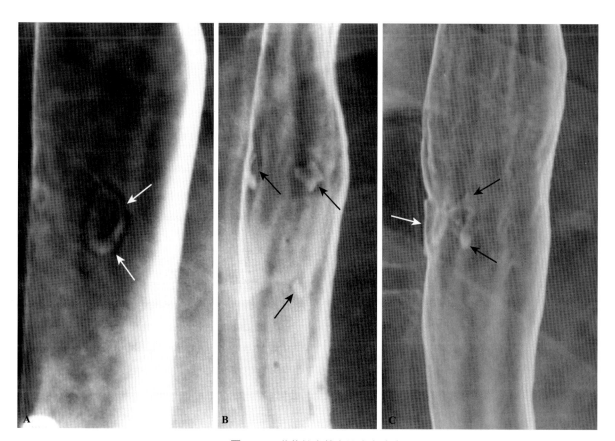

▲ 图21-1 药物性食管炎伴浅表溃疡

A. 食管中段可见孤立的环状溃疡（箭），注意溃疡周围水肿性黏膜形成的薄层透光晕区。B. 在正常背景黏膜上，食管中段可见数个分散的溃疡（箭），最大的溃疡有星状结构。C. 这个患者在食管中段右侧壁有一个扁平的溃疡（白箭），其周围伴簇状小溃疡（黑箭）。A 患者服用强力霉素，B 患者服用四环素，C 患者服用布洛芬（图 A 和图 B 引自 Levine MS: Radiology of the Esophagus. Philadelphia, WB Saunders, 1989）

中段。这些溃疡从正面观察可表现为点状、线状、卵球形、星状或锯齿状的钡池，或在侧面表现为浅的压迹（图21-1）[4, 31-33]。当药物诱发食管溃疡时，在停用损伤性药物后7～10天的随访中，食管造影通常显示病变显著愈合[31]。

氯化钾、奎尼丁、非甾体抗炎药和阿仑膦酸钠往往导致更严重的食管炎，有时与狭窄形成有关。氯化钾和奎尼丁可导致特别大的溃疡，周围有大范围的水肿和炎症，类似于溃疡性癌的外观（图21-2A）[13, 31, 34]。随后的瘢痕和纤维化偶尔导致狭窄的发生，这些狭窄通常表现为高于左心房扩大水平的食管节段性同心圆性狭窄（图21-2B）[5, 12, 13, 18, 30]。相比之下，阿司匹林和其他非甾体抗炎药有时会产生几厘米甚至更长的巨型扁平溃疡（图21-3A）[17]。这些溃疡的愈合可能导致光滑的、再上皮化的凹陷，有时被误认为是活跃的溃疡环丘（图21-3B）[17]。最后，阿仑膦酸钠可能与严重溃疡性食管炎的发生

和远端食管狭窄的形成有关（图21-4）[20-22]。

（五）鉴别诊断

食管上段或中段分散性浅表溃疡主要的鉴别诊断应考虑疱疹性食管炎[35]。虽然病毒性溃疡可能与药物性食管炎的溃疡无法区分，但通常可以根据临床病史做出正确的诊断。然而，偶尔疱疹性食管炎也可能发生在没有潜在免疫问题的健康个体中（见第20章）[36]。因此，只有在摄取损伤性药物与食管炎发病之间存在确定的时间关系时，药物性食管炎的诊断才予以考虑。

反流性食管炎是更常见的浅表溃疡的原因，但溃疡几乎都是局限于远端食管[37]。纵隔照射和腐蚀性摄取是引起溃疡的其他原因，但通常根据临床情况能提出正确的诊断。克罗恩病也可能与食管的浅溃疡有关，但是这些患者通常在小肠或结肠有晚期克罗恩病（见"克罗恩病"）。最后，药物引起的巨

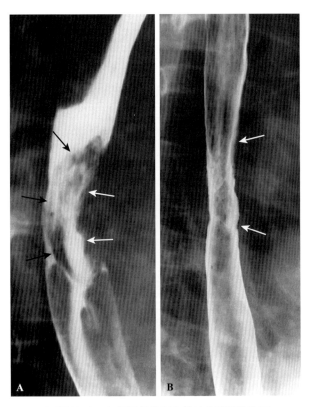

▲ **图 21-2** 与摄取氯化钾有关的食管损伤的图

A. 食管中部可见巨大溃疡（白箭）伴相关区域周围水肿丘所致的占位效应（黑箭），这种病变可能被误认为是溃疡性癌。B. 在另一个服用缓释氯化钾片的患者中见食管中段狭窄（箭），狭窄的边界相对较窄（图 B 引自 Levine MS: Radiology of the Esophagus. Philadelphia, WB Saunders, 1989）

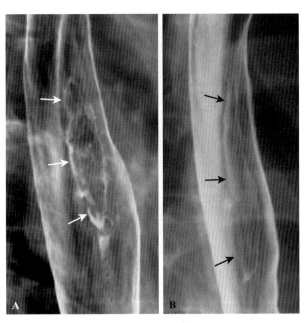

▲ **图 21-3** Drug-induced esophagitis with a giant esophageal ulcer

A. Initial double-contrast esophagogram shows a 7-cm-long, diamond-shaped ulcer (*arrows*) in the midesophagus below the level of the carina. The ulcer crater has irregular margins. This patient was taking sulindac (*Clinoril*), a nonsteroidal anti-inflammatory agent. B. Another esophagogram 6 months later shows a long, shallow depression with smooth borders (*arrows*) at the site of the previous ulcer. Endoscopy revealed that this was an ulcer scar with a re-epithelialized pit or depression. (*From MS Levine, RD Rothstein, I Laufer: Giant esophageal ulcer due to Clinoril. AJR 156: 955-956, 1991.*)

型溃疡可能与溃疡性癌症或巨细胞病毒或艾滋病患者的人类免疫缺陷病毒（HIV）溃疡无法区分（见第 20 章）[38]。然而，这些情况通常可以通过临床病史和临床表现来区分。

因为药物引起的狭窄通常位于离胃食管结合部相当远的地方，所以它们必须与由 Barrett 食管、纵隔辐射、腐蚀性物吞服、嗜酸性食管炎和原发或转移性肿瘤引起的高位食管狭窄相区别。然而，对于有服用氯化钾或奎尼丁病史的心脏肥大患者，应该怀疑药物引起狭窄的可能性。

二、放射性食管炎

累及肺、纵隔或胸椎的恶性肿瘤通常通过大剂量胸部外照射来治疗。这种治疗方式的主要限制因素是电离辐射引起的食管损伤。总剂量（45～60Gy）可导致严重的食管炎，带来不可逆的损伤和狭窄形

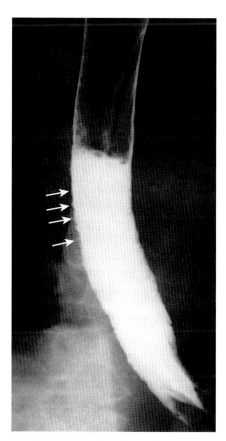

▲ 图 21-4　阿仑膦酸钠引起的食管炎
在食管远端可见多个微小溃疡（箭），这个患者正在服用阿仑膦酸钠（Fosamax）治疗绝经后骨质疏松症（图片由 Barbara Sabinsky，MD，Stamford，CT 提供）

成[39]。小剂量（20～45Gy）可引起非永久性、后遗症的自限性食管炎。大多数患者在放射治疗开始后不久后就出现食管炎的临床症状，但在此期间通常不进行钡剂检查。相反，食管造影主要用于检测慢性放射损伤的狭窄或其他体征。本章讨论急性和慢性放射性食管炎。

（一）发病机制

在实验室动物身上的实验表明，在放射治疗开始后的 1～3 周内，对食管进行大剂量辐射会引起急性、自限性食管炎[40, 41]。在放射损伤的急性期和随后的上皮修复之后，慢性放射性食管炎会特征性地在放疗（30～50Gy）结束后 4～8 个月出现进行性黏膜下瘢痕化和纤维化伴食管狭窄[42]。如果辐射剂量超过 60Gy，食管狭窄可能在 3～4 个月内发生[42]。

（二）临床表现

大多数接受纵隔放射治疗的患者发生自限性食管炎，表现为放射治疗开始后 1～3 周内胸骨后灼伤、吞咽痛或吞咽困难[43]。症状通常在 24～48h 消退，但偶尔会持续数周[43]。由于这些患者免疫功能低下，因此吞咽痛可能被误认为是机会性食管炎导致的。然而，正确的诊断应该根据放射治疗开始与症状开始之间的时间关系来得出。当怀疑急性放射性食管炎时，这些患者通常经验性地用黏性利多卡因和镇痛药治疗，因此在这种情况下不经常进行影像学或内镜检查。

食管慢性放射损伤可在放射治疗完成后几个月内引起吞咽困难。吞咽困难可由食管运动障碍引起，或较少见地由食管狭窄引起[39, 42]。轻度放射线狭窄可以成功地扩张，但更严重的狭窄需要放置鼻饲管或其他缓解措施。有时，严重的放射损伤可能导致致命的并发症，如食管气管瘘或食管穿孔。然而，放射治疗的这些不寻常的并发症几乎都是发生在肿瘤所累及的食管区域，而很少发生在正常照射区域的食管组织[42, 44]。

（三）影像学表现

虽然大多数急性放射性食管炎患者是经验性治疗，但是有时在临床诊断不确定的情况下进行钡剂

造影检查。这种状况在食管双对比造影上表现为黏膜颗粒状外观及受照节段的水肿和炎症引起扩张性降低（图 21-5A）[45]。其他急性放射性食管炎患者在已知放射野内有多个小的分散性溃疡（图 21-6）[41, 45]。随着病情加重，食管可能出现严重不规则的锯齿状轮廓，继发于较大面积的溃疡和黏膜脱落。

在放射损伤的急性期之后，钡剂造影检查最常见的表现是食管运动异常，通常在放射治疗完成后 4～8 周出现[39, 42, 46]。这种运动障碍的特征是在放射野上界原发性蠕动中断，在原始蠕动中断的远端有许多非蠕动性收缩[39, 42, 46]。不太常见的是，照射段可以无蠕动[42]。

食管的放射狭窄通常在放射治疗完成后 4～8 个月出现[39, 42]。较高剂量的辐射可以缩短狭窄形成的时间，但对其长度或口径没有影响。狭窄通常表现为食管上部或中部位于之前的放射野内相对平滑、渐进性的同心圆性狭窄（图 21-5B）[39, 42, 44]。

气管食管瘘和食管支气管瘘是纵隔放射治疗威胁生命的潜在并发症。这些瘘管通常是由放射性坏死引起的，肿瘤会侵蚀到食管和邻近的气道[44]。瘘管形成最常见的部位是左主支气管，它在第 4 或第 5 胸椎的水平处跨过食管[42]。当怀疑食管气管瘘时，应使用硫酸钡进行影像学检查，因为水溶性造影剂通过瘘进入肺，可引起严重的肺水肿[47]。

（四）鉴别诊断

当纵隔照射数周后出现急性咽痛或吞咽困难时，主要考虑的诊断是免疫低下患者的急性放射性食管炎和感染性食管炎。念珠菌性食管炎在钡造影检查中表现为黏膜斑块，而疱疹性食管炎表现为不

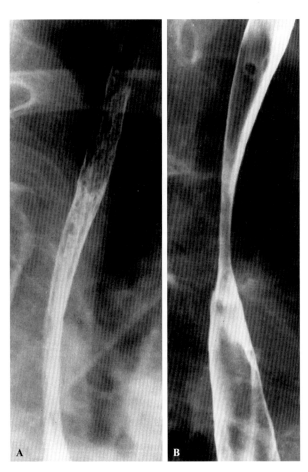

▲ 图 21-5　急性放射性食管炎伴继发性狭窄形成
A. 上胸段食管黏膜呈颗粒状，同时注意照射部位的扩张减低。患者在支气管肺癌纵隔放射治疗 3 周后出现急性、发作性吞咽困难。B. 6 个月后由于复发性吞咽困难再次行食管造影，显示放射野内光滑的渐进性狭窄

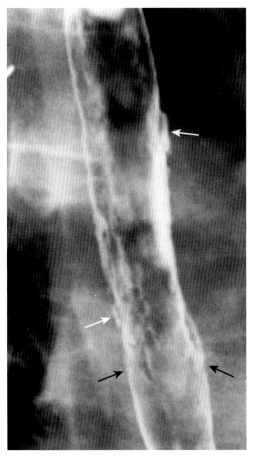

▲ 图 21-6　急性放射性食管炎
在正面和侧面图像上，食管中段可见许多浅表溃疡（白箭），溃疡区域具有相对锐利的下界线（黑箭），其对应于辐射野的下边界，这个患者在几周前接受了支气管肺癌的纵隔放射治疗（引自 Levine MS: Radiology of the Esophagus. Philadelphia，WB Saunders，1989）

形成斑块的分散性浅表溃疡[35]。相比之下，放射性食管炎可表现为颗粒状外观或溃疡，但受累区域几乎都符合已知的放射野，在放射野的上边界和下边界处有清晰的界限（图 21-6）。

虽然在鉴别诊断上段或中段食管狭窄时应考虑许多因素[48]，但纵隔放射治疗后应主要考虑的因素是放射线狭窄与复发纵隔内肿瘤对食管的侵犯（见第 24 章）。平滑、渐进性同心圆性狭窄区域应该有利于放射狭窄的诊断，而不规则、偏心的狭窄、外压占位效应则应该提示恶性肿瘤。当影像学表现不明确时，计算机断层摄影（CT）可能有助于区分放射狭窄与纵隔内复发性肿瘤。

三、腐蚀性食管炎

在美国，腐蚀性食管炎直到 1967 年才成为一个严重的医学问题，那时浓碱性溶液已经在商业上提供给美国公众作为排水清洁剂使用[49]。因为它们可以被迅速吞咽，液体腐蚀剂使上消化道的所有表面暴露于潜在威胁生命的腐蚀性损伤中。因此，腐蚀性食管炎成为一个重要的临床问题。一般认为内镜检查是评估食管损伤程度和严重程度最好的方法，但影像学检查也可以在疾病的急性和慢性阶段提供有价值的信息。

（一）发病机制

食管腐蚀性损伤可由摄取碱、酸、氯化铵、苯酚、硝酸银及其他各种常见家用产品引起。儿童通常意外吞咽这些腐蚀性物质，而成年人则多是故意服用这些腐蚀性物质自杀。损伤的程度取决于腐蚀剂的性质、浓度和体积以及组织接触的持续时间。在美国，大多数腐蚀性食管炎患者吞咽某种形式的碱性液体（如浓氢氧化钠），这种碱液通过液化坏死导致严重的食管损伤[50, 51]。相反，摄取的酸通过凝固性坏死引起组织损伤，形成保护性焦痂，从而限制进一步的组织渗透[50, 51]。然而，酸性药物可能产生严重的食管炎和狭窄，这与碱液引起的相似[52]。

腐蚀性食管炎的病理特征是 3 个阶段的损伤，即急性坏死阶段、溃疡 - 肉芽化阶段和最终的愈合和瘢痕阶段[53]。急性细胞坏死的初期阶段在腐蚀性吞食后立即开始，其急性期通常持续 1~4 天，并伴有周围组织强烈的炎症反应[53]。溃疡肉芽化阶段在腐蚀性摄取 3~5 天后开始，其特征是水肿、溃疡和坏死黏膜脱落[53]。在接下来的 7~14 天，随后的愈合会导致黏膜脱落区域产生肉芽组织。食管被认为是最薄弱的，因此最容易在此期间穿孔。最后阶段的瘢痕形成在腐蚀性摄入 3~4 周后开始[53]。根据损伤的程度，这种瘢痕化过程可能导致严重的瘢痕和狭窄形成。

（二）临床表现

急性腐蚀性食管炎可表现为咽痛、胸痛、流口水、呕吐或呕血[50, 51, 53]。严重的胸骨后疼痛、发热和休克通常提示食管穿孔和纵隔炎[50, 51]。相关的胃穿孔导致腹膜炎形成。如果患者在急性期幸存下来，可能存在数周的潜伏期，在此期间他们不再有症状[50, 51, 53]。然而，这些患者常常在初始损伤 1~3 个月后，发展为继发于进行性狭窄形成的严重吞咽困难[50, 51]。

（三）诊断与治疗

当怀疑有腐蚀性吞服时，检查口腔和口咽有时可见明显的组织损伤，伴有舌、颊或咽黏膜溃疡。然而，液体腐蚀性物质可能被迅速吞咽，所以腐蚀性食管炎发生时经常不伴相关的咽部损伤[50, 51, 53]。因此，需要直接的食管视觉化检查来证实该诊断。影像学检查使用需要有节制，可以使用水溶性造影剂检测食管或胃穿孔或其他腐蚀性损伤的征象。然而，大多数医师主张在腐蚀性摄取后 24h 内进行内镜检查（假设没有临床或影像学穿孔的迹象），以评估食管损伤的严重程度[50, 51, 53]。

治疗腐蚀性食管炎目的通常是为了防止狭窄的形成。一些人主张早期使用类固醇和抗生素来抑制胶原蛋白的形成并降低感染的风险[54, 55]。另一些人认为应该在腐蚀性摄取后 2~3 周进行食管扩张术。尽管采取了这些措施，10%~40% 的腐蚀性食管炎患者仍出现狭窄[51, 56]。这些狭窄中的一部分可能对周期性的扩张过程有反应，但另一些最终需要食管旁路手术，如结肠间置术（见第 27 章）。当腐蚀性吞咽后出现狭窄时，可用钡剂检查来确定狭窄形成的级别和程度以及对治疗的反应。碱液狭窄患者在初始的腐蚀性损伤 20～40 年后发生食管癌的风险也显著增加 [57, 58]。这一主题在第 23 章中进行了详细的论述。

（四）影像学表现

对于服用了腐蚀剂的患者，应常规进行胸部和腹部影像学的检查。食管严重损伤时，胸部 X 线片的后前位和侧位片可见扩张的、充满气体的食管，或者如果发生食管穿孔，则见纵隔增宽、纵隔气肿或胸腔积液 [59, 60]。相应地，腹部 X 线片可以显示气腹或胃穿孔引起的局部含气脓肿。

当怀疑食管或胃穿孔患者的胸部和腹部 X 线片显示正常或模棱两可时，应该用水溶性造影剂进行检查，以显示有无瘘存在。使用水溶性造影剂，是因为钡剂在纵隔可引起纵隔纤维化，而钡剂在腹膜腔可引起腹膜炎 [47]。但如果水溶性造影剂检查未见食管或胃穿孔的征象，应该用钡剂进行更详细的检查。

急性腐蚀性食管炎在食管造影上表现为食管运动障碍伴原始蠕动减弱、非蠕动性收缩、弥漫性食管痉挛或扩张强直性食管（图 21-7）[59-62]。一些作者认为后者表明弥漫性肌肉坏死，是预示食管穿孔的不祥征象 [59]。这些多种的运动异常归因于水肿、炎症或 Auerbach 神经节细胞的破坏 [61, 63]。

在其他患者中，急性腐蚀性食管炎可表现为多发浅的、不规则的溃疡（图 21-8）。由于严重的腐蚀性损伤，食管可能出现弥漫性狭窄，并且由于明显的水肿、痉挛和溃疡，可能具有非常不规则的轮廓（图 21-9）[52, 59, 60]。偶尔，造影剂可能会在部分脱落的黏膜碎片下分流，产生双管状外观 [59]。

在食管急性损伤 1～3 个月后可能会出现继发的瘢痕化和纤维化，导致食管出现一个或多个狭窄。狭窄通常表现为食管上段或中段较长的光滑、渐进性狭窄的区域；由于瘢痕不对称，一些狭窄可能具有不规则的轮廓或偏心的囊袋状区域（图 21-10）[60]。严重瘢痕形成时，整个胸段食管可能呈线状、丝状外观（图 21-11）[60]。这个表现高度提示腐蚀性狭窄，因为其他状况很少出现这种严重的食管狭窄。当在腐蚀性摄取后进行食管造影时，还应

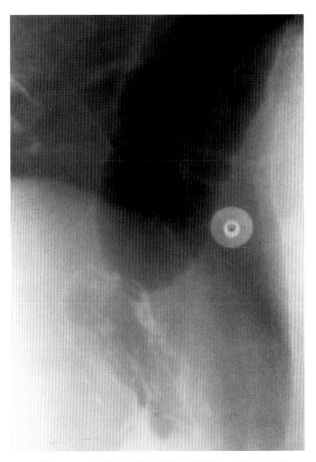

▲ 图 21-7　急性腐蚀性食管炎伴扩张的、松弛的食管
食管扩张、蠕动消失、充满气体，伴胃内少量水溶性造影剂聚集，这个表现提示穿孔的高风险

评估胃的情况以确定是否存在相关的胃损伤。这一问题在第 30 章中进行了详细的论述。

（五）鉴别诊断

急性腐蚀性食管炎可能很难与严重的反流、感染、药物诱发或放射性食管炎区分。然而，反流性食管炎往往累及远端食管，药物引起的食管炎通常累及中段食管，而放射性食管炎发生在之前放射野内。相比之下，食管中的腐蚀性损伤的部位是不可预测的，因为这些患者可能患有累及颈部或胸部食管的段性或弥漫性食管炎。无论影像学表现如何，腐蚀性食管炎的诊断通常在临床病史上是很明显的。

颈部或胸段食管典型的长节段渐进性狭窄的应提示之前腐蚀性吞服。然而，食管上段或中段的局部腐蚀性狭窄可能与其他原因引起的高位食管狭

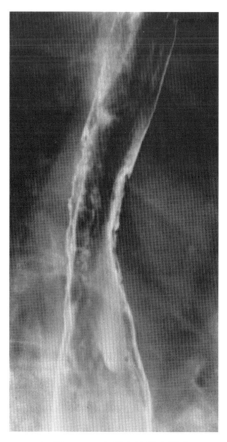

▲ 图 21-8 急性腐蚀性食管炎

食管中段见多发浅的、不规则的溃疡，这个患者曾服用浓氢氧化钾自杀（引自 Levine MS: Radiology of the Esophagus. Philadelphia, WB Saunders, 1989）

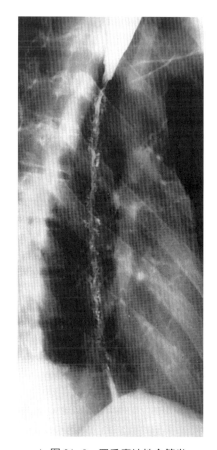

▲ 图 21-9 严重腐蚀性食管炎

由于摄取了浓氢氧化钠（碱性液体），胸段食管弥漫性狭窄，轮廓粗大不规则，伴广泛溃疡（引自 Levine MS: Radiology of the Esophagus. Philadelphia, WB Saunders, 1989）

窄无法区分，包括 Barrett 食管、纵隔照射、口服药物、转移瘤或罕见的皮肤病（如大疱性表皮松解营养不良和良性黏膜类天疱疮）。当碱液狭窄具有不规则的边缘或相对陡峭的边界时，与浸润性癌区分也比较困难。鉴别良恶性病变尤其重要，因为在长期碱液性狭窄中食管癌发生的风险增加（图21-12）[57, 58]。因此，可能需要内镜检查和组织活检才能确诊。

四、特发性嗜酸性食管炎

自 1993 年 Attwood 及其同事首次描述嗜酸性食管炎以来[64]，嗜酸性食管炎已被公认为儿童和成人的一种慢性炎症性疾病[65-67]。嗜酸性食管炎在过去 20 年中被诊断得更为频繁，可能是由于对这种情况的认知提高和患病率增加[68]。在食管内镜活检标本中，上皮内嗜酸性粒细胞（＞ 20/HP）的数量增高可确认诊断[64, 67]。虽然原因尚不清楚，但研究人员认为这种情况是由于对所摄取食物的过敏性免疫应答所致，包括 T 细胞介导的超敏反应和免疫球蛋白 E（IgE）介导的途径，导致嗜酸性粒细胞激活、炎症和纤维化[69]。大多数嗜酸性食管炎患者没有胃和小肠的嗜酸性浸润（嗜酸性胃肠炎）。

（一）临床表现

成人嗜酸性食管炎典型的表现是年轻男性出现长期吞咽困难和反复发作的食物嵌塞[65-67]。这些患者可能具有特殊病史（如哮喘、过敏性鼻炎和其他过敏性疾病）和外周嗜酸性粒细胞增多症[70]，但在没有过敏史或外周嗜酸性粒细胞增多症的情况下，嗜酸性食管炎也会常常作为孤立的病症发生[67, 71]。

基于食物变应原对食管嗜酸性炎症引起抗原刺

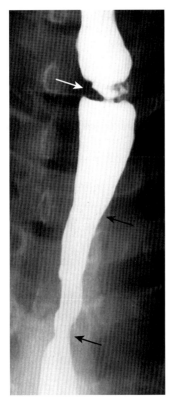

▲ **图 21-10 碱液狭窄**
在胸上段食管可见长而细的狭窄（黑箭），在胸腔入口处更近端可见另一个短的不对称狭窄（白箭），颈段或胸段食管出现一个或多个节段性狭窄是腐蚀性损伤的特征（引自 Levine MS: Radiology of the Esophagus. Philadelphia，WB Saunders，1989）

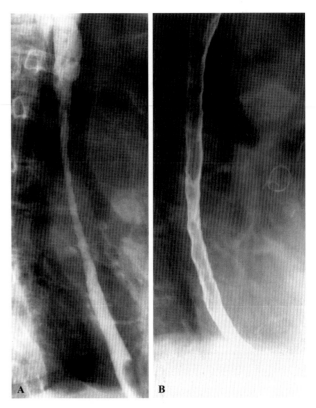

▲ **图 21-11 晚期碱液狭窄**
A、B. 两名碱液狭窄患者，由于广泛的瘢痕和纤维化导致胸段食管弥漫性狭窄。这种表现提示有腐蚀性损伤，因为其他情况很少出现这种严重程度的食管狭窄（图 A 引自 Levine MS: Radiology of the Esophagus. Philadelphia，WB Saunders，1989）

激作用这一假设，大多数患者会接受抗过敏治疗，包括口服类固醇、局部类固醇（吞下计量的雾化类固醇制剂）和要素饮食（即无蛋白饮食）或排除食物饮食（排除与食物过敏最常见的相关食物），获得不同程度的成功[72-75]。狭窄导致顽固性吞咽困难的患者可能接受内镜扩张手术，但是这些患者的吞咽困难通常只有短暂的缓解，因此可能需要多次扩张[67, 76]。

（二）影像表现

嗜酸性食管炎在食管造影上可表现为狭窄的、环状的、弥漫性的或这些表现同时出现。不太常见的是，受影响的患者在食管上段或中段，或者比较不常见的远段，出现一个或多个节段性狭窄[70, 77-79]。尽管远端食管狭窄往往比上段或中段食管狭窄更短（图 21-13A），但这些狭窄通常表现为长节段的同心性狭窄，轮廓平滑，边缘变细[79]。其他患者可能表

现为所谓的环状食管，在钡造影检查中表现为独特的环状凹陷，有多个紧密间隔的同心环穿过内腔（图 21-13A）[80]。这些环可能与狭窄或小口径的食管有关（见下文），也可能在食管中单独出现[79, 80]。虽然其发病机制尚不明确，但在内镜下已对此类环进行了很详细的阐述，表现为典型的波纹状外观[81-83]。另外，其他嗜酸性食管炎患者可能出现弥漫性缺失大部分或全部胸段食管的管径，导致所谓的小管径食管（图 21-13B）[79]。矛盾的是，在钡造影检查中，这些长节段的狭窄比较短的狭窄更难发现，因为它们长度长、管腔直径均匀、轮廓光滑，与相邻正常管径的食管没有明显分界。尽管这一表现常常很微妙，但在适当的临床环境下，钡造影检查中发现小管径食管时，应该怀疑嗜酸性食管炎。在有症状的患者中，局部使用类固醇可以改善食管直径，减轻固体食物吞咽困难[84]。因此，目前尚不清楚小管径食管是否来源于实际的纤维化和狭窄形成或其他病

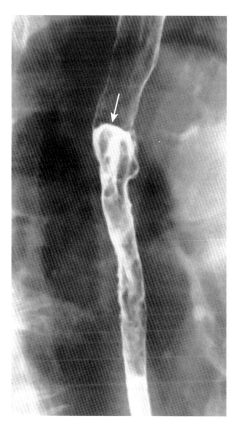

▲ 图21-12　碱液狭窄继发食管癌

胸段食管见一由许多年前腐蚀性吞服而导致的长节段狭窄，狭窄节段的不规则外观和近端明显的边界（箭）是由叠加的癌症引起的

理生理机制。

其他嗜酸性食管炎患者可能存在食管运动异常，伴有非蠕动性收缩频率增加，甚至出现贲门失弛缓症样综合征[77, 85]。极少情况下，食管内可发现小的、无蒂固定的嗜酸性息肉[77, 78]。

（三）鉴别诊断

嗜酸性食管炎的食管中上段狭窄并不总是能与Barrett食管、纵隔照射、腐蚀性摄取和转移瘤引起的高位食管狭窄相鉴别。然而，特殊的病史或外周嗜酸性粒细胞增多症的存在应提示正确的诊断。相反，嗜酸性食管炎的远端食管狭窄可能无法与消化性狭窄区分。极少情况下，在累及食管的扁平苔藓患者中会出现长节段食管狭窄甚至小管径食管[86]。

在先天性食管狭窄患者中也出现过环状食管。这些患者可能具有波浪状食管狭窄，并有多个同心环，与嗜酸性食管炎患者无明显区别[87]。虽然先天

性食管狭窄通常与过敏史或外周嗜酸性粒细胞增多症无关，但这种情况也发生在长期吞咽困难的青年男子中，食管活检标本也可能显示上皮内嗜酸性粒细胞的增多[87]。由于这些疾病的临床、影像学和病理表现的相似性，一些报道先天性食管狭窄患者的病因可能是尚未发现的嗜酸性食管炎。

环状食管的鉴别诊断包括狭窄患者的固定横向皱褶，但这些皱褶通常不完整且相距较远，呈特征性阶梯状[88]。猫食管（feline esophagus）也可能被误认为是嗜酸性食管炎的环状食管，但是这些横纹是暂时性的，与狭窄无关。

五、克罗恩病

食管是胃肠道克罗恩病最不常见的累及部位。当食管受累时，这些患者几乎都在小肠或结肠内出现相关疾病。因此，食管病变通常是在临床确诊克罗恩病之后才发现。然而，食管克罗恩病与小肠或结肠疾病偶尔同时发病，因此这些患者在寻求治疗时，不一定有已知的克罗恩病。极少情况下，单独的食管克罗恩病可以发生在胃肠道其他部位发病之前[89]。

食管克罗恩病的确诊需要组织学证实，但由于活检标本的表面性质和疾病的斑片状分布，内镜活检标本往往不能发现肉芽肿组织[90]。因此，如果临床和影像学发现提示克罗恩病，则不应该因缺乏明确的组织学依据而排除诊断。

（一）临床表现

大多数食管克罗恩病患者在下消化道都有晚期克罗恩病，因此临床表现以回结肠炎为主。然而，食管克罗恩病可能导致吞咽困难，或更不常见的吞咽痛或上消化道出血[90-92]。因为单独的食管受累在克罗恩病中极少见，所以只在胃肠道其他部位发现克罗恩病并发吞咽困难或其他食管症状的患者才考虑该诊断。当存在食管克罗恩病时，临床过程可能与患者的回肠或结肠疾病同时出现，经内科或外科治疗后，上消化道和下消化道症状缓解[91]。

（二）影像学表现

尽管克罗恩病主要累及小肠或结肠，但在食管

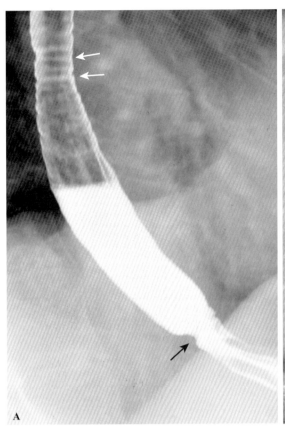

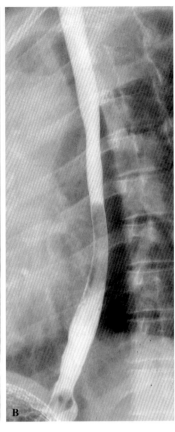

◀ 图 21-13　嗜酸性食管炎
A. 在食管中段可见一个轻度渐进性狭窄区域，在狭窄区域有几个明显的环状凹陷（白箭），产生环状食管，注意远端食管中的第二个短狭窄（黑箭）。B. 在另一个患者中，整个胸段食管扩张性弥漫性丧失，产生了一个较小管径的食管，环状食管和小管径食管都是嗜酸性粒细胞性食管炎的特征

双对比造影中，食管受累的频率已经增加。双对比技术主要的优点是能够检测出口疮样溃疡，在双对比检查中这种溃疡出现在 3% 小肠和结肠克罗恩病患者中 [92]。与胃肠道其他部分一样，口疮样溃疡表现为点状、裂缝状或环形的钡斑，周围有水肿性黏膜的放射性透光晕（图 21-14）[92-94]。这些溃疡的数量通常很少，并且偶尔分布于整个食管，其间有正常黏膜（图 21-14A），偶尔可能数量更多（图 21-14B）[94]。

随着疾病的进展，钡剂造影检查可能表现为更严重的食管炎，其特点是溃疡面积更大、皱褶增厚、假膜，甚至出现鹅卵石征 [91, 95]。其他患者可表现为横行或纵向壁内轨道（图 21-15）或气管食管、食管支气管、食管纵隔或食管胃瘘 [91, 95]。渐进性瘢痕也可能导致狭窄的发生，通常在远端食管（图 21-16）[91]。极少情况下，晚期食管克罗恩病表现为食管丝状息肉病，类似于肉芽肿性结肠炎中结肠丝状息肉病 [96]。

（三）鉴别诊断

食管克罗恩病的口疮样溃疡可能无法与反流、疱疹性或药物性食管炎相关的分散性浅表溃疡区分。然而，反流性食管炎主要累及远端食管，通常发生在有反流症状的患者中。尽管疱疹性溃疡可能与口疮样溃疡非常相似 [35]，但在免疫功能低下患者中出现吞咽困难，正确的诊断是显而易见的。药物引起的食管炎也可以表现为浅溃疡，但它们往往在主动脉弓或左主支气管附近的食管中部聚集，并且通常有近期摄取口服药物如四环素或多西环素的病史 [31-33]。因此，临床病史和症状有助于区分这些疾病。

晚期的食管克罗恩病可能与其他类型的严重食管炎无法区分。当壁内的轨迹或瘘管存在时，鉴别诊断包括辐射、创伤、恶性肿瘤、结核和食管壁内假憩室病 [97-99]。因为食管克罗恩病比其他类型的食管炎要少得多，所以只有当患者临床或影像学提示有胃肠道其他部位克罗恩病时，该诊断才应考虑。

六、营养不良大疱性表皮松解症

大疱性表皮松解症是一种罕见的遗传性皮肤病，小的创伤可导致表皮和真皮分离，随后形成大

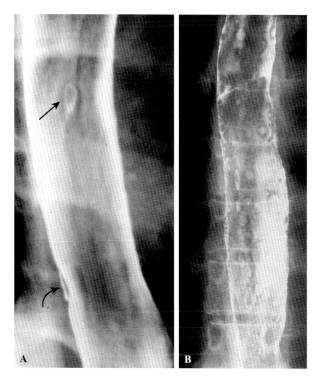

▲ 图 21-14 **Esophageal Crohn's disease with aphthoid ulcers**
A. Discrete, widely separated aphthoid ulcers are seen en face (*straight arrow*) and in profile (*curved arrow*) as a result of early esophageal involvement by Crohn's disease. B. This patient has more advanced Crohn's disease, with multiple large aphthoid ulcers in the midesophagus and distal esophagus. The ulcers are surrounded by radiolucent mounds of edema. (*A from Gohel V, Long BW, Richter G: Aphthous ulcers in the esophagus with Crohn colitis. AJR 137: 872-873, 1981; B courtesy Peter J. Feczko, MD, Royal Oak, MI.*)

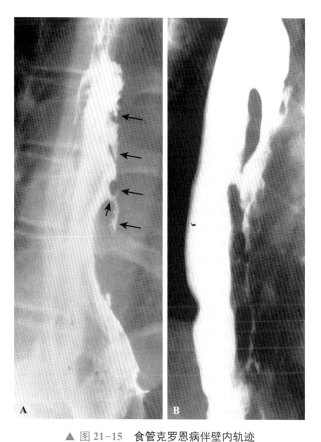

▲ 图 21-15　食管克罗恩病伴壁内轨迹
A. 在食管远端 1/3 可见由克罗恩病透壁受累导致的纵向（长箭）和横向（短箭）轨迹。B. 该患者有一个所谓的双边状食管，伴长的壁内轨迹，是由于晚期食管克罗恩病引起的（图 A 由 Peter J. Feczko, MD, Royal Oak, MI 提供；图 B 由 Francis J. Scholz, MD, Burlington, MA 提供）

疱。疾病有两种形式，单纯性大疱性表皮松解症和营养不良大疱性表皮松解症。在单纯性大疱性表皮松解症中，大疱愈合无瘢痕，疾病通常在青春期消退。相反，营养不良性大疱性表皮松解症是一种致残、潜在致命的疾病，表现为全身进行性瘢痕和畸形[100]。营养不良性大疱性表皮溶解症可通过常染色体显性和常染色体隐性遗传方式遗传。常染色体显性型仅累及皮肤，而常染色体隐性型还累及其他鳞状上皮内衬器官，如口咽、食管和肛门的黏膜[100]。

（一）发病机制

对于营养不良性大疱性表皮松解症患者，食管中的固体食物反复地损伤已经变薄的黏膜，导致大疱形成[100, 101]。有些大疱破裂愈合，没有永久的后遗症，但其他的会有严重瘢痕和狭窄的形成。由于

这些狭窄进一步阻碍了吞咽食物的通道，食管受累可能导致水疱、瘢痕和狭窄的自身持续循环[101]。

（二）临床表现

营养不良性大疱性表皮松解症所致的皮肤损害可出现在出生时或出生后不久。其他的表现包括手和脚的屈曲挛缩、蹼状趾（并指）、指甲营养不良或缺失、小口畸形、骨骺发育迟缓和长骨过度收缩[102]。这些畸形可能致残，甚至是致命的。

虽然食管受累通常发生在 10 岁之前，但食管受累的临床症状可能要到青春期才能出现[103]。受影响的个体可能由于反复的大疱形成和愈合而出现间歇性吞咽困难或吞咽痛[103, 104]。随后，由于不可逆的瘢痕和狭窄形成，它们可能发展成严重的吞咽困难[101, 103, 104]。因此，任何出现吞咽困难或其他食

管症状的表皮松解性大疱营养不良患者都应怀疑有食管受累。

对于已知或怀疑患有营养不良性大疱性表皮松解症食管受累的患者，应避免内镜检查，因为会有进一步损伤脆弱的黏膜并导致出血、穿孔或加重瘢痕和狭窄的风险。然而，一旦出现狭窄，需要用食管球囊扩张，或者少见的需要手术来缓解症状[100, 104]。

（三）影像学表现

由于与内镜检查相关的风险，当临床上怀疑有营养不良性大疱性表皮松解症累及食管时，应进行钡剂检查。早期疾病可表现为运动异常、大疱或溃疡[103, 105]。分散的大疱可表现为食管内小的结节状充盈缺损，而广泛的大疱形成可表现为弥漫锯齿状或毛刺状的食管轮廓[103]。由于疾病的可逆性，这些病变可能在随访检查中完全消失。

晚期食管疾病的特征是瘢痕和狭窄形成。狭窄往往位于颈部或上胸段食管，表现为同心状节段性狭窄（图 21-17）[103, 105-107]。这些狭窄可能很难与 Barrett 食管、纵隔照射和腐蚀性吞服引起的狭窄区分。其他患有营养不良性大疱性表皮松解症的患者可能表现为食管环，通常出现在颈部食管的环咽附近[103, 106]。对于伴有其他相应临床症状的儿童和年轻成人，当在钡造影上看到高位食管狭窄或食管环时，应怀疑营养不良性大疱性表皮松解症累及食管的可能。

七、类天疱疮

类天疱疮是一种皮肤病，其特征是皮肤和黏膜的慢性复发性大疱疹。类天疱疮分两种类型，良性

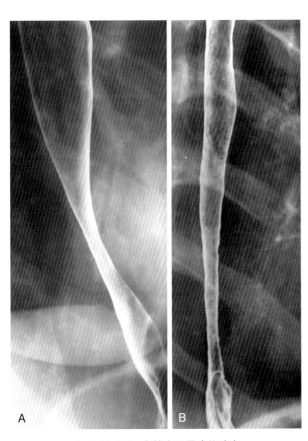

▲ 图 21-16　食管克罗恩病伴狭窄

由于克罗恩病的严重瘢痕，两名患者远端食管有长节段狭窄（图 A 引自 Levine MS: Radiology of the Esophagus. Philadelphia, WB Saunders, 1989；图 B 引自 Tishler JMA, Hellman CA: Crohn's disease of the esophagus. Can Assoc Radiol J 35: 28–30, 1984）

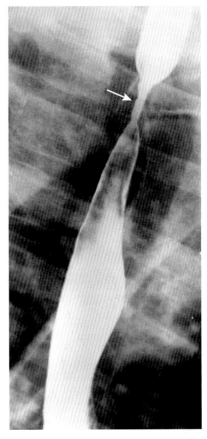

▲ 图 21-17　**Epidermolysis bullosa dystrophica with a high esophageal stricture (*arrow*)**

From Tishler JM, Han SY, Hellman CA: Esophageal involvement in epidermolysis bullosa dystrophica. AJR 1 41: 1283–1286, 1983.

黏膜类天疱疮和大疱性类天疱疮。良性黏膜类天疱疮更容易累及黏膜，因此食管异常主要出现在这种类型中。

（一）临床表现

良性黏膜类天疱疮患者通常发生在中年，女性发病率为 2 倍[108]。约 75% 的患者有口腔黏膜和结膜受累，50% 有皮肤受累，5%～10% 有食管受累[108, 109, 110]。本病最严重的并发症是出现在眼睛，其中 25% 的患者结膜瘢痕导致角膜破坏和失明[109]。因此，尽管名字像良性病变，但黏膜类天疱疮不应被视为良性病变考虑。

受影响的个体通常表现由水肿、痉挛、溃疡或狭窄引起的吞咽困难[108, 110]。严重的食管受累可能偶尔导致黏膜大量脱落，随后从患者口腔中排出铸型中空膜[111]。当这些患者开始出现吞咽困难时，给予全身类固醇可防止食管疾病和狭窄进一步的发展。然而，一旦发生狭窄，通常需要一次或多次食管扩张术来减轻症状[112]。

（二）影像学表现

虽然很少见到分散的大疱，在钡造影检查中，良性黏膜类天疱疮在食管受累的早期阶段可出现浅表溃疡（图 21-18）[108]。继发的瘢痕可导致颈部或上胸段食管（图 21-19）或较少见的中胸段或下胸段食管环或狭窄[108, 110, 113, 114]。狭窄长度可变，可能难以与 Barrett 食管、纵隔照射和腐蚀性摄取引起的狭窄区分。然而，在皮肤上出现大疱疹病史的患者中应怀疑类天疱疮的食管受累。

八、重症多形性红斑

（一）临床表现

多形性红斑是一种过敏反应，特征是黄斑丘疹或大疱性皮疹，通常在寿命的前 30 年发生[115]。轻型多形性红斑局限于皮肤，但重症多形性红斑还累及眼睛、口咽、生殖器或肛门的黏膜，极少情况下可累及气管支气管树或食管[115]。Stevens-Johnson 综合征是一种危及生命的重症多形性红斑食管受累

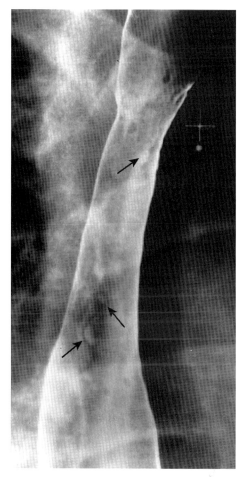

▲ 图 21-18　良性黏膜类天疱疮伴表浅溃疡
食管中段可见多个浅表溃疡（箭），该区域的扩张性降低（图片由 Stephen E. Rubesin，MD，Philadelphia 提供）

的形式，伴相应的症状[116]。

（二）影像学表现

重症多形性红斑食管受累通常是自限性的，但偶尔有儿童或青少年因食管狭窄而导致吞咽困难，主要出现在食管上部或中部[116-118]。极少见的这种情况下，儿童或成人的钡剂造影检查可表现为弥漫性食管狭窄[119]。长节段食管狭窄的其他常见原因包括纵隔照射和腐蚀性吞服，但在特征性皮肤黏膜病变的患者中应考虑到重症多形性红斑累及食管的可能。营养不良性大疱性表皮溶解症和良性黏膜类天疱疮也可能与皮肤大疱性病变和食管狭窄有关，但这些患者通常在颈部或上胸段食管有局灶性狭窄或环（见"营养不良性大疱性表皮溶解症"和"类天疱疮"）。

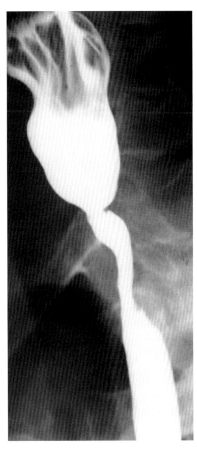

▲ 图 21-19　良性黏膜类天疱疮伴高位食管狭窄
颈段及上胸段食管呈长节段不对称性狭窄（图片由 John A. Bonavita，MD，Philadelphia 提供）

九、鼻胃插管性食管炎

鼻胃插管已经被认为是导致食管炎和狭窄的一个不常见的原因 [120, 121]。大多数患者只有在反复或延长鼻胃插管之后才出现狭窄。这些狭窄可能在拔除导管后迅速进展，导致严重的吞咽困难。在所有食管狭窄的原因中，鼻胃插管的狭窄长度和严重程度可能仅次于腐蚀性摄取。

（一）发病机制

食管损伤的发病机制尚不明确。大多数患者在插管 3～15 天后发生狭窄 [121]。一些研究者认为食管炎是由于在鼻胃管下端周围不受控制的胃食管反流引起的，而其他人则认为该管堵塞了下食管括约肌，阻止了反流的酸液从食管中清除 [122]。人们还推测，导管本身的刺激作用也可能导致直接接触性食管炎 [123]。

（二）临床表现

大多数食管损伤患者在鼻胃管取出数周至数月后出现症状 [120, 121]。它们可能最初表现为严重食管炎引起的胃灼热、胸痛或咽痛。随后，由于狭窄迅速形成，它们可能发展为进行性吞咽困难 [121]。尽管狭窄长度和严重程度很明显，但通过定期扩张手术可以使吞咽困难获得足够的缓解。

（三）影像学表现

鼻胃插管食管炎可表现为远端食管长节段广泛溃疡（图 21-20）[123]。有时，由于邻近水肿丘，大面积扁平溃疡具有明显的肿块效应，与溃疡性食管癌的表现相似（图 21-21）。在拔管 1～4 个月后，食管造影可以发现继发狭窄的形成 [120, 121]。最初，狭窄在远端食管中可能表现为平滑、渐进性的同心狭窄区域，这些区域与普通消化性狭窄无法区别。然而，它们往往进展迅速，在相对短的时间内受累长度和严重程度增加（图 21-22）。由于狭窄的范围和严重程度，这些患者可能被怀疑摄取了腐蚀剂。然而，鼻胃管狭窄总是累及远端食管，因此远端食管出现异常长或快速进展的狭窄应提示这个正确的诊断。

十、碱性反流性食管炎

碱性反流性食管炎是由全胃切除（少数情况下为部分切除）术后胆汁和胰腺分泌物反流入食管而引起的一种罕见疾病 [124]。这些患者食管炎的发生取决于外科重建的类型。碱性反流性食管炎是全胃切除术和单纯环形食管空肠吻合术常见的并发症，但很少发生于 Roux-en-Y 食管空肠吻合术后 [125, 126]。因此，大多数外科医生进行 Roux-en-Y 重建，将空肠 - 空肠吻合置于距食管空肠吻合口 40cm 处或更远，以防止胆汁反流进入食管。然而，碱性反流性食管炎在这些患者中仍偶有出现，因此虽然 Roux-en-Y 重建降低了食管炎和狭窄形成的风险，但不能完全消除这些并发症 [127]。一些研究人员发现，碱性反流性食管炎也容易发展成 Barrett 食管 [128, 129]。

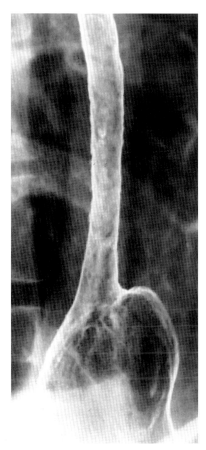

▲ 图 21-20　由胃管插管引起的严重食管炎

由明显的水肿和痉挛引起的远端食管多发浅表溃疡区和相应的狭窄，另可见一个大的食管裂孔疝（引自 Levine MS：Radiology of the Esophagus. Philadelphia，WB Saunders，1989）

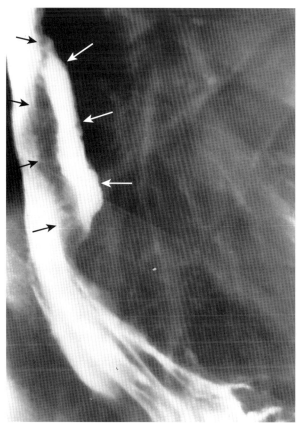

▲ 图 21-21　由鼻胃管插管引起的巨大食管溃疡

在食管远端可见一个扁平的溃疡（白箭）；由邻近水肿丘引起相应区域的占位效应（黑箭）。这种表现可能被误诊为溃疡性食管癌（引自 Levine MS：Radiology of the Esophagus. Philadelphia，WB Saunders，1989）

（一）临床表现

碱性反流性食管炎最初可表现为胸骨后灼伤、胸痛和胆汁反流[125]。这些患者在手术后几个月内可因迅速进行性狭窄形成而发展为更严重的吞咽困难。在大多数情况下，可通过机械扩张狭窄来缓解吞咽困难。

（二）影像学表现

碱性反流性食管炎在食管造影上的特征是在食管空肠吻合上方食管远端的黏膜结节、皱襞增厚及溃疡（图 21-23）[130]。术后 1～3 个月，可检测到继发的狭窄形成[130]。狭窄通常表现为光滑渐进性狭窄，通常在吻合口上方延伸相当长的距离[130]。这些狭窄必须与良性吻合口狭窄或累及远端食管的复发肿瘤相鉴别。然而，食管空肠吻合术的吻合口狭窄通常表现为局限区域对称性狭窄，而复发性肿瘤则表现为不规则食管狭窄和偏心占位效应[130]。因为接受全胃切除术或部分胃切除术的患者通常在手术时进行插管，所以鼻胃插管应该被认为是这些患者狭窄迅速发展的另一个原因。

十一、急性酒精性食管炎

酗酒者偶尔会在酗酒后出现急性、一过性的食管炎[131]。虽然原因尚不清楚，但大量饮酒可能对食管蠕动和下食管括约肌功能有影响。一些研究显示，志愿者口服或静脉注射乙醇会产生可逆的食管运动障碍，其特点是原发性蠕动受损和食管下括约肌张力降低[132, 133]。所以，急性酒精中毒可促使胃食管反流，反流发生后胃酸从食管的清除受损。因此，急性酒精性食管炎最可能表现为自限性的反流性食管炎。

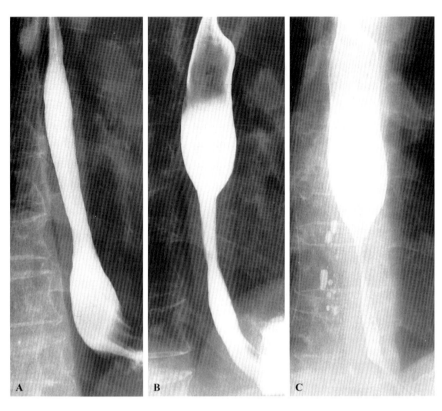

◀ 图 21-22　由鼻胃插管引起的快速进展性狭窄

A. 在拔除胃管后不久的初次食管造影显示，食管远端扩张轻度减低。B. 3 周后的第二个食管造影显示狭窄迅速形成，远端食管明显狭窄。C. 6 周后第三个食管造影显示示狭窄的进一步进展，现在新出现了食管梗阻的症状（图片由 Vijay Gohel，MD，Philadelphia 提供）

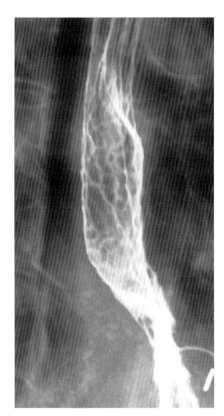

▲ 图 21-23　碱性反流性食管炎

这个患者接受了全胃切除和食管空肠吻合术，吻合口上方食管远端可见结节状黏膜（引自 Levine MS: Radiology of the Esophagus. Philadelphia，WB Saunders，1989）

（一）临床表现

急性酒精性食管炎可表现为大量饮酒后立即出现吞咽痛、吞咽困难或呕血[131]。戒酒后 1～2 周出现明显的临床改善[131]。虽然其他状况可能具有相似的表现，但通常通过大量饮酒与食管炎之间的时间关系可以做出正确的诊断。

（二）影像学表现

急性酒精性食管炎在影像学上表现为食管远端 1/3 的多个浅表溃疡区（图 21-24）[131]。反流性食管炎可能产生相同的影像学表现。然而，应该根据患者最近的饮酒史来做出诊断。

十二、慢性移植物抗宿主病

对再生障碍性贫血、急性白血病和其他血液系统恶性肿瘤患者来说，从匹配的同胞供体骨髓移植已成为公认的治疗方法。根据基础疾病，这些患者骨髓移植后 5 年生存率为 60%～80%[134]。然而，30% 的长期存活者在接受此手术后 3～12 个月内出现慢性移植物抗宿主病[135]。该病是一种免疫性疾

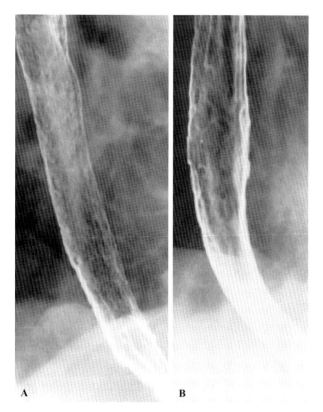

▲ 图 21-24　急性酒精性食管炎

在这两个患者中，食管中段和远端都有多个小的浅表溃疡，反流性食管炎可以产生相同的表现，2 例食管症状均是由近期大量酗酒引起的（引自 O'Riordan D, Levine MS, Laufer I: Acute alcoholic esophagitis. Can Assoc Radiol J 37: 54-55, 1986）

病，其中免疫活性供体淋巴细胞对宿主组织的抗原差异发生反应，造成严重的组织损伤。最常见的靶器官是皮肤和肝脏，但是眼睛、黏膜和胃肠道也可能受影响[134-136]。

约 15% 的慢性移植物抗宿主病患者发生食管受累[137]。免疫学过程导致大疱形成，接着食管黏膜剥脱和脱落，随后形成狭窄[137-139]。病理表现与营养不良性大疱性表皮松解、良性黏膜类天疱疮、其他导致食管严重瘢痕形成和狭窄的疾病相似。

（一）临床表现

慢性移植物抗宿主病累及食管的症状包括吞咽困难、吞咽痛、胸骨后疼痛和体重减轻[135, 137]。感染性食管炎可能产生与之相似的表现[140]，但是食管的机会性感染通常在骨髓移植后 1～8 周发生，而慢性移植物抗宿主病通常发生更晚（在移植后 3～12 个月）[137]。因此，骨髓移植与症状产生之间

的时间关系有助于鉴别。

（二）影像学表现

在慢性移植物抗宿主病食管受累早期，食管可能具有不规则、锯齿状的轮廓，继发于黏膜脱落[137]。随着瘢痕的发展，钡剂造影检查可能显示食管环或狭窄。环通常位于颈部食管，靠近环咽平面（图 21-25A）[137]。这些病变不能与特发性环或其他疾病（如营养不良性大疱性表皮松解症和良性黏膜类天疱疮）相鉴别。其他患者可能在食管上部、中部或较不常见的远端出现环状或光滑的渐进性狭窄（图 21-25B）[135, 137]。对于已知接受骨髓移植的患者，应做出正确的诊断。

十三、戊二醛致食管损伤

戊二醛是内镜设备最常用的消毒剂。在接受结肠镜检查的患者中，出血性结肠炎暴发的原因是内镜设备的清洁和冲洗不足，导致结肠黏膜暴露于残余戊二醛[141]。一项关于实验大鼠的研究表明，戊二醛对食管也有毒性作用，引起炎症和节段性血管炎[142]。少数情况下，有学者在内镜检查后几周内出现食管狭窄，可能是因为暴露于戊二醛去污的内镜设备（图 21-26）[142]。因此，暴露于戊二醛应被认为是这些患者食管炎和快速进展性食管狭窄的可能原因。

十四、贝赫切特综合征

1937 年，Behçet 首次将贝赫切特综合征描述为口腔和生殖器溃疡、眼部炎症的临床三联征。贝赫切特综合征现在被认为是一种多系统疾病，特征是皮肤损伤、关节炎、结肠炎、血栓性静脉炎，以及罕见的脑炎[143, 144]。在胃肠道，贝赫切特综合征通常累及结肠，约 20% 的患者产生局限性或弥漫性结肠炎[143]。食管侵犯偶尔也有报道[144-149]。受影响的个体可能出现胸骨后疼痛、吞咽困难和呕血[144, 145]。食管双对比造影可显示食管中段分散性表面溃疡（图 21-27）、广泛性食管炎或狭窄[144]。极少情况下，可见巨大的溃疡[146]。因为贝赫切特

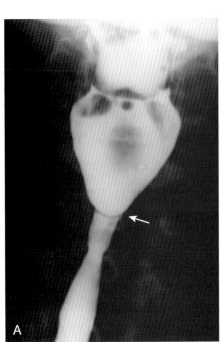

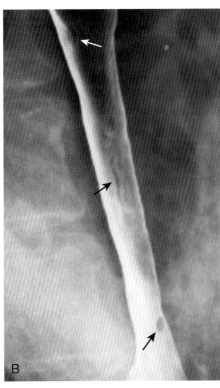

◀ 图 21-25　**Chronic graft-versus-host disease with esophageal involvement**
A. A web is seen en face (*arrow*) in the cervical esophagus. B. A long tapered stricture is present in the distal esophagus in another patient. Nodular and linear filling defects (*arrows*) within the narrowed segment are caused by mucosal desquamation and sloughing. (*A from McDonald GB, Sullivan KM, Plumley TF: Radiographic features of esophageal involvement in chronic graft-vs.-host disease. AJR 142: 501-506, 1984; B courtesy Seth N. Glick, MD, Philadelphia.*)

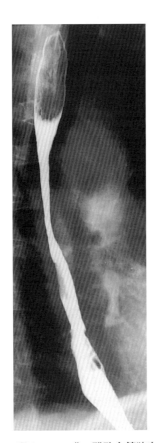

▲ 图 21-26　戊二醛致食管狭窄
胸段食管有长节段渐进性狭窄。这种狭窄是在内镜检查后 1 个月发展起来的，可能是由于暴露于内镜设备上残留的戊二醛所致。腐蚀性摄取的瘢痕可以产生相同的影像学表现

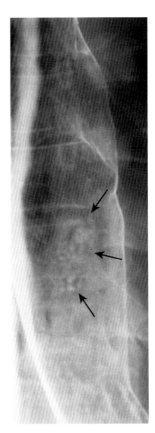

▲ 图 21-27　贝赫切特综合征伴浅表溃疡
食管中段有一簇小溃疡（箭），疱疹性食管炎和药物性食管炎是食管中段离散性溃疡的更常见原因（引自 Levine MS：Radiology of the Esophagus. Philadelphia，WB Saunders，1989）

综合征经常用类固醇或其他免疫抑制药治疗，所以在这些患者中，疱疹性食管炎应该被怀疑是更有可能引起食管溃疡的原因。因此，需要内镜刷洗、活检标本和培养物来与病毒性食管炎相鉴别。

十五、食管壁内假性憩室病

当 1960 年首次描述食管壁内假憩室病时，人们认为通过食管壁缺损的黏膜疝产生了真正的壁内憩室，类似于胆囊中的 Rokitansky-Aschoff 窦 [150]。然而，从那时起，这些结构的病理基础已经被很好地阐明。虽然食管壁内假性憩室病是一种相对不常见的疾病，但由于在钡剂造影检查中经常出现令人惊叹的外观，它在影像学文献中受到相当大的关注。

（一）发病机制

食管通常包含约 200 个深层黏液腺体，这些腺体呈平行于食管长轴的纵向排列 [151]。在每个腺体内，几个短管汇聚形成 1 个单一的主分泌管，该主分泌管在食管壁内延伸 2～5mm，在黏膜上产生 1 个小开口 [152]。病理研究表明，食管壁内假憩室代表这些深层黏液腺体扩张的分泌管 [153-155]。

尽管这些结构的解剖学基础已经被仔细阐述，但是对于这种导管扩张的解释还不清楚。白色念珠菌是一种已经在 34%～50% 患者的食管中被培养出的微生物 [151, 156-158]。因此，推测念珠菌性食管炎易发生食管壁内假憩室病 [159]。然而，大多数研究者却认为真菌是继发性入侵食管，而不是该病发生的始动因素 [154, 160-162]。

还有人认为导管扩张是由于黏稠的黏液和炎性物质堵塞或阻塞导管而引起的 [152-154]。在各种研究中，80%～90% 的假憩室病患者有内镜或组织学证据显示食管内有炎性疾病 [151, 157]。在一项研究中，大多数患者也因反流性食管炎而导致远端食管瘢痕或狭窄 [163]。因此，食管壁内假憩室病最有可能是慢性食管炎，特别是反流性食管炎的后遗症，尚不清楚为什么很少有食管炎患者出现该症状。

约 90% 食管壁内假憩室病的患者合并狭窄 [151, 156, 157]。因此，有人提出狭窄上方腔内压力增加或淤滞可导致导管扩张 [152]。然而，由于假憩室常常发现在狭窄水平以下，这一理论被削弱了 [151]。相反，狭窄的形成可能由导管内微脓肿引起，导致穿孔、憩室周围炎和瘢痕形成 [162, 164]。这个假说可以解释为什么在这些患者中通常没有其他明显的导致食管狭窄的原因。

（二）临床表现

食管壁内假性憩室病通常发生在老年人群，在男性中略为多见 [151, 156-158]。约 20% 的患者是糖尿病患者，15% 的患者是酗酒者 [143, 144]。因狭窄的发病率高，大多数的患者出现间歇性或缓慢进行性吞咽困难 [151, 153, 156, 157, 161, 162]。

治疗通常是针对潜在的狭窄，因为假憩室本身很少引起症状。狭窄的扩张在几乎所有患者中均有显著的临床效果 [162, 164]。假憩室在治疗后可能持续或消失，但是这些结构的转归与患者的临床进程无关。

（三）影像学表现

食管壁内假性憩室病的诊断率低于所有接受食管钡剂造影患者的 1% [163]。假憩室不能显像可能是由于炎性物质或碎片阻塞从而阻止钡进入导管引起的。然而，在检测这些病变方面，食管造影术比内镜更敏感，因为食管分泌管的孔在内镜下是很难显示的 [156]。

食管壁内假性憩室病典型表现为无数、微小（1～4mm）的烧瓶状突起，呈平行于食管长轴的纵行排列（图 21-28）[151, 153, 156, 157, 160, 164]。

因为假憩室的颈部直径为 1mm 或更小，不完全的充盈可能错误地提示与食管腔缺乏交通 [163]。假憩室偶尔可在 CT 上通过食管壁增厚、管腔不规则以及这些结构内的壁内积气而被识别 [165]。

桥接有时会发生在相邻的假憩室之间，导致分散的壁内轨迹（图 21-29）[156, 157, 160]。在一项研究中，50% 的食管壁内假憩室病患者在食管造影上可见到壁内轨迹 [99]。这些轨迹可以表现为从两个或多个假憩室之间短而薄的连接，到平行于管腔长的壁内钡剂集合 [99]。偶尔，这些长轨迹可能被误认为是与壁内食管剥离或包含穿孔相关的大溃疡，甚至腔外集合 [99]。

被报道的食管壁内假性憩室病患者中有一半为弥漫性病变，其余 50% 为节段性病变 [151, 156, 157]。约

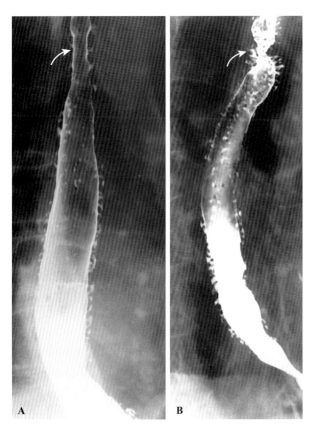

▲ 图 21-28　食管壁内假性憩室病伴高位狭窄
在这两个病例中，假憩室均表现为与食管长轴平行的纵向排列的特征性突出，相关狭窄（箭）可见于上胸段食管（图 B 引自 Levine MS：Radiology of the Esophagus. Philadelphia，WB Saunders，1989）

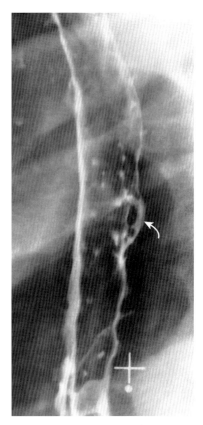

▲ 图 21-29　食管壁内假性憩室病伴壁内轨迹
这个轨迹（箭）是由相邻的假憩室桥接引起的，其他假憩室正面观可能被误认为是浅表溃疡（图片由 Stephen E. Rubesin，MD，Philadelphia 提供）

90% 的患者伴有狭窄，通常在食管远端，在消化性狭窄区域有簇状假憩室聚集（图 21-30）[163]。其他患者可能在食管上 1/3 或中 1/3 处有节段性狭窄（图 21-28）[151, 156, 157]。在这种情况下，假憩室通常延伸到狭窄水平之上和之下 [156]。尽管大多数食管壁内假性憩室病患者有食管炎或狭窄，但假性憩室偶尔也可见于食管外观正常的患者 [163]。

食管癌患者中也有食管壁内假憩室病的报道 [166]。这些病例可能是由于 Barrett 食管患者原有消化性狭窄的恶变所致。无论如何解释，与假性憩室病相关的狭窄并不总是良性的，因此这些狭窄应该单独评估恶性肿瘤的影像学征象。

极少情况下，食管壁内假憩室穿孔可导致憩室炎，并发食管周围炎性肿块或纵隔脓肿 [167, 168]。患者可能出现胸痛、发热、白细胞增多或其他纵隔炎的症状 [168]。在这种情况下，食管造影可以显示造影剂从穿孔的假憩室局部渗入纵隔（图 21-31）[168]。

CT 还可能显示食管周围炎性肿块，伴有或不伴有相关气体聚集 [167]。在以前报道的病例中，穿孔已被肠外营养和静脉注射抗生素封闭 [167, 168]。因此，与其他类型的食管穿孔相比，由假憩室破裂引起的食管穿孔在保守药物治疗下更有可能痊愈。

（四）鉴别诊断

食管壁内假性憩室病的影像学表现是特异性的。虽然假憩室偶尔会与真憩室混淆，但后者较大且数量较少，不应构成主要的诊断难题。在正面观察时，假憩室也可能被误认为是与各种类型食管炎相关的微小溃疡（图 21-30）。然而，当从侧面观察时，假憩室具有典型的烧瓶状结构，并且经常漂浮在食管壁外而与管腔没有任何明显的相通，而真正的溃疡几乎总是与管腔直接相通。因此，假憩室特征性切线位的表现可将这些结构与实际的溃疡区域区分开来。

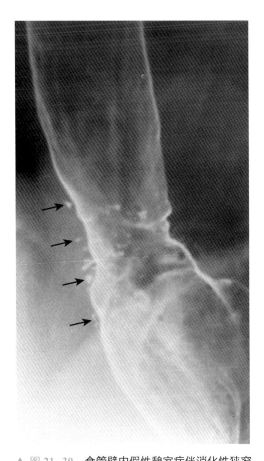

▲ 图 21-30　**食管壁内假性憩室病伴消化性狭窄**

当正面观察时，假憩室可能被误认为是小溃疡。然而，当从侧面观察时，假憩室（箭）似乎未见与食管腔相通。这个特征有助于将这些结构与溃疡区分开来。远端食管也有由相关的消化性狭窄引起的狭窄和畸形（引自 Levine MS：*Radiology of the Esophagus.* Philadelphia，WB Saunders，1989）

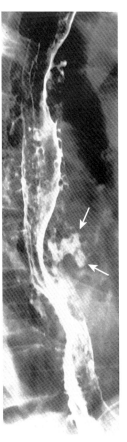

▲ 图 21-31　**食管壁内假性憩室病伴发憩室炎**

可见 1 个大的、不规则的腔外钡池（箭），可能是由封闭的假憩室穿孔造成的（由 Peter J. Feczko, MD, Royal Oak, MI 提供）

第 22 章 食管良性肿瘤

Benign Tumors of the Esophagus

Marc S. Levine 著

李海蛟 译　　李艳玲 校

食管良性肿瘤仅占所有食管肿瘤的 20%[1]。大多数是无症状的小病变，在钡造影检查或内镜检查中偶然发现。然而，偶尔这些肿瘤可能引起吞咽困难、出血或其他症状，需要内镜或手术切除。根据起源部位的不同，良性食管肿瘤可分为黏膜或黏膜下病变，它们具有典型的影像学和内镜特征。

一、黏膜病变

（一）乳头状瘤

鳞状上皮乳头状瘤（或简称乳头状瘤）是不常见的良性肿瘤，占所有食管肿瘤的 5% 以下[2]。病变组织学上由中央纤维血管核心组成，伴被增生性鳞状上皮覆盖的多指状突起[3]。乳头状瘤通常表现为黏膜上的珊瑚状突起。虽然这些肿瘤的发病机制尚不清楚，但人乳头瘤病毒[4]和慢性反流性食管炎[5]已被认为是致病因素。

到目前为止，所有报道的食管乳头状瘤都是良性病变。然而，在实验介导的大鼠食管乳头状瘤中观察到恶变[6]。在口腔、喉和子宫颈的乳头状瘤中也有恶变的证据[7-9]。在某些情况下，良性乳头状瘤在组织学检查中可能会被误诊为疣状癌（一种鳞状细胞癌的少见形式）[10]。因此，一些研究者认为，由于食管乳头状瘤的恶变风险不确定，以及可能与疣状癌混淆，所以对所有的乳头状瘤应予以切除[11]。

食管乳头状瘤通常表现为孤立性病变，大小为 0.5～1.5cm。大多数患者无症状，但偶尔可有吞咽困难[3, 11]。极少情况下，多发性乳头状瘤可能存在于食管，被称为食管乳头状瘤病[12-14]。

影像学表现

乳头状瘤由于病变体积小，很难在单对比钡剂造影检查中检出。相比之下，在双对比检查中，它们可以表现为小的（＜ 1cm）、无蒂息肉，具有平滑或稍分叶的轮廓（图 22-1）[15]。因为早期食管癌

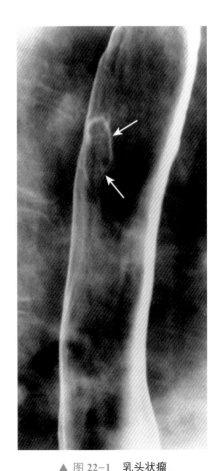

▲ 图 22-1　乳头状瘤

病变表现为食管中段无蒂、微分叶状息肉（箭），早期食管癌可能产生类似的表现

也可能表现为小的息肉样病变，所以应该进行内镜检查以排除早期癌。偶尔，较大的乳头状瘤可表现为分叶状腔内肿块，与晚期食管癌无明显区别。极少情况下，食管乳头状瘤可因为肿瘤乳头状叶之间残留的钡剂而呈现为多泡状外观（图 22-2）[16]。

食管乳头状瘤病患者的食管造影可显示多发性乳头状瘤[12, 13, 14]。尽管乳头状瘤病的诊断很罕见，但是黏膜上存在的多个分散的分叶状突起应提示该诊断（图 22-3）。即使存在多个乳头状瘤，这些病变也很少引起梗阻。

（二）腺瘤

腺瘤占所有食管良性肿瘤的 1% 以下[17]。它们很少在食管中发现，因为它是由鳞状上皮而不是柱状上皮组成的。然而，腺瘤可能在 Barrett 食管患者中出现（见第 19 章）[18, 19]。与结肠类似，由于其存在腺瘤到癌的恶变风险，这些腺瘤具有重要意义[18, 19]。因此只要可行，食管腺瘤应该在内镜下或手术切除。

影像学表现

食管腺瘤在钡餐检查中可能表现为食管内无蒂或有蒂息肉（图 22-4）。较大的、分叶更多的病变具有更大的合并隐匿腺癌的可能性。大多数腺瘤位于食管远端，位于胃食管结合部或其附近[17-19]。所以，它们可能被误认为是炎性食管胃息肉（见下文）。结节、分叶和病变较大更倾向于腺瘤或腺癌。当钡造影检查怀疑为腺瘤时，应进行内镜检查和活检以确定诊断。

（三）炎性食管胃息肉

虽然炎性食管胃息肉不是肿瘤性病变，但是它们被包括在本章中，因为它们的特征是远端食管上毗邻胃食管交界处存在的息肉样突起。息肉表现为从胃底伸入食管远端增厚的胃壁皱襞的球状顶端[20-24]。病变由炎症和肉芽组织组成，被认为是慢性反流性食

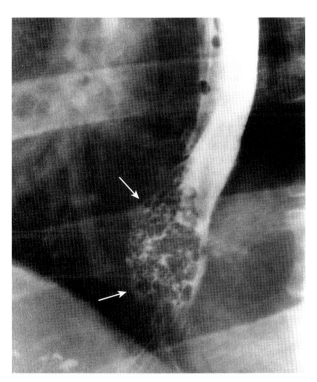

▲ 图 22-2　**Giant esophageal papilloma**
The lesion has a bubbly appearance (*arrows*) caused by trapping of barium between the papillary fronds of the tumor. (*From Walker JH: Giant papilloma of the thoracic esophagus. AJR 131: 519–520, 1978.*)

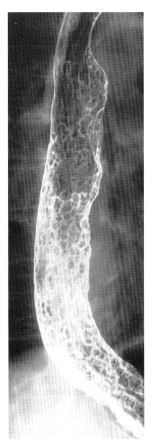

▲ 图 22-3　食管乳头状瘤病
食管黏膜上有无数疣状突起，尽管有明显的影像学表现，但这个患者没有食管症状（由 Harvey M. Goldstein, MD, San Antonio, TX 提供）

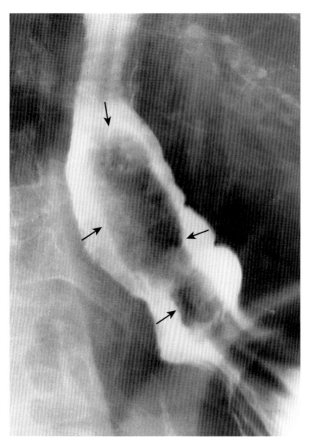

▲ 图 22-4 **Adenomatous polyp in Barrett's esophagus**
The polyp (*arrows*) originates at the gastroesophageal junction and extends into the distal esophagus above a hiatal hernia. Although this lesion could be mistaken for an inflammatory esophagogastric polyp，it is larger and more lobulated than most inflammatory polyps. The resected specimen contained a solitary focus of adenocarcinoma. (*From Levine MS, Caroline D, Thompson JJ, et al: Adenocarcinoma of the esophagus: relationship to Barrett mucosa. Radiology 150: 305–309, 1984.*)

管炎的后遗症（见第 19 章）[21, 22]。因此，受影响的个体可能具有慢性反流病的临床症状。因为炎性食管胃息肉没有恶性潜能，内镜下切除是不必要的 [24]。

影像学表现

炎性食管胃息肉通常在钡餐检查中表现为在胃底出现的单个突出皱襞延伸至远端食管，呈光滑、卵球形或棒状突起（图 22-5A）[20, 23, 24]。病变常常跨越食管裂孔疝，并可能伴反流性食管炎的其他表现。当钡剂检查检测到这些病变的特征时，内镜检查是不必要的。然而，偶尔息肉可能表现为比较不规则、结节状或分叶状外观，不能排除恶性病变（图 22-5B）[23]。在这种情况下，必须进行内镜检查和活检才能确诊。

（四）糖原棘皮症

糖原棘皮症自 1970 年被研究以来 [25]，一直被认为是一种病因不明的良性、非肿瘤性疾病。然而，它被包括在本章中，因为它表现为黏膜结节或斑块。糖原棘皮症的组织学特征是继发于细胞质糖原增加的鳞状上皮细胞增生 [25, 26]。这是一种常见的疾病，在内镜检查中患病率为 3%～15%[27-29]。病变在内镜下表现为白色黏膜斑块或结节，大小为 2～15mm[27, 28]。希夫高碘酸染色活检标本上典型的富含糖原的上皮细胞可作为确诊依据 [25]。

糖原棘皮症是一种退行性疾病，患者在 40 岁和 50 岁年龄阶段时首先出现病变，患者年龄超过 60 岁以上时，病变体积更大、数量更多 [30]。糖原棘皮症很少引起食管症状，而且与任何已知的恶性变性风险无关 [31]。因此，它们几乎都是在影像学或内镜检查中偶然发现的。

1. 影像学表现

虽然直到 1981 年糖原棘皮症的钡剂造影检查表现才被描述 [32]。但是从那时起，它被认为是食管双对比造影的常见影像发现，出现在多达 30% 的患者中 [30, 31]。糖原棘皮症通常在双对比检查中表现为食管中段或远端的分散的、小的、圆形结节或斑块（图 22-6）[31]。病变在食管中段更明显，因为远段食管常因钡聚集而显示模糊。结节的大小通常为 2～3mm，偶尔可见 1cm 或更大的斑块 [31, 32]。

2. 鉴别诊断

虽然糖原棘皮症临床意义不大，但应区别其他引起黏膜结节的原因，如浅表扩散癌、反流性食管炎或念珠菌性食管炎。然而，浅表扩散癌的特征是界限不清、融合的结节和斑块（见第 23 章），反流性食管炎的特征是远端食管中有无数微小的结节，产生颗粒状外观（见第 19 章）。相比之下，糖原棘皮症的结节在食管中段更为明显，并且有更多不连续的边缘，其中间黏膜正常。虽然在双对比检查中，念珠菌食管炎的斑块可能与糖原棘皮症的斑块无法区分（见第 20 章），但念珠菌食管炎发生在免疫功能低下的患者中、伴吞咽痛或吞咽困难，而糖原棘皮症发生在年龄较大的患者中，他们没有免疫损害，也没有食管症状。因此，临床病史和症状

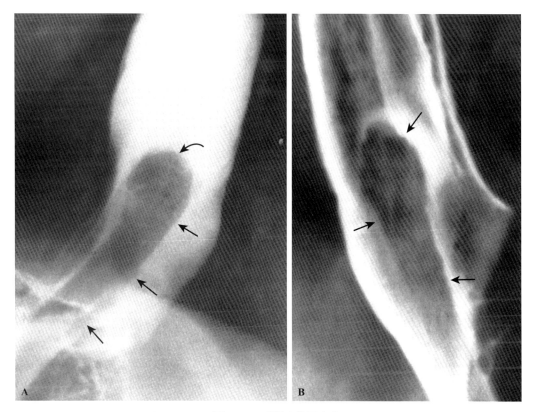

▲ 图 22-5 炎性食管胃息肉

A. 炎性息肉正面观表现为贲门起源、延伸至食管下段明显的皱褶（直箭），呈光滑的棒状肿块（弯箭）。影像学表现非常特异，无须内镜检查。B. 炎性息肉具有更明显的分叶状的外观（箭），所以不能与腺瘤样息肉或腺癌鉴别（图 22-4）（图 B 引自 Levine MS：Radiology of the Esophagus. Philadelphia，WB Saunders，1989）

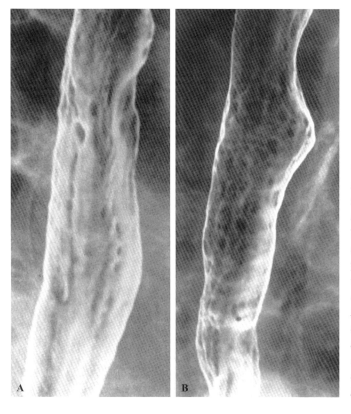

◀ 图 22-6 **Glycogenic acanthosis**

A，B. In both cases，this condition is manifested by multiple small plaques and nodules in the midesophagus. The lesions tend to have a rounded appearance. *Candida* esophagitis could produce similar findings，but patients with glycogenic acanthosis are almost always asymptomatic. (*A from Levine MS, Macones AJ, Laufer I: Candida esophagitis: Accuracy of radiographic diagnosis. Radiology 154: 581–587, 1985; B from Levine MS: Radiology of the Esophagus. Philadelphia, WB Saunders*, 1989.)

有助于区分这些病症。

（五）黏膜白斑病

口腔黏膜白斑病是一种常见的疾病，其特点是白色黏膜斑块，在组织学检查中表现为角化过度、上皮异型增生和癌变的各种组合。相比之下，黏膜白斑病很少累及食管[33-35]，其恶性潜能尚不清楚。内镜检查可显示小于 1cm 的白色黏膜斑块[33]。极少情况下，在食管双对比造影中，病变表现为微小结节或斑块[34, 35]。然而，大多数无症状的结节性黏膜患者可能有糖原棘皮症[31]。因此，食管黏膜白斑病应经组织学诊断而不是影像学诊断。

（六）黑棘皮病

黑棘皮病是一种以乳头状瘤病、色素沉着和角化过度为特征的皮肤病。一些患者患有恶性类型的黑棘皮病，与胃肠道、卵巢、肺或乳腺的腺癌有关。恶性黑棘皮病中偶有食管受累的报道[35, 36]。在钡造影检查中，食管病变表现为大量微小结节[35, 36]。因为该病极少涉及食管，诊断应只在已知累及皮肤的黑棘皮病的患者中提出。

二、黏膜下病变

根据定义，所有发生在胃肠道壁上的黏膜下病变都是壁内的。然而，并非所有的壁内病变都是黏膜下病变，因为它们也可能起源于固有肌层甚至浆膜下层。尽管有这种区别，但是根据长期的惯例，黏膜下和壁内这两个术语在本文中是互换使用的。

（一）平滑肌瘤

平滑肌瘤是食管最常见的间质肿瘤，占所有食管良性肿瘤的 50% 以上[2, 37-39]。这些病变由边界清楚的有包膜包裹的平滑肌和纤维组织组成，在组织学上由交织或栅栏状排列的含嗜酸性细胞质的梭形细胞组成[39]。平滑肌瘤通常小于 3cm[38]，但据报道，巨大病变可达 20cm[40, 41]。这些肿瘤主要位于胸段食管的中部和下部，因为这是食管内衬平滑肌的部分[39]。平滑肌瘤大体上通常表现为独立的黏膜下肿块，但有些病变具有外生、腔内甚至环周生长的模式。

大多数食管平滑肌瘤是孤立性病变，但 3%～4% 的患者存在多发性平滑肌瘤[42, 43]。极少情况下，这些肿瘤可能与子宫或外阴平滑肌瘤有关，显然是家族性的[44, 45]。食管平滑肌瘤也出现在肥大性骨关节病患者中，该病的特征是手指和脚趾弯曲、关节肿胀、四肢骨膜下新骨形成[46]。

1. 临床表现

大多数食管平滑肌瘤患者无症状，但侵占管腔的病变可导致缓慢进展的吞咽困难或其他症状，如胸骨后不适、呕吐和体重减轻[39, 47]。与胃肠道间质瘤（gastrointestinal stromal tumors，GIST）不同，食管平滑肌瘤很少发生溃疡，因此不常见上消化道出血[47]。由于病变进展缓慢，在这些患者就医之前症状可能已存在数年。极少情况下，患者会出现急性食管梗阻的症状和体征[48]。有症状患者的治疗方法是手术切除肿瘤，但较大的病变可能需要更广泛的食管切除术。平滑肌瘤通常在手术切除后不会复发[39]。

虽然平滑肌瘤是食管中比较常见的病变，但是其相应的恶性病变，平滑肌肉瘤却很少见（见第 24 章）。迄今为止，食管平滑肌瘤的肉瘤变性尚未见报道。在一个研究中，食管平滑肌瘤随访 15 年，无恶性转化迹象[49]。因此，对于无症状的患者，手术切除小的平滑肌瘤可能是不值得的。

2. 影像学表现

外生性生长到纵隔的平滑肌瘤可以在胸部 X 线片上看到纵隔肿块[50]。极少情况下，这些肿瘤可见无定形或点状钙化[51, 52]。因为食管其他良性或恶性肿瘤几乎从来没有钙化发生，所以食管肿块存在钙化应该提示平滑肌瘤，尽管曾有报道发现一个含致密钙化的食管平滑肌肉瘤的病例[53]。

在钡餐食管造影中，侧面观上平滑肌瘤通常表现为表面光滑的黏膜下肿块（在双对比造影图像上被涂为白色），与邻近的食管壁形成直角或钝角（图 22-7 和图 22-8A），在正面观上表现为圆形或卵圆形充盈缺损，吞钡后病灶周围可见钡流分裂，管腔明显变宽（图 22-8B）[38]。这些肿瘤可能随时间逐渐增大，但溃疡是罕见的。在 CT 上平滑肌瘤通常表现为均匀的软组织肿块[54]，但很难与其他食管肿瘤鉴别。

虽然绝大多数食管平滑肌瘤是孤立的黏膜下肿

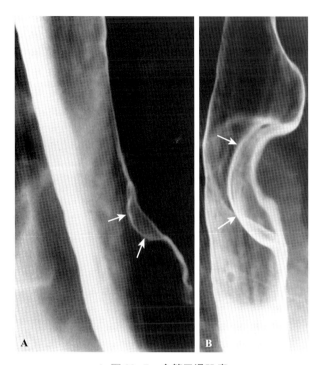

▲ 图 22-7　食管平滑肌瘤

病灶（箭）表面光滑（被涂为白色），边界稍钝，是黏膜下肿块的特征

块，但食管造影偶尔会显示多个病变 [42, 43]，甚至环形病变伴不同程度的梗阻 [39]。极少情况下，平滑肌瘤表现为巨大的腔内肿块，通过较长的蒂附着在胸上段或颈段食管上 [55]。然而，大多数有蒂食管腔内肿瘤包含多种其他间质成分，因此这些肿瘤被归类为纤维血管性息肉（见"纤维血管性息肉"）。极少情况下，远端食管平滑肌瘤可直接累及贲门和胃底 [56]。

3. 鉴别诊断

大部分食管黏膜下占位为平滑肌瘤。然而，其他不常见的壁内肿瘤如颗粒细胞瘤、脂肪瘤、血管瘤和神经纤维瘤可能产生相同的影像学表现（见下文）。在钡剂检查中，囊性病变如先天性重复性囊肿和获得性潴留囊肿也可表现为黏膜下肿块（见"囊肿"）。即使是孤立的食管静脉曲张也可能表现类似于黏膜下肿瘤，但随着食管扩张而消退或闭塞的病变应提示其为血管来源（见第 25 章）。因为平滑肌瘤通常表现为食管内单发病变，所以多发性黏膜下

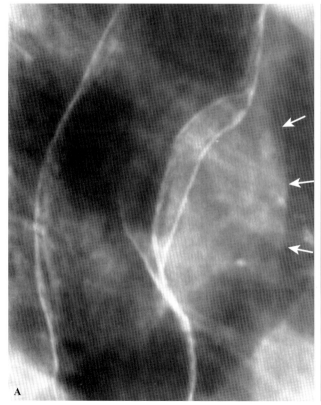

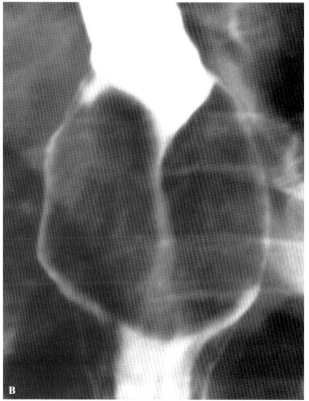

▲ 图 22-8　食管平滑肌瘤

A. 切线位图像显示黏膜下病变的特征性表现，平滑肌瘤的外缘是紧邻肺部的软组织影（箭）。B. 正面观显示食管内光滑、圆形的充盈缺损，病灶周围有钡斑，食管腔在这一水平增宽（图片由 Marc P. Banner，MD，Philadelphia 提供）

肿块的存在应提示多发性颗粒细胞瘤或血管瘤或恶性疾病的可能性，如淋巴瘤、白血病或累及食管的卡波西肉瘤（见第 24 章）。相比之下，血行性转移几乎从不累及食管。

　　平滑肌瘤应与外在压迫或使食管腔形成压迹的壁外病变相鉴别。在侧面观上，外在病变比壁内病变具有更钝而缓和倾斜的边界。鉴别这些病变的另一个有用的标准是球体征，其依据的原则是，对于壁外病变，估计的肿块中心应该位于食管的投影轮廓之外，而壁内病变的中心应位于投影轮廓之内[57]。当 X 线片表现不明确时，CT 可有助于鉴别黏膜下肿瘤和压迫食管的纵隔肿块[55]。

（二）胃肠道间质瘤

　　过去，几乎所有食管间质瘤都被认为是良性平滑肌瘤，但是最近的研究表明 GIST 在食管中发生比先前所认识到的更常见[58-61]。与平滑肌瘤一样，这些肿瘤在组织学上由多发梭形细胞组成，但是 GIST 的特征是它们独特的 CD117 免疫组织化学表达，也称为 C-KIT[62]。因此，免疫组化检测对于区分 GIST 与平滑肌瘤非常有帮助，因为只有 GIST 对 CD117 和 CD34 表达阳性[39]。食管 GIST 患者可能无症状，或可能存在吞咽困难，这取决于病变的大小以及它侵占内腔的程度。然而，不同于平滑肌瘤为良性肿瘤，食管 GIST 似乎具有与胃肠道其他地方的 GIST 相似的恶性潜能（肿瘤切除术后肿瘤复发），因此应该对这些肿瘤进行更积极的治疗[61]。食管 GIST 患者也可以受益于伊马替尼（Gleevec，一种酪氨酸激酶抑制药）的辅助治疗[61]。因此，食管平滑肌瘤与 GIST 的鉴别对于患者的治疗有重要的影响。

影像学表现

　　食管 GIST 在钡餐造影检查中表现为与食管平滑肌瘤或其他间叶源性肿瘤不可区分的孤立的黏膜下肿块（图 22-9）[61]。然而，像胃肠道其他地方的 GIST 一样，食管 GIST 往往更大，密度更不均一（继发于囊变和坏死而形成），并且在增强 CT 上比食管平滑肌瘤强化更明显（图 22-10A）[61]。食管 GIST 在正电子发射断层扫描（PET）/CT 扫描（图 22-10B）上也具有均匀和显著的氟 -18- 脱氧葡萄糖

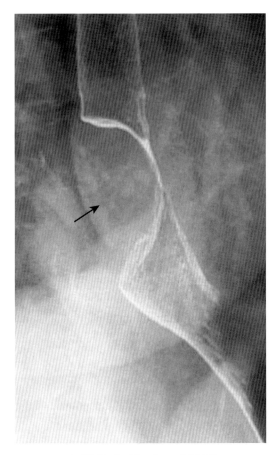

▲ 图 22-9　**Esophageal GIST**
The lesion appears as a discrete submucosal mass (*arrow*) that is indistinguishable from an esophageal leiomyoma on barium esophagography. (*From Winant A, Gollub MJ, Shia J, et al: Imaging and clinicopathologic features of esophageal gastrointestinal stromal tumors. AJR 203: 306–314, 2014.*)

（FDG）摄取能力，这是另一个可以区分这些肿瘤与平滑肌瘤有用的影像学特征[61]。影像科医师应熟悉食管 GIST 的影像学和临床病理学特征，并清楚这些病变与平滑肌瘤鉴别的重要性，因为它们具有明显的恶性潜能。

（三）平滑肌瘤病和特发性肌肉肥大

　　食管平滑肌瘤病是一种罕见的良性病变，其中平滑肌的肿瘤性增生导致食管壁周边显著增厚，通常发生在远端食管[63-65]。这种情况主要见于长期吞咽困难的儿童和年轻人[65]。食管平滑肌瘤病可为偶发或家族性发生，为常染色体显性遗传[66, 67]。在某些情况下，这种情况与广泛内脏平滑肌瘤病[68-70]或遗传性肾炎（Alport 综合征）有关[66, 67, 69, 71]。根据病变的程度，食管切除术或食管胃切除术基本上能

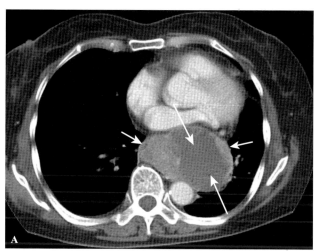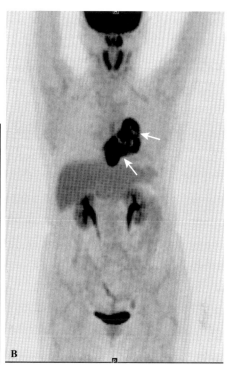

▲ 图 22-10 **Esophageal GIST**

A. Contrast-enhanced axial CT scan shows a large, heterogeneous, well-circumscribed mass that is inseparable from the left lateral wall of the distal esophagus. Note peripheral enhancing solid components (*short arrows*) and large internal cystic areas (*long arrows*). B. Coronal PET/CT scan (maximum intensity projection) shows uniform and marked FDG avidity of large left paraesophageal mass (*arrows*). The findings on CT and PET enable differentiation of GISTs from leiomyomas. (*From Winant A, Gollub MJ, Shia J, et al: Imaging and clinicopathologic features of esophageal gastrointestinal stromal tumors. AJR 203: 306–314, 2014.*)

够根治[63, 67]。

食管特发性肌肉肥大与食管平滑肌瘤病密切相关[72-75]。该病的特点是食管壁平滑肌非肿瘤性增厚，可能是对严重食管痉挛的反应。与平滑肌瘤病患者相比，这些人在成年后期通常保持无症状或存在吞咽困难[73, 75]。然而，偶尔食管特发性肌肉肥大患者可能具有严重的吞咽困难，需要食管切除术。

影像学表现

食管平滑肌瘤病在钡餐检查中可以表现为远端食管平滑、渐进性狭窄，食管蠕动减少或消失，类似于原发性贲门失弛缓症（图 22-11A）[63, 65, 71]。然而，狭窄段往往比贲门失弛缓症长，而且由于增厚的肌块突入近端胃，平滑肌瘤病有时表现为与胃底相对对称的贲门旁充盈缺损（图 22-11A）[65]。CT可显示食管远端壁明显的环周增厚，类似于胃食管结合部转移瘤引起的继发性贲门失弛缓症的表现（图 22-11B 和 C）[65]。然而，平滑肌瘤病通常发生在长期吞咽困难的儿童或青少年，而继发性贲门失

弛缓症发生在最近发作的吞咽困难和体重减轻的老年人[76]。因此，尽管食管平滑肌瘤病罕见，通常可根据临床和影像学检查结果做出诊断。

食管特发性肌肉肥大在食管造影上表现为螺旋状外观，伴多发管腔闭塞，无蠕动性收缩[72, 74]。在其他病例中，该病可能产生贲门失弛缓症的表现，在钡剂检查表现为远端食管逐渐变窄、近端扩张（图 22-12A）[73, 75]，CT 显示远端食管壁明显环周增厚（图 22-12B）[73, 75]。因此，影像学表现可能与食管平滑肌瘤病无明显区别。然而，食管特发性肌肉肥大患者通常比食管平滑肌瘤病的患者年龄大，所以临床病史有助于两者鉴别。

（四）纤维血管性息肉

纤维血管性息肉是罕见的、良性的肿瘤样病变，其特征是食管内出现带蒂的腔内肿块，可以生长到巨大的尺寸。病变组织学上由不同数量的正常鳞状上皮覆盖的纤维血管和脂肪组织组成[77-79]。根

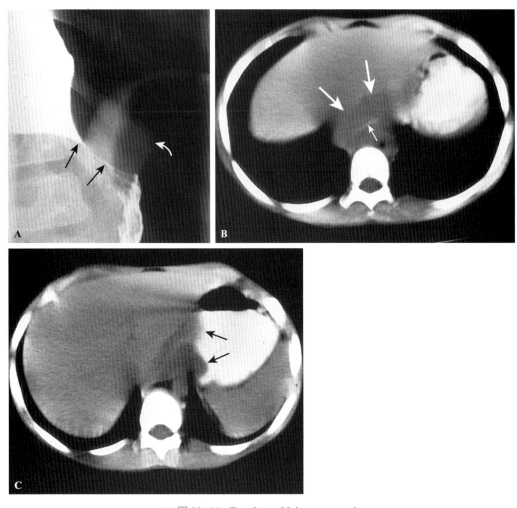

▲ 图 22-11 **Esophageal leiomyomatosis**

A. Barium study shows smooth, tapered narrowing of the distal esophagus (*black arrows*), resembling achalasia. However, the narrowed segment is longer than that typically seen in achalasia. Also, the thickened muscle is seen bulging into the gastric fundus as a soft tissue mass (*white arrow*). B. Axial CT scan shows a mass of relatively low soft tissue attenuation (*large arrows*) surrounding the distal esophagus with a slitlike collection of contrast material (*small arrow*) in the compressed esophageal lumen. C. More caudad axial CT scan shows this thickened mass of muscle bulging into the gastric fundus (*arrows*) on both sides of the cardia. (*From Levine MS, Buck JL, Pantongrag-Brown L, et al: Esophageal leiomyomatosis. Radiology 199: 533–536, 1996.*)

据主要间质成分的不同，这些病变分别被称为错构瘤、纤维瘤、脂肪瘤、纤维脂肪瘤、纤维黏液瘤和纤维上皮息肉 [80]。然而，它们现在都被归类为纤维血管性息肉 [79, 80]，这是世界卫生组织在肿瘤组织学分类中推荐的一个术语 [81]。

纤维血管性息肉几乎都是出现在颈部食管的环咽平面附近 [78-80]。它们可能起源于颈部食管中疏松的黏膜下组织，随着食管蠕动被向下延伸至食管中或下段 1/3，经历数年直到肿块的腔内部分延伸了相当长的径线 [76]。有时，纤维血管性息肉甚至可以通过贲门脱垂进入胃底 [77]。无论息肉的大小如何，其近端几乎总是通过孤立的蒂附着在颈部食管上 [82]。

1. 临床表现

纤维血管性息肉通常发生于老年男性，表现为长期吞咽困难，随着息肉的腔内部分逐渐扩大，这种吞咽困难在数年内缓慢进展 [83]。因为邻近气管被扩张的食管压迫，其他患者可能出现喘息或吸气性喘鸣 [77, 78, 83]。偶尔，这些个体可能有明显的临床表现，伴反流的肉质肿块进入咽部或口腔 [77, 79, 80, 82]。一些痛感剧烈的患者甚至试图用牙齿咬掉病灶，或者用手指手动摘除病灶。除了该病奇异的临床症状之外，咽部的反流性纤维血管性息肉有威胁生命的潜能，因为极少情况下它们可阻塞喉部，导致窒息和突然死亡 [84]。

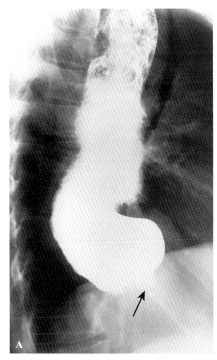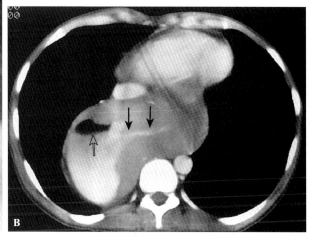

▲ 图 22-12 食管特发性肌肉肥大

A. 钡剂检查显示食管明显扩张，伴胃食管结合部附近出现相对突然的狭窄（箭）。B. 近胃食管结合部的轴位 CT 扫描显示食管远端壁明显增厚，管腔变窄（空箭），气 - 造影剂平面（黑箭）出现在扩张的食管右侧。手术时，由于局部肌肉肥大，食管壁明显增厚，未见肿瘤迹象。该病例的影像学表现与食管平滑肌瘤病相似，如图 22-11 所示（图片由 Richard L. Baron, MD, Pittsburgh, PA 提供）

　　纤维血管性息肉的恶变被认为是非常罕见的。然而，由于症状会逐渐进展并最终减弱，以及理论上窒息和猝死的风险，所以还是建议切除这些病变。小纤维血管性息肉可以在内镜下切除，但是大肿瘤应该手术切除，因为当蒂被切除时可能会出现明显的出血[83]。

　　2. 影像学表现

　　纤维血管性息肉有时可以在胸部 X 线片上表现为右上纵隔肿块、气管向前弯曲或两者同时出现[83]。息肉通常在食管造影上表现为起源于颈段食管光滑的、膨胀性的、腊肠状的腔内肿块，并延伸到胸段食管的上 1/3 或中 1/3（图 22-13A）[77, 78, 80, 85]。偶尔，这些病变可以显示不同程度的分叶（图 22-14A）[79]，或者可以延伸到远端食管甚至胃底[77, 83]。虽然大多数纤维血管性息肉有一个在颈段食管的附着点，但是通常很难在钡剂造影检查中显示近端的蒂[83]。

　　含有大量脂肪组织的纤维血管性息肉在 CT 上可表现为脂肪密度病变，扩张食管腔，在息肉周围有一环周薄壁强化，证实其位于腔内（图 22-13B）[83, 86-88]。含有等量脂肪和纤维血管组织的息肉可表现为脂肪密度的局灶性区域与软组织密度的区域共存的不均质性病变（图 22-14B），而含有丰富纤维血管组织的息肉可表现为软组织密度的区域伴少许脂肪密度[83]。因此，纤维血管性息肉可根据这些病变中脂肪和纤维血管组织的数量而在 CT 上出现一系列表现。偶尔，息肉内的中央供血动脉可在 CT 上显示对比增强[89]。

　　在 T_1 加权 MRI 图像上，富含脂肪组织的纤维血管性息肉呈高信号[87]。由于它们的高脂肪含量，这种息肉可在内镜超声检查中表现为强回声[79, 90]。

　　3. 鉴别诊断

　　尽管纤维血管性息肉很大，但有时在钡剂检查中很难诊断。这些病变可被误诊为巨大的融合的气泡、压迫食管的外部肿块，或其他息肉样腔内肿瘤，如梭形细胞癌或食管原发性恶性黑色素瘤，尤其是当息肉呈分叶状时（见第 24 章）。然而，这些恶性肿瘤通常局限于胸中段或远端食管，而纤维血管性息肉总是向上延伸到颈段食管。当纤维血管性息肉含有丰富的脂肪组织时，CT 或 MRI 的典型表现应该提示正确的诊断。

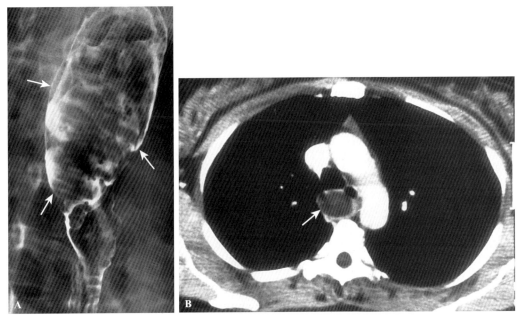

▲ 图 22-13　**Fibrovascular polyp**

A. Barium study shows a smooth, sausage-shaped mass (*arrows*) expanding the lumen of the upper thoracic esophagus. This lesion has the classic appearance of a fibrovascular polyp. B. Axial CT scan shows an expansile mass (*arrow*) in the thoracic esophagus with a thin rim of contrast material surrounding the lesion, confirming its intraluminal location. The fat density of the polyp is caused by an abundance of adipose tissue in this lesion. (*From Levine MS, Buck JL, Pantongrag-Brown L, et al: Fibrovascular polyps of the esophagus: Clinical, radiographic, and pathologic findings in 16 patients. AJR 166: 781-787, 1996.*)

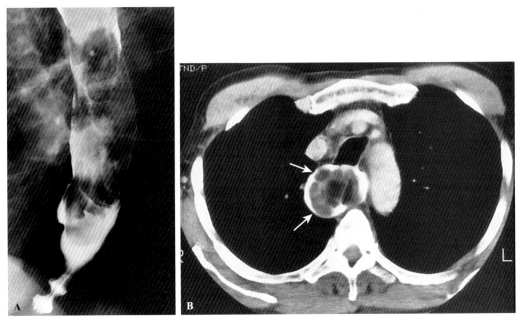

▲ 图 22-14　**Fibrovascular polyp**

A. Barium study shows an expansile mass extending into the distal thoracic esophagus. In contrast to the polyp in Figure 22-13A, this lesion has a lobulated contour, so it could be mistaken for a malignant esophageal tumor. B. Axial CT scan also shows an expansile mass (*arrows*) in the esophagus with intraluminal contrast material surrounding the lesion. In this case, note the heterogeneous appearance of the polyp with areas of fat juxtaposed with areas of soft tissue density. (*From Levine MS, Buck JL, Pantongrag-Brown L, et al: Fibrovascular polyps of the esophagus: Clinical, radiographic, and pathologic findings in 16 patients. AJR 166: 781-787, 1996.*)

（五）颗粒细胞瘤

自从 1926 年 Abrikossoff 最先提出的描述以来，颗粒细胞肌母细胞瘤被认为是一种罕见的良性肿瘤，主要累及皮肤、舌头、乳房和皮下组织[91, 92]。Abrikossoff 认为这些肿瘤为肌源性，但病理数据表明它们有神经源性，起源于施万细胞[93]。因此，颗粒细胞肌母细胞瘤一词用词不当，病变被更正为颗粒细胞瘤[94-96]。组织学上，这些病灶由含有嗜酸性染色颗粒细胞质的多边形肿瘤细胞组成[94, 96]。肿瘤被增生但正常的鳞状上皮覆盖。约 7% 的颗粒细胞瘤位于胃肠道，1/3 的颗粒细胞瘤位于食管[92, 95]。

大多数食管颗粒细胞瘤是孤立性病变，大小为 0.5～2.0cm[94]。一些较大的病变可能引起吞咽困难[94, 96, 97]。对于有症状的颗粒细胞肿瘤患者应选择局部切除，因为这些肿瘤在内镜或手术切除后几乎不会复发[92, 94-97]。相比之下，内镜活检发现的无症状的颗粒细胞肿瘤患者可能不需要手术，因为恶变的风险可以忽略不计[97, 98]。有时，内镜活检标本上的表现可能被误诊为鳞状细胞癌，这是由于上层鳞状黏膜假上皮瘤样增生所致[94, 96, 98]。

影像学表现

颗粒细胞瘤通常在食管造影上表现为小的、圆形的或卵球形的黏膜下肿块，位于食管的远端，或者少见情况下位于食管中段 1/3（图 22-15）[94, 96]。由于其典型的黏膜下表现，他们经常被误认为平滑肌瘤[94]。偶尔，出现在贲门处的颗粒细胞瘤可表现为息肉样或黏膜下肿块，使该区域的正常解剖标志物扭曲或消失[96]。极少情况下，食管或胃内可出现多发性颗粒细胞瘤（图 22-16）[97, 99]。

（六）脂肪瘤

食管是胃肠道脂肪瘤最不常见的受累部位。这些肿瘤在钡剂检查中可表现为孤立的黏膜下肿块（图 22-17），或者更常见的是带蒂的腔内肿块[100-103]。极少情况下，上段食管带蒂脂肪瘤可能反流到咽部，导致窒息和猝死[102]。食管脂肪瘤的 CT 特征性脂肪密度可作为术前诊断的依据[104]。

（七）血管瘤

食管是胃肠道血管肿瘤最不常见的受累部位。极少情况下，多发性食管血管瘤可出现于 Osler-Weber-Rendu 病中，该病是一种以面部、嘴唇和黏膜毛细血管扩张为特征的遗传性疾病[105]。然而，大多数食管血管瘤是孤立的海绵状血管瘤[106]。这些富血管性病变可能偶尔出现溃疡，引起大量呕血和致命性失血[106]。在钡造影检查中，食管血管瘤通常表现为光滑或轻微分叶的黏膜下肿块，与其他更常见的良性壁内肿瘤无法区别[107]。由于存在明显出血的危险，可选择手术切除病变[106, 107]。

（八）错构瘤

食管错构瘤是一种罕见的良性肿瘤，其组织学特征为纤维基质中的化生性呼吸上皮和软骨小岛[108, 109]。

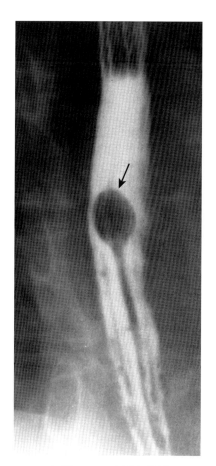

▲ 图 22-15　颗粒细胞瘤

食管中段可见光滑的黏膜下肿块（箭）。这种病变不能与食管平滑肌瘤或其他黏膜下病变相鉴别（引自 Levine MS：Radiology of the Esophagus. Philadelphia，WB Saunders，1989）

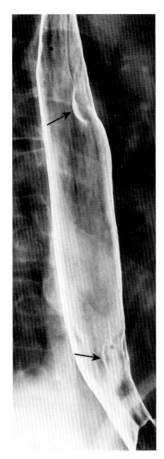

▲ 图 22-16　多发性颗粒细胞瘤
病变表现为食管中下 1/3 的孤立的黏膜下肿块（箭），这个患者胃里还有其他的颗粒细胞瘤（引自 Levine MS：Radiology of the Esophagus. Philadelphia，WB Saunders，1989）

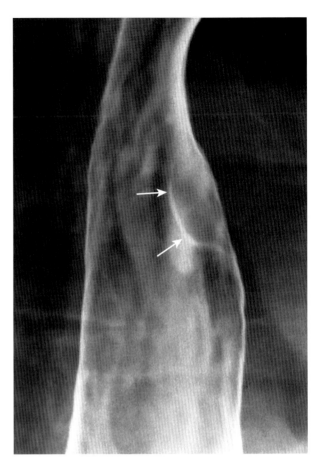

▲ 图 22-17　食管脂肪瘤
此患者有单独的黏膜下肿块（箭），无法与平滑肌瘤或其他壁内肿瘤区分（引自 Levine MS：Radiology of the Esophagus. Philadelphia，WB Saunders，1989）

这些肿瘤通常在食管造影上表现为带蒂腔内肿块，与纤维血管性息肉无明显区别[108]。极少情况下，多发性食管错构瘤可出现于 Cowden 病或多发性错构瘤综合征中，这是一种常染色体显性遗传病，可见外胚层、中胚层和内胚层的多发性错构瘤畸形，还可见皮肤、乳房、胃肠道和甲状腺的良性或恶性肿瘤[110, 111]。食管受累可表现为食管内无数微小错构瘤性息肉，在双对比图像上表现为弥漫性结节状黏膜（图 22-18）[110, 111]。当该病累及食管时，通常可见广泛的胃肠道息肉病。Cowden 病应该与其他息肉病综合征相鉴别，这些综合征几乎从不累及食管。

（九）其他间质肿瘤

食管内其他罕见的间质肿瘤包括纤维瘤、神经纤维瘤和黏液纤维瘤[47]。这些病变通常在钡造影

检查中表现为分散的壁内肿块，与平滑肌瘤无明显区别。当间质肿瘤含有大量的纤维血管或脂肪组织时，它们可以缓慢地伸长，形成带蒂的腔内肿块。因为后者具有特征性的临床、影像学和病理表现，它们被归类为纤维血管性息肉（见"纤维血管性息肉"）。

（十）囊肿

1. 重复囊肿

食管重复囊肿约占所有胃肠道重复的 20%[112]。这些囊肿是胚胎发育异常的结果，其细胞巢与原始前肠隔离[113]。病变可分为囊性重复畸形或较不常见的管状重复畸形。约 60% 位于后纵隔的下半部，通常突出于食管远端的右侧[112]。尽管大多数重复囊肿是不连通的，但管状重复畸形偶尔可能与食管腔直接连通。组织学上，重复囊肿包含黏膜、黏

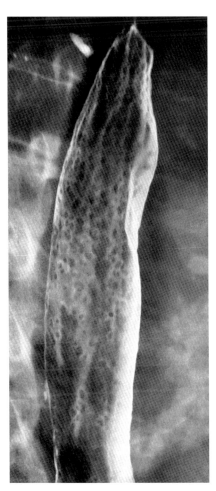

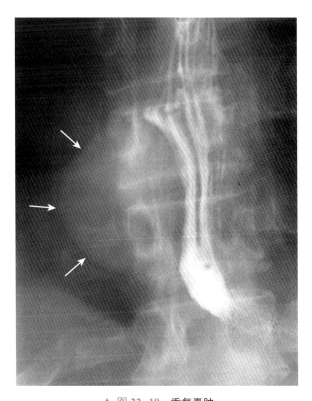

▲ 图 22-19 重复囊肿

食管远端有较大的黏膜下肿块。囊肿的外侧边缘（箭）在靠近右肺的地方很容易看到。重复囊肿通常发生在这个位置（引自 Levine MS：Radiology of the Esophagus. Philadelphia，WB Saunders，1989）

▲ 图 22-18 Cowden 病合并食管多发性错构瘤性息肉

病变在黏膜上表现为微小结节状隆起（图片由 Stephen W. Trenkner，MD，Minneapolis 提供）

膜下层和固有肌层，内衬纤毛柱状或立方上皮[113]。在约 40% 的病例中，异位胃黏膜位于囊肿壁的内壁里[112]。食管重复囊肿可以单独出现，但有些病变与椎体异常、食管闭锁或其他先天性异常有关[112]。

大多数有食管重复囊肿的成年人是无症状的，但症状可能偶尔由囊肿的梗阻、出血或感染引起[114, 115]。当囊肿壁存在异位胃黏膜时，有可能发生出血或穿孔[108]。

影像学表现：食管重复囊肿有时可以在胸部 X 线片上看到右下纵隔肿块。胸部 X 线片可能偶尔见到相关的椎体异常[112]。囊肿通常在食管造影上表现为孤立的黏膜下肿块，难以与壁内实体瘤区分（图 22-19）。极少情况下，由于与食管相通的重复畸形内钡充盈，可见从食管发出的管状、分支状交通（图 22-20）[116]。

横断面检查有时可以帮助诊断食管重复囊肿。

因为这些囊肿是充满液体的结构，它们在 CT 扫描上通常表现为均匀的低密度、在 T_2 加权 MRI 图像上表现为高信号灶（图 22-21）[117, 118]。内镜超声可见光滑的球形或较不常见的管状结构，伴内部黏膜层高回声、外肌层低回声层[119]。^{99m}Tc 标记的高锝酸盐闪烁显像有助于含异位胃黏膜的食管重复囊肿的确诊[112]。

2. 潴留囊肿

获得性食管囊肿比先天性重复囊肿少见。它们可能是由于黏膜下层柱状上皮衬里的黏液腺的异常扩张所致，因此被称为食管潴留囊肿或黏液囊肿[120-123]。组织学上，这些囊肿内衬无纤毛的柱状或立方上皮[118]。这些病变的发病机制尚不清楚，但据推测，由于黏液塞或异常黏液机械性阻塞排泄管，食管黏膜下腺可能出现囊性扩张[120, 121]。该病有时被描述为囊性食管炎，但是更合适的描述术语是食管潴留囊肿，因为在这些病变中只有轻微的炎性改变[120, 121]。

在钡造影检查中，食管潴留囊肿可表现为食管远端的孤立性或多发性黏膜下肿块（图22-22）[120, 121, 123]。所以，这些病变在影像学上无法与其他黏膜下肿瘤区分。然而，这些患者通常是无症状的，所以大多数食管潴留囊肿是尸检中偶然发现的[120]。

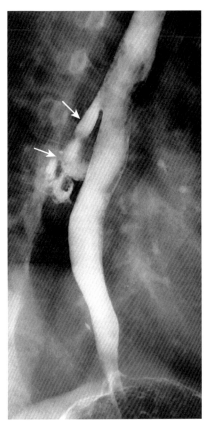

▲ 图 22-20　重复囊肿

钡造影检查显示罕见的重复囊肿，呈管状、分支状从食管中段突出（箭）（图片由 Marie Latour, MD, Philadelphia 提供）

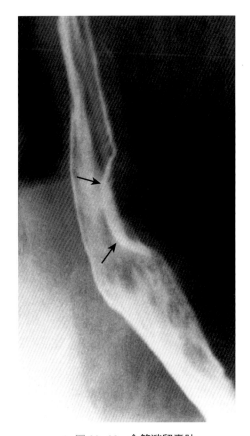

▲ 图 22-22　食管潴留囊肿

病变表现为孤立的黏膜下肿块（箭），无法与平滑肌瘤或其他黏膜下占位区分（引自 Levine MS: Radiology of the Esophagus. Philadelphia, WB Saunders, 1989）

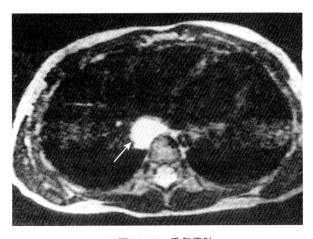

▲ 图 22-21　重复囊肿

轴向 T_2 加权 MRI 图像显示纵隔右侧充满液体的囊性肿块（箭），呈高信号（引自 Rafal RB, Markisz JA: Magnetic resonance imaging of an esophageal duplication cyst. Am J Gastroenterol 86: 1809–1811, 1991）

第 23 章　食管癌

Carcinoma of the Esophagus

Marc S. Levine　Robert A. Halvorsen　**著**

李海蛟　**译**　李艳玲　**校**

食管癌仅占所有癌症的 1%，占所有胃肠道（gastrointestinal，GI）癌症的 7%[1]。然而，它是一种致命的疾病，总的 5 年生存率只有 15%[2]。曾经，大多数食管恶性肿瘤被认为是鳞状细胞癌，但是自从 20 世纪 70 年代以来，Barrett 食管起源的腺癌发病率急剧增加。由于这些肿瘤非常不同，本章分为食管鳞状细胞癌和腺癌两个部分。

一、鳞状细胞癌

（一）流行病学

食管癌主要发生在老年男性中，男女比例接近 4 : 1，65—74 岁发病率最高[2]。食管鳞状细胞癌的发生与多种危险因素有关，包括烟酒摄入、肥胖、营养缺乏，以及暴露于各种致癌环境及地理位置。

在美国，导致食管癌的两个主要危险因素是烟酒摄入[3, 4]。烟草和酒精似乎有协同作用，所以吸烟和喝酒的人患食管癌的概率更高[5]。虽然已知烟草烟雾含有多种致癌物，但酗酒者食管癌的发生可能与不健康和营养缺乏等其他因素有关。肥胖也被认为是食管癌发生的一个重要危险因素[4, 6]。

食管鳞状细胞癌具有明显的地域差异，据报道，亚洲食管癌高发区从土耳其东部和伊朗北部延伸至印度和中国北部[7]。南非和法国也有较高发病率。食管癌发病率的地域性差异主要归因于环境因素而非遗传因素。饮食习惯尤其重要，因为生活在食管癌高发地区的人们饮食中通常淀粉含量高，新鲜水果和蔬菜含量低[7]。其他环境因素也可能与癌症的发病机制有关，如在中国北方部分地区的食品和供应水中，亚硝胺和其他亚硝基化合物是高浓度强致癌物[8]。中国和南非的流行病学研究表明，这些地区的土壤中钼含量也非常低[9, 10]。因为亚硝酸盐向氨的代谢需要钼，所以土壤中低含量的钼可能导致亚硝酸盐和潜在致癌亚硝胺在人类食用的植物中积累。沙特阿拉伯部分地区食管癌的高发病率归因于饮用水被石油等杂质污染[11]。其他物质，如单宁、槟榔叶和石棉纤维也与食管癌的发生有关[12-14]。

人类乳头瘤病毒（human papillomavirus，HPV）在食管癌发病机制中的潜在作用也受到关注，特别是在中国和南非等高危地区。在引自中国的研究中，25%～50% 的食管癌标本通过原位杂交技术分离出 HPV[15, 16]。这些数据提示，HPV 可能是食管癌发生的一个重要因素。

（二）诱发因素

被认为易使患者发展为食管鳞状细胞癌的因素包括贲门失弛缓症、碱液狭窄、头颈部肿瘤、乳糜泻、Plummer-Vinson 综合征、辐射和胼胝体病。由于发展为食管癌的风险高，所以提倡对这些患者行定期监测。

1. 贲门失弛缓症

贲门失弛缓症被认为是一种会增加食管癌发病风险的癌前疾病。在各种研究中，长期贲门失弛缓症患者食管癌的患病率 2%～8%[17-19]。恶变可能是由于滞留的食物和残渣阻塞食管引起的慢性淤滞性食管炎所致[17-20]。大多数患者在癌症发生之前至少有 20 年的贲门失弛缓病史[17, 19, 20]。不幸的是，生长在严重扩张食管内的肿瘤性病变在成为晚期不可切除的肿瘤之前可能不会引起症状[19, 21]。因此，一些作者认为，长期贲门失弛缓症患者应每年进行钡剂检查或内镜检查，以尽早发现正在发展的癌症[17, 20, 21]。然而，一项研究未显示这些患者患癌的风险增加[22]，因此，并非所有研究者都认可监测的必要性。

2. 碱液狭窄

慢性碱液狭窄患者发展为食管癌的风险高。在各种研究中，癌症的患病率为 2%～16%[23, 24]。虽然发病机制尚不清楚，但据推测，慢性炎症和腐蚀性食管炎瘢痕形成使这些患者易于发展为食管癌。碱液吞服与癌症发生之间的平均潜伏期为 40～45 年[25, 26]。这些患者通常在碱液吞服许多年后因复发或突然恶化的吞咽困难才就医。碱液狭窄导致的癌症比大多数食管癌预后好，5 年生存率为 8%～33%[25]。这种更好的预后可能与肿瘤周围存在致密的瘢痕组织有关，从而防止邻近纵隔结构的早期侵袭[25, 26]。一些研究者主张对长期碱液狭窄的患者进行定期监测，但是这些患者经常处于不太能遵守监测程序的社会经济群体中。

3. 头颈部肿瘤

口腔、咽和喉的原发性鳞状细胞癌患者发生独立的原发性食管癌的风险显著增高。在各种研究中，接受内镜随访的头颈部肿瘤患者中，有 2%～8% 的患者发现患有同时性食管癌[27-29]。这种关联被归因于共同的易感因素，主要是吸烟和饮酒，因为暴露于烟草和酒精可显著增加这两个部位鳞状细胞癌的风险[30]。因此，在所有头颈部肿瘤患者的最初检查中，一直提倡对食管进行影像学或内镜评价。许多同时性食管癌是小的、无症状的病变，因此筛选检查可以在早期尚能治愈时发现这些肿瘤[29]。发现食管晚期病变也很重要，因为头颈部根治性手术可能不再适合这些患者。头颈部肿瘤患者发生异时性食管癌的风险也显著增加。因此，需要某种形式的持续随访来检测异时性食管病变。

4. 乳糜泻

乳糜泻（非热带性口炎性腹泻）被认为与食管癌发病率的增加有关[31, 32]。癌症的发病机制尚不清楚，但据推测，晚期乳糜泻患者通过萎缩的空肠黏膜吸收致癌物[32]。大多数患者有长期的疾病，吸收不良在癌症发生前一般存在 35 年[31]。因此，一些研究者主张对这些患者的食管进行影像学或内镜随访。

5. Plummer-Vinson 综合征

Plummer-Vinson 或 Paterson-Kelly 综合征的特征是缺铁性贫血、舌炎、食管环状软骨后环和吞咽困难[33]。这种综合征主要见于斯堪的纳维亚妇女。下咽癌或食管癌在 Plummer-Vinson 综合征中的患病率为 4%～16%[33, 34]。几乎所有这类癌症都与环状软骨后环有关[33]。因此，需要影像学或内镜检查来区分这些患者中的软骨环与重叠的下咽癌或食管癌。

6. 辐射

食管癌是食管慢性放射性损伤的一种罕见的并发症。大多数病例发生在颈部或上胸段食管，在纵隔或颈部照射 20～50Gy 剂量后[35, 36]。在一项研究中，接受乳腺癌放射治疗的女性发生食管癌的风险增高[37]。一般来说，放射治疗和癌症发展之间的平均潜伏期约为 30 年[36]。因此，很难证明这些病变不是发生在先前照射区域的偶发癌。

7. 胼胝体病

胼胝体病（Howel-Evans 综合征）是一种极为罕见的遗传性常染色体显性遗传病，特征是手掌和脚底角化过度、皮肤增厚和裂开。这种病症食管癌的发病风险极高[38-40]。在一项研究中，95% 的胼胝体病患者 65 岁时发生食管癌[39]。大多数患者在临床被发现时即为晚期、不可切除的肿瘤。然而，无症状的胼胝体病患者可能有过度角化的食管斑块，包括异型增生病灶、黏膜内癌或浸润性癌[40]。因此，提倡定期随访无症状的家庭成员，以便在发展为显性癌之前检测到癌前病变。由于食管癌发生的可能性很高，因此对于这些患者来说，预防性食管切除有时是适用的。

（三）病理学

1. 大体特征

食管鳞状细胞癌大体可表现为浸润性、息肉样、溃疡性或浅层弥漫性病变。浸润性病变是最常见的类型，可导致管腔不规则狭窄和收缩。息肉状病变为分叶状或蕈伞样肿块，突入管腔内。原发性溃疡性病变是相对平坦的肿块，肿瘤大部分伴坏死和溃疡。较少的情况下，浅表扩张的病变可以在壁内纵向延伸，而不侵入黏膜或黏膜下层。浅表扩散癌患者的预后比浸润性食管癌患者预后好。

2. 组织学特征

约 50% 的食管癌为鳞状细胞癌，其余 50% 为 Barrett 食管黏膜起源的腺癌[41]。其他较少见的食管恶性肿瘤在第 24 章中讨论。

在临床出现症状时，大多数食管鳞状细胞癌是晚期病变，已经浸润了局部淋巴结或其他局部或远处结构。因此，受影响的个体预后很差，总的 5 年生存率只有 15%[2]。相比之下，早期食管癌是相对可治愈的病变，5 年生存率超过 90%[42, 43]。根据日本食管疾病学会，早期食管癌在组织学上被定义为仅限于黏膜或黏膜下层而不累及淋巴结的癌症[44]。由于中国的食管癌发病率高，所以中国文献中报道了许多通过大规模对成年人筛查检出的早期食管癌[8, 45]。

文献中对"早期"癌症的术语存在相当大的混淆。早期食管癌、浅表食管癌和小食管癌这些术语可互换地用于描述早期诊断的恶性食管肿瘤。然而，这些病变不应被视为同义词，因为它们具有不同的组织病理学特征，从而预后不同。根据日本食管疾病学会，浅表食管癌局限于黏膜或黏膜下层，但与早期食管癌不同，浅表食管癌患者可能有淋巴结转移[44]。小食管癌是另一个用来描述小于 3.5cm 肿瘤的术语，与侵袭深度或淋巴结转移是否存在无关[46, 47]。以往的研究表明，当局部淋巴结被肿瘤累及时，食管癌的 5 年生存率显著降低[48, 49]。因此，一些浅表或小的食管癌在组织学上可能是早期病变，而另一些可能已经侵袭了局部淋巴结，其预后与晚期食管癌相似[47, 49]。

3. 分布

食管鳞状细胞癌通常位于食管的上、中 1/3，而下 1/3 较少见[48, 50]。与 Barrett 黏膜上发生的腺癌不同，远端食管鳞状细胞癌几乎从不侵袭胃，在肿瘤和贲门之间通常有一段独立的正常食管。

（四）传播途径

食管癌可能通过各种途径侵袭局部、区域或远处结构，包括直接延伸、淋巴扩散和血行转移。

1. 直接延伸

因为食管缺乏浆膜，并且仅通过疏松的外膜与邻近结构相连，所以不存在防止肿瘤快速扩散到邻近的纵隔的解剖屏障。因此，食管癌具有明显的侵袭颈部或胸部邻近结构的倾向，如甲状腺、喉部、气管、支气管（通常是左主支气管）、主动脉、胸导管、肺、心包和膈[48, 50]。气管支气管树是特别常见的受累部位；气管食管或食管支气管瘘的发生率为所有食管癌患者的 5%～10%[51, 52]。极少情况下，由主动脉或心包肿瘤侵袭引起，会出现主动脉食管瘘、甚至食管心包瘘等食管癌晚期并发症[53, 54]。

2. 淋巴播散

75% 的食管癌患者有淋巴结转移[55]。因为食管含有丰富的相互连接的淋巴通道网络，所以食管癌的淋巴扩散是难以琢磨的，在没有区域性淋巴结参与的情况下，经常发生颈部或纵隔淋巴结的跳跃性转移[55, 56]。黏膜下食管淋巴管也与心旁组织、胃小弯和上腹部的腹腔淋巴结进行膈下交通；这些淋巴结组受累出现在 25%～50% 食管癌患者中[55, 56]。虽然食管远端的肿瘤更可能转移至腹部，但食管上部或中部的肿瘤的淋巴扩散也可能发生腹腔或其他腹部的淋巴结转移[55]。

约 50% 的食管癌患者尸检时发现食管内有分散的淋巴转移或卫星状结节[55]。这些病变在病理上应区别于罕见的食管双原发癌[57, 58]。然而，可能无法区分两个分散病变是同步的原发性肿瘤还是单一癌症伴淋巴扩散。

2%～15% 的食管癌死亡患者尸检时发现胃转移[59]。这些病变可能是因通过延伸到膈下胃的黏膜下食管淋巴管而种植到胃底的肿瘤栓子所导致的[59, 60]。在这些病例中，原发的食管癌可能位于离胃食管交界处比较远的位置，在原发灶病变下方间隔了一段正常的食管。

3. 血源性转移瘤

血行性（血源性）转移常见于晚期食管癌患者中。最常见的转移部位是肺、肝脏、肾上腺、肾脏、胰腺、腹膜和骨骼。

（五）临床表现

大多数食管癌患者只有在食管腔缩小到正常大小的 50%～75% 时才会发生吞咽困难[48, 50]。到此时，常常已经出现食管周围淋巴结或周围纵隔结构的侵袭[48]。因此，大多数患者在诊断时已是晚期的、不可切除的肿瘤。然而，当肿瘤处于早期阶段时，患者偶尔会有吞咽困难[46, 61-63]。因此，有可能在一些有症状的患者中检测早期食管癌。

吞咽困难是晚期食管癌最常见的症状[48]。在这些患者求医之前，吞咽困难通常已经存在 2~4 个月[48]。一些患者能够准确定位梗阻的部位，但另一些发生在胸中段或下段的食管癌患者可能有胸腔入口甚至咽部阻塞的感觉[50]。因此，所有不明原因咽部吞咽困难患者都应仔细评估食管，以排除在主观梗阻部位以下的食管癌。

如果肿瘤合并溃疡，食管癌患者也可能出现吞咽困难，或者如果肿瘤侵犯了纵隔，则可能出现与吞咽无关的胸骨后疼痛，所以持续胸痛是极差的预后征兆[50]。其他常见症状包括厌食和体重减轻，多达 75% 的病例存在这些症状[2]。一些患者可能因易碎的肿瘤表面隐匿性出血而出现愈创木酚阳性大便或缺铁性贫血[48]。然而直接呕血不常见[64, 65]。极少情况下，主动脉食管瘘可能导致致命性出血[66, 67]。这类患者在突然发生大出血、休克和死亡之前，可能仅有少量呕血。

其他食管癌患者可能由于肿瘤直接延伸到喉部或累及喉返神经而发生声音嘶哑[48]。反复误吸可能导致慢性咳嗽。然而，吞咽时出现阵发性咳嗽应提示恶性气管食管或食管支气管瘘的发生。少数情况下，食管癌患者有厌食、体重减轻或其他广泛恶性肿瘤的征兆而没有吞咽困难，所以局部食管症状并非总是存在的[50]。

（六）内镜表现

当可获得多个活检标本时，内镜对食管癌的诊断的总体敏感性将近 100%[2, 68, 69]。当食管腔被肿瘤损害到无法获得足够的活检标本时，刷检细胞学也有帮助。因此，在钡检查中发现可疑病变应进行早期内镜和活检检查以确定诊断。

（七）影像学表现

1. 早期食管癌

双对比造影作为早期食管癌的最佳影像学诊断技术已被广泛提倡。不幸的是，这种技术敏感性增高反而会导致特异性降低，因为能发现更多可疑为癌症的细微异常[46]。但是，最好接受一定百分比的假阳性发现以避免早期肿瘤漏诊。当在钡检查中发现病变时，应进行内镜检查和活检以确认是否存在癌症。

在双对比造影中，典型的早期食管癌表现为直径小于 3.5cm 的小突起性病变[46, 61, 63, 70, 71]。它们可能是斑块状病变，常伴有中央溃疡（图 23-1），或具有光滑或稍分叶轮廓的小的无蒂息肉（图 23-2）。其他早期癌症可以是浅表或凹陷性病变，引起局部不规则、结节或黏膜溃疡（图 23-3）[72-74]。当在双对比检查中检测到病变时，应从多个照射角度摄片以确定其正面及侧面观（图 23-1）。

虽然大多数早期食管癌表现为局灶性病变，但浅表扩散性癌可表现为界限不清的结节或斑块，产生结节状或颗粒状黏膜的融合区域（图 23-4）[63, 72-75]。一些浅表扩散癌可能是局限性病变，而另一些可能累及相当长范围的食管。

早期食管癌通常被认为是小病变，但是一些

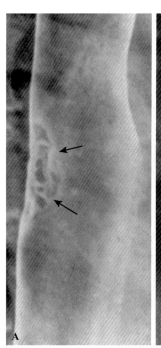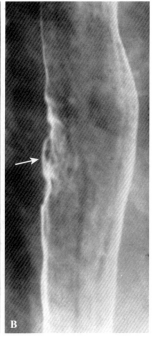

▲ 图 23-1　早期食管癌
A. 食管双对比造影的正面图像显示食管中段病变（箭），界限不清。B. 然而，切线位显示一个特征性的斑块状病变，包含中央溃疡的平坦区域（箭）[引自 Laufer I, Levine MS（eds）：Double Contrast Gastrointestinal Radiology, 2nd ed. Philadelphia, WB Saunders, 1992]

早期癌症在钡剂造影检查中可能表现为直径大于 3.5cm 的相对大的腔内肿块（图 23-5）[63, 76]。这些病变可能无法与晚期癌症区分。因此，早期食管癌并不一定是小食管癌，因为它们可能有相当大范围的腔内或壁内生长，但在组织学上仍被分类为早期食管癌。

2. 进展期癌

(1) 胸部 X 线摄影：近 50% 的晚期食管癌患者胸部 X 线片有异常征象[77]。最常见的表现包括纵隔增宽，肺门、肺门后或心后肿块，气管向前弯，气管后间隙扩大，以及食管内的气液平面（图 23-6）[77-79]。气管前弯或气管后间隙增厚超过 3mm 可能是由于淋巴浸润或肿瘤直接侵入气管后区[78, 79]。合并阻塞的癌症可以表现为食管见气液平面。然而，贲门失弛缓症或其他原因引起的食管梗阻也可以表现为气管向前弯曲或食管内气液平面。

(2) 钡造影检查：食管双对比造影常在有吞咽困

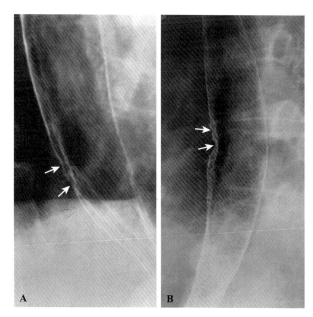

▲ 图 23-3　早期食管癌的两病例

A、B. 这两个病例都有食管一侧壁（箭）的局灶不规则和皱褶，没有孤立的肿块（图 A 由 Akiyoshi Yamada, MD, Tokyo 提供）

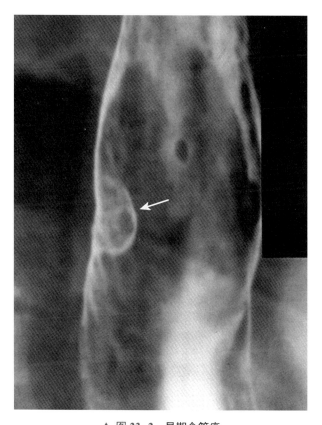

▲ 图 23-2　早期食管癌

病变在影像学上表现为食管中段小的无蒂息肉（箭）。良性鳞状乳头状瘤可以产生相似的外观（图片由 Seth N. Glick, MD, Philadelphia 提供）

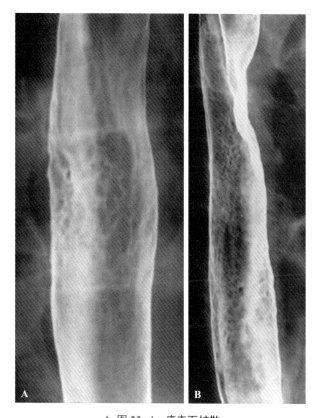

▲ 图 23-4　癌表面扩散

A. 由于结节和斑块边界不清，在食管中段见局灶性结节，产生一个融合的病变区域。B. 在另一个病变范围更广的患者中，黏膜出现弥漫性颗粒（图 A 引自 Levine MS: Radiology of the Esophagus. Philadelphia, WB Saunders, 1989）

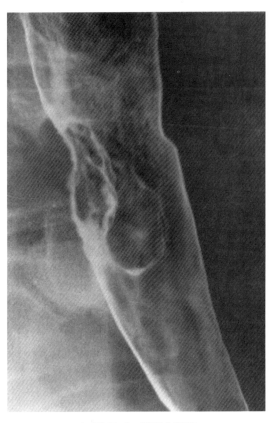

▲ 图 23-5　早期食管癌

病变表现为相对大的息肉样肿块，无法与晚期癌症区分（引自 Levine MS：Radiology of the Esophagus. Philadelphia，WB Saunders，1989）

难的患者进行，以排除食管癌或其他异常。一些胃肠病学家认为，所有食管造影阴性的患者都需要内镜检查以发现钡剂造影检查中漏诊的肿瘤。然而，在大宗病例的食管癌患者群体研究中，98% 的病例均能在双对比造影上检测到病变，96% 的病例根据造影结果诊断或怀疑为恶性肿瘤[80]。存在争议的观点认为，只有通过使更多的患者接受非必需的内镜检查，才能提高食管癌影像诊断的灵敏度。然而，在以前的研究中，在所有接受双对比造影的患者中，仅有 1% 推荐采用内镜检查来排除恶性肿瘤的可能性[80]。在其他研究中，内镜检查未能成功检出双对比造影中漏诊的任何食管癌病例[81, 82]。因此，对于钡剂造影检查结果正常的患者，内镜检查并非是常规必须要做的检查。

晚期食管癌在钡餐检查中可能表现为浸润性、息肉样、溃疡性或静脉曲张样病变（图 23-7）[83-86]。然而，许多食管癌具有混合的形态学特征，因此这些肿瘤的分类有相当部分的重叠。

浸润性食管癌的特征为与结节性或溃疡性黏膜相关的管腔不规则的狭窄和收缩以及突然的、界限分明的近端和远端边缘（图 23-7A）。偶尔，这

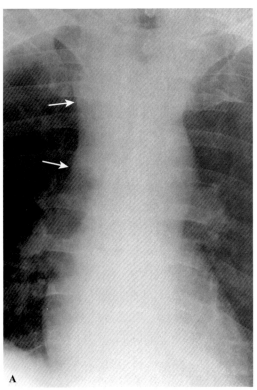

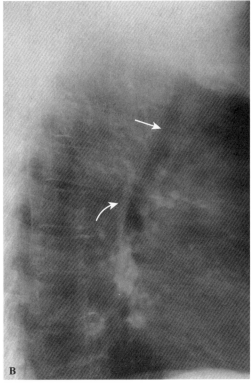

◀ 图 23-6　晚期食管癌伴胸部 X 线片异常

A. 胸部 X 线片显示右侧上纵隔增宽（箭）。B. 侧位 X 线片显示气管后间隙软组织密度增高，该区域由晚期食管癌引起气管轻微前屈（直箭），还要注意由于肿瘤直接侵入这个区域而引起的气管后线下部（弯箭）增厚（图片由 Wallace T. Miller, MD, Philadelphia 提供）

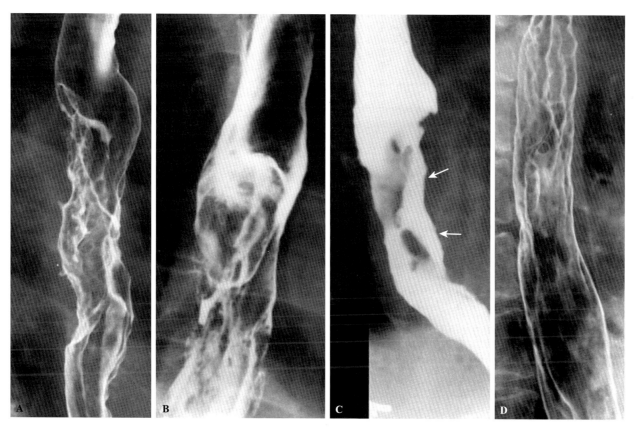

▲ 图 23-7　晚期食管癌：肿瘤类型

A. 浸润性病变。B. 息肉样病变。C. 溃疡性病变，有大的新月形溃疡（箭），周围有厚而透光的肿瘤边缘。D. 由于肿瘤的黏膜下扩散引起的食管中段曲折增厚的静脉曲张样病变（图 A 至 C 引自 Levine MS：Radiology of the Esophagus. Philadelphia，WB Saunders，1989；图 D 由 Akiyoshi Yamada，MD，Tokyo 提供）

些癌症有壳状、外突的边缘，产生真正的环状病变（图 23-8A）[83]。然而，其他部分浸润性病变的边缘呈渐进性狭窄，有时类似于良性狭窄的表现（图 23-8B）[84]。浸润性病变可能最终导致部分甚至完全食管梗阻，近端扩张，钡很少或完全不能排空到胃中。

息肉样癌表现为分叶状或含蒂的腔内肿块，通常大于 3.5cm（图 23-7B）[83-85]。它们通常包含由肿瘤坏死引起的溃疡区域。大块病变可能最终导致腔内侵犯和阻塞。然而，鳞状细胞癌通常不是息肉样瘤，因此在这些患者中应考虑其他恶性肿瘤，如梭形细胞癌（见第 24 章）。

原发性溃疡性癌是指肿瘤的大部分被溃疡替代。当侧位观察时，这些病变表现为界限清楚的新月形溃疡，溃疡周围边缘环堤较厚、不规则的、在 X 线上呈透光区（图 23-7C）[85, 87]。

静脉曲张样癌是指黏膜下肿瘤扩散导致出现增厚、曲折或锯齿状纵向皱襞而类似于食管静脉曲张的肿瘤（图 23-7D）[88-90]。然而，这些病变通常可以在透视下进行鉴别（见"鉴别诊断"）。虽然静脉曲张样癌并不常见，但明显的食管鳞状细胞癌黏膜下播散引起邻近明显局灶性静脉曲张改变不少见。在一项研究中，40% 食管癌患者的食管造影出现静脉曲张样改变[91]。

在钡剂造影检查中，晚期食管癌也可以出现纵隔侵犯。肿瘤向气管旁淋巴结、隆突下淋巴结或食管旁淋巴结的淋巴扩散可导致食管的外部压迫或移位，通常距原发病灶相当远（图 23-9）。纵隔淋巴结肿大通常以光滑的外源性食管压迹为特征，具有轻微倾斜、钝的边界。这个表现几乎总是提示晚期的、不可切除的病变。

食管癌淋巴转移可表现为邻近或远离原发病变的分散性种植灶。这些转移在钡剂检查中可能表现与肿瘤主体分离、介于正常黏膜之间的小斑块、息

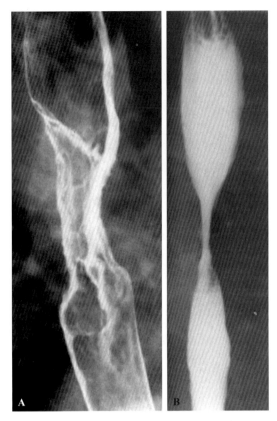

▲ 图 23-8　浸润性食管癌的其他类型

A. 此病灶呈环状，近端和远端边缘呈贝壳状。B. 在另一个患者中，癌症表现为相对平滑、逐渐变窄的区域，这可能被误认为是良性狭窄（引自 Levine MS：Radiology of the Esophagus. Philadelphia，WB Saunders，1989）

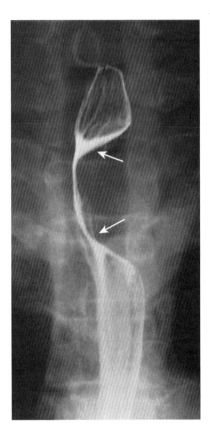

▲ 图 23-9　晚期食管癌伴纵隔淋巴结肿大

上胸段食管左外侧壁（箭）有光滑的外部占位效应，由远处的食管癌（此图未占位）引起的纵隔肿大淋巴结转移形成的（引自 Levine MS：Radiology of the Esophagus. Philadelphia，WB Saunders，1989）

肉、黏膜下或溃疡样病变（图 23-10）[92]。虽然这些卫星病变大部分代表引自原发癌的淋巴转移，但是当病变被异常长的正常黏膜段分开时，应该考虑两个原发癌（双原发）的可能性[57]。

胃鳞状细胞癌转移在钡剂造影检查中通常表现为胃底孤立的、大的黏膜下肿块[59, 60]。这些病变通常包含溃疡区域，因此它们可能与溃疡性胃肠道间质瘤（GISTs，图 23-11）相似。不太常见的是，它们可能被误认为是原发性胃癌[93]。因为食管癌的治疗取决于肿瘤分期，所以所有食管癌患者都应仔细检查胃贲门和胃底，以排除意外发现的胃转移。

5%～10% 食管癌患者发生食管气道瘘（图 23-12）[51, 52]。这种并发症经常发生在放射治疗后，可能是由于辐射引起的肿瘤坏死。大多数瘘管累及气管或左主支气管[52]。但是，偶尔局部侵袭性食管癌可能导致纵隔或肺部内形成内部坏死的、含肿瘤

的空腔，该空腔与食管相通（图 23-13）。当怀疑食管气道瘘时，应使用钡剂而不是水溶性造影剂进行食管造影，因为后者是高渗的，如果存在瘘，可能将液体吸入肺，导致严重的肺水肿。

食管气道瘘通常在食管造影上通过支气管或远端气管中存在的钡被发现。在许多情况下，在明显的浸润性癌中能发现瘘管的起源（图 23-12B）。然而，一旦钡进入气管或左主支气管，它就可能通过咳嗽进入到近端气管或喉部，因此，延迟的头部 X 线片可能误诊为气管支气管误吸。因此，当怀疑有食管气道瘘时，应进行侧位投影，记录下咽部的视频，以区分瘘管与误吸。

少数情况下，晚期食管癌患者产生食管心包瘘，在胸部 X 线片或 CT 扫描中表现为心包积气[54]。在这种情况下，使用水溶性造影剂的食管造影可以显示食管肿瘤部位穿孔，造影剂进入心包腔。

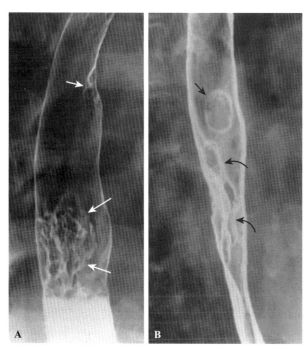

▲ 图 23-10 两例晚期食管癌伴不连续的淋巴转移

A. 这个患者在食管中段有一个大的溃疡性癌（长箭），在正常黏膜之间有一个与主要病变分离的不连续的转移种植灶（短箭）。种植灶表现为斑块状病变。B. 在另一个患者中，息肉样癌（弯箭）出现在食管中段，伴近端分散的黏膜下种植体灶（直箭）

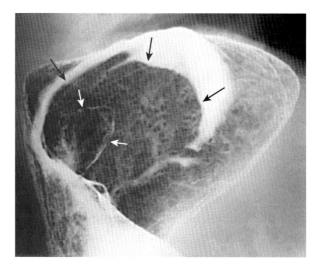

▲ 图 23-11 晚期食管癌伴胃部鳞状细胞转移

胃底部有一个巨大的黏膜下肿块（黑箭），包含中央溃疡的三角形区域（白箭）。恶性胃肠道间质瘤可以产生类似的表现（引自 Glick SN, Teplick SK, Levine MS: Squamous cell metastases to the gastric cardia. Gastrointest Radiol 10: 339–344, 1985）

3. 相关情况

（1）贲门失弛缓症：贲门失弛缓症患者中发生的食管癌在钡餐检查中通常表现为食管中段或（不太常见的）远段 1/3 的息肉样肿块（图 23-14）[17, 21]。因为这些病灶经常在巨大扩张的食管中发生，它们可以达到一个巨大的尺寸，产生巨大的腔内肿块，呈含蒂或蕈伞状外观[21]。然而，在扩张的部分阻塞的食管中，残留的液体和碎片可能使病变模糊[19-21]。因此，在进行影像学检查之前，可能需要用软橡胶导管进行仔细的食管灌洗来清洁食管。

（2）碱液狭窄：碱液吞服诱发的癌症在钡剂造影检查中，表现为在先前碱液狭窄区域出现的渐进性狭窄、占位效应、结节和（或）溃疡（图 23-15）。潜在的狭窄通常位于气管分叉的区域，所以碱液癌可能由于气管食管或食管支气管瘘的发生而变得复杂（图 23-15B）[25]。因此，任何慢性碱液狭窄的外观变化都应该通过内镜和多个活检标本和刷检来评估，以排除叠加的癌。

（3）胼胝体病：胼胝体病患者出现食管症状时，他们通常为晚期食管癌，在钡剂检查中表现为环

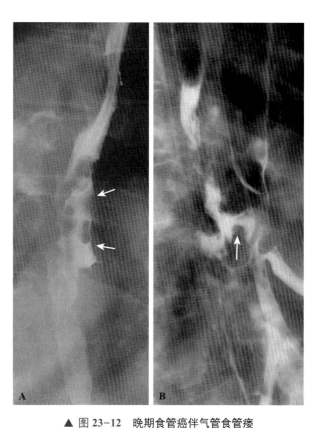

▲ 图 23-12 晚期食管癌伴气管食管瘘

A. 食管中段有溃疡性食管癌（箭）。B. 放疗 4 个月后第 2 次食管造影显示肿瘤部分退缩，随之同时出现了气管食管瘘（箭）（引自 Levine MS: Radiology of the Esophagus. Philadelphia, WB Saunders, 1989）

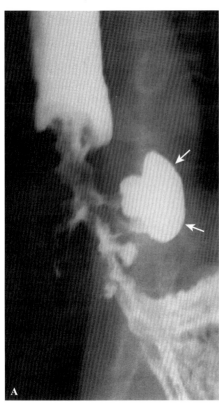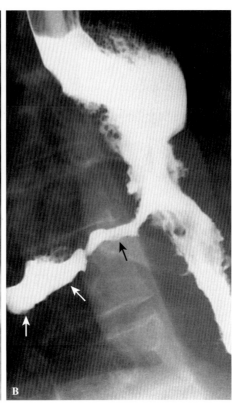

◀ 图 23-13　晚期食管癌合并纵隔、肺瘘2例
在这两种情况下，癌与纵隔（A）和右肺（B）中坏死的、含肿瘤的空腔（箭）之间存在直接交通（引自 Levine MS: Radiology of the Esophagus. Philadelphia, WB Saunders，1989）

状、浸润性或斑块状病变[40]。然而，偶尔无症状的胼胝体病患者可能有分散的角化过度斑块，包含一个或多个异型增生病灶或黏膜内癌。这些病变可能在食管造影上表现为大的、边界清晰的斑块，伴周围正常黏膜（图 23-16）[40]。

二、腺癌

原发性食管腺癌几乎都是发生在 Barrett 食管的位置。在过去，这种肿瘤被认为是罕见的病变，占所有食管癌的 5% 以下[94-96]。许多累及胃食管结合部或胃底的腺癌被错误地归类为原发性胃癌继发侵犯食管下端[94, 95]。除了肿瘤的分类困难，在过去的30 年中，白人男性食管腺癌的发病率已经增加了300%～500%[41, 97, 98]，而且这种肿瘤是癌症死亡率增长最快的原因[99]。目前，腺癌被认为至少占所有食管癌的 50%[41]。尽管如此，关于 Barrett 食管恶变风险以及这种情况下患者的长期管理，仍存在许多问题。

（一）流行病学与发病机制

食管腺癌与柱状上皮内衬食管或 Barrett 食管的关系一直是人们关注的焦点。在各种研究中，90%～100% 的原发性食管腺癌被发现起源于 Barrett 黏膜[100-102]。因此，食管腺癌不仅比先前所认识到的更为常见，而且这些肿瘤的绝大部分似乎由 Barrett 食管的恶变引起的。

1. Barrett 食管

Barrett 食管是一种公认的由于长期胃食管反流及反流性食管炎引起食管远端进展性柱状上皮化生的疾病[102-106]。在各种研究中，Barrett 食管在反流性食管炎患者中的患病率为 5%～15%，总的患病率约为 10%[107-109]。在一项被广泛引用的研究中，发现 Barrett 食管发生在 4% 接受上消化道内镜检查的患者和 9% 超过 50 岁的男性中[110]。Barrett 食管的临床和影像学方面在第 19 章介绍。

Barrett 食管中出现了各种类型的柱状上皮，包括连接型上皮、胃底型上皮、肠型或特殊柱状上皮[111, 112]。然而，肠化生是 Barrett 食管病理诊断的主要前提[113]。这种肠化生的组织学特征是杯状细胞具有酸性黏蛋白，在某些情况下，肠细胞分化形成刷状边界。Barrett 食管的修订定义是基于一个新形成的共识，即肠化生代表上皮类型，通常使这些

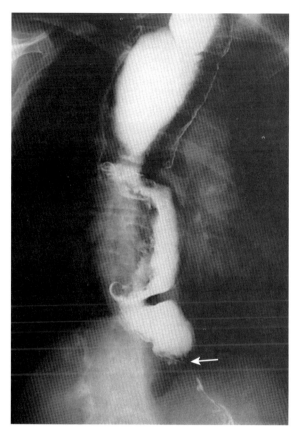

▲ 图 23-14　贲门失弛缓症合并晚期食管癌

长期贲门失弛缓症患者食管下部有大量蕈伞状肿块。注意由于食管下括约肌不完全开放而引起的远端食管的渐进性狭窄（箭）（引自 Levine MS：Radiology of the Esophagus. Philadelphia, WB Saunders, 1989）

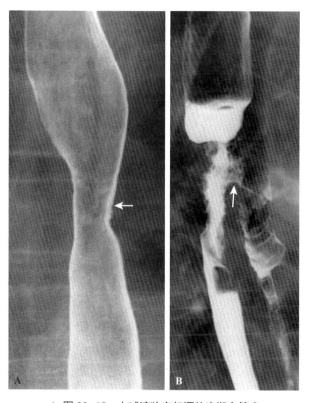

▲ 图 23-15　由碱液狭窄起源的晚期食管癌

A. 最初的食管双对比造影显示食管中段局部狭窄（箭）是由先前摄取碱液引起的。注意狭窄区域黏膜的表面溃疡和结节。这些表现有发展成肿瘤的担忧，但是患者拒绝接受内镜检查。B. 2 年后的另一项检查示，在之前狭窄的部位发生晚期浸润性癌，并伴有食管支气管瘘（箭）（引自 Levine MS：Radiology of the Esophagus. Philadelphia, WB Saunders, 1989）

患者易于发展为食管腺癌[113, 114]。

研究人员还开发了 Barrett 食管的组织病理学标准，基于食管柱状化生的垂直范围，患者被分类为具有长节段疾病（即从胃食管结合部延伸超过 3cm）或短节段疾病（即从胃食管结合部延伸 3cm 或更短）[115]。短节段 Barrett 食管甚至比长节段 Barrett 食管更常见，据报道，在内镜检查中患病率为 10%～15%[114]。

(1) 腺癌的危险性：在各种研究中，Barrett 食管患者腺癌的患病率为 2%～46%，总体患病率约为 10%[101, 105, 107, 108, 116, 117]。

应该认识到，流行率数据夸大了癌症的风险，因为许多 Barrett 食管患者直到发生叠加癌才出现症状。据估计，Barrett 食管患者发生食管腺癌的风险至少增加了 20 倍[118, 119]。目前，针对 Barrett 食管的随访指南假设每年发生癌症的绝对风险约为 0.5%，

但是一项大型研究发现，实际风险仅为 0.12%，这使得对目前针对那些罹患 Barrett 食管而无相关异型增生无症状的患者进行的随访常规产生了质疑（见"Barrett 食管的随访与治疗"）的理由[120]。

(2) 异型增生 - 癌序列：病理学资料强烈提示，Barrett 食管腺癌在原有柱状化生区域通过一系列进行性严重的上皮异型增生发展而来，通常为肠化生[121-124]。这些异型增生变化可以在从 Barrett 食管获得的内镜活检标本上检测到。异型增生可发生在所有类型的 Barrett 黏膜，但最可能发生在肠化生区[113, 114]。在组织学发现的基础上，将异常增生分为低级别或高级别，高级别异型增生可随后发展为浸润性腺癌。在各种研究中，食管腺癌的高级别异型增生的患病率为 68%～100%[105, 116]。研究还显示，在 Barrett 食管高级别异型增生患者在 7 年内进展为癌症的概率为 22%[2]。

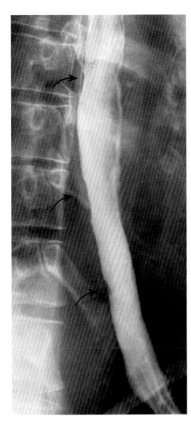

▲ 图 23-16　**Tylosis with hyperkeratotic plaques**

There are multiple discrete plaques (*arrows*) in the mid and distal esophagus. These lesions were found to be hyperkeratotic plaques in a patient with long-standing tylosis. (*From Munyer TP, Margulis AR: Tylosis. AJR 136: 1026–1027, 1981.*)

当 Barrett 食管分为短节段和长节段病变时，发现短节段患者比一般人群更容易发生异型增生，但相对于长节段病变的患者，短节段患者的异型增生的可能性相对低 [125, 126]。食管腺癌也发生在短节段疾病患者中 [125, 127, 128]。然而，需要进一步的研究来进一步阐明这些患者的癌症风险。

(3) Barrett 食管的随访与治疗：由于癌症风险的增加，许多研究者主张对已知的 Barrett 食管患者进行内镜随访，以检测异常增生的变化，因此这些个体可以在显性癌的发生前得到治疗 [2, 100, 103–105, 121–123]。一般建议内镜活检标本从下段食管的所有四个象限获得，间隔 1～2cm，从胃食管结合部开始 [2]。对于非异型增生的 Barrett 食管患者，美国胃肠协会建议根据患者的年龄和健康情况，每隔 2～5 年进行内镜检查 [124]。对于低级别异型增生的患者，由于发生癌症的风险增加但不确定，因此建议间隔 1～2 年进行内镜检查 [2]。如果发现高级别不典型增生或

早期癌症，应进行治疗以防止癌症的发展或在可治愈的阶段治疗这些癌症。曾经，外科食管胃切除术是治疗 Barrett 食管高级别异型增生或早期癌症的最终方法。然而，目前各种形式的内镜治疗被推荐为比手术具有更低发病率和死亡率的侵袭性较小的替代方法 [99]。射频消融、光动力疗法和内镜黏膜切除术均已被证明是治疗 Barrett 食管高级别不典型增生或早期癌的有效和安全的治疗方法，能提高高级别不典型增生和肿瘤的根除率，以及降低这些患者疾病的进展风险 [129–131]。

尽管有这些建议，但是对于 Barrett 食管患者的内镜随访是否是检测食管腺癌经济有效的方法，仍然存在争议，因为肿瘤的低发病率和内镜的高成本 [118]。到目前为止，对 Barrett 食管患者的内镜随访与降低食管腺癌的死亡风险无显著关系 [132]。因此，关于内镜随访在 Barrett 食管患者中的作用及其最终价值，仍然存在许多问题。

DNA 流式细胞术和细胞遗传学分析在确定哪些 Barrett 食管患者发展为腺癌的风险最大方面所起的作用也受到关注。一些研究者已经表明，Barrett 食管患者的亚群具有基因组不稳定性，具有非整倍体细胞群，易发生肿瘤转化 [133]。在各种研究中，DNA 流式细胞术的发现与内镜活检标本上存在高度不典型增生或浸润性癌直接相关 [133, 134]。因此，流式细胞术是监测 Barrett 食管的另一种潜在的诊断方法。

少见情况下，Barrett 食管发生的癌起源于类似于发生在结肠的腺瘤癌变。良性腺瘤性息肉偶尔见于 Barrett 黏膜，伴或不伴浸润性腺癌的病灶 [101, 135, 136]。由于这些腺瘤的恶变代表了腺癌发展的另一潜在途径，内镜下切除 Barrett 食管的腺瘤性息肉可以降低癌症的风险。

(4) 硬皮病、Barrett 食管与腺癌的关系：硬皮病是一种以平滑肌萎缩和纤维化为特征的结缔组织疾病，约 75% 的患者食管受到累及。食管受累的特征通常是下食管括约肌扩张，功能不全，无食管蠕动，一旦发生反流，胃酸从食管中清除不良。所以，硬皮病患者常有反流性食管炎。由于食管炎的严重性，这些个体比其他有反流性疾病的患者有更大的 Barrett 食管患病风险。在一项研究中，37% 因

反流症状接受内镜检查的硬皮病患者，经活检证实有 Barrett 食管[137]。因为 Barrett 食管易患食管腺癌，硬皮病患者发展为食管癌的风险也增加[137, 138]。因此，硬皮病应间接被认为是食管癌前病变。

（二）病理学

1. 大体特征

Barrett 黏膜中出现的腺癌大体表现为浸润性、息肉样、溃疡性或静脉曲张样病变。这些肿瘤往往位于食管的远端，或位于少见的中 1/3 处[101, 102, 139]。与鳞状细胞癌不同，远端食管腺癌常在膈下扩散至贲门或胃底[101, 102, 112, 139]。研究表明，Barrett 食管腺癌占所有累及胃食管结合部腺癌的 50%[101, 102, 139]。其余病变是侵犯食管贲门或胃底的原发性癌。无论是在食管还是在胃，这些肿瘤在生长模式、分化程度和浸润深度方面具有相似的形态特征[140]。然而，确定 Barrett 食管是否发展成为癌很重要，因为不仅需要切除原发性肿瘤，更需要切除这些患者所有残留的 Barrett 黏膜。因此，对贲门恶性肿瘤的检测应该仔细检查食管中的 Barrett 上皮。

2. 组织学特征

在诊断时，大多数 Barrett 食管腺癌是晚期的、不可切除的肿瘤。然而，偶尔对已知 Barrett 食管的患者进行影像学或内镜随访可发现早期、潜在可治愈的病变。或者，由于潜在的反流性疾病，在接受钡剂检查或内镜检查的患者中可能偶然发现早期病变[63, 123, 141]。

（三）传播途径

与鳞状细胞癌一样，食管腺癌通过直接延伸、淋巴扩散或血行转移侵袭局部、区域或远处结构。然而，与鳞状细胞癌不同，Barrett 食管的腺癌具有明显的侵袭近端胃的倾向，35%～50% 的病例出现胃贲门或胃底受累[101, 102, 139]。

（四）临床表现

Barrett 食管是老年白人男性多发的疾病，男女比例为 3∶1，诊断时平均年龄约 65 岁。然而，在 45—65 岁相对年轻的患者中，这些肿瘤的发病率显著增加[2]。

食管腺癌患者通常表现为近期发作的吞咽困难和体重减轻[104, 105, 116, 120]。其他的表现包括上消化道出血、咽痛和胸痛[116]。由于其潜在的反流性疾病，一些患者在发展为癌症之前有长期的反流症状[104]。然而，当这些个体发展为吞咽困难时，肿瘤几乎都是进展的、不可切除的。因此，食管腺癌患者的预后较差，总的 5 年生存率低于 20%[2, 142]。

大多数 Barrett 食管早期腺癌患者无症状，但有些患者可能因肿瘤的易碎，表面导致少量出血，进而出现黑粪、愈创木糖阳性大便或缺铁性贫血[63]，其他人可能因为潜在的反流疾病而就医。所以，早期癌症可能是在检查反流症状的患者中偶然发现的[63]。

（五）影像学表现

1. 早期腺癌

与鳞状细胞癌一样，Barrett 食管的早期腺癌在食管双对比造影中可能表现为斑块状病变或扁平无蒂息肉[63]。食管远端无蒂息肉或带蒂息肉也可能是 Barrett 黏膜有或无浸润性癌灶的腺瘤性息肉（图 23-17）[101, 136]。在消化性狭窄的患者中，发展中的腺癌的最早表现可能是狭窄的局部区域变平、变硬或一侧壁不规则（图 23-18）[63, 101, 102]。其他患者可能有浅表扩散癌，表现为黏膜结节状或颗粒状融合区，无分散性病变[63]。虽然早期腺癌是典型的小病变，但一些患者可能具有相对较大的息肉样肿块，在影像学上无法与晚期癌症区分[63]。

2. 晚期腺癌

晚期食管腺癌在钡造影检查中通常表现为浸润性病变，管腔不规则狭窄，黏膜结节或溃疡，边缘锐利不对称（图 23-19A）[101, 102, 139]。一般来说，这些病变在影像学上无法与鳞状细胞癌区分。然而，在一项研究中，发现食管腺癌比鳞状细胞癌垂直方向上累及范围更大[102]。腺癌也更可能累及远端食管[101]，因此远端食管存在长节段浸润性病变应提示发生腺癌的可能性。

较少见的是，这些肿瘤可表现为息肉样腔内肿块（图 23-19B）或原发性溃疡性病变，新月形溃疡周围有厚厚的肿瘤包绕（图 23-19C）[101, 102]。偶尔，这些病变可能具有由肿瘤的黏膜下扩散引起的静脉曲张样外观（图 23-19D）[101, 102, 143]。在鳞

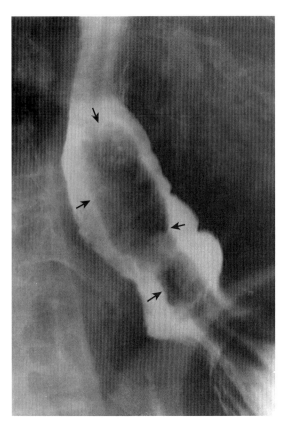

▲ 图 23-17　**Early adenocarcinoma in Barrett's esophagus**
There is a large pedunculated polyp (*arrows*) in the distal esophagus. Pathologic examination of the resected specimen revealed an adenomatous polyp with a solitary focus of adenocarcinoma. (*From Levine MS, Caroline D, Thompson JJ, et al: Adenocarcinoma of the esophagus: Relationship to Barrett mucosa. Radiology 150: 305–309, 1984.*)

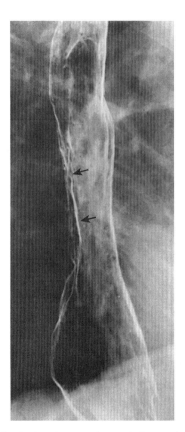

▲ 图 23-18　**Early adenocarcinoma in Barrett's esophagus**
There is a relatively long peptic stricture in the distal esophagus with slight flattening and stiffening of one wall of the stricture (*arrows*). Surgery revealed an intramucosal adenocarcinoma arising in Barrett's esophagus. (*From Levine MS, Caroline D, Thompson JJ, et al: Adenocarcinoma of the esophagus: Relationship to Barrett mucosa. Radiology 150: 305–309, 1984.*)

状细胞癌患者中可能存在类似的表现。然而，许多 Barrett 食管腺癌患者伴有食管裂孔疝、胃食管反流、反流性食管炎或消化性狭窄[101, 102]。因此，对于有反流性疾病的其他临床或影像学征象的食管癌患者，应考虑腺癌的可能性。

当腺癌位于食管远端时，它们具有明显的侵袭胃贲门或胃底的倾向[101, 102, 139]。在钡剂造影检查中，胃受累可表现为胃底息肉样或溃疡性肿块。在其他患者中，这些肿瘤可能导致贲门和不规则溃疡区域的正常解剖标志物扭曲或消失，而不伴孤立的肿块（图 23-20）[101]。这些表现可能相当细微，因此需要胃贲门和胃底的最佳双对比图像，以显示这些病变。一般来说，侵犯胃贲门或胃底的食管腺癌在影像学上很难与侵犯远端食管的贲门癌或胃底癌区分。然而，与胃相比，食管腺癌通常具有更大程度的食管侵犯，而贲门癌具有更大程度的胃底侵犯。

三、鉴别诊断

（一）早期食管癌

早期鳞状细胞癌和腺癌通常在食管双对比造影上表现为斑块状病变或扁平无蒂息肉。然而，鳞状乳头状瘤也可能表现为小的、无蒂的、轻微分叶的息肉，与早期食管癌无法区别（见第 22 章）[144]。念珠菌性食管炎和糖原性棘皮病通常在食管中产生多个斑块状缺损，但是单个大的斑块可能被误认为是斑块状癌。偶尔与严重反流性食管炎相关的炎性渗出物或假膜也可在放射学上表现为与早期腺癌无法区分的斑块状缺损（图 23-21）[145]。然而，假膜形成可能提示其他分散卫星病变的存在，或在透视下由病变的大小和外观的改变所形成。当影像学检查结果不明确时，需要进行内镜检查和活检以确定诊断。

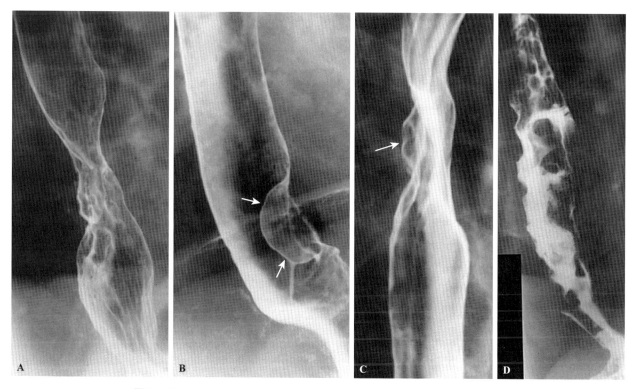

▲ 图 23-19　Advanced adenocarcinoma in Barrett's esophagus: patterns of tumor

A. Infiltrating lesion. B. Polypoid lesion (*arrows*). C. Ulcerative lesion (*arrow*). D. Varicoid lesion. (*B from Levine MS: Radiology of the Esophagus. Philadelphia, WB Saunders*, 1989; *C, D from Levine MS, Caroline D, Thompson JJ, et al: Adenocarcinoma of the esophagus: Relationship to Barrett mucosa. Radiology 150: 305–309, 1984.*)

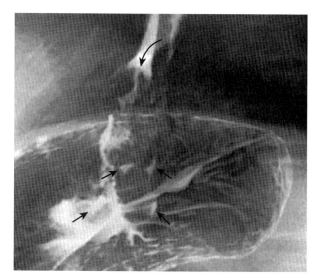

▲ 图 23-20　Adenocarcinoma in Barrett's esophagus invading the stomach

Double-contrast view of the gastric fundus shows obliteration of the normal anatomic landmarks at the cardia with irregular areas of ulceration (*straight arrows*). Also note tumor involving the distal esophagus (*curved arrow*). At surgery, this patient had a primary adenocarcinoma arising in Barrett's esophagus with associated gastric involvement. (*From Levine MS, Caroline D, Thompson JJ, et al: Adenocarcinoma of the esophagus: Relationship to Barrett mucosa. Radiology 150: 305–309, 1984.*)

因为浅层扩散性癌在食管双对比造影上表现为微小结节或斑块，念珠菌食管炎的局部区域也可以产生相似的表现（图 23-22）[146]。然而，念珠菌病的斑块状缺损倾向于边界清晰、黏膜正常、分散性病变，而浅表扩散癌的结节或斑块倾向于融合状，产生连续的病灶。更广泛的浅表扩散性癌应与引起弥漫性结节性黏膜的其他良性疾病区分，如念珠菌食管炎、糖原性棘皮病或罕见的白斑、黑棘皮病和鳞状乳头状瘤病[146-150]。然而，后一种情况也倾向于产生分散的缺损而不是连续区域的疾病。最后，浅表扩散癌可能产生网状结节样外观，与 Barrett 黏膜的网状图案非常相似[151]。然而，最后一个表现是其通常与食管中段狭窄有关，伴网状结构在食管狭窄段向远端延伸一定距离（见第 19 章）。

（二）晚期癌

浸润性食管癌通常有明显的恶性表现。然而，偶尔这些病变可能类似于良性狭窄，具有同心狭窄和相对平滑的锥形边缘（图 23-8B）[84, 152]。在这种情况下，口径的突然改变和狭窄处管壁的一侧或双侧壁局部不规则、结节或僵硬，应提示恶性肿瘤的可能性高，特别是 Barrett 食管的腺癌 [101, 102]。极少情况下，食管癌可引起远端食管的喙状狭窄，与原发性贲门失弛缓症的表现相似 [102]。然而，狭窄节段的不对称、结节或溃疡应提示恶性病变。

当在食管中检测到浸润性癌时，可能很难或不可能将鳞状细胞癌与 Barrett 黏膜中出现的腺癌区分开。但是，腺癌往往位于食管的远端，并经常侵犯胃贲门或胃底，而鳞状细胞癌很少在膈下延伸到胃 [101, 102, 139]。反流性食管炎的其他临床或影像学征象也倾向于腺癌。然而，内镜和活检是确诊所必需的。

虽然鳞状细胞癌和腺癌有时在食管内表现为息肉样肿块，但腔内肿块（尤其是扩张食管而不引起梗阻的肿块）的存在应提示有其他罕见恶性肿瘤的

可能性，如食管梭形细胞癌和原发性恶性黑色素瘤（见第 24 章）[153, 154]。少数情况下，良性肿瘤如纤维血管息肉可表现为息肉样病变，但是这些肿瘤往往表现为胸上段食管的光滑、膨胀、香肠状的肿块（见第 22 章）[155]。最后，食管内阻塞的食物在影像学上可能与息肉样癌混淆。然而，在息肉样缺损正下方出现的狭窄应提示食物嵌塞的可能性。阻塞的碎片也可能阻塞食管，而息肉样癌很少引起食管阻塞。在食用肉类或其他大块食品时，突然出现吞咽困难的病史应该提示这种并发症。

原发性溃疡性癌通常表现为典型的新月形溃疡，周围有厚的、不规则的、恶性组织形成的边缘。有时邻近肿块很小，所以这些病变偶尔会被误认为是良性溃疡。相反，一些食管炎患者可能具有大的扁平溃疡，周围有水肿丘，误诊为溃疡性癌。与摄取氯化钾、奎尼丁或鼻胃插管有关的溃疡可具

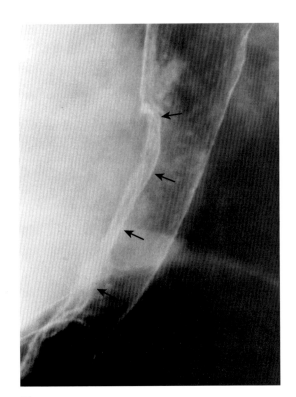

▲ 图 23-21　**Reflux esophagitis with a large pseudomembrane, mimicking a plaquelike adenocarcinoma**
There is a longitudinally oriented, plaquelike lesion (*arrows*) on the anterolateral wall of the distal esophagus. The radiographic findings are worrisome for a plaquelike carcinoma, but endoscopy revealed pseudomembranes caused by severe reflux esophagitis without evidence of tumor. (*From Levine MS, Cajade AG, Herlinger H, et al: Pseudomembranes in reflux esophagitis. Radiology 159: 43–45, 1986.*)

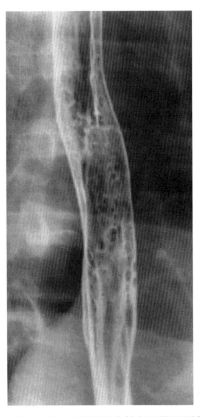

▲ 图 23-22　念珠菌性食管炎的局限区域
这种表现可能被误认为是浅表扩散癌。然而，注意斑块有分散的边界并且被短段的正常黏膜分开（引自 From Levine MS: Radiology of the Esophagus. Philadelphia, WB Saunders, 1989）

有显著恶性的外观（见第 21 章）。因此，可能需要内镜和活检来排除恶性病变。

虽然静脉曲张癌在单张 X 线片上的表现与食管静脉曲张相似，但这些病变通常可以在透视下进行鉴别[88-90, 143]。真正的静脉曲张往往随着蠕动、呼吸和 Valsalva 动作而改变大小和形状，而静脉曲张肿瘤具有僵硬、固定的结构，在受累节段和邻近的正常黏膜之间有截然的分界。大多数静脉曲张癌是鳞状细胞癌或腺癌，但其他恶性肿瘤，如淋巴瘤，偶尔也可能产生类似的表现[156]。

鳞状细胞癌或腺癌的局部黏膜下延伸可以产生光滑的黏膜下肿块，与良性平滑肌瘤的表现很少相似（图 23-23）[157]。然而，如果病变有小分叶或溃疡，则应怀疑为恶性肿瘤。

四、分期

大多数作者现在推荐 CT 作为食管癌分期的首选影像检查[158, 159]，胸外科医生协会已经发布了指南，推荐胸腹部联合 CT 用于最佳分期[160]。虽然 CT 是食管癌分期最主要的方法，但内镜超声（EUS）和正电子发射断层扫描（PET）技术的日益广泛应用改变了初诊食管癌的分期方法。目前，一般提倡 CT、EUS 和 PET 的联合应用，以确定哪些患者应该接受手术与化疗、放疗与化疗的结合，或手术与新辅助治疗结合的方法进行治疗。与任何癌症一样，食管癌的分期标准包括检测局部浸润、局部淋巴结受累和远处转移。对于食管癌的分期，不同的成像方式有不同的优缺点。

（一）计算机断层扫描

1. 技术

在进行食管癌分期的 CT 检查时，由于诊断时上腹部淋巴结转移的发生率很高，所以以扫描应包括上腹部和胸部[161]。远端食管癌更可能与上腹部淋巴结受累有关（图 23-24）；高于隆突水平的胸段食

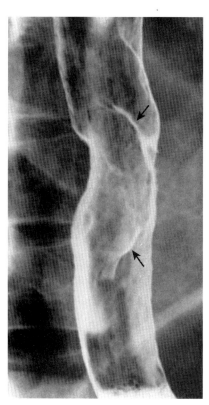

▲ 图 23-23　类似良性黏膜下肿块的食管癌
然而，这个病灶（箭）比大多数平滑肌瘤更大，轮廓更不规则（引自 Levine MS：Radiology of the Esophagus. Philadelphia, WB Saunders, 1989）

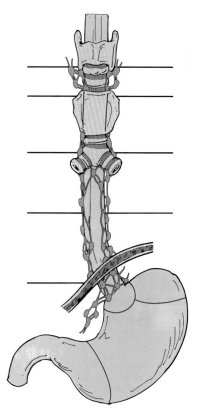

▲ 图 23-24　食管纵向淋巴管
食管远端淋巴管引流至心旁和上腹部胃小弯淋巴结，是食管远端癌患者腹腔淋巴结转移的高发的原因

管癌腹腔淋巴结转移的概率为 30%，而低于隆突的癌则增加到 70%（图 23-25）[162]。因为食管的淋巴引流是纵向的，而不是环周的（如在胃肠道的其余部分），淋巴结转移倾向于发生在原发肿瘤部位的上方和下方，经常在距原发病变相当的距离处而不是紧邻肿瘤处（图 23-26）。只要有可能，静脉注射造影剂能增加肝转移的检出率，并更好地将淋巴结与纵隔的血管结构区分开。分期 CT 是否也应包括颈部以评估颈部淋巴结转移尚有争议。

2. 分期标准

食管癌的主要 CT 分期标准包括：①局部纵隔浸润；②区域淋巴结受累；③远处转移。CT 在检测食管癌对纵隔的局部侵袭方面比 CT 在其他胃肠道癌局部侵袭方面效果好，可能是因为纵隔是一个独立的空间。因此，直接侵入可以通过占位效应的标准来预测，而占位效应标准在胃肠道的其他部位是没有用的。

局部浸润 CT 诊断标准包括以下两项：①肿瘤

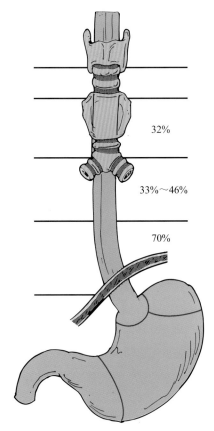

▲ **图 23-25 膈下淋巴结转移与食管癌部位的关系**
远段食管癌膈下淋巴结转移的频率明显高于近段食管癌

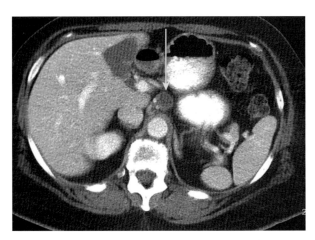

▲ **图 23-26 因食管癌淋巴转移导致膈下淋巴结（箭）肿大**
由于食管周围淋巴管纵向分布丰富，淋巴结转移可能发生在距原发肿瘤相当远的地方

与纵隔内邻近结构之间脂肪平面的消失；②其他纵隔结构的移位或凹陷。CT 显示气管或支气管移位或肿瘤块压迫气管或支气管后壁，对于预测气管或支气管的侵袭是非常准确的（图 23-27 和图 23-28）[163-165]。经 6 项研究和手术证实，CT 预测食管癌气管支气管侵犯的敏感性为 93%，特异性为 98%，准确性为 97%[166]。

占位效应标准也可以用于预测心包侵犯。如果肿瘤延伸到心脏后表面而没有脂肪平面，以及如果肿瘤在 CT 或磁共振成像（MRI）上隆起进入左心房腔，则可以很有信心地预测心包侵犯（图 23-29）。6 项研究的综合结果显示 CT 对于预测心包侵犯的敏感性、特异性和准确性为 94%[166]。

因为食管通常与主动脉接触，中间没有脂肪平面，所以预测主动脉侵犯更加困难（图 23-30）。研究人员通过识别出围绕主动脉的脂肪平面的圆周通常为 360°，与指南针的圆周相似，从而避免了这个问题。如果食管癌使食管和主动脉之间的脂肪平面消失超过周长的 25%（＞ 90°），则认为肿瘤侵犯主动脉（图 23-31）。如果肿瘤消除小于圆周的 45°，则认为主动脉不被肿瘤侵犯（图 23-32）。最后，如果肿瘤遮盖了周长的 45°～90°，CT 表现对于主动脉侵犯是不确定的（图 23-33）。利用这个标准，6 项研究的综合结果显示，CT 预测主动脉侵犯的敏感性为 88%，特异性为 96%，准确性为 94%[166]。目前认为 CT 在预测食管癌的局部浸润和转移方面具有超过 90% 的总体准确性[159]。

由于淋巴结增大是 CT 上预测纵隔或上腹部淋巴结转移的标准，CT 不能在正常大小的淋巴结中检测到肿瘤这一事实限制了其应用。因此，在没有淋巴结肿大的情况下，CT 不能检测到肿瘤累及情况。如果邻近食管癌的肿大淋巴结与原发性病变不

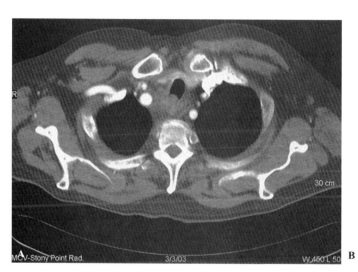

▲ 图 23-27　食管癌侵犯气管

A. CT 扫描显示食管肿瘤侵犯气管后壁，这一征象表明气管侵犯。B. 线条图也显示食管肿瘤对气管的侵犯

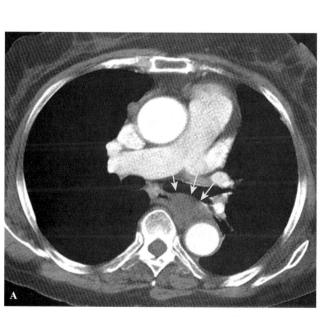
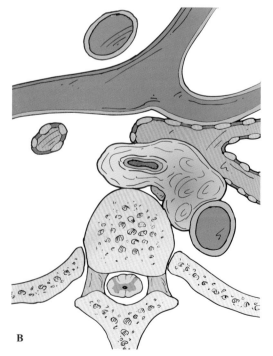

▲ 图 23-28　食管癌侵犯支气管

A. CT 扫描显示食管肿瘤示左主支气管后壁（箭）弯曲、移位，这个发现表明支气管受侵。B. 线条图也显示肿瘤对支气管的侵犯

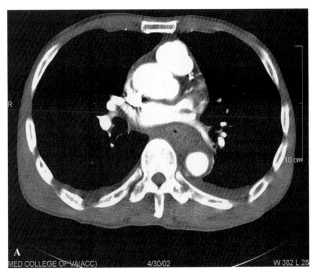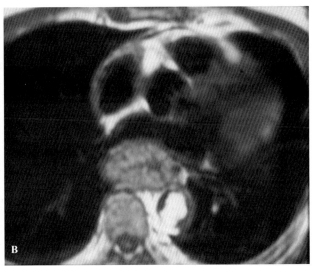

▲ 图 23-29　食管癌心包侵犯

A. CT 扫描显示食管肿瘤向左心房后壁凹陷，这一发现是心包侵犯的标志。B. MRI 扫描也显示肿瘤压入左心房后壁

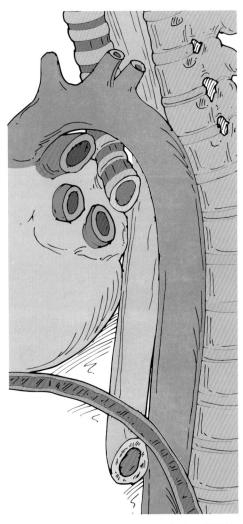

▲ 图 23-30　食管与降主动脉之间的正常接触

食管与邻近降主动脉之间有直接接触

可分割，那么它们也可能无法被检出。反之，当发现纵隔淋巴结肿大时，CT 不能区分良性淋巴结肿大与淋巴结转移。在一项研究中，当原发性食管癌体积很大并坏死时，淋巴结良性肿大更常见 [167]。一般来说，CT 对于预测上腹部淋巴结转移比纵隔淋巴结转移更准确 [168]。

胸部和上腹部的 CT 也能够发现肺、骨骼、肝脏或其他结构的远处转移。这些发现对于预测食管癌患者的长期生存是有用的。在一项研究中，在 CT 上有纵隔或膈下肿瘤侵犯表现的患者与没有这些表现的患者相比，存活时间明显缩短 [168]。

（二）超声内镜

1. 技术

超声探头内置于专门为 EUS 设计的光纤内镜的尖端。探针的顶端覆盖着一个可膨胀的橡胶气球，里面可以填满的水提供了换能器和食管壁之间的声学界面。这些超声单元是与上消化道内镜不同的独立设备。这些探针的大小与标准内镜相似，因此它们不能通过晚期食管癌引起的明显管腔狭窄的区域，从而妨碍了这些肿瘤的准确分期。据报道，EUS 肿瘤的不可穿过率为 20%～45% [169, 170]。为了避免这个问题，一个小探针可以通过标准内镜的活检通道 [171, 172]。由于探针口径较小，这些探针具有能够穿越更大百分比食管癌的优点。同时，这些较

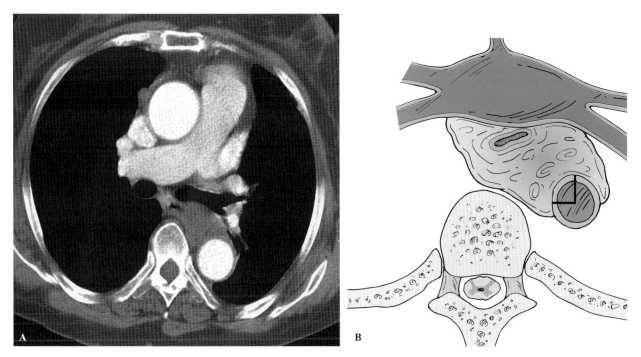

▲ 图 23-31　食管癌侵犯主动脉

A. CT 扫描显示食管肿瘤和主动脉之间有超过 90° 的接触，中间没有脂肪平面。这是预测主动脉侵犯的实用 CT 标准。B. 线条图也显示肿瘤与主动脉之间超过 90° 的接触

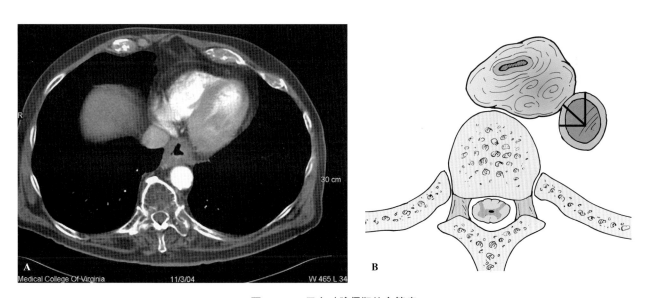

▲ 图 23-32　无主动脉侵犯的食管癌

A. CT 扫描显示食管肿瘤与主动脉接触不到 45°。这个发现表明主动脉没有被肿瘤侵犯。B. 线条图也显示食管肿瘤与主动脉之间的接触小于 45°

小的探测器使用非常高频的传感器，因此它们的视野更加有限。

　　2. 分期标准

　　EUS 能很好地显示食管壁的 5 层结构。在 EUS 上，这些层表现为高、低回声交替层，产生五个环状结构（图 23-34）。内回声线代表与换能器接触的黏膜层，中央回声线代表黏膜下脂肪（脂肪在超声上是产生回声等的），外回声线代表浆膜脂肪。肿瘤通常表现为低回声肿块，导致这些食管环断裂或增宽（图 23-35）。EUS 对于检测食管肿瘤是很好的，

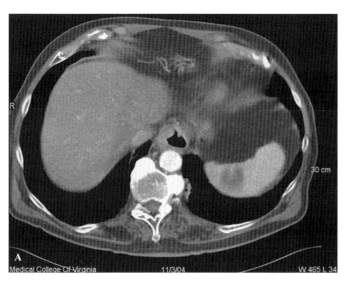
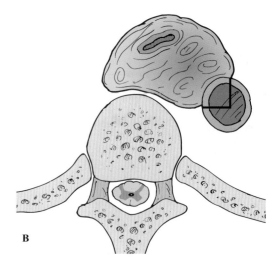

▲ 图 23-33　CT 扫描显示食管癌侵犯主动脉情况不确定

A.CT 扫描显示食管肿瘤与主动脉之间有 45°～90° 的接触，这一发现对于主动脉侵犯是不确定的。B. 线条图也显示食管肿瘤与主动脉之间的接触为 45°～90°

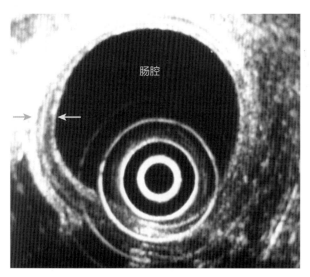

▲ 图 23-34　常规内镜超声检查

这张图像显示了食管壁的所有 5 层结构（箭）

并且可以经常检测到已经扩散到壁外的病变，能区分 T_2（局限于食管壁）及 T_3 期（突破从食管壁延伸到食管周围脂肪中）肿瘤。EUS 检测 T_4 肿瘤（侵入纵隔中相邻结构）的能力，受限于无法将侵袭性肿瘤与那些延伸到相邻结构而无实际侵袭的肿瘤区分开来。

　　一个基于 13 项评估 EUS 对食管癌分期准确性的研究的 Meta 分析发现，EUS 对预测食管壁肿瘤浸润深度和预测纵隔淋巴结转移的准确率为 79%

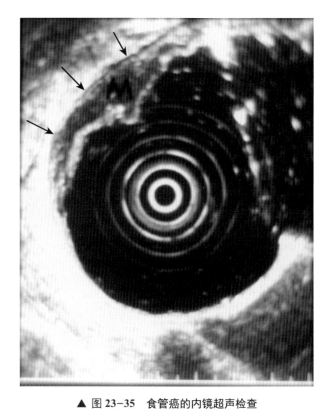

▲ 图 23-35　食管癌的内镜超声检查

内镜超声显示低回声肿块（M）引起食管壁局灶性增宽。周边的黑色细线（箭）表明肿瘤尚未侵袭浆膜脂肪

（图 23-36）[173]。因此，许多作者认为 EUS 应与螺旋 CT 互补来对食管癌进行分期。对食管壁和纵隔淋巴结转移的浸润深度 EUS 明显优于 CT，但 CT

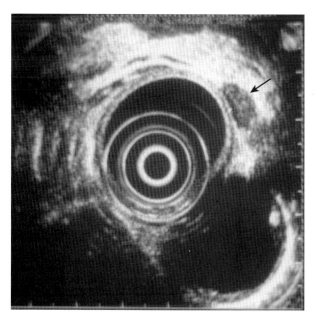

▲ 图 23-36　食管癌淋巴结转移的内镜超声检查
肿大的淋巴结表现为低回声病灶（箭）

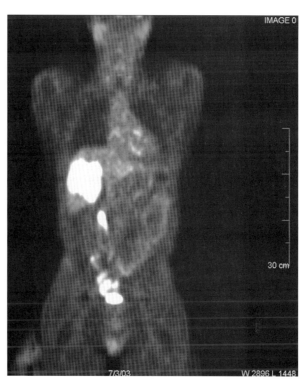

▲ 图 23-37　食管癌肝转移的 PET 检查
这张冠状 PET 图像显示在肝转移灶中放射性核素的明显摄取

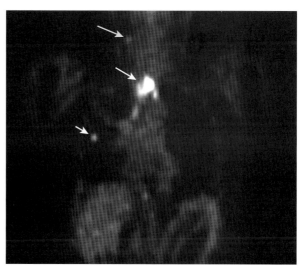

▲ 图 23-38　食管癌颈部淋巴结和肺转移灶的 PET 表现
这张冠状 PET 图像显示上纵隔巨大食管肿瘤明显摄取放射性核素（大白箭），还要注意转移至右颈淋巴结（黄箭）和右肺（小白箭）

对远处转移的诊断优于 EUS。EUS 对 T_3 肿瘤与 T_2 肿瘤的鉴别能力特别有助于指导治疗，因为 T_2 肿瘤患者通常接受原发性手术切除，T_3 肿瘤患者通常行放化疗。然而，在对 T_2 和 T_3 肿瘤都进行手术的机构中，EUS 的这种优点消失了。

经 EUS 引导下纵隔肿瘤周围淋巴结细针抽吸（FNA）细胞学检查可提高 EUS 对淋巴结分期的准确性[174]。在一项研究中发现 EUS 淋巴结常规 FNA 对淋巴结分期的准确率为 93%，而单独 EUS 的准确率为 70%[175]。EUS 联合 FNA 可提高食管癌的局部分期。

（三）正电子发射断层显像

使用 [18]F- 脱氧葡萄糖（FDG）的 PET 是另一个有用的食管癌分期检查方法。由于这些肿瘤及其转移至肝、肺、颈部淋巴结和其他部位的病灶为 FDG 高代谢（图 23-37 和图 23-38），所以 PET 或 PET/CT 可以检测 CT 不能识别的转移[176]。在一项研究中，在 17% 食管癌患者中，PET 能显示胸部和上腹部 CT 上未见的转移，包括 38% 的颈淋巴结转移，23% 的骨转移和 15% 的肝转移[177]。因此，当 CT 没有显示局部浸润或远处转移的证据时，PET 尤其有用（图 23-39）。在另一项研究中，PET 能为 14%

接受了 CT 检查的食管癌患者的癌症分期提供重要的额外信息[178]。

（四）颈部超声检查

颈部淋巴结对食管癌分期的重要性比先前所认

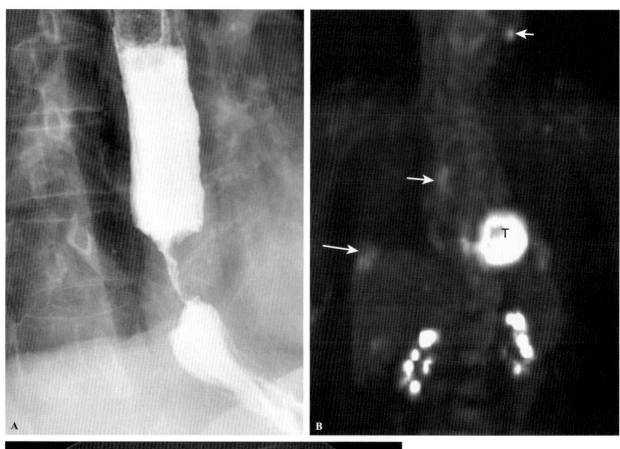

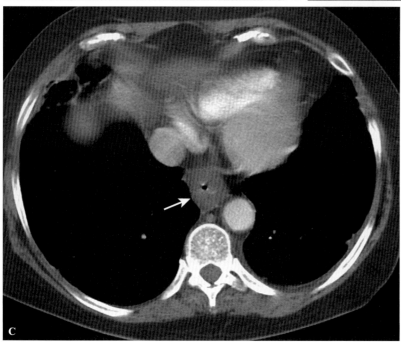

▲ 图 23-39　PET 显示 CT 扫描未发现的转移灶的价值

A. 钡造影检查显示远端食管周边浸润癌。B. 冠状位 PET 显像显示食管远端肿瘤（T）明显摄取放射性核素。然而，肝脏（长箭）、纵隔（中箭）和左颈淋巴结（短箭）的转移灶也有摄取。因此，PET 扫描显著地改变了患者的疾病分期。C. CT 扫描显示食管壁明显增厚（箭）。然而，这种病变在 CT 扫描没有发现局部或远处转移的情况下是可切除的（注意肿瘤和邻近主动脉之间的接触角度少于 45°）

识到的要大。在一项研究中，1/3 因胸段食管"可治愈"癌症而接受食管切除术的患者在食管切除术中进行颈淋巴结清扫时发现颈部淋巴结转移[179]。颈部淋巴结转移与纵隔淋巴结转移一样常见。颈部淋巴结转移的频率与食管肿瘤的位置直接相关，80% 的颈部食管癌、52% 的胸上端食管癌、29% 的胸中段食管癌以及 9% 的胸下段食管癌的患者有颈部淋巴结转移[180]。

由于食管癌颈部淋巴结转移的频率很高，亚洲和欧洲的作者提倡用颈部超声及 FNA 对可疑淋巴结进行检查，作为食管癌分期的另一种影像学检查[181, 182]。颈部超声检查采用 7.5～10MHz 范围的高频换能器。这种检查相对容易进行，因为需要关注的颈部淋巴结在皮肤表面 3cm 以内。如果淋巴结直径大于 5mm 或短长径比大于 50%，则认为淋巴结异常[183]。在一项研究中，颈部超声检查可疑的淋巴结对检测食管癌颈淋巴结转移的敏感性为 88%，特异性为 59%，准确性为 78%[184]。

（五）分期表

CT 通常被推荐为食管癌分期的初步检查。如果 CT 显示局部浸润或远处转移，则不需要进一步影像检查。然而，如果 CT 对于局部浸润或远处转移是阴性或不确定的，患者可以转为行 EUS 检查。如果肿瘤在 EUS 上仍为可切除的，则可进行 PET 或 PET/CT 检查，以检测 CT 或 EUS 上未识别的局部浸润或远处转移。是否应常规进行颈部超声或 CT 检查以评估这些患者的颈部淋巴结转移情况，还需要进一步研究。

五、治疗

根据诊断时的肿瘤分期，食管癌可以通过治疗或姑息方法治疗。治疗包括手术、放疗、手术联合术前或术后放疗或化疗。姑息性治疗包括手术、放疗、化疗、放置留置食管支架和激光治疗。

（一）外科手术

治疗性切除食管远端 2/3 的癌通常需要食管胃切除和胃牵拉。切除更近端的病变可能需要游离空肠移植物来重建咽食管。晚期食管癌患者的姑息性手术通常包括食管旁路手术以控制梗阻或瘘管形成的症状。最常见的旁路手术包括结肠间置术和胃管的建立。也可以通过食管支架（通常是可扩张的金属支架）绕过梗阻或瘘管来实现姑息。食管癌手术或其他姑息治疗后的正常和异常表现在第 27 章进行讨论。

（二）放射治疗

放射治疗可用于食管癌的姑息性或最终治疗。鳞状细胞癌比腺癌对放射线更敏感[185]。颈部或上胸段食管的肿瘤也比中段或远端胸段食管的肿瘤对放射线更敏感[185]。大多数接受这种治疗的患者肿瘤部分或全部消退[186-188]。虽然在治疗后的最初几个月，它们可以显著改善吞咽困难，但 30%～85% 的病例随后局部复发[185, 188-190]。即使食管区域达到根除癌细胞，这些患者也常常死于肝、肺或纵隔的广泛转移[185, 188, 191]。发病率或死亡率的增加也可能归因于放射治疗的并发症，如食管溃疡、穿孔和瘘的形成[190, 192]。结果，放疗后的预后与手术后相当或略差，平均生存期仅为 9～10 个月。

放射治疗后肿瘤的局部消退在钡造影检查中表现为病变的大小和体积的减少。随着肿瘤完全消退，食管造影可表现为正常食管或在原始病变部位出现良性狭窄（图 23-40）[188, 189, 193, 194]。在大多数情况下，这些狭窄表现为光滑、渐进性狭窄区域，没有结节、占位效应或溃疡等暗示肿瘤残留的证据。然而，即使肿瘤完全消退，这些患者也常常由于远处转移而死亡，可能是因为治疗时未认识到淋巴管受累[188]。因此，在影像学或内镜检查中，癌灶的消失并不一定意味着治愈。

尽管大多数患者对放射治疗有初始的临床反应，但复发性吞咽困难常常因为肿瘤局部复发在治疗后 3～9 个月内出现[185, 188, 189]。在钡造影检查中，复发癌可在原始放射区域或其边缘正上方表现为息肉样病变、溃疡性病变或浸润性病变[188]。然而，这些患者的症状恶化不仅可由复发性肿瘤引起，还可由良性放射狭窄、瘘管形成、穿孔或机会性食管感染，如念珠菌和疱疹食管炎引起[188]。因此，影像学检查应鉴别复发癌和这些患者的其他并发症。

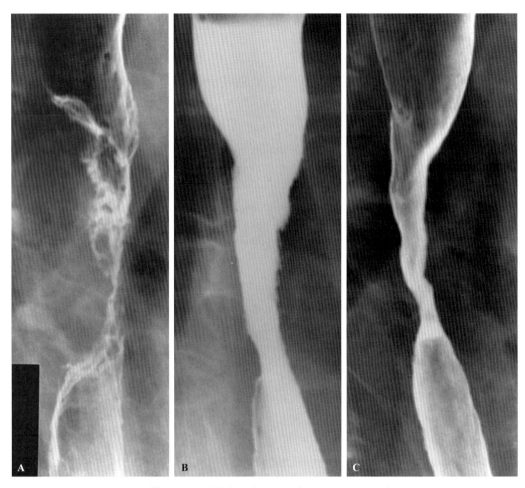

▲ 图 23-40　食管癌放疗后完全消退残留的良性狭窄

A. 最初食管造影显示食管中段晚期浸润癌。B. 放疗后4个月的第2次检查显示肿瘤部分消退，残留的区域为浅层溃疡。C. 2个月后的第3次检查显示病灶进一步消退，在这个部位有一个平滑、渐进性、良性的放射性狭窄（引自 Levine MS：Radiology of the Esophagus. Philadelphia，WB Saunders，1989）

（三）放化疗

　　最初的报道表明，食管癌患者的联合放疗和化疗产生了立即和显著的反应，但是这种方法的长期益处是值得怀疑的。术前放化疗也被提倡作为局部晚期肿瘤或局部淋巴结转移患者手术的辅助手段[2]。不幸的是，关于多方法治疗的价值有相互矛盾的报道。在对食管腺癌患者的研究中发现，术前放化疗优于单纯手术，中位生存期分别为15个月和11个月[195]。在对食管鳞状细胞癌患者的另一项研究中，术前放化疗并未提高总体生存率[196]。对于患有晚期疾病或因医疗条件无法手术的患者，放化疗是外科手术的可行替代方案。

第 24 章　其他食管恶性肿瘤
Other Malignant Tumors of the Esophagus

Marc S. Levine　著

李海蛟　译　　李艳玲　校

一、转移瘤

在尸检中发现，死于癌症的患者发生食管转移概率小于 5%。大多数病例是由于胃、肺和颈部原发恶性肿瘤的直接侵袭或纵隔内含肿瘤的淋巴结的局部侵袭所致。这些由转移性肿瘤引起各种形式的食管受累所产生的特征性影像学表现，将在后面的部分中单独讨论。

（一）原发部位

胃癌约占所有食管转移的 50%[1]。累及贲门或胃底的肿瘤可通过膈肌裂孔连续扩散而侵袭末端食管。食管转移其他较少见的原因是肺癌和乳腺癌[2-4]。大多数病例由肿瘤直接延续累及食管或由后纵隔淋巴结累及邻近食管。食管也可能受累于颈部恶性肿瘤的连续扩散，如喉癌、咽癌和甲状腺癌。极少情况下，食管也可受发生在远处的肿瘤所累及，如肾、肝、直肠、前列腺、子宫颈和皮肤等[5-9]。因此，大多数恶性肿瘤能够转移到食管。

（二）临床表现

食管转移患者由于食管受纵隔肿大的淋巴结压迫或肿瘤侵袭食管而出现吞咽困难。虽然食管转移的存在通常表明预后不良，但是一些患者（尤其是乳腺癌或肺癌患者）可能以吞咽困难为疾病的初始表现[2, 10]。此外，乳腺癌患者通常有迟发性食管转移，从诊断到出现吞咽困难的平均间隔约 8 年[4, 11]。当发生吞咽困难时，这些患者通常已有广泛的转移[3, 11]。

（三）影像学表现

1. 直接侵犯

在钡剂造影检查中，喉癌、咽癌、甲状腺癌或肺癌直接侵犯颈部或胸段食管具有特征性表现。早期侵袭可表现为食管上的平滑或轻微不规则的凹陷，边缘轻微倾斜、圆钝，伴相邻纵隔及颈部边界连续的肿块。随着食管壁进一步被肿瘤浸润，受累区域可能呈锯齿状、扇形或结节状（图 24-1）。最终，可能会出现食管环形狭窄，伴占位效应、结节、溃疡或梗阻（图 24-2）。极少数情况下，甲状腺癌侵犯食管可表现为腔内肿块，类似于梭形细胞癌（见"梭形细胞癌"）[12]。

贲门癌或胃底癌继发性食管受累可表现为从胃底延伸到远端食管的息肉样肿块（图 24-3）或远端食管不规则狭窄而不伴独立肿块[13, 14]。食管受累通常局限于食管远端较短节段，但可延伸至主动脉弓的近端[13]。这些肿瘤偶尔可导致远端食管在胃食管结合部或邻近水平的平滑、逐渐性狭窄，与贲门失弛缓症的表现相似（见"继发性贲门失弛缓症"）。

在钡剂造影检查中，当远段食管呈肿瘤侵犯表现时，胃贲门和胃底也应进行影像学评估，以确定胃是否受侵犯。在某些病例中，钡剂造影检查可见胃部有明显的恶性肿瘤（图 24-3）。然而，在其他病例中，胃底肿瘤仅表现为与相对小的结节、肿块效应或溃疡相关的贲门正常解剖标志的扭曲或消失（图 24-4）[14, 15]。因此，对胃底进行细致的双对比检查对于排除这些患者潜在的贲门癌是必不可少的。

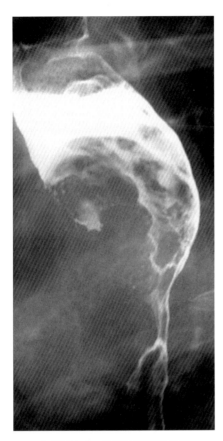

▲ 图 24-1 肺癌直接侵犯食管

邻近纵隔肿瘤导致的偏心性占位效应和食管狭窄，该区域食管扇形轮廓表明肿瘤直接侵袭食管（引自 Levine MS：Radiology of the Esophagus. Philadelphia，WB Saunders，1989）

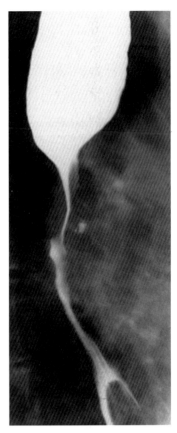

▲ 图 24-2 肺癌直接侵犯食管

此患者因纵隔转移性肿瘤侵犯食管周而导致食管中段长节段不规则狭窄（图片由 Robert A. Goren，MD，Philadelphia 提供）

2. 纵隔淋巴结毗邻受累

尽管任何转移至纵隔淋巴结的肿瘤都有能累及食管，但乳腺癌和肺癌是最常见的潜在恶性肿瘤[11]。由于食管中段邻近隆突下淋巴结，纵隔淋巴结转移对食管的侵犯通常发生在这个水平[10, 16]。钡剂造影检查通常显示隆突或其正下方的食管上有光滑或轻微分叶的外部凹陷（图 24-5A）[10, 16]。当肿瘤直接侵犯食管时，它可能具有更不规则的轮廓，经常伴有溃疡区域（图 24-6）[1, 4, 6]。最终，食管壁可能被肿瘤环周浸润，产生环周狭窄伴周围软组织肿块（图 24-7）[2, 4, 6]。当钡剂造影检查怀疑有纵隔肿瘤侵犯食管时，应进行 CT 检查以显示纵隔淋巴结肿大的位置和程度（图 24-5B）。

3. 血源性转移瘤

真正的血液负荷性或血源性食管转移是非常罕见的。大多数病例是由乳腺癌引起的，但其他远处肿瘤也可能血行转移至食管。然而，令人惊讶的

是，恶性黑色素瘤（其经血液转移至胃肠道的比例最高）很少累及食管[5, 9]。无论起因如何，血行食管转移在钡剂造影检查中通常表现为短而偏心的狭窄（通常在食管的中 1/3），黏膜完整，边缘光滑、逐渐变细（图 24-8）[1, 4, 6, 17]。虽然食管血行转移倾向于表现为浸润性病变，但偶尔也可表现为一个或多个独立的黏膜下肿块或中央溃疡性"牛眼"病变[17]。

（四）鉴别诊断

食管上的光滑或轻微分叶状凹陷可由多种外源性肿块病变引起，如良性肿瘤和纵隔囊肿、异常血管、扩张的主动脉或主动脉瘤压迫食管。相比之下，当占位效应区域有不规则、锯齿状或结节状轮廓或与溃疡相关时，应怀疑转移性肿瘤侵犯食管。因此，食管的恶性侵袭通常可以与纵隔内压迫但不侵袭食管的良性病变相区别。

转移性肿瘤所致食管上段或中段狭窄的鉴别诊

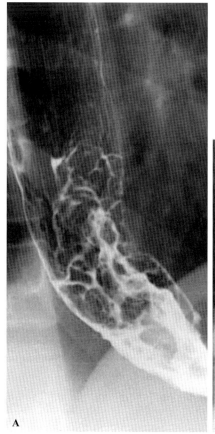
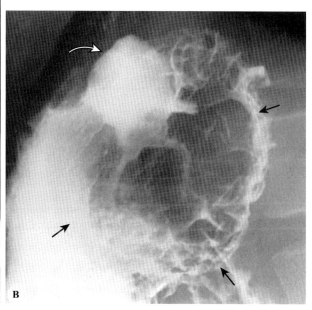

▲ 图 24-3 胃癌直接侵犯食管

A. 双对比食管造影显示食管远端息肉样病变，向下延伸至胃食管结合部。B. 胃底的侧位片见一个大的胃底肿块（黑箭），内见偏心的溃疡区域（白箭），此患者为原发性胃癌侵犯远端食管（引自 Levine MS: Radiology of the Esophagus. Philadelphia, WB Saunders, 1989）

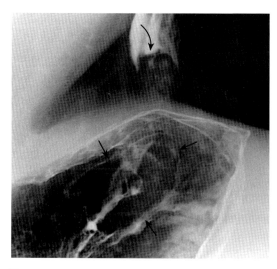

▲ 图 24-4 **Direct esophageal invasion by carcinoma of the gastric cardia**

Double-contrast view of the fundus shows obliteration of the normal anatomic landmarks at the cardia with a centrally ulcerated polypoid lesion (*straight arrows*) extending into the distal esophagus (*curved arrow*). (*From Levine MS, Laufer I, Thompson JJ: Carcinoma of the gastric cardia in young people. AJR 140: 69–72, 1983.*)

断包括 Barrett 食管和纵隔放疗后瘢痕、腐蚀性摄入、嗜酸性食管炎或口服药物如氯化钾和奎尼丁。当已知这些患者胸腔内有先前放射治疗的恶性肿瘤时，主要的诊断考虑包括良性放射性狭窄和肿瘤复发。在这种情况下，可以用计算机断层扫描（CT）显示狭窄区域的纵隔肿块或淋巴结病变，来鉴别肿瘤复发和放射性狭窄。

二、继发性贲门失弛缓症

继发性贲门失弛缓症和假性贲门失弛缓症可互相替代，是用来描述临床、影像学、内镜和测压特征与原发性或特发性贲门失弛缓症不可区分的整体。恶性肿瘤引起的继发性贲门失弛缓症并不常见，仅占测压发现的贲门失弛缓症患者的 2%～4%[18]。近 75% 的病例是由贲门癌或胃底癌直接侵犯胃食管结合部或远端食管引起的[19, 20]。少数

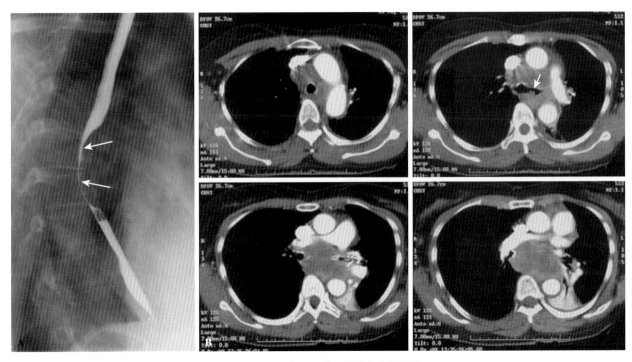

▲ 图 24-5　肺癌纵隔淋巴结转移食管压迫

A. 钡剂造影检查见隆突下方食管中段前外侧壁上有一个大的外源性凹陷（箭）。B. CT 扫描见巨大纵隔和隆突下淋巴结是这一发现的原因，隆突附近的左主支气管也有支气管内占位（箭），这个患者被发现患有肺小细胞肺癌（由 Vincent Low，MD，Perth，Australia 提供）

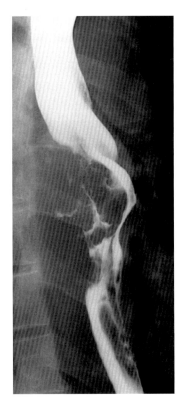

▲ 图 24-6　子宫颈癌纵隔淋巴结转移的食管侵犯

隆突下淋巴结转移侵犯邻近食管，导致食管中部不规则的占位效应和溃疡区（引自 Levine MS：Radiology of the Esophagus. Philadelphia，WB Saunders，1989）

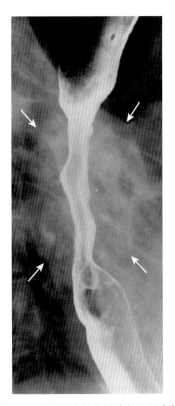

▲ 图 24-7　纵隔转移性乳腺癌的环周食管侵犯

食管中段可见较光滑的渐进性狭窄区。然而，纵隔周围的软组织肿块（箭）提示食管被淋巴结转移所包绕（引自 Levine MS：Radiology of the Esophagus. Philadelphia，WB Saunders，1989）

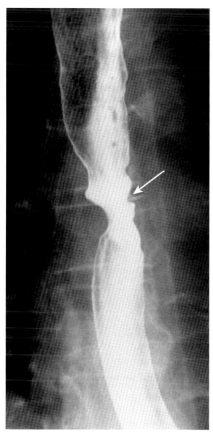

▲ 图 24-8　乳腺癌血行转移至食管

病变表现为食管中段狭窄（箭）（引自 Levine MS：Radiology of the Esophagus. Philadelphia，WB Saunders，1989）

情况下，其他恶性肿瘤的血行转移，如乳腺癌、肺癌、胰腺癌、子宫和前列腺癌，甚至包括胃食管结合部的淋巴瘤，可能具有相似的表现[8, 19, 21-23]。继发性贲门失弛缓症的其他良性原因包括 Chagas 病、淀粉样变性和 Nissen 胃底折叠[24-26]。鉴别原发性贲门失弛缓症和继发性贲门失弛缓症很重要，因为原发性贲门失弛缓症可以通过球囊扩张、肉毒杆菌毒素注射或腹腔镜肌切开术治疗，而继发性贲门失弛缓症通常需要化疗或其他治疗来治疗广泛转移的疾病。

（一）发病机制

原发性和继发性贲门失弛缓症的特征是缺乏食管蠕动和食管下括约肌压力增高，在吞咽时不能正常放松。在原发性贲门失弛缓症患者中，运动障碍被认为是由食管中 Auerbach 神经丛神经节细胞的变性和缺如引起的。然而，转移产生这种运动障碍的确切机制尚不清楚。一些患者肿瘤直接侵犯远端

食管、破坏肌层神经节[27]。然而，其他肿瘤局限于胃食管结合部，不伴食管神经丛受累[28]。在这种情况下，运动障碍可由食管外转移至迷走神经或脑干迷走神经背侧运动核引起[20, 28]。继发性贲门失弛缓症也可能作为副肿瘤综合征发生，由于肿瘤产物循环导致食管运动功能改变[8]。最后，恶性神经内分泌肿瘤（特别是肺的小细胞癌）可表达多种神经抗原，这些神经抗原可利用循环抗体（称为抗 Hu 抗体）启动自身免疫反应，引起神经变性和继发性失弛缓症[29, 30]。

（二）临床表现

虽然吞咽困难在原发和继发性贲门失弛缓症中都会发生，但不同的临床特征有助于区分两者。大多数原发性贲门失弛缓症患者年龄为 20—50 岁，在求医前他们大多有 4～6 年的吞咽困难[18, 31]。相比之下，大多数继发性贲门失弛缓症患者年龄大于 60 岁，症状持续时间通常小于 6 个月[18, 31]。继发性贲门失弛缓症也可能更与体重减轻有关[32]。因此，当老年患者近期出现吞咽困难和体重减轻时，只要诊断为贲门失弛缓症，就应该怀疑潜在的恶性肿瘤[18, 31, 32]。然而，一些原发性贲门失弛缓症患者可能年龄大于 60 岁，而其他患者可能具有相对较短的症状持续时间[31, 33, 34]。因此，并不总是能根据临床情况来加以区分。

（三）影像学表现

继发性贲门失弛缓症在钡剂造影检查中的典型表现为食管蠕动消失和远端食管光滑渐进性狭窄，在胃食管结合部或其附近产生鸟嘴样结构（图 24-9）[8, 19, 31, 35]。虽然影像学表现可能与原发性贲门失弛缓症相似，但在继发贲门失弛缓症中，肿瘤的远端食管浸润有时会导致不对称或偏心狭窄、变形、僵硬、黏膜结节或溃疡[31, 35]。恶性肿瘤的另一个重要表现是狭窄段的长度，在贲门继发贲门失弛缓症（图 24-10）中，它可在胃食管结合部延伸 3.5cm 或更多（图 24-10），但在原发性贲门失弛缓症患者中，很少向近端延伸到这个程度[31]。最后，在继发性贲门失弛缓症患者中，因为疾病进展迅速，食管扩张的程度通常较小[31]。在钡造影检查中

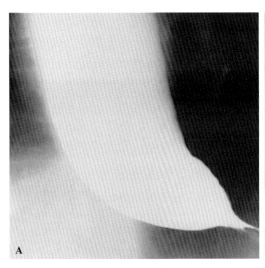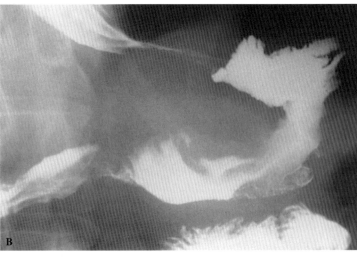

▲ 图 24-9 继发性贲门失弛缓症

A. 食管远端光滑、逐渐性狭窄，形成原发性贲门失弛缓症的特征性鸟嘴样结构。B. 然而，胃部图像显示胃体和胃底的弥漫性浸润癌侵犯了远端食管

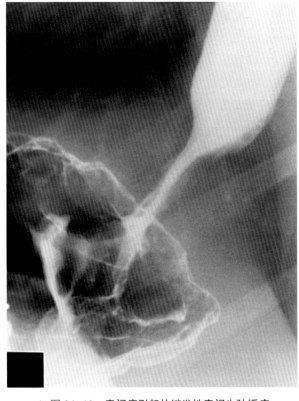

▲ 图 24-10　贲门癌引起的继发性贲门失弛缓症

远端食管有光滑的、渐进性狭窄，但狭窄的部分从胃食管结合部延伸较远距离（在原发贲门失弛缓患者中不太常见的表现），还要注意肿瘤是如何引起胃底明显结节、贲门正常解剖标志消失的（引自 Levine MS: Radiology of the Esophagus. Philadelphia, WB Saunders, 1989）

出现贲门失弛缓症时，在近期出现吞咽困难的老年患者中出现远端食管狭窄段超过 3.5cm，而近段食管几乎无扩张，即使没有其他影像学可疑发现，也应该考虑继发性贲门失弛缓[31]。

由于继发贲门失弛缓症通常是由贲门或胃底癌侵犯远端食管引起的，因此对这些患者进行仔细的胃底影像学评估是必不可少的。不常见的是，胃底可见明显的息肉样、溃疡性或浸润性癌（图 24-9B）。在较早期病变中，传统的单对比钡剂造影检查可能显示胃底无明显异常。然而，双对比检查可能显示正常贲门解剖标志的扭曲或消失等细微的肿瘤证据（图 24-10）[14, 15]。相反，在原发性贲门失弛缓症患者的食管双对比造影检查中，胃贲门的特征性花环样结构应该是正常的。

CT 有助于鉴别原发性贲门失弛缓症和继发性贲门失弛缓症。原发性贲门失弛缓症患者在 CT 上通常有很少或没有胃食管壁增厚（图 24-11A），并且没有纵隔淋巴结肿大或贲门肿块（图 24-11B）[36, 37]。在某些情况下，CT 可能会因为该区域扩张不足而出现假性肿瘤[38]。相比之下，继发性贲门失弛缓症患者在 CT 上常常有食管远端壁增厚，并且增厚的管壁趋向于分叶状和不对称（图 24-12A）。CT 还可显示贲门软组织肿块（图 24-12B），纵隔淋巴结肿大，以及肺、胸膜或肝转移[39, 40]。在由贲门癌、

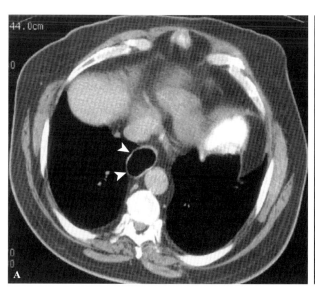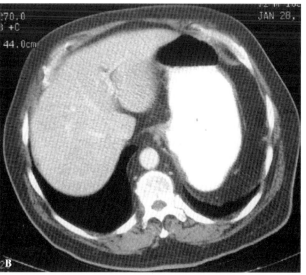

▲ 图 24-11 原发性贲门失弛缓症的 CT 表现

A.CT 扫描显示扩张的食管（箭头）不伴食管壁增厚或纵隔淋巴结肿大。B. 更靠近下部的扫描层面显示未见胃食管结合部的软组织肿块（注意胃底的钡）。这个患者有长期原发性贲门失弛缓症

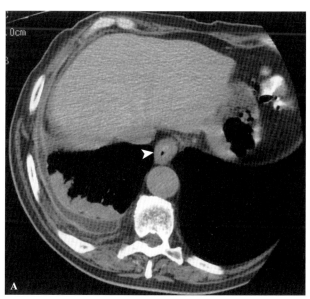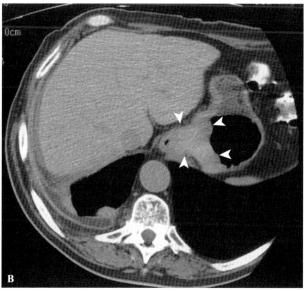

▲ 图 24-12 继发性贲门失弛缓症

A. 在先前钡剂造影检查（未展示）中看到的鸟嘴样狭窄的水平，CT 扫描显示食管远端壁不对称增厚（箭头）。B. 更靠近下部的 CT 图像显示胃食管结合部不对称软组织肿块（箭头），突出到充满气体的胃底内侧。这位患者是贲门癌导致的继发性贲门失弛缓

胃底癌、肺癌、胰腺癌或胸腹部其他恶性肿瘤引起的继发性贲门失弛缓症患者中，CT 也有助于检测原发肿瘤的位置。

三、淋巴瘤

食管是淋巴瘤侵犯胃肠道最不常见的部位，仅占所有病例的 1%[41]。非霍奇金淋巴瘤和少数的霍奇金淋巴瘤均可累及食管。这些患者几乎都是全身性淋巴瘤，通过纵隔淋巴结直接侵袭、淋巴瘤从胃底连续扩散或食管淋巴瘤同步发展[42-45]。少数情况下，原发性食管淋巴瘤（通常为霍奇金淋巴瘤）可以在没有食管外侵犯的情况下发生[46-51]。艾滋病相关的原发性食管淋巴瘤病例也有报道[52, 53]。当怀疑

为食管淋巴瘤时，应进行内镜及食管活检来确定诊断。由于疾病的不均一性和取样错误，25%～35% 的病例标本呈假阴性 [51]。因此，一些患者可能需要手术才能确诊。

（一）临床表现

大多数食管淋巴瘤患者没有食管症状，所以对有弥漫病变患者的诊断通常是在尸检时才做出的 [41, 42]。然而，一些患者可能由于食管狭窄或肿瘤阻塞而产生吞咽困难 [42, 43]。少数情况下，吞咽困难为其首发症状 [54]。

（二）影像学表现

在钡剂造影检查中，胃淋巴瘤累及食管可表现为因胃底肿瘤连续性播散引起的食管远端不规则狭窄（图 24-13）[42-44, 55]。在这种情况下，胃底和贲

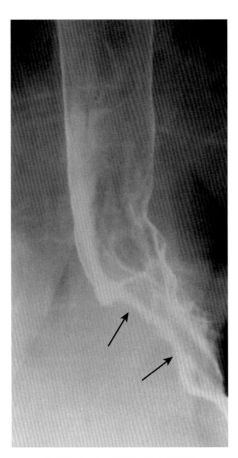

▲ 图 24-13　胃淋巴瘤食管受累
食管远端有不规则的狭窄（箭），这是由淋巴瘤从胃底连续扩散引起的。贲门癌侵犯远端食管可有相同的表现（引自 Levine MS：Radiology of the Esophagus. Philadelphia, WB Saunders, 1989）

门详细的影像学检查可表现为继发于潜在的淋巴瘤的胃底息肉、溃疡，或浸润病变。约 10% 的胃淋巴瘤患者可由跨贲门播散 [55]。然而，这些病变在影像学上无法与侵犯远端食管的胃底癌区分。

纵隔淋巴瘤可引起食管的外生性压迹，导致平滑的凹陷伴圆钝、轻微倾斜的边界 [42]。进一步的食管受累可能表现为继发于肿瘤侵犯管壁的更不规则或锯齿状的轮廓异常。最终，纵隔淋巴瘤可能导致弥漫性食管狭窄（图 24-14A）。CT 对于确定纵隔疾病的程度特别有用（图 24-14B）。其他患者可能发展成食管气道瘘，通常是放射治疗的并发症 [56, 57]。

内源性食管淋巴瘤可表现为一系列异常，包括黏膜下结节、扩大的皱襞、息肉样肿块和狭窄。最常见的表现是息肉样或溃疡性肿块或浸润性病变，无法与食管癌区分（图 24-15）[42-44, 48-52]。较少见的是，黏膜下层淋巴瘤浸润可导致纵向皱褶扩大，类似于静脉曲张的表现 [42-45]。食管偶尔可见独立的黏膜下肿块，提示多发性平滑肌瘤 [43, 44]。其他患者在食管中可能有无数小的黏膜下结节（图 24-16）[58, 59]。尽管白血病浸润、血行转移和卡波西肉瘤也是黏膜下结节的不常见原因，但这些患者的病变往往更大、数量较少。少数情况下，食管淋巴瘤可引起动脉瘤样扩张，类似于小肠的表现 [51]。

四、梭形细胞癌

包含癌和肉瘤两种成分的食管恶性息肉样上皮性肿瘤非常罕见，仅占所有食管肿瘤的 0.5%～1.5%[60]。以前用来描述这些病变的术语包括癌肉瘤、假肉瘤、息肉样癌和鳞状细胞癌变异的梭形细胞瘤。许多研究者认为，这些病变代表单个恶性肿瘤的不同表达，该肿瘤已被命名为梭形细胞鳞癌，或简单地称为梭形细胞癌 [61-63]。

（一）病理学

过去，人们认为食管癌肉瘤是含有癌和肉瘤成分的混合物 [64, 65]。相比之下，假性肉瘤被认为主要由肉瘤样梭形细胞组成，伴邻近区域鳞状细胞癌 [66-68]。因为肿瘤的肉瘤部分很少转移到其他结构，所以假性肉瘤被认为是比癌肉瘤侵袭性更小、预后更好的

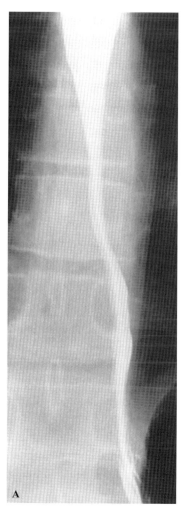

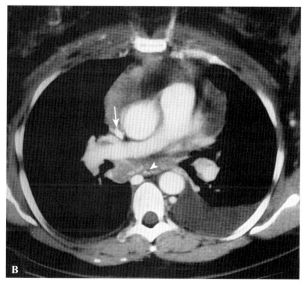

▲ 图 24-14　纵隔淋巴瘤食管受累

A. 钡剂造影检查显示，淋巴瘤患者的纵隔淋巴结肿大引起食管下 1/3 的长节段光滑性狭窄。B. 另一位患有纵隔大细胞淋巴瘤患者的 CT 扫描显示广泛的纵隔淋巴结肿大压迫食管（箭头）和上腔静脉（箭）（图 A 由 Kyunghee C. Cho, MD, Newark, NJ 提供；图 B 由 Richard M. Gore, MD, Evanston, IL 提供）

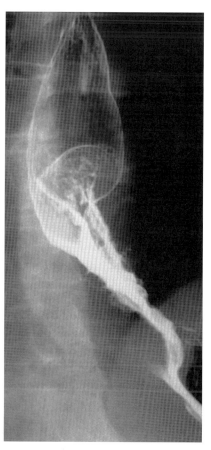

▲ 图 24-15　食管原发性 AIDS 相关非霍奇金淋巴瘤

胸段食管远端有不规则的溃疡状狭窄区，近端边界呈贝壳状。这种病变与晚期食管癌无明显区别（图片由 Jackie Brown, MD, Vancouver, Canada 提供）

病变 [65]。然而，在随后的研究中显示，所谓的假肉瘤的肉瘤部分也发生转移，并且这些病变表现得与癌肉瘤一样具有侵袭性 [61, 69]。因此，癌肉瘤和假性肉瘤几乎是相同的病理实体，其癌变部分的间变性梭形细胞化生程度不同 [61, 63, 70]。

（二）临床表现

梭形细胞癌患者几乎总是出现吞咽困难和体重减轻 [71]。大多数患者都是有吸烟或饮酒史的老年人 [68, 71]。因此，其临床表现与鳞状细胞癌无明显区别。

已有研究表明，梭形细胞癌比鳞状细胞癌具有更好的预后，因为这些肿瘤往往较浅表，局部浸润、局部或远处转移发生在疾病进程的晚期 [64, 72]。其他研究者发现，多达 50% 的梭形细胞癌患者在诊断时即有转移性病变，总的 5 年生存率仅为 2%～8% [65, 71]。因此，该肿瘤的预后可能与鳞状细

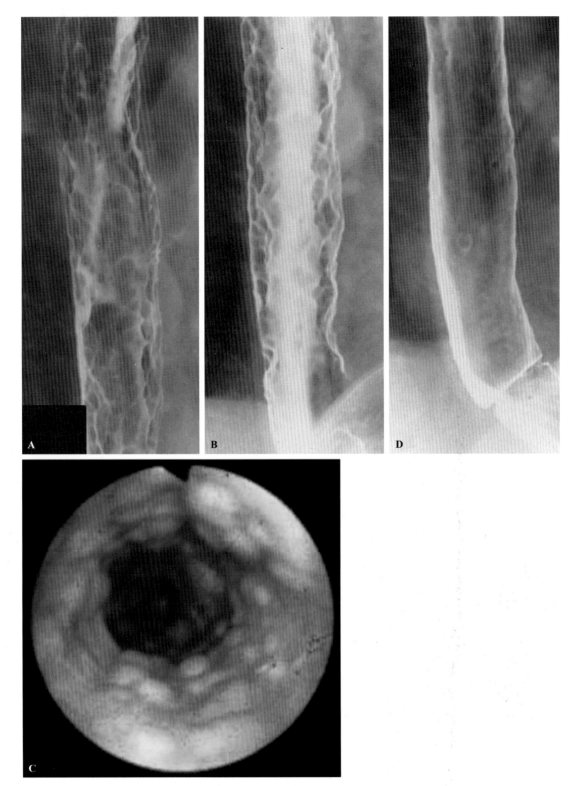

▲ 图 24-16　Generalized non-Hodgkin's lymphoma involving the esophagus

Double-contrast images of the middle (A) and distal (B) thoracic esophagus show innumerable 3- to 10-mm submucosal nodules extending from the thoracic inlet to the gastroesophageal junction. This appearance could initially be mistaken for varices, but the diffuse distribution and discrete margins of the lesions allow them to be differentiated from varices. C. Endoscopic photograph reveals multiple, discrete submucosal nodules that had a whitish-yellow appearance on visual examination. D. Repeat esophagogram obtained 2 months after chemotherapy shows almost complete healing of the submucosal nodules seen on the earlier study. (*From Levine MS, Sunshine AG, Reynolds JC, et al: Diffuse nodularity in esophageal lymphoma. AJR 145: 1218–1220, 1985.*)

胞癌的预后相当。

（三）影像学表现

梭形细胞癌通常位于食管中段或下段，在钡剂造影检查中表现为大的息肉样肿块，扩大或扩张管腔而不引起梗阻（图 24-17）[62, 63, 65, 69, 72]。CT 可见一个巨大的肿块扩张食管腔。在某些情况下，钡剂可在肿瘤的腔内部分上方形成一个圆顶，产生圆顶效应 [62, 63, 65]。偶尔可以观察到宽基底或窄的蒂 [62, 63, 68, 69]。少数情况下，蒂扭转可导致肿瘤自发性脱落 [68]。梭形细胞癌通常可以与鳞状细胞癌和腺癌区分，因为鳞状细胞癌和腺癌容易浸润和缩窄管腔，产生非常不同的影像学表现 [73]。少数梭形细胞癌呈浸润性表现，无法与鳞状细胞癌或腺癌相区分 [65, 71]。

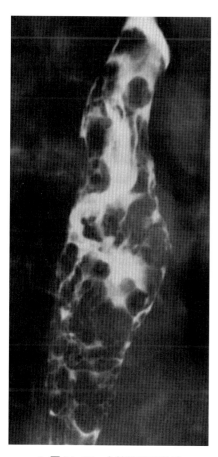

▲ 图 24-17　食管梭形细胞癌

在食管中段有一个大的息肉样腔内肿块，它扩张管腔而不引起梗阻。这是梭形细胞癌的典型表现，但也可见于原发性食管恶性黑色素瘤（图 24-19）［引自 Laufer I, Levine MS（eds）：Double Contrast Gastrointestinal Radiology, 2nd ed. Philadelphia, WB Saunders, 1992］

（四）鉴别诊断

扩张性息肉样腔内肿块的鉴别诊断包括食管的其他良恶性肿瘤。如巨大纤维血管息肉或平滑肌瘤的良性病变，可能偶尔产生类似的表现，但这些病变往往有一个更平滑的轮廓和更少的分叶 [74]。食管原发性恶性黑色素瘤是另一种罕见的肿瘤，其特点是扩张性腔内肿块，无法与梭形细胞癌区分（见"恶性黑色素瘤"）。其他少见的食管恶性肿瘤也应考虑，如淋巴瘤、平滑肌肉瘤及卡波西肉瘤。因此，梭形细胞癌的确诊只能依赖组织学。

五、平滑肌肉瘤

食管平滑肌肉瘤是一种罕见的低度恶性肿瘤，以生长缓慢和晚期转移为特征 [75, 76]。这些肿瘤被认为几乎都是新生的，而不是引自于先前存在的平滑肌瘤 [77, 78]。它们通常位于食管的远端 2/3，因为这是食管内衬平滑肌的部分 [79, 80]。病变可能最终通过直接蔓延至胸膜、心包、膈肌和胃而扩散，或者它们可能通过血行转移至肝脏、肺和骨骼 [76, 78, 79]。由于食管平滑肌肉瘤生长速度较慢，其预后优于鳞状细胞癌，5 年生存率接近 35%[79, 81]。然而，偶尔也有文献报道食管平滑肌肉瘤的快速进展 [81]。食管平滑肌肉瘤应该与胃肠道间质瘤（GIST）鉴别，胃肠道间质瘤也有恶化可能（见第 22 章）。

（一）临床表现

食管平滑肌肉瘤常见于中年或老年患者 [76, 82]，男性略多于女性 [79, 82]。最常见的临床症状是吞咽困难，如果肿瘤主要为外生型生长、侵犯内腔少，可能很轻微或没有吞咽困难 [83]。当确实发生吞咽困难时，由于这些肿瘤的生长缓慢，它通常比食管癌患者出现更长的间隔（6～12 个月）[79]。虽然很罕见，但如果病变有溃疡，则可能会发生胃肠道出血 [77]。

食管切除术或食管胃切除术是治疗食管平滑肌肉瘤的首选方法 [76, 79, 80, 82]。即使有转移，切除原发肿瘤也可能延长这些患者的存活时间。因为平滑肌肉瘤对放射线敏感，所以对于非外科手术患者，大块的病变可以通过放射治疗减轻 [76, 79, 80]。

（二）影像学表现

食管平滑肌肉瘤有时包含大的外生部分，在胸部 X 线片上可以表现为纵隔肿块[76, 83, 84]。少数情况下，胸部 X 线片可见肿瘤内致密的钙化[85]。平滑肌肉瘤在钡剂造影检查中通常表现为大的、分叶状的壁内肿块，包括溃疡区或切迹（图 24-18A）[83]。因此，这些肿瘤具有与胃和小肠中的恶性 GIST 相同的影像学特征。少数情况下，他们可以表现为息肉样肿块、扩张性腔内肿块或腔内不规则狭窄的浸润性病变[75, 78, 83, 84, 86]。

食管平滑肌肉瘤在 CT 上表现为不均匀的肿块，含有大的外生部分、中央低密度区，以及肿瘤内继发于坏死和空洞的腔外气体或造影剂（图 24-18B）[78, 80, 81, 83]。累及胃和小肠的恶性 GIST 也有类似的 CT 表现。

在磁共振成像（MRI）扫描中，食管平滑肌肉瘤可表现为在 T_1 加权像（图 24-18C）上食管肿块与骨骼肌等信号，在 T_2 加权像（图 24-18D）上表现为高信号[83, 87]。MRI 还能显示肿瘤内腔外气体引起的中心信号空洞（图 24-18C 和 D）[83]。

在内镜超声检查中，食管平滑肌肉瘤表现为起源于食管壁层肌层边界清晰的高回声肿块[81]。这些肿瘤也可以在血管造影上表现为富血供肿瘤，伴肿瘤供血血管、扩张的血管通道或静脉湖，以及早期静脉引流[78]。

（三）鉴别诊断

在钡剂造影检查中表现为壁内肿块的食管平滑肌肉瘤必须与食管平滑肌瘤和其他良性间叶源性

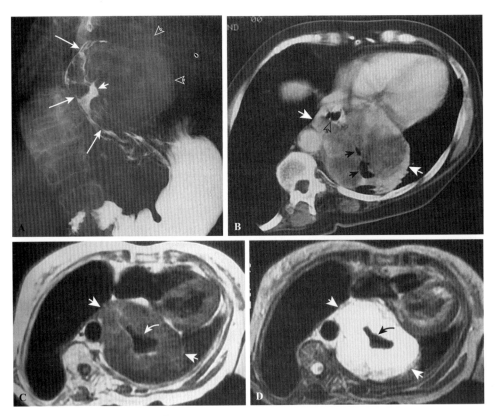

▲ 图 24-18　**Esophageal leiomyosarcoma**
A. Barium study shows a giant intramural mass (*large arrows*) with a bulky exophytic component in the mediastinum (*open arrows*). Note the relatively small central ulcer (*small arrow*) within the lesion. B. CT scan shows a heterogeneous mass (*white arrows*) in the left side of the mediastinum with central areas of low density. Note the extraluminal collections of gas (*solid black arrows*) within the lesion that are separate from the esophageal lumen (*open black arrow*). C. T1-weighted (TR/TE, 674/12) MRI scan also shows a mass (*straight arrows*) in the left side of the mediastinum. Note how the mass is isointense with skeletal muscle. D. T2-weighted (2697/80) MRI scan shows how the lesion (*straight arrows*) is markedly hyperintense relative to skeletal muscle. In both C and D, there is a focal area of signal void (*curved arrows*) caused by extraluminal gas within the tumor. (*From Levine MS, Buck JL, Pantongrag-Brown L, et al: Leiomyosarcoma of the esophagus: Radiographic findings in 10 patients. AJR 167: 27–32, 1996.*)

肿瘤相鉴别。这些良性的壁内病变往往较小，分叶较少，很少有溃疡。表现为息肉样肿块的平滑肌肉瘤，须与梭形细胞肉瘤、恶性黑色素瘤、淋巴瘤、卡波西肉瘤和巨大纤维血管息肉鉴别，但后者通常轮廓更光滑，几乎总是出现在靠近环咽水平的颈段食管[74]。最后，表现为浸润性病变的平滑肌肉瘤必须与 Barrett 黏膜起源的鳞状细胞癌或腺癌相鉴别[73]。

六、恶性黑色素瘤

原发性食管恶性黑色素瘤是一种罕见但侵袭性的肿瘤，占所有食管恶性肿瘤的1%以下[88]。过去，这些病变被认为是引自眼睛、皮肤或肛门隐匿性黑色素瘤的转移。然而，食管转移在别处有病灶的黑色素瘤患者中很少出现[5, 9]。在食管这样的结构中出现黑色素瘤这一表面矛盾的事实的解释是，2%～8%的患者食管黏膜中存在少量的黑素细胞[89-91]。与皮肤中一样，食管黑色素瘤可能是由于这些先前存在的黑色素细胞的恶变导致的。文献综述表明，原发性恶性黑色素瘤至少是累及食管的转移性黑色素瘤的10倍[88]。

（一）临床表现

原发性食管黑色素瘤是一种侵袭性极强的肿瘤，通常出现在老年人中。大多数患者存在吞咽困难和体重减轻[88]，但很少根据临床症状做出诊断。在内镜下，这些肿瘤有时表现为暗色素肿块，但色素沉着并不是总能在视诊中见到[88]。原发性食管黑色素瘤的治疗需要外科手术，通常进行广泛的食管切除术。这些肿瘤在诊断时往往是晚期病变。所以，受影响的个体预后不佳，5年生存率低于5%，从诊断时起平均生存率只有10～13个月[88, 92]。

（二）影像学表现

食管黑色素瘤在钡剂造影检查中的表现十分相似，都表现为膨大的息肉样腔内肿块，扩张食管而不引起梗阻（图24-19）[93-96]。CT 还可显示食管扩张的巨大软组织肿块[95, 96]。这些表现是因为黑色素瘤倾向于沿着食管的长轴在腔内生长，产生一个息肉样肿块，随着管腔的扩大而变宽[95]。大多数食管

黑色素瘤位于食管下半部，可能是由于该区域黑色素细胞的浓度较高[88-91]。

（三）鉴别诊断

食管腔内巨大息肉样肿块的鉴别诊断主要为梭形细胞癌[62, 63, 65]。食管的其他少见的肿瘤可能产生类似的表现，包括平滑肌肉瘤、淋巴瘤和卡波西肉瘤。相比之下，食管鳞状细胞癌和腺癌很少表现为扩张性食管肿块，因为这些肿瘤倾向于浸润和缩窄管腔而不是扩大管腔。

七、卡波西肉瘤

卡波西肉瘤是网状内皮系统的多灶性肿瘤，典型表现为下肢缓慢生长的皮肤病变。在艾滋病患者

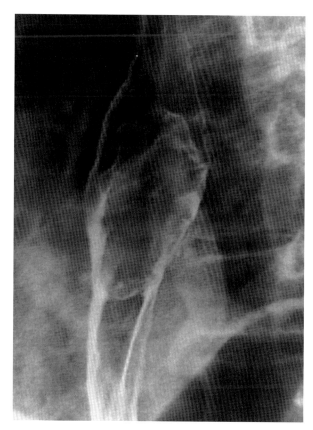

▲ 图 24-19　**Primary malignant melanoma of the esophagus**
There is a polypoid mass expanding the lumen of the distal esophagus. This lesion cannot be distinguished from spindle cell carcinoma (see Fig. 24–17) or other rare malignant tumors of the esophagus. (*From Yoo CC, Levine MS, McLarney JK, et al: Primary malignant melanoma of the esophagus: Radiographic findings in seven patients. Radiology 209: 455–459, 1998.*)

中发现一种更具侵袭性的卡波西肉瘤。在 20 世纪 80 年代的研究中，美国超过 30% 的艾滋病患者患有卡波西肉瘤[97]，约 50% 的卡波西肉瘤患者有胃肠道病变，通常在胃或小肠，偶尔发生在食管[98-100]。随着对 HIV 病毒通过更有效的药物治疗预防其发展为 AIDS，现今胃肠道卡波西肉瘤已很少见了。

影像学表现

在钡剂造影检查中，卡波西肉瘤累及食管可以表现为单个息肉样肿块或多发黏膜下病变（图 24-20）[98, 100]。当存在多个黏膜下病变时，鉴别诊断包括累及食管的淋巴瘤和白血病。在伴有相关皮肤病变的艾滋病患者中发现一个或多个分散的食管病变时，应当怀疑卡波西肉瘤。

八、小细胞癌

原发性食管小细胞癌是一种罕见但具有侵袭

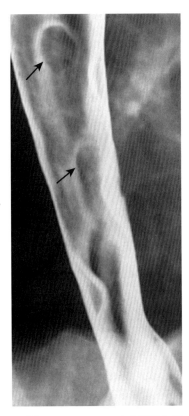

▲ 图 24-20　Kaposi 肉瘤累及食管
食管内可见多个黏膜下肿块（箭），这个患者在胃肠道的其他部位有其他的黏膜下占位（图片由 Robert A. Goren, MD, Philadelphia 提供）

性的恶性肿瘤，其特点是早期转移和迅速致命的进程。肿瘤可能来源于神经外胚层的嗜银细胞或称 Kulchitsky 细胞[90, 101]。受影响的个体通常表现为快速进行性吞咽困难和体重减轻[102, 103]。这些患者的预后很差，从诊断开始平均生存期为 6 个月或更少[101-103]。考虑到远处转移的可能性，外科手术主要被推荐用于姑息治疗，但是推荐联合放疗和化疗以改善患者存活率[101, 103, 104]。

影像学表现

晚期食管小细胞癌在钡剂检查中可能表现为大块息肉样或真菌性肿块，有时包含溃疡或空洞区[62, 105, 106]。稍早期病变的特征可能是非常相似的影像学表现，表现为边缘光滑、无蒂、中央溃疡的肿块，通常在食管中段隆突水平附近（图 24-21）[107, 108]。虽然这种表现更可能由鳞状细胞癌引起，但获得内镜活检标本很重要，因为术前组织学诊断为小细胞癌则能明显改变这些患者的治疗方案。几乎没有小细胞癌联合放疗和化疗后钡剂造影的随访报道[107]。

九、白血病

尽管在死亡前很少被诊断，但在尸检中报告有 2%～13% 的白血病患者有食管受累[109, 110]。这些白血病沉积物在钡剂造影检查中可能表现为一个或多个分散的结节状隆起（图 24-22）[103, 105]。融合的壁内占位在钡剂造影检查中可表现为食管中下 1/3 的不规则狭窄区（图 24-23A），在 CT 上表现为食管壁增厚（图 24-23B）[111]。少数情况下，大量的白血病沉积物在食管中可能表现为息肉样病变[112]。这些白血病种植灶在放射治疗后可能会明显缩小[111]。因此，纵隔照射可以减轻食管症状，但不改变该病的总体预后。

十、其他肿瘤

食管其他罕见恶性肿瘤包括腺样囊性癌[113, 114]、软骨肉瘤[115]、滑膜肉瘤[116] 和恶性类癌[117]。一般来说，肉瘤比癌更趋向于息肉样病变，而癌更趋向于浸润性病变。确切诊断只能根据组织学得出。

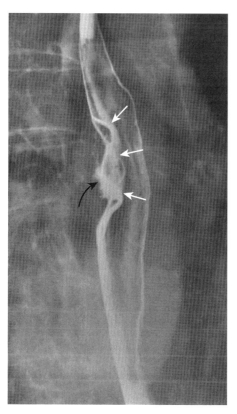

▲ 图 24-21　**Small cell carcinoma of the esophagus**

There is a smoothly marginated, sessile mass (*white arrows*) containing a relatively flat central area of ulceration (*black arrow*) on the right posterolateral wall of the midesophagus below the level of the carina. Squamous cell carcinoma of the esophagus could produce identical findings. (*From Levine MS, Pantongrag-Brown L, Buck JL, et al: Small cell carcinoma of the esophagus: Radiographic findings. Radiology 199: 703–705, 1996.*)

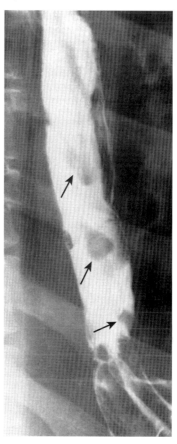

▲ 图 24-22　食管的白血病浸润

该患者食管有多个因白血病浸润导致的黏膜下肿块（箭）（图片由 Sadi R. Antonmattei, MD, Arecibo, Puerto Rico 提供）

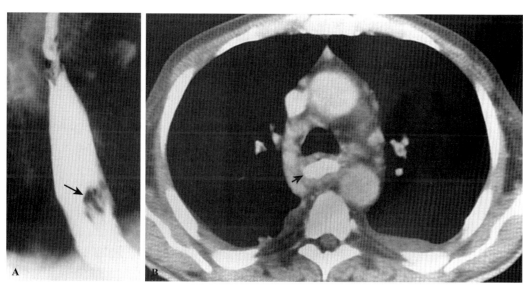

▲ 图 24-23　食管的白血病浸润

A. 由周围白血病的管壁浸润引起的食管中段不规则狭窄，注意远端食管分散的白血病沉积物（箭）。B. 在狭窄正上方水平的 CT 图像显示造影剂见于扩张的管腔（箭）及周围管壁的白血病浸润（图片由 Duane G. Mezwa, MD, Royal Oak, MI 提供）

第 25 章 食管的其他异常
Miscellaneous Abnormalities of the Esophagus

Marc S. Levine **著**

李海蛟 **译** 李艳玲 **校**

一、食管黏膜撕裂症（Mallory-Weiss 撕裂）

（一）发病机制

食管黏膜撕裂症被认为是一种相对常见的损伤，在胃贲门或其附近食管内压的突然快速升高导致了黏膜线样撕裂。这些损伤通常是由大量饮酒后剧烈干呕、呕吐，或者由于任何原因长期呕吐引起的 [1-3]。不太常见的是，食管黏膜撕裂症可由长期打嗝或咳嗽、癫痫发作、大便裂伤、分娩或钝性腹部创伤引起 [4]。类似的损伤也可能是由于推进的内镜或食管中的尖锐异物（如墨西哥玉米卷）直接撕裂黏膜 [5-7]。

（二）临床表现

在所有急性上消化道（GI）出血病例中，食管黏膜撕裂症占 5%～10%[8, 9]。有些患者可能有大量呕血，但大多数撕裂在 48～72h 自行愈合，所以出血通常是自限的 [1, 4, 9]。因此，这些患者预后良好，总的死亡率仅为 3%[2, 4]。尽管大多数患者可以保守治疗，但为了控制出血，有时可能需要选择性动脉内输注血管加压素、经导管栓塞、内镜电凝或手术修复撕裂 [10-13]。

（三）影像学表现

绝大多数的食管黏膜撕裂症都是在内镜下诊断的 [3]。这些黏膜撕裂偶尔在食管双对比造影中表现为在食管远端胃食管结合部或其正上方的浅的、纵

向的、线性的钡斑（图 25-1）。影像学表现可能无法与反流性食管炎所致的远端食管线性溃疡相鉴别，但近期呕吐或呕血史（尤其在嗜酒者中）应提示正确的诊断。

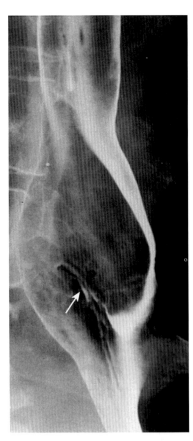

▲ 图 25-1 食管黏膜撕裂症

在胃食管结合部的上方，食管远端可见线性的钡剂（箭）。虽然反流性食管炎所致的线状溃疡可以产生相似的表现，但临床病史可支持正确诊断（图片由 Harvey M. Goldstein, MD, San Antonio, TX 提供）

二、食管血肿

（一）发病机制

大多数食管血肿是由食管远端的黏膜裂伤或撕裂引起的。如果撕裂被水肿、血凝块部分或完全阻塞，持续的出血可导致血液进行性黏膜下剥离，产生壁内血肿[14]。与食管黏膜撕裂症一样，潜在的撕裂通常是由一次或多次剧烈干呕或呕吐引起的食管内压突然升高引起的[14,15]。食管血肿也可能由食管器械引起，或者极少情况下由钝性创伤引起[16-18]。自发性血肿可发生于血小板减少、出血性疾病或抗凝治疗的患者[19,20]。与创伤性血肿（几乎总是作为食管远端的孤立病变发生）相反，自发性血肿倾向于不发生在食管远端，并且更可能是多灶性的[15]。

（二）临床表现

食管血肿患者通常表现为严重的胸痛、吞咽困难或呕血[14,20,21]。尽管有非常严重的临床症状，大多数食管血肿在保守治疗 1～2 周消退，无须手术[14,17,20,21]。因此，这些病变应该被认为是自限性的，因为它们几乎从不进展到完全的透壁穿孔。

（三）影像学表现

在钡剂造影中，食管血肿通常表现为食管远端孤立的黏膜下肿块，与平滑肌瘤或其他良性壁内病变无明显区别（图 25-2）[14,17-19,22]。当出现黏膜撕裂时，钡剂可能从黏膜下剥离处进入血肿。这种壁内分离产生一种特征性的双管状外观，由真腔和假腔中平行的造影剂所引起，真腔和假腔被一条薄的、透光的条纹分开（图 25-3）[16,23-25]。极少情况下，双管征也可能是由继发于克罗恩病、念珠菌食管炎、结核性食管炎或食管壁内假憩室病的钡的壁内流注所致。

食管血肿可在 CT 上表现为边界清晰的壁内肿块，该肿块有时具有管状外观，沿食管长轴延伸相当长的距离[23,26,27]。如果血肿是急性或亚急性的，病变内可能存在高密度区[26]。

三、食管穿孔

食管穿孔是消化道最严重和致命速度最快的穿

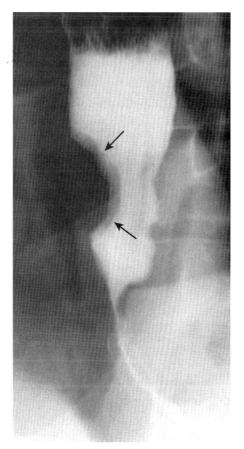

▲ 图 25-2　食管血肿

食管远端有光滑的黏膜下肿块（箭）。血肿是由贲门失弛缓症球囊扩张术引起的。由于患者潜在的贲门失弛缓症，食管在血肿下方变窄（引自 Levine MS: Radiology of the Esophagus. Philadelphia, WB Saunders, 1989）

孔类型。由于食管破裂后会发生严重的纵隔炎，未经治疗的胸段食管穿孔的死亡率几乎为 100%[28]。颈部食管穿孔是一种更常见但破坏性较小的损伤。食管穿孔的早期诊断非常重要，因为可能需要及时的外科治疗。

（一）发病机制

1. 仪器操作损伤

在所有食管穿孔中，高达 75% 是由内镜手术造成的[29,30]。在 3000 名使用现代光纤仪器进行内镜检查的患者中就有 1 名出现该并发症[30]。大多数内镜穿孔累及梨状窦或环咽区，在此处咽食管交界处的后壁被推进的内镜压迫在颈椎上[29,31]。颈椎骨赘或咽憩室的存在增加了穿孔的风险[30]。与颈段食管穿孔常发生在无基础疾病的情况下不同，胸段食管

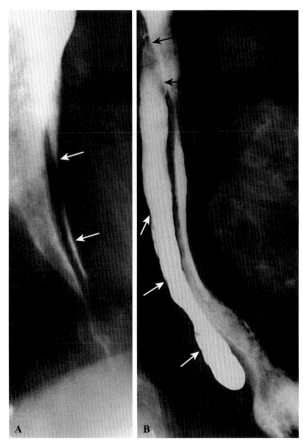

▲ 图 25-3　两例食管壁内分离的双管食管

A、B. 纵向壁内钡线（白箭）通过 X 线透亮的黏膜条纹与食管腔分开。两名患者均在食管内固定术中发生外伤性撕裂。撕裂的部位（黑箭）在图 B 中显示完好（图 A 由 Sang Y. Han, MD, Birmingham, AL 提供；图 B 由 Frank H. Miller, MD, Chicago 提供）

穿孔通常由食管狭窄处或食管狭窄上方的内镜损伤或静脉曲张硬化治疗、球囊扩张术、支撑术、支架术、鼻胃管放置、异物取出等治疗措施引起[30, 32, 33]。穿孔也可能发生在食管手术后，通常在吻合口破裂的部位（见第 27 章）。

2. 异物

大多数成人异物穿孔是由下咽部嵌入的动物或鱼的骨头嵌入梨状窦或环咽区造成的。少数情况下，胸段食管异物阻塞也由于透壁炎症和阻塞部位的压力坏死而导致穿孔（见"异物嵌入"）。食管穿孔也可能是由于意外或故意摄取腐蚀性物质（见第 21 章）。

3. 创伤

食管穿透性损伤通常由刀伤或子弹伤引起。由于颈部缺乏胸部提供的骨骼保护，这些损伤通常累及颈部食管[29]。颈部、胸部或腹部的钝性创伤也能导致咽部、食管穿孔或横向截断（见下文）[34]。

4. 自发性食管穿孔（Boerhaave 综合征）

在自发性食管穿孔中，腔内食管压力的突然快速增加导致正常食管组织全层穿孔，继发纵隔炎、脓毒症和休克。大多数病例是由于暴饮、暴食或呕吐引起的，通常发生在酗酒狂欢之后[35, 36]。食管自发性破裂偶尔可由食管内压升高的其他原因引起，如咳嗽、举重、分娩、排便、癫痫发作、哮喘状态及胸部或腹部钝性创伤[36]。

自发性食管穿孔通常发生在胃食管结合部上方的远端食管左侧壁上，为 1～4cm 长、垂直向的线状撕裂[35, 36]。由于远端食管左侧壁缺乏支撑的纵隔结构，该区域更容易发生穿孔，而远端食管的右侧受到降主动脉的保护[29, 36]。上胸段食管甚至颈段食管自发性穿孔的报道很少[37, 38]。

（二）临床表现

1. 颈部食管穿孔

大多数颈部食管穿孔是内镜的直接并发症。受影响的个体可能发展为颈部疼痛、吞咽困难或发热。体格检查经常发现颈部皮下气肿，这是气体从咽部逸出进入邻近软组织的结果。如果不治疗，这些患者可能会发展为咽后脓肿，偶尔导致脓毒症和休克。

颈部食管穿孔在保守治疗下常常会痊愈，所以大多数小穿孔都可以非手术治疗。较大的穿孔可能需要颈部纵隔切开和开放引流以防止脓肿形成。这些损伤预后比胸段食管穿孔好得多，总的死亡率小于 15%[30]。

2. 胸段食管穿孔

胸段食管穿孔患者可表现为典型的三联征，即呕吐、胸骨后胸痛、胸壁和颈部皮下气肿[35, 39]。一些患者有非典型胸痛，放射至左肩或背部[35]，而另一些患者有上腹痛，特别是如果穿孔涉及腹内段食管下方的膈肌裂隙[40]。皮下气肿并不总是出现在体检中。因此，胸段食管穿孔可被误认为是各种急性心胸或腹部疾病[35, 36, 39]。食管穿孔的体征或症状也可以被类固醇治疗掩盖[41]。这种临床混淆有时会导致误诊和危及生命的治疗。不幸的是，胸段食管穿孔的死亡率在 24h 内接近 70%[35]。因此，早期诊断对于提高患者生存率至关重要。

不同于颈部食管穿孔通常保守治疗，胸段食管穿孔可能需要紧急开胸（手术闭合穿孔和纵隔引流），以防止纵隔炎、脓毒症的发展及死亡[42]。最近，胸段食管穿孔也已成功地用闭塞的、可移动的食管支架治疗，从而避免了外科手术的需要[43, 44]。与 Boerhaave 综合征相关的胸段食管穿孔很少在没有干预的情况下自发愈合[45]。其他小的、独立的穿孔有时可以用广谱抗生素非手术治疗[30]。

（三）影像学表现

1. X 线片

（1）颈部食管穿孔：在咽或颈部食管穿孔后 1h 内，颈部的前后或侧位片上可看到皮下气肿或咽后气体（图 25-4A）[29]。随后，气体可沿筋膜平面从颈部进入胸部，产生纵隔气肿（图 25-4A）[29]。颈部的侧位 X 线片还可显示椎前间隙变宽、气管前

偏，以及最终含有混杂密度气体或单一气液平面的咽后脓肿。

（2）胸段食管穿孔：约 90% 的胸段食管穿孔患者会在胸部 X 线片上显示异常。穿孔的早期征象包括纵隔增宽和纵隔气肿，后者通常通过沿着主动脉弓和降主动脉左侧缘或沿着升主动脉和心脏的右侧缘的透亮气体影来识别（图 25-5A）[29, 35, 36]。随后，纵隔内的气体会分裂开筋膜层面向上到达锁骨上区，在穿孔后数小时内在颈部产生皮下气肿[36]。

至少 75% 的胸段食管穿孔会出现胸腔积液或气液胸[46]。因为邻近的胸膜和肺实质受到刺激，远端穿孔常常导致交感神经相关的左侧胸腔积液或左肺基底段不张（图 25-5A）。胸腔积液可在穿孔后 12h 内出现，少数情况下在发展显示出纵隔或颈部气肿之前即可检测到。如果纵隔胸膜破裂，气体和液体可直接从纵隔进入胸膜腔，产生气液胸。因为远端食管在左侧直接邻接纵隔胸膜，75% 的气液胸在左侧，而 5% 在右侧，20% 在双侧[35]。

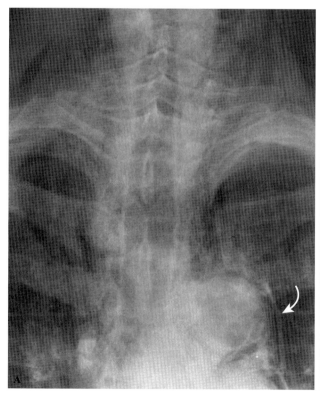
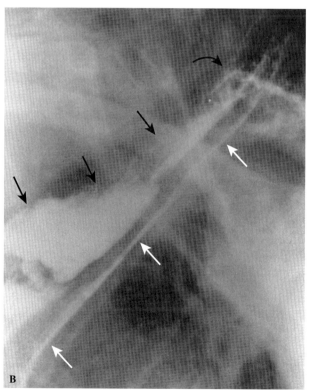

▲ 图 25-4 创伤性内镜检查造成颈部食管穿孔

A. 从手术后几个小时获得的后前位胸部 X 线片放大观察显示颈部广泛皮下气肿和相关的纵隔气肿（弯箭）。B. 在大角度斜位检查中使用水溶性造影剂的造影检查显示颈部食管穿孔（黑弯箭），造影剂在食管后面的纵隔（黑直箭）中向下延伸（白箭）（引自 Levine MS: Radiology of the Esophagus. Philadelphia, WB Saunders, 1989）

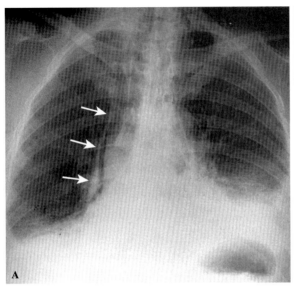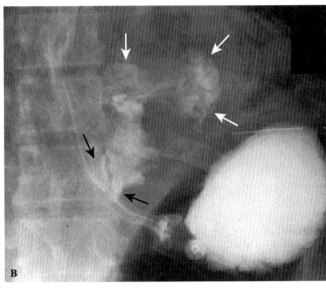

▲ 图 25-5　自发性食管穿孔（Boerhaave 综合征）

A. 后前位胸部 X 线片显示右侧纵隔气肿（箭）及左侧胸腔积液，在患有严重干呕或呕吐的患者（尤其是酒精中毒者）中，这些发现高度提示自发性食管穿孔。B. 随后使用水溶性造影剂的检查证实存在远端食管左外侧壁的局部穿孔（黑箭），瘘在纵隔（白箭）上方及横向延伸（由 Seth N. Glick, MD, Philadelphia 提供）

当远端食管的腹内段在膈肌裂孔下方穿孔时，腹部 X 线片很少能显示小网膜腔或腹膜后间隙积聚的气体[40, 47]。受影响的个体可能没有明显的腹部不适，没有胸痛或其他食管穿孔的典型症状，因此这些患者的诊断往往被延迟。另一方面，腹内食管穿孔具有更温和的临床病程，有时在保守治疗的情况下自发愈合[40, 47]。

2. 造影检查

对于怀疑食管穿孔的患者，食管造影是一项很好的检查。这种检查的理想造影剂能提供关于穿孔部位和程度的诊断信息，而不会给患者带来风险。实验已经证明，钡剂在纵隔能够引发炎症反应，随后继发肉芽肿形成和纤维化[48, 49]，但很少或没有证据表明钡剂会引起临床上显著的纵隔炎。虽然水溶性造影剂如泛影葡胺和泛影葡酸钠（Gastroview, Mallinckrodt, St. Louis）不会产生可检测的组织学反应，对颈部、纵隔、胸膜或腹膜腔没有已知的有害影响[48, 49]，但水溶性对照剂是高渗剂，如果吸入肺，可引起严重的肺水肿[50]。另一方面，从食管渗出的钡可以无限期地留在纵隔内，限制了放射科医生在随后的透视检查中评估愈合的能力。相比之下，水溶性造影剂从纵隔迅速吸收，因此在穿孔部位或附近残留的腔外造影剂不会影响后续检查。这是使用水溶性造影剂作为首选造影剂用于可疑食管穿孔患者的造影检查的主要理由。一些研究者提倡使用低渗透性、水溶性造影剂，如碘海醇（Omnipaque, GE Healthcare, Princeton, NJ）来降低肺部吸入性造影剂的风险[51]。其他人则倾向于使用钡剂作为怀疑食管穿孔患者的首选造影剂，特别是那些误吸风险高的患者[52]。当使用水溶性造影剂时，在造影时应仔细观察咽部，如果在初次吞咽时检测到明显的抽吸，则应中止检查。

水溶性造影剂的一个主要缺点是它们不透辐射能力弱于钡剂，对泄漏部位的黏附性也更小，限制了它们对穿孔，特别是小或不明显穿孔的显示能力[53]。在各种研究中，50% 的颈部食管穿孔和多达 25% 的胸段食管穿孔在仅用水溶性造影剂进行的透视检查中被漏诊[54, 55, 56]。当初始使用水溶性造影剂的检查未能显示渗漏时（图 25-6A），应立即用钡重复检查，以检测用更不透辐射的造影剂显现细微渗漏的可能（图 25-6B）[48, 49, 53, 57–59]。虽然低密度钡能够显示用水溶性造影剂进行食管造影时漏诊的 22%～38%[60, 61]，但是高密度钡（即用于上消化道双对比检查的 250mg/dl 钡悬液）能够检测 50% 的水溶性造影剂不可见的漏诊[62]。仅用高密度钡剂才能检测到的渗漏比用水溶性造影剂观察的渗漏范围更小，或是末端呈盲端结构，或是呈微小的腔外钡池，但在大多数情况下，这些渗漏仍影响患者情况[62]。因此，当先用水溶性造影剂没有检测到泄漏时，应该用高密度钡剂提高在食管造影检查中对穿孔的检测能力（图25-6）。在这些病例中，滞留在纵隔中钡的风险被早期诊断和治疗潜在威胁生命的需求所抵消。

食管穿孔在食管造影上表现为造影剂从食管渗出到颈部或纵隔。在自发性穿孔（Boerhaave综合征）患者中，造影剂通常从远端食管的左侧壁渗出到邻近的纵隔（图25-5B）[53]。自发性穿孔很少见于上胸段或颈部食管（图25-7）[38]。

无论穿孔部位如何，开口闭合的渗漏通常表现为腔外钡池与邻近食管腔相通（图25-6B和图25-7A）。相比之下，较大的穿孔可导致造影剂自由渗入纵隔，沿筋膜平面从穿孔部位向上或向下延伸（图25-4B和图25-5B）。对于含穿孔的患者，可以

在开始经口进食之前进行随访食管造影以确定泄漏的愈合（图25-7B）。

3. 计算机断层成像

CT也是可以对临床怀疑有食管穿孔的患者进行的检查。在这种情况下，纵隔内发现腔外的气体、液体或造影剂应高度提示食管穿孔（图25-8）[63]。胸膜和心包积液是非特异性的表现[64]。当存在穿孔时，CT还可用于确定纵隔内腔外气体和液体的范围，并监护非手术治疗的患者[63]。在检测食管穿孔方面，CT已被证明是比食管造影更灵敏的技术，可能是因为它能够在泄漏被封闭之后显示泄漏的间接征象[64, 65]。相反，食管造影具有比CT更高的特异性，特别是在之前有手术的患者中，在没有实际泄漏的情况下，纵隔内可能存在不同量的残余气体和液体[65]。CT的另一个局限性是它常常不能准确定位穿孔的位置。在笔者所在机构，我们通常对疑似食管穿孔的患者首先进行食管造影检查。如果食

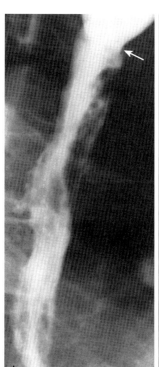
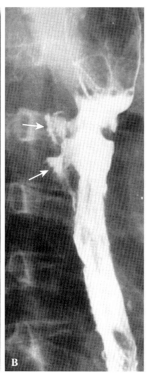

▲ 图25-6 高密度钡对诊断隐匿性穿孔的重要性

A. 食管胃切除术后使用水溶性造影剂的初始检查表明，食管胃吻合口下方有不规则的轮廓（箭），但未见明确的穿孔部位。B. 用高密度钡进行的重复检查发现开口闭合的吻合口穿孔（箭），用水溶性造影剂未见显示。这个病例充分地说明了如果先使用水溶性造影剂检查未能显示有瘘，那么应该如何向所有疑似穿孔的患者给予高密度钡剂检查

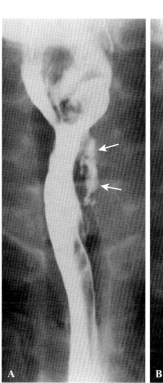
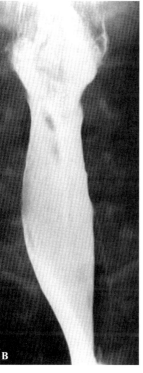

▲ 图25-7 酗酒后自发性颈部食管穿孔

A. 颈下段食管有1个开口闭合的小穿孔（箭）。B. 6周后随访食管造影显示穿孔完全愈合，无残余渗漏迹象（图A和图B引自 Isserow JA，Levine MS，Rubesin SE：Spontaneous perforation of the cervical esophagus after an alcoholic binge：Case report. Can Assoc Radiol J 49：241–243，1998）

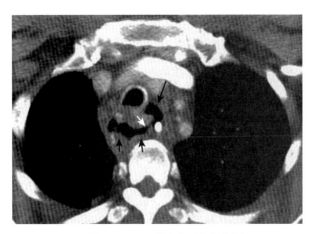

▲ 图 25-8　CT 检查术后纵隔渗漏

在食管胃切除术和胃腔上提术后 10 天，轴位增强 CT 扫描显示胸内胃近端有气体（黑短箭）伴吻合口瘘（白箭）进入相邻纵隔内（黑长箭）（引自 Lantos JE, Levine MS, Rubesin SE, et al: Comparison between esophagography and chest computed tomography for evaluation of leaks after esophagectomy and gastric pull-through. J Thorac Imaging 28: 121-128, 2013）

管造影的结果不明确，或者如果临床怀疑食管穿孔患者的食管造影未能显示渗漏，则进行 CT 以提高检测渗漏的敏感性。

四、异物嵌入

几乎 80% 的咽或食管异物嵌入发生在意外或故意摄取硬币、玩具及其他异物的儿童[66]。成人的异物嵌入通常是由动物或鱼的骨头、咀嚼不当的肉类、蔬菜或其他大块食物引起的[66, 67]。骨头往往在咽部卡在环咽水平附近，而食物通常停留在食管远端靠近胃食管结合部处[68]。与尖锐异物造成的冲击相反，食物冲击通常由食管下环或狭窄引起。虽然 80%～90% 的食管异物是自发通过的，但其余 10%～20% 仍需要某种形式的治疗干预[66, 69]。

（一）临床表现

动物或鱼的骨头容易卡在咽部，通常靠近环咽部[68]。患者可能主诉咽部吞咽困难或咽喉异物感。相比之下，食物嵌塞往往发生在远端食管，并以突然发作的胸骨后胸痛、吞咽疼痛或吞咽困难为表现[68]。然而，一些远端异物阻塞的患者有咽部吞咽困难的症状，因此主观感受的阻塞部位在判断阻塞平面时是不可靠的。

在所有异物嵌入的患者中，有不到 1% 的患者发生食管穿孔[67]。然而，如果嵌入持续超过 24h，穿孔的风险则显著增加[67, 70]。穿孔是由于透壁食管炎症和后续在阻塞部位的压迫坏死造成的。纵隔炎可能导致突然、快速恶化，表现为胸痛、脓毒症和休克[70]。极少情况下，受阻的异物会穿透食管壁，产生主动脉食管瘘、食管支气管瘘或食管心包瘘（见"瘘管"）。

（二）影像学表现

1. X 线片

颈部和胸部的前后位和侧位 X 线片可能偶尔能显示咽部或食管中的骨头或其他不透放射线的异物。颈部侧位片通常比前后位片更有助于识别咽部或颈部食管中的动物骨或鱼骨（图 25-9），因为

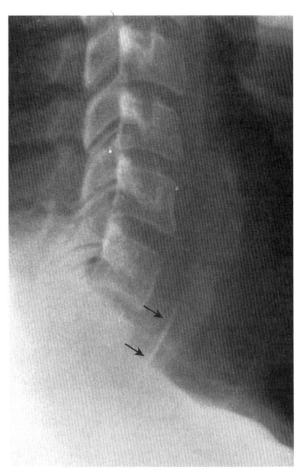

▲ 图 25-9　咽食管交界处嵌顿的猪骨

注意颈部侧位片中环咽区模糊的钙化密度灶（箭）（引自 Levine MS: Radiology of the Esophagus. Philadelphia, WB Saunders, 1989）

在前后位片上这些骨很容易被重叠的颈椎遮挡。然而，鉴别小骨片与钙化的甲状腺或环状软骨可能非常困难。

2. 造影检查

在怀疑咽部或颈部食管异物嵌入的患者中，可以早期进行吞钡检查以确定异物是否存在以及它是否引起梗阻。咽部或颈部食管的动物或鱼骨容易被腔内钡所遮挡，因此在造影检查中可能难以发现。这些异物有时表现为会厌、梨状窝或环咽区的线性充盈缺损（图 25-10）。蘸有钡剂的棉球或棉花糖可能有助于显示停留在咽部或颈部食管的骨头。

胸段食管异物嵌塞通常是由于大量肉或其他食物滞留在胃食管结合部上方或狭窄的病理区域上方，通常是 Schatzki 环或消化性狭窄[66-68]。当受阻塞的食物团引起食管梗阻时，钡造影通常显示为梗阻上方部位食管内息肉样充盈缺损，伴有钡剂勾勒出的不规则新月影（图 25-11A 和图 25-12A）。虽然影像学表现可能误诊为阻塞性食管癌，但结合临床病史几乎总是能做出正确诊断。在急性食物嵌塞患者中，没有近端食管扩张也是一个有用的发现，因为阻塞性肿瘤患者的食管经常有扩张。在某些情况下，少量的钡可能沿着受累的食物团流入远端食管，错误地暗示狭窄（图 25-12A）。因此在阻塞时，可能极难确定局部食管是正常还是异常，因为阻塞性团块阻止了这个水平以下的食管的充分显影。

食管穿孔是食物嵌顿的潜在并发症，通常在嵌塞物出现超过 24h 后发生[67]，但这种并发症早在嵌塞开始后 6h 就有报道[71]。食管穿孔可表现为造影剂在阻塞部位局部渗入纵隔（图 25-13）。尽管有穿孔的危险，但是对于怀疑食物嵌塞的患者，钡可能还是应该作为首选造影剂使用，因为这些个体也有较高的误吸风险。或者内镜检查（而不是钡剂造影）可作为该临床状况中的第一诊断性检查，因为当在阻塞上方存在残留的钡时，可能难以显示和取出受

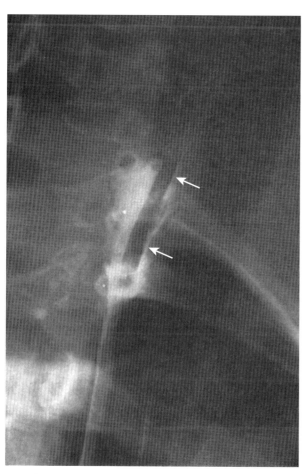

▲ 图 25-10　颈段食管的火鸡骨

由于骨头卡在颈段食管正好低于环咽的水平，钡剂吞咽显示了一个线性充盈缺损（箭）（引自 Levine MS：Radiology of the Esophagus. Philadelphia，WB Saunders，1989）

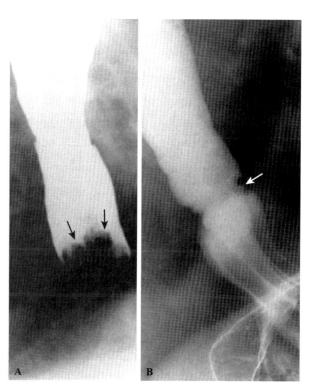

▲ 图 25-11　由潜在的 Schatzki 环引起的远端异物梗阻

A. 第一次的食管造影显示钡勾勒出远端食管中肉块（箭）阻塞的上界，在这个水平以上完全梗阻。B. 内镜取出异物后的第二次食管造影显示潜在的 Schatzki 环（箭）是此次嵌塞的原因

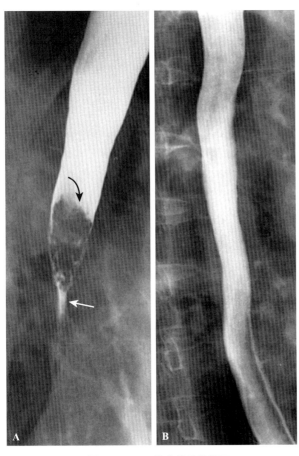

▲ 图 25-12 正常食管异物梗阻

A. 食管中段嵌顿的肉团表现为息肉样充盈缺损（黑弯箭）。嵌顿下方不完全扩张的食管（白箭）可能被误认为是病理性狭窄区。B. 异物取出后重复食管造影显示食管基本正常（引自 Levine MS：Radiology of the Esophagus. Philadelphia，WB Saunders，1989）

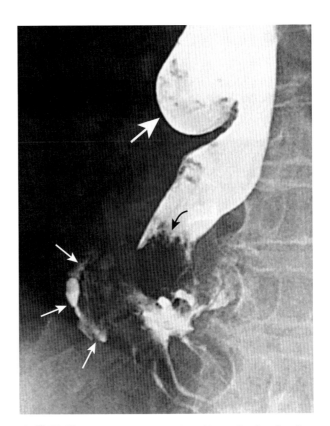

▲ 图 25-13　Foreign body obstruction with associated perforation

A polypoid defect (*curved black arrow*) is present in the distal esophagus as a result of an esophageal food impaction. In addition, there is extravasation of contrast medium into a focal collection (*small white arrows*) in the mediastinum, indicating perforation. Also note the large diverticulum (*large white arrow*) in the midesophagus. This perforation occurred within 6 hours of the onset of impaction. (*From Gougoutas C, Levine MS, Laufer I: Esophageal food impaction with early perforation, AJR 171: 427–428, 1998.*)

阻的食物团。因此，在对这些患者进行钡剂检查之前，造影医师应该先咨询胃肠病学家。

在食物嵌顿被解除后，可以在数周后行食管造影随访，以排除可疑梗阻原因的潜在的 Schatzki 环或消化性狭窄（图 25-11B）[66-68]。极少情况下，食物嵌顿可能由恶性狭窄甚至是巨大的胸骨赘或其他结构压迫食管所引起 [66, 72]。在其他患者中，随访食管造影可显示正常食管（图 25-12B）。

（三）治疗

当吞咽的异物不能自发通过时，需要采取某种形式的治疗措施来清除它们。咽部或食管内嵌顿的异物可通过内镜或在透视引导下使用金属丝或 Foley 球囊导管取出 [66-69, 73-75]。这些技术对于从食管中取出钝性异物是安全和有效的。放射科医生可以尝试通过各种非侵入性操作来减轻食管中的食物嵌顿。有时单剂量静脉注射（IV）1mg 胰高血糖素通过放松下食管括约肌来促进受阻食物通过远端食管 [76-78]。还提倡使用产气剂（即泡腾剂）将食管扩张到阻塞性食物团的上方，并促进该食物团进入胃 [79]。使用胰高血糖素（一种产气剂）和水进行联合治疗已经表明可以减轻约 70% 患者的食管食物嵌顿 [80-82]。极少数情况下，产气剂使阻塞的食管突然扩张可能导致食管穿孔 [80]，特别是如果阻塞物已经存在超过 24h。由于食管穿孔的潜在风险，在所有食物嵌塞的患者中避免这种操作可能是明智的，而可以让他们接受内镜检查以移除阻塞的食物团。

五、瘘管

（一）食管气管瘘

大多数食管气管瘘是由晚期食管癌直接侵犯气管支气管树引起的。据报道，5%～10% 的食管癌患者发生食管气管瘘或食管支气管瘘（通常累及左主支气管）[83, 84]。他们往往发生在放射治疗后，大概是因为射线引起的肿瘤坏死加速瘘管形成。其他食管气管瘘可能是由食管器械、支气管支架磨损食管、异物、胸部钝性或穿透性损伤或食管憩室穿孔引起的 [32, 85]。食管支气管瘘也可能是由肺结核、组织胞浆菌病或其他肉芽肿性疾病引起的，坏死、干酪性纵隔淋巴结可能侵蚀食管和支气管树 [86]。极少情况下，食管支气管瘘可能是先天性的 [87]。

食管气管瘘患者通常在摄入液体后出现阵发性咳嗽。其他人则出现反复吸入性肺炎、咯血或咳嗽伴痰中有食物颗粒。这些瘘在临床上可能难以与气管支气管误吸相区分。

当怀疑食管气管瘘时，应用钡剂而不是水溶性造影剂进行造影检查，因为后者的药物是低渗的，并可能渗入肺内液体，导致严重的、潜在致命性的肺水肿 [50]。大多数瘘管容易在钡剂造影检查中显示，并发现在晚期侵袭性食管癌中出现（图 25–14）。一旦钡剂进入气管或支气管，它可以咳嗽到近端气管或喉部，因此延迟的头顶 X 线片可能错误地提示气管支气管误吸。最初的吞咽应该在侧位片（用视频记录咽部）进行，以区分瘘与误吸。

（二）食管胸膜瘘

食管胸膜瘘通常是由先前的手术、食管器械、放疗或直接侵犯胸膜间隙的晚期食管癌引起的 [88]。与食管气管瘘患者相比，这些患者可能有非特异性的临床症状，如胸痛、发热、吞咽困难或呼吸困难 [88, 89]。当怀疑有食管胸膜瘘时，可以通过在胸腔穿刺术中恢复吸入液体中的亚甲蓝来诊断。非手术治疗食管胸膜瘘的死亡率接近 100%，而手术修复的死亡率约为 50% [90]。因此，早期诊断和外科修复这些瘘管是至关重要的。

胸部 X 线片可显示瘘管一侧的胸腔积液、气胸或气液胸（图 25–15A）[88]。胸部 X 线片上通常没

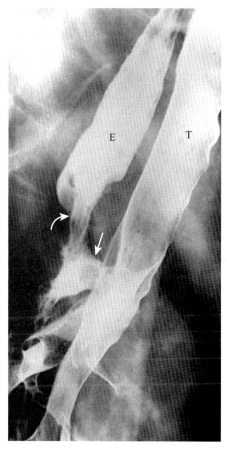

▲ 图 25–14　食管支气管瘘
这个瘘管（直箭）是由晚期浸润性食管癌（弯箭）引起的。E. 食管；T. 气管（引自 Levine MS：Radiology of the Esophagus. Philadelphia，WB Saunders，1989）

有纵隔气肿或纵隔增宽，因为瘘不直接累及纵隔。当临床或 X 线片检查结果怀疑食管胸膜瘘时，应使用水溶性造影剂进行造影检查，以确认瘘的存在并确定瘘的确切位置（图 25–15B）。CT 还可有助于显示食管胃切除术和胃上提术后从食管胸膜瘘或胃胸膜瘘漏出胸膜腔外的造影剂、气体或液体（图 25–16）[91]。

有时，在贲门失弛缓症肌肉切开术、平滑肌瘤切除，或食管的恶性肿瘤切开术的过程中，手术破坏固有肌层可导致食管壁偏心膨胀剂变薄，导致食管胸膜瘘的形成 [92]。在这种情况下，应用水溶性造影剂的 CT 或食管造影可显示食管膨胀或变薄部位的食管胸膜瘘（图 25–17）[92]。

（三）主动脉食管瘘

主动脉食管瘘是罕见但高度致命的瘘，通常由

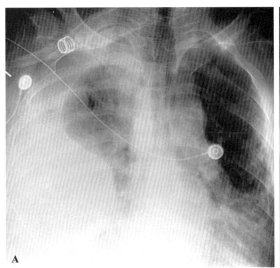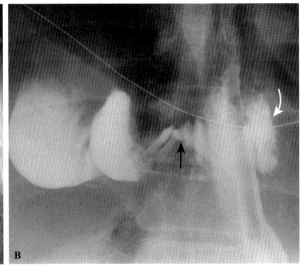

▲ 图 25-15　内镜下硬化治疗食管静脉曲张引起的食管胸膜瘘

A. 后前位胸部 X 线片显示右侧大量胸腔积液。B. 使用水溶性造影剂的检查显示食管胸膜瘘（黑箭），造影剂在右胸膜腔中横向延伸。纵隔中还有外渗的造影剂（白箭）（引自 Levine MS：Radiology of the Esophagus. Philadelphia，WB Saunders，1989）

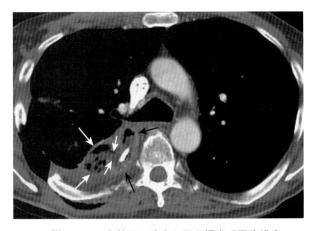

▲ 图 25-16　食管胃切除术和胃上提术后胃胸膜瘘

手术后 4 天的轴位增强 CT 扫描显示胸内胃右侧壁（黑箭）的局灶性破坏（白短箭），液体和气体进入右侧胸膜腔内的间隔（白长箭），表明有气体存在。注意右侧的胸导管紧靠这个集合的下面（引自 Lantos JE，Levine MS，Rubesin SE，et al：Comparison between esophagography and chest computed tomography for evaluation of leaks after esophagectomy and gastric pull-through. J Thorac Imaging 28：121-128，2013）

动脉粥样硬化、梅毒或胸降主动脉夹层动脉瘤食管内破裂引起 [93-95]。主动脉食管瘘也可能是由吞咽异物、食管癌、主动脉移植感染或血管内支架侵蚀到食管中造成的 [95, 96]。

　　受影响的患者最初可能出现几次小的前哨动脉出血，随后是数小时至数周的无症状潜伏期，最终会突然出现大量的动脉出血、失血和死亡 [93-95]。潜伏期是由严重低血容量引起的血液凝块堵塞瘘管、低血压和血管收缩导致的 [93]。因此，对即将发生的主动脉食管瘘的早期诊断提供了明确的、可能挽救生命的主动脉支架植入手术的机会。

　　在胸部 X 线片上有大的动脉粥样硬化性降主动脉瘤的患者伴动脉性呕血时应怀疑主动脉食管瘘 [95]。在这种情况下，使用水溶性造影剂的检查可能显示动脉瘤对食管的外源性压迫或推挤移位，但是由于这些结构的血流动力学，很少显示造影剂渗漏到主动脉中（图 25-18A）[93]。当受感染的主动脉支架侵蚀到食管时，从食管中渗出的造影剂可能偶尔勾勒出支架的螺旋弹簧（图 25-18C）[93, 96]。通过主动脉造影中造影剂从主动脉向食管外渗可以证实主动脉食管瘘的存在。瘘管的起始点常常被血栓阻塞，因此主动脉造影可能也无法描绘这些患者的实际瘘管（图 25-18B）[94]。

（四）食管心包瘘

　　食管心包瘘是由严重食管炎、食管癌、吞咽异物或手术引起的罕见瘘 [97]。由于食管内容物渗入心包腔，这些瘘管通常导致严重心包炎或心脏压塞的迅速进展。胸部 X 线片显示 25%～50% 的患者有心包积气或心包积液 [97]。通过让患者吞下水溶性造影剂，可以利用造影剂使心包的瘘管或填充物显示（图 25-19）。

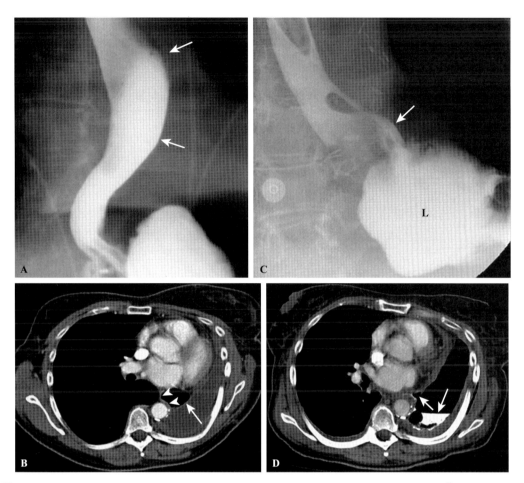

▲ 图 25-17 **Esophagopleural fistula secondary to esophageal wall ballooning and thinning after a pneumonectomy**
A. Single-contrast esophagogram 5 months after a left pneumonectomy shows asymmetric ballooning (*arrows*) of the left lateral wall of the midesophagus. B. CT shows postsurgical changes from the left pneumonectomy with asymmetric ballooning and thinning (*arrow*) of the left lateral wall of the midesophagus. Note the normal thickness of the right posterolateral wall (*arrowheads*) of the midesophagus for comparison. C. Repeat esophagogram with water-soluble contrast medium 10 months after surgery shows leakage (L) of water-soluble contrast material from the left lateral wall (*arrow*) of the ballooned midesophagus into the left pleural space, indicating an esophagopleural fistula. D. CT also shows an esophagopleural fistula (*short arrow*) at the site of esophageal wall ballooning and thinning, with oral contrast medium (*long arrow*) and air in the left pleural space. (*From Liu PS, Levine MS, Torigian DA: Esophagopleural fistula secondary to esophageal wall ballooning and thinning after pneumonectomy: Findings on chest CT and esophagography. AJR 186: 1627–1629, 2006.*)

六、憩室

食管憩室可根据其位置或形成机制进行分类。最常见的位置包括咽食管交界处（即 Zenker 憩室）（见第 16 章）、食管中段、食管远端胃食管结合部上方憩室（即膈憩室）。当按其形成机制分类时，内压性憩室是由于潜在的食管运动障碍（特别是弥漫性食管痉挛）引起腔内食管压力增加而形成的，而牵拉性憩室是由于邻近食管环周纤维化而形成的。在过去，许多食管中段的憩室被认为是由结核性瘢痕或组织胞浆菌病引起的牵拉性憩室。然而，

这种类型的憩室在发病率上已经显著降低，所以现在大多数食管中段憩室被认为是内压性的[98]。

（一）内压和牵拉性憩室

内压和牵拉性食管憩室通常是偶然发现的，不伴临床症状。当一个或多个内压性憩室患者出现症状时，它们通常与患者潜在的食管动力障碍有关[99]，但是一些非常大憩室可能引起症状。

影像学表现

憩室在食管造影上很容易被发现，表现为从食管凸出充盈钡剂的囊袋。它们从切线位显示最

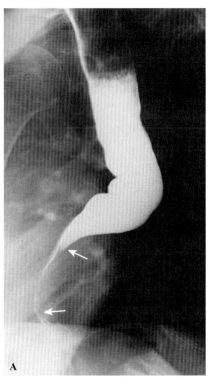
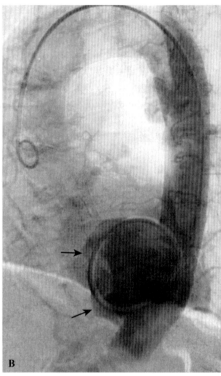
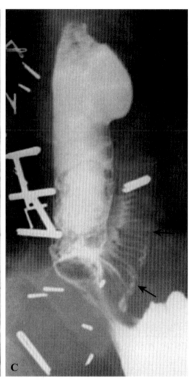

▲ 图 25-18　**Aortoesophageal fistula caused by an aortic aneurysm**

A. Initial esophagogram shows anterior displacement and narrowing of the distal esophagus (*arrows*) by an aneurysm of the descending thoracic aorta. B. Subsequent aortogram reveals a saccular aneurysm with intraluminal thrombus (*arrows*) occluding the origin of the fistula. Although radiographic studies failed to demonstrate the fistula, an aortoesophageal fistula was found at surgery. C. Another esophagogram after placement of a Dacron aortic graft shows a recurrent aortoesophageal fistula with extravasated contrast medium from the esophagus outlining the aortic graft (*arrows*). This fistula was caused by infection of the graft. (*From Baron RL, Koehler RE, Gutierrez FR, et al: Clinical and radiographic manifestations of aortoesophageal fistulas. Radiology 141: 599–605, 1981.*)

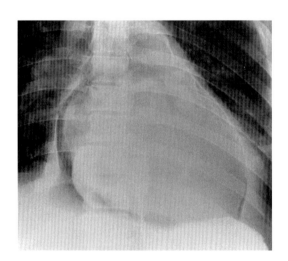

▲ 图 25-19　**Esophagopericardial fistula caused by a perforated ulcer associated with severe reflux esophagitis**

Posteroanterior chest radiograph after oral administration of water–soluble contrast medium reveals a pneumopericardium with free leakage of contrast medium into the pericardial space. Air and contrast medium outline the inner aspect of the pericardial sac. Contrast medium is also faintly seen in a hiatal hernia. (*From Cyrlak D, Cohen AJ, Dana ER: Esophagopericardial fistula: Causes and radiographic features. AJR 141: 177–179, 1983.*)

佳，但在双对比检查中，它们在正面观表现为环状阴影。一旦发现憩室，应将其分类为内压或牵拉性憩室。内压性憩室更为常见，通常位于食管的中部或远端 1/3，并且通常与运动功能障碍的其他影像学征象相关。它们通常有一个圆形的轮廓和宽的颈部，并且经常是多个（图 25-20）。因为它们壁上没有肌肉，所以在食管排空钡剂后它们仍会保持充满（图 25-20B）。

牵拉性憩室通常位于食管中部，由于邻近纵隔的外科手术、放疗或肉芽肿型疾病造成的瘢痕和缩窄，其形状呈帐篷形或三角形（图 25-21）。牵拉性憩室通常表现为包含食管壁全层（包括固有肌层）的单个突出，因此当食管塌陷时它们会排空。根据影像学标准通常可以区分内压和牵拉性憩室。

（二）膈上憩室

膈上憩室是一种少见的食管憩室，起源于食

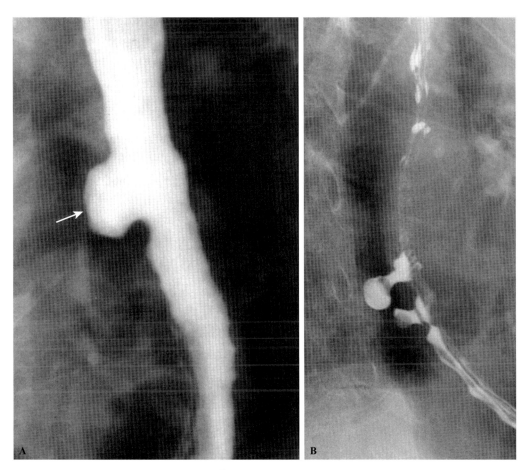

▲ 图 25-20　内压性憩室

A. 注意食管中段内压性憩室（箭）光滑的轮廓和宽的颈部。还有证据表明食管运动障碍伴有远侧较弱的非蠕动性收缩。内压性憩室常伴随食管运动功能障碍，尤其是弥漫性食管痉挛。B. 在另一个患者中，当大部分钡通过蠕动从食管排空后，内压性憩室内仍然充满钡剂。再次注意憩室的圆形轮廓和宽的颈部（图 B 引自 Levine MS: Radiology of the Esophagus. Philadelphia，WB Saunders，1989）

管远端，通常距胃食管结合部 10cm 以内。通常认为它是由弥漫性食管痉挛伴食管腔内压显著升高起的内压性憩室[99, 100]。在一项研究中，不到 10% 的膈上憩室患者中发现弥漫性食管痉挛[101]，因此其他尚未确定的因素也可能是其成因。研究人员还发现憩室的大小与症状存在显著相关（即膈上憩室直径＞ 5cm 更可能引起症状）[101]。症状的发展似乎主要与憩室的大小有关，而不是与这些患者潜在的食管运动障碍有关。

当膈上憩室充满食物时，它可能压迫食管的真腔，导致吞咽困难[101, 102]。在膈上憩室中积聚的食物或液体也可能反流入食管，随后出现反流症状、胸痛或误吸[101]。极少情况下，这些憩室会穿入纵隔或形成气管瘘。当膈上憩室的症状特别严重或难治时，它们可能需要外科干预，通常是憩室切除和

食管肌切开术[103, 104]。

影像学表现

X 线片上膈上憩室表现为类似于食管裂孔疝的软组织肿块（通常包括气液平面）（图 25-22A 和 B）。钡剂造影通常显示为食管远端右侧起源的孤立性憩室（图 25-22C），但膈上憩室有时是多发性的或者起源于左侧[101]。这些结构的大小变化很大，最大直径为 1～12cm[101]。当憩室足够大时，钡剂造影表现为钡剂优先填充或延长滞留于憩室内，其室内钡剂或内容物反流，或憩室压迫邻近的食管[101]。

七、异位胃黏膜

食管异位胃黏膜是一种常见的先天性异常。据报道，在内镜检查中的发病率为 4%～10%[105, 106]。

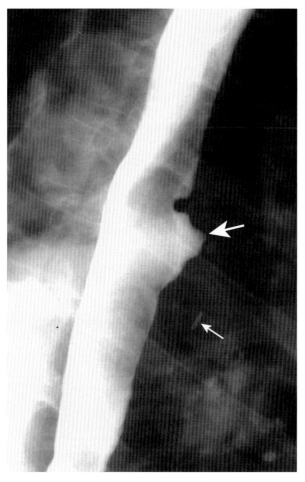

▲ 图 25-21　牵拉性憩室

憩室有 1 个尖的或三角形的尖端（大箭），这是由于先前手术引起的邻近纵隔的牵引和容积减少。纵隔可见手术夹（小箭）（引自 Levine MS：Radiology of the Esophagus. Philadelphia, WB Saunders, 1989）

与 Barrett 的胃黏膜不同，异位胃黏膜与胃食管反流病无关，大多数患者无症状。胃黏膜异位斑点几乎总是位于食管上部，在胸腔入口处或其正上方，因此，它被称为入口补丁[105]。

在食管双对比造影上，食管异位胃黏膜有时可以表现为浅凹陷伴其上下边界小的缺口（图 25-23）[107-109]。这些病变通常位于上胸段食管右侧壁或靠近胸廓入口处[107-109]。虽然在钡造影中，这种凹陷可能被误认为是溃疡，甚至被误认为是壁内裂隙[109]，但是异位胃黏膜的外观和位置非常特殊，所以没有症状的患者不需要内镜检查。受相关的环或狭窄影响的个人，很少会出现吞咽困难[110, 111]。

八、先天性食管狭窄

先天性食管狭窄是一种罕见的发育异常，由原始前肠与呼吸道不完整的胚胎分离，以及气管支气管前体细胞在食管壁中的隔离所引起[112, 113]。婴儿可能患有与食管闭锁或气管食管瘘有关的严重的先天性食管狭窄[114]，但成人可能有以食管狭窄为表现的轻度病变[115-117]。

（一）临床表现

患有严重先天性食管狭窄的患者通常出现在婴儿期，伴有明显的吞咽困难和呕吐[114, 118]，但患有

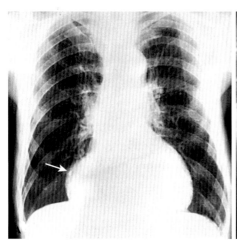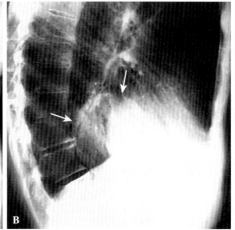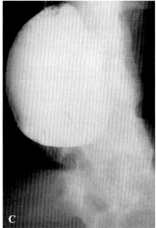

▲ 图 25-22　大的膈上憩室

A. 后前位胸部 X 线片显示心脏右缘有 1 个突出的隆起（箭）。B. 侧位胸部 X 线片显示软组织肿块（箭），类似裂孔疝。C. 钡剂造影检查显示 1 个巨大的膈上憩室，在食管排空后仍充满钡剂（引自 Levine MS：Radiology of the Esophagus. Philadelphia, WB Saunders, 1989）

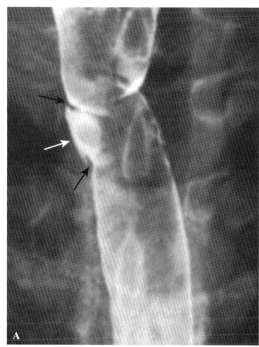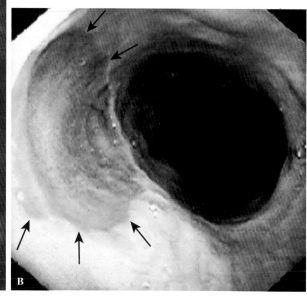

▲ 图 25-23 食管异位胃黏膜

A. 上食管右侧壁靠近胸廓入口处有 1 个宽而平的凹陷（白箭），在病变的两端有一对小的凹陷（黑箭），虽然可能误诊为溃疡，但这种病变具有典型的异位胃黏膜在食管中的外观和位置；B. 内镜检查显示异位胃黏膜上段食管内有红棕色、上皮线样的凹陷（箭）（引自 Lee J, Levine MS, Shultz CF: Ectopic gastric mucosa in the oesophagus mimicking ulceration. Eur J Radiol 31: 97–200, 1997）

轻度狭窄的患者可能在青春期或成年早期发现，并有长期的间歇性吞咽困难、胸痛及偶尔的食物哽咽[115, 117]。几乎所有报道的成人病例都是男性，原因未知[115, 117]。这些患者的吞咽困难通常通过内镜下扩张狭窄来缓解[114]。

（二）影像学表现

成人先天性食管狭窄在食管造影上通常表现为食管上段或中段的光滑、渐进性狭窄[115, 116, 119, 120]。狭窄通常包含多个环形凹陷，在食管双对比造影上具有独特的影像学表现（图 25-24）[120]。这些环状凹陷的原因尚不清楚，它们可能代表类似于气管的软骨环[120]。无论原因如何，在适当的临床情况下，食管狭窄伴独特的环形凹陷应该提示先天性食管狭窄的诊断。

（三）鉴别诊断

嗜酸性食管炎是食管狭窄伴特殊性环形凹陷的另一个更常见病因[121]。正确的诊断通常由这些患者的过敏史、哮喘或外周嗜酸性粒细胞增多症提出

（见第 21 章）。与反流性食管炎纵向瘢痕相关的远端食管固定横向皱褶也有类似于先天性食管狭窄的环状凹陷，但这些横向皱褶几乎总是发生在远端食管消化性狭窄的区域[122]。最后，在所谓的猫食管患者中可以看到细小的横向皱褶，但是这些横向皱褶是一过性改变，与狭窄无关[123]。

九、外生性压迹

（一）正常压迹

纵隔内的各种正常结构，包括心脏、主动脉弓和左主支气管，都可能对食管造成外生性压迹（见第 17 章）。在约 10% 的患者中，在胸腔入口和主动脉弓之间的上胸段食管右后外侧壁上也可看到平滑、轻微倾斜的凹陷（图 25-25A）[124]。与 CT 的对照中显示，该压迹是由向肺部异常突出右下前走行的奇静脉隐窝压迫上段食管引起的（图 25-25B）[124]。在这种正常解剖变异的患者中，右上胸段食管外壁与邻近肺直接相贴，使食管壁的软组织密度与肺的

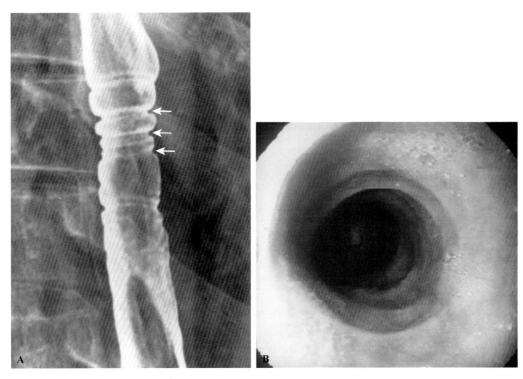

▲ 图 25-24　**Congenital esophageal stenosis**

A. There is a mild area of narrowing in the midesophagus with distinctive ringlike indentations (*arrows*) in the region of the stricture. B. Endoscopy also shows ringlike indentations that resemble tracheal rings. (*A from Luedtke P, Levine MS, Rubesin SE, et al: Radiologic diagnosis of benign esophageal strictures: A pattern approach. RadioGraphics 23: 897–909, 2003.*)

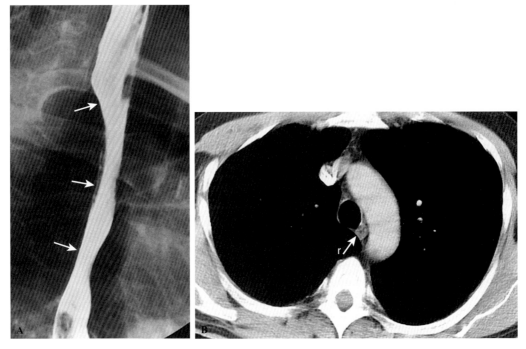

▲ 图 25-25　**Extrinsic impression on the esophagus by a prominent right inferior supra–azygous recess**

A. There is a smooth, gently sloping indentation (*arrows*) on the right posterolateral wall of the upper thoracic esophagus between the thoracic inlet and aortic arch. B. In the same patient, CT of the chest shows a prominent right inferior supra–azygous recess (r) impinging on the right posterolateral wall of the upper esophagus (*arrow*). (*From Sam JW, Levine MS, Miller WT: The right inferior supra-azygous recess: A cause of upper esophageal pseudomass on double-contrast esophagography. AJR 171: 1583–1586, 1998.*)

气体密度之间形成平滑的分界线，从而在该区域可以显示食管壁的实际厚度。由于其发生概率，放射科医师应该了解这种变异，从而不会误认为是淋巴结或纵隔的其他肿块，并且可以避免不必要的胸部CT。狭窄的胸腔入口（在矢状位上）是另一种解剖变异，偶尔导致充满钡剂食管右侧的外部压迫，错误地暗示该区域有块状病变[125]。在这些患者中，CT 将显示胸廓入口狭窄，而没有肿块的证据[125]。

（二）异常压迹

异常压迹通常由心脏和大血管引起。扩大的左心房或心室可在食管远端前壁产生宽大的压迹。相比之下，弯曲或扩张的胸降主动脉可能在膈肌食管裂孔附近的远端食管后壁上引起显著的压迹（图25-26）。在一些患者中，主动脉或主动脉瘤压迫远端食管可导致吞咽困难（即主动脉吞咽困难）[126]。先天性的大血管异常，如异常的锁骨下动脉和双主动脉弓，可能压迫食管，导致吞咽困难（即食管受压性吞咽困难）。食管也可能被纵隔内的肿块压迫或移位，包括胸骨下甲状腺肿、纵隔淋巴结肿大，以及其他良性或恶性肿瘤。可以对胸部进行 CT 或磁共振成像（MRI），以确定这些患者潜在纵隔肿块的原因。

（三）食管回缩

食管偏移可由肺、胸膜或纵隔瘢痕形成伴食管向患侧胸回缩（图25-27）。通常可以使用图25-28所示的影像学征象来区分这种回缩和纵隔肿块引起的食管移位[127]。当食管在纵隔内被外源性肿块移位或推挤时，它倾向于在偏离处比在其上方或下方更窄（图25-26 和图25-28A），而当食管被胸膜肺部瘢痕牵拉或回缩时，食管趋向于更宽（图25-27和图25-28B）[127]。当钡剂检查提示食管回缩时，应摄取胸部 X 线片以确认是否存在结核、放射损伤、术后改变或其他导致邻近侧胸瘢痕和体积缩小的原因。确定食管是否被推挤或牵拉出其正常中线位置很重要，因为胸膜肺瘢痕导致的食管回缩通常是偶然发现，而由纵隔肿块引起的食管移位可能需要用 CT 或 MRI 进一步检查以确定肿块的性质和范围。

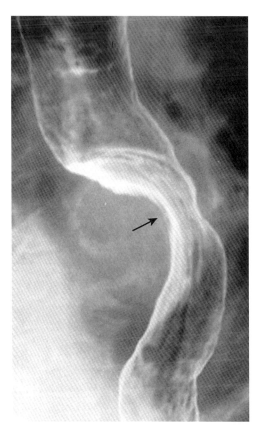

▲ 图 25-26 **Esophageal impression (*arrow*) by an ectatic descending thoracic aorta**
The esophagus is narrowed at the level of deviation. (*From Levine MS, Gilchrist AM: Esophageal deviation: Pushed or pulled? AJR 149: 513–514, 1987.*)

十、静脉曲张

（一）上行静脉曲张

1. 病理生理学

门静脉高压症患者由于血流动力学改变导致食管静脉引流发生改变，从而产生上行静脉曲张。通常颈段和上胸段食管由肋间最高静脉、支气管静脉、甲状腺下静脉和其他纵隔侧支引流，胸中段食管由奇静脉和半奇静脉引流，胸段食管远端由与冠状静脉远端相通的食管周围静脉丛引流。反过来，冠状静脉流入与门静脉交界处附近的脾静脉或直接流入门静脉。在门静脉高压症中，门静脉压力的增加导致冠状静脉反流入扩张的食管周围静脉丛，使其上部与奇静脉和半奇静脉系统的侧支吻合。因为奇静脉直接流入上腔静脉，门静脉血绕过阻塞的门静脉系统，通过上腔静脉而不是下腔静脉返回心脏

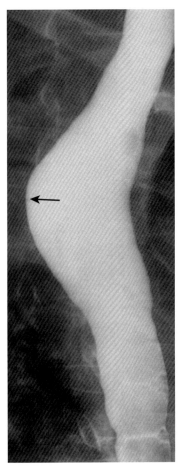

▲ 图 25-27　胸膜肺瘢痕引起的食管回缩

由于右肺上叶结核瘢痕和体积缩小，食管向右偏移（箭）。食管在偏移处变宽。这种特征性的增宽表明食管向胸膜肺瘢痕的一侧回缩，而不是向相反侧的肿块移位

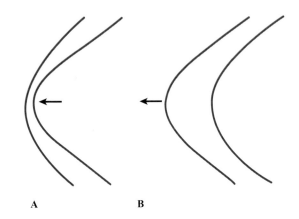

▲ 图 25-28　**Pushed versus pulled esophagus**

A. When the esophagus is displaced or pushed by an extrinsic mediastinal mass, it tends to be narrower at this level (*arrow*) than above or below the deviated segment. B. When the esophagus is retracted or pulled by pleuropulmonary scarring and volume loss, however, it tends to be wider at this level (*arrow*) than above or below the deviated segment. (*From Levine MS, Gilchrist AM: Esophageal deviation: Pushed or pulled? AJR 149: 513–514, 1987.*)

的右侧。

2. 临床表现

食管静脉曲张很重要，因为静脉曲张破裂和出血可能造成灾难性的后果。25%～35%的肝硬化患者发生静脉曲张出血，其中多达 30% 是致命的[128, 129]。尽管一些患者有严重的静脉曲张出血，伴有一次或多次大出血，但其他患者呈现的是间歇性的、少量的出血，伴有黑粪、愈创木酚阳性便或缺铁性贫血。令人惊讶的是，静脉曲张范围和程度与出血程度相关性差。

3. 影像学表现

（1）胸部 X 线片：食管静脉曲张偶尔可以在胸部 X 线片上表现为心脏后方后纵隔肿块。这个发现是由扩张的食管周围静脉，或者更不常见的是由扩张的奇静脉或半奇静脉引起的[130-132]。由于静水压趋向于克服直立位置的门静脉压力，使血液流向更方便的侧支血管，因此在患者处于卧位时获得的 X 线片上肿块通常更明显。

（2）钡造影：食管造影并不被认为是传统意义上检测食管静脉曲张的可靠技术。一些作者提倡使用抗胆碱能药物通过减少食管蠕动来改善静脉曲张的显示[133, 134]，但是这些药物在青光眼、心脏病或尿潴留患者中是禁用的。

不论是否使用药物制剂，静脉曲张的最佳显示都需要更加关注影像学技术，因为静脉曲张在食管过度扩张或塌陷的图像中很容易被遮挡（图 25-29）。检查应以卧位（通常是右前斜）进行，使用高密度钡混悬液或糊剂增加钡剂与食管黏膜的黏附。塌陷食管的黏膜松弛相图像特别有助于显示静脉曲张（图 25-29D）。蠕动倾向于从薄壁静脉曲张中挤出血液，使它们隐形长达 15～30s（图 25-29C）。因此，在获得黏膜松弛相图像之前，造影医师必须等待静脉曲张再充盈。如有必要，应要求患者将唾液吐入盆中，以避免启动新的蠕动程序并再次压扁静脉曲张。通过优化技术，食管造影检测食管静脉曲张的灵敏度接近 90%[135]。

由于潜在的静脉解剖，上行静脉曲张往往在胸段食管远端的 1/3 或 1/2 最明显，当它们上升到奇静脉进入上腔静脉的水平时逐渐消失。静脉曲张通常在黏膜松弛相图像上显示最佳，表现为食管塌

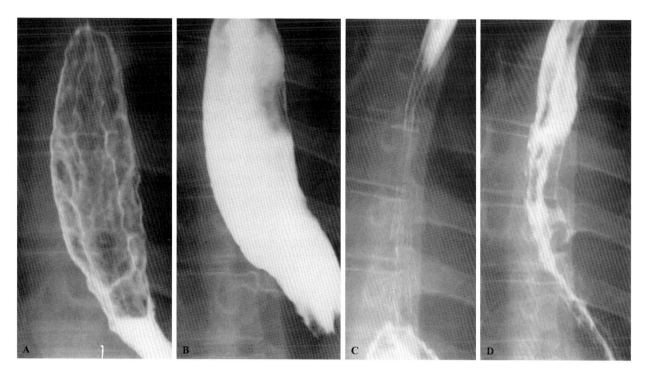

▲ 图 25-29　上行食管静脉曲张

A. 食管双对比造影见多发静脉曲张，注意静脉曲张如何被显示为白色。B. 在单对比造影图像上静脉曲张被腔内钡剂遮挡。C. 在蠕动波压迫扩张的静脉导致静脉塌陷后立即进行的黏膜松弛相，静脉曲张也未见显示。D. 在蠕动波通过几秒后，在另一个图像中，静脉曲张表现为锯齿状充盈缺陷（引自 Levine MS: Radiology of the Esophagus. Philadelphia，WB Saunders，1989）

陷或部分塌陷的曲折或锯齿状纵向充盈缺损（图 25-29D）[136]。当静脉曲张被刻画成白色时，由于在静脉曲张的边缘和邻近食管壁之间存在钡，在双对比图像上也可以看到静脉曲张（图 25-29A）。由于静脉曲张随着蠕动、呼吸和不同程度的食管扩张交替地扩张和塌陷，因此在透视下观察到它们常为一过性表现。

（3）计算机断层扫描：食管静脉曲张在 CT 上表现为包含圆形、管状或弯曲结构的增厚、分叶的食管壁，密度均匀，经静脉注射造影剂后其强化与相邻血管相同（图 25-30）[137-139]。CT 还可显示门静脉高压症患者的冠状静脉、食管旁静脉、胃底静脉、脐旁静脉、脾周静脉、网膜、肠系膜静脉和腹壁静脉曲张[139]。偶尔在平扫 CT 中，扩张的奇静脉、半奇静脉或食管旁静脉可能被误诊为纵隔后部肿块[132, 140]。注射造影剂后，这些扩张的血管结构内出现显著强化的程度应能确定正确的诊断[132, 140]。

（4）血管造影：可以行腹腔动脉造影、肠系膜上动脉或脾动脉选择性造影，或少见的门静脉造

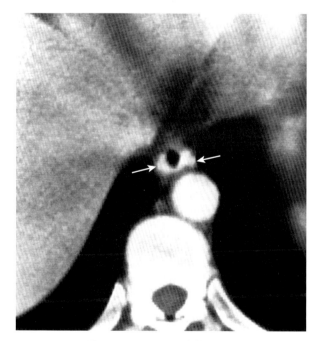

▲ 图 25-30　CT 上的食管静脉曲张

轴位增强 CT 显示静脉曲张（箭）明显强化（图片由 Robert A. Halvorsen，MD，San Francisco 提供）

影，来确认上行静脉曲张的存在，并确定潜在静脉异常的性质和程度。对于门静脉高压症，在检查静

脉期获得的图像通常不能显示门静脉，因为通过许多侧支血管的血液反流绕过了阻塞的静脉系统。在几乎所有病例中，冠状静脉通过食管周围静脉丛分流门静脉血，产生上行静脉曲张，与奇静脉系统和上腔静脉相连（图 25-31）。当考虑分流手术以控制静脉曲张出血时，血管造影描绘血管解剖是非常重要的。

4. 鉴别诊断

食管静脉曲张的诊断通常可根据影像学检查结果做出。与食管炎相关的黏膜下水肿和炎症可表现为增厚、迂曲的纵向皱襞，与静脉曲张相似[141]。一些食管癌由于黏膜下肿瘤播散也可能产生静脉曲张样的外观（图 25-32）[142, 143, 144]。随着呼吸、蠕动和其他动作，静脉曲张在大小和形状上会发生改变，而静脉曲张样肿瘤具有更固定、僵硬的外观[142, 143, 144]。局部受累节段与邻近正常食管之间的分界也倾向于肿瘤，因为上行静脉曲张更倾向于没有明显界限的消失。最后，静脉曲张癌可能导致吞咽困难，而这种症状很少发生在静脉曲张患者。因此，通常可以通过临床和影像学的基础对这些病变加以区分。

5. 治疗

食管静脉曲张破裂出血的治疗包括静脉滴注垂体后叶素或生长抑素类似物（如奥曲肽）、食管球囊填塞、门体分流术、Sugiura 手术、内镜硬化治疗、内镜下静脉曲张结扎、经颈静脉肝内门体静脉分流术（TIPS）[128, 145]。治疗的主要目的是控制活动性出血和防止再出血。

(1) 内镜硬化治疗：内镜硬化治疗已成为一种可以替代手术的方法，以控制静脉曲张出血和减少复发性出血的风险，并发症少于手术[146-148]。此手术是通过纤维内镜向静脉曲张旁或腔内直接注射静脉硬化剂。硬化剂导致严重的炎症反应和壁内纤维化，伴静脉曲张的机械闭塞。多达 30% 接受硬化治疗的患者出现并发症，包括轻度化学性食管炎、溃疡、狭窄和食管穿孔[149-152]。

硬化治疗后立即进行的增强检查可能显示食管运动障碍、食管炎、不规则管腔狭窄或罕见的壁内血肿[150, 153, 154]。注射部位的黏膜脱落可导致溃疡

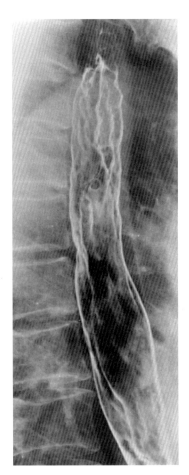

▲ 图 25-32 静脉曲张样癌

食管中段增厚、迂曲的皱襞与静脉曲张相似，这种现象是由肿瘤黏膜下蔓延引起的（由 Akiyoshi Yamada，MD，Tokyo 提供）

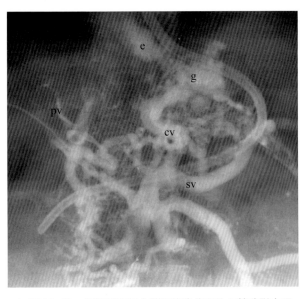

▲ 图 25-31 门静脉高压食管胃静脉曲张的血管造影表现

门静脉造影显示门静脉（pv）的海绵样变，血流通过冠状静脉（cv）和脾静脉（sv）反流，产生胃（g）和食管（e）静脉曲张（图片由 Dana R. Burke，MD，Bethesda，MD 提供）

（图 25-33A）[150, 153]，而透壁坏死可导致横向或纵向壁内轨道形成（图 25-33B）、食管胸膜瘘或局限性食管穿孔（图 25-33C）[153, 155]。硬化治疗后 30 天或以上的增强检查可显示不同长度和管径的食管狭窄（图 25-33D）[152]。

硬化性静脉曲张通常在 CT 上表现为食管壁增厚，在增强扫描上表现为食管外壁高密度区和食管内壁低密度区，形成特征性的分层外观[156, 157]。这个发现可能是由于硬化剂引起的炎症反应、水肿或食管壁出血，所以静脉曲张的正常强化不再显示。由于硬化治疗后的急性食管旁反应，CT 还可显示主要为低密度的纵隔积液和纵隔脂肪层闭塞[157]。相比之下，食管穿孔引起的纵隔脓肿可在 CT 上表现为明显高密度的纵隔积液合并纵隔积气或气胸[157]。因此，CT 有助于确定这些患者硬化治疗后并发症的性质和程度。

（2）内镜下静脉曲张结扎术：内镜下静脉曲张结扎术或包扎术是治疗食管静脉曲张出血的另一种技术，其中静脉曲张被内镜下放置的橡皮圈套住并结扎，导致静脉曲张绞窄、脱落、纤维化，并最终消失[158]。研究表明，与内镜硬化治疗相比，静脉曲张结扎术不仅再出血概率低，而且并发症较少[159, 160]。静脉曲张结扎后偶尔可以进行增强检查，以排除食管穿孔。在这种情况下，结扎的静脉曲张在食管造影上可表现为食管远端光滑、圆形的充盈缺损，与小息肉无法区分（图 25-34）[161]。正确的诊断应该从临床病史上显而易见。

（二）下行静脉曲张

1. 病理生理学

因为引流颈段和上胸段食管的静脉结构与肋间最高静脉、支气管静脉、甲状腺下静脉和其他纵隔侧支相通，所以上腔静脉的阻塞可能导致流经这些血管的血流绕过梗阻反流向食管静脉和食管旁静脉。因为血液在扩张的食管静脉中向下流动，所以称为下行静脉曲张[162]。

在病生理学上，下行静脉曲张的位置和程度取决于上腔静脉是阻塞在奇静脉进入上腔静脉的位置之上还是之下[162, 163]。如果梗阻发生在奇静脉入口上方，下行静脉曲张可以通过奇静脉将血液从头部和上肢回流到梗阻水平以下的上腔静脉。所以，在这些病例中，下行静脉曲张局限于上胸段或中胸段

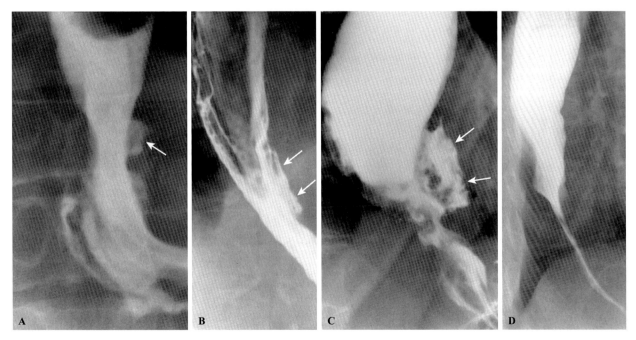

▲ 图 25-33　静脉曲张硬化治疗并发症
A. 由食管远端狭窄相关的水肿和痉挛引起比较深的溃疡（箭）。B. 这个患者在食管远端有一个纵向的壁内迹（箭）。C. 另一位患者有远端食管的局部开口封闭的穿孔，造影剂进入腔外聚集（箭）。D. 这个患者在内镜硬化治疗后数月食管远端有长而细的狭窄（图 A、图 B、图 D 引自 Levine MS：Radiology of the Esophagus. Philadelphia，WB Saunders，1989）

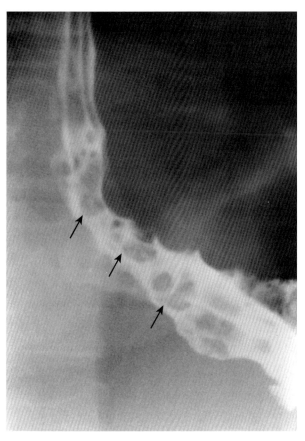

▲ 图 25-34　结扎的食管静脉曲张的表现

使用水溶性造影剂的检查见数个光滑、圆形的充盈缺损（箭），这可能被误认为是远端食管的肿瘤性病变。这些表现为内镜下静脉曲张结扎术后 1 天结扎的曲张静脉

食管。如果梗阻发生在奇静脉进入上腔静脉的位置处或下方，则奇静脉系统不能再用于绕过梗阻。在这种情况下，静脉流经下行静脉继续流向远端食管，其中冠状静脉将血液分流到门静脉和下腔静脉，绕过阻塞的上腔静脉。因此，这种类型的下行静脉曲张可能累及整个胸段食管。

下行静脉曲张常由支气管癌引起，或较少由纵隔的其他转移性肿瘤或淋巴瘤引起[162-164]。当上腔静脉被恶性肿瘤阻塞时，患者很少存活足够长的时间来使静脉曲张向远侧延伸，因此它们几乎总是局限于上胸段食管，而不管阻塞发生在奇静脉进入上腔静脉之上或是之下[162]。偶尔上腔静脉阻塞可由良性病变引起，如胸骨下甲状腺肿或放疗或组织胞浆菌病（即硬化性纵隔炎）引起的纵隔纤维化[165, 166]。在这种情况下，上腔静脉在奇静脉汇入水平或以下的长期阻塞可能导致累及整个胸段食管广泛的下

行静脉曲张[162, 166]。随着中心静脉导管在营养支持或化疗的应用增多，导管诱导的血栓形成也被认为是上腔静脉阻塞的日益常见原因[167, 168]。无论阻塞的原因如何，导管导向溶栓和（或）血管内支架已被证实是治疗这些患者安全和有效的手术替代方法[168, 169]。

2. 临床表现

上腔静脉阻塞导致上腔静脉综合征，其特征是面部、眶周、颈部和双侧上肢肿胀，胸壁浅静脉扩张。虽然大多数上腔静脉综合征引起下行静脉曲张的患者没有症状，但受影响的患者偶尔会发展为呕血或低度消化道出血伴黑粪、愈创木糖阳性大便或缺铁性贫血[170]。因此，对于出现上消化道出血的上腔静脉阻塞患者，应怀疑有下行静脉曲张。

3. 影像学表现

像上行静脉曲张一样，下行静脉曲张在钡剂造影中表现为食管锯齿状纵向充盈缺损（图 25-35）[164]。由于它们几乎总是局限于胸段食管的上 1/3 或中 1/3，而上行静脉曲张主要位于远端 1/3，因此可以根据其位置与上行静脉曲张进行区分。正如所预期的，使用高密度钡混悬液，在塌陷或部分塌陷的食管黏膜松弛相图像中，下行静脉曲张显示最佳。

在钡剂造影检查中怀疑有下行静脉曲张时，应评估患者上腔静脉阻塞的其他临床或放射学征象。胸部 X 线或 CT 可显示由纵隔淋巴结肿大（图 25-35A）、肿瘤、胸骨后甲状腺肿，或较少见的纵隔纤维化引起的上纵隔明显增宽。需要行静脉造影以确认狭窄、梗阻以及侧支循环的存在及程度，特别是考虑需行分流手术、置管溶栓或血管内支架时。

4. 鉴别诊断

下行静脉曲张在影像学上可能与静脉曲张样癌混淆，静脉曲张样癌由于肿瘤的黏膜下播散而在食管上部或中部产生增厚、曲折的皱褶（图 25-32）[142-144]。下行静脉曲张在透视下往往会改变大小和形状，而静脉曲张癌的外观更固定，边界更突出、清晰。

（三）特发性静脉曲张

极少数情况下，食管静脉曲张发生在没有其他肝硬化、门静脉高压或上腔静脉阻塞征象的患者身

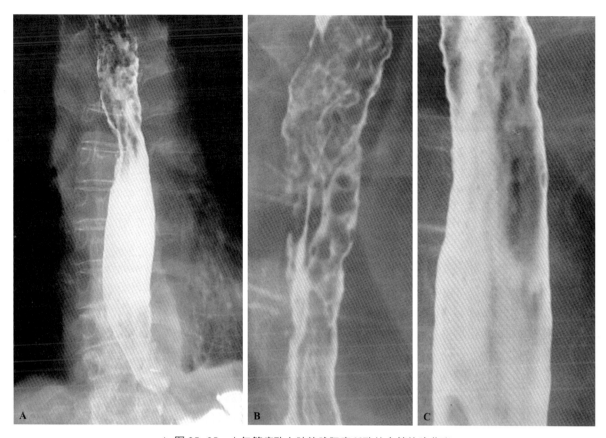

▲ 图 25-35　支气管癌致上腔静脉阻塞所致的食管静脉曲张

A. 含钡造影剂的胸部 X 线片显示食管内增厚、结节样皱褶，该平面以下食管外观正常，注意上纵隔由于肺癌转移淋巴结而变宽。B. 食管黏膜凸起显示明显的下行静脉曲张。C. 另一张图显示随着食管扩张，静脉曲张消失（引自 Levine MS：Radiology of the Esophagus. Philadelphia，WB Saunders，1989）

上 [171, 172]。因为其静脉曲张形成的机制尚不清楚，所以称之为特发性静脉曲张。据推测，这些静脉曲张是由于食管静脉通道的先天性弱而产生的 [171-173]。虽然特发性静脉曲张非常罕见，但是由于静脉曲张出血的风险，它们非常重要 [171]。

影像学表现

　　上行和下行静脉曲张往往以多发性病变出现，但特发性静脉曲张通常以单发病变出现，表现为食管内光滑、轻微分叶的黏膜下肿块（图 25-36A）[174]。所以，影像学检查可能误诊为黏膜下肿瘤，如平滑肌瘤。特发性静脉曲张通常可被食管扩张消除甚至消失（图 25-36B），因此患者在直立或卧位时，所获得的影像伴随食管扩张而变化应提示血管来源的病变 [174]。了解这个整体很重要，所以内镜医师在没有仔细观察的情况下不会随意活检静脉曲张。

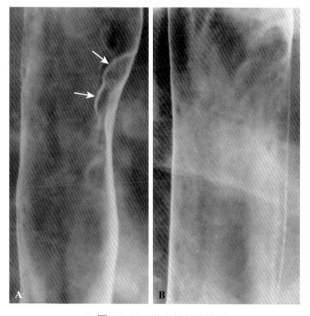

▲ 图 25-36　特发性静脉曲张

A. 轻微的分叶状黏膜下肿块（箭），与平滑肌瘤或其他黏膜下肿瘤难以区分。B. 另一图像显示静脉曲张闭塞伴食管扩张（由 Seth N. Glick，MD，Philadelphia 提供）

第 26 章 胃食管结合部异常

Abnormalities of the Gastroesophageal Junction

Marc S. Levine **著**

李海蛟 **译** 李艳玲 **校**

一直以来，胃食管结合部都是钡剂检查难以评估的区域，因为与吞咽相关的生理活动会产生动态的、不断变化的表现。对贲门复杂并且相互矛盾的描述、正常和异常术语的使用也是造成混淆的根源。对贲门的评估，可能比对上消化道的任何其他部位的评估需要更仔细地关注影像学技术。虽然传统的单对比钡剂造影对环、狭窄和疝的显示最好，但双对比检查能更好地勾勒肿瘤性病变。因此，放射科医师必须在透视检查期间使用不同的技术来做到最佳地评估该区域。

一、影像技术

胃贲门是一个用钡剂单对比造影检查非常困难的区域。由于覆盖的肋骨，胃底不能手动触诊或压迫检查。如果胃底不能完全扩张，聚集的胃皱襞可能掩盖该部位表面细节。如果使用大剂量的钡剂来扩张胃底，则会变得相对不透明，因此只能识别轮廓异常。由于在胃底的钡剂单对比检查的固有局限性，双对比检查技术用于提高该区域检查的病变检出能力。

常规食管双对比造影应包括胃贲门和胃底的双对比检查[1, 2]。在获得食管的竖直双对比图像后，患者应被置于右侧卧位（即右侧向下）以便直接正面观察胃贲门。贲门应观察几秒钟，如果表现正常，应获取单张点片图像。如果贲门表现异常，则当患者进一步旋转时，应拍摄额外的点片图像，以便同时显示可疑病变的正面观和侧面观。

在完成检查的双对比部分之后，患者应该被置于俯卧、右前斜位，并嘱其快速吞咽稀薄、低密度的钡混悬液，以实现远端食管的最佳扩张。单对比技术对于评估该区域可能的环、狭窄或疝尤其重要，因为直立的双对比图像常常不能达到最佳显示这些异常所需的扩张程度[3]。如有必要，可在上腹部的下方放置一个垫板，以增加腹内压、提高食管扩张。当检测到下食管环时，钡片或钡剂浸渍的棉花糖也可用于帮助确定环的口径和梗阻倾向，如果药片或棉花糖卡在环上方，则用于确定这种卡嵌是否再次造成了吞咽困难[4, 5]。

二、正常影像表现

食管是相对不易扩张的管状结构，远端呈囊状与胃相通。囊段被称为膈壶腹或前庭，因为它是胃的"入口大厅"[6]。测压研究表明，食管前庭对应于下食管括约肌的位置，一个 2～4cm 长的、在胃食管结合部上方的高压区，可防止胃酸反流进入食管[7, 8]。前庭向下延伸穿过隔膜的食管裂孔，然后与胃在裂孔下面几厘米处相连。较短的食管腹内段终止于胃食管结合部或贲门。贲门的左外侧在解剖学上通过悬韧带来划分，吊在远端食管和胃底之间的凹槽（贲门切迹）上。在钡剂检查中，可以识别重要解剖的结构包括贲门、Z 线和下食管黏膜和肌环。这些结构分别在下面的章节中讨论。

（一）贲门

胃贲门在单对比钡剂检查中经常不能看到，因为这一区域被胃底的钡剂或覆盖的胃皱襞所遮挡。

使用双对比技术，识别贲门正常外观的能力显著提高。在一项研究中，95% 以上的双对比检查能显示贲门的正常解剖标志，而仅有 20% 的单对比检查显示贲门的正常解剖标志[9]。因此，双对比技术对于评价该区域是必要的。

贲门在双对比检查中的 X 线表现取决于它被周围膈食管膜固定在膈肌食管裂孔处的程度。当贲门被固定良好时，远端食管向胃底的突出产生一个圆形隆起，包含 3 个或 4 个星状皱褶，这些皱褶辐射到胃食管结合部的中心点，也称为贲门花环（图 26-1A）[9, 10]。隆起由 1 个在侧方和上方包绕它的弯曲钩状皱褶与相邻的胃底相区分边界。通常可以看到几个纵向皱褶沿着胃小弯的后壁从贲门花环向下延伸。应该认识到，贲门花环反映了下食管括约肌

的闭合静止状态，因此这个正常的解剖学标志将在吞咽时通过下食管括约肌的松弛而暂时消失[10]。

当贲门不那么牢固地固定在周围的膈食管膜上时，贲门花环可以在没有伴随的突出或隆起的情况下出现（图 26-1B）[10]。随着进一步的韧带松弛，花环本身可以消失，而贲门的特征可能只有一条波状或新月形线穿过食管口的区域（图 26-1C）[10]。最后，严重的韧带松弛可能导致轴向食管裂孔疝的形成，因此没有发现在膈肌下面的贲门结构。相反，胃皱襞可向上汇聚到食管裂孔上方几厘米处（图 26-1D）[10]。因此，这一发现应提示为轴向裂孔疝，应在仰卧位对患者行食管单对比造影，以确认是否存在疝。

影像医师应该熟悉贲门的各种 X 线表现，因为

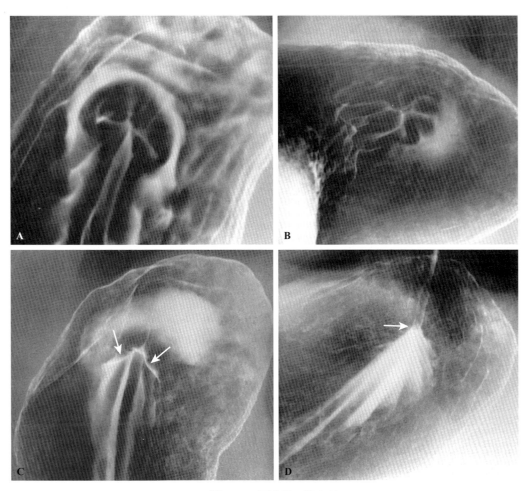

▲ 图 26-1 胃贲门正常表现

A. 这个患者有一个固定很好的贲门，呈圆形突出，有中央辐射皱褶（贲门花环）。B. 在另一个患者中，由于贲门周围韧带松弛，表现为星状皱褶而没有周围隆起。C. 进一步的韧带松弛导致贲门花环的消失，相反，这个患者贲门有一个单一的新月体线（箭）。D. 在另一例严重的韧带松弛症患者中，小裂孔疝的胃皱襞向膈食管裂孔上方数厘米处的一个点（箭）会聚（引自 Levine MS：Radiology of the Esophagus. Philadelphia：WB Saunders，1989）

涉及贲门的恶性肿瘤只能通过这些正常解剖标志的扭曲或消失来识别（见"贲门癌"）。

（二）Z 线

Z 线是一条不规则的锯齿状线，用来标定鳞柱黏膜的交界点[6, 11]。这条 Z 线有时可在食管双对比造影上表现为食管远端一条细的、锯齿状的透亮条纹（图 26-2）。有时，Z 线可能会被误认为与反流性食管炎相关的浅表性溃疡，尤其是当食管不完全扩张时。由于 Z 线代表的是组织学上的鳞柱交界，它通常位于或接近胃食管结合部。

（三）黏膜环

下食管黏膜环是食管远端最常见的环状狭窄。该环由上部鳞状上皮和下方柱状上皮覆盖的膜状嵴组成，因此它在组织学上对应于鳞柱交接区[12, 13]。这个黏膜环，也被称为 B 环，在钡剂造影检查中表现为胃食管结合部的薄的、环状的狭窄区域（图 26-3）[11, 13, 14]。该环边缘光滑对称，高度是 2～4mm[11, 13, 14]。直径大于 20mm 的黏膜环很少引起症状[11]。但是，如果环直径小于 20mm，则可能引起吞咽困难，因此可能有病理发现（见"Schatzki 环"）。

在钡剂造影检查中，下食管黏膜环是固定的、可重复的结构，但远端食管必须充分扩张以显示这些结构。俯卧位、右前斜位的单对比检查特别适合显示下食管环，因为它是使远端食管扩张的最佳技术。研究表明，俯卧单对比图上所见的下食管环中，有 50% 以上的食管环在双对比造影时未见显示[3, 15]。因此，需要进行两相检查才能显示这些结构。

（四）肌环

肌肉或收缩环，也称为 A 环，在远段食管是比黏膜环（B 环）少见的发现。肌环位于食管前庭附近的小管前庭交界处，完全被鳞状上皮覆盖[8]。不

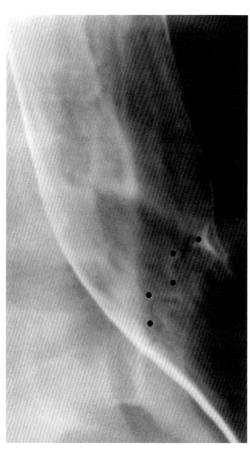

▲ 图 26-2 Z 线
正常的 Z 线被认为是食管远端靠近胃食管结合部的一个细的、锯齿状的透亮条纹（点）（引自 Levine MS: Radiology of the Esophagus. Philadelphia: WB Saunders, 1989）

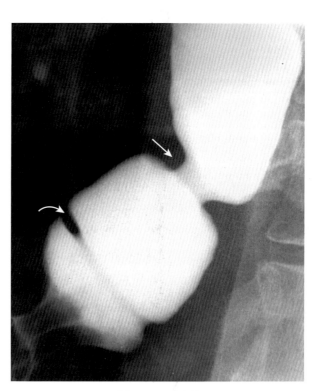

▲ 图 26-3 下食管环
在俯卧位食管单对比造影上，黏膜环表现为在小裂孔疝上方的胃食管交界处出现的薄的环状收缩（弯箭），而肌环则表现为食管前庭上缘附近一个相对较宽的狭窄区（直箭）。与黏膜环不同的是，在透视检查中，肌环常被认为是一过性表现（引自 Levine MS: Radiology of the Esophagus. Philadelphia: WB Saunders, 1989）

同于黏膜环是一个固定的解剖结构，肌环是由远端食管下食管括约肌区域活跃的肌肉收缩导致的一个短暂的生理现象引起的。

在食管造影中，肌环通常表现为一个相对较宽、平滑的渐进性狭窄区域，在透视检查中，该区域的口径和形态发生了很大的变化（图 26-3）[7, 11, 13]。由于肌环是由活动的肌肉收缩引起的，它可能会随着食管扩张而完全消失，因此在透视检查中被视为一过性改变[7, 11, 13]。在同一次检查中观察到黏膜环和肌环并不少见（图 26-3）。在这种情况下，黏膜环的固定性质很容易将这种结构与上述肌环的变化外观区分开来。

三、Schatzki 环

尽管一些研究人员交替使用了 Schatzki 环和下食管环这两个术语，Schatzki 自己最初把这个整体描述为引起吞咽困难的病理狭窄环[16]。因为大多数下食管环不会引起症状，所以它们可能不应该被称为 Schatzki 环。相反，这个术语应该留给在胃食管交界处有窄口径环的有症状的患者。因此，Schatzki 环的诊断是根据临床和 X 线表现做出的。

（一）发病机制

Schatzki 环的发病机制尚不确定。一些研究人员倾向于先天性起源，但 50 岁前症状的罕见倾向于反驳这一理论[6]。其他研究者认为，Schatzki 环代表由反流性食管炎瘢痕引起的环状狭窄[6, 13, 17-19]。这一理论得到了一项研究的支持，研究表明在连续钡剂造影检查中 Schatzki 环发生向反流引起（消化性）狭窄的转化[18]。很难解释这些患者通常没有反流症状，因此这些数据是不确定的。

（二）临床表现

Schatzki 环通常表现为间歇性吞咽困难[15, 16, 20, 21]。在一项 332 例患者的研究中，Schatzki 发现直径小于 13mm 的下食管环几乎总是引起吞咽困难，但是直径超过 20mm 的环几乎从未引起吞咽困难[20]。40 年后，对 Schatzki 原始数据的统计分析表明，环的直径每减少 1mm，相当于患者出现吞咽困难的可能

性增加 46%[22]。

伴有 Schatzki 环的患者通常表现为间歇性吞咽困难，有时持续无症状，直到一大团食物聚集在环上方。由于最常见的危险因素是未充分咀嚼的肉，这种情况被描述为牛排屋综合征[23]。食管远端拥挤的食团可能引起胸骨后严重的胸痛或一种不舒服的黏着感[24]。症状的缓解几乎总是要靠食团的通过、反流或移除。极少情况下，长时间的食团梗阻会导致食管穿孔[13]。

有时，建议这些人通过减慢进食、精细咀嚼来缓解症状。一些反复出现吞咽困难的患者需要机械破坏或扩张环，极少情况下需要手术治疗[21, 25, 26]。

（三）影像表现

在钡造影中，Schatzki 环通常表现为胃食管结合部薄的（2~4mm）环状收缩（直径＜ 13mm）（图 26-4）[11, 13-16, 20]。裂孔疝几乎总是出现在环的水平

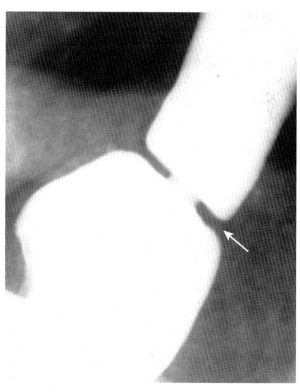

▲ 图 26-4　**Schatzki ring**

The ring appears on a prone singlecontrast esophagogram as a thin, weblike (＜13 mm in diameter) constriction (*arrow*) at the gastroesophageal junction above a hiatal hernia. Note that except for its smaller caliber, it has the same appearance and location as an asymptomatic mucosal ring. This patient presented with dysphagia.

以下。除了口径较小外，Schatzki 环的外观和位置与无症状的黏膜环相同。几乎所有直径小于 13mm 的环都会引起吞咽困难[20]，因此根据 X 线所见，它们可以归类为 Schatzki 环。偶尔 13～20mm 的环也会引起症状，因此在这些患者中诊断 Schatzki 环需要对临床病史有一定的了解。

像其他在下食管的环一样，Schatzki 环在钡剂造影中只有当环上方和下方的扩张程度超过管径时才是可见的。因此，患者俯卧的食管远端单对比图（利于远端食管扩张）可以显示出双对比检查不能显示的 Schatzki 环，因为该区域扩张不足（图 26-5）[3, 15]。相反，俯卧位上裂孔疝扩张过度可导致食管远端与疝近端重叠，产生双重密度的两个叠加的、凸起的钡集合体，遮住胃食管结合部的区域，甚至无法显示高级别的 Schatzki 环（图 26-6A）[27]。当出现这种重叠现象时，应追加食管裂孔疝扩张较轻时的远段食管俯卧位图像，以避免疝和邻近食管远端的重叠，从而能够显示这些环（图 26-6B）[27]。如果有

环症状的患者由于长期重叠而仍无法检测到下食管环，应指示患者吞下钡片；如果药片停在胃食管结合部，应强烈怀疑是 Schatzki 环，患者应接受内镜检查以进一步评估、并接受可能的扩张治疗。通过最优的技术，食管双对比造影被认为比内镜更能检测出 Schatzki 环[15]。

（四）鉴别诊断

Schatzki 环具有这样的特征性外观，以至于 X 线检查结果就可以准确诊断。其他异常也偶尔能产生类似的表现。环状消化性狭窄占食管远端所有消化性狭窄的 40%（见第 19 章）[28]。这些结构通常类似于 Schatzki 环，但仔细的分析通常表明，它们具有更明显的锥形、不对称的边缘，并且比真正的 Schatzki 环稍长（4～10mm）[28]。尽管有这些细微的区别，但环形消化性狭窄在钡剂造影或内镜检查的表现与 Schatzki 环之间可能存在重叠。但是治疗是相似的（扩张术），所以这两者的鉴别临床

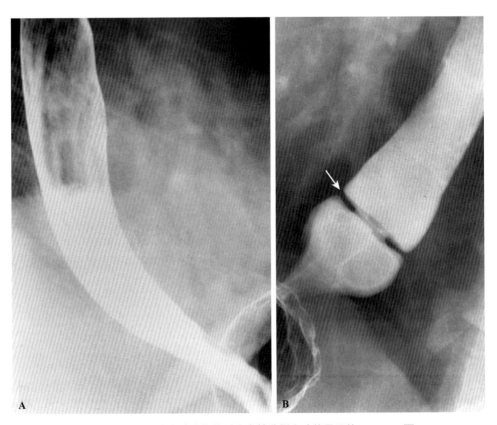

▲ 图 26-5 只有在俯卧位单对比食管造影上才能显示的 Schatzki 环

A. 远段食管的直立位双对比图没有显示下食管环的证据。B. 然而，从同一检查中俯卧位单对比图像显示，裂孔疝上方有明确的 Schatzki 环（箭）。请注意，在直立的双对比图像（A）上，疝是如何没有被显示出来的，因为在这张图上，它已经落在膈肌下方了

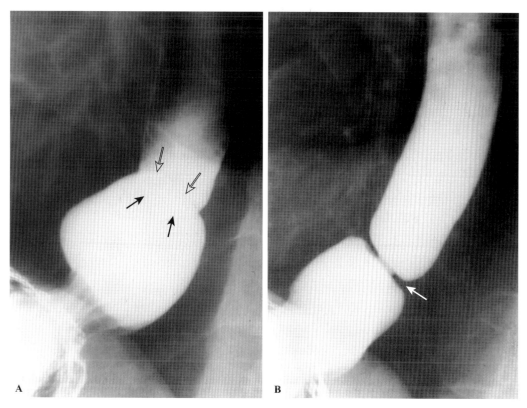

▲ 图 26-6　重叠现象掩盖了 Schatzki 环

A. 俯卧单对比图像显示食管远端的裂孔疝，没有下食管环的征象，然而，由于食管远端（黑箭）和疝近端（空心箭）的重叠，出现了双重密度，并有两个重叠的钡池。B. 当食管扩张较轻时重复此位置的检查，当食管远端和邻近的裂孔疝不再重叠时，可显示一个明确的 Schatzki 环（箭）（引自 Hsu WC, MS Levine, Rubesin SE, Overlap phenomenon: A potential pitfall in the radiographic detection of lower esophageal rings, AJR, 180, 745–747, 2003）

意义有限。

　　食管环偶尔在消化性狭窄（见第 19 章）的食管远端区域中发现[29]。这些网可以与 Schatzki 环相似，但是位于胃食管结合部的上方，并且几乎总是与消化性狭窄有关，因此根据放射学检查结果可以将其与下食管环区分开[29]。短的环状食管癌很少能产生表面类似 Schatzki 环的局限性狭窄的。不对称、不规则以及贝壳状边界的存在表明需要早期内镜检查以排除恶性病变。

四、食管裂孔疝

　　根据贲门与膈肌和胃疝出部分的关系，食管裂孔疝分为轴向或食管旁疝。绝大多数疝是轴向的，只有很小一部分是食管旁的[30]。尽管食管旁疝很罕见，但与轴向裂孔疝不同，它被认为是一种潜在的威胁生命的疾病，因为存在胃疝出部分的扭转、嵌顿或绞窄的风险。

（一）轴向食管裂孔疝

1. 发病机制

　　膈食管膜是环绕胃食管结合部的坚固弹性结构，通常将远端食管系在膈上，防止胃近端通过膈食管裂孔疝入胸腔。随着年龄的增长，持续一生的吞咽导致膈食管膜逐渐磨损和撕裂，最终膜拉伸或破裂，以及胃近端部分轴向疝入胸腔[7, 8, 30, 31]。轴向裂孔疝的患病率随着年龄的增长而增加；在美国，60% 的老年人通过钡剂造影检查发现有这样的疝[32]。

2. 临床意义

　　关于轴向裂孔疝与继发的胃食管反流及反流性食管炎之间的关系存在相当大的争议。一些研究者认为，疝易诱发胃食管反流病，但其他人认为，当轴向裂孔疝作为一个孤立的发现而没有其他临床或影像学上反流病的征象时，其临床意义值得怀疑[33–35]。

在第 19 章更详细地讨论了这个问题。

3. 影像学诊断

当胃食管结合部位于膈食管裂孔上方时，可从影像学上诊断轴向裂孔疝。许多疝是滑动疝，只有在患者躺着的时候才会出现。与直立患者的双对比检查相比，患者俯卧位的单对比钡剂造影检查更有可能显示滑动性裂孔疝，因为疝常在直立位置退缩到腹部，并且当患者站立时食管更难充分扩张 [3]。因此，应指示患者在俯卧、右前斜位时连续饮用稀释的低密度钡混悬液，以便最佳地显示这些结构。相比之下，固定轴向疝是指那些疝持续存在，即使患者是在直立位。这个观察在临床上很重要，因为大的固定疝的患者可能有一个短的食管，如果考虑抗反流手术，则需要食管延长手术，如外科手术时的 Collis 胃成形术。

因为食管下部黏膜环界定了胃食管结合部的解剖位置，所以当在膈肌裂孔上方 2cm 或更高处观察到黏膜环时，通过患者俯卧的钡餐检查可以诊断出轴向裂孔疝（图 26-3）[11]。即使在没有明确的黏膜环的情况下，裂孔疝也可以通过疝内胃皱褶的存在而被识别（图 26-7）。这些皱褶可能继续向下通过膈肌裂孔进入胃的腹部。在食管裂孔处，由于周围横膈的外部压迫，疝经常会扭结或狭窄。偶尔，由于在贲门切迹处交叉的胃悬韧带，在疝气的左外侧和上方也可看到明显的对角切迹（图 26-8）[30]。

当出现中型或大型轴向裂孔疝时，患者在直立或右侧卧位时所获得胃的双对比图像也可以显示疝内的黏膜是否存在溃疡、肿瘤或在单对比检查中不容易看到的其他异常。溃疡特别容易在裂孔处发生（所谓的骑行性溃疡），其中骑跨疝部的胃黏膜容易反复暴露于伤害（图 26-9）[36]。偶尔，在裂孔疝发生的胃癌在双对比检查中可以表现为疝内息肉样肿块或具有增厚、扭曲皱褶的浸润性病变 [37]。

当对巨大裂孔疝（即含有 50% 或 50% 以上胃的疝）患者进行钡剂检查时，钡的重量可能导致胃底下垂到疝出胃体的下方，特别是在直立位时，从而产生独特的影像学表现，也称为胃底松弛（图 26-10）[38]。这些患者可能出现诸如餐后疼痛、早期饱腹感、恶心、干呕和呕吐等症状，这是由于摄取的食物和液体在胃底松弛聚集的机械作用或由于

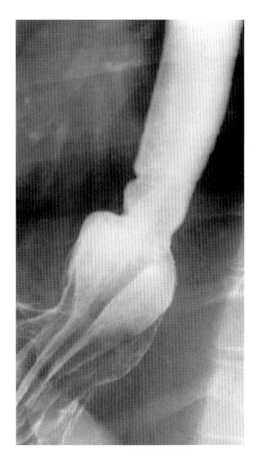

▲ 图 26-7　轴向裂孔疝

在食管的俯卧单对比图像上，疝处可见胃皱褶（引自 Levine MS: Radiology of the Esophagus. Philadelphia：WB Saunders, 1989）

继发的胃部牵引而妨碍疝的排空 [38]。因为症状是由胃的解剖结构扭曲引起的，这些症状通常只有在疝修补手术之后才能消除 [38]。

与胃底松弛有关的巨大裂孔疝在钡剂检查中可能误诊为器官性轴性胃扭转，由于受累胃有嵌顿、绞窄和梗死的风险，这种疾病可能危及生命（见第 34 章）[36, 39, 40]。在器官性轴性胃扭转中，大部分或全部的胃经膈向上疝入下胸部，造成胃大弯翻转超过胃小弯，产生所谓的倒置式胸内胃 [41, 42]。相比之下，胃底松弛的患者则保持了正常的解剖关系。

（二）食管旁疝

1. 发病机制

在食管旁疝的患者中，不同比例的胃通过膈肌食管裂孔沿着远端食管方向疝入胸腔，而贲门保持在膈肌下方的正常位置。这种类型的疝被认为是通过膈食管膜异常大的缺损发生的，该缺损随着年龄

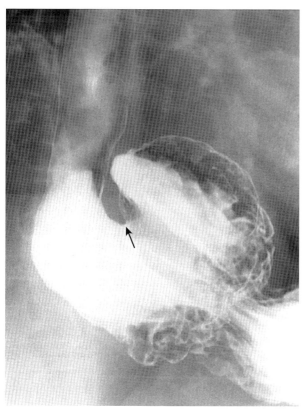

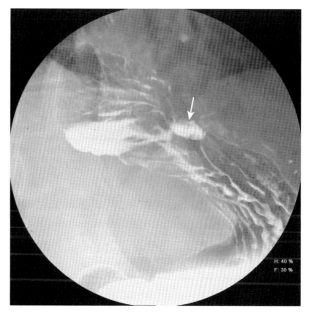

▲ 图 26-8 大的轴向食管裂孔疝

由贲门切迹处交叉的胃悬韧带引起的疝上方的明显的对角切迹（箭）。这个表象错误地暗示了混合轴向食管旁疝（引自 Levine MS：Radiology of the Esophagus. Philadelphia：WB Saunders，1989 ）

▲ 图 26-9 食管裂孔疝伴骑行性溃疡

胃近端穿过膈肌的食管裂孔时见食管裂孔疝伴大的溃疡（箭），可能是由于在裂孔水平反复胃黏膜损伤造成的

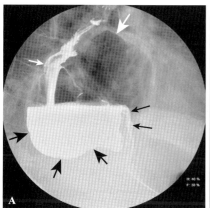
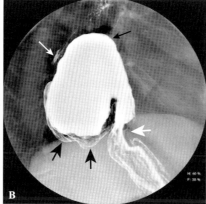
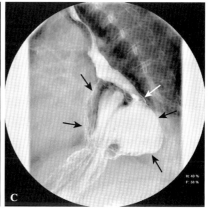

▲ 图 26-10 **Large axial hiatal hernia with a floppy fundus**

A. Upright double-contrast view shows a large hiatal hernia, with the gastric fundus (*large black arrows*) flopping inferiorly beneath the most superior portion of the gas-filled gastric body (*large white arrow*). Note how there is pooling of barium in the floppy fundus, with a small amount of barium spilling over into the portion of the stomach (*small black arrows*) that traverses the diaphragm. B. Supine oblique view also shows a floppy fundus (*large black arrows*) inferior to the most superior portion of the gastric body (*small black arrow*). Note how there is narrowing of the stomach (*large white arrow*) where it traverses the diaphragm. C. Prone oblique view now shows the gastric fundus (*black arrows*) in its expected location above the intrathoracic portion of the gastric body, so the fundus is no longer flopped inferiorly. In A，B，and C，the small white arrows denote the location of the gastroesophageal junction above the diaphragm. (*From Huang SY, Levine MS, Rubesin SE, et al: Large hiatal hernias with a floppy fundus. AJR 188: 960–964, 2007.*)

的增长而逐渐增大 [36]。因此，食管旁疝主要发生在老年人（即患者 > 70 岁）。少数情况下，这些疝可能源于胸部或腹部的钝挫伤（如汽车事故），可见于任何年龄。如果胃食管结合部也高于膈肌，则受影响的个体最终可能发展为混合型轴向食管旁疝 [43]。极少情况下，整个胃或胃的大部分通过食管裂孔疝出，产生胃扭转（见第 34 章）。

2. 临床意义

许多食管旁疝患者是没有症状的，而且疝是出于其他原因进行的钡剂检查中偶然发现的。与轴向疝不同，食管旁疝很少与胃食管反流或反流性食管炎相关。随着这些疝的扩大，在膈肌食管裂孔处或附近的迂曲扭转和阻塞可导致嵌顿、绞窄、梗死或胃突出部分的穿孔 [43-47]。由于这些潜在的危及生命的并发症，一些作者认为，所有食管旁疝患者（假设他们是手术候选者）都应该进行手术，即使这些人没有症状 [48, 49]。保守治疗可能适合于年龄较大而无症状的食管旁疝患者，因为这些患者手术风险高。腹腔镜下食管旁疝修补术也被认为是一种比传统手术侵袭性更小的技术 [50]。

3. 影像学诊断

当胃底经食管裂孔沿着食管远端疝出而贲门保持正常位置时，食管旁疝可以在钡剂检查中被诊断（图 26-11）。在混合性轴食管旁疝中，贲门也在膈上疝入胸腔（图 26-12）。有时，轴向食管裂孔疝在影像学上可能被误诊为混合型轴食管旁疝，因为疝的上部上方有明显的凹槽，错误地提示食管旁成分（图 26-8）[30]。

在胃扭转或胃上下颠倒的患者中，几乎整个胃已经通过食管裂孔进入胸腔并呈翻转或倒置形状（见第 34 章）。极少情况下，在食管裂孔水平或附近的胃的牵引或扭转可能导致胸内胃的阻塞、绞窄、梗死或穿孔 [41]。这些患者可以在紧急情况下进行手术，而无术前钡剂检查，因为他们的临床症状迅速恶化。

五、贲门癌

第 32 章详细讨论贲门癌的临床和影像学方面。在钡剂造影中，贲门晚期病变可能表现为胃底明显

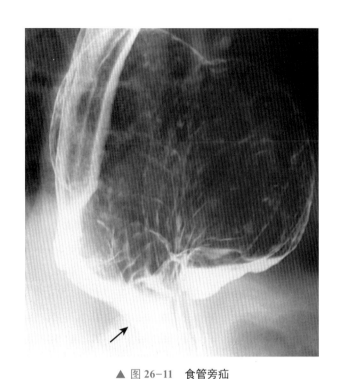

▲ 图 26-11　食管旁疝

胃底沿着食管远端疝入胸腔，但贲门（箭）保持在膈下的正常位置（引自 Levine MS：Radiology of the Esophagus. Philadelphia：WB Saunders，1989）

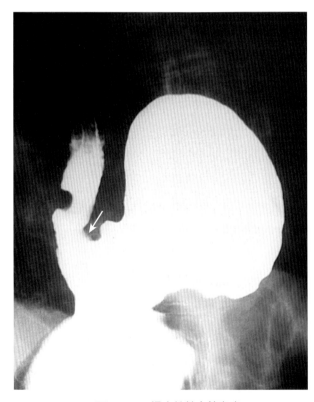

▲ 图 26-12　混合性轴食管旁疝

胃底沿远端食管疝入胸腔。在该患者中，贲门（箭）也在膈上疝入胸腔。这些是混合疝的特征

的外生或浸润性病变。贲门上的其他病变仅可通过在该区域中相对细微的结节、占位效应或溃疡而被识别，伴正常贲门解剖标志的变形、消失或闭塞（图 26-13）[9, 10, 51, 52]。由于在常规单对比钡剂造影中很难显示这些贲门的异常，所以双对比技术对于尽早发现这些病变是必不可少的。

六、食管胃黏膜脱垂

食管胃部黏膜的逆行或顺行性脱垂可在远端食管或胃底产生息肉样填充缺损（图 26-14A）[53, 54]。黏膜脱垂通常作为暂时现象发生，所以充盈缺损在透视下间歇性消失（图 26-14B）。远端食管也可能内陷进入滑动性食管裂孔疝，或者食管裂孔疝可能内陷进入胃底，在该区域产生明显的肿块病变（图 26-15A）[55]。用钡或气体使胃底扩大通常使内陷疝移位至膈上方，并减少内陷的远端食管，所以在透视下这种病变也可以是暂时性的（图 26-15B）。因此，通常可以区分食管胃黏膜脱垂或内陷疝与真正的息肉样病变在贲门。

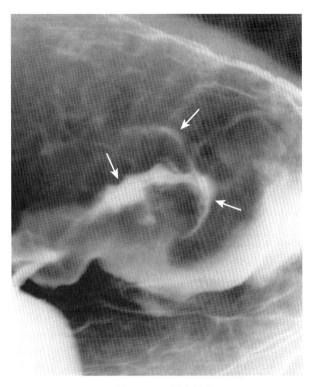

▲ 图 26-13　胃贲门癌

贲门正常解剖标志已经被该区域肿瘤引起的不规则溃疡区域（箭）所破坏及取代（引自 Levine MS：Radiology of the Esophagus. Philadelphia，WB Saunders，1989）

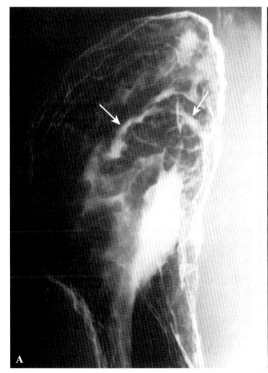
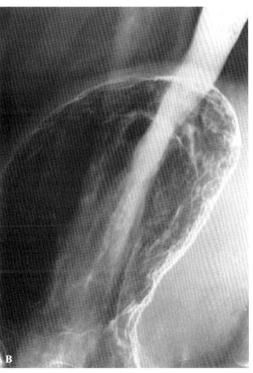

▲ 图 26-14　食管胃黏膜逆行性脱垂引起胃底的假性肿瘤

A. 最初的胃双对比检查显示在贲门的预期位置处的胃底明显的息肉样肿块（箭）。B. 重新吞咽钡剂后重复的双对比检查显示正常的胃底。这种假性肿瘤是由食管胃区黏膜间歇性逆行脱垂引起的

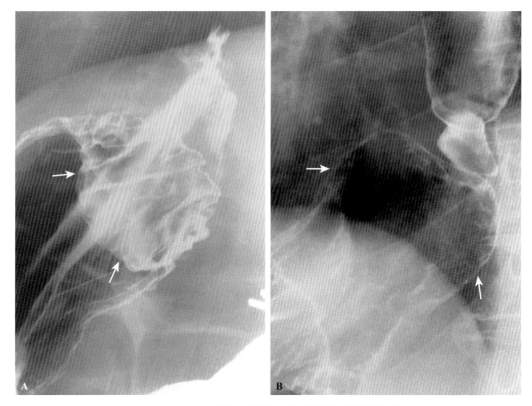

▲ 图 26-15 由内陷性食管裂孔疝引起的胃底部假性肿瘤

A. 在双对比检查上可见胃底明显的肿块（箭）。B. 片刻之后，套叠的疝（箭）已上升至隔膜上方，而假性肿瘤未见显示

七、其他异常

发生在胃食管结合部或附近的其他异常包括消化性狭窄（见第 19 章）、炎性食管胃息肉（见第 19 章）、食管或胃静脉曲张（见第 25 章和第 34 章）、原发性或继发性贲门失弛缓症（见第 18 章和第 24 章）和鳞状细胞癌转移到贲门（见第 23 章）。

第 27 章　食管术后表现
Postoperative Esophagus

Stephen E. Rubesin　著

李海蛟　译　　李艳玲　校

一、概述

食管术后的影像评估需要了解手术过程及正常术后表现。术后影像检查的目的是：①明确术后解剖、建立检查基线；②评估手术效果；③于术后早期（术后 4 周之内）、晚期（术后 4 周之后）检出术后并发症 [1-5]。在术后早期，最常见的并发症包括麻痹性肠梗阻或迷走神经切断术导致的食物淤滞、吻合口水肿导致的梗阻以及吻合口破裂导致的穿孔（框 27-1）[1-5]。在术后晚期，最常见的并发症包括误吸、胃食管反流、吻合口狭窄及肿瘤复发（框 27-1）[1-5]。

吻合口或缝线处瘘是食管手术最常见的严重并发症（图 27-1）。由于食管缺乏浆膜层，食管肌肉又细又软，因鳞状上皮黏膜层、脂肪为主的黏膜下层和肌层的不稳定性导致的食管切缘黏膜回缩，导致食管缝合处的稳固性较其他胃肠道差 [2]。缝线处对活组织的挤压作用有可能引起局灶性缺血，从而导致缝线处出现瘘。对术后穿孔，如诊断不及时，会增加纵隔炎、脓肿、败血症等的发病率及死亡率 [4]。术后患者有颈胸或上腹部疼痛、发热、吞咽困难或呼吸窘迫可能需要急诊食管造影。术后第 6～8 天会常规行食管造影，因为某些食管穿孔患者是没有症状的，某些会有延迟吻合口瘘 [6]。小的延迟瘘（术后 7～21 天）经常由缝线处组织缺血引起。

吻合口水肿、出血、痉挛是术后早期最常见的引起梗阻的原因。这种梗阻通常在术后 1～2 周就能缓解。当使用腹腔脏器作为食管替代物穿过膈肌时也可能发生梗阻（图 27-2）。在术后稍晚时间，梗阻通常由与术后吻合口瘘愈合相关的良性狭窄、

吻合口缺血，或慢性胃食管反流等引起。有的患者可能有肿瘤复发或横膈裂孔过紧导致的狭窄。

框 27-1　食管术后并发症

早期并发症
常见并发症
　吻合口或缝线瘘
　吻合口狭窄
　胃或十二指肠动力弛缓
　误吸
　胃食管反流
　旁路排空延迟
　　吻合口水肿
　　吻合口狭窄
　　胃或十二指肠动力弛缓
　膈 - 幽门之间发生的梗阻或痉挛造成的梗阻
不常见并发症
　气胸
　纵隔气肿
　纵隔血肿
　脓胸
　声带麻痹
　乳糜胸
　结肠或空肠旁路缺血
　脾损伤
　胰腺炎
晚期并发症
常见并发症
　吻合口狭窄
　误吸
　肿瘤复发
　胃食管反流及后遗症
不常见并发症
　流出道排空延迟
　气管食管瘘
　吻合口或缝线瘘

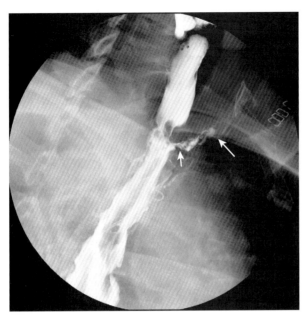

▲ 图 27-1　**食管胃切除术后食管胃吻合口附近瘘**
以胃食管吻合口为中心的图像见一从吻合口左侧壁发出的 3cm 长的钡线（短箭）。钡线向左侧走行，进入纵隔区（长箭）

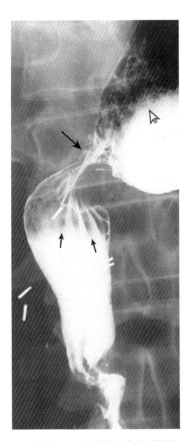

▲ 图 27-2　**胃食管切除术后梗阻**
胃通过膈肌时呈渐进性狭窄（大箭）。膈肌下方胃扭曲是由 X 线片上胃折叠（小箭）附近的狭窄构成的。梗阻近端的胃扩张，钡剂排空延迟，食物淤积（空心箭）（引自 Rubesin SE, Beatty SM: The postoperative esophagus. Semin Roentgenol 39: 401–410, 1994）

食管动力障碍、幽门痉挛或胃瘫引起的胃排空延迟或腹泻可能是对迷走神经进行了处置、手术损伤或故意手术切除的结果。声带麻痹或吞咽困难伴下括约肌或近段食管肌肉运动障碍可能是由反复喉部损伤引起的。

任何一种损伤食管下括约肌的手术都可能导致胃食管反流。为了防止术后胃食管反流，需将预防反流操作作为胃食管吻合术的一部分。胃食管反流术后并发症包括误吸、反流性食管炎、狭窄形成、Barrett 食管及起源于 Barrett 食管的腺癌。

在手术过程中胸导管也可能受损。胸导管于上纵隔、脊柱前方，于主动脉和奇静脉之间走行。在 T_5 椎体的水平，胸导管穿过食管后面，然后沿着食管的左侧向头侧延伸。尽管不常见，胸导管损伤可能导致乳糜胸或乳糜腹水 [2]。

早期术后并发症可在胸部和腹部 X 线片上呈现出多种不同征象。当胃被用来代替食管时，出现管腔扩张伴气液平面可能提示胃流出道梗阻。纵隔气肿、颈部或皮下气肿、纵隔增宽或迅速增多的胸腔积液提示吻合口破裂和穿孔 [7]。穿孔患者的胸部和腹部 X 线片可能表现出正常的征象。

根据手术的性质和患者的状况，术后影像检查应根据患者疑似出现的并发症进行选择。在评估术后早期患者时，钡和水溶性造影剂各有优缺点 [8-18]（见第 1 章和第 17 章）。简言之，水溶性造影剂用于排除术后早期发生纵隔或胸膜腔穿孔或吻合口瘘漏。先使用水溶性造影剂，如果在最初的光斑图像上没看到造影剂从食管外渗，之后就可以用钡剂进行更详细检查 [1, 19, 20]。如果怀疑有误吸或食管气管瘘，钡或低渗的水溶性造影剂，如碘海醇（Omnipaque）可作为首选的造影剂。

二、胃食管反流及食管裂孔疝

胃食管反流患者可能因难治性反流性食管炎、消化性狭窄或 Barrett 食管而需要接受手术治疗。大多数这类手术过程中，分离了膈肌脚，松动了食管结构，保留了迷走神经，减轻了食管裂孔疝，修复了膈肌，回纳了腹段食管。通常胃底会不同程度地包裹在近端胃周围 [4, 21]。

（一）正常术后表现

在 Nissen 胃底折叠术中，胃底会以松弛的状态 360° 包绕近端胃，形成了抗反流的瓣膜[22]。Nissen 胃底折叠术的包裹结构通常表现为直径 2～3cm 的胃底肿块，轮廓和表面都比较光滑（图 27-3）[23, 24]。如果患者在仰卧、高位斜位或侧卧位时喝下钡剂，可见管径通过胃底折叠术包裹的中央[25]。平滑对称的包裹及其与管腔的相通很容易区分胃底折叠术的包裹与胃底真性肿瘤。

在 Belsey Mark Ⅳ 修补术中，将胃底缝合至腹段食管，形成急性食管胃交界角（His 角）；然后形成 270° 的胃底折叠术包裹[26, 27]。Belsey Mark Ⅳ 修补术比 Nissen 胃底折叠术产生的包裹小[28]。通过 270° 胃底折叠术形成两个不同的角度。通过 270° 的胃底折叠术形成了 2 个明显不同的角度[29]。腹内食管具有食管、胃底和隔膜缝合在一起形成的表浅上角和胃向上牵拉向食管形成的下角[28]。

小于环周的包裹可位于前方或后方，尤其是在食管动力障碍、食管排空能力差的患者中。包裹可能较为疏松（图 27-4），尤其是经腹腔镜做的手术时。关于手术技术的具体知识有助于放射学评估。

（二）并发症

和手术直接相关的并发症包括气胸和纵隔气肿。急性出血通常发生在术中胃短血管结扎或与手术损伤脾或肝有关。食管或胃的机械性穿孔可能在术中未被发现，可能会导致左上腹脓肿。迟发性食管穿孔可能由缺血或透热疗法损伤导致[2, 4]。

1. 梗阻

在术后早期，胃底折叠包裹区的水肿可引起一过性吞咽困难。该并发症在食管造影时表现为胃底区较大体积而光滑的占位，伴随腹段食管的黏膜光滑的锥样狭窄以及造影剂排空延迟（图 27-5）[23]。水肿通常在 1～2 周内消退，后期随访有可能会在该区域发现比之前稍小的缺损，这是由于正常胃底折叠包裹形成的假象。

某些患者胃底折叠处持续存在的狭窄，导致吞咽困难或所谓的胃胀气综合征，伴进食后上腹胀满

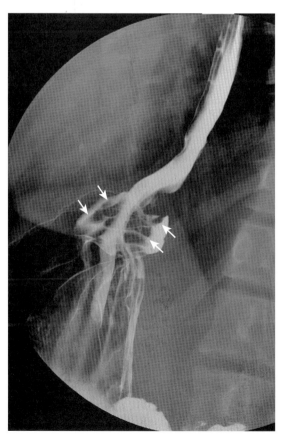

▲ 图 27-3　正常 Nissen 胃底折叠术
胃底折叠术包裹表现为胃底表面光滑、边界清晰的肿块（箭）

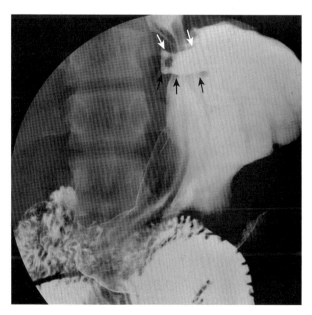

▲ 图 27-4　疏松的胃底折叠环
疏松的胃底折叠环被钡剂充满，表现为充满钡剂的白色穿过贲门的矩形结构（白箭）。胃底折叠环的壁表现为与矩形钡剂聚集区旁的宽的放射透亮带（黑箭）（引自 Rubesin SE, Levine MS: Postoperative esophagus. In Levine MS: Radiology of the Esophagus. Philadelphia, WB Saunders, 1989, pp 267–290）

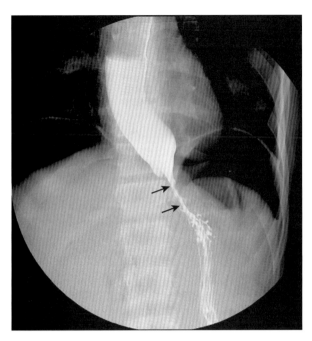

▲ 图 27-5　术后包裹水肿

腹腔镜下胃底折叠术后 1 天，患者胸痛，难以处理分泌物。低倍放大胸部 X 线片显示左右膈下有大量气体（CO_2）。胃底折叠近端的食管管腔直径为 3mm（箭）。胸段食管扩张，且出现食管排空延迟。1 周后，胃底折叠术水肿引起的食管梗阻已经缓解。食管狭窄处管径增加至约 8mm

且无法以嗳气排气[21]。患者也可能出现无法呕吐和持续加剧的胀气。在这种情况下，食管造影有可能表现为管腔缩窄且轮廓固定，这是由于紧缩的胃底折叠包裹（图 27-6）或膈肌处的食管裂孔过度闭合[30, 31]。有时很难去鉴别食管下段狭窄是由于持续反流引起的或是术后紧缩包裹所致。术前的影像检查有助于辅助鉴别。

2. 复发性食管裂孔疝与胃食管反流

胃底折叠术吻合口与膈肌脚修复完全分离在影像学上表现为复发性食管裂孔疝和胃食管反流，不伴可见的胃底折叠包裹（图 27-7）[32, 33]。胃底折叠术吻合口部分分离表现为于胃底的一处或是多处外翻形成的部分完整的包裹结构（图 27-8）或者胃底穿过胃底折叠部表现为沙漏状外观[32, 33]。沙漏胃也可由胃体部不当的胃底折叠导致。最终，膈肌处的缝合线（不是胃底折叠的缝线）的断裂可能导致复发性食管裂孔疝，伴持续性完整的胃底折叠包裹（图 27-9）[32]。食管周围疝可能发生在膈肌修复处断裂时（图 27-10）。

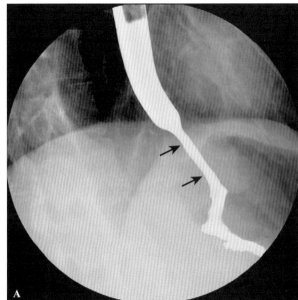

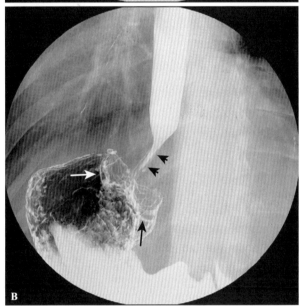

▲ 图 27-6　Nissen 胃底折叠环包裹过紧导致持续性梗阻

A. 患者立位腹部 X 线片显示胃腔穿过过紧的胃底折叠环（箭）导管胃腔轻度变窄（测量管腔直径约 6mm，箭）。B. 患者在右前斜位吞咽时摄片显示食管远端狭窄（箭），以及大的胃底折叠包裹环（箭头）

三、良性狭窄

良性食管狭窄可通过多种手术或非手术方法治疗，包括食管扩张术、荧光控制球囊扩张术、内镜下食管支架置入术、胃代食管术、空肠移植或结肠插入术。狭窄的部位、范围和原因影响治疗选择。在透视引导下经口球囊或内镜狭窄扩张术是替代食

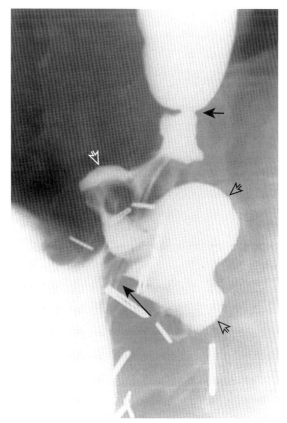

▲ 图 27-7 胃底折叠环断裂及复发性食管裂孔疝

在横膈（长黑箭）上方水平可见多处胃外翻（空心箭）。胃底部未见胃底折叠环所致肿块影。在胃食管连接处也可见到局限性管腔狭窄（短黑箭）（引自 Rubesin SE, Levine MS: Postoperative esophagus. In Levine MS: Radiology of the Esophagus. Philadelphia, WB Saunders, 1989, pp 267–290）

管扩张术的有效方法[34, 35]。与食管扩张术相比，此术式具有穿孔风险相对低，无症状间隔期更长[36-39]。

　　碱性腐蚀后狭窄通常需要手术治疗。对于由胃食管反流病引起的顽固性狭窄患者，也可以进行食管置换手术。

四、癌

　　由于在发现并诊断时，食管癌患者常常已处于进展期阶段，所以尽管在影像学、手术技术和放射或化学疗法方面有所进展，但是食管癌患者的 5 年生存率仍然只有 5%～30%。食管癌的治疗主要是姑息性的，重点是通过减轻吞咽困难和恢复吞咽能力来逆转饥饿和恶病质状态。晚期食管癌的姑息治疗不仅可以通过手术实现，还可以通过放射治疗、食

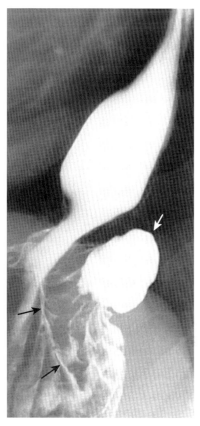

▲ 图 27-8 胃底折叠环部分断裂

胃底环部分完整（黑箭）但未包绕远段食管，见小的胃底部外翻（白箭），由于胃食管反流，在远段食管中可见钡剂充盈

管支架置入和内镜激光治疗来实现。

（一）胃食管切除术

　　经胸或经膈颈联合入路可切除食管。远处转移及肿瘤侵犯主动脉或气管支气管是手术相对禁忌证，但肿瘤的局部侵犯和纵隔淋巴结转移不是手术相对禁忌证[40]。

1. 经胸入路

　　许多胸中段食管癌患者行右侧开胸和开腹手术（Ivor-Lewis 手术）[5]。当患者癌肿侵犯远段食管及贲门或者腹腔干及胃小弯侧伴多发转移淋巴结侵犯时行左侧胸腹联合切口手术。病变的食管和贲门切除后，胃连同其血管束被提升置入胸腔，将胃小弯朝向纵隔（图 27–11）。垂直方向切除部分胃，使胃成管状，并起到管道的作用。将远端食管伸入胃腔内还可以起到抗反流作用。由于术中损伤了迷走神经，可行胃引流术，如幽门成形术或幽门肌切开术。

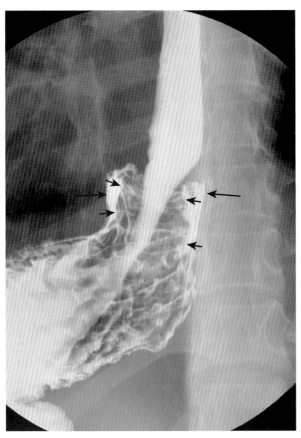

▲ 图 27-9　食管裂孔的缝线断裂所致的复发性食管裂孔疝
膈上方有一个小的食管裂孔疝（长箭），完整的胃底折叠环（短箭）表现为疝内钡池的透亮充盈缺损，形成了围绕远端食管的"肿块"

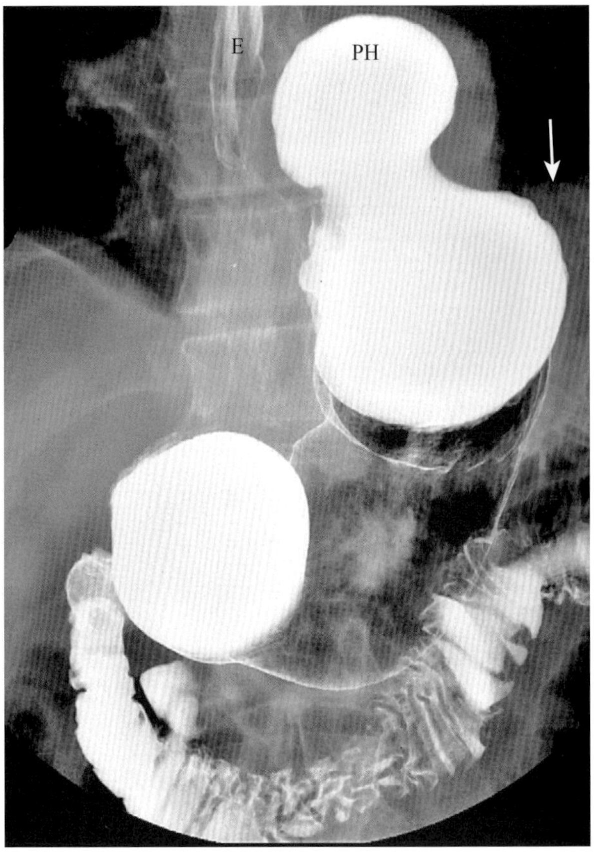

▲ 图 27-10　膈肌修补术后胃底食管旁疝
低倍放大率图像显示左侧膈肌（箭）上方胃底形成大的食管旁疝（PH）。疝邻近食管远端（E）

2. 经膈 - 颈联合入路

胃也可以用作晚期食管癌的姑息性旁路器官，而不需要开胸 [41, 42]。在这种情况下，通过经颈膈联合入路胃可经前纵隔或后纵隔间隙向上进入颈部。之后经颈将胃底与颈部食管（偶尔是咽部）相连。病变食管可通过食管裂孔或颈部切除暴露处切除，或是将其空置排除。如果胃被置于胸骨下，胸腔入口的开口可以通过切除锁骨内侧部分、胸锁关节和胸骨柄的上部而变宽。幽门括约肌切开或幽门成形术用于促进胃排空。通常会插入暂时的空肠营养管。

经胸入路能完整切除食管和局部淋巴结，以完成准确分期和获得潜在治愈的可能。但是，中纵隔内吻合口或其他缝线瘘是比较严重的并发症。经食管裂孔入路可以切除部分颈部、胸部及腹腔内淋巴结，但不能完全清扫。虽然无法进行完全的纵隔淋巴结探查以达到准确分期或治愈可能，但采用经胸入路发生吻合口瘘而漏入颈部的严重性常小于经胸入路瘘入纵隔的吻合口瘘。然而，这两种手术方式的治愈率是大致相同的 [5]。

3. 并发症

术后早期最常见的并发症包括吻合口瘘、梗阻、胃瘫并胃腔积液扩张，以及器官误吸。通常在手术后 7～10 天内进行水溶性造影剂检查（如果没有瘘的迹象，之后可使用高密度钡剂 [20]），以排除食管胃吻合处（图 27-1）、管状胃缝合处及幽门成形区出现吻合口瘘。沿着管状胃垂直方向的缝合线处的瘘可能由缺血引起。这些瘘可能在手术后超过 7 天出现。术后引流管可能随着食管胃吻合口附近瘘或沿胃缝线移位 [43]。手术引流管也可能因压迫坏死进入内脏，或因术中或术后介入性操作不当而伸入内脏。由于水肿、出血或瘘，在食管胃吻合口或

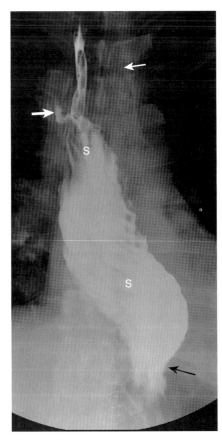

▲ 图 27-11　经胸食管胃切除术

胃（S）被上提至入右侧胸。在食管胃吻合处有一个小的瘘（粗白箭）。胃穿过膈肌时没有出现梗阻征象（黑箭）。可见纵隔引流管（细白箭）

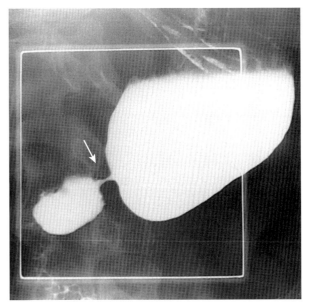

▲ 图 27-12　食管胃切除时幽门成形术后幽门梗阻

幽门区出现黏膜光滑且结构对称的狭窄（箭）。胃腔梗阻在透视下表现为胃排空延迟，在 X 线片上表现为胃内钡液气平面，表明液体滞留，而不是正常预期的钡气平面（引自 Rubesin SE，Beatty SM：The postoperative esophagus. Semin Roentgenol 39：401-410，1994）

幽门（图 27-12）有可能发生机械性梗阻。由于胃扭转或膈肌外压，机械性梗阻也可发生在远端胸腔胃。由于十二指肠被从胰头游离出来以使胃被上拉到胸部，胰腺炎发生的概率极低[2]。

术后晚期最常见的并发症包括胃食管反流及其后遗症、吻合口狭窄、瘘及肿瘤复发[40]。急性胃食管反流可导致吸入性肺炎。慢性胃食管反流可导致反流性食管炎（图 27-13）、消化性狭窄（图 27-14）、Barrett 食管，并有可能最终导致食管腺癌。吻合口瘘愈合后可能出现良性吻合口狭窄。长期吻合口瘘可导致气管支气管瘘、胸膜瘘或直接进入肺部的瘘（图 27-15）。尽管计算机断层扫描（CT）或磁共振成像（MRI）是显示纵隔复发性肿瘤最好的方法，但钡餐检查能显示纵隔内胃外占位效应光滑或分叶状的边缘（图 27-16）[40, 44]。复发性食管癌也可通过钡剂显示，表现为远端残余食管或食管

胃吻合处的局灶性黏膜结节，结节状肿块或结节性狭窄（图 27-17）。任何可能的区域都应进一步检查内镜及活检。迟发性穿孔可能由复发性纵隔肿瘤或纵隔区放疗引起。

如果病变食管行旁路手术而未被切除，则可能出现几种与食管分离术有关的并发症。如果原食管被断开，可能出现左侧膈下脓肿。分离的食管可能形成后纵隔黏液囊肿[45]。这些黏液囊可能合并感染或压迫气管支气管树。胃食管反流进入分离的食管也可引起临床症状。因碱性狭窄行旁路手术的食管也可能发生癌[45]。

（二）结肠间置术、空肠间置术、游离空肠移植术

结肠和空肠的各段可用于严重的消化性狭窄、腐蚀性狭窄或不能手术的食管癌的旁路手术。当进行结肠间置术时，右半或横结肠应顺着蠕动方向（图 27-18），而左半结肠可以置于顺向或逆向蠕动方向[46]。如果结肠位于前纵隔，结肠胃吻合通常选择在胃前壁[46]。但是，如果结肠置于后纵隔，则胃

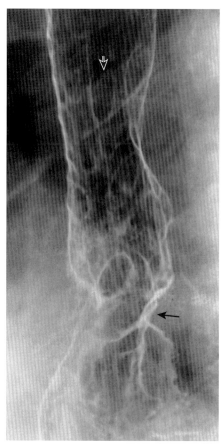

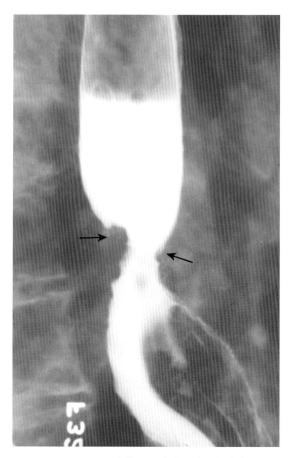

▲ 图 27-13　食管胃切除术伴反流性食管炎

在食管胃交界处（黑箭）上方的食管黏膜上可见大量融合性斑块和假膜（空心箭）。在透视检查中观察到游动的胃食管反流

▲ 图 27-14　食管胃切除术伴消化性狭窄

在食管胃吻合处及其正上方可见管腔直径 8mm 的短而不对称的狭窄（箭）。该区域在术后早期检查时曾表现得更宽些

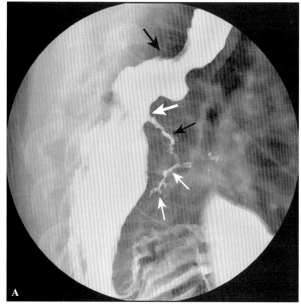

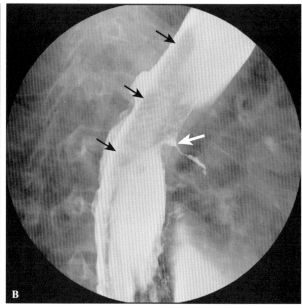

▲ 图 27-15　胃术后出现消化道瘘并漏入右肺

A. 以食管胃吻合口（黑箭）为中心的点摄片显示在其近端胃缝线处可见直径 3mm 的瘘孔（粗白箭）。漏出的造影剂流入了亚段支气管（细白箭）。B. 放置消化道金属支架（黑箭）后获得的点摄片。钡剂绕过并穿过支架下行。支架外侧的钡剂可见造影剂沿瘘孔外溢（白箭）

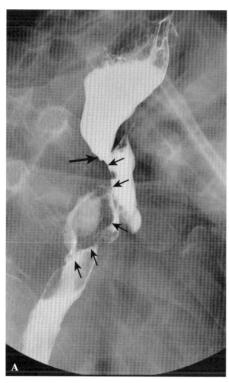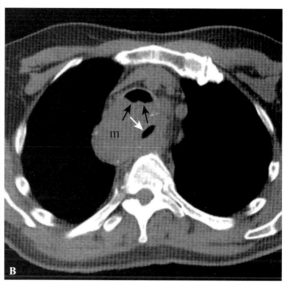

▲ 图 27-16　食管胃切除术后纵隔复发

A. 胃食管吻合口下方见较大的分叶状肿块（短箭）侵犯术后残胃（长箭）。B. 轴位 CT 平扫图像显示一较大的肿块侵入气管后壁（黑箭），压迫并使胸胃（白箭）狭窄

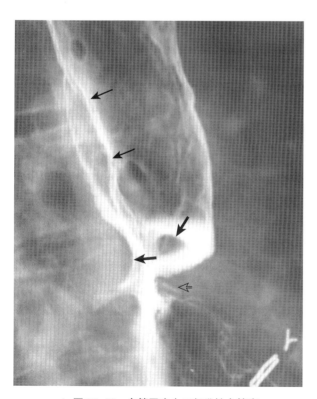

▲ 图 27-17　食管胃吻合口复发性食管癌

点摄片显示在狭窄的食管胃吻合口（空心箭）上方见一个斑块样隆起（细黑箭）和两个黏膜下肿块（粗黑箭）

肠吻合应选择在胃上部后壁[46]。还需行迷走神经切断术和幽门成形术。术前钡灌肠可以在手术前排除严重的结肠疾病。术前血管造影可以显示结肠的血管解剖结构并排除血管疾病，特别是针对疑似动脉粥样硬化的患者[47]。

结肠间置术是当胃不能用于代替食管时进行的手术，如对于那些做过胃部手术的患者中。结肠间置术与食管胃切除术相比，发病率和死亡率要高得多。吻合口瘘发生在 25%～40% 的患者中[40]，通常位于吻合口近端，会导致脓肿和形成狭窄（图27-19）[47, 48]。其他术后并发症包括吻合口水肿和梗阻、乳糜胸、纵隔血肿或脓肿、脓胸及腹腔内脓肿[47]。间置的结肠发生缺血时在影像上表现为肠管痉挛、溃疡、结肠袋消失或黏膜结节样改变[48]。在术后早期，间置的横结肠黏膜皱褶偶尔出现类似空肠黏膜皱褶的征象，但这种表现在 1～3 个月后消失[46]。

吻合口近端狭窄是术后晚期最常见的并发症，发生率为 20%～40%（图 27-19）[46-48]。慢性缺血

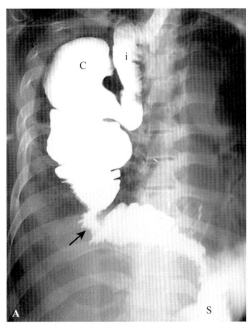
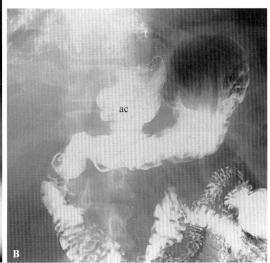

▲ 图 27-18　正常结肠间置术

A. 同向蠕动的右半结肠间置并回肠末端（i）与颈部食管的吻合，结肠穿过膈时可见轻度狭窄（箭）。B. 升结肠（ac）与胃小弯吻合。C. 盲肠；S. 胃（引自 Rubesin SE, Levine MS：Postoperative esophagus. In Levine MS：Radiology of the Esophagus. Philadelphia, WB Saunders, 1989, pp 267–290）

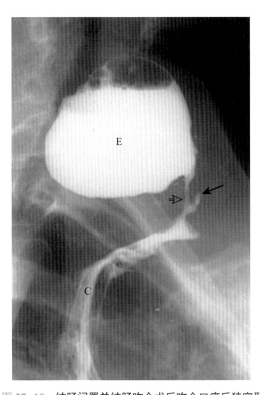

▲ 图 27-19　结肠间置并结肠吻合术后吻合口瘘后狭窄形成

在扩张的食管（E）和塌陷的结肠（C）之间的吻合口存在狭窄（空心箭）。在之前的吻合口瘘的部位可见一短的盲端（实心箭）（引自 Rubesin SE, Levine MS：Postoperative esophagus. In Levine MS：Radiology of the Esophagus. Philadelphia, WB Saunders, 1989, pp 267–290）

可导致结肠间置术中其他肠管节段性或长或短的狭窄[49]。移植的结肠也可能由于扩张或冗长导致排空延迟，伴有腹胀、疼痛和吞咽困难。其他晚期并发症包括憩室炎或移植结肠癌性恶变、结肠食管反流、支气管瘘、胃流出道梗阻和手术时造成的横结肠系膜不完整引起的小肠梗阻。

（三）姑息插管

食管支架的姑息性置入可以实现晚期阻塞性食管癌患者经口进食或者闭合恶性气管食管瘘。可扩张的食管内金属支架（图 27-20）取代了塑料支架（如 Celestin 管）的使用[50-56]。这些金属支架可以通过内镜、手术或透视下放置。在支架放置后进行使用水溶性造影剂的检查可以评估支架的位置和通畅性并排除食管穿孔。支架应固定在适当位置，其上端位于肿瘤近端，下段位于肿瘤远端。造影剂影应能够顺畅通过支架管腔。

食管穿孔是最严重的并发症[51, 54, 57]。支架的梗阻可能由支架扭曲或因黏膜脱垂、上皮增生、食物嵌塞、残留或肿瘤复发引起的腔内梗阻所引起[51, 57-59]。胃内容物经支架反流可导致反流性食管炎或吸入性

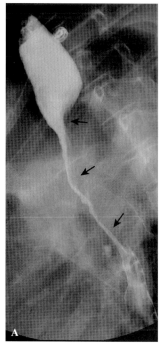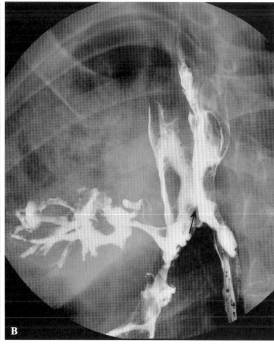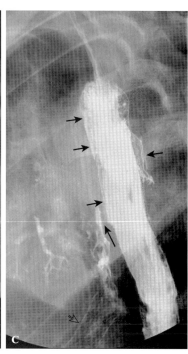

▲ 图 27-20　右肺鳞状细胞癌侵犯食管并行食管支架置入后

A. 右后斜位点摄片见上纵隔一 10cm 长的宽基底外生性占位压迫食管后壁（箭）。B. 放射治疗 3 个月后的点摄片显示外生占位压迫减轻，但是隆突下肿瘤侵犯食管形成瘘管（箭），支气管和气管内充满了钡剂，推测是放射治疗后肿瘤坏死促进了瘘管形成，右主支气管中也可见支架；C. 食管支架置入后的点摄片显示钡剂通过支架未覆盖部分环绕支架（短箭），这些钡剂最终进入气管食管瘘（长箭），可见右主支气管腔内的支架（空心箭）

肺炎[60, 61]。通过支架反流是一个常见的问题，因此已经设计出了具有抗反流机制的支架[62]。无论是支架近端外侧的食物或液体，还是支架远端附近反流的胃内容物都可能填充气管食管瘘（图 27-20C）或漏出。金属支架最初可能是错位的，或者它们可能会移位[45]。极少情况下，支架会引起食管壁受压坏死从而导致纵隔瘘或主动脉食管瘘。也可能发生食管或胃的溃疡。

五、贲门失弛缓

药物治疗和外科手术都不能纠正贲门失弛缓患者出现的食管运动异常和下食管括约肌功能障碍。两种主要的治疗方法，球囊扩张和贲门切开术，都旨在通过破坏高压 LES 来改善食管排空。肌内注射肉毒杆菌毒素也被用于治疗贲门失弛缓症。

（一）球囊扩张

球囊扩张最严重的并发症是食管下段穿孔，发生率为 1%～4%[63]。尽管手术后出现胸痛或发热能提示这种并发症，但一些患者在临床上可能无症状或呈现延迟性穿孔[64]。因此，无论患者的症状如何，在球囊扩张后应该使用水溶性造影剂进行检查以排除穿孔[65, 66]。如果用水溶性造影剂未发现穿孔，应给予高密度钡剂以显示更多的解剖细节和微小的渗漏。穿孔通常发生在远端食管的左后侧壁，正好位于膈上。部分患者可能穿孔比较小而远端封闭而形成类似于腔内结构，而部分患者为开放性穿孔，可能有瘘入纵隔或胸膜腔[67, 68]。术后早期症状加重可能需要重复食管造影检查，以显示延迟穿孔或之前发生的由于扩张部位水肿和痉挛而未能被显示的穿孔。此外，尽管下段食管括约肌功能已被充分破坏，但胃食管交界处的水肿和痉挛仍可导致食管排空延迟。因此，扩张后立即进行的影像学检查不能评价手术效果[66]。

（二）贲门切开术

贲门切开术或 Heller 肌切开术是治疗未经治

的贲门失弛缓症或探查扩张、肉毒杆菌治疗或球囊扩张治疗无效的贲门失弛缓症患者的有效方法。该过程可开腹或经腹腔镜进行。在肌切开术中，LES 纤维被手术切开，从而破坏括约肌。一些外科医生还同时进行抗反流的手术。贲门切开术后，造影剂应顺畅地通过食管进入胃，与贲门失弛缓相关的食管扩张减轻、食管胃结合部喙状狭窄消失[69]。在约 50% 的病例中，在 Heller 肌切开术部位有食管偏心性球样扩张（图 27-21）[70]。术后早期最常见的并发症是食管远端穿孔[71]。术后晚期持续性吞咽困难可提示肌肉切开不完全或紧绷的胃底折叠包裹。相反，术后胃食管反流、反流性食管炎和消化道狭窄可能提示需要进行抗反流手术。

六、静脉曲张

内镜下硬化治疗或静脉曲张结扎、经颈静脉肝内门体分流术、门体分流术和食管血管离断术是治疗食管静脉曲张的主要方法。内镜下硬化治疗和静脉曲张结扎见第 25 章。

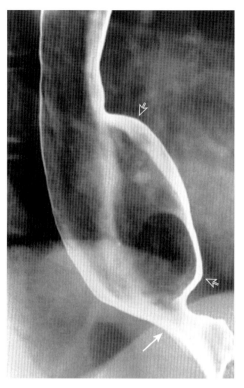

▲ 图 27-21　贲门失弛缓症行贲门切开术后的食管扩张

在贲门切开术部位存在远端食管壁的偏心外翻或扩张（空心箭）。好发于胃食管连接处（实心箭）（引自 Rubesin SE, Levine MS：Postoperative esophagus. In Levine MS：Radiology of the Esophagus. Philadelphia, WB Saunders, 1989, pp 267–290）

第 28 章　食管疾病的鉴别诊断

Esophagus: Differential Diagnosis

Marc S. Levine　**著**

李海蛟　**译**　李艳玲　**校**

表 28-1　溃疡			
病　因	影像表现	分　布	注　释
常见			
反流性食管炎	浅，点状或线状溃疡；深部溃疡少见	远段	反流症状，食管裂孔疝和（或）胃食管反流
念珠菌性食管炎	溃疡伴弥漫斑块形成（"毛茸茸"食管）	多变	免疫功能低下（通常 AIDS）患者有吞咽痛
疱疹性食管炎	分散的表浅溃疡	中、远段	吞咽痛见于免疫缺功能低下患者中，偶尔见于正常人
药物性食管炎	分散的表浅溃疡；偶见巨大平坦溃疡	主动脉弓或左主支气管附近的中段食管	吞咽痛见于口服药物（如多西环素或四环素）患者
不常见			
放射性食管炎	表浅或深部溃疡	与放射部位一致	放疗史
腐蚀性食管炎	表浅或深部溃疡	多变	腐蚀物摄入史
结核性食管炎	表浅或深部溃疡	多变	肺结核或 AIDS 病史
巨细胞病毒食管炎	一个或多发大、扁平溃疡	多变	AIDS 患者伴吞咽痛
HIV 食管炎	一个或多发大、扁平溃疡	多变	HIV 阳性或 AIDS 患者伴吞咽痛
克罗恩病（Crohn 病）	口疮样溃疡	多变	伴小肠或结合克罗恩病
鼻饲管	浅溃疡或巨大、扁平溃疡	远段	插管史
碱性反流性食管炎	表浅或深部溃疡	远段	部分或全胃切除
Behçet 病	表浅溃疡	多变	口、生殖器溃疡、眼部炎症
营养不良性大疱性表皮松解	浅表或大疱状	多变	皮肤疾病
良性黏膜类天疱疮	浅表或大疱状	多变	皮肤疾病

表 28-2　黏膜结节

病　因	影像表现	分　布	注　释
常见			
反流性食管炎	结节状或颗粒状黏膜（结节模糊不清）	胸段食管远端1/3或1/2	反流症状，食管裂孔疝和（或）胃食管反流
念珠菌性食管炎	散在斑块	局限或弥漫	免疫功能低下（通常 AIDS）患者有吞咽痛
糖原棘皮症	结节或斑块	局限或弥漫	无症状
不常见			
Barrett 食管	网状结构	局限	常与食管中段狭窄远端相邻
放射性食管炎	颗粒状黏膜及扩张受限	与放射部位一致	短时间与放疗相关
表面扩散癌	边界模糊、融合的结节或斑块	局限或弥漫	可能无症状
食管乳头瘤病	多发赘生物	弥漫	无症状
黑棘皮病	微小结节	弥漫	皮肤疾病
Cowden 病	微小结节（错构瘤样息肉）	弥漫	与皮肤、胃肠道、甲状腺恶性肿瘤相关的异常疾病
白血病	微小结节	局限或弥漫	罕见

表 28-3　孤立肿块病变

病　因	影像表现	分　布	注　释
黏膜占位			
乳头状瘤	无蒂或稍分叶状息肉	多变	无症状
腺瘤	无蒂或有蒂息肉	远段	起源于 Barrett 黏膜
炎性胃食管息肉	与贲门附近皱褶相连续的息肉样结节	远段	相关的反流性食管炎
腺癌或鳞状细胞癌	斑块状、无蒂或息肉样占位	多变	小的占位可能是早期食管癌
梭形细胞癌	大的息肉样肿块	多变	扩张管腔、不引起梗阻
原发恶性黑色素瘤	大的息肉样肿块	多变	扩张管腔、不引起梗阻
黏膜下占位			
平滑肌瘤	光滑的黏膜下肿块	多变	通常无症状；罕见溃疡
纤维血管性息肉	大的含蒂肿块、伴腊肠样外观	起源于颈部食管、向远端延伸	可以阻塞喉部，导致窒息及猝死
颗粒细胞瘤	光滑的黏膜下肿块	通常远段	与皮肤或舌占位有关
脂肪瘤	无蒂或有蒂占位	多变	CT 上为脂肪密度
血管瘤	光滑的黏膜下肿块	多变	出血风险
特发性静脉曲张	光滑的黏膜下肿块	多变	食管扩张时减轻或消失（血栓形成除外）
重复囊肿	光滑的黏膜下肿块	远段食管右侧壁	CT 上呈液体密度

表 28–4 多发黏膜下肿块

病　因	分　布	注　释
良性占位		
平滑肌瘤	中段或远段	可能无症状
颗粒细胞瘤	中段或远段	皮肤或舌有相关占位
血管瘤	弥漫	Osler–Weber–Rendu 病
潴留囊肿（囊性食管炎）	远段	无症状
恶性占位		
血行转移	中段或远段	在食管中非常罕见
淋巴瘤	弥漫	通常非霍奇金淋巴瘤
白血病	弥漫	通常无症状
Kaposi 肉瘤（卡波西肉瘤）	弥漫	AIDS 患者

表 28–5 增厚的皱褶

病　因	影像表现	分　布	注　释
静脉曲张	扭曲或匐行皱褶	上行——远段 下行——中段	食管扩张时减轻或消失；无吞咽困难
食管炎	光滑、结节样或扇形皱褶	弥漫	反流症状或其他食管炎表现
静脉曲张癌	增厚、分叶状皱褶	多变	透视下僵硬、固定表现；吞咽困难常见
淋巴瘤	增厚、分叶状皱褶	多变	通常非霍奇金淋巴瘤

表 28–6 狭窄

病　因	影像表现	注　释
远段食管		
消化性狭窄	对称或不对称，中等长度或环形	与食管裂孔疝有关
Barrett 食管	对称或不对称（也就是消化性狭窄）	40% 消化性狭窄伴 Barrett 黏膜
鼻饲插管	长区域狭窄	快速进展
Zollinger–Ellison 综合征	长区域狭窄	可能是疾病早期表现；高胃泌素血症
Crohn 病	短或长	伴小肠或结肠 Crohn 病
碱性反流性狭窄	短或长	快速进展；部分或全胃切除术后
癌（通常腺癌）	不规则狭窄伴结节或溃疡	起源于 Barrett 食管；通常侵犯胃贲门及胃底；近期吞咽困难及体重减轻
上、中段食管		
Barrett 食管	锥形或环状	食管裂孔疝和（或）胃食管反流；狭窄远端相邻部位网状结构

（续 表）

病 因	影像表现	注 释
放射	通常锥形	放疗病史（＞50Gy）
嗜酸细胞性食管炎	多发狭窄伴中心环（环形食管）	过敏、哮喘及外周嗜酸细胞增多症病史；男性多发
腐蚀物摄入	单发或多发；通常为长节段狭窄	腐蚀物摄入史
口服药物	通常靠近扩张的左心房、左主支气管或主动脉弓水平	氯化钾、奎尼丁、阿仑膦酸钠、非甾体类抗炎药、四环素或多西环素
机会感染（通常念珠菌）	短或长	念珠菌性食管炎病史
营养不良性大疱性表皮松解	高度狭窄或网状	皮肤疾病
良性黏膜类天疱疮	高度狭窄或网状	皮肤疾病
慢性移植物抗宿主疾病	相对长	骨髓移植史
戊二醛所致损伤	长、锥形	内镜检查后数周内快速进展的狭窄
先天性食管狭窄	渐进性狭窄伴同心环	长期对固体吞咽困难；食物压迫
癌（通常为鳞状细胞癌）	不规则狭窄伴结节或溃疡	吸烟或酒精摄入史；短期内吞咽困难及体重减轻
转移瘤	渐进性或不规则狭窄	通常肺癌或乳腺癌

小口径食管

病 因	影像表现	注 释
嗜酸细胞性食管炎	通常伴相关环	过敏、哮喘及外周嗜酸细胞增多症病史；男性多发
扁平苔藓	有时伴局部狭窄	皮肤占位；女性明显
腐蚀物摄入	比其他小口径食管更加不规则及狭窄	腐蚀物摄入史

第五篇

胃和十二指肠
Stomach and Duodenum

Textbook of Gastrointestinal Radiology
(4th Edition)

胃肠影像学（原书第 4 版）

第 29 章　消化性溃疡
Peptic Ulcers

Marc S. Levine　**著**

孙瑞佳　**译**　唐　磊　**校**

欧美约 10% 的成年人患有胃或十二指肠溃疡（消化性溃疡）[1]。消化性溃疡的临床意义不只在于经常出现的疼痛或其他症状，还因发病率和死亡率与出血和穿孔等并发症相关。已经确定幽门螺杆菌和非甾体抗炎药（NSAID）在溃疡发展中起重要作用。大多数十二指肠溃疡是良性的，但是一小部分胃溃疡存在恶性倾向，因此胃溃疡需要仔细评估和随访以区分良恶性。

一、流行病学与发病机制

在 20 世纪早期，胃溃疡比十二指肠溃疡更常见[2]。而后这一比例发生了巨大反转，十二指肠溃疡现在比胃溃疡更常见[2]。十二指肠溃疡在成人所有年龄段均可发生，而胃溃疡主要发生在 40 岁以上的患者[1, 2]。无论其起源位置如何，消化性溃疡都具有相同的性别分布[3]。胃溃疡和十二指肠溃疡的特征是季节性变化，春秋发病率高，夏季发病率较低[4]。

大量文献明确指出，幽门螺杆菌和非甾体抗炎药是造成绝大多数胃溃疡的原因，幽门螺杆菌则几乎是所有十二指肠溃疡的致病因素。然而，在没有使用非甾体抗炎药的情况下，幽门螺杆菌阴性的溃疡也可偶尔发生[5]。胃溃疡的其他可能原因包括类固醇、烟草、酒精、咖啡、压力、胆汁十二指肠胃反流和胃排空延迟。遗传因素也会有影响。这些因素将在下述章节中单独论述。

（一）幽门螺杆菌胃炎

幽门螺杆菌是一种革兰阴性螺旋杆菌，于 1983

年由 Warren 和 Marshall 首次从胃内镜活检标本中分离出来[6]。从此，幽门螺杆菌被认为是胃和十二指肠溃疡的主要诱因[7-9]。在各种研究中，幽门螺杆菌胃炎的患病率在胃溃疡患者中为 60%～80%，在十二指肠溃疡患者中为 95%～100%[7, 10, 11]。

幽门螺杆菌易诱发溃疡的机制尚不明确。已有研究表明幽门螺杆菌胃炎患者胃泌素分泌增加，基础酸和峰值输出高[12]。因此，胃泌素介导的胃酸分泌增加可能是溃疡发病的关键机制。虽然大多数幽门螺杆菌患者从未患上溃疡，但毒力强的菌株更容易诱发溃疡[12, 13]。幽门螺杆菌的 cagA 阳性菌株尤其与十二指肠溃疡以及小部分胃溃疡患者相关[14]。这些患者中多数有溃疡边缘胃化生的证据，而幽门螺杆菌感染了这些化生上皮[14, 15]。感染的黏膜更容易发生溃疡。

（二）非甾体抗炎药

在各种研究中，接受阿司匹林或其他非甾体抗炎药治疗的患者胃溃疡的患病率为 15%～30%[16-18]。研究表明非甾体抗炎药通过阻断环氧合酶 –1（COX–1）（一种用于合成前列腺素的限速酶）的形成来抑制前列腺素的产生[18, 19]。即使阿司匹林剂量低至每日 10mg（与每日 81mg 的心血管预防剂量相比），也会出现这种现象[20]。因为前列腺素具有细胞保护作用，抑制前列腺素合成可导致黏膜损伤和溃疡[18, 19, 21, 22]。

服用非甾体抗炎药的患者，其胃溃疡的发病机制也与黏膜屏障的破坏引起的局部效应有关[19, 22]。有研究表明阿司匹林会破坏胃黏膜层，导致胃酸损伤胃黏膜，即使在胃酸分泌正常或减少的情况下也是如此[23]。因此，黏膜的改变被认为是溃疡发病的主要因素。然而，研究表明，服用肠溶阿司匹林的患者与服用非肠溶阿司匹林的患者具有相同的上消化道出血风险[24]。给予猫静脉注射阿司匹林，也产生了24例溃疡病例[25]。因此得出，溃疡的发展是由非甾体抗炎药的局部和全身效应共同介导的。

非甾体抗炎药的长期使用不仅与溃疡发生率增加有关，而且与穿孔、梗阻和出血等并发症的产生相关[26, 27]。研究表明，服用非甾体抗炎药的患者并发症发生的风险增加2～6倍[18]。60岁以上人群的风险增高尤为明显[21]。因此，所有幽门螺杆菌阴性的消化性溃疡患者都应谨慎询问非甾体抗炎药服用史，此类溃疡可能与其有关。

（三）类固醇

一些研究人员认为类固醇易导致溃疡，特别是胃溃疡。这种观点经常使得有溃疡症状或胃肠道出血的患者停用类固醇。然而，在一项大型研究中，发现接受类固醇治疗的患者与一般人群的溃疡频率相同[28]。因此，类固醇是否在溃疡的发病机制中发挥作用仍存疑问。不过，服用类固醇可以掩盖与溃疡相关的临床症状，一些大面积甚至穿孔性溃疡的症状可能也会被掩盖。

（四）烟、酒和咖啡

一些研究人员发现吸烟的人比不吸烟的人更易患溃疡[29, 30]，溃疡穿孔也更容易发生在此类人群[31]。另有研究认为吸烟与溃疡之间没有显著相关[32]。酒精和咖啡虽然可能刺激胃酸分泌，但它们在溃疡发病机制中的作用仍不确定[29]。

（五）压力

一些研究者认为，压力情绪会通过增加胃酸的分泌而促进消化性溃疡的形成[33, 34]。一项研究指出，日本大地震后的严重压力情绪导致胃溃疡的发生率增加，尤其是出血性溃疡[35]。另有研究发现，溃疡患者中的生活压力事件并不比普通人群更常见[36]。因此，压力对于溃疡形成的作用仍不确定。

（六）胃十二指肠反流胆汁与胃排空延迟

一些胃溃疡患者胃中的胆汁酸浓度异常增高，可表明胃十二指肠反流与溃疡的发病机制有关[37]。幽门梗阻或胃排空延迟引起的胃潴留也可能通过延长胃黏膜暴露于消化液的时间而导致胃溃疡的发生[38]。后者根据其发现者的名字被称为Dragstedt溃疡[38]。

（七）遗传因素

一小部分消化性溃疡患者有溃疡家族史[39, 40]。研究发现单卵双胞胎的溃疡一致性要比双卵双胞胎大得多，表明这种溃疡的家族聚集性主要是由遗传因素而非环境因素来决定的[39]。O型血患者的溃疡发生率高于其他血型[39]。消化性溃疡多见于遗传性综合征患者，如多发性内分泌瘤Ⅰ型、全身肥大细胞增多症、震颤-眼球震颤-溃疡综合征[39]。因此，遗传因素显然与溃疡的发生有关。

二、临床表现

消化性溃疡患者常伴有剑突软骨和脐之间的局限性压痛[41]。溃疡性疼痛往往具有节律性；胃溃疡疼痛通常发生在饭后2h以内，而十二指肠溃疡疼痛发生在饭后2～4h，患者更有可能在夜间疼醒[41]。然而，疼痛的时间有诸多重叠，因此根据临床表现很难区分胃和十二指肠溃疡。

一些消化性溃疡患者可能有右上腹、背痛、胸痛，或其他症状如腹胀、呃逆、恶心、呕吐、厌食和体重减轻[41]。根据临床表现，鉴别诊断可能包括反流性食管炎、胃炎、十二指肠炎、胆囊炎、肠易激综合征、缺血性肠病、克罗恩病、胰腺炎和胃癌或胰腺癌[41]。

消化性溃疡的诊断很复杂，有典型溃疡症状的患者并不一定存在溃疡[42]。与之相反，25%～50%的胃或十二指肠溃疡患者并无症状[41, 43]。这些患者在出现穿孔、出血或梗阻等潜在严重并发症之前，不会寻求医疗帮助。当胃后壁或十二指肠溃疡穿入胰腺时，通常与溃疡相关的节奏性上腹部疼痛被一种更持续的、向背部放射的疼痛所取代。相比之下，胃或十二指肠溃疡游离性穿孔会导致腹膜炎。造成消化性溃疡穿孔患者死亡的主要因素包括年龄＞60岁，以及从确诊到手术时间超过24h[44]。

胃窦、幽门或十二指肠溃疡伴水肿、痉挛或瘢痕形成的患者可出现与幽门梗阻有关的餐后恶心和呕吐。其他幽门溃疡患者可能发展为幽门梗阻综合征，伴有严重的餐后上腹痛，呕吐后缓解[45, 46]。

消化性溃疡是急性上消化道出血最常见的原因，约占50%[47]。有些患者出现一次或多次大出血，表现为呕血、黑粪或直肠出血，而另一些患者出现慢性、轻度出血，表现为大便隐血阳性或缺铁性贫血[41]。胃溃疡比十二指肠溃疡更容易出血，可能是由于溃疡灶更大，以及患病年龄更大导致[41]。当溃疡发生于十二指肠，与十二指肠球部溃疡相比，十二指肠球部溃疡更容易导致上消化道出血（尤其是大出血）[48]。在约80%的病例中，溃疡出血会自动停止，但其余20%的患者需要通过治疗来控制出血[43]。

三、治疗

消化性溃疡的治疗取决于病因。如果幽门螺杆菌胃炎经内镜活检标本或尿素呼气试验、血清学试验或粪便抗原试验（见第30章）等非侵入性试验证实，有强力证据表明，根除幽门螺杆菌可以更快地愈合胃溃疡和十二指肠溃疡，并使其复发率显著降低[49-51]。因此，美国国立卫生研究院和美国消化健康基金会召集的专家小组得出结论，所有幽门螺杆菌相关的胃或十二指肠溃疡患者应接受抗菌药物和抗分泌药物的联合治疗[52, 53]。多种抗生素和抗酸药（质子泵抑制药）的组合已被证明在根除幽门螺杆菌方面疗效显著[54-56]。因此，此类溃疡患者可以治愈而不需要抗酸药长期维持治疗，除非患者被其他微生物感染。

在无幽门螺杆菌感染的情况下，H_2受体拮抗药已被证明可通过抑制胃酸分泌而非常有效、快速地促进胃和十二指肠溃疡愈合[57]。奥美拉唑等质子泵抑制药通过选择性抑制胃酸产生的第一步——胃质子泵，从而更有效地抑制胃酸分泌，加速溃疡愈合[58]。由于非甾体抗炎药相关的溃疡与前列腺素的

合成减少有关（见上文），米索前列醇（一种合成的前列腺素E类似物）已被用于加速此类患者的溃疡愈合[59]。前列腺素及其类似物也可降低非甾体抗炎药使用者发生胃溃疡的风险[60]。此外，硫糖铝、胶体铋和甘珀酸也可用于治疗溃疡的药物。

对于无法通过药物治疗愈合的复发性或难治性溃疡，出血、梗阻和穿孔等溃疡并发症，以及对钡剂检查或内镜检查有明显或可疑结果的溃疡，可能需要手术治疗。最常见的手术包括部分切除术、迷走神经切断术、幽门成形术以及超选择性迷走神经离断术。这些外科手术及其并发症将在第35章讨论。随着消化性溃疡诊断和治疗的进步，自20世纪60年代后期以来，此类患者的手术需求已大大减少[61, 62]。

四、影像学表现

（一）胃溃疡

1. 检查技术

双对比检查应做双期相研究，包括应用高密度钡悬液的胃双对比图像和应用低密度钡悬液的俯卧位或直立位图像（见第17章）。静注0.1mg胰高血糖素可降低胃张力，更好地检测出溃疡。位于后壁或胃大小弯侧的溃疡通常在患者处于仰卧位或仰卧斜位的常规双对比图像中易于检出。流动涂抹技术可以用来更好地显示后壁浅溃疡，通过让患者从一侧到另一侧缓慢旋转来使薄层的高密度钡涂布于病变表面（图29-1）[63]。立位压迫图像有助于评估胃小弯侧的较小溃疡[64]。

需要着重注意双对比检查在检出胃前壁非凹陷性溃疡的局限性。由于重力的影响，在患者普通仰卧或仰卧斜位的双对比图像中，此类溃疡可能不会被钡剂填满（图29-2A）。因此，应通过胃窦与胃体的俯卧位图像来确定此类前壁溃疡（图29-2B）。将患者置于俯卧头低足高位，也可获得前壁的双对比图像[65]。

2. 形状

胃溃疡通常表现为圆形或卵圆形的钡剂聚集（图29-1B和图29-2B）。溃疡口可表现为多种形状和结构，呈线状、棒状、矩形、鳞状或火焰状病变

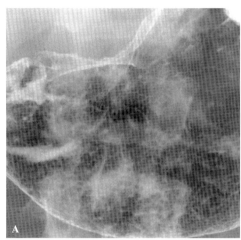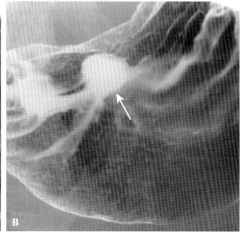

▲ 图 29-1　流动涂抹技术检测胃后壁溃疡的重要性

A. 即使回顾性观察，仰卧位双对比图像亦未见溃疡显示。B. 流动涂抹技术在胃窦后壁可见溃疡（箭），注意皱襞辐射到溃疡口边缘［引自 Laufer I, Levine MS（eds）：Double Contrast Gastrointestinal Radiology，2nd ed. Philadelphia，WB Saunders，1992］

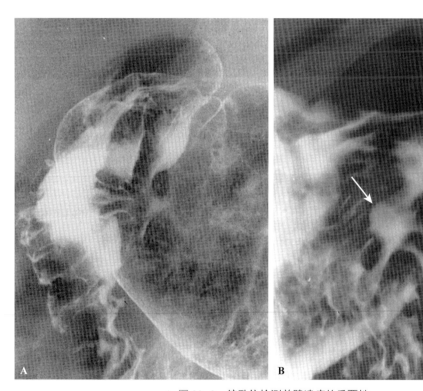

▲ 图 29-2　俯卧位检测前壁溃疡的重要性

A. 仰卧双对比视图显示胃窦内有异常皱襞，没有明确的溃疡。B. 俯卧位视图显示前壁溃疡的填充（箭），注意皱襞辐射到溃疡的边缘［引自 Laufer I, Levine MS（eds）：Double Contrast Gastrointestinal Radiology，2nd ed. Philadelphia，WB Saunders，1992］

（图 29-3）[66-69]。线性溃疡约占双对比检查中所有胃溃疡的 5%[68]。线性溃疡可能代表胃和十二指肠溃疡愈合阶段[68, 69]。

3. 大小

影像学检出胃溃疡的敏感度主要与溃疡大小有关。钡餐造影相关研究表明，＞5mm 的溃疡更容易被检测到[70]。双对比技术的一个主要优势是能够扩张胃，抹平正常皱襞，使小溃疡易于显示（图 29-4）。双对比研究中大多数诊断的胃溃疡 ＜1cm[69]。小溃疡的高发病率也可能与患者在接受

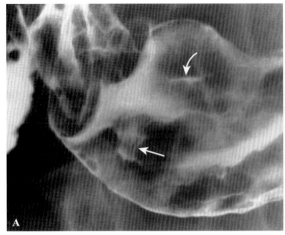
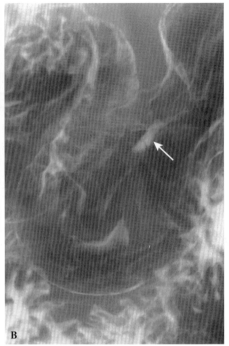

▲ 图 29-3　不同形状的胃溃疡

A. 该患者胃窦有星形（直箭）和线形（弯箭）溃疡。B. 另一名患者中，胃中可见杆状溃疡（箭）

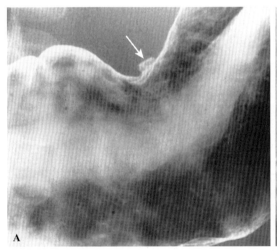
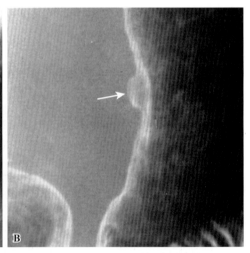

▲ 图 29-4　小胃溃疡

尽管胃溃疡体积小，但在双对比度射线照片上可以清楚地看到这些小弯侧的溃疡（箭）

影像学检查之前经常接受的侵入性治疗有关。

大溃疡倾向位于近端胃（图 29-5）[71]。溃疡中存在气体，偶尔可在腹部 X 线片上识别出来。巨大胃溃疡（＞ 3cm）发生出血和穿孔等并发症的风险较高 [72]。然而，大多数巨大溃疡是良性的 [72]。因此，溃疡大小与良恶性无关。

4. 位置

大多数良性胃溃疡位于胃窦或胃体小弯侧或后

壁 [69, 71, 73, 74]。在多项研究中，仅 1%～7% 的良性溃疡位于前壁，3%～11% 位于大弯侧 [69, 71, 73, 75]。在年轻人中，溃疡往往位于胃窦，而在老年人中，它们更多见于胃上部，特别位于小弯侧 [76, 77]。老年患者的小弯侧溃疡被称为老年溃疡 [71]。

良性大弯侧溃疡几乎总是位于胃的远端；绝大多数是由摄入阿司匹林或其他非甾体抗炎药引起的 [69, 78]。因为此类溃疡很少发生在大弯侧的近端，

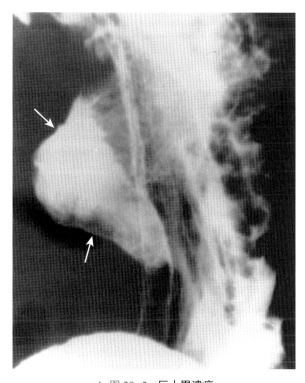

▲ 图 29-5　巨大胃溃疡

可以看到巨大溃疡（箭）从上胃体小弯侧突出，大的溃疡往往位于胃的近端

除非有其他证据，在这个位置的任何溃疡都应被认为有潜在恶性可能。除了这些大弯侧的溃疡外，肿瘤的发生与溃疡位置无关。

胃溃疡偶见于食管裂孔疝[79]，它们往往发生在疝的小弯侧，其中疝囊被相邻的膈肌食管裂孔压迫（见第 26 章）[74]。因为疝不能经触诊发现，双对比检查对于显示这些溃疡特别有帮助。

5. 形态学特征

在大小弯侧的溃疡容易在钡剂填充的侧面显现出来，从而可以分析溃疡口的大小、形状和深度，以及相关伴随征象——如放射状皱襞、Hampton 线或溃疡丘状隆起/项圈征。前壁或后壁溃疡很难在侧面显示，这些病灶必须基于其正面像来评估。在这种情况下，双对比技术特别有助于评估周围黏膜的良性或恶性征象。

（1）小弯侧溃疡：位于小弯侧的溃疡通常表现为光滑、圆形或卵圆形火山状，突出于邻近胃壁轮廓之外（图 29-6 和图 29-4）[64, 69, 80, 81]。在一些小弯侧溃疡的患者中，垂直压缩的图像可能会显示出一条

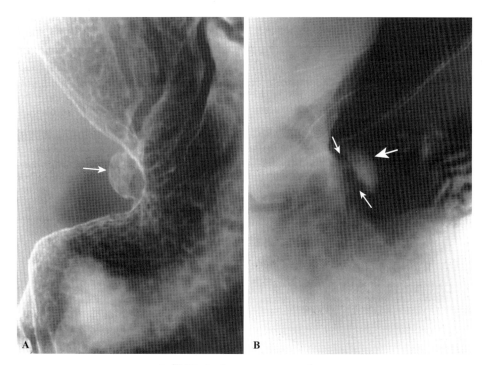

▲ 图 29-6　Lesser curvature ulcers.

A. A smooth, round ulcer (*arrow*) is seen projecting beyond the lesser curvature. The radiating folds and enlarged areae gastricae in the adjacent mucosa are caused by surrounding edema and inflammation. B. In another patient, a lesser curvature ulcer (*large arrow*) is demonstrated on a prone compression view. Note the radiolucent band of edema or ulcer collar (*small arrows*) adjacent to the ulcer. Both these cases demonstrate classic features of benign gastric ulcers. (*A from Levine MS, Creteur V, Kressel HY, et al: Benign gastric ulcers: Diagnosis and follow-up with double contrast radiography. Radiology 164: 9–13, 1987.*)

纤细的放射线，将溃疡口中的钡与胃腔中的钡分隔开来 [64, 80]。这条所谓的 Hampton 线是由于溃疡口周围黏膜的破坏造成的 [64]。在其他患者中，受损黏膜边缘可能由于明显水肿，形成宽的透明带或项圈征（图 29-6B）[64]。偶尔，溃疡周围的水肿和炎症产生溃疡丘状隆起，从侧面看是平滑的、双叶的、向溃疡两侧的管腔突出的半球状肿物 [64]。溃疡丘状隆起的外边界通常较模糊，与邻近胃壁呈平缓倾斜的角度 [64]。Hampton 线、溃疡丘状隆起和项圈征被认为是良性胃溃疡的典型特征，但这些征象仅存在于一小部分小弯侧溃疡患者。

小弯侧溃疡附近胃壁的收缩有时会导致平滑对称皱襞的形成，这些皱襞直接辐射到溃疡口的边缘（图 29-6A）[69]。偶尔，这些溃疡可能与对侧胃壁的收缩有关，在大弯侧上形成切迹。由于邻近黏膜的水肿和炎症，其他小弯侧溃疡可能出现溃疡周围胃小区的局灶性增大（图 29-6A）[69]。

(2) 大弯侧溃疡：既往认为几乎所有的胃大弯溃疡都是恶性的 [82]。然而，现在人们已经认识到，在服用阿司匹林或其他非甾体抗炎药的患者中，良性溃疡也可发生在大弯侧远端（图 29-7 和图 29-8）[69, 78]。推测这些大弯侧溃疡的形成与重力有关，溶解的阿司匹林药物受重力作用聚集在胃的大弯低洼部，进而导致局部黏膜损伤。因为其典型位置在大弯侧，这种病变被称为池集溃疡 [78]。类似现

象也可以解释为什么在服用非甾体抗炎药的患者的胃内，或者在胃大弯处及附近经常发现线状或丝状侵蚀（见第 30 章）[83]。由于其位置的关系，大弯侧溃疡倾向穿透胃下壁进入胃结肠韧带，偶尔会导致胃结肠瘘（见"瘘管"）。

与小弯侧溃疡不同，大弯侧溃疡可能由于环状肌痉挛和邻近胃壁的收缩而位于腔内（图 29-8A）[84]。由于溃疡并发的明显水肿和炎症，也可导致大弯侧溃疡伴发肿块、增厚和不规则皱襞（图 29-8）[69, 84]。由于这些形态学特征，大弯侧良性溃疡也常存在可疑影像学表现，所以鉴别胃其他部位溃疡良恶性的常用影像学标准，在此位置并不可靠 [69, 84]。据此，即便患者有服用阿司匹林病史，大弯侧溃疡仍可能需要内镜和活检进一步明确。

(3) 后壁溃疡：胃体窦后壁（低垂侧）溃疡可在常规双对比检查中充钡，产生溃疡龛影的常规征象（图 29-9 和图 29-1B）。然而，后壁的浅溃疡可能以环形阴影的形态出现，因未填充龛影边缘涂布一层薄薄的钡层（图 29-10A）。在这种情况下，流动技术可用于操纵溃疡表面的钡流并演示溃疡龛影的充填（图 29-10B）[63]。重点的是，不仅要确定后壁溃疡的大小和形状，还要评估毗邻黏膜的形态。通常情况下，周围水肿和炎症会导致胃溃疡区域的扩大或扭曲 [69]。溃疡环堤或隆起正面观时可能表现为放射状的、边缘模糊的水肿晕征，逐渐消失融

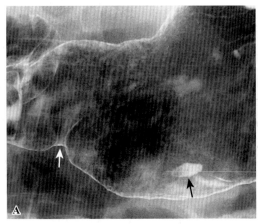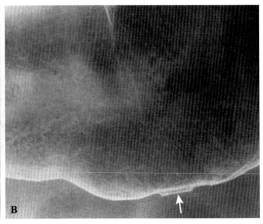

▲ 图 29-7 阿司匹林和吲哚美辛引起的大弯侧溃疡

A. 胃体大弯侧可见阿司匹林诱发的小溃疡（黑箭）。大弯更远侧可见一瘢痕区（白箭），紧邻此部位先前溃疡形成的瘢痕区。B. 另一患者大弯侧可见非常浅的吲哚美辛诱发的溃疡（箭）。未见放射状皱襞和其他溃疡相关的征象。如果操作技术不佳，这一溃疡很容易漏诊［引自 Laufer I, Levine MS（eds）: Double Contrast Gastrointestinal Radiology, 2nd ed. Philadelphia, WB Saunders, 1992］

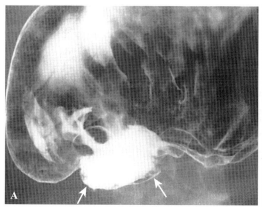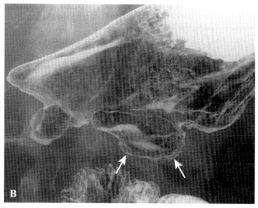

▲ 图 29-8　阿司匹林诱发的胃大弯侧巨大溃疡

A. 大弯侧大溃疡（箭）明显位于腔内，与增厚、不规则皱襞和周围水肿形成的占位效应有关。B. 另一患者，增厚、不规则皱襞与大弯侧溃疡（箭）相邻。在这两个病例中，内镜活检标本没有发现肿瘤证据，使用抗酸药物治疗后随访显示溃疡完全愈合。两名患者都服用了大剂量的阿司匹林［图 A 引自 Laufer I, Levine MS（eds）：Double Contrast Gastrointestinal Radiology, 2nd ed. Philadelphia, WB Saunders, 1992］

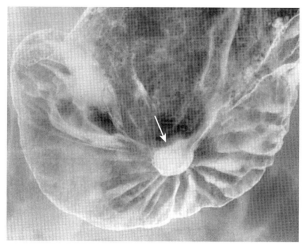

▲ 图 29-9　后壁溃疡

胃后壁可见一枚大溃疡（箭）。多条皱襞辐射至溃疡口边缘［引自 Laufer I, Levine MS（eds）：Double Contrast Gastrointestinal Radiology, 2nd ed. Philadelphia, WB Saunders, 1992］

合于周边黏膜。后壁溃疡也可能与黏膜皱襞的显著集中有关，这些皱襞可直达溃疡口的边缘[69]。胃窦溃疡引起的水肿和痉挛可能会导致胃远端严重的狭窄和变形，难以用常规影像学标准进行评估（图 29-11）。

(4) 前壁溃疡：当钡剂覆盖未填充的火山状溃疡边缘，与 X 线束垂直相切时，胃体窦部前壁（非低垂侧）溃疡也可能在常规的双对比检查图像中以环堤状阴影出现（图 29-12A）[81, 85]。在这种情况下，可以通过将患者 180° 转向俯卧位，使溃疡口内充

盈钡剂后得到显示（图 29-12B）。因此，应通过低密度钡在俯卧位显示前壁溃疡。

6. 多样性

通过双对比技术，约 20% 的溃疡或溃疡瘢痕患者中检出多发溃疡[86]，接近在内镜、手术和尸检中发现多发溃疡比例的 20%~30%[87]。多发溃疡的存在通常被认为倾向良性疾病。然而，在一项研究中显示，20% 的多发性胃溃疡患者为恶性[88]。现在人们已经认识到，患者可能同时患有良性和恶性溃疡，因此每一处溃疡都必须在钡剂检查中单独评价。

多发性胃溃疡好发于胃窦或胃体（图 29-3A）。在服用阿司匹林或其他非甾体抗炎药的患者中，多发性胃溃疡的发生率更大（图 29-7A）。在一项研究中，80% 的多发性溃疡患者有服用阿司匹林史[87]。因此，应该从这些患者身上获得详细的用药史。

7. 溃疡痊愈和瘢痕

溃疡愈合的影像学评估对于评价药物治疗的效果及确认良性溃疡病变的存在（见"良性与恶性溃疡"）具有重要意义。溃疡愈合在钡剂检查中不仅可见溃疡缩小，而且可见形状改变。圆形或卵圆形溃疡在后续检查中通常呈线性外观，因此线性溃疡可能代表溃疡愈合的一个阶段（图 29-13）[68, 69]。一些其他的溃疡可能会发生分裂，因此"火山"状被原来溃疡边缘的两个单独的龛影所取代（图 29-14）[69]。

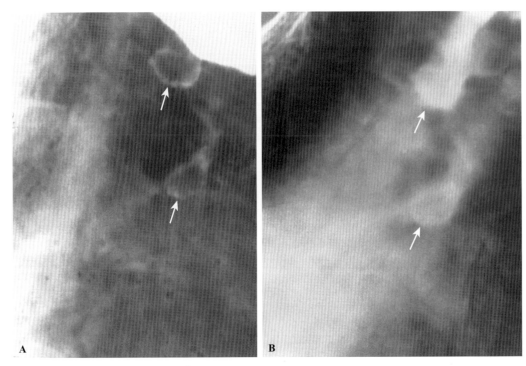

▲ 图 29-10　后壁浅溃疡形成的环形阴影

A. 仰卧位双对比图显示胃体上部两处独立的环状阴影（箭），为钡剂覆盖在后壁上浅的、未填充的溃疡边缘。B. 使用流动技术操作溃疡表面钡池，使得溃疡口（箭）被钡剂填充

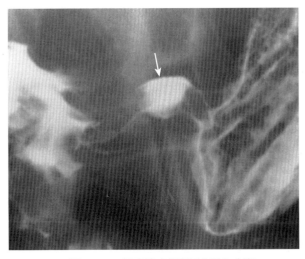

▲ 图 29-11　胃窦溃疡伴明显水肿和痉挛

胃窦可见大溃疡（箭）。由于溃疡伴有明显的水肿和痉挛引起的胃窦狭窄和畸形，很难用常规影像学标准来评估

这种现象很可能是由于溃疡中心部分的愈合以及再上皮化比周围部分更快而形成的。

良性胃溃疡在抗酸治疗后通常有明显的缓解。首次钡剂检查显示溃疡和随访检查显示完全愈合的平均间隔约为 8 周[69]。后续研究表明溃疡愈合的评

估应在 6～8 周的治疗后进行，因为早期检查显示完全愈合的可能不大。

一般来说，胃溃疡完全愈合的放射学表现被认为是良性溃疡的可靠标志。很少情况下，医学治疗可能造成恶性溃疡的完全愈合[89, 90]。然而，溃疡瘢痕的结节状或不规则性、棒状或放射皱襞的截断应提示潜在恶性肿瘤可能。因此，溃疡愈合后必须仔细评估周围的胃黏膜。如果有可疑的发现，仍然需要复查和活检来排除恶性病变。

溃疡愈合可导致溃疡瘢痕的形成，在 90% 的胃溃疡愈合患者的双对比研究中可见[69]。这些瘢痕通常显示为中心小凹或整体凹陷，放射状皱襞和（或）邻近胃壁的挛缩[69, 91, 92]。溃疡的位置是瘢痕形态学特征的主要决定因素。小弯侧溃疡的愈合通常与相对良性的瘢痕形成有关，表现为邻近胃壁的轻微扁平或挛缩（图 29-15）[69, 91]。与之相比，大弯侧或后壁溃疡的愈合有时与明显的放射状皱襞纠集有关（图 29-16）[69, 81, 91]。皱襞可能汇聚到中心点或圆形或线形凹陷处（图 29-17）[69, 91, 92]。从影像学角度看，这个中央凹陷可能被误认为是一个浅的、残留的溃

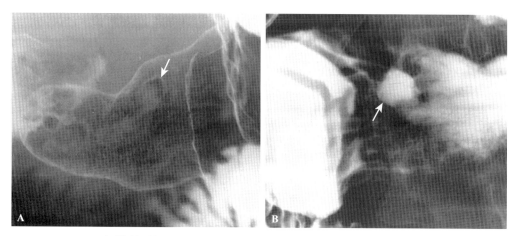

▲ 图 29-12　**Partial ring shadow caused by an anterior wall ulcer**

A. Supine double-contrast view shows a partial ring shadow (*arrow*) in the antrum. B. Prone compression view shows the anterior wall ulcer (*arrow*) filling with barium. (*From Levine MS, Rubesin SE, Herlinger H, et al: Double contrast upper gastrointestinal examination: Technique and interpretation. Radiology 168: 593-602, 1988.*)

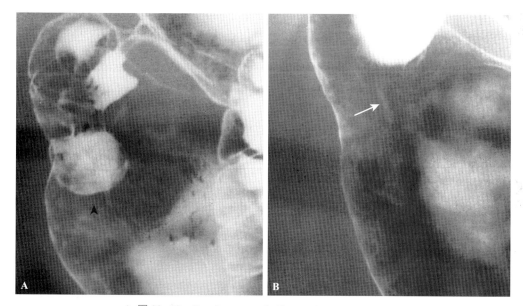

▲ 图 29-13　Development of a linear ulcer during healing

A. A large, round ulcer (*arrowhead*) is seen on the posterior wall of the antrum. B. Follow-up study 8 weeks later shows substantial ulcer healing with a residual linear ulcer (*arrow*) in this location. (*From Levine MS, Creteur V, Kressel HY, et al: Benign gastric ulcers: Diagnosis and follow-up with double-contrast radiography. Radiology 164: 9-13, 1987.*)

疡凹陷。然而，溃疡瘢痕的中央凹陷相较于溃疡口的边缘更倾向于渐进性斜坡样改变，并且在后续的研究中应保持不变。再上皮化的溃疡瘢痕也可以通过瘢痕中心部分存在正常的胃小区与活动性溃疡进行区分（图 29-18 ）[69]。

　　胃窦溃疡的愈合也可能导致突出的横向皱襞，可能被误认为是胃窦网或膈 [91]。在其他患者中，严重的瘢痕可表现为窦腔狭窄和畸形（图 29-19A ）。

狭窄的部分通常具有光滑的锥形外观，但不对称的瘢痕可能导致大小弯侧挛缩变平，因此幽门相对于窦和十二指肠偏心的位置（图 29-19B ）。偶尔，溃疡瘢痕可能与不规则的胃窦狭窄有关，它的表现易与胃原发性硬化癌的皮革样胃表现相混淆 [93]。当胃窦瘢痕难以与硬癌从影像特征上来鉴别，则必须以内镜活检来进行更明确地诊断。溃疡在胃体小弯处的愈合也可能导致胃壁明显的收缩和变形，在大弯

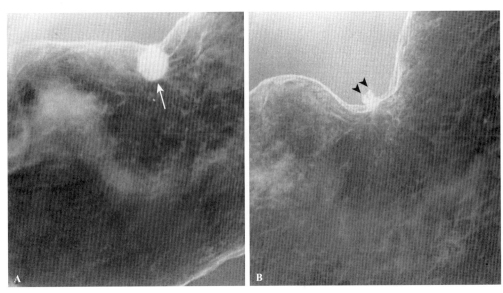

▲ 图 29-14　溃疡愈合过程中分离
A. 小弯侧的圆形溃疡（箭）。B. 数周后检查显示，在原溃疡口处有两个紧密间隔的龛影（箭头）

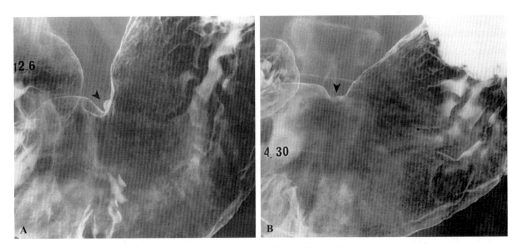

▲ 图 29-15　小弯侧溃疡瘢痕愈合
A. 小弯侧可见小的良性溃疡（箭头）。B. 5 个月后的随访检查显示溃疡完全愈合，邻近胃壁（箭头）可见轻微的变平和收缩［引自 Laufer I，Levine MS（eds）: Double Contrast Gastrointestinal Radiology, 2nd ed. Philadelphia, WB Saunders, 1992］

处产生一个深切口 [91, 92]。很少情况下，胃体瘢痕化可能导致所谓的沙漏形胃，胃体呈明显的环周狭窄（图 29-19C）。

8. 良性与恶性溃疡

在美国，超过 95% 的胃溃疡被诊断为良性 [64, 94]。然而，放射检查在鉴别良性溃疡和癌性溃疡方面常常被认为是不可靠的。早期报道显示，在常规单对比钡剂检查显示为良性的胃溃疡中，6%～16% 为恶性 [95-98]。虽然这些研究是 1955—1975 年进行的，但许多胃肠病学家将这些数据结果作为对所有影像学诊断为胃溃疡的患者进行内镜和活检以排除胃癌的理由。

通过双对比技术，我们可以对溃疡周围的黏膜进行更为详细的研究，以发现恶性肿瘤的迹象，如不规则的肿块、结节、僵硬及黏膜破坏。一些研究发现，几乎所有在双对比检查中呈明确良性外观的胃溃疡都是良性病变 [69, 99]。在这些研究中，约 2/3 的良性溃疡有良性影像学表现，所以在大多数经双对比检查诊断为胃溃疡的患者中可以避免不必要的内镜检查。这一发现对于胃溃疡的评估具有重要意

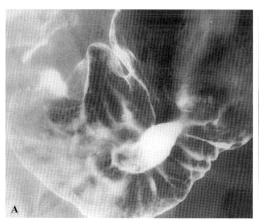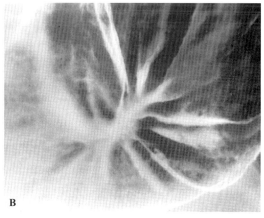

▲ 图 29-16　后壁溃疡瘢痕愈合

A . 大的后壁溃疡，可见多个皱襞向溃疡口边缘辐射。B. 8 周后检查显示溃疡完全愈合，显著的皱襞集中辐射到原溃疡口的位置［引自 Laufer I，Levine MS（eds）：Double Contrast Gastrointestinal Radiology，2nd ed. Philadelphia，WB Saunders，1992］

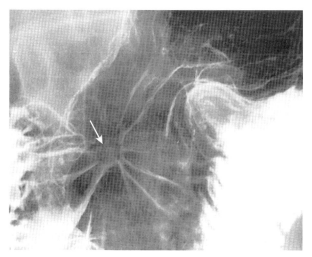

▲ 图 29-17　**Ulcer scar with folds radiating to a central depression**
Multiple folds are seen radiating to a central area (*arrow*) that could be mistaken for a shallow, residual ulcer crater. (*From Levine MS, Creteur V, Kressel HY, et al: Benign gastric ulcers: Diagnosis and follow-up with double-contrast radiography. Radiology 164: 9–13, 1987.*)

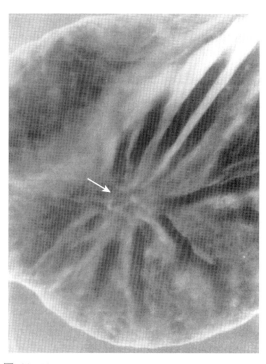

▲ 图 29-18　**Re-epithelialized ulcer scar with centrally radiating folds**
This scar can be differentiated from an active ulcer by the presence of normal areae gastricae within the central portion of the scar (*arrow*). (*From Levine MS, Rubesin SE, Herlinger H, et al: Double contrast upper gastrointestinal examination: Technique and interpretation. Radiology 168: 593–602, 1988.*]

义，因为钡剂检查比内镜检查更安全，也更便宜。

　　明确的良性胃溃疡以圆形或卵圆形溃疡火山状为特征，周围环绕着光滑的水肿隆起或直接辐射到溃疡口边缘的规则对称性皱襞（图 29-9、图 29-13A、图 29-14A 和图 29-16A）[69, 99]。溃疡附近的胃区可能由于周围黏膜炎症和水肿而扩大（图 29-6A）[69]。从侧面观察，良性胃溃疡突出于胃腔外，有时表现为平滑、对称的溃疡隆起或项圈征，或平滑、笔直的皱襞辐射至"火山"状溃疡边缘（图 29-4、图 29-6 和图 29-15A）。

　　与此相反，恶性溃疡的特征是表面不规则偏心的溃疡，分散于肿块内[69]。由于肿瘤浸润该区域，可能存在周围黏膜的局灶性结节或邻近胃小区的扭曲或闭塞[69]。虽然可能存在放射状皱襞，但它们通

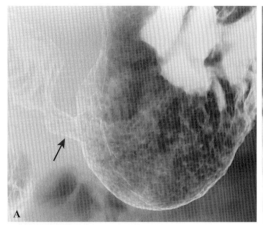
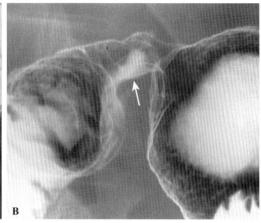
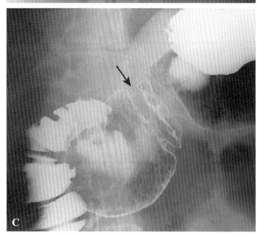

▲ 图 29-19　不同类型的胃溃疡瘢痕形成

A. 此患者因先前的胃窦溃疡留下瘢痕而导致的胃窦狭窄和畸形（箭）。这种程度的狭窄可导致胃出口梗阻。B. 另一名患者因消化性溃疡形成的不对称瘢痕导致偏心性幽门扩张（箭）。C. 第三例患者有沙漏形胃，严重溃疡瘢痕导致胃体局灶性变窄（箭）

常是因肿瘤浸润皱襞而导致的结节状、棒状、融合状或截断状形态（图 29-20）[100]。从侧面观察，恶性溃疡不会超出胃轮廓，通常有一个孤立的肿瘤肿块与邻近的胃壁形成锐角而非良性溃疡水肿隆起造成的轻微倾斜的角度而形成的钝角征象（图 29-21）。

存疑溃疡是指那些具有良恶性混合特征的溃疡，无法根据影像学标准做出确定诊断，如良性溃疡周围的水肿和炎症可能导致胃小区增大、扭曲、肿块效应或增厚的、不规则皱襞，造成不确定的影像学表现（图 29-22）。类似地，非甾体抗炎药诱发的大弯侧溃疡具有明显的腔内定位或肿块形态和肩样边缘，可能导致模棱两可的影像学表现（图 29-8A）。大多数具有存疑征象的溃疡最终证实为良性病变。然而，谨慎的做法是提示恶性肿瘤的可能性，以避免错过早期癌症。

胃溃疡在双对比检查中具有明确的良性外观，可随后进行连续的双对比检查，直到完全愈合，无

须内镜评价[69]。然而，对于出现可疑征象的溃疡，应通过内镜检查进行评估，以便做出更明确的诊断。虽然内镜检查是胃癌诊断的一种敏感技术，但在一些恶性病变患者中也有活检标本和涂片假阴性的报道[101]。如果影像学表现提示有恶性肿瘤，病理或细胞学阴性不能作为良性溃疡的确切证据。此种情况下，钡餐造影检查应连续随访进行，直到溃疡完全愈合。如果溃疡不能通过适当的医疗手段治愈，或者继续有可疑的影像学表现，可能需要重复内镜活检。即使内镜活检标本和涂片呈阴性，对于一些连续钡餐检查中有可疑发现或顽固性溃疡的患者，也应考虑手术切除。

（二）十二指肠溃疡

与胃溃疡相比，十二指肠溃疡几乎都是良性的。当十二指肠溃疡在钡剂检查中被发现时，这些患者无须内镜确诊就可以进行治疗。与胃溃疡不同的是，十二指肠溃疡通常位于十二指肠球部的

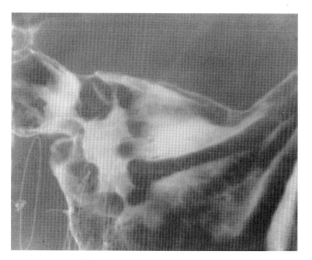

▲ 图 29-20　**Malignant gastric ulcer**

This patient has an irregular ulcer on the posterior wall of the antrum with scalloped borders and nodular, clubbed folds surrounding the ulcer. These are classic features of a malignant gastric ulcer. (*From Levine MS, Creteur V, Kressel HY, et al: Benign gastric ulcers: Diagnosis and follow-up with double contrast radiography. Radiology 164: 9–13, 1987.*)

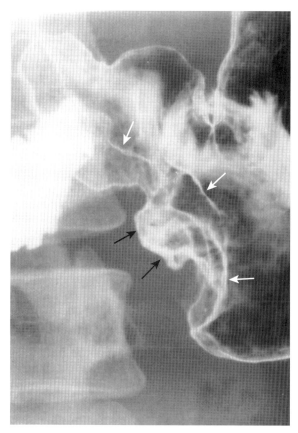

▲ 图 29-21　**恶性胃溃疡**

胃窦大弯侧溃疡肿块。注意溃疡（黑箭）突向胃腔，孤立肿块涂布白色（白箭）与邻近胃壁锐角相交，而非良性水肿隆起的钝角征象。这些是恶性胃溃疡的典型特征

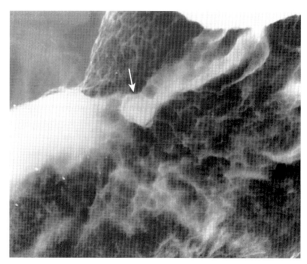

▲ 图 29-22　**影像学表现可疑的良性胃溃疡**

小弯侧附近小溃疡（箭），由于邻近黏膜的水肿和炎症，溃疡周围有增大的结节状皱襞。虽然影像学检查结果无法确定，但内镜活检标本没有发现肿瘤，治疗后随访显示溃疡完全愈合

前壁，因此要发现这些病变，应尽量获得十二指肠的俯卧位视图。十二指肠溃疡也可能因水肿、痉挛或球部瘢痕而不明显。相反，钡积在变形球部的缝隙中，可能与溃疡相混淆。因此，放射科医师应该意识到钡剂检查在十二指肠溃疡诊断中的重要性，以及在这些患者中进行双对比检查的必要性。

1. 检查技术

十二指肠的双对比图必须通过俯卧位图像来显示出球前壁的溃疡 [102]。这些前壁溃疡可能隐藏在钡池中，除非通过充气气球或其他俯卧压迫装置获得足够的球部压迫（图 29-23）。其他十二指肠溃疡在直立位压迫图上显示最佳。因此，十二指肠的最佳影像学评估需要双相检查，包括高密度钡悬液和低密度钡悬液俯卧或垂直压迫观察十二指肠球部的双重对比 [103]。

2. 形状

大多数十二指肠溃疡呈圆形或卵圆形钡团（图 29-24）。在双对比研究中诊断出的十二指肠溃疡中，约 5% 的溃疡呈线性（图 29-25）[68, 104]。这些线性溃疡往往位于十二指肠球部附近，通常与球部呈横行方向（图 29-25A）[104]。在胃部，线性溃疡被认为是溃疡愈合的一个阶段 [66, 104]，它们可能与线性溃疡瘢痕难以区分。

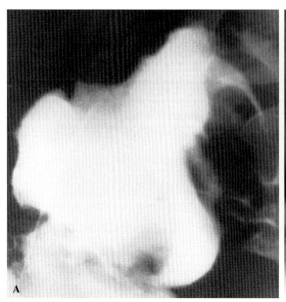
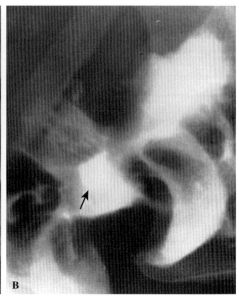

▲ 图 29-23　俯卧位压迫十二指肠溃疡的重要性

A. 初诊俯视图没有十二指肠溃疡的征象。B. 俯卧压迫球部，充气气球明显显示前壁有溃疡存在（箭）。溃疡隐藏在前述片的钡池中

3. 大小

在双对比检查中诊断的十二指肠溃疡大多小于1cm。双对比技术的一个主要优点是它能够显示小的溃疡，通常直径不超过几毫米（图 29-24B 和 C）。然而，在十二指肠中偶尔可发现巨大的溃疡（见"十二指肠巨大溃疡"）。

4. 位置

十二指肠溃疡约 90% 位于十二指肠球部，其余10% 位于球后 [46, 105]。球部溃疡可累及球部的尖端、中央部分或基部（图 29-24）。不像胃溃疡很少发生在前壁，多达 50% 的十二指肠溃疡位于球部前壁 [77, 106]。球后溃疡通常位于 Vater 乳头上方的十二指肠降段近端（见"球后溃疡"）。因此，乳头远端单发或多发性溃疡的存在，会提示 Zollinger-Ellison 综合征的可能性（见"Zollinger-Ellison 综合征"）。

5. 形态学特征

（1）球部溃疡：十二指肠球部的溃疡通常以散在的龛影出现，可以在正面或侧面看到（图 29-24）。溃疡周围通常是光滑的、透光的水肿黏膜隆起。有时，溃疡隆起的大小可能与溃疡中心口显著相关（图 29-26B）。球部溃疡也往往与溃疡口边缘集中的放射状皱襞有关（图 29-24B 和 C）。对于浅溃疡或愈合小溃疡的患者，只有通过最优的影像学技术才能看到溃疡口。因此，在将这些皱襞归于溃疡瘢痕之前，若辐射皱襞存在，则应在皱襞汇聚处仔细寻找活动性溃疡。

与胃部相似，十二指肠球部前壁的溃疡可能很难在常规的双对比检查中发现。其他的前壁溃疡可表现为由涂布在未填充的溃疡口边缘的钡所造成的环形阴影（图 29-26A）[85]。这些前壁溃疡可以通过球部俯卧或直立位压迫图像显示，以便用钡填充溃疡口（图 29-26B）。

十二指肠溃疡常常伴有既往溃疡或瘢痕水肿和痉挛引起的球部明显畸形（图 29-24B）[102]。这种畸形可能会掩盖球部的小溃疡，导致大量的假阴性。因此，认识到影像诊断在伴有球部畸形的十二指肠溃疡评估的局限性非常重要。无论如何，在造影检查时发现的球部畸形的患者，应该按照活动性十二指肠溃疡治疗处理，因为无论确切显示与否，十二指肠溃疡的发生风险都很高。

（2）球后溃疡：球后溃疡通常位于十二指肠降段近侧的内壁，Vater 乳头上方（图 29-27）[46, 105, 107]。通常这些溃疡在钡餐检查中难以显示，大概是因为溃疡伴随的严重水肿和痉挛干扰了溃疡口的显示。这种水肿和痉挛常常导致相邻管腔环周或偏心狭窄，在溃疡口对面的十二指肠降段侧壁造成光滑的

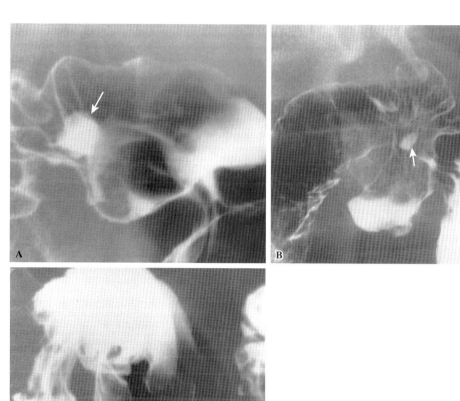

▲ 图 29-24　不同部位十二指肠溃疡

A. 在十二指肠球尖部可见一个大溃疡（箭）。B. 球部中央有一个小溃疡（箭），溃疡与放射状皱襞和球部畸形有关。C. 在球基底部可见一个小溃疡（箭），皱襞向溃疡口放射［图 A 引自 Laufer I, Levine MS（eds）: Double Contrast Gastrointestinal Radiology, 2nd ed. Philadelphia, WB Saunders, 1992 ］

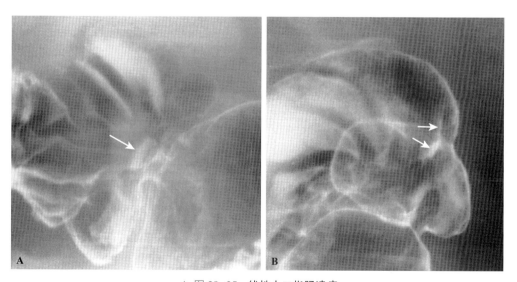

▲ 图 29-25　线性十二指肠溃疡

A. 十二指肠球基底部可见线性溃疡（箭），溃疡与球部呈横向方向。B. 在另一个患者，其球尖部顶端可见线状溃疡（箭）［引自 Laufer I, Levine MS（eds）: Double Contrast Gastrointestinal Radiology, 2nd ed. Philadelphia, WB Saunders, 1992 ］

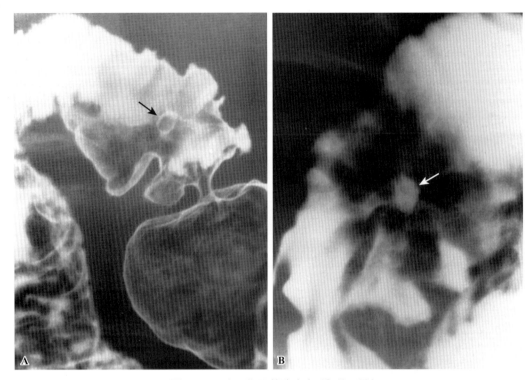

▲ 图 29-26 十二指肠前壁溃疡引起的项圈征

A. 仰卧斜位双对比观察十二指肠可见一个环形阴影（箭）位于球部，为钡剂涂布的非下垂侧未填充的溃疡口边缘。B. 俯卧位压迫显示前壁溃疡（箭）充盈，可见周围的巨大不透光水肿隆起环绕溃疡［引自 Laufer I, Levine MS（eds）: Double Contrast Gastrointestinal Radiology, 2nd ed. Philadelphia, WB Saunders, 1992 ］

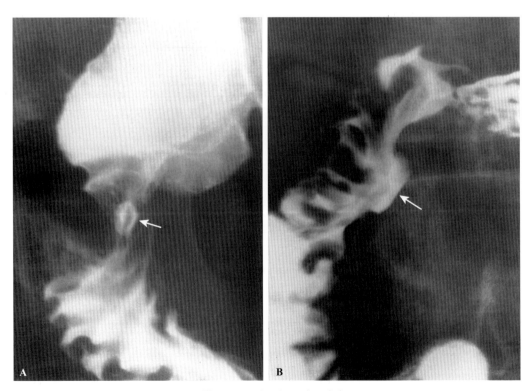

▲ 图 29-27 十二指肠球后溃疡

A. 十二指肠降段近端内侧壁可见溃疡（箭），侧壁亦可见一个光滑的圆形凹痕，由邻近的水肿和痉挛引起。B. 另一名患者在 Vater 乳头上方的球后十二指肠内侧壁可见一个较大的、相对平坦的溃疡（箭），皱襞向溃疡口辐射

圆形凹陷（图 29-27A）[107]。如果溃疡本身被水肿和痉挛所掩盖，这个凹陷可能是球后溃疡的唯一影像学征象（图 29-28）。

许多球后十二指肠溃疡大于 1cm，往往大于球部溃疡，球部溃疡通常小于 1cm [46]。由于溃疡伴随的严重水肿和痉挛，大的球后溃疡可导致邻近十二指肠近端和远端明显变窄（图 29-29）[46]。较大的溃疡有助于解释上消化道出血的高发生率和球后溃疡对药物治疗的反应不良 [46]。愈合的球后溃疡偶尔可能导致局灶性瘢痕和纤维化，形成所谓的环形狭窄与十二指肠的偏心狭窄（图 29-30）[108]。环状胰腺压迫球后十二指肠可能产生类似的征象。

(3) 十二指肠巨大溃疡：十二指肠巨大溃疡定义为大于 2cm 的十二指肠溃疡 [109]。由于巨大溃疡有更大的并发症风险，如穿孔、梗阻和上消化道出血 [110]，因此此类溃疡需要着重关注。尽管如此，使用抑酸治疗有可能导致溃疡迅速愈合，所以这些

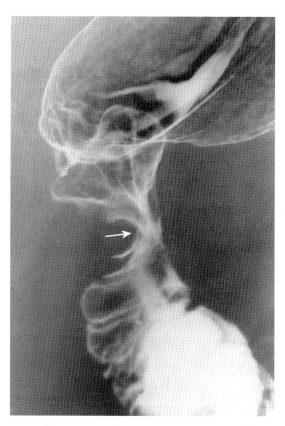

▲ 图 29-28　钡剂检查未见球后十二指肠溃疡

在十二指肠降段近端（箭）外侧壁可见明显凹陷，这是由于造影未显示的球后溃疡所继发的水肿和痉挛所致。随后的内镜检查可检出溃疡

患者通常可以保守治疗而不需要手术 [111]。十二指肠巨大溃疡几乎总是位于十二指肠球部，甚至可能大到遍及几乎整个球部（图 29-31 和图 29-32）。在钡剂检查中，巨大溃疡可能被误认为是瘢痕甚至正常球部。虽然十二指肠球部在透视下可能会改变大小和形状，但是巨大溃疡有固定不变的结构（图 29-32）[109, 111, 112]。

十二指肠巨大溃疡可能偶尔在超声研究中被认为是位于胰腺头部外侧离散、低回声的囊性病变 [113]。这些病变的鉴别诊断包括十二指肠憩室和胰腺假囊肿。在这种情况下，应该进行钡剂检查以做出更明确的诊断。

6. 多样性

约 15% 的十二指肠溃疡患者有多处溃疡 [114]。大部分位于十二指肠球部。多处溃疡的存在会增加 Zollinger-Ellison 综合征的可能性（见 "Zollinger-Ellison 综合征"）。

7. 溃疡愈合及瘢痕

十二指肠溃疡在使用抗酸治疗时通常会迅速愈合。随着溃疡的缩小，通常呈线性形态 [66, 104]。溃疡愈合可导致溃疡瘢痕形成，表现为放射状皱襞、球部畸形或两者均有。当存在放射状皱襞时，它们几乎总是汇聚于先前溃疡的部位。在一些患者中，瘢痕中心的残余凹陷类似活跃的溃疡。因此，通常很难区分愈合的小溃疡和溃疡瘢痕。然而，在对治疗有充分临床反应的非复杂性十二指肠溃疡患者，对溃疡愈合的造影随访可能是不必要的，因为这些溃疡几乎总是良性的。因此，随访检查应针对顽固性溃疡症状或梗阻等溃疡并发症的患者。

球部畸形是由溃疡愈合过程中十二指肠球部不对称瘢痕形成和收缩引起的。未受累的球部节段可能在纤维化区域之间膨出，产生一个或多个假憩室，这些假憩室通常可以通过在透视检查中大小和形状的变化来与溃疡区分。当存在多个假憩室时，十二指肠球部可呈典型的三叶草外观（图 29-33）。

（三）幽门管溃疡

幽门管溃疡应被视为胃溃疡而不是十二指肠溃疡，因此需要积极评估和随访以区分溃疡性癌。大多数幽门管溃疡小于 1cm，位于幽门小弯侧。这些

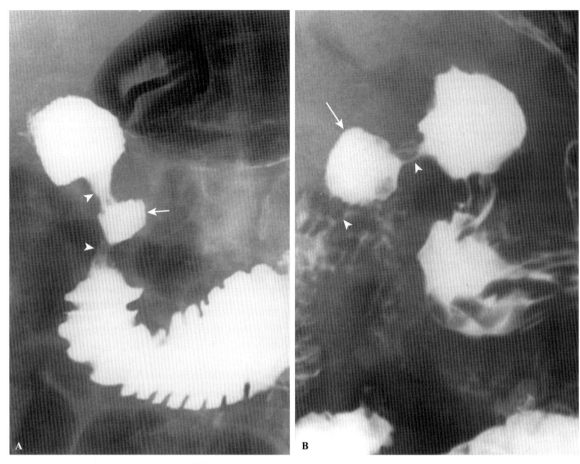

▲ 图 29−29　**Large postbulbar duodenal ulcers**

A, B. Two patients with large postbulbar ulcers (*arrows*) in the proximal descending duodenum. In both cases, note marked narrowing of the adjacent duodenum proximally and distally (*arrowheads*) as a result of severe edema and spasm accompanying these ulcer craters. (*From Carucci LR, Levine MS, Rubesin SE, et al: Upper gastrointestinal tract barium examination of postbulbar duodenal ulcers. AJR 182: 927–930, 2004.*)

溃疡倾向于位于幽门前壁，因此它们可能在常规的双对比检查中表现为环状影（图 29-34A）[115]。在这种情况下，溃疡应该在俯卧或直立压迫像中填充钡剂（图 29-34B）。一些幽门管溃疡可能会引起幽门和胃窦远端的明显水肿和痉挛，因此有可能无法对该区域进行满意的影像学评估。

在钡餐造影中，必须区分幽门管溃疡和既往溃疡或幽门成形手术导致的瘢痕所引起的假憩室。然而，溃疡通常有固定的形态，而假憩室在 X 线透视时大小和形状是可变的。膨出区域的皱襞也提示假憩室而非溃疡。成年人肥厚性幽门狭窄偶可表现为幽门管狭窄延长，表现为从这一区域向上或向下延伸的菱形突起或凹陷，但这些患者通常有长期幽门阻塞病史。幽门管溃疡的愈合可导致幽门狭窄、延长或成角，有时合并胃出口梗阻。

五、鉴别诊断

胃或十二指肠溃疡有时可能与各种双对比图像假象混淆[116]。准备不充分或较差的钡悬浮液可能导致钡剂沉淀，形成类似于胃或十二指肠的小溃疡。然而，这些沉淀物可能与溃疡有区别，因为它们不能突出到胃或十二指肠的轮廓之外，也没有如黏膜水肿或辐射皱襞等相关征象。有时胃前壁（非低垂侧）可见钡剂呈钟乳石样悬滴[117]。尽管从单一角度观察，钟乳石样悬滴可能被误认为小溃疡，但在检查中这一征象的短暂存在特性可与真正的溃疡区分。最后，在双对比图像上，重叠在胃或十二指肠上的钙化密度（如肾结石或脾动脉钙化）或包含对比物的结构（如结肠憩室）可能被误认为溃疡。通过在不同位置投影中获得多角度多方位的图像，

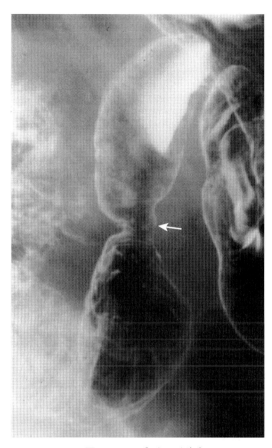

▲ 图 29-30　球后环形狭窄

在此位置，继发于先前溃疡瘢痕和纤维化的球后十二指肠偏心狭窄（箭）［引自 Laufer I, Levine MS（eds）：Double Contrast Gastrointestinal Radiology，2nd ed. Philadelphia，WB Saunders，1992］

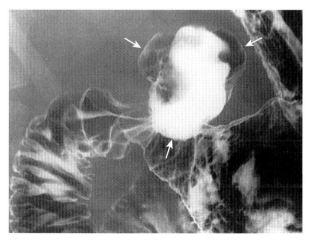

▲ 图 29-31　巨大十二指肠溃疡

这个巨大溃疡（箭）几乎取代了整个十二指肠球部。矛盾的是，这种溃疡可能被误认为是有瘢痕的，甚至是正常的球部结构

可以很容易地识别出这些假象。

良性胃溃疡的鉴别诊断中最重要的考虑因素是溃疡性胃癌（见"良性与恶性溃疡"）。溃疡周围被离散的水肿隆起环绕，可能被误认为溃疡的黏膜下肿块，如胃肠间质瘤（GIST）[118, 119]。然而，溃疡周围的水肿团块通常边界不清，与邻近的胃壁形成钝角，而黏膜下团块有明确的边界，与邻近的胃壁形成直角[119]。当胃溃疡伴有大量水肿时，可能存在类似狭窄和畸形，以至于 X 线检查错误地提示为浸润癌。这个问题更有可能发生在导致胃出口梗阻的幽门前溃疡，所以不可能充分评估远端胃窦。如果不能排除恶性病变，应进行内镜和活检以做出更明确的诊断。

虽然非复杂性消化性溃疡患者可能存在多个胃或十二指肠溃疡，但这一发现可能会增加患 Zollinger-Ellison 综合征、巨细胞病毒感染、腐蚀性中毒、淋巴瘤和其他肉芽肿疾病可能性，如克罗恩病、结核病、结节病和梅毒等（见第 30 章和第 33 章）。在许多情况下，可结合临床病史得出正确诊断。

胃溃疡瘢痕以放射皱襞为主要表现时，须与早期胃癌区分，早期胃癌的皱襞往往呈分叶状、结节状或不规则状[100]。如果影像学检查结果不清，应进行内镜和活检以获得更确切的诊断。胃淋巴瘤化疗后的愈合也可能出现良性溃疡瘢痕（见第 33 章）[120]。溃疡瘢痕可能类似于胃造口术或胃楔形切除术造成的外科瘢痕[92]，但溃疡瘢痕通常可根据临床病史与外科瘢痕区分。

六、溃疡的治疗

根据目前建议，所有幽门螺杆菌阳性的胃溃疡或十二指肠溃疡患者都应该接受抗生素和抗分泌药治疗[52, 53]。确定溃疡患者是否感染幽门螺杆菌很重要。虽然可以通过内镜和活检来记录这种感染的存在，但是一些高度精确的非侵入性检测也可广泛使用，如尿素呼吸测试和血清测试等（见第 30 章）。对幽门螺杆菌阳性患者进行双对比检查和无创检测可以取代内镜检查，成为评估消化不良、上腹痛或其他胃肠道症状的合理方法[8]。

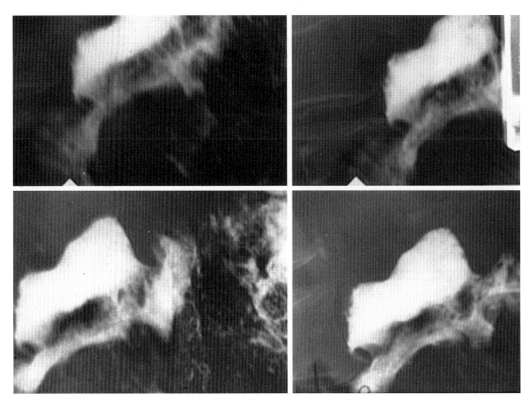

▲ 图 29-32　十二指肠巨大溃疡

球部的 4 个斑点图像显示了一个巨大的溃疡，大小和形状都是恒定的。与此相反，十二指肠球部在透视检查中通常有变化。注意溃疡附近大的放射性水肿带

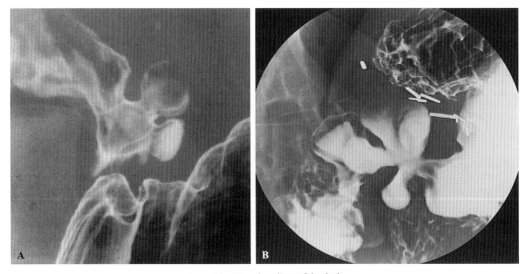

▲ 图 29-33　十二指肠球部瘢痕

2 个明显的球根畸形与多个假憩室，形成三叶草外观

对于持续存在上消化道症状的患者，如果对抗分泌药的试验性治疗没有反应，可以进行双对比气钡检查作为首选诊断手段。如果钡剂检查发现胃或十二指肠溃疡，可以对幽门螺杆菌进行无创检测，以确定患者是否应该服用抗生素和常规的抗分泌药。如果钡剂检查没有发现伴溃疡的胃炎或十二指肠炎，即使这些患者感染了幽门螺杆菌（见第 30 章），也没有足够的证据证明使用抗生素治疗是

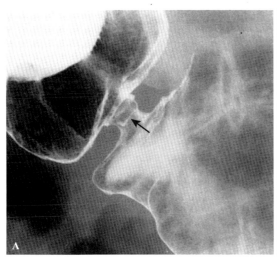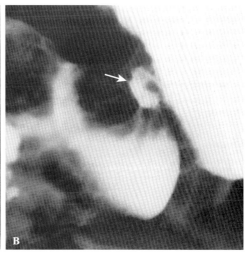

▲ 图 29-34 幽门管溃疡

A. 患者仰卧位的初始双对比图显示幽门区部分环形阴影（箭）。B. 俯卧位显示钡填充幽门通道前壁的溃疡凹陷（箭）

合理的。因此，大多数情况下不需要检测幽门螺杆菌。如果钡剂检查发现可疑的胃溃疡或可疑的恶性肿瘤异常，应进行内镜检查以做出更明确的诊断。

如果随机对照试验最终显示有症状的幽门螺杆菌胃炎患者应在无溃疡的情况下使用抗菌药物治疗，那么在首次钡餐研究时就可以常规进行无创幽门螺杆菌检测。然后根据钡剂研究和非侵入性幽门螺杆菌检测的综合结果，对使用抗分泌物或抗生素治疗做出临床决策。然而，对于伴有任何可疑征象的患者，内镜检查仍然是必要的。

七、并发症

消化性溃疡的主要并发症包括上消化道出血、梗阻和穿孔。这些并发症可能危及生命，因此早期诊断和治疗对于降低消化性溃疡患者的发病率和死亡率至关重要。

（一）上消化道出血

内镜检查对消化性溃疡出血患者出血部位的检测灵敏度超过 90%[121]。钡餐检查不够准确，因为在出血的情况下很难获得满意的黏膜涂布，并且无法确定影像学诊断的病变是否是出血的真实来源。然而，双对比研究可以发现 70%～80% 的急性上消化道出血患者的出血部位[121, 122]。

胃溃疡或十二指肠溃疡出血最常见的影像学征象是溃疡底部的血凝块，通常被看作是充满钡的溃疡坑中平滑或不规则的充盈缺损（图 29-35）[122]。虽然溃疡中的肉芽组织或碎片可能会产生类似的结果，但在有近期上消化道出血病史的患者中，该缺陷可能代表黏附的血凝块。如果血块脱落，再出血可能导致潜在的灾难性后果。因此，当在钡剂检查中发现血块时，应仔细观察这些患者 24～48h。

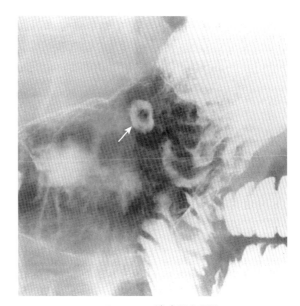

▲ 图 29-35 溃疡伴血凝块

胃后壁充气溃疡（箭）中央可见放射性填充缺损。此患者早一日出现呕血 [引自 Laufer I, Levine MS（eds）: Double Contrast Gastrointestinal Radiology, 2nd ed. Philadelphia, WB Saunders, 1992]

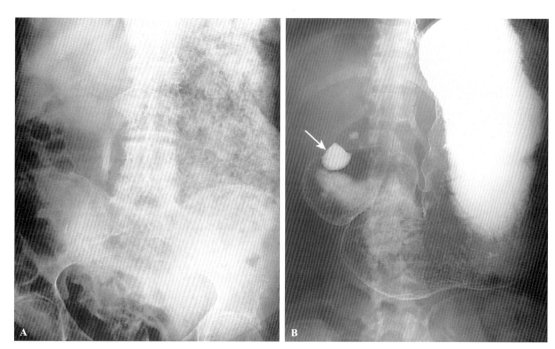

▲ 图 29-36 幽门管溃疡引起的胃出口梗阻
A. 腹部 X 线片显示胃明显扩张，胃出口梗阻留下食物和残块。胃减压后，内镜检查发现幽门管溃疡引起梗阻。B. 另一名患者的钡剂检查显示胃扩张，潴留的液体稀释了钡剂，没有排入十二指肠；存在大的幽门管溃疡（箭）

（二）梗阻

虽然胃底、体部或近侧窦部的溃疡很少引起胃出口梗阻，但远侧窦、幽门或十二指肠的溃疡可引起继发于水肿、痉挛或溃疡愈合引起的瘢痕和纤维化引起的梗阻。对于严重的胃出口梗阻患者，腹部 X 线片可能显示胃扩张、包含食物残渣（图 29-36A）。胃内的这种食物或液体可能会稀释吞下的钡，从而影响影像学检查（图 29-36B）。因此，在对这些患者进行钡餐检查之前，应该先用鼻胃管减压。

在钡剂研究中，胃窦或幽门通道的溃疡形成的严重瘢痕可表现为相对较短的狭窄和钡的延迟排空（图 29-19A）。有时很难将瘢痕区与局限于幽门区的癌区分开来[123]，但不规则狭窄和近缘不规则边界应倾向于恶性病变（见第 32 章）。如果发现可疑肿瘤征象，应进行内镜检查和活检等更明确的诊断。

虽然十二指肠球部溃疡瘢痕很少造成梗阻，但球后溃疡可能导致十二指肠近端降部狭窄（见"球后溃疡"）。十二指肠狭窄和梗阻的其他原因包括克罗恩病、肺结核、肿瘤、血肿、重复囊肿和十二指肠外源性受压的环状胰腺、胰腺炎、胰腺假性囊肿或胰腺癌。

（三）穿孔

胃前壁或十二指肠的穿透性溃疡可直接穿入腹膜腔，而胃后壁或十二指肠的穿透性溃疡通常会导致封堵或封闭穿孔。一些穿透性溃疡也可能涉及其他中空器官，产生瘘管。在下面的部分中，我们将分别讨论这些不同类型的穿孔。

1. 游离穿孔

胃前壁溃疡或十二指肠溃疡直接与腹膜腔毗邻，穿刺性溃疡在此部位穿孔可导致急性腹膜炎，胃及十二指肠内容物溢入腹膜腔。

由于十二指肠溃疡通常位于球的前壁，十二指肠穿孔溃疡是成人腹膜炎最常见的原因。穿孔溃疡进入腹腔的气体量取决于穿孔部位封闭的速度。在一项研究中，只有约 2/3 的十二指肠穿孔患者在腹部 X 线片上检测到腹腔内游离空气[124]。因此，急性患者气腹的存在有力地支持穿孔溃疡的诊断，但气腹的缺失并不排除这种诊断。

如果腹部 X 线片显示有腹膜炎临床症状的患者有气腹，应立即手术。如果没有气腹的证据，可以使用水溶性造影剂或 CT 进行研究，以确定是否发生穿孔。只有约 50% 的十二指肠溃疡穿孔患者被发现十二指肠外渗造影剂，这可能是因为在检查时穿孔已经被封闭[125]。当造影剂外溢发生时，约 50% 的患者发现腹腔普遍渗漏，50% 的患者发现腹膜腔封闭渗漏（图 29-37）[125]（见"狭窄穿孔"）。

当溃疡引起游离穿孔时，用水溶性造影剂进行的研究可能显示造影剂从胃或十二指肠漏入肝下腔或其他地方进入腹腔。CT 可显示毗邻胃和十二指肠的软组织、腔外液或造影剂等形成的炎性征象，以及不同量的腹腔内游离空气[126]。在 CT 上，有时可以通过增强中断的胃十二指肠壁或通过靠近穿孔处的微小腔外气泡来确定穿孔部位[127]。

较少情况下，胃后壁溃疡可能穿透到较小的腹膜腔，或胃和胰腺之间的潜在空间。小的脓肿可能出现左上象限腔外气体（图 29-38）或对比剂进入较小的囊。CT 对记录这些小囊集合或脓肿非常有价值[128]。

2. 狭窄穿孔

胃壁或十二指肠后壁的穿透性溃疡通常与溃疡进入邻近结构时炎症反应和纤维粘连将穿孔部位封闭而导致的封闭穿孔或局限穿孔的发展有关。大多数局限穿孔的患者累及胰腺。其他不常见的受累部位包括小网膜、横结肠系膜、肝、脾、胆道和结肠。如果受影响的结构是一个中空的器官，如结肠或胆道，这个过程可能会导致瘘管的发生（见"瘘管"）。

在使用水溶性造影剂进行的研究中，只有不到 50% 的后壁穿透性溃疡和局限性穿孔患者有证据表明存在腔外气体或造影剂聚集。然而，当在胃后壁或十二指肠的侧面看到一个不寻常的溃疡深坑时，应该怀疑是后壁穿透性溃疡。在这种情况下，CT 可能有助于显示胰腺浸润的征象，包括筋膜间隙的消失，以及在这些结构之间存在软组织带或低密度窦道[129]。

胃小弯的穿透性溃疡有时会进入邻近的肝实质，导致肝左叶脓肿的形成。当对比研究显示小弯上侧的深溃疡与邻近胃壁大的外部肿块有关时，应考虑此并发症（图 29-39A）。在这种情况下，CT 可用于确认是否存在局限的肝穿孔（图 29-39B）。

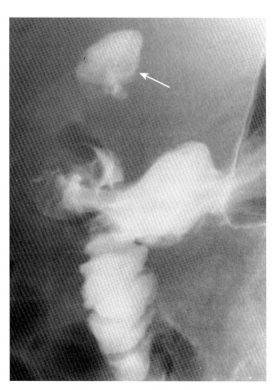

▲ 图 29-37　十二指肠穿孔溃疡
水溶性造影剂从十二指肠球部区域向上追踪至封闭的区域（箭）。这个患者有腹膜炎的临床表现

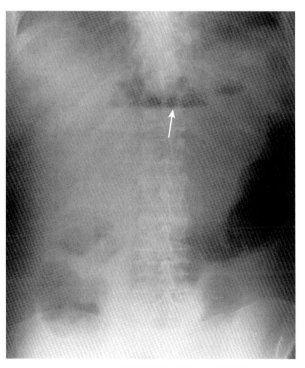

▲ 图 29-38　胃溃疡穿孔引起的小囊脓肿
腹部正位片显示小囊脓肿引起的气液面（箭）。随后用水溶性造影剂进行的研究显示，胃溃疡后壁穿孔，造影剂直接渗漏到小囊

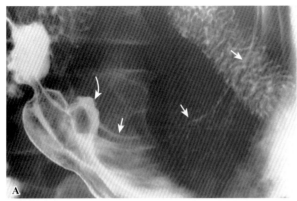

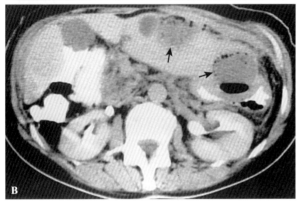

▲ 图 29-39　胃小弯穿透性溃疡进入邻近的肝实质

A. 小弯侧穿透性溃疡相关的肝脓肿。钡剂检查显示远端胃窦小弯处有深溃疡（弯箭）。同时注意在邻近胃壁有大面积的外部肿块效应（直箭）。B. CT 扫描显示肝左叶有几处含气液的脓肿腔（箭）

由于胃溃疡后壁或胃底大弯的良性溃疡极为罕见，因此胃溃疡的脾浸润极为罕见。虽然钡剂检查通常是非特异性的，但如果溃疡远超出邻近的胃轮廓，则可怀疑溃疡在胃后壁或大弯处的穿透[130]。在这种情况下，CT 可显示溃疡直接向脾脏内扩展[131]。如果 CT 证实脾被良性胃溃疡浸润，则务必尽早手术，因为如果溃疡破裂进入脾脏，有潜在的危及生命的大出血的风险[131]。

3. 瘘管

胃或十二指肠的穿透性溃疡有时可通过相邻中空脏器壁浸润，产生多种瘘管，包括胃十二指肠、胃结肠、十二指肠结肠、胆十二指肠、十二指肠、胃心包瘘管。在下面的章节中，我们将分别讨论这些瘘管。

(1) 胃十二指肠瘘（双通道幽门）：双通道幽门是一种获得性胃十二指肠瘘，由远端胃窦的穿透性溃疡引起，直接侵蚀到十二指肠球部的基部[132-134]。这些溃疡通常位于幽门前腔的小弯侧处，但偶尔位于大弯侧处[133, 134]。矛盾的是，双通道幽门的发展可能导致溃疡症状的改善，这可能是因为瘘管促进胃排空[134]。

虽然双通道幽门在内镜下难以显示，但在钡

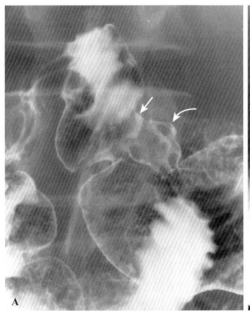

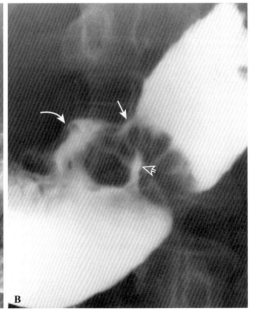

▲ 图 29-40　双通道幽门

A. 胃窦双对比图显示幽门前小弯侧溃疡（弯箭），与十二指肠球远端相通（直箭）。B. 俯卧位视图的胃窦也显示小弯侧溃疡（弯箭）与轨道（直箭）从溃疡到十二指肠的延伸，注意位于下方的正常幽门通道（空心箭）

剂检查中很容易发现 [133, 134]。双通道幽门典型表现为从远端窦到十二指肠球部基部的两条分离的径迹（图 29-40）。胃大弯一侧的通道通常代表真正的幽门通道，而小弯一侧的通道则代表瘘管。充钡轨迹通常由薄的放射性桥或隔膜分隔，这在俯卧压迫体位是显示最好的。序贯钡剂检查可显示由穿透性幽门前溃疡发展为双通道幽门过程。

（2）胃结肠瘘管：在过去，大多数胃绞痛瘘管被认为是由原发性胃癌或横结肠侵犯胃结肠韧带引起的 [135]。然而，随着阿司匹林和其他非甾体抗炎药在当今以药物治疗为导向的社会中越来越多的使用，良性非甾体抗炎药引起的胃大弯溃疡已经成为比胃癌或横结肠癌更常见的胃结肠瘘管病因 [78, 136-138]。患者通常有服用大剂量阿司匹林或其他非甾体抗炎药的历史。当溃疡扩大时，它们向下穿透胃结肠韧带，最终形成胃结肠瘘。这些瘘管的典型表现是不洁呕吐、恶臭呕吐和腹泻三联征 [135]。但一些患者可能出现腹痛或其他非特异性临床表现 [137]。如果临床怀疑有胃结肠瘘管，由于有穿孔和腹膜炎的危险 [136]，因此禁止内镜检查。与恶性肿瘤引起的胃结肠瘘管不同，瘘管合并非甾体抗炎药诱导的大弯侧溃疡有时不需要手术就可通过药物治疗痊愈 [137, 139]。

胃肠瘘合并非甾体抗炎药诱导溃疡的患者，钡剂检查可发现胃窦大弯处或体部巨大溃疡，横结肠早期经瘘管充盈（图 29-41）[136, 137]。由于钡灌肠检查时产生的较大压力，该技术有时可显示上消化道检查中未见的瘘管 [138]。当钡剂检查显示瘘管时，应询问患者是否有使用非甾体抗炎药的病史。胃肠瘘的其他病因包括胃癌或结肠癌、淋巴瘤、克罗恩病和结核病。

（3）十二指肠结肠瘘管：十二指肠结肠瘘通常是由升结肠癌或肝曲癌侵犯十二指肠降段引起的。偶尔，这些瘘管可能是由于十二指肠球部或球后十二指肠的穿透性溃疡侵蚀到结肠肝曲造成的 [140, 141]。患者可能出现腹痛、腹泻、呕吐、臭味熏蒸或大便中未消化的食物。虽然上消化道研究可能无法证明瘘管，钡灌肠检查通常是成功的，因为这项技术产生了更大的压力 [141]。

（4）胆总管十二指肠瘘：约 90% 的胆肠瘘是由胆道结石并发症引起的；只有约 5% 是由消化性溃

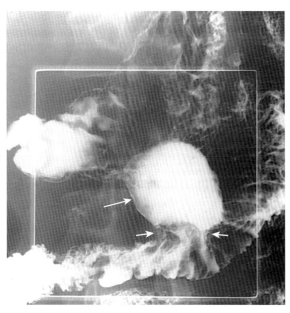

▲ 图 29-41　**Gastrocolic fistula caused by an aspirin-induced greater curvature ulcer**
Double-contrast upper GI study reveals a giant ulcer (*large arrow*) on the greater curvature of the stomach, with barium entering a wide fistulous track (*small arrows*) that communicates directly with the transverse colon. This patient had been on high doses of aspirin. (*From Levine MS, Kelly MR, Laufer I, et al: Gastrocolic fistulas: The increasing role of aspirin. Radiology 187: 359-361, 1993.*)

疡引起的 [142]。后者多为穿透性十二指肠溃疡，破裂进入胆总管，形成胆总管十二指肠瘘 [142]。这些患者通常有与他们溃疡相关的症状，但偶尔表现为肝功能异常、黄疸或胆管炎 [143]。腹部片可显示胆囊或胆管内有气体活动（图 29-42），钡剂检查可显示十二指肠溃疡或十二指肠瘢痕，有时伴有钡剂回流胆道 [143-145]。很少情况下，这些溃疡可能导致胆囊十二指肠，胆囊胃或胆胃瘘的发展 [142]。

（5）十二指肠肾瘘管：穿透性球后十二指肠溃疡很少情况下可发生于右肾肾盏系统后方破裂，造成十二指肠肾瘘管。钡剂检查或逆行肾盂造影可显示瘘管。十二指肠肾瘘的其他罕见原因包括恶性肿瘤、感染和创伤。

（6）胃心包瘘管：胃胸廓内溃疡（食管胃切除术后的食管裂孔疝或胃穿通）很少情况下通过心包侵蚀，产生胃心包瘘 [146]。这种并发症对患者来说是灾难性的，因为它通常会导致化脓性心包炎、心包填塞而迅速死亡。急性胸腹患者在胸部 X 线片上突然出现心包气肿时，应考虑胃心包瘘的可能性。

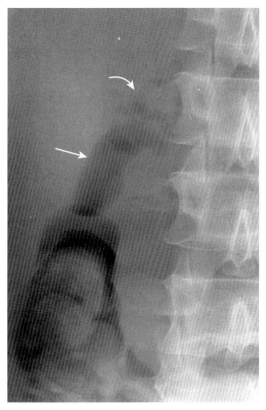

▲ 图 29-42 　 由胆总管十二指肠瘘引起的气肿

腹部 X 线片显示有气体存在于胆囊（直箭）和胆管（弯箭）继发于胆十二指肠瘘的巨大十二指肠溃疡患者

利用水溶性造影剂进行上消化道造影的研究，可以通过显示造影剂渗出到心包囊，从而证明存在瘘管 [147]。由于这种并发症的死亡率很高，生存的最大希望是早期心包引流和瘘口闭合的手术 [146]。

八、Zollinger-Ellison 综合征

自 1955 年 Zollinger 和 Ellison[148] 首次描述 Zollinger-Ellison 综合征以来，148 例 Zollinger-Ellison 综合征已被确认为一种危及生命的疾病，其特征是胃酸分泌明显增高，并在胃泌素水平较高的胃泌素瘤患者中继发严重的消化性溃疡。这些肿瘤不仅可能导致破坏性的溃疡体质，也可能恶性病变转移到肝脏或其他结构（见第 98 章）。开发有效的抗分泌药来控制酸的分泌以及开发复杂的技术来定位这些胰岛细胞肿瘤，这对患者的生存有很大的影响。虽然钡剂检查可能显示消化性溃疡的典型表现，但有时也可能在影像学检查的基础上诊断 Zollinger-Ellison 综合征。

（一）病理

Zollinger-Ellison 综合征是由自主功能的非胰岛细胞瘤（也称为胃泌素瘤，见第 98 章）不受控制地释放胃泌素引起的。约 75% 的肿瘤位于胰腺，15% 位于十二指肠，10% 位于其他肠外部位，如肝脏、卵巢和淋巴结 [149, 150]。大多数胃泌素瘤被认为是恶性的；30%～50% 的患者在诊断时发现转移 [150]。肝脏是转移性疾病最常见的部位。

大多数胃泌素瘤是偶发的，但其中 25% 的肿瘤是遗传综合征（多发内分泌瘤 I 型）[151] 的一部分。该综合征不仅以胰腺肿瘤为特征，而且以甲状旁腺、垂体和肾上腺肿瘤为特征。

（二）临床表现

超过 90% 的 Zollinger-Ellison 综合征患者有胃酸分泌过多引起的上消化道溃疡 [150]。目前的体征和症状可能与普通消化性溃疡的体征和症状难以区分。然而，对于有多处溃疡、异常位置溃疡、对药物治疗有耐药性溃疡或术后复发溃疡的患者，应考虑 Zollinger-Ellison 综合征的可能性 [149, 150]。

Zollinger-Ellison 综合征的第二大临床症状是腹泻，多达 50% 的患者出现腹泻 [149, 150]。这种腹泻主要是由于每天有几升的酸性物质进入肠道而引起的严重负荷。小肠酸性 pH 值也会损伤肠黏膜，因绒毛萎缩、吸收不良和脂肪泻，导致肠黏膜形似云杉状 [152]。其他患者最初可能出现反流症状或吞咽困难，继发严重反流性食管炎或消化性狭窄 [153]。

Zollinger-Ellison 综合征的诊断是通过对消化性溃疡、腹泻或胃肠道瘤的其他临床特征的患者表现出高胃泌素血症和胃酸高分泌来确定的。在适合的临床环境中，空腹血清胃泌素水平高于 1000pg/ml 应该是 Zollinger-Ellison 综合征的诊断标准 [150]。然而，并非所有患者的血清胃泌素水平都这么高。此外，在萎缩性胃炎、胃出口梗阻和 G 细胞增生的患者中可能发生高胃泌素血症。

在过去，全胃切除术是预防 Zollinger-Ellison 综合征患者胃酸分泌过多及其并发症的首选治疗方法。然而，H_2 受体拮抗药（如西咪替丁、雷尼替丁）和质子泵抑制药（如奥美拉唑）已被证明在无须手

术的情况下，在抑制酸分泌和促进溃疡愈合方面非常有效[150, 154, 155]。因此，完全胃切除术应仅用于不符合药物治疗要求的患者。

随着 Zollinger-Ellison 综合征中溃疡体质患者减少，胃泌素瘤的恶性扩散已成为这些患者长期发病和死亡的主要原因。因此，在发生肝转移之前，早期发现和切除胃泌素瘤已成为人们关注的重点[156, 157]。尽管在术前的影像学研究中很难发现原发性肿瘤，但通过 CT、血管造影术，或选择性门静脉胃泌素取样，或生长抑素闪烁显像全身成像，可成功定位胃泌素瘤[158-161]。影响生存的最重要的预后因素是手术时肿瘤的范围。可以在手术中切除胃泌素瘤的无肿瘤或病变患者的 5 年生存率＞ 90%，而肝转移患者的 5 年生存率＜ 20%[150]。

（三）影像学表现

Zollinger-Ellison 综合征可能在钡餐检查中表现出典型的特征[162-166]。胃酸分泌过多常常导致胃、十二指肠和空肠近端大量液体，稀释摄入的钡并破坏黏膜涂层。许多患者的胃皱襞明显增厚，尤其是胃底和胃体，这不仅是由于水肿和炎症，也由于胃泌素诱导的顶叶细胞增生（图 29-43A）。十二指肠和空肠皱襞也可能出现粗大增厚、水肿的外观，这是由于大量胃分泌物进入小肠引起的严重炎症反应。虽然胃和十二指肠的多种情况可能导致皱襞增厚（见"鉴别诊断"），但胃、十二指肠和近端空肠的皱襞增厚与积液过多相结合，应提示 Zollinger-Ellison 综合征的可能性。

在 Zollinger-Ellison 综合征中，约 75% 的溃疡位于胃或十二指肠球部，因此无法与单纯消化性溃疡区分开来[167]。其余的 25% 位于球后十二指肠或近端空肠[167]。由于消化性溃疡很少发生在壶腹部乳头的远端，因此在十二指肠的第三或第四段甚至空肠近端出现一个或多个溃疡，应高度提示 Zollinger-Ellison 综合征（图 29-43B）。患有这种综合征的患者比患有消化性溃疡的患者更容易患多发性溃疡[167]。

（四）鉴别诊断

显著增厚的胃皱襞可能出现在多种条件下，包括幽门螺杆菌胃炎、肥厚性胃炎、巨大肥厚性胃炎和淋巴瘤。同样，增厚的十二指肠或空肠皱襞可能是由炎症或感染性过程引起的。虽然增厚皱襞是一个非特异性的发现，同时存在的上消化道液体潴留和不常见位置的单发或多发溃疡存在时应高度可疑 Zollinger-Ellison 综合征。如果根据影像学检查结果怀疑该综合征，应获得空腹血清胃泌素水平，以便做出更明确的诊断。

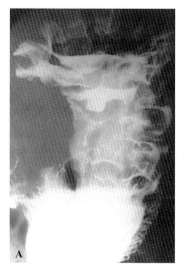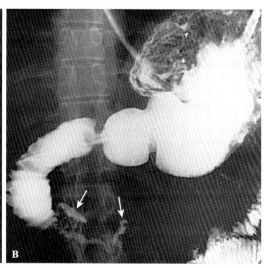

▲ 图 29-43　**Zollinger-Ellison 综合征**
A. 胃底及胃体皱襞明显增厚，注意钡是如何被胃里过多的液体稀释的。B. 在另一个患者中，十二指肠的第三和第四段可见两个分离的溃疡（箭）。正常的消化性溃疡很少发生在壶腹部乳头的远端，因此溃疡在这个位置应该提示 Zollinger-Ellison 综合征的可能性（图 B 由 Stephen W. Trenkner，MD，Minneapolis 提供）

第 30 章 胃炎与十二指肠炎

Inflammatory Conditions of the Stomach and Duodenum

Marc S. Levine 著

孙瑞佳 译 唐 磊 校

一、糜烂性胃炎

糜烂在组织学上被定义为不穿透黏膜肌层的上皮缺损。虽然传统的单对比钡剂检查很少诊断糜烂性胃炎，但在双对比检查中却比较常见，在影像学文献中报道的总体患病率为 0.5%～20%[1-6]。然而，并非所有的糜烂性胃炎患者都有症状。因此，很难确定影像学或内镜检出黏膜糜烂的临床价值。

（一）发病机制

阿司匹林或其他非甾体类抗炎药（NSAID）被认为是糜烂性胃炎最常见的病因，约占 50% 的病例[7]。其他原因包括酒精、压力、创伤、烧伤、克罗恩病、病毒或真菌感染、内镜热探针疗法或其他医源性创伤[8-13]。有些糜烂性胃炎患者无明显诱因[14]，可能是消化性溃疡疾病的变种。

阿司匹林和其他非甾体抗炎药在糜烂性胃炎发生中的作用已引起广泛关注。临床和实验室调查表明，这些药物能够破坏胃黏膜屏障，导致糜烂性胃炎和胃溃疡（见第 29 章）[8, 15-18]。在一项研究中，40% 接受阿司匹林治疗 3 个月或更长时间的患者有内镜检查发现糜烂性胃炎[16]。其他针对健康志愿者的研究表明，可在 24h 内胃镜检查发现，仅两片阿司匹林就可能导致急性糜烂性胃炎[17, 18]。最大损害通常在 1～3 天内发生，在 1 周内内镜检查可观测到愈合情况[19]。因此，在服用阿司匹林或其他非甾体抗炎药后，胃黏膜糜烂会迅速形成，当停用这些药物时，又会迅速痊愈。

（二）临床表现

糜烂性胃炎患者可表现为消化不良、胃痛或上消化道出血[20]。也有患者没有任何症状[21]。在没有临床症状的情况下，黏膜糜烂可持续数年。因为黏膜糜烂可在钡餐或内镜检查中偶然发现，所以在假定这些糜烂是造成患者症状的原因之前，排除胃部其他病变是非常重要的。

（三）影像学表现

在双对比研究中可以检测到两种类型的糜烂。最常见的类型是完全的或疣状糜烂，代表上皮缺陷的点状或片状钡斑被水肿隆起的黏膜晕包围（图 30-1）[3, 5, 14]。典型的疣状糜烂发生在胃窦，通常排列在皱襞的顶部[3, 5, 20]。因为病变表浅，流动涂布技术可以更好地描绘后壁（下垂侧）的糜烂，从而在下垂侧黏膜表面形成薄薄的一层钡[22]。水肿周围隆起可能阻止钡剂在中央小凹或内陷的填充，所以这些糜烂有时表现为薄钡池的填充缺陷，而没有钡剂在中央积存。在其他患者中，糜烂性胃炎可能仅表现为扇贝样胃窦皱襞（图 30-2A）。根据黏膜涂层的质量，皱襞顶部糜烂可能隐约可见（图 30-2B）。这些扇贝状的胃窦皱襞通常在糜烂愈合后仍然存在。残余的上皮结节或息肉有时可在愈合的糜烂部位检测到。这些增生性息肉被认为是慢性糜烂性胃病的后遗症[20]。

不完全或平坦型糜烂是上皮缺损，与周围黏膜隆起无关。这些糜烂表现为钡的线状条纹或点状积聚（图 30-3）[6, 14]。由于周围黏膜正常，不完全糜

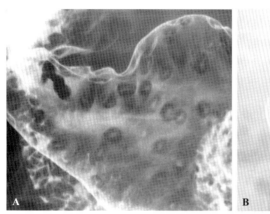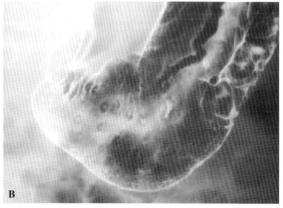

▲ 图 30-1　疣状糜烂性胃炎

在这两例患者中，胃窦部可见多发的疣状糜烂表现为小量钡积存，周围伴水肿的黏膜晕［图 A 引自 Laufer I，Levine MS（eds）：Double Contrast Gastrointestinal Radiology，2nd ed. Philadelphia，WB Saunders，1992］

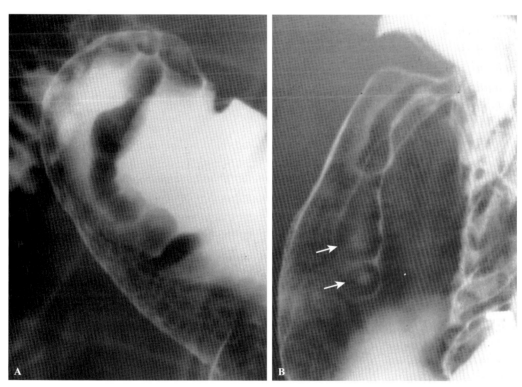

▲ 图 30-2　糜烂性胃炎伴扇贝样胃窦皱襞

A. 胃窦可见增厚的扇贝样皱襞。B. 另一个患者，在扇贝样皱襞的顶部可见数枚糜烂灶（箭）

烂比疣状糜烂更难检测，仅占双对比研究中发现的所有糜烂的 5%～19%[6, 7]。

　　虽然在双对比研究中，胃糜烂的形状和位置并没有病因学意义，但是阿司匹林和其他非甾体抗炎药偶尔会产生不完全的、线状或丝状的糜烂，这些糜烂倾向于聚集在胃体或靠近大弯处（图 30-4）[23]。据推测，这些糜烂是由于局部黏膜损伤造成的，因

为重力在胃的下垂侧部分收集溶解胶囊或药片。无论如何，这些独特的线状或丝状糜烂高度提示近期服用阿司匹林或其他非甾体抗炎药。尽管如此，大多数非甾体抗炎药引起的糜烂性胃炎患者在胃窦有典型的疣状糜烂[7, 23]。因此，阿司匹林或其他非甾体抗炎药应该被认为是最可能引起糜烂性胃炎的原因，即使糜烂表现为疣状外观。

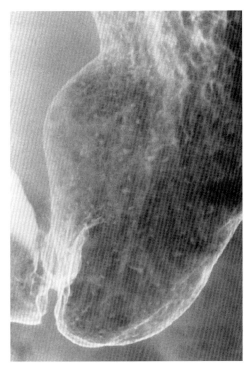

▲ 图 30-3　不完全糜烂性胃炎

胃窦和胃体可见大量的线状和点状糜烂。许多糜烂是不完整的。它们周围没有放射性水肿

反复发作的非甾体抗炎药诱导的糜烂形成和愈合可能最终导致相当细微的胃窦大弯侧的扁平和变形，这是非甾体抗炎药相关胃病的影像学征象（图30-5）[24, 25]。检出胃糜烂或胃大弯变平时，应仔细询问患者阿司匹林或其他非甾体抗炎药的使用史。如果这些药物的近期摄入在有症状的患者中得到证实，停用这些药物通常会有明显的临床缓解[23]。

克罗恩病是另一种可在双对比检查中表现为胃内多发糜烂或口疮样溃疡的疾病[10.11]。然而，这些患者通常有伴有克罗恩病有关的小肠或结肠改变（见"克罗恩病"）。浅层溃疡或糜烂也可能是艾滋病患者巨细胞病毒（CMV）机会性感染的结果（见"巨细胞病毒感染"）[26]，或它们可能是内镜热探头治疗或其他医源性创伤的并发症（图30-6）[13]。

（四）鉴别诊断

胃黏膜糜烂的钡餐造影检查，有时可能误诊为黏膜下肿块溃疡或胃的牛眼征病损。然而，牛眼征

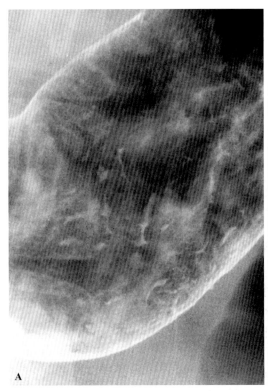

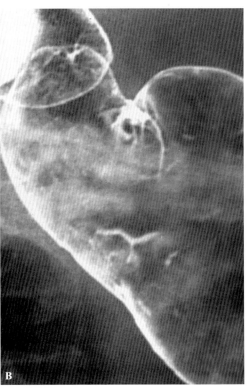

▲ 图 30-4　**Erosive gastritis caused by nonsteroidal anti-inflammatory drugs**

A, B. Distinctive linear and serpiginous erosions are clustered in the body (A) and antrum (B) of the stomach near the greater curvature as a result of NSAID ingestion. The patient in A was taking naproxen, and the patient in B was taking ibuprofen. (*A from Levine MS, Verstandig A, Laufer I: Serpiginous gastric erosions caused by aspirin and other nonsteroidal antiinflammatory drugs. AJR 146: 31–34, 1986.*)

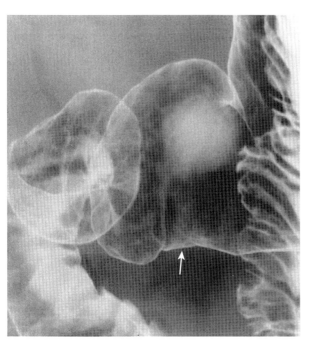

▲ 图 30-5　非甾体抗炎药致胃窦扁平

慢性阿司匹林治疗导致远端胃窦（箭）大弯的扁平和变形。这一发现是非甾体抗炎药相关胃病的特征

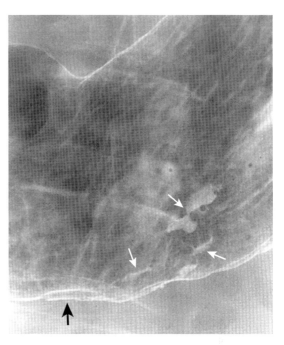

▲ 图 30-6　加热探针溃疡和糜烂

正面（白箭）和侧面（黑箭）像显示胃大弯侧浅的、不规则的溃疡和线状糜烂。这些溃疡是内镜下热探头治疗的直接并发症（引自 Rummerman J, Rubesin SE, Levine MS, et al: Gastric ulceration caused by heater probe coagulation. Gastrointest Radiol 13：200–202，1988）

的中央溃疡要比糜烂大得多，而且周围的肿块往往比糜烂周围的放射性水肿大得多（见第 33 章）。牛眼征病变也往往比糜烂更分散，并不是典型的排列在皱襞的顶部。因此，通过影像学标准基本可以区分这些病变。

二、胃窦炎

有些患者的胃炎仅限于胃窦，也称为胃窦炎。酒精、烟草、咖啡和近期幽门螺杆菌感染都与胃窦炎的发生有关（见"幽门螺杆菌胃炎"）。有些患者胃酸分泌增多，也有胃酸分泌正常甚至减少的情况。患者可能表现为消化不良、上腹痛或其他与消化性溃疡疾病难以区分的症状。治疗通常是为了抑制胃酸的分泌。

（一）影像学表现

胃窦炎可在钡剂检查中表现为皱襞增厚和胃窦糜烂（见"糜烂性胃炎"）、小弯侧的皱襞、黏膜结节、胃窦横行皱襞、胃窦 - 幽门皱襞肥大、胃窦狭窄。有些患者的窦部有增厚、扇贝状或分叶状

皱襞（图 30-7A），而另一些患者出现胃窦横行皱襞（图 30-7B）。在钡餐检查中，约 75% 的病例在放射影像上可以检测到增厚的皱襞，这被认为是胃窦炎最常见的征象[7]。这些患者中绝大多数被发现以幽门螺杆菌为其胃炎的病因（见"幽门螺杆菌胃炎"）[7]。

在钡剂检查中，胃小弯的锯齿状或不规则形态也可被认为是胃窦炎的征象（图 30-7B）[27]。其他患者可能有细小横纹或胃窦纹，是慢性胃窦炎的征象[28]，尽管也可视为正常变异[29]。还有其他患者可能在幽门前壁小弯处出现单发分叶状皱襞，并延伸至幽门或十二指肠球基底部（图 30-8）[30, 31]。这种所谓的肥大性胃窦 - 幽门皱襞被认为是慢性胃窦炎的后遗症，通常与胃炎的其他影像学征象有关。当钡剂检查中出现典型的胃窦幽门皱襞时，无须内镜检查[31]。但是，如果皱襞分叶更明显，不能与小弯侧的息肉样或斑块状癌区分，则应进行内镜和活检以排除恶性肿瘤。

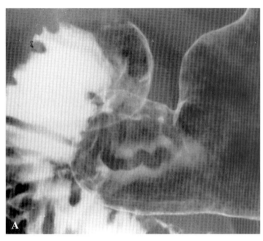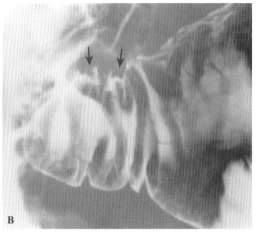

▲ 图 30-7　胃窦炎

A. 这个患者的腹部有较厚的纵向的扇贝皱襞。B. 在另一例患者中，窦部有增厚的横向皱襞，结节细小，相邻小弯侧（箭）呈锯齿状

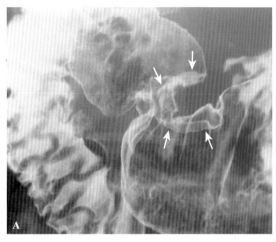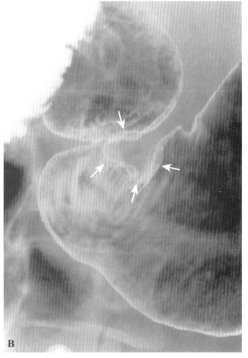

▲ 图 30-8　胃窦 - 幽门皱襞肥大

在这两个患者中，在小弯侧上都有一个平滑的、微分叶状的皱襞（箭）位于远端胃窦经幽门延伸至十二指肠球部的远端。这个折叠的外观和位置应该将其与息肉样癌或腔状癌区分开来

（二）鉴别诊断

　　与胃窦狭窄相关的严重胃窦炎必须与胃癌相鉴别。然而，对于恶性肿瘤，狭窄的胃窦往往与邻近的胃分界更为截然，形态轮廓更加僵硬、固定。因此，通常可以根据影像学标准对它们进行区分。当皱襞明显增厚、分叶时，胃窦炎也可类似淋巴瘤甚至黏膜下浸润癌[32]。在这种情况下，可能需要内镜检查才能做出更明确的诊断。

三、幽门螺杆菌胃炎

　　幽门螺杆菌（旧称幽门弯曲杆菌）是一种革兰阴性杆菌，1983 年由 Warren 和 Marshall 首次从胃中分离出来[33]。此后，幽门螺杆菌被认为是慢性活动性胃炎最常见的病因[34, 35]。这种生物通常在表层上皮细胞的黏膜下或胃的表浅小凹细胞中发现[36]。幽门螺杆菌胃炎的病理特征是黏膜急性炎症反应与中性粒细胞、浆细胞聚集，最终形成淋巴小结。胃窦是最常见的累及部位，但胃近端甚至整个胃都可能受累[35, 37]。幽门螺杆菌胃炎之所以重要，不仅是因为它可能引起上腹部症状，还因为它与胃溃疡和十二指肠溃疡（见第29章）、胃癌（见第32章）和低级B细胞黏膜相关淋巴组织（MALT）淋巴瘤（见第33章）的发生有关。

（一）临床表现

幽门螺杆菌感染是经口传播的，通常在儿童时期家庭中感染[38]。幽门螺杆菌是一种世界性的病原体，在发展中国家最为常见。在发达国家，幽门螺杆菌在社会经济地位较低的人口中更为常见[35, 38]。幽门螺杆菌的流行随着年龄的增长而增加；超过50%的60岁以上美国人被这种细菌感染[39]。部分幽门螺杆菌患者可能出现消化不良、上腹痛或其他上消化道症状[35]，但大多数是无症状的[39]。即使出现症状，通常也很难证明这些症状是由幽门螺杆菌引起的，因为这种感染非常普遍。

幽门螺杆菌胃炎可以通过结合抗生素和抗分泌药（质子泵抑制药）的治疗从胃中根除[40]。在1994年由美国国立卫生研究院开发的共识小组和随后1997年美国消化健康基金会主办的会议上，将联合治疗用抗生素和抗分泌疗法推荐给所有幽门螺杆菌阳性的胃或十二指肠溃疡患者，可以加速溃疡

愈合，减少溃疡复发[41, 42]。然而，关于根除幽门螺杆菌治疗非溃疡性消化不良患者的价值，数据存在矛盾[43-45]。因此，专家组并未建议对这部分患者进行治疗[41, 42]。对于幽门螺杆菌有胃溃疡或十二指肠溃疡的患者是否应该保留联合治疗，或者有非溃疡性消化不良的幽门螺杆菌的患者是否也能从治疗中获益，目前还不清楚。

幽门螺杆菌胃炎可以通过组织学标本、培养物和尿素酶快速检测，以及通过内镜确诊[46, 47]。然而，幽门螺杆菌的非侵入性检测，如尿素呼吸检测（口服^{14}C或^{13}C标记的尿素）血清学检测，以及粪便抗原检测报告的敏感性和特异性均超过90%[38, 46, 47]。因此，高精度的无创检测可用于检测这种感染。

（二）影像学表现

幽门螺杆菌胃炎是双对比钡餐研究发现胃窦或体部增厚的最常见原因（图30-9）[7, 48-52]。然而，其他患者可能有胃皱襞弥漫性增厚或局限于胃底的增厚[49]。在弥漫性（图30-10）或局限性（图30-11）分布[7, 49]幽门螺杆菌胃炎患者的胃皱襞可明显增厚或呈分叶状。在这种情况下，很难或不可能区分幽门螺杆菌胃炎与其他浸润性疾病或甚至胃恶性肿瘤（见"鉴别诊断"）。

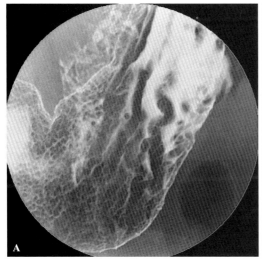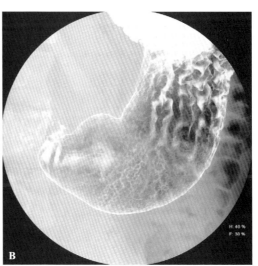

▲ 图30-9 **H. pylori gastritis**

A, B. In both patients, thickened folds are seen in the body of the stomach and enlarged areae gastricae in the proximal antrum as a result of chronic infection by H. pylori. (*A from Levine MS, Laufer I: The gastrointestinal tract: Dos and don'ts of digital imaging. Radiology 207: 311–316, 1998.*)

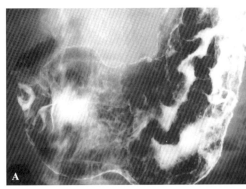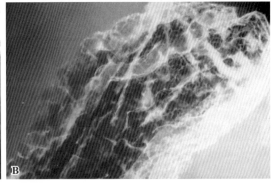

▲ 图 30-10　**H. pylori causing diffuse polypoid gastritis**

A, B. Markedly thickened, lobulated folds are seen in the gastric body (A) and fundus (B). This appearance could be mistaken for severe hypertrophic gastritis, Ménétrier's disease, or lymphoma, but endoscopic biopsy specimens revealed H. pylori gastritis without evidence of tumor. (*From Sohn J, Levine MS, Furth EE, et al: Helicobacter pylori gastritis: Radiographic findings. Radiology 195: 763–767, 1995.*)

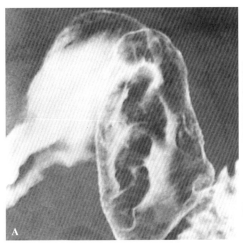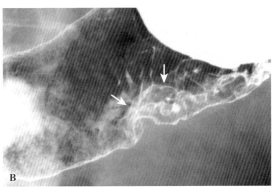

▲ 图 30-11　幽门螺杆菌引起局限性息肉样胃炎

胃窦（A）及胃体（B，箭）局灶性增厚及分叶状皱襞，这些征象疑似局限性淋巴瘤或黏膜下浸润癌。然而，在这两名患者中，内镜活检标本没有显示肿瘤迹象

幽门螺杆菌胃炎也可在双对比图像中呈胃小区扩大的表现（直径≥ 3mm）（图 30-9）[7, 49]。在过去，扩大的胃小区与高分泌状态和十二指肠溃疡有关[53, 54]。然而，回顾性分析这种联系可能与许多患者潜在的幽门螺杆菌胃炎有关。因此，增大的胃小区提示有幽门螺杆菌的可能，尤其与增厚的胃皱襞有关[7, 49]。

慢性幽门螺杆菌胃炎患者可逐渐侵入胃黏膜内淋巴组织，导致含有生发中心的淋巴细胞或淋巴滤泡在黏膜内聚集[55, 56]。这种现象被认为是由幽门螺杆菌的特异性免疫反应介导的[57]。在一项研究中，超过 90% 的胃部淋巴增生患者被发现患有幽门螺杆菌胃炎。因此，淋巴增生是幽门螺杆菌胃炎的潜在标志物，即使是在没有其他发现的情况下。这些增

大的淋巴滤泡在双对比钡剂检查中表现为无数微小（直径 1～3mm）的、类圆形的、经常有脐状结节、覆盖胃窦或胃体窦的黏膜（图 30-12）[58]。因此在影像学上表现类似小肠或结肠的淋巴增生。

（三）鉴别诊断

当增厚的、分叶状的皱襞呈弥漫分布时，幽门螺杆菌胃炎的影像学表现可能与肥厚性胃炎、巨大肥厚性胃炎或淋巴瘤的影像学征象难以鉴别[59]。当肿大的息肉样皱襞呈局灶性分布时，可能与淋巴瘤或黏膜下浸润癌等恶性肿瘤鉴别困难[7, 49]。其他幽门螺杆菌胃炎患者中，计算机断层扫描（CT）可显示胃窦环周增厚或后壁局灶性增厚，有时可类似胃

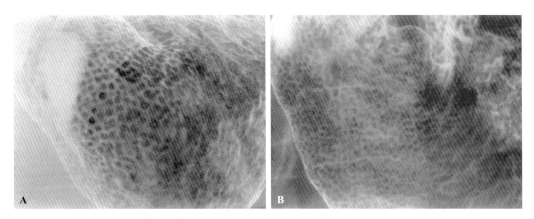

▲ 图 30-12　**H. pylori gastritis with lymphoid hyperplasia**

A, B. In both patients, enlarged lymphoid follicles are seen as innumerable tiny, round nodules that carpet the mucosa of the gastric antrum. In A, note how many of the nodules have central umbilications with punctate collections of barium seen en face in the lesions. (*From Torigian DA, Levine MS, Gill NS, et al: Lymphoid hyperplasia of the stomach: Radiographic findings in five adult patients. AJR 177: 71–75, 2001.*)

癌[60]。根据影像学检查结果，怀疑有恶性肿瘤时，需要内镜检查和活检做出明确诊断。无论如何，了解幽门螺杆菌和这种胃炎性息肉之间的联系是很重要的，因此在内镜检查时要对该组织进行仔细的检查。

当幽门螺杆菌胃炎与胃淋巴增生相关时，鉴别诊断的主要考虑是低级别胃 MALT 淋巴瘤（见第33章）。然而，胃 MALT 淋巴瘤在双对比检查中表现为多发圆形、大小不一、常合并结节且边界模糊（图 30-13）[61]。与之相反，胃淋巴增生结节具有更离散的边界，大小更均匀，且相对更常见的中央脐凹征（图 30-12）[58]。胃淋巴增生也应与幽门螺杆菌胃炎导致的胃小区扩大相[7, 46]。然而，增大的胃小区有一个更多边形或成角的结构，形成边缘锐利的网状结构（图 30-9），并且不包含中央脐凹。其他不常见的肿瘤病变，如白血病浸润，甚至一些息肉综合征也可能在双对比检查上显示为多发小结节，但此类小结节大小更不均匀、分布更分散。因此，影像学标准通常可以将胃淋巴增生与其他疾病区分开来。当征象模棱两可时，可通过内镜活检获得明确诊断。

四、肥厚性胃炎

肥厚性胃炎又称肥厚性高分泌性胃病，其特点是胃腺明显增生，胃酸分泌增多[62, 63]。由于腺体增生及水肿和炎症等改变，胃皱襞可能增厚。虽然发病机制尚不确定，胃腺增生可能是由垂体、下丘脑或迷走神经刺激引起的[62]。这些患者可能有上腹部疼痛、恶心和呕吐，或者偶发的上消化道出血[62, 63]。如果影像学或内镜检查结果支持肥厚性胃炎的诊断，通常建议使用抗分泌物治疗以抑制胃酸分泌。

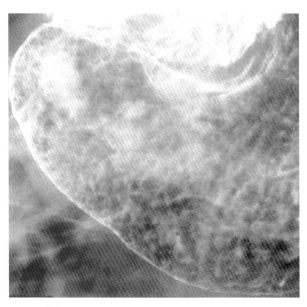

▲ 图 30-13　**Low-grade gastric MALT lymphoma**

There are multiple round, variably sized, confluent nodules with poorly defined borders in the gastric antrum. These findings are characteristic of gastric MALT lymphoma. In contrast, the nodules of lymphoid hyperplasia have more discrete borders and a more uniform size (see Fig. 30–12). (*From Yoo CC, Levine MS, Furth EE, et al: Gastric mucosa-associated lymphoid tissue lymphoma: Radiographic findings in six patients. Radiology 208: 239–243, 1998.*)

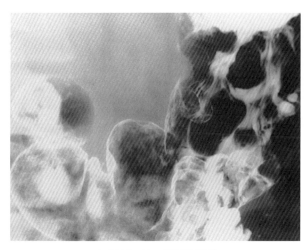

▲ 图30-14 肥厚性胃炎

胃体部明显增厚的分叶状皱襞。胃窦表现正常〔引自 Laufer I, Levine MS（eds）: Double Contrast Gastrointestinal Radiology. 2nd ed. Philadelphia，WB Saunders，1992〕

（一）影像学表现

肥厚性胃炎在钡剂研究中表现为增厚的皱襞，主要在胃底和胃体，因为这些部位受胃酸分泌影响最大（图30-14）。多项研究表明，皱襞增厚的程度与胃酸分泌量之间存在显著相关性[64, 65]。胃明显增厚及分叶状皱襞，提示肥厚性胃炎的可能性。然而，回顾过去许多以前诊断为肥厚性胃炎的病例可能是由幽门螺杆菌感染引起，幽门螺杆菌感染是导致胃皱襞增厚的一种更为常见的原因（见"幽门螺杆菌胃炎"）。

（二）鉴别诊断

幽门螺杆菌胃炎、巨大肥厚性胃炎和淋巴瘤是胃皱襞增厚、分叶的主要鉴别诊断因素。幽门螺杆菌胃炎通常可以通过对幽门螺杆菌进行无创检测，如尿素呼吸检测和血清学检测（见"幽门螺杆菌胃炎"）来与肥厚性胃炎区分。如胃酸分泌正常或减少，以及伴有蛋白丢失性肠病时，应怀疑为巨大肥厚性胃炎（Ménétrier病），而当胃溃疡、肿块或牛眼征等相关征象出现时（见第33章），则应怀疑淋巴瘤。胃癌是一种较少见的导致皱襞增厚的疾病，通常导致受累部分胃的扩张受限和蠕动减低或消失[66]。如果影像学检查结果不清，可能需要内镜和活检来排除恶性肿瘤。少见情况下，其他疾病如

Zollinger-Ellison综合征、嗜酸性胃炎和静脉曲张可表现为胃皱襞增厚，但通常可以根据临床病史和症状得出正确的诊断。

五、巨大肥厚性胃炎

1898年巨大肥厚性胃炎由Ménétrier初次提出，它被认为是一种罕见的病因不明的疾病，其特征是明显的胃小凹增生、胃皱襞粗大、低氯血症和低蛋白血症。在过去，此疾病又被称为囊性胃炎，Ménétrier病，巨大黏膜肥大和增生性胃病。巨大肥厚性胃炎可引起慢性失能症状，有时需胃切除。尽管这种病很罕见，但由于它在钡餐检查中显著的征象，故而在影像学文献中受到相当大的关注。

（一）病理学

巨大肥厚性胃炎的胃黏膜增厚和增生是胃黏膜腺体囊性扩张和延伸的结果，伴有胃小凹的加深[67]。除此之外，约75%的病例胃酸分泌减少或消失[68]。有些患者伴有蛋白质丢失性肠病，是由于增生黏膜到胃腔内的蛋白质丢失引起的[69]。其他患者有不同程度的胃炎，呈片状或弥漫性分布。

（二）临床表现

巨大肥厚性胃炎多发于老年患者，男性比女性更常见[68]。患者通常表现为上腹部疼痛、恶心和呕吐、腹泻、厌食、体重减轻和（或）周围性水肿[68, 70]。实验室检查可能显示由蛋白质丢失性肠病引起的低白蛋白血症，或由酸分泌减少引起的次氯酸钠血症，或两者兼而有之。罕见会有胃癌继发于巨大肥厚性胃炎的报道[71, 72]。然而，目前还不清楚巨大肥厚性胃炎是一种癌前病变，或只是巧合。

有些巨大肥厚性胃炎患者症状会自行缓解，而另一些患者则会接受抗分泌药、迷走神经切断术或抗生素治疗[70]。然而，大多数患者有长期的疾病和顽固性症状。对药物治疗没有疗效的患者可能需要全胃切除。

（三）影像学表现

在钡餐研究中，巨大肥厚性胃炎的典型表现

是胃底体部有较厚的分叶状皱襞，胃窦相对正常（图 30-15A）[73, 74]。然而，在一项研究中，近 50% 的患者出现了胃窦壁的增厚[75]，因此胃皱襞的弥漫性增厚并不排除这种诊断。胃皱襞增厚最明显处通常发生在大弯侧附近[73]。当疾病局限于胃的一部分时，局部增厚的皱襞可能误诊为息肉样癌（图 30-15B）[73]。

巨大肥厚性胃炎的 CT 表现为明显增厚的胃壁及肿块状隆起，表现为巨大堆积的皱襞突出于腔内（图 30-15C）[74]。当在钡剂检查或 CT 检查中怀疑巨大肥厚性胃炎时，应获得全胃内镜活检标本以确诊。

（四）鉴别诊断

虽然胃皱襞增厚可能有多种病因，但其他病因很少能产生在巨大肥厚性胃炎中所见的皱襞增厚程度。当幽门螺杆菌胃炎伴有明显增厚、分叶状皱襞时，其影像学表现可能与巨大肥厚性胃炎的影像学表现相仿[46]。胃淋巴瘤有时与增粗的皱襞有关，但仅在存在息肉样肿块、溃疡或靶心病变时考虑此类肿瘤浸润（见第 33 章）。胃癌有时可表现为增厚的皱襞，但浸润癌往往使管腔变窄，而巨大肥厚性胃炎患者的胃通常保持柔软，胃腔扩张良好。Zollinger-Ellison 综合征的特征也可能是皱襞增厚，但胃内分泌物增加或十二指肠和近端空肠其他相关异常（如溃疡、皱襞）提示正确诊断（见第 29 章）。胃静脉曲张也应包括在鉴别诊断中，但静脉曲张往往具有更多的锯齿状外观，通常局限于贲门或胃底区域（见第 34 章）。其他涉及胃的疾病，如克罗恩病、嗜酸性胃炎、肉瘤病、结核病和梅毒，也可能表现为皱襞增厚。然而，在这些病例中，正确的诊断通常是通过临床病史和表现提出的。

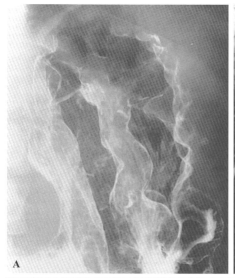
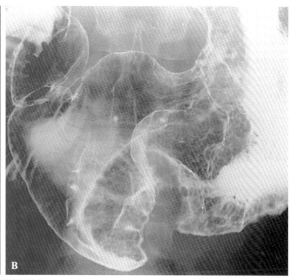
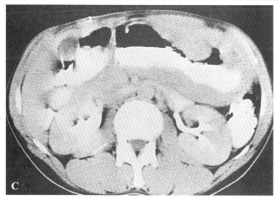

▲ 图 30-15　巨大肥厚性胃炎
A. 胃底皱襞增厚。B. 另一个患者，在胃体大弯处可以看到皱襞的突起。这种外观可能被误认为是息肉样胃癌。远端胃窦相对少见。C. 在 B 中，CT 扫描显示胃壁增厚肿块样突入胃腔。本例内镜活检标本显示典型的巨大肥厚性胃炎，并无肿瘤迹象［图 A 引自 Laufer I, Levine MS（eds）: Double Contrast Gastrointestinal Radiology, 2nd ed.Philadelphia, WB Saunders, 1992］

六、萎缩性胃炎

萎缩性胃炎有重要的临床意义，因为它与恶性贫血有关。恶性贫血是由内在因子合成减少和继发维生素 B_{12} 吸收不良引起的巨红细胞性贫血。恶性贫血是一种老年性疾病，在美国，每 10 万住院患者中就有 50 人是由该病引起的[76]。由于在这些个体中经常发现壁细胞或内在因子抗体，推测可能存在一种自身免疫机制[77]。

90% 以上的恶性贫血患者有潜在的萎缩性胃炎，其病理特征为黏膜腺体萎缩，壁细胞和主细胞减少，黏膜变薄，最终导致肠化生[78]。肠化生的发现尤其令人担忧，因为它被广泛认为是肠型胃癌的前体病变。文献也指出慢性幽门螺杆菌感染是萎缩性胃炎、肠化生和胃癌的主要病因（见第 32 章）。

（一）发病机制

萎缩性胃炎可分为 A 型和 B 型两种，它们具有不同的组织学、免疫学和分泌特征[36, 79, 80]。A 型胃炎，黏膜萎缩局限于胃底和体部，往往不累及胃窦。这种类型的萎缩性胃炎被认为是由免疫损伤引起的，通常与恶性贫血有关[79]。

与之相反，B 型胃炎的特征主要累及胃窦，少见累及胃体窦部。这种形式的萎缩性胃炎更常见，通常是由幽门螺杆菌导致的黏膜损伤引起的，少见情况下由其他内源性或外源性物质如胆汁酸或酒精引起[36, 79, 80]。在幽门螺杆菌感染的患者中，推测病原体逐渐损伤胃黏膜层，引起慢性萎缩性胃炎和胃萎缩[34, 81]。cagA 型幽门螺杆菌（细胞毒素相关基因 A）会增加萎缩性胃炎患病率和程度，诱发胃癌[82]，恶变的风险可能在感染患者中不尽相同。

（二）临床发现

虽然萎缩性胃炎很少引起症状，但一些恶性贫血患者最初由于长期缺乏维生素 B_{12} 而出现神经系统症状。因此，恶性贫血的早期诊断是很重要的，可以使维生素 B_{12} 的替代疗法在不可逆神经后遗症发生之前就开始。由于成年人体内平均储存着 3～6 年的维生素 B_{12}，恶性贫血中的胃异常可能比这种情况下的血液和神经异常提早数年。因此，消化道检查对萎缩性胃炎的诊断可能促使这些患者在恶性贫血临床表现出现之前就接受维生素 B_{12} 补充治疗。

1. 与胃癌的关系

萎缩性胃炎和恶性贫血患者发生胃癌的风险增加。在一项研究中，这些患者患胃癌的风险是普通人群的 3 倍[83]。尽管一些研究人员提倡对已知的恶性贫血患者进行内镜或放射线监测，但另一些人认为癌症的风险还不足以进行常规筛查[84-86]。然而，任何患有恶性贫血的隐匿性胃肠道出血的患者都应积极评估，排除合并胃癌的可能。

文献表明，幽门螺杆菌相关性萎缩性胃炎患者发生胃癌的风险显著增加（见第 32 章）。几项研究的证据表明，幽门螺杆菌阳性患者患胃癌的风险约是无感染患者的 4 倍[87]。然而，鉴于幽门螺杆菌在人群中的高流行率，从社会角度来看，广泛根除幽门螺杆菌以预防癌症的发生是否合理仍不清楚。

（三）影像学表现

萎缩性胃炎的诊断可通过单对比检查，征象包括胃腔管状狭窄及黏膜皱襞减少或消失，主要发生在胃体和胃底，也称为胃底裸区（图 30-16）[88]。在一项研究中，80% 的萎缩性胃炎和恶性贫血患者的胃底直径不足 8cm，胃底和胃体无皱襞，以及胃区缩小（直径 1～2mm）或消失。然而，在 10% 按年龄匹配的对照组中也发现了类似征象[89]。恶性贫血患者萎缩性胃炎的影像学诊断因此受到限制，缺乏对这种疾病诊断敏感和特异性的标准。当双对比研究怀疑萎缩性胃炎时，应检测血清维生素 B_{12} 水平，以确定是否需要维生素 B_{12} 替代治疗。

对于萎缩性胃炎患者胃区的表现仍有许多疑问。先前的假设是，胃区的大小取决于壁细胞的数量[90]。因此，萎缩性胃炎患者胃小区缩小或消失的原因可能是这些患者的壁细胞减少。与此形成对照的是，胃小区的局灶性扩大可能继发于肠上皮化生甚至浅表播散癌，因此应通过内镜和活检来评估这一发现。

（四）鉴别诊断

硬化性胃癌（即皮革样胃）是萎缩性胃炎最重要的鉴别诊断。硬化性胃癌通常表现为结节、黏膜

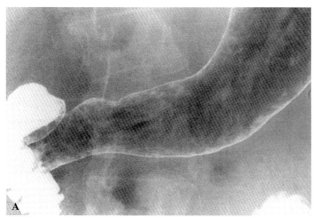

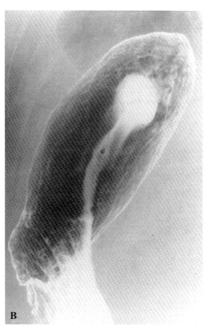

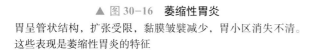

▲ 图 30-16 萎缩性胃炎
胃呈管状结构，扩张受限，黏膜皱襞减少，胃小区消失不清。这些表现是萎缩性胃炎的特征

增厚扭曲、不规则皱襞，而萎缩性胃炎则以平滑无特征的黏膜及皱襞减少或消失为特征[91]。因此，根据影像学标准，胃癌较易与萎缩性胃炎区分。消化性溃疡或其他疾病引起的瘢痕也可能以胃腔狭窄为特征，但多累及胃窦和胃体而非胃底。

七、肉芽肿性疾病

（一）克罗恩病

虽然克罗恩病主要影响小肠和结肠，但对 20% 以上的肉芽肿性回肠结肠炎患者进行双对比钡剂检查可发现早期上消化道病变[92]。偶尔，上消化道疾病甚至先于回肠或结肠发病，所以这些患者在就医时未必知道之前患有克罗恩病史。胃或十二指肠的内镜活检标本可能无法显示肉芽肿，因为病变表浅和斑片状分布的特性[93]。因此，如果临床和影像学检查发现胃十二指肠克罗恩病，没有明确的组织学表现不应妨碍诊断。

1. 临床检查

早期胃十二指肠克罗恩病的患者通常无症状，但晚期患者可能伴有疼痛、呕吐、体重减轻或上消化道出血的症状[94, 95]。其他可能因回肠克罗恩病而产生腹泻。发生胃结肠瘘或十二指肠结肠瘘后，通常表现为呕吐、腹泻和体重减轻[96]，但这种三联征仅存在于约 30% 的患者中，因此胃结肠瘘并非经常被临床怀疑[97]。

无症状的早期胃十二指肠克罗恩病患者不需要特殊治疗。对于病情较重的患者，克罗恩病的治疗可以减轻上腹痛或其他上消化道症状[94]。胃空肠吻合术或十二指肠空肠吻合术等旁路手术可以减轻胃出口梗阻的症状[94]。

2. 影像学表现

与回肠或结肠一样，胃十二指肠克罗恩病具有渐进性狭窄的特征。最初非狭窄期的一系列征象包括口疮样溃疡、较大溃疡、皱襞增厚，以及扭曲的、消失的或少见的铺路石状的黏膜改变。随后的瘢痕和纤维化可能导致胃窦、幽门或十二指肠狭窄，并伴进行性胃出口梗阻。因此，胃十二指肠克罗恩病的影像学特征与小肠和结肠相似。

（1）胃部累及：胃克罗恩病几乎总是累及胃窦或胃体窦部[98]。克罗恩病的近端侵袭较少见，且胃底部单独受累非常少见[99]。当胃受到克罗恩病的影响时，十二指肠也会倾向受影响[98, 100, 101]。大多数患者伴有肉芽肿性回肠炎，但相应临床症状出现时可能尚未得出克罗恩病诊断。当胃肠上消化道检查提示胃受累时，应进行小肠随访或钡灌肠以确定是否伴有回结肠病变。

对 20% 以上的肉芽肿性回结肠炎患者进行双对比检查发现，口疮样溃疡是克罗恩病最早的组织学改变[92]。这些溃疡倾向位于胃窦或胃体窦，表现为点状或片状的钡斑，周围有放射状水肿隆起（图 30-17）[11, 92, 102]。因此，这些病变可能与疣状胃糜烂没有区别（见"糜烂性胃炎"）。

进展期的胃十二指肠克罗恩病可表现为一个或多个更大的溃疡，增厚的皱襞（图 30-18），或胃体窦的结节状或铺路石状黏膜[98, 100]。个别继发的瘢痕可能导致胃窦腔狭窄、管状或漏斗形态，被比喻作圣公羊角（或称羊角号，过去被用来宣告犹太新年的到来）的表现（图 30-19）[103]。在其他患者中，合并胃十二指肠瘢痕可能形成单一连续的管状结构，累及胃窦和十二指肠，破坏正常的幽门解剖标志（图 30-20）[94, 100]。因为它很像胃毕 I 式切除术后改变，这个发现被描述为胃十二指肠克罗恩病假毕 I 征[104]。少见情况下，肉芽肿性胃炎可伴发线状息肉后遗症（图 30-21）[105]。

克罗恩病的患者偶尔会发展成胃结肠瘘[96, 97, 106]。患者通常有横结肠克罗恩病，通过胃结肠韧带与胃大弯侧形成瘘。在钡餐检查中，大弯侧可能有结节状或毛刺状外观，瘘管区皱襞增厚、扭曲。这些发现可能是毗邻瘘管导致的非特异性炎症反应，而不

是克罗恩病向胃的侵袭。仅有 1/3 的胃结肠瘘管在上消化道检查得到证实，因此通常需要钡灌肠来诊断这些瘘的形成[97]。

尽管回结肠克罗恩病的患者被认为有增加小肠和结肠癌的风险，胃克罗恩病和胃癌之间的关系仍然有争议。有报道部分胃癌患者长期存在胃克罗恩病[107]，但这种关联是否属巧合尚不清楚。

（2）十二指肠累及：虽然十二指肠受累通常与胃窦受累有关，但孤立的十二指肠受累比单独的胃克

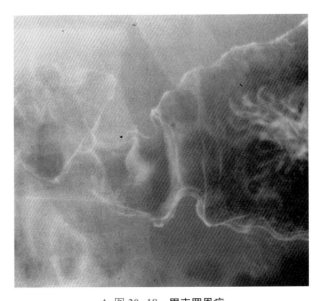

▲ 图 30-18　胃克罗恩病
胃窦增厚，可见结节状皱襞（引自 Levine MS: Crohn's disease of the upper gastrointestinal tract. Radiol Clin North Am 25：79-91, 1987）

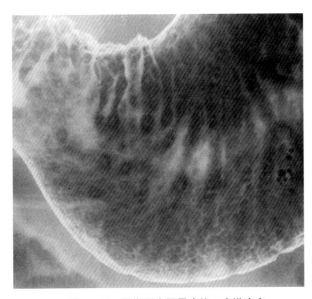

▲ 图 30-17　早期胃克罗恩病伴口疮样溃疡
这些病灶与胃疣状糜烂无明显区别，但患者在回肠末端有克罗恩病的典型表现（由 Robert A. Goren, MD, Philadelphia 提供）

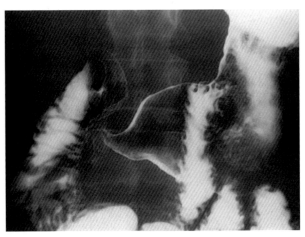

▲ 图 30-19　胃克罗恩病伴胃窦狭窄
胃窦平滑，呈漏斗状狭窄，形成胃克罗恩病典型的羊角征（引自 Levine MS: Crohn's disease of the upper gastrointestinal tract. Radiol Clin North Am 25：79-91, 1987）

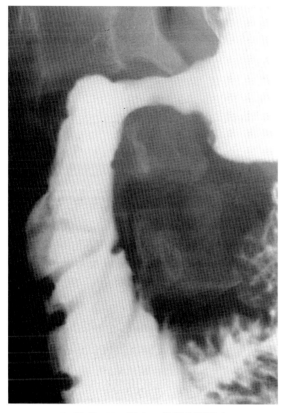

▲ 图 30-20　胃十二指肠克罗恩病

胃窦腔和十二指肠的连续狭窄，幽门处正常解剖标志消失。因为胃窦和十二指肠合并成一个管状结构，这个发现被描述为胃与十二指肠克罗恩病的假毕 I 术征（引自 Levine MS：Crohn's disease of the upper gastrointestinal tract. Radiol Clin North Am 25：79–91，1987）

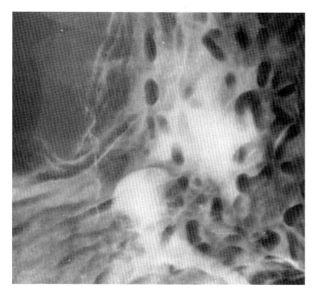

▲ 图 30-21　胃克罗恩病伴线状息肉

长期患克罗恩病的患者，胃多发线状和卵圆形充盈缺损（引自 Levine MS：Crohn's disease of the upper gastrointestinal tract. Radiol Clin North Am 25：79–91，1987）

罗恩病更容易发生[100]。与胃肠道其他部位一样，在十二指肠的双对比检查中，溃疡是最早的形态学异常（图 30-22）[11, 102]。随着病变进展，十二指肠克罗恩病可能表现为增厚、结节状皱襞（图 30-23）、溃疡，甚至由于与晚期回肠炎相似的线状溃疡而导致的铺路石征[108]。

　　之后的瘢痕化可能导致一个或多处不对称狭窄导致的多个膨胀改变[108]。这些狭窄通常累及十二指肠球后，表现为平滑的、锥形的狭窄区域，从十二指肠球部的顶端延伸到十二指肠降段（图

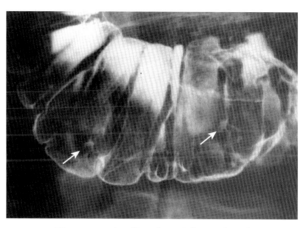

▲ 图 30-22　十二指肠克罗恩病伴口疮样溃疡

十二指肠远端可见数个不连续的口疮样溃疡（箭），邻近十二指肠悬韧带附近。注意溃疡呈星状结构（由 Louis Engelhom，MD，Brussels 提供）

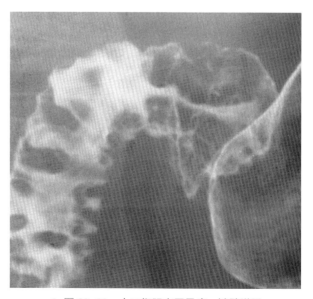

▲ 图 30-23　十二指肠克罗恩病，皱襞增厚

皱襞在近端呈增厚的结节状外观。消化性十二指肠炎也有类似的发现

30-24）[104, 108]。因此，十二指肠克罗恩病的瘢痕通常可以在钡剂检查中与消化性溃疡瘢痕造成的三叶草球茎样变形进行鉴别[104]。其他患者可能在十二指肠的第二或第三段有一个或多个狭窄，引起明显的梗阻和近端扩张，导致所谓的巨十二指肠（图30-25）[108]。

原发性十二指肠克罗恩病很少与瘘管的发生有关。然而，十二指肠结肠瘘有时可能由晚期克罗恩病引起，累及横结肠并与十二指肠第三或第四段形成瘘管（图 30-26）[104, 109]。受累的十二指肠可能出现增厚、毛刺状皱襞，但由于该技术所产生的较高压力，瘘管在钡剂灌肠检查中比在上消化道检查中更容易显现。由于这些十二指肠改变是一种非特异性炎症反应，而不是由于克罗恩病实际累及十二指肠，因此在切除瘘管后的后续钡剂检查可能显示十二指肠完全正常[109]。

3. 鉴别诊断

(1) 胃：在双对比检查中，胃溃疡可能与非甾体

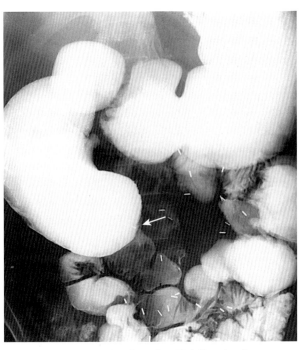

▲ 图 30-25　十二指肠克罗恩病伴巨十二指肠

十二指肠远端有严重梗阻（箭），十二指肠明显扩张（引自 Levine MS：Crohn's disease of the upper gastrointestinal tract. Radiol Clin North Am 25：79–91, 1987）

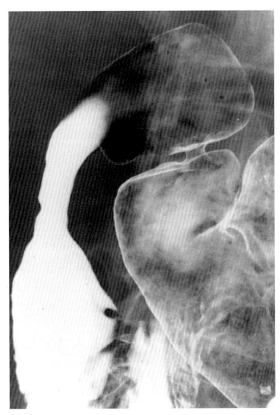

▲ 图 30-24　十二指肠克罗恩病伴狭窄形成

球部顶端和十二指肠降段相邻段呈平滑的锥形狭窄。这种外观是克罗恩病的特征

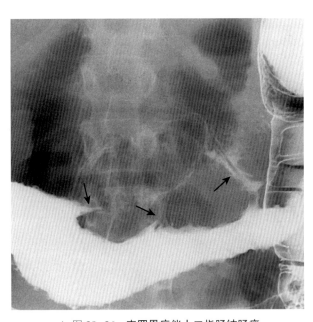

▲ 图 30-26　克罗恩病伴十二指肠结肠瘘

钡灌肠显示三个独立的瘘管（箭）从横结肠的上缘延伸到十二指肠的第三和第四段。横结肠管状、严重溃疡的外观继发于进展期肉芽肿性结肠炎。十二指肠结肠瘘几乎总是由原发性结肠克罗恩病非特异性炎症引起与邻近十二指肠之间的瘘管形成（引自 Levine MS：Crohn's disease of the upper gastrointestinal tract. Radiol Clin North Am 25：79–91, 1987）

抗炎药或其他原因引起的胃糜烂难以区分。虽然克罗恩病的胃受累远不如糜烂性胃炎常见，但当腹部绞痛和腹泻患者胃受累时，应该怀疑克罗恩病的可能性。因此，应该对这些患者进行小肠检查，以评估末端回肠。

胃十二指肠克罗恩病的漏斗形胃窦狭窄必须与其他疾病区分开来，尤其是硬化性胃癌。在一项研究中，约有 1/3 的因克罗恩病引起的胃窦狭窄的患者接受了手术治疗，因为影像学检查结果类似硬化性胃癌的影像学表现[103]。然而，因克罗恩病变窄的胃窦往往有光滑的管状结构，而硬化性胃癌所形成的皮革样胃表现胃扭曲、更加不规则的黏膜轮廓[91]。胃窦狭窄也可能由许多其他疾病引起，包括消化性溃疡、结节病、结核、梅毒、嗜酸性胃炎、腐蚀性摄入和放疗。在这种情况下，正确的诊断往往需要结合临床病史和征象。

胃结肠瘘管可能不仅由克罗恩病引起，也可能由服用阿司匹林或其他非甾体抗炎药的患者胃大弯的良性穿透性溃疡引起（见第 29 章）[110]。偶尔，这些瘘管也可能由胃癌或横结肠癌侵袭胃结肠韧带引起[106]。当克罗恩病引起瘘管时，钡灌肠检查通常显示横结肠有进展性肉芽肿性结肠炎。

（2）十二指肠：在双对比检查中，十二指肠内的溃疡可能与十二指肠的疣状糜烂难以区分（见"十二指肠炎"）。然而，糜烂性十二指肠炎通常累及十二指肠球部，而克罗恩病的口疮状溃疡可能位于十二指肠从球部到悬韧带的任何位置。十二指肠球部或球后出现一个或多个溃疡，可能会增加 Zollinger-Ellison 综合征的可能性，但这些患者通常有明显的皱襞增厚和胃分泌增加（见第 29 章）。十二指肠降部增厚、结节状皱襞不仅可能由克罗恩病引起，也可能由十二指肠炎、胰腺炎或其他疾病引起。

尽管十二指肠球后有一个平滑的锥形狭窄段是克罗恩病狭窄阶段的特征，但来自非复杂性球后十二指肠溃疡的瘢痕可能产生相似的外观[111]。与此相反，环状十二指肠癌通常可以通过其棚架状悬垂的边缘与良性狭窄区分。当十二指肠被怀疑与克罗恩病有关时，应进行小肠检查或钡灌肠，寻找小肠或结肠克罗恩病有关征象。

（二）结节病

结节病是一种来历不明的全身性肉芽肿病，其病理特征为出现非干酪肉芽肿。大多数患者伴有胸椎结节病，双侧肺门淋巴结病或胸部 X 线片肺纤维结节浸润。约 40% 的患者患有眼、皮肤、淋巴结、肝脏、脾脏、心脏和肌肉骨骼或神经系统外疾病。尽管认为结节病很少影响胃肠道，但一项研究发现，在 10% 的已知结节病患者中，胃黏膜活检标本会发现非干酪性肉芽肿[112]。因此，结节病累及胃肠道可能比一般认为的更为常见。

1. 临床发现

结节病累及胃的比率高于胃肠道其他部分。大多数胃结节病患者无症状[112]，但有些患者可能由于胃出口梗阻而出现恶心、呕吐、腹胀或体重减轻[113]。其他可能伴有上腹部疼痛或由于黏膜溃疡导致上消化道出血而伴发的体征[114]。类固醇治疗在约 2/3 有症状的患者中有显著疗效[113]。对于持续的胃出口梗阻、大量出血或影像学或内镜检查提示恶性肿瘤的患者，有时可能需要手术干预。

2. 影像学表现

胃结节病可表现为一系列影像学表现。在浅表疾病患者中，双对比研究可能显示局部黏膜结节或增厚、不规则皱襞（图 30-27A）[115, 116]。其他患者可能伴有胃的良恶性溃疡[114, 116]。进展期结节病可导致平滑、锥形窦狭窄和畸形（图 30-27B）[114]。消化性溃疡、腐蚀物摄入、辐射和其他肉芽肿情况包括克罗恩病、结核菌感染和梅毒等也可能导致相似的征象[117]。罕见情况下，结节病可能产生更多不规则狭窄，类似于进展期胃癌的皮革样胃。当胸部 X 线片显示胸部结节病的特征性表现，应该怀疑胃结节病的可能性。

（三）结核

在所有结核患者中，胃十二指肠受累的比例不到 0.5%[118]。由于上消化道缺乏淋巴组织，高酸度消化性分泌物和摄入的微生物迅速进入小肠，因此胃和十二指肠很少受累。大多数胃结核或十二指肠结核患者发现为全身结核。胃十二指肠感染可能是由于摄入了芽孢杆菌或血行播散到胃壁或十二指肠

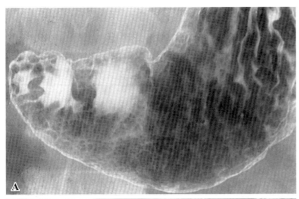

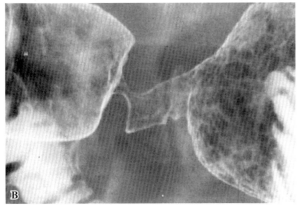

▲ 图 30-27　胃结节病

A. 双对比研究显示胃窦黏膜有相当大的结节。这名患者有肺结节病，内镜活检标本显示胃内无干酪样肉芽肿。B. 另一个患者，较晚期的胃结节病表现为明显的胃窦狭窄和畸形（图 B 由 Seth N. Glick, MD, Philadelphia 提供）

的淋巴管引起的[119]。在美国，虽然常规的牛奶巴氏杀菌已经大大降低了胃肠道结核病的发病率，但一些患者可能会从南非或印度等结核病流行的国家前往美国。艾滋病患者，特别是海地人，也会遇到胃和十二指肠结核[120]。

1. 临床表现

胃十二指肠结核患者可表现为上腹痛或上消化道出血。随后，由于进行性瘢痕形成和胃出口梗阻，患者可能出现恶心和呕吐[121-123]。虽然临床发现是非特异性的[123]，但对于已知肺结核或从结核病流行地区迁移过来的患者，应当考虑胃十二指肠结核的可能性。

结核病的粪便培养结果是不准确的，有些肺结核患者在没有胃肠道感染的情况下培养结果显示阳性，而有些患者在胃肠道感染的情况下培养结果显示阴性[119]。当内镜活检标本显示胃或十二指肠有干酪样肉芽肿时，可对胃或十二指肠结核做出明确

诊断，但由于肉芽肿位于黏膜下，且样本体积小，因此可能找不到[123]。根据病情的严重程度，胃和十二指肠结核可通过抗结核药物治疗或必要时胃切除术或旁路治疗。

2. 影像学表现

胃结核在钡剂检查中可表现为一个或多个溃疡区域，通常位于胃窦小弯或幽门区域[120, 124]。继发瘢痕可引起明显的胃窦狭窄，最终导致胃出口梗阻[124, 125]。有时狭窄的胃窦可能有不规则的轮廓，类似胃癌皮革样胃的表现[124]。类似回盲部结核，晚期胃结核可能出现多发窦道和瘘管[124]。

十二指肠结核造影可表现为溃疡、增厚皱襞、狭窄或瘘管等表现[126-128]。与克罗恩病一样，十二指肠结核常伴有远端胃窦的连续累及。靠近十二指肠的结节性淋巴结肿大可能导致十二指肠扩张、狭窄或阻塞[128]。罕见情况下，十二指肠瘘是由右肾扩散至十二指肠引起的[129]。

（四）梅毒

胃梅毒是一种罕见的疾病，在二级或三级梅毒患者中发病率不到 1%[130]。然而，未治疗梅毒的年轻患者出现上腹疼痛、恶心、呕吐或上消化道出血症状，应怀疑胃受累[131]。可以通过内镜活检标本上分离梅毒螺旋体或用暗视野显微镜展示典型螺旋体来证实胃梅毒的诊断[132]。受影响的患者如果在发生实质性胃瘢痕形成之前进行治疗，通常会有良好的治疗效果。

影像学表现

涉及胃的继发性梅毒有时伴有严重的胃炎。在这种情况下，钡剂检查可以发现结节、糜烂、浅或深的溃疡和增厚的皱襞，主要发生在胃窦（图 30-28）[130, 131, 133]。与之相反，累及胃部的三级梅毒以进行性瘢痕和纤维化为特征，最终产生管状、漏斗状胃窦[130, 133]。这种表现可能无法与克罗恩病、腐蚀性摄入、辐射或其他肉芽肿疾病如结核病和结节病引起的窦腔狭窄区别。其他三期梅毒患者可能有胃体局部变窄，产生沙漏状或哑铃状的胃[133]。很少情况下，狭窄的胃可能有轮廓更不规则，类似于胃癌皮革样胃[134]。当临床和影像学表现怀疑胃梅毒时，需要内镜活检标本明确诊断。

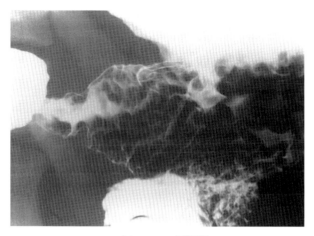

▲ 图 30-28　**胃梅毒**
经证实为胃梅毒的患者，胃窦可见黏膜结节和增厚的皱襞

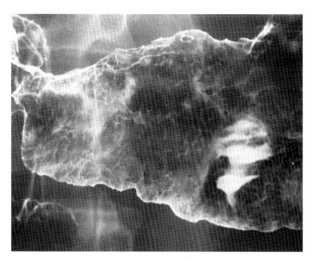

▲ 图 30-29　**巨细胞病毒性胃炎**
胃窦可见黏膜结节和小溃疡。注意不规则胃轮廓。此例为艾滋病患者

（五）真菌感染

许多真菌感染可能很少累及胃。胃组织胞浆菌病可表现为胃壁增厚、溃疡或胃腔狭窄[135]。胃念珠菌病可能与大的口腔溃疡甚至中央溃疡的牛眼征有关[12, 136]。其他罕见的胃真菌感染包括放线菌病和毛霉菌[137, 138]。

八、其他感染

（一）巨细胞病毒感染

巨细胞病毒（CMV）是疱疹病毒家族的一员，是艾滋病患者中最常见的累及胃肠道的病原体[139]。虽然食管和结肠癌是更常见的受累部位（见第 20 章和第 58 章），感染人类免疫缺陷病毒（HIV）的患者偶尔会并发巨细胞病毒胃炎和十二指肠炎[26, 140-144]。患者可能出现严重腹痛或上消化道出血症状[143]。CMV 胃炎或十二指肠炎的治疗包括抗病毒药物，如更昔洛韦，它与骨髓抑制有关[145]。因此，在治疗这些患者之前，内镜活检标本、刷检或培养物是确诊所必需的。

影像学表现

CMV 胃炎可在钡剂检查中表现为黏膜结节性病变、糜烂、溃疡、皱襞增厚，严重者可表现为不规则胃窦狭窄（图 30-29）[26, 140, 141]。其他机会性感染，如隐孢子虫病和弓形虫病，可能偶尔会在艾滋病患者中产生类似的征象（见"隐孢子虫病"和"弓

形虫病"）。很少有深部溃疡会导致邻近结构（如结肠）形成瘘管[142]。当怀疑 CMV 胃炎时，可通过在内镜活检标本或涂刷上显示特征性的包涵体或获得CMV 培养结果阳性来确诊。

CMV 十二指肠炎可在钡剂检查中表现为管腔狭窄，十二指肠近端皱襞增厚或消失（图 30-30）[143, 144]。

鉴别诊断包括艾滋病患者十二指肠其他机会性感染，如隐孢子虫病、圆线虫病和肺结核。因此，必须通过内镜活检标本、涂刷物或病毒培养物来确诊巨细胞病毒。

（二）隐孢子虫病

隐孢子虫是一种原生动物，可感染艾滋病患者的小肠，引起严重分泌性腹泻（见第 42 章）。少见情况下隐孢子虫病可能发生在胃部；在这些病例中，钡剂检查可能会发现胃窦狭窄和僵硬，偶尔伴有一个或多个深溃疡[140, 146, 147]。CT 还可显示狭窄的胃窦，胃壁明显增厚。在艾滋病患者胃窦狭窄和溃疡的鉴别诊断中[148]，CMV 胃炎应是主要考虑因素（见"巨细胞病毒感染"）。当影像学表现怀疑感染性胃炎时，应从胃中获得活检标本、刷检或病毒培养，以便做出更明确的诊断。

（三）弓形体病

胃弓形虫病机会性感染是一种罕见的胃窦狭窄

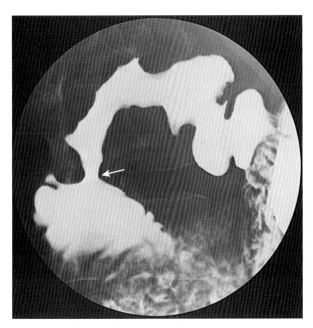

▲ 图 30-30　**Cytomegalovirus duodenitis**
There is marked narrowing and effacement of folds in the proximal descending duodenum and a relatively abrupt transition (*arrow*) to a normalappearing duodenum more distally. This patient had AIDS. (*From Mong A, Levine MS, Furth EE, et al: Cytomegalovirus duodenitis in an AIDS patient. AJR 172: 939–940, 1999.*)

的原因，在钡剂检查中或在艾滋病患者的 CT 检查中显示胃壁增厚[149, 150]。因此，在 HIV 阳性患者胃狭窄或胃壁增厚的鉴别诊断中[149, 150]，应该包括弓形虫病检查。

（四）粪圆线虫病

粪圆线虫是一种世界性分布的寄生虫，可引起胃、十二指肠和近端小肠的感染[151-153]。在美国的大都市地区，从非洲、亚洲和南美洲等地方性感染地区移民的患者偶尔会遇到[153]。患者可能会出现腹痛、恶心和呕吐、腹泻、吸收不良或由于蛋白质丢失引起的低白蛋白血症[152]。在 25%～35% 的病例中存在周围型嗜酸性粒细胞增多症[152]。

影像学表现

粪圆线虫病累及胃可在钡餐造影中偶见胃窦炎或狭窄[151, 153]。然而，十二指肠和近端空肠是比较常见的受累部位。钡剂检查可显示受累肠管增厚或皱襞变浅，溃疡，肠腔狭窄或扩张（图 30-31A）[151-153]。随着病情的发展，十二指肠管腔可能缩小，正常皱襞消失，形成典型的铅管外观（图 30-31B）。一些

患者可能最终会发展成大量扩张的十二指肠或巨结肠（图 30-31B）。与巨结肠相关的其他疾病包括 Zollinger-Ellison 综合征、硬皮病、克罗恩病和腹腔疾病。十二指肠壁的瘢痕可能偶尔导致钡剂通过功能减退的 Oddi 括约肌反流入胆道[152, 153]。虽然粪圆线虫病很少发生在美国，当钡餐检查揭示特性发现，且患者合并艾滋病或近期前往疫区史应考虑这个鉴别诊断。

九、嗜酸性胃肠炎

嗜酸性胃肠炎是一种不常见的疾病，主要发生于胃和小肠，其特征是胃肠道的嗜酸性细胞浸润[154]。这种情况应与嗜酸性食管炎区分开来（见第 21 章）。大多数嗜酸性胃肠道炎患者有 10%～80% 的周围嗜酸性粒细胞[154]，约 50% 的患者有过敏史。临床症状与胃肠道疾病的部位和程度有关。胃受累可表现为上腹痛、恶心、呕吐，或较少见的上消化道出血征象，而小肠受累可表现为腹泻、吸收不良或蛋白丢失性肠病[154]。有些自限性疾病患者，可自行痊愈而不复发，但有些患者有慢性复发疾病，需要使用激素治疗[154, 155]。

（一）影像学表现

嗜酸性胃炎通常累及胃窦或胃体窦部[156]。然而，很少有疾病会避开胃窦仅累及胃近端部分[157]。钡剂检查显示黏膜结节，增厚的皱襞，或远侧的胃狭窄和僵硬（图 30-32）[158]。偶尔，严重的胃窦狭窄可引起胃出口梗阻[159]。约 50% 的嗜酸性胃炎患者同时累及小肠，表现为弥漫增厚及小肠皱襞结节（见第 43 章）[158]。

（二）鉴别诊断

当嗜酸性胃炎表现为增厚皱襞时，鉴别诊断包括胃窦炎、幽门螺杆菌胃炎、肥厚性胃炎、巨大肥厚性胃炎、Zollinger-Ellison 综合征、淋巴瘤等与增厚皱襞相关的疾病。尽管嗜酸性胃炎很罕见，但对于有周围嗜酸性胃炎或过敏性疾病病史的患者，应考虑嗜酸性胃炎。当嗜酸性胃炎引起胃窦狭窄时，鉴别诊断包括胃癌、腐蚀性摄入、放射、克罗恩病

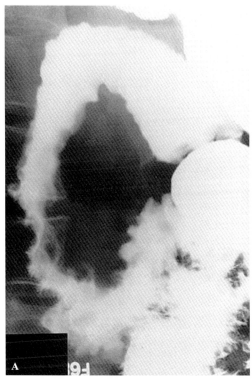
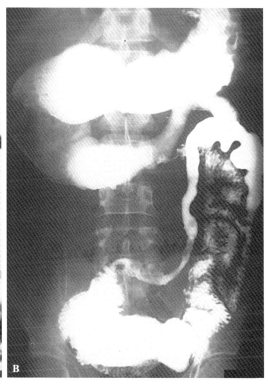

▲ 图 30-31　十二指肠粪圆线虫病

A. 明显增厚的十二指肠、可见水肿的皱襞。此例为艾滋病患者。B. 另一名患者病情更严重，有明显的十二指肠扩张（巨十二指肠），皱襞闭塞。近端空肠可见明显平滑的管状外观，产生铅管征。这个患者最近刚从一个粪圆线虫病盛行的地区移民到美国（B 图由 Murray K. Dalinka，MD，Philadelphia 提供）

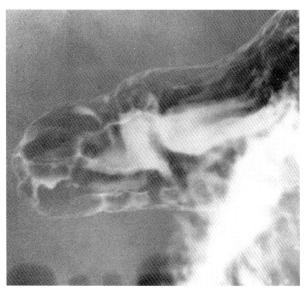

▲ 图 30-32　嗜酸性胃炎

胃窦增厚，可见结节状皱襞。其他类型的胃窦炎也可能产生相同的表现［引自 Herlinger H，Maglinte D（eds）：Clinical Radiology of the Small Intestine. Philadelphia，WB Saunders，1989］

和其他涉及胃的肉芽肿疾病，如结节病、肺结核和梅毒。在这种情况下，临床病史和表现可能提示正确的诊断。当根据上消化道检查怀疑有嗜酸性胃炎时，应进行小肠检查，以确定小肠是否也与该疾病有关。

十、气肿性胃炎

气肿性胃炎是一种罕见的蜂窝织炎性胃炎，是由大肠埃希菌、普通变形杆菌、梭状芽孢杆菌、金黄色葡萄球菌等产气微生物感染而引起的[160, 161]。这种情况通常是由对胃的严重损害引起的，如腐蚀物的摄入、胃十二指肠手术或胃扭转[160]。随后的缺血或坏死使形成气体的生物体进入胃壁。患者可能出现急性暴发性疾病，包括严重的腹痛、呕血、心动过速、发热和休克[160]。应使用肠外液体和抗生素支持治疗。由于穿孔风险高，鼻胃管不应该放置在胃。尽管进行强化治疗，死亡率仍高达 60%[160]。

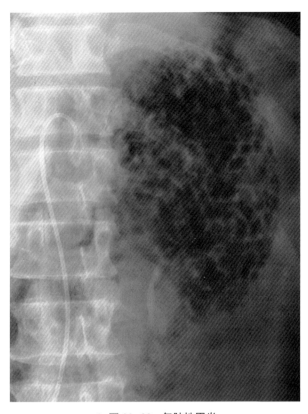

▲ 图 30-33　气肿性胃炎
腹部 X 线片显示胃壁积聚的气体形成的密集斑点和气泡。胃癌栓塞治疗导致胃坏死和随后的产气菌感染

（一）影像学表现

气肿性胃炎是由胃壁内的多道条纹、气泡或斑点状气体聚集而成，造成胃阴影消失（图 30-33）[160, 161]。这些壁内气体与胃的关系随患者体位的变化而不断变化，因此可以区别于残留物或食物，会在俯卧或仰卧时转移到胃的相关部分[160]。用水溶性造影剂进行的研究可证实这些气体聚集在腔外的位置。在其他患者中，可能显示壁内夹层或造影剂外渗。偶尔，CT 可以显示胃壁少量气体，而这些气体在腹部 X 线片上是无法辨认的[162]。

（二）鉴别诊断

气肿性胃炎须与其他罕见的疾病如胃气肿和胃积气相鉴别。与气肿性胃炎不同的是，胃气肿特征是长而线性的聚集在胃周的气体（见第 34 章）[161, 163]。在胃气肿中，气体被认为是腔内压力增加从而通过黏膜而进入胃壁的，其与胃出口梗阻或因内镜或其他胃器械引起的医源性创伤有关。尽管有明显的影像学发现，患者通常无症状。因此，根据临床和影像学表现，胃气肿通常可以与重度气肿性胃炎区分开来。

胃积气是一种极为罕见的肠积气症，在胃壁发现多个充满气体的囊肿或气泡[161]。这种情况更多的发生在小肠或结肠（见第 12 章）。当出现在胃中时，充满气体的壁内囊肿可能与肺气肿性胃炎相关的泡状气体集合难以区分。然而，胃积气患者通常无症状，而气肿性胃炎患者则病情严重。因此，这些情况可以根据临床病史和表现加以区分。

十一、腐蚀剂的摄入

意外或故意摄入腐蚀性物质可能导致严重的上消化道损伤。虽然食管更常见（见第 21 章），胃十二指肠损伤也可能发生。食管通常被强碱性物质如液体碱液（浓缩氢氧化钠）破坏，而胃和十二指肠更容易被强酸如盐酸、硫酸、乙酸、草酸、石炭酸和硝酸破坏。尽管如此，食管损伤常发生在摄入强酸的患者中，而胃十二指肠损伤发生在 5%～10% 摄入强碱的患者中[164]。病理上，胃和十二指肠的损伤分为三个阶段：①急性坏死性阶段，腐蚀物摄入 1～4 天；②溃疡 - 肉芽形成阶段，腐蚀物摄入后 5～28 天；③瘢痕形成的最后阶段，腐蚀物摄入 3～4 周后[164, 165]。

胃、十二指肠损伤的患者可能出现严重的腹痛、恶心、呕吐、呕血、发热和休克[165, 166]。水溶性造影剂有时用以评估上消化道损伤的范围和严重程度。对于病情稳定且无穿孔迹象的患者，可以通过抗生素、类固醇和肠外营养开始保守治疗[166]。然而，许多患者在潜伏期 3～4 周后，由于胃窦瘢痕和纤维化而出现快速进展的胃出口梗阻。因此，这些患者有时需要胃空肠吻合术或部分胃切除术[165]。

影像学表现

吞下的腐蚀性药物往往沿着胃小弯流向胃窦，导致严重的幽门痉挛，延迟排入十二指肠[167]。因此，胃小弯侧和远端胃窦承受最大程度的损伤，而十二指肠损伤相对较轻[167]。在急性损伤阶段，使用水溶性造影剂进行的研究可能会发现由于水肿和出血导致的增厚皱襞、溃疡、胃弛缓或皱襞缺损[167]。在暴发性病例中，胃坏死可在腹部X线片或CT上表现为斑点状、气泡状或不受患者体位变化影响的壁内气体斑驳聚集。这些壁内气体聚集可能是由于壁的机械破坏或产气菌的二次感染造成的[168]。在这种情况下，使用水溶性造影剂进行的研究可能会发现由于局限性穿孔在壁内夹层的造影剂积聚或胃周积液（图30-34）。罕见情况下，可能发现气体进入腹膜腔。我们报道了一例在服用盐酸后2天发生的延迟性胃穿孔，在CT上通过没有正常增强的黏膜和残留的胃壁发现胃壁坏死[169]。

如果患者在急性疾病中幸存下来，在腐蚀物摄入后4周或更长的时间里进行的钡餐检查可能会发现胃窦或胃体窦的逐渐变窄和畸形[167, 170]。在一些患者中，狭窄的胃窦可能有光滑的管状结构（图30-35A），而在另一些患者中，可能有更不规则的轮廓，类似原发性胃癌的外观（图30-36）[167, 171]。胃窦狭窄的其他鉴别诊断包括克罗恩病、肉瘤病、肺结核、梅毒、放疗和消化性溃疡的严重瘢痕。然而，从临床病史来看，腐蚀性损伤的诊断是很明显

的。约20%的胃窦瘢痕形成于腐蚀性摄入，与食管瘢痕相关（图30-35B）[170]。

因为腐蚀性药物引起剧烈的幽门痉挛，对十二指肠有保护作用，十二指肠球在有明显胃窦瘢痕的

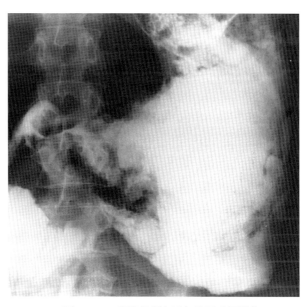

▲ 图30-34 腐蚀性摄入引起的严重胃损伤

本研究使用水溶性造影剂显示明显的胃肠异常，胃壁有造影剂夹层，胃壁多处缺损，由酸摄入后胃水肿、出血导致

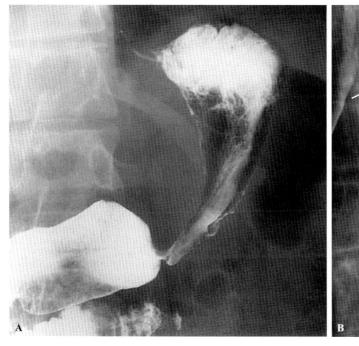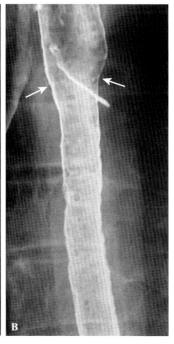

▲ 图30-35 胃和食管腐蚀性瘢痕

A. 由于先前的碱液摄入留下瘢痕，双对比造影胃表现为明显的胃窦狭窄和畸形。B. 食管造影显示相关狭窄食管，从隆突（箭）延伸到食管胃食管交界处。两侧主支气管也可见吸入的钡（引自 Levine MS: Radiology of the Esophagus. Philadelphia，WB Saunders，1989）

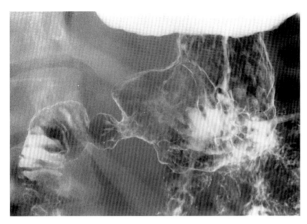

▲ 图 30-36　胃腐蚀性瘢痕
先前的酸摄入导致继发远端胃窦瘢痕不对称狭窄和畸形。这种表现可能被误认为是胃窦癌。十二指肠显示正常

患者中可能表现正常（图 30-36）。然而，有时十二指肠损伤可在钡剂检查中表现为皱襞增厚、痉挛、溃疡，并最终在十二指肠从球部到悬韧带的任何地方出现狭窄[167]。这些患者几乎总是有相关的胃损伤的证据。

十二、辐射

当上腹部受到辐射时，50Gy 或以上的辐射剂量可能对胃和十二指肠造成实质伤害[172-174]。远端胃窦和幽门区通常受影响，但右上腹受辐射的患者十二指肠环也可能受累。胃和十二指肠的炎症变化通常发生在放疗后 1~6 个月，而瘢痕和纤维化发生在治疗后 6 个月或更长时间[172, 173]。患者可能出现消化不良、上腹痛、恶心、呕吐或上消化道出血症状[172, 173]。虽然这些症状可能提示消化性溃疡疾病，但任何在过去 12 个月内接受过上腹部放射治疗的患者都应考虑到可能发生放射损伤。

影像学表现

放射损伤的急性期可表现为胃轻瘫、痉挛、皱襞增厚或溃疡，主要累及远端胃窦、幽门区，偶尔累及十二指肠[172-174]。罕见的深部溃疡穿孔可导致急性腹膜炎[172]。放疗后瘢痕形成可在 6 个月或更长时间导致胃窦狭窄[172, 174]。在这种情况下，CT 可显示管腔狭窄，非特异性胃壁增厚和胃周脂肪条

索[174]。罕见情况下，狭窄的胃窦可能轮廓不规则而类似胃癌皮革样胃的表现[175]。

十三、氟尿嘧啶毒性损伤

由于氟尿苷（5-FUDR）注射入肝动脉后几乎完全由肝脏摄取，是肝动脉灌注化疗不可切除肝转移患者的首选药物。在过去，5-FUDR 是通过经皮置入肝动脉的导管使用的，但在许多医院，通过手术植入的输液泵取代了外部导管系统，成为将5-FUDR 送入肝转移患者肝脏的主要手段[176]。虽然不常见，胃十二指肠炎症、溃疡和出血可作为这种形式化疗的直接并发症。

（一）发病机制

通过肝动脉经皮导管接受 5-FUDR 治疗的患者发生胃十二指肠毒性是因为药物直接注入胃和十二指肠的血管，如胃十二指肠和胃右动脉。有肝动脉灌注泵的患者，在置泵时，应手术结扎胃十二指肠动脉和胃右动脉，以防止药物进入这些血管。尽管有这些预防措施，胃 - 十二指肠毒性已被报道为通过肝动脉输注泵进行 5-FUDR 治疗的并发症[177-179]，可能是由于肝动脉和胃、十二指肠或胃右动脉结扎后开放的侧支血管。无论何种解释，重要的是要认识到严重的胃、十二指肠毒性可能作为肝动脉灌注 5-FUDR 的并发症发生，不仅通过外部导管系统，而且可通过植入式泵。

（二）临床表现

当接受肝动脉灌注 5-FUDR 的患者出现难治性恶心、呕吐、上腹痛或上消化道出血症状时，应怀疑存在胃十二指肠毒性[179]。虽然这些患者可能存在转移性肿瘤，但 5-FUDR 治疗与症状发生的时间关系可提示该诊断。在多数情况下，停止化疗可以迅速改善临床症状。

（三）影像学特征

由 5-FUDR 引起的胃十二指肠毒性可在胃十二指肠溃疡或严重胃炎或十二指肠炎的钡餐研究中发现，胃或十二指肠有明显增厚、水肿的皱襞（图

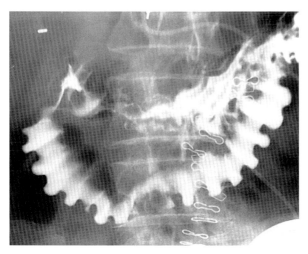

▲ 图 30-37　由 5- 氟尿苷中毒引起的严重十二指肠炎

钡餐研究显示明显增厚，水肿的皱襞从十二指肠至悬韧带水平。这个患者是通过肝动脉输液泵接受 5-FUDR（引自 Hiehle JF, Levine MS: Gastrointestinal toxicity of 5-FU and 5-FUDR: Radiographic findings. Can Assoc Radiol J 42: 109–112, 1991）

30-37）[179-182]。缺血、出血、血管炎或其他炎性或感染性疾病可能产生类似的征象。然而，5-FUDR治疗与症状发生的时间关系可以提示正确的诊断。

十四、十二指肠炎

十二指肠炎的病理生理学是有争议的。由于这种情况通常与胃酸过多有关，有人推测十二指肠炎是消化性溃疡的一部分[183-185]。然而，有些十二指肠炎患者胃酸分泌正常甚至减少，因此它可能是一个与消化性溃疡疾病无关的明显的临床实体[186-188]。其他数据表明，幽门螺杆菌可能也参与了这种疾病的发生[189]。

无论病理生理学如何，十二指肠炎被认为是引起上消化道症状的一个重要原因，包括消化不良、上腹痛、恶心、高脂肪食物不耐受和早期饱腹感[183, 184, 187, 190]。较不常发生的糜烂性十二指肠炎可能与上消化道出血体征有关，如呕血、黑粪和愈创木脂阳性粪便[187]。

影像学特征

对于十二指肠痉挛、十二指肠球部激惹或十二指肠近端增厚、结节状皱襞的患者，钡剂检查可提示十二指肠炎的诊断（图 30-38）[191]。由于未知原因，正在接受透析的慢性肾衰竭患者，十二指肠皱襞常常会增粗到其他十二指肠炎患者很少见的程度（图 30-39）[192, 193]。然而，对于没有内镜或组织学证据表明有炎症的患者，钡剂检查有时也会出现增厚的皱襞，因此影像学通常难以可靠诊断十二指肠炎[194]。

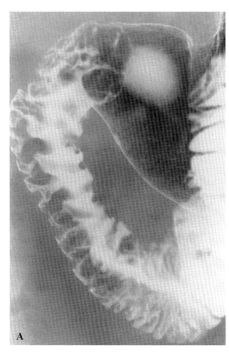

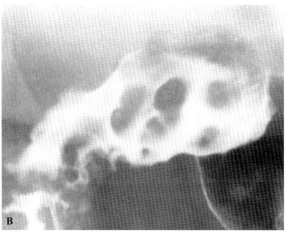

▲ 图 30-38　十二指肠炎

A. 十二指肠近端可见增厚，不规则皱襞。B. 另一例十二指肠球部有增厚的皱襞和黏膜结节

使用双对比技术，可显示十二指肠更细微的炎性征象。这种炎症可表现为黏膜表面结节或结节状皱襞，或球部黏膜表面的弥漫粗糙改变，透光区被充钡的沟槽包围，类似于胃小区结构[194-196]。采用双对比技术，也可以诊断糜烂性十二指肠炎，这种病变以前被认为只能由内镜医生诊断[6, 194, 196]。这些糜烂可在十二指肠球部发现，或较少情况下见于十二指肠降部。如同胃部情况，不完全的糜烂表现为十二指肠小的钡斑，而完全的或疣状糜烂表现为中央钡斑聚集，周围水肿黏膜形成的透明晕征环绕（图 30-40）[6, 194, 196]。在双对比研究中，由于十二指肠正常的黏膜小凹被误认为是不完全糜烂，可能偶尔会出现假阳性的影像学诊断（图 30-41）[197]。因此，只有在真正的疣状糜烂显示时，才能有把握地诊断十二指肠糜烂。

有些腹腔疾病（非热带口炎性腹泻）患者可能患有严重的十二指肠炎，有增厚的皱襞、结节状黏膜、溃疡或十二指肠降段狭窄[198, 199]。其他的可能有十二指肠球部小的（1～4mm）六边形充盈缺

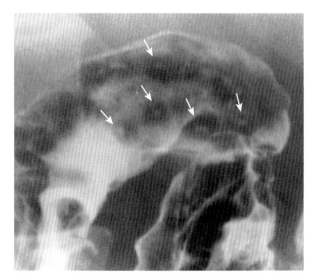

▲ 图 30-40　Erosive duodenitis
Varioliform erosions are seen in the duodenum as tiny flecks of barium surrounded by radiolucent mounds of edematous mucosa (*arrows*). (*From Levine MS, Rubesin SE, Herlinger H, et al: Double-contrast upper gastrointestinal examination: technique and interpretation. Radiology 168: 593–602, 1988.*)

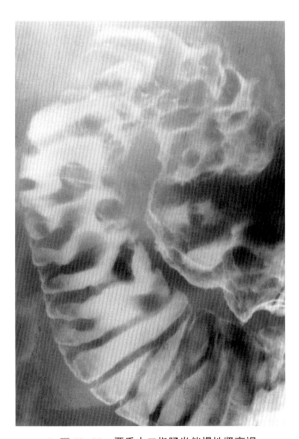

▲ 图 30-39　严重十二指肠炎伴慢性肾衰竭
十二指肠近端明显增厚、息肉样皱襞。这位患者正在接受慢性透析治疗肾衰竭［引自 Laufer I, Levine MS（eds）: Double Contrast Gastrointestinal Radiology, 2nd ed. Philadelphia, WB Saunders, 1992］

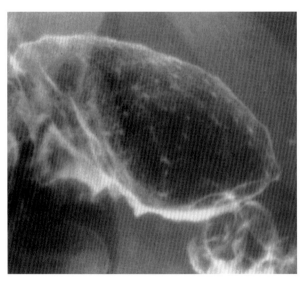

▲ 图 30-41　Mucosal pits simulating erosive duodenitis
Punctate collections of barium trapped in tiny epithelial pits can be mistaken for duodenal erosions. However, these collections are not surrounded by radiolucent mounds of edema. (*From Bova JG, Kamath V, Tio FO, et al: The normal mucosal surface pattern of the duodenal bulb: Radiologic-histologic correlation. AJR 145: 735–738, 1985.*)

陷，产生独特的马赛克图案或所谓的多泡征（图 30-42）[200]。与异位胃黏膜主要累及球部近幽门不同（见第 31 章），这些结节在球部分布更为弥散。多泡征或增厚的十二指肠皱襞的存在提示吸收不良患者可能患有腹腔疾病。确诊可能需要小肠灌肠或小肠活检（见第 43 章）。

十二指肠炎也可能由克罗恩病、腐蚀物摄入、辐射、5-FUDR 毒性，以及结核病和圆线虫病等感染过程引起。在本章的其他部分将讨论这些病症和它们的影像学征象。最后，十二指肠炎可能发生于累及胰头部的胰腺炎患者。在这种情况下，增厚的毛刺状十二指肠皱襞，合并十二指肠环变宽或十二指肠降支内侧受压，可能提示诊断（见第 34 章）。当潜在的胰腺炎被怀疑是这些表现的原因时，应该进行 CT 检查以得到更明确的诊断。

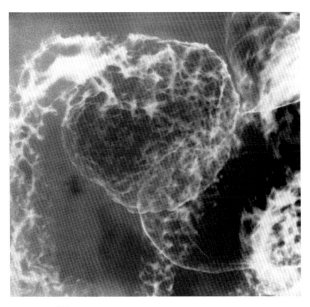

▲ 图 30-42　**Celiac disease with a bubbly bulb**
There are multiple hexagonal filling defects in the duodenal bulb and thickened, irregular folds in the descending duodenum caused by severe duodenitis in a patient with celiac disease. (*From Jones B, Bayless TM, Hamilton SR, et al: "Bubbly" duodenal bulb in celiac disease: Radiologic-pathologic correlation. AJR 142: 119–122, 1984.*)

第 31 章　胃与十二指肠良性肿瘤

Benign Tumors of the Stomach and Duodenum

Marc S. Levine　著

孙瑞佳　译　　唐磊　校

胃和十二指肠中 85%～90% 的肿瘤是良性的[1]。约 50% 为黏膜病变，50% 为黏膜下病变。良性肿瘤大多是由于其他原因在影像学或内镜检查中偶然发现的。然而，大的肿瘤或合并溃疡时偶尔可能引起腹痛或上消化道出血。根据其组织学特征，一些良性肿瘤也是有重要临床意义的，因为存在恶性肿瘤相关风险。胃和十二指肠息肉很少会在单对比钡剂检查中检出，使用双对比造影技术可以更好地发现这些病变。

一、黏膜病变

胃息肉约占胃内所有良性肿瘤的 50%。息肉在十二指肠中不常见[2]。过去，单对比钡剂检查很少发现胃息肉，报道的发生率只有 0.01%～0.05%[3]。然而，常规的双对比技术大大提高了检测胃息肉的能力，在双对比检查中报道的发生率为 1%～2%[4, 5]。大多数是小而无害的增生性息肉，但也有一些较大的腺瘤性息肉，可通过类似于结肠腺瘤癌恶变的顺序而恶性变性。这些息肉的大小和外观与内镜活检和切除的选择直接相关。因此，放射科医师在胃息肉的检测和后续的患者管理决策中起着重要的作用。

（一）增生性息肉

增生性息肉是胃内最常见的良性上皮肿瘤，占所有胃息肉的 75%～90%[6]。由于增生性息肉并非癌前病变，它们必须与腺瘤性息肉区分开来，腺瘤性息肉具有已知的恶变风险。尽管确诊需要组织学

标本，但在双对比钡餐检查中，增生性息肉具有典型的外观，通常无须内镜检查就能从腺瘤性息肉中鉴别出来。

1. 病理学

增生性息肉组织学上由细长的、囊状扩张的分枝状腺体结构组成[7, 8]。它们通常看起来像小的无蒂结节，有光滑的圆顶状轮廓。因为这些息肉有自限性生长模式，大多数小于 1cm[4, 8]。增生性息肉几乎从不发生恶变[8, 9]。然而，患者伴单发的、同时存在胃癌的风险增加。在不同的系列中，8%～28%的胃增生性息肉患者被发现同时患有胃癌[7, 9]。这种关联可能与潜在的萎缩性胃炎有关，后者易患息肉和癌症[8]。因此，增生性息肉的检测很重要，因为这些患者患胃癌的风险增加。

胃底腺息肉是增生性息肉的一种变种，起源于胃底和胃体的胃底腺黏膜[10]。它们在组织学上由囊状扩张的增生基底腺组成，没有恶变可能[11]。由于受影响的人几乎总是有多个（多达 50 个）胃息肉，这类疾病被称为胃底腺息肉病[11]。胃底腺息肉通常见于中年妇女[12]。胃底腺息肉病可作为一种独立的疾病在胃中发生，但也可在 40% 的家族性腺瘤性息肉综合征（FAPS）患者中发生（见第 61 章）[13]。因此，建议胃底腺息肉症患者行结肠镜检查，以确定是否有 FAPS 及是否需要结肠监测。

2. 临床表现

大多数增生性息肉很小（直径小于 1cm），在影像学及内镜检查中认为是良性的病变[4]。很少情况下息肉表面易碎或溃烂，引起上消化道出血，胃窦有蒂息肉可通过幽门脱出，引起胃出口间歇性阻

塞症状 [14]。

3.影像学表现

在双对比检查中,大多数胃增生性息肉呈光滑、无蒂、圆形或卵圆形结节,直径为 5～10mm [4, 8]。易发生于胃底或胃体多发病灶(图 31-1)[4]。当存在多个息肉时,其大小也趋于相似 [8]。

胃黏膜低垂侧表面的增生性息肉(后壁)在双对比检查中通常表现为钡池中光滑、充盈的圆形缺陷,而出现在非低垂侧表面(前壁)的息肉,由于息肉边缘与邻近黏膜之间存在钡的聚集(图 31-1A),因此出现了白色蚀刻的环状阴影(图 31-1A)。在非低垂侧或前壁息肉上的小钡滴或钟乳石样垂滴表现可被误认为是溃疡的中心区域(图 31-1B)[15],但这种钡滴在透视检查中是短暂存在的。偶尔,一个或多个钟乳石样垂滴可能是前壁增生性息肉的唯一迹象 [16]。在这种情况下,通过俯卧位压迫仔细检查相关区域,可能检出潜在的息肉。

虽然大多数增生性息肉小于 1cm,但有些非典型息肉可达 2～6cm,呈分叶状或带蒂状病变(图 31-2)[14, 17]。巨大的增生性息肉或增生性息肉团块

有时可被误认为息肉样胃癌(图 31-2B)[14, 17]。很少情况下,胃窦部有蒂增生性息肉可通过幽门脱出进入十二指肠,引起胃出口梗阻(图 31-3)[14]。

胃底腺息肉在双对比检查中表现为多个小的(直径小于 1cm)、圆形的结节,在胃底或胃体中与增生性息肉难以区分(图 31-4)[11, 12, 18]。在一些患者中,有胃底腺息肉的自发消退的报道 [12, 13, 18]。

4.鉴别诊断

在双对比检查中,表现为环状阴影的增生性息肉必须与低垂侧或后壁的浅溃疡,以及与非低垂侧或前壁的未充盈溃疡区分开来 [19]。然而,通过流动涂抹技术,低垂侧壁上的浅溃疡应该在仰卧位表现为钡充盈,而非低垂侧壁上的溃疡应该在俯卧位出现钡充盈。因此,通常可以通过双相检查来鉴别这些病变,包括流动涂抹技术和卧位压迫。

出现环状阴影的息肉还必须与由钙化(如静脉栓)或部分充盈对比剂(如含钡的结肠憩室)的引起的透明伪影区分开来。这种结构可以在单一视图上出现类似前壁息肉的外观(图 31-5A),但从其他投影角度得到的图像上很容易看出它们在胃外的

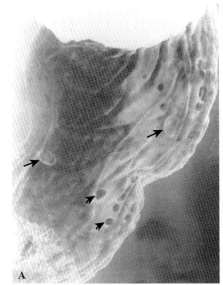
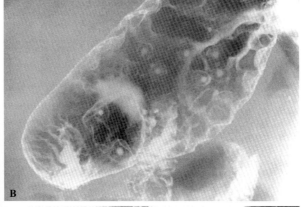
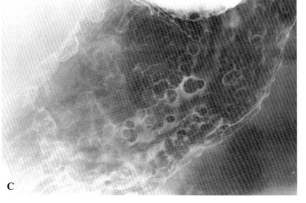

▲ 图 31-1 多发增生性息肉

A. 低垂侧或后壁息肉表现为钡池充盈缺损(小弯箭),非低垂侧或前壁息肉表现为白色蚀刻(直箭)。B. 本例患者有多个前壁息肉,内含悬吊的钡滴或钟乳石滴,可能误认为溃疡的中心区域。C. 胃内有无数增生性息肉 [图 B 引自 Laufer I, Levine MS(eds):Double Contrast Gastrointestinal Radiology,2nd ed.Philadelphia,WB Saunders,1992]

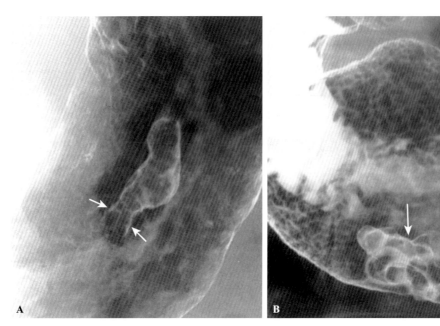

▲ 图 31-2　非典型增生性息肉

A. 胃内有长而有蒂的息肉。息肉有一个离散的柄（箭）。此患者患有恶性贫血。B. 另一位患者的胃窦可见一团增生性息肉（箭）。此病变呈分叶状，可误认为息肉样癌

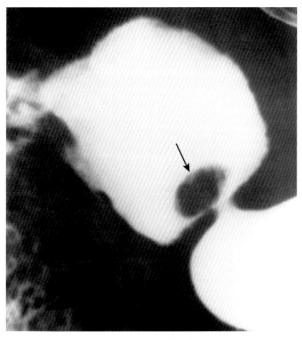

▲ 图 31-3　脱垂增生性息肉

此患者的有蒂息肉（箭）从胃窦部脱垂到十二指肠球

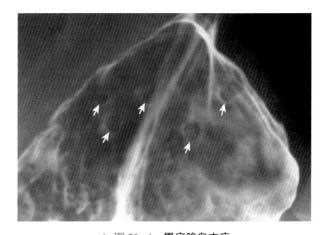

▲ 图 31-4　胃底腺息肉病

胃底多发微小息肉（箭）。这些病变没有恶性倾向，放射学上与增生性息肉无明显区别

位置（图 31-5B）。

　　增生性息肉呈分叶状，或大于 1cm，不能与腺瘤性息肉区分开来。少见情况下，巨大的增生性息肉或增生性息肉的大团块可疑似息肉样胃癌（图

31-2B）[14, 17]。因此，异常大的或分叶状的息肉应通过内镜检查和活检进行评估，必要时应切除以确诊。

　　胃多发增生性息肉的鉴别诊断包括多发腺瘤性息肉和息肉综合征累及胃。然而，腺瘤性息肉往往比大多数增生性息肉更大，数量较少，而且分叶更多。两种类型的息肉都可能同时发生在某些患者身上 [14]，但如果一个病变比另一个大得不成比例，则

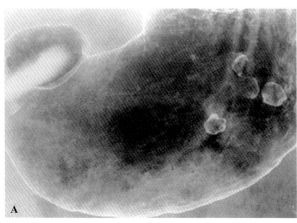
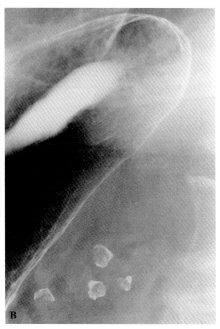

▲ 图 31-5　疑似胃增生性息肉的透明伪影
A. 胃体可见多发环状影。这些白色蚀刻影可以代表前壁的
增生性息肉。B. 侧面图显示胃后多发充满钡的结肠憩室［引
自 Laufer I，Levine MS（eds）：Double Contrast Gastrointestinal
Radiology，2nd ed.Philadelphia，WB Saunders，1992］

应怀疑是腺瘤性息肉[4]。如果在小肠或结肠中也存在多发息肉，则应怀疑为泛发性息肉综合征（见第61章）。

5. 治疗

几乎所有光滑的、无蒂且小于 1cm 为增生性息肉，没有恶变可能。因此，在双对比检查中检测到的小的、圆形或卵形的胃息肉应该被认为是无害的病变，无须进一步调查或治疗。然而，如果息肉呈分叶状或有蒂，或大于 1cm，或在后续的钡餐检查中增大，则应进行内镜活检或息肉切除术。

（二）腺瘤性息肉

腺瘤性息肉占所有胃息肉的比例不足 20%[4, 5, 9]。然而，这些息肉有重要临床意义，因为它们可能发生恶性变。因此，它们必须比胃部的增生性息肉更积极的治疗。

1. 病理学

腺瘤性息肉由异常增生的上皮组成。根据主要腺体结构，可分为管状、绒毛状或管状绒毛状腺瘤，绝大多数为管状或混合管状绒毛状腺瘤[7]。这些病变的恶变是通过与结肠相似的腺瘤 - 癌顺序发生的。切除的大于 2cm 的腺瘤息肉中几乎 50% 存在原位癌或浸润癌，但在较小的病变中很少发现恶性变化[7, 20]。与结肠一样，恶性肿瘤的风险主要取决于息肉的大小。然而，胃部腺癌的发病率是腺瘤性息肉的 30 倍，因此大多数胃癌被认为是原发的，而非源自先前存在的息肉[8, 9]。

腺瘤性息肉常继发于慢性萎缩性胃炎[21, 22]。由于萎缩性胃炎与胃癌的关系（见第 32 章），单独发生胃癌的风险可能大于腺瘤性息肉的恶变风险[8]。在胃腺瘤性息肉患者中，有 30%～40% 的患者被发现患有胃癌[8, 9]。因此，发现胃腺瘤性息肉时应同时仔细检查其他病变。

2. 临床表现

胃内腺瘤性息肉由于体积较大，比增生性息肉更容易出现症状。这些患者可能表现为上腹痛，腹胀，上消化道出血，或少见的胃出口梗阻的症状[23, 24]。

3. 影像学表现

大多数胃腺瘤性息肉在钡剂检查中大于 1cm[5, 9, 22]。通常以单发病灶出现，多见于胃窦（图 31-6）[8, 20]，但有时可发现多发腺瘤性息肉（图 31-7）。息肉可能是无蒂的或有蒂的，它们往往比增生性息肉分叶更明显（图 31-6 和图 31-7）。当病变有蒂时，正面可见内部环状阴影重叠在息肉的头部，产生墨西哥帽征，这种征象通常见于结肠有蒂息肉（图 31-6B）。很少情况下，带蒂的胃窦息肉通过幽门脱出，引起间歇性的胃出口梗阻[3]。

与增生性息肉一样，非低垂侧或前壁病变可

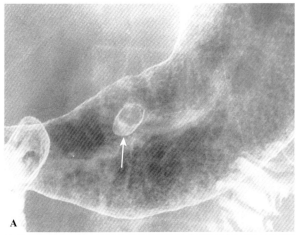

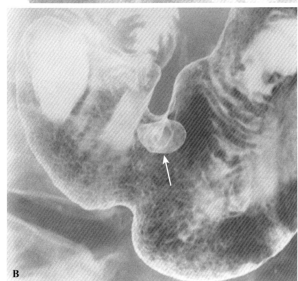

▲ 图 31-6 腺瘤性息肉

A. 无蒂息肉（箭）出现在胃窦。B. 另一名患者可见胃窦有蒂息肉（箭）。蒂部表现为重叠在息肉头部的内部环状阴影，形成墨西哥帽征（图 B 由 Dean D. Maglinte, MD Indianapolis 提供）

在双对比图上表现为白色蚀刻征。偶尔，悬垂钡滴（即钟乳石征）在这些非低垂侧性病变上可类似溃疡的外观[15]。然而，腺瘤性息肉很少发生溃疡。

4. 鉴别诊断

表面光滑、无蒂的胃腺瘤性息肉可能在钡餐检查上难以与增生性息肉区分。然而，大多数腺瘤性息肉大于 1cm，通常以单发病灶出现，而增生性息肉几乎总是小于 1cm，而且往往是多发的[4]。腺瘤性息肉是无蒂的，外形光滑，也可能被误认为是胃肠间质瘤（GIST）或其他黏膜下病变。最后，较大且分叶的腺瘤性息肉可能与息肉样胃癌难以区分（图 31-7）。腺瘤性息肉经常有一个或多个原位癌

或浸润癌的病灶，因此需要对这些病灶进行积极的处理。

5. 治疗

在钡剂检查中发现胃息肉时，如果病变具有腺瘤性息肉征象（大于 1cm，分叶或有蒂，或钡餐随访过程中增大），且活检标本证实存在腺瘤性息肉，则应切除，因为存在恶变的风险[25]。无论内镜检查结果如何，大于 2cm 的息肉都应该切除，因为它们更有可能是腺瘤性息肉，而且在这种大小的腺瘤性息肉中，恶性肿瘤的风险很高[3, 5, 9]。如果切除标本中存在浸润癌，可能需要胃楔形切除术或胃部分切除术[26]。和在结肠一样，治疗腺瘤性息肉时，应采取比增生性息肉更积极的方法，因为这些患者的癌症风险更高。

（三）十二指肠息肉

十二指肠息肉远不如胃息肉常见。在十二指肠

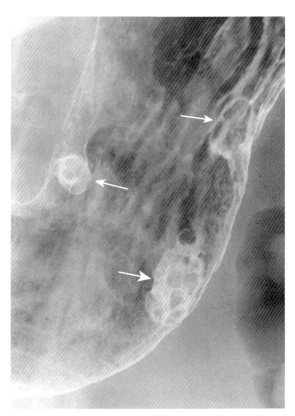

▲ 图 31-7 多发腺瘤性息肉

病变（大箭）比大多数增生性息肉（小箭）更大、分叶更明显。大弯侧远处病变与息肉样癌无法区分［引自 Laufer I, Levine MS（eds）：Double Contrast Gastrointestinal Radiology, 2nd ed.Philadelphia，WB Saunders，1992］

中很少发现增生性息肉，尽管它是胃息肉的主要组成部分。大多数十二指肠息肉是腺瘤性的[27]。由于这些息肉很少引起症状，通常在放射或内镜检查中偶然发现。然而，十二指肠息肉偶尔会引起轻度上消化道出血或梗阻性黄疸[28]。

1. 影像学表现

十二指肠息肉在钡剂检查中通常表现为位于十二指肠第一或第二段的平滑无蒂病变（图 31-8）。往往小于 2cm，但巨大的十二指肠息肉偶有报道[29]。大多数十二指肠息肉以单发病变形式出现，但多发腺瘤性、错构瘤性或炎性息肉可在十二指肠作为弥漫性息肉综合征的一部分被发现（见第 61 章）。

2. 鉴别诊断

十二指肠的无蒂息肉在钡剂检查中很难与良性肿瘤、良性腺错构瘤或其他黏膜下肿物区分开来，所以需要明确诊断时应进行内镜检查。有时，经幽门脱出的胃窦黏膜甚至有蒂的胃窦息肉可能被误认为十二指肠息肉样病变（图 31-9、图 31-3）。然而，

脱垂的胃窦黏膜通常表现为十二指肠球部的蘑菇状缺损。在其他患者中，在十二指肠第一和第二段之间的内侧部多余黏膜堆积可能导致明显的息肉样病变（图 31-10）。然而，这些弯曲的假病灶通常可以通过其特征位置和透视时可变的外观与真实息肉区分[30, 31]。

（四）绒毛状肿瘤

胃和十二指肠的腺瘤性息肉主要含有绒毛状成分，被称为绒毛状腺瘤、乳头状腺瘤、乳头状瘤或腺瘤性乳头状瘤[32]。然而，由于绒毛状肿瘤具有很高的恶性风险，因此这个词可能是最贴切的，因为它避免了良性的错误印象[33, 34]。

1. 病理学

胃和十二指肠的绒毛状肿瘤与结肠的非常相似，看起来像息肉样肿块，有许多叶状突起。它们通常以单发病灶出现，大小为 3～9cm，但据报道巨大的绒毛状肿瘤可达 15cm[34, 35]。绒毛状肿瘤由

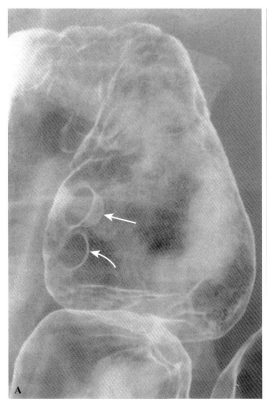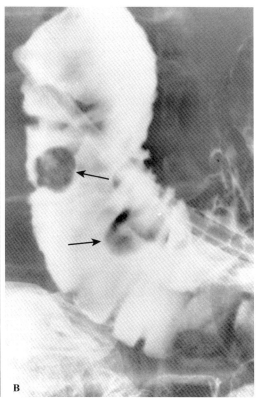

▲ 图 31-8　十二指肠息肉

A. 十二指肠球内有两个息肉。低处的息肉显示为环形阴影（弯箭），较高的息肉显示为帽状（直箭）。B. 另一位患者的十二指肠降段可见几个腺瘤性息肉（箭）。本检查采用十二指肠近端经管注钡的方法［图 A 引自 Laufer I, Levine MS（eds）: Double Contrast Gastrointestinal Radiology, 2nd ed. Philadelphia, WB Saunders, 1992］

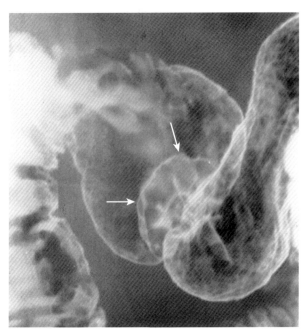

▲ 图 31-9　松弛的胃窦黏膜

脱垂的黏膜在十二指肠球部产生蘑菇状缺损（箭）。脱出的胃窦黏膜的特征外观和位置可与真正的息肉样病变区分开来［引自 Laufer I, Levine MS（eds）: Double Contrast Gastrointestinal Radiology, 2nd ed. Philadelphia, WB Saunders, 1992］

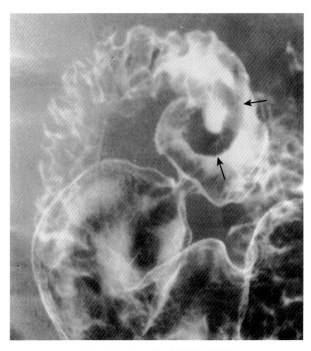

▲ 图 31-10　十二指肠假性粘连

十二指肠上曲的多余黏膜模拟十二指肠球部顶端的溃疡肿块（箭）。然而，这一表现的特征外观和位置应该表明为假病灶

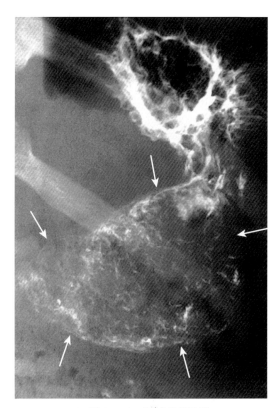

▲ 图 31-11　胃绒毛状肿瘤

胃窦巨大的绒毛状肿瘤（箭）由于在肿瘤的叶状突出物之间吸附了钡而具有典型的肥皂泡样外观。这种病变可能被误认为是胃石，但与胃石不同的是，它不随患者位置的变化而移动（由 Abraham Ghiatis, MD, San Antonio, TX 提供）

于质地柔软而很少引起胃出口梗阻。这些病变在胃中分布均匀，但十二指肠病变倾向于位于十二指肠降部，位于壶腹乳头附近 [33-35]。

　　胃和十二指肠的绒毛状肿瘤发生恶性变化的风险高于结肠的绒毛状肿瘤。恶性肿瘤的风险与病变的大小直接相关。在胃中，2~4cm 大小病变中有50% 会发生恶变，大于 4cm 病变中有 80% 会发生恶变。同样，十二指肠绒毛状肿瘤中 30%~60% 存在恶变，大于 4cm 的病变发生癌症的风险最高 [32, 33]。本章虽然将胃和十二指肠的绒毛状肿瘤归为良性肿瘤，但在实际应用中应将其归为恶性肿瘤。

　　2. 临床表现

　　胃和十二指肠有绒毛状肿瘤的患者多数年龄在50 岁以上。他们可能表现为上消化道出血的体征或症状，如黑粪、大便隐血阳性和缺铁性贫血 [33, 34]。由于十二指肠绒毛状肿瘤常位于输卵管乳头附近，一些患者可能会发展成阻塞性黄疸 [33, 34]。与结肠绒毛状肿瘤相反，胃和十二指肠绒毛状肿瘤很少引起腹泻或电解质消耗 [33, 34]。尽管胃和十二指肠病变具有与结肠相同的分泌功能，但小肠和大肠内液体和电解质的重新吸收明显防止了腹泻综合征的发生。

胃和十二指肠的绒毛状肿瘤由于恶性变性风险高，应切除。一些良性病变可以通过内镜切除，但那些包涵侵袭性癌的病变通常需要手术[32, 33, 35]。

3. 影像学表现

胃和十二指肠的绒毛肿瘤通常表现为息肉样肿块，大小为2～9cm[34-36]。病灶常呈网状或肥皂泡状，边缘呈锯齿状，有羽状缘，是由于钡在肿瘤叶状突起间的多个裂隙中存留而引起的（图31-11 和图31-12）[30, 36, 37]。因此，胃和十二指肠的绒毛肿瘤具有与结肠相同的影像学特征。

十二指肠的绒毛状肿瘤往往位于壶腹乳头附近（图31-12）[33-35]，偶尔也会发现接近十二指肠球部[38]。因为这些病变很容易被重叠的黏膜皱襞所掩盖，所以在需要在双对比检查中保证十二指肠扩张良好。低张十二指肠造影（静脉注射，胰高血糖素1mg）是一种特别有效的消除黏膜皱襞的技术，因此可以更好地观察壶腹周围十二指肠的细微病变

（图31-12B）[35, 37]。

4. 鉴别诊断

较大的胃石有时会表现为肥皂泡样外观，由于钡被困在胃石的空隙中，可出现类似于胃中的绒毛状肿瘤征象。然而，随着患者体位的变化，胃石的可自由活动的性质可提示正确的诊断。胃癌或十二指肠淋巴瘤也可表现为大的腔内肿块，但这些病变很少产生肥皂泡外观。

（五）息肉综合征

随着双对比造影和内镜检查的广泛应用，证实胃十二指肠受累于息肉综合征远比以前公认的更为常见（见第61章）。在FAPS患者中，发现胃腺瘤性息肉在胃或十二指肠特别重要，因为这些病变有恶性潜力，增加发展为胃或十二指肠癌的风险。因此，一些检查者认为应该对所有FAPS患者定期监测上消化道。其他涉及胃和十二指肠的息肉综合征包括黑斑息肉综合征、Cronkhite-Canada

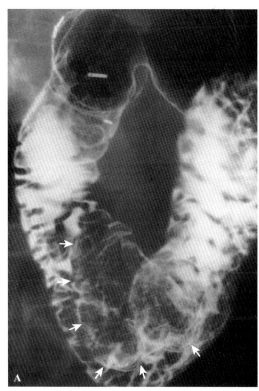
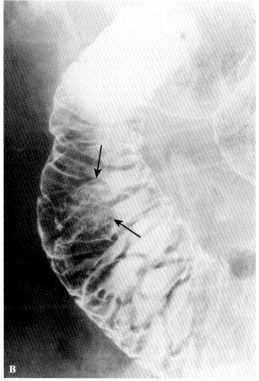

▲ 图31-12　十二指肠绒毛状肿瘤

A. 绒毛状肿瘤表现为息肉样肿块（箭），位于乳头下方。注意病变的特征性网状表面。B. 在另一个患者中，十二指肠降部扩张良好，可见一个更小的绒毛状肿瘤（箭）。同样，注意病变的网状表面［图A 引自 Laufer I, Levine MS（eds）: Double Contrast Gastrointestinal Radiology, 2nd ed. Philadelphia, WB Saunders, 1992 ］

综合征、少年息肉病和 Cowden 病（见第 61 章）。在 Cronkhite-Canada 综合征患者中，钡剂检查可能会发现，由于钡在微小的黏膜赘生物之间的滞留，胃部边缘有明显的须状影（图 31-13）[39]。当伴有特征性外胚层发现时，这种外观应高度提示 Cronkhite-Canada 综合征。

二、黏膜下病变

黏膜下和壁内的术语在本章中互换使用。然而，应该认识到所有的黏膜下病变都是壁内病变，但不是所有的壁内病变是黏膜下的，因为它们也可能来自固有肌层甚至浆膜下。这些间质病变约占胃或十二指肠所有良性肿瘤的 50%[2]。几乎 90% 是 GIST [40]。黏膜下其他病变包括平滑肌母细胞瘤、脂肪瘤、血管瘤、淋巴管瘤、血管球瘤、神经源性瘤、颗粒细胞瘤、炎性纤维息肉、异位胰腺、腺错构瘤和重复性囊肿。大多数良性黏膜下肿瘤是在手术或尸检中偶然发现的，但大的或溃疡的病变可能引起腹痛或上消化道出血。一些间质肿瘤是有临床意义的，因为增加了恶变的风险。黏膜下肿物在内镜下可能很难看到，因为覆盖的黏膜看起来是正常的。因此，钡餐检查对发现这些病灶特别有帮助。

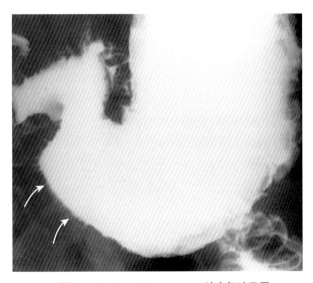

▲ 图 31-13　**Cronkhite-Canada 综合征涉及胃**
单对比图显示大弯侧呈须状影（箭），这是由于钡在微小的黏膜赘生物之间滞留造成的。这一表现是 Cronkhite-Canada 综合征累及胃的特征表现

（一）胃肠间质瘤

胃肠间质瘤（GIST）曾被认为是平滑肌肿瘤（平滑肌瘤和平滑肌肉瘤）的代表，但现在它们被认为起源于间质 Cajal 细胞，并以其独特的免疫组织化学表达 CD-117（也被称为 c-kit，一种具有酪氨酸激酶活性的细胞表面膜受体）为特征[41, 42]。在一项检查中，几乎所有以前被归类为平滑肌肿瘤的黏膜下肿物都被发现是 GIST，而只有食管黏膜下肿物中平滑肌瘤更为常见[42]。GIST 约占间质肿瘤的 90%，占胃和十二指肠所有良性肿瘤的 40%[1, 40, 43]。这些病变很重要，不仅因为它们可能引起症状，也因为一小部分被发现是恶性的。

1. 病理学

在组织学上，GIST 梭形细胞是由一束交叉的纺锤状细胞组成的，其典型的轮辐状模式将肿瘤与正常平滑肌区别开来[40, 44]。根据其生长模式，病变大体可见突出于胃腔内、胃外或所谓哑铃状[1]。约 80% 是胃内病变，仍然存在于壁内，但向腔内生长。另外 15% 是胃外病变，从胃向腹膜腔生长。剩下的 5% 是哑铃状病变，具有胃内和胃外两部分。

几乎所有的胃和十二指肠 GIST 都是单发病灶，但在 1%～2% 的患者中发现多发性肿瘤。胃和十二指肠的良性 GIST 大多 < 3cm，但有些患者可能有 25cm 的巨大病变[44]。当这些肿瘤增大时，它们往往缺乏血液供应，导致中央坏死和溃疡。在不同的报道中，超过 2cm 的 GIST 有 50%～70% 的比例出现黏膜溃疡[1, 45]。

约 90% 的胃 GIST 是良性病变。然而，根据组织病理学标准很难区分良恶性[46, 47]。最普遍接受的恶性肿瘤显微指标是肿瘤中有丝分裂活性程度。尽管如此，有丝分裂活性可能只在部分恶性 GIST 中增加[44]，因此随机活检标本或冷冻切片可能错误地提示良性病变。因此，恶性肿瘤的明确诊断最终取决于肿瘤的生物学行为和通过直接扩散、淋巴扩散或血行转移在胃外的侵袭性生长（见第 33 章）[43]。

2. 临床表现

良性胃和十二指肠 GIST 在男性和女性发生的概率大致相同。患者通常 50 岁以上[44]。大多数小于 3cm 病灶的患者无症状。随着肿瘤的扩大，病变

的溃疡可能会引起上腹痛或上消化道出血，表现为呕血、黑粪、大便隐血阳性或缺铁性贫血[43, 44]。偶尔，有蒂连接的胃窦可能会由于间歇性的胃出口梗阻而引起恶心和呕吐[48, 49]。

3. 影像学表现

大多数良性的 GIST 无法通过腹部影像学诊断出来，但胃内大的肿瘤偶尔可以表现为含气胃腔内的软组织块影[2]。罕见情况下，在腹部 X 线片、钡剂检查或 CT 可见到良性 GIST 有不规则条纹或斑点状钙化团块（图 31-14）[50, 51]。胃黏液腺癌也可能钙化，但这些病变中的钙化倾向于斑点状、颗粒状或细点状的外观（见第 32 章）[52]。左侧上象限钙化的鉴别诊断还包括肾上腺、肾或脾钙化病变。

在钡剂检查中，良性的黏膜下肿物通常以孤立的形式出现（图 31-15 和图 31-16）。这些肿瘤与胃肠道其他部位的壁内、黏膜外病变具有相同的影像学特征。从侧面观察，病变表面光滑，在双对比图像上表现为白色蚀刻，边缘与邻近的胃或十二指肠壁形成直角或略钝角（图 31-15A）。从正面观察，这些肿瘤的腔内表面有突兀、明确的边界（图 31-15B）。由于覆盖的黏膜通常是完整的，所以有时可以看到覆盖在这些病灶上的正常解剖结构。

胃 GIST 的大小不一，从数毫米的微小病变到巨大肿块[44]。直径大于 2cm 的肿瘤常伴有溃疡，表现为周围黏膜下肿物内一个中央充满钡的坑洞（图 31-16A）。由于其特征的外观，中央溃烂的 GIST 被描述为靶环征或牛眼征。偶尔，前壁的钡悬滴会类似溃疡的表现（图 31-15B），但在透视下，这种钟乳石征通常是可变化的短暂征象[15]。

因为 GIST 溃疡可以引起上消化道大出血，所以溃疡通常被认为是手术的适应证。然而，少见情况下，在保守使用抗分泌药物治疗的患者中，良性 GIST 的溃疡能完全愈合（图 31-16B），因此在手术禁忌时，药物治疗可能导致出血停止[53]。如有必要，还可以通过选择性栓塞供血血管来控制出血[54]。

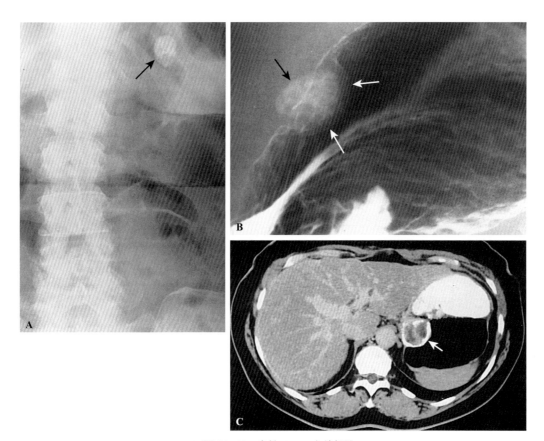

▲ 图 31-14　良性 GIST 合并钙化
A. 腹部 X 线片显示在左上象限有一团致密的钙化（箭）。B. 钡剂检查显示，钙化（黑箭）位于胃黏膜下层（白箭）内。手术时发现病变是良性的。C. 在另一病例中，CT 扫描显示周围钙化的良性胃肠间质瘤（箭）（C 由 Alec J. Megibow, MD, New York 提供）

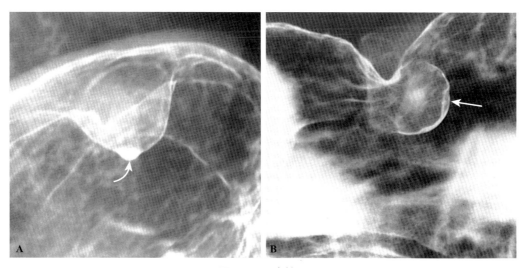

▲ 图 31-15　良性 GIST

A. 在胃底侧面可见黏膜下肿物。病灶边缘平滑，边缘轻微与邻近胃壁形成钝角。这张图是患者直立拍摄的，可见一钟乳石样钡悬滴（箭）从病灶的下表面垂下。B. 在另一名患者，胃内可见小的胃肠间质瘤（箭）。此病变也有典型的黏膜下肿块，边缘光滑，界限清楚。在它的表面可以看到一个悬挂的滴落的钟乳石样钡悬滴［引自 Laufer I，Levine MS（eds）：Double Contrast Gastrointestinal Radiology，2nd ed. Philadelphia，WB Saunders，1992］

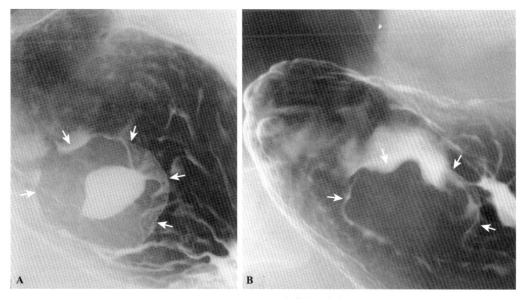

▲ 图 31-16　GIST 溃疡完全愈合

A. 初步检查显示，胃底有一较大的良性 GIST（箭），中央区域为溃疡，形成牛眼征。B. 3 年后的随访检查显示肿瘤内溃疡完全愈合（箭）（引自 O'Riordan D，Levine MS，Yeager BA：Complete healing of ulceration within a gastric leiomyoma. Gastrointest Radiol 10：47–49，1985）

虽然胃内大多数 GIST 具有典型的黏膜下外观，但从胃外生长的胃外肿瘤可能很难与外在的肿块病变区分开来。然而，在肿块的顶端有一个中央酒窝或毛刺样征象，应该提示是胃壁内的病变而不是外部病变[55]。这一区域的幔状改变可能是由于肿物的胃壁基部或蒂的牵拉造成的。少见情况下，带蒂的

GIST 脱入十二指肠导致胃 – 胃或胃十二指肠套叠（图 31-17）[48, 49]。

4. 鉴别诊断

胃 GIST 是胃和十二指肠最常见的良性肿瘤。然而，其他的壁内病变也可表现为孤立的黏膜下肿物。偶尔，脂肪瘤可以通过透视检查发现其大小和

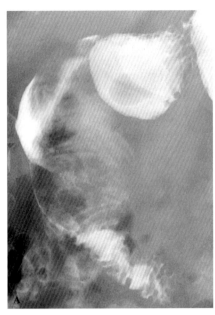
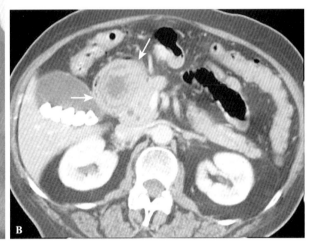

▲ 图 31-17　良性 GIST 伴胃十二指肠套叠

A. 一个大而光滑的肿块从十二指肠球部延伸至下行的十二指肠。注意特征性弹簧状肠套叠外观和远端胃窦的缩短。这个患者的胃有一个良性的 GIST，它通过幽门脱出，是此例胃十二指肠套叠的阻塞点。B. CT 扫描显示十二指肠降段有同心环（箭）的肠套叠靶征

形状的变化（见"脂肪瘤"），而异位胰腺可以通过其特征位置在远端胃窦大弯处得到诊断（见"异位胰腺"）。然而，大多数情况下，这些黏膜下病变不能通过影像学标准区分。

中央坏死的 GIST 在正面观时显示典型的靶心或牛眼征象。虽然胃或十二指肠中一个单发的牛眼病变最有可能代表溃疡性 GIST 或胃溃疡性胃炎，但其他良性间叶肿瘤的溃疡可产生相似的征象。与此相反，多发牛眼病变应提示恶性肿瘤，如转移性疾病或淋巴瘤，因为胃或十二指肠的 GIST 很少多发[1]。

胃窦或十二指肠溃疡周围有透光水肿隆起，可疑似溃疡性 GIST。相反，溃疡性 GIST 可能错误地提示胃或十二指肠溃疡。然而，良性 GIST 通常有截然的边界，而胃或十二指肠溃疡周围的水肿丘往往有一个更平缓的过渡。

胃外肿块累及胃壁，特别是胰腺假囊肿或其他压迫胃的胰腺病变，在钡餐检查中通常难以与 GIST 区分。增大的肝脏、脾脏、肾脏或其他腹部肿块压迫胃时可能产生相似的征象。值得注意的是，在肿块的顶端有一个中央凹陷或尖刺，这意味着怀疑有胃外肿块是起源于胃壁，如 GIST[55]。当怀疑胃外生性肿物时，超声、CT 和磁共振成像（MRI）检查可能有助于正确诊断。

5. 治疗

在胃或十二指肠钡剂检查中发现的无症状的小的黏膜下肿物，可能不需要内镜或手术干预，仅保守随访，因为大多数病变是良性的。在这种情况下，可以每隔一年进行一次钡剂或内镜检查，以确定肿瘤没有扩大。然而，溃疡性病变或大于 2cm 的病变可能需要切除，因为此类恶性风险增加，而且根据组织病理学标准很难区分良恶性[1, 41, 43]。根据病灶的大小，可以摘除、局部切除，必要时可行胃部分切除术或十二指肠切除术[43, 44]。病变较为严重的患者可通过酪氨酸激酶抑制药伊马替尼（Gleevec）辅助治疗来降低肿瘤复发风险[56]。

（二）平滑肌母细胞瘤

平滑肌母细胞瘤是一种少见的平滑肌肿瘤，主要发生在胃。偶见发生在小肠、腹膜后和子宫的报道[57]。平滑肌母细胞瘤在组织学上与 GIST 不同，但大体形态学表现几乎相同[44]。与 GIST 一样，平滑肌母细胞瘤有重要临床意义，因为在这些病变中存在恶性风险。

1. 病理学

平滑肌母细胞瘤组织学上由圆形、多角形或上皮样细胞组成，其细胞核偏心，核周空泡化，有透明或嗜酸细胞质[57-59]。鉴于其组织学表现，这些肿瘤也被称为上皮样平滑肌瘤[58, 59]。大多数平滑肌母细胞瘤是良性病变，但约 10% 的患者发生肝脏或其他部位转移[60]。与 GIST 一样，恶性病变在显微镜下检查时通常会增加有丝分裂活性[58]。大小也是预测生物学行为的一个重要因素，因为转移很少发生在病灶小于 6cm 的情况[58]。然而，一些作者认为所有的平滑肌母细胞瘤都应该切除，因为用组织病理学标准区分良恶性比较困难[57, 59]。

平滑肌母细胞瘤常发生于胃单发病变，通常发生在胃窦，但也有多发肿瘤的报道[58, 61]。与 GIST 一样，大多数病变表现为黏膜下肿物，通常伴有中央坏死和溃疡[60, 61]。偶尔可见胃外生长[61]。

2. 临床表现

与平滑肌瘤相反，平滑肌肉瘤在男性比在女性更常见[60, 61]。这些患者可能无症状或伴有疼痛、呕吐、上消化道出血或触及腹部肿块[57, 60, 61]。罕见情况下，巨大的腹外平滑肌母细胞瘤可能突然破裂进入腹膜腔，导致灾难性的腹腔出血[62]。

3. 影像学表现

胃平滑肌母细胞瘤在钡剂检查中与胃肠间质瘤无法区分。大部分为平滑的黏膜下肿物，通常包含溃疡中心区域（图 31-18）[61]。一些胃内病变可以

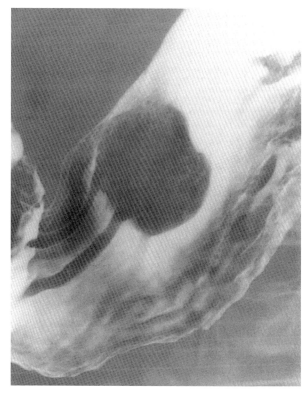

▲ 图 31-18　胃平滑肌母细胞瘤
胃内可见一个大的黏膜下肿物。这种病变与良性病变没有区别

有蒂，而胃外病变可能被误认为是累及胃的外周肿块（图 31-19A）[61]。胃外生性平滑肌母细胞瘤发生囊变后，偶尔在 CT 上表现为靠近胃的囊性肿块（图 31-19B）[63, 64]。少见情况下，CT 可显示肿瘤内的钙化区域[64]。这些病变的鉴别诊断在前一节的

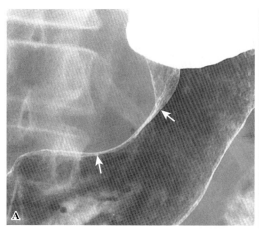

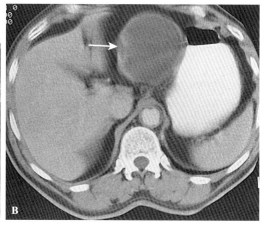

▲ 图 31-19　腹外平滑肌母细胞瘤
A. 钡剂检查显示在胃小弯处有平滑的外观（箭）。B. CT 扫描显示毗邻胃可见一个平滑的、界限明确的囊性肿块（箭）。在手术中，这个患者被发现有一个胃外平滑肌母细胞瘤与囊变性的肿瘤（由 Kyunghee C. Cho，MD，Newark，NJ 提供）

GIST 中详细讨论。

（三）脂肪瘤

胃脂肪瘤是一种罕见的肿瘤，仅占胃肠道脂肪瘤的 5% 左右，占所有胃肿瘤的不到 1%[65]。十二指肠脂肪瘤更为罕见。这些病变大多是在钡剂检查、内镜检查或尸检中偶然发现的。到目前为止，还没有胃肠道脂肪瘤发生恶性变性的报道。偶尔大的或溃疡病变可能引起梗阻或出血。钡剂检查很难将脂肪瘤与胃或十二指肠黏膜下肿物区分开来，CT 则可较好地区分。

1. 病理学

脂肪瘤由成熟的脂肪细胞组成，被纤维包膜包围。它们往往以单发病灶出现，通常发生在胃窦[66-68]。约 95% 为胃黏膜下病变，并向内腔生长，而剩下的 5% 是腹外病变，在浆膜下发生并向胃外生长[66]。随着脂肪瘤的扩大，它们可能会发展出由上覆黏膜的压力性坏死引起的中央溃疡[67]。

2. 临床表现

小的脂肪瘤通常不会引起任何症状，但较大的病变可能发生溃疡，引起腹痛或上消化道出血[66, 67, 69]。少见有蒂的胃窦脂肪瘤，通过幽门脱出可引起间歇性胃出口梗阻和反复的恶心和呕吐[66]。无症状患者的小脂肪瘤无须手术，随访即可。然而，引起症状的较大的病变应该切除[67]。

3. 影像学表现

钡剂检查典型表现为黏膜下平滑肿物或中央溃疡的牛眼病变，与胃肠间质瘤或其他间叶源性肿瘤无明显区别（图 31-20A）[68]。大多数胃脂肪瘤为发生在胃窦的孤立病灶[66-68]，但胃或十二指肠偶可见多发病灶[70]。由于脂肪瘤较为柔软，如果病变在透视下大小和形态可变（图 31-20B）[70]，就可以提出正确的诊断。很少情况下，带蒂的胃窦脂肪瘤可通过幽门脱出进入十二指肠，可作为胃十二指肠肠套叠的关键鉴别点[68]。

CT 对胃肠道脂肪瘤的诊断具有重要价值[71-75]。这些病灶在 CT 上表现为均匀脂肪密度的边界清楚的病灶，密度为 70～120HU（图 31-20C）[71, 74]。偶尔，CT 可显示肿瘤内软组织密度或溃疡线状影[68, 74]。因此，应该认识到这些发现可以发生在良性脂肪瘤，而非脂肪肉瘤的征象，后者在胃肠道极为罕见。当胃或十二指肠脂肪瘤通过 CT 明确诊断时，可以避免不必要的内镜检查或手术。

（四）血管瘤

血管瘤占胃内所有良性肿瘤的不到 2%。它们在十二指肠中更为罕见。病变可分为由许多微小血管结构构成的毛细血管瘤，也可分为由大血管间隙构成的海绵状血管瘤或内皮组织排列的窦样血管瘤。目前尚不清楚这些病变是先天异常还是能够自主生长的真性肿瘤。它们往往以单发病灶出现，但在血管瘤患者的胃、小肠和结肠中可能存在多发血管瘤。有时，胃肠道血管瘤与皮肤毛细血管扩张有关[76]。

虽然在胃肠道血管瘤中很少发现肉瘤样改变，但这些富血管病变是危险的，因为有上消化道大出血的危险。内镜检查典型表现为黏膜下蓝黑色病灶。手术切除通常是有疗效的。

影像学表现

胃中的血管瘤在钡剂检查中表现为平滑的黏膜下肿物，与黏膜囊肿或其他间质肿瘤没有区别[76]。然而，病灶内出现静脉血栓实际上是血管瘤的一种病因[77]。在腹部 X 线片上偶尔可见到这样的静脉血栓，它们与胃的密切关系可能在钡剂检查或 CT 上得到证实[77]。皮肤上存在其他血管瘤也可提示正确的诊断。

（五）淋巴管瘤

淋巴管瘤是罕见的胃和十二指肠良性肿瘤[78]。这些病变在组织学上由环绕良性内皮细胞的不规则扩张的淋巴管组成。淋巴管瘤被认为是由隔离的淋巴管组织引起的发育畸形[78]。由于液体的逐渐积累，它们通常有囊状外观。

虽然淋巴管瘤可能发生在身体的任何地方，但很少影响胃肠道。这些病变通常在无症状的患者中偶然发现。然而，有时它们大到足以引起梗阻或肠套叠[78]。引起症状的胃或十二指肠淋巴管瘤应该切除。

影像学表现

在钡剂检查中，淋巴管瘤可能表现为平坦的壁

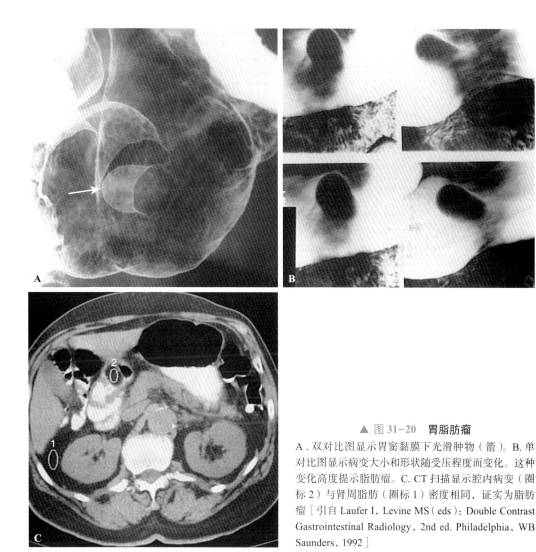

▲ 图 31-20　胃脂肪瘤

A．双对比图显示胃窦黏膜下光滑肿物（箭）。B. 单对比图显示病变大小和形状随受压程度而变化。这种变化高度提示脂肪瘤。C. CT 扫描显示腔内病变（圈标 2）与肾周脂肪（圈标 1）密度相同，证实为脂肪瘤［引自 Laufer I, Levine MS（eds）: Double Contrast Gastrointestinal Radiology, 2nd ed. Philadelphia, WB Saunders, 1992］

内肿块，与胃和十二指肠的 GIST 或其他良性间叶源性肿瘤没有区别[78]。由于其囊性性质，这些病变在透视下可能是易变形的，偶尔可见到在人工压迫下改变形状[78]。然而，胃和十二指肠脂肪瘤可能产生相同的表现。

（六）血管球瘤

血管球瘤来自于血管球体，这是一种特殊的动静脉通路，可以调节皮肤的温度。由于血管球体在甲床和指尖、脚趾的趾垫中特别丰富，所以血管球肿瘤通常位于甲下。少见情况下，胃也可发生血管球瘤[79-81]。

大多数胃血管球瘤患者无症状。然而，肿瘤溃疡可能导致上消化道出血[79, 81]。局部切除通常可以根治，但这些富含细胞的病变在手术冰冻切片可能表现出恶性征象，所以有时会导致不必要的广泛切除[79, 80]。

影像学表现

胃内的血管球瘤通常是胃窦的单发病灶，大小为 1～4cm[80]。这些肿瘤在钡剂检查中表现为平滑的黏膜下肿物（有或无溃疡），与胃 GIST 或其他间叶源性肿瘤没有区别（图 31-21）[82]。偶尔，血管球瘤中有细小的钙化点[79]。这些肿瘤也具较软，因此在透视下，由于它们大小和形状可变，可能被误诊为脂肪瘤[82]。

（七）神经源性肿瘤

神经源性肿瘤占胃良性肿瘤的 5%～10%[1]。大多数

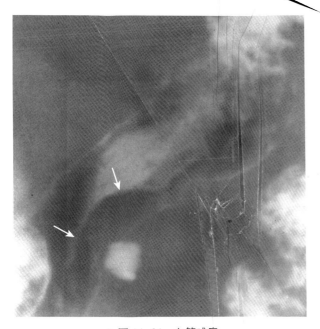

▲ 图 31-21　血管球瘤

可以看到在胃窦大弯黏膜下溃疡（箭）型肿物。这种病变与胃里其他更常见的间叶源性肿瘤是无法区分的（由 Bruce Knox, MD, Norfolk, VA 提供）

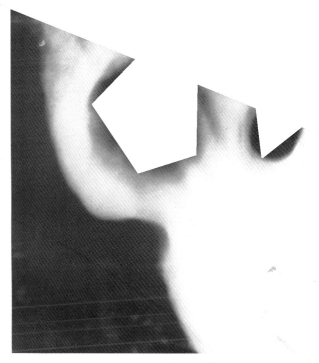

▲ 图 31-22　胃神经纤维瘤

胃窦可见溃疡性黏膜下肿物。这个病灶与伴溃疡的 GIST 没有区别（由 Sat Somers, MD, Ontario, Canada 提供）

是神经鞘瘤（schwannomas, neuromas, neurilemmomas）。肿瘤由施万细胞组成，细胞核细长，呈栅栏状排列。当供血不足时，这些肿瘤可能发生中央坏死和溃疡，导致胃肠道出血。大多数神经鞘瘤是良性的，偶尔见有肉瘤样变的报道[1]。

　　神经纤维瘤是胃中其他不太常见的神经源性肿瘤。这些肿瘤来自于 Auerbach 肠肌丛的交感神经或者少见情况下来自 Meissner 神经丛[83]。胃神经纤维瘤多是在手术或尸检中偶发的小病变。然而，这些肿瘤偶尔会引起上腹痛、恶心、呕吐或上消化道出血[83]。它们往往是孤立性病变，但神经纤维瘤病（von Recklinghausen 病）患者的胃和十二指肠可能存在多个神经纤维瘤[84, 85]。这种情况的特点是皮肤、颅内或椎管内神经纤维瘤，皮肤色素沉着，骨异常，以及其他先天性畸形。胃中约 10% 的神经纤维瘤最终会发生恶变[83]。在神经纤维瘤病相关病变中，恶变的风险似乎最大。

　　影像学表现

　　胃内神经肿瘤在钡剂检查中通常表现为孤立的黏膜下肿块（有或无溃疡形成），与良性 GIST 或其他间叶源性肿瘤没有区别（图 31-22）。然而，一些

胃外生病变可能从胃向外生长，呈分叶状向腹膜腔突出[83]。另外也可呈沙漏形或哑铃形[83]。尽管是罕见病变，当合并皮肤神经纤维瘤或其他神经纤维瘤病，且在胃和十二指肠中发现多个黏膜下肿块时，应鉴别胃和十二指肠神经纤维瘤（图 31-23）。

（八）颗粒细胞瘤

　　颗粒细胞肿瘤是罕见的良性肿瘤，主要发生在皮肤、舌头、乳房和皮下组织[86]。这些肿瘤最初被称为颗粒细胞肌母细胞瘤，但随后的组织化学和电镜数据表明它们具有神经分化，来源于施万细胞[87]。病变组织学上由含有嗜酸性颗粒状细胞质的多角形肿瘤细胞组成[87]。约 7% 的颗粒细胞肿瘤位于胃肠道，包括食管、胃、结肠、阑尾和胆道[88]。胃的颗粒细胞肿瘤通常在手术或尸检中意外发现。然而，溃疡性病变偶尔会引起上腹痛或上消化道出血[89]。手术切除可获得根治。

　　影像学表现

　　胃的颗粒细胞肿瘤通常以黏膜下孤立肿块的形式出现，大小为 0.5~2.5cm[89]。偶尔可在胃中发现

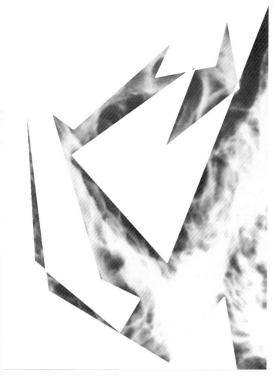

▲ 图 31-23　一例神经纤维瘤患者的十二指肠神经纤维瘤

十二指肠的第一和第二段有多个黏膜下肿物。这个患者也有皮肤神经纤维瘤和其他的神经纤维瘤病的特征（由 Seth N. Glick，MD，Philadelphia 提供）

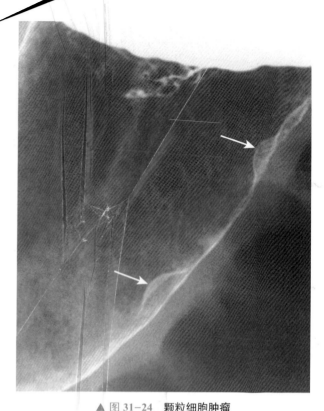

▲ 图 31-24　颗粒细胞肿瘤

胃大弯处几个黏膜下小结节（箭）。患者舌部也有多发的颗粒细胞瘤

多发颗粒细胞肿瘤（图 31-24）[90]。尽管颗粒细胞肿瘤很罕见，但如果在胃中发现了一个或多个黏膜下病变，且患者皮肤、舌头或乳房有相关病变，就应该怀疑颗粒细胞肿瘤。

（九）炎性纤维息肉

炎性纤维息肉是一种罕见的黏膜下病变，组织学特征为纤维组织和血管的螺旋状排列，伴有高比例的嗜酸性粒细胞炎性浸润[91]。这些病变往往发生在胃，但也发现在小肠和结肠。鉴于这些组织学表现，炎性纤维息肉也被称为伴有嗜酸性细胞浸润的嗜酸性肉芽肿和纤维瘤[92]。然而，炎性纤维样息肉与肺或骨的嗜酸性肉芽肿无关，后者主要由组织细胞而非成纤维细胞组成。这些病变与周围嗜酸性粒细胞无关，嗜酸性粒细胞性胃肠道炎也是如此，它是一种单独的、更加弥漫的疾病。

尽管发病机制尚不确定，但已有推测炎性纤维息肉有过敏性或炎性来源，因此不是真正的肿瘤。

一种理论认为，黏膜局部的断裂会刺激邻近黏膜下层的炎症反应，结缔组织以息肉样肿块的形式增生。无论起源如何，炎性纤维息肉都是良性病变，没有任何已知的恶变风险。

1. 临床表现

大多数炎性纤维息肉患者无症状，但有些患者可能由于浅表溃疡形成而出现上腹痛或上消化道出血[91]。罕见情况下，胃窦远端带蒂息肉可引起间歇性胃出口梗阻[91]。

2. 影像学表现

胃中的炎性纤维息肉通常位于胃窦，为 1~5cm 大小的单发病变[93, 94]。在钡剂检查中可见到的病变多是无蒂息肉，少见情况下也可能是有蒂息肉，息肉呈光滑或微分叶状（图 31-25）[93, 94]。因此，它们可能与胃内腺瘤性息肉难以区别。其他具有黏膜下外观的炎性纤维息肉可能与 GIST 难以区分[94]。当这些病变有蒂时，可能偶尔通过幽门脱出，导致胃出口梗阻。少数炎性纤维息肉较大或分叶明显，与息肉样胃癌的表现相似[91]。

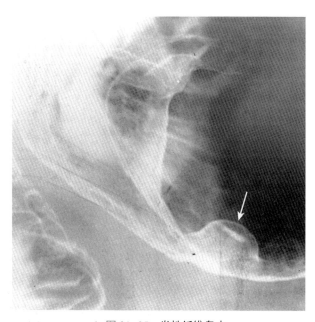

▲ 图 31-25　炎性纤维息肉

胃窦大弯处可见无蒂的浅分叶息肉（箭）。此病变与胃腺瘤性息肉难以区分

（十）异位胰腺

尽管不是真正的肿瘤，异位胰腺也包括在本章中，因为它们属于黏膜下病变，难以与胃和十二指肠的 GIST 或其他间叶肿瘤鉴别。多数异位胰腺是在因其他原因就诊时偶然发现的。然而，如果这些病变引起症状，或者在影像学或内镜检查中不能排除肿瘤可能，则可能需要手术切除。

1. 病理学

异位胰腺组织可由所有胰腺成分组成，包括腺泡、导管和胰岛细胞，但在这些病变中，导管结构的排列比正常胰腺组织更为杂乱。异位胰腺被认为是由于胚胎发育异常导致的，在胚胎发育过程中，胰腺的腹侧或背侧的胰脏前侧被植入肠壁[95]。这些原始上皮芽可能与成熟的腺体组织经历的分化程度不同。腺肌症这个术语被用来描述病变的一系列组织学改变，从未分化的腺上皮到分化良好的胰腺组织[96]。由低分化腺泡和导管结构构成的病变称为腺肌瘤，而分化良好的胰腺组织结节被称为异位、异常或畸变的胰腺[96]。

异位胰腺可发生在整个胃肠道，但约 80% 位于胃、十二指肠，或近端空肠[97]。偶尔在胆囊、胆道树、肝脏、脾脏、网膜、肠系膜、阑尾或纵隔发

生，甚至在梅克尔憩室也能发现这种异常[98]。

2. 临床表现

大多数胃或十二指肠异位胰腺患者是无症状的，但有些患者可能表现为上腹痛或上消化道出血[99, 100]。有推测是由于胰腺分泌物刺激邻近的胃黏膜或十二指肠黏膜溃疡而引起的并发症[95]。偶尔，幽门附近出现的病变可引起胃出口梗阻[101]。罕见情况下，异位胰腺会发展成影响正常胰腺组织的疾病，包括胰腺炎、假囊肿和良性或恶性胰腺肿瘤[102]。由于上消化道症状更有可能是由消化性溃疡或其他不相关的疾病引起的，如果没有对整个胃和十二指肠进行仔细的影像学或内镜检查，这种异常不应该被认为是患者症状的来源。异位胰腺只有在患者有症状或肿瘤不能排除的情况下才能切除。

3. 影像学表现

胃和十二指肠异位胰腺在钡剂检查中通常表现为平滑的、宽基底的黏膜下肿物，与良性 GIST 或其他间叶肿瘤非常相似（图 31-26）[95, 97, 103, 104]。它们几乎总是以单发病灶出现，大小为 1～3cm[104]。胃的异位胰腺多位于离幽门 1～6cm 的远端胃窦大弯处（图 31-26）[103, 104]，而十二指肠病变多见于十二指肠球部与乳头壶腹之间的近端十二指肠。

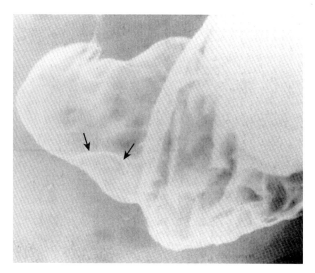

▲ 图 31-26　异位胰腺

病灶以黏膜下孤立团块（箭）的形式出现在远端胃窦的大弯处。这是异位胰腺的好发位置［引自 Laufer I, Levine MS（eds）: Double Contrast Gastrointestinal Radiology, 2nd ed. Philadelphia, WB Saunders, 1992］

胃和十二指肠异位胰腺常见中央脐凹，代表原始导管系统的开口[103, 104]。在约 50% 的患者中，这个孔表现为中央集钡，直径 1～5mm，深度 5～10mm[103]。正面观察时，这些脐凹状改变具有典型的类似 GIST 溃疡或其他间叶肿瘤的牛眼征。少见情况下，钡可能回流到导管内部，形成微小的棒状陷窝，这个征象是异位胰腺的特异性表现[95]。

4. 鉴别诊断

在离幽门 1～6cm 远端胃窦大弯处出现伴中央脐凹的黏膜下肿块，应高度提示异位胰腺。大弯侧 GIST 可能会产生类似的表现，但这些病变通常伴发溃疡，而且它们在胃中的位置更加多变。其他情况如转移性疾病和淋巴瘤也可能表现为牛眼病变，但这些患者通常在胃和十二指肠有多处病变，而异位胰腺几乎总是以单发病变出现。罕见情况下，异位胰腺可在胃的其他部位发生，较大或较多分叶，可能与胃的良或恶性肿瘤难以区分[105]。如果影像学检查结果模棱两可，应进行内镜检查和活检以做出更明确的诊断。

（十一）十二指肠腺增生（Brunner 腺错构瘤）

十二指肠腺通常分泌碱性黏液，保护黏膜免受酸性胃液进入十二指肠的损害。因此，十二指肠腺增生被认为是由于胃酸分泌过多引起的[106]。然而，胃病患者中仅有不到 50% 的人存在高氯酸盐[107]，因此，胃酸过多与十二指肠腺增生之间的因果关系尚未得到证实。

1. 病理学

十二指肠腺增生主要表现为分布在十二指肠近端弥漫增大的十二指肠腺或单个腺体的肿块样增大。在过去，单发病灶被称为十二指肠腺瘤[108, 109]。然而，这些病变的病理检查显示由导管、腺泡、平滑肌和脂肪组织的密集混合物并没有细胞异型性的证据，所以许多学者认为这些病变应该被归类为错构瘤而不是真正的肿瘤[110, 111]。在这些增大腺体中没有恶变证据的支持下，肿瘤起源于错构组织。然而，十二指肠腺增生有重要的临床意义，因为在放射学或内镜检查中它们可能被误认为是肿瘤病变，而且可能偶尔引起症状。

2. 临床表现

除了与十二指肠溃疡和胃分泌过多有关外[106]，十二指肠腺的弥漫增生并无临床意义。与此相反，孤立的十二指肠腺增生偶尔会由于表层黏膜的溃疡而引起阻塞性症状、上腹痛或上消化道出血[108, 111, 112]。虽然弥漫型的十二指肠腺增生不需要特殊治疗，但如果单发病灶引起症状或病理诊断有疑问，应手术切除[111]。如果病灶小或有蒂，内镜下息肉切除术是可行的，但较大的病灶可能需要手术[111, 112]。

3. 影像学表现

在钡剂检查中，可见十二指肠近端多发圆形小结节，呈典型的鹅卵石状或瑞士奶酪征（图 31-27A）[113, 114]。十二指肠球部结节病变较为集中，十二指肠降部结节则较少，病变与腺体正常解剖分布一致[113]。在结节中偶尔可见到中心钡斑。推测这些病变代表了上皮再生不同时期的十二指肠慢性侵蚀[115]。

深部腺错构瘤可表现为一个或多个黏膜下层或无蒂病变，大小为数毫米到数厘米（图 31-27B）[109, 111, 113, 114, 116, 117]。有些巨大的腺错构瘤患者十二指肠可能存在较大的息肉样缺损（图 31-27C）[118]。另因并发十二指肠炎，腺肿大的患者十二指肠近端可能明显增厚，伴不规则皱襞（图 31-27D）[117]。少见情况下，大的壁内肿块可能引起十二指肠机械梗阻，或者作为十二指肠肠套叠的阻塞点[111, 116, 119]。

4. 鉴别诊断

十二指肠腺弥漫性增生的鉴别诊断包括各种息肉综合征、良性淋巴样增生、胃黏膜异位、结节性十二指肠炎。虽然息肉综合征可表现为十二指肠多发圆形结节，但这些患者几乎都有广泛性肠息肉病，而十二指肠腺增生仅局限于十二指肠。同样，良性淋巴样增生的特征是十二指肠球部和十二指肠近端多个小结节（图 31-28）[120]。然而，这些患者经常有小肠或结肠的广泛性淋巴样增生。与十二指肠腺不同的是，十二指肠异位胃黏膜的特征是 1～5mm 的角化或多边形结节或斑块，这些结节或斑块往往聚集在十二指肠球部附近（图 31-29）[121, 122]。最后，结节性十二指肠炎可表现为增厚的结节样皱

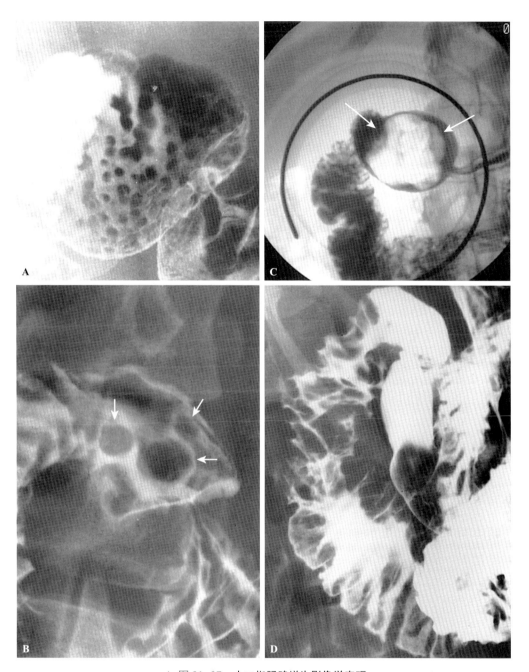

▲ 图 31-27　十二指肠腺增生影像学表现

A. 十二指肠腺增生表现，弥漫性十二指肠腺增生患者十二指肠球部可见多发微小圆形结节。B. 本例患者十二指肠有多个 Brunner 腺错构瘤，表现为球部黏膜下肿物（箭）。C. 另一例巨大的十二指肠腺增生，十二指肠球部可见大的息肉样缺损（箭）。D. 第四例，伴十二指肠炎的十二指肠腺增大，十二指肠降段皱襞明显增厚，排列紊乱［图 A 引自 Laufer I, Levine MS（eds）: Double Contrast Gastrointestinal Radiology, 2nd ed. Philadelphia, WB Saunders, 1992；图 C 由 Jackie Brown, MD, Vancouver, Canada 提供；图 D 由 Dean D. T. Maglinte, MD, Indianapolis 提供］

襞，类似于增生性十二指肠腺。然而，结节状皱襞倾向于在十二指肠炎中合并，而增大的十二指肠腺有更多的离散边界。

孤立的 Brunner 腺错构瘤很难与十二指肠的其他息肉样病变区分开来。根据其外观，它们可以类似于黏膜病变，如腺瘤性息肉或黏膜下病变，如良性 GIST。有时，十二指肠球部的胃黏膜脱垂也可能产生类似的外观。然而，脱垂的黏膜通常是球底部的蘑菇状缺损，在透视检查中是暂时性发现（图 31-9）。罕见情况下，胃窦有蒂息肉脱垂到十二指

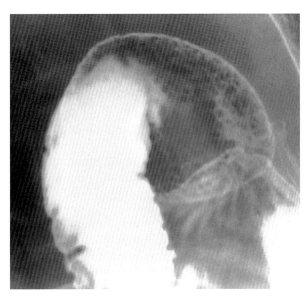

▲ 图 31-28 良性淋巴样增生

十二指肠球部有无数小结节。此患者有低丙球蛋白血症〔引自 Laufer I, Levine MS（eds）: Double Contrast Gastrointestinal Radiology, 2nd ed. Philadelphia, WB Saunders, 1992〕

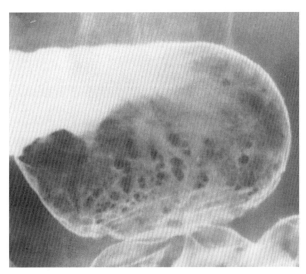

▲ 图 31-29 十二指肠异位胃黏膜

在十二指肠球基底部附近有不连续的成角的充盈缺陷。这种现象是异位性的胃黏膜。无须内镜检查，可在双对比检查的基础上做出确诊〔引自 Laufer I, Levine MS（eds）: Double Contrast Gastrointestinal Radiology, 2nd ed. Philadelphia, WB Saunders, 1992〕

肠，也可能被误认为是腺错构瘤[3]。

（十二）重复囊肿

重复囊肿是内衬上皮的中空状、球形或管状结构，直接附着在消化道的一部分，通常是回肠远端[123, 124]。常发生于肠的系膜边界，通常与邻近肠壁共享共同的血液供应和肌层。大多数重复囊肿是球形的，与正常的胃肠道没有直接沟通[124, 125]。然而，罕见的重复囊肿的管状形式可能与胃肠道管腔近端或远端沟通[124, 125]。

胃和十二指肠的重复囊肿是不常见的病灶，仅占所有肠道重复畸形的 4%～5%[125, 126]。然而，它们可能与各种各样的并发症如出血、梗阻或穿孔有关。因此，这些病变在可能的情况下应通过手术修复或移除。

1. 病理学

胃肠道重复囊肿是先天性畸形，可能是由于胎儿早期胚胎出芽或消化道再通失败所致[124, 127, 128]。组织学上，它们是充满液体的囊肿，含有发育良好的平滑肌层和黏膜。黏膜通常与源肠的黏膜相同，但重复囊肿有时可能包含胃、肠、胰腺，甚至呼吸道上皮[124, 129]。囊肿中出现胃黏膜异位时，消化酸的分泌可引起溃疡或出血。根据囊肿内分泌物的体积，囊肿大小可能为 1～25cm[129]。胃重复囊肿通常发生在胃窦或胃体的大弯处[123, 126]，而十二指肠重复囊肿通常发生在第一或第二段的内侧[125, 127, 129]。

胃和十二指肠的重复囊肿可能与许多其他先天性异常有关，包括肠或胆道闭锁、旋转不良、肛门闭锁、双胆囊和双子宫[130]。这些患者在胃肠道的其他部位也有重复囊肿。与纵隔重复囊肿不同，胃和十二指肠囊肿很少与半椎体或其他椎体异常相关[126, 129]。

2. 临床表现

女性的胃重复囊肿是男性的 2 倍[130]，而十二指肠重复囊肿的性别分布大致相同[127]。因为大多数胃重复囊肿在出生后第一年就会引起症状，所以几乎都是在儿童早期诊断出来的[126, 130]。相比之下，十二指肠重复囊肿的 35%～40% 是在 20 岁以上的患者中发现的[129, 131]。

患有胃或十二指肠重复囊肿的儿童或成人，通常表现为可触及的腹部肿块，并在肿大的囊肿侵袭邻近的胃或十二指肠时出现呕吐[126, 127, 129, 130]。婴儿胃重复囊肿、非胆汁性呕吐可能错误地提示肥厚性幽门狭窄[132]。相反，十二指肠重复囊肿往往伴有胆汁性呕吐[125]。较年长的儿童或成人出现腹痛、体重减轻、发热或上消化道出血的频率较低 [125-127, 129, 130]。腹痛很可能是囊肿因自身分泌物引起的进行性扩张所致。如果囊肿感染就会引起发热。上消化道出血是由邻近胃或十二指肠壁的局部压性坏死或囊肿的溃疡形成而引起的，此时囊肿直接与胃或十二指肠相通 [125, 127]。十二指肠重复囊肿有时可压迫壶腹或胰或胆总管，引起急性胰腺炎或梗阻性黄疸 [127, 129]。很少情况下，囊肿的扭转或穿孔并伴有腹膜炎而需要外科急诊处理 [129, 133]。

由于这些并发症，胃和十二指肠的重复囊肿应该手术治疗。胃重复囊肿由于附着在胃大弯处，通常可以毫不费力地切除 [130]。然而，由于十二指肠重复囊肿靠近壶腹，如果不进行胰十二指肠切除术和胆道重建手术，常常无法切除十二指肠重复囊肿。鉴于此，一些外科医生宁愿替代性的在囊肿和十二指肠之间创造一个窗口，通过切除这些结构之间的共同壁的一部分，以实现内部引流和囊肿减压 [125, 129]。

3. 影像学表现

在腹部 X 线片上偶尔可以通过囊肿壁的弯曲钙化发现胃和十二指肠的重复囊肿 [134, 135]。然而，钙化在肠系膜、肾或肾上腺囊肿中更为常见。

在钡剂检查中，典型的胃重复囊肿表现为大弯侧壁内或外在肿块病变，或少见情况下，后壁或胃窦小弯侧（图 31-30A）[123, 136]。同样，十二指肠重复囊肿可被认为是光滑的壁内或外在肿块，累及十二指肠降段内侧壁（图 31-31）[125, 129, 131]。随着胃和十二指肠囊肿的扩大，它们可能会严重侵袭胃腔和十二指肠腔，导致进行性梗阻。少见情况下，由于囊肿腔内浑浊，重复畸形囊肿被识别为靠近胃或十二指肠的卵圆形或管状充盈结构（图 31-32）[137, 138]。

超声和 CT 都有助于证实胃和十二指肠重复囊肿，这些囊肿在钡餐检查中是间接诊断的。这些结构通常在超声检查中表现为低回声肿块，具有强的后壁声影和穿透性 [138, 139]。在一些患者中，囊肿的黏膜内壁表现为回声内环，周围有相对低回声肌层 [138, 139]。在感染或出血的囊肿中偶尔可见到回声的内部成分 [139]。重复囊肿也可被 CT 识别为与胃大弯或十二指肠降段内侧壁相邻的薄壁、液体充盈结构（图 31-30B）[135, 137, 140]。少见情况下，CT 可显示囊肿壁钙化或囊肿内结石 [140]。

4. 鉴别诊断

钡剂检查胃窦大弯或十二指肠降部内侧壁时发现光滑的壁内病变，提示有可能为重复囊肿，尤

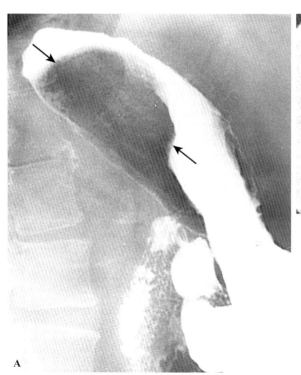

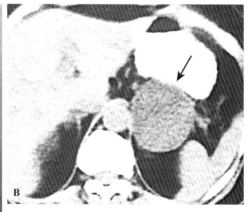

▲ 图 31-30　胃重复囊肿

A. 钡剂检查显示平滑肿块（箭）位于胃底后壁。B. CT 扫描显示紧靠胃的薄壁、充满液体的团块（箭）（引自 Thornhill BA，Cho KC，Morehouse HT：Gastric duplication associated with pulmonary sequestration：CT manifestations. AJR 138：1168-1171, 1982）

其是儿童患者。其他涉及胃或十二指肠的壁内病变（如良性肿瘤、脂肪瘤或血肿）或外在病变（如胰腺肿瘤或假性囊肿或胆总管囊肿）可能会产生类似的表现。当钡剂检查怀疑有重复性囊肿时，超声或 CT 检查可能有助于判断这些结构的囊性特征。上腹其他囊性病变，如胆总管囊肿、肠系膜囊肿、大网膜囊肿和胰腺假性囊肿，可能与超声或 CT 检查的重复囊肿相似[139, 140]。然而，发现一个囊性肿块与胃或十二指肠大弯内侧壁相连，但与胆囊、肝外胆道树和胰腺分离，应高度提示是一个重复囊肿。

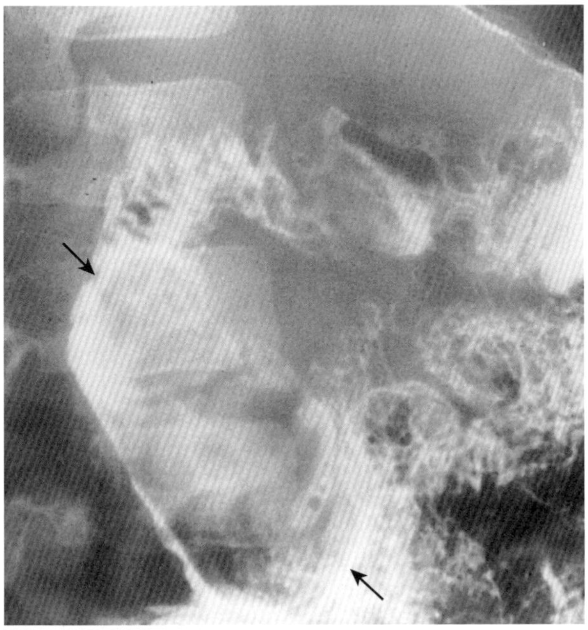

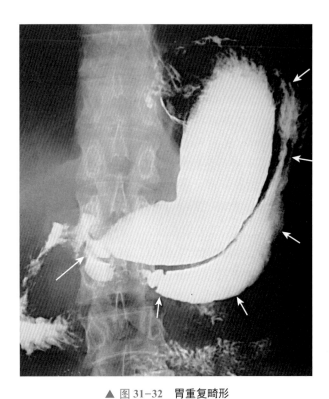

▲ 图 31-32　**胃重复畸形**
钡进入胃大弯处的长管状重复囊肿（短箭）。重复从胃底延伸到幽门，在幽门与管腔（长箭）相通。这种形式的重复畸形极为罕见［引自 Marshak RH，Lindner AE，Maklansky D（eds）：Radiology of the Stomach.Philadelphia，WB Saunders，1983］

▲ 图 31-31　**十二指肠重复囊肿**
造影显示十二指肠降段壁内肿块（箭）。注意病灶的平滑轮廓。腔内血肿或胆总管囊肿也有类似的表现

第 32 章　胃癌与十二指肠癌

Carcinoma of the Stomach and Duodenum

Marc S. Levine　Alec J. Megibow　Michael L. Kochman　著

孙瑞佳　译　　唐磊　校

一、胃癌

自 20 世纪 40 年代末以来，胃癌发病率急剧下降 [1-4]。尽管如此，它仍然是一种致命的疾病，总体 5 年生存率不到 20% [4-8]。20 世纪 80 年代以来，双对比钡剂研究和内镜检查在胃癌早期诊断中的作用受到持续关注。日本通过上述手段对成人进行大规模筛查，已经在早期胃癌检出方面取得了巨大的成功。然而，由于这种恶性肿瘤的发病率较低，在日本以外的地区开展这种筛查项目是很难的。因此，世界上大部分地区胃癌的预后仍然很差。

（一）流行病学

胃癌有显著的地理差异，日本、智利、芬兰、波兰和冰岛发病率最高 [3, 8]。然而，日本移民和他们在美国生活的后代比那些生活在日本的居民的胃癌发病率显著降低 [8, 9]。这样的流行病学数据显示环境因素在胃癌的发展有重要作用。饮食习惯可能解释胃癌风险的地理差异。胃幽门螺杆菌感染也越来越被认为是世界各地胃癌发病的主要危险因素。其他诱发因素包括萎缩性胃炎、恶性贫血、胃息肉、部分胃切除术、巨大肥厚性胃炎和遗传因素。这些胃癌的危险因素将在接下来的章节中单独讨论。

（二）饮食因素

研究表明，富含盐、烟熏或腌制不良食物的饮食会增加患胃癌的风险 [4, 10, 11]，而富含水果和蔬菜的饮食会降低患胃癌的风险 [4, 12]。含有硝酸盐或亚硝酸盐的食物也与胃癌的发生有关 [4, 9]。这些化合物被细菌转化为亚硝胺，亚硝胺被认为对胃有致癌作用 [13]。因此，摄入较多硝酸盐和亚硝酸盐的人群患胃癌的风险可能较高。相反，维生素 C（抗坏血酸）可以通过将亚硝酸盐还原为一氧化氮和防止亚硝胺化合物的形成具有保护作用 [14]。这就解释了为什么水果和蔬菜的摄入会降低患胃癌的风险。一项研究还发现，大量摄入谷类纤维与罹患贲门癌的风险显著降低有关 [15]，这可能是因为谷类纤维具有清除硝酸盐的特性。

1. 幽门螺杆菌胃炎

越来越多人认为幽门螺杆菌是胃癌发病的主要危险因素。幽门螺杆菌被认为是全世界胃癌的主要病因 [16]。多项研究发现，幽门螺杆菌胃炎患者患胃癌的风险是未感染幽门螺杆菌患者的 2～6 倍 [17-19]。长期存在幽门螺杆菌胃炎的患者更容易发生萎缩性胃炎 [16, 20, 21]。多年后，慢性萎缩性胃炎可能发展为胃萎缩、肠化生、异型增生，最终发展为胃癌 [4, 22-24]。其他研究发现幽门螺杆菌胃炎患者比没有感染幽门螺杆菌的患者更容易发展成肠型胃癌（见"胃癌：病理学"）[25, 26]。也有研究表明，幽门螺杆菌的某些菌株会产生空泡化细胞毒素，细胞毒素相关基因 A（cagA），与萎缩性胃炎和胃癌的高发有关 [27, 28]。一项对 16 项文献研究的 Meta 分析发现，与幽门螺杆菌感染相关的风险相比，感染 cgaA 阳性幽门螺杆菌患者罹患胃癌的风险大大增加，而与 cagA 状态无关 [29]。

然而，胃癌在所有幽门螺杆菌胃炎患者中只占很小的比例，因此其他遗传或环境因素可能在癌症发病中起作用。在一个成本效益模型中，Parsonnet 和他的同事发现，广泛筛查和治疗成人幽门螺杆菌对于预防胃癌是一种潜在的成本效益高的策略，尤其是在高危人群中 [30]。然而，需要进一步的调查来确定这种方法是否合理。

2. 萎缩性胃炎

萎缩性胃炎可分为组织学、免疫学和分泌学三种类型。A 型胃炎通常伴有恶性贫血（见"恶性贫血"）。相比之下，B 型胃炎（较常见）主要累及胃窦，通常由幽门螺杆菌或其他毒性药物引起黏膜损伤（见第 30 章）[31]。长期研究表明，约 10% 的 B 型胃炎患者在 10~20 年内发生胃癌 [32, 33]。据推测，慢性萎缩性胃炎会导致肠化生、异型增生，最终发展为腺癌 [4, 22, 23]。胃癌与肠化生在手术标本上的密切联系支持了这一观点 [22, 23]。因此，慢性萎缩性胃炎和肠化生被认为是胃癌发生发展的重要前兆。

3. 恶性贫血

A 型胃炎主要累及胃底和胃体，通常认为是恶性贫血患者抗壁细胞抗体的免疫损伤所致 [31]。这种类型的胃炎也可能与胃癌风险增加有关。在各种研究中，恶性贫血患者的胃癌发病率是一般人群的 2~3 倍 [34, 35]。大多数此类肿瘤累及胃底或胃体。虽然一些研究人员提倡对已知的恶性贫血患者进行放射或内镜监测，但另一些人认为，癌症风险尚不足以进行常规监测 [36]。然而，任何恶性贫血的患者，如有粪便隐血阳性或其他上消化道疾病，应积极评估是否可能发生胃癌。

4. 胃息肉

腺瘤性息肉占所有胃息肉的比例不到 20%[37]。尽管这些息肉很罕见，但它们是癌前病变，可以通过类似于结肠的腺瘤 - 癌顺序进行恶变 [38]。在大于 2cm 的胃腺瘤中，近 50% 存在癌灶 [39, 40]。因此，所有腺瘤性息肉都应该切除，因为存在恶性转化的风险。然而，腺癌的发病率是胃腺瘤性息肉的 30 倍左右，因此大多数胃癌被认为是新发，而不是源于已存在的息肉 [38]。

5. 部分胃切除术

接受部分胃切除术的患者患胃癌的风险增加。残胃癌是指胃溃疡或其他良性疾病在部分胃切除术后至少 5 年发生的胃残余原发性癌 [41]。受影响的人通常都接受过 Billroth Ⅱ 术式，而不是 Billroth Ⅰ 术式 [42, 43]。这些肿瘤倾向于位于胃空肠吻合口附近胃残余的远端部分。推测胆汁在吻合口以上反流从而引起慢性胃炎、肠上皮化生，最终导致胃癌。在各种研究中，部分胃切除术后 15 年或以上的胃癌死亡率是一般人群预期的 3~7 倍 [43-45]。因此，一些作者主张术后 15 年开始对残胃进行常规内镜监测 [45]。然而，其他研究人员发现胃癌的发病率并不比一般人群在手术后 25 年的预期高 [46]。因此，对这些患者进行监测的必要性仍然有争议。

胃癌也可发生在没有部分胃切除情况下的胃空肠吻合术后 [47, 48]。在接受 Billroth Ⅱ 手术的患者中，胆汁反流性胃炎和肠上皮化生被认为是诱发因素。无论何种解释，在没有胃切除术的情况下接受胃空肠吻合术的患者中，发展为胃癌的风险似乎也会增加。

6. 巨大肥厚性胃炎

巨大肥厚性胃炎是一种罕见的病因不明的疾病，其特征是胃壁肥厚，与胃酸分泌减少和蛋白丢失有关（见第 30 章）。在巨大肥厚性胃炎患者中，存在胃癌的案例 [49]。然而，目前还不清楚这种关联是巧合，还是巨大肥厚性胃炎本身是一种癌前病变。

7. 遗传因素

遗传因素也与胃癌的发生有关，因为家族病史呈阳性与这种恶性肿瘤的风险增加有关 [50]。在一项研究中，父母患胃癌的人群中幽门螺杆菌胃炎的患病率明显高于其他人群 [51]。这些结果表明，胃癌的家族聚集性至少部分可以用幽门螺杆菌胃炎的家族聚集性来解释。此外，胃癌患者的 A 型血和 O 型血的频率也高于普通人群 [52]。

（三）病理学

1. 总体特征

大多数胃癌为息肉样或溃疡性病变 [53-55]。息肉样癌有斑块状、分叶状或伞状外观。溃疡性癌可能包含深部、不规则或广泛、表浅的溃疡，由坏死引起 [53]。溃疡可能被一层薄的恶性组织或明显的肿块所包围，所以许多息肉样肿瘤都有溃疡的成分。不太常见的是，胃癌可能是弥漫性浸润性病变，沿胃壁扩散，而胃壁内生长相对较少[53]。由于黏膜下增厚和肿瘤引起的纤维化，这些癌性肿瘤可能产生典型的皮革样胃。其他胃癌可能是局限于黏膜或黏膜下的浅表播散性病变，而不侵入胃壁的深层肌层[53]。

少见的是，胃癌多原发灶被正常的间质黏膜分隔。在不同的胃癌患者中，2%~8% 的患者发现了 2 个或 2 个以上的同步肿瘤[56, 57]。在这种情况下，单个病灶可能有不同的形态学特征。

2. 组织学特点

胃癌中 95% 以上为腺癌[3]。其余病变包括淋巴瘤、胃肠间质瘤（GIST）、卡波西肉瘤、腺瘤及其他罕见恶性肿瘤（见第 33 章）。胃癌可分为 2 类：①肠型，特征为腺状结构良好，易于肿块样生长；②弥漫型，其特征是内聚性较差的细胞倾向于浸润和增厚胃壁而产生连续的肿块[58]。肠型病灶更容易累及胃远端，常伴有萎缩性胃炎。相反，弥漫性病变更可能累及整个胃（尤其是贲门），预后更差[59]。

胃癌已被世界卫生组织进一步分类为以下亚型：乳头状细胞、管状细胞、黏液细胞和印戒细胞[60]。大多数肿瘤能够形成腺体结构分泌黏液物质，偶尔，过量的黏液素在胶体或黏液腺癌中积聚[53]。其他腺癌由含有大量胞质内黏液素和压缩偏心核的独特印戒细胞组成[53]。当印戒细胞浸润胃壁时，常常在黏膜下层和固有肌层引起增生性反应，产生原发性癌的典型病理特征。在各种类型的胃癌中，腺癌占所有胃癌的 5%~15%[5, 7]。

大多数胃腺癌是在晚期才诊断出来的。根据定义，晚期胃癌已经侵入固有肌层。这些肿瘤通常与转移到区域淋巴结或其他局部或远处结构有关。相比之下，早期胃癌的组织学定义为恶性侵袭仅限于黏膜或黏膜下层，而不考虑是否有淋巴结转移[61, 62]。由于对成年人群进行了大规模的筛查，日本报道的早期胃癌数量最多。不像晚期癌预后差，早期胃癌是可治愈的病灶，5 年生存率超过 90%（见"治疗和预后"）。

3. 分布

大多数胃癌位于胃窦[63]。然而，自 20 世纪 40 年代末以来，胃癌的分布逐渐从近端胃窦转移

到胃体和胃底[1, 63, 64]。这种分布的变化主要归因于贲门癌发病率的上升，其增长率超过任何其他癌症[4, 65-67]。结果，这些肿瘤在胃中分布相对均匀，约 30% 分布在胃窦，30% 分布在胃体，40% 分布在胃底或贲门区域[1, 6, 7, 64]。这种变化的疾病模式对癌症检测具有重要意义，因为所有接受钡剂造影或内镜检查以排除胃癌的患者，都必须仔细评估贲门和胃底的恶性征象。

（四）传播的途径

胃癌可通过四种途径侵袭局部、区域或远处的结构——直接扩散、淋巴扩散、腹腔内播散和血行转移。下面将分别讨论传播的各种途径。

1. 直接扩散

胃癌有侵袭邻近结构如肝脏、胰腺和脾脏的倾向[55, 68]。肿瘤沿胃肠道的纵向扩散也比较常见。食管远端直接累及贲门癌的患者约占 60%[69]，十二指肠直接累及胃窦癌的占 5%~25%[70-72]。累及胃大弯的肿瘤也可能通过胃结肠韧带向下扩散到横结肠，偶尔导致胃结肠瘘[73]。

2. 淋巴传播

在胃癌患者中，有 74%~88% 的患者存在淋巴结转移，这是由于胃内淋巴管丰富所致[53]。这些患者最初可能累及局部（胃周）淋巴结，随后累及局部（腹腔、肝、左胃、脾）或远处（左锁骨上及左腋窝）淋巴结[8]。淋巴转移的频率与肿瘤的浸润深度和大小有关。尽管如此，如果恶性侵袭局限于黏膜或黏膜下层，病变在组织学上仍被归类为早期胃癌，而不考虑局部淋巴结转移[61]。

3. 腹腔内播散

进展期胃癌患者可能发展为恶性腹水，导致腹腔内或大网膜转移[68]。广泛性癌也可能导致小肠梗阻。一些患有印戒细胞腺癌的患者有双侧"滴"转移到卵巢，称为 Krukenberg 瘤（Krukenberg tumor）[74]。虽然其他恶性肿瘤也可能转移到卵巢，但大多数病例是胃癌[74]。有些胃癌患者可能以双侧卵巢肿块为最初表现。

4. 血行转移

由于胃的静脉被门静脉属支引流，肝脏是胃癌中最常见的血源性（血源性）转移部位[55]。其他不

太常见的血源性传播部位包括肺、肾上腺、肾、骨和脑。

（五）临床表现

胃癌通常被认为是一种中晚期疾病，在 50—70 岁发病率最高[8, 54, 75]。然而，3%～5% 的胃癌患者年龄在 35 岁以下，1% 的患者年龄在 30 岁以下[76-78]。自 1970 年以来，年轻胃癌患者的比例增加了一倍多[77]。原因不明，这些年轻人往往有更严重的病变，与大多数胃癌预后不良相关[77, 78]。

胃癌在男性中的发病率是女性的两倍[2, 8, 11]。男性发生贲门癌概率更大，男性发生的可能性是女性的 7 倍[79, 80]。对这种差异的解释尚不清楚。

大多数胃癌患者只有在有局部或远处转移的晚期肿瘤时才有症状[8, 9]。最常见的表现包括上腹部疼痛、腹胀、早期饱腹、恶心、呕吐、吞咽困难、厌食症、体重减轻，以及上消化道出血的体征或症状，如呕血、黑粪、大便隐血阳性和缺铁性贫血[8, 9, 54]。然而，类似的发现可能由溃疡、胃炎或其他良性疾病引起。因此，在症状出现和胃癌诊断之间往往有相当大的延迟。

临床表现也受肿瘤的位置和形态学特征的影响，如恶心和呕吐是由于阻塞病灶累及远端胃窦或幽门区引发的常见症状[4]。与之相反，肿瘤患者可能会因为胃的顺应性降低而产生早期饱腹感，而胃则会被肿瘤扩散浸润[81]。其他贲门癌患者近期可能出现因肿瘤阻碍贲门而引起的吞咽困难[82, 83]。一些吞咽困难的患者可能会感觉食物粘在胸骨后面，而另一些人可能会有一种从胸腔入口甚至咽部向上受阻塞的感觉。因此，对于所有吞咽困难的患者，无论主观上的梗阻部位如何，都应仔细评估胃体和胃底，以排除类似食管或咽部疾病的贲门癌。

一些进展期胃癌患者最初可能出现转移性疾病的体征或症状，如厌食症、体重减轻、腹部肿块、肝大、黄疸、腹水、背部疼痛或神经学表现。卵巢转移的患者可能有双侧盆腔肿块（称为 Krukenberg 瘤），直肠乙状结肠转移的患者在直肠检查中可能有可触及的结节状板样肿块。

（六）内镜表现

在涂刷和活检标本获得时，内镜检查在胃癌诊断中总体灵敏度为 94%～98%[84-87]。然而，应该从可疑病变中取多个活检标本，以减少取样错误的风险。还应该认识到，内镜检查在诊断胃硬癌方面远不如其他胃癌可靠。在不同的系列中，内镜下涂刷和活检标本检测这些病变的灵敏度只有 33%～70%[88-90]。假阴性的组织学发现可能发生，不仅是因为这些癌主要位于黏膜下层，还因为肿瘤细胞常常被纤维化薄片分隔。在某些情况下，可能需要多次内镜检查以确定组织学诊断[90]。因此，过度依赖内镜下阴性活检标本可能会导致这些患者治疗上的过度延迟。最后，由于覆盖在病变表面的黏膜通常是正常的，因此根据内镜下的大体表现，肿瘤的存在和范围常常被低估[91]。

（七）影像学表现

1. 早期胃癌

上消化道双对比造影检查被广泛认为是诊断早期胃癌的最佳影像学检查方法[92-95]。日本内镜学会将这些病变分为三种基本类型[96]。Ⅰ型病灶是向腔内突出超过 5mm 的隆起病灶。Ⅱ型病变是一种浅表病变，根据其形态学特征进一步细分为Ⅱa 型、Ⅱb 型和Ⅱc 型三种类型。Ⅱa 型病变抬高，但向腔内突出小于 5mm。Ⅱb 型病变基本上是平的。Ⅱc 型病变轻微凹陷，但不穿透肌层黏膜。Ⅲ型病变是真正的黏膜溃疡，溃疡穿透肌层黏膜而不是固有肌层。当早期胃癌表现出以上这些形态学特征之一时，它们可能具有双重分类，最主要的模式首先列出（如Ⅲ型 + Ⅱc）。

Ⅰ型早期胃癌通常表现为胃内小而隆起的病变[93, 94]。由于腺瘤性息肉可能发生恶性变性（见"胃息肉"），应该怀疑任何超过 1cm 的无蒂或有蒂息肉早期胃癌的可能性。其他Ⅰ型病变可向腔内明显突出，组织学上仍可归类为早期胃癌（图 32-1A）[94]。因此，根据影像学发现，息肉样癌不能明确诊断为早期或晚期病变。

Ⅱ型早期胃癌是浅表病变，伴有升高（Ⅱa）、扁平（Ⅱb）或降低（Ⅱc）成分。这些病变可能表现为斑块状隆起、黏膜结节、浅层溃疡，或合并这些发现（图 32-1B 和 C）[92-95]。偶尔，Ⅱ型病变可能相当广泛，累及胃相当大的表面积。

Ⅲ型早期胃癌的特征是浅的、不规则的溃疡小坑，邻近黏膜结节，并伴有放射皱襞、融合或截断（图 32-1D）[93, 94]。对影像学表现的仔细分析通常可以将这些病变与具有不同影像学特征的良性胃溃疡区分开来（见第 29 章）。虽然有些可疑或可疑的病灶是良性溃疡，但所有可疑影像学发现的病灶应进行内镜检查和活检，以避免错过早期癌症。

在Ⅱc 或Ⅲ型早期胃癌中，约 70% 的溃疡在治疗后得到了治愈[97]。已推测这些癌症的特征是溃疡形成、愈合和复发性溃疡。也有完全治愈的可能[97]。然而，如果在先前的溃疡处发现黏膜结节或其他异常，在后续的钡剂造影中仍应怀疑是恶性肿瘤。

日本研究人员已经报道了早期胃癌（即所有胃癌早期病变检出率）的发病率为 25%～46%[98-101]。而在西方国家，胃癌的发病率只有 5%～24%[93-95, 102-108]。这一差异可归因于日本成年人群的大规模筛查，因为该国胃癌发病率异常高。偶尔，早期胃癌可在有胃周痛、上消化道出血或其他症状的患者中发现[95]。早期胃癌也可能因其他原因在接受影像学或内镜检查的患者中偶然发现。然而，由于这些检查主要是在有症状的患者身上进行的，西方的放射学家和内镜医生不大可能发现大量的早期胃癌[95]。

2. 进展期胃癌

（1）腹部放射表现：息肉样胃癌偶尔会在腹部 X 线片上被发现，因为有软组织块在胃气影中突出（图 32-2A）。原发性癌也可以通过狭窄的管状充满气体的胃来识别（图 32-2B）。罕见的是，分泌黏液的癌组织中可能含有大量的钙化区域，这些区

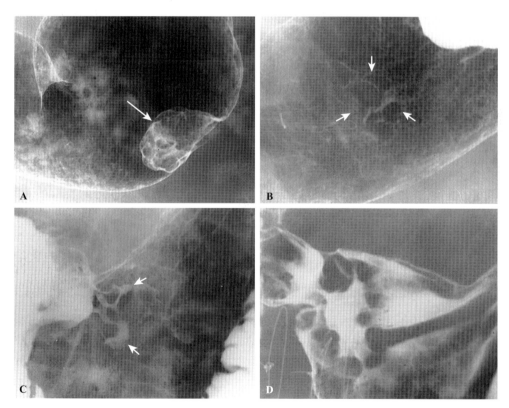

▲ 图 32-1　**Early gastric cancers**

A. A type Ⅰ lesion is seen as a polypoid mass (*arrow*) on the greater curvature of the gastric body. Despite its size, this lesion was found to be an early cancer. B. A type Ⅱa lesion is manifested by a focal cluster of shallow elevations and nodules (*arrows*) in the gastric body. C. A type Ⅱc lesion is manifested by shallow, irregular areas of ulceration and nodularity (*arrows*) in the gastric antrum. D. A type Ⅲ lesion is seen as a scalloped, irregular antral ulcer with nodular, clubbed folds surrounding the ulcer crater. [*A courtesy Kyunghee C. Cho, MD, Newark, NJ; B from Laufer I, Levine MS (eds): Double Contrast Gastrointestinal Radiology, 2nd ed. Philadelphia, WB Saunders, 1992; D from Levine MS, Creteur V, Kressel HY, et al: Benign gastric ulcers: diagnosis and follow-up with double-contrast radiography. Radiology 164: 9–13, 1987.*]

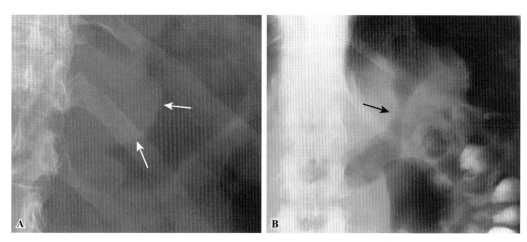

▲ 图 32-2 **胃癌的腹部摄影**

A. 腹部 X 线片显示，软组织肿块（箭）凸进充气的胃小弯。此为息肉样胃癌。B. 另一位硬癌（皮革样胃）患者的胃呈狭窄的，管状外观（箭）

域有斑点，斑点状或沙样外观（图 32-3A）[109-111]。当胃癌腹部 X 线片怀疑胃癌时，应进行钡剂造影或 CT 检查，以做出更明确的诊断（图 32-3B）。CT 是一种特别敏感的技术，用于显示黏液生成癌组织中的钙化（图 32-3C）。

（2）钡剂造影：胃癌的准确诊断一直是上腹部消化道钡剂研究的重要目标。不幸的是，单对比检查对诊断这些肿瘤的总体灵敏度只有 75%[112]。在一项 80 例胃癌患者的研究中，99% 的病例在双对比检查中发现病变，96% 的患者在影像学检查中发现或怀疑恶性肿瘤[112]。在同一研究中，由于在此期间接受双对比检查的患者中只有 4% 的影像学检查结果或提示肿瘤，因此推荐内镜检查。因此，在胃癌的诊断中，通过双对比研究可以获得较高的灵敏度，而不必让过多的患者接受不必要的内镜检查。在另一项研究中，漏诊的胃癌通常是由于压迫或流动技术而忽视了薄钡池中的凹陷病灶而导致的[113]。

进展期胃癌可表现为息肉样、溃疡或浸润性病变。然而，许多肿瘤的形态特征是混合的，因此这些病变的分类有相当多的重叠。由于胃癌和贲门癌的影像学表现各不相同，这些病变在以后的检查中将被单独考虑。

息肉样癌为分叶状或团块状肿块，突出于腔内（图 32-4 和图 32-5）。在双对比研究中，后壁的病变被视为钡池中的充盈缺损，而前壁的病变被

夹在肿块边缘和邻近黏膜之间的一层薄薄的钡蚀刻成白色。这些肿瘤通常包含一个或多个不规则的溃疡区域。有时，息肉样胃窦癌可通过幽门脱出进入十二指肠，而在十二指肠球底部出现肿块病变（图 32-6）。在胃中很少出现 2 个或 2 个以上的同步癌（图 32-5）[56, 57, 114]。

溃疡性癌是指那些肿瘤的大部分被溃疡所取代的肿瘤（图 32-7 和图 32-8）。虽然这些病变常被称为恶性溃疡，但这个术语用词不当，因为恶性的不是溃疡，而是周围的肿瘤。一般来说，恶性溃疡的特征是在恶性组织内一个不规则偏心的溃疡坑[115, 116]。溃疡可能呈扇形、角状或星状边缘。邻近黏膜常可见不连续的肿瘤结节。汇聚到溃疡边缘的皱襞可能由于肿瘤浸润而变钝、结节状、棒状或融合[115, 116]。在双对比研究，恶性溃疡在前壁可蚀刻为白色，可见胃内可见双环形影，外环代表肿瘤边缘，内环代表溃疡边缘（图 32-7A）。在这种情况下，俯卧压缩视图应显示在前壁离散肿瘤块内的溃疡坑填充（图 32-7B）。因此，双对比检查对于正确解释这些病变是必要的。

从剖面图上看，恶性溃疡通常位于腔内，通常位于不连续的肿瘤块内（图 32-8B 和 C），而良性溃疡突出于胃的邻近轮廓之外[115, 116]。然而，这个标准只能用于在或接近小弯侧或大弯侧的溃疡。恶性溃疡周围的肿瘤块通常与邻近的胃壁形成锐角而不是钝角，轻微倾斜的角度，提示为良性水肿丘。

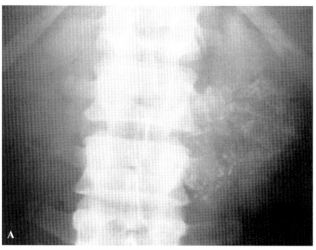

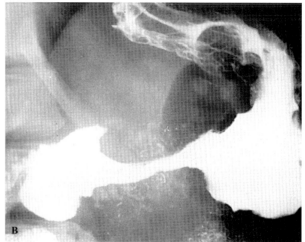

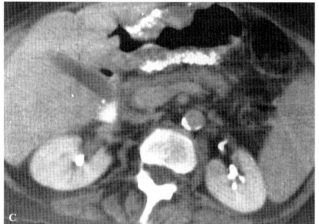

▲ 图 32-3　钙化癌

A. 腹部 X 线片的近距离观察显示胃区域有一大片点状或沙状钙化灶。B. 在同一患者的钡剂造影中发现明显的胃窦狭窄是由胃癌引起的。再次注意，在这个产生黏液的肿瘤中有多个钙化。C. CT 扫描显示，另一名硬癌患者的胃壁呈分叶状增厚，并伴有广泛的钙化（由 Eugene Libson，MD，Jerusalem，Israel 提供）

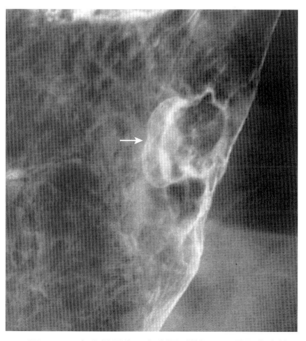

▲ 图 32-4　息肉样胃癌，息肉团（箭）可见于胃大弯处

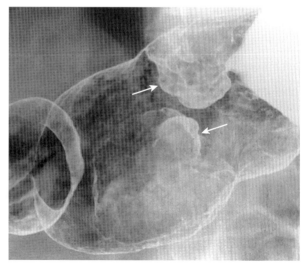

▲ 图 32-5　双发胃癌

两个离散息肉样肿块（箭）见于胃，是单独的，原发性胃癌的结果

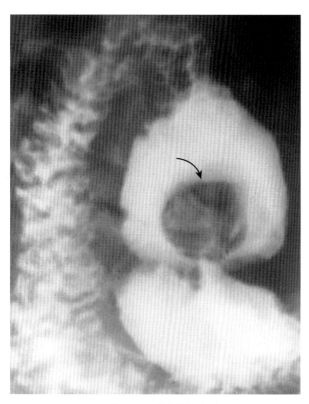

▲ 图 32-6　脱出的胃窦癌
十二指肠球部可见息肉团（箭）。这位患者患的是胃窦癌，已经下垂到十二指肠

由于肿瘤浸润这些皱襞[115, 116]，可以看到棒状或结节状皱襞向"火山"状边缘或周围肿块边缘放射（图 32-8B）。

胃肠道放射学中没有比恶性溃疡新月征象更令人困惑的了。恶性溃疡最初是由 Carman 于 1921 年描述的[117]，Kirklin 于 1934 年进行了改进[118]。Carman-Kirklin 新月征是由胃窦或胃体小弯的肿瘤引起的，肿瘤为广泛平坦的病灶，有中央溃疡和边缘升高。仔细压迫病灶可发现新月形溃疡，内凸边界和外凹边界不突出于预期的胃轮廓（图 32-7B 和图 32-8A）[115, 116]。由于肿瘤的前壁和后壁的边缘升高，可以看到一个靠近新月形溃疡的辐射光晕。虽然 Carman-Kirklin 新月复合体是恶性肿瘤的可靠的影像学征象，但它仅能在所有恶性溃疡患者中占很小的比例。

浸润癌表现为胃不规则变窄，黏膜呈结节状和毛刺状（图 32-9）。一些浸润性病变可能有息肉样或溃疡性成分。在晚期病例中，这些病变可能导致胃出口梗阻。

在 5%～25% 的患者中，胃窦癌经幽门向十二

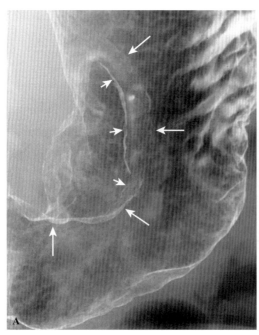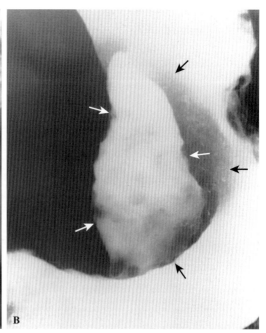

▲ 图 32-7　溃疡性胃癌
A. 胃的双对比图显示在胃小弯附近有一个相对较大的白色肿块（大箭）。同时注意第二曲线密度（小箭）在未填充的中央溃疡边缘的钡涂层之后。B. 俯卧压缩视图显示肿块为胃前壁的放射性充盈缺损（黑箭）。注意当患者俯卧时，中央溃疡（白箭）是如何充满钡的。溃疡有凸的内边界和腔内位置，显示 Carman-Kirklin 半月板复合体的特征［引自 Laufer I, Levine MS（eds）: Double Contrast Gastrointestinal Radiology, 2nd ed. Philadelphia, WB Saunders, 1992］

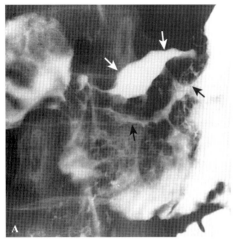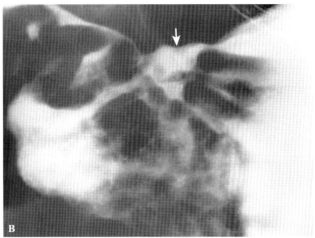

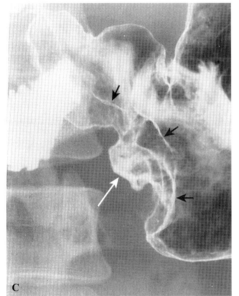

▲ 图 32-8　恶性胃溃疡

A. 胃窦小弯处可见新月样溃疡（白箭），注意溃疡周围的恶性肿瘤（黑箭）。B. 另一恶性溃疡（箭）可见于胃窦小弯处，溃疡位于腔内，同时也要注意，由于肿瘤的浸润，皱襞如何汇聚到溃疡处形成结节状、棒状外观。C. 第三个患者在胃窦大弯处有溃疡性肿块，再次注意溃疡（白箭）是如何位于腔内的，还要注意肿块本身是如何被蚀刻成白色（黑箭）的

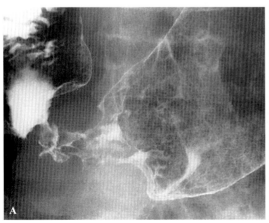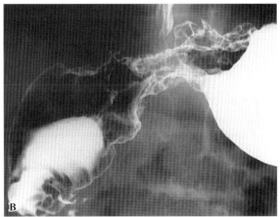

▲ 图 32-9　胃浸润癌

A. 由于晚期浸润癌，胃窦部可见不规则狭窄和溃疡。B. 另一例胃近端浸润癌引起上胃体明显狭窄和毛刺

指肠的扩散可在钡剂造影中证实[70-72]。十二指肠受累表现为肿块、结节、溃疡或十二指肠近端不规则狭窄。虽然胃淋巴瘤常经幽门扩散胃癌更有可能产生这种表现，因为其较高的发生率[72]。

罕见的是，胃大弯处的进展期胃癌可能通过胃结肠韧带向下扩散到横结肠的上边界，导致胃结肠瘘的形成[73]。虽然这些瘘管偶尔会在胃肠道上消化道检查中出现，但由于在检查过程中产生了较高的压力，所以更可能在钡灌肠中出现。

3. 硬癌

硬癌传统上被认为累及胃远端，起源于幽门附近，逐渐从胃窦向上延伸到胃体和胃底[81, 119]。这些肿瘤在钡剂造影中表现为胃部不规则狭窄和僵硬，产生了一种"皮革"状的表现（图 32-10）[81, 119]。在晚期病例中，胃可能有肿瘤弥漫性浸润（图 32-10B）。其他患者可能局限于腔前幽门区，表现为短的环状病灶，近缘边缘呈架子状（图 32-11）[120]。然而，采用双对比技术，20%～40% 的患癌患者存在累及胃底或胃体的局限性病灶（图 32-12 和图 32-13）[90, 91]。这些病灶的发现可能已经改善了，因为在双对比研究中，胃近端有更好的气体膨胀。无论如何解释，放射科医生都应该知道，大部分的癌是局部病变，累及胃底或胃体，而不是典型的累及胃远端的皮革样胃。

由于癌性胃病引起的严重纤维化，这些肿瘤可使胃缩小，呈刚性管状，失去其正常的顺应性和膨胀性。因此，钡剂可能会比正常情况下更快地从胃中排空，所以所有摄取的钡在检查开始几分钟内就进入十二指肠和近端小肠。同样的现象也解释了一些患者早期产生的饱腹感，这是由于狭窄坚硬的胃无法扩张以适应摄入的食物。

虽然癌常表现为胃狭窄较明显，但有些肿瘤只造成轻度的膨胀性丧失。相反，在双对比研究中，这些病灶主要是通过胃黏膜结节样变、毛刺样变、溃疡样变或增厚、不规则皱襞的正常表面形态的扭曲而被发现的（图 32-13）[90]。因此，如果放射科医生过于依赖胃狭窄作为诊断这些肿瘤的主要标准，一些病变可能会被遗漏。

（八）贲门癌

传统的单对比钡剂造影很难发现贲门处的肿瘤。由于肋弓阻挡触诊或压迫胃底，即使是贲门较大的病变也可能被拥挤的皱襞或相对不透明的钡所掩盖，从而阻碍了该区域的充分显示。然而，通过双对比技术，可以评估贲门及周围胃黏膜的正常解剖标志，以判断恶性肿瘤的迹象。因此，双对比

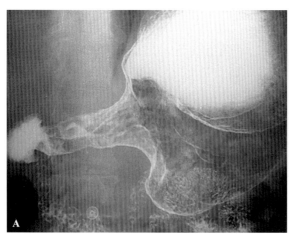
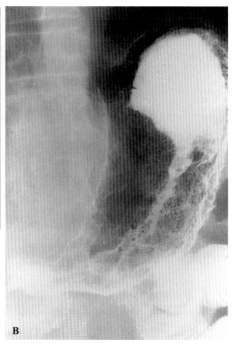

▲ 图 32-10　胃硬癌
A. 肿瘤浸润胃壁，胃窦明显变窄。B. 另一个患者，整个胃被一个横切面肿瘤所包围，造成弥漫性黏膜炎的外观

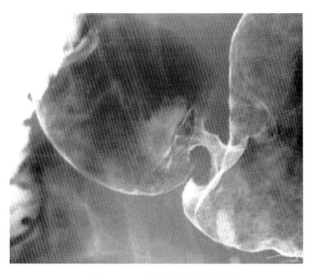

▲ 图 32-11　局限性胃窦远端癌

在幽门前区可见一个短的环状病变。注意病变的近端有一个突兀的像架子一样的边界 [引自 Laufer I, Levine MS（eds）: Double Contrast Gastrointestinal Radiology, 2nd ed. Philadelphia, WB Saunders, 1992]

钡剂造影可以发现传统的单对比检查遗漏的贲门病变 [121-125]。

　　当从侧面观察时，在双对比研究中，正常的贲门常表现为一个圆形隆起，包含 4～5 个星状皱襞，辐射到胃食管交界处的中心点，也被称为贲门丛（见第 26 章）[122, 123]。有些贲门处的病变只能通过细微的结节、肿块效应或该区域的溃疡和基底的扭曲、消失或闭塞来识别（图 32-14）[122-125]。周围

隆起的扩大或分叶也提示肿瘤病变。最后，当吞下更多的钡时，贲门处的异常突出会持续存在，而如果在食管下括约肌放松和贲门打开时，明显的异常在贲门处消失，那么可以除外胃癌 [123]。

　　进展期贲门癌或胃底癌可能为息肉样或浸润性病变。息肉样肿瘤通常表现为胃底分叶腔内肿块，通常包含不规则的溃疡区域 [125, 126]。与之相反，浸润性病变表现为胃底增厚、结节状皱襞和膨胀性降低 [125, 126]。进展期肿瘤可完全包围胃底，产生皮革样胃（图 32-15）。

　　当在贲门或胃底区域发现可疑或可疑的病变时，内镜检查可以进行更明确的诊断。然而，放射显示的贲门处病变可能偶尔会在内镜检查中被遗漏 [127]。因此，钡剂造影应该重复，尽管内镜检查阴性，如果最初的钡剂造影表明一个恶性病变。很少，有些患者有持续的恶性肿瘤放射学证据可能需要手术证实。

　　晚期病变继发食管受累可在钡剂造影中表现为息肉或肿块从胃底延伸至食管远端，或食管远端增厚或不规则变窄食管无离散病变（图 32-14B 和 C）[125, 126]。食管受累通常局限于胃食管交界处上方 4～5cm 的节段，但偶尔可延伸至主动脉弓的近端 [126]。黏膜下肿瘤的扩散也可导致食管远端或略高于胃食管交界处继发性失弛缓，呈锥形，喙状狭窄（图 32-15A 和第 24 章）[126, 128]。然而，某些形态学

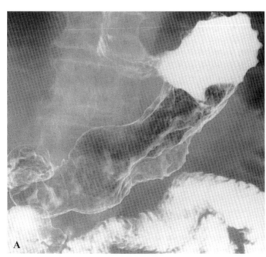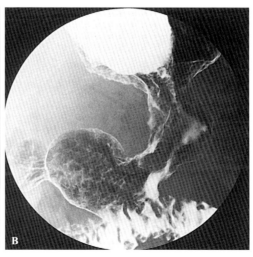

▲ 图 32-12　累及胃底和胃体的局限性病灶

A. 胃近端局限性胃窦癌。胃底和胃体不规则变窄，胃窦部分狭窄。B. 另一例为胃体癌，基底部及胃窦未见明显改变 [图 A 引自 Laufer I, Levine MS（eds）: Double Contrast Gastrointestinal Radiology, 2nd ed. Philadelphia, WB Saunders, 1992]

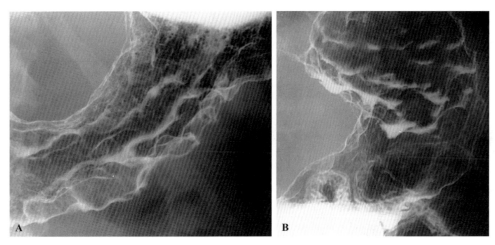

▲ 图 32-13　**Scirrhous carcinomas of the proximal stomach with thickened folds**

A. This patient has a localized scirrhous carcinoma of the gastric body. The tumor has caused only mild loss of distensibility. However, there is distortion of the normal surface pattern of the stomach with thickened, irregular folds and mucosal nodularity. B. In another patient, a scirrhous carcinoma of the fundus and body is manifested by thickened, lobulated folds without significant narrowing. (*A from Levine MS, Kong V, Rubesin SE, et al: Scirrhous carcinoma of the stomach: Radiologic and endoscopic diagnosis. Radiology 175: 151–154, 1990.*)

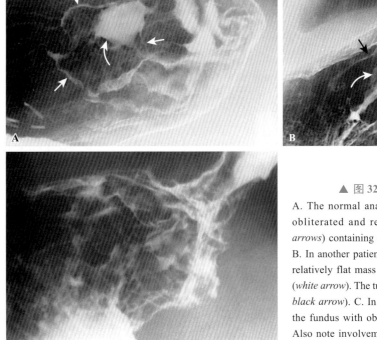

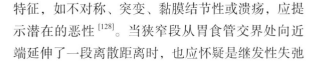

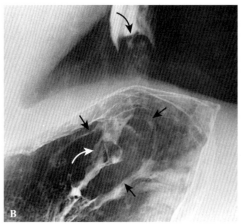

▲ 图 32-14　**Carcinoma of the cardia**

A. The normal anatomic landmarks at the cardia have been obliterated and replaced by a plaquelike lesion (*straight arrows*) containing a shallow area of ulceration (*curved arrow*). B. In another patient, the cardiac rosette has been replaced by a relatively flat mass (*straight black arrows*) with a central ulcer (*white arrow*). The tumor extends into the distal esophagus (*curved black arrow*). C. In a third patient, there is diffuse nodularity in the fundus with obliteration of the normal cardiac landmarks. Also note involvement of the distal esophagus. (*B from Levine MS, Laufer I, Thompson JJ: Carcinoma of the gastric cardia in young people. AJR 140: 69–72, 1983.*)

特征，如不对称、突变、黏膜结节性或溃疡，应提示潜在的恶性[128]。当狭窄段从胃食管交界处向近端延伸了一段离散距离时，也应怀疑是继发性失弛缓[129]。在这种情况下，对胃底进行仔细的放射学评估是至关重要的，以排除贲门癌是这些发现的原因。

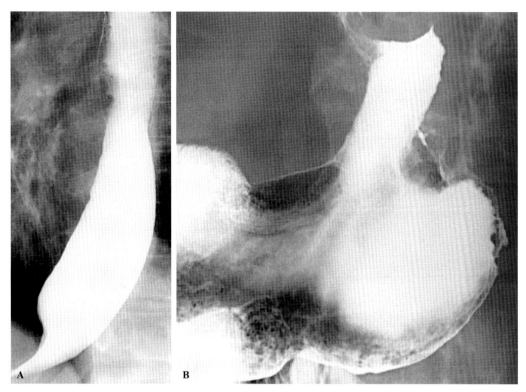

▲ 图 32-15 胃癌继发性失弛缓

A. 食管远端有平滑的锥形狭窄，形成典型的喙状失弛缓症。B. 胃 X 线片显示胃底晚期癌，侵袭食管远端（引自 Levine MS：Radiology of the Esophagus. Philadelphia，WB Saunders，1989）

（九）CT 表现

多层 CT（MDCT）的广泛应用提高了 CT 对胃癌的诊断水平，因为它能够在任何平面上生成高质量的图像（图 32-16）。这些病灶的发现需要胃的最佳扩张，以消除重叠的皱襞，并强调沿胃轮廓的不对称区域。一些作者建议口服中性（水稀释）造影剂[130-133]，而另一些作者建议使用口服泡腾剂（用于胃的双对比钡剂造影）来优化胃扩张[134, 135]。

胃癌的最佳多层螺旋 CT 扫描要求使用尽可能薄的检测器配置（0.6～0.75mm）收集成像数据。重建具有近各向同性体素的三维数据集。显示图像以 3～4mm 的间隔重建，并直接传输到图像存档和通信系统（PACS）。薄层同时传输到工作站或客户机服务器，支持创建 3D 图像。临床有用的三维图像显示胃肿瘤和胃外扩张可以创建和选择患者的电子成像数据库。虽然从这些部分创建的 3D 效果图是归档的，但是薄层并不是永久归档的。静脉注射碘化对比剂是至关重要的，不仅用于评估原发肿

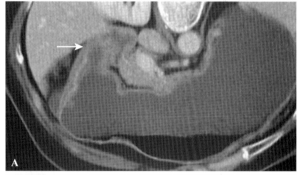

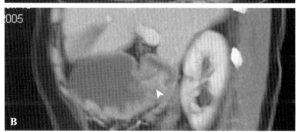

▲ 图 32-16 胃癌的多层螺旋 CT 评估

胃窦癌患者的两张 3D 体积成像显示胃前幽门区局部壁增厚。A. 在模拟左侧上消化道钡餐检查后斜位影像显示病灶（箭）。B. 显示病灶（箭头）的方向，模拟从钡剂造影的右前斜位，注意充分扩张胃以证明这一发现

瘤，而且用于局部分期和远处转移的检测。由于胃癌容易在腹膜腔内广泛传播，所以影像应包括腹部和骨盆。

胃癌的 Borrmano 分类包括胃癌 I 型（息肉样）、II 型（蕈伞样）、III 型（溃疡）和 IV 型（浸润）四种形态类型。这些类型都可以在 MDCT 上显示（图 32-17）[136]。此分类包括胃癌的影像学表现。虽然浸润型和溃疡型癌症很容易被识别为不同的影像学实体 [137, 138]，但息肉样和蕈伞样可能难以区分。多层螺旋 CT 通常不用于预测肿瘤的组织学类型，但增厚胃壁内的钙化和（或）低衰减区域应提示存在黏液腺癌（图 32-18）[139]。

胃癌在多层螺旋 CT 上常表现为胃壁局灶性增厚。在一项研究中，CT 上大于 1cm 的胃壁增厚，检测为胃癌的灵敏度为 100%，特异度小于 50%[140]。局限性壁增厚在胃窦 [141] 和胃食管交界处特别常见 [142]，可导致肿瘤假阳性诊断。光滑胃窦的壁增厚（≤ 12mm），有或没有黏膜下密度低，通常被认为是正常的发现 [141]。当怀疑胃食管交界处有

肿块时，在俯卧或左侧卧位用口服起泡剂重复扫描，可使正常胃膨胀，并扩张胃壁，突出肿瘤的存在 [141]。如果对恶性肿瘤仍有较高的怀疑指数，建议采用内镜超声（EUS）和活检进行更明确的诊断。然而，如果肿瘤的可疑指数很低，可以进行双对比钡剂造影以证实胃是正常的。类似的方法可用于排

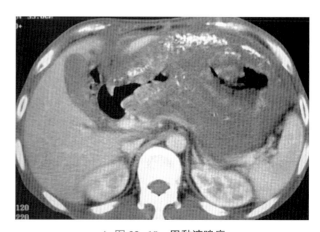

▲ 图 32-18　**胃黏液腺癌**
多层螺旋 CT 显示胃壁大量增厚，晚期浸润癌引起腔腔狭窄。还要注意肿瘤内广泛钙化。这种类型的钙化是胃黏液腺癌的特征

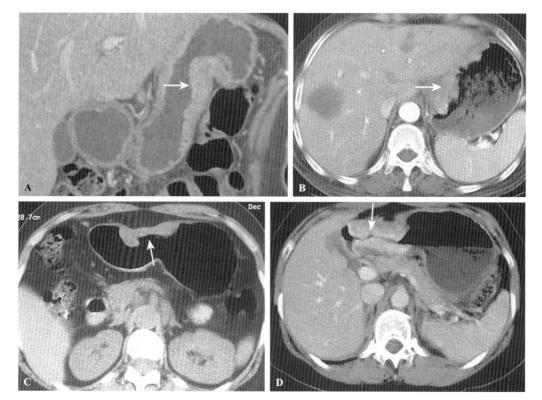

▲ 图 32-17　**胃癌的 MDCT 与 Borrmann 分级相关**
来自 4 个不同患者的图像显示了胃癌（箭）的各种 CT 表现。A. I 型息肉样肿瘤。B. II 型伞状肿瘤，还要注意多发肝脏转移的存在。C. III 型溃疡性肿瘤。D. IV 型浸润性肿瘤

除 MDCT 上胃其他部位明显胃壁增厚的患者的恶性肿瘤的可能（图 32-19）。胃壁增厚的对称性和对比度增强的均匀性也是区分胃壁增厚良恶性的重要特征。

在静脉注射碘化对比剂后，胃癌常在多层螺旋上显示强化（图 32-20）。其中一些肿瘤可能具有胃壁分层的强化，其特征是黏膜和浆膜层明显增强，黏膜下层和肌层的增强较少（图 32-21）[131, 143]。影像 - 病理相关性显示，增强程度取决于癌细胞增殖的差异，更紧密聚集的细胞倾向于增强更明显，而更分散的细胞导致较低的密度区域 [144]。因此，静

脉注射造影剂增强的多层螺旋 CT 改善了肿瘤的检测，也可用于制作高质量的 CT 血管造影，作为外科医生的决策图 [145]。

（十）鉴别诊断

1. 早期胃癌

早期胃癌可能出现在钡剂造影中，表现为凹陷（溃疡）、凸出（息肉样）或浅表病变。溃疡性癌症必须与良性胃溃疡区分开来（见"早期胃癌"）。偶尔，早期胃淋巴瘤也可能表现为溃疡性病变（见第 33 章）。息肉样癌必须与腺瘤性息肉或增生性息肉或其他胃良性或恶性肿瘤区分开来。最后，必须将浅表癌与胃炎或肠化生的病灶区区分开来。当早期胃癌在钡剂造影中被怀疑时，需要内镜检查和活检才能确诊。

2. 进展期胃癌

溃疡性胃癌的鉴别诊断主要考虑的是良性胃溃疡和周围水肿丘（见第 29 章）。息肉样或溃疡性癌也必须与其他息肉样或溃疡性恶性肿瘤如淋巴瘤和恶性肿瘤相区别（见第 33 章）。虽然黏膜下存在大的分叶状肿物有助于诊断为淋巴瘤或恶性肿瘤，但鉴别这些病变需要组织学标本。

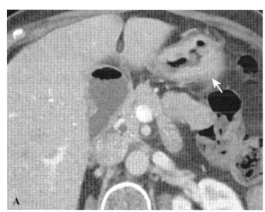
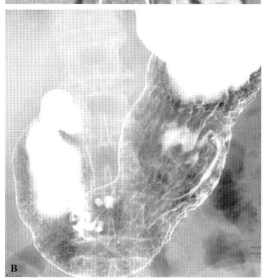

▲ 图 32-19　胃癌的 MDCT 假阳性

A. 典型的轴向多层螺旋 CT 扫描显示胃体大弯处可见壁增厚（箭）的病灶区域，怀疑浸润性肿瘤。B. 随后的胃正面上消化道双对比检查显示正常的胃，没有任何发现表明胃体有肿瘤。在已知胃癌患者中，可以通过使用适当的技术来保证最大限度地膨胀，从而提高多层螺旋 CT 的准确性。然而，在常规的腹部CT 上并不是总能达到胃扩张的最佳效果

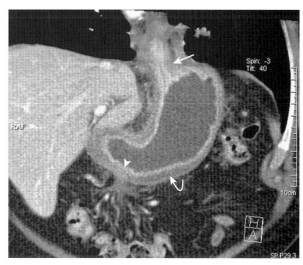

▲ 图 32-20　胃癌多层螺旋 CT 上胃壁的分层强化

三维多层螺旋 CT 扫描显示胃壁增厚以及由活检证实的腺癌引起的食管远端和胃食管交界处的高密度影（直箭）。胃壁弥漫性异常，均匀增强的黏膜层以及可能因水肿引起的增厚、低密度的黏膜下层（弯箭）。从图中可以看到增加的胃壁密度（箭头）的焦点区域。胃窦远端大弯处进入邻近的胃周脂肪，提示肿瘤扩大

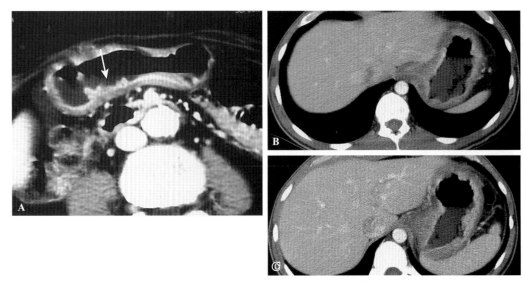

▲ 图 32-21　**多层螺旋 CT 胃癌分层强化模式**

A. 增强多层螺旋 CT 扫描显示为恶性后壁溃疡（箭），边缘不规则。值得注意的是，邻近黏膜和较低密度黏膜下层的强化减少。B 和 C. 经多层螺旋 CT 增强扫描，35 岁男性胃近端可见不规则增厚的胃壁，延伸至胃食管交界处，继发于原发性硬癌，并伴有皮革样胃。注意黏膜的可变增强，黏膜下层散在明显的高密度，浆膜边缘不规则

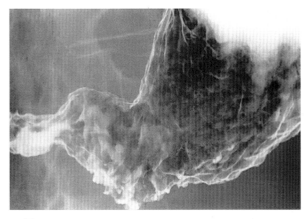

▲ 图 32-22　**Metastatic breast cancer involving the stomach**

There is antral narrowing with distortion of the normal surface pattern and a nodular, irregular mucosa in this region. A primary scirrhous carcinoma of the stomach could produce identical findings.(*From Levine MS, Kong V, Rubesin SE, et al: Scirrhous carcinoma of the stomach: Radiologic and endoscopic diagnosis. Radiology 175: 151–154, 1990.*)

　　大多数病例是由胃癌引起的，但转移性乳腺癌（图 32–22）、大网膜转移和非霍奇金淋巴瘤可能累及胃产生类似的影像学表现（见第 33 章）[90, 146, 147]。锥形胃窦狭窄和畸形也可能由消化性溃疡、腐蚀性摄入、辐射或各种肉芽肿疾病引起，包括克罗恩病、结核病、结节病和梅毒（见第 30 章）[148]。胃窦狭窄也可能发生在老年患者，即胃萎缩引起的老

年性胃窦狭窄[149]。一般来说，平滑的胃窦轮廓和缺乏结节、毛刺或溃疡提示良性疾病。然而，这些情况很少会产生更不规则的胃狭窄，类似于皮革样胃的外观。

　　侵袭远端食管的贲门癌可能与侵袭胃的 Barrett 食管的原发性腺癌没有区别（见第 23 章）[150]。然而，贲门癌与食管癌相比，胃受累程度更大，而食管原发性腺癌通常食管受累程度更大。食管鳞状细胞癌也可通过黏膜下食管淋巴管远端扩散至贲门或胃底，在胃底形成息肉样病变（见第 23 章）[151, 152]。偶尔，胃底大量的静脉曲张可表现为单叶状病变，与息肉样胃底或贲门癌相似（见第 34 章）[153, 154]。在双对比研究中，胃底气体膨胀不充分也可以疑似浸润胃底肿瘤的外观（图 32–23A）。然而，服用额外剂量的起泡剂后的胃的额外视图应该显示这些患者的胃底是正常的（图 32–23B）。

（十一）分期

　　CT、EUS、MRI 和 [18]F- 氟脱氧葡萄糖（FDG）- 正电子发射断层扫描（[18]F-FDG-PET）/CT 在胃癌分期中具有重要作用。因此，这些技术将在接下来的部分中单独讨论。

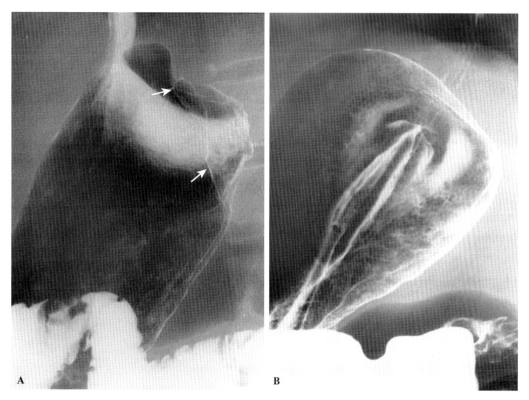

▲ 图 32-23　胃底膨胀不足疑似肿瘤

A. 腹部双对比造影显示可能浸润性病变（箭）胃底后壁。B. 使用额外的造影期，更好地膨胀胃底，消除肿瘤的可能性。注意 B 图贲门基底可见

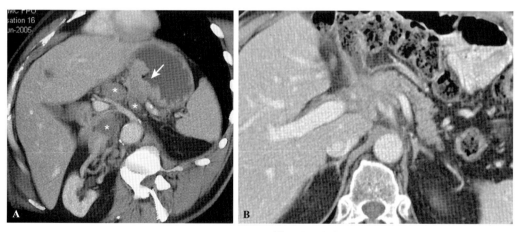

▲ 图 32-24　胃周淋巴结转移癌

A. 3D 多层螺旋 CT 显示溃疡性癌，胃食管交界处的不规则肿块中央溃疡（箭），胃周淋巴结（星号）增大在贲门周围分布。B. 在另一名患者曾接受胃切除术肿瘤，多层螺旋 CT 扫描显示胰腺周围淋巴结病变模拟胰头部胰腺癌

1. 计算机断层扫描

多层螺旋 CT 是胃癌分期的一种有效的影像学检查方法，不仅可用于评估胃壁以外的疾病传播，也可用于诊断腹腔内播散和血行转移。与此同时，多层螺旋 CT 并不总是能够准确描绘局部肿瘤的扩展或淋巴结的累及。当胃癌的诊断是已知的，多层螺旋 CT 是通过使用口服泡腾剂或水稀释剂来促进胃的最大膨胀帮助诊断。

研究表明，多层螺旋 CT 在胃癌分期中的作用越来越大。在一项对 106 例胃癌患者的研究中，在

轴位图像上的 T 分期准确率从 77% 提高至 84%[155]。在另一项对 65 例胃癌患者的研究中多层螺旋 CT 可以检测 96% 的晚期胃癌和 41% 的早期胃癌，总体 T 分期准确率为 85%[144]。通过使用泡腾剂最大限度地扩张胃和创建三维体积渲染的"腔内铸型"（CT 胃镜）与多平面重构图像和静脉注射对比增强，其他研究人员已经能够在区分 T_{1a} 和 T_{1b} 肿瘤方面获得高准确率[156]。在一项对 41 例胃癌患者的研究中，多层螺旋 CT 对浆膜浸润的准确性为 93%[131]，因此多层螺旋 CT 对晚期胃癌患者的分期更好。

多个淋巴管在胃壁内自由沟通，提供侧支通路，促进肿瘤向区域和远处淋巴结扩散（图 32-24）。尽管有许多技术进步，多层螺旋 CT 在检测胃淋巴管转移上用处不大，总体 N 分期准确率只有 60%～80%。CT 由于不能识别未肿大的淋巴结中的淋巴转移而存在局限性。通过使用双能量 CT 采集得到的单能量、低 keV 图像，有可能改善这种转移的检测。

胃癌可以通过多种途径转移，包括直接扩散、肿瘤通过韧带和肠系膜结构扩散、腹腔内播散、淋巴管扩张和血行转移。每一种传播模式都可以在多层螺旋 CT 上识别[157]，如贲门癌可以通过肝胃韧带延伸到肝脏，同样，胃窦或胃体的癌可能通过胃结肠韧带延伸至横结肠（图 32-25）。

进展期胃癌患者的腹膜转移可在多层螺旋 CT 上表现为特征性的表现，包括腹膜反折的软组织肿块和结节，肠系膜根部的收缩，大网膜肿块和腹腔腹水。一旦肿瘤进入腹膜腔，肿瘤细胞就会被吸引到其最低的部分（女性的 Douglas 窝和男性的直肠膀胱陷凹）。卵巢是腹腔内种植的另一个常见部位（图 32-26）[158]。Kruckenberg 肿瘤最初被描述为印戒细胞腺癌的实体卵巢转移瘤，但现在这个术语被用来指卵巢的任何转移，无论其原发来源如何。尽管对于腹膜癌各种影像学表现的广泛了解，通过多层螺旋 CT 检测腹膜内转移的价值不大[159, 160]。在一项研究中，[18]F-FDG-PET/CT 在检测腹腔内种植时的灵敏度甚至低于多层螺旋 CT[161]。

胃癌也可以以片状形式通过局部淋巴管延伸至腹膜后，引起输尿管梗阻。胃癌的血行转移通常见于肝脏，但这些肿瘤可以通过血液转移到不同的部位。

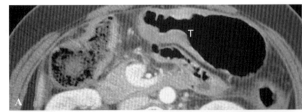
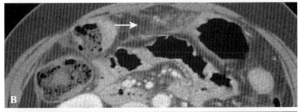
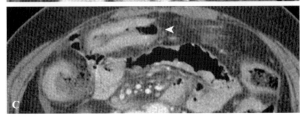

▲ 图 32-25 轴位多层螺旋 CT 扫描显示胃癌经胃结肠韧带经浸润横结肠

A. 胃肿瘤（T）表现为胃体中部胃壁局部增厚。B. 胃结肠韧带（箭）存在结节状密度。C. 局部胃壁的另一段由肿瘤侵袭引起的横结肠增厚（箭头）

2. 超声内镜

EUS 的引入和推广，大大提高了胃癌局部分期的准确性[162]。EUS 最大的优点是能观察到胃壁各层、胃周淋巴结、肿瘤与周围组织的关系，从而确定肿瘤对胃壁的侵袭深度和局部淋巴结的累及程度。然而，EUS 最好是作为横向成像研究（如 CT）的补充试验，用于局部肿瘤分期。

(1) 技术：欧盟使用高频传感器，通常在 5～12MHz 的频率范围，产生一个 200μm 的有效的临床分辨率。临床使用的超声内镜有两种基本类型，一种是专用的 EUS 内镜，具有机动和活检能力；另一种是标准的内镜，将 EUS 设备安装在导管上并通过内镜。在美国发表的绝大多数文献都是基于专门的 EUS 内镜获得的数据。

EUS 需要经过培训的检验员，因此需要操作人员[163]。检查通常在门诊进行，在自觉镇静的情况下进行。专用的回声内镜具有吸力，因此可以将空气从胃中抽去，并注入除氧水，以实现更好的声学耦合。在换能器周围有一个充气气球，里面装满了去氧水，以增加表面接触面积和改善成像窗口。

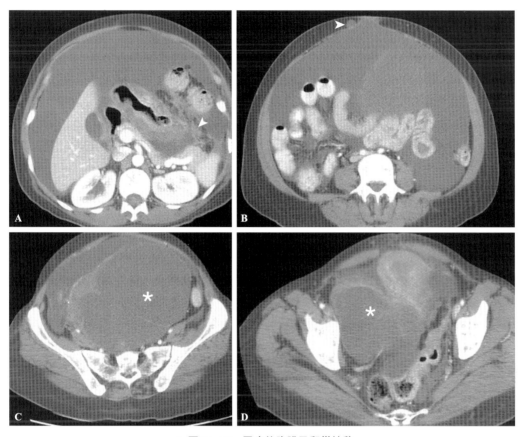

▲ 图 32-26　胃癌伴腹膜及卵巢转移

A. 多层螺旋 CT 扫描显示皮革样胃肿瘤浸润胃壁。胃结肠韧带（箭头）多发结节，伴有大量腹水。B. 所谓的 Sister Mary Joseph 结节在脐（箭头）的右侧。C 和 D. 左、右附件肿块（星号）。形态是与上皮性卵巢肿瘤相似。尽管 Kruckenberg 瘤这个术语传统上只适用于由胃印戒细胞癌引起的实体卵巢肿块，但现在它通常用于任何原发来源的卵巢转移

　　使用标准技术，EUS 将胃成像成一个五层结构，每一层对应于组织学定义的胃壁层（图 32-27）[164]。第一个高回声层代表空气 - 黏膜界面，第二个低回声层代表深层黏膜，第三个高回声层代表黏膜下层，第四个低回声层代表固有肌层，第五个高回声层代表浆膜下层和浆膜层。通过适当的超声技术，EUS 可以将这些胃壁层和周围组织形象化，而不受空气诱导的伪影或胃内容物的干扰。

　　EUS 检查经胃进行，可显示胃壁、邻近淋巴结和附近器官，包括胰腺、脾脏、左肾，并在一定程度上显示肝脏。然而，由于穿刺深度和成像窗口有限，EUS 无法评估肝右叶或更远处的转移灶，这限制了 EUS 的发展。

　　如果在 EUS 之前还没有确定胃癌的诊断，可以结合标准的内镜检查，获得原发肿瘤的活检标本[165]。在 CT 上，EUS 很难区分肿瘤受累与胃炎症

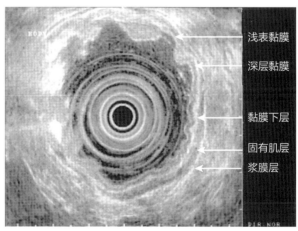

▲ 图 32-27　胃壁正常内镜超声表现
注意典型的 5 层胃壁模式，总胃壁厚度只有几毫米（箭表示相应的壁层）

浅表黏膜
深层黏膜
黏膜下层
固有肌层
浆膜层

或纤维化过程。EUS 也不能仅根据回声性质来区分早期胃癌和腺癌，但胃壁正常层中断、局部浸润或可疑淋巴结的证据应强烈提示恶性肿瘤。

(2) 结果：EUS 已被证明是一种非常精确的技术，用于评估胃癌患者的肿瘤侵袭深度和是否存在局部淋巴结累及[166-168]。在大多数研究中，EUS T 分期的总体准确率为 85%～88%[169-171]。尽管如此，EUS 在胃癌 T 分期上仍有局限性，因为浆膜下（T_2）与浆膜浸润（T_3）的分化极为困难。EUS 也可能由于肿瘤周围炎症和纤维化而过高估计肿瘤侵袭深度，也可能由于胃壁较深层的微肿瘤浸润或微淋巴结转移而低估肿瘤浸润程度[172]。在一项研究中，50% 的患者在胃壁肿瘤浸润深度的过度分期导致了不合适的新辅助治疗[173]。

固有肌层增厚的表现几乎是胃恶性肿瘤的病理表现，通常是胃癌，很少是淋巴瘤（图 32-28）[174, 175]。EUS 也是检测腹壁淋巴结最敏感的成像技术。不像 CT，异常淋巴结的检测完全依赖于大小，累及淋巴结的 EUS 标准包括圆度和低回声原发性[176, 177]。在 EUS 可检出恶性淋巴结，特异度近 90%，但灵敏度较低，为 55%～80%[166, 170, 178, 179]。

EUS 诊断淋巴结状态（N 分期）的总体准确率为 70%～90%。EUS 的主要局限性是不能检出距离胃壁大于 3cm 的未肿大淋巴结。因此，除非淋巴结扩大并在传感器范围内，EUS 在计划淋巴结切除术范围方面的价值可能有限。实时引导、细针穿刺技术的发展提高了淋巴结评估的准确性，因为单个淋巴结可以对肿瘤进行采样[180]。然而，一些研究发现 EUS 和 MDCT 检测胃癌淋巴结转移的总体准确性无显著差异[181, 182]，因此 EUS 的最终作用仍不确定。

(3) 其他成像方法：MRI 是另一种临床上有用的胃癌分期影像学检查方法。扩散加权成像（DWI）在局部分期上与多层螺旋 CT 相似，但在淋巴结转移检测上比多层螺旋 CT 更敏感[183]。[18]F-FDG-PET/CT 对胃癌远处转移的全身成像和治疗后复发肿瘤的检测也很有用[184]。然而，[18]F-FDG-PET/CT 在检测区域淋巴结转移方面不如多层螺旋 CT 和弥散加权 MRI（图 32-29）。

(4) 总结：胃癌患者术前分期的方法仍有争议，在很大程度上取决于现有的影像学、肿瘤学和外科专业知识[165]。在胃癌组织学诊断完成后，进行横断面影像学研究（通常是多层螺旋 CT），以排除肝转移或肿瘤直接扩展到邻近器官。对于无转移或播散性肿瘤的患者，可以对肿瘤局部分期行 EUS 检查。在这种情况下，EUS 可以帮助选择晚期癌患者，在手术前应对其进行新辅助放或化疗。T_1～T_3 肿瘤患者最有可能进行根治性切除和可能的多模式治疗，然而 T_4 肿瘤患者可能会接受姑息性旁路手术或内镜治疗。偶尔出现 $T_1N_0M_0$ 病灶的患者，如果不适合手术治疗，也可以接受内镜治疗，尝试治愈[185]。因此，对于胃癌患者的术前评估和最佳治疗方案的选择，应将多层螺旋 CT 和 EUS 作为补充试验[186]。

（十二）治疗和预后

手术是治疗胃癌的唯一有效方法。视肿瘤位置而定，可行胃大部切除术或全胃切除术或食管胃切除术。不幸的是，在接受手术的患者中，约有 60% 发现有无法切除的肿瘤[8]。尽管如此，仍可对这些患者进行姑息性切除或旁路手术，以防止出血或梗阻等并发症的发生。对于不能手术的病灶，也提倡放射治疗。辅助化疗已在一些患者中使用，但这种治疗的好处仍不确定。激光疗法和腔内支架有时也用于治疗阻塞性肿瘤患者。第 35 章详细讨论了各种手术和术后并发症。

进展期胃癌患者预后不良，5 年生存率仅为 3%～21%[4-7]。相比之下，早期胃癌患者的 5 年生存率为 85%～100%[99, 100, 107, 108, 187]。因此，尽早发现这些病灶对于提高患者存活率至关重要。迄今为止，

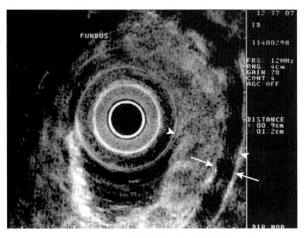

▲ 图 32-28　皮革样胃征的内镜超声表现
整个胃壁明显增厚（箭头）与相关的固有肌层增厚（箭）

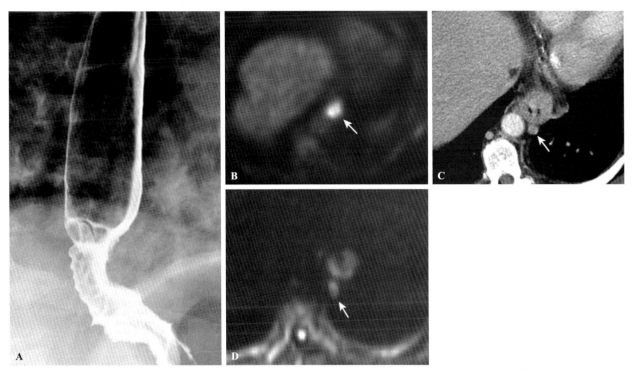

▲ 图 32-29　**MDCT、[18]F-FDG-PET/CT 及弥散加权 MRI 检测食管癌淋巴转移的比较**

A. 钡剂造影显示食管远端浸润性腺癌向远端延伸至胃食管交界处。B. [18]F- FDG /CT 图像显示食管远端肿瘤区有明显的 FDG 活性（箭）。C. 多层螺旋 CT 显示增大 PET 扫描未见肿瘤旁的淋巴结（箭）。D. 弥散加权 MRI 扫描显示，在高 B 值图像上，有两个区域的信号增加继发受限弥散，注意可见肿瘤和邻近淋巴结（箭）清晰可见

大多数早期胃癌都是在日本发现的，这是对该国成年人进行大规模筛查的结果。然而，一些有症状的胃癌患者在西方也发现早期病变。因为在术前的研究中，早期胃癌和晚期胃癌常常无法区分，所以对于所有可切除病变的患者，积极的手术方法是合理的。

二、十二指肠癌

十二指肠癌是一种罕见的恶性肿瘤，占所有胃肠道肿瘤的不到 1%[188]。几乎所有这些病变都位于十二指肠的第二、第三或第四段，位于壶腹或远端[189, 190]。然而，在有症状的患者中，通过双对比钡剂造影或内镜检查很少能发现早期十二指肠癌[191]。在加德纳综合征（见第 61 章）和乳糜泻（见第 43 章）患者中报告十二指肠癌的发病率增加，因此可能需要对这些患者进行放射或内镜监测[192, 193]。十二指肠癌也与克罗恩病和神经纤维瘤有关[194-196]。

十二指肠癌在钡剂造影中通常以息肉样病变、溃疡或环形病变的形式出现在更常见的壶腹远端（图 32-30）。有些息肉样癌可能发生于先前存在的绒毛状肿瘤（见第 31 章）。有时十二指肠癌位于较

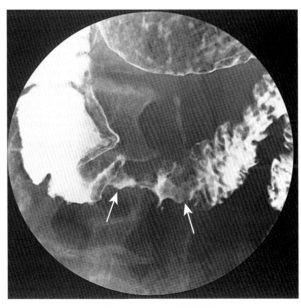

▲ 图 32-30　**十二指肠癌**

十二指肠第三段可见环状溃疡病变（箭）

近端，表现为十二指肠降支近端甚至十二指肠球部的溃疡团块[197]。尽管如此，绝大多数十二指肠溃疡是良性的，所以内镜检查应该只考虑有可疑影像学特征的病变。在双对比钡剂造影中，很少有早期十二指肠癌以小（＜2cm）、无蒂、息肉样或十二指肠溃疡的形式出现（图 32-31）[191]。

十二指肠癌通常在 CT 上表现为局部肠壁增厚，产生软组织块（图 32-32）。肿瘤坏死和溃疡等特

征很容易识别[198]。当 CT 显示有一个包含中央坏死和溃疡的外生或黏膜内肿块时，这种结合的发现对于恶性肿瘤的检测具有 100% 的灵敏度和 86% 的准确率[199]。

CT 还有助于鉴别原发性十二指肠癌和累及十二指肠的外源性肿瘤，通常是胰腺肿瘤[200]。研究表明，3D 多层螺旋 CT 对十二指肠肿瘤的定位和肿瘤累及程度的准确定义特别有帮助（图 32-33 和图 32-34）[201]。多层螺旋 CT 也有助于发现壶腹周围十二指肠肿瘤。CT 上十二指肠壁增厚的鉴别诊断包括淋巴瘤、克罗恩病、血肿和多种病因的十二指肠炎。然而，通常可以根据临床病史和钡剂造影及 CT 表现提出正确的诊断。

虽然壶腹癌和壶腹周围癌可能与原发性胰腺癌混淆，但区分这些病变是很重要的，因为壶腹肿瘤预后更好。低渗 CT 十二指肠造影可用于鉴别这些肿瘤。在注射泡腾剂和 1.0mg 胰高血糖素后，将患者置于左侧卧位下，对充满气体的十二指肠扫描进行扫描，便于检查。这种技术可以很好地显示壶腹和壶腹周围的病变（图 32-35）[202]。当这些研究显示壶腹肿块、乳头状突起和胆总管远端不规则狭窄时，CT 和 MRI 扫描也可能提示诊断为壶腹或壶腹周围肿瘤[203]。

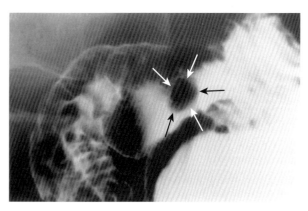

▲ 图 32-31　**Early duodenal cancer**

Double-contrast spot image of the duodenum shows a sessile, slightly lobulated, 1.3-cm polypoid lesion (*arrows*) in the duodenal bulb. This was an early cancer that was confined to the mucosa. (*From Bradford D, Levine MS, Hoang D, et al: Early duodenal cancer: Detection on double-contrast upper gastrointestinal radiography. AJR 174: 1564–1566, 2000.*)

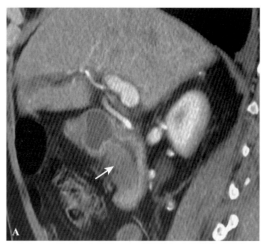
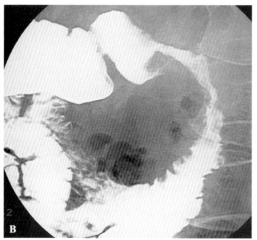

▲ 图 32-32　十二指肠癌

A. 3D 体积 - 多层螺旋 CT 显示球后十二指肠场强变窄，肠壁上可见一个偏心的软组织块（箭）。B. 同患者的钡餐检查显示进展期十二指肠降部浸润癌

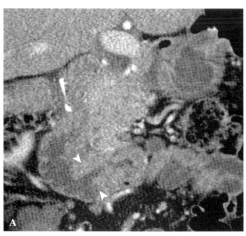
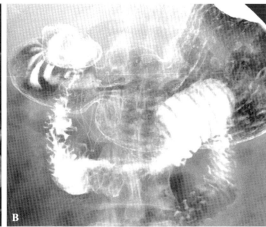

◀图 32-33　十二指肠癌

A. 3D 多层螺旋 CT 肠造影图像显示十二指肠第三段的环状病变（箭头）。B. 钡剂造影证实了十二指肠远端有这种病变

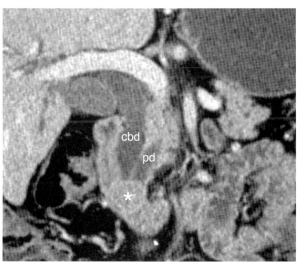

▲ 图 32-34　壶腹周围十二指肠癌

CT 显示壶腹周围十二指肠有肿块（*），与胆总管相连胆总管（cbd）和胰管（pd）的扩张。多层螺旋 CT 有助于确定壶腹周围胆道梗阻的原因

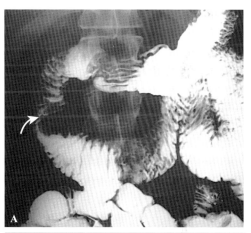
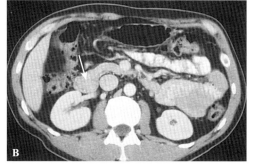
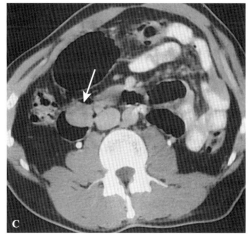

▶图 32-35　壶腹癌

A. 钡剂造影显示腹部有肿块（箭）十二指肠降段至乳头水平。B. CT 扫描显示此区域有软组织块（箭）。C. 在使用额外的泡腾剂和 1.0mg 的胰高血糖素后，随后扫描患者左侧卧位十二指肠降部可见明显腔内肿块（箭）

第 33 章　胃与十二指肠的其他恶性肿瘤
Other Malignant Tumors of the Stomach and Duodenum

Marc S. Levine　Alec J. Megibow　**著**

孙瑞佳 **译**　唐 磊 **校**

一、转移

尽管在死于癌症的患者中，尸体解剖中发现的胃转移不到 2%[1]。十二指肠转移更为罕见。因为手术、放疗和（或）化疗联合治疗可延长广泛转移性疾病患者的生存期，胃和十二指肠的转移越来越常见。大多数病变为恶性黑色素瘤或乳腺癌或肺癌的血行转移。肿瘤的淋巴扩散偶尔累及胃或十二指肠，或肿瘤直接从邻近结构或肠系膜反折（如胃结肠韧带、横肠系膜、大网膜）侵袭胃或十二指肠。这些不同形式的播散产生了特征。

以下各节分别讨论了影像学表现。

（一）临床表现

大多数胃十二指肠转移是在手术或尸检中意外发现的[2]。然而，一些转移伴有溃疡的患者可能出现上消化道出血的体征或症状，如呕血、黑粪和粪便隐血阳性[3, 4]。其他患者可伴有上腹部疼痛、恶心、呕吐、早期饱腹感、厌食症或体重减轻。其中一个或多个表现有时可能是由全身化疗或与广泛转移性疾病相关的高钙血症引起的[5]。导致胃十二指肠转移漏诊。

大多数胃十二指肠转移的患者有一个已知的潜在恶性肿瘤。然而，偶尔转移到胃或十二指肠可能作为隐匿原发肿瘤的初始表现[4]。某些恶性肿瘤，如乳腺癌和肾癌，在原发病变治疗多年后也可能转移到胃或十二指肠[5, 6]。因此，获得这些患者详细的临床病史是很重要的。

（二）影像学表现

1. 血行转移

血源性转移到胃或十二指肠可能是由多种恶性肿瘤引起的。尽管恶性黑素瘤在胃肠道的血源性转移中所占比例最高[7]，但乳腺癌是一种非常常见的疾病，它与黑素瘤一样，是肠转移的最常见原因[5]。胃或十二指肠很少发生由甲状腺或睾丸癌或其他远处肿瘤引起的血行转移[1]。

血行转移通常出现在钡剂检查中，表现为胃、十二指肠或小肠黏膜下一个或多个不连续的肿块（图 33-1）[5, 8-11]。当多发病灶出现时，由于肿瘤栓子周期性地进入肠道动脉，它们往往大小不一[8, 12]。当这些黏膜下肿物超过其供血量时，它们可能发生中央坏死和溃疡，导致典型的"靶心"或"靶点"病变（图 33-2）[8, 10-13]。一般来说，牛眼病变与周围肿块大小有关，有较大的中央溃疡[8, 12]。浅裂可能偶尔向溃疡中心的陷坑辐射，产生一种典型的辐轮状结构（图 33-2B）[8]。

胃或十二指肠的血行转移有时表现为较大、较多分叶的肿块，在影像学上可能被误认为是恶性胃肠间质瘤甚至息肉样癌（图 33-3）[13]。其他转移，特别是恶性黑色素瘤的转移，可能会变成坏死的，导致巨大的空洞病变。这些空腔转移灶在钡剂造影中可以被识别为与管腔相通的非定形钡聚集（通常大小为 5~15cm）（图 33-4）[11, 14]。CT 特别适合于显示这些巨大的空腔病变[15]。

乳腺癌引起的胃癌的血行转移可能产生与胃原发性癌相似的"皮革"外观（图 33-5）[5, 8, 9, 11]。皮

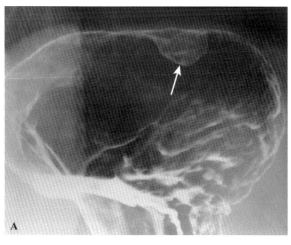

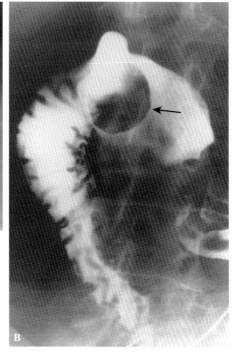

▲ 图 33-1　胃恶性黑素瘤转移
A. 一个离散的黏膜下肿物（箭）见于胃底。B. 在另一个患者，十二指肠球部有一个大的黏膜下肿物（箭）

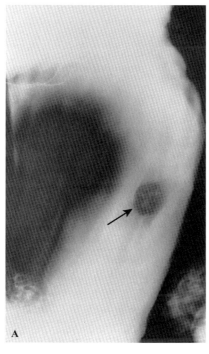

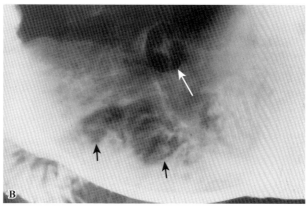

▲ 图 33-2　恶性黑色素瘤胃溃疡转移
A. 中央溃疡的黏膜下肿物或牛眼病变（箭）可见于胃体。B. 在另一名患者，俯卧压缩图显示胃内多处牛眼病变（黑箭）。胃小弯可见浅表的中央溃疡。呈放射状的裂缝转移，产生辐条轮型（白箭）

革样胃的外观不是由纤维化引起的（如癌患者），而是由胃壁转移瘤的高细胞浸润引起的[8]。尽管管腔狭窄的程度是可变的，这些病变仍然可以通过双对比研究显示为正常表面扭曲的胃黏膜结节、毛刺、溃疡，或为增厚，不规则皱襞（图 33-5）[16]。有些肿瘤可累及胃近端部，但保留胃窦部（图 33-5B）[16]。

因此，任何有乳腺癌病史的表现为皮革样胃患者都应考虑转移性疾病的可能性。

胃转移性疾病通常在 CT 检查中发现，作为已知恶性肿瘤患者例行检查的一部分。虽然许多胃外肿瘤可以转移到胃，仔细评估胃对于已知的恶性黑素瘤、乳腺癌或肺癌患者尤为重要。研究发现，在

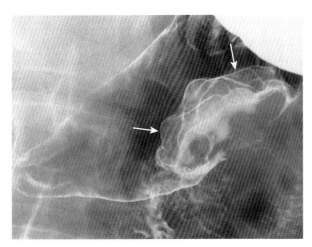

▲ 图 33-3　恶性黑色素瘤胃转移

在胃大弯侧有一个大的分叶肿物（箭）。这种病变可能被误认为是胃肠间质恶性肿瘤，甚至是腺癌

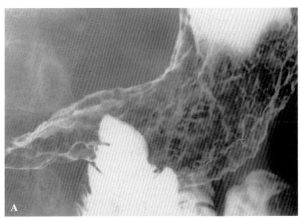

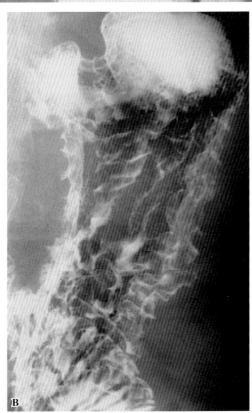

▲ 图 33-5　转移性乳腺癌累及胃伴皮革样胃

A. 胃窦和胃体的舒张性只有轻度消失，但由于转移性肿瘤浸润，黏膜呈结节状不规则外观。B. 在另一个患者中，累及部位仅限于胃近半部分。胃底和胃体轮廓不规则，毛刺状皱襞增厚（引自 Levine MS, Kong V, Rubesin SE, et al: Scirrhous carcinoma of the stomach: Radiologic and endoscopic diagnosis.Radiology 175: 151-154, 1990）

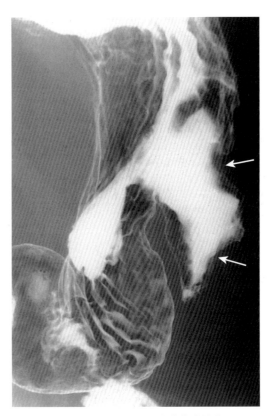

▲ 图 33-4　恶性黑色素瘤空腔转移

一个巨大的空腔病变（箭）可见于胃大弯处。恶性胃肠间质瘤或淋巴瘤可产生类似的结果［引自 Laufer I, Levine MS（eds）: Double Contrast Gastrointestinal Radiology，2nd ed. Philadelphia, WB Saunders, 1992］

5%～27% 的患者中，转移性乳腺癌累及胃，经常导致广泛的胃壁增厚（有时与静脉注射增强对比后胃壁变薄有关），模拟了癌性胃癌的皮革样胃表现（图

33-6）[17, 18]。在其他患者中，CT 可以显示更多的局灶壁增厚（图 33-7）。由于这些肿瘤通常深植于胃壁内，因此很难从内镜活检标本中获得明确的病理诊断。然而，在适当的临床背景下，CT 表现应高度提示转移性乳腺癌累及胃[19]。

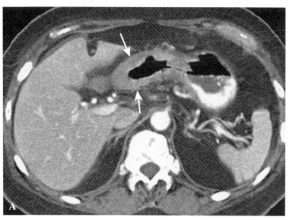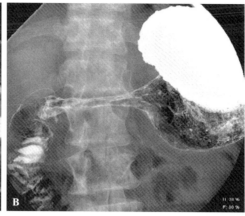

▲ 图 33-6　乳腺癌胃转移，CT 显示为皮革样胃

A. 老年妇女转移性乳腺癌的多层螺旋 CT（MSCT）扫描早期表现为胃窦壁明显增厚（箭），其影像学表现与胃原发性癌无明显区别。
B. 同一患者钡剂检查显示胃窦腔明显狭窄，出现典型的皮革样胃

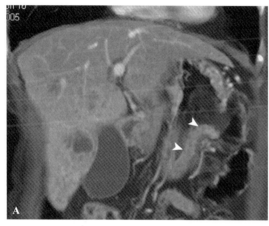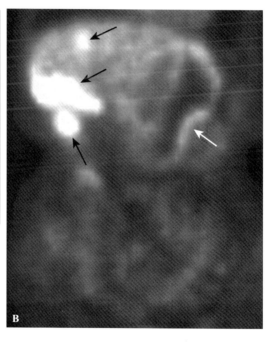

▲ 图 33-7　CT 乳腺癌胃转移

A. 中年妇女转移性乳腺癌的多层螺旋 CT 扫描显示胃大弯局部增厚（箭头）。B. ^{18}F-FDG-PET / CT 同一患者的图像显示胃壁（白箭）和肝脏（黑箭）的摄取增加（箭）

恶性黑素瘤、支气管癌和卡波西肉瘤引起的胃癌的血行转移也可在 CT 上发现。

2. 淋巴播散

在死于食管鳞状细胞癌的患者中，有 2%～15% 在尸检中发现胃转移[20]。这些转移被认为是由肿瘤栓子引起的，这些肿瘤栓子通过黏膜下食管淋巴道延伸到膈下的心包旁、小弯和腹腔结节。胃底的鳞状细胞癌转移可能在钡剂检查中表现为巨大的黏膜下肿物，通常包含溃疡中心区域（图 33-8）[20, 21]。因此，这些病变可能被误认为是良性或恶性肿瘤，甚至是腺癌[22]。鳞状细胞癌转移到心包旁或上腹部其他淋巴结，CT 扫描有时可识别为相对于骨骼肌的低密度肿块（图 33-9）。

十二指肠偶尔也会受胰腺癌、淋巴瘤或其他的胰腺周围恶性肿瘤累及。在这种情况下，钡剂造影可能显示十二指肠下降的内侧边界有结节性凹痕或十二指肠环变宽。然而，胰腺癌、胰腺假囊肿和胰腺炎可产生相同的影像学表现。CT 非常有助于确定扩大十二指肠环的原因和鉴别胰腺肿块与邻近淋巴结病的区别。

在肠系膜上根部附近转移到腹膜后淋巴结的恶性肿瘤，可能在钡剂造影中表现为外在占位效应、结节性压痕、溃疡，或者在晚期情况下，悬韧带附近的远端十二指肠梗阻（图 33-10A）[23]。CT 非

常适合证明腹膜后腺病是导致这些异常的原因（图 33-10B）。偶尔，腹膜后肿瘤累及十二指肠可能导致延迟胃排空及胃明显扩张，与十二指肠扩张程度不成比例（图 33-11）[24]。这种胃不成比例的扩张可能与腹膜后肿瘤引起的迷走神经损伤有关，腹膜后肿瘤减少了胃蠕动，加重了胃胀。

3. 直接侵犯

胃和十二指肠可能直接被邻近结构的恶性肿瘤侵袭，如食管、胰腺和肾脏。直肠癌沿着肠系膜反

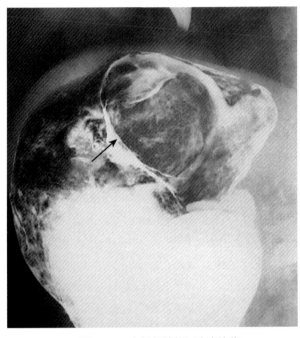

▲ 图 33-8　贲门部鳞状细胞癌转移
一个胃底巨大的黏膜下肿物（箭）可能被误认为是良性或恶性胃肠间质瘤（引自 Glick SN, Teplick SK, Levine MS: Squamous cell metastases to the gastric cardia. Gastrointest Radiol 10: 339-344, 1985）

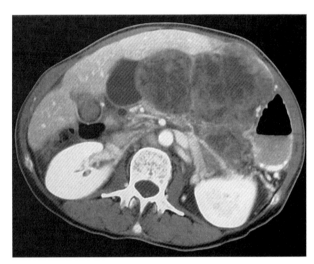

▲ 图 33-9　食管鳞状细胞癌转移性淋巴结
小囊区可见大量的淋巴结。放大后的低密度淋巴结是鳞状细胞癌转移的特征

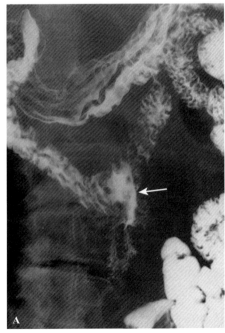

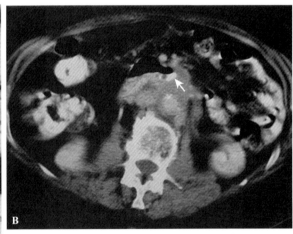

▲ 图 33-10　十二指肠浸润腹膜后淋巴结
A. 钡剂检查显示十二指肠第三和第四段交界有溃烂性病变（箭）。B. CT 扫描显示大团的主动脉旁淋巴结包绕十二指肠远端并伴有溃疡（箭）

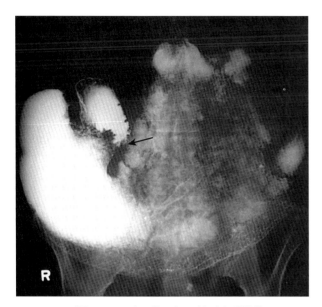

▲ 图 33-11 十二指肠梗阻的后腹膜转移

上消化道延迟摄片显示十二指肠降段突然变窄（箭），胃大量扩张与十二指肠扩张程度不成比例。扩张的胃向下延伸至骨盆（引自 Shammash JB, Rubesin SE, Levine MS: Massive gastric distention due to duodenal involvement by retroperitoneal tumors. Gastrointest Radiol 17: 214-216, 1992）

折（包括胃结肠韧带和横肠系膜）或连续的肿瘤从大网膜扩散累及胃肠和十二指肠。由于其影像学表现取决于肿瘤的扩散途径，因此在接下来的章节中我们将分别讨论各种原发性恶性肿瘤。

(1) 食管腺癌：与食管鳞状细胞癌相反，Barrett 黏膜腺癌具有明显的侵袭贲门或胃底的倾向 [25, 26]。胃受累可在钡剂检查中表现为胃底大的息肉或溃疡团块。然而，在其他病例中，胃底的双对比图可能会显示出更细微的发现，包括贲门周围正常解剖标志的扭曲或消失，以及不规则的溃疡或结节状区域（见第 23 章） [25]。有时很难确定这些位于胃食管交界处的肿瘤是否起源于食管或胃。然而，一般来说，食管腺癌的严重程度不成比例，食管受累与胃受累有关，而胃或贲门癌受累程度更大。

(2) 胰腺癌：胰腺癌累及胃十二指肠的影像学表现取决于肿瘤是否位于胰腺的头部、体部或尾部。胰头癌可引起十二指肠环变宽或十二指肠降段内侧边界外受压或胃窦曲度增大，而胰腺体或尾可能导致外在压缩的胃底部的后壁，胃体或胃上部边界附近的远端十二指肠胃或十二指肠的悬韧带 [27]。胃或十二指肠侵袭可能体现在造影上呈毛刺状的黏膜皱

襞、结核、占位效应、溃疡、梗阻，或者很少存在瘘管形成（图 33-12 至图 33-14） [27]。

许多疑似胰腺肿瘤的患者接受 CT 作为初始诊断检查。虽然 CT 在预测胰腺癌微小十二指肠浸润方面价值有限，但用气体或水扩张十二指肠有助于

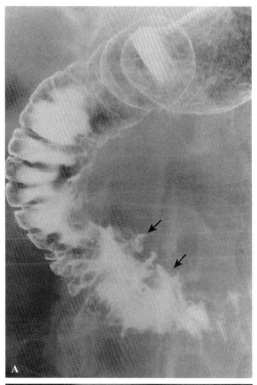

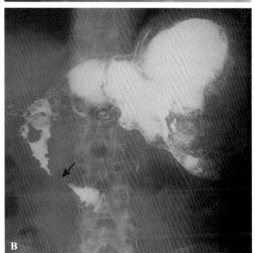

▲ 图 33-12 胰腺癌侵犯十二指肠

A. 十二指肠降支内侧边界不规则溃疡（箭），继发于胰腺癌浸润。B. 另一例患者十二指肠降部狭窄、十二指肠梗阻（箭）由一晚期胰腺癌引起。患者胃出口梗阻，胃扩张，充满液体，稀释了摄入的钡 [A 引自 Laufer I, Levine MS (eds): Double Contrast Gastrointestinal Radiology, 2nd ed. Philadelphia, WB Saunders, 1992]

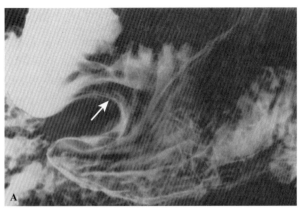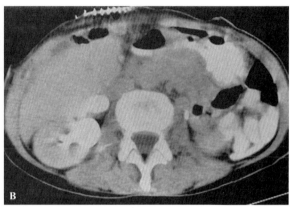

▲ 图 33-13　胰腺癌胃浸润情况

A. 钡剂检查显示，在胃大弯有一个占位效应的焦点区域（箭）。B. CT 扫描显示晚期胰腺癌侵袭胃

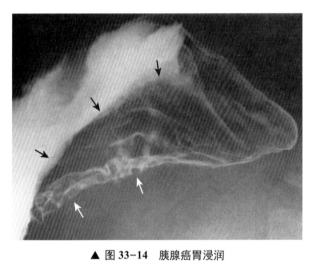

▲ 图 33-14　胰腺癌胃浸润

胃底后壁有来自于胰腺尾部癌的外在占位效应（黑箭）。胃棘状轮廓（白箭）显示肿瘤侵犯胃［引自 Laufer I, Levine MS（eds）：Double Contrast Gastrointestinal Radiology，2nd ed. Philadelphia，WB Saunders，1992］

发现浸润的细微征象。CT 对判断胃后印象异常的原因更有价值，因为它可以区分胰腺癌和胰腺假性囊肿（图 33-15）、胃后静脉曲张或腹膜后压迫胃的其他异常[28, 29]。

(3) 肾细胞癌：右侧肾细胞癌直接侵袭十二指肠，在钡剂检查中可表现为十二指肠降支后外侧缘肿大、结节性或溃疡。然而，肾细胞癌往往不会引起肠壁的增生性反应，因此十二指肠受累有时表现为息肉样腔内肿块，类似于原发性十二指肠癌[6, 8]。在晚期肾细胞癌患者中，CT 有助于判断肿瘤的程度及其与十二指肠的距离。然而，当发现相邻的病变时，CT 不能确定肿瘤是否侵入十二指肠。

(4) 结肠癌：结肠癌可累及胃或十二指肠，可沿肠系膜反折直接伸展，如胃结肠韧带或横结肠。胃结肠韧带是大网膜近端部分，从横结肠前周缘向上

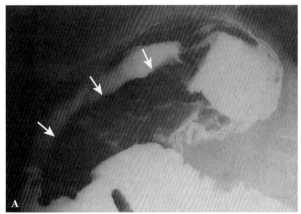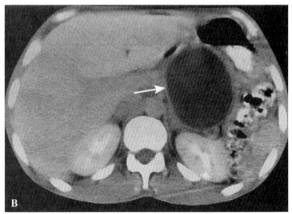

▲ 图 33-15　胰腺假性囊肿累及胃

A. 钡剂检查显示胃底后壁有平滑的外在压迫（箭）。B. CT 扫描显示大的胰腺假性囊肿（箭），是这一表现的原因

延伸至胃大弯（图33-16）。由于这种解剖关系，横结肠癌可能通过胃结肠韧带侵入胃，在胃窦或胃体大弯处产生占位效应、结节性和毛刺状皱襞[8]。在其他患者中，升结肠或肝曲癌可通过横隔肠系膜的横向反折侵入十二指肠，在十二指肠降下来的侧缘产生占位效应、结节、溃疡或毛刺状皱襞（图

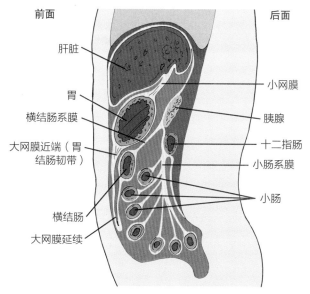

▲ 图33-16　矢状图显示胃、小肠和结肠肠系膜附件
因为近端大网膜的一部分（胃结肠韧带）沿着胃大弯插入，连续播散来自横结肠或大网膜的肿瘤主要影响该区域（引自 Rubesin SE, Levine MS：Omental cakes：colonic involvement by omental metastases. Radiology 154：593–596, 1985）

33-17A）[30, 31]。在这种情况下，钡剂灌肠检查可能显示出导致这些发现的潜在结肠肿瘤，CT可能显示出向胃或十二指肠扩散的模式（图33-17B）。

横结肠癌侵犯胃癌或肝曲癌侵犯十二指肠有时可导致胃结肠或十二指肠瘘（见第34章）[32]。然而，在当今以药物为导向的社会中，大多数此类瘘管是由阿司匹林诱导或其他非甾体抗炎药诱导的更大弯曲溃疡引起的，这些溃疡通过胃结肠韧带进入横结肠（见第29章）。

（5）胆囊癌：晚期胆囊癌可直接侵袭邻近的结构，如肝脏、十二指肠和结肠肝曲。十二指肠约有20%的患者被肿瘤所累及[33]。CT对显示胃和十二指肠肿瘤侵袭特别有用（图33-18）。

（6）网膜的转移：大网膜或所谓大网膜饼的大量转移灶，通常是由于广泛的腹腔播散的卵巢癌，或较少的子宫颈、子宫、膀胱、胃、结肠、胰腺或乳腺癌[34]。这些网膜沉积物可能通过大网膜近端部分（也称为胃结肠韧带）向上延伸至胃部（图33-16）。大网膜转移累及胃的特点是钡剂检查占位效应，结节性，在胃窦或胃体大弯处发生扁平状或毛刺状的系结皱襞（图33-19A）[35]。这些变化反映了浆膜受累于肿瘤和纤维间质反应，这种反应发生在大弯侧的胃结肠韧带处。在晚期病例中，由于转移性肿瘤的包绕可能导致胃窦周向狭窄[35]。

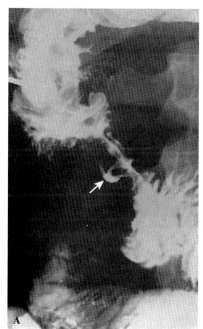

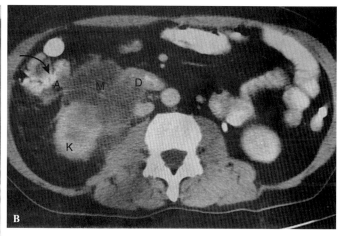

▲ 图33-17　结肠癌十二指肠侵袭
A. 在十二指肠降支的侧向边缘可见大面积十二指肠伴溃疡（箭）引起的占位效应。这一发现是由侵袭十二指肠的肝曲癌引起的。B. 另一名患者，CT扫描显示十二指肠的浸润是由肠横结肠吻合术区复发性癌（A）引起的。可见异质性肿块（M）侵犯十二指肠（D）和右肾（K）吻合

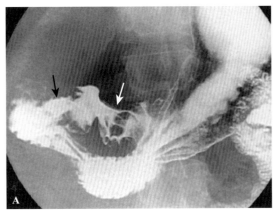
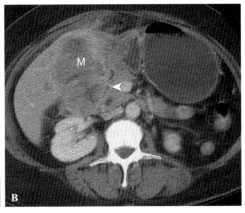

▲ 图 33-18　胆囊癌侵袭胃十二指肠

A. 钡剂检查可见胃窦狭窄和球后肿瘤引起的十二指肠溃疡（黑箭），同时注意胃远端狭窄和由于肿瘤侵袭引起的胃窦畸形（白箭）。B. 同一患者的 CT 扫描显示，晚期胆囊癌（M）直接包绕和引发十二指肠降支狭窄（箭头）。肿瘤侵袭胃远端，浸润腹膜腔

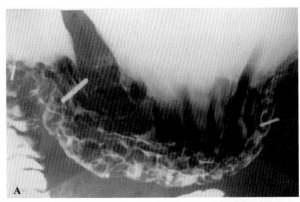
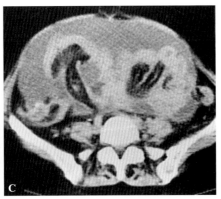
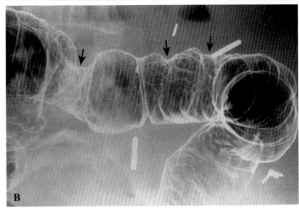

▲ 图 33-19　卵巢大网膜转移累及胃、结肠

A. 上消化道研究显示，由于肿瘤从大网膜直接扩散，胃窦和胃体大弯处有毛刺状皱襞和结节。B. 钡灌肠显示横结肠（箭）上边界的毛刺和系结是大网膜肿瘤同时累及结肠的结果。C. 在另一个患者，CT 扫描显示腹水与大网膜将小肠与前腹壁分隔 [图 C 引自 Laufer I, Levine MS（eds）: Double Contrast Gastrointestinal Radiology, 2nd ed. Philadelphia, WB Saunders, 1992]

横结肠癌经胃结肠韧带侵入胃可能产生相同的影像学表现（见"结肠癌"）[8]。然而，在这种情况下，钡剂灌肠检查应证实原发性结肠癌是导致这些发现的原因。相比之下，累及胃的大网膜转移患者几乎总是伴有大网膜肿瘤的结肠累及，在横结肠上缘有肿块、结节和毛刺状皱襞（图 33-19B），在晚期病例中，伴有肠周狭窄 [36]。根据我们的经验，大网膜转移累及胃远比结肠癌经胃结肠韧带累及胃更常见。

在钡剂检查中怀疑大网膜转移的情况下，CT 对转移的诊断有很大帮助，可显示转移性肿瘤的范围。虽然钡剂造影提供了网膜肿瘤的间接证据，但 CT 可以显示直径 1cm 的网膜肿块 [37]。更广泛的大网膜转移可能在 CT 上表现为一系列的表现，从带

花边的网状外观到巨大的肿块[37]。累及网膜的非肿瘤过程（尤其是结核性腹膜炎）可以模拟网膜肿瘤。当大网膜被肿瘤弥漫性浸润时，形成网膜饼可提示结肠或小肠从前腹壁转移（图33-19C）[34, 38]。除非肠腔被造影剂或气体膨胀，否则很难确定肿瘤是侵入胃还是横结肠。

（三）鉴别诊断

钡剂造影难以区分出现在胃或十二指肠小结节病变的血行转移与多发增生或腺瘤性息肉。具有更典型的黏膜下表现的转移可能被误认为是良性的壁内病变，如GIST、脂肪瘤或异位的胰腺憩室。然而，这些良性间质肿瘤往往以单发病灶出现，而转移通常是多发的。中央溃烂的牛眼征病变可能不仅由血行转移引起，也可能由淋巴瘤、卡波西肉瘤或肉毒素肿瘤引起。偶尔，由异常突出的水肿丘包围的小痘样糜烂可被误认为是靶心病变。然而，小疱状糜烂很少大于1cm，中央钡聚集明显小于溃疡性黏膜下肿物。

胃和十二指肠的巨大空腔病变可能不仅由转移性疾病（特别是恶性黑色素瘤）引起，也可能由淋巴瘤或恶性肿瘤引起。然而，恶性肿瘤往往以单发病灶出现，因此，胃、十二指肠或小肠出现多处空腔肿块，应有助于诊断转移性疾病或淋巴瘤。

转移性乳腺癌引起的原发性癌的皮革样胃外观在钡剂检查中可能与胃原发性癌没有区别。胃周受累于胰腺炎、胰腺癌、结肠癌、大网膜转移、淋巴瘤或克罗恩病及各种严重胃炎留下的瘢痕产生类似的表现。然而，当在以前治疗过乳腺癌的患者中检测到皮革样胃表现时，应该考虑转移性疾病的可能性。

转移性肿瘤直接侵袭胃和十二指肠，可通过上腹各种良恶性条件模拟。胃大弯或胃后壁或十二指肠降支内侧缘受压或移位可能不仅由胰腺癌引起，也可能由胰腺炎、胰腺假性囊肿（图33-15）、胰腺周围淋巴结病、腹主动脉瘤或其他腹膜后病变引起。肠壁浸润的各种体征（如肿块、结节和毛刺状系结皱襞）也可能是由于胃内炎症条件的非特异性增生性反应所致。因此，胰腺炎可能会在大弯处发生改变，这与胰腺，结肠癌或累及胃的大网膜转移是无法区分的。CT等其他成像技术通常有助于鉴别这些情况。

二、淋巴瘤

淋巴瘤发生在胃的频率比胃肠道的其他部位高。胃淋巴瘤占所有胃肠道淋巴瘤的50%，占所有结外淋巴瘤的25%，占所有胃恶性肿瘤的3%～5%[39-41]。超过50%的胃淋巴瘤患者有局限于胃和区域淋巴结的局限性疾病（原发性胃淋巴瘤）；其余为广泛性淋巴瘤伴胃受累（继发性胃淋巴瘤）[41]。十二指肠淋巴瘤发生时，通常是由胃癌经幽门扩散而成。十二指肠淋巴瘤由于其罕见性，在后面的章节中单独探讨。

绝大多数胃淋巴瘤的来源是B细胞非霍奇金淋巴瘤[42]。有相当多的证据表明，这些淋巴瘤起源于慢性幽门螺杆菌胃炎患者的黏膜相关淋巴组织（MALT）[43]。因此，大多数原发性非霍奇金淋巴瘤起源于低级MALT淋巴瘤，如果不加以治疗，最终会发展为更高级的淋巴瘤。在过去，胃内淋巴组织的低级别增生有时被称为假淋巴瘤[44]。然而，这些假淋巴细胞目前被认为是单克隆的B细胞增殖或真正的B细胞MALT淋巴瘤[45, 46]。因此假淋巴瘤基本废除。

由于大体病理表现非特异性，胃淋巴瘤在影像学或内镜检查中往往难以与胃癌鉴别。然而，胃淋巴瘤的预后要比胃癌好得多，总体5年生存率为50%～60%[47-49]。因此，未能从假定为不能手术的胃癌晚期病变中获得活检标本，可能使患者丧失治愈或长期缓解的机会。适当的肿瘤分期也很重要，因此可以对手术、放疗和化疗等治疗方案做出合理的决定。

（一）病理学

绝大多数胃淋巴瘤是非霍奇金淋巴瘤。这些患者很少被发现患有霍奇金淋巴瘤。由于与先前的分类系统混淆，美国国家癌症研究所的病理学家开发出了一种有效的方法，可以识别非霍奇金淋巴瘤的三种预后类型——低级别、中等级别和高级别[50]。进展期病变通常分为大细胞或免疫母细胞型的高级淋巴瘤[51]。

文献显示，大多数胃原发性非霍奇金淋巴瘤是源自 MALT 低级别 B 细胞淋巴瘤[52, 53]。国际淋巴瘤研究组将这些病变分为 MALT 边缘区 B 细胞淋巴瘤[54]。矛盾的是，这些低级的 MALT 淋巴瘤通常发生在胃里，通常不包含任何有组织的淋巴组织[52, 53]。然而，有充分的文献证明，慢性幽门螺杆菌胃炎导致固有层（MALT）[55-57]中产生淋巴滤泡，并随后发展为低级 B 细胞 MALT 淋巴瘤[52, 53, 58]。研究表明，几乎所有低级别 MALT 淋巴瘤患者都有包含细胞毒素相关基因 A（cagA）的特定幽门螺杆菌菌株[59]，因此这些菌株可能在胃 MALT 淋巴瘤的发病机制中发挥重要作用。

胃 MALT 淋巴瘤的病理表现为上皮浸润小的中心型细胞，引起这些肿瘤的淋巴上皮表现[54]。在不同的系列中，MALT 淋巴瘤被发现占所有原发性胃淋巴瘤的 50%～72%[60, 61]，所以这是一个比以前公认的更常见的肿瘤。

有发现表明，在高级别胃淋巴瘤患者中，约有30% 的患者在病理组织学检查中存在低级别 MALT淋巴瘤[60, 62]。这些研究的结果支持这样的观点，即大多数非霍奇金淋巴瘤起源于低级别胃 MALT 淋巴瘤，随后转化为中级或高级淋巴瘤。因此，这些低级别 MALT 淋巴瘤可以被认为是早期胃淋巴瘤的一种，定义为局限于胃壁黏膜或黏膜下层的淋巴瘤，不论有无淋巴结转移[46]。

原发性胃淋巴瘤在诊断时通常局限于胃或区域淋巴结。Arbor 的分期系统[41]，ⅠE 期即病变局限于胃壁，ⅡE 期病变包括腹部区域淋巴结，Ⅲ期病变包括横隔膜上下淋巴结，Ⅳ期病变广泛播散的淋巴瘤，累及腹外淋巴结和网膜、肠系膜、腹膜、肝脏、脾脏、肺或大脑。影响原发性胃淋巴瘤患者生存的主要因素是胃壁浸润深度以及有无淋巴结病变。

（二）临床表现

胃淋巴瘤发生在男性比女性更频繁，诊断时的平均年龄是 55—60 岁[63]。晚期病灶可表现为腹痛、恶心、呕吐、厌食症、体重减轻、可触及的上腹部肿块或上消化道出血症状[63]。由于溃疡性胃淋巴瘤的自发性穿孔或系统性化疗并发穿孔，这些患者有时可能发展为急腹症[64]。全身性淋巴瘤患者也可能

出现发热或其他系统性疾病症状。无论受影响的个体是否有原发性胃淋巴瘤或伴有胃受累的广泛性淋巴瘤，这些病变在临床表现方面往往相当广泛。因此，当胃内较晚期的病变与临床症状的缺乏有关时，应该怀疑是胃淋巴瘤。

早期胃淋巴瘤患者通常无症状（见第 32 章），早期胃淋巴瘤患者（尤其是低级别 B 细胞 MALT 淋巴瘤患者）可能表现为上腹部疼痛、消化不良、腹胀、恶心和（或）呕吐[65-67]。因此，表现时的症状与由胃或十二指肠溃疡、胃炎或十二指肠炎引起的症状没有区别。有些患者的症状可能是由于幽门螺杆菌胃炎。无论如何解释，症状的发展提供了一个机会在他们进展到更严重的病变之前来诊断这些低级别胃 MALT 淋巴瘤。

（三）内镜表现

胃镜下可见浅溃疡、息肉样病变或红斑、结节状黏膜[65, 67]。与之相反，高级别淋巴瘤可表现为胃内皱襞增大、浸润性肿块或结节状、息肉样或溃疡性病变[68, 69]。偶尔，内镜检查可能会发现一个典型的"火山"状溃疡，有一个离散的溃疡被一个狭窄的肿瘤嵴包围[69]。根据内镜检查结果，胃淋巴瘤与癌、良性肿瘤、转移瘤、巨大肥厚性胃炎、肥厚性胃炎、甚至良性胃溃疡可能难以区分。因此，内镜活检标本是确诊所必需的。因为淋巴瘤胃壁黏膜完整，浅表活检标本可能不具诊断价值。因此，在可能的情况下，应从肿瘤更可能存在的溃疡或突起的区域中获得多次涂刷和活检标本。当上覆的黏膜正常时，也应进行深度活检。有了足够的细胞学和活检标本，内镜检查在诊断胃淋巴瘤中有 85%～95%的灵敏度[70-72]。

（四）治疗和预后

在确定胃淋巴瘤的诊断后，需要确定肿瘤的适当分期，以确定适当的治疗和评估预后。额外的诊断检查包括胸部 X 线片、胸腹 CT 扫描和 ^{18}F- 氟脱氧葡萄糖（^{18}F-FDG）标记 PET / CT 成像。当 CT和 ^{18}F-FDG-PET/CT 扫描正常时，可能不需要诊断性腹腔镜手术[73]。

许多研究者认为，对于早期或局部有或无局

部淋巴结累及的胃淋巴瘤（ⅠE 期或ⅡE 期病变），最好的治疗方法是术后放疗或化疗的胃大部切除术 [41, 49, 63, 72, 74, 75]。

虽然全身化疗对局限性胃淋巴瘤的作用仍有争议，但晚期胃淋巴瘤（Ⅲ 期或Ⅳ 期病变）有时可通过放疗、化疗或两者同时治疗，无须胃切除 [63]。全身性化疗可并发上消化道大出血甚至胃穿孔，导致治疗失败 [64]。

与高级别胃淋巴瘤相比，低级别 MALT 淋巴瘤通常可以通过质子泵抑制药联合治疗而成功治疗。在各种研究中，有 60%～80% 的患者在从胃中清除幽门螺杆菌后报告肿瘤完全或部分缓解 [66, 76]。有一种理论认为，幽门螺杆菌引起一种刺激肿瘤生长的免疫反应。不管怎么解释，用抗生素从胃中清除幽门螺杆菌似乎是一种可行的替代方案，可以取代外科手术、放疗或化疗作为治疗低度胃 MALT 淋巴瘤的一线疗法。

长期存活主要取决于诊断时肿瘤的分期。各种研究中报道的ⅠE 期病变 5 年生存率为 62%～90%，ⅡE 期病变 5 年生存率为 29%～50%，但在 Ⅲ 期和Ⅳ 期病变报道的生存率明显较低 [47, 49, 72, 77]。低级别胃 MALT 淋巴瘤患者预后明显优于高级别淋巴瘤患

者；低度淋巴瘤 5 年生存率为 75%～91% [60, 67]，而高级别 MALT 淋巴瘤的 5 年生存率低于 60% [67]。

治疗后，部分患者可能出现复发性胃淋巴瘤，而另一些患者则发现远端淋巴结组复发，但未发现有胃复发的迹象。复发性淋巴瘤患者几乎总是在治疗后 2 年内出现症状，因此，对于 5 年以上无症状的患者预后良好 [78]。胃淋巴瘤因其固有的生长特性和长时间停留在胃壁的倾向，预后优于胃癌。

（五）影像学表现

1. 低级别黏膜相关淋巴组织淋巴瘤

低级别胃 MALT 淋巴瘤可在双对比研究中表现为大小不一、圆形、常合并结节，累及胃的局灶节或弥漫性节段（图 33-20）[79-82]。其他 MALT 淋巴组织可表现为小息肉或溃疡性病变，浅表、不规则溃疡，周围黏膜有结节，或局灶性扭曲、皱襞增大 [80-82]。这些早期淋巴瘤可能与早期胃癌无明显区别。

根据影像学检查结果，当怀疑有低度 MALT 淋巴瘤时，应取得内镜活检标本以做出明确诊断。虽然有些患者可能有其他症状，如幽门螺杆菌胃炎，但没有肿瘤的证据（见"鉴别诊断"），由于在早期

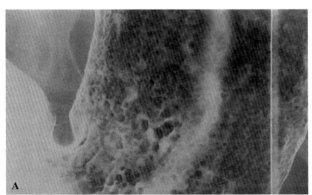

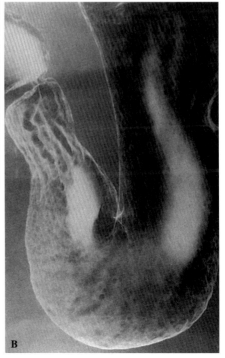

▲ 图 33-20　低级别黏膜相关淋巴组织（MALT）淋巴瘤治疗后缓解
A. 最初的双对比研究显示由低级 B 细胞 MALT 淋巴瘤引起的融合，变化的胃小结节。B. 治疗后 2 年后的一项重复研究显示，化疗效果显著缓解（图 A 引自 Yoo CC, Levine MS, Furth EE, et al: Gastric mucosa-associated lymphoid tissue lymphoma: Radiographic fndings in six patients. Radiology 208: 239–243, 1998）

可治愈的阶段发现胃 MALT 淋巴瘤的重要性，接受一定比例的假阳性诊断似乎是合理的。

2. 进展期胃淋巴瘤

进展期胃癌在诊断时平均直径 ≥ 10cm[40]。虽然整个胃可能有肿瘤浸润，但大多数病例累及胃窦和胃体[83]。根据大体病理特征，胃淋巴瘤可按影像学分类为浸润性、溃疡性、息肉样或结节性病变[40, 83-86]。然而，这些类型之间有相当多的重叠，许多病变合并了影像学特征。

胃浸润性淋巴瘤的特点是黏膜下扩散引起的局灶性或弥漫性皱襞增大（图 33-21A）[40, 83-86]。皱襞可以被大幅放大，并且通常有扭曲的结节状轮廓，所以它们可能被误认为息肉样肿块。即使有广泛的淋巴瘤浸润，由于没有相关的纤维化，胃通常保持柔韧和扩张[40, 83]。然而，一些非霍奇金淋巴瘤可能会产生与原发性胃息肉癌难以区分的外观[87]。这些病变的特点是胃窦、胃体或胃底不同程度的变窄，并伴有结节性溃疡，黏膜皱襞增厚或消失（图 33-21B）。皮革样外观是由胃壁淋巴瘤组织的致密浸润引起的，没有相关的纤维化[87]。因此，组织病理学的发现与转移性乳腺癌相似，转移性肿瘤的高细胞沉积导致胃腔变窄[88]。相反，霍奇金淋巴瘤累及胃，引起明显的增生性反应，类似于原发性癌的增生性反应[89]。

溃疡性淋巴瘤的特征是胃中有一个或多个溃疡性病变（图 33-21C）[40, 83-86]。偶尔，溃疡周围可能有平滑的肿瘤丘或对称的放射状皱襞，类似于良性胃溃疡的外观[84]。然而，通常情况下，这些溃疡具有不规则的结构，伴有黏膜周围结节或增厚，由于胃壁淋巴瘤浸润而产生的不规则皱襞（图 33-21C）[40, 84-86]。其他胃淋巴瘤由于坏死和肿瘤的凹陷而表现为巨大的空腔病变[84, 86]。

息肉样胃淋巴瘤的特征是一个或多个分叶腔内肿块与息肉样癌难以区分（图 33-21D）[40, 83, 84]。最后，胃淋巴瘤的结节状表现为多个黏膜下结节或肿块，大小为数毫米到数厘米[84, 85]。这些黏膜下肿物经常溃烂，产生典型的靶心或靶病变（图 33-21E）[90]。在这种情况下，周围胃壁隆起使得中央钡聚集较大。其他患者的多发息肉可能与各种息肉综合征难以区分。

约有 10% 的胃淋巴瘤患者的肿瘤从胃底连续扩散至食管远端[91]。食管受累通常表现为食管远端增厚、不规则皱襞、管腔狭窄或息肉样肿物（较少见）[91]。因为腺癌是胃癌中较常见的恶性肿瘤，这些发现更可能是由食管远端受累于胃底癌或贲门癌所致。

胃淋巴瘤也可以通过幽门直接蔓延至十二指肠。在不同的系列中，30%～40% 的胃淋巴瘤患者在钡剂检查中伴有十二指肠受累（见"十二指肠淋巴瘤"）[91, 92]。因胃癌侵犯十二指肠仅占 5%～25%[92, 93]，因肿瘤累及胃十二指肠，故应诊断为淋巴瘤。然而，腺癌比淋巴瘤更为常见，因此从经验角度来看，它仍然是最可能的诊断[92]。

进展期胃癌患者有时只接受放疗或化疗。随访钡剂造影或 CT 扫描对于这些患者记录治疗反应和评估放射或化疗开始后胃肠道出血或其他症状是有用的（图 33-22 和图 33-23）[94, 95]。后续研究可能显示淋巴瘤病变的显著缓解或部分缓解，通常由于残余瘢痕和纤维化导致胃在前一个病变部位变窄和畸形[95]。在其他患者中，化疗可能会导致溃疡性肿块病变的显著缓解，在以前病变部位出现良性溃疡或溃疡瘢痕（图 33-22C）[94]。化疗也可能导致进一步的溃疡、狭窄形成穿孔或这些淋巴瘤病变的自由穿孔，并发展为大量的上消化道出血或腹膜炎（图 33-22B 和 33-23B）[94]。

3. 成像模式

(1) 计算机断层扫描：CT 是腹腔淋巴瘤治疗前评估的主要影像学表现。在最初的研究中，发现胃受累是很重要的。与钡剂造影一样，晚期胃癌的 CT 表现为浸润性、息肉样或溃疡性病变[96, 97]。与之相反，低级胃 MALT 淋巴瘤在 CT 上很少发生异常，当发现异常如壁增厚或肿块时，内镜活检标本几乎总是显示为高级淋巴瘤[98]。较晚期病灶，最常见 CT 表现为肿瘤浸润导致胃壁明显增厚（图 33-24）。与胃癌患者相比，除非出现空腔，胃壁增厚通常更大，显示出更均匀的增强模式（图 33-24）。虽然胃轮廓通常存在，但在正常胃和在肥厚性胃炎加重时可见的胃壁分层消失[96, 97]。其他患者 CT 可见息肉或溃疡团块（图 33-25）。在胃腔内和胃腔外生长模式常见，部分病变可直接侵犯邻近器官（图 33-

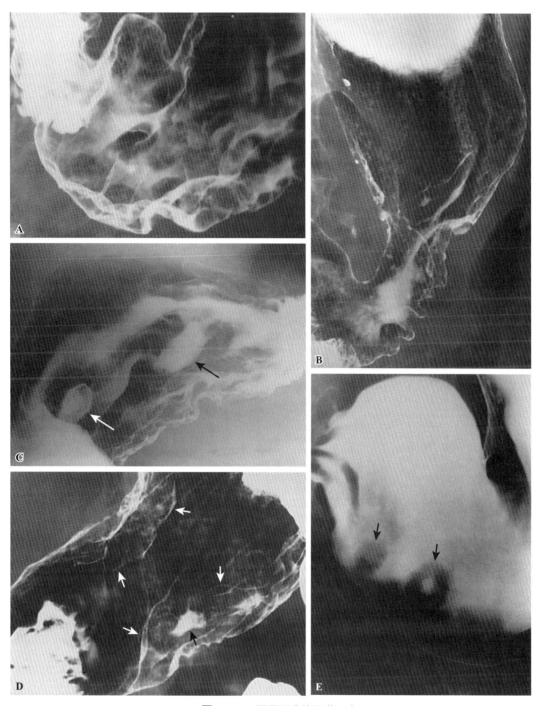

▲ **图 33-21　不同形式的胃淋巴瘤**

A. 胃壁淋巴瘤浸润导致胃弥漫性增厚，不规则皱襞。B. 本例为皮革样胃表现，表现为胃体局部变窄，伴结节及邻近大弯囊化。C. 在胃底和胃体可见几个分离的溃疡（箭）和增厚的分叶状皱襞。D. 两个分开的息肉肿块（白箭）在胃的小弯和大弯上可见，大弯肿块坏死（黑箭），胃窦有两个中央溃疡的黏膜下肿物，或牛眼病变（箭）[图 A 和 E 引自 Laufer I, Levine MS（eds）: Double Contrast Gastrointestinal Radiology, 2nd ed. Philadelphia, WB Saunders, 1992; 图 B 引自 Levine MS, Pantongrag-Brown L, Aguilera NS, et al: Non-Hodgkin lymphoma of the stomach: A cause of linitis plastica. Radiology 201: 375-378, 1996; D courtesy Duane G. Mezwa, MD, Royal Oak, MI]

26）。胃的任何部分都可能与肿瘤有关，CT 常能发现淋巴瘤向十二指肠的经幽门扩散（图 33-27）。淋巴结病的发展超出了原发性胃癌的预期引流途径，

也应有助于诊断胃淋巴瘤，但在开始治疗前需要进行组织学诊断。

(2) 超声内镜：超声内镜检查（EUS）已被证明

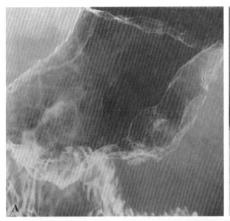
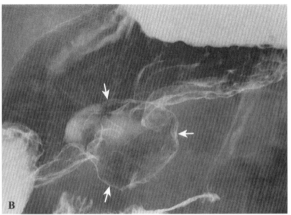
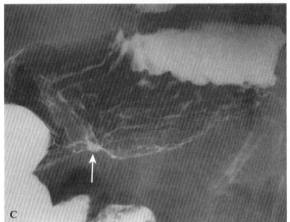

▲ 图 33-22　胃淋巴瘤对化疗的反应

A. 初步钡餐检查显示淋巴瘤引起的胃体大弯增厚、不规则皱襞。B. 化疗后随访 6 个月，淋巴瘤缓解，胃后壁附近出现大面积空洞（箭）。C. 1 年后的另一项随访研究显示，淋巴瘤进一步缓解，在上次消退的地方出现放射状皱襞和微小的良性残留溃疡（箭）[引自 Laufer I, Levine MS（eds）: Double Contrast Gastrointestinal Radiology, 2nd ed.Philadelphia, WB Saunders, 1992]

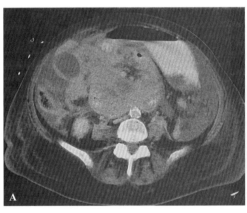
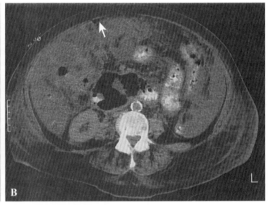

▲ 图 33-23　十二指肠淋巴瘤对化疗的反应

A.CT 扫描显示肠系膜血管周围有一团聚集的淋巴结。十二指肠被这个肿块包裹着。B. 两周期化疗后复查 CT 显示，由于肿瘤快速溶解和壁坏死，十二指肠壁出现多个微小的气体集合。腹腔内可见少量游离空气（箭）。这个患者出现了腹膜炎的临床症状

对于非霍奇金胃淋巴瘤患者是一种有价值的分期技术，总体准确性约 90%[99, 100]。对于 EUS 发现高度提示淋巴瘤，但组织学标本需要明确的诊断。非霍奇金胃淋巴瘤在 EUS 可存在一系列表现，从干扰正常胃壁分层模式的低回声肿块到第二和第三回声层的选择性增厚或第五层胃壁的弥漫性增厚[100]。在

接受非手术治疗的患者中，EUS 也有助于记录对治疗的反应。

（六）鉴别诊断

胃 MALT 淋巴瘤表现为胃小息肉或溃疡性病变，在钡剂检查中可能与早期胃癌难以区分。当

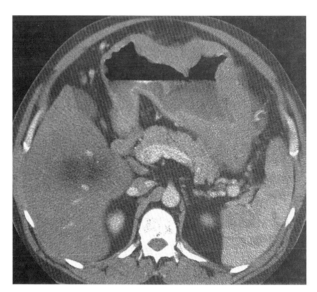

▲ 图 33-24 胃淋巴瘤的 CT 表现

CT 显示胃壁明显增厚，均匀强化，为浸润型胃癌所致。邻近的脂肪中有小的腹壁淋巴结

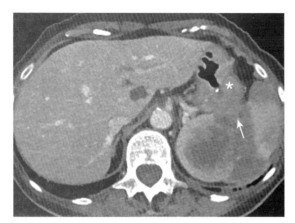

▲ 图 33-26 胃淋巴瘤侵袭脾脏的 CT 表现

胃壁不规则增厚（＊），肿瘤直接侵袭脾实质（箭）

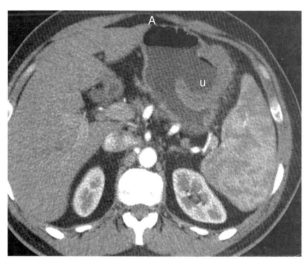

▲ 图 33-25 溃疡性淋巴瘤的 CT 表现

胃软组织肿块内可见一个大溃疡坑（u）；A. 胃窦

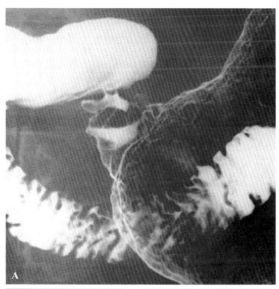

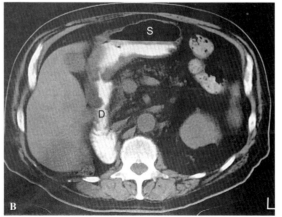

▲ 图 33-27 淋巴瘤经幽门扩散至十二指肠

A. 钡剂检查显示胃淋巴瘤引起的胃窦、幽门远端结节及畸形，十二指肠球部正常。B. CT 扫描显示淋巴瘤肿块从远端胃窦向近端十二指肠扩展。即使回顾过去，十二指肠受累在钡剂检查中也没有发现

D. 十二指肠；S. 胃（由 Edward Lubat, MD, Ridgewood, NJ 提供）

MALT 淋巴细胞在胃中表现为多发、汇合、圆形结节时，鉴别诊断包括严重的胃炎、淋巴样增生，甚至包括累及胃的息肉综合征。在某些情况下，这种黏膜结节很难与增大的胃区分开来，常与幽门螺杆菌胃炎有关[101]。然而，胃区的大小趋于一致，形成了明显的边缘网状结构。与慢性幽门螺杆菌胃炎相关的淋巴样增生也可表现为胃内多发结节（见第30 章）[102]。然而，淋巴样增生结节表现为无数微小圆形病变，覆盖于胃窦或胃窦和胃体。与低级别

MALT 淋巴瘤中界限不清、融合性结节不同的是，淋巴样增生结节也往往具有更离散的边界、更均匀的大小以及（并非不常见的）中央凹陷[102]。

晚期胃浸润性淋巴瘤在影像学上很难与其他引起胃壁增厚的原因区分开来，如幽门螺杆菌胃炎、肥厚性胃炎、巨大肥厚性胃炎和胃癌[16]。因此，需要深部内镜活检标本才能确诊。

胃溃疡性淋巴瘤可能无法从影像学上与溃疡性癌区分开来。通常情况下，溃疡性淋巴瘤具有相对无害的外观可被误认为是良性胃溃疡[84]。当淋巴瘤有多个溃疡区域时，鉴别诊断包括累及胃的各种炎症或感染性疾病，如 Zollinger-Ellison 综合征、Crohn 病、结核病、梅毒和巨细胞病毒（见第 29 章和第 30 章）。然而，临床病史往往提示正确的诊断。

息肉样胃淋巴瘤可能与息肉样胃癌无明显区别。其他出现在黏膜下肿块的淋巴瘤可能被误认为是恶性肿瘤。虽然不常见，但巨大的空腔淋巴瘤可能无法与空腔 GIST 或空腔转移瘤区分开来。然而，恶性 GIST 往往以单发病灶出现在胃，而淋巴瘤和转移性疾病往往以多发病灶出现在胃，十二指肠和小肠。在胃淋巴瘤患者中，典型的外生肿块在 CT 上表现出均匀的密度[96, 97]，而恶性 GIST 常表现为由于液化性坏死（见"恶性胃肠间质瘤"）而出现异质性外观。

胃癌的牛眼病变不仅可能由淋巴瘤引起，还可能由卡波西肉瘤、类癌或转移（尤其是恶性黑色素瘤）引起。然而，淋巴瘤病灶的大小往往是相对一致的，而转移往往是可变的大小，因为肿瘤栓子的周期性进入肠道[8, 12]。溃疡的良性 GIST 也可表现为牛眼样，但通常表现为胃或十二指肠的孤立病变。

（七）十二指肠淋巴瘤

淋巴瘤累及十二指肠的原因通常是肿瘤从胃远端或空肠近端连续扩散（图 33-27），或十二指肠被腹膜后淋巴瘤结节团块包裹（图 33-23A）[103]。由于十二指肠内淋巴组织缺乏，原发性十二指肠淋巴瘤是罕见的病变，占所有小肠淋巴瘤的不到 5%[104]。在胃中，十二指肠淋巴瘤的影像学表现为浸润性、溃疡性、息肉样和结节状。

十二指肠淋巴瘤在 CT 上表现为多种表现。这些包括十二指肠壁明显而均匀的软组织密度增厚（图 33-28）、溃疡（图 33-29）或十二指肠皱襞增厚（图 33-30）。

偶尔，十二指肠或小肠淋巴瘤可能作为长期腹腔疾病的并发症发生[105, 106]。无谷蛋白饮食治疗并没有有效地预防这种并发症。因此，主张对十二指肠和小肠进行定期的影像学监测，以尽早发现发展中的淋巴瘤[106]。

三、恶性胃肠间质瘤

胃黏膜 GIST 是一种罕见的肿瘤，仅占胃内所有恶性肿瘤的 1%～3%[63, 107]。这些肿瘤通常在侵入邻近结构前长时间局限于胃壁，因此它们比胃腺癌有更好的预后。由于其罕见性，十二指肠的恶性肿瘤在后面的章节中被单独谈论。

（一）病理学

GIST 是胃肠道最常见的间质肿瘤。这些肿瘤大多是未完全分化或未分化的，不符合现代病理标准分类为平滑肌瘤或平滑肌肉瘤。因此，胃肠间质瘤的通用命名被广泛采用[108]。GIST 的特点是 KIT（CD117）具有阳性的免疫反应活性，它是一种酪氨酸激酶生长因子受体，与平滑肌瘤或平滑肌肉瘤不同[109]。用酪氨酸激酶抑制药对这些受体进行药物靶向治疗已被证明对治疗 GIST 患者有用[110]。

GIST 病理上分为 3 种类型：梭形细胞型（70%）、上皮样细胞型（20%）和混合型（10%）[110]。梭形细胞类型由纺锤形细胞的轮匝交错组成，它们具有嗜酸性细胞质和细长的细胞核。较不常见的上皮样细胞类型含有独特的上皮样细胞，核偏心和核周空泡化[111]。在过去，上皮样组织的 GIST 被称为上皮样平滑肌肉瘤或平滑肌母细胞瘤[112]。

胃是胃肠道最常见的受累部位。约 90% 累及胃底和胃体，其余 10% 累及胃窦[107]。这些肿瘤是间质病变，通常起源于固有肌层的外层。累及胃的恶性间质肿瘤往往是大的病变，诊断时平均直径为 10cm[107]。由于肿瘤内出血或坏死，常伴有大的囊腔或溃疡[111]。

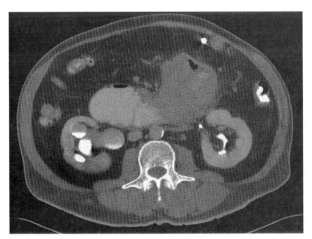

▲ 图 33-28　十二指肠淋巴瘤 CT 表现

HIV 阳性患者 CT 扫描表现为十二指肠第三和第四段的大量软组织包绕

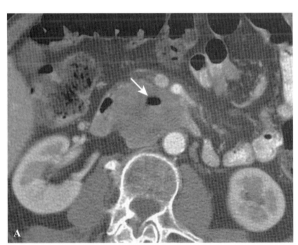

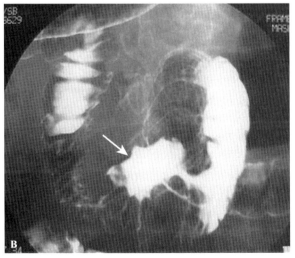

▲ 图 33-29　十二指肠溃疡性淋巴瘤的 CT 表现

A. 一名 6 岁男童的 CT 显示十二指肠有一软组织肿块，并有一个充满空气的中央溃疡坑（箭）。内镜活检标本显示为非霍奇金淋巴瘤。B. 钡剂检查显示十二指肠第三段肿块病灶增厚，皱襞不规则，大面积溃疡（箭）

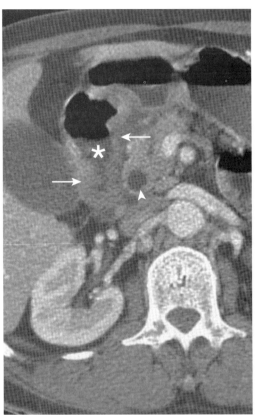

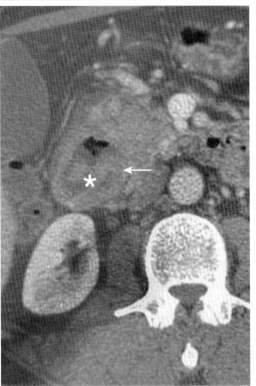

▲ 图 33-30　十二指肠淋巴瘤伴十二指肠皱襞

黄疸患者的连续 CT 图像显示十二指肠下行畸形，组织活检证实非霍奇金淋巴瘤后，十二指肠壁增厚均匀，皱襞增厚（箭），十二指肠腔内含有空气和液体（＊），同时注意胆总管的扩张（箭头）

胃的恶性肿瘤可能有胃内或胃外生长模式。由于起源于外肌层，胃外生长进入腹腔是非常常见的[111]。胃外病变扩大时，可侵犯邻近结构，如胰腺、结肠或膈。晚期病灶的患者通常有广泛的腹腔播散或肝脏的血行转移[113]。然而，与胃癌不同的是，恶性 GIST 很少转移到局部淋巴结，因此淋巴结病相当罕见[113]。

最普遍接受的恶性肿瘤指标是肿瘤中有丝分裂活性的程度。胃 GIST 小于 5cm，每 50HPF 有 ≤ 5个核分裂象最有可能是良性的；10cm 以上，每50HPF 有 5 个以上核分裂象的 GIST 被认为是恶性的；而介于这两类之间的 GIST 则被认为是不确定的恶性病变[114]。最后，每 50HPF 有超过 50 个核分裂象的 GIST 被认为是高度恶性肿瘤，表现出极端的侵袭性[114]。然而，在单个病灶内，有丝分裂活性、细胞异型性和核多形性的程度可能有显著差异，因此组织病理学标准对于区分良恶性并不总是可靠的。

（二）临床表现

胃癌在男性中更为常见[115]，通常年龄超过 50岁[116]。在诊断时，症状的平均持续时间是 4~6 个月[107]。因为恶性 GIST 经常溃疡，受影响的人经常表现为上消化道出血的症状，包括呕血、黑粪、大便隐血阳性和缺铁性贫血[109, 111]。其他常见的表现包括早期饱腹感、腹胀、呕吐、腹痛、体重减轻和可触及的腹部肿块[110, 111]。然而，一些胃外肿瘤患者在病变达到巨大体积之前可能没有任何症状。

重要的是要认识到内镜检查在诊断恶性 GIST方面的局限性，因为只有黏膜上的溃疡才能获得阳性的内镜活检标本。CT 检查可以确定可疑病灶与胃壁的关系及内镜下不可及病灶的引导穿刺活检。

GIST 患者预后较胃癌患者好；据报道，5 年生存率为 20%~55%[117]。< 5cm 的肿瘤最有可能治愈，但这些病变是否都是恶性的尚不清楚。相比之下，> 8cm 的肿瘤在诊断时往往是晚期的，不可切除的病变[118]。手术是唯一的治疗方式。根据肿瘤的程度，可能需要进行楔形切除或胃大部切除或全切除。然而，恶性肿瘤很少转移到局部淋巴结，因此淋巴结清扫对这些患者的治疗作用不大。化疗也

非常无效，反应率不到 10%[110]。相比之下，酪氨酸激酶抑制药伊马替尼被证明是一种有效的治疗药物，可以延长无法切除的病灶或转移性疾病患者的生存期[110]。

（三）影像学表现

腹部摄影对于诊断胃内恶性肿瘤的价值通常有限。然而，偶尔，这些肿瘤可以通过胃泡内的软组织肿块被识别[119]。由于肿瘤坏死和空洞，左上腹还可见一个或多个腔外气体集合[120]。极少见腹部 X线片显示有斑驳的钙化区（图 33-33），但 CT 用于证实这一发现是一种更灵敏的征象（图 33-35A）[121]。

胃癌 GIST 患者中有 90% 以上的患者存在钡剂检查异常[107]，但由于难以区分这些病变与良性GIST 或其他胃癌或良性病变，只有约 50% 的患者能得到正确的诊断。壁内病变典型表现为胃底或胃体黏膜下大的分叶状黏膜下肿物（图 33-31）[107]。恶性肿瘤可能包含一个或多个溃疡，也可能是大面积的溃疡坏死（图 33-32）[107]。胃外病变可表现为巨大的软组织肿块，引起邻近胃壁的外在压迫（图33-33 和图 33-34）[107, 122]。诊断胃外肿瘤的一个重要线索是在肿块蒂处存在一个中央凹陷或毛刺（图33-34A）[123]。很少有胃内肿瘤以息肉样腔内肿块出现，与原发性胃癌无明显区别[111]。

胃壁增厚呈肿块时，CT 或 MRI 应提示胃肠间

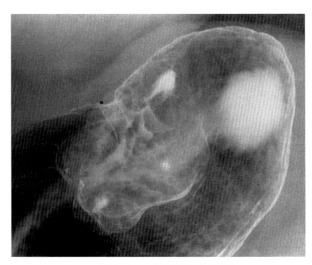

▲ **图 33-31 恶性胃肠间质瘤**
胃底可见大的分叶状黏膜下肿物

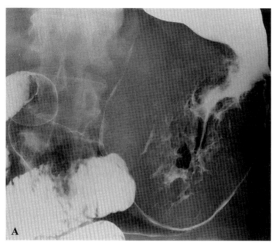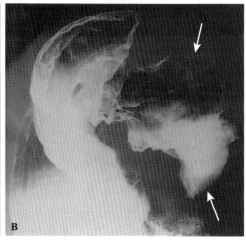

▲ 图 33-32　恶性胃肠间质瘤伴空洞

A. 胃里有一个巨大的肿块。钡聚集在肿块不规则的腔内。B. 另一空洞病灶表现为大量钡（箭）的腔外聚集（由 Hans Herlinger, MD, Philadelphia 提供）

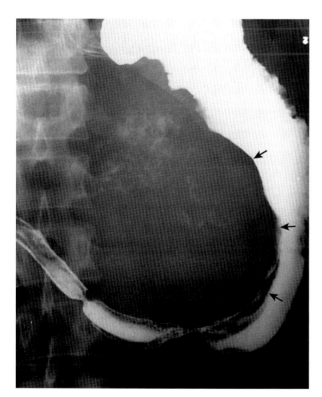

▲ 图 33-33　胃肠外恶性间质瘤伴钙化

巨大的胃外肿块引起的胃小弯的位移和压缩（箭）。肿瘤中可见斑驳的钙化区

质瘤的诊断（图 33-35）[124, 125]。大小已被证明是恶性肿瘤的一个重要预测特征，因为＜5cm 的病灶更可能是低级别肿瘤（图 33-35），而＞5cm 的病灶更可能是高级别或明确的恶性肿瘤（图 33-36）[126]。较大的 GIST 往往是异质的，通常较高级别 GIST 更

大、呈胃外生长模式、坏死多（图 33-37）[111]。恶性 GIST 内的溃疡或空洞在 CT 上很容易识别（图 33-37）。CT 特别有助于显示邻近结构扩展和侵入程度（图 33-38）[127-129]。少见的恶性肿瘤组织坏死严重，表现为水样密度病变（图 33-39）。

胃内的恶性肿瘤通常转移到肝脏和腹腔（图 33-40），15%～47% 的患者存在明显转移到肝脏和腹膜的疾病[110]。转移瘤通常是大的异质性病变。与原发肿瘤一样，转移灶可能是多房病变，含液 - 液平面，通常在 ^{18}F-FDG-PET/CT 上呈阳性。治疗后，应仔细检查液化病变以排除胃壁结节，这是治疗反应不完全的标志（图 33-40）。在使用酪氨酸激酶抑制药如伊马替尼治疗后，坏死和空腔尤其常见（图 33-40）。肿瘤腹膜受累与其他腹腔内播散转移在 CT 上没有区别[130]。

胃恶性 GIST 在血管造影上表现为边界较清楚的富血供肿块，有巨大的供血动脉和引流静脉，并有明显的肿瘤染色[131]。然而，用血管造影的标准来区分良恶性是不可能的。血管造影也不能区分恶性 GIST 和其他超血管病变，如类癌、神经源性肿瘤和血管转移。

（四）鉴别诊断

由于某些恶性肿瘤的体积可能只有 2cm 那么小，因此通常无法通过影像学标准来区分良恶性[108]。

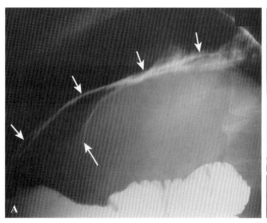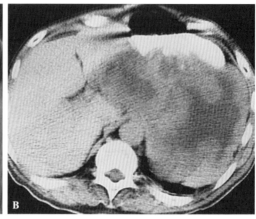

▲ 图 33-34　胃肠外恶性间质瘤

A. 胃侧面 X 线片显示胃底后壁受压的巨大胃外肿块（短箭）。在肿块附着处可见中央凹陷或毛刺（长箭）。这一发现应该表明有可能有胃肠外来源的证据。B. CT 显示肿瘤坏死形成的巨大异质性肿块，有多个低密度区域。这种异质性表现是 CT 上恶性肿块的特征（由 Hans Herlinger, MD, Philadelphia 提供）

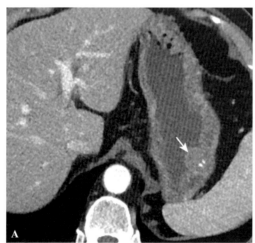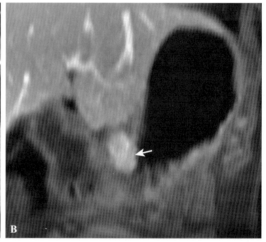

▲ 图 33-35　CT 和 MRI 显示小而低级别的胃肠间质瘤

A. 低度上皮样病变在 CT 上表现为胃底后壁小（2cm），界限清楚的肿块（箭）。注意斑点状钙化的离散区域，在这些肿瘤中偶有发现。B. MRI 三维钆径向 VIBE（体积内插值屏气检查）图像显示胃切迹水平的小（3cm）均匀壁内肿块（箭）

然而，一般来说，黏膜下肿物较大，分叶较多，或有坏死或溃疡的区域更可能是恶性的。鉴别诊断的主要考虑包括淋巴瘤和其他间质来源的良恶性肿瘤。空腔 GIST 可能无法从放射图像上区分淋巴瘤或恶性黑素瘤或其他肿瘤的转移。然而，淋巴瘤或转移性黑色素瘤患者通常在胃和小肠有多个病变，而空腔 GIST 几乎总是以单发病变出现。

具有腹腔外生长模式的恶性肿瘤可以呈现疑似肝脏、胰腺、肾脏或肠系膜的外在肿块病变外观。在这种情况下，典型的 CT 检查发现一个巨大的、累及胃壁的异质性肿块，提示正确的诊断（图 33-37）。外源性腺癌也有报道，但这些病变极为罕见 [132]。有时，水样密度 GIST 可能难以与囊性胰腺肿瘤或胰腺假囊肿区分开来。血管造影可能有助于确定这些患者的肿块来源。重复囊肿也可能出现在 CT 水样密度病灶累及胃大弯。然而，重复囊肿往往较小，有时可与胃腔相通 [133, 134]。

（五）恶性十二指肠胃肠间质瘤

恶性 GIST 占十二指肠所有恶性肿瘤约 10% [135]。不像胃的恶性 GIST，性别分布大致相同 [135, 136]。患者可表现为上消化道出血、体重减轻、腹痛、可触

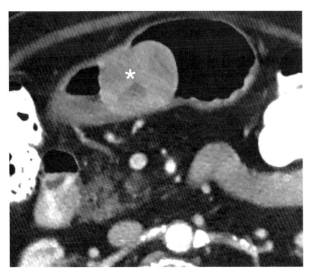

▲ 图 33-36　胃肠间质瘤，CT 上有丝分裂活性高

轴位 CT 显示胃窦内有一明显界限清楚的异质性肿块（星号）。CT 上的这种异质性提示有更严重的坏死区域

及肿块或梗阻性黄疸[135, 137]。患者在出现晚期病变之前没有症状。积极的外科治疗（如十二指肠切除术或胰十二指肠切除术）经常被提倡[135, 137]。由于十二指肠恶性肿瘤常侵犯邻近的结构或转移到肝脏，这些患者的预后相对较差[137]。

约 80% 的十二指肠恶性肿瘤位于十二指肠的第二或第三段[135]。在钡剂检查中，壁内病变表现为黏膜下肿物，通常包括溃疡或空洞区（图 33-41）[135, 137]。尽管体积大，但很少造成十二指肠梗阻。其他具有外源性生长模式的肿瘤在钡剂检查中可能与胰腺肿瘤、胰腺假囊肿或其他累及十二指肠的外在肿块难以区分。与胃肠道其他部位的 GIST 一样，CT 上更小（< 5cm）、更均匀的十二指肠 GIST 往往是低级别肿瘤（图 33-42A），而大于 5cm 的 GIST 则是更高级别或恶性（图 33-42B）。恶性肿瘤通常出现在 CT 上，是由于可变的坏死、溃疡和空洞而增强的

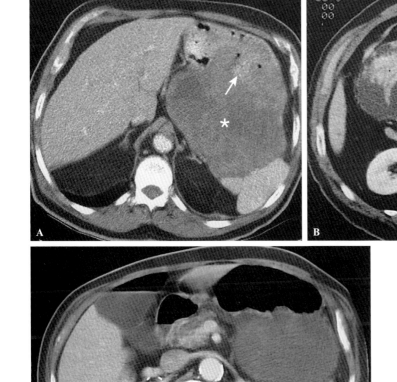

▲ 图 33-37　恶性胃肠间质瘤的 CT 表现

A. 从胃后壁可以看到一个巨大的异质性胃外肿块（*）。胃后壁的溃疡坑（箭）表明胃壁是肿块的起源。病变的不均匀强化和大尺寸与恶性组织学密切相关。B. 在另一个患者中，胃和胰腺间可见不均匀的胃外肿块。C. 第三个患者，充满气体和液体的肿块从胃向后突出。虽然不常见，但这种程度的坏死可发生于恶性肿瘤

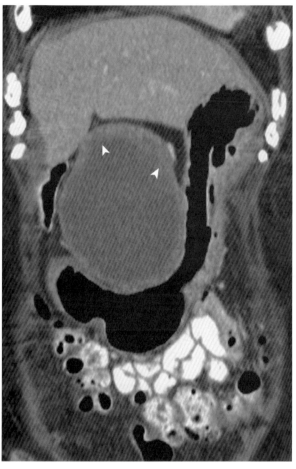

▲ 图 33-38　CT 显示胃肠间质恶性肿瘤

离轴，冠状位，体积描绘的多层螺旋 CT 扫描显示胃小弯侧一个
大的肿块。病变处胃壁（箭头）不规则增厚

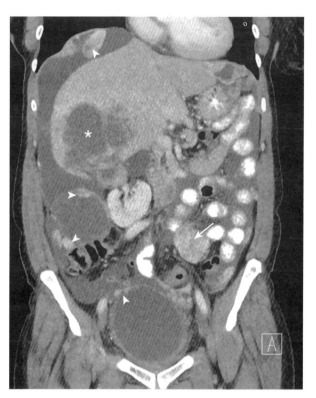

▲ 图 33-40　恶性胃肠间质瘤伴腹腔转移的 CT 表现

冠状位 CT 显示肝脏转移瘤（*）。同时注意到恶性腹水和多个腹
腔内肿块，包括肝周横膈膜植入物（最上面的箭头），肝下坏死
腹膜转移及其周围有肿瘤结节（中央箭头），以及厚壁坏死胃底
转移（最下面的箭头）。这些病变的液体密度反映了它们对伊马
替尼的反应，而左腹部较均匀的软组织病变（箭）可能是较新产
生的转移

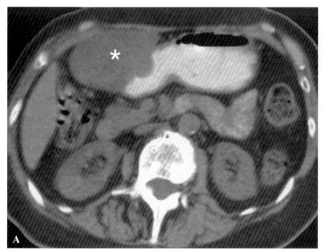

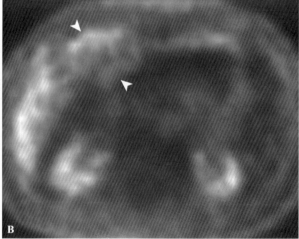

▲ 图 33-39　恶性胃肠间质瘤伴坏死的 CT 表现

A. 非对比增强 CT 扫描显示胃前外侧壁出现液体密度肿块（*）。B. ^{18}F-FDG-PET/CT 图像显示肿块周围摄取增强（箭头），活性组织通
常位于高度坏死的恶性胸腔周围

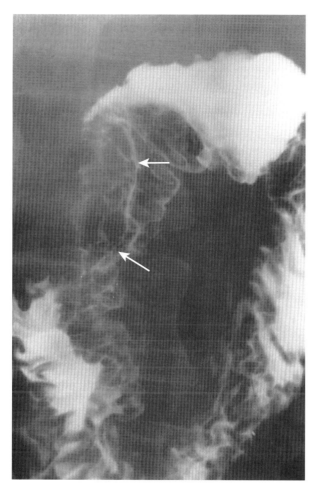

▲ 图 33-41　十二指肠恶性间质肿瘤

钡剂检查显示十二指肠降支侧缘有一巨大的壁内肿块（箭）

粗大的外生肿块（图 33-42B）[138]。

四、卡波西肉瘤

卡波西肉瘤的典型类型主要发生于老年人，表现为下肢缓慢生长的紫癜或出血性病变。随着 20 世纪 80 年代艾滋病开始流行，这种疾病的患者被发现发展出一种更具侵略性的卡波西肉瘤，以广泛的内脏病变为特征，尤其是在消化道。在各种研究中，约有 35% 的艾滋病患者患有卡波西肉瘤[139-142]，有约 50% 的卡波西肉瘤患者有胃肠道病变[140, 143-145]。胃、十二指肠和小肠是最常见的受累部位[143, 146]。结肠受影响较少，而卡波西肉瘤很少累及食管[143, 146]。发现这些病变具有重要的预后意义，因此在对艾滋病患者进行钡剂研究时，需要最佳的影像学技术。然而，在过去 20 年里，HIV 阳性患者的有效抗病毒治疗的发展显著降低了艾滋病和艾滋病相关疾病的发病率，如卡波西肉瘤，因此这种恶性肿瘤在现代医疗实践中并不常见。

（一）临床表现

由于不清楚的原因，大多数卡波西肉瘤的艾滋病患者是同性恋，而不是静脉吸毒者或输液者[142, 147, 148]。

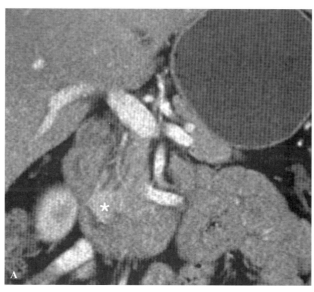
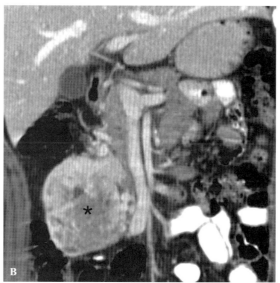

▲ 图 33-42　十二指肠胃肠间质瘤的 CT 表现

A. 冠状位多层螺旋 CT 显示十二指肠壶腹周围小而圆的均匀高密度肿块（＊）。病灶切除后，病理标本显示病灶间质较低。B. 在另一名患者中，多层螺旋 CT 扫描显示高等级恶性 GIST 为一个大的（＞5cm）、异质性强化病变（＊），突出于十二指肠下行侧壁

卡波西肉瘤累及胃肠道的病例几乎都与皮肤疾病有关，但在没有皮肤病变的情况下，偶尔也有病例报道[145, 148]。患者可能出现腹痛或上消化道出血，但卡波西肉瘤累及胃或十二指肠很少引起症状，即使是多发病变[148]。在这些患者中，胃肠道症状通常是由反复的机会性感染引起的。事实上，卡波西肉瘤患者的预后比其他艾滋病患者更差，因为他们更容易发生机会性感染[141, 142, 148]。一般而言，卡波西肉瘤的胃肠道病变只有在引起症状时才需要治疗，因为这些病变很少影响艾滋病的进展或直接导致患者死亡[148]。放疗或化疗偶尔用于治疗胃肠道卡波西肉瘤，但这些形式的治疗对已经免疫功能受损的患者构成重大风险[148]。

（二）病理和内镜检查结果

卡波西肉瘤可能是一种血管来源的病变，在组织学上是在含有红细胞和含铁血黄素的血管裂隙中，由成串的梭形细胞组成[146, 149]。卡波西肉瘤累及胃十二指肠，内镜下可见多种表现，包括扁平的出血性斑块或黄斑变性、隆起的、微红的紫色结节，通常包含溃疡中心区域（"火山"状病变）和合并斑块或肿块[143, 144, 146, 148]。尽管内镜下大体外观具有特征性，因肿瘤位于黏膜下，有时活检呈假阴性[140, 141, 143, 144, 148]。

（三）影像学表现

黏膜的小黄斑变色不能在钡剂检查中显示，所以内镜检查是检测卡波西肉瘤早期胃肠道病变的一种更为灵敏的技术[143, 144, 146]。然而，在钡剂检查中可以看到隆起的病变，特别是如果使用双对比技术的话[140]。胃十二指肠受累可表现为一个或多个黏膜下层缺损，范围为0.5～3.0cm（图33-43）[140, 146, 150, 151]。这些结节增大后，常出现溃疡，形成一个或多个靶点病变（图33-44）[143, 146, 151]。其他患者可能出现胃或十二指肠增厚、结节状皱襞或息肉样肿块（图33-45）[140, 146]。很少有浸润型卡波西肉瘤累及胃，其外观与原发性胃窦癌无异（图33-46）[152]。当在胃或十二指肠中发现可疑病变时，可观察小肠中是否存在病变。

对于正在进行机会性感染评估的艾滋病患者，CT有时可显示由卡波西肉瘤引起的胃或十二指肠肿瘤结节（图33-44C）[153, 154]。CT也可用于确定腹膜后淋巴结、脾大或腹部卡波西肉瘤的其他证据[155, 156]。

（四）鉴别诊断

艾滋病患者卡波西肉瘤和非霍奇金淋巴瘤的鉴别诊断主要考虑胃或十二指肠的多个小结节或牛眼征[140, 146]。在这种情况下，皮肤损伤的存在应该强烈提示卡波西肉瘤，而缺乏皮肤损伤应该支持淋巴瘤。转移瘤、白血病浸润或息肉综合征可能产生类似的结果，但通常建议根据临床病史做出正确的诊断[151]。当胃出现溃疡、狭窄或增厚皱襞时，还应

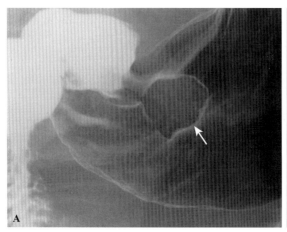
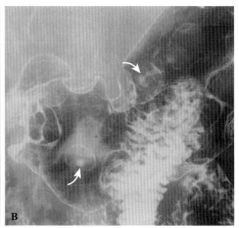

▲ 图33-43 艾滋病患者卡波西肉瘤黏膜下肿物

A. 在胃窦黏膜下可见一个孤立的肿块（箭）。B. 另一位患者，胃内有多个黏膜下肿物。在几个前壁病灶上可见微小的钡（箭）集合，代表着悬挂的钡而不是溃疡

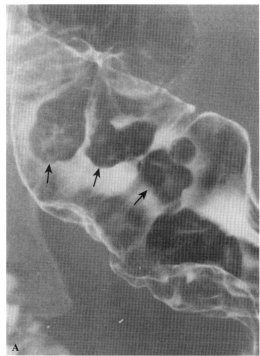
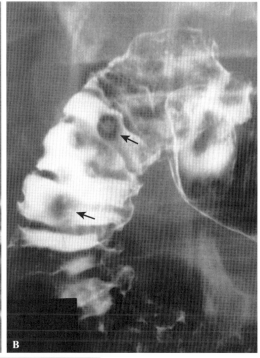
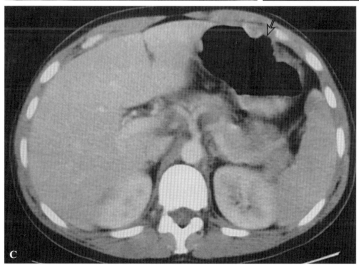

▲ 图 33-44 艾滋病患者卡波西肉瘤伴牛眼病变
A. 多发牛眼病变或中央溃疡胃黏膜下肿块（箭）腔。B. 在另一名患者中，有几处牛眼病变（箭）位于十二指肠降支。C. 第三位患者，CT 扫描显示黏膜下溃疡，位于前壁胃，气体描绘了溃疡（箭）（图 B 由 Robert Goren, MD, Philadelphia 提供）

考虑机会性感染的可能性，如隐孢子虫病、巨细胞病毒和结核病。因此，需要内镜活检标本、刷子和培养物来区分卡波西肉瘤或其他浸润性病变与这些患者中发生的各种机会性感染。

五、类癌

类癌是神经内分泌肿瘤，能够产生多种血管活性物质。只有 2%～3% 的胃肠道类癌位于胃或十二指肠 [157, 158]。然而，这些病变很重要，因为它们是生长缓慢的肿瘤，具有公认的恶性潜力。

（一）病理学

胃类癌通常起源于胃黏膜中产生的肠嗜铬细胞（Kulchitsky 细胞）[159, 160]。这些肿瘤是嗜银的，但阿根廷素阴性，缺乏合成 5- 羟色胺（血清素）所需的酶，所以它们很少出现内分泌功能的证据 [161]。因此，类癌患者几乎从未表现出类癌综合征的症状。

类癌有 3 种主要类型。Ⅰ型肿瘤最常见，占胃类癌的 70%～80% [158]。这种类型的胃炎与慢性

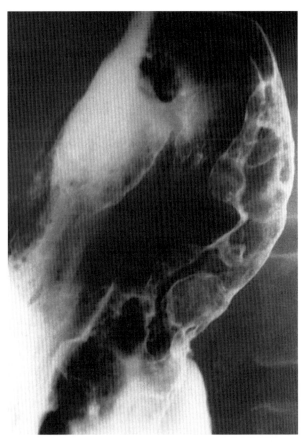

▲ 图 33-45　艾滋病患者卡波西肉瘤
胃底后壁可见多发性息肉团

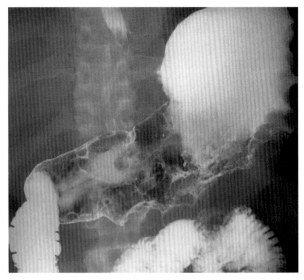

▲ 图 33-46　艾滋病患者卡波西肉瘤伴有原发性皮炎
由卡波西肉瘤浸润形成的胃明显变窄，外观不规则

萎缩性胃炎有关，通常以胃底或体部的一个或多个小的（＜1cm）黏膜下肿块为特征，转移不频繁。相比之下，Ⅱ型肿瘤最不常见，仅占胃类癌的

5%～10%[158]。Zollinger-Ellison 综合征患者［尤其是高血糖和多发内分泌瘤 1 型（MEN-1 综合征）患者］易患Ⅱ型类癌[158, 159, 160, 162-164]。已有研究表明，这些患者的高胃酸血症会引起肠嗜铬细胞样细胞的增殖，而肠嗜铬细胞样细胞与胃类癌的发生相关。这种类癌通常表现为胃底多发小息肉，几乎没有任何潜在的恶性，因此受影响的个体预后良好[159, 162]。最后，Ⅲ型肿瘤占胃类癌的 15%～25%[158]。这些病灶通常以单发肿块形式出现，大于 2cm，为散在性肿瘤，与萎缩性胃炎、Zollinger-Ellison 综合征或高血糖无关[159, 162]。Ⅲ型类癌更具侵袭性，75% 的病例有转移[158]。

十二指肠类癌很少发生在肠嗜铬细胞或产生可检测的血清素水平，所以这些损害几乎不会导致类癌综合征的发展[165]。十二指肠类癌可能与 Zollinger-Ellison 综合征或 1 型神经纤维瘤病有关[165]。

（二）临床表现

胃类癌具有平等的性别分布，通常发生在 40 岁以上的患者[161]。许多患者无症状，但有些患者可能出现腹痛、恶心、呕吐、体重减轻、厌食症或上消化道出血症状[161, 165-168]。虽然较大的病灶更容易出血，但曾发现 1cm 大小的溃疡性类癌发生大量出血[169]。胃癌可能与 Zollinger-Ellison 综合征患者原发性充血或慢性萎缩性胃炎患者继发性充血有关[159, 162, 163]。

大多数胃类癌是低级恶性肿瘤，最终可能转移到肝脏或其他结构。在所有胃癌患者中，有 20%～30% 的患者在诊断时发现了转移[158]，但长期生存率报道，即使存在局部或肝转移。局限性胃癌的 5 年生存率接近 95%，而所有胃癌的 5 年生存率约为 50%[160]。因此，这些患者比胃癌患者有更好的整体预后。

（三）影像学表现

胃类癌合并高血糖通常出现在钡剂检查中，表现为胃底或体部的多个小息肉[163]。相反，在胃镜检查或 CT 上，散发的类癌可表现为一个或多个息肉样肿块或胃黏膜下肿物（图 33-47 和图 33-48）[161]。有些肿块可能溃烂，产生典型的牛眼征[161]。单发、

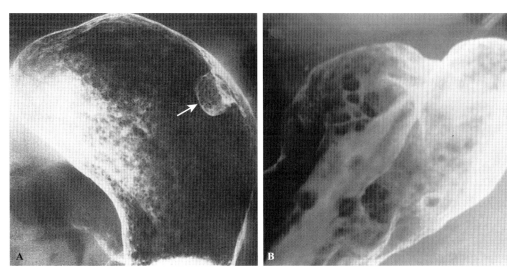

▲ 图 33-47 胃类癌
A. 胃底可见一个孤立的黏膜下肿物（箭）。B. 另一位患者，胃底有多个黏膜下结节

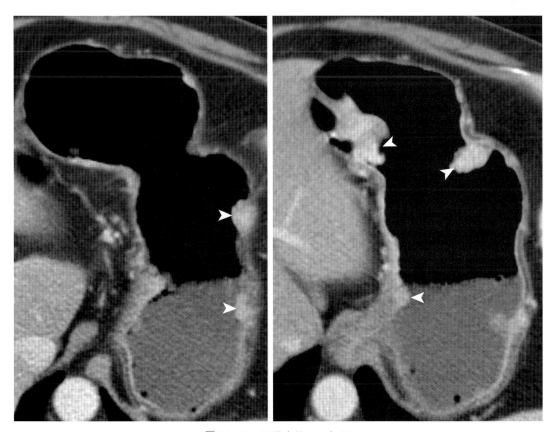

▲ 图 33-48 胃类癌的 CT 表现
连续的 CT 扫描显示胃近端多发类癌性肿块（箭头）

黏膜下出现的胃类癌的鉴别诊断包括良性 GIST、异位胰腺和其他间质肿瘤，而多发胃类癌的鉴别诊断包括转移、淋巴瘤、卡波西肉瘤和一种息肉综合征的胃受累。其他患者可能有无蒂或有蒂病变，与增生性或腺瘤性息肉难以区分 [170, 171]。还有患者可能出现良性或恶性胃溃疡 [163]。偶尔，晚期类癌可表现为与息肉样癌无明显区别的巨大息肉样肿瘤（图 33-49）[161, 172]。

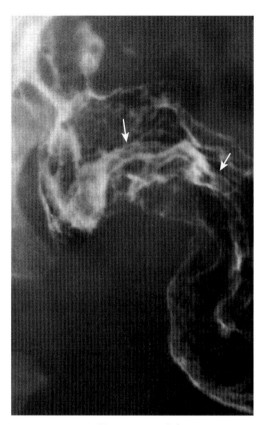

▲ 图 33-49 胃类癌

息肉团（箭）出现在胃窦大弯处。此病变与胃内其他息肉样肿瘤无明显区别

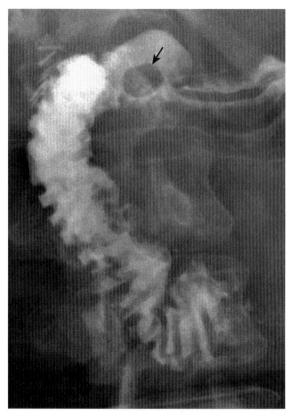

▲ 图 33-50 十二指肠类癌

钡剂造影显示一个平滑的，十二指肠球部黏膜下圆形肿物（箭）。在手术中，这个患者十二指肠周围被发现存在一个恶性十二指肠类癌肿瘤累及的淋巴结

十二指肠类癌可表现为十二指肠球部或十二指肠降部的一个或多个息肉样缺损 [165, 173-175]。这些肿瘤可以表现为离散的黏膜下肿物或腔内息肉（图 33-50），或者在钡剂检查或 CT 检查中表现为息肉样或溃疡性病变（图 33-51）[165, 173-175]。当胃或十二指肠类癌被影像学检测到时，需要内镜活检标本进行明确诊断。

六、其他肿瘤

其他可能发生在胃或十二指肠内的罕见恶性肿瘤包括脂肪肉瘤、纤维肉瘤、神经纤维肉瘤、浆细胞瘤、血管内皮瘤、血包膜细胞瘤、绒毛膜癌和恶性自主神经肿瘤 [176-181]。胃偶尔可能发生白血病或多发性骨髓瘤（图 33-52）[182, 183]。鳞状细胞癌和腺鳞癌也被描述为罕见的胃恶性肿瘤，起因于先天性的鳞状上皮缺失或来自先前存在的鳞状上皮化生 [184, 185]。

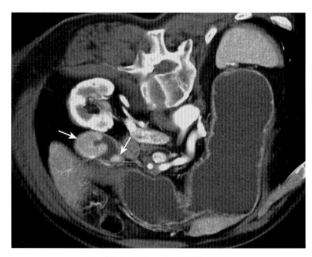

▲ 图 33-51 十二指肠类癌

动脉期三维多层螺旋 CT 显示十二指肠球部两个高密度肿块（箭）。较大的肿块包含溃疡中心区域。内镜活检标本显示十二指肠类癌

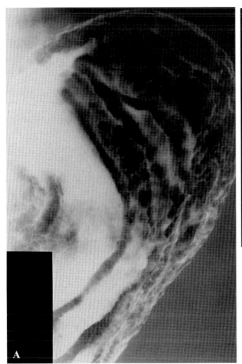
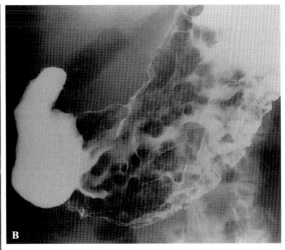

▲ 图 33-52 其他累及胃的恶性肿瘤
A. 慢性淋巴细胞白血病在胃底可见无数小结节。B. 另一例多发性骨髓瘤导致胃黏膜下多发性肿块

第 34 章　胃与十二指肠杂症

Miscellaneous Abnormalities of the Stomach and Duodenum

Ronald L. Eisenberg　Marc S. Levine　**著**

孙瑞佳　**译**　唐磊　**校**

一、静脉曲张

（一）胃静脉曲张

1. 病理生理学

（1）门静脉高压：胃底包含静脉丛，通常由许多胃短静脉引流，远端与脾静脉吻合，近端与冠状静脉分支吻合，食管远端周围有静脉通道。胃短静脉中的血液通常通过脾静脉流入门静脉系统。然而，对于门静脉高压患者，门静脉和脾静脉压力的增加会导致胃小静脉流入胃底静脉丛的血流逆行，导致胃底静脉曲张。结果，20% 的门静脉高压患者出现胃静脉曲张[1]。由于门静脉压力升高也会导致冠状静脉血流逆转（产生上游食管静脉曲张），部分门静脉高压患者合并胃、食管静脉曲张。然而，其他门静脉高压症患者有单独的胃静脉曲张，更多的患者有单独的食管静脉曲张（见第 25 章）。

对于门静脉高压患者胃静脉曲张一种少见解释是，胃底静脉通道比食管远端薄壁、松散支撑的静脉有更厚、更好的结缔组织支持。因此，静脉曲张在食管中比在胃中更容易形成，尽管压力也有相应的升高。即使存在胃底静脉曲张，在钡剂检查或胃镜检查中，胃底静脉曲张可能被遮盖。

（2）脾静脉阻塞：在脾静脉梗阻患者中，梗阻以外的脾静脉压力升高，导致胃短静脉回流至静脉丛，导致胃静脉曲张。然而，由于这些患者的门静脉压力正常，从扩张的胃底静脉流出的静脉血可以通过冠状静脉进入门静脉系统，而不会产生向上的食管静脉曲张。因此，脾静脉阻塞的特点是孤立的胃底静脉曲张。

脾静脉梗阻可能是由于固有的血栓形成，或者更常见的是由多种良性或恶性疾病（包括胰腺炎、胰腺假性囊肿、胰腺癌、转移性疾病、淋巴瘤和腹膜后纤维化或出血）压迫脾静脉而引起的[2-5]。脾静脉固有血栓可能是特发性的，也可能是由多细胞血症或其他骨髓增生异常引起的[3]。

2. 临床表现

胃静脉曲张是重要的，因为有胃肠道出血的危险，从低级别、间歇性出血到大量呕血[6, 7]。胃静脉曲张比食管静脉曲张出血更少，因为它们位于胃底，胃组织较厚[8]。然而，当胃静脉曲张出血发生时，它往往比食管静脉曲张出血更严重，并与较高的死亡率有关[1]。当胃底静脉曲张与食管底静脉曲张有关时，受影响的个体通常具有门静脉高压的特征。相比之下，脾静脉梗阻引起的胃静脉孤立性静脉曲张患者可表现为腹痛和胰腺炎或胰腺癌引起的体重减轻[3]。脾大也是脾脏静脉阻塞的常见表现，但正常大小的脾脏并不排除这种情况[9]。

3. 影像学表现

（1）腹部影像学表现：胃底静脉曲张有时可在胸部或腹部 X 线片上被识别为充满气体的胃底存在一个或多个分叶软组织密度。根据静脉曲张的原因（门静脉高压或脾静脉阻塞），腹部摄影还可能发现脾大、腹水或胰腺钙化。当胃静脉曲张被怀疑是基于腹腔镜检查时，应进行其他影像学检查，如钡剂检查、内镜检查或计算机断层检查（CT），以做出更明确的诊断。

（2）造影表现：传统的单对比钡剂检查被认为

是不可靠的。因此，人们提倡采用双对比技术来改善这些结构的显示[5, 10]。胃底静脉曲张可表现为增厚、曲折的皱襞或胃底黏膜下圆形充盈缺损，类似于一串葡萄的外观（图34-1）[3, 5]。更少的情况下，胃底静脉曲张成大团块，又称胃底静脉曲张，表现为巨大的息肉块，在钡剂检查中可能被误认为是息肉样癌，甚至是恶性胃肠间质瘤（GIST）（图34-2和图34-3）[3, 10-13]。肿瘤静脉曲张具有特征性表现，但在侧面表现为平滑的黏膜下肿物，其轮廓呈波动状，边界离散，位于胃底内侧壁（图34-2和图34-3），表面呈增厚的、弯曲的皱襞，边缘逐渐消失于邻近的黏膜[13]。在大多数情况下，这些影像学特征可与息肉样胃肿瘤鉴别。胃网膜静脉扩张很少表现为胃窦或胃体静脉曲张（图34-4）[14]。

在钡剂检查中发现胃底静脉曲张时，判断这些患者上段食管底静脉曲张是否存在是很重要的。食

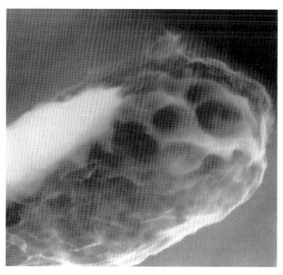

▲ 图34-1　胃底静脉曲张

胃底可见多发圆形黏膜下充填缺损，形似一串葡萄（引自 Levine MS，Kieu K，Rubesin SE，et al：Isolated gastric varices：Splenic vein obstruction or portal hypertension？Gastrointest Radiol 15：188–192，1990）

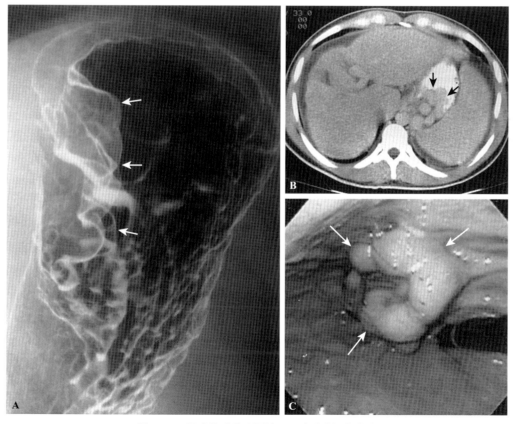

▲ 图34-2　胃底静脉曲张团块（又称肿瘤性静脉曲张）

A. 钡剂检查显示胃底内侧有一大片分叶状黏膜下肿物（箭）。虽然这种病变可能被误认为是恶性胃肠间质瘤，甚至是息肉样癌，但注意它平滑的起伏轮廓。B. CT 未增强显示胃底后内侧壁的分叶状软组织块（箭）。C. 内镜照片显示贲门附近胃底静脉曲张（箭）团块。此患者患有门静脉高压（B 和 C 引自 Levine MS，Kieu K，Rubesin SE，et al：Isolated gastric varices：Splenic vein obstruction or portal hypertension？Gastrointest Radiol 15：188–192，1990）

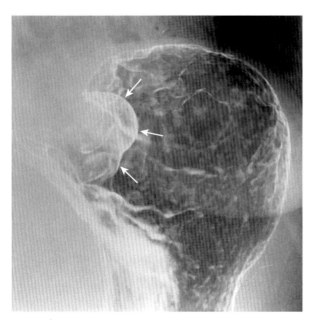

▲ 图 34-3　脾静脉阻塞引起的孤立胃静脉曲张的团块
胃底后中壁可见平滑、起伏的肿块（箭）。注意图 34-2 胃静脉曲张的相似之处。患者患有胰腺炎，引起脾静脉阻塞（由 William M. Thompson，MD，Minneapolis 提供）

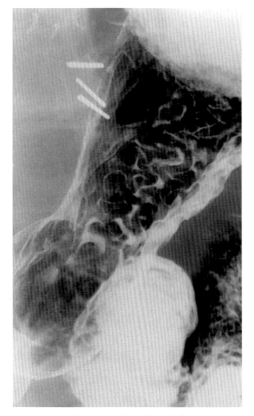

▲ 图 34-4　非胃底静脉曲张
胃网膜静脉明显扩张导致胃体增厚、扭曲皱襞。该患者有严重的门静脉高压（引自 Levine MS: Radiology of the Esophagus. Philadelphia, WB Saunders, 1989）

管和胃底静脉曲张合并存在，几乎总是提示门静脉高压为其病因。相比之下，孤立的胃静脉曲张会增加脾静脉阻塞的可能性（图 34-3）[3, 5]。然而，门静脉高压比脾静脉梗阻更为常见，因此大多数胃底静脉曲张患者，即使没有食管静脉曲张，也以门静脉高压为根本原因（图 34-2）[15]。如有必要，可进行 CT 或血管造影来记录静脉曲张的存在并阐明其病理生理学。

（3）计算机断层扫描：胃底静脉曲张在 CT 上通常被认为是胃底后壁或后内侧壁上有强化的、界限清楚的、圆形或管状的密度（图 34-5）[16]。CT 在发现这些病变方面比常规的放射检查更敏感，因为钡剂造影只能显示出向腔内突出的静脉曲张，而 CT 可以描绘出更深层的壁内和腹壁静脉曲张[16]。CT 还可显示门静脉高压患者肝硬化、脾大或腹水（图 34-5），脾静脉梗阻患者脾大或胰腺病变。

（4）血管造影：可以通过血管造影来确认胃底静脉曲张的存在并确定潜在的静脉异常的性质。门静脉高压时，经冠状动脉和胃短静脉的血流逆转导致食管和胃底静脉曲张的形成，门静脉和脾静脉看不到。然而，对于脾静脉梗阻，延迟图像显示正常的门静脉未见食管静脉曲张，因为血液通过冠状静脉从静脉丛转移到门静脉系统，绕过阻塞的脾静脉（图 34-6）。因此，门静脉高压症通常可以通过血管

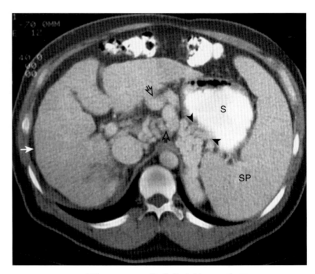

▲ 图 34-5　胃静脉曲张的 CT 表现
胃壁（箭头）、胃肝韧带（空心箭）和左侧腹膜后间隙见强化血管。该患者还患有肝硬化，门静脉高压引起脾大和少量腹水（白箭）。S. 胃；SP. 脾脏（由 Richard M. Gore，MD，Evanston，IL 提供）

造影鉴别为脾静脉梗阻，故可以对这些患者进行适当的治疗。

4. 鉴别诊断

当胃底静脉曲张在钡剂检查中表现为增厚、胃底结节状皱襞时，可作为幽门螺杆菌胃炎、巨大肥厚性胃炎、Zollinger-Ellison综合征、胰腺炎和淋巴瘤的鉴别诊断[17]。然而，胃静脉曲张隆起往往比其他疾病更曲折或呈分叶，经常与食管静脉曲张有关。偶尔，胃底静脉曲张的大团块可能类似于息肉样癌甚至是恶性肿瘤（图34-2和图34-3）[3, 10-13]。然而，这些病变的血管来源是由其平滑起伏的轮廓和在胃底后内侧壁的典型位置所提示的。确诊可能需要CT或血管造影。在进行内镜活检或手术前，区分胃静脉曲张与其他病变尤为重要，因为静脉曲张的意外穿孔可能导致灾难性的胃肠道出血。

5. 治疗

胃静脉曲张出血很少有进行急诊治疗的必要。当脾脏静脉阻塞患者出现大出血时，由于这些患者的门静脉压力是正常的，因此几乎所有患者都能通过简单的脾切除术治愈[18]。相比之下，门静脉高压引起的胃静脉曲张可能需要某种形式的门静脉系统分流，因为在这些患者中，单纯脾切除术对门静脉压没有影响。因此，胃静脉曲张的治疗选择取决于其根本原因。

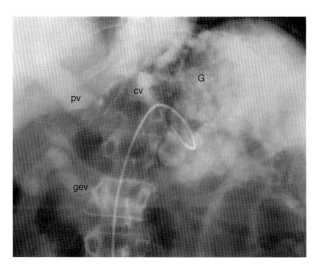

▲ 图34-6　脾静脉阻塞引起胃静脉曲张的血管造影表现
脾动脉造影的静脉期图像显示脾致密不透明，脾静脉不可见，广泛的胃静脉曲张（G），扩张的冠状静脉（cv）将血液从静脉底丛分流至门静脉（pv）。可见胃网膜静脉（gev）扩张（由Dana R. Burke，MD，Bethesda，MD 提供）

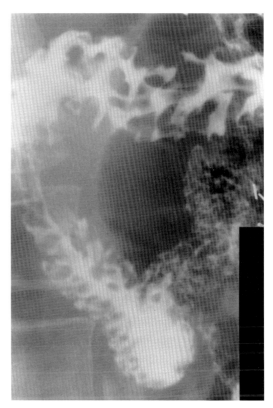

▲ 图34-7　十二指肠静脉曲张
十二指肠下降近端可见增厚的锯齿状皱襞

（二）十二指肠静脉曲张

十二指肠静脉曲张在钡剂检查中通常表现为十二指肠近端增厚的锯齿状皱襞（图34-7）。它们几乎总是与食管静脉曲张有关，并可能伴有胃肠道出血。偶尔，孤立的十二指肠静脉曲张可表现为孤立的出血及排便[19]。

二、门静脉高血压胃病

门静脉高压性胃病是由慢性门静脉高压引起的一种独特的病理疾病[20]。胃内慢性静脉充血导致黏膜充血、毛细血管扩张，黏膜下动静脉与扩张的小动脉、毛细血管和胃壁静脉的交通增多[21]。由于某些尚不清楚原因，肝硬化患者的门静脉高压性胃病比其他门静脉高压患者发生频率更高。即使没有食管或胃底静脉曲张，也会出现急性和慢性上消化道出血。据估计，门静脉高压性胃病引起的非静脉曲张性出血占门静脉高压患者所有上消化道出血的30%[22]。

影像学表现

门静脉高压性胃病主要累及胃底，造影表现为增厚的结节状皱襞，轮廓起伏，边缘模糊（图 34-8）[23]。虽然这种皱襞增厚的病理生理基础尚不确定，但它可能是由黏膜充血和黏膜下血管扩张引起的。胃肠静脉曲张在钡剂检查中也可能表现为增厚的皱襞，但这些皱襞往往具有更多的蛇纹石样结构，而且通常与黏膜下的离散肿块有关（图 34-1）。鉴别诊断还包括各种形式的胃炎（尤其是幽门螺杆菌胃炎）、淋巴瘤以及罕见的巨大肥厚性胃炎。

三、憩室

（一）胃憩室

胃憩室几乎总是通过憩室颈部起源于胃底后壁，通常不会引起症状。胃肠造影最好地显示了胃底憩室的侧面图，但憩室内聚集的钡池有时可以疑似溃疡（图 34-9）。

壁内或部分胃憩室是一种罕见的临床意义不大的异常，其特点是黏膜局灶性陷窝进入胃壁肌层[24]。这些结构几乎总是位于远端胃窦的大弯处。

憩室在钡剂造影中可能表现为少量钡的聚集，在邻近胃壁外延伸（图 34-10）。虽然这些结构可能被误认为是溃疡，甚至胃大弯处异位胰腺，它们在透视图像往往有一个可变的表现，而真正的溃疡有一个固定的外观。

（二）十二指肠憩室

1. 真憩室

多达 15% 的患者上消化道钡剂造影中偶然发现十二指肠憩室。憩室是获得性病变，包括黏膜囊和黏膜下层通过肌肉缺损突出。由于十二指肠蠕动所产生的压力，这些憩室在重力作用下经常充盈或不充盈。十二指肠憩室多位于十二指肠降段壶腹周围内侧缘（图 34-11），但在十二指肠的第三或第四段并不常见，偶尔也可位于十二指肠段外侧缘（图 34-12）。

十二指肠憩室在钡剂检查中通常表现为从十二指肠降部内侧缘突起的光滑、圆形或卵圆形的突出物（图 34-11）。它们通常是多发的，在透视检查中可能会改变大小和形状。由于没有炎症反应（痉挛或水肿），十二指肠憩室可以与球后溃疡区分开来。偶见异常的多叶或巨大的憩室[25]。在憩室内有时可以发现大量食物颗粒或血块的造成的充盈缺损（图 34-13）。

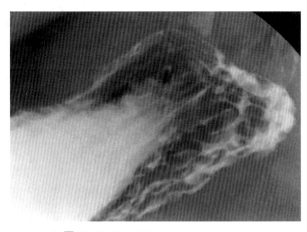

▲ 图 34-8 **Portal hypertensive gastropathy**
Thickened, nodular folds are seen in the gastric fundus. Note how the folds have an undulating contour and indistinct borders. Although gastric varices could produce a similar appearance, they tend to have a more serpentine configuration and are often manifested by discrete submucosal masses (see Fig. 34-1). (*From Chang D, Levine MS, Ginsberg GG, et al: Portal hypertensive gastropathy: Radiographic findings in eight patients. AJR 175: 1609–1612, 2000.*)

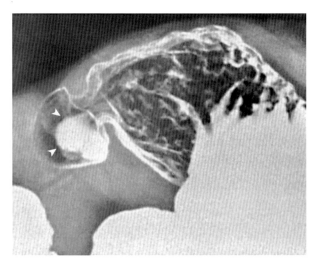

▲ 图 34-9 **胃憩室**
从胃底后壁可以看到一个大的憩室。憩室钡（箭头）聚集可被误认为溃疡区（引自 Eisenberg RL: Gastrointestinal Radiology：A Pattern Approach，3rd ed. Philadelphia，JB Lippincott，1996）

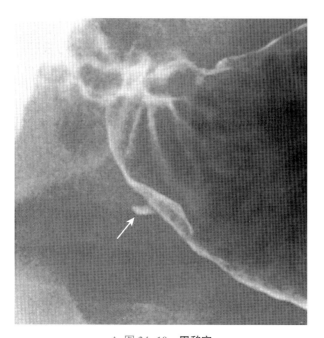

▲ 图 34-10　胃憩室

一个微小的充满钡的出口（箭）可以在远端胃窦的大弯处看到。憩室上方有一个隆起的区域，可能会被误认为是异位胰腺

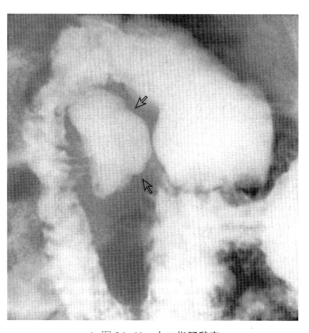

▲ 图 34-11　十二指肠憩室

一个典型的憩室（箭）起源于十二指肠降段的内侧边缘（引自 Eisenberg RL: Gastrointestinal Radiology: A Pattern Approach, 3rd ed. Philadelphia, JB Lippincott, 1996）

当十二指肠憩室含有气体或液体气体混合时，在 CT 上很容易看到。然而，憩室主要充满液体，有时可以疑似胰腺头部囊性肿瘤的 CT 表现（图 34-14A）[26]。然而，如果能发现憩室内的气体（图 34-14B），则仍能确定正确的诊断（图 34-14B）[26]。

超过 90% 的十二指肠憩室患者无症状[27]。然而，偶尔这些患者可能会出现严重的并发症，如十二指肠憩室炎、上消化道出血、胃出口梗阻和胰-胆疾病。由于十二指肠憩室是腹膜后结构，十二指肠憩室炎和穿孔可发生而无临床腹膜炎征象或腹膜内游离空气影像学征象。相反，腹部 X 线片可能显示右肾十二指肠和上极附近的局部腹膜后气体[28]。用钡或水溶性造影剂进行的研究可能表明，造影剂从穿孔憩室中局部渗出，聚集于肠腔外或聚集于继发于先前穿孔而随后被封闭的畸形憩室内[29]。CT 特别有助于显示包含的穿孔或邻近结构的炎性改变[30]。

十二指肠憩室很少会引起上消化道大量出血[31]。在这种情况下，可能需要用 99mTc 标记的红细胞或血管造影来定位出血部位[31]。十二指肠憩室也被认为是造成十二指肠甚至胆道阻塞的罕见原因。异常插入的胆总管和胰管进入十二指肠憩室，

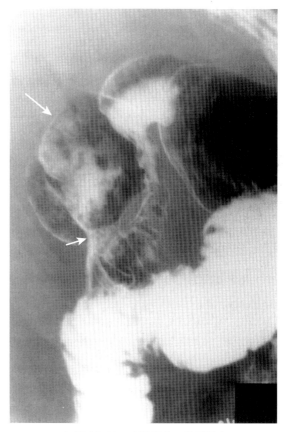

▲ 图 34-12　水平段十二指肠憩室

憩室（长箭）起源于十二指肠下行侧缘。注意憩室的颈部是离散的（短箭）。也要注意憩室是如何压迫邻近的十二指肠的

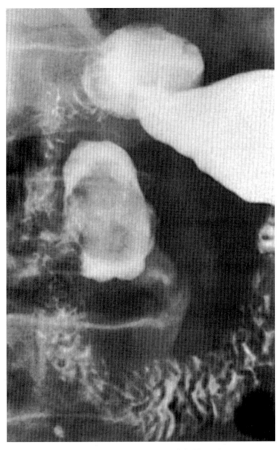

▲ 图 34-13　十二指肠憩室伴血块

憩室内有一个巨大的不规则充盈缺损，表现为近期上消化道出血患者的血块（引自 Eisenberg RL: Gastrointestinal Radiology: A Pattern Approach, 3rd ed. Philadelphia, JB Lippincott, 1996）

有 3% 可以通过良好实施的 T 形管胆管造影显示 [32]。

这种解剖变异可阻碍胆汁引流至十二指肠，使这些患者易患胆道梗阻、胆管结石和胰腺炎。

2. 假憩室

假憩室是与急性或慢性十二指肠溃疡有关的十二指肠球部下、上凹部膨出或囊泡（图 34-15）。这种囊泡可能是由水肿和痉挛引起的活动性溃疡，或不对称纤维化和收缩引起的瘢痕愈合溃疡。然而，畸形的程度与溃疡的大小并不直接相关，因为一些小的十二指肠溃疡可能会产生大的囊泡，而其他大的溃疡可能对球部的轮廓影响很小或没有影响。

3. 腔内憩室

十二指肠腔内憩室是十二指肠黏膜囊，起源于位于壶腹附近的十二指肠第二段。腔内憩室这个术语实际上是用词不当，因为这个结构不是憩室，而是以包含小中心孔的先天性十二指肠网或隔膜起始；随着时间的推移，由于食物和十二指肠蠕动的压力，腹膜逐渐拉长 [33]。因此，憩室通常向前延伸到十二指肠降段的远端，有时也延伸到十二指肠的第三或第四段。当充满钡时，这种结构在钡剂造影和腹部 CT 上具有典型的影像学表现，在相邻管腔内有一个手指状的腔内囊，有一条细长的放射条

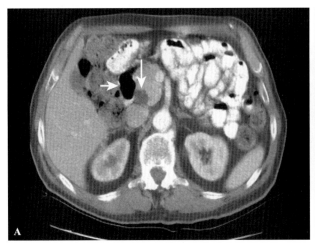
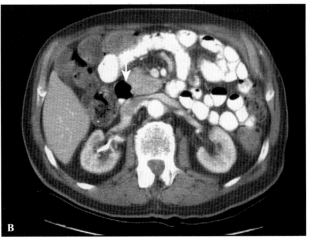

▲ 图 34-14　Duodenal diverticulum mimicking a cystic pancreatic neoplasm on CT

A. CT scan with oral and intravenous contrast material at the level of the pancreatic head shows a fluid-filled cystic lesion (*long arrow*) that was initially thought to represent a cystic pancreatic tumor. Note air and contrast material in the duodenum (*short arrow*). B. A follow-up CT scan at a similar level 6 months later shows filling of the diverticulum with gas (*arrow*), confirming the diagnosis of a duodenal diverticulum. (*From Macari M, Lazarus D, Israel G, et al: Duodenal diverticula mimicking cystic neoplasms of the pancreas: CT and MR imaging findings in seven patients. AJR 180: 195-199, 2003.*)

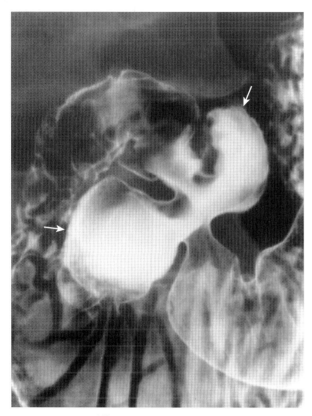

▲ 图 34-15　十二指肠假憩室

两个扩大的出口或假性憩室（箭）是由球根部以前消化性溃疡的瘢痕造成的

带，代表憩室的细长网或"壁"，使其与钡分离（图 34-16）[33, 34]。由于类似于小型机场的风袋，这种结构也被称为"风袋"憩室。

无论是腔内十二指肠憩室还是先天性十二指肠隔膜，都可能与许多其他异常相关，包括环状胰腺、中肠扭转、仰卧起坐、胆总管突出、先天性心脏病、唐氏综合征、肛门闭锁、先天性巨结肠、脐膨出和膀胱外翻。

伴有十二指肠憩室的患者可伴有十二指肠梗阻引起的恶心和呕吐[33]。通常的治疗方法是手术，但一些患者可能会受益于内镜下十二指肠网的中断，从而避免了手术[33]。

四、网膜和隔膜

（一）胃窦网膜和隔膜

胃窦网膜和隔膜是薄的膜性隔，通常位于幽门管 3cm 以内，垂直于胃长轴[35]。部分胃出口梗阻的临床症状与网膜或隔膜的中心孔的大小有关；如果孔径大于 1cm，则不会出现阻塞性症状。即使中心孔很小，只有 2mm，这些隔膜直到成年后才可能引起阻塞性症状。

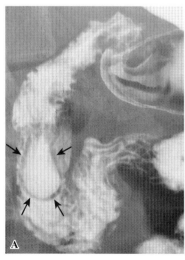
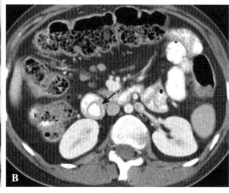
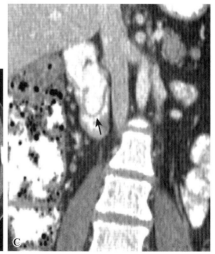

▲ 图 34-16　管腔内的十二指肠憩室

A. 十二指肠下行段的指状、充满钡的囊与相邻管腔的钡通过放射状带（箭）分隔，放射状带代表憩室壁。轴位（B）和冠状位（C）CT 扫描也显示充满钡的腔内囊，通过较薄的低密度腹板（箭）与十二指肠腔内的钡分离。图示相邻十二指肠腔内由钡分离的充满钡的腔内囊，由薄的低密度网（箭）所示

非阻塞性胃窦网膜和隔膜在钡餐检查中表现为持久的、轮廓清晰的、2～3cm 宽的钡柱带状缺损，与胃壁成直角（图 34-17）[35]。相似的外观可以由突出的横向皱襞产生，但横向皱襞一般不会延伸到胃腔，它们也不是完全笔直的。当向近端和远端充分扩张时，胃窦网膜和隔膜最好能被观察。有时，膜远侧的胃窦可能在影像学上被误认为十二指肠球部（图 34-18），或较少的情况下，被误认为胃憩室或溃疡。严重梗阻时，胃排空延迟，可以看到钡以细流（射流现象）穿过网状中心孔 [36]。

（二）十二指肠网膜和隔膜

十二指肠网膜和隔膜是十二指肠腔内的网状突起，可引起不同程度的阻塞。大多数报道病例累及位于壶腹附近的十二指肠第二段。先天性十二指肠网通常出现在钡剂检查中，是一条延伸至腔内的薄的透光线，通常与十二指肠近端扩张有关（图 34-19）。因为阻塞是不完全的，少量的气体可能存在于肠的远端部分 [37]。很少，腹膜可以在远端膨出，形成腔内十二指肠憩室（见"腔内憩室"）。尽管绝大多数十二指肠网和隔膜被认为是先天性的，但获得性十二指肠隔膜与先天性类似，被视为长期使用非甾体类抗炎药的罕见并发症 [38]。

五、成人肥厚性幽门狭窄

成人肥厚性幽门狭窄的组织学、解剖学和影像学异常与婴儿形态的异常没有区别 [39]。这种疾病在成人中可能是婴儿和儿童中同一实体的一种较轻形式。大多数成人肥厚性幽门狭窄的病例由于这些个

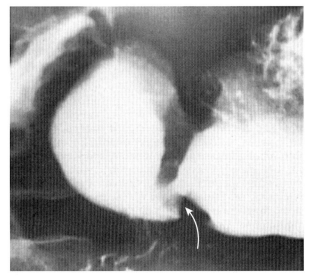

▲ 图 34-18　胃窦膈隔膜
管腔被隔膜（箭）变窄，以至于隔膜远端的腔可能被误认为是十二指肠球部（引自 Eisenberg RL：Gastrointestinal Radiology：A Pattern Approach, 3rd ed.Philadelphia, JB Lippincott, 1996）

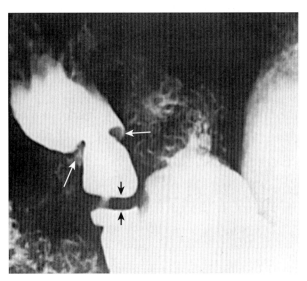

▲ 图 34-17　胃窦的黏膜隔膜
可见与胃壁成直角的带状缺损（黑箭）。腹膜约 5mm 厚。幽门通道用白箭表示（引自 Bjorgvinsson E, Rudzki C, Lewicki AM：Antral web. Am J Gastroenterol 79：663–665, 1984）

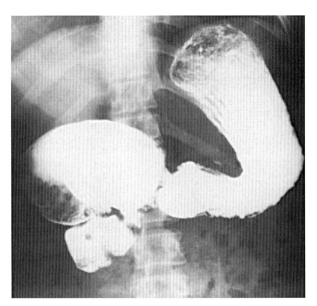

▲ 图 34-19　十二指肠网
十二指肠第二段有高度狭窄。肠壁远端有气体显示肠梗阻不完全（引自 Eisenberg RL：Gastrointestinal Radiology：A Pattern Approach, 3rd ed. Philadelphia, JB Lippincott, 1996）

体无症状而无法辨认。然而，一些患者拘怨恶心和呕吐，上腹部疼痛，体重减轻或厌食症，约 50% 的成年人肥厚性幽门狭窄伴有胃溃疡。这些溃疡可能是由于胃排空延迟和胃酸增加而引起的。与儿童相比，患有此病的成人很少出现严重的胃出口梗阻。

成人肥厚性幽门狭窄主要表现为钡剂检查由于幽门肌肉肥大而导致的幽门管伸长和狭窄（图 34-20）[39]。这些患者幽门可长达 2～4cm（成人正常长度＜ 1cm）。狭窄的幽门近端逐渐与邻近的胃窦融合，形成一个平滑的锥形接合点，没有出现恶性肿瘤。与之相反，肥大的幽门肌远端可向十二指肠部凸出，在十二指肠球部基底部产生明显的凹痕（图 34-20）[39]。患者可能出现胃出口梗阻。

六、胃出口梗阻

消化性溃疡是成人胃出口梗阻最常见的原因，约占病例的 2/3 溃疡通常位于十二指肠球部（图 34-21），也可能位于幽门通道或胃窦，但很少位于胃体。消化性溃疡患者管腔狭窄可由急性炎症、水肿和痉挛、肌肉肥大或纤维化和瘢痕形成。在许多情况下，以上这些因素之一可能促使胃出口梗阻。大多数消化性溃疡患者引起幽门梗阻有长期的溃疡

症状史。因此，当以前无症状的患者出现胃出口梗阻时，应该怀疑是胃癌。

胃窦远端或幽门的环状癌是引起胃出口梗阻的第二大常见原因，约占 1/3（图 34-22）。偶尔，转移到胃或其他恶性肿瘤也可能产生阻塞性症状。与

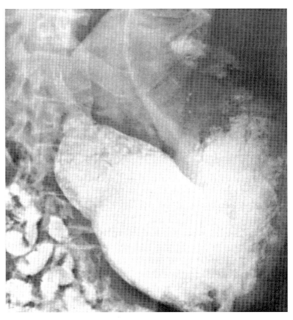

▲ 图 34-21　消化性溃疡所致胃出口梗阻

注意胃胀和胃内残留液体消化钡的稀释（引自 Eisenberg RL: Gastrointestinal Radiology: A Pattern Approach, 3rd ed. Philadelphia, JB Lippincott, 1996）

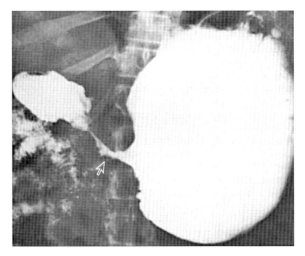

▲ 图 34-22　**Gastric outlet obstruction caused by an annular carcinoma of the antrum**

There is irregular narrowing of the distal antrum (*arrow*) with proximal dilation of the stomach. (*From Eisenberg RL: Gastrointestinal Radiology: A Pattern Approach, 3rd ed. Philadelphia, JB Lippincott, 1996.*)

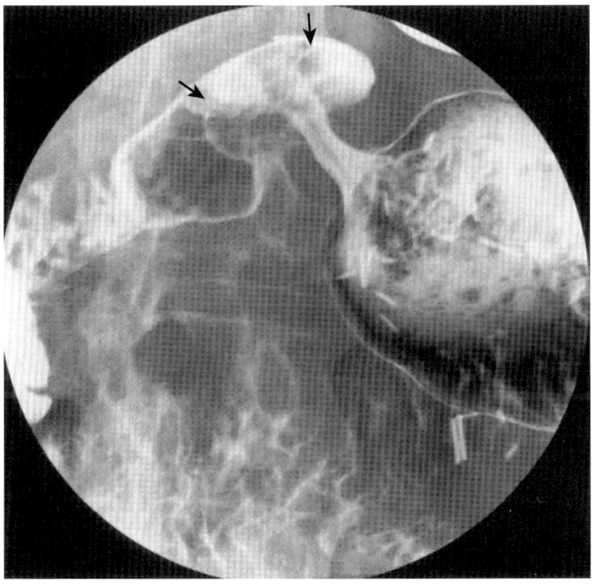

▲ 图 34-20　**成人肥厚性幽门狭窄**

幽门管变窄变长，在十二指肠球部基底部有一个特征性的凹痕（箭），这是由于幽门肌群膨出进入十二指肠造成的

消化性溃疡患者相比，恶性肿瘤引起的胃出口梗阻患者近期常出现腹痛和体重减轻[40]。

胃出口梗阻患者的腹部 X 线片通常显示扩张的、充满气体的胃的轮廓。钡剂造影可能显示胃中斑点、透明的物质，代表残留的食物和碎片。根据梗阻程度的不同，胃排空会有明显的延迟，钡有时会在胃中停留 24h 或更长时间。随着时间的推移，胃可能会极大地扩张，向下延伸到小腹甚至骨盆。对于胃出口梗阻的患者，放射科医生必须尝试在钡剂检查中区分梗阻的原因是良性病变（如消化性溃疡疾病）还是恶性病变（如胃癌）。在十二指肠球部、幽门通道或胃管前腔存在持续的钡聚集，应提示消化性溃疡可能造成阻塞的原因。十二指肠球部的扭曲和瘢痕，以及伴随的假憩室，也应提示溃疡疾病可能是梗阻的原因。相反，如果在邻近的胃窦中有不连续的肿块、结节或呈不规则状，则表明是恶性肿瘤。然而，影像学诊断胃出口梗阻的恶性病例，区分良性和恶性并不总是可能的。当不能排除胃癌时，可能需要内镜甚至外科探查才能确诊。

胃出口梗阻有时可能是由胃和十二指肠的其他情况引起的。肉芽肿疾病，如克罗恩病、结节病、梅毒和结核病，可引起明显的胃窦腔狭窄和梗阻（图 34-23）。严重的胰腺炎或胆囊炎可引起强烈的痉挛和邻近十二指肠水肿并伴有胃出口梗阻[41]。胃窦狭窄和梗阻也可能由其他罕见疾病引起，如淀粉样变性（见"淀粉样变"）和由于先前摄入腐蚀性物质而留下的瘢痕。

良性胃窦息肉向十二指肠脱出有时可引起间歇性胃出口梗阻，十二指肠球部可见腔内充盈缺损。其他引起胃出口梗阻的情况包括胃窦黏膜网膜和隔膜，成人肥厚性幽门狭窄和胃扭转，这些情况在本章的其他部分将讨论。

七、十二指肠梗阻

各种先天性异常、炎症性疾病和恶性肿瘤都可能导致十二指肠梗阻。本文的其他部分将讨论其中的许多情况。

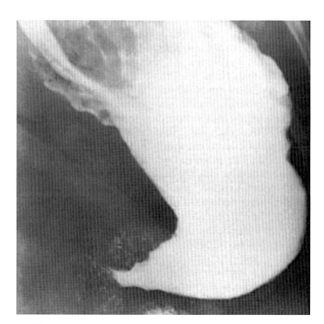

▲ 图 34-23 **Gastric outlet obstruction caused by Crohn's disease**
There is tapered narrowing of the distal antrum caused by Crohn's disease involving the stomach. (*From Eisenberg RL: Gastrointestinal Radiology: A Pattern Approach, 3rd ed. Philadelphia, JB Lippincott, 1996.*)

（一）肠系膜上动脉压迫综合征

十二指肠的横部在腹膜后有固定的位置。十二指肠水平段有前方的肠系膜根部及肠系膜上血管形成的前壁和后方主动脉及腰椎（$L_2 \sim L_3$，最向前突出的位置）形成的后壁固定。即使在无症状的人，也经常有一个短暂的钡剂延迟，横穿十二指肠到达脊柱。这种延迟可能与十二指肠近端轻度不稳定扩张有关（图 34-24）。

任何趋向于减小主动脉肠系膜角度的过程都会在一定程度上压迫十二指肠的横部。这种现象最可能发生在虚弱的人身上，特别是那些由于恶病质体重迅速减轻和腹膜后脂肪减少的人；这些患者肠系膜根部的牵拉作用增强，使主动脉肠系膜变窄。长时间卧床休息或持续仰卧位（如全身烧伤患者固定在一个位置过伸后脊髓损伤或手术）也会引起肠系膜上动脉压缩前的横向十二指肠，导致不同程度的十二指肠梗阻[42, 43]。

硬皮病或其他导致十二指肠蠕动减少的原因的患者，腰椎、主动脉和肠系膜根部的结合可能构成足够的屏障，造成十二指肠水平段梗阻。因此，硬皮病患者有时会出现肠系膜上动脉压迫综合征，其十二指肠张力扩张，接近肠系膜上动脉水平（图

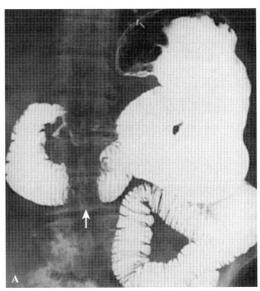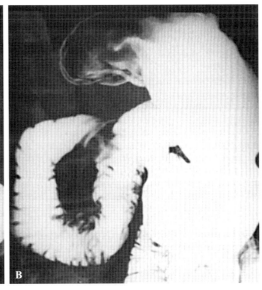

▲ 图 34-24　无症状患者，表现与肠系膜上动脉压迫综合征相似

A. 正面图显示外源性、垂直方向、带状缺损（箭）和十二指肠第三段明显梗阻的肠系膜上动脉。B. 俯卧位，右侧斜前位片刻后显示正常十二指肠环，无梗阻迹象

34-25）。其他胶原蛋白疾病，如皮肌炎和系统性红斑狼疮可能会产生相似的影像学表现。在 Chagas 病中，克氏锥虫对硬膜内自主神经丛的炎性破坏可导致胃肠道非蠕动和扩张，通常累及食管和结肠，但也可影响十二指肠。十二指肠运动紊乱和扩张也可能是由糖尿病、卟啉症和硫胺素缺乏引起的神经

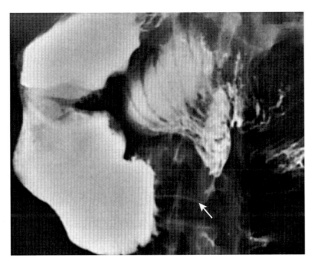

▲ 图 34-25　**Superior mesenteric root syndrome caused by scleroderma**

The duodenum is markedly dilated and atonic proximal to an extrinsic, vertically oriented, bandlike defect (*arrow*) at the aortomesenteric angle. (*From Eisenberg RL: Gastrointestinal Radiology: A Pattern Approach, 3rd ed. Philadelphia, JB Lippincott, 1996.*)

病变引起的，也可能是因消化性溃疡行迷走神经切断术引起的，或者是由阿托品、吗啡和地芬诺酯（Lomotil）等药物引起的化学迷走神经切断引起的。

主动脉肠系膜角内的任何占位过程也会压迫十二指肠水平段，导致肠系膜上动脉压迫综合征。因此，胰腺炎、克罗恩病、消化性溃疡或肠系膜淋巴结转移导致肠壁或肠系膜根部炎症性增厚可导致十二指肠梗阻[44]。偶尔发生累及十二指肠的转移性肿瘤，可能由于腹膜后肿瘤对迷走神经的损伤，导致胃排空弛缓，胃扩张明显与十二指肠梗阻程度不成比例[45]。

无论其病理生理学基础如何，肠系膜上动脉压迫综合征与特征性影像学表现有关。钡剂造影通常显示十二指肠的第一和第二段有明显的扩张，与位于脊柱上的十二指肠水平段部分的非固有的、垂直方向的、带状缺损有关（图 34-25）。在某些情况下，可以通过将患者置于俯卧位来部分缓解梗阻。CT 可显示十二指肠上部血管与主动脉之间十二指肠第三段呈喙状受压，从而证实诊断为肠系膜上动脉压迫综合征[46]。

（二）其他病因

硬膜内血肿、腔内十二指肠憩室和主动脉十二指肠瘘（本章已讨论）是十二指肠梗阻的其他原因。

溃疡和狭窄的形成也可能是放射治疗上腹部的并发症[47]。十二指肠梗阻的一个罕见原因是十二指肠前门静脉，它位于十二指肠前面而不是后面。这种异常与十二指肠带和环状胰腺等其他畸形有关，这些畸形比异常穿通血管更可能是梗阻的原因。要注意十二指肠前门静脉，主要是为了在手术时不会因为其他的并发症而受伤[48]。

八、无出口梗阻的胃扩张

在没有胃出口梗阻的情况下，可出现急性或慢性胃扩张，并伴有食物或钡的长期滞留。胃潴留的定义是，患者在进食前 6h 以上时出现呕吐，或者在胃肠道上段出现呕吐（假设患者已经有 8～10h 没有进食）。然而，胃潴留并不等同于胃出口梗阻，这些患者并不总是需要进行矫正手术[49]。

非梗阻性胃扩张的表现与器质性胃出口梗阻的表现无明显区别。腹部 X 线片可显示大量扩张、含气、含液的胃向下延伸至下腹或骨盆（图 34-26）。钡剂检查证实胃扩张，胃蠕动减少或消失，胃腔内

有大量残留食物和碎屑。

（一）急性胃扩张

急性胃扩张的特点是胃突然严重扩张，通常发生在腹部手术后的几天内（图 34-27）。在受影响的个体中，正常的胃可以迅速扩张为充血、发绀、无张力的囊，填满腹部。由于手术和术后护理的改善，这种术后并发症变得不那么常见，包括手术中对组织的细致处理，应用更好的麻醉药，鼻胃吸引以及对酸碱和电解质平衡的仔细监测。急性胃扩张也可能作为其他内科或外科疾病，包括腹部创伤和腹膜炎的并发症。

适当的治疗通常会产生快速的临床反应，但如果不及时治疗，急性胃扩张可能会危及生命。除非这些患者有明显的胃扩张，否则疼痛很少严重。一些患者吞咽空气也可能导致胃的气体迅速膨胀。在暴发性病例中，急性胃扩张可引起严重呕吐、误吸、液体和电解质紊乱、脱水、穿孔、腹膜炎和休克[50]。

（二）慢性胃扩张和胃轻瘫

慢性胃扩张和胃轻瘫最常见的两个原因是糖尿

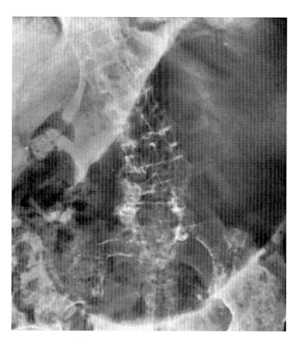

▲ 图 34-26 **Massive gastric dilation**
Abdominal radiograph shows an enormous amount of gas filling a markedly dilated stomach that extends inferiorly into the pelvis. (*From Eisenberg RL: Gastrointestinal Radiology: A Pattern Approach, 3rd ed. Philadelphia, JB Lippincott, 1996.*)

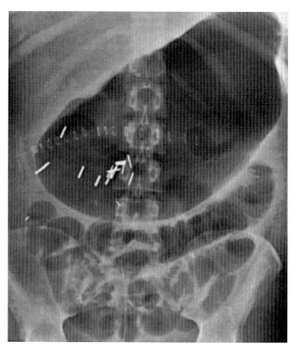

▲ 图 34-27 **Acute gastric dilation from recent abdominal surgery**
From Eisenberg RL: Gastrointestinal Radiology: A Pattern Approach, 3rd ed. Philadelphia, JB Lippincott, 1996.

病和麻醉药。有些患者没有症状，但有些患者会出现慢性恶心、呕吐、腹胀、早期饱腹感和餐后腹胀 [51-53]。约40%的糖尿病患者胃扩张、胃蠕动减少或消失、胃排空延迟（糖尿病性胃病）[52]。大多数患者都有长期的、控制不良的糖尿病，伴有周围神经病变或其他并发症 [51]。麻醉药物也可引起明显的胃轻瘫，在停药后逐渐缓解。其他神经异常患者（如脑瘤、延髓型脊髓灰质炎、脊髓痨）可能发展为慢性胃潴留，尽管这些患者更可能发展为食管蠕动障碍。硬皮病、多肌炎、皮肌炎、强直性肌营养不良、电解质和酸碱失衡、铅中毒和卟啉症患者也可能出现明显的胃扩张（图34-28）[54, 55]。

胃轻瘫的影像学诊断通常是基于内镜检查，没有证据表明胃出口梗阻，结合核医学固体排空扫描显示胃内容物排空延迟 [52]。然而，对于有恶心和呕吐或其他相关症状的患者，胃轻瘫的诊断也可以通过钡剂造影确定，钡剂检查显示减少或没有胃蠕动，不同程度的胃扩张和钡的胃排空延迟，没有发现机械胃出口梗阻 [53]。因此，对于鉴别恶心和呕吐患者胃轻瘫和胃出口梗阻，钡剂造影是非常有帮助的。

九、外来异物

（一）胃

胃的外来异物可能是由肝左叶突出，脾脏或左肾异常位置，或这些结构的病理增大引起的（图34-29）。CT可以帮助鉴别这些外在缺陷与真实的胃病变。

（二）十二指肠

包括右上腹器官在内的各种异常都可能导致十二指肠球部和环移位或外源性压痕。扩张的胆总管通常产生一个倾斜的方向，在十二指肠球部呈管状压痕（图34-30），但即使是正常的胆总管偶尔也会在十二指肠球部产生线性表现。十二指肠的外在压迫也可能是由胆囊水肿、肿瘤、胆囊周围脓肿或其他原因引起的。

肝大或肝叶异常可引起十二指肠球和环的左移位。当尾状叶肥大时，十二指肠移位可能特别明显 [56]。肝囊肿、肿瘤和门静脉周围转移性淋巴结病也可能对十二指肠球部产生一个或多个外在压迫推挤。

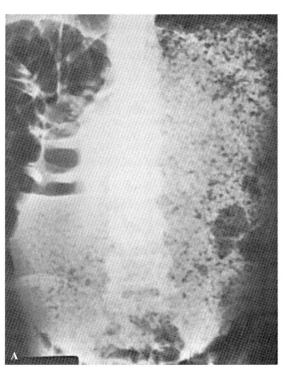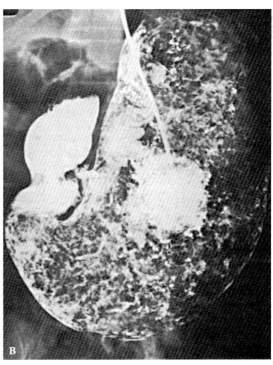

▲ 图34-28 由严重的电解质和酸碱失衡引起的慢性胃扩张

A. 腹部X线片显示大量颗粒状物质存在于扩张的胃中，向下延伸至骨盆。B. 钡剂检查证实有明显的胃扩张

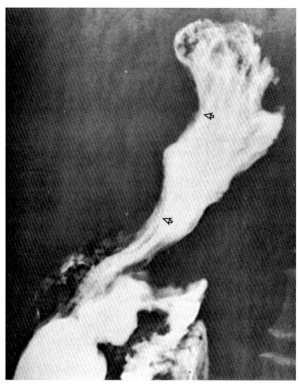

▲ 图 34–29　**Gastric impressions by a polycystic liver**
Two large extrinsic impressions (*arrows*) on the anterior aspect of the stomach could be mistaken for intramural lesions. (*From Eisenberg RL: Gastrointestinal Radiology: A Pattern Approach, 3rd ed. Philadelphia, JB Lippincott, 1996.*)

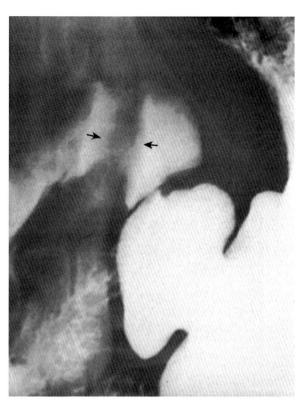

▲ 图 34–30　**Duodenal impression by a dilated common bile duct**
The dilated duct produces a characteristic tubular impression (*arrows*) on the duodenum near the apex of the bulb. (*From Eisenberg RL: Gastrointestinal Radiology: A Pattern Approach, 3rd ed. Philadelphia, JB Lippincott, 1996.*)

　　右肾或肾上腺肿物可引起十二指肠降支右后外侧的外源性压痕 [57]。伴有肾积水、多发囊肿、多囊肾病或肾细胞癌的全身肾脏肿大也可能压迫和取代十二指肠（图 34-31）。在其他患者中，十二指肠的前移位可能是由于阿狄森病或肾上腺癌引起的右肾上腺增大所致。

　　十二指肠降部的中部与前方横结肠交叉。在约 3% 的患者中，这两种结构之间存在异常密切的位置关系，导致相互压迫 [58]。右侧结肠癌，尤其是肝曲，可在十二指肠降支外边界形成外在压迫 [59]。这一表现可能是由邻近的肿大淋巴结引起的，也可能是由于肿瘤在横断肠系膜外侧反射的短筋膜平面上的直接扩张引起的，横断肠系膜外侧反射将结肠肝曲附在降十二指肠的下部。

　　扩张的血管也能在十二指肠球部的外壁产生一个或多个外在的压迫并推挤。这些表现可能是由门静脉高压引起的十二指肠静脉曲张或由于腹腔干或肠系膜上动脉闭塞引起的动脉侧支通道扩张引起的 [60]。

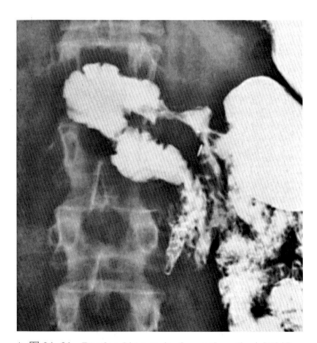

▲ 图 34–31　**Duodenal impression by a polycystic right kidney**
The duodenum is displaced to the left of the spine by the polycystic kidney. (*From Eisenberg RL: Gastrointestinal Radiology: A Pattern Approach, 3rd ed. Philadelphia, JB Lippincott, 1996.*)

十、十二指肠环的扩大

尽管在钡剂造影中十二指肠环的扩大通常被认为是胰头部增大的同义词，但这一发现并不总是由胰腺疾病引起的，因此必须谨慎解释。正常患者十二指肠环形态差异较大，轻度扩张难以准确判断。在严重的患者中，高横胃和十二指肠降部的长轴垂直过程的结合也会造成十二指肠环扩大的改变。

十二指肠环的真正扩大可能是由胰腺肿瘤或良性胰腺疾病（如胰腺炎、胰腺假性囊肿，图34-32和图34-33，见下文）。胰腺良恶性病变累及十二指肠的影像学诊断标准很多，但在钡剂检查中很难鉴别。当胰腺被怀疑异常时，CT或其他横断面影像学研究应因此进行更明确的诊断。

十二指肠环的扩大也可能是由继发于淋巴瘤、转移或各种炎症条件的胰腺周围淋巴结肿大引起的（图34-34）[61]。根据位置不同，肠系膜囊肿或肿瘤可能存在类似的表现。在腹腔干或肠系膜上动脉压迫的患者中，扩张的胰十二指肠侧支血管很少能在十二指肠降部的内侧产生光滑的凹痕，疑似胰腺头部的肿块。

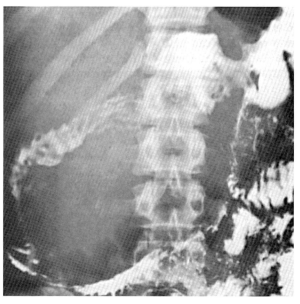

▲ 图 34-33　**Widening of the duodenal sweep by a pancreatic pseudocyst**

Pancreatitis or pancreatic carcinoma could produce similar findings (see Fig. 34-32). (*From Eisenberg RL: Gastrointestinal Radiology: A Pattern Approach, 3rd ed. Philadelphia, JB Lippincott, 1996.*)

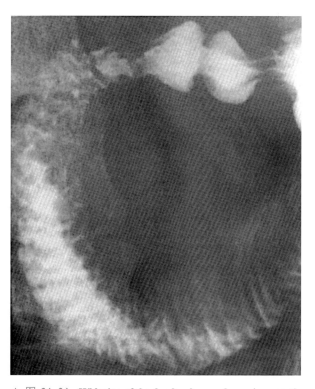

▲ 图 34-34　**Widening of the duodenal sweep by peripancreatic lymphoma**

Enlarged peripancreatic lymph nodes have produced a double contour on the medial border of the duodenum with associated spiculation. Pancreatitis or pancreatic carcinoma could produce similar findings (see Fig. 34-36). (*From Eisenberg RL: Gastrointestinal Radiology: A Pattern Approach, 3rd ed. Philadelphia, JB Lippincott, 1996.*)

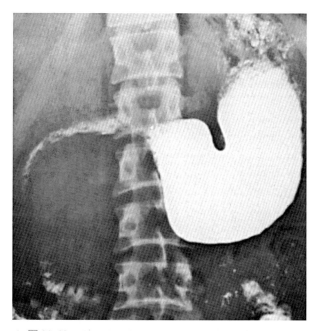

▲ 图 34-32　**Widening of the duodenal sweep by acute pancreatitis**

From Eisenberg RL: Gastrointestinal Radiology: A Pattern Approach, 3rd ed. Philadelphia, JB Lippincott, 1996.

腹膜后肿块（原发性或转移性肿瘤或囊肿）也可以使十二指肠环扩大。由主动脉瘤向下移动十二指肠的第三段可以产生类似的影像学表现。壶腹附近的胆总管囊肿可导致十二指肠环范围的广泛扩大（图 34-35）或乳头附近的局部压迫。

十一、影响胃和十二指肠的胰腺疾病

在超声、CT 和磁共振成像（MRI）出现之前，胃窦和十二指肠环的结构和黏膜模式的改变在钡剂造影中被仔细评估为炎症或肿瘤疾病的间接征象，累及胰腺头部。虽然这是有意义的，但对上消化道钡剂造影的发现可能偶尔会显示出意料之外的胰腺疾病。

胰头部的肿大可以压迫十二指肠内侧面，表现为双重轮廓效果（图 34-36）。另一种非特异性征象，最初被认为是恶性疾病，但可能在炎症性疾病中更为常见，即所谓的 Frostberg 倒 3 征（图 34-37）。

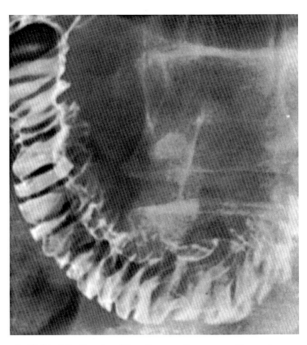

▲ 图 34-36 **Duodenal involvement by pancreatic carcinoma**
An enlarged pancreatic head produces a double contour on the medial border of the duodenal sweep. (*From Eisenberg RL: Gastrointestinal Radiology: A Pattern Approach, 3rd ed. Philadelphia, JB Lippincott, 1996.*)

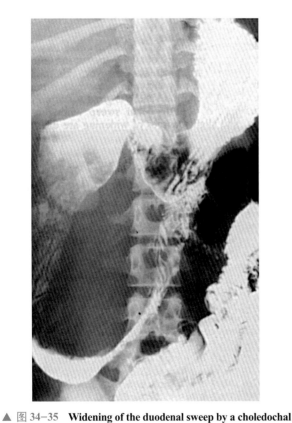

▲ 图 34-35 **Widening of the duodenal sweep by a choledochal cyst**
From Eisenberg RL: Gastrointestinal Radiology: A Pattern Approach, 3rd ed. Philadelphia, JB Lippincott, 1996.

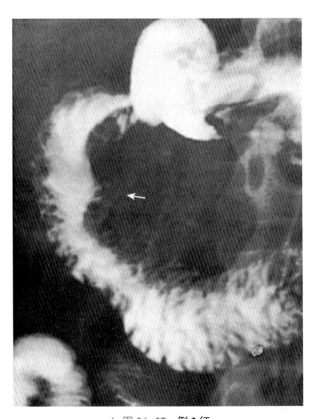

▲ 图 34-37 **倒 3 征**
十二指肠环增宽，十二指肠壁固定于乳头处（箭），产生倒 3 征。这个患者患有急性胰腺炎，所以倒 3 征不是胰脏癌特有的

倒 3 征的中段为十二指肠壁的固定点，胰腺和胆总管在这里插入十二指肠乳头。上面和下面的切迹反映肿瘤肿块、大乳头和小乳头水肿，或邻近胰腺炎引起的十二指肠壁水肿。胰腺炎或胰腺肿瘤侵及十二指肠也可表现为十二指肠内壁因浆膜的纤维增生性反应而表现为毛刺（图 34-38）。

在晚期疾病中，十二指肠受累于胰腺炎、胰腺假性囊肿或胰腺癌，可表现为溃疡、腔内甚至胰腺 - 十二指肠瘘管的发展。胰腺炎、假囊肿或累及胰脏头部的肿瘤也可能对胃窦大弯产生外在占位效应的平滑区域，也被称为窦垫征[62]。炎症过程或肿瘤进一步浸润胃，可能导致胃轮廓不规则，胃黏膜皱襞呈穗状，在大弯处呈系结状（图 34-39）。同样，胰腺疾病累及的胃体或胃底可以通过外在压缩，压迫毛刺状的胃底部的后壁或胃体（图 34-40A 和 B）。当胃在钡剂造影中怀疑被胰腺疾病受累，应该进行其他影像学（CT，MRI 或超声波）更明确的诊断（图 34-40C）。

十二、不寻常的充盈缺陷

（一）胃石

胃石由胃腔内积聚的大量食物组成。植物石头（由未消化的蔬菜物质组成）通常与食用未成熟的柿子有关。柿子含有与胃酸接触后凝结的物质，会产生一种黏稠的胶状物质，这种物质可以吸附种子、皮肤和其他食物，是形成胃石的温床。毛石（由头发组成）主要发生在吞下自己头发的女性，通常是由于精神分裂症或其他精神疾病。堆积起来的毛发会不断扩大，直到占据整个胃腔，通常是这个器官的形状。一小部分胃石，也被称为毛胃石，是由头发和蔬菜组成的。

尽管胃石与植物物质和毛发之间存在着典型的联系，但在现代放射学实践中，这一发现最常见的原因是糖尿病患者或正在服用麻醉药物的患者的胃轻瘫[63]。由于胃蠕动在消化食物的机械分解过程中起着重要作用，胃蠕动减少或消失的患者出现胃石的风险增加。慢性胃出口梗阻由消化性溃疡或其他原因造成瘢痕形成，胃石也常出现在患者身上。最

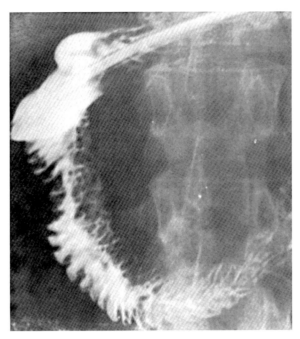

▲ 图 34-38 **Duodenal involvement by pancreatitis**
There is an extrinsic impression on the medial border of the descending duodenum, with spiculated mucosal folds. (*From Eisenberg RL: Gastrointestinal Radiology: A Pattern Approach, 3rd ed. Philadelphia, JB Lippincott, 1996.*)

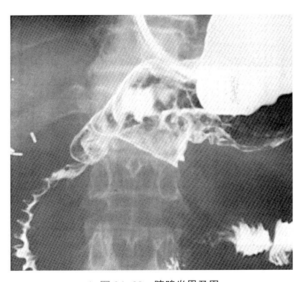

▲ 图 34-39 **胰腺炎累及胃**
由于炎症过程的延长而导致的胃窦前壁大弯侧的变平、不规则和毛刺，还可累及十二指肠近段降段

后，胃部分切除术或减肥手术切除胃窦和胃体（胃中负责胃蠕动的部分）或重建（Roux-en-Y 胃重建）后[63]，胃石可能发生。由于胃残余物或胃袋内很少或没有胃蠕动，这些患者更容易发生胃石。如果在胃十二指肠或胃空肠吻合处发生术后狭窄，胃石形

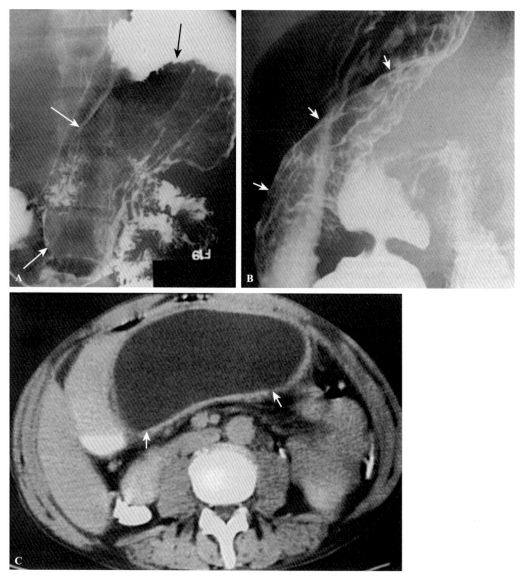

▲ 图 34-40　胰腺假性囊肿累及胃

A. 仰卧视图显示胃上部有大量的外在占位效应（箭）。B. 侧面图显示胃后肿块（箭）。C. CT 扫描显示胰腺较大假囊肿（箭）压迫和推挤胃［引自 Laufer I, Levine MS（eds）：Double Contrast Gastrointestinal Radiology, 2nd ed. Philadelphia, WB Saunders, 1992］

成的危险会进一步增加[63]。

胃石的症状是由于胃内异物的机械作用造成的，包括腹壁抽筋疼痛和上腹部的饱腹感或沉重感。大的胃石也可能引起胃出口梗阻的症状[63]。有些胃石可能是慢性发现，需要用内镜检查来机械分解胃中的食物物质，但另一些可能在保守的治疗下（2 周内）迅速分解[63]。

在腹部 X 线片上有时可以看到胃内气液界面漂浮的软组织块（图 34-41）。钡剂造影可能会显示出大量的碎屑，钡被困在胃石的空隙中，产生一种典型的斑驳外观（图 34-42）[63]。随着患者体位的改变，胃腔内许多胃石可以自由活动[63]。部分胃切除术（Billroth Ⅰ 和 Ⅱ）后，胃残余部分（胃囊）或胃囊中也可能发育出胃石。胃术后重建（Roux-en-Y 胃重建），尤其是胃十二指肠或胃空肠吻合处出现狭窄时，可延迟消化食物的排空。偶尔，胃石可能异常光滑，疑似巨大的气泡（图 34-43）。在 CT 上，胃石通常以不均匀的腔内肿块为特征，表现为斑点状，常在气液界面处漂浮（图 34-44）[64]。

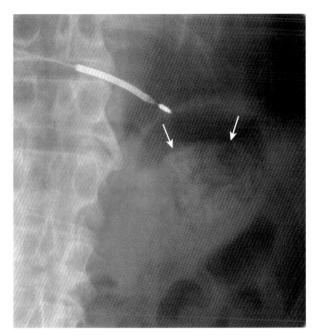

▲ 图 34-41　**胃石**
仰卧位腹部 X 线片显示胃结石，为斑点状软组织块（箭）漂浮在胃气液界面

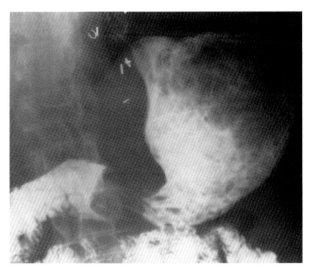

▲ 图 34-42　**胃石**
结石表现为一团砾岩状的碎屑，中间夹有钡，呈斑驳状

（二）异物

异物可能出现在充满钡的胃或十二指肠的放射性充盈缺陷。这种外观是由各种摄入的物质产生的，包括食物、药片和不可消化的物质。

（三）血肿

在上消化道出血患者中，血凝块可能表现为胃

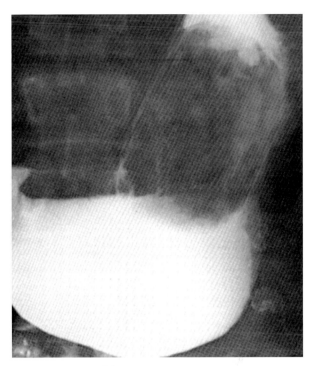

▲ 图 34-43　**Gastric bezoar**
The bezoar appears as a smooth filling defect in the stomach that could be mistaken for an enormous gas bubble. This patient was a model airplane builder who had been ingesting glue. (*From Eisenberg RL: Gastrointestinal Radiology: A Pattern Approach, 3rd ed. Philadelphia, JB Lippincott, 1996.*)

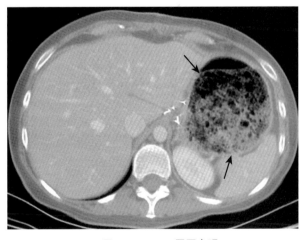

▲ 图 34-44　**CT 胃石表现**
在 CT 上，胃石的特征是腔内肿块不均匀，呈斑点状（箭）。这个患者接受了胃部分切除术，现在胃残余有一个结石，因为胃空肠吻合口狭窄（图中未显示）（引自 Woodfield CA, Levine MS：The postoperative stomach. Eur J Radiol 53：341-352, 2005）

或十二指肠的一个或多个充血缺陷。由于出血量、抗凝治疗或外伤引起的胃壁出血可导致胃壁内大肿块的形成，通常累及胃底。

十二指肠壁内血肿是腹部顿挫伤的公认并发症。超过 8% 的报道病例发生在儿童或年轻人，遭受虐待是婴幼儿发生的主要原因[65]。认为血肿是十二指肠被压碎于前腹壁与脊柱之间所致。由于十二指肠的第二和第三段固定在腹膜后位置，如果对前腹壁施加足够的力量，它们很容易发生这种类型的损伤。当黏膜与疏松黏膜下层分离，血液可沿黏膜下层扩散。十二指肠壁内血肿也可能由出血量、抗凝或内镜创伤引起[66]。

十二指肠壁内血肿在钡剂检查中可表现为边界清楚、边缘离散的黏膜内肿块。通常存在一定程度的狭窄和梗阻（图 34-45A）。CT 显示十二指肠壁明显增厚[67]。CT 还有助于鉴别十二指肠穿孔和无穿孔的血肿。在右肾旁间隙的肾外气体或外渗造影剂显示有穿孔[67]。由于腹膜后出血，右腰肌缘被遮挡显示欠佳。螺旋弹簧的外观曾被描述，很少会发生延迟破裂到腹膜或腹膜后间隙。虽然一些患者有离散血肿，其他有十二指肠壁弥漫性出血，表现为增厚、毛刺状皱襞或拇指征（图 34-45B）。

（四）胃内和十二指肠内结石

胃内结石是引起胃部充盈缺损的罕见原因。胆囊胃瘘或胆囊十二指肠瘘患者的胆结石可进入胃或十二指肠。胃内胆结石与胃内其他异物相似，可引起黏膜刺激、溃疡、出血、穿孔甚至梗阻。胆结石侵蚀十二指肠球部也可能导致胃出口梗阻（Bouveret 综合征），这是一种罕见但危及生命的疾病[68, 69]。

十三、胃扭转

胃扭转是一种罕见的获得性疾病，胃扭转本身可以导致梗阻及潜在的威胁生命的胃梗死。它通常与横膈膜的大缺陷有关，而横膈膜缺陷导致整个或部分胃疝入胸腔。胃向胸部的自由向上运动通常受到各种把胃固定在腹部的韧带限制。最坚硬的附着点是十二指肠的第二段，位于腹膜后位置，因此固定在腹壁后壁。胃结肠和胃脾韧带也有助于胃的固定。由于这些解剖固定点，胃可能发生扭转，并有显著程度的胃疝出。在没有疝的情况下，胃扭转可能与膈肌的平坦或麻痹有关。无明显病因的特发性

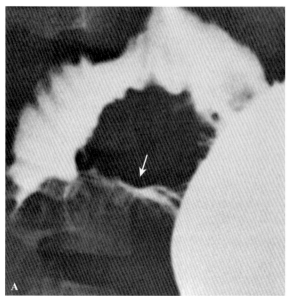

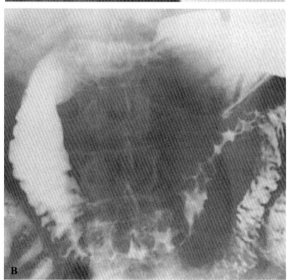

▲ 图 34-45　**Intramural duodenal bleeding**
A. There is marked narrowing and compression of the distal descending duodenum (*arrow*) by a large hematoma in a young child who had been kicked in the abdomen by his father. B. In another patient who had been undergoing anticoagulant therapy for a prosthetic heart valve, there is thumbprinting of the distal duodenum due to extensive intramural hemorrhage. (*A from Eisenberg RL: Gastrointestinal Radiology: A Pattern Approach, 3rd ed. Philadelphia, JB Lippincott, 1996; B courtesy Richard L. Baron, MD, Pittsburgh.*)

胃扭转的病例也有报道。小型疝时，胃近端部分首先进入疝囊。在这个阶段几乎从未发生过梗阻或绞窄。随着疝的进展，胃体和胃窦位于横膈膜上方的一个可变部分，因此胃最终可以成为一个完全胸腔内的器官，容易出现肠扭转。器官轴向扭转是指胃向上围绕其长轴对称旋转——这条线连接着贲门和

幽门。在这种情况下，胃窦由下而上，胸腔胃位于右侧半胸。然而，在肠系膜扭转中，胃从右到左或从左到右围绕胃肝韧带长轴（连接小弯中心和大弯中心的一条线）旋转，胸腔胃通常位于左半侧胸 [70]。

如果无胃出口梗阻或血管损害，慢性胃扭转患者可能无症状。如果部分胃出口梗阻，其他患者可能出现餐后疼痛或呕吐 [71]。相比之下，如果胃血管供应受损，急性胃扭转可作为外科急症。典型的三联反应是剧烈的呕吐，持续的严重的胃周痛，以及无法将鼻胃管推挤到食管远端以外，这是急性肠扭转的表现。血管阻塞导致胃坏死、穿孔和休克，死亡率约为 30%。

胃肠扭转的影像学表现具有特征性。胸部 X 线片可显示患者直立时胸腔内胃有气液平面。钡剂造影可以揭示胸腔内胃的倒置，大弯侧高于小弯侧，贲门和幽门位置接近，幽门和十二指肠向下指向（也称为倒置的胸腔胃，图 34-46）[72]。在 CT 上，胃扭转也可通过胸腔内胃肿大、扭曲和一个或多个扭转部位而识别 [73]。钡剂检查显示胃出口梗阻，而 CT 检查显示缺血迹象。

十四、胃十二指肠和十二指肠肠套叠

胃十二指肠和十二指肠肠套叠是罕见疾病，通常与胃或十二指肠肿瘤有关，作为肠套叠的诱因。在胃十二指肠肠套叠中，特征性的影像学征象包括胃窦缩短和缩小，胃窦或十二指肠黏膜皱襞汇聚或收缩，前幽门颈状外凸，幽门通道扩大，十二指肠黏膜皱襞呈卷簧状，十二指肠扩大并伴有相应的腔内肿块 [74, 75]。类似的，十二指肠肠套叠产生的腔内肿块与典型的螺旋弹簧模式有关 [76]。

十五、瘘管

（一）胃结肠和十二指肠瘘

胃与十二指肠及其他腹部器官之间的瘘管影响可能是良性或恶性疾病的并发症。在过去，胃绞痛瘘管通常是由结肠或胃的原发性癌引起的 [77]。然而，在当今以药物为导向的社会中，阿司匹林或其他非甾体抗炎药引起的良性大弯胃溃疡已成为比恶性肿瘤更常见的胃绞痛性瘘的病因 [78]。偶尔，这些大弯侧溃疡可能通过胃十二指肠韧带向下穿透到横结肠的上缘，瘘管的结肠末端的位置几乎总是位于横结肠（图 34-47）。

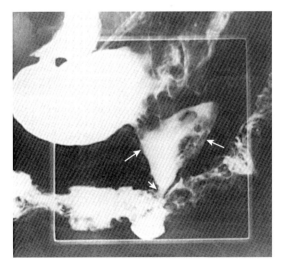

▲ 图 34-47　**Gastrocolic fistula caused by a benign greater curvature ulcer**

Upper GI study shows a giant ulcer (*long arrows*) on the greater curvature of the stomach, with barium entering a fistula (*short arrow*) that communicates with the superior border of the transverse colon. This patient had an aspirin-induced ulcer as the cause of the gastrocolic fistula. (*From Levine MS, Kelly MR, Laufer I, et al: Gastrocolic fistulae: The increasing role of aspirin. Radiology 187:359–361, 1993.*)

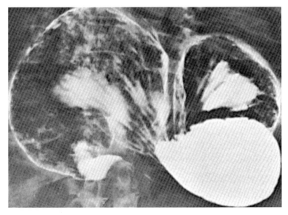

▲ 图 34-46　**Gastric volvulus**

This patient has an organoaxial volvulus of the stomach causing gastric outlet obstruction. The stomach is located above the diaphragm, with inversion of the greater curvature above the lesser curvature and downward pointing of the pylorus. (*From Eisenberg RL: Gastrointestinal Radiology: A Pattern Approach, 3rd ed. Philadelphia, JB Lippincott, 1996.*)

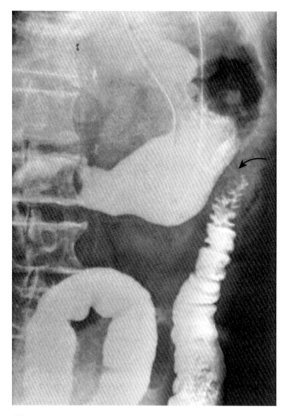

▲ 图 34-48　**Gastrocolic fistula caused by carcinoma of the splenic flexure**

Barium enema shows an annular carcinoma of the splenic flexure, with barium entering the stomach via a gastrocolic fistula (*arrow*). (*From Eisenberg RL: Gastrointestinal Radiology: A Pattern Approach. 3rd ed. Philadelphia, JB Lippincott, 1996.*)

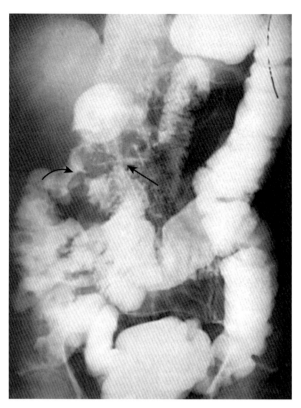

▲ 图 34-49　近端横结肠癌引起的十二指肠结肠瘘

钡灌肠示近端横结肠环状癌（弯箭），钡通过十二指肠结肠瘘进入十二指肠（直箭）（引自 Vieta JO, Blanco R, Valentini GR: Malignant duodenocolic fistula: Report of two cases, each with one or more synchronous gastrointestinal cancers. Dis Colon Rectum 19: 542–552, 1976）

引起胃绞痛的恶性肿瘤（图 34-48）或十二指肠结肠瘘（图 34-49）往往体积庞大，为浸润病变并伴有明显的炎症反应。这些肿瘤明显地从一个脏器的浆膜延伸到另一个脏器壁，接着是管腔到管腔坏死。在恶性瘘管管壁内存在纤维间质，这是导致这些长切迹和肠襻相对分离的原因[77]。

恶性胃绞痛瘘管常在钡剂灌肠检查中发现，但在胃肠道钡剂检查中很少发现。钡剂灌肠检查时，结肠内压力的增加可能会克服僵硬、不可扩张的瘘管的阻力，使钡进入胃。相反，在胃肠道钡剂检查时，胃部的腔内压可能不足以克服这种阻力[79]。

胃、空肠、结肠（胃空肠结肠瘘）或直接胃、结肠之间的瘘管是边缘消化性溃疡术后的严重并发症（图 34-50）[80]。大多数患者有腹泻和体重减轻；1/3～1/2 的病例出现疼痛、呕吐和出血。这些患者死亡率很高，特别瘘延迟时。

（二）胆囊十二指肠瘘

胆囊和十二指肠之间的瘘管可能由急性胆囊炎（90%）或严重的消化性溃疡（6%）引起。其余病例为外伤或肿瘤所致。急性胆囊炎通常导致胆囊十二指肠瘘的形成，但发炎的胆囊也可能穿孔进入胃、空肠或结肠的肝曲。对于严重的消化性溃疡患者，十二指肠或胃溃疡会穿透进入胆囊或胆管[81]。无论病因如何，腹部 X 线片经常显示胆道内有气体。在上消化道钡剂检查中，钡可以填塞胆囊 - 十二指肠瘘（图 34-51）。

（三）其他瘘

主动脉十二指肠瘘可作为腹主动脉瘤或假血管移植的并发症发生。十二指肠第三段的压力性坏死固定在主动脉瘤的前壁，随着主动脉十二指肠瘘的发展，可以通过肠分泌物消化主动脉壁。继发性

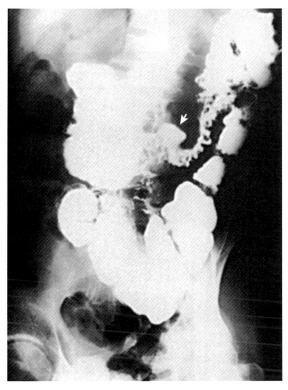

▲ 图 34-50　**Gastrojejunocolic fistula**
This patient had undergone a partial gastrectomy and gastrojejunostomy. There is a large anastomotic ulcer (*arrow*) at the gastrojejunostomy with filling of the jejunum and transverse colon via a gastrojejunocolic fistula. (*From Thoeni RH, Hodgson JR, Scudamore HH: The roentgenologic diagnosis of gastrocolic and gastrojejunocolic fistulae. AJR 83: 876–881, 1960.*)

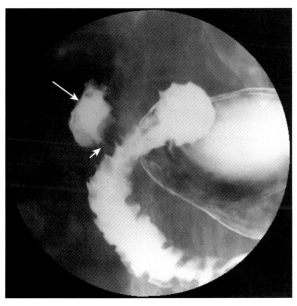

▲ 图 34-51　**胆囊十二指肠瘘**
钡剂检查显示，钡剂通过十二指肠降段的瘘管（短箭）充满胆囊（长箭）。同时也注意到这个有长期溃疡病史的患者的十二指肠增厚和膨胀性下降。瘘管可能是球后十二指肠溃疡穿孔的并发症

瘘管是由假性动脉瘤形成并侵蚀到粘连性十二指肠或缝合线裂引起的，与肠内容物通过十二指肠渗漏有关，其血液供应在手术中已受到损害。主动脉十二指肠瘘通常是一种致命的疾病，其特征是腹痛、胃肠出血和可触及的搏动性肿块。钡剂造影可以证明十二指肠的第三段被外部肿块压缩或移位（图 34-52A）。在主动脉移植物患者中，沿移植物进入假体旁间隙的腔外造影剂能勾勒出腹主动脉壁的情况很少（图 34-52B）[82]。

十二指肠和右肾之间的瘘有时可能发展为肾盂肾炎的并发症，特别是结核性肾盂肾炎。病理机制通常是肾周脓肿破裂进入十二指肠，这在逆行肾盂造影中表现得最明显。很少情况下，十二指肠溃疡会进入右肾，产生十二指肠瘘。

十六、胃和十二指肠穿孔

腹膜炎患者气腹最常见的病因是消化性溃疡穿孔、胃溃疡或十二指肠溃疡（图 34-53A）。然而，在约 30% 的穿孔溃疡患者中，没有证据表明腹腔内有游离空气。因此，未能证明气腹对于排除穿孔溃疡的可能性是没有价值的。一般来说，胃里没有气体而小肠和大肠中气体的存在，应提示胃穿孔是引起气腹的原因。相反，没有结肠气和存在胃气液水平和小肠膨胀使结肠穿孔更有可能。然而，腹部 X 线片上的发现可能具有误导性，因此要对穿孔部位做出明确诊断，需要使用水溶性造影剂进行研究（图 34-53B）[83]。

十七、良性胃气肿

胃壁内存在气体可能是感染、局部缺血或腔内压力增加的迹象，但良性胃气肿有时可能在无潜在疾病的情况下被证实[84]。虽然肺孢子虫病也可能影响胃壁，这种情况通常累及小肠或结肠（见第 12 章）。胃气肿最常见的病因是严重的呕吐、内镜检查或其他医源性损伤，这些损伤使腔内气体通过破裂黏膜进入胃壁。胃气肿通常在腹部 X 线片上以胃壁内气体的线性聚集为表现（图 34-54）。

良性胃气肿应与危及生命的气肿性胃炎区别开

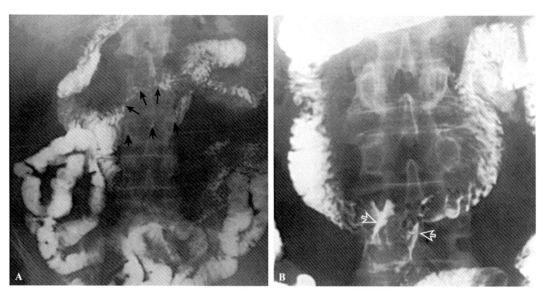

▲ 图 34-52　**Aortoduodenal fistulas**

A. The fistula causes extrinsic compression of the third portion of the duodenum (*thin arrows*) and displacement of an adjacent loop of jejunum (*thick arrows*). No contrast medium is seen entering the fistula. B. In another patient with an aortic graft, extravasated water–soluble contrast medium from the distal duodenum is seen tracking between the graft and aorta (*arrows*). (*A from Wyatt GM, Rauchway MI, Spitz HB: Roentgen findings in aortoenteric fistulae. AJR 126: 714–722, 1976.*)

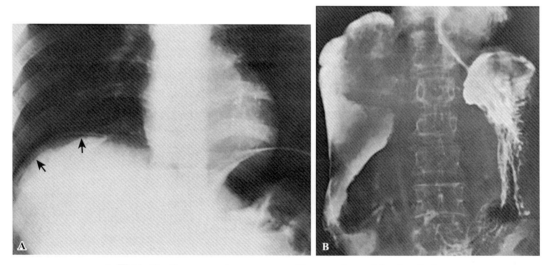

▲ 图 34-53　**Pneumoperitoneum caused by a perforated duodenal ulcer**

A. Free intraperitoneal air is seen beneath the right hemidiaphragm (*arrows*). B. Study using a water–soluble contrast agent shows free extravasation of contrast agent from the duodenum into the right side of the peritoneal cavity. (*From Eisenberg RL: Gastrointestinal Radiology: A Pattern Approach, 3rd ed. Philadelphia, JB Lippincott, 1996.*)

来，气肿性胃炎是一种罕见的与气体形成感染相关的暴发性胃炎。这种情况通常是由缺血、严重的胃肠道炎症、腐蚀性物质的摄入和由于胃十二指肠手术引起胃十二指肠血供异常引起的。气肿性胃炎的特征是胃壁有囊状、气泡状的气体聚集，其外观与在胃气肿中可见的线性壁内聚集有很大不同（见第 12 章）。

十八、淀粉样变

胃内沉积淀粉样蛋白的非晶态、嗜酸性、细胞外蛋白多糖复合物可产生广泛的影像学表现。淀粉样蛋白浸润有时与胃壁（尤其是胃窦）明显变窄和僵硬有关，产生一种皮革样胃的外观[85]。也可发生胃皱襞的普遍增厚（图 34-55）。

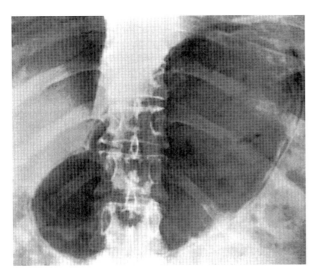

▲ 图 34−54　**Benign gastric emphysema**
Linear collections of gas are seen in the gastric wall as a complication of endoscopy. (*From Eisenberg RL: Gastrointestinal Radiology: A Pattern Approach, 3rd ed. Philadelphia, JB Lippincott, 1996.*)

十九、囊性纤维化

囊性纤维化有时在钡剂检查中表现为十二指肠增厚、粗糙的皱襞（图 34−56）。相关的发现包括十二指肠壁的结节性凹痕、黏膜皱襞模糊，以及十二指肠轮廓的冗余、扭曲和打结 [86, 87]。这些改变通常局限于十二指肠的第一和第二段，但偶尔延伸到近端空肠。囊性纤维化十二指肠折叠增厚的原因尚不清楚。推测胰腺碱性的分泌不足会导致胃酸缓冲不足，引起十二指肠的刺激和炎症 [87]。

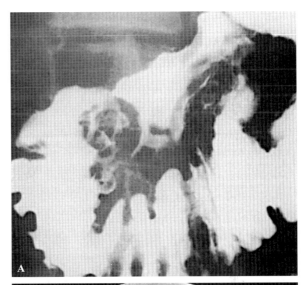

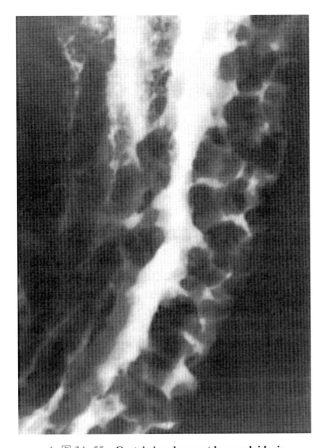

▲ 图 34−55　**Gastric involvement by amyloidosis**
There are thickened, nodular folds in the stomach secondary to infiltration of the gastric wall by amyloidosis. (*From Eisenberg RL: Gastrointestinal Radiology: A Pattern Approach, 3rd ed. Philadelphia, JB Lippincott, 1996.*)

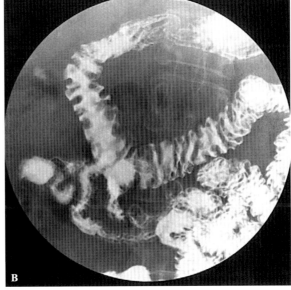

▲ 图 34−56　**Duodenal involvement by cystic fibrosis**
A and B. In both cases, a thickened, coarse fold pattern is seen in the duodenum. (A from Eisenberg RL: Gastrointestinal Radiology: A Pattern Approach, 3rd ed. Philadelphia, JB Lippincott, 1996.)

第 35 章　胃与十二指肠术后

Postoperative Stomach and Duodenum

Laura R. Carucci　**著**

孙瑞佳　**译**　　唐　磊　**校**

胃和十二指肠手术通常用于消化性溃疡（PUD），胃或十二指肠良性或恶性肿块，以及肥胖症的治疗。影像学研究通常是评估胃或十二指肠手术后患者的一个组成部分。术后患者的影像学评估需要了解手术过程，评估术后预期的外观，了解潜在的并发症。在术后早期，放射科医生经常被要求评估术后解剖，并评估可能的术后早期并发症，如渗漏。在术后后期，可以进行影像学评估，以评估更多延迟的并发症或症状，如腹痛、恶心呕吐、体重减轻和体重增加。

胃十二指肠外科手术包括切除和（或）绕过部分肠道。PUD 的治疗可能包括某种形式的迷走神经切断术，通常与改善胃排空的手术（幽门成形术或胃窦切除术）相结合。在胃远端切除术后，通过 Billroth Ⅰ 胃十二指肠吻合术或胃空肠吻合术（Billroth Ⅱ 或 Roux-en-Y 胃空肠吻合术）可建立胃肠道的连续性。对于胃肿瘤的治疗，胃空肠吻合术比胃十二指肠吻合术更受青睐，因为它可以扩大手术范围。目前美国最常见的减肥手术包括Roux-en-Y 胃旁路术、腹腔镜下可调节胃束带术和袖状胃切除术。

一、胃十二指肠手术后的诊断评价

胃十二指肠手术后的影像学方法取决于手术的类型、术后时间、患者的临床状况和患者的症状。通常进行荧光和计算机断层扫描（CT）研究以评估术后患者，这两种方法有时都是建立最准确的诊断所必需的。

1. 透视检查及上消化道检查

腹部手术后，应在使用造影剂前获得上方探查性 X 线片，以评估术后夹子、缝合针和（或）缝合线。如果患者的病史不可靠，缝合线和缝合针的类型可能有助于确定手术步骤。此外，手术材料应在口服造影剂之前进行鉴别，以确保放射不透明的手术材料不会被误诊为小泄漏。在术后早期，可以评估排水管和异常气体收集情况。任何预期或无意的住院手术异物（如胃束带装置）也应在 X 线片上进行评估。

对于胃和（或）十二指肠手术后的患者，术后解剖应在荧光镜检查开始时进行评估。由于每位患者都有独特的手术变化，因此研究中针对体位变化和所需暴露的详细的、指南式上消化道（upper gastrointestinal, UGI）检查方案并不适用。研究必须根据外科解剖进行修改。评估吻合的最佳患者位置须取决于手术的类型。术后涉及胃或十二指肠的解剖应在进行计划检查的其他部分（如食管运动或食管病理评估）之前进行评估。应通过切除、缝合、束带、缝合或钉合的部位透视观察初始的造影丸剂，并在重叠结构出现对比度浑浊之前及时成像。

在术后早期，应首先使用水溶性造影剂进行 UGI，以评估术后可能出现的泄漏，因为水溶性造影剂外溢至腹腔或纵隔时没有已知的损害作用[1, 2]。如果水溶性造影剂未发现泄漏，应使用钡剂。钡剂可以检测到更细微的泄漏和其他并发症[1, 2]。如果研究是在术后后期进行的，并且没有怀疑有泄漏，可以在开始时使用钡剂。

单对比技术可能更适合评估术后解剖结构，包括任何外科吻合，并评估胃手术后可能出现的瘘管或胃钉线裂开。此外，对于虚弱或术后早期患者，仰卧位是必要的，也是较好的。双对比研究可能提供更好的黏膜细节评估，但可能难以在术后患者中执行，因为患者的流动性或顺应性减少[3]。同时，胃空肠或胃十二指肠吻合（胃出口）可以排除胃囊或胃残余的最佳气体膨胀。静脉注射胰高血糖素可能有助于减缓钡剂和空气通过胃残余的速度，从而使胃得到更好的扩张[4]。

2.计算机断层扫描

计算机断层扫描（CT）也可用于评估术后并发症。CT可以提供腹部和骨盆的整体解剖细节，评估整个肠道及术后液体收集的程度。

胃和十二指肠手术后的腹腔CT最好在口服和静脉造影阳性的情况下进行。口腔造影阳性有助于CT显示胃肠道近端解剖。与透视研究一样，如果考虑穿孔，应在术后早期给予水溶性口腔造影剂，而不是钡剂。在CT研究之前，可以间隔一段时间进行口腔造影。然而，也应该在图像采集前立即给药，以使残留的胃不透明。

3.核医学

闪烁显像研究可能对胃和（或）十二指肠手术后的患者有益，以评估可能的运动问题或胃切除术后综合征，包括胃肠道停滞和倾倒综合征。放射性标记的固体或液体可用于评估胃排空[5]。时间 - 活动曲线可以用来确定胃排空的时间。

4.内镜检查

内镜检查可用于评估外科吻合和评估可能的并发症，如边缘溃疡疾病。内镜检查在诊断炎症情况如胆汁反流性胃炎和早期肿瘤方面可能有特别的好处[6, 7]。

二、消化性溃疡的外科处理

在过去的30年里，治疗消化性溃疡的手术次数有所下降[8]。这部分是由于越来越多的药物的使用，如组胺 - 2阻断药（H_2受体阻断药）、质子泵抑制药（PPIs），以及保护胃黏膜的药物，包括硫糖铝和前列腺素类似物。对幽门螺杆菌感染的识别和治疗是极其有益的，对非甾体抗炎药在消化性溃疡中的作用的认识也是如此[9]。外科治疗通常保留给有严重和紧急并发症的溃疡患者。消化性疾病最常见的并发症是出血、穿孔和梗阻。在美国，大多数消化性溃疡相关的死亡是由出血引起的[8, 10]，其中可能包括黑粪和（或）呕血。穿孔患者可表现为急腹症[8]。关于消化性溃疡及其表现的详细讨论见第29章。

（一）手术适应证

消化性溃疡的手术适应证可包括穿孔、出血、胃或十二指肠梗阻、难治和溃疡不能愈合[8, 11-14]。

1.穿孔

对于急性溃疡穿孔的患者，溃疡可以简单地缝合。尤其是在年轻患者中，简单的闭合通常是成功的，复发率不到20%。然而，一个简单的缝合可能不适合老年患者，更确切的治疗可能需要切除[15]。

2.出血

在约70%的PUD大出血病例中，出血会自动停止[15]。由于休克或持续出血可能需要手术，尽管有最佳的医疗管理和内镜治疗。手术治疗可包括迷走神经切断术合并幽门成形术或迷走神经切断术合并胃窦切除术（见后文）[14]。

3.梗阻

不到10%的PUD患者发生胃出口或十二指肠梗阻[14]。这通常需要切除及胃空肠造口。

4.不愈合的溃疡

溃疡患者经过12～15周的最佳药物治疗仍未痊愈，可考虑手术治疗。多达10%～15%的十二指肠溃疡在6周的高剂量H_2受体阻断药和PPIs治疗后仍未痊愈，15%～30%的溃疡最初通过药物治疗痊愈，但会复发[14, 16]。对于难治性胃溃疡，必须始终考虑潜在的胃癌。对于顽固性溃疡患者，选择手术干预较好，与更紧急或紧急的手术治疗相比复发率较低。

（二）消化性溃疡的外科手术

PUD手术的生理学基础包括减少位于胃底和身体的顶叶细胞分泌盐酸的方法，以及切除最容易发生溃疡的胃黏膜部分。通常，消化性溃疡的外科治疗，包括迷走神经干切断合并幽门成形术、迷走神经切断术伴胃远端切除术，或选择性强的迷走神经切断术（HSV）。总的来说，迷走神经切断术伴远端胃切除术的溃疡复发率最低。然而，与其他治疗方法相比，这种方法会使发病率增加 [12, 14]。

正在接受消化性溃疡手术的患者可以选择简单地缝合正在出血的溃疡或穿孔溃疡的简单修补 [8, 9]。手术后可能会进行 UGI 检查以确定是否有泄漏。一个简单的穿孔溃疡斑块可以作为局部充盈缺损出现，也可以疑似溃疡 [17]。

1. 迷走神经切断术

迷走神经切断术减少总酸的分泌。此外，顶叶细胞对胃泌素和其他刺激物的反应在迷走神经切断后降低。

切断迷走神经干需要完全切断迷走神经前、后干，导致胃、肝、胆囊、胰腺、小肠和大肠近端去神经支配。幽门机制的缺失导致胃潴留，必须进行幽门成形术、胃十二指肠造口术或胃空肠造口术以改善胃引流 [8]。对于胃出口梗阻或十二指肠病变严重的患者，胃空肠造瘘术是首选。迷走神经干切断术后有 10% 的患者有倾倒或腹泻的不良反应 [8]。

高选择性迷走神经切断术（HSV）[1]，又称顶细胞迷走神经切断术或胃近端迷走神经切断术，是一种相对安全的手术，不良反应小，总酸分泌减少 75% [8]。HSV 患者，胃近端 2/3～3/4（顶叶细胞位置）的迷走神经供应被切断，并保留胃窦和幽门远端分支。幽门前机制保持完好，腹腔脏器神经支配保留，最大限度减少胃肠道不良反应 [8]。本手术不改变胃排空，因此不需要引流、胃切除或吻合。选择性 HSV 可作为无胃出口梗阻的难治性 PUD 的首选治疗方案 [18]。然而，PUD 的整体选择性 HSV 治疗已被长期 PPI 治疗所取代 [8]。此外，幽门溃疡和幽门前溃疡患者在单纯十二指肠溃疡后溃疡复发率高于单纯十二指肠溃疡患者。在这种情况下，迷走神经干切断术和胃窦切除术可能是更好的选择。

迷走神经切断术后的影像学或 CT 研究可能显示迷走神经和（或）其分支的预期分布中有多个手术夹。

2. 幽门成形术

幽门成形术包括重建幽门通道，以增加其直径和改善胃排空。在迷走神经干切断术后，胃张力受

损和窦与幽门的机制中断导致胃潴留，需要进行胃引流术。幽门成形术对外科医生来说相对容易，与胃窦切除术相比，无须太多解剖。它也避免了十二指肠残端逆行造口术后可能出现的手术困难，并且不改变消化道的连续性 [9]。

(1) Heineke-Mikulicz 幽门成形术：Heineke-Mikulicz 幽门成形术包括从幽门远端到近端的纵向切口，然后横向闭合（基本上平行于十二指肠球部的基部）以增加幽门通道的直径。

(2) Finney 幽门成形术：当需要较长的十二指肠切口来控制出血或伴有幽门和十二指肠球部瘢痕时，Finney 幽门成形术可能是首选。Finney 幽门成形术实质上是一种两侧胃十二指肠绞股术。沿胃远端大弯切开，沿十二指肠内侧穿过幽门。做一个倒 U 形切口，打开幽门通道。

(3) Jaboulay 幽门成形术：Jaboulay 幽门成形术实际上是一种胃十二指肠吻合术，位于胃窦和十二指肠之间。术中不切断幽门括约肌。这导致胃远端和十二指肠之间有一个大的开口，避免了幽门区域发生炎症。

3. 胃窦切除术

胃窦切除术可以清除胃泌素的来源，防止胃潴留。联合行迷走神经干切断术和胃窦切除术是减少胃酸分泌的金标准，与单纯行幽门成形术和单纯行 HSV 的迷走神经切断术相比复发率最低。胃窦切除加迷走神经切断术是治疗溃疡最有效的手术。术前溃疡复发率小于 1%，迷走神经切断术和幽门成形术复发率为 4%～27%，单纯疱疹病毒复发率为 4%～11% [19-23]。然而，低复发率必须与胃切除术后并发症和迷走神经切断术后并发症相比较，后者在多达 20% 的患者中发生；这些可能包括腹泻、倾倒、胆汁反流性胃炎、体重减轻和影响代谢 [9, 23, 24]。与单纯的 HSV 或幽门成形术的迷走神经切断术相比，胃切除术的发病率和死亡率也更高。对于并发 PUD 的患者［如出血、梗阻、不愈合和（或）复发性溃疡患者］，行迷走神经切断术的前路切除可能最有效。

胃窦切除术通常会留下足够的残胃以维持足够的营养，但肠吻合是必要的。胃十二指肠吻合术是最具生理性的吻合方式，因为它能恢复正常的肠连

续性。或者，也可以进行 Billroth Ⅱ重建（胃空肠吻合术）。一个空肠襻被带到了胃残余的大弯曲一侧。十二指肠残端必须闭合，这在技术上是有挑战性的，尤其是在十二指肠疾病的情况下[9]。

三、胃切除术的外科手术

胃部分切除术包括胃窦切除术、胃远端 2/3 切除术、胃远端 60% 切除术或胃大部切除术，这取决于疾病的类型（如溃疡、癌症）及其位置。胃手术后，胃肠道连续性需要吻合和远端胃部分切除术，远端胃部分切除术是根据残胃与小肠吻合的类型命名的，与胃切除的程度无关。远端胃切除术后恢复连续性的外科手术包括 Billroth Ⅰ型、Ⅱ型手术和 Roux-en-Y 胃空肠吻合术。

消化性溃疡行胃窦切除术后，胃十二指肠造口或胃空肠造口重建胃肠道连续性。胃空肠吻合术的另一个选择可能是 Roux-en-Y 胃空肠吻合术。然而，当对溃疡疾病进行胃窦切除术时，通常会有一个很大的胃残余（胃的 60%～70%）；在这种情况下应避免 Roux-en-Y 胃空肠吻合术。当胃残余较大时，Roux-en-Y 的构建易导致胃潴留和边缘溃疡[8]。胃肿瘤远端胃切除术的典型结果是胃残余较小，Roux-en-Y 胃空肠造瘘术可以较好地防止胆汁分泌和十二指肠内容物进入胃残余和食管。

（一）Billroth Ⅰ型手术

Billroth Ⅰ型手术包括胃十二指肠吻合的胃窦切除术（图 35-1）。胃远端残体与十二指肠近端吻合。十二指肠通道的保留恢复了胃肠道的连续性。构建胃十二指肠吻合以接近幽门的大小，有助于延缓胃排空，减少胃切除术后倾倒的问题。由于吻合口的需要，胃十二指肠吻合术只能在切除前进行。对于更重要的胃切除术，胃空肠吻合术是必要的。对于 PUD 引起的胃出口梗阻患者，胃空肠造口优于胃十二指肠造口。

（二）Billroth Ⅱ手术

经典的 Billroth Ⅱ手术是采用环式胃空肠吻合术进行远端胃切除术（图 35-2）。胃残端与空肠近

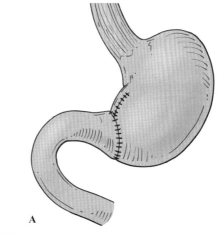

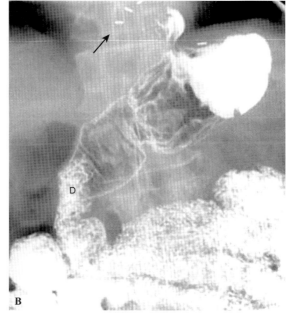

▲ 图 35-1　胃十二指肠吻合的前切除术
A. 采用端到端胃十二指肠造口逆行抗肿瘤切除术。B. UGI 图像显示胃窦切除术后胃轻微缩短。未见正常幽门，胃十二指肠造口，还要注意走神经经干切断术的手术夹子（箭）
D. 十二指肠

端吻合。空肠的一个区域在悬韧带（空肠的第一个或第二个环）远端 12～15cm，通常被选择，并被带到胃残余的大弯曲处。吻合可累及胃残端或部分残端；沿着胃残余的大弯方向吻合有助于胃排空[25]。这就形成了一个近端或输入襻，包括缝合的十二指肠残端和最近端空肠，空肠携带胆汁。然后有一个向下游延伸的远端或传出循环，远端携带胃内容物。胃空肠吻合术可位于横结肠前（结肠前）或横结肠后（结肠后）。后结肠的结构允许较短的输入襻，这可能导致较少的术后并发症[4]。

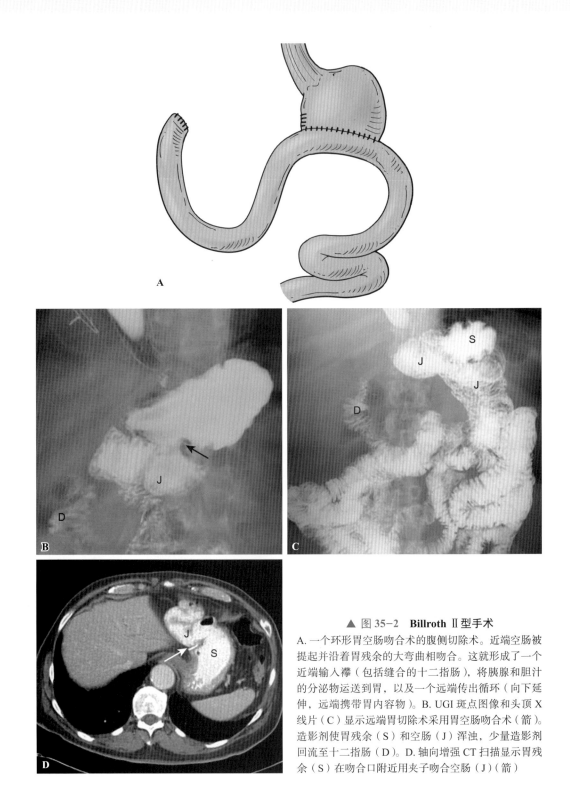

▲ 图 35-2　**Billroth Ⅱ型手术**

A. 一个环形胃空肠吻合术的腹侧切除术。近端空肠被提起并沿着胃残余的大弯曲相吻合。这就形成了一个近端输入襻（包括缝合的十二指肠），将胰腺和胆汁的分泌物运送到胃，以及一个远端传出循环（向下延伸，远端携带胃内容物）。B. UGI 斑点图像和头顶 X 线片（C）显示远端胃切除术采用胃空肠吻合术（箭）。造影剂使胃残余（S）和空肠（J）浑浊，少量造影剂回流至十二指肠（D）。D. 轴向增强 CT 扫描显示胃残余（S）在吻合口附近用夹子吻合空肠（J）（箭）

（三）Roux-en-Y 胃空肠吻合术

采用 Roux-en-Y 胃空肠吻合术，切除空肠，空肠近端（Roux 分支）与残胃端（通常为端侧）吻合（图 35-3）。小肠可在横结肠前或后（分别为结肠前或结肠后）向上提起。当小肠在横结肠后方被提起时，横肠系膜就会形成一个开口，必须修复。对于恶性肿瘤，前结肠位置可减少肿瘤复发引起的小型梗阻[26]。然后将近端空肠段的末端与离胃空肠吻合口至少 40~60cm 的远端空肠吻合。将十二指肠

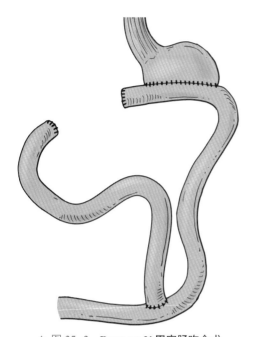

▲ 图 35-3　**Roux-en-Y 胃空肠吻合术**
远端胃切除术伴胃空肠吻合术。空肠横切并与胃残端吻合，另加左中腹腔空肠吻合术

内容物和胆汁分泌物从胃转移，防止胆汁反流进入胃，有助于减少胆汁反流性胃炎[27]。然而，小肠的横切改变了肠道的运动，因此可能会导致 Roux 分支排空功能受损。理想情况下，Roux-en-Y 胃空肠吻合术应在胃残余较小的情况下进行，以减少边缘溃疡疾病和胃潴留问题。

（四）影像学研究的术后解剖鉴定

胃十二指肠吻合术或胃空肠吻合术的术后解剖可用 UGI 或 CT 进行评估。远端胃切除术应在 UGI 上容易识别。随着胃的缩短而引起的远端切除，胃十二指肠吻合术中没有正常幽门，通常端到端吻合（图 35-1）。如果胃残余由胃的大部分组成，且不存在手术夹或缝合线，CT 可能难以或不可能识别。在胃空肠吻合术中，空肠襻与胃残端相连。在 CT 上，空肠分支与胃残体相邻，可沿其前结肠或后结肠走行。沿十二指肠近端残端可看到缝合线或缝合针。在 UGI 上，胃空肠吻合术应广泛应用（图 35-2）。胃切面的一部分可缝合或倒置，以限制造口的大小，可在吻合口边缘产生畸形和皱襞缺陷[17]。皱襞缺损可被误认为是渗漏、溃疡或复发性肿瘤[4]。与手术缺陷不同的是，在经过球后的泄漏中会有持续的对比。与术后畸形相比，复发性溃疡或肿瘤的胃旁皱襞会出现增厚和分叶。与术后基线 UGI 的比较可能有助于阐明这一过程。或者，内镜检查可能是必要的。

（五）胃切除术后并发症

1. 代谢问题

贫血可能是胃切除术的结果。铁缺乏是最常见的原因，但维生素 B_{12} 或叶酸缺乏也可能发生。其原因可能包括吸收不良、口服不足和慢性出血。缺铁性贫血可能与快速通过近端空肠有关，从而导致铁吸收降低。此外，酸和胃蛋白酶的降低可能会限制有机铁转化为无机铁（可被消化道吸收）[28]。胃内固有因子的丧失可导致维生素 B_{12} 缺乏。

胃部手术还可能干扰钙和维生素 D 的代谢，导致代谢性骨病。钙在十二指肠中被吸收，在胃空肠造瘘术中被绕过十二指肠。此外，脂肪吸收不良可能是由于细菌过度生长、食物与消化酶混合不足或输入襻综合征。这会导致脂溶性维生素 D 的吸收降低[8]。

2. 术后渗漏

5% 的患者可在任何吻合口发生吻合口漏或缝合线破裂[29]。胃十二指肠吻合术后，可能发生瘘口。在鼓胀型 Ⅱ 型中，胃空肠吻合术或缝合过的十二指肠残端可能发生泄漏。在 Roux-en-Y 重建中，这些部位也可能发生泄漏，在空肠 - 空肠吻合术中很少发生泄漏。

如果担心渗漏，应在 UGI 上使用水溶性对比剂。可以看到造影剂外溢，造影剂使腹腔内的径迹、集合或自由流动变得模糊（图 35-4）。瘘管可见造影剂使另一结构浑浊。任何术后引流都应仔细评估，因为引流的浑浊可能是 UGI 上泄漏的唯一表现。CT 可能需要更明确地确定集合和脓肿的范围和位置，并评估缝合后十二指肠的渗漏情况（图 35-5）。双腔残端缝合线裂开是影像学难以诊断的严重并发症，可导致胆汁及胰段漏入腹腔[26]。十二指肠残端在 UGI 上逆行（前蠕动）时不易浑浊。因此，不能证明胃空肠吻合术后吻合口瘘的荧光学研究不能排除漏气的存在，特别是从缝合过的十二指肠残端[30]。CT 可显示十二指肠残端附近

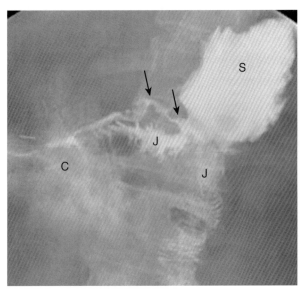

▲ 图 35-4　**Billroth Ⅱ 胃空肠吻合术后吻合口瘘**

这张 UGI 图像显示的是 Billroth Ⅱ 的解剖结构。在这个最近的术后患者中，术后水肿继发的吻合口区域有增厚的皱襞。胃空肠吻合口造影剂外溢（箭），向无定形的腔外造影剂集合（C）延伸

J. 空肠；S. 胃残余

（图 35-5）、肝下间隙或胰周间隙或腹膜炎的复杂液体或气体聚集 [26]。

3. 胃潴留

胃残余淤积可导致餐后腹胀、呕吐、腹痛和体重减轻。多达 25% 的患者在没有机械肠梗阻或吻合口狭窄证据的情况下发生胃潴留，这取决于所进行的重建的类型 [31]。胃排空无效、肠蠕动障碍和碱性反流性胃炎可导致胃潴留 [32]。UGI 应显示无梗阻的

未闭吻合。核医学研究可能有助于评估胃排空 [5]。严重的胃潴留可能需要重新定位吻合口或全胃切除的手术矫正。

4. Roux 综合征

Roux 综合征，或 Roux 停滞综合征，可发生于 Roux-en-Y 胃空肠吻合术后的远端胃切除术。该综合征患者胃弛缓，残胃和下支排空延迟，无明显梗阻 [8, 32]。这是运动异常而不是机械问题。患者可出现呕吐、上腹部疼痛和体重减轻。

在 UGI 上，胃残余扩张，排空延迟。典型的分支扩张，无机械梗阻的迹象。重要的是要评估吻合口，以确保吻合口狭窄不是一个促进因素。胃排空影像学扫描也可能显示固体和（或）液体排空延迟。胃肠蠕动度检测显示 Roux 分支的蠕动异常，主要是向胃推进而不是向胃外推进 [8]。促进作用的药物可能是有益的。

5. 梗阻

胃出口或小肠梗阻是溃疡手术后早期或晚期的并发症。梗阻可能是术后早期水肿或血肿所致。相反，术后晚期梗阻可由吻合口狭窄、有无口腔溃疡、粘连性疾病或内疝引起 [30]。UGI 可显示吻合口狭窄伴胃出口梗阻（图 35-6）。患者应该被安置在透视位，使吻合口在剖面图上观察，无重叠结构，以最佳评价吻合口的宽度和高度。内镜治疗和球囊扩张对某些患者可能是有益的 [33]。

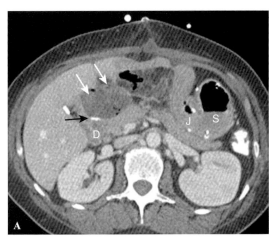

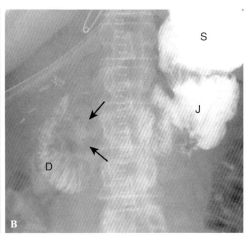

▲ 图 35-5　**Billroth Ⅱ 术后十二指肠残端渗漏**

A. 轴向对比增强 CT 扫描显示胃残端（S）与空肠（J）吻合，在缝合后的十二指肠残端（D）附近用夹子（黑箭）夹住（J）。同时注意相邻腔外气体的焦点（白箭）。B. 仰卧 UGI 图像显示 Billroth Ⅱ 型解剖结构，输入襻有少量回流（箭），使十二指肠残端不透明（D）

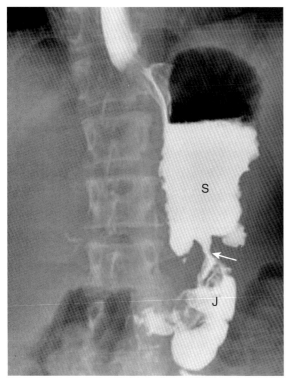

▲ 图 35-6　**Billroth Ⅱ 术后吻合口狭窄**
直立饮酒患者的 UGI 图像显示胃 - 空肠吻合口狭窄（箭）。同时注意术后畸形和冗余造成的吻合口附近的突出物。没有增厚的分叶状皱襞提示溃疡
J. 空肠；S. 胃残余

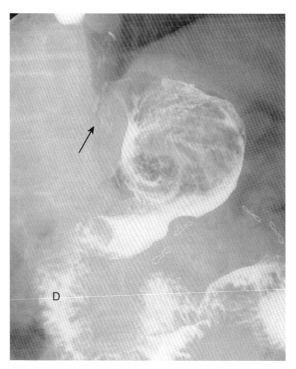

▲ 图 35-7　**Billroth Ⅰ 术后胃石**
这张仰卧 UGI 图像显示胃十二指肠造口。还要注意之前迷走神经切断术的片段（箭）。胃残余有一团块状物，与胃石形成对比。胃弛缓胃引流减少有助于形成胃石
D. 十二指肠

6. 胃石形成

胃石是胃大部切除术的潜在并发症。由于胃肠蠕动减少和胃酸缺乏，胃残余可形成胃石，特别是在迷走神经切断术中。残留的摄入物质可以结合成一个大的团块。在 UGI 和 CT 上，胃残余内可见一个斑点状肿块。对比材料和气体被夹在肿块的间隙中可能有助于建立正确的诊断（图 35-7）。此外，胃石通常是可移动的，可以从胃肿瘤中去除色素。如果胃石进入空肠，可引起胃出口梗阻，偶尔也可引起小肠梗阻。胃石在内镜下是可以成功治愈的，但手术干预是必要的，尤其是伴有相关的梗阻。

7. Dumping 综合征

Dumping 综合征是由于幽门括约肌的破坏或旁路（如幽门成形术或胃窦切除术）导致胃快速排空的一种现象。然而，其他因素可能也有影响[8]。早期 Dumping 综合征患者出现血管舒缩。心血管症状，包括心动过速、头晕、出汗、乏力、恶心、腹部绞痛、腹泻、进食后需要躺下[18, 32, 34]。餐后症状可能是

严重的和致残的。高碳水化合物食物可能诱发最严重的疾病。糖快速流入空肠近端可能引起强烈的渗透作用，将液体吸入肠道。

抽筋性腹痛和腹胀并不少见，腹泻也经常发生。5%～50% 的患者在餐后 15～20min 出现早期 Dumping 综合征，具体情况取决于具体的手术[35]。在幽门成形术或胃远端切除术后，5%～10% 的患者发生了临床上显著的 Dumping 综合征[8]。由于饮食引起的腹痛，患者往往会体重减轻并营养不良[36]。

早期 Dumping 综合征的 UGI 表现为结肠快速浑浊，转运时间非常短。Dumping 综合征的保守治疗包括饮食管理[8]。随着时间的推移，大多数患者的饮食习惯会有所改善。生长抑素类似物可能是有益的[36]。一小部分患者可能需要手术治疗，但摆脱症状的手术结果是可变的和不可预测的[8, 35]。

晚期 Dumping 综合征，也称为餐后（反应性）低血糖，发生在餐后 2～4h，可能有类似的血管运动症状，但通常没有相关的胃肠道症状[36]。这可以通过摄入碳水化合物来缓解[8]。

8. 吻合口溃疡

胃 PUD 手术后复发性溃疡发生在吻合口处或附近，通常分别发生在十二指肠或空肠侧吻合口处[37]。在 Billroth Ⅱ 型手术中，输出襻比输入襻更常见[17]。这些溃疡被称为吻合口溃疡、边缘溃疡或造口后溃疡；它们主要发生在胃切除不充分，保留部分胃窦或由于高分泌状态或胃腺瘤。在 Roux-en-Y 胃空肠吻合术治疗 PUD 时，大量胃残余容易导致边缘溃疡。

UGI 可能显示溃疡坑周围水肿（图 35-8）。由于重叠结构的不透明，口腔溃疡在 UGI 研究中可能难以诊断，而且很难将扭曲皱襞和皱襞缺陷中的钡捕获与溃疡区分开来[4]。基线术后比较研究可能是最有益的区分。溃疡的继发征象可能包括吻合口狭窄伴增厚、水肿和肿块样皱襞。与内镜检查相比，UGI 的结果可能不那么可靠[6, 38]，但当内镜检查有限或困难时，对比研究越来越有必要[30]。如果复发性溃疡对药物治疗无效，可能需要进行全胃切除。

9. 空肠胃肠套叠

肠套叠可发生在任何吻合口附近。空腹肠套叠是胃空肠吻合术后少见的并发症，报道发生率为 0.1%；输出襻比输入襻更易进入胃[39]。脱垂可发生在顺行或逆行方向。空肠段向胃残余的逆行迁移可以是急性、慢性或间歇性的，可导致部分或完全的胃出口梗阻[30, 40]。在 CT 上，近端空肠，以及邻近的肠系膜脂肪和血管，可以在胃残余的管腔内看到[41]。在 UGI 上，对比图显示胃残端空肠皱襞，形成螺旋弹簧样外观（图 35-9）。胃空肠套叠可表现为胃远端残端变窄，邻近近端空肠处有螺旋弹簧充盈缺损。

10. 输入襻综合征

胃 - 空肠吻合术后，输入襻（十二指肠残端含胆汁）可能扩张，可导致腹痛、恶心、呕吐、餐后充盈，很少出现梗阻性黄疸。这被称为输入襻综合

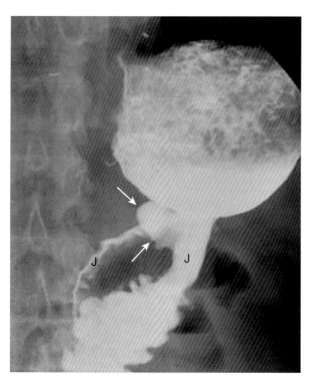

▲ 图 35-8　**Billroth Ⅱ 型复发性溃疡**

垂直 UGI 图像显示胃 - 空肠吻合口附近水肿。胃残余扩张，包含大量的液体和碎片。空肠吻合口（箭）附近有一个溃疡灶类似火山形状，周围水肿，皱襞增厚
J. 空肠

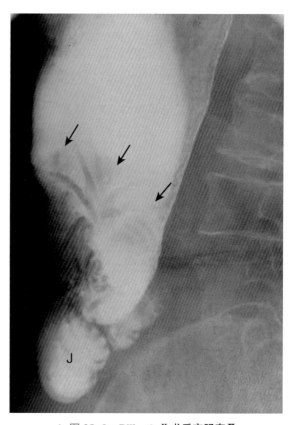

▲ 图 35-9　**Billroth Ⅱ 术后空肠套叠**

右侧 UGI 图像显示胃残余扩张，胃 - 空肠吻合口附近胃残余充盈缺损，这是由于胃空肠逆行迁移至胃所致。胃残余部分可见空肠皱襞（箭）
J. 空肠

征，只有不到 1% 的患者出现这种情况[4]。输入襻综合征可能是由于分支的闭塞引起的，也可能发生于吻合口附近的粘连、扭结或纤维化、内疝或扭转[42]。输入襻部分梗阻可导致胆道、胰腺和十二指肠分泌物堆积时的管腔扩张。急性完全梗阻也可能发生。输入襻综合征也可能是由于摄入的物质优先流入输入分支（逆行），而不是流入输出分支。

梗阻引起的输入襻综合征的诊断最好在 CT 上进行。CT 显示一个扩张的、充满液体的输入襻（图35-10），也可能揭示其梗阻原因[42, 43]。在 UGI 上，阻塞的输入襻可能不浑浊。诊断可能是通过传入分支不浑浊及充满液体、未被平复的传入段对不浑浊的传出分支的占位效应来推断。然而，多达 20% 的胃空肠吻合术患者的传入分支不浑浊，因此不浑浊本身并不是输入襻综合征的可靠指标[44]。输入襻综合征也可能是由于摄入的物质优先流入扩张的传入分支而不是传出分支，这很容易与 UGI 鉴别（图35-10C）。在输入襻综合征中，肝胆道显像显示在扩张的胆胰段保留。

11. 胆汁反流性胃炎，慢性残胃炎

胃手术后常见的并发症是慢性胃炎。胆汁反流性胃炎发生在 5%～15% 的患者部分胃切除术后[36, 45]。如果没有完整的幽门，胆汁和胰腺分泌物的慢性回流进入残胃可导致残胃的炎症改变。幽门切除术后，大部分患者胃内有胆汁，内镜检查有一定程度的炎症，因此很多患者在胆汁反流情况下仍无症状[8]。然而，一部分患者会出现胆汁反流性胃炎，并伴有恶心、胆汁性呕吐和上腹痛，可能伴有过量的胃肠反流[8]。似乎没有炎症的程度与症状的程度有很强的相关性。疼痛的发作与吃饭无关。鉴别诊断可能包括输入襻综合征、梗阻和胃潴留而 UGI 可能有助于诊断。UGI 可显示胃皱襞增厚而无相关梗阻（图 35-11）。在胃残余的吻合口周围区域可能存在溃疡，也可能不存在[4]。

在胃残余和十二指肠之间建立至少长为 45cm 的顺蠕动空肠襻的 Roux-en-Y 胃 - 空肠吻合术，可以通过分流残胃的胆汁和胰腺分泌物，以缓解胆汁反流性胃炎[8, 32]。

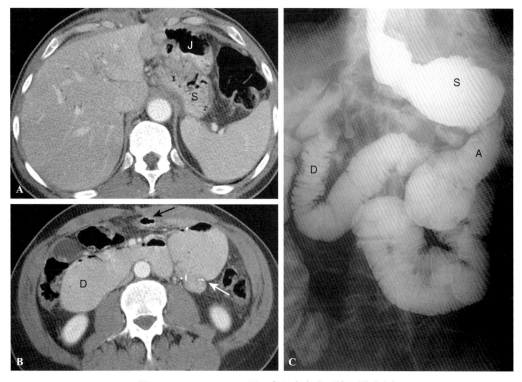

▲ 图 35-10　**Roux-en-Y 胃 - 空肠吻合术后输入襻综合征**

A、B. 轴向增强 CT 图像。A. 胃小残端（S）与空肠 Roux 分支吻合（J）。B. 左中腹部小肠吻合（白箭）。传入分支明显扩张，充满液体，十二指肠扩张（D）。传出空肠分支减压（黑箭）。C. UGI 术后的头顶 X 线显示胃残余扩张，反流至食管。扩张的传入分支（A）和十二指肠（D）优先充盈

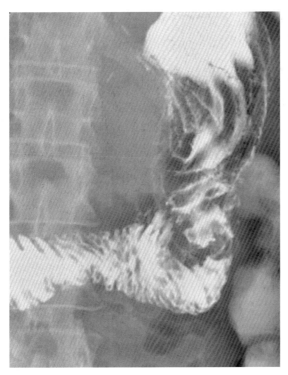

▲ 图 35-11　Billroth Ⅱ 术后胆汁反流性胃炎

仰卧双对比 UGI 图像显示胃 - 空肠吻合术远端胃切除术。胆汁反流性胃炎引起残胃增厚、分叶皱襞

12. 良性溃疡术后肿瘤

在良性疾病，尤其是 PUD 的部分胃切除术后，胃残余肿瘤的风险增加 [30, 46]。这种情况发生在术后晚期，潜伏期为 15～20 年，此时相对风险增加 2～4 倍 [47]。恶性肿瘤最可能是由正常黏膜逐渐发展为肠上皮化生、异型增生，然后随着时间的推移发展为癌症，这可能是胆汁和胰腺分泌物长期无汗液和慢性肠胃反流的结果 [48]。迷走神经干切断术可降低胃酸，并可能有助于这一过程。残端肿瘤累及胃远端残端或近端吻合口 [46]。在 UGI 上，残端肿瘤表现为胃残端靠近吻合口处的浸润性、斑块状、息肉样或溃疡性病变。

四、胃和十二指肠肿瘤的外科治疗

胃和十二指肠肿瘤在本书中详细讨论。胃和十二指肠肿瘤需要切除，切除的范围和位置取决于病变的良恶性性质、病变的位置、疾病的程度和患者潜在的生理状态。

（一）胃肿物外科处置

胃肿瘤手术治疗的目的是将肉眼可见的肿瘤完全切除，获得无组织学特征的手术边缘。手术的程度取决于肿瘤浸润胃壁和通过胃壁的程度、向邻近器官的浸润程度和淋巴结的累及程度。内镜下和超声内镜（EUS）可用于确定胃壁内疾病传播的位置和范围 [9]。对于任何考虑接受胃大部切除术的癌症患者，在手术干预前，都必须进行适当的分期，如在计划全胃切除术时，术前应确定近端病变程度，以确定是否也需要行远端食管切除术。

治疗胃肿块有几种不同的手术方法。肿瘤的大小和位置，结合外科医生的经验和偏好，有助于确定准确的手术步骤。恶性胃损害通常需要远端或全胃切除 [49]。胃癌的外科手术包括 Billroth Ⅱ、Roux-en-Y 胃 - 空肠吻合术、Roux-en-Y 食管 - 空肠吻合术或原发性食管 - 胃吻合术。如有必要，可同时行网膜切除术和（或）脾切除术。

原发肿瘤的位置决定了切除的类型 [50]。对于位于胃中远端的病变，特别是沿大弯的病变，可以进行胃次全切除，理想的切除范围是病变周围 5～6cm。施行胃肠造口术以恢复消化道的连续性。需要广泛的边缘通常需要胃 - 空肠吻合术，而不是胃 - 十二指肠吻合术，而 Billroth Ⅰ 型通常不用于恶性疾病。胃 - 空肠吻合术可以是环状或 Roux-en-Y 构型。

较大和较多的近端肿瘤可能需要全胃切除和食管 - 空肠吻合，典型的是 Roux-en-Y 食管 - 空肠吻合术。远端食管也可以用头侧食管 - 空肠吻合术切除 [9]。对于胃近端病变，特别是胃食管交界处 5cm 以内的病变，可以采用食管 - 胃近端吻合术切除。但由于胃食管反流问题，近端胃次全切除联合食管 - 胃吻合不常见，食管与远端胃吻合不安全，增加了吻合口漏的风险。全胃切除加食管 - 空肠吻合术更佳。然而，食管 - 空肠吻合术后吻合口瘘尤其值得关注，其发生率高达 12%，死亡率约为 33%（图 35-12）[51]。

（二）十二指肠肿块的外科手术

十二指肠恶性肿瘤的切除通常需要全十二指

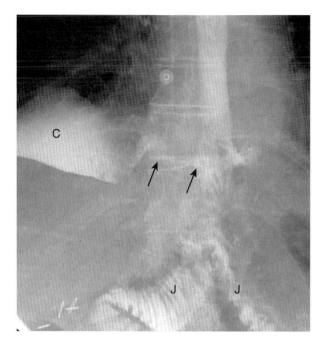

▲ 图 35-12　全胃切除术及食管空肠吻合术后漏液
仰卧 UGI 图像水溶性对比显示 Roux-en-Y 食管 - 空肠造口术。右上腹部吻合口漏（箭），造影剂浑浊，大量集合（C）
J. 空肠

肠切除术。这需要胃肠道、胆管和胰腺残体的再吻合。远端胃切除术可采用胃 - 空肠吻合术。或者，胃和幽门可以保留幽门远端与十二指肠近端的端 - 端吻合，也称为幽门保留 Whipple 手术。通过胰 - 空肠吻合术和胆总管 - 空肠吻合术可将胆管和残余胰腺分别与空肠吻合。

（三）胃和十二指肠肿瘤手术后并发症

总的来说，胃癌术后围术期和术后的发病率是比较常见的。切除的范围可能很广，患者的身体也相对虚弱。腹泻、倾倒综合征、营养不良和体重减轻等并发症增加了预后的困难。胃切除术后，随着胃的去神经化，可能会改变肠道运动、吸收和胆道动力学。

可能会出现各种生理和代谢问题，这些问题可能会随着胃切除的扩大而增加[30]。慢性营养问题可能是严重的，超过了对其他并发症和担忧。胃切除术后潜在的代谢问题包括铁或维生素 B_{12} 缺乏，贫血，营养不良，体重减轻和骨病（如骨软化症、骨质疏松症）。由于吸收不良、摄入不足和（或）慢性失血，胃手术后可发生贫血。如果进行了胰腺部

分切除术，也可能使消化酶缺乏，导致吸收不良。

胃切除肿瘤可以导致许多与胃切除 PUD 相同的并发症，包括泄漏、阻塞、口腔溃疡和其他机械问题。除了 PUD 术后可见的许多良性梗阻原因外，胃或十二指肠肿瘤切除术后的梗阻还可由局部肿瘤复发、转移性结节肿块或腹膜癌引起[42]。

复发癌

因胃癌而接受部分胃切除术的患者仍有肿瘤复发的风险。手术床上的复发可以是局部肠肿瘤复发、局部腺病或癌性病变的肿瘤植入物。

局部胃癌行局部胃切除术后的 UGI，肿瘤复发可表现为浸润性、斑块样、息肉样和（或）溃疡性病变。胃残余部分可能变窄、膨胀性下降，轮廓呈直线、不规则[4]。与术后基础研究的比较可能有助于区分复发肿瘤与术后皱襞缺损和缝合相关变化。肿瘤植入物引起的毛刺状、栓状皱襞可能对肠道有肿块效应（图 35-13）。

CT 可检测局部肿瘤复发、局部腺病和肿瘤植入物。吻合口复发性肿瘤可表现为局灶性不规则肠壁增厚，常伴肠壁软组织密度增高（图 35-13）。CT 也能很容易地鉴别出远处淋巴结转移和血管性转移到实体器官和骨结构[26]。

五、减肥手术

肥胖在美国和西方世界是一种流行病，对影像学的影响越来越大。肥胖通常是根据体重指数（BMI）来定义的，它为国家监测提供了一个标准定义，并考虑了患者的体重和身高。BMI 表示为 kg/m^2。超重定义为 BMI $> 25kg/m^2$，肥胖定义为 $> 30kg/m^2$，病态肥胖定义为 $> 40kg/m^2$，超肥胖定义为 $> 50kg/m^2$[52, 53]。对体重的担忧在美国越来越普遍。1991—2001 年肥胖症增加了 74%，1960—2000 年肥胖症的发病率增加了 1 倍多，病态肥胖症的患病率增加了 3 倍[53-55]。目前，65% 以上的美国成年人被认为超重或肥胖，30% 以上的人被认为肥胖，5%～7% 的人被认为病态肥胖[53, 56]。

减肥手术是一种成功的治疗病态肥胖的选择，尤其在长期减肥，降低发病率，提高预期寿命方面[55, 57, 58]。1998—2004 年，美国的减肥手术量增

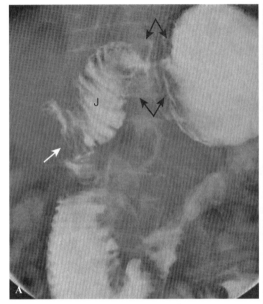
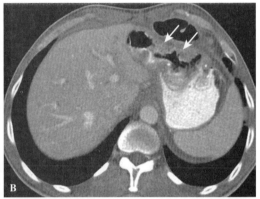
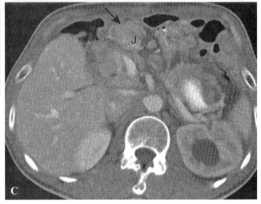

▲ 图 35-13　胃癌远端切除术后复发肿瘤

A. 仰卧 UGI 图像显示胃远端残端及胃 - 空肠吻合处增厚、分叶状皱襞（黑箭）。也有肿瘤植入物（白箭）沿空肠分支（J）。B 和 C. 轴向增强 CT 扫描显示肿瘤复发引起的胃远端残端（白箭）分叶状软组织。也注意到肿瘤植入（黑箭）沿空肠分支（J）

加了 800% 以上，每年进行的减肥手术超过 22 万例 [54, 59]。减肥手术通常针对的是那些通过饮食、锻炼和行为矫正等的保守措施减肥失败的患者。减肥的外科手术包括吸收不良、限制性或联合（限制性和吸收不良）手术。

吸收不良手术原理是避开小肠的一部分，以减少吸收表面的长度。经典的吸收不良手术是空肠回肠旁路术。

限制性手术结合胃小袋与狭窄的出口，以诱导早期和长期的饱腹感。胃小袋是用来限制食物的摄入量和产生早期饱腹感的。这是结合一个狭窄的出口或造口，以延迟排空和延长饱腹感。限制性手术的例子包括腹腔镜胃束带术，水平和垂直胃成形术，以及袖状胃切除术。

联合治疗使用限制性（胃小袋，狭窄出口）和吸收不良（小肠段旁路）成分。包括 Roux-en-Y 胃旁路术和胆道胰管分流术。

最初的减肥手术是一种吸收不良的手术，称为空肠回肠旁路术。这是在 20 世纪 50 年代发展起来的，涉及连接近端小肠和远端小肠，绕过小肠的

一大部分。胃和十二指肠完好无损。这项手术成功地减轻了体重，但同时也伴随着吸收不良的严重并发症。吸收不良可导致矿物质和电解质失衡、维生素缺乏、蛋白质热量营养不良、贫血和周围神经病变。空肠分流术导致多达 30% 的患者出现肝病，多达 10% 的患者出现肝功能衰竭，多达 37% 的患者出现肾衰竭。由于并发症的严重性，这个手术已不再进行 [60]。

随后，制定限制性的减肥手术。对于减肥外科医生来说，限制性手术是一种流行的治疗方法，包括胃塑形术、胃束带植入术和袖状胃切除术。胃成形术是一种纯粹的限制性手术，在此过程中胃小袋与狭窄的造口创建与胃的其余部分沟通。消化道的其余部分完好无损。在水平胃成形术中，胃近端有一条短纤维线，中间有一个或更大的弯曲造口。由于胃壁的伸展、胃囊的扩张和造口的扩大，这种手术的长期效果有限。此外，主干线经常中断也有问题。在最初的成功之后，许多患者停止了减肥或实际上增加了体重。

垂直带状胃成形术（vertical banded gastroplasty,

VBG）在胃近端小弯处形成一个胃小袋，胃近端有一条垂直的胃钉线。胃的小弯比大弯更厚，伸展更少。在造口周围放置聚丙烯带以防止拉伸。圆形缝合针为带创建一个窗口，在 X 线片上识别圆形缝合针表明进行了 VBG。VBG 已经导致了足够的体重减轻，并在美国以外的地方仍然很受欢迎。然而，VGB 需要患者的依从性，并会因饮食不适应而失败。并发症包括胃袋扩张、吻合口狭窄、胃食管反流和呕吐。在美国，VBG 已经被其他减肥手术所取代。

目前，美国最常见的减肥手术是 Roux-en-Y 胃旁路手术、腹腔镜下可调节胃束带术和胃袖术（袖状胃切除术）。由于身体习惯，特别是患者的体重和腰围，在对减肥患者进行影像学检查时可能会遇到某些挑战。成像设备的容量可能是一个问题，在这种情况下，对于 X 线摄影、UGI 和 CT 研究，手术修改通常是必要的 [54, 59]。

（一）Roux-en-Y 胃旁路手术

Roux-en-Y 胃旁路手术（RYGB）已被证明是一种减肥手术，与其他减肥手术相比，它具有最高的长期成功率和最持久的减肥效果 [55, 57, 58, 61, 62]。RYGB 是近年来美国最常见的减肥手术 [63]。

RYGB 是一种主要是限制性的组合过程，但也有吸收不良的成分。在这个过程中，胃小袋被创建，以排除胃的其余部分和十二指肠（胆胰分支）从食物的路径。空肠 Roux 分支以前结肠或后结肠的方式（通过横肠系膜的缺损后结肠）被提起至胃囊。在胃囊和 Roux 分支之间形成狭窄的胃 - 空肠吻合或造口。胃小袋和狭窄的造口是该手术的限制性成分（图 35-14A）。旁路小肠的长度可以改变，以增加或减少吸收不良成分的数量。Roux 分支通常有一个短的、包覆的或盲端部分和一个顺行流动的部分或消化道分支（由于端侧吻合）。消化道分支下游与胆胰管分支行左右空肠 - 空肠（jejunojejunal，JJ）吻合，常在左中腹部。因此，这一过程产生了消化道分支、胆道或排除分支，以及 JJ 吻合术下游的远端共同通道（图 35-14A）。

1. 评估术后并发症

尽管 RYGB 取得了成功，但仍可能出现许多并发症。了解预期的术后解剖对评估 RYGB 术后并发症至关重要。

(1) 上消化道检查：在 RYGB 之后，可以在术后早期进行 UGI，以评估并发症，包括泄漏或阻塞。在术后后期，患者可能会因为上腹痛、吞咽困难、体重减轻失败、体重减轻过多或有梗阻症状而接受评估。对于接受胃或十二指肠手术治疗 PUD 或肿瘤的患者，在术后早期，应大量应用水溶性造影剂进行渗漏评估。如果水溶性造影剂未见渗漏，可以使用钡剂。在术后后期，可初步行钡剂治疗。

初始的荧光检查应在患者左侧后斜位（LPO）时进行。这是评估手术后近端解剖的理想位置，包括胃 - 空肠（gastrojejunal，GJ）吻合。快速序列成像可以帮助获得最佳扩张的图像袋，造口和邻近的 Roux 分支（图 35-14B）。如有必要，还可获得其他的透视视图。在术后早期，造影通过 JJ 吻合术之前，应连续获取架空 X 线片，因为该部位很少发生漏气或梗阻。在术后后期，研究应持续到回肠末端不透明，因为梗阻或内疝的并发症可能在回肠末端不透明时才会变得明显。

(2) 计算机断层扫描：RYGB 患者在给予积极的口腔造影剂和静脉造影剂后理想成像。在研究前给予阳性的口服造影剂会使胃囊和消化道分支不透明。这将有助于区分消化道分支和排除的胆道分支（图 35-14C）。再次，水溶性造影剂是在术后早期或如果穿孔是一个问题。CT 上对胃囊、GJ 吻合、Roux 分支、排除胃、胆胰分支、JJ 吻合进行可视化评价。JJ 吻合常见于左中腹部。

2. 并发症

(1) 腔外泄漏：RYGB 术后早期最常见的严重并发症是术后漏液，发生率高达 6%，通常在术后 10 天内确诊 [61, 62, 64]。术后渗漏与术后发病率和死亡率的增加有关，多达 80% 的患者可能需要额外的手术 [64]。为了降低泄漏后的发病率，早期诊断和治疗是必不可少的。

在 RYGB 术后的 UGI 上，渗漏通常延伸至左侧 GJ 吻合口，进入左侧上腹部 [64, 65]。大部分渗漏（75% 以上）来自 GJ 吻合。食管远端、胃囊、盲端空肠分支及 JJ 吻合口也可能出现渗漏 [64]。UGI 可以显示腔外集合物或管道浑浊的泄漏来源和程度，通常在左上象限（图 35-15）。有时，泄漏的唯一表

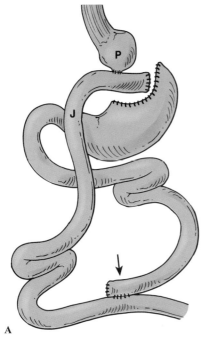

◀ 图 35-14　Roux-en-Y 胃旁路

A. RYGB 解剖图。胃小袋（P）的创建，以排除胃的其余部分和十二指肠从食物的路径。胃 - 空肠吻合术，空肠 Roux 分支（J）通过狭窄的造口与胃袋吻合，更下游的空肠 - 空肠吻合术（箭）。这就产生了消化道分支（胃囊、Roux 分支）、胆胰分支（包括排除的胃和十二指肠）以及下游的共同通道。B. LPO 位的 UGI 图像显示胃小袋（P）与空肠 Roux 分支狭窄吻合（箭）。C. 轴向增强 CT 扫描，经口、静脉造影显示胃小袋（P）不透明（箭）吻合空肠 Roux 分支（J），排除胃内少量液体（ES）

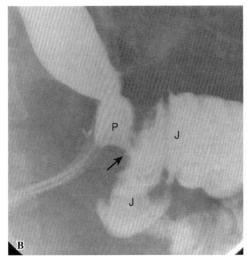

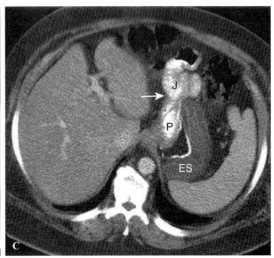

现可能是住院外科引流的对比物浑浊。这一点最好在术后 X 线照片上确认。

在透视研究开始时，对渗漏进行评估是很重要的。在随后的手术过程中，排除的胃可能通过逆行血流变得浑浊。这可以表现为腹部左上象限的对比。胃内定位可通过向右旋转患者，使远端被排除的胃和十二指肠不透明来确定[65]。吻合口漏也必须与 UGI 上的术后皱襞缺损区分开来。皱襞缺损是沿缝合线的病灶外溢，在研究过程中很容易用造影剂填充或填空，边缘清晰。通常情况下，泄漏的定义更不明确，对比度更低。

(2) 与排除在外的胃沟通：在 RYBG 手术中，

胃囊与胃的其余部分被一根短纤维线或完全横切分开。胃小囊与胃其余部分之间的连接可以通过胃钉线的断裂或中断来实现。这可能是由于与食物袋过度膨胀或不适当的初始手术分割。在完全横切的情况下，可以通过胃瘘与被排除的胃进行沟通。总的来说，多达 4% 的患者的胃囊与被排除的胃之间存在关联，而这种并发症允许摄入的物质进入被排除的胃。因此，可能会有不适当的体重减轻或实际体重增加，为了获得更理想的临床结果，可能有必要进行选择性的手术修正[66]。

在急性术后过程中，漏入排除的胃可能是自由漏出的结果。在 88% 的患者中，术后早期漏入排除

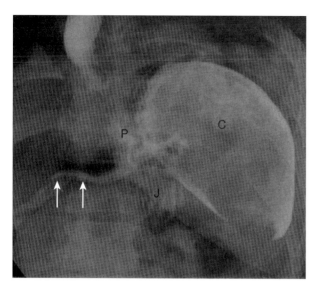

▲ 图 35-15　RYGB 后泄漏

仰卧位 UGI 图像显示胃囊水肿（P）和空肠分支水肿（J）。胃空肠吻合口漏出同样大，使得左侧上腹大集合（C）和手术引流（箭）不透明

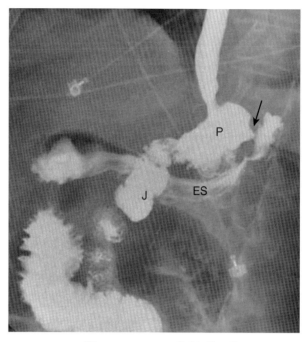

▲ 图 35-16　RYGB 术后钉线开裂

右侧 UGI 图像显示 RYGB 术后胃囊（P）和空肠分支（J）浑浊。造影剂也可见横过胃主钉线（箭）使排除在外的胃（ES）不透明

在外的胃与腔外漏有关 [66]。在术后的远程过程中，与排除在外的胃的沟通，通常会导致手术失败，多达 61% 的患者体重减轻失败或体重反复增加 [66]。

在 UGI 上，胃囊与被排除的胃同时浑浊，对比图 35-16 为穿过胃钉线或通过胃瘘进入排除的胃。根据交流的意义，造影可优先进入排除的胃或空肠 Roux 分支。这个诊断应该在最初的透视检查时做出，因为在研究的后期对比可能通过逆行血流进入排除在外的胃。在术后早期，评估相关的游离渗漏也很重要。

胃囊与被排除的胃之间的关联在 CT 上可能难以准确诊断。由于胃主纤维线裂开和逆流，可能无法区分被排除的胃的造影剂。CT 显示排除胃但十二指肠未见造影剂提示与排除胃有交流。然而，UGI 对于更明确的诊断可能是必要的 [66]。

(3) 边缘溃疡：由于空肠黏膜暴露于胃分泌物，高达 3% 的患者在 GJ 吻合口附近发生 RYGB 术后的边缘溃疡 [67]。在 UGI 上，边缘溃疡在 GJ 吻合口附近呈局灶性外溢，凹陷处有造影剂淤积，伴有皱襞增厚和水肿。边缘溃疡减少，胃袋较小，对医疗管理反应较好。然而，有时可能需要外科治疗。

(4) 梗阻

①急性梗阻：术后早期梗阻通常是由术后水肿和（或）血肿引起的，通常累及 GJ 或 JJ 吻合。此外，在腹股沟后缘的情况下，当 Roux 分支与横结肠系膜交叉时，可能会发生水肿或血肿。在这些位置的任何一个狭窄都可能导致梗阻。

由水肿或血肿引起的急性梗阻通常随饮食延迟而自行消退。然而，JJ 吻合口明显狭窄可能需要手术治疗。JJ 吻合口水肿可导致被排除胃的急性扩张。如果不及时治疗，会对胃短纤维线产生压力并导致穿孔。经皮胃造口导管置入可暂时缓解急性胃胀，直至水肿消失。

②远期梗阻：约 5% 的患者在 RYBG 后出现小肠梗阻，在开放和腹腔镜技术后也有类似的发生率 [68, 69]。术后晚期的梗阻可能是由粘连性疾病、内疝、吻合口狭窄、腹壁疝和很少的肠套叠引起的 [68]。粘连是术后常见的梗阻原因。另外，腹腔镜下 RYGB 后，内部疝是更常见的原因。据推测，腹腔镜手术后无粘连可能增加肠的流动性和增加内部疝的可能性 [68, 70, 71]。

(5) 小肠梗阻的模式：由于 RYGB 后胃肠道的改变，相对于 JJ 吻合术有 3 种梗阻模式。梗阻类型可根据 ABC 分类法进行分类 [65, 72]。

A 型梗阻仅发生于消化性分支扩张。胆道上段减压。这应该很容易诊断为 UGI 与扩张的 Roux 分支延伸到 JJ 吻合术（图 35-17）。在 CT 上，由于排除的胃和十二指肠会被减压，诊断可能会比较困难，因此需要对 RYGB 解剖和扩张的 Roux 分支进行鉴别。

B 型梗阻仅存在胆胰管扩张，或排除分支。在 UGI 上，诊断可能很困难，因为胆胰管又没有常规的浑浊。可以通过充满液体、扩张胆胰管支移位来推断诊断。在 CT 上，被排除的胃和十二指肠会扩张并充满液体，但重要的是要识别 RYGB 解剖和确定一个减压的 Roux 分支来做出诊断。这代表了一种闭环阻塞，没有自然的方法去减压排除的胃。因此，经皮胃减压可能是必要的，以减轻压力，防止穿孔和其他并发症。

在 C 型梗阻中，在共同通道水平有梗阻，伴有消化道和胆胰支扩张（通过逆行流动；图 35-18）。

(6) 内部疝：内疝（internal hernia, IH）发生在约 3% 的 RYGB 患者，在腹腔镜手术后比开放手术

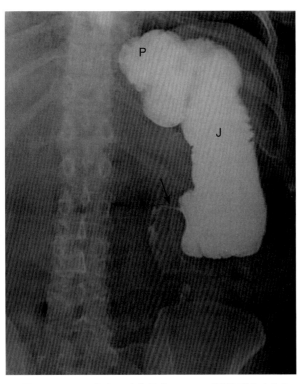

▲ 图 35-17　JJ 吻合口狭窄导致 RYGB 后消化道分支梗阻
UGI 全身 X 线片可见扩张的胃袋（P）和空肠 Roux 分支（J）（消化道分支）在 JJ 吻合处向突变方向延伸（箭）由造口狭窄和纤维化引起的

更常见 [61, 67, 73]。这被认为是术后晚期的并发症，然而，IH 可以在 RYGB 之后的任何时候发生，并且可以在多个场合发生。

肠 IH 通过肠系膜缺陷，通常是手术造成的缺陷。RYGB 后最常见的缺损包括结肠后壁的横向中肠系膜缺损、JJ 吻合术的肠系膜缺损、Roux 分支后方的缺损（Petersen's defect）[67, 71, 73, 74]。IH 可导致梗阻、缺血、梗死和肠穿孔，是 RYGB 的一种危及生命的并发症，尤其是在诊断和治疗延迟的情况下。然而，IH 的诊断在临床和影像学研究中都存在问题。症状可能是非特异性的或间歇性的，有很高的怀疑指数是必要的。在 UGI 和 CT 上，对术后解剖结构的了解和肠的预期过程的改变是诊断的关键 [73]。

IH 的 UGI 表现可能包括不正常的肠结构和聚集的、移位的小肠襻。聚集性小肠通常位于左腹部（90%），但聚集性小肠可位于腹部和骨盆的任何位置（图 35-19）。可见聚集性肠取代了其他肠。可见小肠分支进入和退出聚集节段，并趋于停滞的对比发生于肠系团 [73]。与以前的研究相比，肠结构的改变可以看到 JJ 缝合线移位，通常进入左上象限 [73]。

内部疝位置的 CT 也会显示不典型位置的聚集性小肠（图 35-20）。相关肠系膜表现可被确认，包括肠系膜血管的旋转和伸展。CT 上 IH 表现为横肠系膜上方左上腹小肠、JJ 吻合口头侧移位、左上象限聚集的血管和肠系膜脂肪或血管的螺旋状外观 [75, 76]。与先前的术后研究比较有助于确定肠道结构的变化。

(7) 吻合口狭窄：吻合口狭窄可能发生在 GJ 或 JJ 吻合术中，通常发生在术后晚期。GJ 造口狭窄发生在多达 10% 的患者，导致胃囊扩张和食管延迟排空，往往对内镜扩张反应良好。JJ 造口狭窄不太常见，发生在少于 1% 的患者，但很少成功地通过内镜下扩张治疗，可能需要手术修正（图 35-17）[65, 77]。

(8) 腹壁疝：与开放技术相比，腹腔镜下 RYGB 腹壁疝不太常见，但可发生在任何切口或端口部位，并可引起梗阻。与较大的疝相比，颈部较小的疝更容易引起梗阻 [61, 65]。

(9) 肠套叠：肠套叠通常与 JJ 吻合有关。缝合线在某种程度上可以充当引线。吻合口附近的

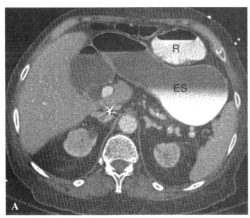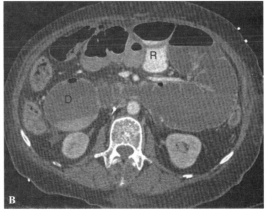

▲ 图 35-18　小肠梗阻继发 RYGB 伴共同通道梗阻

口服、静脉注射造影阳性后的轴位 CT 图像显示排除的胃（ES）、十二指肠（D）明显扩张，共同通道下游梗阻导致 Roux 分支浑浊（R）。也要注意的是，在排除的胃中存在口服造影剂，但十二指肠中不存在，这是由于短纤维线裂开更多的头侧（未显示）

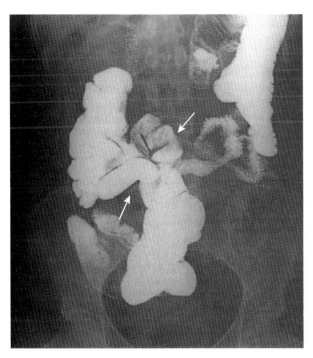

▲ 图 35-19　RYGB 术后内疝

RYGB 患者在 UGI 期间小肠随访的头顶 X 线片显示非典型的肠结构，在右中腹部有聚集的、移位的小肠襻。可见小肠分支进出簇状节段（箭）

运动也发生了变化。肠套叠往往是短暂的，但可能是一个固定的表现，很少导致梗阻和嵌顿（图35-21）[65, 78]。

（二）腹腔镜放置可调节胃束带

胃束带放置是一种限制食量的限制性手术。第

一个胃束在 1986 年使用，并在 20 世纪 90 年代早期被用于腹腔镜检查。美国食品药品管理局（FDA）于 2001 年批准在美国使用第一个可调节胃束带装置。从那以后，更多版本的胃束带已经被批准，在美国，可逆的、可调节的胃束带的概念已经成为一种越来越流行的治疗病态肥胖的选择[79]。

腹腔镜胃束带放置（LAGB）是迄今为止侵入性最小的减肥手术；它不涉及切割，缝合或绕过部分胃肠道。手术过程是可逆的，可以根据患者的体重下降曲线和（或）症状调整束带。LAGB 的减肥效果与其他限制性手术相似，但从长期来看，总的减肥效果可能低于 RYGB，特别是对于超重患者（BMI > 50 kg/ m²）[80-83]。然而，LAGB 是一种有效的减肥方法，与 RYGB 相比，其总体发病率较低，与肥胖相关的并存病有所改善[80, 81, 83]。

LABG 手术包括在胃上部放置一个硅胶带，以创建一个小的胃袋和一个狭窄的造口，通过带与胃的其余部分通信（图 35-22A）[79, 80]。小袋和狭窄的造口限制食物的摄入和延迟排空。该带缝合到邻近的胃壁，以帮助保持它的位置，并减少了带滑的机会。该带有一个可充气的内气囊袖口，通过管道连接到前腹壁的皮下端口，通常沿着右前直肌鞘。该端口可以通过皮肤进入，使带的气囊袖口充气或放气，并调整造口的大小。可以通过向口内注入液体使袖口充气来缩小造口直径，也可以通过从口内吸入液体使袖口放气来扩大造口直径。为避免梗阻引

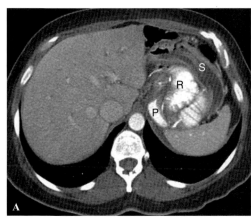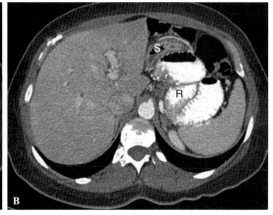

▲ 图 35-20　RYGB 术后 CT 示内疝

经口、静脉造影阳性后的轴位 CT 扫描显示 RYGB 解剖，Roux 分支（R）聚集、扩张并移位至袋部（P），因内疝压迫被排除的胃（S）。JJ 缝合线也移位至前侧（未显示）

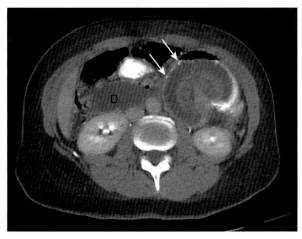

▲ 图 35-21　CT 上 RYGB 术后肠套叠

经口、静脉造影阳性后的轴位 CT 扫描显示 JJ 吻合口发生固定套叠，伴局灶性肠扩张和伴胆道梗阻（B 型梗阻）引起的十二指肠液体充盈（D）扩张。注意吻合口缝线（箭）

起的并发症，可以进行小幅度的牵张术。此外，如果患者出现阻塞性症状，可以从束带上取下液体。

1. 腹腔镜下可调胃束带成像

(1) 影像法：辐射不透明带应位于左侧上腹部区域（图 35-22B）。带的长轴与垂直（沿着患者的脊柱）的角度应该是 4°~58° 的前后投影。这个叫作角。应对设备、连接管和端口进行评估，以确保设备完好无损，不发生扭结或不连续。

(2) 上消化道检查：术后早期的 UGI 对于评估创面位置和评估可能的渗漏或梗阻是有用的。在探查性 X 线片上，应评估带的位置和角度，以及连接

管的连续性和位置。在进行口腔造影前，患者应放置在透视镜下，使该束带在侧面可见，通常患者仰卧位或轻微的右后斜位。在这个位置，环应该是一条直线，而不是 O 形构型（图 35-22C）。这允许通过带对袋和造口进行最优评估，并有助于确保眼底的浑浊不清的造口。在术后早期，如果没有发现漏液，应先进行水溶性对比，再进行钡剂造影。在术后晚期，如果没有穿孔的问题，可以先用钡粉。

对于所有胃手术后的患者，应首先注意术后解剖，本例为胃袋及造口。摄取的对照物应从食管透视进入袋内，通过带创口形成的造口，并进入其余部分胃（图 35-22C）。应评估食管远端、食袋大小、外形及造口直径。据报道，理想的造口大小为 3~5mm [84]。X 光检查还可以评估食管蠕动、食管和胃囊扩张，以及研究过程中随时间的变化。

(3) 计算机断层扫描：在 LAGB 之后，CT 可能有助于评估感染源和评估与设备部件相关的软组织变化。CT 研究应将腹壁软组织纳入视野，否则可能会遗漏与连接管或端口相关的软组织过程。放射不透明带应沿胃近端识别（图 35-22D），在连接到腹壁的端口时，连接管可以沿着腹腔内的路线和在上面的软组织中跟随。

2. 束带的调整

在 LAGB 之后的周期性调整通常是必要的，以达到最佳的减肥和减少梗阻症状。波段调整可以在荧光透视上进行。理想情况下，患者在调整前和

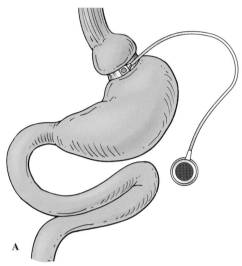

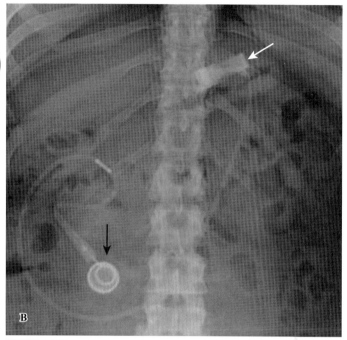

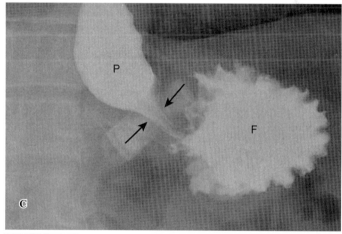

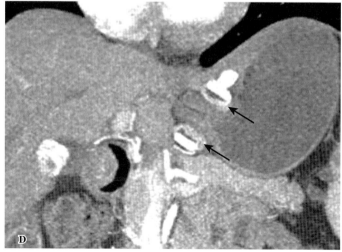

▲ 图 35-22　腹腔镜胃束带可调

A. 硅胶带环绕胃上部，形成胃小袋和狭窄的造口，通过硅胶带与胃其余部分相通。连接管连接带沿腹壁储液器。该带有一个内部充气气囊袖口。B. 仰卧位 X 线片显示左上腹带带状的 LAGB 术后的预期外观（白箭）。当不透射线的连接管延伸到注射端口（黑箭）时，可以对其进行评估。C. UGI 图像显示患者在饮酒过程中出现一个小袋（P），带狭窄的造口（箭）与胃底相通（F）。D. 冠状位斜位重建 CT 图像，静脉对比显示位于胃近端周围的充气气囊袖带（箭）

调整后口服对比剂，以评估是否有足够的造口改变，并防止因过度膨胀带引起的阻塞。使用荧光透视可以准确地调整造口大小，也可以减少因造口过窄而引起的潜在并发症，包括阻塞、运动障碍、囊扩张、束带滑脱和带移位。为了达到减重的最佳效果，可能需要进行几次波段调整，每个患者平均需要进行 3 次调整 [85-87]。

调整的程度最好根据患者的体重下降曲线和症状与外科医生一起确定。在透视镜下，皮下端口定位，一个不取芯，偏斜的 20～22 号针头与一个附加的、充满盐水的注射器插，直到它碰到储液器的后壁。生理盐水应确定适当的位置，以易于注射和抽取。注入或抽出的生理盐水量应记录在案。调整后，进行口腔对比，以确认造口足够狭窄而无梗阻。

3. 并发症

总的来说，LAGB 是一种相对安全的外科手术，围术期死亡率最低，但在 35% 的患者中会出现一定程度的发病率，在 11% 的患者中可能需要额外的手术 [80, 81, 88]。额外的手术通常是通过腹腔镜进行的，而且可能是相对较小的性质（如涉及端口或连接管）。

LAGB 治疗后早期并发症很少见，可能包括小于 0.5% 的患者发生胃穿孔，小于 0.1% 的患者出现不正确的带位，小于 0.1% 的患者出现术后早期带滑脱，小于 1.4% 的患者出现急性造口梗阻 [80, 81, 83-85, 88]。在饮食习惯改变之前，早期吞咽困难和食管反流袋是很常见的。

LAGB 术后并发症在术后晚期更为常见，这些可能包括袋扩张、带滑脱、带侵蚀、阻塞。与设备相关的并发症包括设备故障。晚期最常见的并发症是胃袋扩张和结扎滑脱，早期诊断对于预防进一步的并发症很重要 [85, 86, 88]。胃坏死罕见，发生在 0.3% 以下的患者，最常见的是绞窄带滑脱所致 [80, 81, 83]。

（1）胃袋扩张：在 LAGB 术后的患者中，胃袋扩张可能发生在 25% 的患者身上，但是随着手术对胃束带手术方法的修改，其发生率已经随着时间的推移而降低 [89]。在所有减肥手术中，胃袋的扩张会导致减肥失败。此外，胃袋扩张可能需要移除设备。

① 上消化道检查：随 LAGB 的胃袋扩张可以看到一个正常或扩大的造口，狭窄的造口，或带滑脱。在正常或增宽的情况下，胃袋扩张通常是由饮食不遵从和慢性充盈袋。袋膨大，外观同心，造口宽大（图 35-23）。这可能需要营养补充 [79, 84, 90]。对于有狭窄造口的袋状扩张，袋状结构应评估（同心或偏心扩张）。急性期可出现同心圆袋扩张并有狭窄的造口，伴有呕吐、吞咽困难、食管蠕动和梗阻（图 35-24）。这通常是由于调整时的波段过膨胀造

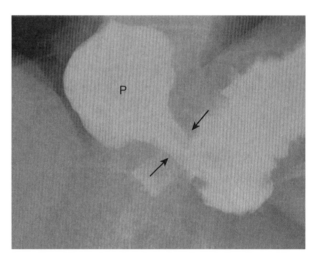

▲ **图 35-23　同心袋扩张后 LAGB 与扩大的造口**
饮酒时仰卧位 UGI 图像显示一个同心圆扩张的袋（P），带宽造口（箭）。这通常是由慢性过度膨胀引起的，可能需要营养咨询

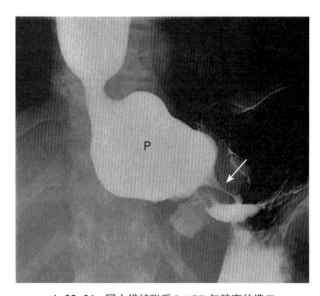

▲ **35-24　同心袋扩张后 LAGB 与狭窄的造口**
患者饮酒时获得的直立 UGI 图像显示一个中心扩张袋（P），束带有一个紧致的造口（箭）。束带会引起梗阻，必须保持直立的位置以清空胃袋。在这种情况下，束带应放气以防止进一步的并发症

成的。罕见的是，球囊袖部的病灶性虚弱可导致偏心的造口狭窄，并伴有同心袋扩张。当发现由狭窄的造口引起的囊扩张时，应立即放气，以防止进一步的并发症[79, 85]。小袋膨胀性偏心性、造口狭窄是由束带滑脱引起的（图 35-25，见后文）。

② 计算机断层扫描：胃袋扩张可在 CT 上识别，特别是冠状和矢状图像，但在 CT 上不能很好地评估造口的口径。如果在 CT 上发现袋扩张，UGI 可能有助于确定是否有带所引起的梗阻。

(2) 胃袋扩张与束带滑脱：袋扩张可能是束带滑脱的结果。在这种情况下，束带脱离了原来的位置，胃的一部分突出在束带上面。这导致了一个偏心膨胀袋，与一个紧的造口。束带滑脱可能发生在 24% 的患者，但发病率随手术技术的不同而不同[80, 84, 89-91]。手术程序的修改和患者的培训随着时间的推移，饮食习惯已经降低了束带滑脱的发生率[89]。束带滑脱的危险因素包括暴饮暴食、胃袋过度扩张、束带过度膨胀及过度呕吐。

束带滑脱被认为是 LAGB 的晚期并发症。患者可出现急性食物不耐受、疼痛、呕吐、进行性胃食管反流、食管蠕动障碍、早期饱腹感和吸入性肺炎。罕见的是，带滑脱可导致突然完全吞咽困难，严重的腹痛和急性胃梗阻。有 3 种类型的带滑脱，可分为前、后、同心滑脱，带在远端完全移位。在所有类型的束带滑脱，都会有相似的后果。如果不治疗，可能发生进行性偏心轮袋扩张并伴有胃上方进行性疝。束带滑脱可导致急性梗阻、胃扭转、缺血、梗死、穿孔和出血。最严重的并发症是胃袋坏死。早期发现和治疗束带滑脱是预防进一步并发症的关键。一旦诊断出来，就应该立即缩小束带[92]。

① 射线照相法：腹部 X 线摄影显示，胃束与左侧半裂内侧间的分隔增加。由于胃上疝通过一个滑动的胃束，束可能倾斜沿其水平轴，使束的前后两侧不再重叠。这可以产生一个 O 形构型，称为 O 征[93]。束带的垂直或水平方向的增加会导致角度异常。在束带上方扩张的胃袋内也可以看到空气液面（图 35-25A）。

② 上消化道检查：在一个初诊的 X 线片上，发现了一个异常的束带位置，束带的结构与以前相比发生了变化。束带可能在一个更垂直或水平的配置与反常的 φ 角下被较低的置换（图 35-25A）。在摄入对比剂后，在束带的水平处可以看到小袋的偏心扩张和一个紧绷的造口（图 35-25B）。牵张滑脱导致牵张梗阻，在研究过程中，随着管腔扩张增加，滑脱可能变得更加明显。后滑移与胃后壁经束带向上突出有关，前滑移与束带向下移位于胃前壁有关[79, 85]。

(3) 胃内侵蚀和束带的迁移：在 LAGB 治疗后的患者中，约 2% 的胃束可能侵蚀到胃腔内，随访时间较长，发生率较高。随着并发症的发生，带逐渐侵蚀进入胃壁，进入管腔，甚至可能远端迁移，导致下游梗阻。束带侵蚀可能是非甾体抗炎药的使用、过度呕吐或由于过度膨胀而在束带内部增加压力的结果。患者可表现为非特异性疼痛、胃肠道出血、腹部和（或）端口脓肿、腹膜炎、穿孔，很少表现为气腹。带糜烂的患者也可能出现体重增加，尽管表面上看起来有足够的带适应性，因为带不再产生狭窄的造口。束带的迁移需要切除束带物并修复胃，因为这可能导致致命的出血[94]。

在 UGI 上，可以看到造影剂围绕在束带内部分周围，因此束带胃内表现为管腔内充盈缺损（图 35-26）。在造口内可以看到对比，也可以看不到，这取决于侵蚀的程度。在 CT 上，如果观察到带内和周围的对比，或者带内完全填充，则可能怀疑带蚀。可能有相关的炎症变化，脓肿形成，或腹膜炎。

(4) 设备相关并发症：在 LAGB 之后，可能会有与驻留异物有关的问题，包括束带、连接管和蓄池。多达 26% 的患者报告了与设备相关的并发症，这些并发症往往需要手术治疗[89, 95]。

在 6% 的患者中发生端口、连接管或带的感染。在 3% 的患者中，腹壁端口可能会通过软组织迁移或发生倒转，从而无法进行束带调整。从束带系统泄漏的内容导致自发的带紧缩，发生在 5% 的患者。由于端口、连接管或充气气囊袖带的缺陷，可能会造成流体损失，而使用不合适的注射器进入端口可能导致系统泄漏。急性束带收紧扩大了造口，因此这些患者尽管表面上看起来有适当的束带调整，但经历了饮食习惯的突然改变，减肥效果仍然很差。

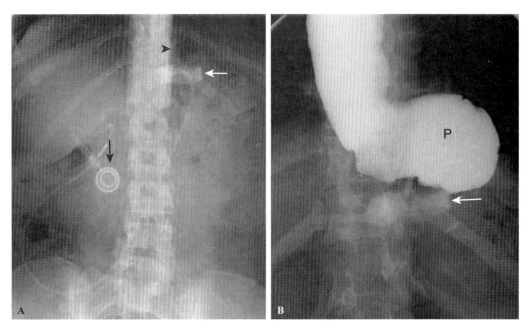

▲ 图 35-25　束带随 LAGB 滑移

A. 1 年后同例患者仰卧位片示束带结构改变（白箭），见图 35-22B。现在它的位置较低，在结构上是水平的。有一个膨胀的、充满气体的胃泡高于带（箭头）。端口（黑箭）相对不变。B. UGI 图像显示水平束带（箭）上方胃囊偏心扩张（P），束带滑移导致束带水平处梗阻，食管也扩张

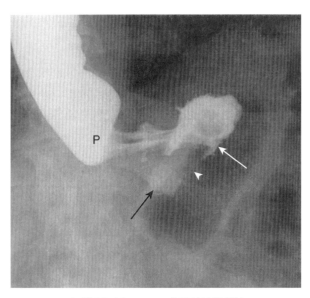

▲ 图 35-26　LAGB 之后的波段侵蚀

饮酒患者 LAGB 后的 UGI 图像显示胃小袋（P），胃小袋带位于 UGI 合适的线性位置（黑箭）。不是通过带形成造口的不透明，而是在束带的左侧周围可见对比度，使束带的这部分出现填充缺损（白箭）。这是由胃内的束带侵蚀引起的。造口的预期位置用箭头表示

如果怀疑系统有泄漏，应获得 X 线片以检查连接管或装置的不连续或扭结。此外，在端口中插入指定体积的生理盐水并测量返回时的差异可能会有所

帮助。在透视镜下注入水溶性对比剂可以诊断系统的泄漏，并可以确定泄漏的来源，以帮助指导手术干预 [85, 86, 88]。

（三）袖状胃切除术

腹腔镜袖状胃切除术（或胃套）于 1999 年首次推出，这是一种限制食物消耗量的限制性手术。最初，袖状胃切除术作为计划的、分期的肥胖治疗手术（BMI > 50kg/m² ）患者的第一部分，以降低围术期发病率和死亡率。第一阶段为袖状胃切除术。在最初的体重减轻和临床改善后，在较晚的时间进行了第二次手术。第二种方法是胆道分流或 Roux-en 胃旁路。然而，由于袖状胃切除术单独在一些患者中成功地消除了第二次手术的必要性，因此袖状胃切除术现在越来越多地被用作独立的手术 [96]。此手术约占 2008 年所有减肥手术的 5%[97]。

袖状胃切除术包括沿大弯方向切除 70%～85% 的胃。剩下的胃呈管状，幽门和十二指肠完整无缺（图 35-27A）。这就限制了胃的容量，同时维持了食物的正常路径。同时，管状胃和完整的幽门一起形成高压限制性系统。与限制性胃束带不同，胃束

带不需要定期调整或干预，也不需要留置异物。如果没有内置异物，可以降低感染的风险，而且不会出现滑脱、腐蚀或设备故障的问题。与 RYGB 相比，胃肠道没有发生大的变化，也没有吸收不良的风险。然而，袖状胃切除术是不可逆转的[98]。

1.袖状胃切除术后的影像

(1) 上消化道检查：对于所有的早期术后患者，首先使用水溶性对比来评估可能的渗漏。如果没有发现或最初在术后晚期出现漏液，可使用钡管。口服对比剂显示有一个长而窄的管状胃袋。沿着更大的弯曲处可以看到胃的狭窄。远端胃窦和幽门保留（图 35-27B）。胃蠕动可能明显减弱或消失[98]。

(2) 计算机断层扫描：袖状胃切除术后 CT 检查对评估术后解剖及周围结构可能有帮助。胃套看起来像一个狭窄的管状胃，通常沿着大弯侧有一条主要的线。肠系膜脂肪在胃切除部分的预期位置可见（图 35-27C）。用单独的袖状胃切除术，未见肠外缝线或吻合，未见吻合体向胃方向延伸。十二指肠和小肠应该有一个正常的过程。然而，当袖状胃切除术联合 RYGB 时，空肠分支可能与胃套吻合。

2.并发症

袖状胃切除术后的并发症发生率约为 5%。潜在的并发症包括渗漏、狭窄、出血和感染[98]。

据报道，在 5% 的患者进行袖状气体切除术后出现了术后泄漏。泄漏通常发生在靠近胃食管交界处的大弯侧的近端，并向外侧延伸（图 35-28）。近端胃漏可能很难治疗，并伴有长期的并发症[99]。

晚期并发症包括狭窄、胃袋扩张、胃出口梗

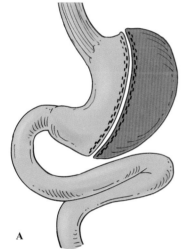

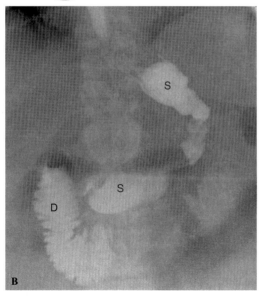

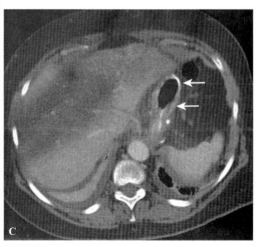

◀ **图 35-27　袖状胃切除术**

A. 胃袖，约 70% 的胃沿胃大弯被切除（阴影部分），胃窦相对保留。幽门和十二指肠完好无损。B. 在最近的术后患者仰卧位 UGI 图像显示，胃袖狭窄，呈管状（S），幽门、十二指肠（D）完整。C. 轴向增强 CT 扫描显示胃窄，沿着切除的大弯（箭）缝合，突出的肠系膜脂肪在胃剩余部分的预期位置。注意左肝叶的外科损伤

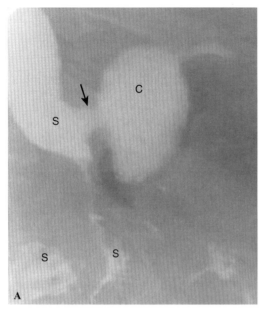

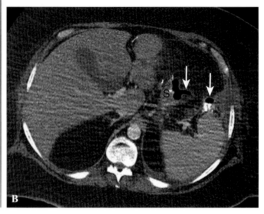

▲ 图 35-28　袖状胃切除术后泄漏

A. 袖状胃切除术后的 UGI 图像显示胃袖明显水肿、变窄、不规则，胃袖近端有渗漏（箭）汇集至腔外（C），并向左侧延伸。附加的非晶态铝外对比度较低。B. 静脉注射轴位 CT 扫描和口服阳性造影剂显示胃袖（S）腔外造影剂泄漏（箭），左侧上象限有气体

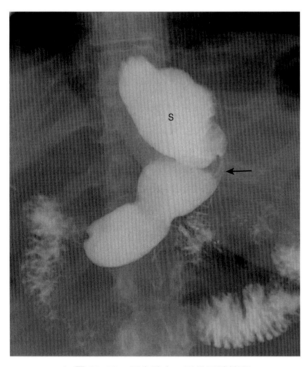

▲ 图 35-29　胃套狭窄，胃袋近端扩张

袖状胃切除术后患者仰卧 UGI 影像显示中袖（箭）有局灶性狭窄，近端有袖状扩张（S）

阻、裂孔疝和胃食管反流。术后狭窄和纤维化可发生在钉线的上、中、远端（图 35-29）。狭窄也可扩散累及胃袋。胃扩张可以发生由于潜在的纤维化和狭窄，或由于过度膨胀和拉伸剩余的胃。在所有减肥手术中，胃袋扩张会导致减肥失败或体重增加。局灶性狭窄可能对内镜下的扩张有反应，但较长的狭窄段可能需要手术修正，或切除部分胃空肠吻合术。术后胃食管反流并不少见，据报道有 21% 的患者出现这种情况。裂孔疝和严重的胃食管反流可能需要转化为 RYGB[98]。

（四）十二指肠开关胆胰导流术

采用十二指肠开关（BPD-DS）的胆胰转流包括减重的限制性和吸收不良机制。袖状胃切除术是为了限制胃的大小（限制性）。十二指肠在十二指肠球部水平切下，回肠近端向上，与十二指肠球部吻合。幽门保持完整。这就形成了由胃套、幽门、十二指肠球和回肠近端组成的消化性分支（图 35-30）。胆道上支由较下游的十二指肠和空肠组成，与回肠远端 75～100cm 的回盲瓣吻合。吸收不良成分是通过重新安排小肠以绕过小肠，将食物从

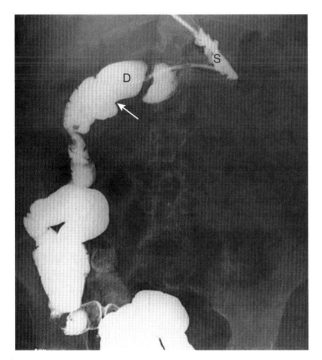

▲ 图 35-30　十二指肠开关胆胰分流

胃肠造影显示胃套管（S）是手术的限制性部分。完整的十二指肠球部（D）与回肠近端吻合（箭）。这绕过了一长段小肠，将胆胰内容物与摄入的物质分离，导致吸收不良。图像中有一个鼻肠管

胆汁和胰液中分离出来，从而限制能量的吸收并导致体重减轻[100]。

　　BPD-DS 在减肥方面是有效的，与限制性手术相比，患者依从性更低是必要的。然而，由于包括吸收不良在内的并发症，这一手术倾向于保留给超肥胖的患者。与 RYGB 相比，它的整体表现仍然不那么广泛。营养缺乏、骨质疏松、蛋白质丢失和营养不良、贫血、慢性腹泻和倾倒综合征的风险增加。此外，吻合的缝合线会增加手术并发症和风险的倍数。约有 20% 的患者发生 BPD-DS 后的机械并发症，可能包括梗阻、腹壁疝和吻合口漏。在 16% 的患者中发现了肠梗阻[101]。

第 36 章　胃与十二指肠疾病的鉴别诊断
Stomach and Duodenum: Differential Diagnosis

Marc S. Levine　著

孙瑞佳　译　唐　磊　校

表 36-1　胃溃疡（无肿块）

病　因	位　置	补　充
糜烂		
特发性	胃窦或胃体，通常皱襞均匀	绒毛状侵袭
阿司匹林或其他非甾体抗炎药	胃窦或胃体，接近大弯侧	绒毛状，线状或锯齿状
克罗恩病	胃窦或胃体	小肠或结肠相关的克罗恩病
溃疡		
幽门螺杆菌	通常位于小弯侧或胃窦胃体的后壁	引发 70%～80% 的胃溃疡
阿司匹林或其他非甾体抗炎药	大弯侧的下半部分	可疑似恶性溃疡
胃炎	可变	肥厚性胃炎，肉芽肿性疾病，辐射，腐蚀剂摄入，感染
Zollinger-Ellison 综合征	可变	不典型部位的溃疡，高胃泌素血症
早期胃癌	可变	溃疡周围有结节状或变形皱襞

表 36-2　胃肿块

病　因	影像学表现	补　充
良性黏膜病变		
增生性息肉	位于胃底或胃体的圆形无蒂息肉，通常多发	非癌前病变
腺瘤息肉	位于胃窦有分叶或有蒂息肉，通常孤立	癌前病变
息肉综合征	胃内多发息肉（也见于小肠或结肠）	家族性腺瘤性息肉病，黑斑息肉综合征，多发性消化道息肉综合征，幼年性息肉病，Cowden 病
绒毛肿瘤	巨大团块伴皂泡状外观	癌前病变，胃中少见
胃石症	巨大团块样充盈缺损，可自由活动	不良饮食习惯，胃轻瘫或胃出口梗阻
恶性黏膜病变		
肿瘤	息肉样肿物，溃疡常见	通常为进展期胃癌但也存在早期胃癌
良性黏膜下病变		
低度恶性 GIST	光滑的黏膜下肿物，溃疡常见，很少多发	胃肠间质瘤的恶性程度难以鉴别

（续表）

病　因	影像学表现	补　充
平滑肌瘤	光滑的黏膜下肿物，溃疡常见	恶性肿瘤症状
脂肪瘤	光滑的黏膜下肿物，形态多变，CT可见脂肪密度	通常无症状
血管瘤	黏膜下肿物伴静脉石	严重者有胃肠出血风险
淋巴管瘤	黏膜下肿物	较少见
血管球瘤	黏膜下肿物	通常无症状
神经纤维瘤	单个或多个黏膜下肿物	神经纤维瘤病
颗粒细胞瘤	单个或多个黏膜下肿物	皮肤或舌头上可见病灶
炎性纤维息肉	位于胃窦的固定或有蒂肿物，通常孤立	通常无症状
异位胰腺	中央凹陷的黏膜下肿物，通常位于大弯侧或远端胃窦	通常无症状
重复囊肿	位于大弯侧或胃窦、胃体的黏膜下肿物，少见与胃腔沟通	通常在出生后第一年无症状
静脉曲张	胃底多发黏膜下肿物（形似一串葡萄）	门静脉高压或脾静脉阻塞
恶性黏膜下病变		
恶性胃肠间质瘤	孤立的分叶状黏膜下肿物；常见溃疡或空洞形成	预后优于癌
转移	一个或多个黏膜下肿物；溃疡或空洞常见；不同大小的牛眼病变	最常见恶性黑色素瘤或转移性乳腺癌
淋巴瘤	一个或多个黏膜下肿物；溃疡或空洞常见；不同大小的牛眼样病变	通常为非霍奇金淋巴瘤
卡波西肉瘤	多发黏膜下肿物或牛眼样病变	同性恋与艾滋病；皮肤通常有卡波西肉瘤
类癌	多发黏膜下肿物或牛眼样病变	类癌综合征少见
白血病	多发黏膜下肿物或息肉	罕见
多发性骨髓瘤	多发黏膜下肿物	罕见

表36-3　胃壁增厚

病　因	部　位	补　充
良性疾病		
胃窦炎	胃窦	上腹部痛与消化不良
幽门螺杆菌胃炎	通常是胃窦或胃窦及胃体，有时弥漫	与消化性溃疡有关
肥厚性胃炎	胃底和胃体	胃酸分泌增多，经常性伴有十二指肠溃疡
巨大肥厚性胃炎	胃底和胃体（巨大皱襞）	胃酸过少及低蛋白血症
Zollinger-Ellison综合征	胃底和胃体（胃酸增多，普遍溃疡）	非β胰岛细胞瘤引起的高胃泌素血症
静脉曲张	胃底和贲门（蛇纹皱襞）	门静脉高压或脾静脉阻塞
嗜酸粒细胞胃炎	胃窦	外周嗜酸性粒细胞增多症过敏疾病史
克罗恩病	胃窦和胃体	与小肠和结肠的克罗恩病有关
结节病	胃窦	肺结节病
结核病	胃窦	艾滋病病史及到流行地区

（续表）

病　因	部　位	补　充
腐蚀性物质摄入	胃窦	腐蚀性物质摄入史
放射	胃窦	放疗史（＞50Gy)
氟尿苷毒性	胃窦和胃体	肝动脉灌注化疗
淀粉样变性	胃窦	系统性淀粉样变性
恶性疾病		
淋巴瘤	局部或弥漫	可能有全身性淋巴瘤
胃癌	局部或弥漫	胃腔缩小，胃壁僵硬

表 36-4　胃腔狭窄

病　因	影像学表现	补　充
良性疾病		
消化性溃疡瘢痕	光滑或不对称胃窦缩小	溃疡病史
萎缩性胃炎	弥漫性缩小，管状胃伴胃襞减少或消失	恶性贫血
嗜酸性粒细胞胃炎	胃窦缩小	外周嗜酸性细胞增多症过敏性疾病史
克罗恩病	漏斗状胃窦狭窄（羊角或羊角征）	小肠或结肠相关克罗恩病
结节病	锥形窦缩窄	肺结节病
结核	胃窦缩窄，瘘管常见	艾滋病史或去过流行地区
梅毒	漏斗形窦缩窄	在 1% 的梅毒患者中发生
摄入腐蚀剂	胃窦腔或胃窦腔和胃窦体缩窄	腐蚀剂摄入史，食管瘢痕占 20%
射线	胃窦缩窄	放射治疗史（＞50Gy)
巨细胞病毒感染	胃窦缩窄和溃疡	艾滋病史
淀粉样变性	胃窦缩窄	系统性淀粉样变
膈窦或胃网膜	胃窦区横蹼样变窄	可能无症状
胃癌情况		
硬癌	皮革状胃	典型的胃窦缩窄，但 40% 仅累及近端胃
转移性乳腺癌	皮革状胃	乳腺癌近期或远期病史
胃网膜	胃大弯的占位效应和针状皱襞；偶尔呈环形	卵巢癌或其他恶性肿瘤的网膜转移
非霍奇金淋巴瘤	皮革状胃	可能患有全身性非霍奇金淋巴瘤
霍奇金淋巴瘤	皮革状胃	可能患有广泛性霍奇金淋巴瘤
卡波西肉瘤	皮革状胃	同性恋与艾滋病，通常皮肤上有卡波西肉瘤

表 36-5　胃出口梗阻

病　因	影像学表现	补　充
消化性溃疡病	胃窦、幽门或十二指肠溃疡伴痉挛，水肿或瘢痕形成	高级别梗阻难以与胃癌鉴别

（续表）

病　因	影像学表现	补　充
胃窦瘢痕形成	胃窦缩窄	克罗恩病、结节病、肺结核、梅毒、腐蚀性摄入、辐射
胃癌	胃窦浸润性或幽门管肿瘤	通常为进展期
其他恶性肿瘤	胃窦和十二指肠不规则狭窄或外压	胰腺癌，淋巴瘤，腹膜后转移
肥厚性幽门狭窄	幽门延长狭窄	成人梗阻少见的原因
胃窦部隔膜或网膜	胃窦部横向网状狭窄	梗阻程度取决于中央网膜缝隙的大小
胃扭转	扩张、倒置的胃	绞窄或嵌顿的外科急症
胃瘫	胃无力缩小或蠕动消失但无胃出口梗阻	糖尿病史、麻醉史或其他胃瘫相关并发症

表 36-6　十二指肠充盈缺损

病　因	影像学表现	补　充
非肿瘤病变		
胃窦黏膜脱垂	球基底部蕈伞状充盈缺损	通常无症状
弯曲性假瘤	多余黏膜造成的十二指肠上曲充盈缺损	可能疑似肿物
异型性胃黏膜	微小的，多边形的，或球基底部成角结节	无临床特异性
Brunner 腺增生	十二指肠近端多发圆形结节（瑞士奶酪外观）	与十二指肠炎有关
良性淋巴样增生	十二指肠近端多发小圆结节	与免疫紊乱相关
胆总管囊肿	壶腹区黏膜下肿物	先天性畸形
重复囊肿	十二指肠降部中间肠壁黏膜下肿物	先天性畸形
壁内血肿	十二指肠中间肠壁黏膜下肿物	出血体质，抗凝或创伤
良性肿瘤		
息肉	光滑，无蒂，通常单发	增生性或腺瘤性
息肉综合征	多发性息肉样病变	家族性腺瘤性息肉病，色素沉着息肉综合征，多发性消化道息肉综合征青少年息肉病
绒毛状腺瘤	叶状突起的息肉状肿块，通常位于壶腹附近	恶性潜能高
间质病变	黏膜下肿物，常伴有中央溃疡或凹陷	平滑肌瘤，脂肪瘤，神经源性肿瘤，Brunner 腺错构瘤，异位胰腺
恶性肿瘤		
十二指肠癌	乳头部远端的息肉样肿物	消化道出血或梗阻
壶腹癌	壶腹区息肉样肿物	常见黄疸
恶性胃肠道间质瘤	分叶状黏膜下肿物，常见溃疡和空洞	预后好于癌
转移瘤	多发黏膜下肿物或牛眼状病灶	常见于恶性黑色素瘤或乳腺癌的转移
淋巴瘤	多发黏膜下肿物或牛眼状病灶	通常为非霍奇金淋巴瘤
卡波西肉瘤	多发黏膜下肿物或牛眼状病灶	患有艾滋病的同性恋者，皮肤上通常有卡波西肉瘤
类癌	多发黏膜下肿物或牛眼状病灶	类癌综合征少见

表 36-7　十二指肠壁增厚

病　因	影像学表现	补　充
十二指肠炎	十二指肠近端增厚，结节状皱襞，偶与腐蚀摄入有关	除非皱襞明显增厚，否则不是可靠诊断
Brunner 腺增生	十二指肠近端增厚，结节状皱襞	通常与十二指肠炎有关
慢性肾衰竭	明显增厚，结节状皱襞，尤其位于球部	通常发生在透析时
胰腺炎	与内侧受压相关的皱襞增厚或十二指肠范围增大	血清淀粉酶升高，CT、MR 或超声用于确认
Zollinger-Ellison 综合征	胃，十二指肠和近端空肠壁增厚	非典型位置的溃疡
克罗恩病	皱襞、溃疡或狭窄	小肠或结肠相关克罗恩病
寄生虫感染（贾第虫病、粪圆线虫病）	十二指肠和近端空肠壁增厚或皱襞消失，过敏和痉挛	粪便培养或小肠刷检和穿刺活检标本用于诊断
隐孢子虫病	十二指肠和小肠壁增厚	艾滋病病史，大量分泌物
腹腔疾病	十二指肠近端增厚	通常与泡状球部表现相关
壁内出血	增厚，毛刺状皱襞或指印迹	出血体质、抗凝史或创伤
静脉曲张	十二指肠近端蛇形皱襞	门静脉高压症
淋巴瘤	增厚皱襞或指印迹	通常为非霍奇金淋巴瘤

表 36-8　十二指肠扩张（巨十二指肠）

病　因	相关影像学表现	补　充
硬皮病	小肠扩张伴消瘦外观	硬皮病全身症状
腹腔疾病	小肠扩张伴空肠皱襞减少	吸收障碍
Zollinger-Ellison 综合征	肠壁增厚、胃和十二指肠分泌物增多，单发或多发溃疡	高胃泌素血症
粪圆线虫病	皱襞增厚或消失，溃疡，十二指肠和空肠铅管样外观	艾滋病病史或疫区旅行史
肠系膜上动脉根部综合征	肠系膜上十二指肠远端宽线状交叉充盈缺损	消瘦或卧床患者
迷走神经切断术	小肠扩张	手术史
梗阻	良性或恶性狭窄或十二指肠外部受压	球后溃疡、克罗恩病、胰腺炎、转移瘤
肠梗阻	不伴机械性梗阻的十二指肠扩张	术后肠梗阻、代谢失调、胰腺炎

表 36-9　十二指肠外部压迫

病　因	位　置	影像学表现	补　充
胰腺疾病	中部	十二指肠范围增宽	胰腺炎、胰腺假性囊肿或胰腺癌
胰周疾病	中部	十二指肠范围增宽	胰周转移瘤或淋巴瘤
主动脉瘤	中部	十二指肠范围增宽	主动脉十二指肠瘘为一种罕见并发症
胆囊疾病	上部	十二指肠球部或近端受压	急慢性胆囊炎或胆囊积液
肝脏疾病	上部	十二指肠球部或近端受压	任何原因的肝大
肾脏疾病	后外侧	十二指肠降部受压	多囊肾、肾细胞癌
结肠疾病	前外侧	十二指肠降部受压	结肠肝曲癌

第六篇

小 肠
Small Bowel

Textbook of Gastrointestinal Radiology
（4th Edition）

胃肠影像学（原书第 4 版）

第 37 章　小肠钡剂检查

Barium Examinations of the Small Intestine

Stephen E. Rubesin　**著**

曲玉虹　**译**　王之龙　**校**

本章的重点是小肠钡剂检查。为了便于理解钡剂检查，本章介绍了相关的正常解剖，以及研究小肠的各种不同的对比检查，同时提出一种基于症状的小肠插管造影成像方法。

一、正常小肠

小肠十分曲折，从幽门开始，在活体人从幽门到回盲瓣延伸约 11 英尺（约为 3.35m）。肠长度变化极大，这取决于神经肌肉张力和血管流动，如在尸检中，人体去神经、无血供延展后的小肠为 10～30 英尺（3.0～9.14m）[1]。小肠梗阻患者会有曲折、长且宽的小肠，其中空肠可能会深入骨盆。

小肠系膜部分由小肠系膜相对较短的根部从腹膜后悬挂，从十二指肠 - 空肠交界处向右髂窝延伸约 15cm[2]。小肠分为空肠和回肠。空肠大致占肠系膜小肠近端 40%，回肠占远端 60%（图 37-1）。空肠通常位于腹部左上象限，回肠位于骨盆和腹部右下象限。然而，由于肠系膜根部肠的移动性，空肠和回肠的位置通常是可变的。在小肠的透视检查中，空肠通常不会进入右上象限或改变位置。

小肠具有平滑的曲线轮廓，在有腹腔游离气体的患者的腹部 X 线片或断层图像中很容易被看到。小肠的内轮廓以包裹管腔的皱褶为特征，被称为皱襞或环状皱襞（图 37-2）。这些褶皱由黏膜和黏膜下层组成（图 37-3），使小肠表面积增加 3 倍[1]。小肠皱褶垂直于肠的纵轴，空肠的皱褶比回肠的更厚、更高，数量更多（表 37-1）[2, 3]。绒毛是附着在褶皱表面的上皮和固有层的叶状或指状突起（图 37-3）。每个绒毛都有固有层的核心，包含细胞间质、毛细血管、乳糜液和神经。肠绒毛在空肠又高又细，在回肠又短又宽。十二指肠绒毛较易变异，可短而宽，呈叶状或分支状[1]。绒毛横截面约 1mm，恰好是荧光分辨率的极限（图 37-4）。相比之下，小肠的微绒毛刷状边缘在所有的影像学检查中都是看不见的。

小肠是人体最大的免疫器官之一，也是与外来食物抗原、病原体和毒素相互作用的主要部位[4]。宿主防御从上皮表面开始，黏液层含有免疫球蛋

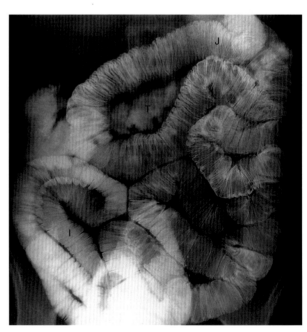

▲ 图 37-1　正常小肠

小肠插管造影（小肠插管造影）上方 X 线片显示左上象限空肠（J）和右下象限回肠（I）。可见横结肠（T）。空肠的皱襞比回肠的皱襞多、深、稍密。空肠直径可达 4cm，回肠直径可达 3cm

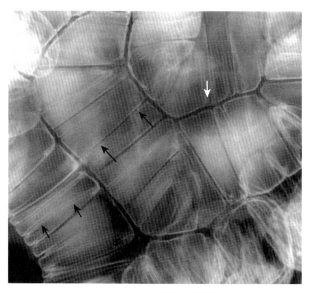

▲ 图 37-2 正常小肠皱襞

中段小肠插管造影的点压图像显示皱襞放射性充盈缺损（黑色长箭）。相反，非依赖性褶皱被蚀刻成白色（黑色短箭）。褶皱的深度（白箭）表明此图像是空肠远端 - 回肠近端，黏膜表面光滑

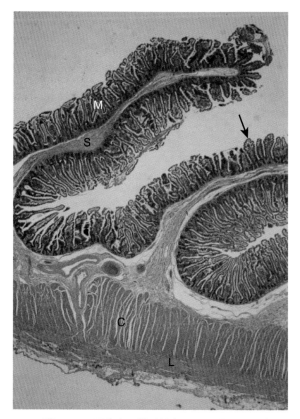

▲ 图 37-3 两个小肠皱襞的部分组织学显微照片

每个皱褶由覆盖黏膜下核（S）的黏膜层（M）（上皮、固有层和肌层黏膜）组成。每个绒毛（箭）由单层上皮细胞组成，覆盖着固有层的核心。固有肌层由内圆形肌层（C）和外纵向肌层（L）组成

表 37-1 小肠钡剂造影的正常参数		
参　数	小肠钡剂灌肠	小肠顺行造影
每英寸的皱襞数目		
空肠	4～7	难以计算
回肠	2～4（或更少）	难以计算
皱襞厚度（mm）		
空肠	1～2	2～3
回肠	1～1.5	1～2
皱襞深度（mm）		
空肠	3～7	难以评估
回肠	1～3	难以评估
管腔宽度（cm）		
空肠	＜ 4	＜ 3
回肠	＜ 3	＜ 2

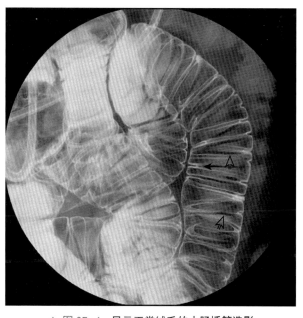

▲ 图 37-4 显示正常绒毛的小肠插管造影

空肠的点压图像显示绒毛在一个环内表现为微小、亚毫米、圆形的放射性充盈缺陷（空心箭）。通过相对深长的皱襞，这段肠管可被识别为空肠（细箭）

白（尤其是分泌 IgA）和酶。这种黏液防止微生物附着在上皮细胞上，起到缓冲和润滑剂的作用[1]。其他各种各样的防御，包括肠腔内胃酸、胆盐、胰酶以及小肠蠕动，也保护宿主免受这些食物抗原的伤害。

小肠上皮由单层细胞紧密的连接结合在一起组成，不受大分子和病原体的影响。黏膜内吞噬细胞包括粒细胞、巨噬细胞和潘氏细胞。在肠上皮、固有层和 Peyer 斑中有三种不同的淋巴细胞群。上皮内淋巴细胞位于上皮的基底部，占黏膜细胞总数的 30%。固有层的免疫细胞主要由 IgA 分泌的浆细胞和淋巴细胞组成。存在辅助诱导和抑制细胞毒性 T 淋巴细胞。淋巴聚集物跨越肌层黏膜，部分聚集物位于固有层和黏膜下层。这些淋巴聚集物在回肠远端大小和数量增加（图 37-5），在回肠下部形成汇合的 Peyer 斑块。有一种特殊的单层上皮细胞，它将这些淋巴聚集物从管腔中分离出来，促进抗原的处理。淋巴聚集物没有包膜、明确的边界、髓质或存在于淋巴结内的输入淋巴管[1]。滤泡区由 B 细胞组成，滤泡旁区由 T 细胞组成。

二、小肠检查的原则

小肠是一个很难成像的结构。肠腔内环境不利于实施钡餐检查。每天大量的液体（≈9L）进入小肠，只有 1.5～1.9L 进入结肠[5]。胆汁酸、胃酸、胰腺分泌物和上皮黏液层与钡剂在小肠内相互作用。幸运的是，大多数现代钡悬浮液不再像过去那样经常发生絮凝和结块。

由于小肠固有的长度和运动能力，导致其成像需要很长时间。肠管相互重叠，大小、形状和位置会随蠕动而改变。正常小肠传输食物时间为 30～120min。由于各种原因导致的肠梗阻或肠麻痹患者的食物转运时间可明显延长。

影像医生评估小肠各个部分的整体位置、蠕动过程和尺寸大小，如放射科医生确定十二指肠空肠的位置和第一段空肠的位置[6]。放射科医生也对管腔轮廓进行评估，并寻找异常［例如憩室（图 37-6）、囊袋、溃疡、肿块］或突出于腔内的病变［如息肉（图 37-7），异常皱襞］。当肠腔完全扩张，皱襞垂直于肠管纵轴时，评估小肠皱襞最佳。

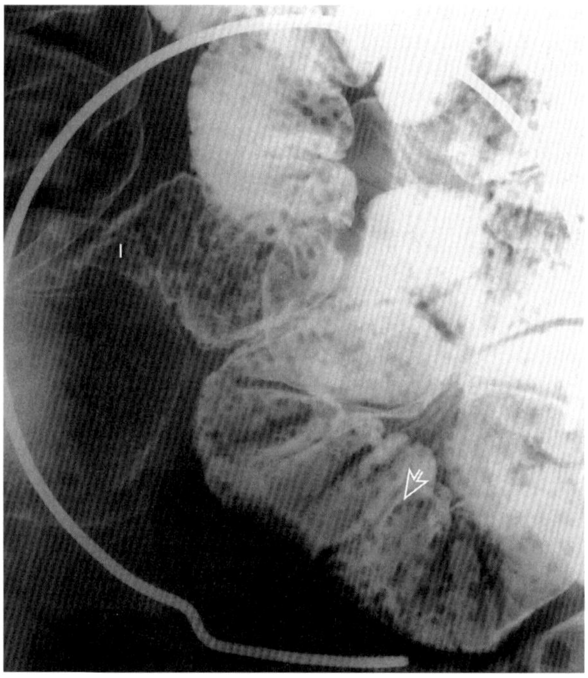

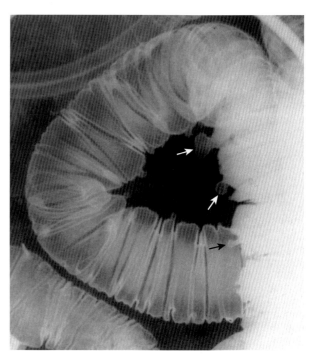

▲ 图 37-5 常见变异型免疫缺陷引起的回肠远端淋巴样增生
回肠远端点压图像显示浅的钡池（箭）中多发 1～2mm 圆形或卵形低密度充盈缺损。这些淋巴滤泡比正常情况下数目更多，并向近端延伸。可见回盲瓣的回肠侧（I）

▲ 图 37-6 空肠憩室
小肠钡剂检查的点图显示至少 10 个小憩室沿空肠系膜侧的边缘分布。一些憩室被钡（白箭）勾勒成白色，另一些憩室被钡剂（黑箭）填充

皱襞宽度也取决于肠腔扩张的程度，肠腔扩张程度越大，褶皱越薄（图 37-8）。当黏液被钡柱从管腔表面冲走后，褶皱最明显。如果在钡柱通过很长时间后仍对折叠进行评估，则肠道分泌物可将钡从黏膜表面剥离，如此会误认为皱襞增厚。在钡柱受压

或采用双对比技术时可以看到黏膜面的细节。黏膜细节的可视化对于检测黏膜的颗粒、结节或小溃疡（如口疮样溃疡）十分必要（图 37-9）。

透视检查是小肠检查的关键组成部分。影像科医生通过观察钡头以了解小肠的全程，并发现钡柱的轮廓是否异常或充盈缺损。在透视检查中，影像医生还会评估肠道的运动、扩张情况和柔韧性。肠襻固定也可以通过医生触诊的方式识别。

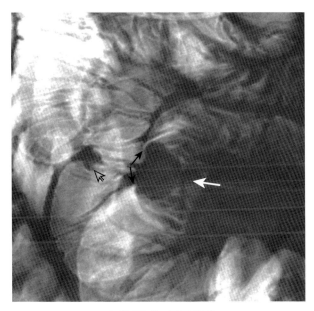

▲ 图 37-7 回肠类癌

回肠远端斑点图显示一个 1.5cm 的卵形放射性充盈缺损（白箭）突出到钡柱中。注意皱襞（黑箭）是如何被病灶底部的增生性反应拉向肿瘤的。第二个小的类癌肿瘤（空心箭）。这种增生性反应是类癌或腹膜内转移的典型表现

三、小肠顺行造影

小肠顺行造影检查有多种方法。在本章中，笔者将讨论笔者自己使用的技术。口服钡剂小肠顺行造影是对食管、胃和小肠的单对比检查，使用钡剂最适合小肠。在检查中，患者饮用大量（500～1000ml）专门用于评估小肠的低浓度（30～50mg/dl）的钡剂。

在检查前一天晚上 9 点到 11 点以后，患者不能进食或喝水。如果需要经口结肠充气检查，患者应接受钡灌肠准备，以清洁末端回肠和右半结肠。

我们使用单对比上消化道造影（使用 1～2 杯低浓度钡）作为小肠检查的前期准备。上消化道造影目的是显示累及小肠的疾病的上消化道总体表现，如克罗恩病和硬皮病。由于上消化道异常发生

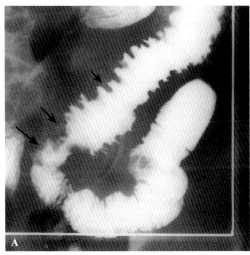
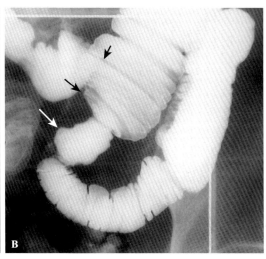

▲ 图 37-8 小肠皱襞宽度随腔管扩张的变化

A. 在小肠插管造影检查早期单对比相获得的斑点图像显示一个渐窄（中箭）的病灶区域，包含不规则的钡剂（长箭），可见肠腔未完全扩张时小肠皱褶明显增宽（短箭）。B. 在甲基纤维素填充的早期阶段获得的点图（在获得通过辐射的甲基纤维素效应之前，肠管仍主要以单对比的方式显示）显示了变窄段的近端边缘（长黑箭）更僵硬。无定形的钡（白箭）打破了正常的管腔轮廓和皱襞形态。图示空肠远端溃疡性腺癌引起轻度小肠梗阻。值得注意的是在扩张的空肠近端和肿瘤间小肠皱襞的正常宽度（短黑箭）

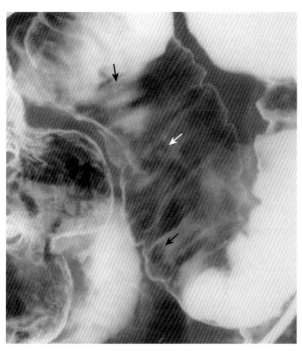

▲ 图 37-9　克罗恩病的口疮样溃疡

经口结肠充气检查回肠末端的点图显示口疮样溃疡（箭），表现为钡斑和水肿所致的放射状晕

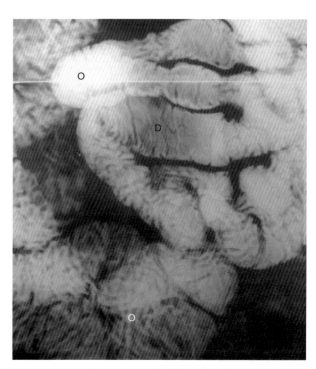

▲ 图 37-10　正常小肠口服钡剂造影

点压 X 线片显示空肠远端。当小肠管充分扩张（D）并彼此分离时，小肠顺行造影图像堪比钡灌肠。然而，当肠襻重叠时（黑色 O），钡的密度可能会掩盖解剖细节。当肠襻重叠或部分折叠时，重叠皱褶成羽毛状（白色 O）

频率高，所以很多食管或胃的异常也可能是偶然发现的，如胃食管反流疾病。然而，我们不会使用高浓度钡进行上消化道双对比造影，因为这种钡并不是被设计用于评估小肠，如果使用高浓度钡造影，通常会妨碍盆腔小肠襻的充分显示。因此，放射科医生牺牲了对上消化道的双重对比评估，以确保对小肠的检查更为理想。在对食管、胃和十二指肠进行评估后，患者离开透视室，慢慢地再喝 1～2 杯低密度钡。

在某些情况下，一名放射技师来获取整体的 X 线片，一名影像医生则会对整体的影像进行评估，只有在怀疑有异常情况或钡已到达回肠末端时，才会进行透视和触诊小肠。口服小肠钡剂造影依赖于透视检查和点图记录影像异常。每一段肠襻的触诊应在其被低密度钡填充时进行（图 37-10）。因此，放射科医生应该至少对患者进行几次评估，约在单对比胃肠道造影后 15～30min，然后根据钡剂在小肠内的排空速度，每隔 15～45min 进行一次评估。患者被转变成不同的体位并触诊（包括仰卧位、侧卧位和俯卧位），以此来展开肠襻。在笔者的实践中，不再用整体的 X 线片。如果需要大图，以最

低放大率获得的数字点 X 线片通常足以达到这个目的。

检查开始前 20～30min 口服 20mg 标准剂量或在检查开始时静脉注射 10mg 甲氧氯普胺（Reglan），可以缩短检查时间[7-9]。甲氧氯普胺可以加速胃排空和小肠运输。但甲氧氯普胺也可增加松弛肌肉张力，导致不完全小肠扩张[10]。因此这样检查速度更快但结果不是最优。

当钡柱到达盆腔的回肠或回肠末端，一些放射科医生会使用 2～3 剂起泡剂（600～900ml 二氧化碳）。这样可以缩短检查时间，并且显示小肠襻气钡对比图像。然而，使用起泡剂可能会让人不舒服，因为大量的气体会引起肠痉挛。与钡灌肠相比，它也会导致腔管扩张减弱，在气钡对比检查中只显示小肠的 1/3～1/2[11]。

一些放射科医生使用了一种预先混合的 24mg/dl 钡混悬在甲基纤维素中。这种钡悬浮液所致的腔管扩张比常规的小肠顺行造影更大，也有钡灌肠一样的传输效应[12]。然而，钡剂的密度并不像常规小

肠插管造影那样高，所以很难发现钡柱的充盈缺损。因其受幽门胃排空率所限，管腔扩张也小于钡灌肠。

小肠顺行造影有两个重要的局限性。即使使用甲氧氯普胺，幽门也会延缓胃排空钡，因此小肠可能不会完全扩张。其结果是，难以估计管腔轮廓（图 37-11）或检测钡注中的填充缺陷。因为小肠的正常传输时间是 30～120min，所以放射诊断师在整个检查过程中留在透视中也是不可行的。结果便是根据在透视时每段小肠襻的充盈和扩张程度，小肠只能间歇地被评估，因而会漏诊病变。

经口结肠充气造影

经口结肠气钡造影剂可与小肠顺行造影相结合 [13-16]。这是双对比造影，主要用于评估回肠末端疑似克罗恩病的患者，或者评估钡灌肠患者的右半结肠，或者协助结肠镜未能充分显示肠道的这部分。

患者接受钡灌肠准备，以清除从回肠末端和右半结肠的粪便。在常规小肠顺行造影完成后，静脉注射 1mg 胰高血糖素，并通过 Foley 导管将空气注入直肠。当患者被转换到不同的体位导致空气进入盲肠和末端回肠时，结肠被空气缓慢地填充而扩张。在 85%～90% 的患者中，空气可以成功地逆流到回肠末端。而后获得盆腔回肠、回肠末端和右半结肠的双对比点图像（图 37-12）。

四、小肠插管造影

自 20 世纪 20 年代以来，小肠一直通过插管技术进行检查 [17-20]。所有这些技术都需要在幽门之外放置一根管子，用各种造影剂过度扩张小肠，并在透视检查中发现异常。灌肠技术的多样性反映了每个技术的缺陷。由于在插管过程中需要的较高专业技术来进行灌肠和避免患者不适，因而放射学界普遍不接受这种治疗方法。

（一）准备

未做准备的患者通常在回肠末端和右半结肠有粪便。这种粪便物质掩盖了黏膜的细节，类似息肉，阻碍造影剂通过回肠远端 [21]。因此，在检查前

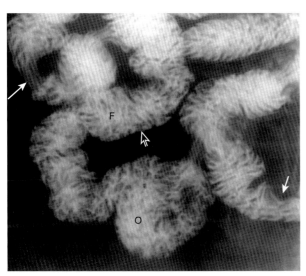

▲ 图 37-11　小肠顺行造影时小肠部分扩张
在部分扩张的近端回肠襻中的皱襞（F）呈羽状图案。当肠襻被孤立时，其轮廓可被良好地观察（空心箭）。当肠襻收缩（短箭）时，在肠系膜边界上可以看到一个光滑的印记，类似小肠的外压性病变。当肠襻折叠或收缩时，皱襞平行于小肠的纵轴（长箭）。钡的致密区域可能是由重叠的肠襻（O）导致，可以通过压迫分离

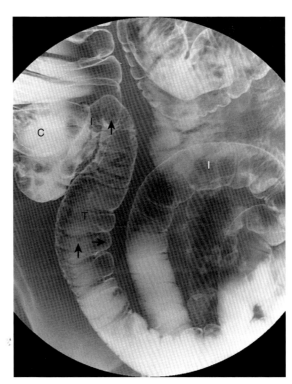

▲ 图 37-12　经口结肠充气造影显示正常的回肠远端
在空气对比研究中，点片显示回肠末端（T）和回肠远端（白色 I）。黏膜平滑无特异。回肠皱褶（箭）是正常厚度。回盲瓣（黑色 I）的盲肠（C）和回肠侧也被识别

应准备好清除回肠末端和右半结肠的粪便。可以使用一个完整的钡灌肠型制剂，包括渗透性泻药如枸橼酸镁和结肠刺激剂（如比沙可啶）。在笔者医院，就曾经在检查前一天成功地用进流质饮食的办法清洗患者右半结肠，并在检查前一晚给了 4 片 5mg 的比沙可啶药片，患者午夜后禁食水。在检查当天，患者应暂停服用减少小肠蠕动的麻醉类药物。

（二）甲氧氯普胺

在检查前口服或静脉注射甲氧氯普胺[21, 22]。甲氧氯普胺在静脉注射 10mg 剂量后 1～3min 开始生效，或在口服 2 片 10mg 片剂后 30～60min 开始生效[23]。这种药物通过放松幽门括约肌和十二指肠球和增加胃窦收缩来促进灌肠导管的通过[24, 25]。由于甲氧氯普胺增加了十二指肠和空肠的蠕动，因而加速了钡剂通过小肠。甲氧氯普胺也可以改善克罗恩病狭窄的观察（图 37-13）。然而，它在已知嗜铬细胞瘤的患者中禁用，因为它可能刺激病变释放儿茶酚胺，从而引发高血压危象[26]。癫痫患者或接受药物治疗可能引起锥体外系反应的患者也是服用此药的禁忌证，因为这会增加癫痫发作的频率和程度。

（三）麻醉

患者对灌肠的主要抱怨是插管。有意识的镇静可以使患者更舒适些[27]。有意识镇静的一个方案

包括芬太尼或安定的联合镇痛和咪达唑仑的遗忘作用，仅口服地西泮可作为替代选择[24]。

（四）插管

许多厂家提供各种各样的肠灌肠导管[28-30]。导管的直径为 8～13F，有一个端孔或侧孔，顶端有一个球囊。一个制造商可有多个管腔导管，能够进行诊断性研究和治疗性减压[31]。

建议患者在插管前口服少量（15～30ml）的灌肠钡。钡剂包裹着胃窦、幽门和十二指肠球，这是指导放射医师通过灌肠导管的重要标志。

对插管技术的完整描述超出了本章的范围，但在几篇文献中有描述[6, 21, 22, 24]。肠内灌肠导管可经口或鼻进入口咽部。经口腔路径可观察导管进入喉咙，但缺点是更易引起呕吐。口服插管使用局部麻醉药喷雾会更容易些。与之相反，经鼻道路径引起的呕吐较少，因为导管与舌根和咽后壁的接触较少。然而，鼻插管可能会导致鼻出血，并可能由于检查过程中的导管操作而导致长时间的鼻腔不适。鼻插管时使用局部利多卡因胶冻可以使鼻插管更加容易。

导管导丝的主要作用是使导管尖端沿肠纵轴转动或引导。导丝有时被放置在导管的尖端，适当的扭转使导管指向正确的方向。在其他时候，导丝被缩回，使得导管柔软的尖端可以穿过敏感区域，如幽

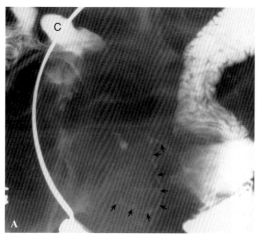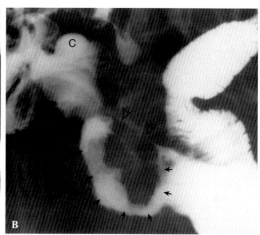

▲ **图 37-13　甲氧氯普胺评价克罗恩病患者回肠末端狭窄的价值**
A. 小肠顺行造影压 X 线图显示盲肠（C）下方末端回肠的线样狭窄（箭）。B. 服用甲氧氯普胺之后，狭窄段（短箭）明显膨胀扩张，但仍不正常，可见到克罗恩病引起的皱襞模糊消失和结节状的黏膜，也可见回肠瘘管（空心箭）。这些图像显示了克罗恩病的肠腔变窄可能是由痉挛、水肿、炎症变化和纤维化共同引起的

门，或者在十二指肠球部的顶点处弯曲（图 37-14）。通过手动压迫改变十二指肠形态或通过患者在透视床旋转使导管更易通过十二指肠（图 37-15）。导管的尖端可以留在十二指肠的第二部分，用于单对比或空气对比灌肠。然而，当使用甲基纤维素时，最好将导管尖端放置在空肠的第一个环内，以限制甲基纤维素回流到胃中。导管上气囊的膨胀也有助于防止甲基纤维素回流到胃里。如果患者在球囊充气时主诉不适，应立即放气直至不适感消失。有报道一例患者在灌肠插管时发生十二指肠穿孔 [32]。

灌肠期间插管是否成功取决于检查放射科医生的技术和经验，是否使用镇静，以及患者的解剖。对于突出的环状咽肌、裂孔疝和横卧位胃的患者，插管更为困难。对于因糖尿病或其他原因引起的胃扩张弛缓的患者，插管也可能更加困难。

造影剂可以通过注射器或各种泵注入灌肠导管中。使用电动泵（如微型透析泵 RS-7800，明尼阿波利斯肾脏系统）使放射科医生能够准确控制输液速度，这可以在检查中调整 [33]。如果输液速度太快，空肠过度膨胀可能导致肠张力减退。然而，如果输液速度太慢，管腔可能会扩张不佳，延长检查时间。流速一般为 50～150ml/min。

以下对不同类型灌肠的描述反映了笔者的这些技术的经验。在选择一种特定的肠内灌肠方法之前，每位放射科医师都应该仔细评估各自的优缺点。

（五）单造影剂造影

低密度钡（20～40mg/dl）是单对比肠梗阻常用的造影剂 [25, 34]。在疑为穿孔的罕见病例中，可使用水溶性造影剂（如泛影葡胺、泛影酸钠）。肠内灌肠导管进入到十二指肠近端。对比剂是通过注射器，泵或重力饲料袋逐渐灌输。在 600～1200ml 的钡以约 75ml/min 的初始速度注入。在注入大量钡后，可以将水逐渐注入导管，将钡推进回肠远端，达到中等的双对比效果。

单对比造影检查比其他类型的造影更简单，因为只使用一种造影剂。钡反流到胃很少引起呕吐，有时发生在使用甲基纤维素时。使用空气或甲基纤维素对比技术，小肠黏膜表面很容易显示。然而，单对比技术对黏膜细节的评价取决于压迫和皱襞形态的分析。虽然单对比技术不如双对比技术能直观

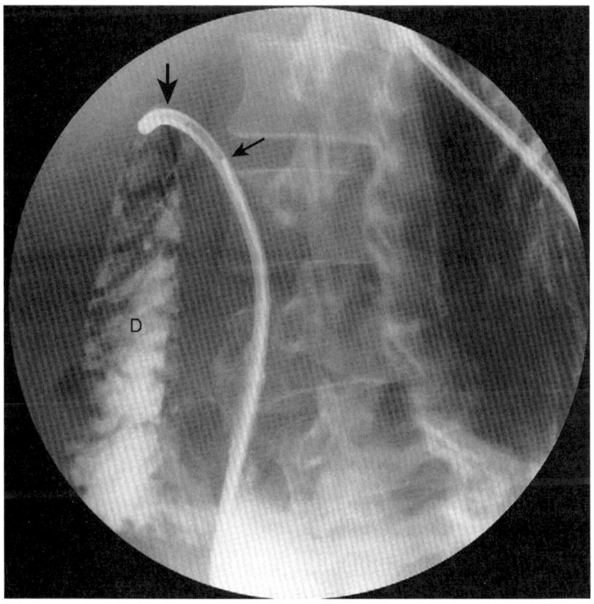

▲ 图 37-14　灌肠导管定向于十二指肠球部先端周围
灌肠导管的软端在十二指肠球部和十二指肠降部近端之间的弯曲 180°（粗箭）。金属丝（细箭）已经被收回，使导管尖端更柔韧，以便它可以像曲线一样弯曲。与十二指肠（D）形成对比的是检查开始时吞下的 30ml 钡的残留物，目的是勾勒幽门区解剖结构，促进导管的通过

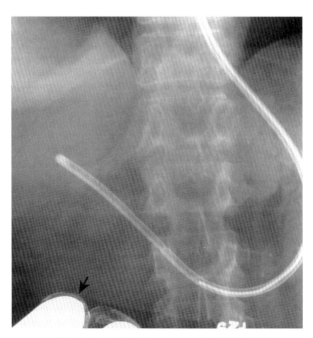

▲ 图 37-15　经检查者通过加压来引导灌肠导管
戴着铅手套（箭）的检查者的手推动胃大弯。这将灌肠导管导向幽门。注意导丝是如何从导管顶端缩回的

地显示黏膜细节，但许多小肠异常的诊断（如粘连、肿瘤、疝）并不需要精细展示表面的细节。然而，对于已知或怀疑有吸收不良的患者，建议采用双对比灌肠技术。

（六）气钡双对比造影检查

气钡双对比造影是日本肠灌肠的标准形式，也是 Dean Maglinte 博士的最爱，他是小肠插管造影的主要支持者之一[21, 35-37]。笔者曾在一个机构使用过这种技术，那里没有电动泵来注射甲基纤维素。在十二指肠近端插管后，在重力、注射器或泵的作用下注入 300～600ml 的钡，重量为 40～80mg/dl。改变钡剂的灌注速度，以保持肠蠕动，使小肠近端和中端均匀扩张。当钡剂到达盆腔小肠[21] 或回肠末端[37] 时，可以使用室内空气或二氧化碳。在钡剂到达右半结肠后，静脉注射 1mg 胰高血糖素可使小肠张力减退[6]。

气钡双对比造影检查通过钡涂抹和膨胀的气体显示惊人的肠襻黏膜细节（图 37-16）。然而，笔者发现在肠腔中没有太多钡的情况下，滴定所需的钡量是很困难的。与胃和结肠的双重对比研究不同的是，操作钡池的难度更大，因此尽管使用了不同的患者体位和压迫，但仍只能用致密的钡来观察一些肠襻（图 37-17）。充钡肠襻与充气肠襻重叠也会导致在空气对比中的放射线过度曝光。盆腔的肠襻有时候充气是不完全的。

空气对比小肠插管造影的另一个缺点是，向小肠注入大量空气可能会引起相当大的不适。因此，一些学者强烈建议对这些患者进行镇静[21]。

综上所述，笔者完成了空肠完美的示范，但在盆腔回肠肠襻的气钡双对比造影为次优示范。气钡双对比技术对小肠长段病变（如吸收不良、克罗恩病）的患者更有价值。而对于粘连或其他病变累及较短肠段的患者，甲基纤维素对比造影更有效。

（七）甲基纤维素对比造影

在甲基纤维素对比造影过程中，少量钡被大量的放射性液体（甲基纤维素，图 37-18）推入小肠[22, 38]。中密度钡（40～80mg/dl）涂抹小肠黏膜，甲基纤维素使肠腔扩张。这是双相检查。放射科医师沿

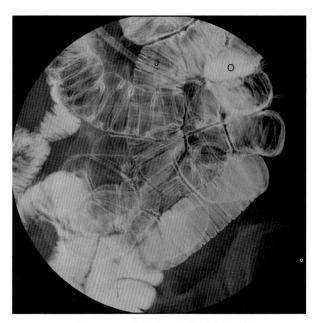

▲ 图 37-16 气钡双对比造影中的空肠
从 X 线片头侧向下看，可以看到在气钡双重对比造影中的小肠。在没有重叠的肠襻处，空肠（J）可很好地显示。然而，当有肠襻重叠（O）时，小肠显示观察欠佳

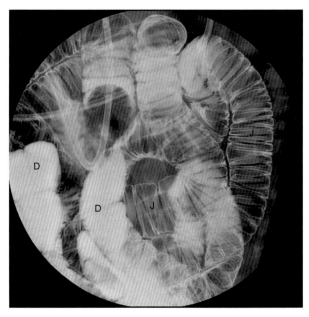

▲ 图 37-17 气钡双对比造影中钡剂过多
在某些区域，中部小肠肠襻清晰可见（J）。然而，在其他区域，密集的钡（D）掩盖了黏膜皱襞细节，因而有时很难确定气钡双对比造影的合适钡量

着钡柱寻找阻塞性病灶（图 37-8）或钡池内病灶（图 37-19）。当肠腔被甲基纤维素扩张时，将评估小肠皱襞表面和黏膜细节。甲基纤维素使全部肠腔扩张从而使闭合的瓣膜变直，更好地描绘黏膜表面细节，还能增大腔内扩张，从而使低级别梗阻病灶更易发现。

各种不同剂量和密度的钡已用于甲基纤维素对比小肠插管造影。笔者通常使用 220～300ml 的

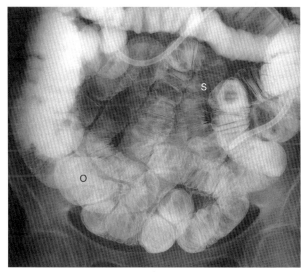

▲ 图 37-18　甲基纤维素对比小肠插管造影

在小肠插管造影检查结束时获得的头顶 X 线片显示了在非重叠肠襻（S）中精细的解剖细节。然而，当肠襻重叠（O）时，解剖细节可能很难观察，即使甲基纤维素使这些重叠肠襻的部分可被观察到，这被称为放射传输效应

80mg/dl 钡，通过注射器以 60～80ml/min 的速度注入钡，直到约一半的预期肠襻显影。Herlinger 和同事使用 180～220ml 80mg/dl 钡 [24]。Maglinte 等建议注入 300～600ml 的 50mg/dl 钡直到回肠的盆腔肠襻被填充 [39]。该检查中注入钡的剂量最终取决于小肠的长度和直径，以及是否有梗阻或腔内液体增加。

甲基纤维素的使用使放射科医师能够看到较单对比或空气对比小肠插管造影所能观察到重叠程度更大的小肠襻。

然而，甲基纤维素对比造影也有一些缺点。甲基纤维素是一种黏稠的物质，可能需要在“钡池”里稀释。如果甲基纤维素不是被搅拌，而是被摇动，就会形成气泡。除非使用电动泵，否则甲基纤维素会很散乱，而且难以灌输。由于甲基纤维素反流到胃中可能引起喷射性呕吐，因此应将肠内灌肠导管尖端置入空肠。放射科医师若需要观察十二指肠，那么在检查结束时，导管应该被收回到十二指肠的近端，并额外注入钡（图 37-20）。一旦甲基纤维素到达结肠，无法控制的腹泻可能随之而来，因而需要在直肠放置灌肠器接头，以使直肠引流，减轻患者的不适和尴尬。

在空肠中，甲基纤维素对比造影几乎总是能产生极好的双重对比。注入足够的甲基纤维素后，回肠末端也可以进行双对比检查（图 37-21）。然而，钡

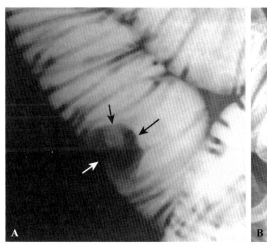
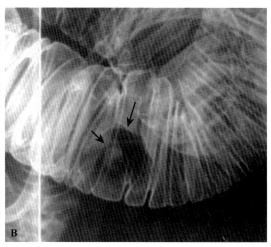

▲ 图 37-19　小肠插管造影过程中发现转移性黑色素瘤

A. 小肠插管造影单对比期获得的点压图像，图示钡柱中息肉样病变表现为分叶状放射性充盈缺损（长黑箭）。正常的管腔轮廓被破坏（白箭）。中央钡聚集（黑短箭）。B. 在甲基纤维素期相获得的点压 X 线图再次显示浅分叶状放射性充盈缺损（长箭），中央钡聚集（短箭），代表溃疡。除溃疡外，息肉表面光滑，提示病变起源于黏膜下

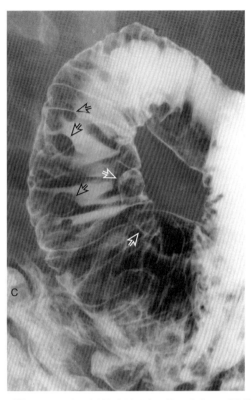

▲ 图 37-20　小肠插管造影后十二指肠气钡双对比检查

在十二指肠降段后壁浅钡池中，点压 X 线片示多个小息肉为放射性充盈缺损（黑空心箭）。Vater 壶腹扩大（白空心箭）。结肠内的造影剂（C）部分模糊了十二指肠的第三部分。该患者患有家族性腺瘤性息肉病综合征。息肉为管状腺瘤，管状绒毛状腺瘤引起腺癌，导致 Vater 壶腹扩大

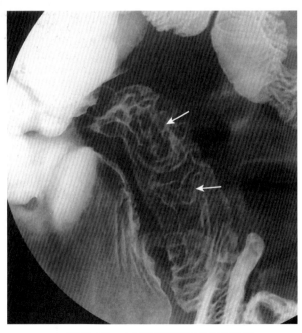

▲ 图 37-21　小肠插管造影显示克罗恩病

点压图显示回肠末端增厚的结节状皱襞（箭）

扩散进入甲基纤维素中可能导致回肠的双重对比效果较差，导致回肠远端只有单对比效果（图 37-22）。为了防止钡扩散到甲基纤维素中，放射学家限制了手动压迫，特别是对盆腔回肠肠襻的压迫。因此，如果需要对末端回肠进行详细的双对比检查，双对比钡灌肠和经口结肠充气造影是更可靠的技术。

（八）低张力十二指肠造影

低张力十二指肠造影是十二指肠的详细检查，在一些患者中，也是空肠的前两个襻的详细检查 [6]。这种检查用于放射线摄影、CT 或内镜在定位十二指肠和空肠的第一襻时的混淆。高密度钡剂通过放置在十二指肠降段近端的灌肠导管进行给药。高密度钡进入十二指肠和第一空肠襻后，患者在透视台上旋转以覆盖黏膜。静脉注射标准剂量的 1mg 胰高血糖素以诱导肠低张力。然后将空气注入导管以扩张十二指肠腔，并获得点压图像（图 37-23）。

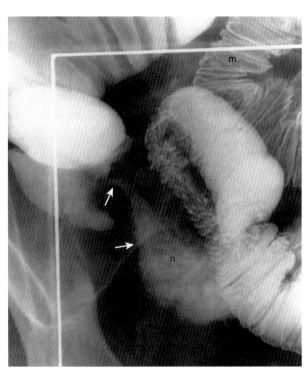

▲ 图 37-22　克罗恩病患者回肠末端的钡向甲基纤维素柱扩散

点压图像显示末端回肠呈锥形变窄（箭），黏膜结节极少（n）。末端回肠仅在单对比中可见，而双对比效果（m）在更近端可见。这位患者先前因克罗恩病接受了回肠末端、盲肠和近端升结肠的切除。图示末端回肠复发性克罗恩病

类似的检查可以通过让患者吞咽发泡剂和高密度钡的办法来降低创伤性，然后将患者置于右侧卧位。当十二指肠充满钡时，注射 1mg 胰高血糖素以诱导肠低张力，然后将患者旋转到桌子上涂抹黏膜，得到点压图像。然而，这种技术有一定局限性，因为与插管技术相比，口服途径对十二指肠中钡和空气的体积的控制较差。

五、水溶性造影剂小肠插管造影检查

小肠环境对于水溶性造影剂成像不利。这些高渗剂将液体吸入肠腔，并在低张力或梗阻患者的肠腔中被过量的液体进一步稀释。因此，水溶性造影剂的影像学密度一般不足以用于诊断小肠梗阻患者。因此，这些造影剂常规不用于检查小肠，除非患者怀疑有肠瘘。

通常，十二指肠或空肠前几环的肠瘘可以通过水溶性对比研究来证实。然而，由于水溶性造影剂与液体的稀释，中或远段小肠肠瘘经常漏诊。当怀疑小肠远端有肠瘘时（尤其是回肠结肠吻合处），最好采用水溶性造影剂灌肠，造影剂逆行至回肠远端。

怀疑小肠中部的肠瘘最初可用 CT 评估。如果小肠未扩张，则可使用水溶性造影剂进行灌肠（图 37-24）[6]。

六、小肠逆行检查

（一）钡灌肠

钡灌肠是一种未充分使用但功能强大的检查，以影像显示末端回肠和远端小肠[40]。如果腹部 X 线片或 CT 不能区分远端小肠梗阻和无动力肠梗阻，单对比钡剂灌肠可能对这些患者非常有帮助。这项研究不仅可以排除结肠梗阻性病变导致的小肠扩张，还可以通过回盲瓣反流钡剂评估回肠远端。钡反流到扩张的回肠末端表明存在无动力的肠梗阻，而钡反流到狭窄的回肠末端（更近端有扩张的充满气体的回肠襻）表明存在小肠梗阻。在许多情况下，钡可以逆行反流到过渡部位，使放射学家能够确定梗阻的部位和原因（见第 46 章）。对于高位小肠梗阻患者，钡灌肠比小肠插管造影检查或小肠顺行造影更快速和容易。

对于怀疑克罗恩病的患者，可以使用单造影

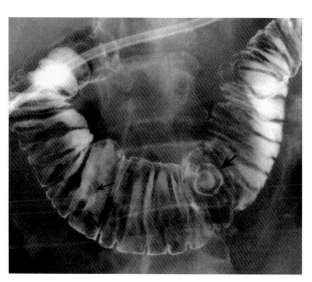

▲ 图 37-23　低张力十二指肠造影图

上消化道内镜示十二指肠息肉样病变，要求进行放射学检查以明确诊断。在气钡双对比检查中，十二指肠远端的点图像显示在十二指肠的第二段有一个 1.8cm 的白色息肉样病变（细箭）。十二指肠第三和第四段交汇处可见 2cm 息肉样病变（粗箭）。再次内镜活检及手术后发现十二指肠第二段腺癌及第四段血管瘤

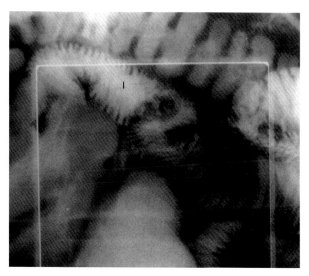

▲ 图 37-24　采用水溶性造影剂进行小肠插管造影

水溶性造影剂小肠插管造影的点图像显示正常的近端皱襞形态（I）。当小肠未扩张时，使用水溶性造影剂的检查可以显示解剖细节。然而，当小肠呈低动力状态或膨胀时，腔内液体会稀释水溶性造影剂，从而限制了肠道的显示

剂或双造影剂钡灌肠。双对比检查的优势在于能够诊断克罗恩病的早期炎性病变，如口疮样溃疡（图 37-25）。然而，单对比研究对于显示大量钡反流到远端小肠更可靠，因为评估回肠末端和远端回肠对于克罗恩病的影像学征象很重要。

对于没有梗阻的患者，标准的钡灌肠准备可能会有帮助。然而，对于高等位小肠梗阻患者，口服制剂是禁忌的。这类检查应该在无任何准备或温和的清洁灌肠后进行。

静脉注射标准剂量的 1mg 胰高血糖素以放松结肠和回盲瓣。高达 2.5L 的 20～30mg/dl 钡通过灌肠袋或尖端灌输。约 85% 的患者可以通过回盲瓣反流钡剂。如果存在远端小肠梗阻，则应尝试直接将钡反流至梗阻部位。在某些情况下，可以添加水到灌肠袋以推动钡逆行通过回肠远端。

（二）回肠造口灌肠

通过回肠造口逆行检查，可以很容易地评估离回肠造口最近的小肠。如果临床怀疑有肠瘘或梗阻，不使用任何制剂。然而，如果临床怀疑克罗恩病复发，口服制剂（如枸橼酸镁、磷酸钠）可能有助于在检查前清除小肠残留物。患者也被告知在检查前一天禁食固体食物。

软性导管（如弗利导管）插入回肠造口。如果提示病变在回肠造口处或腹膜反折附近（如克罗恩病、狭窄、瘘），导管的气囊不应充气。如果在回肠远端腹膜反折处或腹膜反折附近注射钡时未发现

疾病证据，导管球囊可充 3～5ml 空气或盐水，导管缩回腹膜反折处。如果怀疑在回肠造口处有病变，可以用小手指打开开口。如果球囊不能充气，钡剂从回肠造口漏出，放射科医师可以撤出导管，将气囊扩张到造口外，并将扩张的气囊推向回肠造口外，以避免回肠造口打开。

各种造影剂可以通过导管注射。如果怀疑从远端小肠漏出，可使用水溶性造影剂。如果怀疑远端小肠梗阻，单对比回肠造口灌肠用 30～50mg/dl 的钡进行。通过注射器将薄钡注射至梗阻部位并出现特征。如果怀疑存在克罗恩病或肿瘤，可以先在回肠近端注射 40～80mg/dl 钡，然后用空气或甲基纤维素观察黏膜细节（图 37-26），进行双对比回肠造口灌肠。与所有小肠研究一样，透视和点图像是诊断的主要内容。回肠造口术和邻近腹壁的小肠最好

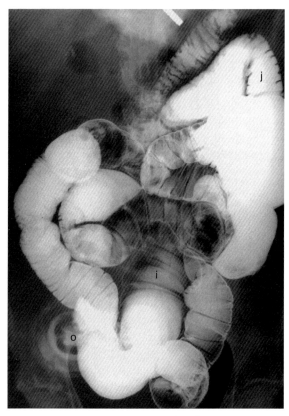

▲ 图 37-26 回肠造口灌肠
患者主诉腹痛和腹胀，曾进行过全结肠切除术。CT 显示小肠扩张。逆行回肠造口小肠插管造影结束时的头位 X 线片显示小肠弥漫性扩张至空肠近端（j）。此无动力梗阻患者无回肠狭窄或梗阻部位。回肠的空气对比效应（i）是钡剂通过造口（o）灌注前，小肠内的空气所产生的

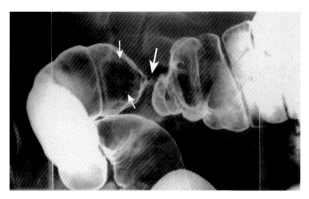

▲ 图 37-25 钡灌肠显示复发性克罗恩病
在既往内镜检查中，对于接受过克罗恩病手术的患者，内镜无法通过回肠结肠吻合处进入末端回肠。双对比钡灌肠显示回肠结肠吻合处缩短狭窄（大箭）。邻近的末端回肠也可见到口疮样溃疡（小箭）

在患者的侧卧位观察。回肠造口最好在取出导管、更换造口和将患者转向正交位置（通常是过斜或侧位）之后进行填充。

七、透视检查的选择

小肠顺行造影、小肠插管造影、CT、CT 小肠插管造影、MR 小肠插管造影、胶囊内镜检查等检查目前被广泛应用。本节将阐述如何合理选择小肠的成像方法。

所有形式的钡诊断的统一特征是在最佳扩张时对小肠的每个肠襻进行触诊。这就需要放射科医师在小肠插管造影期间和患者在一起，或者每隔 15~30min 回到透视室进行小肠随访，这取决于钡剂在小肠内的前进速度。由于强调透视和点图影像诊断，灌肠对患者的辐射剂量略高于小肠顺行造影[41]。单对比检查评估了钡柱内的管腔轮廓和充盈缺损。双对比检查评估了腔体轮廓，钡柱或池的充盈缺损和黏膜面细节。只有当肠腔完全扩张时，两种方法才能很好地评价小肠皱襞。

小肠顺行造影优于小肠插管造影的主要优点是患者更容易配合，避免了小肠插管的需要，所以不需镇静。只要进行透视检查，长段的小肠异常很容易观察到（图 37-27）。因此，小肠长段的疾病，如克罗恩病、缺血和放射性肠炎，很容易在小肠顺行

造影中检出。然而，小肠插管造影比小肠顺行造影有许多重要的优势。因为放射科医生在整个检查过程中都在患者身边，所以在需要的时候可以进行透视检查。在小肠插管造影过程中，幽门已被通过，可以以最佳的速度灌注造影剂使管腔扩张。短节段的病灶比如肿瘤或克罗恩病的跳跃病变可通过小肠插管造影显示更好，因为肠腔更加扩张，使得局部狭小处的细微病灶更明显（图 37-7）。由于肠管扩张，肠管皱襞变直，通过小肠插管造影也能更好地评估小肠皱襞[42]。主要的黏膜异常，如鹅卵石样变，可在单对比小肠顺行造影伴加压时表现出来，但细微的黏膜异常需要双对比技术（图 37-28）。

选择何种放射学检查（小肠顺行造影与小肠灌肠）主要取决于检查的适应证。以下章节将讨论评估小肠的各种临床情况。

（一）慢性腹泻

小肠顺行造影是诊断克罗恩病或其他炎症性疾病累及肠节段小肠的恰当检查[24]。一般来说，小肠顺行造影表现为鹅卵石样改变、肠系膜边界溃疡、裂隙、瘘管（图 37-29）和长段狭窄。然而，小肠顺行造影可能会遗漏克罗恩病的短节段病变，以及早期克罗恩病的口疮样溃疡。如果外科医生希望在手术前对克罗恩病患者的疾病范围和可能的病变进行全面的评估，那么小肠插管造影是更好的术前检

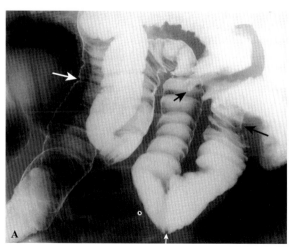
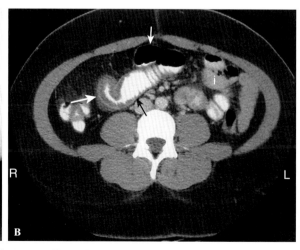

▲ 图 37-27　小肠顺行造影显示长节段的放射性肠病

A. 点图像显示回肠（长箭之间）异常肠襻，皱襞增厚，但保持垂直于小肠纵轴的正常方向。成角的两个区域（短箭）确诊为放射性浆膜炎。没有发现梗阻。B. CT 显示回肠襻明显的肠壁增厚（白长箭）。近端可见轻度的皱襞增厚（黑箭）。注意接近病变部分的正常小肠壁增厚（白短箭）。有些肠襻（i）显示极少的解剖细节

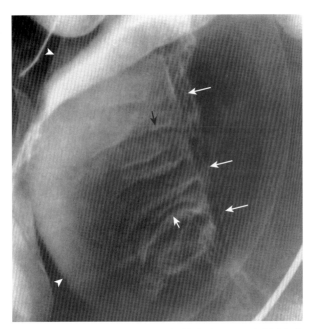

▲ 图 37-28　克罗恩病患者小肠插管造影显示肠系膜侧溃疡
点图像显示了沿着回肠远端肠系膜侧的一个细长的线性钡聚集（长箭）。皱襞（短箭）被拉向溃疡处，导致相对未受累的肠系膜侧的囊腔形成（箭头）

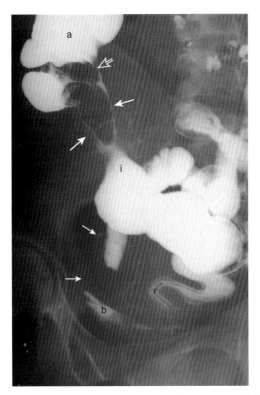

▲ 图 37-29　克罗恩病患者小肠顺行造影显示多发瘘管
钡剂到达结肠后的高倍 X 线片显示从扩张的回肠远端（i）到升结肠（a）的一些轨道样溃疡（粗箭），其中一个是病变的回肠末端，另一个是回结肠瘘。另一个瘘管（空心箭）进入升结肠内侧壁向盲瓣上方。一个薄钡蚀刻瘘管（细箭）从回肠到充钡膀胱（b）
r. 直肠

查。如果患者在小肠顺行造影过程中回肠末端表现正常，但临床上强烈怀疑克罗恩病，则可经口结肠充气造术，获得回肠末端气钡双对比图。理想情况下，该检查应该在患者接受了钡剂灌肠准备后进行，以清除回肠远端和右半结肠的肠内容物。经口气结肠充气造影或气钡双对比灌肠，将钡反流回肠末端，比常规小肠顺行造影能更好地发现黏膜结节性溃疡和口疮性溃疡（图 37-30）。

小肠插管造影观察回肠末端可能不如小肠顺行造影（图 37-22）。在小肠插管造影过程中，盆腔回肠襻的过度扩张可能会导致太多的回肠襻重叠，以至于很难单独展示回肠末端。由于钡与甲基纤维素的逐步混合，在钡到达回肠末端之前常常会丧失应用甲基纤维素进行小肠插管造影的双重对比效果。可进行气钡双对比小肠插管造影，但经口气结肠充气术或双对比钡灌肠对患者而言更容易接受，并且85% 的患者气或钡可回流到末端回肠，从而获得末端回肠的气钡对比图像。

（二）小肠梗阻

如第 46 章所述，怀疑小肠梗阻的患者，一定需要接受腹部 CT 检查（除非直接进入外科手术）。CT 在钡研究中有一个主要的优点，即它不依赖钡到达梗阻部位，而是使用腔内液体来勾画过渡区。对于高位梗阻患者，CT 比顺行钡餐检查更节省时间。因此，在腹部 X 线片或 CT 显示的高位小肠梗阻患者中，不鼓励进行小肠顺行造影和小肠插管造影。小肠钡餐灌肠（图 31-31）或结肠造口灌肠是高位远端小肠梗阻的首选检查方法，或当怀疑是否存在无症状性肠梗阻、结肠近端病变或远端小肠梗阻等问题时，它们也是首选检查。顺行性研究可在减压后经鼻胃管或长管（Kantor 或 Miller-Abbott管，图 37-32）或经小灌肠 - 减压联合导管实施。

胃十二指肠或近端小肠疾病更易出现呕吐的症状，而非远端小肠疾病。对于有呕吐的患者，没有明确的小肠远端梗阻的影像学或 CT 表现，可进行单对比或双对比上消化道系列检查，并对近端小肠进行评估。另外，如果上消化道内镜检查已排除胃和十二指肠近端，则可考虑进行小肠插管造影或低渗十二指肠造影，直至前几个小肠襻。

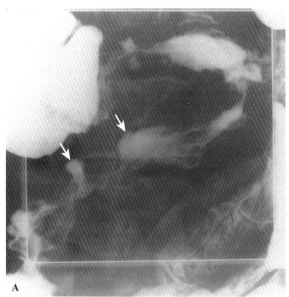
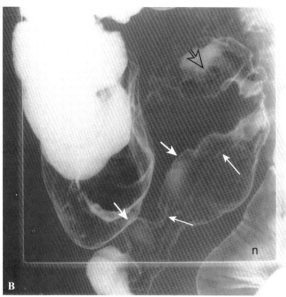

▲ 图 37-30 克罗恩病疑似患者经口结肠充气造影

A. 小肠顺行造影的点片显示异常的回肠末端，表现为囊状扩张（箭）和狭窄区交替出现。B. 经口结肠充气造影的点图显示，大部分狭窄区域比 A 图显示的扩张程度更重。由此可见克罗恩病的肠系膜侧溃疡（长箭）和囊样改变（短箭）。黏膜为局灶性结节样（空心箭）。将回肠末端黏膜的表现与邻近正常回肠肠襻（n）的黏膜进行比较

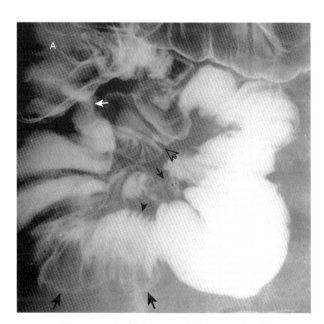

▲ 图 37-31 钡剂灌肠可见类癌复发伴小肠梗阻

回肠远端扩张，小肠皱襞固定（空心箭）。在一个肠襻中，皱襞通过肠系膜增生性过程纠集在一起（箭头），对侧壁囊样扩张（大箭）。还可以看到一些较短的狭窄段（短箭）和升结肠（A）

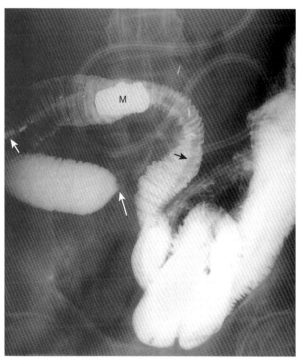

▲ 图 37-32 经 Miller-Abbott 管减压后小肠插管造影显示完全小肠梗阻

回肠（白长箭）突然呈喙状截断，完全是由于粘连引起的小肠阻塞。近端小肠被 Miller-Abbott 管（管尖用白短箭表示）减压，仅轻度扩张。水银袋（M）以逆行的方式翻转。注意管显示为一个钡柱中的充盈缺损（黑箭）

（三）腹痛

不明原因的腹痛可通过小肠顺行造影或小肠插管造影来评估。小肠顺行造影优于小肠插管造影，可评估小肠转运时间和运动障碍的运动成分。与此相反，小肠插管造影更能显示运动障碍的结构成分（如空肠憩室、囊状扩张或硬皮病所致的小肠皱襞增多）。小肠插管造影对于显示孤立的粘连（图 37-33）或可能引起腹痛的肿瘤等短节段病灶也有优势。

短暂性肠套叠通常与正常变异或与运动障碍有关。当 CT 显示的暂时性肠套叠伴随梗阻或肿瘤时，放射科医师应进行小肠插管造影，因为这项技术在排除短节段的病灶方面较好（如肿瘤和粘连），而短节段的病灶可能导致肠套叠。然而，大多数短暂性肠套叠并不与梗阻或肿瘤相关。在这种情况下，小肠顺行造影是否足以排除结构异常尚不清楚。很明显，小肠插管造影将为排除肿瘤或粘连提供更可靠的诊断。

（四）可疑穿孔

如前所述，怀疑十二指肠和近端空肠穿孔可以用水溶性造影剂，透过小肠顺行造影充分评估。然而，由于水溶性造影剂在被腔内液体稀释时导致密度不足，在肠梗阻或麻痹性肠梗阻存在小肠扩张的情况下诊断穿孔是困难的。水溶性造影剂由于其高渗性而被进一步稀释，这导致更多的液体被吸入小肠腔内。因此，在存在远端小肠扩张的情况下，用水溶性造影剂逆行检查小肠对于排除远端小肠瘘，特别是回肠吻合术中的瘘是比较可取的。疑似小肠中远端穿孔患者，在肠减压后应进行水溶性小肠插管造影（图 37-24）。

（五）吸收障碍

第 43 章对吸收障碍进行了分类和讨论。小肠顺行造影足以检测导致细菌过度生长的大的器质性病变（如空肠憩室病、克罗恩病伴梗阻）。然而，小肠插管造影是显示涉及肠黏膜和黏膜下层的吸收不良性疾病的检查选择［如腹腔疾病（图 37-34）、Whipple 病、淀粉样变性］。因此，在吸收不良的背景下进行空气对比小肠插管造影是有充分理由的，因为空肠黏膜表面是引起吸收不良最常见的病变部位，可以清楚地显示出来。CT 也是诊断原发或继发淋巴结病变的主要辅助手段。

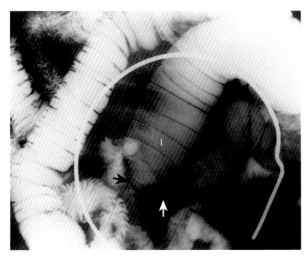

▲ 图 37-33　小肠插管造影显示粘连和低位小肠梗阻
此患者有间歇性腹痛及腹胀，并有腹部手术史。回肠有尖角样改变（黑箭），成角样改变部位远端可见狭窄（白箭）。过渡区皱襞可见，黏膜光滑。回肠（I）近粘连部分轻度扩张

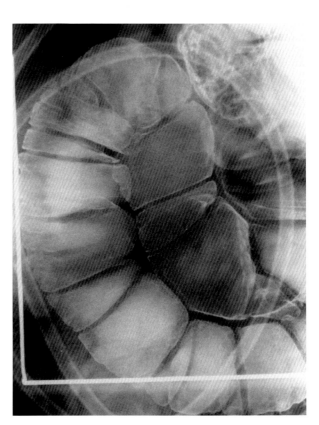

▲ 图 37-34　小肠插管造影显示乳糜泻
点图像显示空肠每英寸皱襞数目减少

（六）不明原因消化道出血

小肠顺行造影对于发现小肠出血的原因是有限的[39, 43-48]。小肿瘤很容易漏诊[45]。在一项研究中，通过比较熟练地进行小肠插管造影和非熟练地进行小肠顺行造影检查，肠内造影发现 90% 术中诊断的肿瘤，而小肠顺行造影仅发现 33%[45]。因此，在小肠顺行造影过程中很难给出确定正常的诊断。联合小肠顺行造影（排除梗阻或狭窄）和胶囊内镜检查可能是评价消化道出血患者的一种可接受的选择。然而，胶囊内镜检查也有其局限性。由于正常小肠传输时间为 30～120min，胃肠病学家或医生助理将在计算机工作站花费大量时间评估图像。胶囊内镜对病灶的定位能力也很有限。最后，胶囊内镜检查也不是绝对正确的，因为相当一部分小肠没有被视频胶囊检查。

甲基纤维素对比灌肠对于大多数小肠肿瘤的诊断是足够的（图 37-7）。然而，它通常不会检出静脉曲张、动静脉畸形、非甾体抗炎药引起的糜烂或氯化钾引起的糜烂，胶囊内镜检查亦如此。空气对比小肠插管造影可诊断微小的小肠近端溃疡性病变，其敏感性大于甲基纤维素对比小肠插管造影。虽然笔者进行的盆腔回肠上的气钡双对比小肠插管造影还没有取得很大的成功，但这是日本标准的小肠插管造影技术。

总之，只有在评估消化道大出血的器质性原因时，小肠顺行造影才会提示（图 37-35）。该检查只能用于对异常的怀疑程度较低时，如果怀疑有淋巴瘤、胃肠道间质瘤（图 37-36）、缺血或血肿等重大病变时，或计划进行胶囊内镜随访。

在寻找服用非甾体抗炎药的患者的细微破坏时，可以用气钡双对比造影。在寻找微小病灶或小

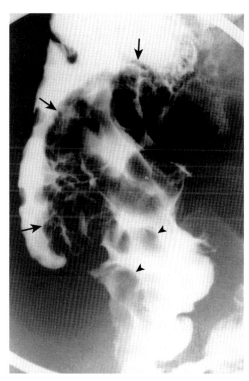

▲ 图 37-35　小肠顺行造影显示回盲部淋巴瘤
回肠盲部点图像显示回盲瓣（箭）明显分叶扩大，肿瘤扩散到盲肠内侧壁和升结肠。回肠远端皱襞也明显扩大和分叶（箭头）。该患者为套细胞淋巴瘤伴胃肠道出血

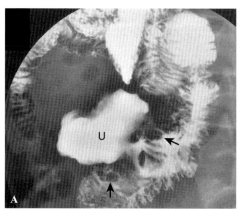
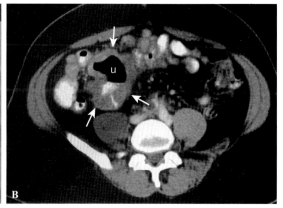

▲ 图 37-36　小肠顺行造影显示胃肠道间质瘤
A. 点图像显示在中段小肠的肠系膜侧的大、不规则、充满钡的腔（U）。粗的邻近钡腔可见粗大分叶状肿瘤结节（箭）。B. 轴向主体扫描显示腔体（u）周围大部分肿瘤（箭）。黏膜变化并不明显。该患者表现为胃肠道出血

肿瘤时，甲基纤维素对比小肠插管造影和空气对比小肠插管造影是令人满意的。在已知的恶性肿瘤患者中，小肠插管造影将比小肠顺行造影检查更可靠地诊断为正常或转移性病变。

CT 或 MR 血管造影对出血性肿瘤的作用还有待证实。CT 和 MR 小肠插管造影由于对黏膜细节评价不高，其分辨率低于小肠插管造影。因此，钡

灌肠在诊断克罗恩病、引起吸收不良的疾病或原发性肿瘤方面应优于 CT 或 MR 小肠成像。笔者认为，如果患者需要插管，应该进行钡灌肠检查（而不是 CT 或 MR 小肠成像），除非是寻找胃肠道出血原因的情况。

表 37-2 总结了在各种临床情况下评估小肠的检查选择。

表 37-2　各种临床情况下小肠钡餐检查选择

临床情况	首选检查
慢性腹泻（不包括克罗恩病）	小肠顺行造影
已知的克罗恩病	
急性腹痛	CT 排除脓肿
吻合复发	钡灌肠
手术前排除跳跃病变	小肠插管造影
急性腹痛	CT（如果怀疑有妇科疾病选择超声检查）
慢性腹痛	如果仍怀疑有小肠疾病，则小肠顺行造影，然后进行小肠插管造影
小肠梗阻	CT 随后钡灌肠作为高位远端小肠或近端结肠梗阻的解决问题的工具
低位肠梗阻	小肠顺行造影或小肠插管造影
呕吐	上消化道系列检查评估近端小肠
吸收不良	小肠插管造影（考虑空气对比造影）
不明原因的胃肠道出血	小肠顺行造影，胶囊内镜检查 甲基纤维素小肠插管造影 如果必须排除非甾体抗炎药所致的肠糜烂，则进行空气对比小肠插管造影 CT 血管造影作用待定
怀疑血行转移	小肠插管造影
怀疑穿孔	CT 可以表明存在穿孔，次优评估穿孔的位置和原因
上消化道	水溶性对比上消化道系列
旁路十二指肠	HIDA 扫描或注入水溶性造影剂进入留置的十二指肠胆管
空肠近端	水溶性造影剂小肠顺行造影
中段小肠	水溶性造影剂灌肠或水溶性对比小肠插管造影
远端小肠，回肠结肠吻合处	水溶性对比灌肠

HIDA. 肝脏 - 亚氨基二乙酸

第 38 章　口服造影剂 CT 小肠成像
Computed Tomography Enterography

Joel G. Fletcher　David H. Bruining　**著**

曲玉虹　**译**　　王之龙　**校**

一、口服造影剂 CT 小肠成像与常规腹部计算机断层扫描有何不同

口服造影剂 CT 小肠成像是小肠疾病患者腹盆 CT 技术的个体化体现。此种方法使用大量口腹影剂扩张小肠，并在适当的增强时相获得肠道的多平面高分辨率图像，从而观察小肠腔、肠壁和肠周组织。它与常规的腹盆腔 CT 在扫描前给予患者的口服造影剂的数量和类型、静脉团注造影剂后图像的获取时间、常规薄层多平面重建图像，以及其他与患者自身相关的因素（如克罗恩病或不明原因的胃肠道出血）等方面不同。口服造影剂 CT 小肠成像的 CT 图像采集技术无特殊，但小肠管腔的扩张是通过鼻空肠管输注肠造影剂完成的。

二、适应证

口服造影剂 CT 小肠成像用于已知或怀疑克罗恩病的患者、不明原因的消化道出血患者、不明原因的腹泻患者（通常与胰腺成像有关），以及在门诊情况不明原因的腹痛患者。多期相口服造影剂 CT 小肠成像作为不明原因消化道出血患者中胶囊内镜的一种补充技术，其与其他检查的互补性将在本章后面进行综述。口服造影剂 CT 小肠成像也可用于评估低位梗阻的存在和原因（当不能进行小肠造影时），以及检查其他小肠疾病（如小肠憩室病、乳糜泻、息肉综合征）或并发症的检查。

三、技术

表 38-1 描述了口服造影剂 CT 小肠成像技术的临床适应证。所有类型的口服造影剂 CT 小肠成像都需要摄入大量的口服造影剂，并提供适当的 X 线管电压和管电流，以适应患者的年龄和诊断任务，将辐射剂量降至最低，同时提供准确的诊断[1]。

对于口服造影剂 CT 小肠成像，1300～2000ml 的口服造影剂通常在 1h 内分次给药（例如在检查前 60、45 和 15min 各口服 450ml）[2-5]。造影剂一般分为中性肠溶剂，表现出与水相似的 CT 值，阳性肠溶剂含有钡或碘，其 CT 值远远大于强化组织。对于大多数小肠适应证，中性药物是首选的，因为它们可以明显地显示许多小肠病理过程，例如节段性炎症或肿块，通常比邻近的小肠壁强化高。当怀疑腔内充盈缺损（如息肉病综合征）、浆膜转移或禁用静脉注射含碘剂时，阳性药物是有用的。尽管有多种中性肠造影剂可用，但许多中心使用市场销售的产品中通常含有山梨醇，其阻碍了水通过小肠壁的吸收，与单独用水相比，小肠扩张更明显，并增大了小肠成像的时间窗，在此期间可以实现小肠成像，具有高度的可重复性[3]。或者，也可以使用刺槐豆胶或聚乙二醇[2, 6]。如果患者口服这些中性肠溶剂有困难，医生可用水来代替完成推荐量的摄入。需要告知患者使用山梨醇或聚乙二醇的肠内药物可能引起肠蠕动，药物在检查后不久被排出。由于需要大量摄取，使用非水剂的口服造影剂 CT 小肠成像是门诊程序，放射科医师和临床转诊医师应考虑住院患者的替代方案（更适合常规腹盆腔 CT

或饮水的口服造影剂 CT 小肠成像）。而且，约 30% 的空肠襻用经口服造影剂 CT 小肠成像检查会塌陷[7]。因此，在已知或怀疑有空肠病变的情况下，CT 小肠造影或 MR 肠造影（空肠用不同的脉冲序列重复成像），可以优先考虑。

静脉注射造影剂通常以 3～5ml/s 的速度进行，成像是在小肠或门静脉强化时期进行的。肠管强化期是指小肠壁的峰值强化期，一般认为是静脉注射造影剂开始后 50s[8]。小肠期可以显示克罗恩病、高强化息肉和大多数小肠血管病变。由于肠系膜上静脉和门静脉被静脉注射的造影剂填充，肝静脉尚未充满造影剂，所以肠期的时间与胰腺期的时间相似，因此，胰腺的同步评估通常可以用此同一次采集进行。在肝脏或门静脉增强时期，肝静脉充满造影剂，如果还需要肝脏的相关成像，这可能是合适的增强时相。对于最常见适应证克罗恩病，活动性克罗恩病在小肠和门静脉期显示得更充分[9]。

由于口服造影剂 CT 小肠成像的目标之一是显示小的瘘管和腔内或肠壁内的肿块，因此需要高分辨率的 CT 成像，轴向厚度一般在 3mm 或更小。需要多平面冠状位的重建图像，矢状位的重建图像也需要，以帮助评估可疑的小肠节段和肠系膜血管。通过调整螺距或 CT 扫描床的速度，腹部和骨盆就可以在一次屏气中成像（如 6～15s）。对于大多数临床适应证（如排除小肠疾病、评估克罗恩病），只需要单期对比增强[9]。

无论适应证如何，口服造影剂 CT 小肠成像采集技术应适应于患者的体型和诊断目标[1, 10]。对放射科医生来说，最好的放射剂量节约技术之一是，尽量限制扫描期相，只要达到能够诊断病变目的即可。对于不明原因的胃肠道出血或需要多期实体器官显像的情况，应进行多期增强[11]。管电流的调节可以通过使用技术图表或自动曝光控制来实现[12, 13]。常规使用自动曝光控制将降低 CT 实际辐射剂量约 30%[12]。此外，还可以使用技术图表或供应商提供的 kV 选择程序进行管电压选择，这些程序考虑了患者的体重、碘对比噪声比（contrast to-noise ratio，CNR）和 CT 系统弊端[14]。kV 和技术图表的选择通常会使辐射剂量减少 20%～30%。低 kV 的优点之一是不仅降低了辐射剂量，而且增加了碘信号和碘相关 CNR，可用于增强肠段和肿块的显影或降低辐射剂量。

不同类型的肠造影检查所选择的剂量水平取决于小肠可疑病变与正常增强肠壁的影像对比，以及怀疑可能在实体器官中存在的其他病变（表 38-1）。在克罗恩病中，诊断任务需要区分的正常肠段和高度强化肠段有相对较大的 CT 值差异，因此常规的腹部盆腔 CT 剂量水平可以降低 30%～50%，而不影响诊断性能[13, 15, 16]。同样，如果用阳性造影剂评价息肉的充盈缺损，可疑病变与相邻腔内的 CT 值差异较大，可以大幅度降低辐射剂量（类似于 CT 结肠镜检查）。相比之下，口服造影剂 CT 小肠成像同步评估胰腺或小肠肿块或肝转移需要常规的腹盆腔剂量水平设置，以便能够充分显示重要的低对比

表 38-1 常见类型口服造影剂 CT 小肠成像检查的患者适应证

适应证	增强时相	剂量水平	评 价
排除小肠疾病	小肠或门静脉	常规腹盆 CT	中性口服造影剂，高分辨率 *
排除或随访克罗恩病	小肠或门静脉	低于常规腹盆 CT	中性口服造影剂，高分辨率 *
活动性消化道出血	动脉和门静脉或延迟	常规腹盆 CT	中性口服造影剂，高分辨率 *
不明原因消化道出血	动脉、小肠、延迟	高于常规腹盆 CT（因为多于一期增强）	中性口服造影剂，高分辨率 *
息肉综合征	平扫	低于常规腹盆 CT	小肠造影优先，阳性口服造影剂，高分辨率 *
低位肠梗阻	小肠或门静脉	常规腹盆 CT	小肠造影优先，阳性口服造影剂，高分辨率 *

*. 轴位层厚≤ 3mm，常规冠状 ± 矢状多平面重建或在计算机工作站观察 3D CT 图像

度结构和肿块。

口服造影剂 CT 小肠成像中经常使用较低的辐射剂量水平及较薄的层厚，通常会导致图像较粗糙的，这些图像可以并不会影响克罗恩病的准确诊断[13, 15, 17]。可以采用多种 CT 图像降噪方法（如迭代重建）提高低剂量口服造影剂 CT 小肠成像图像的图像质量，使其与常规剂量得到的图像相似[18]。CT 降噪在使用低 kV 技术降低辐射剂量时特别有用，以提高疾病的显著性，并补偿与低 kV 图像相关的图像噪声增加[1, 19]。

四、口服造影剂 CT 小肠成像图像的解读

常规 CT 小肠造影诊断克罗恩病只需观察轴位和冠状图像，尽管体积观察或在其他平面进行交互观察通常很有帮助。与透视法类似，要想最大限度地发现疾病，需要系统地观察肠道。因为克罗恩病、胃肠道出血和排除小肠肿瘤是口服造影剂 CT 小肠成像的常见适应证，所以首先要了解这些疾病的 CT 表现，重点是鉴别诊断。恰当的诊断依赖于将透视下的管腔内形态与断层成像下的管壁和管腔内强化表现相结合。

正常小肠在口服造影剂 CT 小肠成像上的表现

与透视相似。空肠管径略大于回肠，空肠瓣膜较回肠厚，间隔较近[20]。约 30% 的空肠皱襞会皱缩，不要与小肠肿块混淆[7]。增强扫描小肠期，空肠的增强程度明显大于回肠，其衰减差异在延迟期恢复正常[21]（图 38-1）。

（一）可疑克罗恩病

口服造影剂 CT 小肠成像图像已知或疑似克罗恩病的患者，应详细检查沿着胃肠道任何部位管壁的炎症表现、穿透性疾病［如窦道、瘘管、蜂窝织炎和脓肿、肠梗阻和炎症性肠病（IBD）］相关的肠外发现，包括肠系膜静脉血栓形成、骶髂关节炎，原发性硬化性胆管炎。第 40 章和第 54 章详细地描述了克罗恩病的影像学特征。

管壁炎症的 CT 表现包括节段性管壁高强化、管壁增厚、管壁分层、管壁或肠周脂肪异常和齿梳征[5]。管壁高强化是指节段性密度（或强化）大于邻近小肠襻[22]。虽然不是特异性的，但通常认为是克罗恩病相关炎症最敏感的表现[16]，与炎症的内镜和组织学表现高度相关[22]。因为空肠比回肠强化更明显，所以与邻近肠襻的比较很重要。

与空肠克罗恩病相关的空肠高强化通常更难被放射科医师识别，因为空肠皱襞的突出（图 38-2）。其他影像学特征如穿透性溃疡、管壁增厚、皱襞破

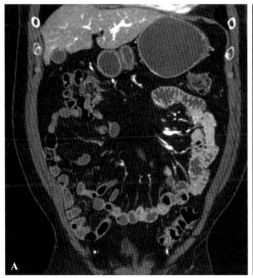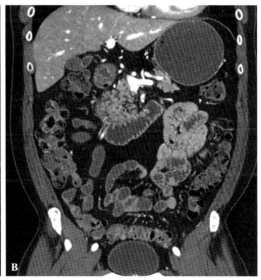

▲ 图 38-1　正常口服造影剂 CT 小肠成像图像

A、B. 冠状位图像显示一名 46 岁男子的 CT 肠动描记法检查胃肠期图像小肠外观正常，胶囊内镜检查呈阴性。注意空肠皱襞增多，强化增强，同时有几个空肠襻塌陷，均为正常表现

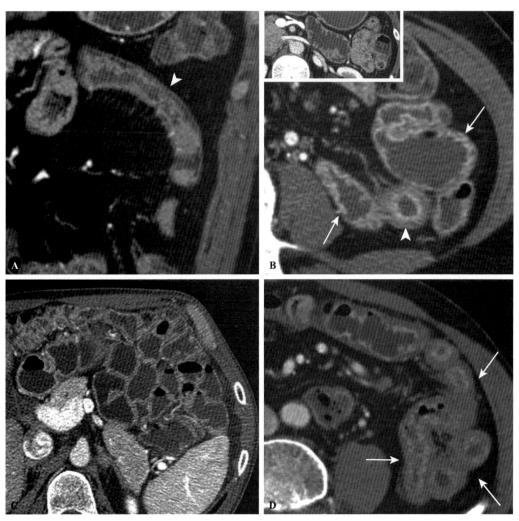

▲ 图 38-2 炎性和感染性空肠克罗恩病的口服造影剂 CT 小肠成像图像

A、B. 空肠节段性克罗恩病表现为正常皱襞形态的破坏、不对称受累（A，箭头）、节段性高强化（B，内嵌图像和箭）、肠壁分层（A、B，箭头）。C. 乳糜泻患者可见弥漫性空肠皱襞消失。D. 中性粒细胞性小肠结肠炎（箭）与克罗恩病相似，但可见累及长的肠段和对称的管壁分层，它见于免疫缺陷患者

坏等常见于空肠克罗恩病，与回肠克罗恩病相比，空肠克罗恩病常表现为较长长度和多个节段。

各种各样的疾病都可以导致管壁的高强化；然而，沿着肠系膜侧的片状和不对称的高强化或连续高强化是克罗恩病的病理表现（表 38-2）。小肠襻的收缩会导致小肠襻的密度增加[21]，但通常很容易通过两端相邻扩张段的光滑的锥形形态来区分。感染、反流性回肠炎、血管性水肿（通常由血管紧张素转换酶抑制药引起）、血管炎和肠缺血均可引起节段性肠襻高强化。然而，这些疾病通常与不对称增强或穿透并发症无关。当面对可疑的高强化时，比较附近两个扩张的肠襻并考虑到克罗恩病的继发症状（如管壁分层、肠周水肿和齿梳征）通常是有帮助

的。放射性肠炎也能导致狭窄和增强的肠管，但它很容易与克罗恩病区分，因为它有辐射史和对称性强化[23]。

在肠腔扩张的小肠襻中，管壁增厚超过 3mm 也被认为是不正常的。塌陷的肠管，尤其是空肠，有时会被误认为是小肠壁增厚，当肠管塌陷时就会聚在一起。与高强化相似，克罗恩病的管壁增厚通常不对称，位于肠系膜缘。局灶性或节段性壁增厚可见于出血和肠水肿，以及引起管壁强化的一系列疾病（见上文）。

克罗恩病相关性肠炎可有其他的影像学表现。肠壁分层（也称为靶征）指肠壁的分层样表现（两层或三层），常见于炎症性肠病（克罗恩病、溃疡

表38-2　节段性小肠壁强化的鉴别诊断

病　变	注　释	影像鉴别点
克罗恩病	空肠受累常被忽略	不对称，片状或肠系膜缘强化，多灶，肛门周围疾病或其他穿透性并发症
反流回肠炎		对称受累，持续累及全结肠，扩张回盲瓣
血管性水肿	常伴有腹痛及ACE抑制药的使用	对称受累，肠襻扩张，腹水
收缩，蠕动	延迟图像通常会有所帮助	近端和远端肠管逐渐变细，与其他增强期相进行比较
放射性肠炎，非甾体抗炎药肠病	盆腔放疗史 非甾体抗炎药摄入史	长节段高强化，不对称 局灶性1～2cm病灶，常为多发病灶，中间可见正常的肠管
肠缺血	患者通常年龄较大或近期有心脏事件	对称受累，并发闭襻性梗阻、静脉或动脉闭塞或血栓形成
感染或中性粒细胞肠炎 血管炎	临床病史常有帮助	对称受累 对称受累，血管和实体器官受累

性结肠炎）和其他良性小肠疾病[4, 23, 24]。通常与炎症（克罗恩病、非甾体抗炎药肠病）、感染或血管疾病（如缺血、出血、血管炎、放射性肠炎）有关。肠系膜纤维脂肪增生是克罗恩病的一种病理表现[4]。与小肠顺行造影显示肠系膜缘线性溃疡相似，CT检查显示的纤维脂肪增生就如沿肠系膜缘的小肠襻的大量脂肪或直肠周围大量脂肪。齿梳征不是病理征象，但常见于炎症性肠病；它是指充盈的直行血管[25]，它可以在成角处进入肠道，在活动性炎症中变大。

贯穿性克罗恩病的并发症，如瘘管、窦道、蜂窝织炎和脓肿，约有25%的克罗恩病患者可见到，这些并发症常常导致医疗管理或放射、外科干预的改变[26, 27]。瘘管在口服造影剂CT小肠成像上表现为肠外管道，通常由发炎的小肠襻引起，在临床上高达50%的病例可能是偶然发现的[28]。克罗恩病的瘘管常引起受影响的小肠襻纠集，星形瘘管复合体常见于远端回肠襻、乙状结肠或升结肠与膀胱之间（图38-3）。瘘管是由它们连接的结构来命名的（如肠-肠、肠道-皮肤、肠-膀胱、肛周）。瘘管可由其他原因引起，通常是手术、感染或胰腺炎所致。很少有盆腔感染伴放线菌病的患者会出现类似于瘘管性克罗恩病的肠壁增厚，肠系膜、瘘管（包括肛周瘘管）或团状蜂窝织炎的弥漫性炎性改变，通常发生在有宫内节育器的女性患者身上[29]。

肿瘤可与小肠克罗恩病混淆。原发性胃肠道淋巴瘤可引起不对称节段性肠壁增厚，但通常以肠襻低强化为特征。小肠类癌有时会被误认为克罗恩病。诊断的线索是具有肿块的多灶性和肠系膜转移的特征性表现。这些病与克罗恩病的影像学鉴别有时很困难，需要活检，因为肿瘤在慢性克罗恩病的炎症环境中也会出现。

（二）消化道出血

胃肠出血的口服造影剂CT小肠成像一般用于内镜检查、CT血管造影或急性情况下的腹腔和盆腔CT检查的不明出血。口服造影剂CT小肠成像用于胃肠道不明出血是在上、下内镜检查后进行的，被列入2011年美国胃肠内镜学会（American Society for Gastrointestinal Endoscopy，ASGE）胃肠不明出血和显性胃肠不明出血的实践指南[30]。胃肠道出血是复发性或持续性出血，并且在最初上、下内镜检查未见出血源。明显的隐性胃肠出血是指出血可见黑粪、呕血或便血，而隐性胃肠出血发生在缺铁性贫血患者中[31]。年轻患者胃肠道出血的常见原因包括小肠肿瘤、Meckel憩室、克罗恩病或腹腔疾病、杜氏病和静脉曲张；血管扩张、非甾体抗炎药肠炎和腹腔疾病在老年人中更为常见[31]。

多期口服造影剂CT小肠成像在不明原因胃肠道出血中的应用是一个挑战，因为各种潜在的出血源存在，需要一个系统的方法。放射科医生的职责是识别出除了潜在原因以外的任何活动性出血，如

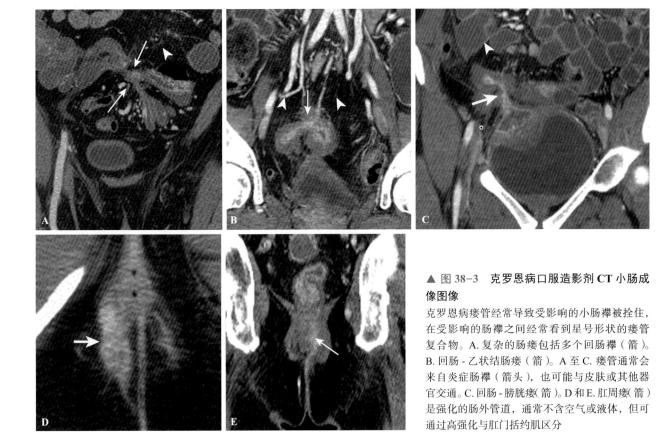

▲ 图 38-3 克罗恩病口服造影剂 CT 小肠成像图像

克罗恩病瘘管经常导致受影响的小肠襻被拴住，在受影响的肠襻之间经常看到星号形状的瘘管复合物。A. 复杂的肠瘘包括多个回肠襻（箭）。B. 回肠 - 乙状结肠瘘（箭）。A 至 C. 瘘管通常会来自炎症肠襻（箭头），也可能与皮肤或其他器官交通。C. 回肠 - 膀胱瘘（箭）。D 和 E. 肛周瘘（箭）是强化的肠外管道，通常不含空气或液体，但可通过高强化与肛门括约肌区分

肿瘤或血管病变。对动脉期增强扫描获得的高密度图像进行初步搜索，这些图像可能显示腔内容物、活动性出血、肿瘤或血管病变，并与随后的增强时相相结合，以区分小肠病变与腔内容物和出血。内容物往往具有锋利的边缘，而且在多期相中没有变化。腔内造影剂的逐渐积聚是活动性出血的信号（图 38-4）。小肠病变的形态学（如腔内充盈缺损或局灶性肠壁增厚）将有助于缩小鉴别诊断范围。非内容物的腔内充填缺损通常表现为肿瘤，起源于肠壁，强化随着时间推移增强。局灶性肠壁增厚，如克罗恩病、淋巴瘤和转移灶，也会逐渐增强。

小肠肿瘤经常在胃肠道出血的多期口服造影剂 CT 小肠成像中被发现。这些患者的肿瘤往往比有症状的患者小，而且处于早期。几项研究表明，口服造影剂 CT 小肠成像可能比胶囊内镜更容易识别小肠肿瘤，因为它们起源于肠外或黏膜下[11, 32, 33]。类癌（神经内分泌）肿瘤一般为高强化肿瘤，可表现为强化息肉，常呈肩胛样形态，浆膜表面轻微皱缩或收缩，或 20～30cm 范围内多灶强化肿瘤[34]（图

38-5）。肿瘤累及肠系膜血管可类似克罗恩病的节段性肠壁增厚，但也会引起受累肠襻的收缩。在胃肠道不明显出血中，局灶性小肠病变伴典型的肠系膜软组织转移，原发肿瘤附近放射性纤维组织增生或肝转移不常见[34]。

胃肠道间质瘤以出血和溃疡多见，通常是高强化，但也可能是等强化。它们可能表现为圆形或腔内充填缺陷，但通常具有肠外部分[35]。小肠淋巴瘤的表现与常规腹部 CT 相似（等强化、邻近淋巴结病变伴或不伴动脉瘤性溃疡），但通常较小。黑色素瘤转移常因其血行播散而被视为壁内病变。然而，在这种临床情况下，它们有非特异性的表现，通常不是富血供的。

血管性病变常在胶囊内镜下发现，多时相口服造影剂 CT 小肠成像检测到的也越来越多（图 38-6）。Huprich 和同事提出了多时相肠造影血管病变的分类，类似于内镜下血管病变的分类[36, 37]。在肠造影中，他们将血管病变分为血管发育不良、动脉病变和静脉病变。血管扩张是最常见的血管性小

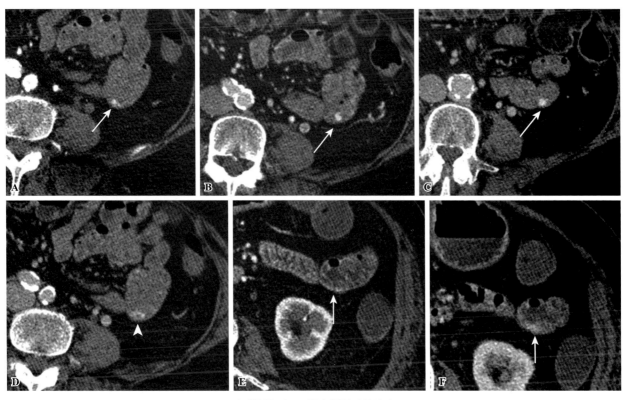

▲ 图 38-4　2 例空肠活动性出血

A 至 C. 这些图像显示空肠血管扩张，分别在动脉期、肠期和延迟期显示（箭）。D. 略低水平的图像显示空肠远端腔（箭头）内渗出的造影剂分层。E 和 F. 另一名患者空肠血管畸形显示不佳（未见图），但分别显示肠期和延迟期空肠出血活跃，空肠腔内造影剂逐渐积聚（箭）

肠病变，是一种薄而曲折的静脉，缺乏内部弹性层，具有动静脉交通。它们通常是多灶，见于老年人。在口服造影剂 CT 小肠成像中，它们是圆形结构，通常在小肠相中使用多平面图像或三维工作站最容易看到，延迟相会出现退出。在老年患者中，空肠静脉突出是常见的，因此在转诊球囊内镜消融前，必须鉴别圆形形态或活动性出血。动脉病变包括杜氏病变、动静脉瘘和动静脉畸形。杜氏病变是指黏膜下层的一种动脉，它没有正常的分支，通过一个小的黏膜缺损出血。它表现为一种动脉强化病变，常伴有活动性出血和静脉注射造影剂外溢入肠腔，它与黏膜病变无关。由于动脉病变可能是壁内病变，因此动静脉畸形在以前的结肠镜检查中可能会被忽略，在盲肠和直肠中并不少见。这些病变通常在动脉期出现扩张的右回肠上静脉或直肠上静脉，而小肠壁的动静脉畸形也会有大的引流静脉[38]。静脉病变包括小肠静脉曲张（先天性或慢性肠系膜静脉血栓形成所致）、静脉血管瘤和其他静脉病变。

Meckel 憩室也是胃肠道出血的常见来源，尤其是在年轻患者中，可能有内部溃疡、胃黏膜或肿瘤，并可能肠套叠，典型的肠套叠内脂肪外观被一圈软组织包围[39]。非甾体抗炎药肠病是老年患者胃肠道出血的来源之一，常被认为是一段短节段的环周狭窄或腔内隔膜，常引起部分梗阻或包膜滞留。横膈病变通常是多灶的，可能表现为局灶性高强化。

（三）轻度梗阻

严重的小肠梗阻患者常因症状严重就诊急诊，一般进行腹部常规 CT 检查，可发现病变并手术处理[40]。CT 和 MR 插管造影对轻度小肠梗阻较口服造影剂 CT 小肠成像更敏感，但需要鼻空肠插管[41, 42]。口服造影剂 CT 小肠成像通常是在患者不愿进行插管灌肠或作为排除小肠疾病的一般影像学检查时进行的。部分梗阻的判定标准与常规 CT（从扩张肠管至低压力肠管的移行区）相同（见第 46 章），常

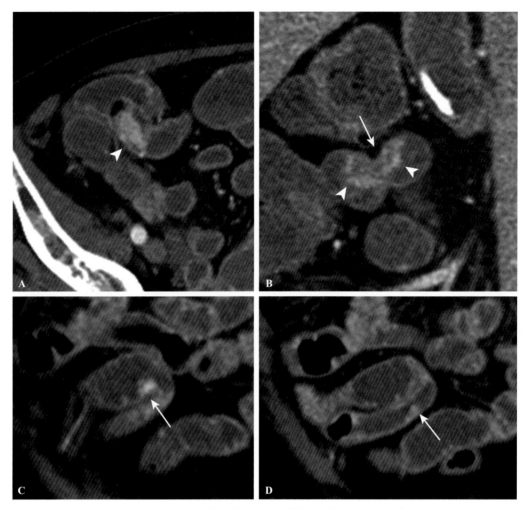

▲ 图 38-5　口服造影剂 CT 小肠成像显示神经内分泌肿瘤

A. 小肠类癌（神经内分泌）肿瘤（箭头）可表现为增生性息肉或肠壁肿块，外观无特异性。B. 然而，扁平或无蒂息肉（箭头），沿浆膜表面（箭）有收缩，是小肠神经内分泌肿瘤的特征。C. 回肠类癌通常是多发的（箭）。D. 肿瘤引起管腔变窄（箭）

见原因包括粘连、肿瘤、克罗恩病、疝气、放射性肠炎、Meckel 憩室肠套叠和膈肌疾病。

　　在内镜检查中，克罗恩病的患者是肠造影部分梗阻患者的一个重要亚群。约 20% 无症状的肠造影狭窄和部分小肠梗阻患者不会有任何症状[6, 29]。狭窄一词适用于小肠节段狭窄引起近端扩张和部分小肠梗阻。克罗恩病的狭窄一般有炎症和纤维化成分，随着纤维化程度的增加，高强化降低，而近端扩张程度与纤维化的严重程度相关[43]。口服造影剂 CT 小肠成像对于克罗恩病狭窄的检测是非常准确的[44]，而多灶性狭窄的检测对于指导手术治疗尤其重要，例如狭窄成形术[45]。

五、放射剂量及口服造影剂 CT 小肠成像

　　需要了解预期的益处和风险，以便告知患者和临床医生进行口服造影剂 CT 小肠成像检查的医学理由[46, 47]。在获益方面，一项对 250 多名已知或疑似克罗恩病患者的大型前瞻性研究发现，约 50% 的已知克罗恩病患者和 50% 的疑似克罗恩病患者由于口服造影剂 CT 小肠成像发现而改变了管理决策[27]。在克罗恩病患者中，约 12% 的患者排除了小肠疾病，另有 15% 的患者改变了药物治疗，约 7% 的患者改变了预期的手术治疗[27]。在另一项针对某三级护理医院急诊 152 例炎症性肠病患者的研

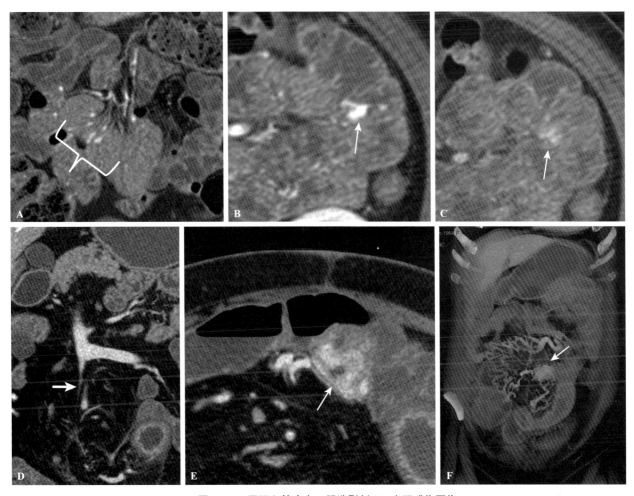

▲ 图 38-6　胃肠血管病变口服造影剂 CT 小肠成像图像

血管病变可分为血管扩张、动脉病变和静脉病变（通常是静脉曲张）。A. 血管扩张（括号）常见于老年人，在肠期最为突出，以分叶状或圆形区分于突出的穿透性静脉，在多平面或三维重建中表现最为明显。B. Dieulafoy 病变是动脉病变的一种类型，表现为明显的动脉强化（箭），常伴有静脉造影剂外溢入小肠腔（C，箭），可内镜治疗，如本例。静脉病变可以是先天性的，也可以是后天的；D. 克罗恩病患者经常有肠系膜上静脉近端（箭）或肠系膜静脉分支的慢性闭塞，随着时间的推移，侧支血流形成静脉曲张（E、F，箭）

究中，81% 的克罗恩病和 69% 的溃疡性结肠炎患者口服造影剂 CT 小肠成像改变了管理，13% 和 28% 的患者确诊为紧急非炎症性肠病[48]。在另一项对约 150 名克罗恩病患者的研究中，约 50% 的克罗恩病患者回肠镜下回肠外观正常，但有其他客观证据显示管壁或近端小肠炎症[49]。此外，在克罗恩病伴有瘘管或脓肿患者中，高达 50% 的患者未发现穿透性并发症，而穿透性并发症往往需要外科治疗[28]。在不明原因的胃肠道出血中，口服造影剂 CT 小肠成像的优点是它可以检测出小肠肿瘤，这是单靠光学方法很难发现的。一个额外的好处是，口服造影剂 CT 小肠成像可以在出现明显或不明显的胃肠道出血时立即执行和诊断，而胶囊内镜需要 1d 时间来获取和解释数据。

然而，克罗恩病的患者累计辐射剂量较高[50]，增加剂量可能对儿科患者有害，尤其是年轻女性[51]。美国科学院 BEIR Ⅶ报告指出，"在统计剂量 100mSv 或更少时，统计的局限性很难评估人类癌症"，但是他们得出结论说，"……大部分信息表明，会有一定的风险，即使是在低剂量时，虽然风险小"[52]。一次口服造影剂 CT 小肠成像检查所给予的辐射剂量比 BEIR Ⅶ报告所引述的辐射剂量小一个数量级以上，目前的减少剂量技术往往导致在剂量水平上进行与每年背景辐射水平类似的检查。然而，考虑到这些问题，MR 造影检查可能是一种更适合年轻人的检查方法，尤其是那些正在接受反复门诊检查的年

轻人 [53]。放射学和胃肠病学学会都考虑了口服造影剂 CT 小肠成像的益处和风险，并推荐它作为正确临床路径中的一种适当的检测方法 [30, 54]。

六、与其他检查的结合

回肠结肠镜检查经常与口服造影剂 CT 小肠成像同时进行，因为这两种检查被认为是互补的。与口服造影剂 CT 小肠成像相比 [55]，结肠镜能更好地检测和分期结肠炎症，还能检测结肠肿瘤并进行监测活检进行风险评估。另一方面，小肠造影可以鉴别回肠壁病变和近端病变，尤其是在回肠末端阴性的情况下 [49]。在胃肠道不明原因出血的情况下，所有患者均应在小肠显像前进行上、下内镜检查，以发现食管、胃、十二指肠、结肠来源胃肠道出血的可治疗原因。

胶囊内镜是发现克罗恩病黏膜炎症的一种非常敏感的工具，但胶囊可能会残留，狭窄的患者需要内镜或手术取出胶囊。这可能是克罗恩病中一个特别重要的问题，在克罗恩病中可能存在无症状的狭窄。相反，口服造影剂 CT 小肠成像的局限性之一是空肠襻的显示受限，胶囊内镜在检测空肠疾病和回肠早期黏膜疾病方面可能与口服造影剂 CT 小肠成像互补 [6, 56]。胶囊内镜是一种考虑上、下反复内镜检查后的胃肠道不明出血的一线检查方法，与口服造影剂 CT 小肠成像相比提供了补充信息 [30]。球囊辅助内镜在许多中心被用来检查不明原因的明显胃肠出血，并可用于活检或治疗胶囊内镜或口服造影剂 CT 小肠成像检测到的小肠病变。

MR 肠造影检查也常用于检测小肠克罗恩病。几项前瞻性研究表明，口服造影剂 CT 小肠成像和 MR 肠造影在鉴别小样本患者的肠壁炎症方面表现相似 [57, 58]。口服造影剂 CT 小肠成像在实践环境中更容易完成，而且不太容易出现观察者之间的差异 [59]。由于缺乏电离辐射和急性 CT 成像的必要性，MR 肠成像常作为年轻患者的首选 [53]。口服造影剂 CT 小肠成像在 MR 专业知识和经验缺乏、临床怀疑脓毒症、患者正在进行首次口服造影剂 CT 小肠成像检查或怀疑存在复杂的腹腔穿透性疾病时尤其有用，这可能促使进一步的外科或介入治疗，或对老年患者有益。在这些情况下，口服造影剂 CT 小肠成像的临床益处将远远大于潜在风险。在资源有限的情况下，MR 肠造影在无症状、怀疑梗阻、年龄较轻或已知肛周疾病的患者中可能更有用。

对于结肠切除或回盲瓣切除的患者，尤其适用于透视小肠检查，可明确狭窄、扩张节段的功能重要性。此外，透视检查也提供了复杂小肠疾病在外科改变发生前的独立诊断视角。

第 39 章　计算机断层扫描小肠造影
Computed Tomography Enteroclysis

Ana Catarina Silva　　Dean D. T. Maglinte　**著**

曲玉虹　**译**　　王之龙　**校**

"随着影像学检查和放射学程序的不断增加，放射科医生在临床团队成员的作用也在增加[1]。"小肠是胃肠道中最具挑战性的部分。它是消化道最长的一段，黏膜面最宽，但发病率低，临床上表现常被误认为邻近脏器病变，异常发生率较高。因此，影像学的重要作用是可靠地排除小肠疾病或更有把握地诊断出早期、小的或局灶性疾病[2-17]。

历史证明，不扩张小肠管腔的影像学方法不能可靠地排除小肠病灶，也不能早期显示小的或早期的黏膜或黏膜下异常。此外，这些检查并不能使放射科医生和临床医生有信心排除小肿瘤和低度小肠梗阻，或描述早期黏膜的小肠克罗恩病（阿弗他溃疡）或非甾体抗炎药肠病。因此，小肠影像报告并非不明确或信息不丰富，而且在明确诊断或有把握排除小肠疾病之前，要反复进行影像学检查或采用更昂贵和侵入性的内镜检查方法。

小肠疾病的调查需要具有高阴性预测值和高敏感性的检查方法。插管检查（灌肠及其改良法）已被证明可以克服传统检查（口服或非肠道容量可承受），但也有自身局限性[18]。数十年的经验表明，只有扩大管腔和覆盖黏膜的检查才能发挥这些作用[2-17, 19]。这些研究常不是来自控制良好的临床试验，许多是经验之谈。灌肠技术及其改进技术仍然是最准确的方法，可靠地排除小肠异常，并能早期诊断疾病。

在过去的数十年里，小肠影像学取得了很大的进展，这主要是由于对各种模式的应用进行了改进，包括口服常规腹腔和盆腔 CT 或静脉造影剂增强 MRI（CT 仿真内镜和 MR 仿真内镜）、常规钡灌肠方法（CT 造影和 MRI 造影），以及在进行双对比钡灌肠方面的技术改进[7, 20-82]。

关于如何执行 CT 小肠造影及其修改，和双对比钡灌灌肠的一些更新，以及它的临床应用，最近已经被提出，但超出了本章的范围。感兴趣的读者可以参考这些文章[51, 83-85]。

本章从基于证据和经验的分析中，介绍了目前改进的 CT 小肠造影在小肠疾病诊断和管理中的作用。我们研究了为什么肠内容积检查在排除小肠疾病方面的准确性和可靠性更高，但在临床实践中很少进行，讨论了 CT 小肠造影的不同修改所起的作用。根据证据和经验提出建议，以改善早期诊断和影响预后，减少患者的照射，降低调查成本。概述了临床适应证、与其他断层成像技术的比较、常见的技术缺陷和局限性。

一、历史背景

灌肠法最早由 Pesquera 于 1929 年提出[86]，几位研究者对他的技术进行了改进[87-93]，但由于技术问题，包括肠管问题和透视装置的不足，灌肠法并没有得到普及。直到 1971 年，Johan Sellink[94] 才使这项技术在欧洲恢复活力，并在 20 世纪 70 年代末和 20 世纪 80 年代初，通过几位研究人员的文章在北美引起注意[12, 93, 95]。北美感兴趣的放射科医生尝试了他的技术，但由于患者的不适和时间的要求，大多数人没有采用。Klöppel 修改 Sellink 的方法，使用一个低密度、水溶性肠内对比并应用单层 CT[21]。随着多层螺旋 CT 技术的发展，这种方法后来被 Maglinte 和他的同事在几项新的研究中修改成一个阳性的肠内对比 CT 小肠造影和中性的小肠静脉增强对比 CT 小肠造影 [52, 84, 96, 97]。

针对不同的临床适应证，每一种方法都有其独特的优点和局限性。经多次碘化造影剂稀释试验后，11% 的水溶性造影剂被用来作为 CT 小肠造影的阳性肠内造影剂，水可作为静脉增强 CT 小肠造影的中性造影剂。

使用宽窗 CT 调节肠内对比优化了我们过去尝试过的几种稀释剂对环状皱襞的可视化 [51, 84, 85, 98]。甲基纤维素悬浮液作为一种中性肠内造影剂，由于污染而退出了美国的商业销售被废弃，代之以普通自来水及经静脉注射造影剂改良后的中性 CT 小肠造影。与普通 CT 肠显像相比，CT 小肠造影的吸收不是问题，因为其体积、低渗剂（胰高血糖素）的使用以及 CT 采集期间的持续输注（图 39-1）。Biscaldi 和他的同事 [27, 99-101] 已经将逆行灌肠技术应用于特定的适应证。

灌肠法及其断层技术改良，虽然其准确性已被报道，但目前在三级医疗中心多作为解决问题的工具。这种方法通常用于口服造影剂小肠检查（传统的腹盆腔 CT 与口服和静脉造影剂对比，CT 肠造影或 MR 肠成像）阴性的患者或有可疑的发现或检查

阴性但症状持续存在的患者。少数专科中心定期进行各种灌肠法改良，将此方法作为初步诊断调查，有信心排除或诊断早期小肠疾病。它也被用于临床怀疑小肠疾病的患者，以减少辐射负担，降低检查费用，并减少小肠疾病诊断的延误 [22, 83-85, 102, 104, 105]。

二、临床适应证及与其他影像学检查方法的比较

目前缺乏以证据为基础的指南，导致临床实践中使用不当和过度使用，转诊不当造成费用浪费、诊断错误，重复使用 [105] 导致增加医疗成本，增加患者的辐射剂量，延误诊断，影响预后。基于证据和经验的比较提供了对小肠疾病不同调查方法的临床表现的见解，并为提出建议提供了合理的基础。虽然这些研究的评价存在一定的局限性，但它们可以为当前影像研究的优化利用提供有益的指导。

（一）小肠克罗恩病

在美国，CT 肠造影已经取代小肠顺行造影成为最常用的小肠成像方法，尤其是在大多数的小肠克罗恩病 [18, 19, 26, 81, 106]。随着多排螺旋 CT 技术的进步，这种转变是有效的 [19, 107]。与小肠顺行造影相

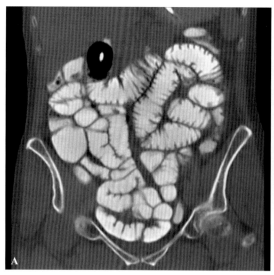
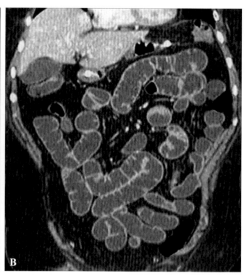

▲ 图 39-1　改良 CT 小肠造影正常检查

A. 阳性肠对比 CT 小肠造影。与宽窗设置相比，碘浓度 11% 的水溶性造影剂可优化环状皱襞的显示效果。B. 水作为静脉注射增强 CT 小肠造影的中性造影剂。软组织窗的设置优化了评价肠壁、肠系膜和实性的腹部器脏，是一项全面性的腹部检查。根据 2005 年 Montreal 世界胃肠病学炎性肠病大会工作小组的报告，我们的方案中使用的容量（3.5ml）的中性肠造影剂被纳入为克罗恩病的适当分期方法，其中包括肛门周围区域的评估

比，多排 CT 简化了小肠和肠系膜的评估。1997 年 Zamboni 和 Raptopoulos[11, 19, 107]首次提出了 CT 肠造影这个术语，它是指一种改良的腹部 CT 技术，用于治疗小肠克罗恩病。扫描前 1~2h 给予大量的 2% 钡或 2%~5% 水溶性碘基口服造影剂。采用大剂量静脉造影剂和两期注射速率方案进行静脉造影剂注射。

随后介绍了另一种口服小肠局部 CT 方法，使用中性肠造影剂（聚乙二醇溶液和全脂牛奶）和等渗口服溶液[108, 109]。直到 2006 年，当梅奥诊所 Rochester 组最初报道他们的经验使用水和水 – 甲基纤维素的方案，取而代之的是一个聚乙二醇电解质溶液和随后低浓度的钡 [0.1%w/v 超低剂量钡与山梨糖醇（VoLumen, Bracco Diagnostics, Princeton, NJ）]，CT 肠造影引起了放射学胃肠病学界的注意[110, 111]。Bodily[112]、Paulsen[113] 和 Maglinte[19] 及其同事们报道预测，如果没有双对比钡灌肠或 CT 小肠造影方面检查结果，CT 肠成像将取代传统的小肠顺行造影作为研究小肠克罗恩病和其他小肠疾病的初始放射学方法。在转诊中心，当 CT 肠造影不能充分回答诊疗问题时，灌肠检查是一种解决问题的工具。

对于可疑的早期小肠克罗恩病的患者，或者当临床适应证是排除小肠克罗恩病时，与已确诊的小肠克罗恩病的患者相比，最佳的放射学方法尚不清楚。虽然在诊断疾病时需要表型分类，但表型分类需要为治疗决策提供分期细节，而表型分类需要可靠的疾病排除。从出现症状到确诊小肠克罗恩病的延误时间约为 36 个月[114]。跨壁和穿壁型通常在诊断时发现，它不再是早期的小肠克罗恩病。由于 CT 肠造影、胶囊内镜的广泛应用，以及钡和断层灌肠混合法的最新改良，这方面的信息尚未得到更新。使用这些较新但更昂贵的技术，疾病延误时间可能会缩短。

因成本低而使用传统的小肠顺行造影作为最初的检查方法似乎是错误的，因为这可能导致病情长时间滞后，不能可靠地排除早期疾病，而且，当怀疑有异常时，需要额外的成像来确认发现[15, 103]。这是诊断前反复使用口服检查方法进行小肠造影的原因之一。基于证据的分析显示，CT 肠造影的阴性预测值为 67%（小肠顺行造影为 48%，MR 为 63%），这些都是发生在有口疮样溃疡表现的患者身上[115]。在一份比较 CT 肠显像和 CT 小肠造影的报道中，我们得出结论，CT 肠显像在诊断小肠克罗恩病方面"优于"CT 小肠造影[107]。对该报道的一份应邀评论认为，这种比较是有缺陷的。本研究实际上比较了两种类型的 CT 肠造影，一种是肠造影口服造影剂（肠造影），另一种通过管道经手注射造影剂的肠造影（定义为 CT 小肠造影）。在 CT 扫描采集过程中，造影剂没有连续注入，而这在 CT 小肠造影技术上是可以接受的。和预期的一样，小肠的扩张是相似的。疾病表型未被分类[107]。

已发表的研究并不认为，以断层成像作为检查方法的口疮样病变是小肠克罗恩病的唯一表现。放射科医师必须了解，在报道克罗恩病患者的小肠检查时，应将疾病的表型、受累部位和严重程度进行分类。利用各种影像学方法对小肠克罗恩病进行表型分类的研究在过去已有报道，这是在疾病管理中的重要信息[116]。仅仅描述这些发现与小肠克罗恩病一致是不够的。将 CT 小肠造影和 MR 小肠造影与双期钡灌肠进行比较。CT 小肠造影已被证明在描述克罗恩病相关的壁内和壁外异常方面明显优于钡灌肠[117, 118]。目前最好的循证医学证据表明，CT 小肠造影是一个很好的诊断小肠克罗恩病的工具，但在临床高度怀疑且与 CT 小肠造影表现阴性时，需要钡灌肠[60]。在临床上有较高的预测概率（如 85%）的情况下，CT 小肠造影阳性证实存在疾病（0.99），但阴性预测值结果模棱两可（0.5）。建议进一步行钡剂灌肠检查[60, 119]。

比较 MR 小肠造影与钡灌肠和 CT 小肠造影的研究中也得出了类似的结论[120]。在另一份研究报道中，MR 小肠造影的表现不如钡灌肠，但额外的肠腔外的细节和无电离辐射增强了 MR 小肠造影的整体表现[121]。MRI 能够描述小肠克罗恩病评估中的形态学变化[122]。

在另一项以证据为基础的 CT 小肠造影与钡剂灌肠的比较中，Minordi 和他的伙伴们[60] 得出结论，CT 小肠造影是诊断小肠克罗恩病的一种很好的检测手段，但对于临床疑点高、CT 小肠造影阴性的患者，需要钡灌肠。钡灌肠检查也需要进一步研究（图 39-2 ）。

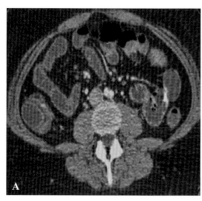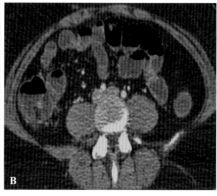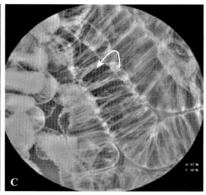

▲ 图 39-2　断层成像在早期小肠克罗恩病患者口疮样病变诊断中的局限性

A、B. 影像学检查未见明显高强化、壁间水肿或 CT 小肠造影壁增厚以排除小肠克罗恩病。上部和下部内镜检查并不能提供足够的信息。C. 双对比钡灌肠显示弥漫性口疮性回肠炎伴微小溃疡，黏膜下水肿，皱襞轻度增厚（弯箭）。炎症标志物异常。患者也有不明原因的下消化道出血

口疮样病灶的空间分辨率低于目前常用的断层成像（CT 或 MR）。当黏膜下和透壁的异常表现出来时，这些异常可以通过断层成像观察到。双对比钡灌肠不易发现，伴黏膜下水肿更容易诊断[123-125]。然而，对于有症状的患者，在充分膨胀的节段通过断层成像可见黏膜强化，尤其是伴有黏膜下水肿时，应考虑早期小肠克罗恩病，但应建议进一步确诊。

对小肠克罗恩病的假阳性诊断对患者有重要的影响。Minordi[60] 报道的使用甲基纤维素的双对比灌肠方法，已被证明能够掩盖小肠黏膜病变[67, 105, 126]。另一项循证研究比较了 CT 肠造影、MR 肠造影和小肠顺行造影，对早期小肠克罗恩病的诊断问题提供了见解[115]。使用疾病的内镜严重程度分级的表型分类可作为参考标准[110]。三种方法均表现出相似的高敏感性和特异性，但小肠顺行造影的有效率仅为 76%，而 CT 和 MR 的有效率为 87%。小肠顺行造影的内部一致性最低（35%）。阴性预测值（CT 小肠造影为 67%，MR 肠成像为 63%，小肠顺行造影为 35%）使我们能够了解早期小肠克罗恩病诊断中存在的问题，通过非肠内、未扩张且黏膜涂抹未达最佳，病灶的空间分辨率更小的检查方式。与断层成像相比，在没有专业知识进行双对比钡灌肠的临床工作中，早期使用胶囊内镜可能是一种合理的方法，尽管它有缺点[104]。

胶囊内镜与钡灌肠的各种改良比较[46, 67, 104, 127]进一步显示，断层成像（CT 或 MRI）并不能显示早期小肠克罗恩病的口疮样溃疡，而后者是该病的唯一表现形式。其中一些循证研究的比较早于胶囊内镜或更新的肠镜检查方法。大多数患者已知疾病或高度怀疑有小肠克罗恩病，且小肠克罗恩病的表型未被分类。此外，还采用了包括小肠顺行造影、双相甲基纤维素灌肠和主观指标在内的异质性检测作为参考标准。在另一项 Meta 分析中，胶囊内镜比 CT 肠造影增加了 31% 的临床获益[128, 129]。

在其他研究中，双对比钡灌肠和 CT 小肠造影在评估可疑的克罗恩病和不明的胃肠道出血方面优于胶囊内镜[67, 104]。

（二）小肠肿瘤

虽然小肠占胃肠道总长度的 75% 和黏膜表面的 90%，但小肠肿瘤仍然罕见，占所有胃肠道肿瘤的不到 5%[130]。结肠癌的发病率是小肠癌的 50 倍[131]。腺癌主要位于十二指肠和空肠近端，占癌症的 30%～40%。类癌主要位于回肠，在小肠近端少见，占 35%～42%；淋巴瘤主要发生在回肠和空肠，占 15%～20%；肉瘤分布均匀，占 10%～15%[132]。

在过去的几十年里，小肠癌症的发病率增加了 4 倍，而类癌和淋巴瘤的发病率则下降了 4 倍，淋巴瘤的发病率则保持稳定。北美、西欧和大洋洲的发病率高于亚洲[133]。我们注意到 5 年相对生存率的增加（美国 SEER 数据，1992—2005 年），特别是类癌生存率（80.7%）[134]。这是新辅助治疗的作用，而不是影像学。影像对这一改进的相对贡献尚未得

到评价。淋巴瘤相对生存率 64.1%，肉瘤相对生存率 57.9%，腺癌相对生存率 28.0%。然而，任何一种组织学类型的长期存活率都没有显著变化[134]。这是由于大多数患者诊断较晚，手术时肿瘤局部侵犯或远处扩散，症状出现与诊断时间间隔较长所致。报道显示 40% 的局部播散和 30% 的远处播散（图 39-3 ）[135, 136]。以往对延迟发生原因的分析表明，主要延迟发生在寻求医疗帮助之后，在放射学检查呈假阴性结果之后的时间[136]。在这项研究中，由于患者未报道症状而延迟的时间 < 2 个月，医生未安排适当的诊断检查时间约 8 个月，放射科医生未做出诊断约 12 个月。这是一个约 2 年的滞后时间，在放射学检查做出假阴性结果之后最长[136]。

有些肿瘤临床表现不明确，通常为腹痛，胃肠道出血较少，也是原因之一。这些数据说明，当小肠肿瘤或不明原因的腹部症状发生时，需要一种可靠的检查方法，而上、下消化道检查也不能说明问题。影像学在这些患者中的作用是可靠地排除或确认早期小肠肿瘤。小肠肿瘤很少见，经常诊断不足或诊断较晚（图 39-3）。手术切除仍是目前唯一的

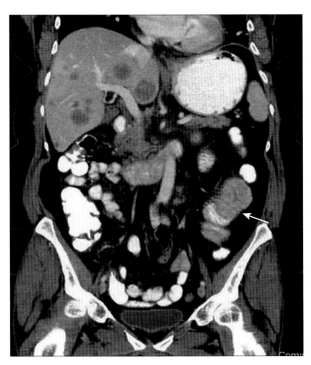

▲ 图 39-3 小肠恶性肿瘤晚期的诊断

图示慢性反复性恶心呕吐患者腹部及骨盆静脉注射造影剂后的 CT 扫描。冠状位图像显示空肠近端肿块（箭），同时注意肝转移。手术后病理为腺癌

治疗小肠恶性肿瘤的方法[137]。没有严格的影像学研究比较多次经口 - 小肠检查和插管 - 灌肠扩张小肠检查。既往口服小肠钡检查与肠容量负荷检查比较，口服小肠检查的敏感性为 61%，灌肠检查的敏感性为 95%[138]。这一结果突出了小肠膨胀时充盈缺损诊断的不同。

CT 小肠造影和 MR 小肠造影以及 CT 肠动描记法和 MR 肠动描记法之间没有严格的头对头比较研究。由于没有电离辐射，MRI 常被推荐[120]。CT 小肠造影和 MR 小肠造影均有较高的准确率，超过 90%，但插管的不适一直是一种障碍，因此推荐 MR 肠动描记法是合理的[28, 57, 97, 139-141]。

然而，当给予适当的有意识镇静时，这种不适不是问题，甚至可能是不愿大量口服造影剂且不愿回忆起这段经历的患者的首选[142]。放射科医生有一个重要的因素要考虑——一个缺乏知识的患者常要求医生要为其做最好的检查，但不理解哪一种成像研究在评价小肠疾病中最可靠。最能回答相关问题，尤其是当考虑到有小肠肿瘤的可能时，放射科医生必须发挥咨询师的作用，以便在口服小肠检查结果不能提供信息和无法解释腹部症状持续存在时，应建议将这些患者转到常规进行肠内容量负荷检查的中心。

CT 小肠造影在小肠肿瘤检查中的另一个作用是指导肠镜医生在评估可能需要活检或内镜下切除小肠瘤病变的患者时应采取何种路径。当存在多个充盈缺损时，CT 小肠造影很容易利用现有软件估计最大病变的精确位置。虽然这可以通过中性肠 CT 小肠造影来完成，但阳性肠 CT 小肠造影在需要时更容易与血管分析软件一起使用，尽管经常可以定位（图 39-4）。过去 30 年放射学实践的变化和对恶性小肠肿瘤患者长期生存的认识，提醒了转诊医师和放射科医师影像学在小肠瘤评估中的重要作用[141]。

（三）小肠梗阻

小肠梗阻是一种常见的临床症状，其症状和体征与其他急腹症相似。一旦根据患者的临床病史和体格检查怀疑有梗阻，放射科医生必须证实或排除梗阻的存在，并提供有关梗阻部位、严重程度、可

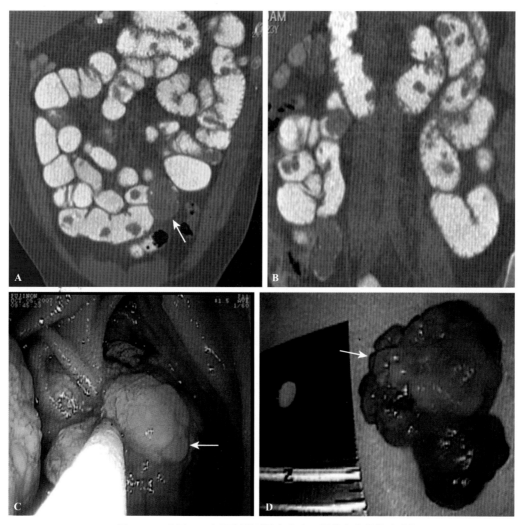

▲ 图 39-4　应用 CT 小肠造影引导多发小肠异常患者的临床路径

A. Peutz-Jeghers 综合征患者因机械小肠梗阻症状行冠状位 CT 阳性肠造影。肠系膜小肠和十二指肠可见多发充盈缺损。最大病变（箭）在实时（透视下）的检查可见间歇性肠套叠。B. 十二指肠、空肠近端和回肠中多发小息肉。C. 肠镜图像显示最大息肉肿块（箭）。D. 口服入路双气囊肠镜检查时切除的错构瘤（箭）。使用血管分析软件，可以确定病变与 Treitz 韧带或回盲瓣的距离（引自 Maglinte DD：Fluoroscopic and CT enteroclysis：Evidence-based clinical update. Radiol Clin North Am, 51：149-176，2013）

能的梗阻原因和是否有绞窄的有力信息[143-147]。虽然初步报道显示腹腔和骨盆 CT 在小肠梗阻诊断中具有较高的准确率[148, 149]，但随后的基于证据的对比显示总体准确率为 65%[150-152]。然而，在本分析中，对于高级别完全梗阻，常规 CT 的准确率提高到 81%。低级别梗阻时，准确率为 48%，与腹部 X 线片对小肠梗阻的敏感性相似[153]。

有些患者有反复发作的症状，通常需要进行额外的常规 CT 检查，直到梗阻严重到可以诊断为止。对于有复发性低级别粘连性梗阻症状的患者，通常在急诊科进行首次口服造影剂 CT 检查呈阴性后，应向转诊医生建议，如需要进一步检查，应转诊这

些患者进行肠内负荷检查。在这部分患者中，与疑似小肠克罗恩病或肿瘤患者相似，在适当的影像学检查之前，反复检查不能可靠地排除梗阻。粘连的发现经常出现在回顾阅片中，但由于缺乏一个可察觉的扩张与狭窄过渡点而不能确定诊断，后者在肠内负荷检查中被夸大了。即使在非阻塞性腹痛的情况下也应做出诊断，因为已知这些症状可导致既往腹部手术患者出现反复或慢性腹痛（图 39-5 和图 39-6）。

腹腔镜检查中腹膜粘连致密，前、侧腹膜的粘连增加肠损伤的风险，可能需要替代套管针插入位置[154]。邻近第一个梗阻点的小肠梗阻的数目和位置

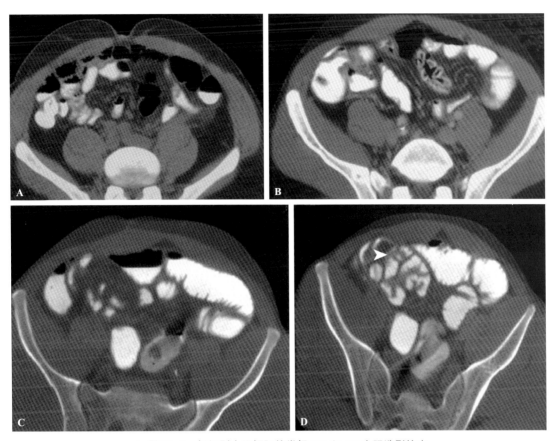

▲ 图 39-5 低级别小肠梗阻的常规 CT 和 CT 小肠造影检查

A、B. 没有证据表明有反复小肠梗阻症状的患者存在机械性梗阻的梗阻部位标志点。C、D. CT 小肠造影显示同一患者从前腹膜粘连到右腹直肌后连性梗阻的移行区和狭窄前扩张。肠管间粘连（箭头）见于腹壁的粘连性梗阻后方的肠管

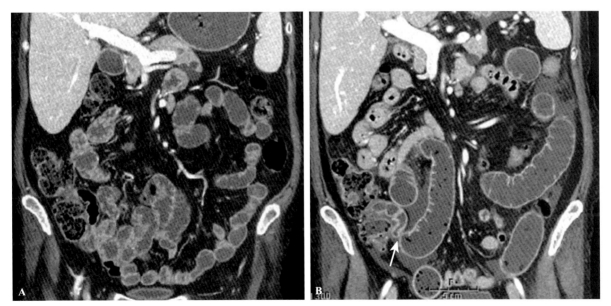

▲ 图 39-6 移行带及狭窄前扩张表现

A. 腹盆 CT 冠状位图像与口服中性造影剂显示小肠的充盈襻，包括远端襻，但在结核性狭窄患者常无机械梗阻表现（与图 39-1 相同）。B. 小肠狭窄伴狭窄前扩张更明显（箭）〔引自 Gollub MJ, Maglinte DD：CT enterography and CT enteroclysis.In Shirkhoda A（ed）：Variants and Pitfalls in Body Imaging, 2nd ed. Philadelphia, Lippincott Williams & Wilkins, 2011, pp 328-362〕

以及小肠的长度，有助于外科医生判断是否有足够的长度可用来造口或搭桥（一般为 125cm）[143, 145, 146]。常规 CT 和其他非肠道、容量负荷检查对通常出现在亚急性期的低级别小肠梗阻不敏感 [103, 150-152, 155]。CT 小肠造影是对这些患者和常规 CT 诊断为小肠梗阻的患者进行进一步检查最准确的方法，在这些患者中没有回答额外的与治疗相关的问题 [145-147, 150]。在前一组患者中，症状常常随着非手术治疗而消退。

CT 小肠造影对诊断的确认可避免口服肠内造影剂小肠 CT 或 MR 检查的重复使用。这些检查在有些临床环境中既不能确定诊断也不能排除低级别梗阻。大量的中性口服造影剂可以最大限度地减少这一缺点，但这种情况下的患者会出现恶心，有时呕吐 CT 肠造影剂。通常情况下，他们无法达到最佳的摄入量。通过直接将造影剂注入小肠并使小肠充盈，现有的低级别梗阻、渐变或狭窄前扩张的存在被放大并能可靠诊断；呕吐可通过透视控制输液速度避免，同时也说明了一些涉及灌肠的检查需要透视指导（图 39-6）[143, 146]。即使没有观察到肠管扩张骤变处，如管腔狭窄和固定等细微表现也更容易观察。实时（透视）观察增加了诊断或排除诊断的信心。

这一观察增加了多平面 CT 提供的形态学细节，交叉对比评估提供了更精确的位置和梗阻原因的特点。这部分患者首选肠内 CT 小肠造影阳性改良检查，虽然这种情况也可以诊断为使用静脉注射造影剂的肠内中性 CT 小肠造影。由于放射科医生对中性肠内造影剂 CT 小肠造影输液速度和需要的用量缺乏实时控制，增加了这组患者呕吐的可能性，这使得这种改良不太理想。该方法可以进行改进，特别是对伴有低级别梗阻症状的炎性小肠疾病患者，可间接监测输液率，这需要透视引导。确定最佳输液速度是困难的，需要经验，因为有多个变量影响它，每个患者是不同的 [85]。在有复发症状的患者亚群中，透视下可观察到细微的梯度或短暂的停滞，CT 图像可能无法显示。

将透视观察与多平面 CT 描绘的解剖信息相关联，就可以自信地报道来自肠壁或内脏粘连或两者兼有的低级别粘连性梗阻。静脉注射中性造影剂肠 CT 小肠造影除了肠系膜和固体内脏外，在评估肠壁异常方面也表现出色。在梗阻已解除的患者中，CT 小肠造影仍能可靠地显示粘连。当有恶性肿瘤病史和腹部手术史的患者出现小肠梗阻时，放射科医生往往面临确定确切阻塞病因的艰难任务。CT 小肠造影提供了必要的腔内和腔外信息，以帮助区分播散性或血源性转移引起的小肠梗阻与辐射暴露或术后粘连引起的小肠梗阻 [6, 96, 156, 157]。因此，除了有关肿瘤大小和位置的解剖学信息外，CT 小肠造影还可以可靠地评估是否存在相关的低级别梗阻 [158]。

有一部分肠梗阻患者，外科医生更倾向于采用初始保守治疗（即置管减压扩张）[159, 160]。患者为以下情况：①术后即刻小肠梗阻；②既往腹部恶性肿瘤手术史；③有放疗史；④有手术史的克罗恩病，进一步描述梗阻的严重程度和性质对治疗有价值。采用三腔管减压灌肠（马氏管；MDEC，Cook，Bloomington，IN）允许我们参与这些患者的管理，通过对扩张小肠的初步减压，描述 CT 小肠造影的表现，以及检查后进一步的置管减压 [84, 85, 143, 145, 146, 161-163]。

使用阳性肠内 CT 小肠造影可以评估梗阻的原因和严重程度，以便进行更有效的长管吸引（图 39-7）[143, 146, 164]。参与这部分患者的护理和管理是放射科医生需要考虑的重要因素，它可以帮助改变其他医生对放射学专业低估的看法 [165, 166]。

对于既往有胰十二指肠切除术的患者，检查技术有所改良。他们可能表现为亚急性或慢性的症状，无法用断层成像解释，而断层成像现在是术后胰腺的常规检查 [167, 168]，与管理相关的问题需要胆肠、胰肠、胃空肠和幽门空肠吻合术的评估 [169-175]。导管尖端和气囊立即定位于胃食管交界处的远端并缩回，直到遇到轻微阻力，以防止输注期间胃食管反流。这种改进可以实时在断层图像中评估幽门空肠吻合术、胆肠吻合术和胰空肠吻合术，以及小肠的远端节段。

由于没有更好的名称，这种修改被称为 CT Whipple 图（图 39-8）。当部分梗阻纳入鉴别诊断时，它简化了所有吻合口和远端小肠的评价，以解释那些先前进行过下腹部手术的患者的术后症状。我们也将此改良用于先前行过 Billroth 手术或先前部分或全部切除上消化道和 Roux-en-Y 吻合术的患者（图 39-9）。球囊和导管尖端立即位于吻合口的

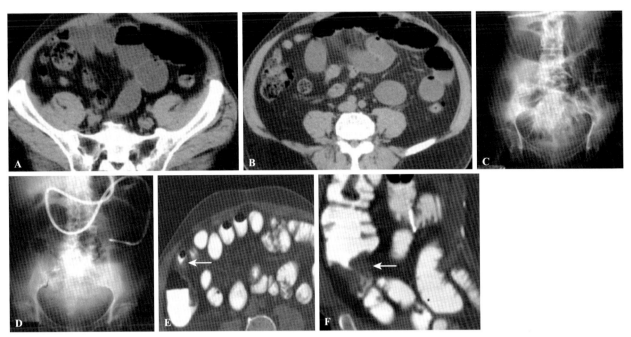

▲ 图 39-7　长管减压术在术后检查中的应用

A、B. 在院外对有小肠梗阻症状的患者进行腹盆 CT 轴位扫描，结果与机械小肠梗阻一致。腹腔镜探查未见机械梗阻点。C. 印第安纳大学医院首次鼻胃吸引长管（注意胃窦导管尖端）后腹部 X 线照片。D. 向空肠近端推进的长管吸引一夜后小肠襻扩张减少。E. 肠内阳性 CT 小肠造影的轴位 CT 片显示近端升结肠水平处肠壁增厚，管腔变窄（箭）。F. CT 小肠造影冠状图显示环状病变，增加了癌的可能性（箭）。结肠镜检查和活检显示为形态类似恶性肿瘤的结核性结肠炎（患者在外院的结肠镜检查不完全，结果为假阴性）

远端。在导管置入前，首先用肠内造影剂于其上方导管尖端评价食管吻合口。这简化了对这部分术后患者的检查，在这些患者中，口服造影剂的传统透视或断层检查很难进行。在过去的 20 年里，不完全闭襻小肠梗阻患者的手术干预时机以及最佳的放射学检查方法发生了变化 [47, 146, 176]。

基于证据的分析显示 CT 小肠造影比其他检查方法更有价值 [104, 150-152, 155]。诊断的可靠排除或确认、多级别梗阻的发现、严重程度和原因的客观分类是 CT 小肠造影在评估这些患者时提供的有用信息。影像学技术的进步已经改变了疑似小肠梗阻患者的检查计划。常规 CT 对高级别梗阻的诊断灵敏度高，有助于确认绞窄是否存在。有多篇报道证实了 CT 对这种症状的诊断价值（图 39-10）[143, 144-152, 164, 177-181]。

虽然增强 CT 对肠缺血的特异性低至 44%，但其高灵敏度（90%）和阴性预测值（89%）有助于判断是否继续进行非手术治疗和手术治疗 [177, 182-187]。"Never let the sun rise or set on small bowel obstruction" 这句格言曾因其令人恐惧的绞窄并发症和与术前识别相关的临床困难而在普通外科医生中流行，现在已经过时了 [188, 189]。

（四）其他适应证

当上、下内镜检查（不明原因的胃肠道出血）后，消化道失血原因尚不明确时，研究推荐了几种方案，每种方案都有各自的支持者，这可能是一个长期而困难的管理问题。血管扩张是最常见的原因不明胃肠道出血，只有在内镜下或潜在的动脉期，导管或 CT 血管造影术可见。影像学研究对这些小、扁平的血管病变不敏感。本文描述了一种三相 CT 肠显像，其目的是检测血管扩张和其他动脉期优势病变 [190-192]。年轻患者应考虑辐射负担（有效剂量，59mSv/ 检查）及相关风险。除非患者在采集时出现缓慢或活动性动出血，否则 CT 肠动描记法或 CT 小肠造影无法显示内镜或小肠镜下可见的血管扩张。CT 小肠造影的优点是可以可靠地排除小的小肠肿瘤，因为它检查整个小肠和肠系膜。在有气钡双对比灌肠专业知识的基础上，当非甾体抗炎药物肠病是一种临床可能性，而断层成像并不能提供足够的信息时，应进行该检查。有血红素阳性大便史

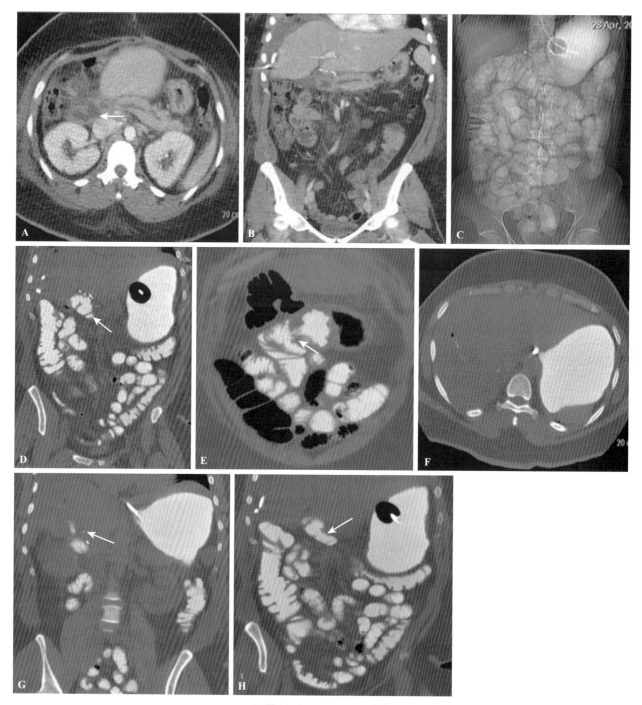

▲ 图 39-8　CT Whipple 图

A. 近期 Whipple 手术后的轴位 CT。这是一个神经内分泌肿瘤，持续呕吐，肝周积液不缓解，CT 小肠造影排除远端小肠梗阻，胰空肠造瘘术后瘘，注意扩张胰管（箭）右侧的炎症反应性改变。B. 冠状位图像显示右侧肝周积液引流导管。C. 扫描图显示小肠均匀扩张，胃食管交界处远端放置小肠灌肠导管抗回流球囊。D. 冠状位 CT 小肠造影图像显示正常胆胰管分支（箭）。E. 冠状位图像显示幽门十二指肠吻合术（箭）未见瘘。F. 轴位图像显示肝内胆管分支少量积气和造影剂。G. CT 小肠造影冠状位图像显示肝空肠吻合术左侧有少量漏出（箭）。H. CT 小肠造影冠状位图像未见远端机械性小肠梗阻，箭指向一个清晰的胆胰分支

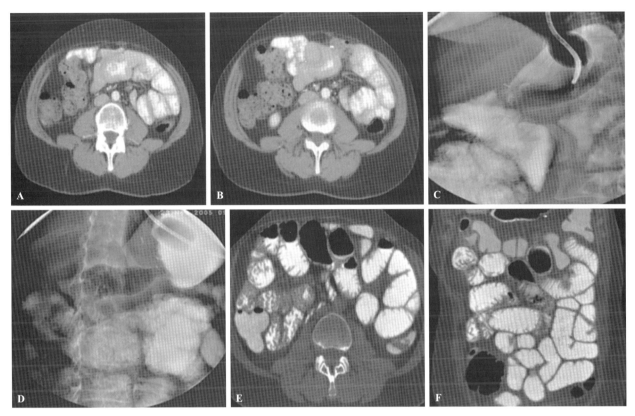

▲ 图 39-9　CT 小肠造影对晚期术后并发症的评价

A 和 B. 腹胀、恶心、呕吐，既往有溃疡手术史的患者，经口、静脉造影的轴位 CT 图像。在小肠的近端可见明显异常。报告肠套叠和肿块的可能性。C. 肠内阳性 CT 小肠造影的图像显示胃食管交界远端球囊。D. 前位片示小肠近端扩张，充满气体及液体，未见肿块或肠套叠。在这一水平的透视可以看到停滞，提示手术后运动障碍。E 和 F. CTE 轴位和冠状位图像显示近端小肠襻扩张，符合实时评估的运动障碍，无肿块或肠套叠证据。病变是继发于先前的 Billroth Ⅰ迷走神经切断术中与动力障碍相关停滞所致的混合缺陷 [引自 Gollub MJ，Maglinte DD：CT enterography and CT enteroclysis. In Shirkhoda A（ed）：Variants and Pitfalls in Body Imaging，2nd ed. Philadelphia，Lippincott Williams & Wilkins，2011，pp 328–362]

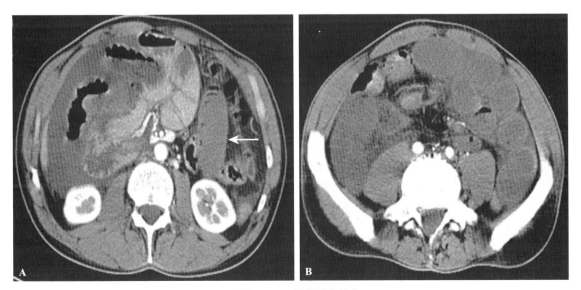

▲ 图 39-10　肠梗阻的绞窄

A. 腹痛、恶心、呕吐患者的 CT 轴位图。箭所示为动脉晚期 CT 采集的近端空肠未灌注段。肠系膜上血管路径异常，提示中肠扭转。
B. 骨盆上层面轴位显示肠系膜小肠灌注缺乏，与手术证实梗死一致

或便血史，提示黏膜擦伤或溃疡，应考虑显示黏膜的检查（如非紧急情况下的双对比钡灌灌肠）。

内镜检查阴性后，需要对出血患者在紧急情况下进行小肠检查，使得 CT 肠造影成为内镜检查阴性患者稳定后的一种实用方法。对于有可疑或无信息的断层影像学研究或大便血红素阳性的胶囊内镜患者，应建议使用双对比钡灌肠。这种方法可以排除小肠肿瘤、早期克罗恩病、非甾体抗炎药肠病和其他小肠异常（图 39-11）。

反复性腹痛患者行 X 线检查时观察到，部分内脏超敏或肠易激综合征患者在造影剂输注和小肠扩张过程中出现腹部症状，证实了临床怀疑[2, 193]。没有腹部症状的再发，并不排除诊断，因为在灌肠过程中这种透视观察没有科学证实的报道。因此，预测价值难以科学评价。在我们的经验中，它可能与小肠解剖异常并存，可能是管理所需的重要信息。影像学检查对怀疑肠易激综合征患者的主要作用是排除小肠形态学异常。没有肠易激综合征的影像学指南，这需要进一步的研究[194]。

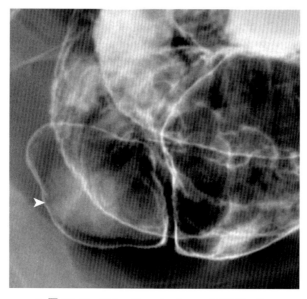

▲ 图 39-11　**Role of imaging in occult GI bleeding**
Teenage patient with heme-positive stools with negative results by upper and lower endoscopies, CT enterography, and Meckel scan and CE. DC barium enteroclysis shows a small Meckel diverticulum (*arrowhead*). Small ulcerations were seen in the surgical specimen. Enteroclysis with careful fluoroscopic evaluation is the most accurate method of diagnosing Meckel diverticulum. (*Data from Maglinte DD, Elmore MF, Isenberg M, Dolan PA: Meckel diverticulum: Radiologic demonstration by enteroclysis. AJR 134:925–932, 1980.*)

三、技术缺陷和不足

鼻空肠插管的不适和疼痛是临床应用中限制灌肠实施及其断层改良的最重要因素，尽管其诊断准确性高[195]。患者能够在没有镇静的情况下进行灌肠，这一事实并不表明这是一种耐受良好的程序。虽然患者可以强忍着接受检查，但不能忘记过程中忍受的不适和痛苦。几项研究表明，医生低估了插管过程中的不适，而且与患者一样，不愿在没有镇静或镇痛的情况下自行插管[196-201]。这个基本的缺陷，似乎被大多数放射科医生所遗忘，通过使用有意识的镇静被排除，这种镇静允许患者忍受不愉快的检查过程，同时保持足够的心肺功能和他们有目的地对口头命令做出反应的能力[202]。在无有意识的镇静和缺乏插管方面的专业知识的实践中，使用肠外镇静药（如地西泮）和局部鼻内麻醉凝胶（0.1% 的四氢唑啉和 2% 的丁卡因的 3ml 组合）使肠灌肠插管可以接受。

如最初报道的[203]，许多患者仅使用镇静药就能耐受灌肠，然而他们对鼻痛、呕吐和偶尔呕吐的回忆是好的。最近的一项关于仅使用镇静药和鼻腔凝胶，与同时使用遗忘药、镇痛药和局部鼻麻醉和鼻腔凝胶方案的安全性和患者报告的有效性的比较调查显示，后者耐受性更好。当给予足够的遗忘药剂量时，患者就会忘记这种不适[142]。在遗忘 - 镇痛药之外再加一种局部鼻腔麻醉药，可能是我们灌肠实践成功的原因[142]。除非有禁忌证，有意识的镇静方案使用咪达唑仑（2～7mg）联合给药，每次 1mg。镇痛药（芬太尼，50～150mg）以 25mg 的剂量给药，并由放射学镇静护士仔细监测，如果严重疼痛需要，可以选择性给药，因为它会降低胃和小肠的活动能力。本方案安全有效。在大多数患者中，所需要的只是鼻腔麻醉喷雾和遗忘。如果放射科医师想要开始灌肠的有意识镇静方案，应与使用专门的放射科护士的介入放射科做出安排[204]。小导管也能减轻不适，但目前可用的小导管没有气囊附着防止回流；13F 气囊式灌肠导管的应用（Maglinte 灌肠导管；Cook）是首选。

灌肠的缺陷更多地与导管、气球、泵和各种口服造影剂的经验和熟悉有关，这些都已被描述[18]。根据临床表现，还描述了与导管插入、输液速度和使用的类型有细微差别[52, 83–85, 205, 206]。如果日常花 2～3 天时间观察执行这些程序的实践，将会有所帮助。有一种普遍的误解认为灌肠就是简单地放置一个鼻肠导管并注入造影剂。所有患者都是不同的，根据临床表现和多种技术变量，优化每次灌肠的方案，需要了解基本原理。不幸的是，这并不直观。了解小肠肿瘤疾病评估中的各种缺陷和局限性，优化小肠肿瘤影像学技术，可以减少这些程序性能方面的错误。

四、讨论

CT 小肠造影是一种将胃镜、插管输注小肠检查与腹部 CT 检查相结合的综合技术。多探测器 CT 技术的应用使其成为一种多用途的检查，已演变为两种不同的改良技术，并具有具体的临床应用。

影像学检查在确认或排除小肠肿瘤疾病方面的有效性，在放射科医师和转诊医师对小肠肿瘤疾病的调查中并不经常被考虑。影像学家也很少考虑到使用小肠检查以及如何报告对制定管理计划时对转诊医生诊断信心的影响，这可能涉及超出报告的统计准确性[207]。因此，在进行诊断性检查或确定排除诊断性检查之前，常常会看到患者进行多次影像学检查。这种情况也解释了要求对已经报告的检查进行复审或发表意见的原因。影像是卫生保健支出中一个快速增长的部分，在观察小肠肿瘤诊断程序的有效性时，没有对成本进行全面考虑，方便和创收目前似乎是主要的考虑因素。

通常情况下，经口摄入的小肠检查，不涉及放射科医生的直接参与。现有的指南不包括对诊断成像在诊断信心和患者管理方面有效性证据的评估[207]。

在进行小肠影像检查时，与其他腹部器官不同，小肠疾病的发病率较低，临床表现不明确。因此，如果有专业知识，应首先进行阴性预测值高、

敏感性高的检查方法[2, 3, 6, 12, 14, 15, 103, 125, 138, 155]。

在小肠成像中，应首先考虑检查是否可靠地排除小肠疾病或早期或小的病变，并给予转诊医生制定治疗方案的信心。不应重复使用那些提供含糊或不确定信息且不能使临床医生有信心制定管理计划的检查。当适当地进行灌肠及其改良检查时，适当考虑患者的舒适度，便可发挥这一作用。很少有报道显示灌肠的优越性，其改良检查应建立在良好的对照试验的基础上。

直到最近，临床上重要的进展才主要建立在控制良好的试验所产生的证据之上，而小肠成像可能无法做到这一点[165, 207–218]。在小肠成像中控制良好的试验很少，而且很可能会继续这样。临床医生和放射科医生必须依靠医学艺术来填补空缺[209]。在文献中，有足够的临床证据显示灌肠及其改良优于口服肠内小肠检查。

五、总结

数十年来，小肠疾病的诊断评价发生了深刻的变化[102]。放射学在小肠疾病调查中的重要作用仍然为治疗患者的转诊医生和进行检查的放射学家所知甚少。放射科医生考虑的一个重要因素就是缺乏知识的管床医生，那些想要为患者做最好的，但不知道哪一种影像检查能最可靠地回答在评价小肠疾病中与患者管理相关的问题。尤其当考虑到小肠肿瘤可能性，或有反复低级别粘连梗阻时。

放射科医生必须发挥顾问的作用，以便在口服小肠检查结果不能提供信息或持续存在无法解释的腹部症状时，这些患者应转到进行常规肠内容积检查的中心。基于证据和经验的分析表明，可靠的小肠成像没有捷径。如果操作得当，CT 小肠造影的不同改良检查对患者护理的附加价值并不难理解。扩张小肠的检查可以诊断出较小和早期的病变，并且可以有把握地排除小肠疾病，这是在对可能有小肠疾病的患者进行成像时要考虑的重要因素。

第 40 章　磁共振小肠造影
Magnetic Resonance Enterography

Gabriele Masselli　Gianfranco Gualdi　著

曲玉虹　译　　王之龙　校

小肠放射学在过去 20 年里发生了巨大的变化。尽管小肠内镜和视频胶囊技术最近取得了进展，但影像学成像仍然是评估疑似或确诊小肠疾病患者的重要手段[1-5]。断层成像技术用于探查腔外异常和腔内改变，在许多指标上已逐渐取代钡剂造影检查[6-13]。

MRI 具有许多特性，非常适合小肠成像，如无电离辐射，利用各种脉冲序列可以实现改善组织对比度，以及实时功能成像的能力[14-18]。此外，MR 检查可以显示整个肠道而不重叠肠襻，并检测出肠内外异常。这些形态学 MR 发现，结合造影剂增强特征和功能信息，有助于小肠疾病的准确诊断和鉴别诊断。这些特征极大地改变了图像的解读[18]。影像学家必须专注于小肠运动的形态学发现和功能数据，以充分利用磁共振功能。小肠襻的最佳扩张对于正确评价肠壁至关重要，因为肠襻塌陷可能隐藏病变，或将实际上是异常增厚的肠壁误认为是塌陷的肠段而导致误诊[19-21]。

两种主要的技术已被用来实现小肠扩张，磁共振灌肠造影是通过鼻空肠管输注造影剂，而磁共振肠成像是口服造影剂[18]。放射科医生普遍倾向于进行肠造影而非灌肠，但这种偏好是有争议的[18, 21-23]。MR 灌肠术比口服造影剂 MR 肠成像术能更好地描述小肠内腔病变[21]。人们也普遍认为 MR 灌肠能使小肠扩张最佳且更准确地检测狭窄[21-23]。然而，MR 灌肠鼻肠插管可能引起患者不适，涉及各种技术和后勤方面的困难及辐射暴露。在所有的设备中，MR 灌肠是不可能持续使用肠造影剂的。

虽然克罗恩病是 MR 肠成像检查的主要适应证，因为许多患者需要多次随访影像学检查，但 MR 肠成像检查用于其他小肠疾病的评价频率越来越高。MRI 为小肠疾病提供了详细的形态学信息和功能数据，有助于早期或细微结构异常的诊断和指导患者的治疗。

一、技术因素

（一）磁共振成像用肠内造影剂

许多肠内药物已被提议用于小肠 MRI。肠内造影剂最重要的特点是浑浊均匀，小肠腔充分膨胀，肠腔与小肠对比强烈，成本低，无严重不良反应。

有三种主要的肠内造影剂。它们的使用产生的信号强度根据使用的脉冲序列而变化。[24, 25] 阳性肠内造影剂，在 T_1 加权图像上产生高信号强度，包括钆螯合物[25]、锰离子[26]、铁离子[27]和食物（如蓝莓汁）[28]。虽然这些肠内制剂可以在 T_1 加权图像上显示高信号[29]，但对于静脉注射钆造影剂后更细微的黏膜或壁强化的检测，它们不可避免地受到限制。因此，不建议常规使用。

阴性肠内造影剂在 T_2 加权特别是 T_2^* 加权图像上产生低信号强度，与超顺磁性氧化铁（superparamagnetic iron oxides，SPIOs）组成溶液，包括膨润土基质中的磁性纳米颗粒和超小 SPIOs[30]。目前，在美国市场上唯一能买到的阴性造影剂是菲立磁口服悬浮液，它被用于 MR 胆管造影术中以减少周围的肠管的信号。由于高信号强度的炎症与低信号强度的管腔之间的对比度更大，因此在使用阴

性造影剂获得的 T_2 加权图像中，肠壁和周围脂肪中的炎症信号强度更高。与这些肠内造影剂相关的不良反应（在 5%～15% 的病例中观察到）包括该造影剂的适口性差、恶心、呕吐和直肠瘘[24]。此外，腔内造影对 T_2 加权图像的低信号及相关易感性效应，可降低正常小肠壁、类癌等低信号病变及腔内异常的显示。

第三种是双相肠造影剂，是目前应用最广泛、最常用的 MR 灌肠和 MR 肠成像造影剂[31-33]。在 T_1 加权图像上产生低信号，在 T_2 加权图像上产生高信号。这些药物在 T_1 加权图像上的低信号改善了静脉注射造影剂后肠腔与高强化肠壁炎症或肿块的对比（图 40-1）。在 T_2 加权图像上，管腔与深色肠壁的显著对比改善了腔内成像病变的检测，更有效地突出了跨壁溃疡[34, 35]。商用双相肠内造影剂包括水、聚乙二醇、硫酸钡（VoLumen；E-Z-Em/Bracco，Lake Success，NY），以及甲基纤维素等非渗透性造影剂[36, 37]。聚乙二醇是一种高渗透性、非吸附、非发酵的造影剂，已被证明可提供极好的腔内对比和肠腔扩张[38-40]，尽管这种肠道制剂可能导致轻度腹泻。硫酸钡是一种含有山梨糖醇的肠内造影剂，山梨糖醇的渗透性能使其保持水分，也被证明是有效的[41]。硫酸钡和水 - 聚乙二醇溶液均优于白水和水甲基纤维素溶液，能达到最佳的小肠扩张[41]。

（二）技术

小肠襻的最佳扩张是正确评价肠壁的关键。这是因为肠襻塌陷可能会使病灶模糊不清或误诊为塌陷的肠段，而实际上是与病变相关的肠壁增厚[42]。

MR 灌肠已被证明可以更准确地描述早期疾病和所累及的肠段[18-22]，而肠造影对放射科医生和其他工作人员来说更省时，因为不需要放置鼻空肠管。虽然空肠扩张往往不是最理想的[18, 22]，但回肠是克罗恩病最常见的小肠受累部位，也是临床医生最感兴趣的区域，通常表现良好。肠造影还消除了辐射暴露和鼻空肠管插入的技术困难，并消除了患者对未来检查依从性的潜在障碍。

肠造影技术需要摄取大量的液体，这些液体充满胃和小肠。患者的耐受性是目前的限制。迄今为止，对于肠造影检查所需的最佳口服造影剂体积还没有达成共识[40-45]；在大多数情况下，容量在 1350～1500ml 就足够了。

虽然已经观察到向右半结肠快速转运（＜ 20min），但大多数患者从摄取造影剂到成像至少有 40～60min 的延迟[46]。虽然有些作者[46-48] 提倡成像两次（如 20min 后扩张的空肠观察最佳，45min 后回肠观察最佳），根据患者依从性和 MR 成像的有效时间，在摄入口服造影剂 40min 后进行单

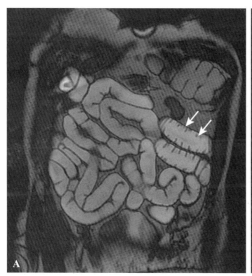
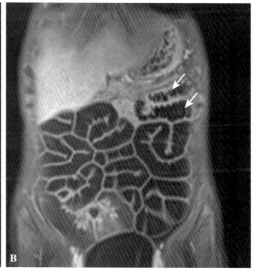

▲ 图 40-1　正常 MR 肠造影检查结果
等渗聚乙二醇 - 水溶液（两相造影剂），在（A）真实 FISP 上作为阳性腔内造影剂（亮腔），在三维 T_1 加权脂肪饱和容积内插屏气检查图像上（B）作为阴性剂（黑腔）。可见扩张良好的空肠中正常的环状襞（箭）

次采集是有效且实用的 [7, 18]。

（三）磁共振成像协议和脉冲序列

建议检查前禁食 4h[36]，因为禁食可以减少食物残渣和肠腔碎屑的数量，这些食物残渣和碎屑可能误诊为肿块病变或息肉。患者仰卧位或俯卧位成像。俯卧位有助于分离肠襻，在冠状位图像上提供最大的肠覆盖，并降低成像层数 [41, 48]。虽然俯卧位确实能提供更好的扩张，但不能转化为更好的病变检测 [48]。仰卧位给患者带来更大的舒适度，适用于有腹痛、吻合口瘘和（或）腹壁瘘的患者。

在 MR 肠造影方案中，最初的厚层 T_2 加权 MR 胆管胰造影术研究有助于评估小肠扩张。如果回肠膨胀不充分，患者可以回到候诊室多喝些口服造影剂。MR 技术方案见表 40-1。

丁溴东莨菪碱等抗蠕动剂、溴化 N- 正丁基东莨菪碱（Buscopan；Boehringer Ingelheim, Ingelheim, Germany）或胰高血糖素（葡聚糖；Novo Nordisk, Bagsvaerd, Denmark）静脉注射消除蠕动和减少运动伪影 [18]。对于静脉造影剂注射后 T_1 加权的三维序列来说，减少蠕动是相当重要的，并且可能有助于限制半傅里叶采集图像上的腔内流动伪影。在检查开始前，立即给药 10mg 的丁溴酸盐或 0.2mg 的

胰高血糖素，以减少肠腔内流动。患者在注射钆基造影剂前接受相同强度的额外剂量。

基于半傅里叶重建技术的 T_2 加权序列，称为半傅里叶 RARE 序列（快速获取和松弛增强）或单次快速自旋回波，允许在不到 1s 的时间内获得每张图像，最小化小肠蠕动造成的伪影 [14]。它们在管腔和肠壁之间产生了强烈的对比，能够很好地描述肠壁增厚和皱襞的改变。

半傅里叶 RARE 的局限性包括它对腔内流动空隙的敏感性，以及由于 k 空间滤波效应，它对肠系膜的描述很差 [10, 14]，这些都与单次采集和局部傅里叶技术的结合有关。后者导致选择性空间过滤，导致表现出低到中等 T_2 弛豫时间的组织的细节丢失。得到的冠状和轴位平衡梯度回波 MR 图像的对比度相对于 T_1 和 T_2 加权图像的对比度相似。

平衡梯度回波序列可以用各种缩写来描述，包括使用稳态捕获快速成像、具有稳态进动快速成像（fast imaging with steady-state precession，FISP）和平衡的稳态自由进动（取决于制造商）。这些脉冲序列是一种特别有效的手段，以获取有关肠壁和肠外异常的信息。由于脂肪 - 水界面信号强度较低，与增厚的小肠壁信号强度适中相比，梯度回波序列平衡的脂肪 - 水界面遇到的黑色边界伪影与异常肠

表 40-1　1.5T MR 小肠成像参数

参　数	真稳态 FISP		T_2 加权半傅里叶 RARE		T_1 加权 3D Vibe	2D 真 FISP
	轴位	冠状位	轴位 / 轴向脂肪饱和	冠状位	冠状位 / 轴位	冠状和轴位
重复时间 / 回波时间（ms）	4.3/2.2	4.3/2.2	1000/90	1000/90	4.1/1.1	500/75
翻转角（度）	50	50	150	150	10	50
扫描野（mm）	320～400	320～400	320～400	320～400	320～400	400
矩阵	256 × 224	256 × 224	256 × 224	256 × 224	256 × 224	256 × 256
并行成像因子	2	2	2	2	3	2
层厚（mm）*	5	3	4	3	2.5	10
信号获得次数	1	1	1	1	1	6
接收带宽（Hz）	125	125	62.5	62.5	62.5	1930
采集时间（s）	19	21	15～20	15～20	15～20	25

*. 所有序列层间距为 0mm。Vibe. 容积内插屏气检查；FISP. 快速成像序列

壁增厚有明显区别。

利用二维或三维毁损的梯度回波饱和脂肪 T_1 加权序列可以获得对比度增强图像。由于三维容积序列获得的对比度增强图像提供了更好的空间分辨率，允许多平面重建，因此在完全合作的患者中更适合。当患者在屏息和保持静止方面有困难时，可以使用二维 T_1 加权序列代替三维容积序列，该序列不易受到运动伪影的影响，但降低了空间分辨率。以钆为基础的造影剂注射剂量 0.2mmol/kg 体重，速度为 2ml/s，然后注射 20ml 的等渗盐水。冠状梯度回波脂肪饱和 T_1 加权序列分别在注射前 30s 和 70s 获得，注射后 90s 开始轴位序列，覆盖整个腹部。MR 肠造影的整个过程需要 20～25min。

很少有研究探讨弥散加权成像在克罗恩病肠道炎症检测中的作用，表观扩散系数有助于疾病活动性的定量分析。扩散加权图像的视觉评估可能提供更高的准确性，而表观扩散系数的计算可能有助于疾病活动的定量分析[49-51]。

一些作者已经证明，炎症肠段的扩散比正常肠段更受限，进一步显示 DWI 比动态增强造影（dynamic contrastenhanced，DCE）对主动炎症的回肠末端更加敏感。结合这两种技术可以潜在地提高诊断特异性[49]。另一些作者报道了检测活动性病变肠段的敏感性、特异性和准确性分别为 86.0%、81.4% 和 82.4%[50]。另一项研究显示溃疡性结肠炎患者结肠炎症部位扩散受限[51]，其中一项研究还显示 DWI 检测炎症肠段的准确性与对比增强序列相似。这些研究结果表明 DWI 在炎症性肠病中的作用正在发生变化。

先前描述的平衡稳态自由进动技术的超快获取，允许在一次屏息过程中以亚秒级重复次数的冠状薄层图像对腹部的整个长度和宽度进行高时间分辨率成像，由此产生的电影序列可用于可视化评估小肠蠕动，并识别运动改变的区域，特别是瘫痪或运动能力低下的病灶区域。MR 电影序列被认为比标准 MR 肠成像检查更能发现克罗恩病的具体表现，并比单纯 MR 肠镜检查发现更多的克罗恩病患者[52]。此外，MRI 电影是一种可检测小肠克罗恩病纵向溃疡的方法，表现为不对称累及或肠系膜强直[53]。最近，已经开发出软件方法，以自动化的方式评估小肠运动，并定量分析其运动[54,55]，这表明量化运动在评估疾病活动中的作用。

小肠的 MRI 可以用 3T 扫描仪进行[56]，但是较高的场强需要修改在 1.5T 时使用的脉冲序列。较高的特定吸收率通常是一个限制因素，因为获得具有 3T 的半傅里叶 RARE 序列的整个腹部的轴向切片所需的采集时间较长。并行成像技术可能有助于减少捕获时间和降低特定吸收率，但这种降低是以信噪比为代价实现的。由于失真效应，在 3T 时使用 FISP 序列并不总是可行的。但是，在 3T 时可以得到与 1.5T 时得到的 T_1 加权图像空间分辨率相匹配的 T_1 加权动态图像。

二、影像解释

最初，MR 透视序列用于评估小肠扩张的程度，并提供空肠和回肠襻口径和位置的全景图。在电影循环模式显示图像，以观察小肠活动性。

当观察到从十二指肠空肠交界处到升结肠无阻碍的腔内溶液流动时，聚乙烯乙二醇溶液通过小肠的转运被认为是正常的，没有转运延迟或狭窄的证据。当造影剂无延迟到达梗阻部位并流入梗阻下方肠襻时，诊断为低级别狭窄。在高级别部分小肠梗阻患者中，造影剂到达梗阻部位的时间较晚，只有少量的造影剂流入塌陷的肠襻，从而使其难以定义皱襞形式。上面扩张的小肠和下面变窄的小肠之间的过渡区标志着任何梗阻的位置。MR 荧光扫描脉冲序列提供有关狭窄区域扩张性的有用信息，有助于区分收缩和狭窄，评估狭窄前扩张，评估小肠活动性，并显示与钡剂所见相似的发现。灌肠检查，如狭窄的形态，这有助于区分黏膜、黏膜下和壁外疾病的起源[18]。

平衡梯度回波和 T_2 加权图像检测肠壁增厚的存在。多平面投影可以通过轴向和冠状面的交替获得。

磁共振图像解释的主要挑战是肠扩张不足，这可能类似或掩盖疾病。当从不同的序列和平面上连续观察到肠壁增厚时，正确诊断的可能性增加。正常扩张的小肠襻壁厚超过 3mm 应视为异常。评估有无肠周或肠系膜异常，脂肪饱和 T_2 加权研究有助于检测肠道周围炎症和渗出。可获得钆增强图像，以检测肠壁的任何高强化。在狭窄的部分，高强化可以用来区分收缩和肠壁疾病。如果强化与相邻肠襻在相同节段的强化相同，则最可能表现为肠收缩不全。如果有更多的黏膜增强（黏膜充血）或明显更少的黏膜下增强（肠壁水肿），应怀疑是真正的疾病。延迟成像也有助于区分短暂收缩和肠壁增厚。

如果在正常厚度的肠壁看到高强化，有必要鉴别真伪。在这些情况下，重要的是比较增强与同样扩张的其他襻和同一节段内的肠襻的增强，因为正常空肠比正常回肠的增强更高。

肠襻增强模式有助于区分小肠疾病。在缺血、炎症性肠病、粘连，以及偶尔在肿瘤中可见均匀增强（白色）。炎症性肠病和肿瘤中可见一层强化（灰色）壁。肠壁分层（靶征）通常见于活动期克罗恩病[14, 18]。

三、临床应用

（一）克罗恩病

慢性炎症性肠病的评估存在几个问题。第一，重要的是确定克罗恩病的存在，并将其与其他小肠疾病区分开来。第二，需要确定每个患者所涉及的节段的数量、长度和位置。第三，如果存在狭窄，需要将其分为炎症性或纤维性，以便患者能够接受适当的医疗或外科治疗。

此外，如果存在炎症活动，区分轻度、中度和重度疾病是很重要的。因为不同的疾病阶段，医疗管理是不同的。第四，肠系膜并发症的存在，如脓肿和瘘管，需要评估，因为它们的存在影响治疗的选择[57-59]。

克罗恩病早期变化（如溃疡和壁增厚）的观察高度依赖于管腔扩张的质量[1, 2, 18]。高分辨率(薄层)真 FISP 和半傅里叶 RARE 图像可以描述早期克罗恩病的变化，如口疮样溃疡表现为高信号灶被中等信号强度的晕包围（图 40-2）[35, 58]。

钡对比灌肠和胶囊内镜作为一种检测黏膜细微异常的方法比 MRI 更准确[1, 3, 18]。然而，临床上黏

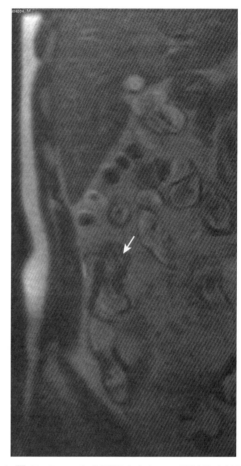

▲ 图 40-2　22 岁克罗恩病患者 MR 肠镜检查结果
冠状半傅里叶 RARE 序列显示口疮样溃疡（箭），每一个病变表现为高信号强度的（溃疡坑）被边缘的中等信号强度包围。胶囊内镜和结肠镜检查证实了这些发现

膜损坏或少量浅表性口疮病变的重要性尚不清楚。有证据表明，多达 13% 的健康无症状个体在胶囊内镜下可能有黏膜损坏和其他小肠小病变[13]。

克罗恩病有两种类型的溃疡，即浅表溃疡和深裂隙溃疡。深裂隙性溃疡临床意义更大。它们穿透黏膜进入肠壁的深层，导致黏膜下炎症和水肿。在 MRI 上，它们呈细线状在增厚的肠壁内纵向或横向（裂隙性溃疡）的高信号（图 40-3）。

文献中肠溃疡的敏感性为 75%～90%[17, 21, 42]。MRI 也可根据造影剂静脉注射后肠壁黏膜强化情况，进行微小病变的检测[18]（图 40-4）。

节段性肠壁强化是早期疾病的一种非特异性表现，而不对称壁增强和增厚是克罗恩病的病理特征。文献中 MRI 对克罗恩病检测的敏感性和特异性分别为 88%～98% 和 78%～100%[16, 17, 19, 21-23]。

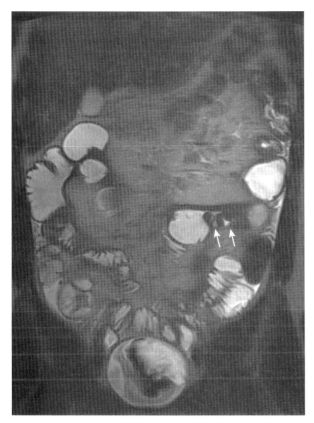

▲ 图 40-3　25 岁患者 MR 肠镜检查克罗恩病

冠状半傅里叶 RARE 序列显示黏膜不规则（箭）为高信号的细线纵向或横向（裂隙性溃疡）伴回肠壁增厚，与节段性回肠炎的弥漫性溃疡一致

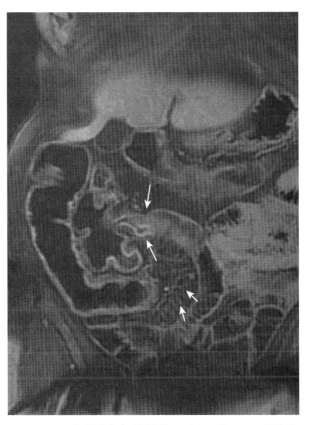

▲ 图 40-4　怀疑患有克罗恩病的 36 岁男子的 MR 肠镜检查

回肠末端 T_1 加权脂肪饱和 VIBE 冠状面增强图像显示回肠末端壁均匀增强，厚度正常（长箭），提示轻度炎症改变。注意邻近小肠肠系膜血管增多（短箭）

与静态 MRI 扫描相比，电影序列更能准确地显示肠段异常数量。肠蠕动改变是克罗恩病的早期影像学征象，有助于在静态影像学上鉴别出带有细微炎症征象的肠段异常[60]。

克罗恩病的治疗在医学和外科方面不断发展，MR 和肠镜检查有可能影响诊断和治疗[61-70]。仅根据临床和实验室参数对克罗恩病的疾病活性进行分类还没有临床可重复性[69, 71]。

疾病行为首先相关的手术适应证即穿孔或非穿孔疾病[59]。这些定义已扩展到非手术情况，根据给定时间点的主要特征，疾病活动主要分为炎症性、纤维狭窄性或穿透性。

为了克服临床炎症指标的主观性和重复性差的局限性[71]，提出了一种基于影像的分类方法[61]。节段性回肠炎分为四大类：即活动性炎性回肠炎、穿孔和瘘、纤维狭窄、修复和再生型。亚型分类需要关于溃疡、水肿、痉挛、狭窄、瘘管形成和相关炎

性肠系膜肿块存在的准确信息。MRI 在形态学和功能异常检测方面具有较高的准确性，有可能提供可重复性和客观性的数据，正确分类患者的克罗恩病亚型，规划和监测患者的治疗（表 40-2）。

肠壁增厚（通常为 1～2cm）是克罗恩病断层影像学表现最一致的特征[23, 24]。可在疾病的急性和慢性阶段发现。

MR 征象显示活跃的节段性回肠系膜病包括黏膜强化，壁层有明显的梳状征，肠系膜脂肪粘连（图 40-5）。在组织学检查中，肠壁高强化与炎症有关，是活动性疾病最敏感的影像学表现[72]。黏膜和浆膜强化，结合中间的黏膜下水肿，在增强的脂肪抑制 T_1 加权图像上形成分层或分层外观。延迟期图像上模糊的肠壁增强模式与严重疾病密切相关，尤其是在炎症极为活跃的患者中[62]。MR 成像下黏膜高强化与克罗恩病活动性指数相关性良好，是活动性疾病中最敏感的表现，与组织学表现有显著相关

表 40-2 节段性回肠炎典型表现与磁共振脉冲序列的相关性

疾病分期	平衡梯度回波	半傅里叶 RARE	T₁加权对比增强
活动型	皱襞增厚，壁溃疡，壁增厚，梳状征，肠系膜淋巴结	皱襞增厚，壁溃疡，壁增厚，壁水肿	黏膜充血，壁增厚，壁水肿，梳状征，肠系膜淋巴结
纤维狭窄型	狭窄	狭窄，壁纤维化	狭窄，壁纤维化
穿透型	深裂隙溃疡，瘘管，脓肿	深裂隙溃疡，瘘管、脓肿	瘘管，脓肿
再生型	再生息肉，肠腔直径减小	再生息肉，肠腔直径减小	肠腔直径减小

性。有几项研究报道 MR 肠造影对活动性炎症的检测敏感性为 73%～90%[62-66]。

小肠黏膜下水肿在 T₂ 加权图像上产生增强的信号强度，并伴有活动性炎症[66]。DWI 可用于检测小肠克罗恩病的炎症（图 40-6）[50, 51]。

肠系膜边缘的线状溃疡是小肠克罗恩病最重要的征象之一。溃疡与缩短、凹的或直的肠系膜缘平行。邻近肠系膜增厚并收缩，特别是在与受影响肠段的交界处。肠系膜缘的僵硬是由从线状溃疡延伸到肠系膜的跨壁炎症引起的。另一个具有高度特异性的特征是相对多余的非肠系膜边界的保留，它保持柔韧性并形成褶皱和囊状。纵行溃疡和溃疡瘢痕不对称累及引起的肠襻畸形，如假憩室形成，在轴位和冠状位图像上表现良好。

纤维性狭窄亚型的特点是狭窄可发展为肠梗

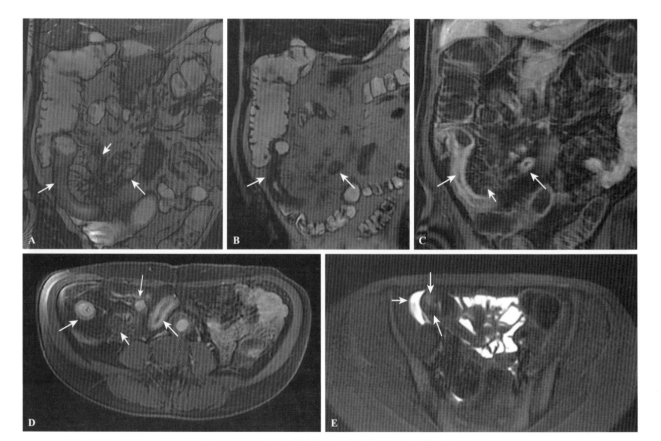

▲ 图 40-5 48 岁活动性克罗恩病患者 MR 肠镜检查结果

A. 冠状面真 FISP 图像显示广泛的纤维脂肪肠系膜（短箭）的增生与病变回肠襻（长箭）有关。B. 冠状半傅里叶 RARE 序列显示病变回肠襻（箭），但提供肠系膜的不良信息。冠状动脉（C）和轴状动脉（D）增强脂肪饱和 T₁ 加权 VIBE 图像显示黏膜分层强化，黏膜下层和肌层（长箭）明显增强，分层样表现。注意，高信号强度的线性结构是由血管密度增加（D，小箭）引起的。E. T₂ 加权脂肪 sat 图像显示增厚的肠壁信号强度增加，提示黏膜下水肿（箭），少量积液

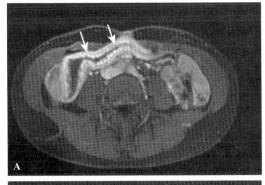
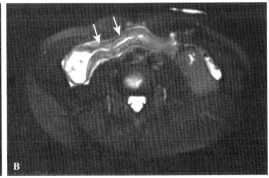
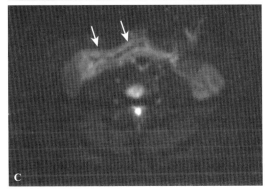

▲ 图 40-6　弥散加权成像显示回肠终末期克罗恩病
A. 轴位对比增强脂肪饱和 T_1 加权 VIBE 图像显示分层对比增强与高强化（箭）。B. T_2 脂肪抑制轴位序列显示肠壁增厚伴水肿（箭）。C. 轴位 DWI（b 值 = 800）显示回肠壁内高信号（箭）

阻。如果肠上游扩张直径大于 3cm，则狭窄可分为功能性显著性狭窄。纤维狭窄亚型表现为低水平的不均匀肠壁增强，无相关水肿（图 40-7）。

在影像学上，纤维性狭窄表现为肠段不蠕动，常表现为固定的肠壁增厚和管腔狭窄。狭窄、纤维化肠段黏膜下层增厚，由于没有肠壁炎症和水肿，在没有活动性疾病的情况下，T_2 加权图像上通常不会显示增强的信号强度。

修补性或再生性疾病亚型反映非活动性克罗恩病，可能与位于不同肠襻的其他亚型疾病有关。其特点是黏膜萎缩和再生息肉的存在。可以看到管腔直径最小的减小，但没有肠壁水肿或活动性炎症的迹象（图 40-8）。

瘘管形成和穿孔疾病亚型的 MR 肠成像特征包括深裂性溃疡和窦道、瘘管、邻近肠襻或其他器官、相关脓肿和肠壁外侵犯的表现。

粘连是克罗恩病常见的表现，通常被认为是瘘管前病变。它们是浆膜受累的表现和疾病跨壁侵犯的明确标志。

在真 FISP 和半傅里叶采集的单激发快速自旋回波（half-Fourier acquisition single-shot turbo spin-echo，HASTE）图像上，显示了窦道和瘘管的流体含量的高信号（图 40-9）。对于克罗恩病患者来说，10 年后发生瘘管的累计风险为 33%，20 年后为 50%，其中最常见的是肛周瘘管[69, 73, 74]。与瘘管相关的影像学发现包括肠壁毗邻相关的肠扭曲和这些肠襻之间的线性通道。

多平面 MR 肠成像对窦道的完整评估是有用的（图 40-10）。瘘管周围肠系膜的纤维增生和（或）纤维化反应形成了瘘管的星形外观。炎症性瘘管由于血管丰富和充血可表现出明显强化。

肠系膜炎症、脓肿、邻近脏器受累等睾丸外并发症在克罗恩病形成瘘管和穿孔亚型患者中也能很好地描述。这些发现具有重要的临床意义，可以在多达 50% 的患者(纤维脂肪增生)和 35% 的患者(脓肿)中观察到（使用断层成像技术）[10, 11]。肠系膜纤维脂肪增生是克罗恩病小肠研究中最常见的肠襻分离原因[2, 3]。

纤维脂肪增生是血管周围炎症伴纤维化和固有肌层收缩的结果[27]。纤维脂肪的增殖程度及其组成（主要是脂肪或纤维）最好使用真 FISP 序列的 MR 肠成像来评估。

脓肿可以通过其液体含量和壁血管丰富程度来识别，MR 肠成像可以检测、定位并提示积液原因

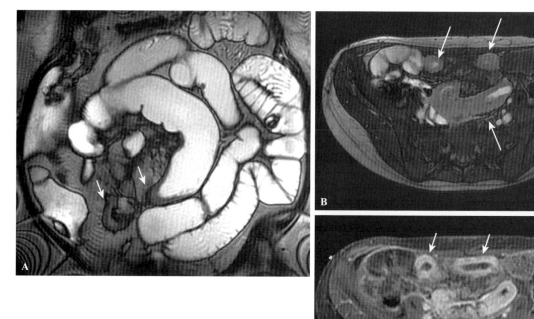

▲ 图 40-7　39 岁慢性纤维性狭窄型克罗恩病患者的 MR
肠镜检查

冠状面（A）和轴位真 FISP（B）图像显示几个回肠襻（箭）
内低信号的肠壁增厚，导致近端梗阻。C. 轴位对比增强脂肪
饱和 T₁ 加权 VIBE 图像显示肠壁均匀高强化（箭）

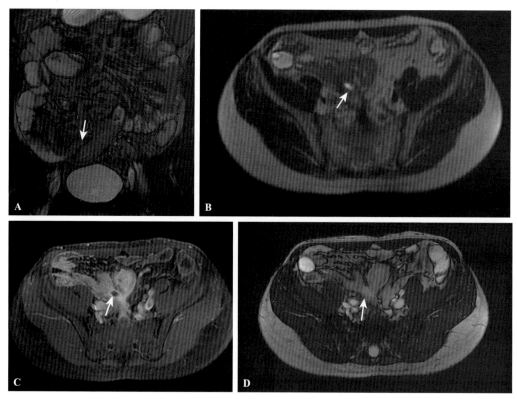

▲ 图 40-8　31 岁男性，瘘管性克罗恩病亚型

A. 冠状面真 FISP 图像显示病变远端回肠襻间粘连（箭）。B. 轴向半傅里叶 RARE 图像和轴向对比增强、脂肪饱和 T₁ 加权 VIBE 图像
（C）序列显示回肠瘘（箭），由于其较高的血管流量和充血，强化明显，提示活动炎症。D. 轴向真 FISP 图像还显示瘘管周围肠系膜内
的纤维增生和炎症反应，形成星形外观（箭）。多平面 MR 肠造影对完整评估瘘管是有用的

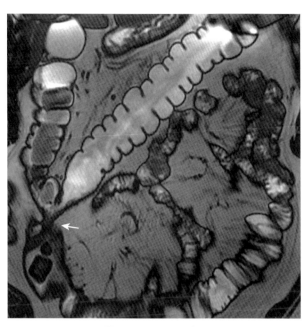

▲ 图 40-9 克罗恩病瘘管

冠状面真 FISP 序列显示末端回肠和横结肠之间的瘘管（箭）

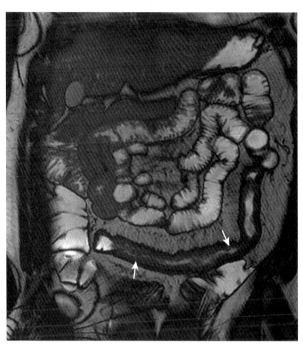

▲ 图 40-10 MR 肠镜下再生息肉

冠状面真 FISP 图像显示黏膜萎缩和再生息肉（箭），可见腔径有微小的缩小，但无壁水肿

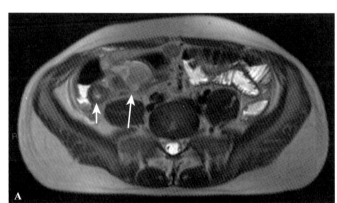

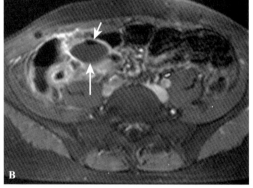

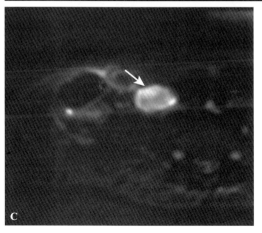

▲ 图 40-11 **MR enterography in 45-year-old man with long-standing Crohn's disease and abscess formation**

A. Axial T2-weighted half-Fourier RARE image shows high signal intensity edematous wall thickening of terminal ileum (*short arrow*). Note a hyperintense fluid collection (*long arrow*). B. Axial contrast-enhanced, T1-weighted, fat-saturated VIBE image shows marked enhancement of wall of the collection (*long arrow*). Note air bubbles in the cavity (*short arrow*). C. Axial DWI (b value = 800) showing restricted diffusion of the collection (*arrow*). These findings are consistent with an abscess.

（图 40-11）。蜂窝织炎在 T_2 加权像上显示肠壁增厚的信号强度。窦道通常与邻近组织中的蜂窝织炎有关。

（二）小肠肿瘤

小肠肿瘤的诊断，尤其是早期发现和鉴别诊断，具有挑战性 [18, 75]。虽然 MRI 的空间分辨率不如多排螺旋 CT，但前者的主要优点是软组织对比好、可检测肠外异常、无辐射照射，可重复采集数据进行功能肠评价（图 40-12）[76-83]。

在怀疑有小肠肿瘤的患者中，灌肠比肠造影提供更大的全小肠扩张，因为小的息肉样肿块不产生梗阻，更难以用口服造影剂扩张来发现 [18]。

此外，MR 灌肠术比 MR 肠显像更能准确地描述浅表改变 [21, 67]，在早期小肠肿瘤的检测中，腔内病变的评估尤为重要。MR 小肠灌肠术对小肠肿瘤的诊断准确率为 96.6% [67, 75]。

最近的一项研究表明，MR 肠成像是一种准确、耐受性良好、有前途的成像方式，可诊断或排除内镜检查结果为阴性的有症状患者的小肠肿瘤 [79]。MR 肠镜检查可以帮助对患者进行分类，使其采用更具侵袭性的诊断方法 [82]。

MR 肠造影检查可以改善 Peutz-Jeghers 综合征患者小肠息肉的定位，用于识别更大的病变，这些病变应该在双气囊肠镜检查或手术中切除 [83]。它也可能有助于排除未在内镜检查或手术中检查的肠段的病变。

MR 灌肠对小肠黏膜病变的检测较 CT 灌肠更为敏感 [78]，改善了对微小异常节段的检测。这些发现可能是 MRI 提供更好的软组织对比的结果，这是组织表征和检测细微异常区域 [79-81] 和其功能性所需要的。MRI 相对 CT 的另一个优点是，MRI 所产生的增强软组织对比可以提供更多关于肠系膜小肠肿瘤性质的信息，从而更好地表征小肠肿瘤。在这方面，良性肿瘤如血管瘤在 T_2 加权 MR 图像上表现为典型的高信号，而脂肪瘤或脂肪含量显著的肿瘤在 T_1 加权 MR 扫描上表现为自身的高信号 [81]。除了少数例外（如淋巴瘤），小肠长段增厚提示良性。当肠周脂肪滞留在增厚的肠段附近时，应怀疑炎症过程；当靠近增厚肠段的肠周脂肪外观正常时，发生急性炎症的可能性较小 [80]。

（三）腹腔疾病

血清学检查（如谷氨酰胺转移酶、抗肌内膜抗体）和十二指肠活检标本组织学检查的敏感性和特异性较高。因此，MRI 并不能帮助检测乳糜泻。然

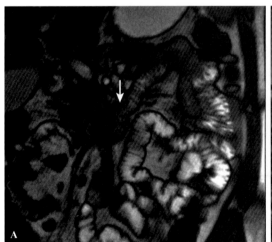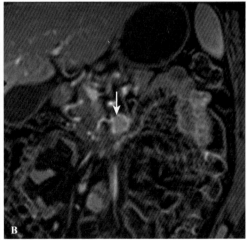

▲ 图 40-12 **MR enterography of jejunal gastrointestinal stromal tumor in 55-year-old patient with unexplained gastrointestinal cbleeding**

A. Coronal true FISP image shows lobulated mass that arises from a jejunal loop, with smooth borders and extraluminal growth (*arrow*), suggesting submucosal origin of the neoplasm. B. Coronal contrast-enhanced, fat-saturated, T1-weighted VIBE image shows homogeneous enhancement of the mass (*arrow*).

而，MRI 可以提供非侵入性获得的形态学信息，如皱襞形态异常和肠扩张以及肠外表现，如肠系膜血管充血、淋巴结病、脾功能减退和肠套叠[84]。

小肠磁共振在腹腔疾病的发现反映了潜在的绒毛萎缩。空肠皱襞数量的减少和回肠皱襞的数量增加导致回肠皱襞模式逆转，这是 63%～68% 的未经治疗的患者中观察到腹腔疾病，因此，被认为高度暗示乳糜泻（图 40-13）[85, 86]。MRI 通过显示腹腔内外特征，可诊断成人非特异性胃肠道症状的腹腔疾病，并可通过空肠活检和血清学检查予以证实[86]。

此外，MRI 可用于腹腔疾病并发症的随访和检测，如腺癌、淋巴瘤等。对于对无谷蛋白饮食反应不良的患者，应怀疑难治性腹腔疾病。由于 Ⅱ 型亚型与溃疡性空肠炎和肠病相关的 T 细胞淋巴瘤有关，因此需要更积极的诊断途径。

短暂性肠套叠常见于严重腹腔疾病（即 2 型难治性腹腔疾病）。当肠套叠长度小于 3cm 时，发生在没有主导肿瘤的情况下，且 MR 肠镜下不引起小肠梗阻，其表现与暂时性、自限性小肠套叠一致。

MR 肠镜检查可以有效地检测与腹腔疾病相关的淋巴瘤。也观察到某些肠壁特征与腹腔疾病的存在之间的联系，最显著的是平滑的边缘成分，这在腹腔疾病患者的病变肠段中常见[87]。因为预期结果不太可能从肠腔内显现，所以应该进行 MR 肠造影，而不是小肠灌肠，检测患有乳糜泻对药物治疗反应不佳的患者，以及那些尽管停用了谷蛋白但仍有复发或持续症状的患者。

（四）肠缺血和血管炎

肠缺血是一种常见但复杂的疾病，其病因多种多样，临床及影像学表现各异。肠血流量不足的主要原因有很多，包括血栓栓塞、非闭塞性情况（例如血容量减少、低血压、低心排血量状态，地高辛治疗，α 肾上腺素受体激动药或 β 受体拮抗药），肠阻塞、肿瘤、腹部炎症条件下，化疗和放射性肠病和血管炎。无论病因如何，肠缺血的影像学表现是相似的。MR 肠造影可以描述缺血性肠段，也有助于确定主要原因[83]。

缺血 MR 肠镜表现为肠壁增厚，伴或不伴有靶征，肠壁强化差，伴低级别肠梗阻。无强化或肠壁强化差似乎是最具体的发现。然而，在一些病例中，由于灌注异常（如静脉回流延迟导致动脉供应减慢或动脉痉挛），缺血段显示出持续的强化[83]。缺血表现为钆增强 T_1 加权脂肪抑制 MRI 扫描肠壁明显增强，钆螯合剂注射后静脉相晚期图像在同一区域持续增强。

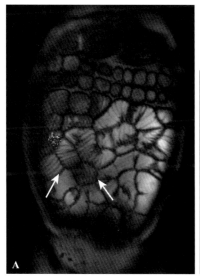
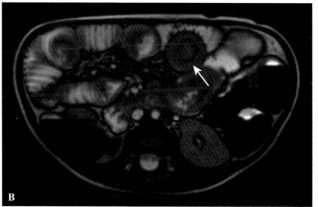

▲ 图 40-13 25 岁女性腹腔疾病 MR 肠成像检查
A. T_2 加权冠状位加速图像显示回肠襻（箭）皱襞数增加，空肠皱襞正常。B. T_2 加权 HASTE 轴位图像显示空肠空肠套叠（箭）

（五）感染

感染过程最初很难在 MR 肠成像检测到。然而，MRI 可观察在慢性感染性疾病情况下的小肠异常，如结核病，以及在治疗过程中监测这种异常。

感染性疾病常引起空肠和回肠的弥漫性累及，其特点是空肠壁各层增厚，壁水肿。这些发现在治疗后完全消失（图 40-14）。较少见的小肠感染包括心内膜炎、结核、非结核分枝杆菌感染和组织胞浆菌病。这种感染在获得性免疫缺陷综合征中更为常见。相关的 MRI 表现往往是非特异性的，如肠壁增厚、肠强化的分层模式和邻近淋巴结的增大。胃肠道结核倾向于累及回盲区，盲肠和升结肠通常比回肠末端受累更严重。结核性肠炎的 MRI 表现为回肠 - 盲肠瓣及盲肠内壁不对称增厚，盲肠变形收缩并向回肠末端延伸。邻近淋巴结明显肿大，中央区域常可见坏死 [80, 83]。

（六）小肠梗阻

在小肠梗阻病例中，MRI 不仅能提供与常规灌肠相同的解剖和功能信息，而且能更清楚地显示肠外特征 [88, 89]。MRI 也有助于发现急性肠道梗阻，并在 92% 的病例中区分良性和恶性 [89]。使用 MRI 评估可能的高级别小肠梗阻对儿童和孕妇是有用的。

恶性梗阻的表现包括肿块、局部节段性壁增厚、中度或明显的腹膜增厚和强化。良性肠梗阻的特点是更广泛的肠壁增厚和没有真正的肿块（图 40-15）[90]。低级别的小肠梗阻可能有许多原因，但最常见的是粘连。由于 MR 灌肠可以实时监测小肠的充盈情况而无须将患者暴露于电离辐射下，因此它比 CT 灌肠更适合作为一种评价低度梗阻的方法 [91, 92]。

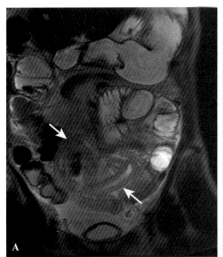

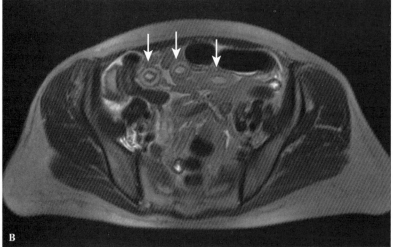

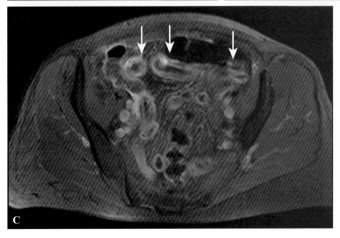

▲ 图 40-14　一名 **22 岁的艾滋病患者患有细菌性肠炎**
MR 肠造影冠状位（A）和轴位（B）图像显示小肠襻增厚（箭），肠系膜水肿和积液。C. 轴位钆对比增强，T_1 加权脂肪抑制三维图像描绘强化增厚的小肠襻（箭）

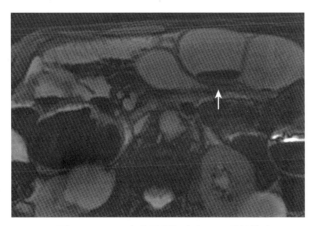

▲ 图 40-15　59 岁小肠梗阻患者 MR 肠镜检查

轴向半傅里叶 RARE 图像显示一个焦点在水平过渡点，空肠襻伴所谓的鸟嘴样改变（箭），提示闭襻梗阻

四、总结

MR 肠造影在小肠的评估中起着关键作用。MR 肠造影检查正迅速成为诊断炎症性疾病的一线影像学检查方法，并逐渐被临床接受用于评估克罗恩病以外的小肠疾病。

MR 肠造影可以在多个时间点对每个肠段进行评估，这可能有助于狭窄和蠕动的区分以及评估小肠功能。

MR 肠造影可用于监测对强效生物疗法的反应，而无须患者承担额外风险，可能是一种有用、无创、无辐射的亚临床肠道炎症高危患者筛查方法。MRI 技术可以在没有电离辐射的情况下检测腔内和腔外的形态学和功能异常，在这个内镜技术不断进步的时代，它将使放射学保持竞争力。

第 41 章 小肠克罗恩病

Crohn's Disease of the Small Bowel

Mark E. Baker　Richard M. Gore　著

曲玉虹　译　　王之龙　校

一、临床考虑

克罗恩病是一种特发性炎症性疾病，可影响从口腔到肛门的胃肠道的任何部分。这种疾病的患者遗传上倾向于对环境因素（包括食物和肠道菌群）的异常免疫反应，从而导致慢性炎症反应。小肠是受累的主要部位。除了恶性肿瘤，克罗恩病可能是涉及胃肠道最具破坏性的疾病。它的流行程度增加，主要是在较年轻的年龄组中，高峰年龄为 15—25 岁[1-3]。它在世界各地都有分布，但在北欧、北美和日本最为常见[4]。有四项研究显示了一种双峰分布，第一个峰值出现在 11—20 岁或 21—30 岁，第二个峰值较小，出现在 51—60 岁或 61—70 岁。然而，另外四项研究显示了单峰分布，在 11—20 岁或 21—30 岁达到峰值，然后下降[5]。结肠受累在老年人中占主导地位，这使得一些人推测这一人群中第二高峰的发病是由缺血或憩室炎引起的。尽管一些研究显示女性略占优势，但两性受累及的机会是一样的[5]，常被描述有家族倾向[1-3]。

小肠是克罗恩病最常见的累及部位，回肠末端是最常见的部位。在一个结合成人克罗恩病自然史的多人群研究中，约 1/3 的患者患有回肠炎，1/3 的患者患有结肠炎，1/3 的患者患有回肠结肠炎[6]。孤立性肛周疾病发生率 2%～3%[7]，但肛周或直肠瘘常见于结肠或直肠炎（10%～37%）[6]。上消化道受累的发生频率越来越高，但几乎总是发生在小肠。第 30 章讨论克罗恩病的胃和十二指肠表现，第 58 章讨论结肠疾病的特征。虽然本章的重点是小肠克罗恩病，但在表现上与结肠疾病有所不同。结肠克罗恩病患者更容易出现失血、肛周疾病、中毒性结肠炎和肠外并发症。克罗恩病在小肠预后稍好，虽然更可能有并发症，如脓肿、瘘管和梗阻。腹痛、轻度腹泻、体重减轻和发热是常见的临床表现。某些患者可能出现右下腹肿块，代表病变的回肠或盲肠。据报道，从小肠中开始经常出现细微症状到克罗恩病的诊断需 3～4 年[7]。

许多因素导致克罗恩病患者腹泻的发生。肠黏膜炎症引起液体和电解质分泌增加。广泛的晚期回肠疾病或切除损害胆汁盐的再吸收，导致脂肪和脂溶性维生素吸收不良。继发于狭窄、结肠瘘、动脉瘤扩张或旁路循环的细菌过度生长也可引起腹泻。食物吸收减少和间歇性梗阻可能导致这些患者体重显著下降[7, 8]。

二、分类和治疗

多年来，人们试图从解剖学、临床和手术上对克罗恩病进行分类。它已从 1991 年的国际工作组发展到 1998 年的维也纳分类，最后发展到 2005 年的蒙特利尔修订维也纳分类[9]。

蒙特利尔修订将疾病分为诊断年龄、位置和疾病行为。疾病行为分为非狭窄性、非穿透性（非复杂，仅为活动性炎症）、狭窄性和穿透性，并以肛周疾病为调整。在影像学表现方面，疾病行为分型是有意义的。由于这些形态学亚型，放射科医生甚至胃肠科医生都认为它们是独立的实体。这种离散方法的问题在于，活动性炎性和致狭窄性疾病以及致狭窄性和穿透性疾病之间的复杂关系已经被遗忘。克罗恩病从急性炎症开始是一个渐进的过程。经治疗可能停止或延缓，可能有黏膜愈合。然而，当进展时，往往进展到纤维狭窄期，并形成狭窄。活动性炎症通常与狭窄形成并存[10, 11]。也有强有力的病理和临床证据表明纤维狭窄时瘘管形成。两个病理研究显示无狭窄疾病的瘘管形成是罕见的（4%～7% 的时间）[12, 13]。因此，如果没有狭窄，穿透性疾病（窦道、瘘管、脓肿或游离穿孔）将是非常不可能的。由于疾病从急性炎症到纤维狭窄再到瘘管形成的潜在进展，放射科医生需要比蒙特利尔和维也纳分类更广泛的思考，尤其是 CT 和 MR 肠成像。因此基于影像发现，开始使用以下词汇：活动性炎性疾病、混合型活动性炎症、纤维狭窄型疾病和不活跃或静止的穿透疾病（通常在复杂疾病）（见"计算机断层扫描和磁共振肠成像表现的命名"）。

对活跃炎症亚型克罗恩病有用的药物包括 5- 氨基水杨酸类药物、皮质类固醇类药物和抗生素（如甲硝唑、环丙沙星）。二线药物是免疫抑制药，如硫唑嘌呤、6- 巯基嘌呤和甲氨蝶呤[14, 15]。英夫利昔单抗等有针对性的靶向单克隆抗体、人类肿瘤坏死因子 -β（tumor necrosis factor，TNF-β）和那他珠单抗、目标 β₄ 整合素、白细胞黏附分子，已经变得可用[15]。这些药很贵而且有不良反应。这一系列的药物促使人们需要对克罗恩病的活动进行无创、可复制和客观的测量，特别是对活动性炎症与混合性纤维狭窄性疾病以及伴有或不伴有穿透性疾病的活动性炎症之间的区别。一些主要的研究中心认为穿透性疾病只能通过手术而不是药物治疗来治疗。

瘘管穿孔型最初需要抗生素治疗活动性感染。单克隆抗体已被证明对肛门周围疾病和肠外瘘患者有效。然而，内瘘（肠肠、肠结肠、肠膀胱和复杂的内瘘）在医学上较难治疗[16]。经皮脓肿引流是治疗克罗恩病相关脓肿的一种合适的方法。克罗恩病的纤维狭窄亚型可能需要狭窄成形术或肠切除术，因为小肠梗阻是这种类型的主要临床表现。小肠克罗恩病的静止或修复型可能需要维持用药[17]。

三、诊断工具

小肠克罗恩病的诊断、分期和随访有许多检查方法。这些检查包括回肠末端直接检查和活检的肠镜检查、推动肠镜检查小肠近端和中段小肠、视频胶囊内镜、常规小肠顺行造影、常规肠灌洗，CT、有无肠造影或肠灌洗、MR 肠造影或者肠灌洗、超声波，以及最近的 PET、PET/CT 和 PET/MRI[18, 19]。这些研究的目的如下。

- 展示克罗恩病的早期变化。
- 描述完整的累及范围，以及如果考虑手术可能出现的跳跃病变。
- 确定以前稳定的克罗恩病患者临床恶化的原因。
- 区分痉挛（活动性炎性疾病）、混合性活动性和纤维狭窄症（狭窄形成）。越来越多地用于指导医疗和外科治疗，尤其是 MR 肠镜检查。
- 调查克罗恩病的术后并发症。
- 明确排除小肠克罗恩病的存在，尤指患有不确定结肠炎的患者。

（一）回肠镜和视频胶囊内镜检查

回肠镜检查（图 41-1 和图 41-2）可以准确诊断结肠和回肠末端的克罗恩病。它提供了疾病活动和炎症后果的评估的观察和引导活检，包括狭窄、肿块病变、出血、发育不良或恶性肿瘤的发展。一般来说，这种检查被认为是诊断的黄金标准。

视频胶囊内镜是一种直接检查小肠全长的新方法。它使用一种口服的密封胶囊，长 27mm，宽 11mm。胶囊内的摄像头还装有一个光源，每秒钟可拍摄两张照片，放大 8 倍，靠电池供电。在典型的小肠检查中，平均约有 55 000 张照片被拍摄。胶囊通过蠕动被推进胃肠道。这些图像以射频信号的形式传输到记录设备上，并存储在记录设备中，记录设备放在患者佩戴的腰带上，患者在整个手术过程中都要佩戴。该胶囊是一次性的，检查后不能回收。在研究结束时，将获取的记录设备和图像下载到计算机上。计算机生成一个视频，然后评估其相关的病理[20]。

早期研究表明，视频胶囊内镜（图 41-2B）是诊断非狭窄性克罗恩病最敏感的方法[21-26]。然而，存在潜在的梗阻性狭窄是使用胶囊的主要禁忌证。

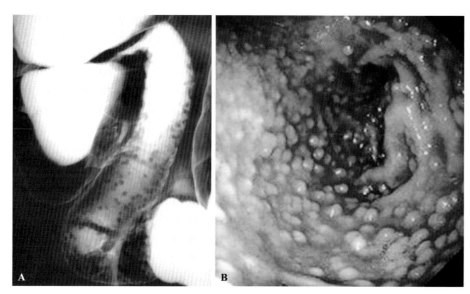

▲ 图 41-1　早期活动性炎性克罗恩病：淋巴样滤泡肿大

A. 双对比钡灌肠检查回流入回肠末端时，显示明显的淋巴滤泡。这是一个非特定的发现，可以在各种形式的感染性、炎性、免疫性和肿瘤性疾病中发现。B. 回肠镜检查显示早期克罗恩病患者有多个淋巴滤泡

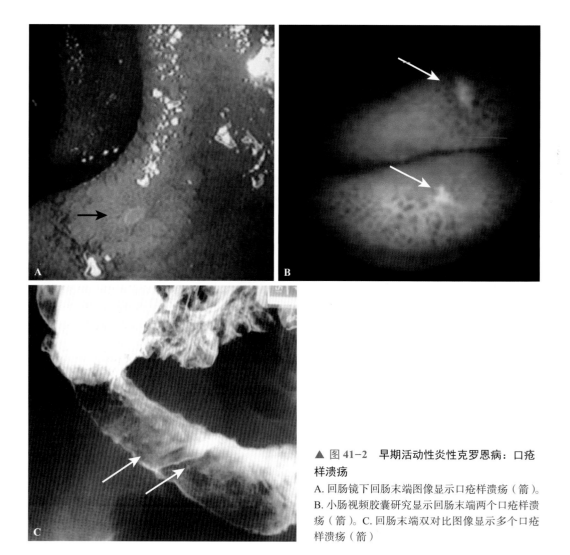

▲ 图 41-2　早期活动性炎性克罗恩病：口疮样溃疡

A. 回肠镜下回肠末端图像显示口疮样溃疡（箭）。

B. 小肠视频胶囊研究显示回肠末端两个口疮样溃疡（箭）。C. 回肠末端双对比图像显示多个口疮样溃疡（箭）

此外，许多显示出高灵敏度的研究并没有确证参考标准。将胶囊与 CT 肠造影 - 肠灌洗和（或）MR 肠造影 - 肠灌洗进行比较的研究仅表明，胶囊内镜在更接近回肠末端的疾病上更优越，成像研究和回肠末端的胶囊之间没有显著差异 [27-29]。用来证明胶囊的诊断效果优于影像学的参考标准是胶囊的一些研究。最近丹麦的一项四中心试验也显示，胶囊内镜优于 CT 肠造影或 MR 肠造影，只有回肠末端作为参考标准（93 名患者中有 5 名接受了手术）。此外，在本试验中，只有在肠造影显示无狭窄后才进行胶囊内镜检查 [30]。在这项研究中，胶囊对于近端疾病优于回肠末端疾病。

众所周知，胶囊具有较高的敏感性，但特异性较低。在梅奥诊所对克罗恩病患者进行的标准小肠检查、回肠镜检查、CT 肠造影和胶囊内镜检查中，胶囊的特异性仅为 53%（敏感性为 83%）。本研究 CT 肠造影和回肠镜检查的敏感性和特异性分别为 82%、89%、74% 和 100%[31]。

（二）钡剂造影检查

在这个新世纪里，用于克罗恩病小肠的钡 - 透视钡检查在很大程度上已经被 CT 肠造影和 MR 肠造影所取代。然而，也有一些患者，他们已经知道或怀疑克罗恩病，但医疗条件限制其使用 CT 肠造影或 MR 肠增强造影（如严重慢性肾病）。这些患者必须用 X 线透视进行钡剂检查。

小肠钡剂透视检查有两种方法，一种是标准小肠系列，另一种是小肠灌肠。为了精确起见，这两种方法都需要精细的透视技术，使用患者旋转，并用铅手套、充气桨或木勺逐步加压。小肠灌肠术仅在某些中心可实施，需要通过口或鼻对小肠近端进行插管。这对大多数患者来说是不舒服的，一些中心用有意识的镇静来提高患者的耐受性 [32]。

一般来说，克罗恩病的影像学表现是不对称的。放射科医生通常认为不对称是 z 轴方向的跳跃病（图 41-1A、图 41-2C 和图 41-6）。然而，克罗恩病的不对称性也在 xy 方向上（图 41-2C）。克罗恩病对肠系膜缘的影响总是大于非肠系膜缘的影响。正常肠系膜缘的波状褶皱形态会出现溃疡、淡化、扁平和缩短，而非肠系膜边界相对稀疏，有时

会出现假性憩室病（图 41-5）。这一典型特征在钡剂检查中表现较好，在 CT 或 MR 肠镜检查中可见。

马萨克的克罗恩病十大原则值得记住，因为它们有助于放射科医生发现和描述疾病 [33]。这些原则最初于 1973 年提出。对放射科医师最有帮助的原则包括原则 3（线征是最典型的病理钡剂表现，不代表纤维化，而是溃疡继发的痉挛）、原则 8（手术后复发很常见）和原则 9（在吻合口和狭窄成形术部位寻找复发）。

1. 早期炎性疾病

病理和影像学表现与早期克罗恩病密切相关 [34-40]。早期组织学改变包括淋巴样组织增生（图 41-1A）和黏膜下层阻塞性淋巴水肿。由于黏膜下层延伸至黏膜皱褶的核心，在此阶段皱褶可能以光滑、对称的方式增厚。然而，总的来说，克罗恩病对称皱褶增厚是一个少见的发现，而且只在疾病早期被发现。当疾病进展时，皱襞变得更加不对称增厚，呈现大结节多边形外观，大结节大小不一（此时主要鉴别为淋巴瘤，见后文）。

固有层淋巴滤泡增生（图 41-1）可伴浅层 1～3mm 黏膜糜烂，周围有小的水肿晕，也称为口疮样溃疡（图 41-2）[41-44]。

2. 中度活动性炎性疾病

随着病灶逐渐跨壁扩散，黏膜和黏膜下层发生进一步改变。渐进性黏膜下水肿可导致皱襞基底扩大，直至部分或完全消除或消除皱褶，特别是肠系膜侧。这个过程类似于肠缺血患者的指纹征。然而，在缺血患者中，皱襞异常会在几天到几周内发生变化，而在克罗恩病患者中，皱襞异常会持续存在，通常与小肠其他部位的晚期克罗恩病的变化有关。黏膜炎性浸润的浸润程度有局部改变的趋势。浸润伴斑状黏膜下纤维化，导致皱褶变形和中断 [41-45]。这一阶段的褶皱形态可描述为大结节（＞1cm），结节大小、位置、外观不对称。

一些口疮溃疡可扩大和加深，产生星状或玫瑰刺外观。其他的口疮样溃疡可能与相邻的溃疡融合，形成半月形或线形。典型的发现是肠系膜缘的长线状溃疡，由增厚、经轴向的皱褶融合而引起的平行放射通透性可能加重。肠系膜缘溃疡与增厚、硬化以及邻近肠系膜的收缩以及肠系膜边界受累小

肠的僵直。同时，未受影响的或相对不受影响的，非系膜侧变为褶状、扇形或囊状，形成假性憩室样形态（不同于硬皮病中出现的假性憩室形态，在硬皮病中，由于肠管的缩短，囊外更靠近）。

炎性细胞浸润伴局灶性水肿和肉芽组织，可引起局部黏膜升高或炎性息肉。这些病变在结肠很常见，但在小肠不常见。炎性假息肉通常少量出现在黏膜皱襞脱落的区域。偶尔，肠段包含许多炎性假息肉（直径≤ 1cm），由占据两平面之间缝隙的钡线分开。当在剖面图上看到息肉时，息肉表现为钡

餐中的突出物。这些肠段的直径没有缩小。这被称为节段性回肠炎的结节状结构，以强调其与溃疡结节状或鹅卵石样结构的本质区别（图 41-3）[41-45]。

3. 晚期放射性活动性炎性疾病

在晚期克罗恩病中，这一过程已经扩展到浆膜及其他部分。溃疡的深线性裂隙或裂隙，是这一阶段疾病的典型表现（图 41-4）。存活的黏膜岛状结构周围有广泛溃疡，呈现溃疡背景上的隆起。这些黏膜岛因此被称为假息肉。该晚期的深部裂隙特征可能表现为轴向和经轴向裂隙的组合，将假息肉

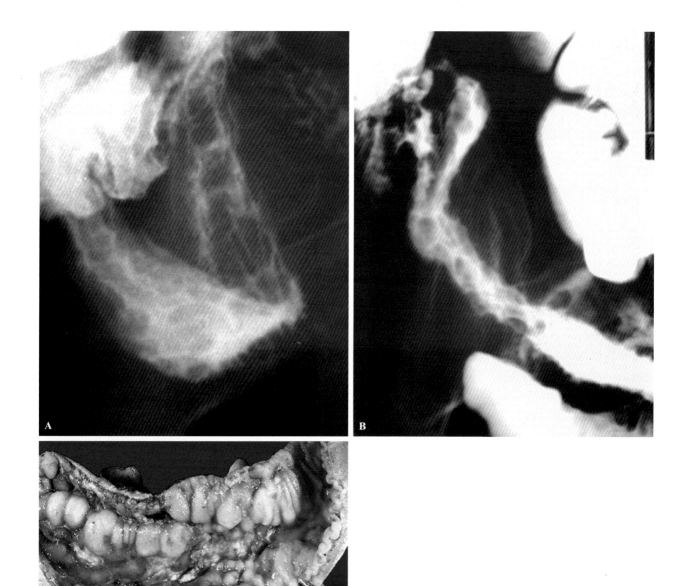

▲ **图 41-3 原发性炎性克罗恩病：鹅卵石黏膜**

A 和 B. 在这两名克罗恩病患者的常规小肠检查中发现回肠末端多发性横、纵向溃疡。C. 标本显示鹅卵石黏膜

相互分离。这一发现总是与管腔狭窄有关；它是晚期克罗恩表现（图 41-3）[41-45]。这种类型不应与轻度晚期克罗恩病的结节型相混淆。

随着疾病的进展，与肠系膜线性溃疡相关的改变向尾部方向发展。当与溃疡性克罗恩病的跨轴扩展合并时，对侧肠壁的皱襞逐渐消失（图 41-5）。

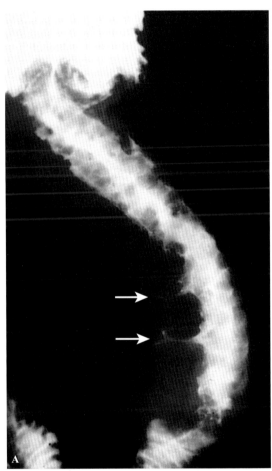

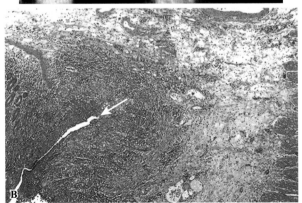

▲ 图 41-4　瘘管穿孔性克罗恩病的深溃疡
A. 标本 X 线片显示两处深溃疡（箭）侵入小肠肠系膜的脂肪。
B. 病理图像显示裂隙性溃疡（箭）

肠壁因纤维化和炎性浸润而增厚。跨壁疾病的另一个特征是所谓的脂肪包裹，它发生在肥厚的腹膜下，被肠系膜血管周围纤维拴系在肠壁上[45]。

4. 静止的或非活动性的疾病

关于静止性疾病的钡餐发现很少有人写过。据推测，这些患者的黏膜是正常的。因此，皱襞模式应该是正常的。

5. 纤维狭窄性疾病

小肠克罗恩病的狭窄（图 41-6 和图 41-7）是由胶原沉积引起的，主要发生在黏膜下层。将纤维狭窄与痉挛引起的管腔狭窄区分开来是很重要的。克罗恩病的典型线征主要是由活跃的炎性疾病节段的痉挛引起的。荧光透视镜下，管腔表面包覆钡，起初呈狭窄，没有或仅有轻微的上游扩张。然后，当蠕动波推动钡通过管腔时，管腔扩张到接近正常口径。纤维狭窄的主要狭窄不会随着蠕动而改变其口径，无论蠕动状态如何，上游未受影响的管腔都会扩张。值得注意的是，在许多（如果不是大多数）线征病例中，受累肠管腔从未完全膨胀，在蠕动过程中往往有一定程度的上游膨胀或扩张。这表明在受累的节段发生的不仅仅是痉挛（克罗恩病是一个进行性的过程，在活动性疾病的部位，平滑肌和胶原蛋白的活跃增殖往往会限制其顺应性）。

这些狭窄是小肠梗阻的一个重要原因，通常需要手术。据报道，21% 的小肠节段性回肠炎患者有狭窄或类似狭窄的表现[7, 44]。多层螺旋 CT、MRI、CT 肠成像、CT 肠灌洗和 MR 肠灌洗是鉴别纤维性狭窄和因痉挛或活动性溃疡性狭窄引起的管腔狭窄的有价值的检查技术。值得注意的是，许多（如果不是大多数）纤维狭窄中都存在活动性炎症（见后文）。纤维性狭窄引起的梗阻可能需要手术。如果有可能，它应该包括狭窄成形术，以避免肠切除术。一些克罗恩病患者可能发展为高级别小肠梗阻，CT 和 MR 可靠地记录了这种并发症。

其他克罗恩病患者可能有多处狭窄，表现为晚期跳跃病灶。与狭窄有关的停滞可能与细菌过度生长有关。这在发生小肠动脉瘤性扩张（图 41-7）的患者中尤其明显，通常在两次狭窄之间。钡剂研究通常能很好地显示狭窄。

克罗恩病患者的肠道切除术后，疾病复发的频

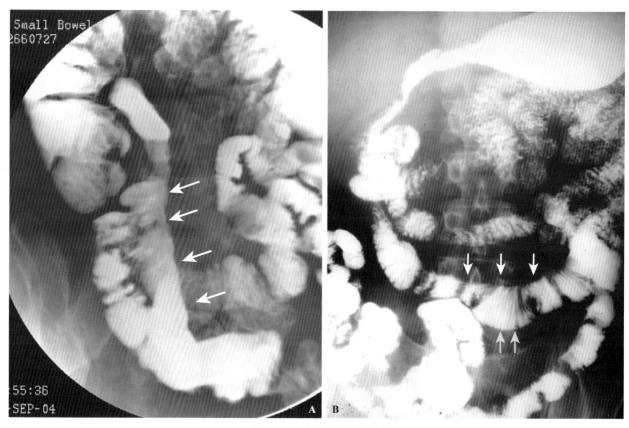

▲ 图 41-5　克罗恩病囊状结构

A. 由于肠系膜纤维脂肪增生，回肠末端肠系膜边界（箭）变直。B. 小肠多个节段显示肠系膜边界（白箭）变直缩短，多余的反肠系膜边界形成囊状（黄箭）

率较高（85%）。在手术后 8 天内发现复发性炎症，前提是重新接触粪便流。多次切除使小肠克罗恩病成为短肠综合征的主要原因 [7, 44]。

6. 瘘管或穿透性疾病

瘘管或穿透性疾病表现为窦道、瘘管、脓肿和罕见的游离穿孔。约 20% 的克罗恩病患者出现脓肿，大多数可以通过经皮引流治疗 [4]。炎症性病变也可能延伸到肠外，偶尔进入腰大肌。在某些情况下，钡可能进入脓肿腔、呈管状或炎性肿块内的多个小间隙。然而，CT、超声和 MRI 是评价克罗恩病患者脓肿的首选诊断方法。

瘘管是两种上皮表面或一种上皮表面与皮肤之间的异常通道，在 6%～33% 的克罗恩病患者中发生 [7]。瘘管发生在狭窄形成的同时，并且很可能是狭窄形成的结果。瘘管很少单独出现，只有 4%～7% 的次数出现（图 41-8）。回肠盲肠、回肠乙状结肠瘘是最常见的，往往是多发的。肠结肠瘘

管可能导致细菌过度生长，是引起克罗恩病吸收不良的原因之一。肠皮肤瘘在钡剂检查、CT、MRI 检查中均可显示。

由于横结肠系膜附着穿过十二指肠降段中部，横结肠与十二指肠之间的克罗恩病相关瘘并不少见。横结肠吻合术后回肠末端复发性克罗恩病可能与该瘘有关。回肠乙状结肠瘘较常见。在大多数情况下，这些瘘管进入乙状结肠的部位仅显示非特异性炎症改变。如果考虑手术，通常切除病变的回肠和狭窄段，使乙状结肠保持完整 [7]。

7. 钡检查评估疾病活性

20 世纪 70 年代，多国家合作的克罗恩病研究试图通过克罗恩病活动性指数（Crohn's disease activity index，CDAI）来判断钡剂检查是否能准确评估治疗反应，钡剂检查结果是否与临床反应相关 [46]。患者分为活动性、有症状性疾病（CDAI > 150，$n = 295$）和本来是活跃的，但现在是静止的

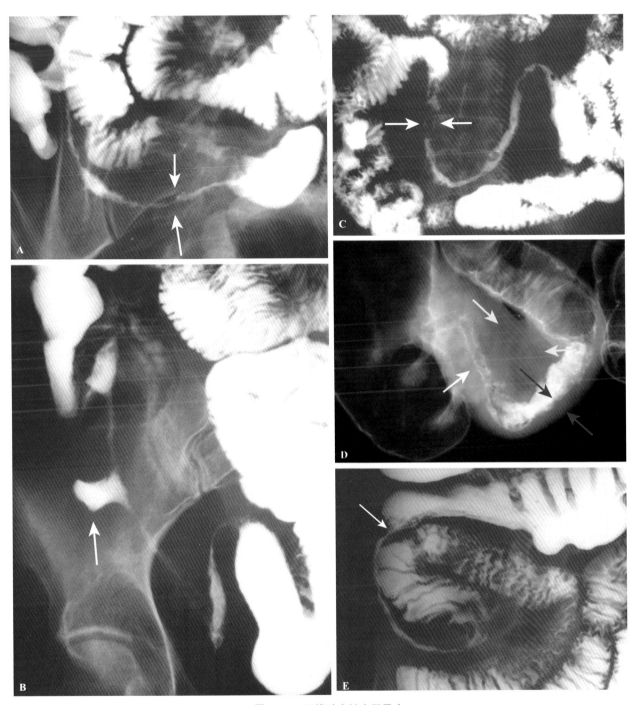

▲ 图 41-6 纤维狭窄性克罗恩病

这 4 例患者表现为克罗恩病的线征，由于克罗恩病瘢痕化，所累及节段变窄、僵直。A. 回肠末端变窄（箭），近端扩张极小。B. 在这个非常狭窄的回肠的反肠系膜侧有一个囊（箭）。C. 空肠远端有一段明显的管腔狭窄（箭）。D. 回肠末端管腔狭窄（白箭），伴壁增厚（红箭）。注意回肠远端肠系膜侧蠕动的脂肪（黄箭）。E. 回肠 - 结肠吻合术后（箭）两侧反复狭窄的节段性回肠炎表现明显

（CDAI ＜ 150，n = 274）的患者。研究人员得出结论，钡剂检查结果与临床症状或反应无关。总体而言，研究期间钡剂检查表现几乎没有改善，只有接受泼尼松治疗超过 6 个月的患者，其症状才有统计学意义上的改善。

（三）超声

超声越来越多地用于评估克罗恩病，尤其是在儿科人群中[47]。该检查在口服造影剂后，需要使用分级压迫和高频换能器对肠道所有部位进行细致、

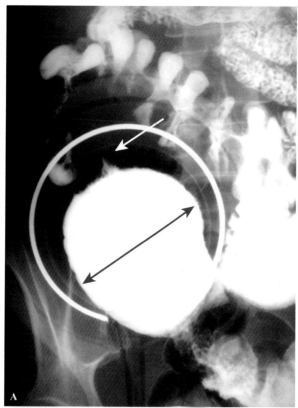

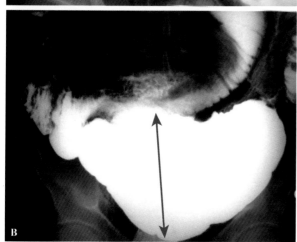

▲ 图 41-7　克罗恩病中纤维狭窄性小肠动脉瘤样扩张

A. 回肠末端有段明显的节段扩张（红箭），由远端狭窄引起（白箭）。B. 回肠远端有一长段动脉瘤扩张（红箭）位于两个狭窄之间

系统的扫描。最近，研究显示对比增强超声在评估克罗恩病方面有额外的好处，特别是在区分纤维化和活动性炎症方面[48]。肠壁增厚（图41-9）是克罗恩病小肠患者最常见的异常[49-67]。典型的同心圆表现，壁回声取决于炎性浸润和纤维化程度。在早期急性疾病中，肠壁分层被保留。长期的疾病，可表现为靶样或假肾样外观而被识别。对于长期病消

耗患者，可能存在黏膜下层脂肪沉积。

活跃的肠道炎症表现为肠管僵硬和固定、蠕动减少或消失[49-67]。彩色多普勒显像典型表现为充血。频谱多普勒分析结果包括肠系膜上动脉和（或）肠系膜下动脉血流增加，搏动指数增加，阻力指数下降，门静脉流速增加[49-67]。通过肠系膜上动脉的收缩压和舒张压增加也可以看到，这证明了疾病的活动性。肠系膜的蠕变脂肪表现为围绕肠系膜边界的均匀回声晕。与钡剂检查、多层螺旋CT和MRI检查一样，这种异常脂肪会导致肠襻分离。

大多数处于克罗恩病活跃炎症期的患者淋巴结肿大。这些位于小肠肠系膜下腹膜腔的肠周淋巴结呈局灶性低回声团块，呈球形，并失去了从淋巴结门发出的正常回声条纹。这些淋巴结通常是充血的，稍增大，并且疼痛。在静止状态下的克罗恩病中不常见异常淋巴结[49-67]。

克罗恩病的狭窄表现为肠壁增厚，与相关节段的腔面相吻合（图41-10）。在小肠增厚段内，管腔可表现为狭窄、线状、回声强的中央区域。在狭窄节段的近端可见扩张的超蠕动节段。动脉瘤的扩张和囊样变可在近端看到。

瘘管呈不同回声强度的线性条带（图41-11），从肠道延伸至膀胱、肠的另一部分或膀胱。瘘管内的气体会出现回声，并可能显示所谓的环化伪影。脓肿在超声上表现为充满液体或复杂的肿块，可能含有气体[49-67]。

最近，在动物模型中，超声弹性剪切波被发现有助于区分急性炎症和肠纤维化[68]。这项技术是否能将混合性纤维狭窄和活性炎性疾病与单纯活性炎性疾病或纤维狭窄性疾病区分开来，还有待进一步研究。

（四）磁共振成像

MRI（见第40章）已成为一种成熟的技术，以帮助确认诊断的能力来评价已知或怀疑克罗恩病的患者。定位病变，评估其严重程度、范围和炎症活动，并确定肠外可能需要手术干预的并发症[69-88]。MR肠灌洗是一种结合传统肠灌洗和MRI优点的新兴诊断工具。然而，MR肠造影是评价克罗恩病患者最实用的方法。

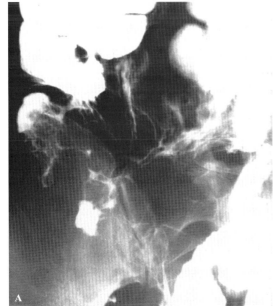

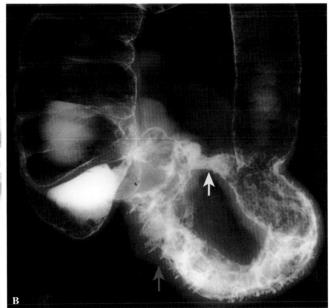

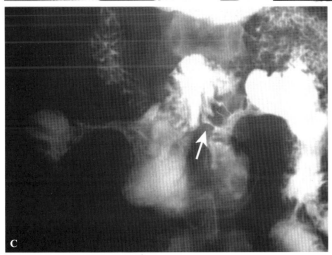

▲ 图 41-8　瘘管穿孔型克罗恩病

A. 小肠序列显示多发回结肠和回盲部瘘。B. 标本 X 线显示回肠瘘（黄箭），注意与壁增厚相关的鹅卵石样黏膜和深溃疡（红箭）。C. 在这张 X 线片显示近端小肠和结肠之间的瘘（箭）

　　MR 肠造影与 CT 肠造影相比有两个主要优点。没有电离辐射，因此，可以执行多个脉冲序列的对比度增强和平扫。静态显像可以帮助鉴别壁水肿和淋巴扩张，注射后很长一段时间内可以进行对比增强显像，这可能有助于进一步的表现特征。主要缺点是检查时间长，需要长时间屏气。此外，磁场时间在许多机构中是宝贵的，并被用于许多其他疾病评估。肠蠕动仍然是个问题。胰高血糖素和莨菪碱（硫酸莨菪碱）是美国批准的两种抗蠕动药物（东莨菪碱是一种很好的抗蠕动药物，但只在美国以外的国家批准）。最后，空间分辨率，即使使用 3-T 磁场，也达不到多层螺旋 CT 的分辨率及其近各向

同性成像。然而，对于克罗恩病的评估，MRE 相当于 CT 肠造影[89-92]。

　　适当的肠腔扩张是理想的 MR 肠造影前提，因为肠襻塌陷可能隐藏病变或误诊病变。然而，一般情况下，除非有明显的肠蠕动或没有大量小肠扩张，否则几乎总能发现克罗恩病所累及的小肠。不同的方法被用来达到适当的扩张。MR 肠灌洗提供了整个小肠的扩张，可观察黏膜异常，并能显示小肠运动的功能信息。

　　无论脉冲序列如何，重要的是获得正交平面的成像，通常是轴位和冠状面。这些平面应该在所有患者的静态和造影剂后扫描得到。与 CT 肠造影一

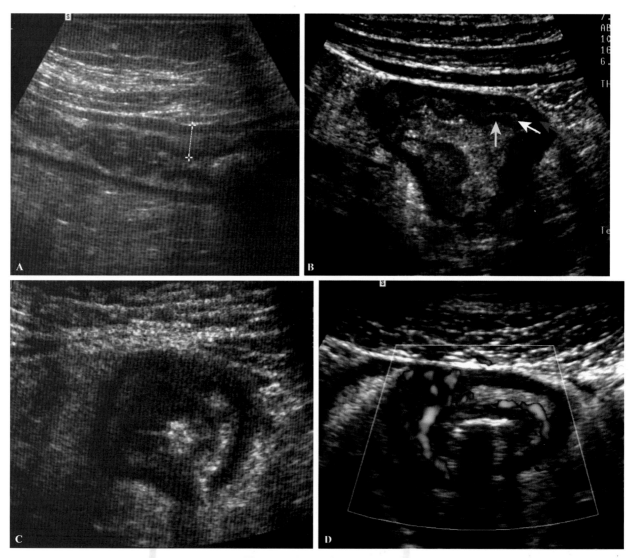

▲ 图 41-9　克罗恩病的声像图特征

A. 肠壁增厚是克罗恩病的超声特征。B. 急性疾病时，肠壁保持分层。黄箭为黏膜肌层，白箭为黏膜下层，红箭为黏膜肌层。C. 慢性克罗恩病，肠壁分层缺失。D. 彩色血流多普勒超声显示血管密度与疾病活动度相关（图片由 Dr. Pierre-Jean Valette, Lyons, France 提供）

样，疾病的存在、狭窄，尤其是瘘管和窦道，最好通过正交成像来阐明。

许多 T_2 加权脉冲序列可用在现代扫描仪上。新、快速、T_2 加权的自旋回波序列可以在一次屏息中获得。这些包括 T_2 加权、半傅里叶快速捕获与弛缓增强、涡轮自旋回波（turbo spin-echo，TSE）、快速自旋回波（fast spin-echo，FSE）、HASTE、单次涡轮自旋回波（single-shot turbo spin-echo，SSTSE）、EXPRESS 和最新序列，称为 BLADE——使用周期性旋转重叠平行线重建。这些 T_2 加权序列是在脂肪饱和和不饱和的情况下得到的。脂肪饱和度有助于识别和表征肠襻异常中 T_2 信号的增加

（肠壁 T_2 信号的增加可能是水肿、淋巴扩张或脂肪沉积引起的液体增多所致）。T_1 加权、钆增强、扰相梯度回声序列（spoiled gradient-echo，SGE）在评估克罗恩病的位置、范围和严重程度方面也很重要[69-88]。T_1 加权钆增强 MRI 已成为克罗恩病中研究最多的脉冲序列。有多种 2D 和 3D 技术，最常用的是在单次呼吸屏气 15～20s 获得快速、3D、脂肪饱和和梯度回波序列。这些序列有不同的名称，如 VIBE、FAME、THRIVE 和 3D QUICK[69-88]。T_1 获取的对比度增强各不相同，通常在注射后 30s、60s 和 90s 开始获取。造影后 8min 延迟成像可能会有所帮助[10]。

多冠状面、FISP、电影运动序列已被报道，以区分高级别和低级别部分肠梗阻。这些序列给出了一个 MR "荧光"描绘肠狭窄上方的蠕动，显示肠狭窄近端的进行性扩张。一些人认为静态成像可能无法区分这一点。然而，在我们的经验中，最显著的狭窄（主要是纤维狭窄）表现为小肠近端（> 3cm）的扩张肠襻。最近，在克罗恩病的动物模型中，磁化转移有助于检测纤维化[93]。

（五）计算机断层扫描

有三种主要的 CT 技术（见第 38 章）被用来评估小肠的克罗恩病，包括传统的阳性腔内造影研究、CT 肠造影和 CT 灌肠[94-106]。常规 CT 使用阳性腔内造影剂，一般用于怀疑肠漏的术后患者。对于症状急性加重的患者，人们可能会认为，鉴别脓肿是最重要的问题。因此，应使用口服阳性药物的

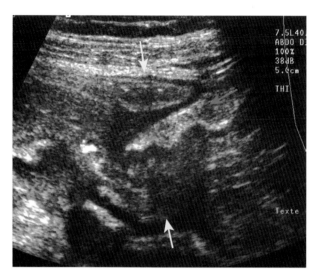

▲ 图 41-10 纤维狭窄性克罗恩病：声像图特征
回肠段明显增厚（黄箭），引起小肠近端扩张（红箭）（图片由 Dr. Pierre-Jean Valette, Lyons, France 提供）

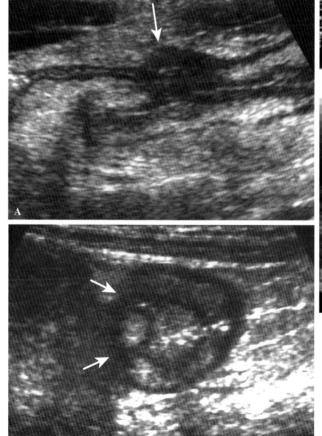

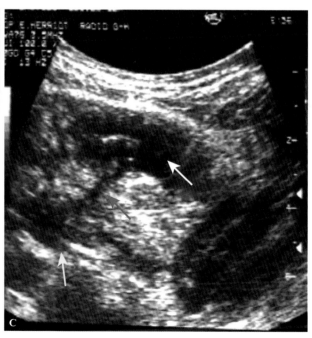

▲ 图 41-11 瘘管穿孔亚型克罗恩病：深溃疡
纵向（A）和轴向（B）扫描的受累肠段显示壁增厚伴深溃疡（箭）和管腔狭窄；C. 瘘管（红箭）从病变的回肠段（白箭）延伸至小脓肿腔（黄箭）（图片由 Dr. Pierre-Jean Valette, Lyons, France 提供）

常规 CT。然而，许多急性症状的患者并没有脓肿，而是病情加重、梗阻或进行性狭窄形成，伴或不伴有瘘口。我们发现，即使在这些急性患者中，CT 肠造影也可以使用中性口服造影剂自信地鉴别脓肿。CT 肠灌洗是一种很少使用的技术，保留给那些经常使用它的机构。最后，阳性腔内对比机的存在阻碍了管壁强化的评价，因为这种造影剂模糊了内壁的高强化。

CT 肠显像采用多层螺旋 CT 窄层厚和重建间隔，造影剂、大量中性造影剂扩张管腔，提高小肠炎症及结肠外并发症的检出率。可以在肠期（注射后 45s）和门静脉期（注射后 70s）进行 CT 检查。无论使用何种技术，在检测克罗恩病方面都没有显著差异 [107]。空肠衰减大于回肠，肠襻塌陷的衰减大于肠襻膨胀 [108]。CT 肠灌洗采用经鼻空肠管灌注的造影剂。阳性（稀钡）和中性对照剂（水、甲基纤维素、膨润土）均可使用。CT 肠灌洗技术与标准的荧光透视肠灌洗技术相同，不同之处是与 CT 肠造影一样，采用增强的多层螺旋 CT 成像 [32]。所有多层螺旋 CT 数据集应至少在两个平面上重建，典型的是轴位和冠状面。有时矢状面或斜平面有助于鉴别瘘管。

应尽一切努力限制患者的辐射暴露，特别是如果他们过去曾多次接受 CT 扫描。几项研究表明，一些克罗恩病患者在其病程中可接受大剂量的累积剂量（＞100mSv），通常每年用 CT 检查 2～3 次 [109-112]。在一个为期 15 年的研究中，平均电离辐射剂量为 36.1mSv。在整个研究期间，CT 的使用越来越多，虽然 CT 仅占所有影像学研究的 16.2%，但却占辐射剂量的 77.2%。本研究中 15.5% 的患者总电离辐射超过 75mSv。接受高剂量治疗的患者在 17 岁以前发病，有上消化道或穿透性疾病，需要注射类固醇或英夫利昔单抗，或做过多次手术 [109]。最近有证据表明，CT 扫描对儿童的辐射暴露会增加患脑瘤和白血病的风险 [113, 114]。大多数儿科中心几乎全部使用 MR 肠造影或超声来评估他们的患者。

目前正在努力减少多层螺旋 CT 的剂量，包括改变 kVp 和 mAs 与身体习惯、体重、体重指数的关系，改变扫描间距，以及对初始低剂量图像应用新的重建技术，通常称为迭代重建。CT 扫描的剂量减少通常为 15～20mGy，但可以成功地减少到不足 10mGy，甚至低于 5mGy。然而，减少剂量最多的是体重低于 160 磅的患者。亚毫西伏成像能否在不丢失数据的情况下实现仍有待观察。克罗恩病的诊断是 CT 的一个高对比度问题（例如识别衰减比背景高的过程）。到目前为止，低对比度的目标（与背景相比衰减较小的目标）在低剂量的多层螺旋 CT 下丢失 [115]，即使使用任何已知的迭代重建技术，包括基于模型的迭代重建 [116-118]。为了实现 CT 剂量的大幅减少，放射科医生可能不得不接受较低的灵敏度来检测肝脏的低衰减病灶，这些病灶是在患者群体中最常见的低对比度病变。

减少克罗恩病患者电离辐射暴露最有效的策略是将影像学从 CT 肠造影转移到 MR 肠造影。我们的策略是首先对所有没有接受过 CT 肠造影治疗的克罗恩病患者进行 CT 肠造影。这作为基线检查，确定疾病的位置和范围。检查速度快，空间分辨率高，几乎没有肠道运动伪影。我们支持 CT 肠造影或 MR 肠造影作为最初的研究，因为在美国 MR 肠造影的肠道运动仍然是一个问题。此外，MR 肠造影的空间分辨率仍不等同于 CT 肠造影。因此，在初始 MR 肠造影图像上丢失疾病的风险相对较高。然而，除了急性患者或围术期患者外，其他检查均应采用 MR 肠造影。急性患者应使用 CT 肠造影检查，特别是如果发现脓肿和潜在引流是相对可能的。一旦发现脓肿，可以用 CT 引导快速排脓。术后患者如有结肠吻合，应在口服阳性造影剂并给予直肠造影剂后检查，因为可能存在漏液。

四、计算机断层扫描和磁共振肠成像表现的命名

为了衡量 CT 肠造影和 MR 肠造影对克罗恩病患者护理的影响，对腹部放射学会（Abdominal Radiology Society，ARS）感兴趣的放射科医师，克罗恩病专门小组正在制定一个术语来描述克罗恩病的发现以及如何解释这些发现。表 41-1 和表 41-2 总结了这项工作，应视为正在进行的工作。最终目标是获得国际放射学、胃肠病学和外科学会的投入和批准。一般命名法的目的是定义和标准化术语，

表 41-1　腹部放射学会命名 CT 和 MR 肠造影的小肠克罗恩病表现（研究进展）

表　现	描　述
肠壁的表现	
肠壁强化	增强扫描非收缩肠段与邻近小肠段比较，密度和信号增加
分层（双层或三层）	内壁强化或晕状；两种透壁强化模式在临床上无显著差异
均匀	内壁过度强化
正常	
不对称	不对称或片状强化，通常沿肠系膜边界，沿反肠系膜边界相对稀疏
壁增厚 • 轻微 • 中度 • 严重 　壁内水肿	 3～4mm 5～7mm ＞7mm T$_2$ 高信号，只适用于 MR 肠造影（最好抑制脂肪），无法对 CT 肠造影置评
管腔缩小	塌陷的肠襻直径缩小，伴或不伴有壁高强化
狭窄	管腔狭窄＋上游扩张（见下图）
上游扩张	肠腔＞3cm，小肠近端节段扩张明确，节段狭窄或变窄节段以上有小肠粪征
• 轻微 • 中度 • 严重	＜4cm 4～5.9cm ＞6cm
溃疡	肠壁缺损，在增厚的肠壁中没有向肠壁外延伸
窦道	壁缺损，延伸到管腔外但不延伸到邻近器官［通常伴有成角及邻近肠管固定和（或）粘连肠或膀胱］
单一瘘管	单个管道，受累的肠襻通常会被固定住，描述起始点和终止点
复杂瘘管	多个管道，星状的外观，＋/闭环脓肿或炎症性肿块
肠系膜的发现	
直小血管扩张	在文献中也称为梳状征；炎症性肠襻比邻近肠襻肠系膜血管扩张
纤维脂肪增殖	异常肠旁脂肪增多，肠襻移位；通常沿着肠系膜边界，除非直肠周；常伴有肠系膜边界炎症；如果是直肠周，则是环周的
肠外水肿，炎症 炎性包块	边界不清的软组织肿块样密度或信号的病变（不是水的衰减和信号，而是蜂窝织炎）通常与穿透性病变有关，如复杂的瘘管和炎性肠系膜脂肪粘连
脓肿 　适合经皮引流 　不适于经皮引流	肠系膜或腹腔积液，有边缘强化或内部气体 包裹形成良好＞3cm，便于干预 由于肠、骨或血管结构的原因，形成欠佳，或小于 3cm，或不能进行干预
腺病	短轴＞1.5cm
可能炎症	如果短轴小于 2cm
肠外表现	
骶髂关节炎	

（续表）

表　现	描　述
原发性硬化性胆管炎	间断、肝内胆管显像和（或）肝外胆管壁增厚，上游未见明显扩张
静脉血栓，栓塞（闭塞）	肠系膜、门静脉、下腔静脉、髂静脉、股静脉、性腺静脉
肾结石和胆石症	
血管硬化	股骨头最常见；如有，描述关节塌陷

引自 Baker ME, Fidler JL, Fletcher JG, Bruining DH, and other members of the SAR Crohn's Disease Focused Panel: Unpublished work in progress, 2014

表 41-2　腹部放射学会小肠克罗恩病的 CT 和 MR 肠摄影命名表达

发　现	描　述
活动性炎性小肠克罗恩病（管腔有无狭窄）	非收缩性小肠段壁强化；壁增厚，肠系膜变化多变但经常出现
静止或不活动的小肠克罗恩病	没有肠壁强化，±壁增厚，除了脂肪增殖没有肠系膜变化
混合纤维狭窄性和活动性小肠炎性克罗恩病（一种有争议的分类；见文本）	狭窄、壁增厚、壁强化、管腔狭窄伴上游扩张；大多数狭窄有炎症和纤维化成分
穿透性克罗恩病（除测定活性或混合克罗恩病外）	窦道和（或）瘘管；炎性包块；脓肿；无穿孔；伴有纤维狭窄和活动性炎症性小肠克罗恩病或活动性炎症性小肠克罗恩病
纤维狭窄性小肠克罗恩病	壁增厚，无壁强化，无壁水肿（仅 MRE），无肠系膜改变，管腔变窄，上游扩张

引自 Baker ME, Fidler JL, Fletcher JG, Bruining DH, and other members of the SAR Crohn's Disease Focused Panel: Unpublished work in progress, 2014

这些术语用于描述这些发现和可以从这些发现中得出的结论。最终，这些术语和结论对于测量治疗结果和成像对预测治疗的影响将是必不可少的。这些术语将在接下来讨论 MR 肠造影和 CT 肠造影的表现时使用。

（一）小肠节段性回肠炎的计算机断层扫描和磁共振肠造影表现

CT 肠造影和 MR 肠造影均可识别小肠节段性回肠炎的跨壁、壁外和肠系膜表现[119, 120]。之前，研究者将其描述为黏膜、黏膜下、浆膜或壁外肠系膜。然而，在许多情况下，黏膜可能被完全破坏，取而代之的是急性和慢性炎症细胞。此外，该表现的确切解剖位置可能并不为人所知。因此，我们认为最好避免使用这些特定的术语，而倾向于使用更通用和更具描述性的术语，而不是解剖学术语

（表 41-1）。最后，由于 CT 肠造影和 MR 肠造影的发现是相似或相同的，我们将把讨论合并成一个部分。

1. 壁的表现

（1）高强化：最一致的 MR 肠造影 /CT 肠造影表现之一是肠壁强化。这被定义为在非收缩肠段增强扫描中信号强度增加或减弱。与邻近或邻近小肠段比较有助于鉴别。此外，伴肠系膜表现，如腹直肌扩张或纤维脂肪增生，几乎总是存在。高强化可分层或分层为两种模式，双层和三层。在双层模式下，只有内壁高强化（图 41-12 和图 41-13）。这在文献中经常被称为黏膜增强。由于黏膜可能被破坏，我们倾向于描述而不是得出黏膜存在的结论。在三层型中，有内、外壁（有时称为浆膜）增强，中间壁增强较弱，产生晕轮效应（图 41-14）。这种模式在 MR 肠造影中更为常见；它很可能存在于

CT 肠造影中，但是由于与 MR 肠造影相比对比度较低，识别效果不佳。双层增强和三层增强在临床上可能没有显著差异。两者都表现为活动性炎症。强化可以是均匀跨壁的（图 41-15 和图 41-16）、不对称的或斑片状的（图 41-17 和图 41-18）。高强化有时是非常细微的，窄窗观看便于识别（图 41-18）。不对称时，有时会出现未受累节段的假囊形成（图41-17）。

(2) 增厚：肠壁增厚，通常超过 1.5～2cm，是克罗恩病的另一特征。虽然肠壁增厚往往是对称的（图 41-16），与高强化一样，也可能是不对称的（图 41-17 和图 41-18）。在评估肠壁增厚时，肠扩张是很重要的。增厚可为轻度（3～4mm）、中度（5～10mm）或重度（> 10mm）。当病情严重时，特别是局灶性和短节段引起梗阻时，可能会怀疑出现了复杂的肿瘤（见下文）。

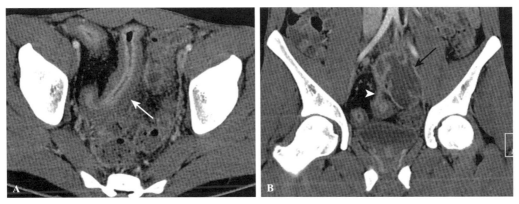

▲ 图 41-12 回肠远端小肠纤维狭窄克罗恩病合并活动性炎性伴穿透性疾病：双层强化
轴位（A）和冠状（B）重建的 CT 肠造影显示双层强化，严重壁增厚（> 1cm）（白箭），以及瘘管向脓肿（黑箭）延伸（箭头）

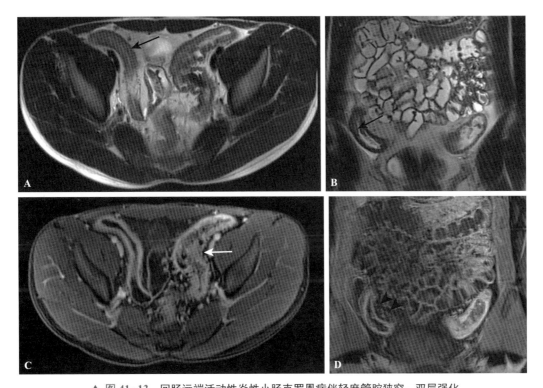

▲ 图 41-13 回肠远端活动性炎性小肠克罗恩病伴轻度管腔狭窄：双层强化
使用 HASTE（A 和 B）和对比后的 VIBE（C 和 D）进行 MR 肠造影。C 和 D. 对比后 VIBE 图像显示双层高强化模式，壁增厚适中（5～10mm），直小血管扩张（箭头），还有结肠炎（白箭）

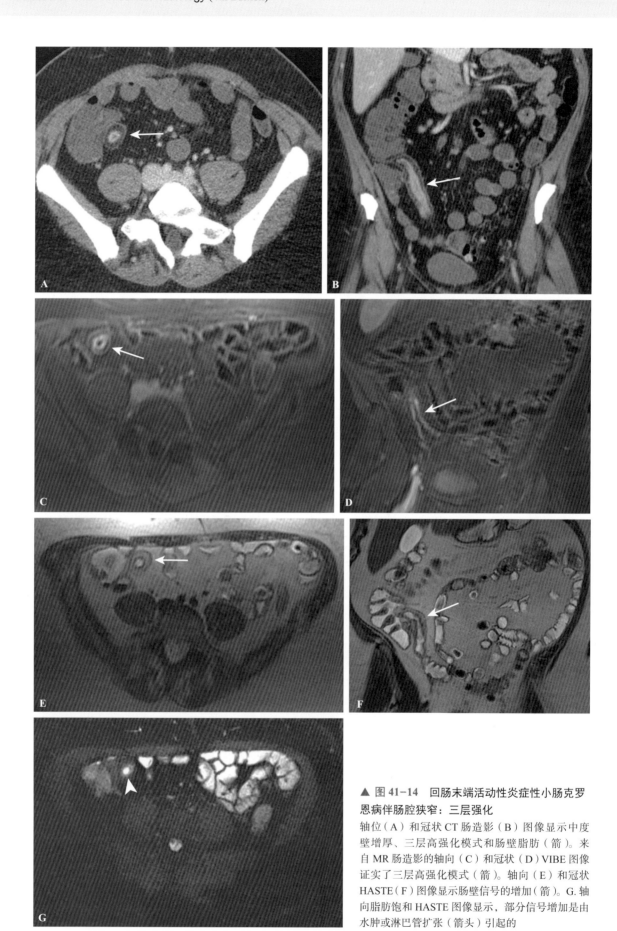

▲ 图 41-14　回肠末端活动性炎症性小肠克罗恩病伴肠腔狭窄：三层强化

轴位（A）和冠状 CT 肠造影（B）图像显示中度壁增厚、三层高强化模式和肠壁脂肪（箭）。来自 MR 肠造影的轴向（C）和冠状（D）VIBE 图像证实了三层高强化模式（箭）。轴向（E）和冠状 HASTE（F）图像显示肠壁信号的增加（箭）。G. 轴向脂肪饱和 HASTE 图像显示，部分信号增加是由水肿或淋巴管扩张（箭头）引起的

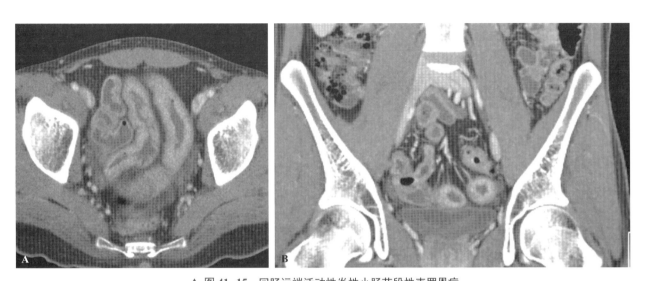

▲ 图 41-15 回肠远端活动性炎性小肠节段性克罗恩病

管腔节段正常，管腔轻度狭窄，强化均匀。轴位（A）和冠状位（B）CT 肠造影图像显示病变的回肠较长节段的均匀高强化，壁厚适中

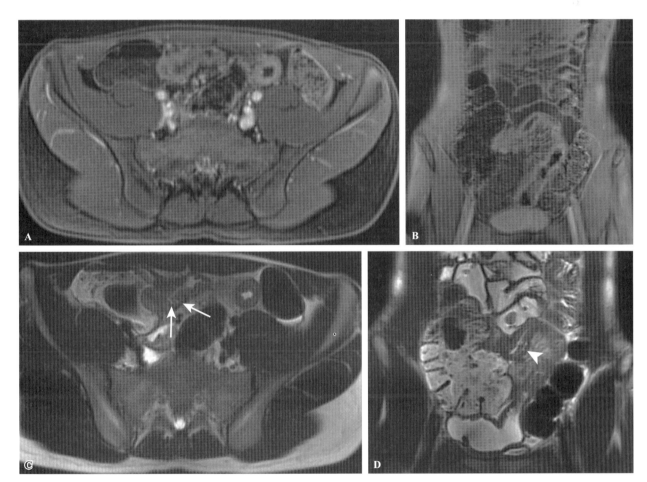

▲ 图 41-16 回肠远端混合纤维狭窄性和活动性炎症性小肠克罗恩病：均匀三层强化、深溃疡、壁内窦道

增强后轴位（A）和冠状（B）VIBE 图像从 MR 肠造影显示三层均匀的高强化肠段。轴位（C）和冠状位（D）图像显示深溃疡（箭）和壁内窦道（箭头），上游有中度扩张（4～5.9cm），腹直肌也扩张

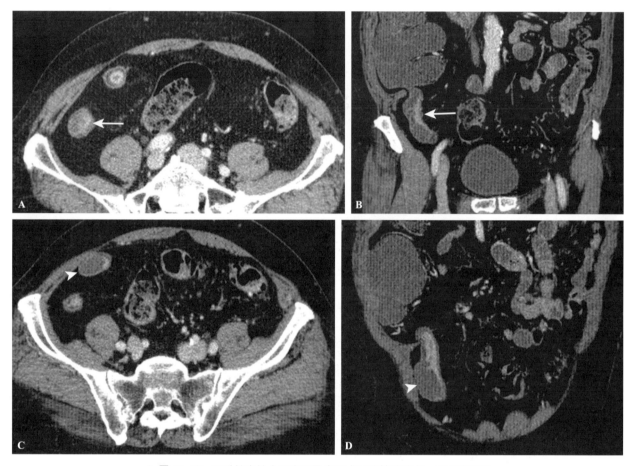

▲ 图 41-17　活动性炎性小肠克罗恩病伴或不伴管腔狭窄：不对称改变

轴向（A）和冠状（B）CT 肠造影图像在同一层显示肠系膜边界壁增厚和正常的反肠系膜边界（箭）。在本病部位，管腔不变窄。在同样的图像中，还有另一个前面的小肠襻伴三层强化，中度壁增厚，管腔狭窄。在回肠远端上游，轴位（C）和冠状位（D）图像显示假囊样改变（箭头）

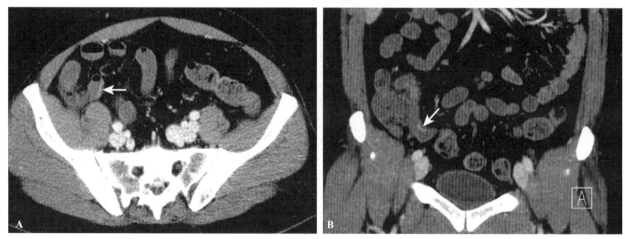

▲ 图 41-18　未见管腔狭窄的活动性炎症性小肠克罗恩病：细微的不对称改变

回肠远端轴位（A）和冠状位（B）CT 肠造影图像显示非常细微的双层强化和轻度壁增厚（箭）

MR 肠造影上肠壁增厚时，可能存在鹅卵石样表现或假息肉病。这些是沿着受累的小肠段的高信号的片状的、边界清晰的区域（图 41-19）。此外，假性息肉病可被认为是一种乳头状、腔内结节，通常呈均匀高强化（图 41-20）。

MR 肠造影上增厚的肠壁可能有壁内水肿。这在脂肪饱和、T$_2$ 加权图像上表现为高信号（必须是脂肪饱和成像，因为壁内脂肪也可能导致 T$_2$ 信号增加，见图 41-13）。

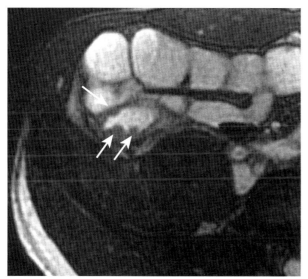

▲ 图 41-19　炎性假性息肉：MRI 表现

回肠远端轴向真 FISP 扫描显示假性息肉小，结节性缺损通过增厚的肠壁突出（箭）

(3) 管腔狭窄，狭窄形成和上游扩张：最初，当疾病出现时，肠腔没有明显变窄（图 41-18）。然而，随着疾病进展，受累肠腔变窄（图 41-14 和图 41-15）。如前所述，节段性回肠管狭窄可由痉挛或平滑肌和（或）纤维组织增生引起 MR/CT 肠造影可以通过上游扩张的存在或不存在来区分两者。使用动态荧光 MR 技术，还可以识别由固定狭窄引起的气球样变和上游扩张。我们将狭窄定义为与邻近上游扩张超过 3cm 管腔狭窄区域（见"混合纤维狭窄和活动性炎症性小肠克罗恩病"）。当上游段小于 4cm 时，认为轻度，4～5.9cm 为中度，大于 6cm 为重度。

(4) 溃疡和窦道：溃疡可通过横断面肠造影鉴别，多见于 MR 肠造影。MR 肠灌洗图像具有持续一致的管腔扩张，可提供足够的分辨率检测克罗恩病早期病变，如变钝、变平、增厚、小肠皱襞变形、结节性、口疮样溃疡等。鉴别溃疡与窦道和溃疡与假性息肉是困难的。我们武断地将溃疡定义为肠壁缺损，不向肠壁外延伸（图 41-21 至图 41-23）。窦道延伸到管腔外，但不延伸到相邻的器官。当窦道出现时，几乎总是有一定程度的肠成角畸形、肠襻分离和（或）肠或膀胱的粘连。此外，几乎总有狭窄形成。假息肉具有管腔 - 腔内成分。口疮样溃疡可扩大和合并形成更深的，通常是线性的溃疡，通常呈纵向和横向。当纵向时，这些称为壁内窦

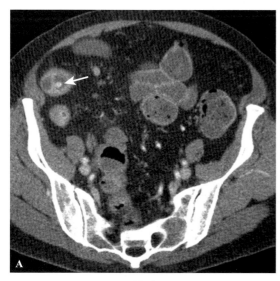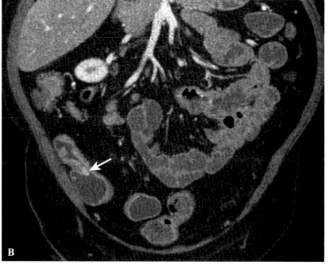

▲ 图 41-20　合并纤维狭窄和活动性炎性小肠克罗恩病：狭窄部位的炎性息肉

轴位（A）和冠状位（B）CT 肠造影图像显示高强化的息肉样充盈缺损，表现为炎性息肉（箭）

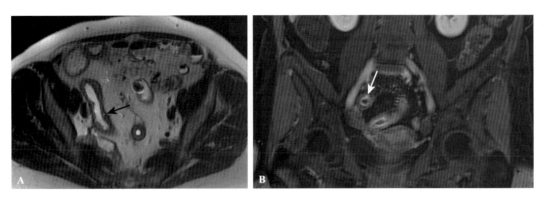

▲ 图 41-21 无腔狭窄的活动性炎症性小肠克罗恩病：局灶性溃疡

A. 轴向 HASTE 序列显示水肿和淋巴膨胀引起的胃壁（箭）信号轻微增加。有一个局灶性病灶，高信号区代表溃疡。B. 冠状位增强后 VIBE 图像，溃疡强化（箭）。腹直肌也有三层强化和扩张

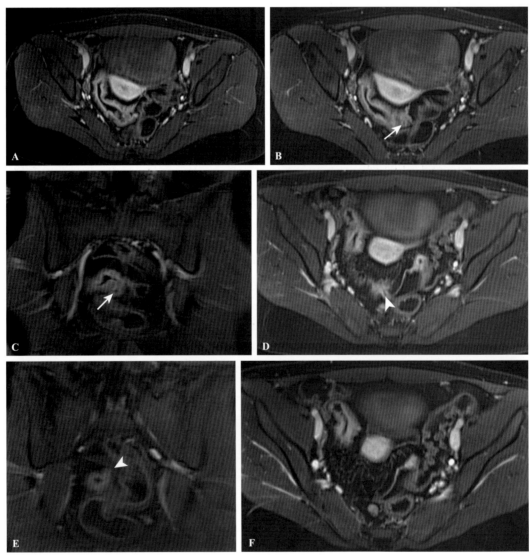

▲ 图 41-22 合并纤维狭窄和活动性炎性小肠克罗恩病：溃疡和窦道

A. MR 肠造影轴向对比后 VIBE 图像显示双层高强化，壁中度增厚。轴位（B）和冠状位（C）增强后 VIBE 图像显示胃壁内溃疡（箭）。轴位（D）和冠状位（E）的对比后 VIBE 图像显示窦道向外朝向粘连的小肠管的延伸（箭头）。F. 轴向对比增强后的 VIBE 图像显示中等大小、均匀增强的淋巴结（箭头）

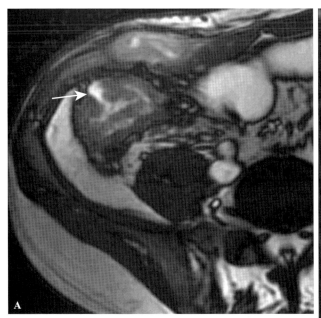

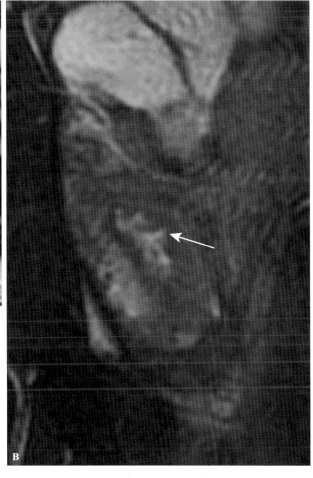

▲ 图 41-23 深溃疡

末端回肠的轴向（A）和冠状（B）为真 FISP 磁共振图像。溃疡表现为高信号的细线，在增厚的肠壁内纵向或横向（裂隙性溃疡，箭）

道。在 T_2 加权图像上，在增厚的肠壁内表现为高信号的细线（图 41-16 和图 41-23）。

（5）简单和复杂瘘管：简单瘘管是一种单一的软组织管道，从肠的一个肠襻延伸到另一个或邻近的器官或结构，如膀胱或腰大肌（图 41-24）。一个复杂的瘘管包含多个延伸到肠和（或）其他器官或结构的管道（图 41-25 和图 41-26）。这些可能呈现星形外观（图 41-26），可能与炎性肿块或肠襻间脓肿有关。与窦道一样，克罗恩病引起的所有小肠瘘都与狭窄形成有关。在真实的 FISP 和 HASTE 序列中，窦道和瘘管可以呈现出更高的线性到管状结构的信号，由于它们的流体含量，通常包含中心高信号。然而，这些管道可能不包含流体，并且可能以线性低信号管道的形式出现在这些 T_2 加权脉冲序列上，这些低信号管道在对比增强的 T_1 加权序列上高强化。

2. 肠系膜的表现

（1）直小血管扩张：在大多数活动性炎性克罗恩病病例中，从肠系膜拱起并向小肠延伸的直动脉或直小血管扩张。这在文献中被描述为梳状征。直小血管扩张是指 CT 肠造影和 MR 肠造影呈短、平行、低衰减或信号强度的线性结构，垂直于病变肠的肠长轴。它们在对比增强 CT 肠造影或 T_1 加权上表现得最好，为高强化线性结构（图 41-27），如图 41-13 所示。

（2）纤维脂肪增殖：在许多克罗恩病病例中，受累小肠附近脂肪增多，取代小肠襻，一般沿肠系膜边界。这导致了肠襻分离。近 50% 的克罗恩病患者肠系膜纤维脂肪增生，是肠襻分离最常见的原因。纤维脂肪增生是血管周围炎症的结果（图 41-28）。

（3）肠外水肿和炎症：肠系膜水肿或炎症被认为是小肠受累部分附近肠系膜脂肪中增强的衰减（CT）或 T_2 高信号（MR）。这个发现在 MR 肠造影抑脂的 T_2 加权脉冲序列上更容易识别（图 41-26）。

3. 炎性肿块和脓肿

炎性肿块定义为肠系膜脂肪中软组织密度或

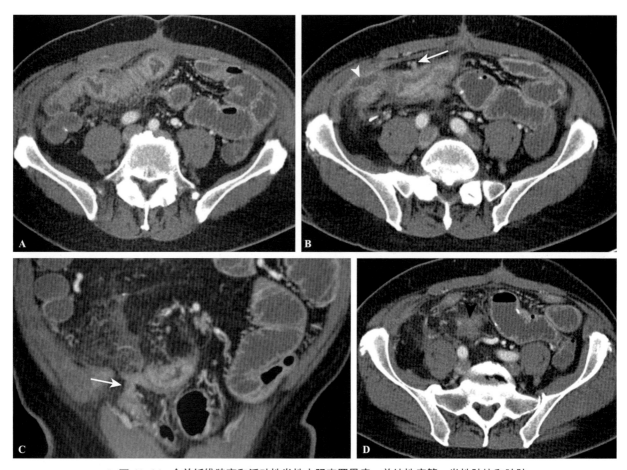

▲ 图 41-24　合并纤维狭窄和活动性炎性小肠克罗恩病：单纯性瘘管、炎性肿块和脓肿
A. 增强后，轴位 CT 肠造影表现为回肠远端环双层强化，肠壁中度增厚。B. 略低于此，侧方有一个小脓肿（白箭）和单瘘口的开始（箭头）。C. 瘘管在冠状面（箭）识别最佳。D. 更低的骨盆轴位图，可见炎性肿块（箭头）

信号强度增加（但不是水衰减 - 信号强度）的一种不明确、类团块的过程，几乎总是与穿透性疾病相关，这种穿透性疾病是由混合性疾病［（纤维狭窄症和急性炎性疾病）引起的，见图 41-24］。脓肿是肠系膜脂肪中的一种形态良好、壁厚、接近水或肠系膜脂肪积液的密度。脓肿应被描述为可接受或不可接受经皮引流（图 41-12，图 41-24，图 41-25，图 41-27）。这应根据大小（> 3cm，一般来说猪尾导管的尺寸大于此尺寸）以及内容物是否可以通过横结肠、血管或骨结构决定。在使用中性口腔造影剂时，使用轴向和冠状面滚动技术仔细检查图像，以区分脓肿和扩张的肠襻是非常重要的，因为两者都将含有接近水和水样密度。

腺病：活动性炎性克罗恩病患者肠系膜淋巴结肿大较为常见。肿大定义为短轴大于 1.5cm。如果小于 2cm，这些可能是炎症。如果超过 2cm，尤其

是多发，应仔细检查邻近受累的肠，以确定是否有肿瘤存在（图 41-22）。

4. 肠外表现

MR/CT 肠造影的肠外表现较为常见。这些疾病包括骶髂关节炎（图 41-29）、原发性硬化性胆管炎、静脉血栓形成、胆结石、肾结石和缺血性坏死，通常发生在股骨头。原发性硬化性胆管炎表现为间断、肝内、胆管显像和（或）肝外胆管壁增厚，但未见明显的上游胆道扩张。克罗恩病常见静脉血栓形成包括肠系膜上静脉和门静脉、性腺静脉、髂、股静脉、下腔静脉。

5. 活动性小肠炎性克罗恩病

目前关于活动性炎症评估的文献的主要问题之一是，多个参考标准被用作替代物[87]。然而，研究人员普遍认为，活动性炎性疾病存在于增厚（> 3mm）、非收缩的小肠段壁强化。除了这些发现，

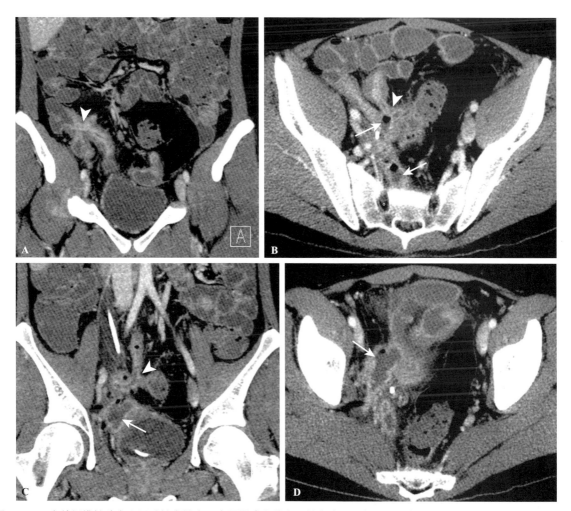

▲ 图 41-25　合并纤维性狭窄和活动性炎性小肠克罗恩病合并穿透性疾病：复杂的小肠盲肠、肠肠、小肠乙状结肠、肠膀胱瘘累及右输尿管，伴脓肿

A. 增强后，冠状位 CT 肠造影图像显示回肠末端和小肠 - 小肠、小肠 - 盲肠瘘（箭头）双层高强化和壁增厚。B. 轴位 CT 肠造影图像显示肠 - 肠和乙状结肠瘘（箭头），右侧输尿管周围炎性肿块（见支架填充）和两个小脓肿（箭）。C. 冠状位 CT 肠造影显示充满液体的小肠、乙状结肠瘘管（箭头），以及瘘管和膀胱顶之间的脓肿（箭）。D. 轴位 CT 肠造影图像显示膀胱顶附近的脓肿（箭）。手术时，膀胱顶受累

几乎总是有邻近肠系膜的改变，如腹直肌扩张。在急性炎症性疾病中，管腔可以狭窄，但上游肠不应扩张。当这样评估时，应增加报告管腔有无狭窄（图 41-13 至图 41-15、图 41-17 至图 41-19、图 41-21、图 41-28）。

在 CT 和 MR 肠造影中，分层强化或壁分层被认为是活动性炎症的高度特异性[87, 121]。这些不同层次的强化程度可能反映潜在的疾病活动。然而，目前尚不清楚双层和三层高强化是否显示不同的过程。大多数研究只描述了层状强化或条纹状强化，并没有区分这两种增强类型。此外，与 CT 肠造影相比，MR 肠造影更容易识别三层模式，因为它对

增强更敏感。三层型高强化的外周层在 CT 肠造影上通常比高强化的内层要精细得多。

在以内镜检查为参考标准的研究中，增强的程度与疾病活动的程度一致。然而，当使用其他标准，如 CDAI 或血液标记时，相关性就不那么明显了。需要注意的是，急性炎症并不排除纤维化[10, 11, 121]。此外，除了急性炎症，微血管密度和慢性疾病等因素也可能导致强化[122]。肠系膜淋巴结增强和直小血管扩张也高度提示活动性炎性克罗恩病。

利用 T_2 加权脉冲序列预测疾病活动的研究较少[88, 121]。在脂肪饱和序列中，肠壁 T_2 信号升高提

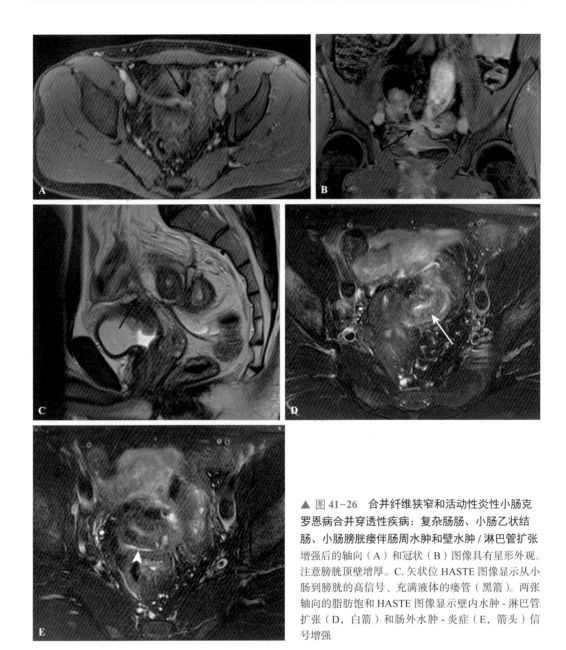

▲ 图 41-26　合并纤维狭窄和活动性炎性小肠克罗恩病合并穿透性疾病：复杂肠肠、小肠乙状结肠、小肠膀胱瘘伴肠周水肿和壁水肿 / 淋巴管扩张

增强后的轴向（A）和冠状（B）图像具有星形外观。注意膀胱顶壁增厚。C. 矢状位 HASTE 图像显示从小肠到膀胱的高信号、充满液体的瘘管（黑箭）。两张轴向的脂肪饱和 HASTE 图像显示壁内水肿 - 淋巴管扩张（D，白箭）和肠外水肿 - 炎症（E，箭头）信号增强

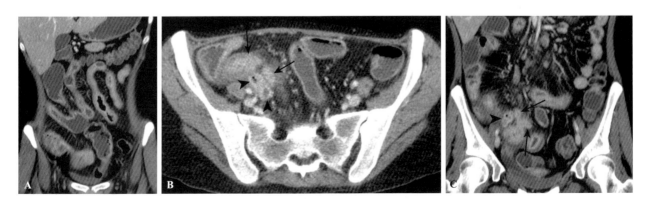

▲ 图 41-27　混合纤维狭窄和活动性炎症性小肠克罗恩病伴穿透性疾病：直小静脉扩张、多灶性疾病、窦道和脓肿
A. 冠状位增强 CT 肠造影图像显示多灶性疾病，双层均匀高强化，壁厚适中。回肠末端轴位（B）和冠状（C）图像显示小肠襻间脓肿（箭头）和窦道（箭）。腹直肌也可见扩张

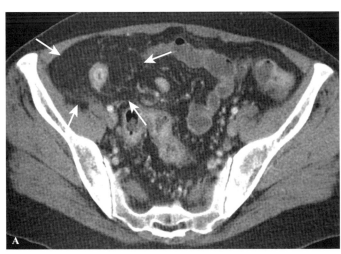
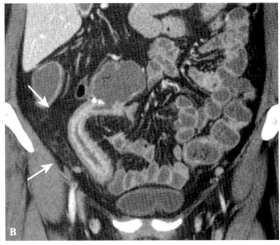

▲ 图 41-28 活动性炎症性小肠克罗恩病伴管腔狭窄：纤维脂肪增生

轴向的（A）和冠状（B）CT 肠造影图像显示回肠终末段双层强化，肠壁中度增厚，管腔狭窄。受影响的循环被多余的脂肪（箭）包围

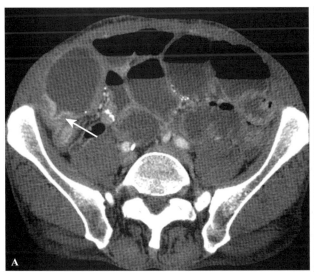
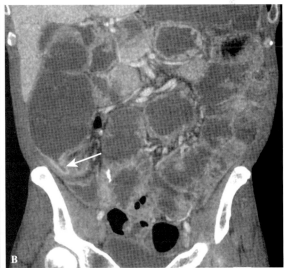

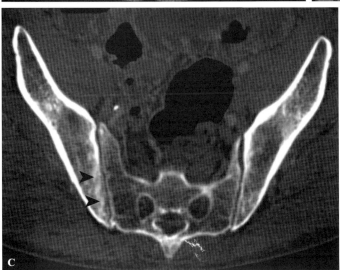

▲ 图 41-29 合并纤维狭窄活动性炎性小肠克罗恩病：骶髂关节炎及重度小肠扩张

轴向的（A）和冠状的（B）对比增强后 CT 肠造影图像显示双层高强化，壁厚适中，且有明显的上游肠管扩张（箭）。C.骨盆轴位图像显示右侧骶髂关节炎（箭头）

示水肿，也可能预示急性炎症水平。相反，如果没有增加的肠壁 T~2~ 信号，很可能肠襻增厚是纤维化（仅纤维狭窄而无炎症）。然而，与 T~1~ 增强一样，纤维化狭窄可以且常常与急性炎症同时发生（纤维化狭窄以活动性炎症为主）。

6. 静止或不活动的小肠克罗恩病

静止性疾病定义为肠壁无或仅有微小的壁强化，肠壁正常或增厚（图 41-30）。肠系膜应无变化，纤维脂肪增生除外。

非活跃性克罗恩病可与肠道其他部分的克罗恩病的其他阶段相关联。可能有管腔直径减小和壁增厚，但在破坏殆尽的部分没有发现活动性炎症。

7. 混合纤维狭窄和活动性炎症性小肠克罗恩病

混合性疾病定义为壁强化、壁增厚和狭窄形成，即管腔狭窄，上游扩张 ＞ 直径 3cm（图 41-31 至图 41-33、图 41-12、图 41-16、图 41-20、图 41-22、图 41-24 至图 41-27、图 41-29）。在这类疾病中，既有急性炎症的表现，也有造成某种梗阻的固定狭窄的表现。梗阻可能持续时间较长，引起明显的肠扩张或分支样改变（图 41-29、图 41-31 和图 41-32）。混合这个词是有争议的，尤其是与胃肠科医生。他们担心当纤维化狭窄被添加到诊断时，患者将不会得到医学治疗。这组患者是否最好地接受内科或外科治疗还有待观察。混合病患者的另一个重要方面是可能也存在穿透性疾病（图 41-12、图 41-24 至图 41-27、图 41-33）。在我们的经验中，如果没有混合疾病的存在，穿透性疾病永远不会被识别出来。

8. 穿透性克罗恩病

当有窦道或瘘管形成、炎性肿块或脓肿或游离穿孔时，可出现穿透性疾病（图 41-12、图 41-24 至图 41-27、图 41-30、图 41-33）。这可能是除了

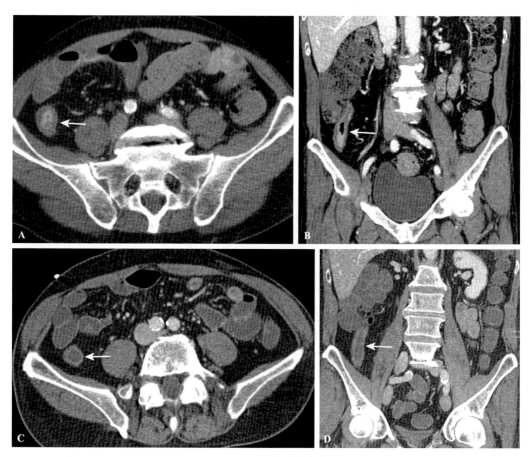

▲ 图 41-30 静止性疾病

轴位（A）和冠状位（B）CT 肠造影图像在开始使用 6- 巯基嘌呤之前得到，表现为活跃、炎症的小肠末端回肠节段性克罗恩病（小肠节段性克罗恩病），伴有管腔狭窄、三层高强化和中度肠壁增厚（箭）。3 个月后获得的轴位（C）和冠状位（D）CT 肠造影图像显示管径正常，最小的双层到三层高强化，仅轻度壁增厚（箭），内镜下黏膜正常

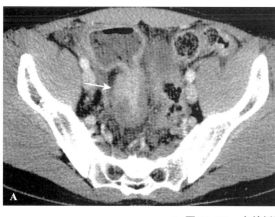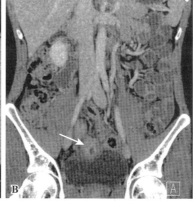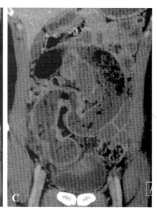

▲ 图 41-31　合并纤维狭窄和活动性炎性的小肠克罗恩病

增强后轴位（A）和冠状位（B）CT肠造影图像显示双层均匀高强化，回肠远端肠壁明显增厚（箭）。C.狭窄上游有小肠内大便

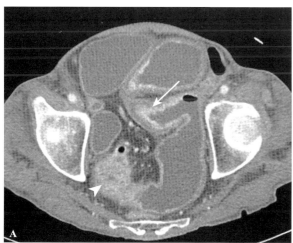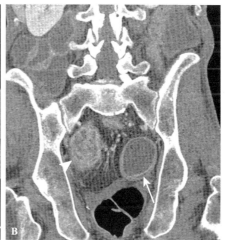

▲ 图 41-32　伴有腺癌的混合纤维狭窄性和活动性炎症性小肠节段性回肠炎

对比增强后的轴位（A）和冠状位（B）CT肠造影图像显示双层增强和中度壁增厚，与上游扩张（箭）明显相关。在疾病的远端，有一个软组织肿块（箭头）为梗阻性腺癌。该患者长期患有克罗恩病

测定活动性炎症或混合性疾病。然而，在几乎所有病例中，当存在混合性疾病时，穿透性疾病就会发生。这种克罗恩病的亚型特点是炎症过程的跨壁延伸，导致瘘管形成或穿孔。深溃疡先于窦道和瘘管形成，然后到邻近器官，发展成脓肿。在CT肠造影上，窦道是小的，线形到管状的密度，在肠壁外延伸到肠系膜脂肪。在MR肠造影上，窦道和瘘管在真FISP和HASTE图像上表现为高信号的液体。当出现瘘管时，瘘管从狭窄、活动性疾病的近端或仅向上延伸至病变。此外，受瘘管影响的肠呈角状并被拴住，且表现为固定。小肠失去了正常的波动和弯曲的轮廓。有趣的是，在肠膀胱瘘的病例中，通常不存在膀胱气体。在这些病例中，有一个系肠

襻，与膀胱成角度，有一条线性的组织链延伸到膀胱和增厚的膀胱壁。可能有肠襻间炎性肿块或脓肿。CT肠造影和MR肠造影的多平面成像在描述复杂的瘘管和窦道时特别有用。脓肿也发生在穿透性疾病中。

9. 纤维狭窄性小肠克罗恩病

纤维狭窄性病变表现为壁增厚、管腔变窄、上游明显扩张（＞3cm），但无壁增强。此外，无壁水肿（MR肠造影）或肠系膜改变。在这些情况下，没有活跃的炎症成分。小肠梗阻是本病亚型的主要临床表现。CT肠造影和MR肠造影显示受累肠固定变窄，伴肠壁增厚。有中度到明显的狭窄前扩张（图41-34）。

（二）疾病活动性评估

MRI 和多呈螺旋 CT 在一定程度上有可能建立克罗恩病亚型的分类系统，更客观、重复性更好，可帮助临床医生制订合理的治疗方案。区分纤维化和炎性狭窄对于选择内科（炎性）和外科（纤维

化）治疗的患者是有用的。然而，到目前为止发表的是基于不同的参考标准，包括临床指标、内镜评分、活检和外科标本[87, 88]。活动性炎症性疾病与纤维狭窄性疾病的鉴别，由于这些病变没有公认的病理定义而更加复杂。此外，活动性炎症与纤维狭窄并存。最后，接受手术切除的患者与接受内镜活检

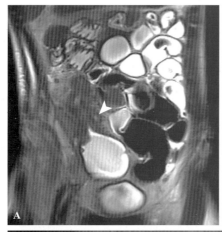

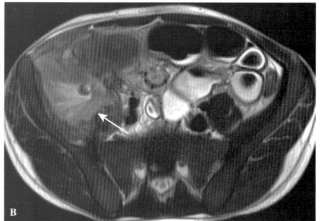

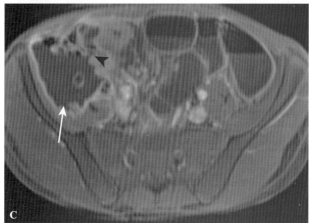

▲ 图 41-33　合并纤维狭窄和活动性炎性小肠克罗恩病伴穿透性回肠炎

A. MR 肠造影冠状位 HASTE 图像显示回肠末端肠壁明显增厚，壁内信号增强，提示壁水肿 - 淋巴管扩张。窦道（箭头）信号增强，上游管腔明显扩张。B. 轴向 HASTE 图像显示回肠末端壁增厚，伴有信号不均的髂腰肌脓肿（箭）。C. 造影后轴向 VIBE 图像显示肠壁均匀超强化，肠壁中度增厚，窦道从小肠（箭头）至脓肿（箭）

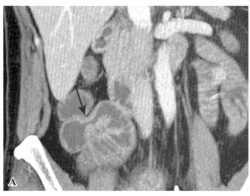

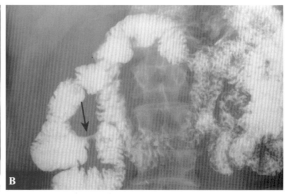

▲ 图 41-34　纤维狭窄病变

A. 对比增强冠状 CT 肠造影图像显示，回肠远端（箭）肠壁轻度增厚，未见高强化，上游有中度扩张。B. 3 个月前小肠造影显示固定狭窄（箭），上游扩张

的患者有明显的不同，因为他们有更严重的疾病。

MRI 衍生的疾病活动性指标

虽然是研究性的，但有几个中心已经将 MR 肠造影检查结果与内镜检查结果进行了比较，并得出 MRI 评分［磁共振活动指数（magnetic resonance index of activity，MaRIA）和活动指数评分（activity index score，AIS）］来评估活动[123, 124]。MaRIA 主要来源于节段性肠炎的表现，而 AIS 主要来源于终末期回肠性节段性肠炎，这是基于最初的组织学相关性，随后经内镜和内镜活检证实。MaRIA 的推导如下。

MaRIA =［1.5× 壁厚（mm）]+（0.02× 肠壁相对强化）+（5× 存在的水肿）+（10× 溃疡）

其中肠壁的相对强化定义为肠壁增强后的信号强度减去肠壁平扫信号强度除以肠壁平扫信号强度。水肿的存在是基于相对于腰大肌的 T_2 加权脉冲序列的高信号。溃疡是指黏膜表面的深层凹陷。

AIS 系统推导如下。

AIS =1.79+［1.34× 肠壁增厚（mm）]+0.94× 肠壁 T_2 分数

其中肠壁 T_2 评分为 0～3 定性评分，从等效到相邻，正常肠壁信号到信号明显增高，几乎等同于管腔。

虽然这些评分在两个独立中心的少数患者中得到了验证，但是还需要更多的研究来确定它们的广泛适用性。

五、其他影像检查

（一）正电子发射断层扫描、正电子发射断层扫描/计算机断层扫描、正电子发射断层扫描/磁共振成像

PET 和 PET/CT 最近被用来评估克罗恩病患者的炎症水平[125-128]。这些研究是初步的，但表明添加 PET 可能有助于进一步确定该病的特征。最近将 PET 添加到 MR（PET/MR 融合成像或分子 MR）是一个令人兴奋的新研究领域[129]。与小肠克罗恩病的其他影像学检查一样，病理学支持的，公认、有效的疾病活动替代物对于显示疗效是必要的。

（二）克罗恩空肠-回肠炎

弥漫性空肠-回肠炎是克罗恩病肠炎的一个亚型，在克罗恩病中，回肠远端可能幸免，疾病进展可能是向头侧的。它影响不到 10% 的小肠克罗恩病患者[7]。空肠-回肠炎影响年轻患者，起病较急，与远端克罗恩病相比，需要更广泛的肠切除术。在一些病例中，已注意到近端进展累及十二指肠。

（三）克罗恩病相关腺癌、神经内分泌肿瘤及淋巴瘤

据报道，在累及小肠的克罗恩病患者中，小肠癌的患病率增加[130, 131]。大多数研究人员认为克罗恩病的癌症表现出特殊的特征——年轻人更容易受累；回肠远端是受累的常见部位（大多数小肠腺癌位于近端，以 Treitz 韧带为中心）；长期患病的地区更容易发生恶性病变，使得放射学诊断更加困难。外科手术旁路小肠是另一个更容易被肿瘤侵袭的部位，影像学诊断极为困难，但这种形式的手术已不再进行。在瘘管部位也可能发生癌，因此任何从这些瘘管出血都应该被怀疑。由于缺乏特异性特征，术前影像学诊断几乎是不可能的；剖腹手术通常也是如此。然而，仔细检查梗阻部位对于鉴别肿块是必不可少的（图 41-32）。这并不奇怪，克罗恩病腺癌患者预后不佳，从诊断之日起的总生存率以月为单位。

研究表明神经内分泌肿瘤与克罗恩病之间存在关联，克罗恩病是在出现疾病时出现的肿瘤[132]。虽然有人担心克罗恩病患者可能发展成淋巴瘤，但迄今的证据并不能证实克罗恩病与淋巴瘤之间的关系[133]。然而，随着长期免疫调节剂和抗肿瘤坏死因子治疗的使用增加，克罗恩病患者患淋巴瘤的风险可能增加。

致谢：Reed P.Rice，医学博士，一位重要的朋友、同事、导师和老师，他教会了笔者关于克罗恩病的所有知识。

第 42 章　克罗恩病以外的小肠炎症性疾病

Inflammatory Disorders of the Small Bowel Other Than Crohn's Disease

Stephen E. Rubesin　著

曲玉虹　译　　王之龙　校

随着移民、旅游和经济全球化的发展，小肠感染的可能性越来越大。部分急性感染性疾病患者可能会出现腹泻或右下象限疼痛等症状，行影像学检查（图 42-1、图 42-2）。本章回顾了广泛的炎症和感染性疾病，累及小肠而非克罗恩病的炎症性疾病，第 43 章讨论了炎性紊乱引起吸收不良的原因，第 41 章对克罗恩病进行了特殊治疗。

一、小肠作为免疫器官的作用

上消化道微生物区系来源于吞咽的食物和口腔。食管、胃和十二指肠中存在少量的细菌和酵母，每毫升约 10^6 个细菌，而小肠远端和结肠中每毫升则有 $10^{11}\sim10^{12}$ 个细菌[1]。

多种机制可以防止细菌在小肠内定植。上皮细胞分泌的水、电解质和黏液是宿主保护的重要组成部分。黏液分泌物有助于防止感染因子黏附上皮细胞或毒素渗透到这些细胞。肠道运动和体液流动也会阻碍细菌在小肠的定植。由液体和电解质分泌增加引起的腹泻也有助于感染性病原体离开小肠。如果由于运动障碍、憩室病或狭窄导致小肠停滞，可能会发生细菌定植。

小肠是人体最大的免疫器官之一，因为它有巨大的表面积，不断接触外来抗原。在健康个体中，小肠处于慢性低水平炎症和免疫活动状态[2]。在大多数人体内，外来抗原被排除而不会产生临床症状。小肠可以排斥外来抗原，而不会引起外来抗原和宿主抗原交叉反应引起的自身免疫性肠道疾病。

免疫系统包括上皮内淋巴细胞、固有层 Peyer 斑块中的淋巴组织、中性粒细胞、巨噬细胞和肥大细胞。Peyer 斑块是跨越固有层的无包膜淋巴团[2]。Peyer 斑块上覆盖着一个特殊的上皮细胞，M 细胞在这个特殊的上皮细胞运输抗原到下面的淋巴组织。

固有层中的 B 细胞合成 IgA，其次合成 IgM、IgG 和 IgE。IgA 的腔内分泌抑制细菌黏附上皮，防止细菌定植。IgA 还能中和细菌毒素，最大限度地减少对上皮细胞功能的有害影响。IgA 还能阻断腔

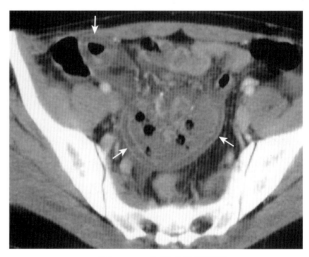

▲ 图 42-1　急性感染性肠炎

一位肿瘤学家从加勒比海的一个会议回来后，出现了 7 天的腹泻和右下腹疼痛。经盆腔 CT 示回肠远端肠壁增厚（箭），壁层模式为黏膜增强，黏膜下层增厚但低密度，固有肌层增强。患者症状在 3 周内消失。随访 CT 正常。虽然粪便培养呈阴性，但初步诊断为急性感染性肠炎

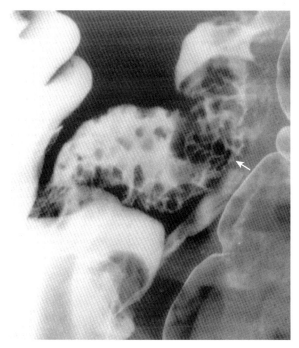

▲ 图 42-2　急性感染性回肠炎

一名年轻男子出现 2 周的右下腹疼痛和轻度腹泻。图示结肠周围气道，回肠末端有许多光滑的卵圆形 3～5mm 结节。由于结节的程度和结节的融合表现（箭），建议内镜下随访。几天后获得的内镜活检标本显示回肠末端有急性炎症改变。随访钡剂检查正常。虽然没有粪便培养，但初步诊断为急性感染性回肠炎

内抗原的吸收。IgA 有助于中和细胞内病原体，但不会造成它们的破坏。

上皮内淋巴细胞主要是 T 细胞。这些细胞位于基底上皮，分泌细胞因子，与抗原识别和口服抗原耐受有关。它们还对异常的上皮细胞进行免疫监视。在移植物抗宿主病、腹腔疾病和原生动物感染中，T 细胞数量显著增加。

多形核中性粒细胞在骨髓中分化，离开外周循环，进入固有层，穿过上皮进入肠腔。中性粒细胞识别并吞噬抗体包覆的细菌。固有层中的巨噬细胞来源于骨髓中的单核细胞。它们也通过上皮细胞进入管腔，在细菌的吞噬和杀伤中起重要作用。肥大细胞存在于肠壁的各层。它们含有颗粒和预先形成的炎症介质，如组胺和 5- 羟色胺，是重要的防御肠道寄生虫和食物抗原。

二、寄生虫

蠕虫和原生动物感染了世界上超过 25% 的人口。蠕虫分为蛔虫（线虫）、绦虫和吸虫。线虫为圆形，未分段。它们有一个体腔，被分成不同的性别[2]。绦虫是似圆锥形的分节的，雌雄同体。吸虫是叶状的不分段的，也是雌雄同体。

（一）蛔虫病

蛔虫是最常见的肠道蠕虫，感染世界上约 25% 的人口，最常见的是生活在热带和亚热带的人[3]。蛔虫病是通过从受污染的土壤、食物或水中摄取成熟的卵而感染的。幼虫在进食卵后 2～3 周在小肠内发育。幼虫穿透黏膜，进入肠壁血管到达门静脉系统，经肝、心迁移至肺。然后，幼虫穿过肺泡，进入气管支气管树被吞咽。发育在小肠中完成，在那里蠕虫附着在空肠黏膜表面。蠕虫可以长达 40cm。

症状包括腹痛和吸收不良。如果蛔虫大量出现，蛔虫病可导致因腔闭塞或肠套叠引起的小肠梗阻[4, 5]。成熟的蠕虫进入胆管或胰管可能引起胆管炎或胰腺炎。

蛔虫可以通过腹部 X 线片、钡剂检查和 CT 扫描来鉴别。在钡餐或 CT 的研究中，肠腔内可见长而光滑、卷曲的管状充盈缺损（图 42-3）[6]。如果钡剂进入蛔虫的肠道，在蛔虫引起的管状放射性通透性充盈缺损内会出现一条细长的钡线（图 42-3）。小肠皱襞通常大小正常，但可能增大。小结节反映被纤维化组织包围的黏膜下囊肿。粪便标本中卵细胞的检测可以证实影像学诊断。

（二）钩虫病

钩虫是一种小型（8～10mm）线虫，在全球范围内感染了近 10 亿人[2]。钩虫的发病率随着卫生条件的改善，美国南部的疾病明显减少。十二指肠钩虫常见于南欧、地中海地区和南美洲西海岸。美国钩虫在美国南部、加勒比海和南美洲肆虐。这两种都是在印度和东南亚发现的[7]。接近成虫阶段的幼虫和成虫附着在小肠黏膜上，卵被分泌到粪便中。感染的主要原因是丝虫侵入脚（赤脚走路的人）或手。

虽然钩虫感染可引起腹痛、腹泻或急性胃肠道出血，但缺铁性贫血是最常见的临床表现。大多数

患者存在外周嗜酸性粒细胞增多症。

空肠黏膜在肠粘连部位水肿出血，在钡餐研究中还没有发现钩虫。空肠皱襞增厚，有应激性[8]。回肠狭窄也有报道[2]，可能存在局部淋巴结肿大，确诊需要粪便标本或空肠抽吸物或活检标本中虫卵的胃肠道显示。

（三）类圆线虫病

类圆线虫是一种线虫，常见于热带和亚热带、卫生条件差的地区或人类排泄物用作肥料的地区。在美国，生活在阿巴拉契亚地区的人[9]、从流行地区返回的军事人员以及因营养不良、使用类固醇、艾滋病或其他原因导致免疫功能低下的患者中都发现了圆线虫病。

丝状幼虫约 0.5mm 长，穿透皮肤，通过静脉系统迁移到肺，穿透肺泡，进入气管支气管树，被吞咽。幼虫在小肠内转化为成虫。雌性穿过十二指肠黏膜和空肠近端，生活在小肠近端浅层。雄性蠕虫会被排出体外。雌性蠕虫约 2mm 长。

圆线虫病不同于其他线虫病，因为它可能发生自身感染；在免疫功能低下的宿主中，这些感染可能危及生命。卵释放到肠腔内的杆状体幼虫，在肠腔内或土壤中发育为感染性丝状体幼虫。丝状幼虫可再次侵入肠黏膜或肛周皮肤。大多数幼虫死于小肠壁的淋巴管或肠系膜。

圆线虫病可引起多种临床症状。这些症状包括腹痛、腹泻、体重减轻和吸收不良。

影像学检查无法发现圆线虫病的轻微感染。慢性感染，钡餐示十二指肠和空肠增厚皱褶[10]。严重感染时，小肠皱襞被抹去或清除，空肠呈狭窄的管状结构（图 42-4）[11-13]。圆线虫病也是引起乳头状汗腺病和小肠扩张的原因之一。十二指肠穿刺或活检可确诊。

（四）异尖线虫病

异尖线虫家族的成员是海生哺乳动物的寄生虫。异尖线虫常在如鱿鱼和鱼类（如鲑鱼、鳕鱼、凤尾鱼、金枪鱼、鲭鱼、太平洋鳕鱼、太平洋红鲷鱼、鲱鱼）这类中间宿主中发现[14]。人类感染的途径是生吃、烹调不当或腌鱼。异尖线虫病常见于生鱼片如寿司或生鱼片经常食用的地区。食入的幼虫通常附着并侵入胃，但也可能发生小肠或大肠受

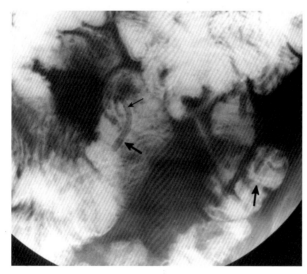

▲ 图 42-3　蛔虫病

一名年轻男子在中美洲度假后 1 个月出现腹部绞痛及轻微腹泻。小肠回肠随诊图像显示钡柱上有许多光滑的管状充盈缺损（粗箭示典型蛔虫）。钡剂在一条蠕虫（细箭）的体腔上有微弱的斑点（引自 Forbes A, Misiewicz JJ, Compton CC, et al: Atlas of Clinical Gastroenterology, 3rd ed. Edinburgh, Elsevier-Mosby, 2005）

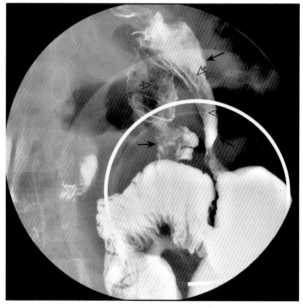

▲ 图 42-4　类圆线虫病

有胃部分切除术病史的患者小肠随诊 X 线片显示胰胆管和营养支的管状结构（长箭）。黏膜结节中度（空心箭）。胰胆管出现囊状和皱褶增厚

累。在试图穿透幼虫的部位会出现水肿和炎症。溃疡和穿孔伴炎性肿块的形成已被报道。小肠受累的症状与急性阑尾炎、克罗恩病或小肠梗阻相似。

在胃和结肠的双重对比造影研究中发现异尖线幼虫在浅钡池中有薄、弯曲、5mm 的充盈缺损[15]。小肠可见局灶性不规则皱褶增厚、狭窄和缩短，溃疡病变也被描述[8]。穿孔伴肠系膜脓肿形成可导致肠系膜肿块或在横断面影像学检查中发现脓肿[16]。

（五）绦虫病

绦虫作为成虫生活在最终宿主的胃肠道中，作为囊尾蚴生活在中间宿主的组织中。人类是猪绦虫（牛肉绦虫）、猪绦虫（猪肉绦虫）、膜壳绦虫（矮绦虫）和阔头绦虫（鱼类绦虫）的最终宿主。人类是颗粒状棘球蚴、多房棘球蚴和带绦虫的中间宿主。这些蠕虫通过头节黏附在肠黏膜上。连接区域之后是横裂体和发育节的带状链（节片）。节片的数量为 3～4000，绦虫的长度为数毫米到数米[17]。

人类因食用煮得不充分的牛肉、猪肉或鱼（如梭子鱼、鲑鱼、鳟鱼、白鱼、大比目鱼）而感染。被感染的肉被摄入后，囊尾蚴就会分解，释放出附着在空肠上部的囊尾蚴。成虫发育，节片和卵被释放到腔内。绦虫感染通常不会引起任何症状。由于其长度长（可达 4～6m），故可能引起阻塞性症状。相反，裂头绦虫可引起维生素 B_{12} 缺乏和大细胞贫血。

（六）吸虫病

各种各样的吸虫可能感染肝脏、胆道和肠道。血吸虫属感染，全世界超过 1.5 亿人[2]。曼氏血吸虫在非洲、中东和拉丁美洲流行，日本血吸虫主要在亚洲流行，而血吸虫在中东和非洲流行。血吸虫主要引起泌尿生殖系统疾病，但偶尔见于阑尾。由于血吸虫病引起的结肠感染比小肠感染更为常见，因此本病将在第 58 章中讨论。

（七）贾第虫病

贾第虫病是世界上最常见的寄生虫病。在美国，贾第虫病通常发生在落基山脉诸州[18, 19]。被野生动物粪便污染的地表水是主要的传染源。在冷水中可以存活 1～3 个月[2]，也可以在许多城市供水系统的氯水平下存活。贾第虫病主要通过受污染的食物和宠物的粪 - 口传播，偶尔通过口腔 - 肛门接触传播。免疫缺陷状态和胃酸过少的患者感染风险更大。

贾第虫囊肿摄取后，十二指肠和空肠近端出现滋养体。滋养体停留在肠腔内或穿透肠近端黏液凝胶层，附着于肠细胞糖粉上。滋养体不侵犯上皮细胞。成熟的囊肿在粪便中排出。

感染从无症状的带菌者状态到自限性腹泻或慢性水性腹泻不等。由于感染灶呈片状，活检标本在感染患者中可能是正常的。部分患者可能出现绒毛萎缩伴隐窝增生和变异性炎症，另一部分患者可能出现淋巴样增生。

小肠在小肠随访研究中经常表现正常。约 50% 的患者出现增加的腔内液体和快速小肠运输。一些报道描述了十二指肠和空肠增厚的皱褶和激惹性（图 42-5）[20, 21]。由于不足 50% 的感染患者钡剂检查不正常，影像学检查无特异性，诊断有赖于粪便检查中是否发现包囊和滋养体，十二指肠活检或抽吸物中是否发现滋养体，或荧光抗体是否阳性[22]。

（八）锥虫病

Chagas 病是由原虫克氏锥虫引起的，它是由原虫的咬伤传播的。Chagas 病在巴西中部、阿根廷北部和委内瑞拉流行，但在美国南部地区也有报道。据估计，美国有 35 万人对这种感染呈血清学阳性[23]。克氏锥虫产生一种神经毒素，攻击全身的自主神经节细胞，包括心脏、胃肠道、泌尿道和呼吸道的细胞[24]。食管、十二指肠和结肠是胃肠道最常见的受累器官，导致继发性失弛缓症、大十二指肠和巨结肠。肠系膜小肠受累导致小肠扩张，运输延迟。

三、细菌感染

旅客腹泻和食源性疾病是常见的问题，涉及受污染的水供应和不当准备或储存的食物。细菌是导

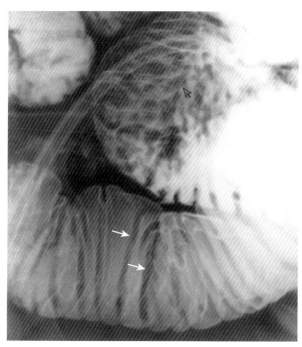

▲ 图 42-5　贾第虫病

空肠灌洗检查的空肠图像显示轻度增厚的皱褶（箭）。微小的黏膜结节（空心箭）反映绒毛增大（图片由 Hans Herlinger, MD 提供）

致旅行者腹泻的常见微生物，这解释了为什么预防性使用抗生素可以降低旅行者腹泻的发生率[25]。化学品、病毒和寄生虫是旅行者腹泻的较不常见的原因。大肠埃希菌是引起旅行者腹泻的最常见原因。肠粘连和肠病原性大肠埃希菌是较少见的原因。其次是志贺杆菌和空肠弯曲杆菌，但这些细菌通常涉及结肠。这种感染在影像学研究中很少被诊断出来，因为急性水样腹泻发生在旅行期间或旅行后不久。

（一）结核

结核是亚洲的地方病。肠结核在西方并不常见，通常发生在无家可归者、酗酒者、囚犯、农场工人、移民或感染人类免疫缺陷病毒的人群中。随着艾滋病和移民的增多，肠道结核在发达国家变得更加普遍。在伦敦一家有着大量亚洲移民的医院里，结核的新诊断几乎和克罗恩病的新诊断一样普遍[26]，提出的胃肠道感染机制包括吸入受感染的痰或牛奶以及血液传播到黏膜下淋巴管[27]。肠结核常发生于无肺部疾病影像学证据的情况下[26, 27]。

肠结核主要发生在回盲区。结核病的分布与淋巴管的分布相似。在一次超过 1000 例的尸检中，90% 的患者有回肠疾病，75% 有盲肠疾病。其他部位的病变并不少见，包括升结肠占 51%，横结肠占 33%，降结肠占 23%，阑尾占 33%[28]，可出现跳跃病灶。

胃肠道结核的三种典型类型是溃疡性、肥厚型和溃疡性肥厚型[29]。黏膜下结节黏膜脱落导致溃疡。这些溃疡通常表现为短（长度为 3～6mm）集合垂直于肠的纵轴。溃疡可呈星状或纵行。肠壁广泛的炎症和纤维化导致结核的肥厚形式，并伴有广泛的肠系膜淋巴结病和粘连。抗酸杆菌主要见于坏死性肠系膜淋巴结，而非肠壁。内镜活检标本和组织培养常常呈阴性[30, 31]。在一项研究中，抗酸杆菌和干酪样坏死在胃肠道结核患者中分别只占 32% 和 50%[32]。在某些情况下，腹腔镜下的腹水培养和组织学检查可能有帮助。然而，结核的诊断常常仅通过切除的外科标本的病理检查。

小肠结核的并发症包括狭窄和阻塞、瘘管、肠石和慢性阑尾炎。

钡剂检查可显示大小不等的垂直、星状或纵向溃疡，结肠或回肠（通常是回肠末端）边缘隆起[33]。短或长狭窄可能与结节性黏膜有关。狭窄、收缩的盲肠伴回肠瓣张开和升结肠不成比例的炎症，有助于将回肠结核与克罗恩病区分开来（图 42-6）[34]。回肠末端的纵行溃疡，窦道和瘘管与钡剂检查中克罗恩病的导管和瘘管没有区别。

CT 常显示回盲瓣增厚。盲肠内壁不成比例增厚，常与吞噬回肠末端的软组织肿块有关[35]。壁厚可均匀或不均匀。淋巴结病主要发生在包膜区，但也可能延伸至肠系膜。

从历史上看，结核与克罗恩病的影像学鉴别是由于结核在盲肠和升结肠的炎症过程中占主导地位，结核患者的回盲瓣腔扩张，回盲瓣唇增厚[36]。钡剂检查显示疾病主要发生在盲肠和升结肠，盲肠收缩，CT 显示淋巴结低密度，提示干酪样坏死，提示诊断为结核，而非节段性回肠炎[37]。然而，结核和克罗恩病可能有相似的淋巴分布和重叠的影像学表现[36]。因此，在诊断克罗恩病之前，应考虑其临床病史和患者统计学资料。

（二）肠道耶尔森菌

耶尔森菌是在摄入受污染的食物或水后获得的革兰阴性球菌。肠结肠炎耶尔森菌在美国比假结核耶尔森菌更常见。耶尔森菌侵入上皮细胞，进入固有层和黏膜下层的 Peyer 斑块，扩散至肠系膜淋巴结[38]。回肠炎、结肠炎、肠系膜腺炎、阑尾炎和溶血性尿毒症曾被报道[39]。Peyer 斑块和区域淋巴结中的细菌增殖可以导致远处的感染，包括慢性肝炎、强直性脊柱炎以及肺部和肾脏感染[40]。

耶尔森菌感染导致肠内覆盖增生性淋巴滤泡的溃疡形成。滤泡和滤泡间区增生导致大量淋巴结病变[41]。急性血管炎可引起缺血。

耶尔森菌小肠结肠炎的影像学表现取决于感染过程。在本病早期，在回肠末端可能主要表现为阿弗他溃疡和增厚的皱襞[42]。随后，溃疡消失，但增厚的波状皱褶仍存在（图 42-7）。炎症过程与节段性回肠炎的区别在于没有腔狭窄、裂隙或瘘管。炎症过程通常在 4～6 周内消失。

（三）沙门菌

胃肠道沙门菌感染可能有不同的临床表现，包括胃肠炎、伤寒和无症状带菌者状态。腹泻的食源性暴发通常是由肠沙门菌和伤寒沙门菌引起的，在包括鸡蛋、家禽和家畜在内的多种来源中发现。由人类水库粪口传播引起的腹泻暴发并不常见[1]。沙门菌进入 M 细胞和肠细胞并繁殖，然后传播到黏膜下层和肠系膜淋巴结的淋巴组织和巨噬细胞。沙门

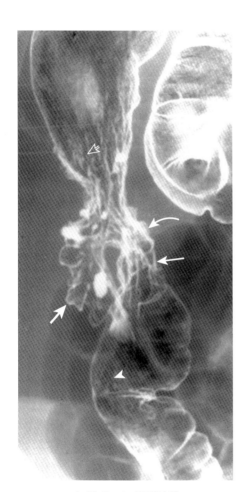

▲ 图 42-6　回肠结核
升结肠的双对比钡灌肠造影图像显示盲肠与回肠末端相比，有不成比例的严重疾病。盲肠收缩成囊状（粗箭）。盲肠和升结肠可见颗粒状和结节状黏膜（空心箭）。回盲瓣张开（弯箭）。只有距回肠末端 2cm 远端变窄（细箭）。回肠末端的其余部分有精细的结节状黏膜（箭头）（引自 Rubesin SE, Bartram CI, Laufer I：Inflammatory bowel disease. In Levine MS，Rubesin SE，Laufer I［eds］：Double Contrast Gastrointestinal Radiology，3rd ed. Philadelphia，WB Saunders，2000，pp 417–470）

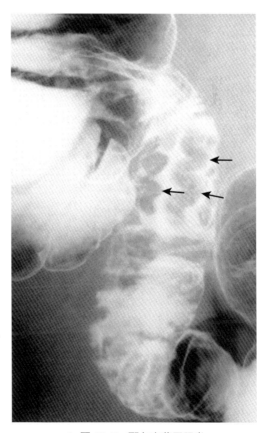

▲ 图 42-7　耶尔森菌回肠炎
双对比钡灌肠显示回肠末端增厚、起伏的皱褶（箭）。回肠未见狭窄

菌病的腹泻形式从一些稀便到严重、水状的腹泻状态不等。腹泻通常持续3～7天。菌血症是不常见的，发生在6%～8%的患者[1]。

伤寒通常由伤寒沙门菌和副伤寒沙门菌引起。人类是伤寒杆菌的宿主。这种病菌是通过粪-口途径传播的，所以这种疾病通常发生在水质污染和废物处理不良的地区。在大多数患者中，短暂的腹泻会先于发热。一种全身性的急性发热疾病持续3～5周，伴有非特异性症状，如头痛、不适、腹部不适和关节痛。沙门菌的并发症包括胃肠道出血和与回肠区淋巴反应有关的穿孔。菌血症可导致其他感染，包括脑膜炎、心包炎、睾丸炎和脾或肝脓肿，可能出现肝脾肿大。穿孔或腹膜炎可引起麻痹性肠梗阻。

沙门菌可表现在钡剂检查中回肠远端 Peyer 斑块的纵向溃疡[2]，可见明显的淋巴样增生和血管血栓形成。该疾病有时可通过 CT 检查来评估肝脾肿大、右下腹疼痛和发热。CT 可显示回肠末端环周增厚[43]。钡剂检查可显示回肠末端非特异性皱褶增厚。

（四）弯曲杆菌

弯曲杆菌由一组革兰阴性杆状体组成，包括空肠弯曲杆菌、胎儿弯曲杆菌和大肠埃希菌。这些微生物可能引起急性肠炎或结肠炎或受感染的个体可能仍处于无症状的带菌者状态[44]。结肠感染可能是严重的，导致肠道出血或毒性巨结肠的暴发性结肠炎[44]，可能出现全身性表现（如关节炎、心内膜炎、生殖器感染、泌尿系统感染）。空肠梭菌与神经抗原交叉反应可能导致吉兰-巴雷综合征[2]。

当小肠受累时，回肠远端和回盲瓣区域可能发展成多种浅表溃疡。钡剂检查可发现回肠远端和末端有增厚的皱襞和口疮样溃疡[45,46]，影像学表现与耶尔森菌肠病或早期克罗恩病无明显区别。

四、真菌感染

组织胞浆菌病

荚膜组织胞浆菌是一种双形态真菌，常见于密西西比和俄亥俄河谷。这种真菌在室温下以菌丝体形式存在，在体温下以酵母形式存在[47]。这种真菌

通常感染老年患者或免疫缺陷宿主。小肠感染在播散性疾病患者中很常见，但临床症状通常很少。回肠疾病的特点是溃疡、黏膜结节、狭窄和淋巴结病[47]，也可以看到肠穿孔和腹膜炎[48,49]。

五、病毒感染

许多病毒可能感染小肠，导致急性腹泻状态。在这个临床环境中很少进行放射学研究。诊断可以通过病毒培养或酶联免疫吸附试验（enzyme-linked immunosorbent assay，ELISA）或粪便标本的电子显微镜。巨细胞病毒累及小肠（见"巨细胞病毒感染"）。

六、药物引起的疾病

药物可能引起小肠的各种异常。缺血可由全身低血压和低血容量、肠系膜动脉血管收缩和缓慢的肠系膜血流伴静脉血栓形成引起（框42-1）[50]。缺血在第47章中讨论。抗凝血剂可能引起胃肠道出血。小肠动力低下可由麻醉药、具有抗胆碱能特性的药物或神经毒性不良反应引起（框42-2）。药物可能通过多种机制引起吸收不良，包括对脂肪消化和吸收的干扰，胃、胰腺和胆汁分泌减少，增加肠道运输，小肠膜损伤（框42-3）。酒精也可能通过损害肠隐窝和绒毛而导致吸收不良。铝、铅、金、镉、汞、锆、铁等金属也会损害小肠上皮细胞。

（一）与非甾体抗炎药有关的溃疡和狭窄

小肠可能是非甾体抗炎药物使用引起的胃肠道

框42-1 药物引起小肠缺血

- 抗高血压药物和利尿药
- 去甲肾上腺素
- 多巴胺
- 后叶加压素
- 地高辛
- 可卡因
- 麦角胺类
  - 麦角胺
  - 二甲麦角新碱
- 口服避孕药

框 42-2　与小肠动力低下相关的药物

- 抗胆碱能药物
- 吩噻嗪类
- 三环类抗抑郁药
- 维拉帕米
- 可乐定
- 长春新碱
- 麻醉毒品

框 42-3　与各种形式的吸收不良有关的药物

- 四环素
- 考来烯胺
- 秋水仙碱
- 新霉素
- 甲氨蝶呤
- 甲基多巴
- 别嘌醇
- 利尿药
- 氯法齐明

失血最常见的部位。非甾体抗炎药相关的病变在胶囊内镜、肠镜检查和肠灌肠检查中发现的频率越来越高。约有 8% 服用非甾体抗炎药的人在尸检中发现小肠溃疡[51, 52]。损伤机制尚不清楚。

非甾体抗炎药引起的损伤主要发生在回肠。非甾体抗炎药继发的点状、线状或环状溃疡可引起胃肠道出血或穿孔。慢性炎症和瘢痕形成小肠特有的网状分隔表现和环状狭窄[53-55]。黏膜隔膜从稍微增大的共同瓣膜到厚、僵硬、环形的狭窄区域各不相同，病理上可见透明胶原的厚层与黏膜肌交错[2, 56]。

非甾体抗炎药引起的溃疡可通过空气对比肠灌洗检测到。任何形式的小肠灌肠都可以发现小肠狭窄，但细网状表现可能难以与突出的小肠皱褶区分。较厚的网状表现可以看作是 2～5mm 厚的环包围肠，与锥形轮廓相关（见第 46 章）[54]。

（二）氟化抗嘧啶

小肠隐窝中的细胞具有较高的周转率，尤其容易受到化疗药物的影响抑制细胞增殖。黏膜损伤发生在化疗的前 3 天，黏膜再生发生在停止化疗后几周内[50]。肠炎可能由放线菌素 D、博来霉素、阿糖胞苷、阿霉素、甲氨蝶呤、氟尿嘧啶和长春新碱等化疗药物引起[50]。

对于有腹痛和腹泻的转移性疾病的患者，有时可以在 CT 上发现与化疗有关的肠炎。

两种嘧啶，即氟尿嘧啶（5-FU）和氟尿苷（5-FUDR），用于治疗转移结肠癌肝转移。这些药物直接输注到肝动脉可能引起严重的胃十二指肠炎症和溃疡[57]。静脉输注也可引起严重的胃十二指肠炎和相关的肠病，表现为恶心、呕吐和腹泻。CT（通常用于肝转移的随访）可显示回肠远端壁明显增厚（图 42-8）[58]。钡剂检查显示回肠皱襞平滑、增厚或消失（图 42-9）[59]。根据近期氟尿嘧啶或氟尿苷化疗的临床病史，提出诊断。在随访的影像学研究中，如果在停止化疗和影像学异常消退后临床症状得到改善或缓解则确诊。

七、免疫缺陷中的炎症性疾病

（一）选择性免疫球蛋白 A 和常见的可变免疫缺陷

选择性 IgA 和常见的可变免疫缺陷是成人最常见的原发性免疫缺陷状态[60]。选择性 IgA 缺乏时，固有层和黏膜下层产生 IgA 的浆细胞数量减少[2]。然而，胃肠道感染并不常见，因为产生的浆细胞具有补偿性增加。鼻窦区域的细菌和病毒感染引起大多数临床症状。心脏感染有可疑的增加。钡剂检查常发现回肠淋巴样结节样增生。

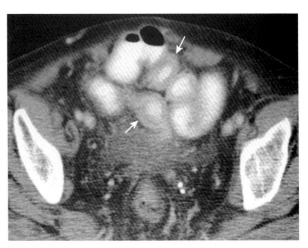

▲ 图 42-8　氟尿苷化学毒性
盆腔 CT 显示多个小肠壁均匀增厚（箭）

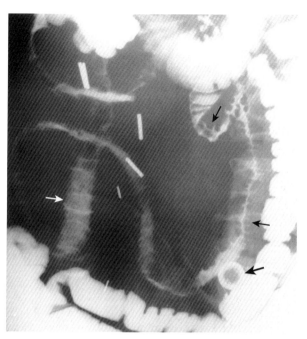

▲ 图 42-9 氟尿苷化学毒性

右下象限的斑点显示回肠末端的三个肠襻，与肠纵轴垂直的明显增厚、相对光滑的皱襞（细箭）。注射泵的一部分可见显示（粗箭）。结肠癌右半结肠切除术后升结肠和盲肠手术切除

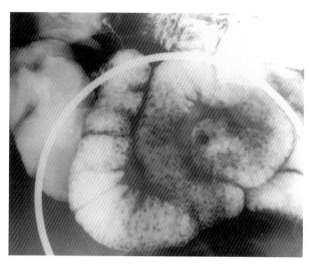

▲ 图 42-10 常见可变免疫缺陷患者淋巴样增生明显

小肠顺行造影点图像显示回肠远端和末端有数不清的 1~2mm 圆形结节。与通常局限于回肠末端的淋巴样滤泡相比，这些淋巴样滤泡在数量和范围上都有所增加。淋巴滤泡未增大或融合

常见的可变免疫缺陷是一组异质性的 B 细胞和 T 细胞异常，导致 IgG、IgM 和 IgA 的产生减少，对抗原的反应异常，对胃肠道和呼吸道感染的敏感性增加。这种异质性疾病与自身免疫性疾病如自身免疫性肝炎和硬化性胆管炎有关。约 1/3 的患者有萎缩性胃炎伴恶性贫血的自身免疫性形式，其胃癌的风险增加。脾肿大是常见的。这些患者患小肠淋巴瘤的风险也可能增加 [61, 62]。

小肠可见多克隆 B 细胞淋巴样增生 [2]。T 细胞淋巴样聚集在上皮和固有层中。可见不同程度的绒毛萎缩。然而，与谷蛋白敏感性肠病不同的是，固有层缺乏炎症细胞。也可能出现肉芽肿反应。

钡剂检查可显示回肠内广泛的结节性淋巴样增生（图 42-10）[63, 64]。与儿童和年轻人回肠末端常见的淋巴滤泡相比，结节略大，数量更多，分布更广。

贾第虫病常见于常见的可变免疫缺陷患者。与免疫能力强的个体疾病不同，常见的可变免疫缺陷性贾第虫病可引起严重的黏膜损伤和吸收不良。结肠感染（如沙门菌病）的风险也会增加，这些感染可能与溃疡性结肠炎相似 [60]。

（二）移植物抗宿主病

在骨髓移植诱导方案中胃肠道上皮细胞受损。经化疗或放疗诱导后立即发生厌食症、抽筋、腹痛和水样腹泻。3 周内肠细胞数量恢复，症状消退。然而，急性移植物抗宿主病（graft-versus-host disease，GVHD）在 30%~50% 的患者在异基因骨髓移植 3~11 周后发生。急性胃肠道症状包括腹泻、厌食、呕吐、腹痛和胃肠道出血，可能发生蛋白丢失性肠病和继发性感染 [2, 60]。本病患者，供体移植物 CD4+ T 淋巴细胞识别宿主组织相容性抗原为外来抗原，导致 T 细胞介导攻击宿主的各种组织。组织损伤在临床上最明显的部位是皮肤、肝脏、黏膜、眼睛和胃肠道。掌心、脚底和躯干可能出现斑疹。急性水样腹泻是肠上皮剥脱所致。活检结果从单个隐窝细胞死亡到上皮完全坏死不等 [65]，黏膜下水肿。急性 GVHD 常并发巨细胞病毒、星形病毒、腺病毒和艰难梭状芽孢杆菌感染 [66]。肝功能检查结果异常可反映胆汁淤积和轻度肝细胞坏死。

慢性移植物抗宿主病在移植后 3~13 个月发生，25% 的患者既往无急性 GVHD。如第 21 章所述，15% 的患者发生食管改变 [67]。与急性胃食管反流不同，急性胃食管反流以肠细胞坏死为特征，慢性胃食管反流以固有层和黏膜下层片状纤维化为特征，细菌过度生长。

钡剂检查可证实急性或慢性 GVHD 的诊断，并显示疾病的严重程度，可见增厚皱褶和结节状黏膜（图 42-11）。管状（带状或所谓的牙膏）肠可能是由于上皮脱落或钡不能覆盖小肠表面而导致的（图 42-12）[68-70]。钡也可能黏附在坏死的肠表面，因此有时在腹部 X 线片或首次钡剂检查后的 CT 扫描中发现 [71, 72]。CT 可显示小肠壁弥漫性增厚（图 42-13），黏膜下广泛水肿（如靶环征）或积气 [73]。肠系膜也可能充盈，腹水也可能出现。

（三）盲肠炎

中性粒细胞减少性小肠结肠炎主要影响盲肠，其次是回肠末端和阑尾。有时在 CT 扫描中检测到中性粒细胞减少性小肠结肠炎，以评估不同类型白血病患者的腹痛或发热（图 42-14）。这个内容将在第 58 章中详细讨论。

（四）艾滋病患者的胃肠道感染

约 50% 的 HIV 感染者患有慢性腹泻 [74, 75]，这可能与艾滋病肠道病、感染性肠炎或结肠炎、运动障碍或抗反转录病毒和抗菌药物引起的药物不良反应有关 [76]。艾滋病患者的小肠可感染多种病毒、细菌、原生动物和真菌。有些病原体，如鸟胞内分枝杆菌是艾滋病特有的。与免疫能力强的患者相比，其他病原体，如沙门菌，在艾滋病患者中的发病率更高。艾滋病患者往往同时感染多种疾病，导致慢性腹泻、吸收不良、蛋白质热量营养不良和体重减轻。

（五）人免疫缺陷病毒肠炎

胃肠道是 HIV 病毒通过直肠黏膜撕裂甚至是完整的肠上皮进入的门户。HIV 黏附在肠上皮的 M 细胞上 [77]。病毒随后被传递到上皮内淋巴细胞、淋巴样滤泡中的淋巴细胞和固有层中的巨噬细胞 [78]。HIV 感染导致 CD4+ 上皮内淋巴细胞近乎完全破坏，导致分泌 IgA 的 B 细胞分化异常，黏膜 IgA 浆细

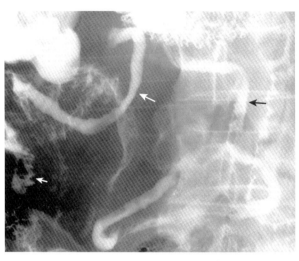

▲ 图 42-12　移植物抗宿主病
小肠顺行造影图像显示空肠和回肠上部呈弥漫性变窄管状外观。在一些肠襻中，褶皱明显增厚（短箭），而在其他肠襻中，褶皱完全消失（长箭）

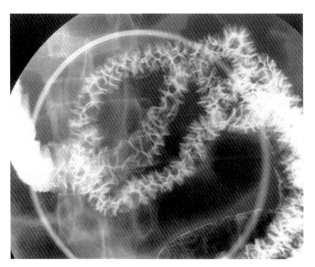

▲ 图 42-11　移植物抗宿主病
小肠随诊图像显示空肠弥漫性皱褶增厚

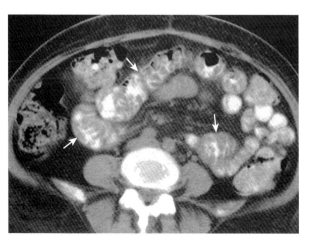

▲ 图 42-13　移植物抗宿主病
髂骨上部水平的 CT 图像显示小肠襻中部广泛的皱褶增厚（箭）

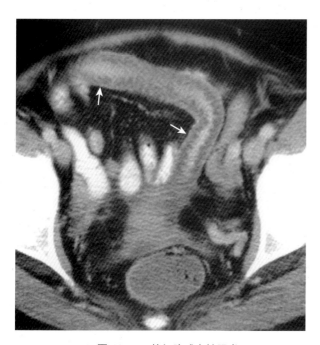

▲ 图 42-14　粒细胞减少性肠炎

经骨盆 CT 示回肠襻（箭）明显增厚，由于低密度的黏膜下水肿和炎症，肠壁呈层状。其他图像显示盲肠有明显的炎症

胞数量减少。HIV 也会改变肠细胞的分化[79]。结果，HIV 感染导致绒毛萎缩、隐窝增生、水肿和慢性炎症[80]。由于成熟肠细胞的丢失，营养吸收受到损害。

约 1/3 的急性 HIV 病毒感染患者发生持续 1～3 周的急性自限性腹泻。在这个阶段放射科医生通常不参与。艾滋病肠道病的定义是渗透性腹泻和吸收不良发生无证据的其他肠道感染。放射科医生可能会被要求对慢性腹泻患者进行影像学研究，然而，内镜检查只能对约 40% 的疑似小肠感染患者进行诊断，而粪便分析只能对约 60% 的患者进行诊断[81-83]。影像学研究用于显示小肠疾病的存在，有时可帮助这些疾病的鉴别诊断。

（六）巨细胞病毒感染

巨细胞病毒（cytomegalovirus，CMV）是疱疹病毒群中一种双链 DNA 病毒。在免疫能力强的个体中可以看到自限性腹泻感染[84]。在最初感染之后，病毒进入在整个消化道循环的单核细胞中的潜伏阶段[85]。当宿主出现免疫缺陷时，病毒通常被重新激活。巨细胞病毒积聚在上皮细胞、单核细胞、内皮细胞、成纤维细胞、组织细胞和胃肠道平滑肌

细胞中的核和胞质包涵体中。感染导致不同程度的炎症和坏死。内皮细胞损伤引起黏膜下缺血，继发上皮溃疡。溃疡导致假膜形成和穿孔。

在小肠中，分离的糜烂和穿透性溃疡被正常的黏膜分开[86]。钡餐检查和 CT 通常显示小肠远端和回肠末端溃疡（图 42-15 和图 42-16），盲肠和升结肠溃疡[86, 87]。然而，一些患者主要有十二指肠或空肠疾病，甚至弥漫性小肠疾病[88-90]。肠穿孔和回肠绞痛性肠套叠伴淋巴样增生也有报道[91]。

（七）隐孢子虫病

隐孢子虫是一种单细胞、孢子形成的环孢原虫，可引起免疫能力强的患者急性自限性腹泻。然而，在 CD4+ 计数低于 200 个 /mm³ 的患者中，孢子虫可引起弥漫性黏膜肠病，导致慢性、体积大、水性腹泻和吸收不良[92]。这种寄生虫通过粪 - 口途径通过受污染的水或通过人与人或宠物 - 人接触传播[93]。隐孢子虫存在于绒毛端上皮细胞膜下的空泡中，但在上皮细胞细胞质外。感染导致一系列的结果，从正常的组织学表现到绒毛萎缩伴严重炎症。

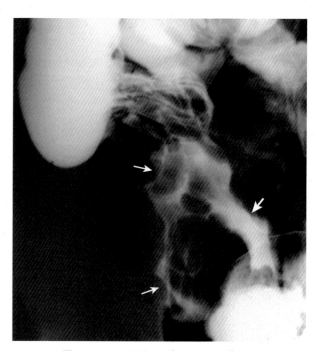

▲ 图 42-15　艾滋病患者巨细胞病毒感染情况

小肠回肠末端的斑点图像显示溃疡引起的大的分叶状的皱褶（细箭）和充满钡的凹槽。局限性穿孔表现为充满钡的轨道（粗箭）延伸至肠系膜（由 Emil J. Balthazar, MD, and Hans Herlinger, MD 提供）

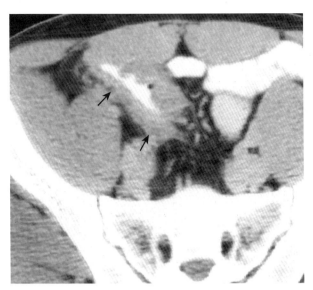

▲ 图 42-16 艾滋病患者巨细胞病毒感染

骨盆 CT 显示回肠远端壁明显增厚（箭）。也有黏膜表面不规则引起的溃疡（由 Emil J. Balthazar, MD, and Hans Herlinger, MD 提供）

钡剂检查可以显示十二指肠和肠系膜小肠不同程度的褶皱增厚（图 42-17）[94, 95]。一系列报道以近端小肠隐孢子虫性肠病的预防为主[96]。

（八）等孢球虫病和其他细胞内的原生动物

贝氏等孢子球虫是一种专性的胞内原生动物，通过摄食受污染的食物或水或在同性恋人之间传播[97]。绒毛状肠细胞浸润导致绒毛萎缩和炎症，常伴小肠壁广泛的嗜酸性浸润。随之而来的是大量的水性腹泻和吸收不良。钡剂检查可显示小肠皱襞增厚，主要在十二指肠和近端小肠[98]。

环孢子虫是一种专性的细胞内原生动物，也会导致正常或免疫缺陷个体的绒毛萎缩和急性和慢性炎症。通常表现为慢性或复发性水样腹泻。

微孢子虫是由一种孢子形成的专性的细胞内原生动物，根据物种的不同感染小肠或传播到其他器官[99, 100]，常表现为慢性水性腹泻。

微孢子虫感染 10%～34% 的 HIV 感染者和 CD4+ 计数低于每立方毫米 50 个者。这种原生动物感染空肠细胞，导致绒毛萎缩和炎症[101]。

（九）鸟 - 胞内分枝杆菌复合菌组

两个耐酸专性胞内分枝杆菌，即鸟分枝杆菌

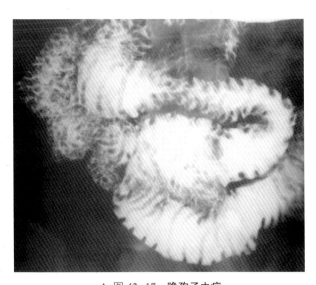

▲ 图 42-17 隐孢子虫病

小肠中部的点图像显示皱襞轻度弥漫性增厚（由 Hans Herlinger, MD 提供）

和胞内分枝杆菌，形成鸟分枝杆菌复合体。这些微生物在环境中无处不在，在免疫能力强的患者中并非肠道病原体。然而，免疫抑制患者暴露在含有鸟分枝杆菌的气溶胶、土壤或食物中可能发展为播散性感染。从艾滋病患者中分离的鸟分枝杆菌基因分析表明，这些感染大多是由鸟分枝杆菌复合体引起的，因此，目前更倾向于使用鸟分枝杆菌复合体一词[102]。CD4+ 计数低于 100 个 /mm³ 的 HIV 感染者可能存在弥散性鸟分枝杆菌复合体感染，累及肝、脾、骨髓、淋巴结和胃肠道。胃肠道受累可引起慢性腹泻、腹痛、吸收不良、体重减轻、肝脾肿大和淋巴结肿大。

小肠是消化道感染最严重的部分。空肠和回肠优势已被描述[85, 103, 104]。钡剂检查可显示，富含耐酸微生物的巨噬细胞浸润固有层和黏膜下层，导致小肠皱襞增厚（图 42-18）。由于固有层弥漫性浸润，黏膜绒毛变钝，可见黏膜结节。口疮样溃疡也有描述[105]，CT 可显示肠系膜淋巴结病，其表现往往比腹膜后淋巴结病更为突出。肿大淋巴结可能有正常或低的密度（图 42-19）。在有播散性感染的患者中也可发现肝大、脾大和腹水[106]。

艾滋病患者小肠结核分枝杆菌感染的影像学表现与具有免疫能力的结核分枝杆菌患者相似[107]。然而，弥漫性结核累及腹膜（图 42-20）、肝脏、脾脏和胰腺在艾滋病患者中更为常见[108]。结核性腹

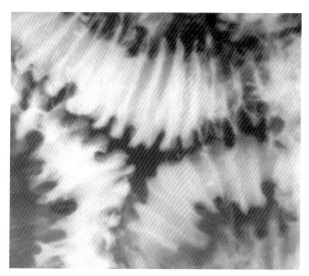

▲ 图 42-18　鸟类分枝杆菌复合肠炎
小肠随诊图像显示受影响的小肠有中度增厚、平滑的皱褶

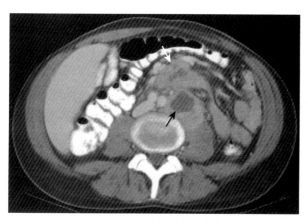

▲ 图 42-19　鸟类分枝杆菌复合肠炎肠系膜和腹膜后淋巴结病变
肝尖 CT 示左主动脉旁低密度大肿块（黑箭），也可见小肠系膜弥漫性浸润（白箭）

膜炎表现为高密度腹水、腹膜和网膜结节、低密度淋巴结肿大（见第 110 章）。

（十）放线菌病

以色列放线菌是一种丝状细菌，是口腔正常菌群的一部分。胃肠道放线菌病通常累及回肠末端（图 42-21）和阑尾，可以看到类似克罗恩病的跨壁感染[109]，瘘管经常出现。

（十一）念珠菌病

真菌孢子或念珠菌菌丝可能是由于盲环或坏死

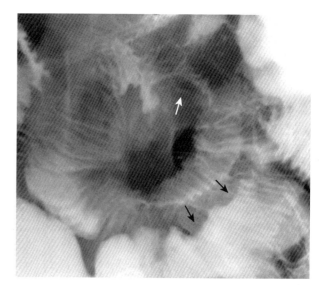

▲ 图 42-20　艾滋病患者结核性腹膜炎
小肠灌肠检查的斑点图像显示空肠中环肠系膜边界的外在肿块压迹（箭），小肠皱襞也轻度增大

组织的非侵入性定植。相反，播散性念珠菌感染，包括 AIDS 患者，可在小肠发生侵袭性念珠菌病[110, 111]。黏膜浸润引起溃疡甚至穿孔，钡剂检查可显示小肠皱襞增厚。

八、鉴别诊断

放射科医师通常在右下腹急性疼痛患者的体检或慢性腹泻、吸收不良、体重减轻患者的体检中遇到小肠感染性疾病[112]。引起腹痛而不是腹泻的急性肠炎在临床上可能与阑尾炎相似。如果排除急性阑尾炎的 CT 表现为回肠皱襞增厚（图 42-22）或局部肠系膜淋巴结病，必须考虑各种感染性病原体（如耶尔森菌）。然而，肠系膜腺炎的 CT 诊断并不能明确病因。因此，确诊需要粪便培养和活检标本。不幸的是，这些培养和活检在急性感染患者中往往是阴性或非特异性的。在这种情况下，可能需要随访 CT 或内镜检查来排除小肠淋巴瘤。

对化学毒素、辐射和感染等各种有害物质的炎症反应通常是相似的。因此，慢性腹泻患者的 CT 或影像学表现为皱褶增厚或绒毛增大，往往是非特异性的。因此，当小肠皱褶增厚时，放射科医生应考虑患者的年龄、旅行史和免疫状况。艾滋病患者小肠近端或弥漫性皱褶增厚是由多种感

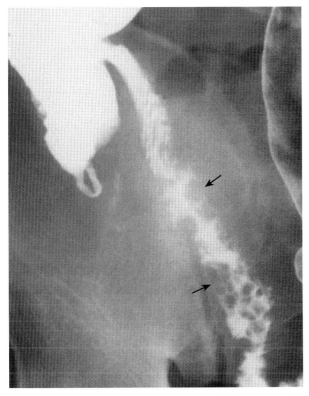

▲ 图 42-21 艾滋病患者放线菌病

双对比钡灌肠显示黏膜回肠末端结节状（箭），不规则皱褶增厚

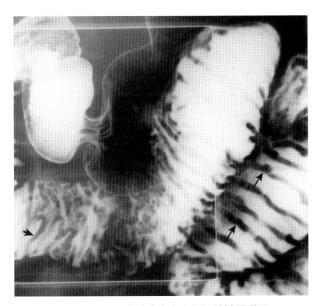

▲ 图 42-22 艾滋病患者小肠近端皱褶增厚

小肠顺行造影的点图像显示近端空肠襻轻度增厚的波状皱褶（短箭），将空肠皱襞与十二指肠第三部分（长箭）的皱襞进行比较，正常十二指肠皱襞略厚于空肠皱襞。肠镜活检显示隐孢子虫病

染引起的，包括鸟分枝杆菌复合体、隐孢子虫病（图 42-22）和等孢球虫病。接受氟尿嘧啶或氟尿苷治疗的患者可能具有肠道化学毒性（图 42-8 和图 42-9）。接受异基因骨髓移植的患者可能患有 GVHD（图 42-11 至图 42-13）或巨细胞病毒感染。近端或弥漫性小肠皱褶增厚并有吸收不良临床史的患者可能有其他类型的疾病（第 43 章）。

涉及回肠末端的疾病通常表明一种与小肠淋巴组织有亲和力的疾病，包括克罗恩病、耶尔森小肠结肠炎（图 42-7）、结核（图 42-6）、淋巴瘤。在急性腹泻患者中，口疮样溃疡不是克罗恩病的特异性，因为它们反映了淋巴组织的非特异性炎症和黏膜的侵蚀。因此，任何急性感染或炎症过程都可能导致在回肠末端出现口疮样溃疡或增厚的皱褶。对于回肠末端皱襞增厚的患者，应首选急性感染，如耶尔森菌病。不幸的是，由于培养物和活检标本通常对特定病原体呈阴性，因此在这些患者中可能很难得到明确的诊断。

口疮样溃疡、肠系膜边界溃疡、鹅卵石样改变、狭窄和瘘管应高度提示慢性腹泻患者患克罗恩病（第 41 章）。但这些发现并不总是针对克罗恩病，如果临床病史有免疫缺陷状态或者患者住在结核病流行区，那么结核（图 42-6）、放线菌病（图 42-21）、白塞病和巨细胞病毒（图 42-15 和图 42-16）根据临床历史应该考虑。肠壁增厚、肠系膜淋巴结病变、肠系膜浸润或脓肿形成的 CT 表现也不是克罗恩病特有的，需要进一步的检查。

回肠末端的菜花样淋巴反应可能源于先前的肠道感染、免疫缺陷状态（特别是常见的可变免疫缺陷）和淋巴瘤。小的（1~2mm）圆形、均匀的结节被正常黏膜分隔，提示淋巴样过度增生（图 42-23），无须进一步诊断试验即可随访。然而，对于淋巴样结节较大（> 2mm），融合，并非圆形、光滑、均匀这应检查是否有淋巴瘤（图 42-24）。

小肠壁增厚在 CT 上不是一个特别的表现。然而，黏膜下层低密度的肠壁分层模式提示血管或炎症过程（图 42-1），而不是恶性肿瘤。增强缺乏强化应提示坏死和可能的血管的疾病。小肠黏膜下层脂肪沉积提示克罗恩病。艾滋病患者回肠壁增厚可能由炎症或艾滋病相关淋巴瘤引起（图 42-25）。

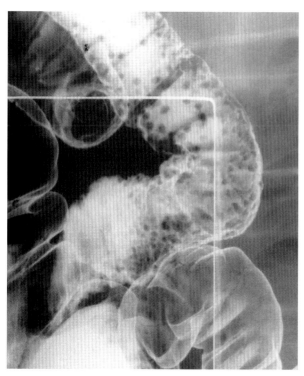

▲ 图 42-23　回肠末端淋巴样增生

双对比钡剂灌肠显示的斑点图像离散，圆形，大小均匀，1～2 个被正常黏膜分隔的末端回肠放射性缺损

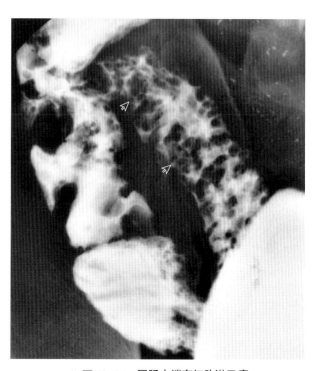

▲ 图 42-24　回肠末端套细胞淋巴瘤

小肠顺行造影图像显示小、圆、卵圆形或多角形结节，范围 1～4mm。结节在某些区域汇合（箭）。这种类型的黏膜结节需要内镜活检来排除淋巴瘤。由于没有看到横向和纵向的钡填充裂隙，因此结节不像鹅卵石

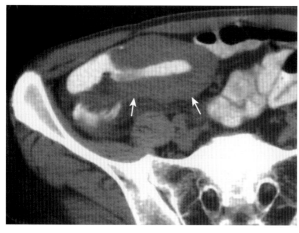

▲ 图 42-25　AIDS 患者回肠壁增厚

经骨盆 CT 示回肠末端肠壁增厚（1.5～2cm），密度均匀（箭）。盲肠内壁也增厚。活检标本显示淋巴瘤。对于小肠淋巴瘤，密度均匀的壁增厚是非常令人担忧的

　　靠近异常小肠襻的淋巴结病变不是一个特别有用的发现，因为它可以与感染性疾病、克罗恩病、类癌、腹腔内转移和淋巴瘤一起出现。慢性腹泻或吸收不良患者中广泛的肠系膜淋巴结病通常见于麸质敏感肠病、Whipple 病（图 42-26）和鸟分枝杆菌感染患者。腹腔疾病中的淋巴结病通常是反应性的，但不能排除淋巴瘤。

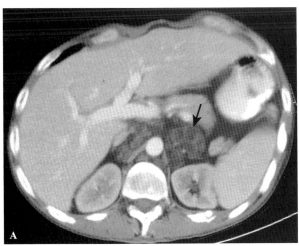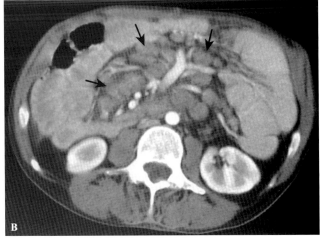

▲ 图 42-26 **Whipple** 病淋巴结病变

A. 肝脏 CT 示腔静脉后、足后、左主动脉旁（箭）区低密度淋巴结。B. A 图尾部图像显示明显肠系膜淋巴结病（箭），具有更均匀和更高的密度

第 43 章　吸收不良

Malabsorption

Stephen E. Rubesin　**著**

曲玉虹　**译**　王之龙　**校**

　　吸收不良是由各种起源于肝脏和胆道树、胰腺和小肠的疾病引起的 [1-3]。正常消化吸收是理解肠道功能障碍的背景。本章介绍了导致小肠吸收不良的疾病。

一、消化和吸收

　　大多数食物的成分（糖类、蛋白质和脂肪）不能在其自然状态下食用。食物必须先被消化，然后被胃肠道吸收。胃、肝、胆道、胰腺、小肠和结肠的正常功能，在较小程度上，唾液腺的正常功能，是正常消化吸收食物所必需的。

（一）糖类的消化和吸收

　　糖类占每日热量摄入的 40%～50%[4]。摄入的糖类来源于植物，除了乳糖，乳糖来源于乳制品。单糖包括单糖、果糖和葡萄糖，以及双糖、蔗糖和乳糖。淀粉是植物细胞壁中葡萄糖的可溶性聚合物。淀粉是 α- 直链淀粉，是葡萄糖的线性聚合物，支链淀粉是葡萄糖的分支形式。膳食纤维是不可消化的糖类（非淀粉多糖），是植物细胞壁的结构成分。

　　消化道适应于将糖类消化为单糖形式，可跨小肠上皮细胞运输。淀粉的腔内消化是由腮腺和胰腺分泌的淀粉酶完成的。唾液淀粉酶是次要的，因为这种酶在胃的酸性环境中是失活的。淀粉的淀粉酶消化效率很高，淀粉的消化更依赖于淀粉的形态，而不是腔内淀粉酶的可用性 [4]。淀粉酶缺乏只有在严重的胰腺功能不全的情况下才会出现。

　　肠细胞膜上的酶负责进一步消化腔内消化产物和分解双糖，如蔗糖异构酶是一种将蔗糖分解成葡萄糖和果糖的酶。小肠黏膜上皮刷状缘细胞分泌的乳糖酶将乳糖分解为葡萄糖和半乳糖。这种酶对哺乳动物的生存至关重要，因为早期的营养是由母乳提供的 [4]。然后单糖通过被动扩散、蛋白质的辅助运输或钠偶联的主动运输穿过上皮细胞。

　　结肠细菌消化到达结肠的膳食纤维，产生多种产品，包括短链脂肪酸、甲烷和氢气。短链脂肪酸在结肠中被迅速吸收，为结肠上皮细胞提供能量。

　　乳糖、蔗糖和淀粉的消化是不完全的，因为消化取决于食物的种类及其与小肠刷状缘细胞接触的时间。2%～20% 的淀粉没有被消化 [4]。大多数小肠疾病导致肠黏膜功能紊乱，导致糖类吸收不良，继而腹泻、肠胃胀气、体重减轻。特异性双糖酶缺乏也会导致类似的症状，如海藻糖是一种存在于昆虫、酵母和蘑菇中的葡萄糖二糖。因此，海藻酶缺乏的人在食用蘑菇后会出现严重腹泻。

（二）蛋白质的消化和吸收

　　胃肠道管腔中的蛋白质来源于饮食（70～100g/d），来源于唾液、胃、胰腺和胆汁（30g/d），来源于脱落的上皮细胞（30g/d）[5]。蛋白质的消化始于胃。不活跃的前体（胃蛋白酶原）是从主细胞分泌出来的，在胃的酸性环境中被激活为胃蛋白酶。胃腔中的蛋白质被消化成大多肽、小寡肽和游离氨基酸的混合物。

　　外分泌胰腺分泌五个不活跃的前体酶原进入十二指肠腔。肠肽酶（肠激酶）位于十二指肠上皮细胞的刷状边缘,将胰蛋白酶原转化为胰蛋白酶。然后胰蛋白酶激活剩余的胰酶原-胰凝乳蛋白酶原、前弹性蛋白酶和前羧肽酶 A 和 B[5]。这些胰酶将蛋白质分解为寡肽(60%~70%)和游离氨基酸(30%~40%)[5]。肠上皮细胞刷状边缘的肽酶进一步降解腔内寡肽,形成三肽、二肽和游离氨基酸的混合物。不同的转运系统分别将 2~3 个氨基酸的游离氨基酸和多肽转到上皮细胞中。肠上皮细胞内各种肽酶进一步消化小多肽。氨基酸通过基底膜的转运机制离开肠上皮细胞,进入门静脉循环。

(三)脂肪的消化和吸收

脂肪的来源包括饮食(120~150g)、胆汁(40~50g)、肠道细胞和细菌脱落[6]。大多数膳食脂肪由中性脂肪、长链三酰甘油组成。磷脂和固醇(包括胆固醇)只占膳食脂肪的一小部分[6]。

脂质消化始于胃,胃和唾液脂肪酶水解三酰甘油,20%~30% 的腔内脂肪消化发生在胃里。胃窦的研磨作用有助于降低三酰甘油成更小的颗粒。脂肪球以稳定的形式分散,表面积大,称为乳化。囊性纤维化或胃部分切除术患者的胃脂质消化功能增强[6]。

食糜到达小肠后,肝脏分泌的胆汁盐和卵磷脂将脂肪溶解,通过小肠的搅动作用将脂肪分解成更小的液滴。胰腺分泌的脂解酶将三酰甘油、磷脂和甾醇酯分解为单甘油酯和游离脂肪酸。胆汁盐与单甘油酯和游离脂肪酸结合形成胶束。这些胶束将脂肪的分解产物传递到上皮细胞刷状边缘的微绒毛。

刷状边缘上皮细胞摄取后,将长链脂肪酸和单甘油酯输送至细胞质内质网,使其光滑,重新合成复杂的脂质[6]。磷脂是细胞膜的重要组成部分,在粗糙内质网中合成。肠细胞内质网中重新合成的三酰甘油由肠细胞分泌为脂蛋白。这些脂蛋白是脂质和蛋白质的多分子聚集物,其结构允许通过细胞内的水溶液或血浆运输。卵磷脂是脂蛋白中的主要磷脂,主要来源于胆汁盐(10~20g/d)或饮食(5~10g/d)。胆固醇主要来源于胆汁(1~2g/d),少量来源于饮食(0.2~0.5g/d)。

大多数膳食脂肪通过位于每个绒毛的乳管进入淋巴循环,然后经肠系膜淋巴管进入胸导管和上腔静脉。约 25% 的三酰甘油被运送到肝脏与白蛋白结合。

脂肪的消化非常有效。几乎所有的膳食三酰甘油都被肠细胞吸收。结肠中未发现摄入的三酰甘油。少量粪便脂肪(< 7g/d)来源于肠黏膜脱落或肠道细菌中的磷脂。胶束输送后,胆汁盐回到小肠腔内,溶解更多游离脂肪酸和单甘油酯。最终,共轭胆汁盐(95%)通过活性钠偶联反应在回肠中被重新吸收。一些胆汁盐在小肠近端被被动吸收。胆汁盐的排泄是通过肝脏中胆汁的合成来平衡的。

(四)体液和电解质

腹泻和吸收不良不是同义词。在某些腹泻状态下可能发生吸收不良,每天有大量的液体(8~10L)进入胃肠道,但通常只有 100ml 的液体被排泄在粪便中[7]。每日液体负荷包括口服约 2L,唾液 0.5~1.5L,胃液 2.5L,胆汁 0.5L,胰腺分泌物 1.5L,肠道分泌物 1L。小肠每天吸收约 7L 的液体,1.5~1.9L 的液体到达结肠。结肠每天可以吸收 4L 的液体。因此,如果超过 4L 的液体到达结肠或结肠黏膜功能异常无法吸收正常情况下每天进入结肠的 1.9L 液体,就会发生腹泻。

二、吸收不良的解剖分类

总之,糖类消化需要一个功能正常的胰腺和小肠黏膜上皮刷状缘细胞。正常的蛋白质消化需要足够的胃和胰腺功能和小肠黏膜上皮刷状缘细胞分泌的乳糖酶。脂肪消化需要正常的肝脏、胆汁、外分泌、胰腺和小肠功能。根据肝脏、胆道树、胃和小肠的异常对吸收不良进行解剖分类,有助于放射科医生了解吸收不良(表 43-1)[3]。

(一)肝胆胰疾病

胆道梗阻或肝合成减少引起的胆汁盐不足导致轻度吸收不良。任何破坏胰腺外分泌组织的疾病都会降低碳酸氢盐和胰酶的分泌。直到 90% 的胰腺外分泌组织被破坏,消化不良才会发生[4]。胰相关消化不良最常见的原因是酒精性胰腺炎。囊性纤维化患者有吸收不良,但这是一种较少见的疾病。

（二）胃疾病

胃疾病可引起轻微的吸收不良。恶性贫血患者体内固有因子的分泌减少，导致维生素 B_{12} 缺乏。在 Zollinger-Ellison 综合征患者中，十二指肠以及空肠的近段肠襻的炎症和溃疡引起腹泻，而不是吸收不良。约 1/3 的 Zollinger-Ellison 综合征患者腹泻与胃分泌过多和肠黏膜损伤有关。轻度的吸收不良是由于过多的酸进入十二指肠，从而使胰腺酶失去活性。

（三）小肠疾病

吸收不良可由多种机制引起，从肠腔开始，一直深入到小肠系膜（表 43-1）。

1. 细菌过度生长（腔内停滞）

任何引起小肠腔内淤积的疾病都可能导致细菌过度生长和小肠功能障碍（框 43-1）[3]。引起慢性小肠梗阻的疾病（如克罗恩病、粘连）可能导致停滞和细菌过度生长。内源性小肠动力低下的疾病（如糖尿病、硬皮病、空肠憩室病）也会导致停滞和细菌过度生长。外科盲襻或胃空肠吻合术传入襻中的停滞也可能导致细菌过度生长。

在细菌过度生长的患者中，吸收不良与几种机制有关，包括腔内细菌对胆汁盐的解压和糖类的发酵。伴有上皮细胞功能障碍。细菌消化吸收不良的脂肪形成化合物可刺激小肠或结肠分泌。未被吸收的糖类和解吸的胆汁盐的溶质也具有渗透性活性，导致水和电解质流失。

2. 刷状缘相关疾病

小肠黏膜上皮刷状缘细胞分泌的酶缺乏或转运机制缺乏可能导致渗透性腹泻、吸收不良或两者兼而有之。由二糖酶缺乏引起的渗透性腹泻最常见的例子是所谓的乳糖酶缺乏（乳糖 - 根化素水解酶缺乏）和乳糖不耐受 [4]。对于大多数人来说，正常情

表 43-1　解剖学上对吸收不良的分类

器　官	疾病或病症	病理生理学
胃	Zollinger-Ellison 综合征	被酸性物质激活的胰腺酶
	胃切除术后	营养物质快速转运，胰酶稀释
	恶性贫血	先天因素缺乏症（维生素 B_{12} 吸收不良）
胰腺	慢性胰腺炎、囊性纤维化、胰腺癌	胰腺酶和碳酸氢盐分泌减少
肝脏、胆道	严重的实质肝病	胆汁盐度降低
	胆汁淤积性肝病（原发性胆汁性肝硬化、药物性胆汁淤积）、胆管梗阻（胆管癌、胰腺癌、胆结石、硬化性胆管炎）	减少胆汁盐输送到十二指肠
小肠	空肠憩室病、硬皮病、小肠瘘、克罗恩病狭窄、糖尿病、假梗阻	停滞伴细菌过度生长，降解结合胆盐
	克罗恩病、小肠切除术、胆囊结肠瘘	胆汁盐丢失增加
	乳酸酶缺乏症、克罗恩病	双糖酶缺乏症
	腹腔疾病、热带腹泻、Whipple 病、嗜酸性胃肠炎、放射性肠炎、克罗恩病、肠缺血、回肠切除术	正常上皮细胞丢失
	无 β 脂蛋白血症	未形成乳糜微粒
	淋巴管扩张、淋巴瘤、结核、良性肿瘤	淋巴阻塞
	糖尿病、梨形鞭毛虫病、肾上腺功能不全、高血压、低丙种球蛋白血症、淀粉样变性、艾滋病	多种原因

引自 Rubesin SE, Rubin RA, Herlinger H: Small bowel malabsorption: Clinical and radiological perspectives. Radiology 184: 297–305, 1992

遗传疾病
- **家族性内脏神经病变**
- **家族性内脏肌肉疾病**
- 肌萎缩症

胶原血管疾病
- **渐进性系统性硬化**
- 皮肌炎、多肌炎
- 结节性动脉周围炎
- 系统性红斑狼疮

内分泌失调
- 糖尿病
- 甲状腺功能减退
- 轻度甲状腺功能亢进

神经系统疾病
- 帕金森病
- 多发性硬化症
- Chagas 病
- **脊髓损伤**

药物
- 毒品
- 吩噻嗪类
- 抗帕金森药物
- 神经节阻滞药
- 三环类抗抑郁药

其他
- **乳糜泻**
- **放射性肠炎**
- **空肠憩室病**
- **淀粉样变性**
- 铅中毒

*. 典型的吸收不良状态的疾病被突出显示以粗体显示

引自 Rubesin SE: Diseases of the small bowel causing malabsorption. In Taveras JM, Ferrucci JT (eds): Radiology: Diagnosis, Imaging, Intervention. Philadelphia, JB Lippincott, 1993, pp 1–17

况下，乳糖 - 根化素水解酶水平会在年龄较大的儿童和青少年中下降到儿童早期水平的 5%～10%。因此，乳糖 - 根化素水解酶缺乏是正常现象，在大多数成年人中，摄入乳制品会导致腹泻、肠胃气胀和抽筋。乳糖 - 根化素水解酶的保存是常染色体隐性性状，常见于北欧。这种酶的中间活性存在于杂合子中。

3. 黏膜损伤

隐窝细胞和未成熟绒毛细胞的炎症或坏死引起分泌性腹泻。肠腔内的血、脓和黏液可导致渗透性腹泻。因此，广泛的上皮损伤表现为渗透性和分泌

性腹泻以及营养吸收不良。破坏小肠近端上皮的疾病会导致脂肪、蛋白质、糖类、铁和叶酸的广泛吸收不良，而破坏回肠远端黏膜的疾病主要导致脂肪吸收不良，原因是胆汁盐流失和维生素 B_{12} 缺乏。引起吸收不良的黏膜疾病通常涉及小肠较长的部分。然而，这些疾病相对少见，包括乳糜泻、热带腹泻、Whipple 病和嗜酸性肠炎。

4. 黏膜后疾病

任何阻塞绒毛或小肠系膜淋巴管中的乳腺的疾病都可能导致脂肪吸收不良，如在原发性淋巴管扩张中，淋巴管的异常形成导致乳糜微粒和脂溶性维生素吸收受损，淋巴肠瘘导致淋巴进入肠腔。

5. 多因素疾病

许多疾病的吸收不良是由多种机制引起的。例如在淀粉样变中，吸收不良可归因于细菌过度生长引起的停滞、缺血引起的黏膜破坏以及固有层淀粉样沉积对营养吸收的破坏。甲状腺功能亢进症的脂肪吸收不良是由于小肠快速运输引起的。

三、吸收不良诊断的临床展望

吸收不良的特点是腹泻、脂溢、排气过多、腹痛和体重减轻。腹泻是由于肠道吸收减少，由羟基脂肪酸引起的结肠液体分泌，以及胆汁盐和脂肪酸的渗透性超载引起的。脂溢是一种由脂肪吸收不良引起的体积大、气味难闻、油腻的大便。过量的气体产生与肠道细菌发酵糖类有关，导致肠鸣音异常、肠胃气胀和腹胀。腹痛有多种原因，包括胰腺炎症、胆道疾病、小肠梗阻和缺血。

不幸的是，吸收不良的成年人往往有隐匿的表现。脂溢可能非常轻微，以至于患者被无法识别。轻度脂溢是低度胆管梗阻、慢性肝病、轻到中度胰腺功能不全，甚至是轻度腹腔疾病的典型表现。许多吸收不良的患者表现出与特定维生素或营养缺乏有关的症状，如维生素 A 缺乏可能导致夜盲症，维生素 K 缺乏导致易擦伤、瘀点或血尿，维生素 D 或钙吸收不良导致感觉异常、强直或骨痛，叶酸、维生素 B 或铁吸收减少可能导致面色苍白、舌炎、口腔炎和唇干裂。

临床医生有广泛的实验室检查和活检来诊断吸

收不良。读者可参阅胃肠病学教科书这些检查的进一步描述。临床上诊断为吸收不良的患者，其影像学检查可作为辅助检查，以帮助鉴别引起吸收不良的疾病（如空肠憩室病）。放射学成像也被用来检测引起吸收不良的疾病的并发症（如腹腔疾病引起的 T 细胞淋巴瘤）。

四、细菌过度生长

多种疾病可导致小肠动力低下，从而导致停滞和细菌过度生长（框 43-1）或肠假性梗阻。

（一）空肠 - 回肠憩室病

小肠憩室是小肠肠系膜边缘黏膜和黏膜下层的后天性突出物，在这里腹直肠系膜穿透固有肌层。空肠憩室更大，数量更多，随着进入回肠，憩室的大小和数量逐渐减少[8, 9]。空肠憩室是一种与平滑肌或肌丛异常相关的异质性疾病，小肠蠕动频繁。空肠憩室病的某些病例可能是系统性硬化症或孤立硬皮病的表现形式[10]。

空肠憩室病并不少见，约 2% 的人群中发生空肠憩室病，但大多数空肠憩室病患者无症状[8]。在大量憩室患者中，可能出现细菌过度生长和吸收不良症状的停滞。空肠憩室并发症包括胃肠道阻塞或穿孔，可引起腹部症状。

在钡剂检查中，憩室很容易被确认为位于小肠肠系膜边界的 1～7cm 圆形充满钡的囊（图 43-1）。憩室口宽，颈部长短不一。气液平面可能出现在直立或横断面的侧位 X 线片上。如果有大量憩室，小肠的病变可能被许多囊所掩盖。在 CT 扫描中，大憩室很容易被误认为小肠襻。CT 检查憩室的最佳方法是显示病灶囊内的气液平面[11]。空肠憩室病的运动障碍表现为蠕动减少，腔内液体和气体增多，腔内扩张，转运时间延长。

尽管其他小肠疾病可能与囊性憩室或憩室有关，空肠样憩室病很容易与克罗恩病、硬皮病或既往手术中的囊性憩室、孤立的梅克尔憩室或局限于回肠末端的憩室相鉴别[1, 10]。

空肠憩室病可并发有穿孔或良性肠积气引起的肠内囊肿性炎症或游离腹腔积气[12]。空肠憩室炎

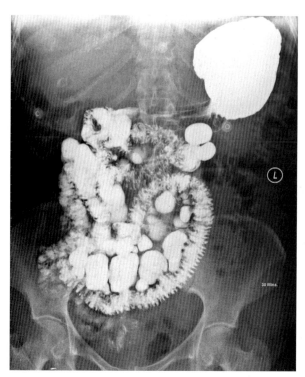

▲ 图 43-1　空回肠憩室病引起的吸收不良
上图为小肠顺行造影的 X 线照片示空肠和回肠肠系膜边缘的多个大憩室。囊是光滑的，但许多有分叶轮廓

可引起腹痛、游离穿孔阻塞、脓肿形成或胃肠道出血[12-16]。空肠憩室炎在 CT 上表现为憩室或真脓肿形成附近的小肠肠系膜绞痛或肿块。机械性梗阻可由肠扭转、肠石嵌塞或憩室炎引起。异位组织或肿瘤是罕见的并发症。

（二）进行性系统性硬化症、内脏神经病和肌病

在进行性系统性硬化（硬皮病）患者中，约 40% 的患者临床表现为小肠病变[17]。平滑肌，尤其是圆形肌层的平滑肌变性，被胶原蛋白所取代[18]。肌肉异常导致十二指肠和空肠扩张（图 43-2），动力不足，小肠运输时间延长，腔内液体增多。圆形肌层的片状显性纤维化导致小肠皱襞聚集，形成所谓的营养不良肠（图 43-2）[19]。尽管管腔扩张，但每英寸小肠皱襞的数量通常增加。不对称的瘢痕导致宽口的囊状物，通常位于小肠的肠系膜边缘[20, 21]。与任何以动力低下为特征的小肠疾病一样，在有或没有气腹的情况下，可能会发生暂时的肠套叠和肠内积气。

几种内脏肌病和神经病表现为吸收不良或肠梗

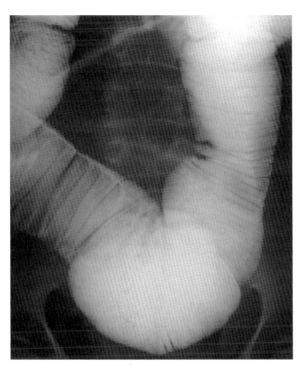

▲ 图 43-2 硬皮病

小肠灌肠造影显示大量扩张的小肠（将管腔直径与腰椎体大小进行比较）。每英寸也有更多的褶皱，产生了顽固的征象

阻，这些包括常染色体显性和隐性条件或单独的情况[22]。其他独立的病例包括病毒感染或细胞骨架丝蛋白异常所致[23]。内脏肌病的组织学特征是内圆和外纵平滑肌层变性和纤维化[24]，先天性神经病的特点是肠肌丛变性。在内脏肌病和硬皮病中可看到蠕动减少或消失，但在内脏神经病中可看到振幅大、无推进力的收缩[24]。十二指肠明显增大通常发生在内脏肌病，而小肠扩张可能出现在内脏肌病和神经病。硬皮病的典型表现为皱襞和囊状结构的增多。结肠在内脏神经病变中表现为高收缩，在内脏肌病中表现为扩张和结肠袋缺乏[24]。

五、上皮细胞损伤

（一）乳糜泻

乳糜泻是一种慢性免疫性炎性疾病，由小麦、大麦或黑麦麸质中的麦胶蛋白部分引起小肠黏膜损伤。从饮食中去除小麦制品可以逆转这种黏膜损伤。虽然腹腔疾病的机制尚不完全清楚，但假定对外来食物抗原有正常的免疫耐受暂停[25, 26]。摄入的小麦产品中的麦胶蛋白部分会刺激小肠上皮细胞的免疫反应，导致黏膜炎症和破坏。胃或结肠也可能发生淋巴细胞浸润（如淋巴细胞性胃炎）。

每 200 个白种人中就有 1 人患有乳糜泻[25]。大多数乳糜泻患者会忽略一些轻微症状或无症状。引起严重临床症状的乳糜泻并不常见，通常发生在白种人，特别是北欧人和爱尔兰人身上[26]。年轻的成年人可能会出现腹泻、皮脂溢或不育症。老年人可能出现脂溢、贫血、体重减轻或其他症状。成年后出现症状或成年后重新出现乳糜泻的患者，可能出现与吸收维生素 A 或维生素 B_{12} 等特定营养物质有关的症状，可能出现与维生素 K 缺乏有关的出血或紫癜。口疮、唇病和舌炎并不少见。在成人中，腹腔疾病的症状可能由妊娠、呼吸疗法和胃手术引起[27]。谷蛋白敏感性肠病常见于疱疹性皮炎患者[28]。腹腔疾病也与其他皮肤病有关，如牛皮癣、湿疹、皮肤淀粉样蛋白和真菌病[24]。

当医生在胃肠道疾病患者中检测与腹腔疾病相关的血清抗体时，或在胃肠道疾病患者中检测吸收不良指标（如维生素缺乏）时，就可以诊断出腹腔疾病。75%～85% 的乳糜泻患者 IgA 和抗麦胶蛋白的 IgG 抗体升高[29]，这些抗体在某些炎症性肠病或肝病患者中也可能升高。肌内抗体也在很大比例的乳糜泻患者中升高[30, 31]。

抗肌内膜抗体的抗原为组织转谷氨酰胺酶。ELISA 检测 IgA 抗组织转谷氨酰胺酶据报道对乳糜泻的诊断有 90%～95% 的敏感性。其他研究对抗肌内膜抗体的效果不太理想[31]。部分腹腔疾病患者 IgA 缺乏，本试验在这些患者中会出现假阴性结果。小肠活检和谷蛋白停药后的随访活检通常需要确诊[32]。

乳糜泻活检标本典型表现为肠绒毛丢失，伴隐窝增生，固有层被浆细胞和淋巴细胞浸润（图 43-3）[33]。绒毛萎缩程度较轻，但从轻度绒毛扁平到部分绒毛萎缩或黏膜扁平不等。由于其他疾病可能会导致肠绒毛丢失，因此，活检证实谷蛋白撤退后黏膜变化逆转是确诊的关键。尽管如此，一些患者可能会发展成谷蛋白撤退的顽固性疾病。

1. 影像表现

虽然明确诊断腹腔疾病需要内镜或胶囊活检，

但对于有不典型症状的患者，肠灌洗可能有助于确诊[34]。对于已知腹腔疾病且对药物治疗反应不佳的患者或谷蛋白戒断后仍有复发症状的患者，肠灌洗在检测并发症方面尤其有价值[34-36]。

乳糜泻的影像学表现为绒毛萎缩导致黏膜表面积丧失。黏膜萎缩表现为空肠近端皱襞数量减少（图 43-4），这是小肠萎缩最严重的部分。75% 患有已知或怀疑乳糜泻的成人患者每英寸有 3 倍或更少的皱褶[34]。空肠近端每英寸 4 倍对于腹腔疾病是不确定的，因为空肠近端通常每英寸有 4～7 倍。在非复杂性腹腔疾病中，黏膜表面图案可能呈细网状，黏膜呈多边形放射状透明岛状，周围有充满钡

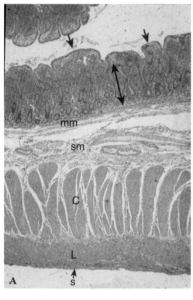

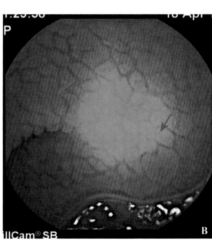

▲ 图 43-3 乳糜泻
A. 空肠切除术标本显示绒毛明显扁平和脱落（短箭）。这些隐窝相对于绒毛的高度被拉长（"隐窝增生"）（双箭）。炎症浸润加重，固有层扩大。黏膜肌层（mm）、黏膜下层（sm）、固有肌层（C）、固有肌层纵行肌层（L）、浆膜层（s- 微小箭）被识别（HE×40）。B. 胶囊内镜显示空肠绒毛萎缩

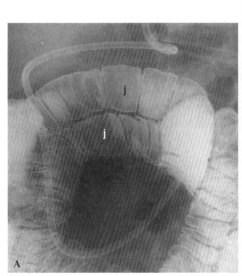

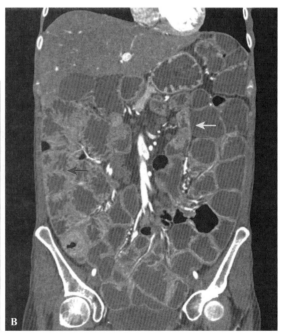

▲ 图 43-4 乳糜泻
A. 灌肠后 X 线片示在两个空肠襻（j）中皱褶减少（2～3 皱褶 / 英寸）。然而，褶皱的厚度是正常的。B. 另一例患者冠状位 CT 扫描示小肠分泌物明显增多。注意回肠皱褶（红箭）大于空肠皱褶（黄箭）

的凹槽[34, 35]。在实体显微镜下检查黏膜时，这种影像学表现为"镶嵌"状[37]，绒毛状萎缩显示黏膜和隐窝开口的沟状结构。

相反，在乳糜泻中，回肠皱襞的数量和厚度可能会增加，这是一种增加小肠黏膜表面积的适应性反应，这种现象被称为回肠空肠化[38]。如果空肠或回肠近端皱襞增大或结节状，应怀疑与低蛋白血症有关的溃疡性空肠样炎、淋巴瘤或水肿等并发症[35]。单纯腹腔疾病患者十二指肠可见增厚的结节皱襞和离散的黏膜结节（图43-5），反映胃酸对萎缩性十二指肠黏膜的作用，与炎症、布鲁纳腺增生、胃上皮化生有关[39-41]。

在评估腹腔疾病或其并发症的皱襞模式和诊断方面，小肠灌肠比小肠顺行造影研究更准确。然而，25% 的乳糜泻患者出现短暂性肠套叠，这些肠套叠在小肠顺行造影中表现得更好[42, 43]。在小肠顺行造影研究中，乳糜泻的弥漫性低运动能力也可能得到更好的显示。

2. 并发症

乳糜泻的主要并发症包括无法吸收谷蛋白黏胶质、脾功能减退、神经性腹泻、肠溃疡和肺

炎、淋巴结病、空腔肠系膜淋巴结综合征和恶性肿瘤[35, 37, 44, 45]。在已知的乳糜泻患者中，尽管坚持无谷蛋白饮食，但并发症往往是由发热、急性腹痛、腹胀、体重减轻或脂溢引起的。CT 和肠灌洗是诊断这些并发症的辅助放射学检查[46]。

1/3～1/2 的乳糜泻患者会出现脾萎缩[47-49]，脾脏大小的减少与脾脏功能的下降有关[49]。小脾脏可在任何能显示脾脏的放射学检查中显示。

肠系膜和腹膜后淋巴结病在腹腔疾病中并不少见，通常由反应性淋巴样增生引起[50, 51]。肠系膜或腹膜后淋巴结病可呈低密度（图43-6），反映淋巴结内脂肪沉积或呈正常密度。空腔肠系膜淋巴结综合征是一种罕见的，通常是致命的疾病，通常发生在乳糜泻患者或小肠绒毛萎缩的患者难治性无麸质饮食[52-54]，表现为淋巴结明显肿大，腔内充满富脂透明质物质。CT 可显示低密度的肠系膜或腹膜后肿块，有无脂肪液（图43-7）[35]。

尽管在乳糜泻患者中有许多恶性肿瘤，但在这些患者中咽部和食管的鳞状细胞癌以及小肠的腺癌和淋巴瘤的发病率肯定有所增加[24, 55-62]。恶性肿瘤是成人乳糜泻最常见的死亡原因[59-63]。

小肠淋巴瘤在乳糜泻患者中为 T 细胞淋巴瘤。这些肿瘤在腹腔疾病中的发病率是一般人群的 300 倍，是最常见的合并腹腔疾病的恶性肿瘤[24, 57, 58]。T 细胞淋巴瘤在腹腔疾病有别于典型的 B 细胞小肠淋巴瘤。T 细胞淋巴瘤通常累及长段小肠，T 细胞

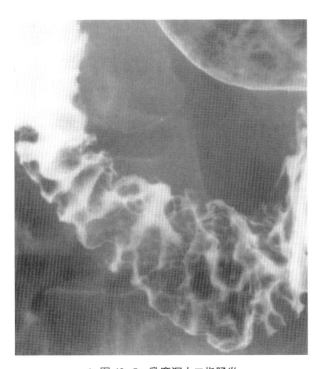

▲ 图 43-5 乳糜泻十二指肠炎

这张 X 线片显示在十二指肠第二和第三部分中心的厚的结节状皱褶

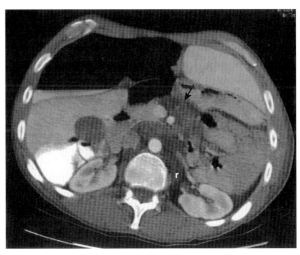

▲ 图 43-6 乳糜泻淋巴结病变

该 CT 图示小肠肠系膜根部及腹膜后大量低密度淋巴结（箭）

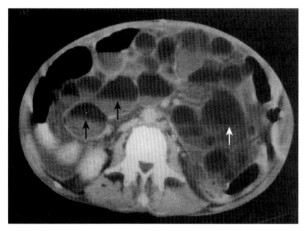

▲ 图 43-7　**Cavitary mesenteric lymph node syndrome**
This CT scan shows numerous ovoid masses in the abdomen. The masses have fat and debris levels (*arrows*). These represent enlarged, cavitary lymph nodes that could be mistaken for loops of small bowel with air–fluid levels. However, the fat and fluid attenuation of the nodes and the lack of opacification by positive oral contrast should suggest the correct diagnosis. (*From Rubesin SE, Herlinger H, Saul SH, et al: Adult celiac disease and its complications. RadioGraphics 9:1045–1066, 1989.*)

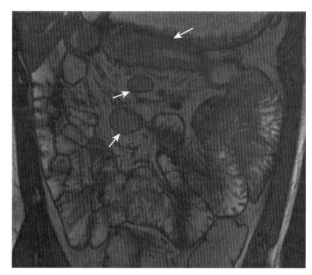

▲ 图 43-8　**T 细胞淋巴瘤合并乳糜泻**
冠状位 MRI 显示空肠壁增厚（长箭），邻近肠系膜淋巴结肿大（短箭）（由 Gabriele Masselli，MD，Rome，Italy 提供）

淋巴瘤和 B 细胞淋巴瘤可能具有多灶性分布。与大多数小肠淋巴瘤不同，T 细胞淋巴瘤往往位于空肠而不是回肠[35]。T 细胞淋巴瘤通常表现为钡剂检查，CT 和 MRI 扫描（图 43-8）显示空肠长段内增厚的结节状皱襞[35]。然而，在一些患者中，影像学检查可能显示空洞或环形病变（图 43-9）。

　影像鉴别 T 细胞淋巴瘤与溃疡性空肠回肠炎是不可能的。溃疡性空肠黏膜炎是一种小肠多发溃疡病变，常见于 41—50 岁或 51—60 岁的患者[64, 65]。这些患者中约 75% 患有乳糜泻或绒毛萎缩对谷蛋白戒断无反应[46]，患者通常表现为发热、腹痛、体重减轻或腹胀。该病是复杂的胃肠道出血、穿孔或梗阻。溃疡最常见于空肠，但也见于回肠或结肠。空肠可见增厚的结节状皱襞，与淋巴瘤的影像学表现相似（图 43-10）。一些溃疡性空肠异体炎可能发展为狭窄形成（图 43-11）。

　小肠腺癌通常是环状浸润性病变，累及十二指肠或空肠[35]。这些肿瘤在腹腔疾病中的发病率是一般人群的 3 倍，在诊断时通常是晚期肿瘤[53]。

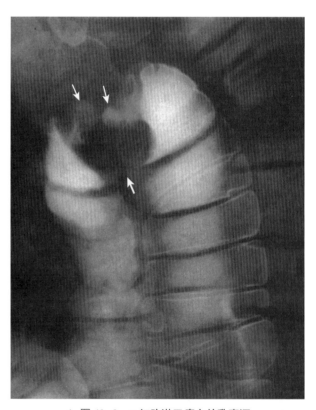

▲ 图 43-9　**T 细胞淋巴瘤合并乳糜泻**
小肠灌肠造影显示空肠有一短环形病灶（粗箭）及中央溃疡（小细箭）。注意由于乳糜泻引起的病变近端空肠皱襞数量减少

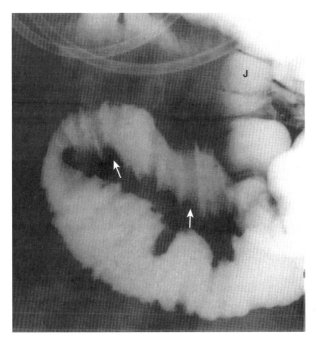

▲ 图 43-10　Ulcerative jejunoileitis complicating celiac disease

This spot radiograph during the early phase of enteroclysis shows a loop of jejunum with moderately thickened, irregular folds (*arrows*) caused by ulcerative jejunoileitis. Also note a decreased number of normal-sized folds more proximally in the jejunum (J) because of underlying celiac disease. (*From Rubesin SE, Herlinger H, Saul SH, et al: Adult celiac disease and its complications. RadioGraphics 9:1045–1066, 1989.*)

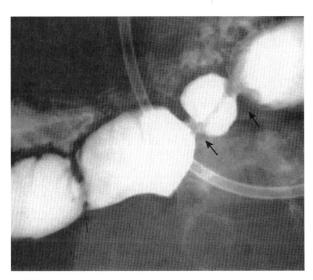

▲ 图 43-11　Strictures in ulcerative jejunoileitis complicating celiac disease

This spot radiograph from enteroclysis shows three short segments of ringlike narrowing (*arrows*) in the jejunum. (*From Rubesin SE, Herlinger H, Saul SH, et al: Adult celiac disease and its complications. RadioGraphics 9:1045–1066, 1989.*)

（二）热带口炎性腹泻

热带腹泻是一种肠道病原体对小肠的持续污染，常见于加勒比、东南亚和印度等热带或亚热带地区的居民。前往流行地区的旅客通常只有在长时间的访问后才会出现热带流感。这种病在儿童中不常见。患者最初会出现水样腹泻，可能会缓解或发展为慢性吸收不良。虽然还没有得到证实，但已经假设大肠埃希菌的产毒菌株在小肠的定植会引起热带腹泻[66]。热带腹泻中叶酸和维生素 B_{12} 缺乏可导致巨幼细胞性贫血。热带腹泻中绒毛萎缩为部分萎缩，隐窝增生不严重。与腹腔疾病中的十二指肠和空肠改变不同，热带腹泻在十二指肠、空肠和回肠中发生组织学改变。热带腹泻对抗生素和叶酸治疗有效[24]。

热带腹泻在影像学上与乳糜泻不同。空肠（图 43-12）甚至回肠可见增厚的皱襞，而非复杂的腹腔疾病中正常大小的皱襞（虽然数量有所减少）。

（三）梨形鞭毛虫病

蓝氏贾第鞭毛虫是世界范围内地方性和流行性腹泻的常见病因。腹泻在美国暴发的频率较低。贾第虫病很少表现为吸收不良症状[67]。原生动物附着在肠黏膜表面，对小肠下层的损害很小[33]。对贾第虫病患者的钡剂检查通常未见异常。在严重病例中，十二指肠远端和空肠近端可见增厚的皱襞[68, 69]。近端小肠可能有钡快速转运和痉挛[70, 71]。

（四）Whipple 病

滋养组织鞭状杆菌（*Tropheryma whipplei*，原名 *Tropheryma whippelii*）是一种革兰阳性杆菌、壁厚、有三层膜[72]。这种最近培养的（1991 年）细菌是 George Whipple 在 1907 年首次描述的罕见的全身性细菌性疾病的原因[73]。据推测，单核 - 巨噬细胞功能的缺陷会阻止受影响的个体清除 Whipple 氏杆菌。

Whipple 病通常发生在白种人，尤其是男性，男性占 6：1[74]，胃肠道症状包括腹胀、体重减轻和脂溢。睾丸外表现包括关节炎、关节痛、心脏病、发热和多种中枢神经系统表现，包括痴呆和肌阵挛。关节炎是最常见的体外表现。这些患者通常患

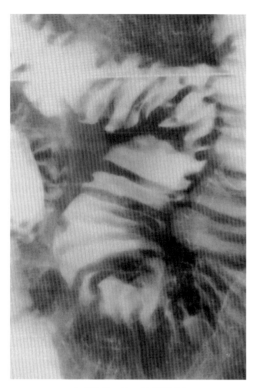

▲ 图 43-12 **热带腹泻**
小肠随诊 X 线片显示空肠有轻度增厚、起伏的皱褶。与腹腔疾病不同，空肠每英寸的皱褶数是正常的

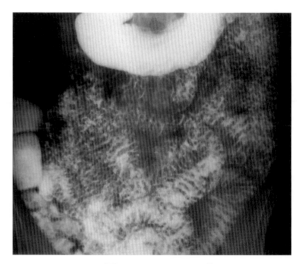

▲ 图 43-13 **Whipple 病**
来自小肠顺行造影图示小肠近端和中部增厚的结节状皱襞

有移行性关节炎，涉及大小关节。心脏受累以心包炎、瓣膜缺损和充血性心力衰竭为特征。周围淋巴结病并不少见。

Whipple 病钡剂检查通常表现为增厚、结节状皱襞，主要在十二指肠远端和空肠（图 43-13）[75]。黏膜结节有时表现为固有层被脂肪膨胀的乳状细胞和无数含有消化过的杆菌的巨噬细胞扩张所引起的绒毛状钝化[33]。

CT 可显示肠系膜和腹膜后肿大、低密度淋巴结（图 43-22）[76]。阻塞性淋巴结内脂肪积聚是这种低密度淋巴结病的原因。其他低密度肠系膜和腹膜后淋巴结病的原因包括艾滋病、腹腔疾病和转移性睾丸癌患者的鸟胞内分枝杆菌感染[35, 77, 78]。

Whipple 病的诊断是通过活检标本证实的，活检标本显示固有层内充满周期性的酸性 - schiff（PAS）阳性巨噬细胞，其中含有革兰阳性、耐酸、阴性杆菌[33]，可以用电子显微镜检查诊断。

（五）嗜酸性胃肠炎

嗜酸性肠炎是一种罕见的异质性疾病，其特征

是嗜酸性浸润于胃肠道的不同器官和不同层次。症状取决于嗜酸性浸润物的分布和位置。若小肠黏膜及黏膜下层被嗜酸性粒细胞浸润，可能发生轻度脂溢、蛋白损失、体重减轻、缺铁。固有肌层嗜酸性浸润导致胃出口梗阻或小肠梗阻[79]。嗜酸性浸润累及小肠浆膜是罕见的，但可导致嗜酸性腹水[80]。嗜酸性肠炎通常发生在 20—60 岁患者中。约 50% 的患者有周边嗜酸性粒细胞增多症或过敏史（包括哮喘、花粉热、药物敏感性或荨麻疹）。嗜酸性肠炎的诊断需要活检证实小肠壁嗜酸性浸润，无肠外疾病或寄生虫感染。

小肠嗜酸性浸润可累及空肠或整个小肠，通常呈片状，可为单灶或多灶。嗜酸性肠炎的黏膜形态，钡剂检查可显示与小肠纵轴垂直的光滑或结节状增厚的皱褶（图 43-14）[81, 82]。痉挛是一种常见的表现。嗜酸性肠炎可以模拟其他引起小肠黏膜下出血（如缺血）的疾病的影像学表现，约 50% 的患者伴有胃病。在这些患者中，钡剂检查可能显示窦息肉或增厚的结节状窦皱襞。因此，诊断嗜酸性肠炎的线索包括同时累及胃窦和小肠、周围嗜酸性粒细胞增多症和过敏性疾病史。

（六）淀粉样变性

淀粉样变性是一种以细胞外沉积不溶性纤维蛋白为特征的疾病，电镜下具有特殊的组织学染色和特征性特征。原发性淀粉样变和多发性骨髓瘤伴淀

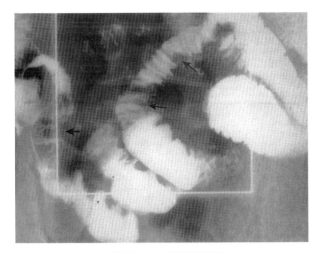

▲ 图 43-14 嗜酸性肠炎

小肠顺行造影 X 线片显示小肠远端肠襻增厚、变直的皱褶（细箭），回肠末端异常的表面形态（粗箭）

粉样变，免疫球蛋白轻链的可变部分主要沉积在小肠肌层，这导致小肠功能低下。原发性淀粉样变还影响舌、心脏、肾脏、血管、神经和肌肉。在继发性和遗传性淀粉样变中，淀粉样蛋白主要沉积于黏膜，导致吸收不良。继发性淀粉样变与慢性胃肠道疾病（如克罗恩病和血吸虫病）以及慢性全身性炎症疾病（如结核病、类风湿关节炎、麻风病、慢性骨髓炎和家族性地中海热）有关。血管中的淀粉样蛋白沉积可导致缺血和梗死。

钡剂检查显示约 40% 的原发性淀粉样变患者小肠出现异常，包括小肠运动能力下降，短暂肠套叠，增厚、结节状皱襞，局灶性溃疡，很少有急性穿孔 [83-85]。肠灌洗可显示精细颗粒黏膜表面形态，反映绒毛变钝和固有层淀粉样蛋白沉积 [85, 86]。固有层中大的淀粉样蛋白沉积可表现为 4～10mm，表面光滑，结节状隆起（图 43-15）[85]。慢性缺血和梗死也可表现为大量 3～4mm 的结节、糜烂和黏膜皱襞增厚 [85]。虽然缺血改变是可逆的，但治疗对细颗粒状黏膜下结节无效 [85]。

（七）短肠综合征

小肠大段切除会导致急性腹泻和长期吸收不良，导致小肠广泛切除的疾病包括肠扭转血管损伤、肠系膜上动脉栓子、肠系膜上静脉血栓形成和绞窄疝、克罗恩病、放射性肠病和腹部创伤 [87]。钡剂检查对于记录小肠残余量（图 43-16）和是否存

在残余或复发的小肠疾病（通常是需要切除小肠的疾病）具有价值。钡剂检查也可以发现术后并发症，如粘连和吻合口狭窄。其他并发症包括胃分泌过多伴溃疡形成和回肠切除术后高草酸尿引起的肾结石。回肠切除术也会导致胆石症。

在一些患者中，剩余小肠的部分通过增加小肠的厚度和皱褶的数量来弥补肠的损失，从而增加小肠的吸收能力 [88]。因此，钡剂检查可能显示回肠褶皱数量增加，褶皱高度和厚度增加。

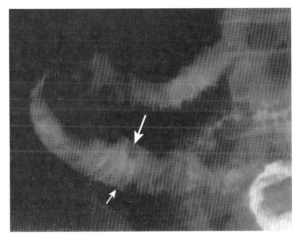

▲ 图 43-15 淀粉样变性累及小肠

小肠随诊 X 线片显示低度缺血水肿引起的平滑，增厚皱褶（小箭）和黏膜下层淀粉样蛋白沉积引起的局灶性结节（大箭）

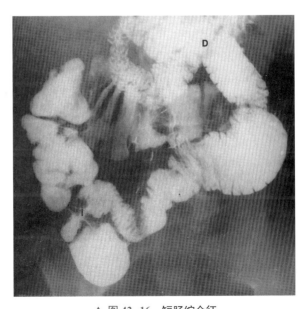

▲ 图 43-16 短肠综合征

上图显示小肠从十二指肠空肠交界处（D）到回盲瓣（I）共三个肠襻，小肠扩张但未阻塞

六、乳糜微粒未形成

无 β 脂蛋白血症

无 β 脂蛋白血症是一种罕见的常染色体遗传病，在分子水平上是异质性的[89]。这种疾病与微粒体三酰甘油转运蛋白缺陷有关[89]。三酰甘油和胆固醇酯通常由细胞分泌，细胞与大、疏水的载脂蛋白 B 有关。微粒体三酰甘油转运蛋白是内质网中发现的一种酶，是组装载脂蛋白 B 所必需的[89]。没有功能性的微粒体三酰甘油转运蛋白，脂肪就不能从肠上皮细胞的基底膜运输出去，这导致肠细胞内吸收脂肪和脂溶性维生素的积累，三酰甘油也积聚在肝细胞中。

根据载脂蛋白 B - 脂蛋白合成的具体缺陷，发病时的症状和年龄各不相同。从婴儿期到成年早期，临床表现为可能在任何时候发生的明显的吸收不良。维生素 E 缺乏导致脊髓小脑变性和棘球蚴病。维生素 A 缺乏会导致色素性视网膜炎，通常在 20 岁左右出现。智力迟钝也可能存在。

钡示十二指肠及空肠近端结节状皱襞轻度增厚（图 43-17）[90]。根据潜在的病理很难解释 X 线片的表现。无 β 脂蛋白血症患者未见绒毛状变形或黏膜下层浸润，绒毛端附近的肠上皮细胞仅堆积脂肪。细胞间隙或淋巴管内未见脂肪滴。因此，在钡餐的研究中，这些"增厚的皱襞"被认为是吸收不良的产物，在吸收不良中，分泌物的增加使钡不能充分覆盖黏膜[91]。

七、淋巴阻塞和淋巴管扩张

原发性肠淋巴管扩张是由先天性淋巴发育异常引起的。继发性淋巴管扩张是由于心力衰竭、腹膜后纤维化、放疗或 Whipple 病、结核、结节病、淋巴瘤或类癌累及肠系膜淋巴结引起的小肠和肠系膜淋巴梗阻所致。

淋巴梗阻导致乳糜微粒和脂溶性维生素吸收异常，淋巴过多渗漏入肠腔，肠淋巴细胞循环受损。乳糜性腹水是浆膜和肠系膜淋巴梗阻所致，胸导管堵塞引起乳糜性胸膜积液。

在原发性淋巴管扩张患者中，症状通常发生在

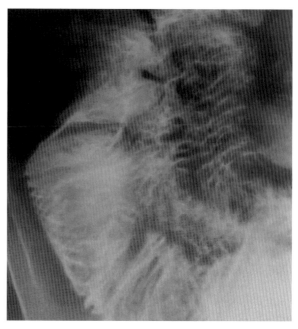

▲ 图 43-17　无 β 脂蛋白血症
小肠的点压 X 线图像显示轻度增厚，不规则的皱襞，可能是由于肠道分泌物阻止钡充分覆盖黏膜表面，因为显微镜病理学不能解释这种情况下明显的皱襞增厚（图片由 Hans Herlinger，MD 提供）

年龄较大的儿童和年轻人中。腹泻存在于 80% 的患者。脂溢不太常见，20% 的患者发生脂溢[92]。四肢水肿和乳糜性胸膜积液常见，患者可能出现低球蛋白血症、淋巴细胞减少症（尤其是 T 淋巴细胞）和低蛋白血症。

钡剂检查通常显示空肠和回肠增厚、直、平行、相对光滑的皱襞（图 43-18）[92]。有些患者十二指肠和空肠不成比例的受累[93]。扩张的淋巴管可引起绒毛扩张和变钝，影像学表现为小肠内清晰的 1mm 放射性结节（图 43-19），血管扩张并不常见，CT 可显示小肠壁增厚（图 43-20）。在继发性淋巴管扩张患者中，CT 也可显示正常密度或低密度的淋巴结。

八、多因素的疾病

（一）糖尿病

10%～20% 的严重糖尿病患者有腹泻而没有吸收不良[94]。如果有脂溢，通常是轻微的。糖尿病患者的脂溢有多种原因，包括细菌过度生长导致的肾功能低下、胰腺外分泌不足、胆汁盐吸收不良、小

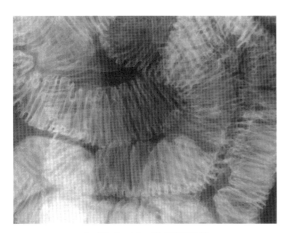

▲ 图 43-18　淋巴管扩张

小肠灌肠空肠造影显示平滑、轻度增厚、轻度波状皱褶

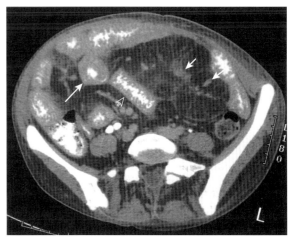

▲ 图 43-20　淋巴管扩张

骨盆上部水平的 CT 扫描显示小肠壁在剖面（空心箭）和断面内（长箭）弥漫性增厚。小肠系膜粘连反映淋巴管扩张和轻度肠系膜淋巴结肿大（短箭）

与小肠有关症状的糖尿病患者通常有严重的神经病变，也常常有肾病和视网膜病变。钡剂检查可显示正常、缓慢或快速的小肠运输。有些患者可能伴有胃轻瘫。

（二）囊性纤维化

囊性纤维化是一种常染色体隐性遗传病，由染色体 7q32 上的囊性纤维化跨膜融合调控（cystic fibrosis transmembrane conductance regulator，CFTR）基因的多种缺陷引起，该基因至少有 1000 个突变，导致囊性纤维化的严重程度和表现形式差异很大 [96]。上皮细胞 CFTR 基因的异常导致十二指肠碳酸氢盐分泌异常，肽水解酶活性异常 [97]，氯离子分泌异常。胰酶分泌的丧失和随后的消化不良进一步加重小肠问题。如果存在吸收不良，则与胆汁酸和胰腺外分泌异常有关 [96, 98]。

虽然囊性纤维化不会引起小肠相关的吸收不良综合征，但它会导致胎粪肠梗阻，通常会导致功能性小肠远端梗阻甚至回肠远端肠套叠 [99, 100]。近端结肠和远端小肠充满黏稠的粪便物质。本章包括囊性纤维化，因为十二指肠和肠系膜小肠的皱襞可能出现增厚（图 43-21）[101]。这些增厚的皱褶的原因尚不清楚。我们假设黏膜上厚厚的分泌物会阻止钡离子接近上皮层，从而导致对增厚皱褶的错误印象。无论如何解释厚皱褶，在囊性纤维化患者中，可能

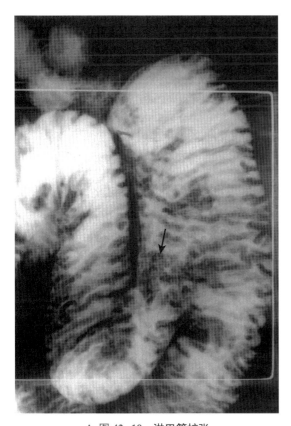

▲ 图 43-19　淋巴管扩张

小肠灌肠造影显示轻度增厚，不规则皱褶。一个区域可见微小的黏膜结节（箭），原因是球状绒毛增大

肠吸收或分泌异常。4%～9% 的 1 型糖尿病患者有与 HLA-DR31-DQ2 单倍体相关的临床乳糜泻 [33]。糖尿病吸收不良的发病机制尚不明确。小肠近端迷走神经和交感神经表现出不同程度的脱髓鞘，但肠系膜下和黏膜下丛状肌层组织学正常 [95]。因此，有

错误地考虑缺血或其他吸收不良状态。

九、吸收不良时皱褶扩大的鉴别诊断

小肠皱襞由黏膜和黏膜下层组成，因此，涉及黏膜和黏膜下层的疾病会使小肠皱褶扩大[91]。皱襞平滑增大通常提示固有层和黏膜下层水肿、出血或炎症。微小结节（0.5～2mm）通常表现为黏膜炎症、淀粉样蛋白浸润或乳糜管阻塞导致绒毛增大。皱褶的粗结节通常表示炎性细胞、淀粉样蛋白或肿瘤的局灶性沉积。

以增厚、平滑皱褶为表现的吸收不良疾病包括心内膜炎、淋巴管扩张、热带腹泻和伴有严重低蛋白血症的腹腔疾病。贾第虫病和腹腔疾病的皱褶变化发生在空肠近端，而淋巴管扩张更均匀地分布在小肠。贾第虫病的进一步特征是小肠快速运输和痉挛。乳糜泻通常与每英寸的褶数减少有关。

以增厚、结节状皱褶表现的吸收不良疾病包括腹腔疾病合并淋巴瘤或溃疡性空肠样炎、Whipple病、淀粉样变性、嗜酸性肠炎、无 β 脂蛋白血症和肥大细胞增多症。腹腔相关淋巴瘤或溃疡性空肠回肠炎中增厚的结节状皱褶通常集中在空肠。75% 的腹腔疾病患者每英寸的皱褶也减少了。Whipple 病和无 β 脂蛋白血症中，皱襞弥漫性异常较多，部分患者空肠占优。Whipple 病是典型的中年白人男性疾病，而无 β 脂蛋白血症是一种色素变性视网膜炎和脊髓 - 小脑变性的疾病，在 11—30 岁发展。嗜酸性胃肠炎通常具有多灶性分布，常伴有回肠前区和跳跃区。约 50% 的嗜酸性肠炎患者有周围嗜酸性粒细胞或过敏史。淀粉样变性较弥漫性分布于小肠。可能存在粗糙的黏膜沉积（结节 > 5mm）淀粉样蛋白。如果采用最佳的影像学技术，也可以在淋巴管扩张的患者中看到细黏膜结节（因乳管扩张引起的绒毛增大）。

小肠的其他疾病可产生增厚、细结节状皱襞，但不存在吸收不良。约 50% 的肥大细胞增多症患者有脸红、心动过速、头痛和色素性荨麻疹。黏膜结节通常是多灶性的。然而，在肥大细胞症患者中吸收不良是罕见的。部分弥漫性淋巴瘤患者小肠大段呈弥漫性增厚、结节状皱褶（图 43-22）。套细胞淋巴瘤和地中海淋巴瘤合并免疫增生性小肠疾病患者表现出这种影像学表现。

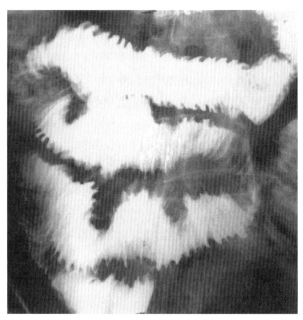

▲ 图 43-21　囊性纤维化
小肠随诊的 X 线片显示管腔扩张和适度增厚的变直的皱褶

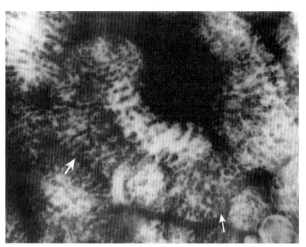

▲ 图 43-22　淋巴瘤为弥漫性结节性皱褶增厚的病因
小肠随诊 X 线片显示小肠结节状皱襞（粗箭）适度增厚。小结节反映绒毛增大（细箭）。非霍奇金淋巴瘤累及小肠的影像学表现不常见，但在合并腹腔疾病的 T 细胞淋巴瘤、与免疫增生性小肠疾病有关的地中海淋巴瘤和艾滋病患者的淋巴瘤中可以看到（图片由 Cho K., MD 提供）

第 44 章　小肠良性肿瘤

Benign Tumors of the Small Bowel

Temel Tirkes　John C. Lappas　**著**

曲玉虹　**译**　　王之龙　**校**

一、临床考虑

原发性小肠肿瘤并不常见，虽然已发现约 40 种不同类型的良性及恶性肿瘤，但只占所有胃肠道肿瘤的 1%～5%[1, 2]。尸检发现的肿瘤中 75% 为良性，而大多数有症状的肿瘤和手术中发现的肿瘤为恶性[1]。无论良恶性小肠肿瘤的相对发生率如何，考虑到小肠的长度、总黏膜表面积和结构元素的多样性，小肠对肿瘤转化的易感性较低是值得注意的。

良性小肠肿瘤通常发现于 50—80 岁的患者，男性和女性发生的频率相同。有症状的患者可表现为腹痛和其他部分或间歇性小肠梗阻的临床特征[3]。肿瘤肠套叠可引起明显的肠梗阻，大多数成人病例累及良性肿瘤。良性肿瘤出血发生在 40%～50% 有症状的患者[3-5]。贫血、隐匿性出血或间歇性胃肠道出血可由上皮腺瘤溃疡或覆盖在壁内肿瘤上的黏膜引起。在以肠灌洗评价胃肠道出血的临床调查中，小肠肿瘤占诊断结果的 50%，良恶性肿瘤的检出率几乎相等[6, 7]。良性小肠肿瘤患者出现不适、厌食症、体重减轻等体征并不常见，临床上可触诊肿瘤。

二、影像考虑

良性小肠肿瘤的诊断仍然是一个难题，因为症状的模糊和缺乏以及在传统的放射学研究中难以发现这些病变。由于良性小肠肿瘤相对少见，大多数影像学家对这些肿瘤没有足够的经验，因此延迟或不准确的诊断是常见的[1-5]。更先进的小肠肿瘤诊断方法已被提倡用于小肠肿瘤的诊断[8]。

基于钡的肠灌洗方法已被证明是一种可靠的技术，显示小肠肿瘤和评估隐匿胃肠出血和肠梗阻[8-10]，肠灌洗也能准确鉴别诊断出的良性小肠肿瘤[9-11]。CT 已成为目前最容易获得和常用的影像学方式，以评估患者的非特异性腹部症状。CT 具有同时显示腔内、壁内和肠外异常的优点。某些 CT 表现可以区分良性和恶性小肠肿瘤，对于一些良性肿瘤，如脂肪瘤和平滑肌瘤，可以做出特定的诊断[11-13]。CT 肠灌洗进一步完善了多层螺旋 CT 扫描仪固有的优势，利用小肠输液技术显示肠管[14, 15]。阳性的肠内造影剂（如碘化、水溶性）或最好是中性的肠内造影剂（例如水）与静脉注射对比度增强，CT 肠灌洗已被证明是一个精确的小肠肿瘤的诊断方法，敏感性和特异性报道分别为 85% 和 97%[16]。CT 肠造影是一种不经肠内输液的肠内 CT 研究，是小肠肿瘤 CT 检查的替代方法[17]。

CT 肠造影取决于患者在短时间内摄取足够量口服造影剂的能力以及肠道运输时间的个体间差异。插管 - 输液方法（肠灌洗）和口服方法（肠造影）之间的选择是首选之一，也可能取决于不同中心使用的临床适应证、患者人群、放射学实践和诊断水平[18]。小肠的 MRI 因其优越的软组织对比度分辨率一直被认可，它能够鉴别各种在肠道壁的病理变化，多平面成像能力，无相关的电离辐射暴露，重复连续采集的可能性，并消除碘化造影剂的需要[19]。小肠胶囊内镜虽然是一种敏感的检测黏膜疾病（包括小肠息肉病）的技术，但已被证明在小肠肿瘤的诊断中有局限性[20-22]。

三、特定的肿瘤

虽然小肠中有许多良性肿瘤，但约 90% 是腺瘤、胃肠道间质瘤、脂肪瘤或血管瘤。几乎所有间充质细胞类型引起的良性肿瘤在文献中都有零星报道[23]。良性小肠肿瘤在影像学上常表现出相似的形态特征。虽然一个特定的组织学诊断可能是困难的，但可以根据肿瘤的数量和位置以及区分这些病变的某些放射学特征做出有用的诊断观察。

（一）腺瘤

小肠内发现的腺瘤是良性腺上皮肿瘤，其分类与结肠腺瘤相似，可能表现出恶性倾向。约 40% 为绒毛状腺瘤，其余为管状或管状绒毛形态。与结肠腺瘤一样，发现细胞异型性、绒毛成分或径线大增加了恶性肿瘤的风险。大多数腺瘤患者无症状，但偶尔可出现肠套叠继发的胃肠道出血或肠梗阻。

大多数腺瘤小（1～2cm），轮廓光滑或略分叶。在钡剂检查中，它们可能表现为无柄或有蒂的腔内息肉，也可能表现为小肠灌肠时的小的壁结节（图 44-1）。与其他息肉样病变，如息肉样癌、错构瘤或炎性息肉或其他黏膜下小肿瘤的影像鉴别是困难的。

虽然小肠腺瘤通常是单发病变，但多发病变可能是遗传性多发息肉病综合征（如家族性腺瘤性息肉病综合征、Gardner 综合征）的表现[1]。绒毛腺瘤是无柄和分叶的，通常比大多数腺瘤息肉大，好发于十二指肠，并且具有较高的恶性转化风险（图 44-2）[24]。

（二）胃肠间质瘤

胃肠间质瘤是胃肠道间充质肿瘤的主要亚群，其病理组织学特征是 c-kit 蛋白的表达（CD117）[25, 26]。这些肿瘤通常是单发、实性、局限的肿瘤，常见于胃和小肠[2, 3, 26]，胃肠道出血、腔内生长障碍、压迫或肠套叠是常见的临床表现。

在报道的小肠肿瘤术前患者中，胃肠钡剂灌肠的特点使 83%～100% 的患者术前诊断胃肠道间质瘤准确[10, 27]。黏膜下肿瘤表现为光滑、圆形或半月形的壁缺损，与肠壁以锐角分界（图 44-3）。

CT 特别有助于描述小肠胃肠道间质瘤的性质和范围[28]。这些肿瘤在 CT 上表现为边界清晰的肿块，软组织密度均匀，对比度增强均匀。仅凭影像学很难预测这些肿瘤的恶性潜能，然而 CT 经验表明，恶性肿块大于良性肿瘤，形态不均匀，组织衰减不均[28]。关于胃肠间质瘤的更详细的讨论见第 45 章。

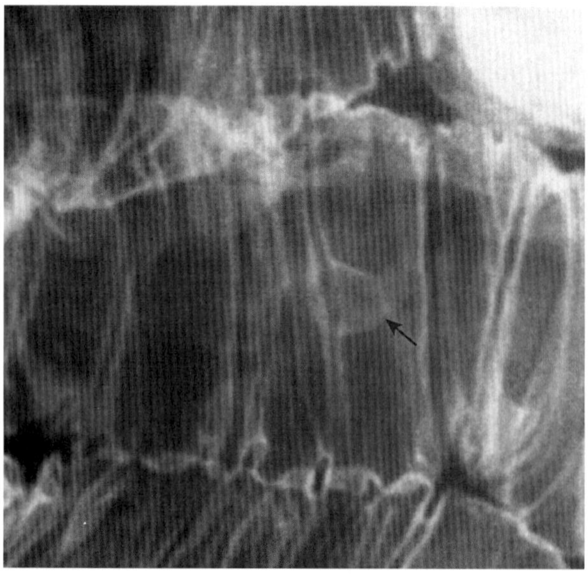

▲ 图 44-1 腺瘤
小肠灌洗显示一个小的（8mm）空肠腺瘤，表现为光滑、无柄的黏膜结节（箭）

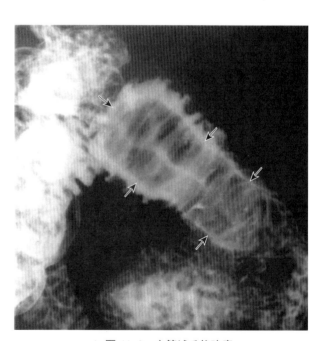

▲ 图 44-2 小管绒毛状腺瘤
肠灌洗显示一个细长的空肠管绒毛状腺瘤（箭）

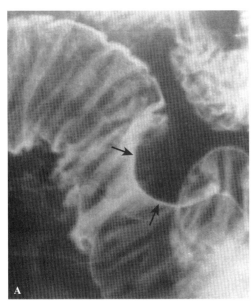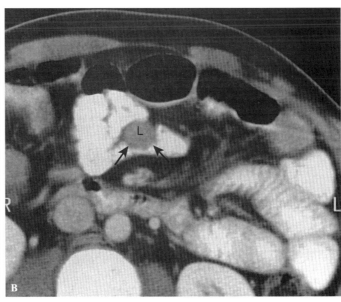

▲ 图 44-3 胃肠间质瘤

A. 在钡剂检查中，肿瘤的黏膜下性质是通过半圆形肿块对管腔的影响（箭）来确定的。光滑的表面是正常黏膜的拉伸造成的。B. 间质瘤（L）CT 扫描显示黏膜下光滑均匀软组织（肌肉）肿块压迫管腔（箭）

（三）脂肪瘤

小肠脂肪瘤占胃肠道脂肪瘤的 20%～25%，小肠是胃肠道脂肪瘤发生的常见部位[29]。这些良性肿瘤是一种黏膜下脂肪增生，边界清楚，通常在腔内生长，向外伸展往往会受到固有肌层坚固性的阻碍。小肠脂肪瘤通常是孤立的，相对无血管病变大小不一（1～6cm）。大部分肿瘤发生在回肠。虽然大多数脂肪瘤患者无症状，但也有一些可能出现间歇性肠梗阻，可能继发于肠套叠（图 44-4）。

钡剂检查显示一界限清楚、常具蒂的肿瘤，倾向于符合小肠腔的轮廓[29, 30]。肿瘤的形态可能会随着小肠受压或蠕动而改变。CT 可以诊断小肠脂肪瘤，显示病变具有与脂肪一致的衰减值（图 44-5）[30]。CT 上均匀脂肪瘤内软组织束的存在是由于肿瘤溃疡相关的纤维血管改变所致[30]。

（四）血管瘤

良性血管瘤是错构瘤性血管增生，很可能是先天性的，主要表现为乳头状（毛细血管）血管瘤和海绵状血管瘤。海绵状血管瘤主要发生在小肠，表现为单纯的息肉样肿瘤，很少表现为弥漫性扩张病变[31]。显微镜下，黏膜下肿瘤由扩张的血管通道或

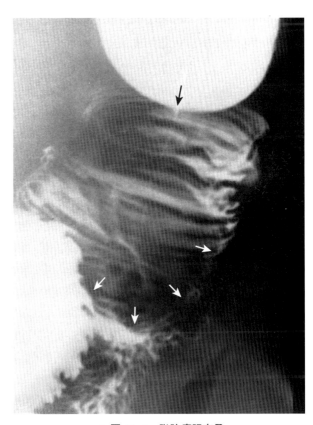

▲ 图 44-4 脂肪瘤肠套叠

扩张的小肠襻显示肠套叠入口管腔突然变窄（黑箭），同时要注意肠套叠中典型褶皱的拉伸线圈弹簧形态。在肠套叠（白箭）顶端可见脂肪瘤的轮廓

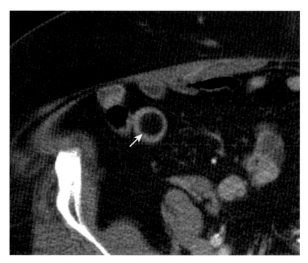

▲ 图 44-5　脂肪瘤

CT 扫描显示脂肪瘤突出入肠腔（箭）。CT 显示肠脂肪瘤的特征是边界清楚，腔内均质肿块呈阴性衰减，与脂肪一致

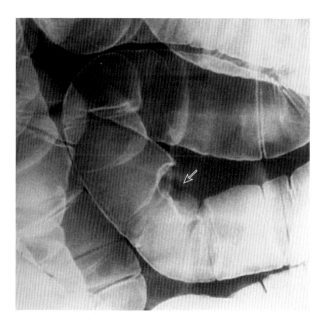

▲ 图 44-6　**Hemangioma**

Double-contrast enteroclysis demonstrates a 1.5cm, slightly lobulated mural nodule (*arrow*) in a patient with occult gastrointestinal bleeding. A hemangioma was confirmed at surgery. (*From Maglinte DD, Lappas JC, Kelvin FM, et al: Small bowel radiography: How, when, and why? Radiology 163:297– 305, 1987.*)

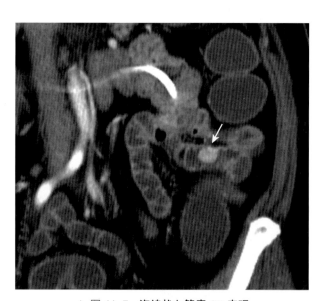

▲ 图 44-7　海绵状血管瘤 CT 表现

这是需要输血的贫血患者的冠状面增强 CT 肠灌洗图像。空肠近端有一个 1.3cm 的息肉样肿块（箭），表现为快速强化

窦组成，内皮内衬，周围有少量间质组织。血管瘤可以是单发或多发。虽然大多数血管瘤的大小只是毫米级别，但也有一些会扩大并突出到腔内。直接侵犯黏膜或穿透浆膜外是不常见的。

　　与其他不太可能引起症状的小肠肿瘤相比，80% 的血管瘤患者有症状。这些患者大多表现为胃肠道出血，通常是急性、严重和间歇性的。贫血和隐匿性大便失血也是常见的临床表现。

　　血管瘤必须足够大，以便在钡剂检查中产生腔内或壁内结节性缺损（图 44-6）。虽然是一种罕见的情况，但发现钙化静脉结石的腹部 X 线片可以提示诊断。当发现有血管皮肤病变或结节硬化、Turner 综合征或 Osler-Weber-Rendu 病的患者时，这种影像学表现应增加对肠血管瘤的怀疑。肠系膜动脉造影可以显示肠血管异常，但小血管肿瘤和其他血管畸形的鉴别是困难的。在个案病例中，CT 显示一个大的空肠血管瘤，表现为异质性肿块，肠系膜血管明显[32]。只要肿瘤足够大，并且肠腔扩张到足以进行最佳的显像，用中性肠内造影剂和静脉注射造影剂进行 CT 肠造影和 CT 肠造影就有可能显示血管瘤（图 44-7）[14]。

（五）不常见肿瘤

　　神经源性肿瘤起源于小肠壁内神经丛。神经纤维瘤是最常见的神经肿瘤，由神经鞘细胞，尤其是

施万细胞和成纤维细胞组成。神经纤维瘤可能发生在单个肿瘤中，更常见的是发生在多个病变中，伴有或不伴有 1 型系统性神经纤维瘤病。虽然在一般人群中很少见，但是 10%～25% 的神经纤维瘤患者报道了小肠神经源性肿瘤[33]。1 型系统性神经纤维

瘤病中有症状的神经纤维瘤最常见于空肠，临床表现因肿瘤程度不同而异。黏膜受累可导致肠套叠或肠扭转出血或阻塞。神经纤维瘤可能起源于肠壁，表现为孤立或离散的多灶腔内或壁内肿块。多发或弥漫性延长的肿瘤在 CT 上表现为壁增厚，而在钡剂研究中，这些肿瘤由神经纤维瘤的壁内和腔内成分形成肠壁扇形 [33]。起源于肠系膜的神经纤维瘤可侵犯邻近小肠，对浆膜表面产生占位效应，也可直接浸润肠壁，产生局灶性或弥漫性壁增厚和硬化，或黏膜下或黏膜下肿物（图 44-8）。

神经节神经细胞瘤起源于交感神经节，表现为局灶性息肉病变、多局灶性息肉（神经节神经瘤性息肉病）或弥漫性浸润性病变（神经节神经瘤病）。这些肿瘤的影像学特征与多种形式的神经纤维瘤相似 [33]。

炎性纤维样息肉，也称为炎性假瘤，几乎全部发生在回肠。它们通常是单发的，由血管纤维间质和弥漫性炎性浸润组成，其确切病因尚不清楚，但它们可能是局部肠损伤的一种剧烈反应 [10, 34]。钡剂检查显示小肠远端有一非特异性光滑圆形肿块。患者有时会出现息肉套叠引起的阻塞性症状 [34]。

肌上皮错构瘤是一种罕见的发育性肿瘤，由不同数量的胰腺组织、平滑肌和上皮结构组成。异位胰腺残余一词用于描述胰腺腺泡组织占优势时的这些病变。大多数肌上皮性错构瘤发生在胃窦或十二指肠，但也有一些报道发生在肠系膜小肠 [23]。肌上皮错构瘤是一种小的、孤立的病灶，在钡剂检查中表现为平滑的肠壁肿块，偶尔有脐。

胃黏膜异位可能是肠系膜小肠的孤立病变，也可能与 Meckel 憩室或肠重复等畸形有关。偶尔，钡剂检查可显示小肠息肉样病变（无柄或有蒂）。

四、息肉病综合征

（一）家族性腺瘤性息肉病综合征

家族性腺瘤性息肉病综合征（familial adenomatous polyposis syndrome，FAPS）及其变体（Gardner 综合征和 Turcot 综合征）是由腺瘤性息肉病大肠埃希菌基因的种系突变引起的一种遗传性疾病的不同表现 [35]。FAPS 中的腺瘤性息肉通常累及结肠，但小肠也可表现为十二指肠和空肠腺瘤及回肠淋巴样息肉。在 FAPS 和十二指肠腺瘤患者中，近端空肠有 76% 的腺瘤，远端空肠息肉和回肠息肉在胶囊内镜下可见的占 24% [36]。空肠或回肠远端孤立的腺瘤是罕见的，只发生在 3% 的 FAPS 患者 [36]。由于 FAPS 中小肠息肉在十二指肠前哨腺瘤患者中较为常见，CT 肠灌洗和胶囊内镜检查对小肠疾病的诊断可能具有重要作用（图 44-9）[20, 22, 36]。

硬纤维瘤是肌肉 - 神经纤维组织的良性增生，具有局部侵袭性，易于复发而无远处转移。10% 的

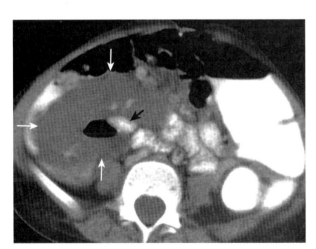

▲ 图 44-8　丛状神经纤维瘤

这是一位 6 岁 1 型神经纤维瘤病患儿的 CT 扫描图，图示右下象限（白箭）有一扁长的软组织肿块，邻近多段小肠（黑箭）。手术病理证实小肠壁浸润到肌间神经丛

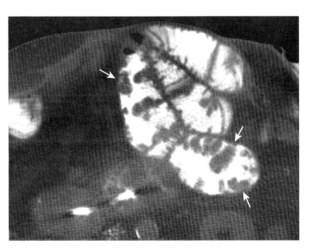

▲ 图 44-9　家族性腺瘤性息肉病综合征

这是用水溶性小肠灌肠的 CT 肠造影显示空肠内多发息肉（箭）

FAPS 患者报道有硬纤维瘤，50% 为腹腔内肿瘤，85%～100% 局限于肠系膜 [37]。CT 是一种理想的显示硬纤维瘤的影像学方法，因为它可以显示肿瘤在肠系膜内及小肠系膜内的浸润程度 [38, 39]。

（二）Peutz-Jeghers 综合征

Peutz-Jeghers 综合征是一种少见的常染色体显性遗传病，外显率可变，约 50% 的病例是家族性的，50% 是新的突变。Peutz-Jeghers 综合征的特点是胃肠错构瘤息肉，黏膜黑变色素沉积，是发展多种恶性肿瘤的重要风险 [40, 41]。Peutz-Jeghers 综合征患者在早期生活中出现唇、颊黏膜和手、脚掌侧表面色素斑。皮肤病变通常早于胃肠道息肉的形成，但通常在青春期消退，只有颊部病变持续到成年期。胃肠道息肉的症状在 11—20 岁或 21—30 岁可能是明显的，伴有胃肠道出血或腹痛引起的短暂小肠肠套叠。

组织学上，Peutz-Jeghers 综合征息肉为良性错构瘤，含有增生平滑肌核，内衬正常肠上皮。这些息肉在空肠比在回肠更常见，但也可能发生在胃或结肠。Peutz-Jeghers 综合征患者肠道和睾丸外恶性肿瘤的风险增加，包括食管癌、胃癌、小肠癌、结肠直肠癌、乳腺癌、卵巢癌和胰腺癌 [40, 41]。大多数报道的 Peutz-Jeghers 综合征患者胃肠道癌似乎是由共存的腺瘤而不是错构瘤发展而来，但在一些病例中被怀疑是错构瘤 - 腺瘤 - 癌过程 [40]。

钡剂检查可显示小肠内大小不等的腔息肉。较大的息肉（2～3cm）通常有分叶状轮廓。也可以发现有广泛附着的带蒂病灶 [42, 43]。肠息肉的弥漫性增生在 Peutz-Jeghers 综合征中并不典型，因为未受累的小肠段通常与包含多个错构瘤的其他段交替。Peutz-Jeghers 综合征息肉可在 CT 上作为软组织团块在充满造影剂的肠襻内被发现，并可通过 CT 肠灌洗显示（图 44-10）[44]。

（三）Cowden 病

Cowden 病或多发性错构瘤瘤变综合征，是一种遗传性疾病，以错构瘤和皮肤、乳房、甲状腺和肠道的其他异常为特征 [41]。80% 的患者表现为良性皮肤科表现，可作为标志，最常见的是面部毛癣、

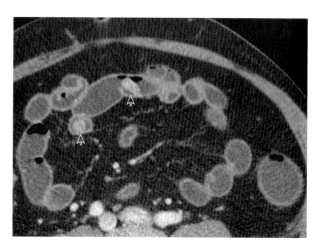

▲ 图 44-10　Peutz-Jeghers 综合征
CT 肠灌洗静脉造影增强显示空肠内多发腔内息肉（箭）。中性肠造影剂的液体密度与增强的肠壁并置，增加了肿瘤的显著性

脂肪瘤和黏膜皮肤角化。Cowden 综合征患者患乳腺癌和甲状腺癌的风险特别高 [41]。胃肠道息肉病在 30%～60% 的患者中有报道，包括与青少年息肉综合征、脂肪瘤 - 息肉和炎性息肉难以区分的错构瘤 [41, 43]。消化道的一个或多个部分，特别是结肠，或整个消化道可能受累。

在对 Cowden 病的回顾中，发现 32 例患者中有 14 例累及小肠 [45]。小肠灌洗可表现为多发息肉，在小肠腔弥漫性受累的患者中产生结节状黏膜表面形态 [45]。

（四）Cronkhite-Canada 综合征

Cronkhite-Canada 综合征以弥漫性胃肠道息肉病为特征，临床表现独特。腹痛、腹泻和厌食症的症状先于或伴随着外表皮变化的发展而出现，包括脱发、色素沉着和指甲营养不良。疾病的发生通常是渐进的，老年人主要受累。肠道吸收不良和蛋白质丢失可能是严重的，临床病程可能是致命的。息肉几乎发生在所有患者的胃和结肠中，50% 以上的病例累及小肠。Cronkhite-Canada 息肉具有炎性，由膨胀的囊性间质腺体组成，与幼年息肉错构瘤非常相似 [46, 47]。胃肠道受累的某些模式已在钡研究中被描述：①弥漫性受累与无数小息肉（最常见）；②大小不一的散在息肉；③小息肉少见。由于低蛋白血症和吸收不良，钡剂研究也可能显示小肠内增厚的皱褶和增加的腔内分泌物。

第 45 章 小肠恶性肿瘤

Malignant Tumors of the Small Bowel

Kumar Sandrasegaran　　Christine O. Menias　**著**

曲玉虹 **译**　王之龙 **校**

小肠恶性肿瘤很少见，仅占胃肠道恶性肿瘤的 3%~6%。最常见的恶性肿瘤包括腺癌、类癌、胃肠道间质瘤、淋巴瘤和转移。小肠肿瘤的诊断一直是放射科医师面临的挑战。尽管近 40 年来外科和技术在诊断模式上取得了进步，但这些患者的生存状况并没有改变，这主要是由于临床诊断的延误。在这一章，我们概述常见的小肠恶性肿瘤，并评估放射科医生如何更好地诊断这些病变。

小肠代表了消化道 75% 的长度和 90% 的黏膜表面。尽管小肠与致癌物接触面积大，但小肠肿瘤并不常见，仅占胃肠道肿瘤的 3%~6%[1]。小肠肿瘤的患病率低的可能原因包括快速运输时间减少了黏膜接触致癌物质，大量的液体稀释致癌物质，没有细菌降解的胆汁盐，高增殖率和细胞凋亡的黏膜细胞，免疫调节，高水平的免疫球蛋白产生的丰富的回肠淋巴组织[2]。

尽管在诊断影像学和手术技术方面取得了进展，但原发性恶性肿瘤患者的生存状况在过去 20 年中并没有改变[3]。诊断延迟[4] 和缺乏新的辅助治疗是生存优势下降的主要原因[3]。小肠肿瘤患者常表现为腹痛或胃肠道出血等非特异性症状[1]。鉴于小肠肿瘤相对罕见，医生的怀疑指数较低。最初安排的影像学检查，如 X 线透视和常规腹部 CT，对小肠肿瘤的敏感性较低，进一步延误了诊断。本章将讨论怀疑小肠肿瘤影像学的一般考虑，然后检查五类最常见的小肠恶性肿瘤——腺癌、类癌、胃肠道间质瘤、淋巴瘤和转移瘤（表 45-1）。在小肠恶性肿瘤的诊断中，小肠近端或远端位置是一个重要的鉴别因素。

小肠恶性肿瘤的生长模式可能是肠外或肠内的。肠外生长模式的特点是肿瘤向小肠壁的外层和肠系膜延伸，但不向管腔内生长，尽管可以看到一个外来的腔内压痕。相反，肠内生长模式的特点是肿瘤局限于肠腔和肠壁，不向邻近肠系膜延伸。偶尔会出现哑铃样的混合表现。其他影像学特征，如

表 45-1　四种主要恶性小肠肿瘤的典型影像学表现

肿 瘤	位 置	生长方式*	强化特点	梗 阻†	其他特征
癌‡	壶腹周围，空肠近端	腔内	明显，常低于黏膜	常见	苹果核征；肠腔狭窄
类癌	回肠远段	腔内	明显均一强化	少见	小，常有分叶状肠系膜肿块。其富血管性肝转移
NHL	回肠	腔外	常等于或大于黏膜	少见	通常较大；可表现动脉瘤扩张，常伴有淋巴结肿大
GIST	空肠	腔外	明显均一强化	少见	通常无淋巴结肿大。可能出现肝或肠系膜转移

*. 肠内生长及向肠腔内生长，肠外生长向肠外进入邻近肠系膜

†. 小肠梗阻发生率

‡. 小肠腺癌

GIST. 胃肠道间质瘤；NHL. 非霍奇金淋巴瘤

有无腺病、肠系膜肿块或肠梗阻，以及肝转移瘤（如有）的血管性有助于缩小鉴别诊断。

一、小肠肿瘤影像学检查

当怀疑有小肠肿瘤时，通常进行小肠灌肠造影或小肠顺行 X 线造影。这些研究对恶性小肠肿瘤的诊断相对不敏感。在各种类型的原发性恶性小肠肿瘤中，53%～83% 的患者在小肠顺行 X 线摄影过程中均出现异常，但仅有 30%～44% 的患者有肿瘤直接证据[5]。一般情况下，小肠灌肠造影的准确性优于小肠 X 线检查[4, 6]。然而，小肠灌肠造影的一个主要局限性是不能描述出肠外异常。

使肿瘤显示清楚的技术包括视频胶囊内镜和双气囊内镜。这些技术通常由胃肠内科医生实施，对这些技术的详细讨论已经发表[7-9]。胶囊内镜检查现在已成为不明原因胃肠出血或疑似小肠疾病的常规检查方法。它能很好地描绘小肠黏膜（图 45-1），但有很多限制，包括不能观察黏膜下病变（图 45-2），有限的视角，容易被困在狭窄处，对病变部位进行不正确的三角测量，需要查看数千张图像[9]双球囊内镜可以对病变部位进行取样，但这很费时，而且

通常需要两个程序来评估整个小肠[10, 11]。本技术的并发症发生率为 1.2%～3.6%，包括肠穿孔[12]，可用性有限，仅适用于部分病例。

横断面影像学检查不仅可以看到黏膜，而且可以看到肠壁和邻近的肠系膜。专用小肠 CT 或 MRI 技术可分为肠灌洗或肠造影程序。在小肠疾病，包括克罗恩病和小肠肿瘤的研究中，CT 肠造影被越来越多地应用于一线[13]。在肠造影中，1350～2000ml 的肠造影剂在约 1h 内被摄取。在肠灌洗术中，将一根管子放置于十二指肠远端或空肠近端，用专用液压泵（最好）或手工将肠造影机械泵入小肠。在 CT 肠灌洗和肠造影中，最佳的肠造影剂是中性造影剂，与水的 CT 值相似。水、甲基纤维素、甘露醇、聚乙二醇和 0.1% 硫酸钡悬浮液的专用制剂（VoLumen，E–Z–EM，New York）被使用。以 3～5ml/s 的速度给予足够的静脉造影剂是非常重要的。理想情况下，扫描应该至少在两个期相包括动脉晚期相（扫描时间开始，35～50s）和静脉期（对比注射后 70～80s 的延迟）。额外的延迟期可能有助于证明腔内高密度是渗出的血液。

MRI 肠灌洗或肠造影有不同类型的肠造影剂。在美国最常用的造影剂是 0.1% 的硫酸钡溶

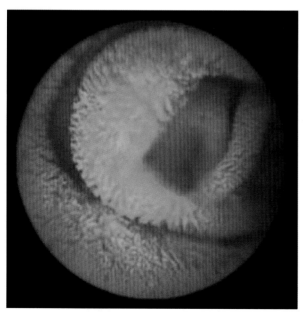

▲ 图 45–1　空肠近端胶囊内镜检查
这显示了细致的解剖细节与描绘个别绒毛。这种空间分辨率在成像技术中是不可能的。然而，胶囊内镜有许多缺陷

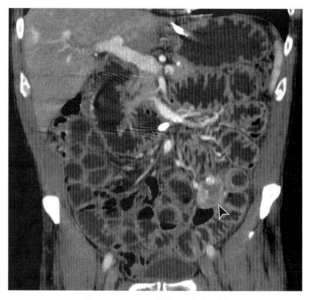

▲ 图 45–2　胃肠道间质瘤典型表现
这位 65 岁的老人表现为不明原因的胃肠出血。CT 冠状位重建显示中段小肠轻度强化的 4cm 的肠外肿块（黑箭头）。先前的胶囊内镜检查未见此病变（未显示）

液，常用抗蠕动药。如果使用胰高血糖素，建议在开始检查时肌内注射 0.5mg 或皮下注射 0.5mg，然后在胃肠道造影后增强扫描之前再次使用相同剂量[14, 15]。典型的 MRI 肠造影 - 肠灌洗序列包括冠状 T_2 加权、单次快速自旋回波或 HASTE 和冠状单次自由旋进序列（如采用稳态捕获的快速成像、FISP、快速场回波）。增强后冠状位，3D 脂肪抑制梯度回波序列［如体积内插值法屏气检查（volumetric interpolated breath-hold examination, VIBE）、肝脏容积快速采集（liver acquisition with volume acceleration, LAVA）、T_1 加权高分辨率各向同性体积检查（T_1-weighted high-resolution isotropic volume examination, THRIVE）］需要在多个阶段进行，通常是从注入钆造影剂后 35s 开始[15-17]。

CT 肠灌洗对小肠肿瘤诊断的敏感性为 100%（$n = 21$）[18]，但由于本研究没有参考标准，如胶囊内镜或长期临床及影像学随访，无法确定其真正的敏感性。一项对 219 例疑似小肠肿瘤患者的更大规模研究显示，CT 小肠灌肠的敏感性为 85%，特异性为 97%。150 例患者（包括 19 例小肠肿瘤患者）的前瞻性 MRI 肠灌洗研究报道，其总体敏感性和特异性分别为 86% 和 98%[19]。另一项针对 91 名疑似小肠肿瘤患者的 MRI 肠灌洗研究发现，两名盲法阅片者的敏感性分别为 91% 和 94%，特异性为 95%～97%[17]。CT 和 MRI 肠灌洗对小肠肿瘤的诊断准确率可能相近，明显优于透视检查。CT 比 MRI 更快，患者耐受性更好，但存在电离辐射的缺点。据我们所知，目前还没有关于小肠肿瘤诊断中肠灌洗与肠造影的敏感性比较的前瞻性或大型研究。一般来说，肠造影比肠灌洗更容易进行，是大多数中心首选的诊断方法。

二、腺癌

小肠腺癌的发病率从 1974 年的 5.7/100 万上升到 2004 年的 7.3/100 万[20]，不包括壶腹周围肿瘤，其分布在十二指肠约 55%，空肠约 15%，回肠约 13%。克罗恩病患者有远端回肠偏好。空肠肿瘤的存活率明显高于回肠肿瘤[3]。

小肠腺癌的危险因素与结肠癌相似。小肠腺癌与家族性腺瘤性息肉病和遗传性非息肉性结直肠癌有关。普遍接受的假设是，腺癌是通过腺瘤 - 癌过程发生的，关键调控基因，如 *p53* 和 *k-ras*，在某种程度上与结肠癌相似[20]，其他危险因素包括克罗恩病和乳糜泻。

小肠腺癌典型表现为环状、收缩性肿块（图 45-3）。小肠腺癌较少见的影像学表现包括息肉样或溃疡样肿块或多发充盈缺损。肿瘤 CT 和 MRI 表现为不均匀性强化。鉴别活动性炎症在克罗恩病诊断腺癌中具有重要意义。支持恶性肿瘤存在的特征包括缺乏肠壁分层、不对称壁增厚和分叶状外壁表面（图 45-4）。恶性肿瘤不太可能出现肠系膜血管充血，除非同时存在炎症。手术是治疗小肠腺癌的主要手段。尽管没有确凿的数据支持辅助化疗的益处，但辅助化疗的应用越来越多[20]。

三、类癌

所有类癌肿瘤的现名是胃肠 - 胰神经内分泌肿瘤。《监测、流行病学和最终结果（SEER）数据库》发表了 30 多年来记录的 67 000 多例小肠肿瘤的研究结果。这些数据显示，类癌的发病率从 1974 年到 2004 年增加了 350%[3]，被认为是目前小肠最常见的原发性恶性病变，发病率（37.4%）略高于小肠腺癌（36.9%）。类癌的发病轨迹，最有可能是改进成像技术的结果，可能在未来扩大这一差距。

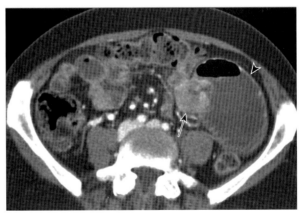

▲ 图 45-3　小肠腺癌的典型表现
67 岁小肠梗阻患者的轴位 CT 表现。空肠近端有环状收缩团块（箭），肠上游扩张（箭头）。该肿瘤的位置及其影像学表现是腺癌的特征

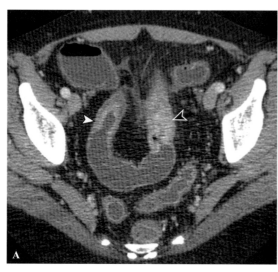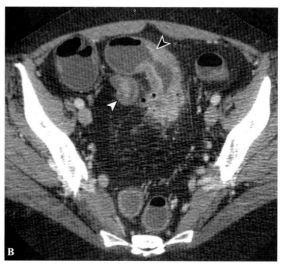

▲ 图 45-4　克罗恩病的癌症诊断

A. 41 岁女性的轴位 CT 扫描显示回肠末端（白箭头）轻度壁增厚。壁不均匀，黏膜强化，黏膜下层水肿。在更近的地方，可以看到一段 8cm 长的实质性壁增厚，均匀强化（黑箭头）。B. 与近端肠壁呈肩状分界（黑箭头）。手术时发现克罗恩病在回肠末端。近端病变多为腺癌。如果存在炎症性肠病（白箭头），需要良好的肠扩张和静脉造影团注来诊断癌症

　　类癌起源于神经嵴的外胚层细胞，因此可发生于这些细胞存在的任何部位，包括胃肠道、胰腺、胆道、呼吸道、泌尿牛殖道和胸腺。约 95% 的胃肠道类癌发生在阑尾、直肠和小肠。约 60% 的小肠类癌发生在回肠盲肠交界 40cm 以内。良性和恶性类癌之间没有明显的组织学差异。所有类癌都是潜在的恶性肿瘤，最重要的因素是浸润深度。小肠类癌比阑尾或结肠类癌更具侵袭性，即使很小也可能出现转移。一般来说，< 1cm 的肿瘤有 50% 的转移，> 2cm 的肿瘤有 95% 的转移（图 45-5）[21]。回肠类癌通常转移到腹膜表面、大网膜、淋巴结、肝脏和肺。

　　类癌综合征包括周期性皮肤潮红、腹泻、支气管痉挛，较少见的是右心瓣膜狭窄。只有 20% 的小肠类癌引起这种综合征。肝脏将肿瘤分泌的血清素分解成生物惰性的 5- 羟吲哚乙酸。因此，85% 的类癌综合征患者存在肝转移，其分泌物直接进入全身循环。在某些情况下，如果存在肝功能障碍、肿瘤负荷高或腹膜后转移并伴有静脉流出绕过肝脏，则可出现无肝转移的综合征。

　　小肠顺行 X 线造影对类癌肿瘤只有 25% 的敏感性。生长抑素受体核扫描灵敏度为 70%~80%。如果同时进行 CT 检查，两种技术的综合灵敏度超过 90%。当在回肠远端偶然发现肿瘤时，应首先考虑类癌。CT 上可见原发肿瘤时，典型表现为光滑、圆形、强化明显（图 45-5、图 45-6）。血管活性胺释放引起的纤维塑形反应通常会引起肠系膜分叶状肿块（图 45-6）。在 70% 的病例中，肿块可能钙化[22]。根据纤维增生反应的严重程度，可能有邻近肠襻的内收或固定，双期 CT 最能显示肝脏病变。小的转移灶通常是富血供的（图 45-5），而大的转移灶是不均匀性的，周围组织密度增高。在 MRI 上，类癌在 T_1 加权图像上与肌肉呈等信号，在 T_2 加权图像上与肌肉呈等至稍高信号。与 CT 一样，可以看到明显强化。[18]F-FDG PET 对高分化类癌的敏感度只有 25%~40%，因为高分化类癌常为低代谢摄取。FDG 亲和力与恶性潜能有关，具有预后意义。[18]F- 氟多巴 PET 被认为比 FDG PET 更敏感，但是这种放射性药物还没有得到美国 FDA 的批准。

四、胃肠道间质瘤

　　胃肠道间质瘤（GIST）是胃肠道最常见的间质来源肿瘤，特征是酪氨酸激酶生长因子受体的表达和 KIT 受体的功能获得性突变[23]。这很重要，因为突变允许肿瘤不受抑制地生长和抵抗细胞凋亡。与其他小肠肿瘤一样，胃肠道间质瘤的临床表

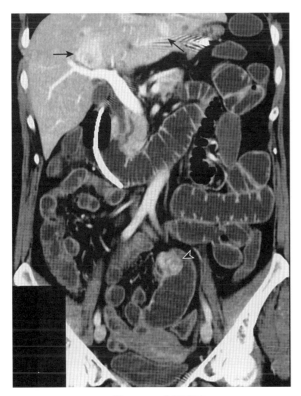

▲ 图 45-5 小肠类癌

59 岁的类癌伴腹泻患者的冠状位 CT 重建，示回肠远端有 3cm 的富血供肿块（箭头）。尽管原发病灶小，但仍有多个富血供肝转移（箭）

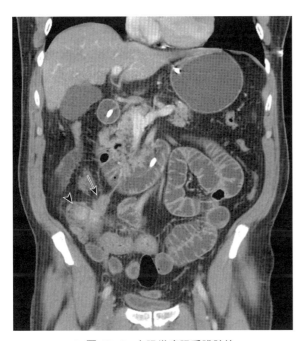

▲ 图 45-6 小肠类癌肠系膜肿块

68 岁男性类癌综合征冠状位 CT 重建显示末端回肠内富血供的肠系膜肿块（箭头），肠系膜内邻近分叶状肿块（箭）。分叶状肠系膜肿块的发生是由于纤维增生性反应。与本例不同，大多数肠系膜类癌病变表现为钙化

现通常是非特异性的。与胃肠道淋巴瘤一样，胃肠道间质瘤最常见的部位是胃（70%），其次是小肠（20%）。在小肠内，胃肠道间质瘤通常位于空肠[24]，20%～30% 的胃肠道间质瘤表现为恶性[25, 26]。与预后不良相关的特征包括回肠位置、肿瘤大小，有丝分裂高活性[25]。小于 2cm 的肿瘤通常局限于肠道，而大于 5cm 的肿瘤通常是恶性的，并伴有转移[27]。

小的胃肠道间质瘤（＜ 5cm）可表现出明显的均匀强化（图 45-7、图 45-2）。较大的胃肠道间质瘤显示不均匀性强化，向肠外生长[13]，包含低密度的中心坏死，或由于出血或钙化而致的高密度（图 45-8）[28, 29]。一些胃肠道间质瘤可能表现为腔内和外生成分的混合生长模式，形成哑铃形状。仅评估黏膜的检查技术，如钡剂检查和胶囊内镜检查可能会遗漏胃肠道间质瘤（图 45-2）。CT 表现为体积大于 5cm，分叶状轮廓，不均匀性强化，肿瘤溃疡，肠系膜脂肪浸润（图 45-9）[28-31]。

MRI 常显示由内出血和坏死引起的不均匀信号。在 T_1 加权成像中，胃肠道间质瘤具有低信号或中等信号，而在 T_2 加权序列中，胃肠道间质瘤表现

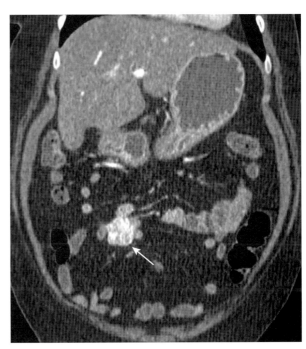

▲ 图 45-7 回肠胃肠间质瘤

54 岁女性胃肠道不明出血冠状位 CT 重建显示，回肠远端有一个 3cm 的明显强化的肠外肿块（箭）。它的肠外性质使其更有可能是胃肠道间质瘤而不是类癌。淋巴瘤是另一种可能性，但往往更大，并更不均匀强化。手术诊断出胃肠道间质瘤

出不同程度的高信号强度，最常见的转移是肠系膜和肝脏。尽管原发肿瘤为富血管性，肠系膜转移常表现为低血供（图 45-9）。肝转移通常在化疗前的 CT 或 MRI 上表现为富血供性。与腺癌和淋巴瘤不同，胃肠道间质瘤淋巴扩散不常见[29, 32]。如果存在明显的腺病或肺转移，应考虑另一种诊断。

对于常规化疗和放疗，胃肠道间质瘤相对难治。手术切除是治愈的最大希望。在过去的 10 年中，利用酪氨酸激酶抑制药的分子治疗已经发展起来。第一个这样的药物是伊马替尼（Gleevec, Novartis,

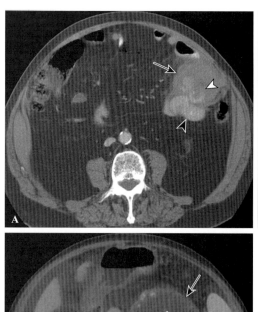

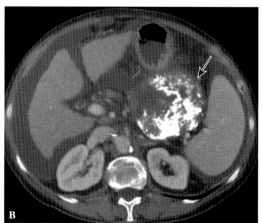

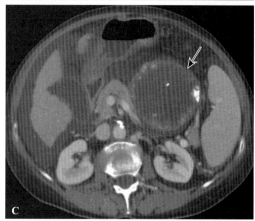

▲ 图 45-8　非典型胃肠道间质瘤

A. 52 岁患者轴位 CT 扫描显示 5cm 肿块（箭），由近端空肠襻（黑箭头）向外突出。肿块包含由出血引起的密度增高（白箭头）。B 和 C. 44 岁肝硬化和腹水患者的轴位 CT 扫描显示偶发肿块（箭）。周围致密钙化，中央有囊性改变。手术病理诊断为胃肠道间质瘤。这些表现在临床上是不常见的，但通常在使用伊马替尼治疗后出现

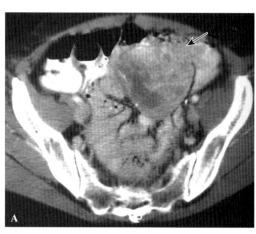

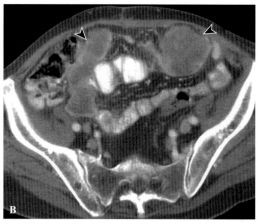

▲ 图 45-9　CT 对胃肠道间质瘤预后的评估

这是位 48 岁的患有胃肠道间质瘤的女性患者。A. 轴位 CT 显示小肠中部的 8cm 不均匀强化的肠外肿块（箭）。B. 肿瘤被切除，手术病理显示为核分裂象高的胃肠道间质瘤。4 个月后行轴位 CT 显示低密度肠系膜肿块（箭头）的生长

East Hanover，NJ）。舒尼替尼（Sutent，Pfizer，纽约）和索拉非尼（Nexavar，Bayer Health Care，Wayne，NJ）现在也被用作二线和三线药物。酪氨酸激酶抑制药可诱导肿瘤凋亡，用于转移性疾病和大的非转移性原发性肿瘤的手术切除后。即使切除的标本边缘清晰，仍有 40%～90% 的患者出现肝或肠系膜复发，这可能是由于手术时肿瘤的微溢出所致[27]。

化疗后，肠系膜和肝脏转移灶在 CT 上表现为乏血供，通常呈囊性（图 45-10）[33]。因此，经治疗的转移灶在 CT 上可能被误认为是良性肝囊肿。这种囊性病变不应该被认为是不可见的。复发的第一个迹象之一可能是在稳定大小的囊性转移中出现新的强化病灶（图 45-10）[34]。鉴于大小变化不是酪氨酸激酶抑制药治疗肝转移反应或复发的显著特征，实体瘤反应评价标准（response evaluation criteria in solid tumors，RECIST）不能预测中期反应。考虑转移灶增强模式的变化作为治疗反应的提示（表 45-2），其他的反应标准已经提出[35]。到目前为止，这些标准还没有在多个机构得到验证。放射科医生还应注意伊马替尼可引起低白蛋白血症和

表 45-2 RECIST 1.1 与 Choi 标准评价胃肠道间质瘤化疗反应的比较

参 数	RECIST 1.1 标准	Choi 标准
完全缓解	所有病灶消失，无新病灶	
部分缓解	径线比基线至少减少 30%	径线减少 10% 或 CT 值减少 15%
疾病稳定	非 CR、PR、PD	
疾病进展	径线比先前最小值至少增加 20%	径线至少增加 10% 新发或增大的肿瘤结节

Choi 标准由 Houston 的 MD Anderson 医院制订，允许更容易地诊断部分反应，因为大多数的胃肠道间质瘤显示增强减少之前减小体积

腹水，这可能被误认为是肿瘤进展（图 45-10）。

五、淋巴瘤

胃肠道淋巴瘤可以是原发性的，也可以是继发性的。原发性胃肠道淋巴瘤是指淋巴结病变局限于肠道肿块区域，周围白细胞计数和骨髓抽吸正常，

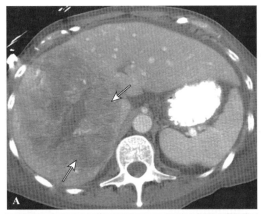
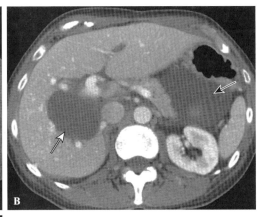
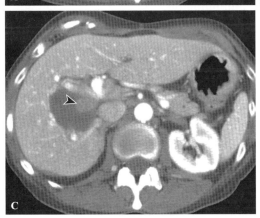

▲ 图 45-10 胃肠道间质瘤转移治疗相关改变

这位 69 岁女性患胃肠道间质瘤伴肝转移。A. 轴位 CT 显示肝脏右叶约 10cm 的转移瘤（箭）。B. 伊马替尼治疗 9 个月后，肝转移（白箭）变小，呈囊状，无实性成分。如果没有以前的检查，它可能被误认为是良性囊肿。新发腹水（黑箭）出现，被放射科医生误认为是腹膜转移的先兆。腹水可能是药物引起的，在没有实质肠系膜结节的情况下不应被报道为肿瘤进展。伊马替尼可引起低白蛋白血症，白蛋白水平可用于确定治疗效果。由于存在中度低蛋白血症，伊马替尼的剂量降低。C. 4 个月后行轴位 CT 示壁结节（箭头），提示肿瘤复发。新发的壁结节可能是肿瘤复发的唯一特征

肝脏或脾脏没有疾病证据，胸部 X 线片上没有纵隔淋巴结肿大，也没有可触及的淋巴结肿大。当多个部位受到影响时，继发性淋巴瘤被诊断出来。

在西方，原发性胃肠道淋巴瘤最常见部位为胃（40%～75%），其次为小肠（20%～30%）、回盲区（10%～20%）、结肠（10%）、食管（< 1%）[36]。在世界一些地区，如中东，继发于免疫增生性疾病的小肠淋巴瘤占胃肠道淋巴瘤的 70%。在小肠中，回肠是最常见的受累部位（60%～65%）。类癌以回肠为主，腺癌和胃癌以空肠为主。获得性免疫缺陷综合征与高级别 B 细胞淋巴瘤有关，而腹腔疾病与 T 细胞淋巴瘤有关。使用抗肿瘤坏死因子治疗后，克罗恩病患者患淋巴瘤的风险也略有增加[37, 38]。不良预后的预测因素包括 T 细胞类型、组织学级别高、肿瘤大小 > 10cm（图 45-11）、肿瘤穿孔[39, 40]。

与其他小肠恶性肿瘤一样，小肠淋巴瘤表现为非特异性症状。小肠淋巴瘤的几种影像学表现已被描述。最常见的发现是直径至少 2cm（图 45-11）的明显均匀强化的肠外肿块。这与类癌形成对照，类癌的原发肿瘤是肠内肿瘤，通常小于 2cm。与腺癌不同，腔狭窄或肠梗阻不是淋巴瘤的主要特征。与胃肠道间质瘤不同，邻近的中、大体积淋巴结病变常伴淋巴瘤。小肠淋巴瘤较少见的表现包括溃疡和中央坏死的外生肿块。由于肠系膜丛的浸润，可能引起管腔扩大。这一发现被称为肠动脉瘤扩张（图 45-12），也可在其他黏膜下肿瘤中发现，包括胃肠道间质瘤和黑色素瘤转移。淋巴瘤在 T_1 加权图像上显示低信号，在 T_2 加权图像上显示高信号。

小肠淋巴瘤局限于肠道或与邻近的淋巴结病变（分别为ⅠE 和ⅡE 期）有关，由于化疗可能导致穿孔，因此通常采用外科手术治疗（图 45-13）。大范围淋巴瘤的治疗没有标准化。管理决策可能从"等待并观察"无症状、低度滤泡淋巴瘤到联合化疗和利妥昔单抗。利妥昔单抗是一种嵌合、单克隆的抗 CD20 抗体，已被证明对在 90% 以上的病例中表达 CD20 受体的 B 细胞淋巴瘤有效。利妥昔单抗很少引起间质性肺炎，CT 上可误认为是肿瘤进展或胸部感染。

六、小肠转移

小肠转移通常偶发在已知的腹腔肿瘤患者。转移性肿瘤可通过腹腔内播散（最常见的播散途径）、血源性播散或淋巴通道累及小肠。血源性播散到小肠通常是由恶性黑色素瘤或乳腺癌或肺癌引起的。

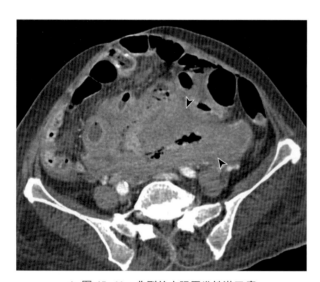

▲ 图 45-11　典型的小肠原发性淋巴瘤
一位 43 岁的腹腔疾病患者出现腹痛和不明原因的体重减轻。轴位 CT 显示一个大肿块（箭头），累及小肠中部的一长段。此肠外肿块均匀强化，未引起近端梗阻。病史提示怀疑小肠 T 细胞非霍奇金淋巴瘤。小肠非霍奇性淋巴瘤的特征还包括肠外生长、长段累及和无近端肠梗阻。T 细胞组织学和肿瘤大小是不良预后的特征

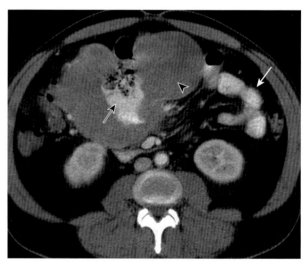

▲ 图 45-12　淋巴瘤肠管动脉瘤样扩张
这位 48 岁男性表现为腹痛和贫血。轴位 CT 显示一个 12cm 的小肠肿块（箭头），腔内充满口服造影剂和气体（黑箭），这一表现被称为动脉瘤样肠扩张。近端肠（白箭）通畅。患者为 B 细胞非霍奇金淋巴瘤

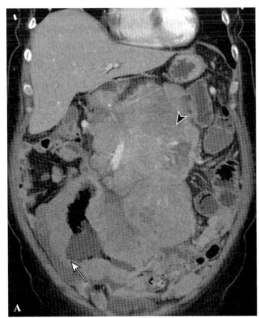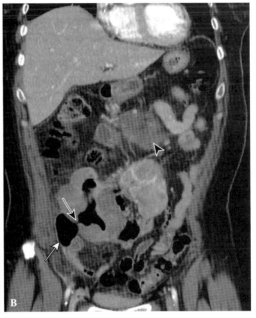

▲ 图 45-13 化疗导致小肠淋巴瘤穿孔风险

该 57 岁女性伴贫血。A. 冠状位重建显示广泛肠系膜淋巴结肿大（箭头）和大肿块累及回肠末端（箭）。受累肠壁呈偏心增厚。动脉瘤扩张导致管腔扩张。这个患者接受了化疗。B. 3 个月后因急腹症进行冠状位重建，显示腔外气囊（白箭）。回肠侧壁几乎不存在（黑箭），由于肿瘤快速溶解而穿孔。注意肠系膜肿大淋巴结（箭头）明显消退

尸检研究显示，多达 70% 的转移性黑色素瘤患者有小肠转移。一般来说，断层成像对这些转移灶的检测灵敏度较低。

在已知的恶性肿瘤和小肠梗阻患者中，主要考虑粘连、放疗导致的狭窄和转移。粘连表现为明显的移行狭窄区，通常位于腹膜前壁附近。结节性缺损或病灶强化的存在支持转移（图 45-14）。盆腔小肠襻不规则肠壁增厚与正常厚度的近端空肠支持放疗。然而，所有这些病变都具有重叠的成像表现。

七、总结

小肠肿瘤的诊断在过去的几年中并没有显著的改善，尽管在医学和外科治疗方面取得了进步，胶囊内镜的引入，以及诊断成像的改进。在大多数情况下，胶囊内镜在小肠黏膜病变的诊断上优于影像学技术。然而，影像学检查在诊断中有一个互补的作用，主要是更好地显示肠壁和邻近肠系膜。小肠造影或肠灌洗等专用 CT 和 MRI 技术应用于疑似小肠肿瘤的诊断，而不是小肠顺行 X 线造影或钡灌肠。

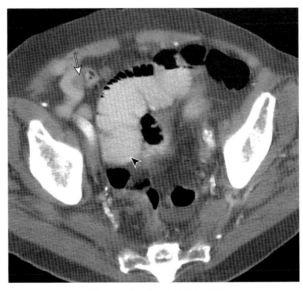

▲ 图 45-14 小肠转移引起梗阻

这位 81 岁的男性患有已知的恶性黑色素瘤并伴有肠梗阻。轴位 CT 显示小肠远端浆膜肿物（箭）伴肠上游扩张（箭头）。手术中发现多发性黑色素瘤转移

最理想的技术需要足够的小肠扩张，多相增强序列和多平面重建。利用肿瘤的位置、大小、肠外或肠内生长模式、增强模式和有无肠梗阻（表 45-1），通常可以通过影像学检查确定小肠肿瘤的类型。

第 46 章　小肠梗阻

Small Bowel Obstruction

Stephen E. Rubesin　Richard M. Gore　**著**

曲玉虹　**译**　王之龙　**校**

对于已知或怀疑有肠梗阻的患者，放射科医生须回答下列问题。

- 是肠梗阻吗？
- 如果是，梗阻的级别是多少？
- 梗阻的原因是什么？
- 梗阻的严重程度如何？
- 患者是否有闭襻或单纯梗阻（图 46-1）？
- 是否是绞窄性肠梗阻？
- 是否出现缺血改变？
- 是否需要立即手术，或者是否需要进行试验性保守治疗？

这些问题非常重要，因为临床结果可能具有误导性。约 88% 的部分小肠梗阻患者在 48h 内经保守治疗得以解决，37% 的缺血性小肠梗阻患者有不同的临床诊断。48% 的患者术前仅以临床为依据对绞窄进行诊断。本章的目的是为小肠梗阻的影像学思考提供一个工作分类。在描述小肠梗阻的原因后，本章将提出一种怀疑小肠梗阻的放射学方法（框 46-1）。

一、用于描述小肠梗阻和麻痹性肠梗阻的术语

小肠梗阻是一种症状，而不是一种疾病。小肠梗阻一词并不表示病因、严重程度或梗阻的预后。"肠梗阻"一词来源于希腊语，意思各不相同，有"扭曲""缠绕"或"卷起"之意[1]。肠梗阻一词是指肠腔扩张，但在此之前必须有一个限定词表明神经肌肉扩张或机械梗阻。功能性肠梗阻、麻痹性肠梗阻、功能性肠梗阻和无动力肠梗阻是等价的术语，它们表明肠道扩张是因为肠道运动异常，阻碍了黏液进入胃肠道。引起无力性肠梗阻的常见原因包括改变肠蠕动的药物（如麻醉药）、近期的腹部手术、肠缺血、腹膜炎、神经肌肉紊乱（如硬皮病）和内分泌紊乱（如糖尿病、甲状腺功能减退）。如果由于肠腔机械梗阻，肠黏液无法进入小肠，可以使用"小肠梗阻""机械肠梗阻"或"机械梗阻"。为了避免混淆，我们将只使用两个不同的术语——麻痹性肠梗阻和小肠梗阻。

单纯梗阻是指管腔部分或完全闭塞，但血流得以保留。狭窄或绞窄性梗阻意味着血流受阻，导致肠壁水肿、肠缺血，最终坏死穿孔。单纯性肠梗阻可以是完全性的（即无液体或气体越过阻塞部位）或不完全性梗阻（即一些液体和气体可以越过梗阻处）。在开环梗阻中，肠血流远端受阻，但近端肠襻开放，可通过呕吐或鼻胃插管减压。在闭襻梗阻时，流入和流出闭环的流体都被阻塞，导致流体在闭环内逐渐积聚（图 46-1）。

二、病理生理学

食物在胃和十二指肠消化后，进入空肠的大部分内容物处于流体状态。如果肠的神经肌肉功能保留，则大范围的管腔狭窄才会引起梗阻。狭窄可由外部疾病引起的管腔突然成角、扭结或压缩引起，腔内疾病、肠套叠和（或）腔内容物引起的梗阻。

一系列的生理因素导致液体在梗阻的小肠襻中

肠外病变	腔内病变
• 粘连	• 肿瘤浸润小肠壁
• 疝	－ 腺癌
－ 外部	－ 类癌肿瘤
◆ 腹股沟	－ 淋巴瘤（罕见）
◆ 股骨	－ 胃肠道间质瘤（罕见）
◆ 闭孔	• 炎症情况
◆ 坐骨	－ 克罗恩病
◆ 会阴	－ 结核
◆ 膀胱上	－ 氯化钾或非甾体消炎
◆ 半月线	药诱导的狭窄
◆ 腰椎	－ 嗜酸性胃肠炎
◆ 切口	• 血管性
◆ 脐	－ 放射性肠病
－ 内部	－ 缺血
◆ 十二指肠旁	• 血肿
◆ 网膜孔	－ 创伤后血肿
◆ 横膈（创伤）	－ 血小板减少症
◆ 肠系膜	－ 抗凝血药
◆ 髂窝	－ Henoch-Schönlein 紫
◆ 肠系膜外肿瘤	癜
• 淋巴瘤	• 先天性
－ 腹膜转移	－ 闭锁、束缚、狭窄
－ 类癌	－ 重复
－ 硬纤维瘤	－ Meckel 憩室
－ 脓肿	**管腔内的原因**
• 憩室炎	• 梗阻
－ 盆腔炎性疾病	• 胆石
－ 克罗恩病	• 结石
－ 动脉瘤	• 异物
• 血肿	• 蛔虫
• 子宫内膜异位	• 胎粪（囊性纤维化）
• 动脉瘤	• 肠套叠肿瘤
• 先天性	• 反转 Meckel 憩室
－ 环形胰腺	
－ Ladd 索带	

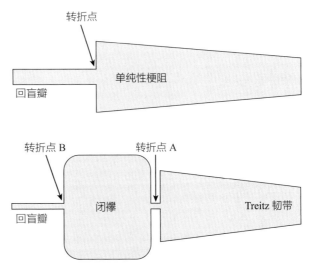

▲ 图 46-1 单纯性和闭襻性小肠梗阻

在单纯性小肠梗阻（单纯性）中，在转折点有单一的小肠管径不一致。有逐渐变细的扩张回到 Treitz 韧带。在闭环梗阻（闭襻性）中，肠的第一个转折点 A 和第二个转折点 B 之间的梗阻段明显扩张，有发生缺血的危险。有逐渐变细的扩张回到转折点 A 近端的 Treitz 韧带。超出转折点 B 水平的肠管塌陷。肠扩张程度不一致，大多数扩张在 A 和 B 之间，很少在 A 近端，并且在 B 远端塌陷

闭襻性梗阻中的停滞也会导致细菌过度生长，随后细菌侵入肠道导致进一步水肿和炎症。细菌毒素释放到血液循环中会引起休克[2]。

在小肠近端单纯性（开环梗阻），呕吐或插管可导致胃、胰腺和胆汁分泌减少。这些分泌物中电解质的丢失会导致脱水、代谢性碱中毒、低氧血症、低钾血症和低钠血症。涉及小肠远端的开环梗阻，只有少量的液体和电解质的变化是可见的，因为液体流失少。

三、症状

小肠近端梗阻的特点是频繁、大量、多胆汁性呕吐[2]。剧烈腹痛，但通常通过呕吐来缓解。腹胀和压痛最小，因为小肠是通过呕吐来减压。

在小肠远端单纯梗阻时，液体充满可扩张的小肠襻。因此，呕吐并不频繁，而且量也小。腹胀中至重度。

闭环梗阻时，即使梗阻远端，也可能出现反射性呕吐，可能没有腹胀。腹痛是进行性的，如果缺血发展为梗死和穿孔，腹痛可能迅速恶化。

逐渐积聚。管腔内压力升高刺激水和电解质分泌进入管腔[2]。血管活性肠多肽和各种前列腺素等激素的释放刺激上皮分泌，抑制体液再吸收[3-5]。酶降解腔内容物增加了腔内容物的渗透压，也将更多的液体吸入腔内。

闭环的腔内压力比开环的腔内压力大[2]，导致液体进一步分泌进入闭环。高的腔内压力最终会超过静脉压力，然后是毛细血管压力。血流量减少会导致潜在的层叠性水肿、小肠缺血、坏死和穿孔。

四、影像表现

本节讨论各种影像学检查在小肠梗阻患者中的作用。

（一）腹部 X 线片

腹部 X 线片历来是急腹症和疑似小肠梗阻的第一个影像学检查[5, 6]。许多临床怀疑急性小肠梗阻的成人接受手术是基于临床、体格检查和实验室检查结果，并结合腹部 X 线片。腹部影像学对小肠梗阻的诊断依赖于小肠扩张肠襻的显示（图 46-2），通过其平滑的管腔轮廓、环状襞和腹部的中心位置来确定。气液平面可能穿过整个管腔或呈气泡样被困在充满液体的肠襻顶部的褶皱之间，导致串珠样征象。在仰卧位片上可能看不到充满液体的肠襻，但在直立位或横卧位侧位片上可以识别。

腹部 X 线片对小肠梗阻的诊断准确性一般。在一系列研究中，腹部 X 线片对高级别梗阻的诊断敏感性为 86%，而对低级别梗阻的诊断敏感性仅为56%[7]。在另一些研究中，腹部 X 线片显示 78% 的患者有小肠梗阻[8]。如果呕吐或鼻胃管插管导致小肠襻减压，腹部 X 线片可漏诊梗阻。充满液体的肠襻（图 46-3）可能不可见，导致对梗阻级别的错误

诊断或错误描述。少数患者的腹部 X 线片可能是在液体和空气在肠腔内积聚并扩张小肠之前获得的。高达 44% 的患者被误诊为梗阻、麻痹性肠梗阻或食气性肠梗阻。75% 的患者梗阻程度可以准确预测[8]。

不幸的是，腹部 X 线片在提示绞窄的诊断方面很差[9, 10]。在绞窄性梗阻患者中，仅有 50% 的患者诊断为潜在的小肠梗阻[9, 10]，腹部 X 线片绞窄表现为扩张的小肠襻中有光滑、增厚的环状襞。平行于小肠壁或门静脉线性积气强烈提示缺血和梗死。闭襻性梗阻通常是不可见的，因为被液体填充。然而，一个扩张、充满液体的肠襻，在连续的腹部 X 线片上不改变位置或形状，表明为闭襻性梗阻。

（二）CT

由于腹部 X 线片的局限性，CT 已成为诊断小肠梗阻的首选影像学技术[11]。CT 在这些患者中具有重要作用，因为它易于获得、快速，并提供了一种全面、无创的方法来评估肠腔、肠壁以及邻近肠系膜和血管的活性。与钡剂研究相比，CT 不依靠口腹造影剂到达梗阻部位，而是利用梗阻附近的肠液勾勒出过渡区（图 46-3）[12]。因此，CT 已成为诊断各种疾病的首选影像学方式，包括麻痹性肠梗阻、急性或长期的高级别小肠梗阻、疑似绞窄或

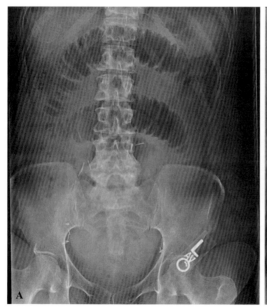
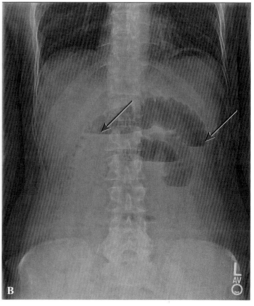

▲ 图 46-2　X 线片显示小肠梗阻
A. 仰卧位 X 线片显示弥漫性小肠扩张。B. 患者站立位 X 线片显示大量的气 - 液平面（箭）

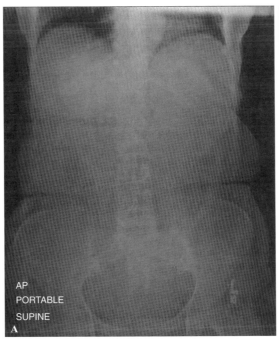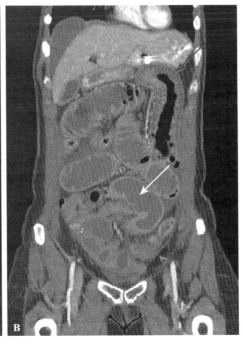

▲ 图 46-3　腹部 X 线片局限性

A. 仰卧位腹部 X 线片显示腹部无气体。B. 数小时后进行冠状位重建 CT 显示远端小肠梗阻伴充满液体的小肠襻（黄箭）和缺血性空肠襻（红箭），伴肠壁增厚。如果肠内充满液体，单纯的腹部 X 线片会误判小肠梗阻的存在和程度

穿孔，以及引起小肠梗阻的急性炎症过程，如阑尾炎、克罗恩病或憩室炎。CT 也是评估已知原发性肿瘤和怀疑转移性疾病导致小肠梗阻患者的最佳检查（图 46-4）。

CT 对高级别梗阻的诊断准确率接近 90%，而对低级别梗阻的诊断准确率仅为 50%[7]。CT 能准确预测 70%～95% 的患者梗阻原因[12-16]，常提示缺血和肠穿孔叠加。整个腹部由 CT 评估，提供了大量腹部 X 线照片无法显示的信息，如 CT 可以识别出小肠梗阻的多种病因，如类癌、腹腔或血行转移、克罗恩病、阑尾炎和憩室等[17]。

虽然 CT 是评估小肠梗阻患者的首要手段，但它也有局限性。如果不确定过渡区，很难将小肠无动力性肠梗阻与远端小肠梗阻区分开来[17]。即使能够在图像存档和通信系统工作站上滚动扫描，或者在任何平面上显示肠道，也很难确定小肠扩张过程中的过渡区位置。由于明显扩张的空肠可能会落入骨盆，而梗阻的回肠远端可能会旋转至左上腹，因此，在诊断梗阻与十二指肠 - 空肠交界处的距离时，腹腔过渡区定位并不准确。最后，虽然 CT 是一种很好的提示绞窄的技术，但它通常不能预测肠襻是

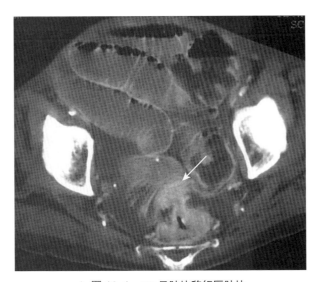

▲ 图 46-4　CT 示肿块移行区肿块

轴位盆腔 CT 图像显示回肠扩张。直肠乙状结肠癌（箭）侵犯回肠远端

否有可逆或不可逆的缺血，或受影响的小肠是否在手术中存活[18, 19]。异常的肠壁增厚或肠系膜充血也不一定能预测肠的手术生存能力。在缺血情况下，CT 表现为积气，提示肠壁黏膜完整性破坏，缺血。积气的 CT 表现通常可以预测不可逆的手术缺血，

但并不总是如此。CT 表现为腹腔游离气体或门静脉肠系膜气体的患者发生不可逆透壁坏死的可能性大于单纯积气患者。然而，CT 目前是疑为高级别或完全小肠梗阻、疑为绞窄、疑为炎症过程（如阑尾炎、克罗恩病）或疝气引起小肠梗阻的急症患者的首选 [20, 21]。

（三）钡剂检查

怀疑有小肠梗阻的患者可进行各种钡剂检查，包括小肠顺行 X 线造影、小肠造影（小肠灌肠）、钡剂灌肠，以及通过留置鼻胃管、鼻空肠管或空肠造瘘管进行的检查。

怀疑有小肠梗阻的患者使用钡是安全的，因为钡不会在梗阻病灶附近的小肠腔内形成结石。在梗阻患者中，小肠襻扩张时残留的液体阻止钡脱水和结块。钡也不会在升结肠近端形成结石。然而，由于水从硫酸钡悬浮液中被重新吸收，结块可能在结肠的其余部分形成。因此，对于结肠肝曲远端有阻塞性病变的患者，硫酸钡不应口服或经肠近端管给药，因为可能形成致密的钡石，并有含粪石性溃疡形成和穿孔的可能。如果对肠梗阻的位置有任何疑问，应在钡剂到达结肠梗阻部位近端前进行 CT 或钡剂灌肠。

在小肠梗阻的近端出现钡使手术更加危险，因为钡流入腹腔可能导致肉芽肿性腹膜炎。因此，一些外科医生要求小肠检查使用水溶性造影剂而不是钡。利用水溶性造影剂进行小肠顺行 X 线造影检查甚至被提倡作为改善小肠梗阻的一种治疗技术 [22]。

在小肠梗阻中使用高渗水溶性造影剂是有疑问的。这将液体吸入管腔，而治疗的目的是减压小肠。保留液稀释水溶性造影剂也可能导致影像学细节非常差，降低诊断小肠梗阻或显示梗阻部位和原因的能力。使用碘化等渗性口服造影剂可部分消除这些局限性。

小肠顺行 X 线造影和肠灌洗检查不推荐对高级别远端小肠梗阻患者使用。由于小肠扩张和小肠蠕动减少，钡剂可能需要过一段时间才能到达梗阻部位。通常情况下，必须获得 24h 随访的影像学图像，以显示高级别远端小肠梗阻的位置。此时钡悬浮液被稀释，过渡区解剖细节显示较差（图 46-5）。过渡区甚至可能被膨胀的钡填充的肠襻所掩盖。

如果需要对高级别小肠梗阻患者进行上述研究，事先使用内置吸引口的 Miller-Abbot 管、Cantor 管或肠灌肠导管是有帮助的 [23, 24]。小肠先减压，然后行顺行钡餐检查。

如果 CT 检查后需要更多的信息，对于高级别

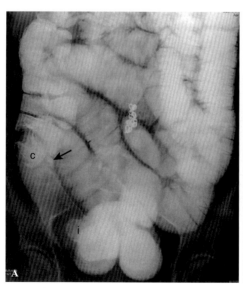
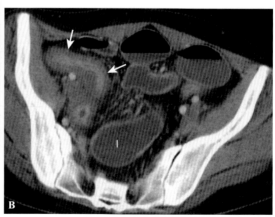

▲ 图 46-5　小肠顺行 X 线造影对过渡区表现不佳

一位 24 岁的女性患有急性腹痛和腹胀。A. 钡在 10h 后没有到达结肠。钡餐摄取 24h 后的摄片显示弥漫性小肠扩张。盲肠（c）和升结肠相对塌陷。回肠（i）和盲肠之间的间隙中钡（箭）最少。B. 盆腔轴位 CT 显示回肠扩张（I）和回肠远端厚壁（箭）。炎性绞痛包绕右侧充满对比物的髂外动脉。这个患者患克罗恩病

远端小肠梗阻患者，单对比钡剂灌肠并将钡剂回流至小肠梗阻部位往往优于顺行检查（图46-6）。静脉注射1mg胰高血糖素松弛回盲瓣后，85%的患者可将钡剂回流回肠远端。然后，钡通过灌肠袋加水逆行推入。这是一个很好的技术，可以很容易地看到盆腔回肠襻，甚至回肠近端或空肠远端。钡灌肠对回结肠吻合术患者也是一种很好的技术。钡剂逆行通过回结肠吻合术可显示小肠较长的长度，过渡区显示良好。对于有回肠造口或结肠造口的患者，也可以进行逆行回肠造口或结肠造口研究来诊断远端小肠梗阻。

小肠灌肠及小肠口服钡剂检查只适用于已知或怀疑有轻微肠梗阻的患者。对于高级别小肠梗阻、怀疑绞窄、怀疑穿孔或无动力肠梗阻的患者，不应进行肠灌洗。对于狭窄或肿瘤等小病灶，小肠灌洗优于小肠X线顺行造影。通过过度膨胀小肠腔，进行肠灌洗能显示出细微的粘连。梗阻是指空肠直径大于4cm，回肠直径大于3cm。延迟造影剂通过过渡区，稀释造影剂，以及使造影剂通过过渡区的通道最小化，就意味着高级别的梗阻。如果在过渡区造影剂延迟通过，则诊断为低级别梗阻。小肠顺行X线检查更符合生理学，然而，固有的小肠运动推动钡向下消化道，使传输时间的估计更准确。小肠口服钡剂检查对患者和检查人员来说也容易得多，但仅限于低级别或无小肠梗阻的情况。长病灶如克罗恩病和缺血（图46-7）在低级别梗阻患者的小肠X线造影中很容易表现出来。小肠X线顺行造影检查（特别是经口结肠镜检查）在显示回肠末端方面可能优于肠灌洗。

（四）其他检查

CT和MR灌肠造影是前几章讨论的插管技术[25]。与小肠粘连相似，这些技术对怀疑为高级别肠梗阻的患者没有作用。这些技术可能对类癌、放疗和腹膜转移有价值。只有在儿童和孕妇中，经腹超声和常规MR成像才能被认为是评估肠梗阻的主要成像方式[26, 27]。

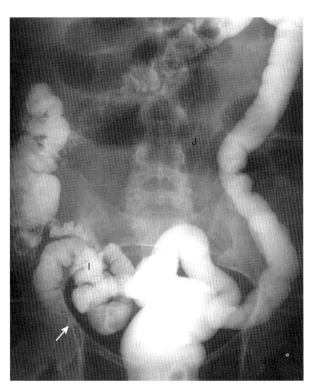

▲ 图46-6　钡灌肠显示腹股沟疝为高级别小肠梗阻的原因
空肠（J）扩张。钡回流至回肠远端（I），止于右腹股沟管内环（箭）

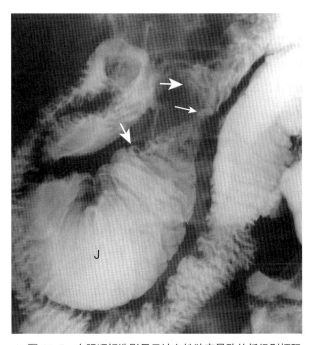

▲ 图46-7　小肠顺行造影显示缺血性狭窄导致的低级别梗阻
一个3cm的逐渐变窄（粗箭）有一个小的中央溃疡（细箭）和保留的皱褶。狭窄近端空肠（J）扩张［引自 From Rubesin SE, Furth EE：Differential diagnosis of small intestinal abnormalities with radiologic-pathologic explanation. In Herlinger H，Maglinte DD，Birnbaum BA（eds）：Clinical Imaging of the Small Intestine, 2nd ed. New York，Springer，1999，pp 527–566］

五、小肠梗阻的分类

（一）外源性病变

1. 粘连

粘连是小肠梗阻最常见的原因，约占 2/3 的病例 [28, 29]。大部分粘连形成于腹部手术后；10%～15% 的粘连是由先前或并发炎症引起的 [29]。有一小部分粘连被认为是先天性的。虽然 90% 以上的剖腹手术患者会形成粘连，但只有 5% 的剖腹手术患者会出现粘连性梗阻 [30]。

约 1% 的患者会在术后立即发生小肠梗阻。术后早期梗阻约 90% 由粘连引起（图 46-8），7% 由疝引起，其余与脓肿形成、肠套叠或技术因素有关 [31, 32]。

在小肠梗阻的诊断中，最重要的影像学表现是梗阻部位小肠由扩张向非扩张的突变。在钡剂检查中，在粘连带穿过肠腔的地方可以看到一个尖锐、直的或弯曲的边缘（图 46-9）。粘连本身可以表现

为狭窄、带状的影，在扩张的近端和塌陷的远端襻之间。肠可向粘连方向倾斜。光滑、薄的黏膜皱褶将被推向腔外黏附过程。肠管可能被完全切除，形成圆形、喙状或锋利的边缘。黏膜皱褶保留，未见黏膜结节或肿块。几个肠襻可以在接合处拉在一起，可能存在多索条或广泛粘连。多索条常与前切口部位前腹壁瘢痕形成有关。广泛粘连通常是由先前广泛的腹腔内炎症过程引起的，如外伤性穿孔、腹膜炎和术后脓肿。

CT 上通常看不到粘连。粘连的 CT 诊断是排除性诊断：小肠从扩张到塌陷，无明显原因（图

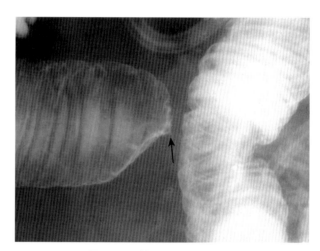

▲ 图 46-9　粘连导致完全小肠梗阻

突然喙状变窄（箭）表示小肠中部粘连性梗阻部位（图片由 Hans Herlinger, MD 提供）

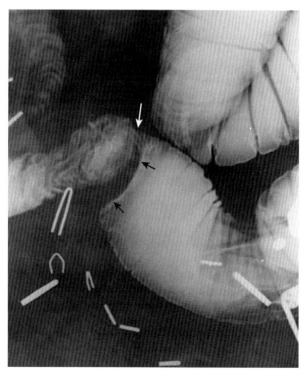

▲ 图 46-8　粘连性部分小肠梗阻

小肠灌肠的 X 线片显示一条长的线性透明线（黑箭），代表一条穿过回肠的粘连带。回肠局限性狭窄（白箭）。注意：小肠皱褶（白箭）保存在狭窄和扩张的肠近端带与肠远端带塌陷的区域

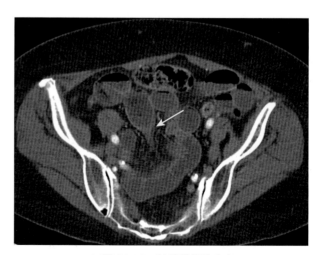

▲ 图 46-10　过渡带部位变窄

腹部轴位 CT 显示小肠扩张。在塌陷和梗阻的小肠之间有一个突变（箭），在梗阻近端表现为小肠粪便征

46-10）[33]，过渡区可能呈现圆形或喙状[13, 34]。其他异常可引起 CT 上无明显原因的转移区，包括原发性小肿瘤，如类癌、小的腹腔转移、短时期炎性、缺血性或药物相关狭窄[33]。粘连的 CT 诊断由既往剖腹手术史，但无腹膜播散性肿瘤（如卵巢癌）病史或已知的炎症性肠病史支持。粘连的 CT 诊断准确率为 70%～95%[7, 13-16, 35]。

2. 闭环阻塞和绞窄

闭环梗阻最常见的原因是单个粘连带、内部或外部疝或肠系膜撕裂[36, 37]。梗阻的肠襻逐渐膨胀并充满液体。梗阻的肠襻供血血管可能被粘连带或疝口压迫或被肠系膜扭转而阻塞；这两个过程都会导致绞窄。梗阻的肠襻的扩张和绞窄的风险取决于压缩或扭转的程度和阶段。

绞窄的影像学表现各不相同，取决于闭襻环和扭转的程度。最初，闭襻可能不会扩张。然而，普遍患者中，闭环扩张，充满液体，腔内气体很少或没有。如果闭襻平行于 CT 重建平面，则显示为 C 形或 U 形结构[38, 39]。如果闭襻图像垂直于重建平面，则呈现放射状形态，受累的肠系膜指向带或疝口（图 46-11）。进入和退出闭襻的回路并排放置，并在带或肠系膜撕裂的水平上变窄或变细[40]。当在横截面上成像时，入口或出口位置可能具有喙状外观。靠近闭环近端的小肠可扩张并充满液体，而靠近闭环远端的小肠可收缩。肠系膜血管呈放射状到梗阻点。

绞窄性梗阻表现为肠壁水肿、轻度至中度缺血、透壁梗死，最后是穿孔。CT 对闭襻梗阻绞窄的诊断灵敏度约为 90%[38]。CT 可显示低、正常或高密度的环形肠壁增厚。使用静脉注射造影剂后，壁增厚可表现为强化、延迟强化[41]或无强化[42]。增强 CT 扫描显示，高密度肠壁增厚提示出血伴缺血，无强化是血管阻塞的明显证据[42]。一种反映黏膜下水肿的黏膜下层低密度的壁层分层模式（靶征），可能表明从肠壁水肿到全层梗死的一系列病理变化。闭襻肠壁内的积气表现为黏膜撕裂和绞窄。腔内脱落的黏膜或碎片可能外观类似粪便。CT 不能完全预测肠道的存活能力，即使存在肠壁积气[42]。肠系膜静脉或门静脉系统中的积气高度提示肠管不能存活。

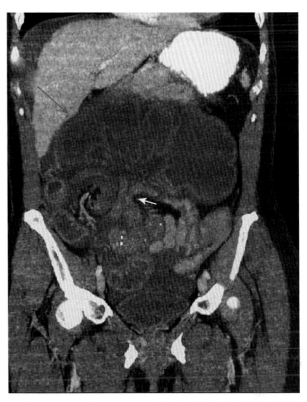

▲ 图 46-11　既往 Roux-en-Y 胃旁路术患者肠系膜内疝闭襻性梗阻

注意疝囊内明显扩张的空肠节段（红箭），在疝囊口汇合（黄箭），也存在腹水

如果闭襻被扭曲，肠系膜就会出现扭曲或旋转[43]。小肠肠系膜中的液体对缺血没有特异性，因为在单纯的小肠梗阻中，腹腔内液体是常见的。然而，肠系膜脂肪和大的肠系膜血管的模糊暗示了间质收缩，其结果分别反映肠系膜水肿和静脉充血，与肠系膜血管受压或扭转有关。

对于高度小肠梗阻和疑似闭环梗阻患者，不应进行小肠灌肠或小肠顺行 X 线造影。然而，在症状较轻的患者的钡剂检查中，偶尔会发现低级别、潜在的部分闭襻性梗阻（图 46-12）[44, 45]。当闭襻环在带下或通过疝时，流入和流出襻会受到相邻的光滑表面的压迫[44, 45]。扭转是指在梗阻处皱褶的扭转。部分闭襻内光滑、厚的环状襞提示水肿并可能伴有缺血。

3. 疝

疝发生在可预测的腹壁薄弱部位，内脏和皮肤之间只有筋膜和腹膜（图 46-13）。各种各样的内疝（图 46-14）发生在肠系膜和网膜薄弱部位、腹膜表面的正常开口、粘连或先天性带下[46-49]。在剖腹手术之前，疝是小肠梗阻最常见的病因。

疝的并发症包括嵌顿、梗阻和绞窄。嵌顿性疝不能复位，通常是由于疝囊粘连所致。并不总是需要紧急治疗，因为嵌顿并不等同于阻塞或绞窄。嵌顿不是放射学诊断，除非透视医师手动减小疝（表明没有嵌顿）或疝随患者位置的改变而收缩。嵌顿

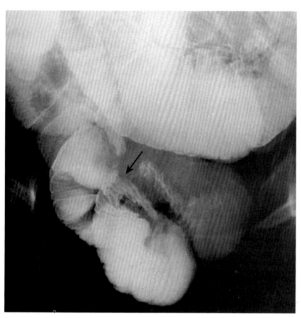

▲ 图 46-12　小肠造影显示部分闭环梗阻
小肠襻局部扩张。当它在粘连带下方进出时，肠襻突然成角度变窄（箭），皱襞被拉向小肠肠系膜

性疝引起小肠梗阻时，梗阻通常为高级别或完全梗阻[2]。绞窄是一种严重危及生命的并发症。绞窄性疝紧急且无法减轻。

腹股沟疝约占前腹壁疝的 80%，股骨疝仅占 5% 左右[2]。腹股沟疝男性较女性多见（7∶1），而股骨疝女性较男性多见（1.8∶1）[2]。大多数腹股沟疝患者腹股沟疝的病因为明显的鞘状突。这些疝气通常是由于妊娠、咳嗽、便秘、肥胖、前列腺增多或体力消耗引起的腹部压力升高所致。腹股沟疝可能是由于年龄、吸烟或胶原蛋白缺乏（如马方综合征、Ehlers-Danlos 和 Hunter-Hurler 综合征）导致的肌肉腱膜和筋膜的弱化而引起[2]。

直接腹股沟疝发生在 Hesselbach 三角区，腹股沟前上韧带为界，腹直肌为界，腹外侧血管为界，形成脐外侧皱褶。疝发生在腹膜和腹横筋膜覆盖的下方。腹股沟间接性疝（图 46-15）发生于腹股沟深环，位于腹股沟中央由腹壁下血管包围。因此，腹股沟间接疝位于腹壁下血管外侧，腹股沟直接疝位于腹壁下血管内侧。先天性腹股沟间接疝进入未闭阴道膜。腹股沟疝患者发生严重并发症的风险较低。

脐白线薄弱导致脐疝或脐旁疝（图 46-16）。大多数小儿脐疝是自发闭合的，但持续性的脐疝需要手术[2]。

腹壁疝也发生在白线缺陷，这些疝在男性中更

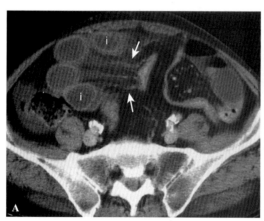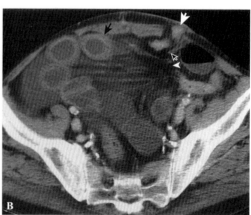

▲ 图 46-13　CT 扫描示半月线疝致闭环梗阻伴绞窄
A. 轴位图像显示 4 个肠襻（i 之间），肠系膜（箭）向中线方向辐射。小肠肠系膜的模糊是血管充血引起的。B. A 图尾侧轴位图像显示肠系膜向左侧前腹壁（箭头）辐射。呈放射状排列的肠壁增厚，呈分层状（黑箭），提示缺血引起的极少的黏膜下水肿。半月线疝（大白箭）中有一圈肠管。退出疝的肠襻突然成角（空心箭）。扭转的位置由空心箭和箭头所示。手术中，半月线疝的扭转导致不可逆的小肠缺血

为常见。20% 的患者可见多发疝。腹壁疝通常含有嵌顿性腹膜前脂肪，不含腹膜囊。胃疝并不常见。

造口旁疝的并发症并不常见。然而，50% 以上的结肠造口至少 5 年以上的患者会出现腹膜疝。

在半月线（Spigel 线）上方，每个内斜肌的腱膜分开环绕腹直肌，其后半部分连接同侧直肌后腹横肌的腱膜。在半月线以下，外斜肌和内斜肌的腱膜和腹横肌在直肌前通过。半月线疝发生在半月线以下，因为腹直肌和侧腹肌的交界处较弱，因为侧腹壁肌肉腱膜仅通过腹直肌前方。半月线疝通常小

（1～2cm），壁内，很少穿透外斜肌筋膜（图 46-17）。半月线疝包括大网膜、小肠或结肠。嵌顿和绞窄是常见的并发症。

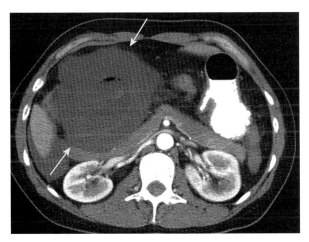

▲ 图 46-14　CT 显示右侧十二指肠旁内疝

右上腹疝囊（箭）有一簇空肠襻。这些肠襻灌注不良，在手术中发现不可逆的小肠缺血

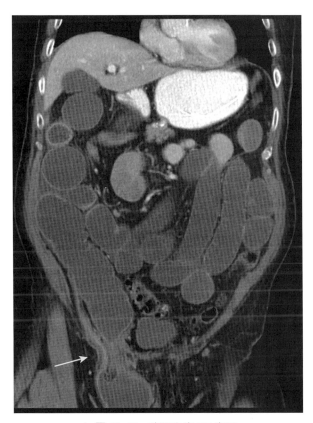

▲ 图 46-15　腹股沟疝 CT 表现

冠状重建图像显示右腹股沟疝（箭）引起远端回肠梗阻

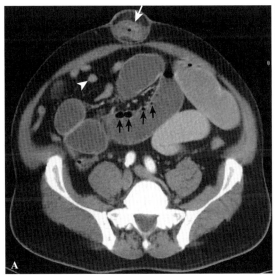

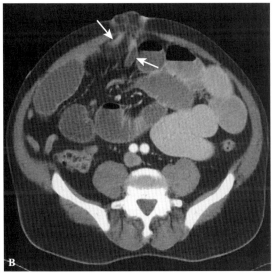

▲ 图 46-16　CT 显示脐疝致小肠梗阻、绞窄

A. 在脐疝内，一圈小肠厚增壁（白箭）。小肠扩张，充满液体。CT 类似一串珠样表现（黑箭）。梗阻远端小肠塌陷（箭头）。B. A 图尾侧轴位图像显示疝环（箭）进入和退出。脐疝的脂肪被填满。手术时疝囊内回肠出现不可逆的缺血

Richter 疝是一种只有肠壁进入疝气的疝气。受累肠壁可能出现缺血性或坏疽。

闭孔由闭孔内肌和闭孔外肌覆盖。闭孔窝的小上外侧角在闭孔神经和血管穿透的部位被削弱。闭孔疝发生在上外侧（图 46-18）。

CT 和钡剂检查可显示肠襻进入和退出疝时受到平滑的锥形压迫，狭窄程度由管腔开口的宽度决定（图 46-19）[50]。小肠疝近端扩张，表明进入部位有压迫或扭转引起的梗阻。疝本身的肠襻扩张提示流出襻梗阻。绞窄的影像学表现与粘连性梗阻相似。乙状结肠常见于左侧腹股沟疝，回肠远端常进

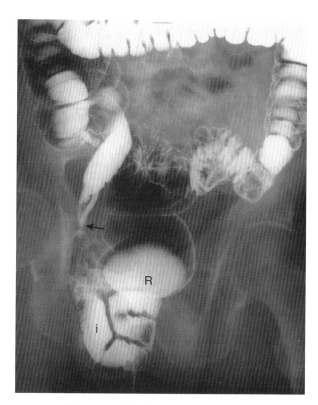

▲ **图 46-19　右侧腹股沟疝，包括回肠和阑尾**
钡剂灌肠的俯视图，中心比平时低，显示回肠（i）在直肠壶腹（R）的下方和右侧。阑尾（箭）尖端进入右侧腹股沟管（引自 Forbes A, Misiewicz JJ, Compton CC, et al: Atlas of Clinical Gastroenterology, 3rd ed. Edinburgh, Elsevier Mosby, 2005）

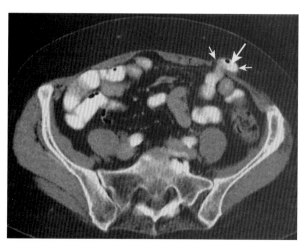

▲ **图 46-17　壁内半月线疝**
回肠襻（大箭）刚好位于左侧直肌鞘外侧（r）。疝是壁内的，被外斜肌筋膜覆盖（小箭）

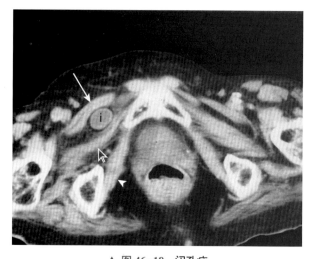

▲ **图 46-18　闭孔疝**
轴向骨盆 CT 扫描显示回肠（i）襻之间的耻骨肌（长箭）和外闭孔肌（短箭）。闭孔内肌由箭头识别

入右侧腹股沟疝，盲肠和阑尾也可拉入右侧腹股沟疝。在钡剂检查中，侧位或倾斜的视图对于显示中线（图 46-20）或闭孔疝非常有帮助。垂直视图或 Valsalva 动作期间的视图有助于在透视显示骨盆疝。同样的，当患者进行 Valsalva 操作时，侧视图可以在 CT 上显示前腹壁疝[51]。

4. 肠系膜或腹膜后的外源性肿瘤

各种各样的肿瘤、炎症或肠外血管性肿块可能引起小肠梗阻。这些肿块压迫肠腔，并通过累及肠系膜和腹膜表面的结缔组织增生反应扭曲肠腔。

最常见的憩室炎症的扩散是乙状结肠憩室炎，可继发影响小肠。炎症过程可引起无动力肠梗阻或小肠梗阻。

累及小肠肠系膜的癌性疾病通常是由女性卵巢癌以及男性和女性腹膜附近器官（包括胃、胰腺、结肠和肝脏）产生的肿瘤引起的。癌变经常为多灶性，发生于腹腔内腹水积聚的相关部位（包括

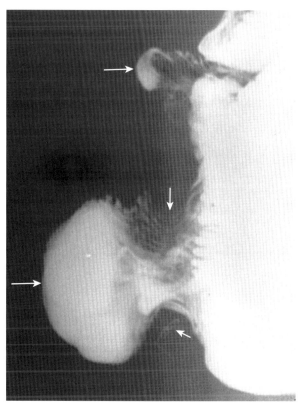

▲ 图 46-20 侧位切口疝

小肠顺行 X 线造影显示小肠襻（大箭）穿过前腹壁的预期位置（由钢丝缝合确定，小箭）。下疝囊颈处可见轻度、平滑压迫下疝环，同时保留正常皱褶（中等大小的箭）

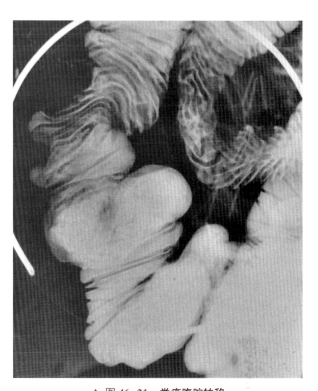

▲ 图 46-21 类癌腹腔转移

小肠顺行 X 线造影右下象限的点片示一些外在的肿块压痕和皱襞的拴系

回肠远端肠系膜边界、盲肠内侧基底、乙状结肠肠系膜、直肠旁窝、直肠膀胱或直肠腔）[52]。癌变产生广泛的纤维变性反应，表现为外源性肿块效应（图 46-21）、小肠襻成角、管腔狭窄和 CT 或钡检查中皱褶的拴系[53, 54]。CT 可显示腹水或腹膜种植在肝脏、腹膜、大网膜或肠系膜表面。CT 也可显示引起腹水的潜在恶性肿瘤。类癌、分枝杆菌感染和硬纤维瘤可能与腹腔转移相似。腹膜后淋巴结转移或淋巴瘤可继发浸润小肠肠系膜，引起小肠梗阻。腹膜后淋巴结浸润也可能类似于腹膜内转移，伴有肿块效应和邻近肠管的增生性拴系。

小的类癌肿瘤通常表现为表面光滑，黏膜下肿物直径 1～2cm[53]。然而，一旦类癌肿瘤浸润小肠壁或邻近肠系膜的深层，在影像学检查中，它们可能与腹腔内转移无法区分。强烈的纤维增生性反应导致肠壁的局部或多灶性成角化、管腔狭窄，黏膜皱褶向肿物一侧束缚[53]。由于浸润性类癌均位于

回肠远端，且可多灶性，因此钡剂检查无法区分浸润性类癌与腹腔转移癌。然而，CT 显示大的肠系膜中心淋巴结转移（钙化 50%）几乎可以诊断类癌（图 46-22）[55]。

原发性小肠非霍奇金淋巴瘤通常不会引起梗阻，因为它是一种软性肿瘤，只会使管腔变窄[56]。然而，非霍奇金淋巴瘤起源于肠系膜淋巴结或从后腹膜延伸至小肠肠系膜，由于肿瘤浸润和管腔狭窄，可引起小肠梗阻（图 46-23）[56]。

肠内重复畸形可能压迫小肠襻并导致梗阻，重复通常位于回肠远端肠系膜边缘。因此，钡剂检查可能显示在回肠远端肠系膜边缘有一外在肿块。与邻近小肠腔的沟通是不常见的。典型的 CT 表现为在受累肠襻系膜边缘软组织肿块或液体密度。

腹主动脉或髂血管的动脉瘤缓慢渗漏或这些动脉瘤的手术也可能引起促纤维增生反应。这可能会导致小肠襻扭曲和变窄，导致部分性甚至严重的小肠梗阻。

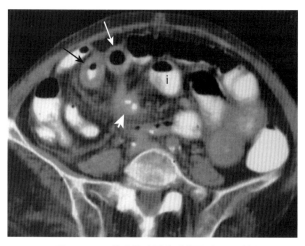

▲ 图 46-22 **类癌肿瘤致部分梗阻和回肠缺血**

骨盆轴位 CT 显示回肠扩张（i），但结肠造影显示部分小肠梗阻。小肠肠系膜根部可见 2cm 中央钙化肿块（粗箭），从回肠向肿块放射出较厚的肿瘤束。两个回肠襻（细箭）的肠壁均匀增厚。在手术中，回肠的缺血改变与类癌相关，这些类癌已经扩散到小肠肠系膜的根部（引自 Rubesin SE: Small bowel tumors. Contemp Diagnost Radiol 27: 1-6, 2004）

（二）壁内病变

内源性肿瘤或浸润黏膜下层和固有肌层的炎症过程可通过缩小受影响小肠的管腔而引起梗阻。由于小肠内容物为液体，因此需要明显的环形腔狭窄来阻塞小肠。收缩性病变包括原发性腺癌、克罗恩病和放射性肠病。息肉样病变的小肠也可能引起肠套叠阻塞。

1. 原发性肿瘤

小肠腺癌易发生于十二指肠第二至第四部分和空肠近端。当小肠腺癌患者临床表现为梗阻时，这些肿瘤几乎都处于晚期。钡剂检查可发现短环形狭窄，边缘呈结节状（图 46-24）[53]。病灶中央可见结节或溃疡。肿瘤质硬，不因手动压迫或蠕动而改变形状。原发性肿瘤可能与环状腹腔转移或粘连带相混淆。然而，腹腔内转移主要位于小肠远端，肠壁呈角，黏膜皱襞呈分叶状和索条状而不是结节状

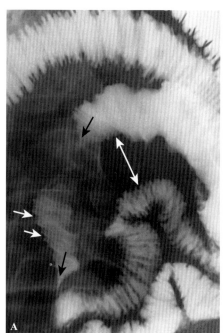

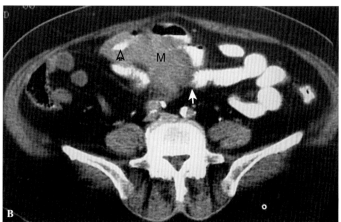

▲ 图 46-23 **Non-Hodgkin's lymphoma secondarily arising in the small bowel mesenteric lymph nodes, partially obstructing the small intestine**

A. Overhead image from enteroclysis shows that pelvic ileal loops are separated (*double arrow*) by a presumptive mass in the small bowel mesentery. The small bowel is narrowed, tapered, and partially obstructed at several sites (*black arrows*). Thick small bowel folds (*white arrows*) could be the result of ischemia caused by venous or lymphatic obstruction in the mesentery or direct tumor invasion. B. CT clarifies the radiographic findings. Separation of bowel loops is caused by a large, homogeneous mesenteric mass (M). A loop of intestine is tapered and partially obstructed (*arrow*). The tumor circumferentially infiltrates one intestinal loop (*open arrow*), accounting for the thick folds seen on the enteroclysis. (*A from Rubesin SE, Gilchrist AM, Bronner M, et al: Non-Hodgkin lymphoma of the small intestine. RadioGraphics 10: 985–998, 1990.*)

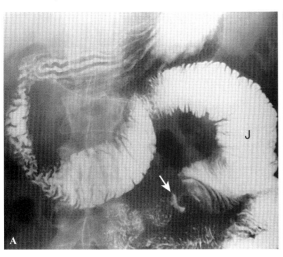 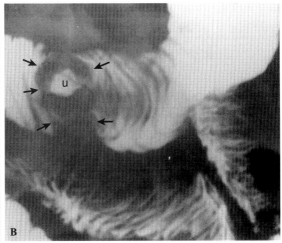

▲ 图 46-24 空肠腺癌引起部分小肠梗阻

A. 上消化道造影显示十二指肠远端和空肠（J）近端扩张至 3cm 局限性溃疡病灶（箭）。B. 点 X 线片显示中央溃疡（u）的环周肿块（黑箭）。本病例是十二指肠远端扩张时上消化道造影检查转变为小肠检查的一个例子

（图 46-25）[57]。粘连带可在管腔环周狭窄，但黏膜光滑，皱褶被拴住，而不是结节状（图 46-26）[58]。

　　原发性小肠淋巴瘤很少引起梗阻，因为它是一种浸润性肿瘤，破坏肌壁，但不引起纤维增生性反应。原发性淋巴瘤通常引起小肠局灶性扩张[56]。即使原发性淋巴瘤是周向的，管腔狭窄，高级别梗阻也是不常见的，因为这些肿瘤具有柔软的细胞特性。

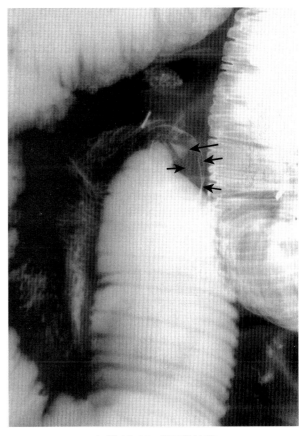

▲ 图 46-26 环周粘连带

小肠造影的 X 线片显示在过渡区有尖角样（长箭）。肠成角的远端是紧密的（短箭），但整个区域都有褶皱（由 Hans Herlinger，MD 提供）

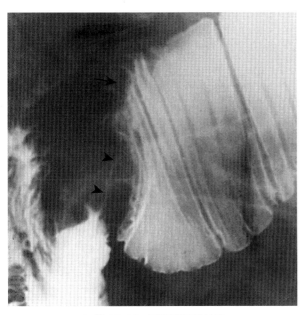

▲ 图 46-25 结肠癌环状转移

小肠造影显示一短环形病灶并有薄管腔（箭头）。虽然近端边缘突兀，但褶皱被保留并拴系（箭）

2. 炎症情况

克罗恩病的晚期狭窄期可引起局部肠梗阻的反复发作。虽然高级别梗阻并不常见，但小肠梗阻是克罗恩病患者最常见的手术指征[59]。在钡剂检查（图 46-27）或 CT 检查（图 46-28）中发现管腔狭窄时，狭窄可能是由水肿、痉挛、炎症、纤维化或少数情况下由癌引起的。狭窄的直径可能在检查过程中或延迟图像上改变。严重的管腔狭窄称为弦征。在这种情况下，使用甲氧氯普胺或大量给予肠造影的造影剂压力可能会不同程度地扩大管腔，显示溃疡结节型。钡剂检查或 CT 检查发现梗阻时，造影剂延迟通过病变节段，伴小肠近端扩张[60-62]。肠壁增厚或肠系膜局部浸润无助于 CT 诊断梗阻，抵抗肠道灌肠压力的狭窄可能需要手术。

其他引起小肠梗阻的原发性炎性病因很少见。像耶尔森菌病这样的急性感染很少引起小肠梗阻，因为急性炎症过程愈合而无纤维化。结核在西方国家很少见，但在从亚洲回返的旅客或移民中可见到[63]。结核可产生与克罗恩病相同的影像学特征，但盲肠和升结肠的病变往往比回肠末端更为严重。

结核患者也可能有扩张的回盲瓣，而不是克罗恩病中常见的狭窄的回盲瓣。回肠结核的确诊需要培养和活检标本。

白塞病与克罗恩病相似，但贝赫切特病的溃疡往往更大、更深。局灶性穿孔伴腹膜反应在贝赫切特病中并不少见。盲肠癌和回盲瓣淋巴瘤侵犯回肠末端也可类似克罗恩病[53]。

3. 血管疾病

辐射性肠炎：由于浆膜炎和粘连、壁纤维化和运动障碍的共同作用，放射性肠病可引起轻度到中度的小肠梗阻。这些变化通常局限于先前存在放射部位，通常在盆腔区域。钡剂检查显示黏膜下水肿和纤维化表现为横过小肠腔的平滑、直、平行的厚皱襞（图 46-29）[53]。钡填充在褶皱之间的压缩空隙可能会导致空隙间的尖刺。黏膜下纤维化也可使受累肠管腔变窄。辐射诱导的浆液炎和粘连导致肠襻的固定和成角以及皱褶的拴系，类似于任何外来粘连过程[64]。CT 可显示肠壁及皱褶增厚，黏膜下水肿为靶征（图 46-30）[65]。放射性浆液炎引起

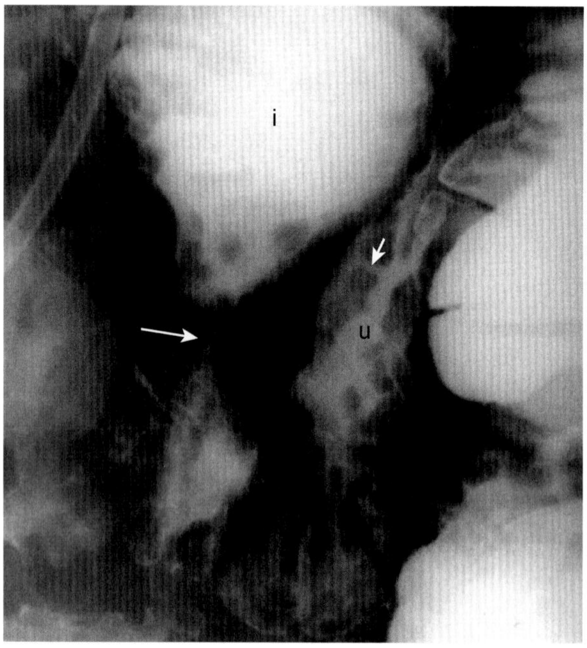

▲ 图 46-27 克罗恩病致小肠部分梗阻

小肠灌肠造影显示回肠扩张（i）近端 1cm 长，腔径 1mm 狭窄（长箭）。溃疡结节样（鹅卵石状，u）在回肠远端可见狭窄，表现为横向和纵向充满钡、刀状裂隙或溃疡（短箭），分隔相对游离的黏膜的多边形岛（由 Hans Herlinger, MD 提供）

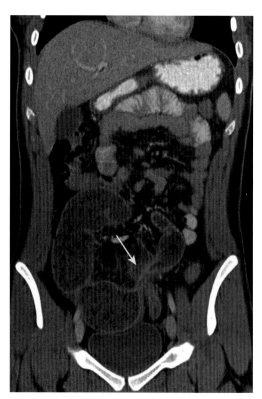

▲ 图 46-28 克罗恩病引起部分小肠梗阻

冠状位重建 CT 图像显示回肠中部狭窄（箭），近端扩张，有小肠粪便征

的小肠梗阻是由小肠近端扩张伴角状襻引起的（图46-30B）。小肠进入放射部位处可能形成粘连带，放疗后6个月或更长时间内可能出现平滑、锥形狭窄（图46-31）。手术治疗放射性肠病并非没有风险，因为这些患者可能会出现术后瘘和肠襻间脓肿 [2]。

腹部钝器损伤（通常是安全带损伤）可能导致肠壁血肿或缺血愈合后形成狭窄，但大多数血肿经保守治疗后无后遗症 [66]。肠肠吻合术部位发生狭窄（图46-32），可能是缺血、纤维化愈合前漏或手术技术所致。

与使用非甾体抗炎药或氯化钾片有关的急性炎症、缺血和溃疡也可能导致狭窄形成 [67]。在这些病例中，钡剂检查可能显示伴有小中心开口的环状狭窄（图46-33）。

（三）腔内病变

胆结石、粪石、异物、胎粪和缠结的蛔虫可堵塞小肠腔，引起梗阻。

胆结石引起的小肠梗阻（也称为胆结石肠梗阻）常见于老年患者，尤其是女性。胆结石可以通过胆囊或胆管壁侵蚀进入小肠或结肠。大部分瘘管从胆囊窝延伸至十二指肠。胆结石通过消化道可能导致大的胆结石滞留在小肠，回肠末端和乙状结肠最狭窄的部分。只有约15%的患者在腹部X线片上可以看到钙化的异位性胆结石。CT能很好地显现钙化胆结石（图46-34），它是小肠或结肠梗阻的主要原因 [68]。典型的Rigler三联征包括钙化的胆结石、萎缩的胆囊或胆道树内的气体以及小肠梗阻，仅在少数X线片患者中可见 [69]，但CT能更好展现。在一些患者中，胆结石可在小肠的后续检查中被发现，表现为在扩张和未扩张的小肠之间的过渡部位钙化或非钙化的腔内放射性充盈缺损。

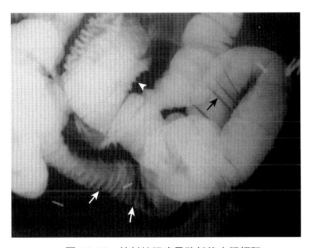

▲ 图46-29 放射性肠病导致低位小肠梗阻
小肠造影显示盆腔回肠深环内平滑、增厚的皱褶（白箭）。皱褶呈轻微成角，提示放射性浆膜炎。在剖面图中，增粗肠襻之间的空间有一个尖刺状的外观（箭头），即所谓的间隙尖刺。附近的肠襻有顶部正常大小的皱褶（黑箭）做比较

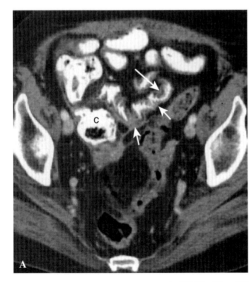
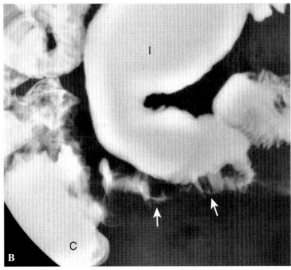

▲ 图46-30 引起低位小肠梗阻的放射性肠病
A. 通过骨盆的轴位CT显示回肠末端成角和壁增厚（短箭）。在一些区域，黏膜下水肿引起的肠壁分层模式很明显（长箭），盲肠（c）被识别。B. 小肠顺行X线造影示末端回肠成角和平滑的厚皱褶（箭）。靠近放射改变的回肠（I）扩张

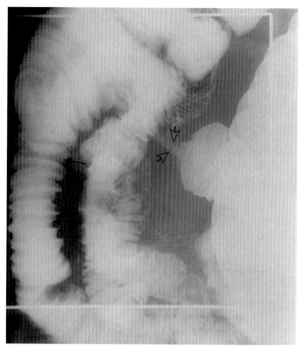

▲ 图 46-31　放射性狭窄

放射区域的边缘有一个 2cm 长的平滑狭窄（空心箭）。垂直于肠纵轴的平滑厚直皱褶（箭）是由黏膜下水肿或纤维化引起的典型影像表现

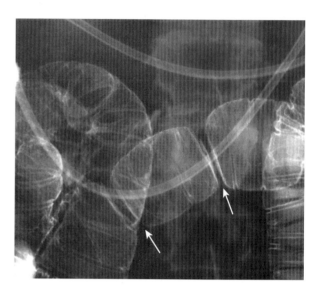

▲ 图 46-33　与非甾体抗炎药使用有关的环状狭窄

小肠造影显示空肠有两个环状狭窄（箭）（由 Arunas Gasparitis, MD, Chicago 提供）

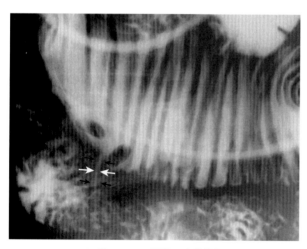

▲ 图 46-32　肠造口高位梗阻

有一个 1～2mm 宽，充满钡的表现为两侧肠肠吻合术（箭）。梗阻近端空肠扩张

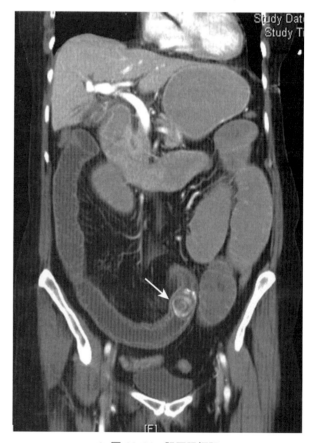

▲ 图 46-34　胆石肠梗阻

冠状位 CT 扫描显示梗阻性钙化的腔内胆结石（箭）

　　异物在小肠的撞击比异物在咽或食管的撞击要少得多[70]。异物引起的小肠梗阻通常发生在精神病患者或精神障碍患者或毒品走私者身上。有些人吃不消化的食物，如柿子，会引起小肠结石[71]。这些患者通常进行部分胃切除术或胃肠吻合术并且可能

有潜在的阻塞性病变。胶囊内镜检查时使用的照相机可能卡在梗阻的小肠病变后面。

在囊性纤维化的成人中，肠内容物浓缩可能引起小肠梗阻（等效于胎粪肠阻塞）。这些患者可能有胰腺酶补充剂摄入量减少或麻醉药使用史。

（四）肠套叠

不同的外在、内在和腔内过程导致小肠套叠。小肠的一环，肠系膜的一部分进入远端肠段的管腔。内推进段称为肠套叠套入部，外接受段称为肠套叠鞘部。大多数肠套叠是非阻塞性的、短暂的肠套叠，在腹部 CT 检查中由于其他原因而检测不到[72, 73]。非阻塞性短暂性肠套叠也见于与运动障碍相关的小肠疾病，如硬皮病或乳糜泻。良性或恶性息肉样肿瘤是成人小肠肠套叠最常见的病因[74]。在术后患者中，肠套可能与缝合线、粘连或肠管有关[75]。

钡剂检查通常显示一个狭窄、锥形、充满钡的通道，勾勒出肠套叠的管腔（图 46-35）[53]。如果钡在肠套叠的外壁和肠套叠的黏膜表面之间回流，

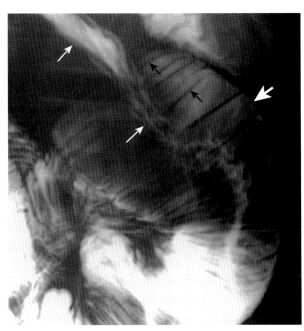

▲ 图 46-35　粘连所致空肠套叠
肠套叠的管腔狭窄，由钡（长白箭）勾勒。钡在肠套叠的浆膜表面和肠套叠的黏膜表面之间逆行回流（粗白箭）。钡包覆于肠黏膜表面，显示黏膜皱褶（黑箭），即所谓的弹簧圈征。手术中，肠套叠发生在粘连部位

肠套叠的黏膜皱褶将表现为垂直于肠纵轴的平行皱褶。这就是所谓的弹簧圈征。弹簧圈皱襞较正常小肠皱襞厚，提示黏膜及黏膜下水肿，淋巴或静脉充血。如果肠套叠是由潜在的肿瘤引起的，可以确定息肉样病变引导点。钡填满引导点间隙意味着肿瘤是黏膜病变，如腺瘤或错构瘤。相反，一个圆形、表面光滑的息肉样引导点提示黏膜下病变，如脂肪瘤或转移性黑色素瘤。

小肠套叠在 CT 上表现为一对软组织同心环，在外环内有一个偏心部位的脂肪衰减区[76, 77]。软组织外环代表肠套叠鞘部，而软组织内环代表肠套叠套入部。位于中心位置的脂肪代表套叠肠的肠系膜（图 46-36）。浸润性肠系膜内的血管可见点状点或软组织的细而波状或造影剂密度。如果肠壁增厚，应考虑肠壁水肿和缺血的可能性[78]。梗阻表现为小肠近端扩张至肠套叠并远端小肠塌陷。

临床病史有助于对小肠套叠患者的评价。大多数以转移性黑色素瘤为先导的患者都有手术切除皮肤黑色素瘤的病史。一些转移性黑素瘤相关肠套叠患者表现为肠套叠症状为其疾病的最初表现[78]。Peutz-Jeghers 综合征是一种常染色体显性障碍，大多数患者有家族病史。然而，45% 的 Peutz-Jeghers 综合征是自发突变，因此这些患者最初可能出现与小肠错构瘤相关的症状。大多数 Peutz-Jeghers 综合征患者嘴唇、口腔黏膜、面部或四肢有色素病变[79]。然而，在非洲或亚洲血统的患者中，色素病变可能被忽视，其可能表现为错构瘤肠套叠所引起的出血或腹痛。

肠套叠的位置对不同组织学类型息肉的鉴别价值不大。Peutz-Jeghers 息肉和腺瘤通常位于空肠近端，而间质瘤、转移性黑色素瘤和脂肪瘤在小肠的分布相对均匀。

当小肠肠套叠发生时，在引导点病灶的间隙填满钡，提示黏膜源性肿瘤，如 Peutz-Jeghers 息肉或腺瘤。平滑圆润，但中央有脐状或溃疡息肉样病灶通常是黏膜下肿瘤，如间质瘤或转移性黑色素瘤。超过 50% 的黑色素瘤转移患者有中央脐部或溃疡[80]。软性黑色素瘤转移引起的肠套叠，可能是间歇性的，也可能不会引起梗阻。空肠或中段小肠多发息肉样肿瘤应提示诊断 Peutz-Jeghers 综合征或

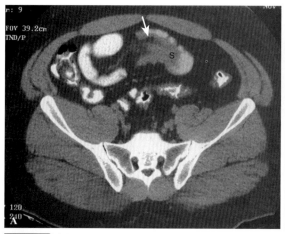
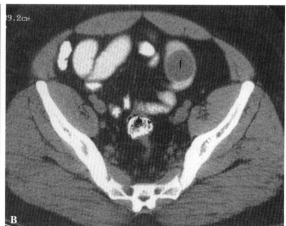

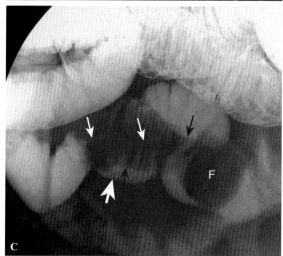

▲ 图 46-36　引起肠套叠的炎性纤维息肉

A. 经骨盆轴位 CT 扫描显示息肉蒂在回肠腔内。肠系膜（白箭）被拉入管腔。B. 图像从底到 A 层显示了一个圆的软组织密度的腔内肿块（f）。C. 小肠造影的 X 线片显示的息肉（F），息肉的蒂（长黑箭），套入部的官腔（细白箭），套入部浆膜表面（短黑箭）和逆行钡流入肠套叠鞘部（粗白箭）（C 图引自 Rubesin SE: Small bowel tumors. Contemp Diagnost Radiol 27: 1–6, 2004）

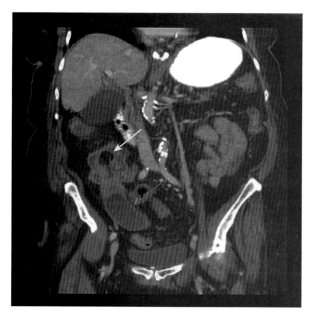

▲ 图 46-37　回肠脂肪瘤引起的回结肠肠套叠

冠状位重建图像显示肠套叠脂肪密度的脂肪瘤（黄箭）引起回肠远端扩张（红箭）

转移，尤其是恶性黑色素瘤。脂肪瘤表面光滑、柔韧，CT 上常为带蒂病变，脂肪密度（图 46–37）。脂肪瘤的脂肪应该与肠套叠息肉的肠系膜内陷区分开来。炎性纤维息肉通常位于回肠远端。茎长有蒂息肉，通常为炎性纤维瘤息肉、脂肪瘤或反向 Meckel 憩室（图 46–38）[81, 82]。肠套叠的其他病因包括过敏性紫癜、淋巴瘤、血肿和肠系膜淋巴结病。艾滋病患者肠套叠的病因包括 B 细胞淋巴瘤、卡波西肉瘤、肠系膜淋巴结病、淋巴样增生和肠道动力障碍[83–85]。

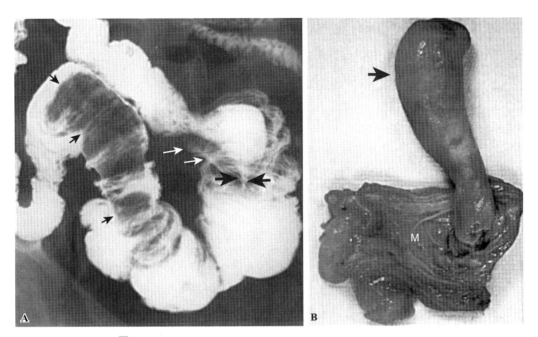

▲ 图 46-38　**Inverted Meckel's diverticulum causing intussusception**

A. Spot radiograph from a small bowel follow–through shows a tapered narrowing of the ileum (*large black arrows*) at the narrowest point of the intussusceptum. The mucosa of the intussuscipiens is outlined by refluxed barium (*white arrows*). B. Specimen photograph of the Meckel's diverticulum. There is a long polypoid intraluminal filling defect, which is the invaginated Meckel's diverticulum (M). (*From Rubesin SE, Herlinger H, DeGaeta L: Interlude: Test your skills. Radiology 176:636, 644, 1990.*)

第 47 章　小肠血管疾病

Vascular Disorders of the Small Intestine

Siva P. Raman　Karen M. Horton　Elliot K. Fishman　**著**

曲玉虹　**译**　　王之龙　**校**

小肠异常仍然是临床医生和放射科医生的重大的诊断挑战。临床医生历来难以诊断出许多小肠疾病，因为患者通常只有腹痛、体重减轻或贫血等非特异性症状。因此，在大多数情况下，小肠病理的诊断高度依赖于放射科医生。虽然传统上许多小肠疾病的诊断以钡剂检查为主，但由于其仅能显示肠腔，且对肠外疾病所知甚少，故其局限性已被证实。CT 自 20 世纪 70 年代末问世以来，已被证明对小肠的评估非常有用，并已被用于评估小肠梗阻和克罗恩病等常规情况。然而，在过去的 10 年中，CT 在诊断包括小肠血管疾病在内的各种更细微的肠道疾病方面发挥了更大的作用。

小肠血管疾病包括多种情况，主要影响肠系膜血管系统。传统上，这些疾病很难通过影像学诊断，最终需要血管造影或手术来做出正确的诊断。随着多探测器 CT 的引入以及复杂的三维成像工具的发展，在同一个检查小肠血管和小肠成像成为可能，为怀疑各种小肠血管疾病的患者提供了一个全面的评估。

本章将回顾小肠各种血管疾病的影像学现状，包括肠系膜缺血和梗死、血管炎、动脉瘤、急性小肠出血和放射性肠炎。虽然将讨论各种成像方式，但本章将集中讨论如何使用多层螺旋 CT 和三维成像来诊断这些情况。

一、计算机断层扫描成像

在过去的 10 年中，随着 64、128 和 256 排 CT 技术的发展，以及最近的双源扫描仪的发展，CT 技术得到了显著的改进。这些最新的扫描仪可以显著提高空间和时间分辨率，在动脉增强峰值时可靠地获取血管造影图像，并减少与运动相关的伪影[1]。这些技术的进步，除了提高了传统轴向图像的质量和多平面重构，还提高了创建真正各向同性数据集的能力，极大地促进了三维重构的创建。这些技术的改进，加上最新的 3D 软件包和 CT 协议的改进，可以获得小肠、小肠肠系膜和肠系膜血管的高分辨率图像，基本上不需要任何其他成像方式。

当怀疑小肠有血管病变时，CT 检查必须明确重点，以优化对小肠的评价。在静脉注射造影剂之前，大多数患者给予中性口服造影剂［如硫酸钡（VoLumen，E-Z-EM，New York）］以最大限度地扩张小肠，尽管在少数精选病例（如怀疑急性胃肠出血）中未给予口服造影剂。值得注意的是，阳性造影剂从来没有被给予过，因为造影剂产生的波束硬化伪影可以掩盖肠壁增厚或强化的细微异常，也会干扰三维后处理。注射约 120ml 的非离子型静脉造影剂，然后以 3～5ml/s 的相对较高的速度给药，以最大限度地增强动脉。注射造影剂后 30s 获取动脉相图像，60～70s 获取静脉相图像。动脉相图像在评价动脉肠系膜血管、小肠低强化或充血、血管畸形和高血管小肠肿瘤方面具有重要意义。静脉相图像是评价肠系膜静脉血管，识别肠壁增厚或低血供小肠肿瘤的微妙区域的关键，并且完成对腹部和盆腔余部分的评估。

对图像进行薄层扫描，得到 0.625～0.75mm 的层厚，再将其重构建 3～5mm 的轴向图进行常规解释。冠状面和矢状面多平面重建是大多数 CT 扫仪在获取轴源图像后立即进行的重建。同时，一组0.5～0.75mm的各向同性图像被用来创建三维重建。

两个主要的三维重建方法，通常是由放射科医生在一个独立的工作站交互式创建，是最有用的小肠血管疾病的评估。

1. 最大密度投影成像涉及在数据集中获取衰减最大的体素，并将这些体素投影到三维显示中。这些图像对于肠系膜血管的完整观察和小肠肠系膜病变的更好观察最有用，因为它们突出了肠系膜脂肪中间的软组织结构和血管。

2. 容积呈现是一种复杂的算法，它根据数据集中每个体素的潜在衰减为其分配特定的颜色和透明度，然后以 3D 显示这些数据。这项技术对于描述肠壁本身的异常是最有用的，它可以突出肠壁增厚或充血的细微部位[2]。

由于小肠襻和肠系膜血管解剖复杂，不同的肠襻与血管结构之间的关系不容易用单一的成像平面来直观显示，因此在三维评价时需要使用多种成像平面。为了观察腹腔干、肠系膜上动脉和肠系膜下动脉，矢状投影通常是最有帮助的（图 47-1）。然而，为了充分显示动脉血管远端复杂的血管分支，冠状或斜冠状平面是必要的（图 47-2）。同样，肠系膜静脉在冠状投影中表现最好（图 47-3）。

在对肠系膜血管进行充分评估后，对肠道进行综合成像也很重要（图 47-4）。然而，在轴向图像上完整地显示小肠困难且费时，而且很难全面了解肠道异常的范围和分布。此外，在我们的经验中，小肠皱襞模式的细微异常在轴平面上难以察觉，回肠末端和回盲瓣往往不能很好地显示出来。相反，小肠在冠状面是最直观的，在进行三维分析时，使用剪切功能去除重叠的肠襻。

二、肠系膜缺血

（一）急性肠系膜缺血

急性肠系膜缺血约占所有住院病例的 5%，是一种严重的危及生命的疾病，死亡率在 60%～80%[3-5]。不幸的是，急性肠系膜缺血在临床上很难诊断。虽然患者抱怨剧烈的腹痛，但他们的体格检查可能会

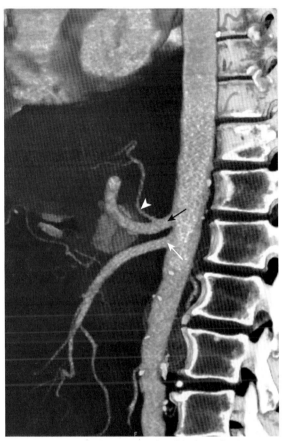

▲ 图 47-1 正常腹腔干及肠系膜上动脉解剖

矢状面容积 CT 血管成像显示正常腹腔干（黑箭）和肠系膜上动脉（白箭）解剖结构。胃左动脉（箭头）也可以看到起源于腹腔干

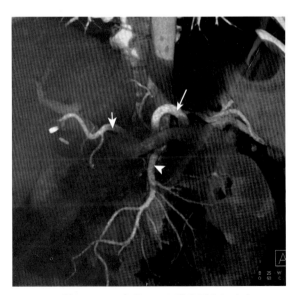

▲ 图 47-2 冠状位 CT 血管造影容积重建

这是正常的腹腔干（脾动脉，长箭；肝总动脉，短箭）和肠系膜上动脉（箭头）。冠状位图像可以很容易地识别肠系膜上动脉分支

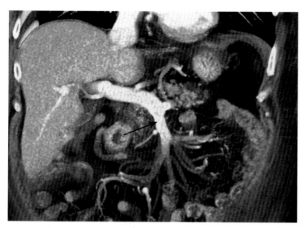

▲ 图 47-3　静脉期冠状位容积重建 CT 图像
图示肠系膜上静脉（箭）及其分支在汇合处与脾静脉和门静脉汇合时的正常形态

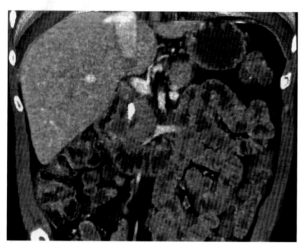

▲ 图 47-4　冠状位重建图像
图示正常小肠表现

被误导而不引人注目。实验室标志物很少具有启发性，尽管乳酸水平可能升高，但没有一个实验室标记是绝对特异性的。最终，鉴于大多数患者的非特异性表现，诊断取决于放射学。

相对较大比例的心排血量在静息状态和餐后流向小肠，使小肠对血流减少极为敏感。急性肠系膜缺血可大致分为三大类：①动脉闭塞；②静脉阻塞；③非闭塞性肠系膜缺血。

最常见的原因是动脉闭塞，占所有病例的 60%～70%。动脉闭塞可由栓塞至肠系膜上动脉引起，通常发生在房颤的情况下，也可继发于近期心肌梗死、霉菌性动脉瘤和胸、腹主动脉严重溃疡斑

块[6]。肠系膜上动脉被认为特别容易发生栓子，因为它在起始处口径较宽，角度较窄，而且在起始处有一个大的栓子，可以阻塞几乎整个小肠和右结肠的血流。大部分栓子位于肠系膜上动脉的最近端（通常距离起始处 3～10cm），而较小的栓子可以向远端移动，阻断血液流向小肠的较小部分或右半结肠[7]（图 47-5 至图 47-8）。因此，即使急性肠系膜缺血累及小肠相对较短的部分，而不是整个肠系膜区域时也不应被低估。

虽然大多数小肠动脉闭塞性缺血本质上是栓塞性的，但也有一些其他原因。肠系膜上动脉的血栓形成可能是由严重的动脉粥样硬化疾病或潜在的高凝综合征引起的。当动脉粥样硬化发生血栓形成时，最常见的闭塞部位是肠系膜上动脉和腹腔动脉的起点。这一特殊亚组患者通常有慢性肠系膜缺血史，慢性变窄和病变的血管叠加血栓形成后发展为急性肠系膜缺血（图 47-9）[5, 8]。值得注意的是，虽然急性闭塞性急性肠系膜缺血患者通常不存在动脉侧支，但有慢性肠系膜缺血和叠加性动脉血栓形成史的患者可以有动脉侧支的证据，这是一个有时令人混淆的特征[9]。急性肠系膜缺血在血管炎、主动脉夹层（夹层瓣延伸至肠系膜上动脉）、周围肿瘤导致肠系膜上动脉闭塞或肠系膜上动脉动脉瘤血栓形成时更少见（图 47-10）[5]。

静脉闭塞（肠系膜上静脉血栓形成）约占所有急性肠系膜缺血病例的 10%。相当比例的患者最终发现一个特定的凝固性过高综合征病史，个人或家庭原因不明的血栓性发作史，潜在的恶性肿瘤，或口服避孕药的使用，尽管如此至少 1/3 的患者没有找到静脉闭塞的原因（图 47-11 至图 47-13）[10]。不幸的是，虽然静脉闭塞性急性肠系膜缺血的急性症状通常比动脉闭塞的症状轻得多，但这可能导致相当大的表现和诊断延迟，导致死亡率高达 40%[5]。

复杂的小肠梗阻也是闭塞性缺血的原因之一，因为肠绞窄会导致血管闭塞，导致肠段受累。这种类型的肠缺血通常包括动脉和静脉闭塞（图 47-14）。

急性肠系膜缺血的最后一个主要类别是非闭塞性缺血，通常由低血压和基础疾病造成的流向小肠的血液减少，如心源性休克、心力衰竭、急性心

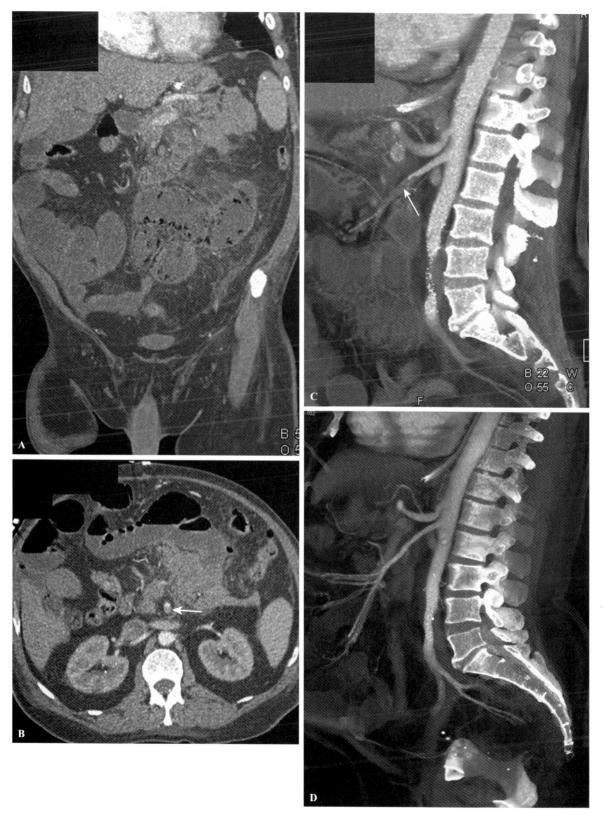

▲ 图 47-5　肠系膜上动脉血栓形成：急性腹痛患者 CT 增强图像

A. 冠状面增强 CT 图像显示中、右腹部小肠襻扩张，在数个小肠襻内发现积气，主要位于中腹部。B. 轴向增强 CT 图像显示肠系膜上动脉有微小血栓（箭）。多发小肠襻扩张，肠壁薄（未见明显肠壁增厚），伴少量腹水，提示肠缺血。C. 矢状面投影的容积成像显示肠系膜上动脉有一个大血栓（箭），轴向图像未显示其全部范围。D. 栓子切除术后矢状面 CT 容积增强图像显示肠系膜上动脉未见明显改变

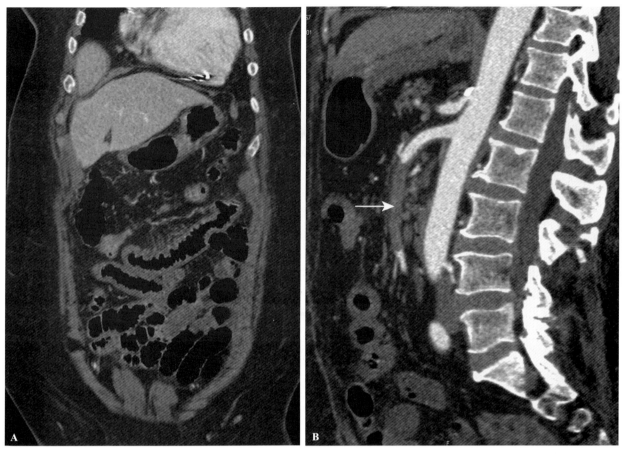

▲ 图 47-6　急性腹痛患者肠系膜上动脉血栓形成情况

A. 冠状面增强多平面重建显示中腹部多个小肠襻壁中度增厚。B. 矢状面多平面重建显示肠系膜上动脉阻塞血栓（箭），也有钙化和与慢性动脉粥样硬化疾病有关的腹腔动脉起始处狭窄

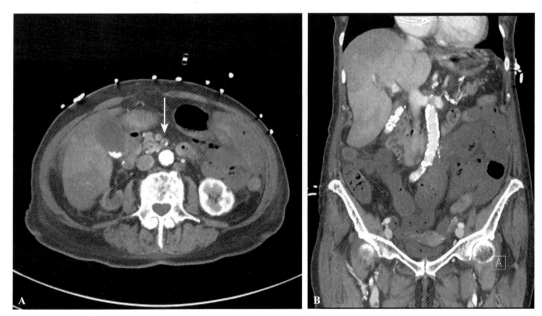

▲ 图 47-7　肠系膜上动脉栓塞

A. 轴向增强图像显示肠系膜上动脉急性栓塞（箭）。B. 冠状面增强图像显示肠管弥漫性低强化，肠壁相对不厚，是动脉闭塞引起的急性肠系膜缺血的常见表现

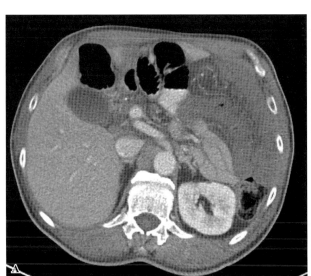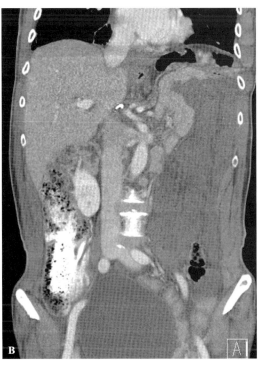

▲ 图 47-8　肠系膜上动脉栓塞

轴位（A）和冠状位（B）增强图像显示轻度肠系膜上动脉栓塞患者左半腹部小肠弥漫性低强化（急性肠系膜缺血的结果）

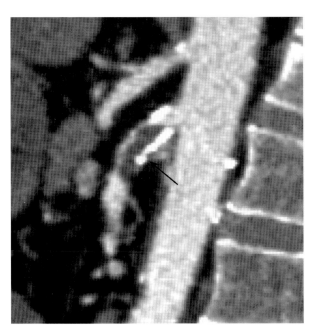

▲ 图 47-9　肠系膜上动脉血栓形成

矢状面容积 CT 图像显示肠系膜上动脉起始处硬化斑块钙化区血栓（箭）形成

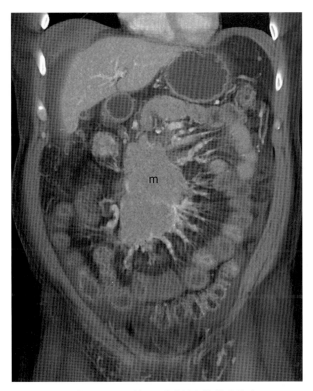

▲ 图 47-10　引起肠系膜缺血的类癌肿瘤

冠状面容积增强 CT 图像显示一个大肠系膜类癌肿瘤（m）包围肠系膜血管，导致缺血引起的弥漫性小肠壁增厚

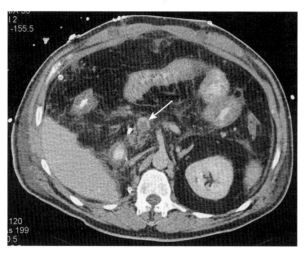

▲ 图 47-11 肠系膜上静脉血栓形成

急性腹痛患者 CT 增强图像显示肠系膜上静脉血栓（箭），小肠和右半结肠中度增厚，为肠缺血

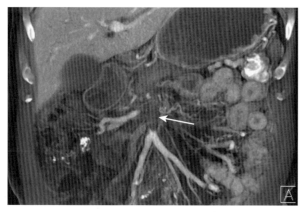

▲ 图 47-12 肠系膜上静脉血栓形成

冠状面容积增强 CT 显示小肠中度增厚（主要在左腹部），肠系膜上静脉可见大血栓（箭）

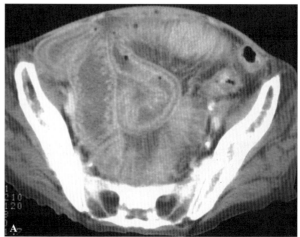

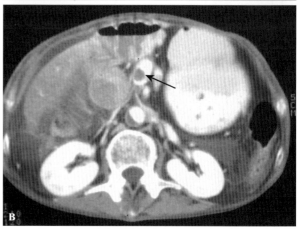

▲ 图 47-13 肠系膜上静脉血栓形成

轴位增强 CT 显示静脉闭塞性缺血导致小肠和右结肠严重增厚。黏膜下低密度和水肿黏膜的强化表现为靶或晕的表现。B. 轴向增强图像显示肠系膜上静脉内血栓（箭），为患者肠缺血的原因

肌梗死、严重的血容量减少、创伤和过于激进的透析，肾衰竭或严重血管收缩药物的使用（如洋地黄、可卡因）。非闭塞性急性肠系膜缺血约占所有肠缺血病例的 30%，死亡率为 70%[11]。当患者有潜在的动脉粥样硬化疾病或肠系膜血管系统的其他异常时，低流量状态下急性肠系膜缺血的概率增加。在较年轻的患者中，使用可卡因导致肠系膜非闭塞性缺血，导致内脏血管收缩，以保持流向心脏和大脑的血液（图 47-15）[12]。

虽然急性肠系膜缺血的诊断曾经依赖于血管造影，但现在 CT 已成为诊断的主要角色，并已被证明是非常有效的。几项研究表明 CT 非常准确，敏感性超过 90%[13-19]。一项研究急性肠系膜缺血 CT 准确性的大型 Meta 分析发现，总体敏感性为 93.3%，特异性为 95.9%[18]。毫无疑问，当怀疑急性肠系膜缺血时，CT 应被视为第一线放射学检查。

CT 发现

(1) 肠道扩张：小肠扩张是常见的，虽然完全没有特异性。在 Lee 和他的同事对 9 名患者进行的一系列研究中，9 名患者中有 8 名出现肠道扩张[20]。在一些病例中，肠扩张是由于缺血事件后麻痹性肠梗阻和正常肠蠕动中断造成的，在另一些病例中，肠扩张严重并伴有不可逆的透壁性肠梗死[21, 22]。一般来说，小肠扩张在静脉闭塞后比动脉闭塞后更常见[23]。

(2) 肠壁增厚：肠壁增厚虽然不是完全特异性

的，但却是肠缺血最常见的 CT 表现，可能是基于肠壁水肿和出血。正常的小肠壁通常 3~5mm 厚。在 Lee 和同事的研究中[20]，肠系膜静脉血栓形成患者肠壁增厚达 1.5cm。然而，重要的是要记住这一发现是相对非特异性的，可以在许多其他条件下看到。

肠壁增厚是急性肠系膜缺血常见的表现，但多见于静脉闭塞或血栓形成后，并非动脉梗阻引起的急性肠系膜缺血的特征性表现[24]。在急性肠系膜缺血患者动脉闭塞的基础上，肠壁通常变薄，而不是变厚[14, 15, 20, 25]。此外，尽管小肠壁增厚在急性肠系膜缺血中很常见，但其存在和程度通常与缺血损害的严重程度无关[25]。

(3) 肠壁衰减及异常强化：在肠缺血的情况下，肠壁的外观可以有很大的不同，低密度的肠壁通常反映黏膜下水肿，壁内高密度通常继发于壁内出血[26, 27]。值得注意的是，如果没有平扫图像的帮助，壁内出血是非常难以识别的，因为肠壁内出血可能与肠壁的正常强化相混淆。肠壁水肿和出血是静脉血栓形成后最常见的情况，但也可以在动脉闭塞或非闭塞性肠系膜缺血后再灌注的情况下看到[22]。

小肠缺血可导致肠壁和黏膜弥漫性低强化，形成晕或靶样外观或弥漫性高强化。肠壁弥漫性低强化是最具体的发现，通常见于无论何种原因导致的急性动脉闭塞或弥漫性透壁梗死[15]。缺血时还可出现肠壁弥漫性高强化或晕状外观（伴肠黏膜高强化和黏膜下层弥漫性低密度水肿）[26]。这种黏膜增强通常在静脉闭塞后出现，但也可在动脉闭塞或非闭塞性缺血后再灌注时发生。

在一些缺血患者中很少见到延迟强化受影响的肠襻，可能是由于造影剂的延迟流入，也可能是由

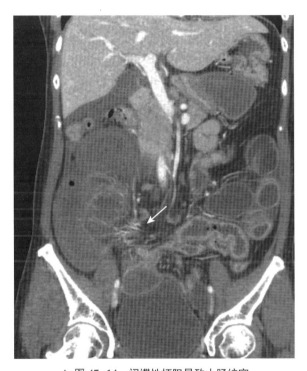

▲ 图 47-14　闭襻性梗阻导致小肠绞窄

冠状面增强 CT 图像显示多个扩张的小肠襻，其中许多呈拴系状并向中心点（箭）辐射，提示闭襻梗阻。除了几个明显增厚、充血的小肠襻外，右腹部的几个小肠襻的强化减低，也有少量的腹水。手术中发现一绞窄的缺血肠管

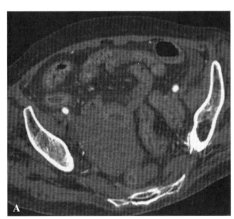
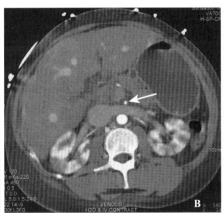
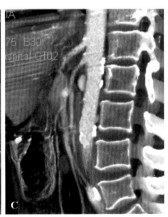

▲ 图 47-15　静脉吸毒者在最近使用可卡因后主诉疼痛

A. 通过骨盆轴向对比增强图像显示小肠和右半结肠中度增厚。小肠显示黏膜充血和黏膜下层低密度（晕或靶外观），与肠缺血一致。B. 通过肾脏水平的轴向对比增强 CT 图像显示多发双侧肾梗死，肠系膜上动脉口径小（箭）。C. 矢状面多平面重建显示肠系膜上动脉弥漫性狭窄，与滥用静脉注射药物导致的血管收缩一致

于延迟流出导致造影剂在缺血段持续存在。

(4) 粘连和腹水：腹水和肠系膜绞痛是肠缺血患者的非特异性表现。它们的存在取决于肠缺血的原因、持续时间、严重程度和部位[25]。一般情况下，肠系膜炎症和水肿的存在并不等同于肠梗死，在没有明显梗死证据的情况下，可以看到静脉阻塞和绞窄性肠梗阻。此外，肠系膜出血是静脉血栓形成的常见表现。然而，在动脉闭塞的患者中，肠系膜浸润和水肿是一个更为不好的发现，常见于肠梗死[22]。

(5) 肠壁积气和门静脉静脉积气：肠壁积气和门静脉静脉积气是透壁性肠梗死的相对特异性征象，尽管两者相对少见（图 47-16）。当梗死后肠黏膜层被破坏时，空气可以直接进入肠壁，导致肠壁积气，在 6%～30% 的急性肠系膜缺血病例中可见[14, 15, 20, 28]。然后这些气体可以进一步延伸到肠系膜静脉和门静脉（门静脉 - 肠系膜静脉积气），这一发现仅在 3%～14% 的病例中可见。

肠壁积气和门静脉静脉积气诊断缺血和梗死的特异性接近 100%。然而，这两项发现必须非常谨慎地加以解释，因为它们很少出现在少数非缺血性条件下，包括医源性黏膜损伤（如放置胃造瘘管或空肠造瘘管后）、感染、肠外伤和炎症疾病（图 47-17）[25]。此外，放射科医生必须小心，不要将沿着肠皱褶或紧邻肠壁的气体轨迹与肠壁积气相混淆。

(6) 缺血类型——动脉闭塞性缺血与静脉闭塞性缺血：虽然经常会有大量重叠，但 CT 上继发于动脉闭塞和静脉闭塞的异常类型可能有所不同。虽然肠壁增厚通常被认为是肠缺血的一种重要影像学表现，但这种表现在动脉闭塞的病例中并不常见。相反，肠实际上趋向于变薄（薄纸样肠管），因为缺乏动脉流动，但没有明显的壁水肿或壁内出血。这种变薄也可以归因于缺血事件后肠肌张力的丧失。在大多数动脉闭塞的病例中，小肠壁和黏膜的强化减弱，尽管在栓塞后再灌注的病例中很少见到黏膜充血。急性时，除非有梗死的迹象，否则肠通常不会扩张。一般而言，肠系膜液相对缺乏、出血和脂肪滞留，但当进展为明显的肠梗死时，可以看到这

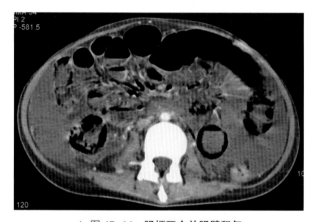

▲ 图 47-16　肠梗死合并肠壁积气
肠系膜缺血梗死患者的轴向 CT 增强图像显示腹水、广泛的肠壁积气和肠系膜静脉内积气，尽管做了紧急手术，患者还是死亡

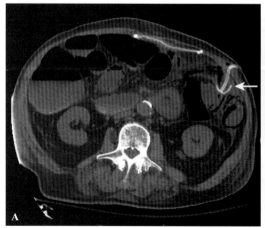
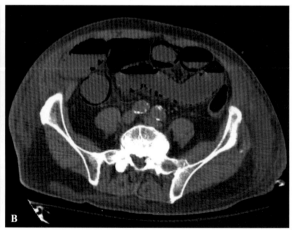

▲ 图 47-17　良性肠壁积气
轴向平扫图像显示多个充满液体，轻度扩张的小肠襻弥漫肠壁积气。该患者完全无症状，肠壁积气被认为是继发于最近放置的空肠造口管（A，箭）

三个特点。鉴于这些发现，急性肠系膜缺血在动脉闭塞情况下的 CT 表现可能较难识别；当肠系膜上动脉中发现栓子时，必须注意肠道强化的细微变化[22]。

静脉血栓形成后的 CT 表现一般更为明显，肠壁通常明显增厚，肠壁可因水肿而呈弥漫性低密度或因壁内出血而呈高密度，黏膜常呈极度充血。有时即使没有真正的肠梗死，肠道也可适度扩张，肠

系膜出血、水肿、积液和脂肪滞留[22]。

正如我们所预料的，复杂的肠梗阻表现为静脉和动脉闭塞，这取决于绞窄的程度，在 CT 上可以有不同的表现，这取决于哪些血管受损。非闭塞性肠系膜缺血没有特征性模式，可能是三种急性肠系膜缺血类型中最难诊断的（图 47-18 和图 47-19）。

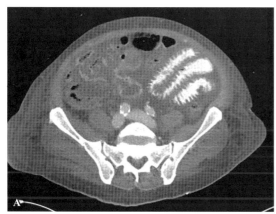
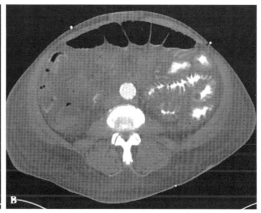

▲ 图 47-18 非闭塞性肠系膜缺血
A 和 B. 感染性休克患者轴向对比增强图像显示小肠弥漫性增厚、低强化的肠襻。动脉和静脉血管系统（未显示）广泛通畅

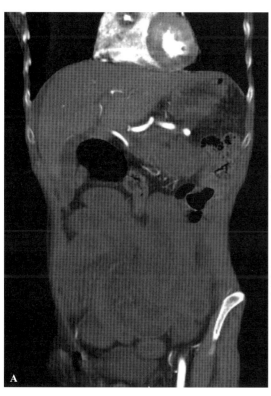
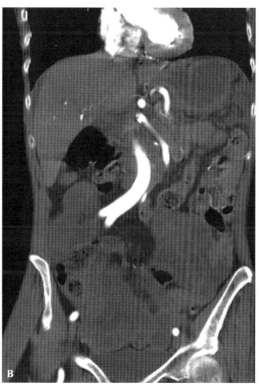

▲ 图 47-19 非闭塞性肠系膜缺血
冠状面增强图像显示非闭塞性肠系膜缺血患者的肠壁弥漫性增厚、低密度。动脉和静脉血管广泛通畅

（二）慢性肠系膜缺血

慢性肠系膜缺血与急性肠系膜缺血相比相对少见（仅占所有缺血性肠病的 5%），常见于动脉粥样硬化性疾病广泛分布的老年患者，往往在女性、吸烟者、糖尿病和高血压患者中最为常见[29]。患者通常抱怨反复发作的腹痛，通常在饭后立即发生，并经常对食物产生恐惧、厌食症和严重的慢性体重减轻。值得注意的是，这些症状不是急性发作，而是多年来缓慢发展，鉴于症状的相对非特异性，临床上诊断极为困难[5, 30]。

肠系膜血管粥样硬化病是慢性肠系膜缺血的主要原因。然而，动脉粥样硬化斑块和钙化本身并不意味着患者患有慢性肠系膜缺血。肠系膜动脉粥样硬化是一种比较常见的偶发性疾病，65 岁以上的患者中有近 20% 的患者肠系膜血管变窄超过 50%，除少数患者外，其余患者均无临床症状。超声和尸检研究证实了这一点，并证明了显著的动脉粥样硬化疾病可以存在于多个肠系膜动脉而没有缺血症状[5, 31–33]。虽然罕见，但非动脉粥样硬化性疾病也可产生慢性肠系膜缺血，包括血管炎、正中弓状韧带综合征、放射性血管病和纤维肌发育不良等[5, 34]。

除非三种主要肠系膜动脉（腹腔干、肠系膜上动脉和肠系膜下动脉，图 47-20）中至少有两种出现重大疾病，否则大多数患者仍无症状。在大多数情况下，动脉粥样硬化累及肠系膜动脉的近端部分，尽管糖尿病患者可能存在弥漫性不规则和血管变窄（伴小分支血管狭窄）[30]。在弥漫性狭窄的患者中，即使没有一个单独的狭窄达到 50% 阈值，也会出现缺血症状。诊断慢性肠系膜缺血的最终关键不是单纯存在肠系膜血管狭窄，而是同时存在侧支通路，因为症状通常在侧支通路不足以将血液输送到肠道时发生，两种主要的侧支通路最为常见。

1. 胰十二指肠动脉连接腹腔干和肠系膜上动脉
根据闭塞部位的不同，可以向任意方向流动[30]。围绕胰腺头部的大动脉旁分支的存在通常是肠系膜血管血流动力学上显著狭窄的最重要线索，应提示矢状面重建时对肠系膜动脉进行仔细检查（图 47-21）。

◀ **图 47-20　慢性肠系膜缺血**
A. 矢状面三维 CT 血管成像显示腹腔动脉和肠系膜上动脉起源处钙化的粥样硬化斑块。B. 轴向斜位多平面重建显示肠系膜上动脉起源处钙化和软斑块

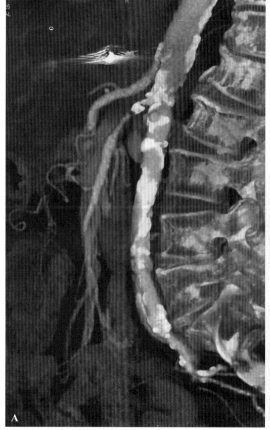

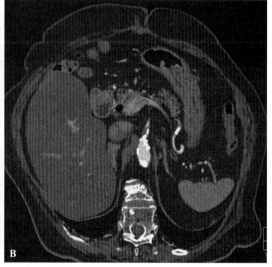

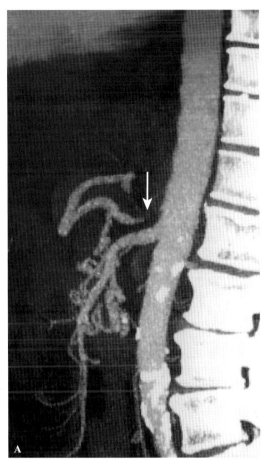

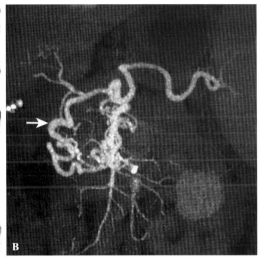

◀ 图 47-21　腹腔动脉狭窄患者的 CT 血管造影
A. 矢状位体积成像显示腹腔动脉起始处明显变窄
（箭）。B. 冠状面最大密度投影图像显示肠系膜上动
脉和腹腔干之间形成的胰十二指肠侧支通路（箭）

2. Riolan 血管弓和 Drummond 的边缘动脉

Riolan 血管弓和 Drummond 的边缘动脉使得肠系膜上动脉和 IMA 能够相互沟通（图 47-22）。此外，在严重的情况下，当腹腔动脉、肠系膜上动脉和肠系膜下动脉都受到损害时，盆腔、腰椎或膈侧支血管都可能发展 [5, 30, 35-38]。

虽然导管血管造影术曾经是诊断慢性肠系膜缺血的主要手段，但许多其他的横断面成像方式现在是诊断慢性肠系膜缺血的首选。根据空腹和餐后测量的收缩压和舒张末期速度峰值，双相超声已被证明是一种准确的肠系膜近端动脉筛选检查 [39-41]。超声对严重狭窄的诊断主要依据流速标准，禁食患者肠系膜上动脉近端流速大于 275cm/s，腹腔近端动脉流速大于 200cm/s，提示狭窄 70% 或以上 [42]。磁共振血管造影术（magnetic resonance angiography, MRA）也已被证明与传统血管造影术具有准确的相关性，并且在碘造影剂禁忌的患者中是一种有价值的选择 [43, 44]。最近的 MRI 方案也纳入了患者餐

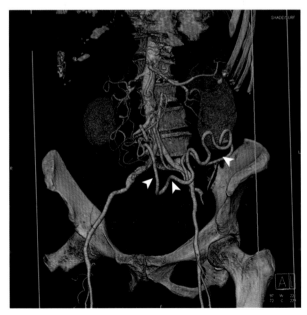

▲ 图 47-22　Drummond 边缘动脉
冠状面容积成像显示肠系膜上动脉狭窄患者有几个大的侧支血管，包括一个大的 Drummond 边缘动脉（箭头）。这是肠系膜下动脉和肠系膜上动脉之间重要的旁支通路

前和餐后的成像。无论如何，CT 是诊断慢性肠系膜缺血的主要方式。CT 提供最佳观察相关血管段，能够使用 3D 技术从任何角度旋转和查看相关部分，具有观察钙化和软斑块的能力而非仅仅是血管腔，或许最重要的是，它提供了额外的好处的评估肠和腹盆部无血管部分。

三、血管炎

血管炎是一个总称，包括各种导致血管炎症和坏死的疾病，通常根据受影响血管的大小进行分类。血管炎主要分为三类：①影响主动脉及其主要分支的大血管炎（最常见的两种类型为高血脂性动脉炎和巨细胞性动脉炎）；②中血管炎影响内脏动脉及其分支，其经典例子包括结节性多动脉炎、川崎病、原发性肉芽肿性中枢神经系统血管炎；③小血管炎影响小动脉、静脉和毛细血管。这一类别包括数量最多的其他疾病，最常见的是狼疮血管炎、Henoch-Schinlein 紫癜、Wegener 肉芽肿和 Churg-Strauss 综合征 [45, 46]。此外，一些形式的血管炎（通常是小血管炎）被称为继发性血管炎，其起因是潜在的胶原血管疾病（如狼疮性血管炎、白塞病）、感染、恶性肿瘤或药物反应 [46]。

这些疾病中的每一个都会影响血管的特征分布。根据血管炎的类型和所涉及的血管，小肠的累及程度有很大的不同。

（一）大血管炎

在大血管炎中，Takayasu 动脉炎最容易累及肠系膜血管。Takayasu 动脉炎是一种慢性肉芽肿性大动脉炎性疾病，常累及主动脉及其主要分支 [45]。女性患者的患病概率是男性的 10 倍左右，而且亚洲患者好发。Takayasu 动脉炎通常累及主动脉弓，但也可累及腹主动脉和肠系膜分支，导致腹痛、缺血（急性或慢性）、出血或狭窄 [45]。

Takayasu 动脉炎肠系膜受累的影像学诊断曾经是典型的使用传统血管造影。然而，这些发现现在可以很好地用多层螺旋 CT 描述肠系膜血管，并进行三维重建描述患者疾病的全部范围。特别是在急性期，肠系膜上动脉壁可能出现增厚，通常比动

脉粥样硬化疾病更有规则和广泛，通常包括一个更长的节段。随着受累程度的加重，肠系膜上动脉的长段狭窄可发展为狭窄后扩张、动脉瘤，严重时可发展为闭塞并形成侧支血管。与传统血管造影术不同，CT 还具有能够观察小肠血流受限引起的变化的优点，包括肠壁强化的增加或减少、壁增厚、肠系膜粘连和腹水，以及明显梗死、肠壁积气和肠系膜静脉气体。

（二）中血管炎

在中血管中，结节性多动脉炎（polyarteritis nodosa，PAN）最容易影响肠系膜动脉（图 47-23）。结节性多动脉炎是一种纤维蛋白样坏死性血管炎，可削弱中小型血管的动脉壁，导致动脉瘤的形成，通常发生在分支点。肾和肾动脉是最常见的受累部位，80%～90% 的患者出现异常。然而，超过 50% 的病例累及小肠和肠系膜血管，小肠是胃肠道中最常见的受累部分。结节性多动脉炎累及肠道被认为是预后特别差的征兆 [47]。在多达 2/3 该疾病患者被报道有腹痛，通常是由缺血导致，胃肠道出血和肠穿孔是常见的并发症 [45, 46, 48]。在 24 例伴有结节性多动脉炎和胃肠道受累的患者中，54% 的患者进行了腹部手术，其中 3 例随后死亡 [45]。

影像学诊断最好使用高质量的 CT 血管造影图像，显示动脉瘤累及肾、肠系膜、肝、脾或胰周动脉 [49]。虽然这种动脉瘤的形成模式高度提示结节性多动脉炎，但静脉注射药物使用继发的坏死性脉管炎、狼疮血管炎、肉芽肿性血管炎患者也可能具有相似的分布和表现。

（三）小血管炎

在小血管炎中，最可能累及小肠的包括过敏性紫癜、系统性红斑狼疮和白塞病。

1. Henoch-Schönlein 紫癜

Henoch-Schönlein 紫癜是一种病因不明的小血管炎，是儿童最常见的血管炎 [50, 51]。虽然一般认为这是一种纯粹的儿科疾病，但高达 30% 的患者年龄可能超过 20 岁 [45]。这种疾病的特点是 IgA 在皮肤、关节、肾脏和消化道的沉积。这种皮肤病通常是最初的表现，表现为瘀点皮疹伴紫癜，通常发生在下肢 [51]。

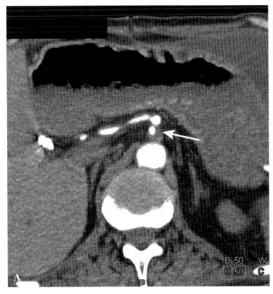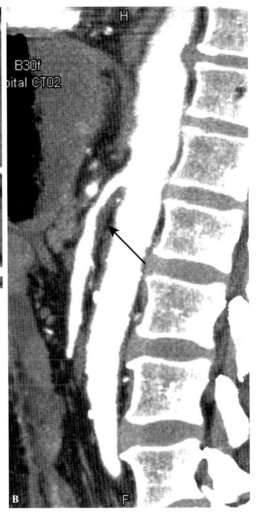

▲ 图 47-23 结节性多动脉炎

A. 增强 CT 显示肠系膜上动脉（箭）增厚。B. 矢状面重建显示肠系膜上动脉近端壁增厚（箭），反映肠系膜上动脉受累

胃肠道受累可发生在多达 60% 的患者，最常导致腹痛相关的缺血[52]。隐匿或明显的胃肠道出血是一个非常常见的特征，在多达 52% 的患者中可见，肠壁内血肿并不少见[50]。胃肠道的任何部分都可能受累，但小肠是受累最频繁的部位。虽然不是特异性的，但常见的 CT 表现包括肠壁增厚、肠壁扩张、管腔狭窄、皱褶增厚和溃疡（图 47-24）[53]，可累及多个不同的肠襻，可见介入性正常肠区。典型的腹部强烈炎症有多发皮肤红斑，包括肠系膜淋巴结肿大、肠系膜血管充盈、腹水和肠系膜绞痛[52]。尤其在儿科人群中，肠套叠是一种常见的外科并发症，发生率高达 13.6%，最常见的部位是回肠和结肠[50]。据认为，这种肠套叠的独特易感性，尤其是在小肠内的位置，在正常儿童中并不常见，与肠壁出血和水肿有关，后者是一种病理引导点[50]。虽然肠的 CT 表现可以很明显，但只有不到 5% 的患者

发生真正的肠梗死或穿孔，绝大多数病例将无后遗症地得到解决[45]。

2. 系统性红斑狼疮

系统性红斑狼疮是一种复杂的自身免疫性疾病，多系统累及，由于免疫复合物沉积在肠道小动脉壁，可影响消化道的任何部分[45, 54, 55]。此外，系统性红斑狼疮患者肠道并发症的风险更大，27%～42% 的系统性红斑狼疮患者由于潜在的抗磷脂综合征而具有高凝性，这使其具有发展为肠系膜动脉或静脉血栓形成的高风险[56, 57]。这两个特征（小动脉血管炎和中肠系膜血栓）使这些患者具有独立的肠缺血的风险。

肠内 CT 表现异常通常反映肠缺血（图 47-20），包括肠壁增厚、水肿、壁内出血、黏膜增强改变，或在进展期表现为肠壁积气或肠系膜静脉气体（图 47-25）[54]。肠系膜血管的三维和多平面成像对

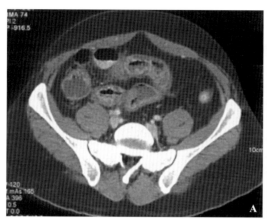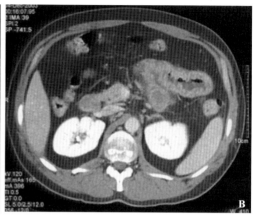

▲ 图 47-24 Henoch-Schönlein 紫癜

A、B. 增强 CT 图像显示中度小肠增厚，小肠黏膜充血增厚，表现为靶征。这是最终被证明是一个 Henoch-Schönlein 紫癜继发肠缺血的例子

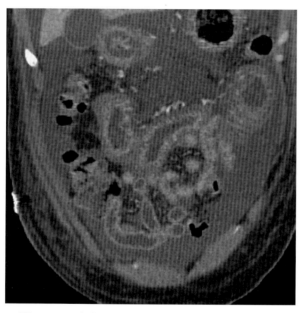

▲ 图 47-25 狼疮血管炎，32 岁，伴狼疮，腹痛，乳酸水平升高

冠状面增强图像显示中度腹水，中腹部和左上腹小肠明显增厚，肠壁黏膜下层黏膜充血和密度减低。这些发现反映了狼疮血管炎继发的肠缺血

于避免丢失微小的动脉或静脉血栓形成病例至关重要。特别是对于血栓量小且只涉及短节段的患者，常规轴位图像容易忽略其异常。在肠缺血继发于血管炎（而非血栓形成）的患者中，肠系膜动脉分支的细微连接或狭窄在三维最大密度投影图像上可能最为明显。

3. 白塞病

白塞病是一种小血管炎，通常影响年轻男性

（11—30 岁），其典型特征是口腔和生殖器溃疡、眼部炎症、关节炎和皮肤结节[46]。这是一种罕见的不明原因的坏死性血管炎，可能累及多个器官，包括多达 50% 的病例累及胃肠道。胃肠道受累最常见的两个位置是回肠远端（包括回肠盲肠区）和食管，累及肠道以严重溃疡为特征。通常，诊断是通过黏膜溃疡活检做出的，患者随后接受类固醇治疗。

考虑到小肠最常见的累及部位是回肠远端，白塞病在这一部位的累及与克罗恩病非常相似。严重的肠壁溃疡使患者有很高的风险发展为瘘管、窦道、脓肿和其他并发症，所有这些都可能误导人认为是克罗恩病（特别是考虑到患者群体）。CT 上肠壁增厚可表现为严重甚至团块状，不对称累及肠壁，可与恶性肿瘤混淆，尤其是淋巴瘤（图 47-26）。大的不对称溃疡的存在是最常在 X 线透视检查中被发现的特征，钡剂检查也显示累及的肠有明显的皱褶增厚，常表现为局灶性和团块性，有时表现为小肠淋巴瘤或肿瘤。在 28 例由 Ha 及其同事所做的关于肠内白塞病的一系列研究中，发现离散、类弥漫性息肉样病变在无并发症的患者中更为常见，而肠壁增厚在有并发症的患者中更为常见[58]。同样，大多数无并发症的患者在受累肠段附近几乎没有炎症改变或液体，而严重肠系膜浸润在腹膜炎或穿孔等并发症患者中更为常见。

4. 急性小肠出血

小肠是胃肠道出血的重要部位，虽然远不及结肠常见，但可能占所有病例的 3%～5%[59]。小肠出

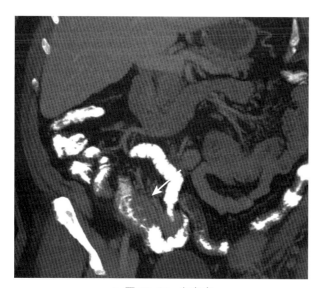

▲ 图 47-26 白塞病

冠状面增强 CT 显示回肠远端明显增厚（箭），外观似肿块。这最初认为它可能代表淋巴瘤，但被发现是白塞病

血最常见的原因包括溃疡、肿瘤、克罗恩病、血管发育不良和血管畸形 [60]。小肠出血通常在上、下内镜检查呈阴性后才被怀疑，是出了名的难以诊断。虽然一些内镜检查小肠的方法已经被开发出来，但这些方法在鉴别出血来源方面并没有被证明特别有效，如推进式肠镜检查包括使用一个长的内镜，以观察小肠超出了传统内镜的范围。然而，这项技术自然受到限制，它只能到达 Treitz 韧带外 80～120cm（因此不能评估小肠远端），这是费时的，而且可能错过间歇性小肠出血 [59, 61]。胶囊内镜检查，包括使用无线视频胶囊评估小肠，已成为评估整个小肠的一种选择。然而，这项技术是昂贵、耗时的，对有肠狭窄和变窄患者可能是有问题的，也会错过那些间歇出血。此外，这项技术还局限于对肠黏膜层的评估，会遗漏黏膜下病变的出血 [59]，最重要的是，考虑到胶囊内镜费时，它最适合慢性出血而不是急性出血。

虽然用于胃肠道出血的两种最常见的放射学研究传统上是锝标记红细胞扫描和导管血管造影，但这两种方法在小肠胃肠道出血的治疗中都有明显的局限性。虽然标记的红细胞扫描可以检测出低出血率（＞ 0.2ml/min），是非侵入性的，并且可以检测出长时间的间歇性出血，但这种方式的局限性在于其空间分辨率差，无法准确定位出血部位。导管血

管造影术的局限性在于其只能检测相对快速的出血率（至少 1ml/min），而且难以检测间歇性出血。此外，它是一种侵袭性的方式，对患者的安全有一定的风险，而且对比度较差，这就限制了它准确地描述出血部位的能力 [62]。

(1) CT 在胃肠出血诊断中的应用：CT 在急性小肠出血的评估中发挥着越来越重要的作用，它能够识别出出血的腔外来源（如黏膜下肿瘤、血管畸形），并精确定位出血的解剖部位。虽然 CT 在急性情况下的应用数据还比较少，但在动物模型中进行的研究表明，出血可在 0.35ml/min 检测到，优于导管血管造影，仅略高于标记红细胞的检出率。在急性情况下，CT 对急性消化道出血的敏感性高达 92% [59, 63]。此外，CT 可能是一个比胶囊内镜更好的选择，甚至在亚急性或慢性情况下。在 Huprich 和同事的一项研究中，CT 肠造影（动脉和静脉相成像，使用中性口服造影剂扩张小肠）对小肠出血的来源比胶囊内镜更敏感（88% vs. 38%），CT 的主要优点是在小肠肿瘤引起的出血的病例 [64]。

(2) 技术：与其他方式一样，当出血是间歇性时，CT 也有一定的局限性，因此，在患者活动出血时进行 CT 检查是至关重要的。在急性情况下，不应口服造影剂，阳性的口服造影剂可以掩盖活动性出血的部位，而中性造影剂（如水）可以潜在地稀释出血的部位 [62, 65]。此外，在急性环境中可能需要进行干预，这使得任何口服摄入都可能对手术有影响。然而，中性造影剂在慢性情况中可能有用，因为它较少关注活动性出血，而更多关注隐匿性小肠肿块、溃疡或血管畸形。

静脉造影剂的快速注射（4～6ml/s）通常是必要的，因为在动脉增强峰值时获取图像可以提高观察到主动造影剂外渗或细微血管畸形的机会。门静脉期图像也是胃肠道出血方案的重要组成部分，因为它们有助于显示低血管小肠肿瘤和肠壁微细增厚。一些机构在使用造影剂前使用平扫期，以避免误将放射性物质、药物、缝合线或手术夹子作为出血部位。然而，在我们的机构不经常获取平扫图像，因为出血的任何活跃部位都应该在动脉和静脉相的结构上发生变化，摄入的异物应该保持外观相同。

(3) 发现：在急性情况下，肠内渗出的造影剂是

活动性出血最重要的征象。这种外渗在最困难的情况下是非常微妙的，虽然在最明显的情况下，整个小肠襻可以充满渗出的造影剂（图47-27和图47-28）。重要的是，当肠不是特别膨胀时，正常的黏膜增强可能被误认为是活动性渗出，就像高密度的陈旧凝血一样。在这两种情况下，需要注意的是，与较陈旧的凝血或黏膜增强（通常＞90HU）相比，活动外渗通常具有更高的CT值（通常为＜90HU）[65]。这一点在第125章中有更详细的讨论。

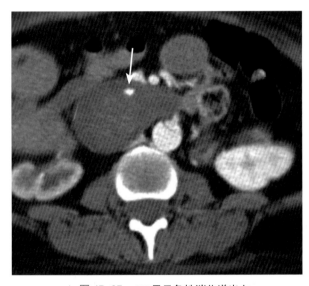

▲ 图 47-27　CT 显示急性消化道出血
增强 CT 的动脉期图像显示十二指肠（箭）内活动性渗出，并伴有血肿。进一步内镜检查发现十二指肠溃疡出血

四、其他各种的疾病

（一）肠系膜上动脉夹层

大多数肠系膜上动脉夹层表现为主动脉夹层向肠系膜上动脉延伸（图47-29）。剥离瓣可向肠系膜上动脉延伸可变长度，在某些情况下，可导致血管完全闭塞，导致肠缺血。然而，孤立的内脏动脉夹层（不伴有主动脉夹层）是一种罕见的现象，通常累及肠系膜上动脉，腹腔和肝总动脉受累较少（图47-30和图47-31）。当这种情况发生时，人们认为最可能的原因是血管壁的内在异常，如潜在的血管炎、囊性中层坏死、纤维肌发育不良、动脉瘤或胶原血管疾病[66-69]。

虽然罕见，但随着CT扫描技术的改进、多平面重建和三维重建，内脏动脉解剖的识别越来越普遍。特别是，解剖瓣的方向可能具有螺旋结构，也可能具有伪影，这使得轴向图像难以识别肠系膜上动脉解剖，必须对多平面动脉进行评估。因此，在CT血管造影上可以很容易地看到剥离瓣，通常位于肠系膜上动脉起源的远端数厘米处，有时会导致管腔狭窄或闭塞[70]。患者可出现与肠缺血或出血有关的临床症状，是否进行手术修复、血管内干预或保守治疗在很大程度上取决于患者的症状和肠缺血是否存在[69]。

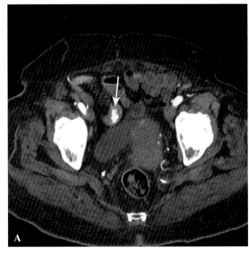
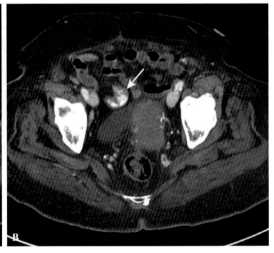

▲ 图 47-28　急性小肠出血 CT 表现
对比增强的动脉（A）和静脉（B）期图像显示造影剂（箭）活动渗出至右下腹小肠。外渗的造影剂在这两个期相的结构变化和放大，使其与摄入的高密度物质相区别，即使没有平扫图像

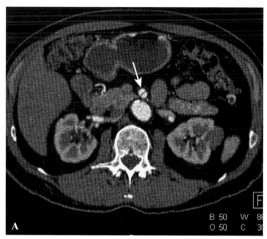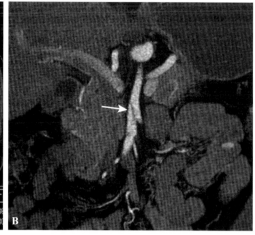

▲ 图 47-29 肠系膜上动脉夹层

轴向对比增强 CT（A）和冠状体成像（B）显示累及肠系膜上动脉（箭）

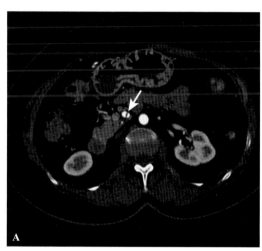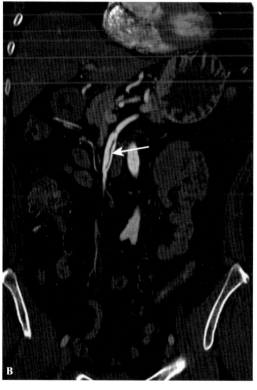

▲ 图 47-30 肠系膜上动脉夹层

对比增强轴位 CT 图像（A）和冠状面容积重建（B）
显示肠系膜上动脉剥离瓣（箭）

（二）创伤

5% 的患者在腹部钝性损伤后接受剖腹手术，发现肠和肠系膜损伤。小肠的肠系膜侧更容易发生血管撕裂，导致肠系膜出血或血肿。另一方面，肠的反肠系膜侧更容易穿孔[71]。对于有液体或肠系膜密度增加的外伤患者，无论是否存在气腹，放射科医生必须对肠系膜损伤或肠损伤有高度怀疑。

另一个在创伤和低血容量休克背景下可以看到的表现是所谓的休克肠复合体，其中有严重的黏膜下水肿和小肠黏膜明显强化（图 47-32）。这个表现，常与其他低血容量性休克的证据（包括下腔静脉扁平，动脉狭窄，胰周液体，脾脏和肝脏强化减低和肾上腺明显强化）不应与肠缺血或肠道损伤混淆，因为肠的异常表现应通过支持治疗和容量复苏来解决[72]。

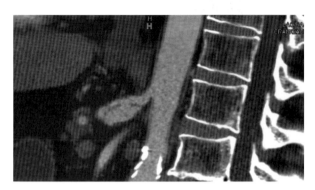

▲ 图 47-31　矢状面增强 CT

图示腹腔动脉轻度动脉瘤样扩张，伴剥离皮瓣。主动脉内未见夹层

放射性肠炎的诊断通常是根据患者的病史和表现在临床上做出的。然而，CT 有助于确认可疑的诊断并确定其严重程度和累及程度。在急性放射性肠炎患者中，CT 通常表现为小肠壁增厚和水肿，通常伴有黏膜充血和黏膜溃疡，在钡剂检查中表现最好（图 47-33），急性期常出现内出血。随着时间的推移，慢性放射损伤患者可表现为狭窄、粘连、狭窄、小肠梗阻和瘘管。在最明显的慢性放射损伤病例中，小肠黏膜会出现完全被抹去，导致小肠在 CT 和透视检查中呈现平滑无特征的外观，常称为带状或牙膏状肠。

（四）内脏动脉瘤

内脏动脉瘤比较少见，尸检中发生率为 0.01%～0.25%[73]。大多数内脏动脉瘤的患者是无症状的，诊断通常是偶然发生的 [74]。然而，在某些情况下，这些动脉瘤会破裂，患者会出现腹痛和肠系膜出血。

动脉瘤在脾动脉最常见（60%），其次是肝动脉（20%）、肠系膜上动脉（5.5%）、腹腔动脉（4%）、胰腺动脉（2%）、胃十二指肠动脉（1.5%）[75]。虽然多层螺旋 CT 是最简单的诊断方法，三维重建可以很好地展示动脉瘤的三维形状和形态，为手术或

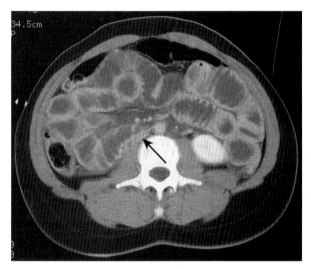

▲ 图 47-32　一名 23 岁女子在发生车祸后立即休克

对比增强 CT 显示气腹，扁平下腔静脉（箭）提示低容量血症，小肠弥漫性增厚，明显强化。这一系列的发现代表了肠休克复合体

（三）放射性肠炎

小肠是接受放射治疗的患者最常见的损伤部位，尤其是在较短时间内接受高剂量放射治疗的患者中。有腹腔内手术史或腹膜炎史的患者特别容易患放射性肠炎，因为他们的肠管由于粘连而不能活动。糖尿病或动脉粥样硬化疾病患者也有额外的风险，因为射线更有可能导致动脉内膜炎，并最终导致纤维化。患者在放疗过程中可出现急性放射性肠炎症状（疼痛、腹泻、出血），或在放疗后任何时间点（包括数十年后）可出现慢性放射性损伤症状（疼痛、梗阻、吸收不良）。

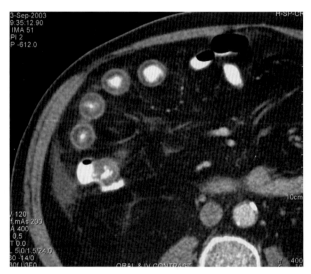

▲ 图 47-33　放射性肠炎

淋巴瘤放射治疗后的轴向对比增强 CT 图像显示右腹部几个小肠襻中度增厚，认为继发于放射性肠炎。也有少量肠系膜粘连和腹水

血管内修复提供了路线图，但也可以使用其他方式进行诊断，包括 MRI、超声或血管造影。虽然这些动脉瘤的治疗传统上是外科手术，但血管内修复已变得越来越普遍[75]。

肠系膜上动脉瘤最常见的位置是在血管的前 5cm 内，动脉瘤最常见的病因包括心内膜炎、动脉粥样硬化和胰腺炎。并发症包括血栓形成和破裂，每一种都有很高的死亡率，因为累及肠系膜上动脉瘤的并发症使患者处于小肠缺血的极大危险中。男性腹腔动脉瘤比女性更常见，75% 的患者有临床症状，尤其是疼痛（图 47-34 和图 47-35）[76]。破裂的危险是 13%，破裂发生时死亡率几乎是 100%[77]。

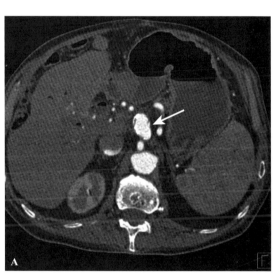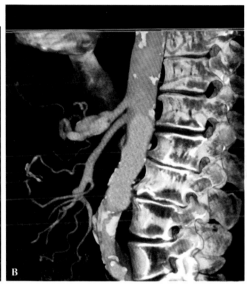

▲ 图 47-34 腹腔动脉瘤

A. 动脉期轴向增强 CT 图像显示腹腔动脉动脉瘤（箭）。B. 容积呈现很好地显示了腹腔动脉瘤的复杂形状，它开始于腹腔动脉起点的远端约 1.5cm 处

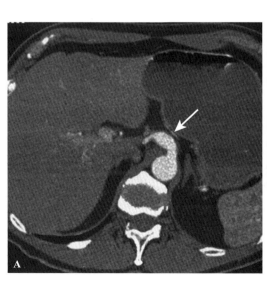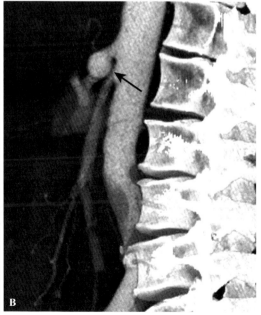

▲ 图 47-35 腹腔动脉瘤

轴向（A）和矢状（B）增强 CT 图像显示腹腔干（箭）动脉瘤扩张

腹腔动脉瘤最常见的病因是动脉粥样硬化性疾病，大多数动脉瘤发生在血管的起点或附近。

（五）药物性小肠血管水肿

血管性水肿是一种自限性的过程，其特征是血管性渗出小血管，可能与缓激肽释放异常有关，导致严重的血管扩张。虽然在少数由 C1q 酯酶缺乏引起的遗传性病例中，血管水肿通常与药物有关。血管紧张素转换酶抑制药是最常见的导致血管水肿的药物，大多数临床医生熟悉的肿胀、脸红和面部水肿，可以表征这种药物反应。然而，其他药物包括静脉造影剂本身，也能产生血管瘤[78,79]。

虽然通常与口腔和呼吸道黏膜有关，但小肠也可看到血管水肿，并且越来越多的报道与血管紧张素转化酶抑制药的使用有关。CT 表现非常明显，小肠襻节段增厚明显，黏膜强化明显，常误诊为肠缺血或血管炎[78]。然而，值得注意的是，如果药物停止，这种肠道异常应该是相对短暂和暂时的。

（六）正中弓状韧带综合征

正中弓状韧带是连接主动脉裂隙两侧左右脚的纤维弓。虽然正中弓状韧带的形状和方向有很大的变化，但大多数人的韧带在腹腔干起始端上方和主动脉前交叉。然而，在 10%～24% 的患者中，正中弓状韧带在横贯腹腔干起点的位置插入较低，这是一种解剖学上的异常，如果患者的腹腔干动脉起点异常高，这种异常可能会加剧[80,81]。这种弓状韧带中位的异常会导致不同程度的腹腔动脉受压。

在极少数情况下，压迫可能具有明显的血流动力学意义，导致侧支从肠系膜上动脉流向腹腔动脉（图 47-36 和图 47-37）。有一小部分低起点的个体会有症状，表现出与慢性肠系膜缺血相似的症状。尤其是临床症状患者多为年轻女性，多在餐后、运动后或激动后出现症状。正中弓状韧带综合征患者疼痛的病因存在争议，一些人认为疼痛是血液流动不畅和血液从肠系膜上动脉分流的结果，但另一些

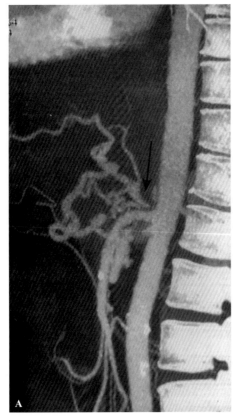
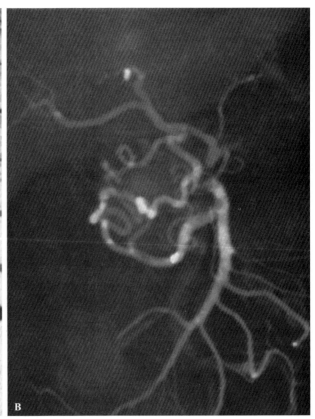

▲ 图 47-36　正中弓韧带综合征
A. 矢状图显示腹腔干近端呈钩状或 J 形，变窄（箭）；B. 冠状最大密度投影图像显示胰十二指肠侧支扩张，从肠系膜上动脉供应腹腔

人认为疼痛是腹腔丛受压或慢性刺激的结果[30, 81-84]。由于关于疼痛的真正原因的争论，对于最佳的管理策略存在很大的分歧。有观点支持开放手术释放正中弓状韧带和血管内支架成形术。

虽然过去通常是通过导管血管造影进行诊断，但现在 CT 三维重建显然是最好的评价手段。矢状面重建是最重要的，因为矢状面韧带中位点异常低，腹腔动脉受压，以及腹腔近端动脉上的特征性凹陷都可以得到最佳的说明（图 47-31 和图 47-32）。当压迫血流动力学明显时，腹腔动脉狭窄后扩张，从肠系膜上动脉到胃十二指肠及胰周动脉围绕胰头有明显的侧支[85]。此外，考虑到弓状韧带正中受压几乎可以肯定是一个动态过程，吸气扫描和呼气扫描可以用来评估吸气时加重的受压情况（图 47-38）。

（七）血管瘤

胃肠道血管瘤是一种罕见的良性血管瘤，可发生在胃肠道的任何地方，但最常发生在小肠（通常是空肠）[86]。血管瘤占所有良性小肠肿瘤的7%～10%[87]。组织学上，血管瘤按其主要成分分类。毛细血管血管瘤由小毛细血管组成，毛细血管壁薄，

血管内皮细胞排列成充满血液的腔隙。海绵状血管瘤由大的充血窦组成，内皮细胞单层或多层排列[88]。

小肠血管瘤可以是单发或多发的，也可能与血管瘤或其他器官（如肝脏和皮肤）的血管畸形有关。因此，胃肠道血管瘤与 Osler-Weber-Rendu 综合征、Maffucci 综合征、Klippel-Trenaunay-Weber 综合征和先天性蓝泡痣综合征之间有关联的报道[88]。

血管瘤 90% 最终表现为临床症状，通常为急性或慢性胃肠道出血。此外，尤其是当病变较大时，这些病变可导致小肠梗阻、肠套叠或穿孔。然而，小肠血管瘤的影像学诊断非常困难，尤其是在 CT 时代之前。在一篇由 Akamatsu 及其同事撰写的日本文献综述中，只有 24% 的患者在术前通过小肠造影、血管造影或闪烁造影进行诊断[88a]。虽然现在一些病变无疑是通过胶囊内镜诊断的，但是 CT 已经成为诊断这些肿块的一个很好的选择。虽然文献报道较少，但其外观可能有很大差异。在一些病例中，可以看到累及的肠段壁增厚，并伴有动脉期图像的明显增强，而在其他病例中，可以发现明显的高强化团块或异常的锯齿状血管聚集（图 47-39）。病变内静脉石的存在很容易在 CT 上被发现，并强烈提示诊断[88-90]。

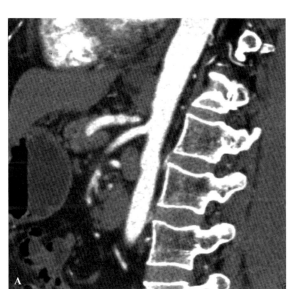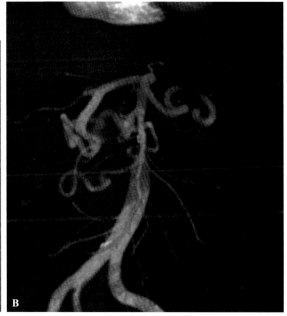

▲ 图 47-37　正中弓状韧带综合征

A. 矢状面增强图像显示腹腔近端动脉明显的中弓状韧带狭窄。B. 最大密度投影冠状动脉 CT 血管造影表现为胰十二指肠侧支增大扩张，为肠系膜上动脉腹腔供血

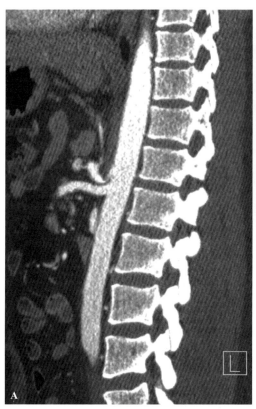

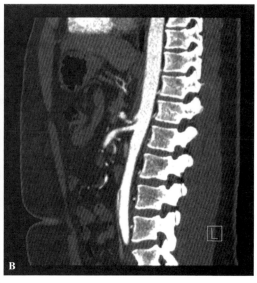

▲ 图 47-38　正中弓状韧带综合征

正中弓状韧带综合征患者的呼气（A）和吸气（B）增强矢状面 CT 图像。A. 呼气图像显示腹腔近端动脉有一个典型的 J 形压痕，并由此产生压迫。B. 吸气图像上腹腔动脉受压程度增加

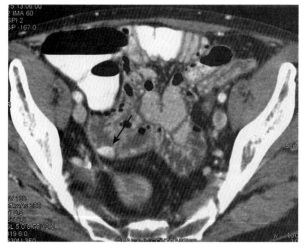

▲ 图 47-39　增强轴向 CT 图像

图示小肠远端 9mm 增强病灶（箭），最终证实为血管瘤

五、总结

近年来，CT 技术的进步，特别是针对小肠和肠系膜血管的 CT 研究方案的改进和现代三维重建软件的开发，显著提高了诊断小肠疾病的能力。以往 CT 仅局限于小肠最基本的诊断，多采用透视法进行较为精细的判定和诊断，而现在 CT 应被认为是小肠可疑血管病变患者的一线影像学研究。CT 对小肠和肠系膜血管的成像具有较高的细节性和精确性，可以识别多种病变。

第 48 章　术后小肠
Postoperative Small Bowel

Temel Tirkes　John C. Lappas　**著**

曲玉虹　**译**　　王之龙　**校**

小肠疾病的外科治疗需要使用相对较少的手术技术，这些手术干预大多适用于空肠和回肠的任何部分，主要包括切除息肉或异物的肠切除术，治疗狭窄的肠成形术，切除梗阻、创伤、肿瘤或坏死节段的肠切除术，防止肠梗阻的皱襞、为喂养或引流目的而造口或黏液瘘[1]。此外，小肠用于胃切除术和直肠系膜切除术后储层的外科构建，用于胆道和胰道进入胃肠道的重建。另一个发展是小肠移植手术治疗选择的患者短肠综合征和肠衰竭。

影像学研究很少作为外科手术的常规检查进行，而是用于评估小肠的完整性或调查术后并发症。由于相关的手术史在诊断影像学时可能是不完整的，甚至是未知的，因此对术后解剖和相关肠道改变的认识尤为重要。在有小肠手术史并有胃肠道症状的患者中，可以通过小肠造影技术来评估术后解剖结构和有无胃肠道分层的部位[2, 3]。然而，CT肠灌洗经验仅限于少数机构。另一种实现足够肠扩张的技术是CT肠造影，它不需要插管，但患者必须在短时间内饮用大量口服造影剂。考虑到许多特定于患者和机构的因素，放射科医生会在插管 – 输液方法（肠灌洗）和口服方法（肠造影）之间做出选择。

一、胃手术后小肠

小肠生理或解剖的一些重要的不常见的变化可能发生在某些胃手术后。胃切除术后综合征、各种病理生理障碍是由于幽门括约肌机制的中断或迷走神经切断术的后遗症。胃高渗性内容物快速流入小肠，临床上可表现为倾倒综合征，餐后绞痛、急性腹泻。在小肠研究中可以观察到轻微的空肠腔扩张和运动亢进。肠内 5- 羟色胺、肠内半胱甘肽和血管活性肠多肽也可由小肠对腔内扩张做出系统的反应而释放，并在一定程度上负责倾倒的血管舒张成分[4]。小肠蠕动障碍伴细菌定植、肠吸收不良以及胰腺和胆道功能受损也可能导致迷走神经切断术后腹泻[5]。

输入襻梗阻

食管 - 肠吻合术、胃肠吻合术或各种胃或胰胃手术产生的肠肠吻合术可形成输入襻。在 Billroth Ⅱ 胃空肠吻合术中，输入襻为十二指肠，Whipple术中为 Roux 空肠，Roux-en-Y 胃旁路中输入襻为十二指肠和近端空肠。输入性闭襻梗阻，也称为胆胰支梗阻，是这些手术中不常见的并发症，临床严重程度、急性程度和慢性程度不一[6]。输入襻综合征是指慢性部分阻塞传入环路，原因包括吻合口狭窄、粘连、逆行肠套叠、肠扭转、内疝、肿瘤复发、炎症等[6, 7]。由于患者可能有模糊的症状或典型的胆汁性呕吐伴腹痛缓解，进行性循环梗阻的临床诊断可能比较困难。急性梗阻可导致泛胰腺炎，而慢性进展的综合征可导致吸收不良、肠出血或穿孔[8]。

由于胆汁、胰腺和肠道分泌物的不断积聚，阻塞的输入襻充满液体，因此腹部 X 线片通常是正常的。胃肠道钡剂检查可能提示诊断，如果输入襻不充盈或扩张的输入襻优先充盈与停滞相关（图48-1）。然而，钡剂检查的有效性值得怀疑，因为 20% 的正

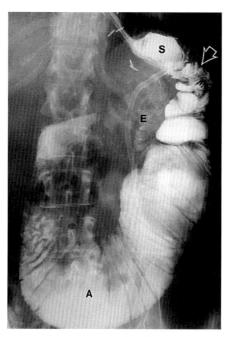

▲ 图 48-1　输入襻梗阻

将钡剂注射到残余胃（S），可优先填充扩张的输入襻（A），只有极少的造影剂进入输出襻（E）。肠缘扭曲是由粘连引起的扭结和拴系造成的（箭）

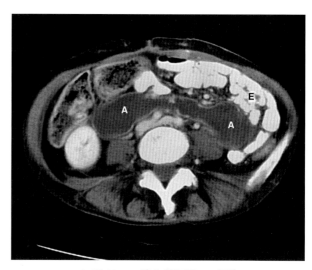

▲ 图 48-2　输入襻梗阻 CT 图像

口腔造影剂使正常的出血性小肠襻不透明（E），异常均匀扩张的输入襻（A）保持不透明

常患者的输入襻不透明[9]。

CT 有助于观察输入襻梗阻[9-11]。CT 上的一个特征性发现是穿过中线的一个扩张的 U 形传入襻（图 48-2）。口服造影剂后常出现传入襻不封闭。梗阻传递的压力足以使胆囊和胆管扩张[10, 11]。冠状位 CT 图像有助于识别梗阻肠襻的病程，并将肠与其他积液区区分开来（图 48-3）[6]。

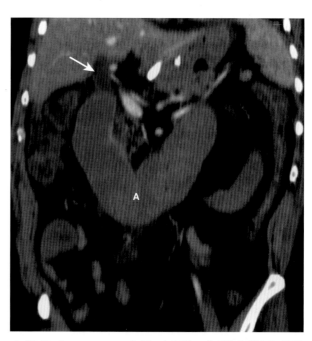

▲ 图 48-3　Roux-en-Y 食管 - 空肠造口术后输入襻梗阻情况

冠状位 CT 图像显示输入胆道肢（A）和胆总管（箭）阻塞性扩张。扫描采用静脉注射，但不使用口服造影剂

二、肠切除术和吻合术

肠切除术是指肠及其相应肠系膜的外科切除，临床表现多种多样。原发性吻合通常在小肠节段切除术后进行，尽管在一些患者中，在肠远端段的黏液瘘闭合或形成时，需要进行外部造口。

小肠吻合术是胃肠道手术中最常见的手术方式之一，因为小肠吻合术需要在切除后重建肠的连续性，绕过梗阻的肠段，形成肠储层。机械缝合线和订书钉是一种固定的器械形式，与手工缝合线技术在所有类型的肠道手术中的应用相同[12]。

肠吻合可分为端 - 端、功能性端 - 端（解剖侧 - 侧）、端 - 侧或侧 - 侧吻合（图 48-4）。端 - 端

吻合术是重建小肠连续性的首选方法，只要在管腔大小上差异最小。端 - 端吻合是避免小肠淤血综合征的理想方法。关闭切除肠段的两端，并在靠近闭合端处进行侧 - 侧吻合，形成功能性的端 - 端吻合，增加吻合面。端 - 侧吻合是为了弥补近端和远端血管尺寸不相称的缺陷，端 - 侧吻合是指在需要迅速绕过肠梗阻（如广泛的小肠肿瘤性疾病）的不寻常

临床情况下。端 - 侧吻合时，近端管腔末端与肠远端 - 侧吻合。这种安排确保了盲肠（远端）段内的蠕动向吻合口或吻合口以外的方向前进，从而防止了停滞（图48-5）[1]。

尽管术前患者准备细致，手术技术细致，但仍有可能发生小肠吻合口裂开。除了技术上的考虑，一些因素可能会对吻合术的成功产生不利影响，包括败血症、组织缺氧、恶性肿瘤和高龄。腹膜内游离空气在腹部X线片上的存在，可检出吻合口退变引起的肠穿孔。利用水溶性造影剂进行的造影剂造影研究可能显示肠瘘，虽然在CT上也可以有类似的发现，这也提供了定位受污染腹水和显示脓肿形成并发症的优势。肠外积液在术后逐渐增多，提示吻合口破裂，肠内造影剂渗出的证据是诊断。缝线裂开伴小的或内含的肠瘘也可导致局部吻合口周围炎症过程或蜂窝织炎，可导致部分肠梗阻（图48-6）。

术后盲袋、盲环

虽然解剖学端 - 端和功能性端 - 端手术吻合术已经基本取代了端 - 端吻合术，以恢复肠连续性，但偶尔也会进行端 - 端吻合术，术后可能出现盲袋。应该欣慰的是，一个盲袋不是故意创建的，不像术后盲襻。在侧 - 侧吻合时，环形肌的分裂可导致局

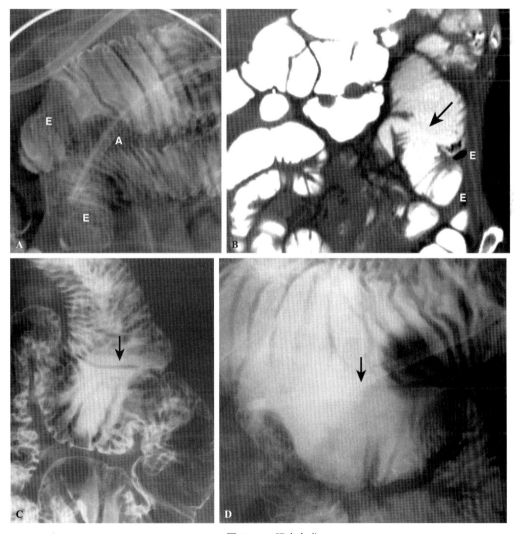

▲ 图48-4 肠吻合术

A. 功能性端 - 端空肠吻合术，采用解剖侧 - 侧技术，在肠造影时表现明显，特点是缝合端较短（E），接近导管穿过的宽吻合腔（A）；B. 冠状位CT肠灌洗图像显示功能性端吻合（箭），解剖特征相似。E表示近端和远端环的缝合端。C. 端 - 侧吻合（箭）。D. 侧 - 侧吻合（箭）（引自 Lappas JC, Maglinte DD：Imaging of the postsurgical small bowel. Radiol Clin North Am 41：305-326, 2003）

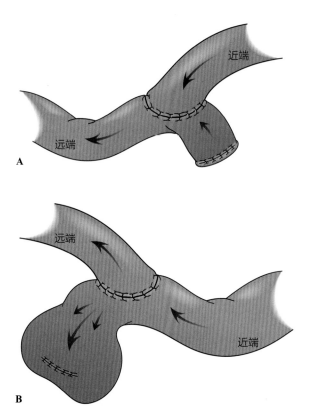

▲ 图 48-5　端 - 侧吻合
A. 采用正确的手术技术，将近端小肠段末端与远端小肠段侧吻合，使肠内容物通过未闭的肠腔以正常蠕动方向（箭）流动；B. 吻合不当，近端肠段一侧缝合至远端肠段末端，使肠蠕动（箭）直接进入盲段，导致管腔扩张（囊形成）和肠淤滞并发症

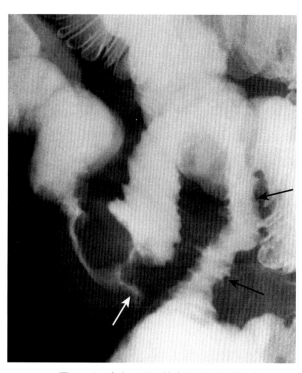

▲ 图 48-6　吻合口周围蜂窝织炎伴肠道狭窄
良性疾病行部分回肠切除端 – 端吻合后不久出现梗阻症状。肠灌洗显示短节段管腔狭窄，邻近回肠襻有小瘘（白箭）和增厚的皱襞（黑箭）。在手术中，吻合口的缺血性裂开与局部炎症反应和肠近端壁水肿有关

部运动障碍和停滞，导致近端吻合段进行性扩张，形成盲肠袋。端 - 侧吻合（肠近端与肠远端末端缝合的侧端）操作不正确，造成相似的解剖异常。有时，由于局部蠕动和停滞异常，盲袋可能与先前的端 - 端（解剖侧 - 侧）外科吻合有关。

　　除了可能导致细菌过度生长的肠道停滞外，术后盲袋还可能导致炎症、溃疡和肠道出血[13]。腹痛、腹胀、间歇性腹泻、既往肠吻合史提示临床综合征及其潜在异常，但确诊需影像学检查。节段性袋切除术和端 - 端吻合可矫正和消除相关并发症。

　　在 CT 上，盲袋被认为是一个独特的囊状肠结构，在邻近区域可见手术夹子[14]。小肠造影检查，尤其是肠灌洗和 CT 肠灌洗，证实了盲袋及其吻合关系（图 48-7）。

　　虽然盲袋综合征有一些临床特征是共同的，但与盲袋综合征相关的解剖异常是不同的。在盲襻综合征中，小肠的一段通过肠吻合术完全从肠流中绕过。小肠内容物在盲襻内停滞导致细菌过度生长，在病情最严重的患者中，细菌的数量和复杂性均可接近正常结肠菌群的组成。小肠细菌的过度生长可能导致吸收功能的严重失调，其中最显著的是脂质和维生素 B_{12} 的吸收不良[15]。该综合征的症状和临床表现为吸收不良，包括腹泻、脂溢、贫血和营养不良。在盲袋的诊断中，专门的小肠灌肠检查可以准确地显示术后解剖异常。

三、肠造口术

　　肠造口术是指一种通过外科手术设计来与皮肤交通，并在临时或永久的基础上发挥功能的肠道开口。为了防止腹腔内瘘，肠造口是在小肠段，充分移动，使其与前腹壁接触。

（一）空肠造口术

空肠造口术是提供营养支持的理想途径[1]。空肠喂养术优于胃切开术的优点包括减少恶心、呕吐和通过胃食管反流吸入肺部的风险。行外科喂养空肠造口术是在预期术后长期营养不良的患者，患者的病理上消化道，包括胃轻瘫、恶性肿瘤、瘘和近端空肠造口术区潜在泄漏的患者，不适合内镜、荧光镜，或腹腔镜插入喂养空肠造口术或这些方法都失败的患者。直接插管空肠造口术可以满足暂时的营养需求，而长期空肠喂养最好采用 Roux-en-Y 型空肠造口术。空肠吻合术是空肠造口术中最常见的预防措施，空肠吻合术的手术位置至少在十二指空肠交界处远端 70cm 处，空肠襻固定到腹膜。一些外科医生更喜欢在开始肠内喂养前用水溶性造影剂注射空肠造瘘导管，以确定导管的正确位置，从而避免错误的输注。

各种并发症可能与任何一种空肠造口手术方法有关[1, 16]。在一系列空肠造瘘管患者中，放射学研究显示 14% 的患者存在与置管相关的并发症，在 19% 的病例中，各种机械问题归因于导管的位置或功能[17]。异常包括营养液肠胃反流，导管位置错误，空肠造口处或附近有腹腔内漏和小肠梗阻。

（二）回肠造口术

远端肠吻合术或回肠吻合术主要用于在排除结肠正常使用或需要手术切除的临床情况下的肠内容物排泄。传统的（末端）回肠造口术包括全直肠系膜切除术，提供了一种相对简单且通常有效的手术方法，可以降低这些疾病的恶性肿瘤或复发性炎症的风险。大便失禁及其伴随的生理和心理影响仍然是回肠造口手术的重大缺陷。随着回肠肛门储层术的发展，传统的回肠造口术仅适用于广泛的克罗恩直肠炎、肛门括约肌功能障碍、储存衰竭和老年患者[18]。另一种形式的肠远端吻合术——肠（双筒）回肠吻合术，是在某些情况下执行，以允许暂时的肠道转移，包括克罗恩病并发脓肿或广泛的瘘管和对肠梗阻的紧急干预，或作为需要保护肠远端吻合以促进愈合的复杂手术的附属。

成熟的回肠造口需要建立一个传统的外翻回肠造口，涉及回肠横切与动员一个 5cm 回肠段通过腹壁缺损和一种特殊的缝合技术[18]。回肠造口功能障碍可能是粘连、回肠造口管腔狭窄、回肠造口旁疝和复发性疾病所致。这些异常可在术后早期或晚期出现，通常发生在回肠造口部位或附近，产生腹泻或肠梗阻症状。

CT 能准确地检测到造口旁疝，因为它是不明

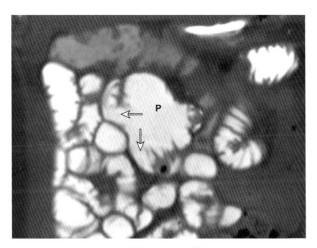

▲ 图 48-7 盲袋

CT 小肠灌肠显示囊盲袋（P）的形成与之前的两侧空肠吻合有关。箭指向输入和输出端

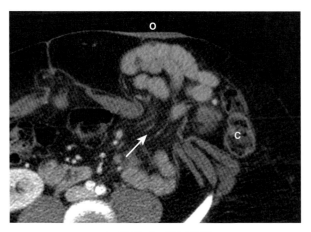

▲ 图 48-8 造口旁疝

这位 51 岁的女性有盆腔平滑肌肉瘤病史，需要远端结肠切除术和左下腹结肠造口术。CT 图像显示一个巨大的前腹壁缺损，伴有多个小肠襻和肠系膜疝出（箭）。结肠（c）近侧造口（o）移位。这种诊断需要仔细观察几个扫描层面，因为疝环和造口往往在不同的轴向扫描平面

原因与造口相关的腹部症状患者最常用的检查方法。疝常伴有大的（＞3cm）缺损，位于前腹壁的造口部位，常发生在造口外侧（图 48-8）[19]。对回肠造瘘患者和怀疑回肠造瘘功能障碍或其他并发症的评估也可以通过逆行造影剂检查（包括肠灌洗）安全地进行。

四、回肠代膀胱术

回肠代膀胱术是一种保留连续性的外科手术，可使患者获得更好的身体形象和积极的生活方式。许多外科医生认为克罗恩病的存在是这些手术的禁忌证，因为复发性炎症疾病的风险增加，而且这些患者可能需要额外的小肠切除术[18]。

（一）可控性回肠代膀胱术

Kock 在 1969 年提出了结肠切除术后回肠造瘘术相关的内储存概念，并证明回肠末端可以作为一个低压、高度顺应性的储存[20]。Kock 袋结构和功能的复杂性现在限制了该程序在选择既往结肠切除术和传统回肠造口术或失败或禁忌回肠袋手术患者中的应用[18, 21]。

可控性回肠造瘘术涉及回肠远端 45cm 的使用，回肠最近端段通过复杂的缝合技术形成球形储层。根据设计，蠕动的相反方向阻止推进活动清空袋，通过将输出回肠段套入袋内形成瓣膜机制，进一步保持自制，回肠末端形成腹壁造口。囊袋缝合到前腹壁提供了稳定性，并防止了囊袋的扭转和周围疝气。成功的 Kock 袋结构避免了外部回肠造口装置的使用，因为回肠代膀胱的内容物是通过造口插管排出的。

Kock 袋并发症通常发生于手术后数月，包括各种形式的瓣膜功能障碍、储层或传入回肠段（锁骨袋回肠炎）的非特异性炎症和瘘管。尽管取得了包括长期节制在内的合理功能结果，但对可控性回肠切除术患者进行手术翻修的发生率仍然很高[22]。

膀胱冲洗后逆行双对比钡检查是评价 Kock 袋的推荐方法[23]，为了充分显示回肠段和回肠造口，需要斜位或侧位的影像学检查。如果怀疑术后立即出现缝合裂开或插管后出现囊袋穿孔，应使用水溶性而非钡造影剂进行评估。

正常储层的钡研究显示典型的小肠皱褶模式被一条代表两个吻合回肠段之间缝合线的线性黏膜脊索中断[23]，轻度结肠袋炎表现为表面颗粒，重度结肠袋炎表现为溃疡和黏膜皱褶变形[24]。完整的控制阀呈管状或圆形，小叶状结构，位于膀胱内，与一系列稳定的手术夹有关。瓣膜从囊袋滑出和外翻导致瓣膜缩短，回肠段向造口逐渐延长和弯曲[24]。囊袋插管困难，慢性流出道梗阻，尿失禁随之而来。在回肠造口术中可能会发生腺瘤，对于因家族性息肉病综合征而接受手术的患者，需要对膀胱功能进行监测（图 48-9）。

（二）回肠贮袋

结肠切除术和直肠黏膜切除术后建立回肠贮器并进行回肠肛门吻合术，已成为需要全结肠切除术患者的重要手术选择。对于包括慢性溃疡性结肠炎和腺瘤性息肉病在内的原发性结肠黏膜疾病患者，该创新手术在保留肛门禁尿和正常排便通路的同时，清除了潜在的致病黏膜。

几种形式的回肠肛门袋已被描述，但 J 形袋的配置是首选，因为它的结构简单，储层容量足够，

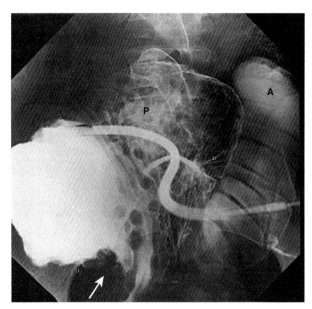

▲ 图 48-9　家族性腺瘤性息肉病患者的 Kock 囊
导管置管后行囊内注射造影剂（P）显示多发性圆形黏膜缺损，为复发性腺瘤。不规则肿块（箭）提示恶性
A. 输入襻

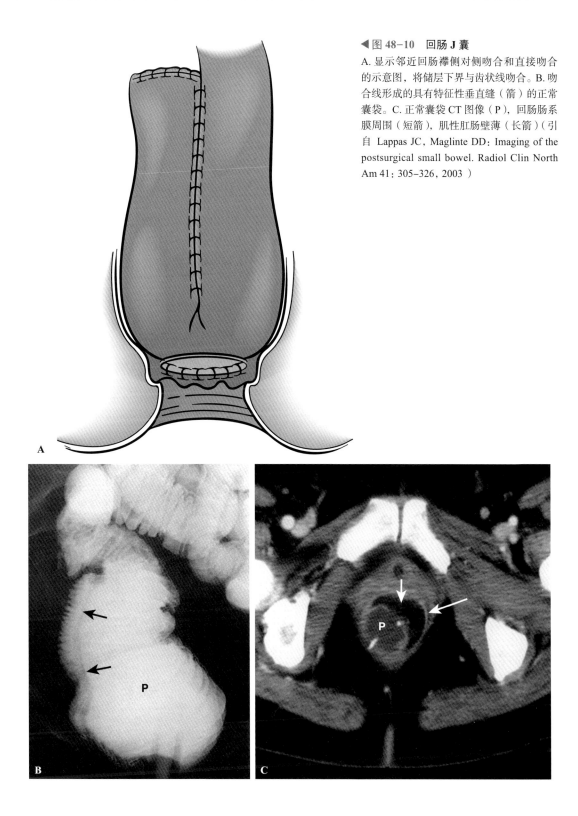

易于排空，并没有潜在的输出襻梗阻[18, 25]。从回肠远端25cm处构建回肠肛门J囊，形成J形，并通过相邻两个肠襻的侧-侧吻合术固定（图48-10A）。肛门直肠黏膜切开术和直肠横切术后，保留肛门括约肌的完整性，将构建的回肠袋与直肠袖带齿状线吻合。近端转移回肠切开术通常需要8～12周，以便广泛的吻合口愈合，最终关闭保护性回肠造口，使回肠肛门袋发挥功能。

虽然回肠肛门贮袋患者可获得良好的功能结果，但该手术可能伴有明显的并发症[26, 27]，常见问题有囊袋炎、小肠梗阻、吻合口退行性或狭窄、瘘管、盆腔脓肿等。大多数并发症得到了充分的管理，但回肠肛门袋衰竭可发生在多达 10% 的患者中[26]，需要对回肠肛门贮袋进行影像学评价，评价其功能，排除吻合口漏及其他术后并发症[28-31]。

回肠肛门袋的术后影像学检查不是常规检查，而是为临床怀疑的并发症保留[32]。对比回肠造影或回肠袋造影可通过回肠造瘘口进行，也可通过软直肠导管逆行，以便观察回肠肛门袋和吻合情况。术后早期检查或临床检查囊袋异常时使用水溶性造影剂，而钡用于常规评估。对比研究显示，正常 J 形袋为卵形肠结构，垂直裂隙与吻合线相对应，CT 表现为薄的手术缝合袋壁，与正常脂肪相邻（图 48-10B、C）[28, 29]。

回肠肛门袋炎或黏膜炎症发生在近 50% 接受手术的患者，表现为临床明显发热、腹部绞痛和腹泻综合征。造影剂袋是非特异性的，可表现为痉挛和回肠袋皱襞增厚。在吻合口裂开和盆腔脓毒症患者中，囊袋图可能表现为异常表现，如造影渗出、腔外气体、袋状皱褶增厚、分叶、肿块效应等。术后盆腔感染患者 CT 表现为囊袋及直肠壁厚度异常，囊袋周及直肠周脂肪炎性浸润。脓肿通常发生在回肠肠系膜脂肪和邻近直肠肌之间的袋周区域（图 48-11）。对于回肠肛门袋手术后感染并发症的患者，回肠造影表现往往是非特异性的，CT 更准确地描述炎症过程，也可以直接进行治疗干预[29, 31]。后期肠梗阻并发症在回肠造口闭合后出现，一般累及闭合部位或远端小肠。由于广泛的外科切除和肠道操作，粘连、扭转和吻合口狭窄往往是问题[25, 26]。

五、小肠移植

在过去的 30 年里，肠移植已经成熟，为那些有危及生命的肠衰竭并发症和肠外营养的患者提供了长期生存的希望。成功率大大提高主要是由于免疫抑制方案的进步、手术技术的改进、术后护理、经验的积累。在全球 75 个中心进行了约 2500 例肠道移植，经验丰富的中心 1 年移植存活率达到 80%，5 年移植存活率达到 50%[33]。目前所有幸存者中 80% 以上已停止肠外营养并恢复正常的日常活动。

肠衰竭可能是由于手术或肠解剖丢失（短肠综合征）或功能异常引起的。小肠移植治疗的疾病包

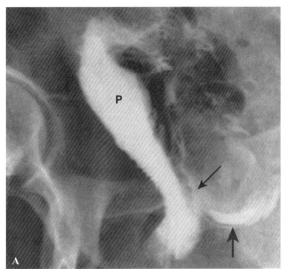
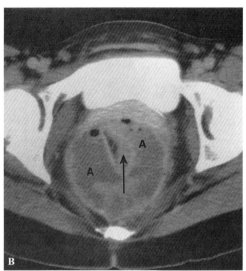

▲ 图 48-11 袋周脓肿
A. J 形袋回肠造影显示吻合口破裂（细箭），水溶性造影剂渗出（粗箭）。B. CT 图像显示一个大的多房脓肿（A），围绕着塌陷的囊及其脂肪密度肠系膜（箭）。炎症使直肠壁增厚且直肠周围脂肪粘连（引自 Lappas JC, Maglinte DD：Imaging of the postsurgical small bowel. Radiol Clin North Am 41：305-326, 2003）

括肠扭转、坏死性小肠结肠炎、儿童和血管疾病的肠闭锁、克罗恩病和成人肠外伤。全肠外营养是大多数肠衰竭患者的主要治疗方法，它也可能导致危及生命的肝衰竭。这些因素也影响移植的决定和使用的具体移植程序[34]。

目前有三种类型的移植手术[34, 35]，肝功能良好的患者行离体肠移植（图48-12）。全胃肠外营养相关或先天性肝功能障碍患者行肠肝联合移植。多脏器移植（肠、肝、胃、十二指肠和胰腺）约占成人移植手术的24%，保留给因血管、吸收或运动障碍引起的广泛消化道异常的患者[34]。在小肠移植中，供者的肠与受者的结肠吻合术，建立一个转移回肠

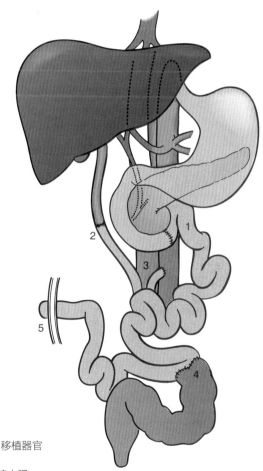

移植器官

1. 移植小肠
2. 供体门静脉连接至受体肠系膜上静脉
3. 供体上动脉连接至受体主动脉
4. 受体结肠连接移植小肠
5. 回肠造口术

▲ 图 48-12　离体小肠移植示意图（供肠阴影部分）
在关键的供受体动脉和静脉吻合术建立后，用临时回肠造口将小肠移植物与受体结肠吻合术

造口，这可以在患者病情稳定，移植后无排斥反应或感染后的几个月关闭。目前的外科实践通常将结肠排除在肠移植之外。

在肠移植之前，潜在的候选人要接受一系列的放射学检查，以解决各种临床问题[36, 37]。胃肠道造影检查用于评估肠异常的性质和程度，并在短肠综合征患者中，描述剩余肠的数量。移植后，对比研究可用于评估吻合口、梗阻、瘘管、胃排空、肠道运输和小肠黏膜模式。术后解剖包括供肠-空肠吻合、十二指肠-空肠吻合或胃-胃吻合，以及供肠-结肠-空肠吻合术。健康的同种异体移植物显示正常的肠管径和黏膜模式，活跃的蠕动和正常的运输时间。

术后早期胃肠道造影检查异常包括胃张力减退、小肠运输缓慢、管腔不同程度扩张[36]。摘除术后早期可出现移植物黏膜皱襞水肿增厚，术后可见皱褶增厚，可能是感染、排斥或缺血所致[36]。由于急性和慢性排斥反应和巨细胞病毒感染，肠移植物失去正常折叠模式，出现管状外观（图48-13和图48-14）。然而，放射学检查对急性移植物排斥反应或感染的检测是不敏感的，通常采用回肠镜、黏膜活检和变焦内镜进行诊断[35]。

移植后CT显像的适应证为疑似腹部感染、出血、肝异常或移植后淋巴增生性疾病。在CT上，简单的小肠移植显示肠襻未扩张，壁厚正常，临界

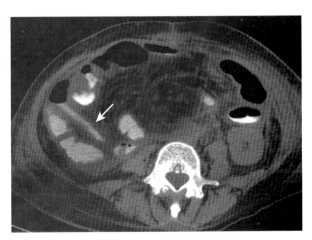

▲ 图 48-13　小肠移植排斥反应
一位60岁有小肠移植病史的妇女的平扫CT图像。右下腹小肠襻，显示肠皱褶形态消失和弥漫性增厚（箭）。肠系膜水肿，少量积液。患者行小肠活检，诊断为急性排斥反应

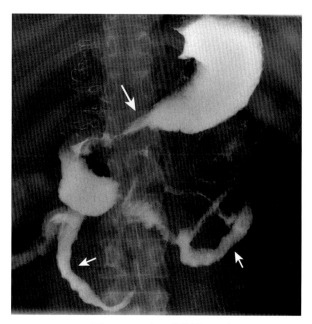

▲ 图 48–14　小肠移植排斥反应

多脏器移植术后出现持续性恶心呕吐。上消化道造影显示近端空肠黏膜皱褶消失（短箭）。幽门显示管腔狭窄（长箭），导致部分胃出口梗阻

血管通畅 [38]。不同程度的腹腔内积液在术后早期是常见的，包括肠襻间腹水或局部积液，伴或不伴感染。CT 异常可能包括肠梗阻或肠梗阻引起的肠道扩张，以及保护损伤、移植物排斥反应、感染和缺血引起的非特异性肠壁增厚。CT 可显示吻合口漏、动静脉移植物血栓形成、移植后淋巴增生性疾病及肝移植特异性并发症的各疾病谱 [36, 38]。由于移植后淋巴增生性疾病的免疫抑制程度，在肠移植中较其他器官移植中更为常见。移植后淋巴增生性疾病表现为腹部淋巴结肿大、肠道实性肿块及实性脏器。

第49章 其他小肠病变

Miscellaneous Abnormalities of the Small Bowel

Stephen E. Rubesin **著**

曲玉虹 **译** 王之龙 **校**

一、成人小肠发育异常

（一）Meckel 憩室

卵黄囊在胎盘发育之前为胎儿提供营养。卵黄囊通过脐肠管（卵黄肠管）与中肠相连。在胚胎发生的第 7～8 周，由于胎盘供养胎儿的营养，这条导管被阻塞[1]。脐肠管多个部分的持续存在会导致各种异常。整个输卵管萎缩导致肠管瘘。如果导管的一部分萎缩，可能会导致一个梭形的扩张区，称为肠系膜囊肿。卵黄肠管作为纤维性结构持续存在，可导致扭转或压迫性梗阻。

Meckel 憩室是由于附着在回肠处的卵黄管持续存在所致。Meckel 憩室是最常见的胃肠道先天性畸形，尸检时 Meckel 憩室的发生率为 1%～4%[2, 3]，然而，大部分患者无症状。

Meckel 憩室起源于回肠的肠系膜缘，通常位于回肠瓣 100cm 以内。它可以通过纤维带连接到脐，也可以通过先天性带或粘连连接到其他肠襻。憩室通常长 2～15cm，宽约 2cm[1]。Meckel 憩室包含肠壁的所有层。憩室内衬小肠上腹部，常含有异位胃或胰腺组织或 Brunner 腺体[1]。

Meckel 憩室患儿（＜2 岁）可伴有异位胃黏膜酸分泌引起的消化道出血及随后的溃疡。成人可能会出现消化道出血、梗阻或穿孔[4-7]。憩室炎是由异位胃黏膜或肠石或异物撞击引起的憩室溃疡和局灶性穿孔所致[8]。肠梗阻是多种肠套叠所致，包括肠套叠、持续纤维或粘着带周围的扭转，以及与溃疡有关的回肠狭窄。憩室可被嵌顿在腹股沟、股骨

旁或脐疝[9]，也称为 Littré 疝[9]。Meckel 憩室可能出现多种肿瘤，包括类癌、腺癌和良性或恶性间充质肿瘤[10]。

在有急慢性胃肠道出血的婴儿、儿童和成人中，85% 以上的婴儿、儿童和成人都能发现胃黏膜异位[5, 11-13]。尽管如此，成人常无症状或出现与肠梗阻有关的症状。除肠内灌肠外，所有影像学检查方法对 Meckel 憩室的诊断敏感性较差。在一小部分病例中，腹部 X 线片可显示 Meckel 憩室[14, 15] 或右下象限扩张、充满气体的憩室中不透明的肠管。除与肥胖或克罗恩病有关的肠系膜脂肪过多的患者外，Meckel 憩室很少出现在小肠口服钡剂顺行造影检查中[16, 17]。CT 或超声可显示右下象限与肠相连的囊性或管状结构。

在无消化道出血的成人中，灌肠造影是 Meckel 憩室的最佳放射检查方法。在接受灌肠检查的 2%～3% 患者中发现了 Meckel 憩室，接近尸检时的检出率[18-20]。盲管状或囊状（图 49-1）通常可与回肠远端的肠系膜交界处沟通[21]。憩室存在的一条线索是囊与肠腔交界处的三重折叠模式。憩室的皱褶与邻近回肠的皱褶垂直，憩室表面可能异常，含有颗粒状黏膜、局灶性溃疡，或异位胃黏膜或肿瘤的局灶息肉样丘。在其他患者中，Meckel 憩室内翻可能表现为息肉样腔内病变（图 49-2），有时可作为小肠肠套叠的线索点[21-24]。

（二）中肠重复畸形

小肠重复畸形是一种先天性、不完全的或完整的肠段重复[2]。重复可以由独立的肠系膜或与相

邻肠相同的肠系膜提供。中肠双肠囊肿包含肠壁的所有层，包括黏膜、黏膜下层和内循环肌层，与其相关的肌间神经丛 [1]。一些重复有一个完整的纵向肌层，另一些没有纵向肌层 [2]。这些囊肿的黏膜衬里通常是肠的。重复囊肿还可包括胃黏膜、胰腺组织、甲状腺基质、纤毛支气管上皮、肺和软骨 [1]。

大多数中肠重复涉及回肠，特别是回肠盲肠瓣的区域和十二指肠。这些通常是细长的病变附着在邻近小肠的肌肉层。如果分泌物积聚，复制体可能成为一个囊性肿块，突出到小肠肠系膜。约 5% 的患者出现多重重复 [25, 26]。其中约 20% 的重复与囊肿近端或远端或两端的肠腔相连 [27]。

重复囊肿内衬的异位胃上皮可能导致消化性溃疡，随后出现消化道出血或灌注 [28]。可能是由扭转、肠套叠引起的。或由囊肿压迫邻近的肠道。复制囊肿很少会因肿瘤而复杂。

重复囊肿可表现在钡研究中，表现为外在肿块压入邻近肠系膜边缘 [29]。钡进入囊肿的病例只占一小部分（图 49-3），CT 或超声可显示囊性包埋于小

肠壁 [29, 30]。如果担心消化道溃疡或出血，99mTc- 高技术扫描通常显示囊肿内的异位胃黏膜。

（三）异位组织

异位胃黏膜广泛存在于胃肠道的多种部位，包括食管、十二指肠和空回肠，以及先天性异常，如重复囊肿和 Meckel 憩室。先天性异位黏膜中有浅表黏膜上皮和基底腺的有序排列，部分内见主细胞 [31]。异位黏膜应与十二指肠球部较常见的囊肿化生区别开来 [32]。然而，消化性十二指肠炎患者的化生缺乏胃小凹和腺体 [1]。

异位胰腺最常见于十二指肠（28%）、胃（26%）或空肠（16%）[33]。异位组织可出现在肠壁的不同

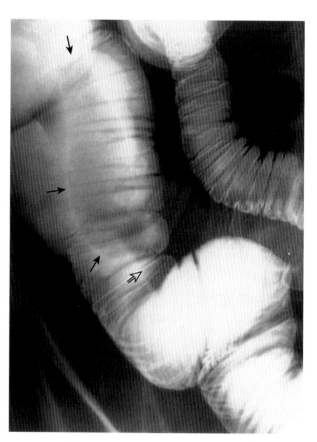

▲ 图 49-2　**Inverted Meckel's diverticulum**
Enteroclysis shows a long, smooth-surfaced, polypoid intraluminal filling defect (*closed arrows*) in the distal ileum. A tubular radiolucent filling defect (*open arrow*) resembles a stalk. This inverted Meckel's diverticulum could be mistaken for a pedunculated ileal polyp, such as a lipoma or inflammatory fibroid polyp. (*From Rubesin SE, Herlinger H, DeGaeta L: Test your skills. Inverted Meckel's diverticulum. Radiology 176:636, 644, 1990.*)

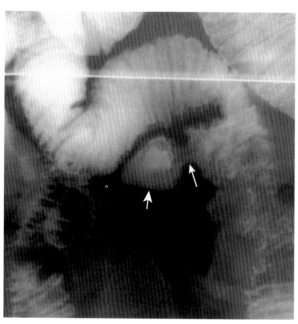

▲ 图 49-1　**Meckel 憩室**
当憩室不完全扩张时，斑点图像显示从回肠远端升起的三角形囊（粗箭）。平滑的褶皱（细箭）辐射到憩室的起源。注意这个 Meckel 憩室是如何从肠道的凹缘出现的。这张图片展示了小肠襻的凹缘并不总是它真正的肠系膜边界，因为 Meckel 憩室起源于回肠的反肠系膜边界

水平，包括黏膜、黏膜下层和肌层[31]。异位胰腺组织由不同数量的腺泡、导管和胰岛细胞组成。异位胰腺也报道在空肠和回肠憩室和 Meckel 憩室，以及在胆囊、胆管、脐和输卵管发生。

由于其他原因，小肠中的异位胰腺通常被发现为邻近肠的分叶实性或囊性结节或肿块。虽然显微镜下的胰腺炎不是单纯性的，但临床上的胰腺炎是很少见的。有个案报道空肠异位胰腺发生胰腺炎并

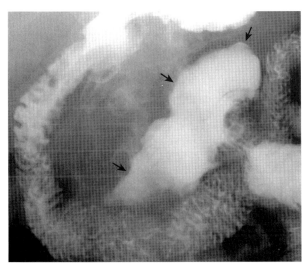

▲ 图 49-3 十二指肠重复畸形

钡剂填充 10cm 的空洞状病变，平行于十二指肠的第三和第四部分的内边界。邻近的十二指肠有正常的褶皱。很难将这种重复与诸如胃肠道间质瘤（箭）之类的外生空腔肿块区分开（由 Hans Herlinger, MD 提供）

形成假性囊肿[34]。在此病例中，一个囊性病变位于空肠襻下，并伴有空肠憩室炎或小穿孔（图 49-4）。

（四）节段性扩张

小肠可能有一个局灶性扩张的蠕动段，称为节段扩张[35, 36]。在大多数情况下，孤立的无张力环位于回肠，导致回肠发育不良。这种情况的原因尚不清楚，但据推测是先天性神经肌肉功能障碍所致[2]。儿童回肠发育不良与 Meckel 憩室和脐膨出有关[37, 38]。异位黏膜（尤其是胃黏膜）可在扩张段出现，并可引起溃疡。

节段性扩张钡餐检查可表现为回肠局部扩张球状或管状段（图 49-5），与回肠邻近的流入和流出环直接相连[39]。肠蠕动段由于肠道血流的屏障，导致部分小肠梗阻。部分患者可能存在溃疡黏膜。通过与邻近回肠襻的直接连续性，可以区别于 Meckel 憩室。回肠发育不良也可以通过扩张回肠襻的正常黏膜表面来区别于伴有动脉瘤样扩张的原发性小肠淋巴瘤。

（五）肠旋转不良

有症状的肠旋转障碍患者通常是由中肠扭转或 Ladd 索带引起的高度梗阻的婴儿和儿童。第 113 章和第 116 章详细描述了婴儿和儿童肠道旋转失调的胚胎学、临床和放射学方面。成人肠旋转不良通常是无症状或有模糊的腹部症状[40-42]。

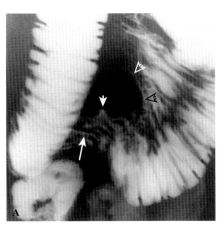
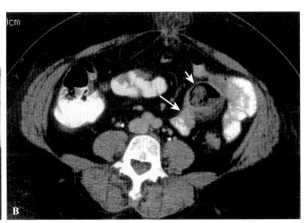

▲ 图 49-4 空肠异位胰腺合并胰腺炎及假性囊肿形成

A. 钡灌肠显示空肠内有一个微小的钡集聚（短箭）。小肠皱褶在这一区域是轻度增厚和起伏（长箭），平行于肠的纵轴，而不是垂直于肠，如正常的相邻空肠。病变边缘也可见占位效应（空心箭）。B. CT 扫描显示一个软组织肿块（长箭）替代了肠管内的造影剂。中央腔（短箭）包含空气和软组织。病理上，软组织肿块为伴胰腺炎的异位胰腺组织，腔为假性囊肿，与腔内沟通。这种病变很容易与空肠憩室炎或空洞性肿块（如淋巴瘤）混淆

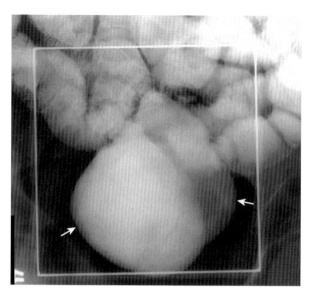

▲ 图 49-5　回肠发育不全

肠灌流显示一个大的双叶回肠段（箭）。盆腔回肠进入和出口环正常

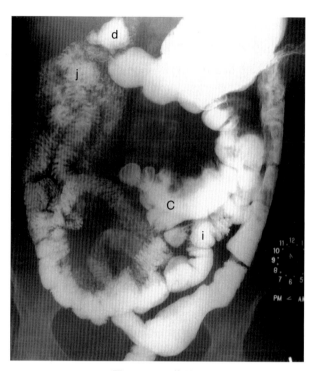

▲ 图 49-6　肠旋转不全

这张从小肠追踪而来的照片显示十二指肠球（d）在正常位置，缺少十二指肠的第三和第四部分，并且在脊柱左侧缺乏十二指肠空肠连接。空肠（j）位于右上象限，大部分回肠也在右腹，回肠远端（i）向左交叉，连接中线盲肠（C）。结肠位于左腹

中肠是肠与肠系膜上动脉和静脉轴相关的部分，由十二指肠、空肠、回肠、盲肠、阑尾、升结肠和横结肠的第三、四部分组成。肠旋转包括许多基于脐带中肠旋转程度和当中肠回到体腔后的旋转程度的变化。这些变化包括非旋转、不旋转、超旋转和反向旋转。

在胎儿第 8 周，中肠襻在脐带内逆时针旋转 90°，因此盲肠位于胎儿的左侧，空肠位于右侧[1]。如果中肠没有进一步的旋转回到腹部，它就保持这个方向。虽然这种变化代表了 90° 的旋转，但由于小肠不是在体腔内旋转，所以被混淆为非旋转。非旋转实际上是因为小肠旋转停止在脐带内 90° 顺时针旋转。十二指肠和十二指肠空肠弯曲的第三和第四部分缺失。相反，空肠与十二指肠的第二部分直接相连（图 49-6）。空肠和回肠位于腹部的右侧，而结肠位于左侧。盲肠位于中线，回肠末端从其右侧进入盲肠。阑尾起源于中线位置，通常在腹部中线较低[43]。

在第 10 胎周，中肠通常在脐带内逆时针旋转 90°，盲肠位于右上，空肠在左侧[43]。

空肠是第一个中肠段，再进入肠系膜上动脉后的体腔。在体腔旋转的这一部分中，空肠位于十二指肠后部和前位结肠之间。在第 11 周，盲肠再旋转 90° 进入右下象限，完成 270° 逆时针旋转。

当中肠在脐带初始 90° 旋转后不能完成 180° 逆时针旋转时，肠旋转失调。十二指肠空肠连接处不是固定在脊柱的左侧，而是位于脊柱的下方和右侧。小肠主要位于右侧或中部男性。肝脏和后腹壁的肠系膜带穿过十二指肠的第二部分，延伸到盲肠（Ladd 索带）。

当小肠旋转超过通常的 180° 时，肠过度旋转，导致长时间的升结肠，盲肠位于左上四象限。在反向旋转时，肠道顺时针旋转进入腹部，因此横结肠位于右上象限的十二指肠后方。

与其被一系列有点不正确的旋转术语混淆，放射学家还可以集中注意以下几个方面：①十二指肠存在多少；②十二指肠 - 空肠交界处的位置；③空肠和回肠与横结肠和十二指肠的前后关系；④盲肠的位置及阑尾和回盲瓣与盲肠的关系；⑤升结肠的位置和长度；⑥肠系膜上动脉与肠系膜上静脉的关系。

任何有呕吐或腹痛的成人都应确定十二指肠空肠交界的位置。正常的十二指肠空肠交界处位于

脊柱左侧，位于十二指肠球部的水平。当 Treitz 韧带处于正常位置时，空肠的第一环可以正常变异的形式横过脊柱右侧，只要空肠不进入位于右侧的右十二指肠旁疝。另一方面，十二指肠空肠的位置也有异常。十二指肠空肠连接异常是很重要的，因为它可能会引起小肠近端的扭曲和阻塞，表现为十二指肠扩张和钡餐中造影剂的缓慢传输。然而，婴儿肠道旋转不良和中肠扭转的典型软木塞征（见第113 章）在成人中很少发现[44]。成人肠旋转不良通常在 CT、MRI 或超声上被发现，这是由于肠系膜上动脉和肠系膜上静脉之间的异常关系，使静脉位于动脉的前部和左侧（图 49-7）。

（六）十二指肠旁疝（肠系膜）

十二指肠旁疝是最常见的腹内疝，约占 50%。虽然第 112 章详细讨论了腹部疝，但这里讨论的是十二指肠旁疝，因为这些疝与结肠肠系膜与腹膜后的不正常旋转和固定有关[45, 46]。

左十二指肠旁疝是指进入降结肠肠系膜的空肠疝。左十二指肠旁疝的开口仅位于 Landzert 窝的十二指肠第四部分，2% 在尸检时发现的解剖窝[47]。当肠系膜下静脉和升支左结肠动脉不完全固定在后腹膜时，这个窝就存在。空肠循环可在降结肠肠系膜下突出，可能导致小肠阻塞或缺血。

十二指肠旁疝可能表现在钡剂检查中，在十二指肠第四部分外侧的左上象限内，空肠襻的数目不同（图 49-8）。入口和出口环可能会在疝口受压

的地方局部缩小（图 49-8）。肠襻不随时间或触诊改变位置，因为它们是固定在疝囊内。钡可能被保留在这些环上的延迟图像。腹部 CT 可显示位于十二指肠、肾上腺与横行或下行结肠之间的小肠襻团[48]。近端空肠位于肠系膜下静脉血管的后部，位于降结肠的后方和外侧。

右十二指肠旁疝是空肠进入升结肠肠系膜或右横行肠系膜的疝[45]。右十二指肠旁疝发生在肠系膜顶窝（Waldeyer 窝），约 1% 在尸检中发现[47]。这个窝位于空肠肠系膜上部，在肠系膜上动脉的后面，刚好低于十二指肠的第三部分。疝口与肠系膜上动脉和静脉（小肠肠系膜）紧密相连。

十二指肠旁疝可能表现在钡剂研究中，在右下腹部聚集着可变数量的空肠襻（图 49-9）。疝环可能扩张，并可能显示延迟排空钡。由于疝口处的外源性并发症，使进、出口环紧密相通和狭窄。CT或 MRI 也可显示右腹十二指肠下方的空肠襻团[49]。肠系膜上动脉和静脉的分支向后旋，向右旋在这些血管后面（图 49-10），延伸到右侧空肠襻。

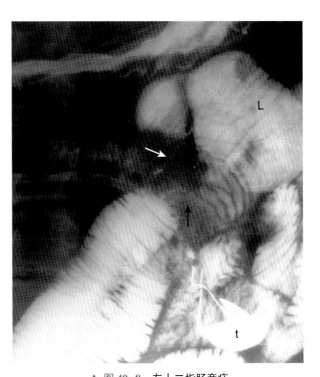

▲ 图 49-8　左十二指肠旁疝

这张通过 Kantor 管（t）进行的肠系膜松解术的头顶 X 线图像显示了左上象限的空肠环（L）团。这些循环在进入到 Landzert 窝的入口处被额外压缩（箭）（图片由 Hans Herlinger, MD 提供）

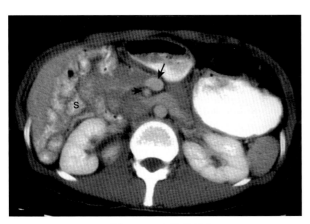

▲ 图 49-7　肠旋转不良

轴向 CT 显示肠系膜上静脉（长箭）位于肠系膜上动脉（短箭）的前部和左侧。空肠位于右上象限

二、子宫内膜异位

子宫外的子宫内膜组织称为子宫内膜异位症。诊断需要至少证明以下两种情况：腺体、间质和与出血有关的含铁血黄素[2]。这种异位子宫内膜组织主要涉及骨盆和盆腔器官的表面，包括卵巢、输卵管和直肠子宫陷凹。在接受子宫内膜外科手术的妇女中，有 15%～37% 的女性出现结肠受累[50, 51]。回肠受累率要低得多，只有 1%～7% 的手术病例[52, 53]。异位内膜组织通常有浆膜或浆膜下位置，但子宫内膜组织可能会钻入固有肌层、黏膜下层，甚至黏膜。子宫内膜组织经历月经周期的增生和分泌期，伴有崩解和出血，导致子宫内膜组织再生和纤维化[1]。肠受累主要表现为浆膜下纤维化和浆膜炎。子宫内膜组织钻入固有肌可能导致肌肉厚度增加。小肠参与会导致腹痛或盆腔疼痛或肠梗阻症状[54-57]。少数患者（14%～40%）发现与月经有关的周期性疼痛[57, 58]。

子宫内膜异位症 X 线可表现为类似于腹腔内发现的恶性肿瘤或炎症性疾病。钡检查可以显示肠轮廓的毛刺和黏膜皱褶（图 49-11）[59, 60]。环周狭窄可能存在，但黏膜皱褶被保留。X 线片或 CT 表现可以模拟腹膜内转移到肠道（图 49-12）或类癌伴腹膜内扩散的表现。很少有回肠子宫内膜异位症的孤立沉积可以类似原发性类癌或继发于邻近回肠的阑尾炎[60]。

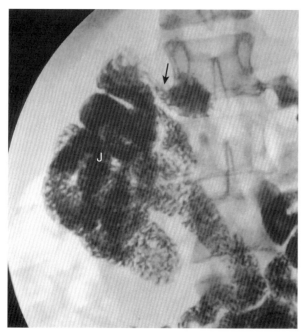

▲ 图 49-9　右十二指肠旁疝

这张来自小肠钡餐检查的低功率点图像显示，一大群空肠循环（J）聚集在右上象限。注意，在 Waldeyer 窝的入口有一个（箭）压缩

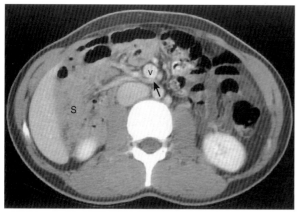

▲ 图 49-10　右十二指肠旁疝

经肝脏下缘的 CT 显示右上腹部塌陷的肠管（S）。肠系膜上静脉的分支（箭）在该静脉（V）后面循环［引自 Herlinger H, Jones B, Jacobs JE: Miscellaneous abnormalities of the small bowel. In Gore RM, Levine MS（eds）: Textbook of Gastrointestinal Radiology. Philadelphia, WB Saunders, 2000, pp 865–883］

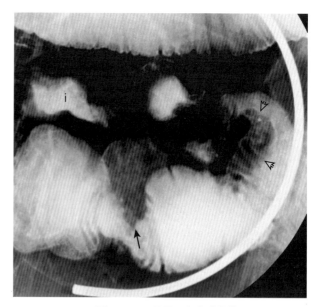

▲ 图 49-11　回肠子宫内膜异位

这张在灌肠造影过程中获得的点图像显示，在回肠骨盆环的肠系膜边界上有一个光滑、外在的肿块印痕（空心箭）。在第二个部位，有另一个局灶性外部压迹（箭），并将皱褶系结到肠系膜边缘。回肠黏膜保存，回肠远端（i）塌陷。这些子宫内膜异位症植入物在回肠和腹膜内转移到小肠是无法区分的

三、肠水肿

小肠对各种损伤的反应方式有限。肠壁水肿是这种反应的一个组成部分，包括广泛的炎症或缺血。讨论的重点是肠壁水肿。

小肠水肿主要发生在固有层和黏膜下层。这一过程的特点是黏膜和黏膜下淋巴管的扩张和间质液的增加。孤立性肠壁水肿通常与引起低白蛋白血症的疾病有关（人血白蛋白水平＜ 2g/dl）[61, 62]。小肠水肿最常见的两种原因是肝硬化和肾病综合征。然而，任何与吸收不良相关的低蛋白血症的肠道疾病都会导致肠壁水肿，如由于小肠水肿，面筋敏感的肠病和低白蛋白血症患者可能有弥漫性皱襞增大。任何导致腔内蛋白质丢失的先天性疾病也可能导致低蛋白血症，包括伴有充血性心力衰竭、缩窄性心包炎和烧伤、Ménétrier 病、淋巴管扩张症和克罗恩病[61, 63]。

肝硬化患者小肠水肿的原因有几个。霉菌性压力低是由于低血容量和低血容量造成的。由于门静脉高压、充血性心力衰竭、醛固酮分解代谢减少和相关肾功能障碍引起的水和盐潴留，小肠毛细血管压力也可能升高[61-64]。在肝硬化中，空肠充血性改变与胃内门静脉高压性胃病相似，椎板和黏膜下毛细血管和静脉的大小和数目增加[1, 64]。

对低铝血症患者小肠钡的检查结果可以显示光滑、直或稍起伏、轻度增厚的褶皱，其分布于整个小肠（图 49-13）[63]，空肠管腔直径略有增大[62]，CT 也可显示 86% 的患者小肠肠系膜水肿。眼底和腹膜后水肿的发生率较低（56%）[65]。

四、胃肠结石

胃石起源于波斯的 padzahr，意思是解毒剂[66]。胃石是在生活在波斯东北部的野山羊的胃或胆囊中发现的一种结石。胃石被认为具有多种药用性质，特别是作为解毒药。在人类中，大多数胃石都是在胃中发现的，由不可消化的有机物质组成，如毛发（毛黄）或水果（植物黄）。任何高纤维含量的蔬菜或水果都会导致胃石的形成。

胃石和肠结石在小肠梗阻中很少见[67]。结石在空肠憩室、Meckel 憩室等停滞区形成，并在克罗恩病手术后绕过小肠襻。结石也与克罗恩病、肺结核或其他原因相关的狭窄密切相关。小肠结石由头发、未消化的食物或诸如不可吸收的抗酸剂等药物组成。在世界上吃柿子的地区，大多数胃石与摄入生柿子有关[68, 69]。

小肠结石是 CT 上混合密度和衰减的腔内肿块（图 49-14）。这些腔内肿块可能含有空气，软

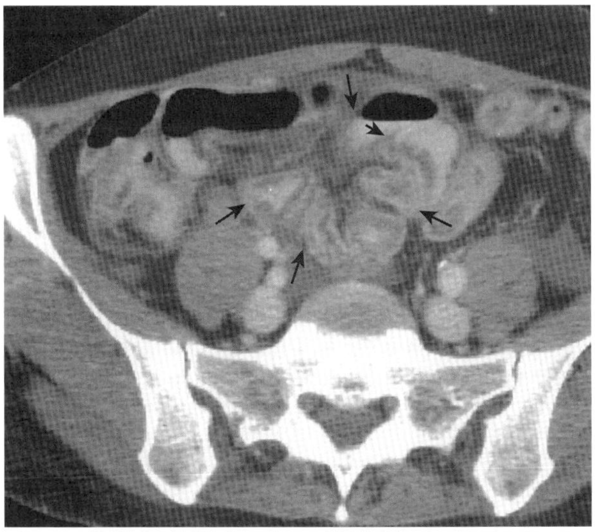

▲ 图 49-12　回肠子宫内膜异位
横轴 CT 通过骨盆显示回肠襻（长箭）拉向肠系膜与相关的褶皱（短箭）。黏膜下层的密度略低

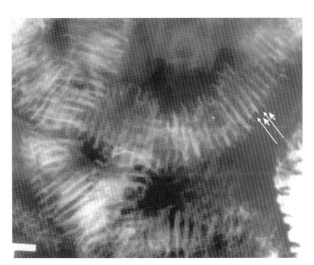

▲ 图 49-13　肝硬化和低白蛋白血症患者的小肠水肿
这个点图像在小肠钡餐造影中显示扩散增厚、平滑、直的折叠（长箭）垂直于肠的纵轴。被困在褶皱之间的钡形成了所谓的钉状空隙（短箭）

组织或钙[70, 71]，以及周围或层状钙化可能存在（图 49-14）。小肠结石通常出现在回肠远端 - 小肠最狭窄的部分，或靠近狭窄的病理区域，如狭窄、吻合口或肿瘤。肠结石可与胆石性肠梗阻相关的腔内结石混淆。然而，在肠结石患者的胆道树中没有发现空气。

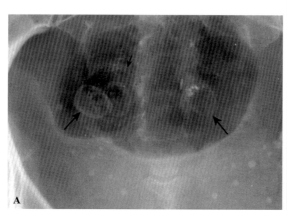
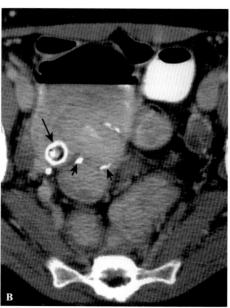

▲ 图 49-14　回肠吻合口狭窄的近端肠段

A. 腹部 X 线片显示三个周边钙化的卵球形结构（长箭）靠近吻合口钉线（短箭）。B. 通过骨盆的轴向 CT 扫描显示其中一个小肠是一个周围钙化的结构（长箭），含有中央气泡和软组织衰减，部分短线（短箭）被识别出来

第 50 章　小肠疾病的鉴别诊断
Small Intestine: Differential Diagnosis

Stephen E. Rubesin　著

曲玉虹　译　　王之龙　校

本章关于小肠疾病鉴别诊断的表格（表 50-1 至表 50-18）并不能涵盖所有疾病。这些表格提供了一种方法，根据这些异常的大小、位置、分布和影像学特征，对小肠多种多样的影像学异常的最常见原因进行分类。其中包括了一份参考书目以供进一步阅读 [1-40]。

小肠皱襞和黏膜改变

小肠绒毛是由覆盖在固有层的单细胞上皮表面形成的，固有层充满脂肪、血管、炎性细胞和中央管。黏膜表面的细小结节（也被称为微结节或沙

表 50-1　小肠的正常值

表　现	空　肠	回　肠
小肠插管造影的正常值		
每英寸长度的皱襞	4～7	2～4
皱襞的厚度（mm）	1～2	1.0～1.5
肠腔的宽度（cm）	≤ 4	≤ 3
肠壁厚度（mm）	1.0～1.5	1.0～1.5
小肠顺行造影的正常值		
皱襞的厚度（mm）	2～3	1～2
肠腔的宽度（cm）	≤ 3	≤ 2

引自 references 1, 2

表 50-2　小肠肠腔扩张、正常皱襞厚度

表　现	病　因	注　释
弥漫性小肠扩张	小肠或结肠的机械性肠梗阻，麻痹性肠梗阻	腹部 X 线片显示气液平面。若高度怀疑梗阻建议 CT 检查，部分或间断性梗阻可行钡剂检查 常见病因：粘连、疝、转移、放射性肠病、结肠癌导致小肠扩张 远段小肠和结肠的气液平面 常见病因：手术、药物、缺血、迷走神经切断术 少见病因：系统性硬化（十二指肠扩张、僵硬的小肠）、淀粉样变性、电解质紊乱（低钾血症、尿毒症）、钝性损伤、糖尿病、甲状腺功能减退
局段性小肠扩张	近段梗阻	上腹部少许小肠襻见液平面——原发小肠腺癌，术后狭窄、粘连
	局段麻痹性肠梗阻	胰腺炎、手术操作或瘘、盆腔射线照射
	闭襻性肠梗阻	一组位置固定的气液平面 应使用 CT 来诊断及评估绞窄性梗阻可能
	粘连	
	内疝	局部区域的扩张肠襻伴有气液平面

引自 references 1～5

样结节）反映了绒毛的增大，通常是由于固有层的异常，如水肿、炎症或淀粉样蛋白或其他物质的浸润。小肠皱襞由黏膜和黏膜下层组成。因此，扩大或展平的小肠皱褶可以反映水肿，出血，炎症，或肿瘤在固有层和黏膜下层的浸润。

表 50-3 至表 50-7 根据小肠疾病在小肠内的位置和皱襞光滑的增大或结节状增大进行分类。由于病理过程累及固有层和黏膜下层，许多疾病都有异

表 50-3 光滑、平直、增厚的皱襞

表现	病因	注释
弥漫分布	水肿	低蛋白血症——肝硬化、肾病综合征 蛋白丢失性肠病 充血性心衰 门静脉高压
局段光滑的皱襞增厚	肠壁内血肿 缺血 抗凝药物 凝血障碍 肠系膜上静脉血栓	分段硬币堆样表现，钉状表现，肠系膜边缘指压征 大部分患者在 2～3 周恢复正常
	血管炎	缺血改变、出血、小血管病造成的溃疡或坏死（如狼疮、过敏性紫癜）
	钝性外伤	CT 作用——寻找可能的穿孔（如肠系膜浑浊或积液、肠壁增厚、肠管强化减低、局部积气、腹腔游离气体）
	放射性肠病	皱襞增厚，皱襞之间间隙变窄；钡剂栅栏样改变 病变范围位于照射野

引自 references 1, 6～10, 40

表 50-4 微小结节改变 *

病因	注释
Whipple 病	白种人男性，关节痛，心血管和神经症状 CT 表现——肠系膜淋巴结的低密度肿物
鸟胞内分枝杆菌复杂肠炎	艾滋病 肠壁肌层内可见充满鸟胞内分枝杆菌的巨噬细胞 CT 表现——增大的淋巴结伴有坏死
无 β 脂蛋白血症	患有色素性视网膜炎，棘红细胞增多症，或脊髓小脑变性的青少年 在绒毛肠上皮细胞中可见脂肪小滴
组织胞浆菌病	肠壁肌层中可见充满组织胞浆菌的巨噬细胞
淋巴管扩张症	乳糜管扩张导致绒毛增大 表现为黏膜下层水肿
巨球蛋白血症	淋巴瘤可发生 肠壁肌层可见 IgM 巨球蛋白
放射治疗	可表现为光滑、增厚、平直的皱襞
克罗恩病	远段、末端回肠 口疮样溃疡、系膜缘溃疡、梳齿征、肠腔狭窄、瘘

*. 1～2mm 的黏膜结节。微小结节代表着肠乳头增大，因肠壁肌层浸润病变引起。此表列举了多种疾病累及黏膜和黏膜下层也可以造成皱襞的异常

引自 references 1～9, 11～16

常的绒毛和扩大的皱褶。光滑的褶皱增厚通常意味着低蛋白血症造成的水肿或血管病变造成的水肿或出血。结节状褶皱增厚意味着炎症或肿瘤、淀粉样蛋白或其他物质的浸润。通常很难区分光滑的皱襞增大与轻度的结节状皱襞。因此，与水肿或出血相关的疾病影像学表现可与炎性和浸润性疾病相重叠。

表 50-5　不规则的弥漫的皱襞增厚

病　因	注　释
原发性淋巴管扩张症	黏膜下层水肿伴微小结节 先天性淋巴管发育不全
继发性淋巴管扩张症	小肠改变与上条类似 腹膜后纤维化、放疗、肠系膜淋巴结肿大（Whipple 病、淋巴瘤）
淀粉样变性：AA 型和 AL 型	如果血管中的沉积物引起缺血，可见肠皱襞增厚 继发性淀粉样变的微小结节表现——反映淀粉样物质在肠壁肌层沉积 AL 型表现为黏膜下层直径 4～10mm 的结节
肥大细胞增多症	组胺释放——表现为头痛、面色潮红、腹泻、色素性荨麻疹、骨骼病变 胃或十二指肠溃疡 小肠多发荨麻疹样结节 增厚的肠皱襞多为节段性
免疫增生性小肠疾病	与多种寄生虫或细菌感染有关 患者来自地中海区域 大量淋巴组织增生
地中海淋巴瘤	年轻患者伴有进行性的由单克隆的淋巴瘤样浸润造成的免疫增生性小肠疾病 非对称的，融合的肿大淋巴结 与重链病相关
艾滋病	多种感染造成弥漫性小肠皱襞增厚
移植物抗宿主病	常见巨细胞病毒感染

引自 references 1, 15～17

表 50-6　近段小肠不规则皱襞增厚

病　因	注　释
T 细胞淋巴瘤合并乳糜泻	尽管患者无麸质饮食，仍有腹泻 小肠长节段结节状增厚，可能有环形病变
溃疡性空肠回肠炎	复杂的乳糜泻 单克隆淋巴瘤之前的炎症浸润改变 影像学表现与 T 细胞淋巴瘤无区别
热带口炎性腹泻	热带地区停留病史 与乳糜泻不同，皱襞增厚，没有空肠皱襞分离
Zollinger-Ellison 综合征	胃和十二指肠溃疡 肠腔内液体增多
类圆线虫病	皱褶消失，严重者呈铅管状肠轮廓
艾滋病相关感染	鸟胞内分枝杆菌、等孢球虫病、隐孢子虫病
胃空肠吻合术	胃空肠吻合口远端输出襻皱襞增厚
空肠造口管	管饲反应

引自 references 1, 2, 5, 18

表 50-7　远段回肠皱襞不规则增厚

表　现	病　因	注　释
轻度肠腔缩窄	克罗恩病，早期	绒毛增粗，口疮样溃疡 未累及结肠时，肠腔缩窄少见
	耶尔森菌肠炎	早期——增厚、结节状皱襞，溃疡 5～8 周，淋巴组织增生 8～12 周，正常的末端回肠
	沙门菌病、弯曲菌病、套细胞淋巴瘤	与耶尔森菌肠炎类似但溃疡更多 全身系统性疾病的一部分 多发结节，肠系膜肿物 预后差
中到重度肠腔狭窄	克罗恩病	如果肠痉挛、水肿或炎症比纤维化更重，则肠腔变窄的程度可变化 轻度——系膜缘的溃疡，系膜对侧的憩室 中度——肠腔变窄及溃疡结节表现沿肠壁延伸 重度——严重狭窄、窦道、瘘管 CT 可以很好地判断肠系膜脓肿
	肠结核	患者有接触史或有免疫缺陷 在盲肠，右半结肠更明显。 溃疡，横行皱褶，回盲瓣，盲肠短缩 可能与克罗恩病难以区分
	贝赫切特病	与葡萄膜炎、生殖器溃疡、关节炎有关 穿透性溃疡，尤指结肠
	艾滋病相关感染	巨细胞病毒，放线菌病
	盲肠癌、淋巴瘤	盲肠肿块伴肿瘤经淋巴管逆行至回肠末端 增厚结节状褶皱

引自 references 1, 19～24

表 50-8　铅管状小肠伴肠腔狭窄

病　因	注　释
移植物抗宿主疾病	常合并巨细胞病毒感染 弥漫性小肠受累 "牙膏"样的表现代表小肠快速蠕动 钡剂黏附时间延长
慢性缺血性改变	放疗或淀粉样变性 肠壁蠕动减弱
接近完全缓解的克罗恩病	远段回肠 空肠附近可能存在活动性疾病
类圆线虫病	病情严重，但可逆

引自 references 1, 7, 10, 16, 17, 24, 25

表 50-9　铅管状小肠不伴肠腔变窄

病　因	注　释
原发淋巴瘤	长度 5～15cm 的节段性的肠壁病变浸润，黏膜展平
长期的乳糜泻	近段空肠皱襞接近消失，表现为马赛克征

引自 references 1～3, 5, 18

表 50-11　多发息肉和息肉综合征

类　型	病　因	注　释
多发息肉	血行转移	最常见于黑色素瘤 表现为黏膜下肿物
	Kaposi 肉瘤	艾滋病相关 扁平的黏膜下肿物或靶环状病变
	类癌	30% 为多发
	播散性的淋巴瘤	多发黏膜下肿物或靶环状病变
	套细胞淋巴瘤	淋巴瘤性息肉病
息肉病综合征	Peutz-Jeghers 综合征	常染色体显性遗传病，但 40% 的患者是自发突变 固定的或有蒂的息肉，伴分叶状或绒毛状表面 空肠好发 年轻患者伴出血或腹痛，口、唇或手掌可见色素性病变
	Cowden 病	常染色体显性遗传病 可为不同组织学类型的息肉，错构瘤性息肉在结肠比小肠多见 可有面部乳头瘤 66% 伴有甲状腺疾病，33%～50% 伴有乳腺癌
	Cronkhite-Canada 综合征	非遗传，平均年龄 60 岁 腹泻，外胚层改变，低蛋白 炎性息肉，胃和结肠多于十二指肠和小肠
	家族性腺瘤性息肉病综合征	常染色体显性遗传病，10%～30% 是自发突变 APC 基因的多发突变造成多种临床综合征（如 Gardner 综合征和 Turcot 综合征） 小肠腺瘤，主要位于十二指肠 12% 发展为壶腹周围癌 小肠系膜根部的硬纤维瘤
	神经纤维瘤病	依靠临床诊断

引自 references 1

表 50-10　孤立的息肉病变

病　因	注　释
早期类癌	80% 的类癌发生在远段回肠 除类癌之外，回肠息肉有 30% 是多发的
脂肪瘤	长条形病变伴有假性蒂 可以发生溃疡，伴形态改变 CT 可见脂肪密度
腺瘤	85% 的腺瘤发生在十二指肠 10% 的腺瘤发生在空肠
Brunner 腺瘤	发生在十二指肠第一、第二段
血管瘤	固定的息肉样病变，或地毯状病变
胃肠间质瘤	固定的息肉，或靶环状病变 肿物较大时可形成空洞
神经纤维瘤	与神经纤维瘤病相关
副神经节瘤	接近 Vater 壶腹
反向 Meckel 憩室	远段回肠的长条形的肠壁内"息肉"，可伴肠套叠
炎性纤维息肉	常发生在回肠，长条形息肉，内见肉芽组织和嗜酸性细胞

引自 references 1, 26～28

表 50-12　多发靶环状病变

病　因	注　释
黑色素瘤转移	不均匀的分布 黏膜下病变，常发生于系膜边缘对侧 大溃疡伴有辐轮状放射状皱襞
其他种类血行转移	乳腺癌和肺癌
淋巴瘤浸润	累及胃多于小肠
Kaposi 肉瘤	累及胃和十二指肠多于小肠 斑块状病变或增厚的皱襞是常见表现 多见于患艾滋病的同性恋患者

引自 references 1, 13

表 50-13　环形病变伴弧形边缘	
病　因	注　释
粘连造成的小肠梗阻	清晰的粘连带压迫远段小肠 鸟嘴状狭窄 相邻的皱襞正常，没有黏膜结节
原发性腺癌	近段空肠 边界截然的短的病变 中央溃疡，皱襞破坏或结节状 梗阻常不严重，除非诊断延误
转移	最常见是结肠癌转移 小肠中远段 粘连成角造成梗阻
原发性小肠淋巴瘤	长段病变不伴梗阻 结节状皱襞和黏膜展平 中央动脉瘤样扩张 25% 患者为多发病变
类癌	环周分布的息肉样病变
吻合口狭窄	临床病史，吻合线
非甾体抗炎药狭窄	多发的肠壁环状增厚造成轻度梗阻

引自 references 1, 18, 29～35

表 50-14　环形病变伴锥形边缘	
病　因	注　释
粘连	鸟嘴样尖端伴光滑的皱襞
克罗恩病	原发病灶或跳跃病变造成狭窄 可见梳齿征或肠系膜边缘溃疡
放射性肠炎	严重破坏区内的肠管狭窄或在放疗野内肠壁成角，硬化或纤维化造成皱襞纠集
局部缺血	常见轻度梗阻 可能与外伤相关

引自 references 1, 10, 23, 24

表 50-15 肠外空腔病变

类 型	注 释
常见原因	
原发性非霍奇金淋巴瘤	透壁的溃疡，伴穿孔进入肠系膜或肿瘤空腔侵入肠系膜
黑色素瘤转移	大而深的溃疡
胃肠间质瘤	肿瘤中央坏死造成空腔，与肠腔相通，或肿瘤表面覆盖上皮的缺血坏死继发溃疡
不常见原因	
腺癌	肿瘤深溃疡穿孔
空肠憩室伴脓腔	
异位胰腺伴胰腺炎和假囊肿	
肺癌血行转移	
克罗恩病	瘘或穿孔造成脓腔 克罗恩病的其他表现

引自 references 1, 13, 18, 37, 38

表 50-16 小肠肠襻分离

病 因	注 释
小肠系膜内脂肪	肠襻分离的最常见原因 回肠较明显 小肠保持正常的柔软度和蠕动
腹水	小肠襻位置居中，CT 可明确诊断腹水
肠系膜肿物	肠系膜原发淋巴瘤，表现为肠襻增大异位，可能围绕肠系膜但不伴梗阻（三明治征），肠壁迟发的浸润造成梗阻硬纤维瘤，与家族性腺瘤息肉综合征有关
克罗恩病	CT 可将肠系膜炎性浸润造成的脂肪聚集和瘢痕与脓肿区分开

引自 references 1, 18

表 50-17 黏膜皱褶聚集造成的占位效应

病 因	注 释
腹膜转移	右下腹及盆腔多见 多发半圆形肿物在远段回肠肠系膜边缘，伴纠集的小肠皱襞
早期类癌	半圆形无蒂息肉，伴相邻的皱襞纤维增生样聚集
进展期类癌	相邻肠襻严重的纤维化改变，肠系膜转移可大于原发肿瘤 CT 可显示肠系膜肿物，50% 有钙化
肠襻内或大网膜脓肿	肠外的肿物伴脓肿周围轻度皱襞水肿
可伸缩的肠系膜炎	小肠襻分离，受肠系膜牵拉，CT 可见肠系膜肿物
子宫内膜异位症	边缘锐利的盘状病变侵及浆膜，造成黏膜打褶 盆腔和末端回肠，更易累及直肠乙状结肠
胰腺炎	左上腹硬化改变，空肠和脾变形
肠系膜根部淋巴结转移	十二指肠空肠连接处或其左侧——左半结肠癌，膀胱移行细胞癌 邻近十二指肠第二段——右侧结肠癌
盲肠或阑尾病变累及末端回肠	盲肠淋巴瘤或盲肠癌，阑尾炎，阑尾肿瘤
克罗恩病	脓肿，肠系膜炎症 克罗恩病的其他表现

引自 references 1, 38

部　位	疾　病
表 50–18　疾病好发位置	
近段空肠	腺癌、空肠憩室、感染、贾第鞭毛虫病、Whipple 病、隐孢子虫病、等孢球虫病 乳糜泻 Zollinger-Ellison 综合征 Peutz-Jeghers 综合征的息肉
远段回肠	克罗恩病 类癌 耶尔森菌、弯曲杆菌、巨细胞病毒造成的回肠炎、Behcet 病 腹膜转移 盲肠或阑尾炎症或肿瘤继发改变 放射性肠病 结核
肠系膜缘的对侧	Meckel 憩室、血行转移、克罗恩病的囊性病变
肠系膜缘	克罗恩病的线样溃疡 腹膜种植转移 空肠憩室 肠壁内出血造成的指纹状表现 肠系膜血肿 肠重复畸形 原发小肠淋巴瘤形成空腔

引自 references 1～5, 9～11, 13, 18, 21～24, 30, 39, 40

第七篇

结 肠
Colon

Textbook of Gastrointestinal Radiology
（4th Edition）

胃肠影像学（原书第 4 版）

第 51 章　钡灌肠造影
Barium Studies of the Colon

Marc s.Levine　Igor Laufer　著
朱汇慈　译　　张晓燕　校

在现代医学实践中，由于结肠镜、X线断层成像（CT）和 CT 结肠造影的广泛使用，钡灌肠造影的使用率明显下降。尽管如此，对于各种结直肠疾病，钡灌肠仍然是一种有价值的技术。对于不能完成结肠镜检查的患者，双对比钡灌肠是一种可行的代替结肠镜筛查结肠息肉和癌症的手段[1, 2]。单和双对比钡灌肠也可用于探查结肠镜难以发现的肠壁内和肠壁外的病变。对于这类病变，我们应利用横断面成像如 CT 进行疾病的全面检查。

根据钡灌肠的临床指征和患者的整体情况，我们可以选取单或双对比技术来评估结肠病变。我们认为双对比钡灌肠具备更强的诊断能力，故这一章内将重点给予讲述。

一、单对比和双对比剂造影技术

检测结肠的息肉性病变、平坦病变（如绒毛状腺瘤）、炎症性肠病的早期炎性反应（如 Crohn 病和溃疡性结肠炎）时[3, 4]，通常认为双对比钡灌肠优于单对比钡灌肠。双对比钡灌肠的技术优势在于其可观察黏膜表面。另外还有一些特殊征象，如子宫内膜异位症或转移的"黏膜毛刺征"，在双对比图像上更易识别（见第 3 章）[5, 6]。最后，双对比技术可以评估单对比剂无法评估的直肠病变[7]。

相比之下，单对比剂钡灌肠需要填充每个结肠襻，可以显示结肠轮廓异常（如息肉、溃疡和癌症）导致的结肠襻周狭窄。细线样的钡剂可以将息肉和息肉样肿块勾勒出充盈缺损的表现。尽管在检测息肉方面，单对比钡灌肠有一定的局限性，但对于可疑瘘管形成、梗阻或肠套叠的患者，单对比钡灌肠往往是首选，但要注意控制钡剂的量。单对比技术对于形成"指压征"的缺血性结肠炎也很有用，因为双对比技术产生的大量气体往往掩盖此征象[8]。最后，单对比技术适用于以下情况的患者，如年龄太大、体质虚弱无法做双对比技术要求的体位、括约肌功能差无法耐受结肠充气，甚至直肠球囊。

二、双对比剂造影技术

（一）患者准备

灌肠的方法有很多种，但基本要求如下[9]。

● 24h 内进流食。
● 检查前一天的下午或傍晚服用 1 ～ 2 次清肠剂（如下午 4 时服用一瓶 10 盎司的硫酸镁和晚上 10 点服用 4 片比沙可啶）。
● 检查当天早上用栓剂（如双醋苯啶栓剂）。

如果遵循以上原则，通常能有效清洁结肠，但患者的依从性差可能是一个问题。当患者到达检查科室时，应该询问他们是否已经做好准备，是否排出水样便。如果对肠道准备是否充分有疑问，应当首先拍摄腹部 X 线片。如果 X 线片显示结肠中有明显的粪便影，患者应再次行肠道准备 24h 后再行检查。

清洁灌肠可以改善结肠的清洁度，但一般不推荐使用，因为残留在结肠内的液体会稀释钡剂，影响黏膜的涂布，从而影响检查效果。基于同样的理由，应避免使用口服灌肠剂，如 GoLYTELY（聚乙二醇电解质溶液）[10]。

（二）材料和设备

钡剂的选择至关重要。接近 100%（w/v）的中等量钡剂混悬液常用于双对比剂钡灌肠。这种黏度的钡可以在涂覆在黏膜上且停留相对较长的时间，期间不会形成沉淀或造成伪影。Miller 提出的理想的方法是将钡和空气灌入结肠[11]。假如患者因括约肌功能差而无法存留气体和钡剂时，则使用球囊充气的做法（见"灌肠管的插入"）。

钡灌肠检查往往应用透视设备。在双对比钡灌肠中，放射科医师通过透视摆放患者，从而拍摄一系列图像（见"常规检查"）[12]。通过仔细评估每次的点片图像，放射科医师能观察出细微的结肠病变，并区分伪影和病变。这些图像会上传至工作站，并进行常规后处理，再给予最合理的解释[13]。通过调整图像，细微的黏膜异常和密度异常（如肠气囊肿）才会被发现[14]。

1. 给予胰高血糖素

应施用标准剂量的 1mg 胰高血糖素静脉注射，以提高检查质量，消除或减少结肠痉挛[15, 16]。注射胰高血糖素应注意缓慢，以避免恶心和呕吐这种发生率高但短暂的不良反应。大部分患者可注射胰高血糖素，但罹患嗜铬细胞瘤或控制不良的胰岛素依赖型糖尿病者除外。

2. 灌肠管的插入

在插入灌肠管之前，应进行简单的指诊以评估肛门括约肌张力和识别可能干扰灌肠管插入的解剖变异。对于前列腺肥大的患者，管道尖端应偏向后方以便顺利进入直肠。对于有较大外痔或痔疮的患者，肛门和管道尖端应涂抹局部麻醉药，以尽量减少插入过程中的不适。

3. 常规检查

常用的双对比钡灌肠的点片位置见表 51-1，图例如图 51-1 所示。每个位置的图像拍摄完成之后，应拍一张整体图像（图 51-1 和表 51-1）。整体图像包括水平位投照的左侧卧位、右侧卧位和俯卧位图像，这些图像有助于结肠内残留粪便和息肉样病变的鉴别（图 51-2）。

将钡剂灌入结肠时，通常采用透视下俯卧或左侧卧位，这样有助于钡剂进入乙状结肠和降结肠。

在引入空气之前，确保钡剂通过脾曲进入横结肠是非常重要的。假如没有引入足够的钡剂，则其很难到达升结肠和盲肠。这种情况更易发生在乙状结肠冗长的患者，他们的乙状结肠延伸至左上腹，容易被误认为是横结肠脾曲（见"充满全结肠"）。

当有足够的空气引入时，应从乙状结肠开始双对比钡灌肠的点片拍摄，逐渐向结肠近端延伸。乙状结肠的早期成像是至关重要的，因为假如钡剂通过关闭不全的回盲瓣反流入回肠，回肠就会显影，从而影响乙状结肠的位置的判断。在乙状结肠所有的结肠襞均充分显影的同时，还能获得降结肠、横结肠和升结肠的部分图像。在透视引导下，患者需要遵循引导旋转身体，从而获得各段结肠的双对比图像，同时避免与其他结肠重叠，因为结肠重叠可能会造成息肉甚至环形病变的漏诊或误诊。如果在技术方面注重细节，微小的息肉也可以被检测到。

随着患者身体的转动，观察钡剂在黏膜表面的流动对诊断很有帮助，因为动态观察有助于检测较平坦的隆起型病变、浅表的溃疡性病变和其他细微的结肠病变。当患者处于仰卧位时，假如因其相对位置而使某个结肠襞充满钡剂造成难以观察，则需

表 51-1 双对比钡灌肠

位 置	显示部位
点片	
俯卧位	直肠
左后斜位	乙状结肠
左侧位	直肠
仰卧位	直肠和盲肠
直立位	肝曲和脾曲
仰卧位, 仰卧斜位	结肠其他部分
整体图像	
垂直投照	后前位
角度投照（俯卧位）	直乙交界
水平投照	左/右侧卧位 俯卧位横断面

要患者换成俯卧位，得到非相对位置，从而观察此结肠襻的双对比图像。常规的直立位有助于获得理想的横结肠肝曲和脾曲的图像。对于腹股沟疝的患者，直立位有助于显示疝囊内的一个或多个乙状结肠襻或远端回肠。

当检查床返回至卧位，由于重力作用，钡剂通过肝曲进入升结肠和盲肠，从而可以使盲肠显影。

假如盲肠中钡剂过多，以至于影响观察，患者应缓慢转至右后斜位或右侧卧位，从而使钡剂从盲肠沿升结肠的右侧壁流入肝曲，同时空气进入盲肠，形成理想的双对比图像。患者可再次回到仰卧位，这样有助于获得理想的盲肠双对比图像。

由于灌肠管本身可遮挡直肠远端的病变，所以在观察这些结构时，应移开灌肠管之后再摄片。

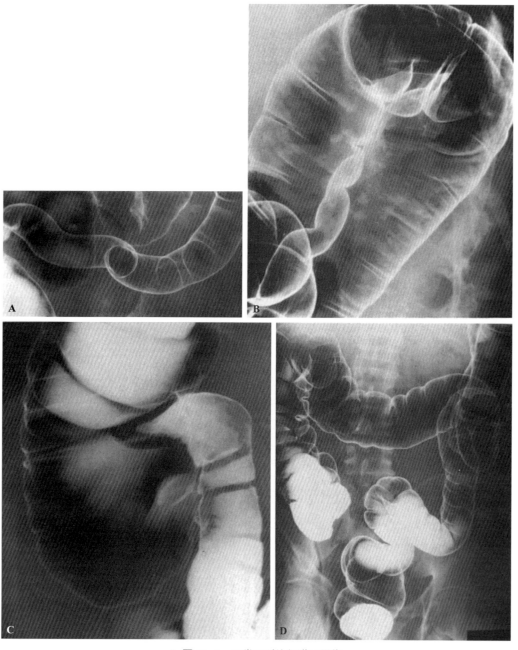

▲ 图 51-1　正常双对比钡灌肠图像
A. 左后斜位显示乙状结肠。B. 直立位的右后斜位显示横结肠脾曲。C. 仰卧位显示盲肠和末端回肠。D. 俯卧位显示整体图像

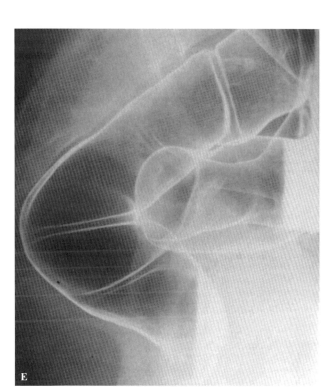
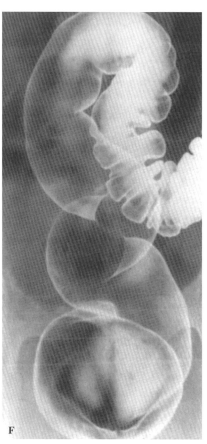

▲ 图 51-1 （续）

E. 俯卧位整体图像显示直肠。F. 投照角度向下的俯卧位显示直乙交界处

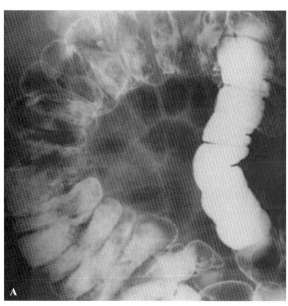
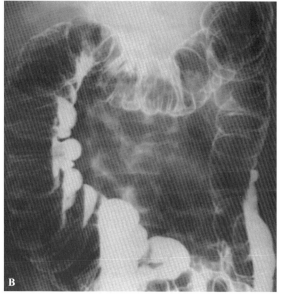

▲ 图 51-2 卧位对于肠道准备不佳者的重要性

A. 斜位显示右半结肠内大量粪便残留。B. 左侧卧位的整体图像显示粪便外层的钡剂，使右半结肠显影

患者通常采用左侧卧位，在引入空气前，用力从直肠内排出钡剂。在灌肠管移开之后，患者分别采用左侧位、仰卧位、俯卧位进行直肠的点片拍摄。

如果在检查过程中钡剂聚集在直肠内，一些患者会因抵抗钡剂不自主的流出而感到不适。如果在透视过程中定期检查直肠，则可能会避免这种不适，必要时应将灌肠袋放置地面，并引导患者用力排出直肠内的钡剂。

当拍摄整体图像时，应在操作间内仔细核对点片拍摄的图像。在拍摄完整体图像之后，应仔细评估任何透视下可能有疑问的病变，从而消除不确定性，从而得到更为明确的影像诊断结果。检查完成时，应引导患者进入邻近的卫生间，以便排出结肠内的钡剂和空气。

4. 正常表现

结肠的黏膜通常表现为光滑、平坦的表面（图 51-3A）。有一些患者还能在黏膜面上观察到无名氏沟或无名氏线（图 51-3B）[17]。这种无名氏沟可出现在双对比技术中或部分塌陷的充满钡剂的结肠内（图 51-3C）[18]。偶尔，双对比技术可能会呈现出无名氏凹陷而非小沟（图 51-3D）[19]。这种正常表现不应误诊为表面溃疡。一些患者的图像中可以出现横纹，这是由于黏膜肌层收缩所引起的瞬时现象（图 51-3E）。还有一些患者的图像中可以出现微小结节（1~3mm），它们代表突出的淋巴滤泡，这种现象更常见于儿童，在正常成人的图像中也可见到（图 51-4A）[20, 21]。增大的淋巴滤泡可能与多种疾病有关，包括克罗恩病、淋巴瘤和免疫缺陷状态[22]。结肠癌患者也可出现异常突出的淋巴滤泡（图 51-4B）[23]，所以出现异常淋巴滤泡，我们应仔细寻找结肠中潜在的恶性肿瘤。增大的淋巴滤泡也出现在青年人的回肠末端（图 51-4C），耶尔森菌肠炎和淋巴瘤的患者。

三、单对比剂造影技术

单对比钡灌肠需要用相对低黏度的固体钡剂填充整个结肠。患者准备、胰高血糖素的使用和灌肠管的插入与双对比钡灌肠相同（见上文）。通常采取左侧位引入钡剂。对于肛门括约肌张力减弱或缺失的患者，应在灌肠管的尖端保留球囊，以便于保留钡（见"失禁"）。

直肠指诊后，随着结肠充满钡剂，患者应从左侧卧位转为仰卧和仰卧倾斜位，然后对每个结肠襻和肠曲的病变进行点片。患者应根据需要旋转到不同的位置，从而避免或减少肠管的重叠。直到全部结肠，包括盲肠显示清楚，检查才能结束。

单对比钡灌肠的一个重要步骤就是在透视引导下对结肠进行适度的手动压迫，使局部钡剂稀疏，从而使隆起型病变显影（如息肉或息肉状癌），表现为钡剂池中的充盈缺损。进行适度的压迫显示息肉（特别是小息肉）需要一定的技巧，因为在透视下压迫不足或过度压迫，都可能遗漏这些病变。经过反复练习积累经验，微小的隆起型病变也可以被观察到。尽管如此，由于难以触诊到骨性结构的遮挡（肋骨和骨盆），横结肠肝曲、脾曲和直肠的病变往往难以通过压迫的方法进行拍摄。单对比灌肠主要依靠透视下进行适当的点片来显示结肠的病变。排空后的拍片有助于显示空虚结肠黏膜上的隆起型病变。排空后拍片也有助于结肠排空的患者可能存在的肠动力异常。

四、技术问题

（一）准备不足

结肠准备不充分是钡灌肠造影失败的主要原因，因为在残留粪便的情况下难以检测到息肉样病变。结肠准备不足也可能造成炎症性肠病的假象（图 51-5）。同理，残留的粪便可能会被误诊为息肉样肿瘤。尽管如此，当双对比钡灌肠用水平射线投照时，残留的粪便会因为重力作用掉进钡剂池中，这样就可以鉴别出粪便和真正的息肉样病变（图 51-6，见第 2 章）。

（二）肠憩室病

双对比钡灌肠中，乙状结肠中大量憩室的存在影响息肉样病变的观察，因为较多憩室性病变的存在会影响隆起型病变的检出。在充气状态下，这些憩室容易被误认为是息肉。在这种情况下，可以运

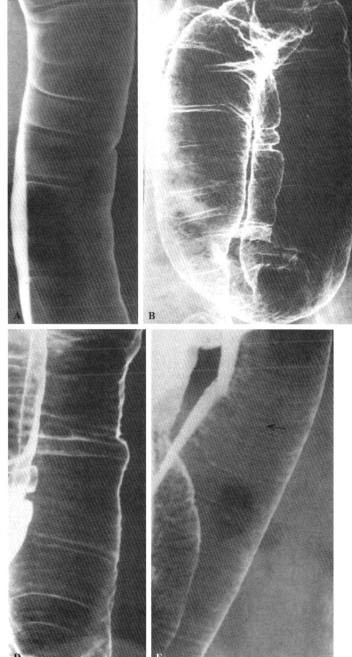

▲ 图 51-3 正常黏膜表面

A. 双对比技术展现光滑平坦的结肠黏膜表面；B. 结肠表面的无名氏沟；C. 单对比技术展现出无名氏线的轮廓；D. 正常成年人的结肠表面和轮廓显示钡点（无名氏点），这些微小钡点常被误认为溃疡；E. 横结肠上的横纹，由黏膜肌层的收缩引起，此图也可观察到钡点聚集，代表微小憩室（箭）[B 图引自 Laufer I: Double Contrast Gastrointestinal Radiology with Endoscopic Correlation. Philadelphia, WB Saunders, 1979；C 图和 D 图引自 Laufer I, LevineMS（eds）: Double ContrastGastrointestinal Radiology, 2nd ed. Philadelphia, WB Saunders, 1992]

用单对比技术再次检查乙状结肠（也称为乙状结肠灌洗）以便观察隆起型病变（图 51-7）[24]。在这种情况下，可以进行肠镜检查以便更好地排除乙状结肠的肿瘤性病变。

（三）失禁

失禁是可能妨碍单 / 双对比钡灌肠检查顺利完成的另一个因素。当患者由于肛门括约肌张力降低或缺失而失禁时，可以将灌肠管尖端上的气囊进行充气，以防止钡剂从直肠中流出。尽管球囊的充气通常可以帮助失禁的患者完成检查，但它可能会造成直肠穿孔。最佳方法是遵循球囊充气的基本原则。

最为重要的是，对于肛门括约肌张力降低而无法进行诊断性钡灌肠的患者，应进行球囊充气。

在球囊充气之前，应对可能造成直肠穿孔的危险因素（包括直肠肿瘤、严重直肠炎、盆腔放疗和

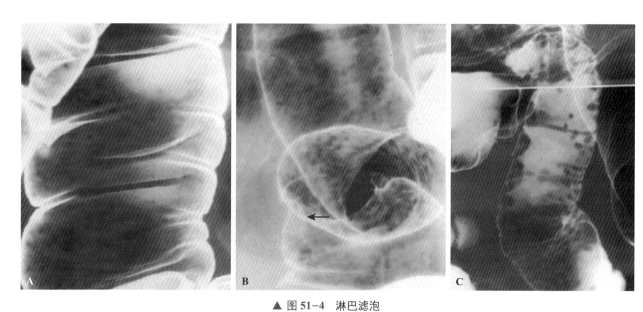

▲ 图 51-4　淋巴滤泡

A. 横结肠微小圆形充盈缺损代表正常的淋巴滤泡。B. 小息肉样结肠癌患者中突起的淋巴滤泡（箭）。C. 回肠末端正常的淋巴滤泡

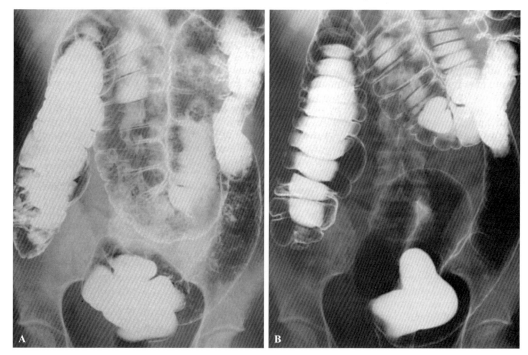

▲ 图 51-5　准备不足造成炎症性肠病的假象

A. 第一次检查提示全结肠的黏膜异常。B. 充分准备后的检查显示结肠黏膜表面正常

直肠手术）进行仔细询问，因为这些是球囊充气的禁忌证。假如不存在以上危险因素，则应在球囊充气前，在透视下将钡剂灌入直肠。如果直肠正常扩张，球囊的充气量不应超过 100ml，这个操作应该由放射医师（而非技师）在透视引导下进行操作，这样才能确保球囊不会遇到阻力从而过度膨胀。充

气的球囊应退回到肛门边缘，从而形成一密封环，防止检查期间钡剂或空气从直肠漏出。

（四）充满全结肠

除非有梗阻性病变，否则结肠应从直肠到盲肠完整填充。当钡剂回流到回肠末端或阑尾时，操作

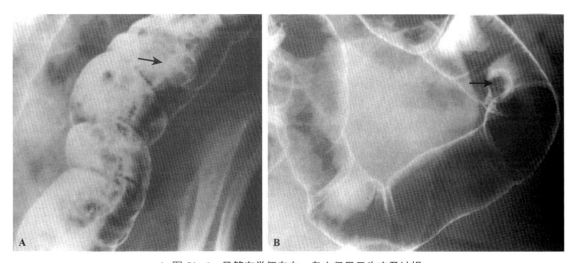

▲ 图 51-6　尽管有粪便存在，息肉仍显示为充盈缺损

A. 左半结肠内大量粪便影。尽管如此，息肉仍被显示为白色（箭）。B. 清除粪便后，再次拍片一带蒂样息肉显示更为清晰

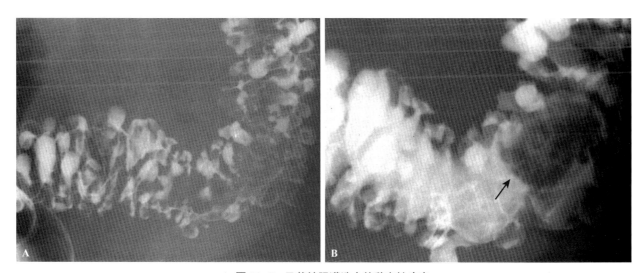

▲ 图 51-7　乙状结肠灌洗中的憩室性病变

A. 双对比钡灌肠中可见到大量憩室，但无法检测出息肉样癌症。B. 用单对比技术重新填充结肠后，可见到息肉样癌症（箭）［引自 Laufer I, Levine MS（eds）: Double Contrast Gastrointestinal Radiology, 2nd ed. Philadelphia, WB Saunders, 1992］

者可以确定盲肠已充满钡剂。即使钡剂没有回流到回肠末端或阑尾，当观察到回盲瓣时，则可以确定盲肠充满钡剂。对于结肠异常扭曲或冗长的患者，或者由于胚胎发育原因导致升结肠没有固定在右结肠旁沟的患者，可能会造成右半结肠难以完全填充钡剂。在这种情况下，不完全填充的升结肠不应该被误认为是盲肠，患者应根据需要再旋转一次，直到盲肠明确显示。少数情况下，对于胰高血糖素抵抗的患者，可能需要将双对比钡灌肠转换为单对比钡灌肠，从而使升结肠和盲肠得到充分填充和显示[25]。

五、并发症

在钡灌肠检查期间或之后，一些患者可能会有腹部不适或胀痛[26]。使用二氧化碳代替空气扩张结肠，可以减轻上述不适[27]。最严重的并发症是结肠穿孔[28]。尽管极为罕见，但通常的穿孔部位是直肠，大多数穿孔是由于病变直肠区域使用了充气的球囊（见"失禁"）。当发生直肠穿孔时，钡剂流入直肠壁内（图 51-8A），或深入骨盆和腹膜后。更罕见的情况，腹膜内的病变结肠穿孔，导致钡剂进入腹腔（图 51-8B）。在憩室患者中，空气可能会从憩室中渗出，造成腹膜后、腹腔内甚至纵隔气肿（图 51-8C）。

在使用大型活检钳对正常或发炎的直肠黏膜进行内镜活检后，不应立即进行钡灌肠检查，因为这些患者存在直肠穿孔的风险[29, 30]。假如已获得直肠活检标本，则应将钡灌肠推迟至少 5 天。相比之下，使用小型活检钳和可弯曲的内镜进行直肠浅表的操作，则不需要推迟这么久的时间。

过敏很少见，但也有个案报道[31]。这些患者可能对钡剂本身或内含的各种添加剂、乳胶导管甚至胰高血糖素有过敏反应。由于乳胶被认为是罕见但严重的过敏反应的来源，所以灌肠管尖端的乳胶已被硅胶替代[32]。

有文献报道钡灌肠后会有一过性菌血症的情况[33]，但未引起临床症状。根据美国心脏协会的建议，对于罹患高风险心脏病的患者，如心瓣膜置换术后，推荐使用抗生素预防过敏[34]。预防措施包括在检查前 1h 口服 3g 阿莫西林，检查后 6h 口服 1.5g 阿莫西林。

对于严重溃疡性结肠炎的患者，罕见情况下空气和造影剂可进入直肠静脉，门静脉中可能会有气体[35]。这种并发症是致命的。

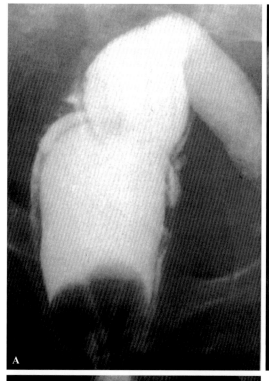
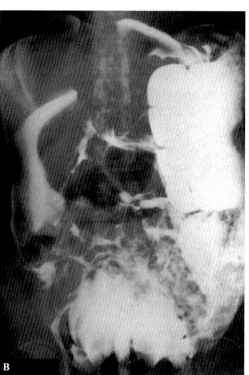
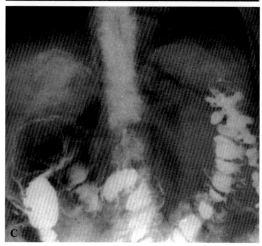

▲ 图 51-8 钡灌肠并发症

A. 直肠撕裂，导致钡剂渗入直肠壁；B. 放射性结肠炎的患者，腹腔内乙状结肠穿孔，导致钡剂渗入腹腔；C. 乙状结肠憩室（图中未显示）的患者，检查中导致腹膜后积气和纵隔气肿［引自 Berk JE, Huubrich WS, KalserMH, et al（eds）: Bockus Gastroenterology, 4th ed, vol 1. Philadelphia, WB Saunders, 1985］

六、不同检查技术

（一）可疑穿孔

当可疑肠穿孔时，应使用水溶性造影剂如泛影葡胺和泛影酸钠（Gastroview）进行研究。如果证明没有外渗，则推荐再次使用钡剂重复检查，以便获得更好的清晰度。对于罹患囊性纤维化的患者，可以使用水溶性灌肠剂以达到诊断或治疗目的[36]。对于此类患者，高渗剂将液体吸入肠道，可以使黏稠的粪便液化，有时可以达到治疗效果。

（二）口服钡剂结肠积气

口服钡剂造成的结肠积气通常发生在最初诊断重点是回肠末端和盲肠的患者[37]。这个过程中，患者按照钡灌肠的原则进行肠道准备。当口服的钡剂达到右半结肠时，静脉注射 1mg 胰高血糖素，并通过直肠导管将空气吹入结肠，空气将反流至回肠末端。这样的操作方法可以得到更好的盲肠和回肠末端的双对比图像，以便更好地观察这个区域内可能存在的麻痹性溃疡和其他病变（图 51-9）。

（三）结肠造口灌肠

我们还可以通过结肠造口进行钡灌肠，以获得满意的单对比或双对比图像（图 51-10）[38]。这个检查对于直肠癌术后随访的患者尤其重要，因为其同时发生结肠癌的风险增加。钡剂可以通过与灌肠袋连接的 Foley 导管给药，这样钡剂就可以通过结肠造口进入肠道。

其他类型的结肠手术术后的钡灌肠检查见第 63 章。

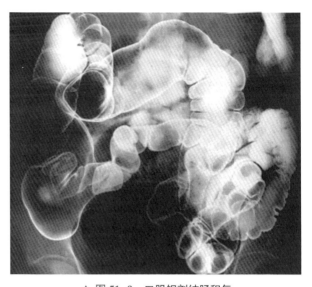

▲ 图 51-9　口服钡剂结肠积气
清晰的右半结肠和远端小肠的双对比图像［引自 Laufer I，Levine MS（eds）：Double Contrast GastrointestinalRadiology，2nd ed. Philadelphia，WB Saunders，1992］

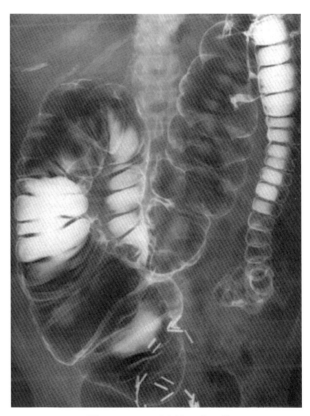

▲ 图 51-10　双对比结肠造口灌肠
结肠造口术后清晰的残余结肠的双对比图像［引自 Laufer I，Levine MS（eds）：Double Contrast Gastrointestinal Radiology，2nd ed. Philadelphia，WB Saunders，1992］

第 52 章　肛肠的功能成像和盆底功能障碍

Functional Imaging of Anorectal and Pelvic Floor Dysfunction

Sat Somers　Dean D. T. Maglinte　**著**

朱汇慈　**译**　张晓燕　**校**

盆底功能障碍是一种发病率被低估的疾病，它显著降低生活质量。大多数患者是女性[1]。在诊疗盆底功能障碍的机构中，约 80% 的患者是 35—50 岁的女性。男性发病率较低。

随着对该领域感兴趣的医生和治疗经验的增加，对盆底成像的需求越来越多。将近 24% 的美国女性至少罹患一种盆底功能障碍性疾病。随着年龄、胎次和肥胖的增加，寻求专业诊疗的患者也在增加[2, 3]。随着人口老龄化，预计对盆底成像的需求会增加[4]。

盆底功能障碍的症状是多变的，包括肛门失禁、尿失禁和便秘，也可能是膀胱膨出伴直肠或阴道脱垂。

肛门失禁的程度从缓慢渗漏导致的持续污染，到完全无法存留任何直肠和乙状结肠区域的粪便。

后一情况的患者通常尽量持续清空肠道，从而保持最微弱的便意，以防尴尬。总体而言，约 9% 的女性患有大便失禁，3% 的女性患有盆底脱垂[2]。这些症状似乎与分娩方式无关[5-8]，经产妇女也可能罹患此病[9-12]。

便秘的情况也是各有差异，包括难有便意、排便不净和排便过度紧张。一些患者可能会有排便细小、重量不足或干燥。假如患者不主动提供病史，则应在检查前仔细询问，这样有助于完善检查。

一些看似无关的症状，如腹胀和腹痛，也可能与盆底功能障碍有关[13]，包括其他明显不相关的症状，如性交困难、排便疼痛、会阴疼痛和直肠出血。当直肠出血时，常可疑患者患有直肠溃疡综合征[14-16]。

术前了解引起盆底功能障碍症状的疾病是必要的，以便进行恰当的手术[17]。这一点尤为重要，因为有研究表明，对于至少有一次外科手术的患者，发生盆腔脏器脱垂和尿失禁的风险约为 11%，手术之后的复发率约为 29%[18]。

盆底功能障碍的治疗通常涉及多学科合作，包括放射科、结直肠外科、妇科和泌尿科。本章仅涉及放射科方面的内容。

一、正常解剖

盆底由肛提肌、尿道、肛门括约肌和盆腔内脏的筋膜支持组成。盆腔脏器包括直肠、阴道、膀胱和尿道（图 52-1）。了解骨盆底的支持结构对于盆底功能障碍的评估是非常重要的，因为这是重建手术的基础[19]。

正常排便时结肠和直肠之间存在相互作用。结肠将粪便推入直肠的强烈波动刺激排便的冲动。这个过程导致的直肠扩张，通过肛门直肠抑制反射使肛门内括约肌松弛，为排便做准备。然后在有便意时，通过腹部用力或自主的盆底放松来启动排便。一旦肛管打开，腹部收缩会导致直肠受挤压。在正常的生理排便中，约 1/3 的左半结肠和直肠被清空。这个过程继发于持续大量的结肠收缩和可能额外的近端直肠收缩[20]。

盆底解剖是非常复杂的，动态透视下膀胱阴道造影术（DCP）无法提供解剖细节，但盆底磁共振成像（MRI）可以显示。随着癌症发病的可能性增高，辐射导致的患者死亡和 DCP 发现的临床问题的增加，

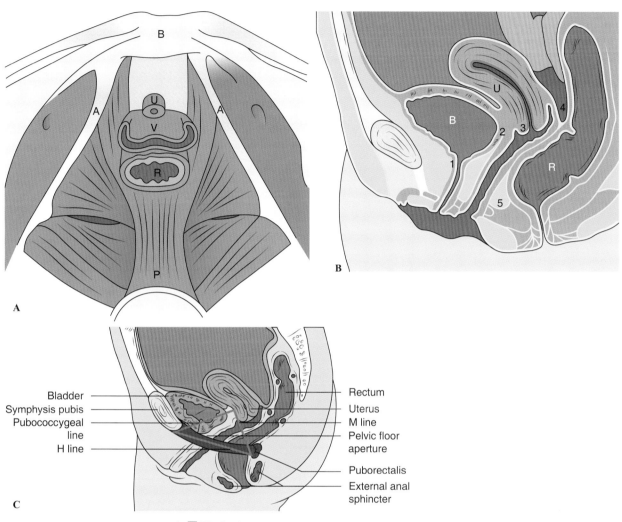

▲ 图 52-1　**Schematic depiction of normal pelvic anatomy**

A. Axial schematic drawing shows the anatomic structures that provide pelvic floor support. A, Arcus tendineus fascia pelvis (*white line*). B, pubic bone; P, puborectalis; R, rectum; U, urethra; V, vagina. B. Sagittal schematic of the pelvis demonstrates various sites of prolapse, including the bladder neck and urethra (1), bladder base (2), cervicovaginal vault (3), cul-de-sac (4), and rectum (5). B, bladder; R, rectum; U, uterus. C. Drawing of the sagittal midline view of the female pelvis shows bony landmarks and the puborectal muscle, also called the levator sling. The pubococcygeal, H, and M lines and levator plate are delineated in blue. (*A and B from Pannu HK, Kaufman HS, Cundiff GW, et al: Dynamic MR imaging of pelvic organ prolapse: Spectrum of abnormalities. RadioGraphics 20:1567–1582, 2000; C from Fielding JR: Practical MR imaging of pelvic floor weakness. RadioGraphics 22: 295–304, 2002.*)

这些使盆底 MRI 成为一个重要的术前诊断工具。

　　已有相关研究比较膀胱阴道造影术和盆腔动态 MRI[21-23]。最近一项以证据为基础的比较表明，相对于盆腔动态 MRI，DCP 是一种有效的功能成像，它能评估肛门直肠功能障碍和盆腔脏器脱垂[24]。这是因为在大多数现有的 MR 扫描中，患者采取仰卧而不是直立的扫描体位，开放式 MRI 扫描可以克服这种缺陷[25]。这是一个令人尴尬的检查，患者被要求在人工环境和非自然（仰卧）体位进行排便，这往往令人无法接受。排便动作对于盆底功能的评估

至关重要。另外 DCP 检查的经济性和实用性也比较强。在大多数机构中，与 DCP 相比，MRI 费用较高，而且检查时间较长，以至于耽误其他临床检查。

　　使用开放式 MRI 系统使盆底功能成像成为现实[26]。但是开放式 MRI 系统的图像的信噪比和软组织分辨率都比较低。为了使其成为唯一的非侵入性盆底功能检查方法以观察特定的脏器脱垂，往往需要特定的线圈来改善软组织的分辨率，以便直接观察骨盆支撑结构和筋膜。特定的线圈使动态盆腔 MRI 更具侵入性。动态盆腔 MRI 是一项发展中的

成像方法，其在盆底功能成像中的作用有待商榷。当外科手术需要观察盆腔支持结构和骨盆内筋膜时，使用腔内线圈的盆腔 MRI 扫描会提高软组织分辨率，从而达到补充 DCP 信息不足的缺陷[27]。静态高清的 MRI 扫描可以显示肌肉和（或）韧带撕裂，这些都是无法从 DCP 图像中直接观察到的，从而可能会改变治疗方案。

盆底的下降引发排便。在直肠造影中，这个过程反映为肛门直肠连接处从安静位置下降。随着盆底的下降，肛管在最后开放。这一过程在几秒钟内完成。当肛管完全打开时，直肠快速排空。随着用力停止，肛门括约肌和肛提肌松弛，肛管关闭。此时，肛门直肠角变尖，盆底和肛门直肠连接处向上抬高，恢复到安静时的位置（排便后反射，图 52-2）。

盆底与其他骨骼肌不同。作为有持续紧张性的结构，即使在休息期间，盆底也保持一定的紧张性。这种紧张性只在排便或排尿时中断。因此，盆底功能检查，尤其是显示脱垂程度，必须包括排便[28]。

二、盆底的评估

（一）检查前准备

与任何检查一样，详细了解患者的病史和症状是非常重要的。一些具体的问题可能会被问及，比如任何可能有助于患者的操作。这并不总是自愿的，患者可能因为太尴尬而不愿透露[29]。此外，检查是非常具有侵入性的，因此在检查之前，必须对患者彻底地解释检查的全过程，以便确保患者理解在检查期间给出的指令。让患者练习一些动作，如在灌注造影剂之前，在检查床上练习收缩臀部，将有助于检查的顺利完成。应尽可能保留患者隐私，尽可能使检查室内保持舒适[20]。可以使用远程遥控透视，将灯光亮度调低，并确保患者是检查室中唯一的人。在我们的检查室中有百叶窗，以便患者看不到放射科医师对透视机器的操作。总之，如果患者对环境感到舒适，则更能准确评估盆底功能。

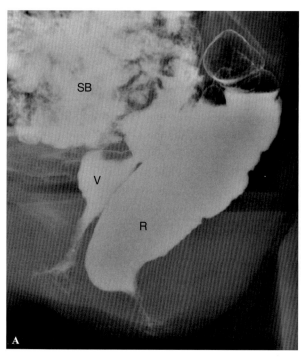
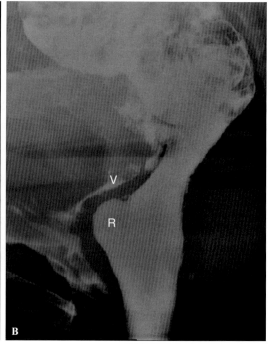

▲ 图 52-2　正常直肠

A. 安静时的正常直肠。肛管闭合，耻骨直肠角正常。B. 排便时的直肠，肛管完全打开，有轻度直肠前突。这在排便期间是正常的，只要在排便结束时直肠前突内的造影剂完全清空

R. 直肠前突；SB. 小肠；V. 有造影剂的阴道

（二）成像技术

早在 20 世纪 50 年代就有了排粪造影技术[30]。直到 20 世纪 80 年代，Mahieu 及其同事描述了一种使更多放射科医师感兴趣的技术[31, 32]。此后，该技术通过增加小肠、膀胱和阴道的对比度进一步改善。这些结构的对比度增加使得我们更容易识别膀胱膨出、小肠疝和乙状结肠疝[33-40]。尽管有研究者认为一定的肠道准备对患者来说更舒适且能提供更标准化的检查，但是没有必要使用泻药或灌肠来准备肠道[41]。造影的顺序是先给口服造影剂，使小肠显影。对于小肠的检查用 400ml 造影剂就足够了，通常在动态检查前 45～60min 前给药。有些研究者建议等待时间不超过 3h[33]。等待时间的长短取决于造影剂到达小肠从而使盆腔内的小肠显影所需的时间。

接下来是使膀胱显影，膀胱造影通常使用水溶性对比剂，150～200ml 的对比剂足以使膀胱充分显影。须注意不要使膀胱过度充盈，因为过度充盈的膀胱可能会掩盖肠疝，而且对患者而言，膀胱过度充盈也是不舒服的。

接下来是使阴道显影，可以用钡膏、高密度钡剂，或 50% 避孕凝胶的浓溶液和 50% 的水溶性高浓度碘造影剂来完成[42]。用连接软导管的膀胱冲洗注射器引入阴道造影剂，小儿灌肠导管的效果也比较好。将导管深深地插入阴道中，边抽出注射器边

向阴道内注入造影剂。必须注意确保阴道内有足够的造影剂，以便使整个阴道显影。在过去，常使用造影剂浸透的卫生棉条达到这一目的。但有学者指出，卫生棉条可充当支柱作用，从而使肠疝、直肠前突或乙状结肠疝变得不明显。

最后是直肠的显影。造影剂应类似粪便的稠度或至少接近它[34]。假如造影剂太稀，即便是正常人也难以使直肠存留住造影剂。目前，市面上尚无相关制剂的产品。可以选择使用比较稠的膏体，如 Escobar（Bracco Diagnostics Inc，Monroe Township，New Jersey），或者如 Mahieu 等建议使用的黏稠的膏体[30, 32]。3 个 50ml 的 Esobar 注射器（总共 150ml）足以完成这个注入过程。当注射器充满造影剂时，应注意消除气泡，因为压缩的空气会给患者带来不适（图 52-3）。如果事先将填入对比剂的注射管放入热水中加热，则对比剂更易填充。如果使用 Mahieu 制剂，应首先使用钡灌肠对比剂对直肠壁进行透视显影。如果按照建议制备，面团样的造影剂会使直肠壁显示不清。这样一来，可能会造成肠套叠的漏诊。另一个问题是造影剂很难引入直肠。一种用于齿轮矫形的胶枪使这种较厚的糊状物更易引入直肠。为了将造影剂涂抹到直肠黏膜表面并用 Mahieu 糊剂填充直肠，将填充高密度的液态钡剂、直径 0.5in、长约 50cm 的长管连接到胶枪上，末端有一宽口的灌肠管尖端，这样两种造影剂可以同时引入。填充直

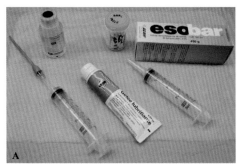

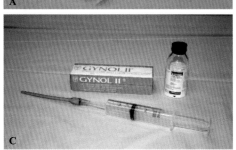

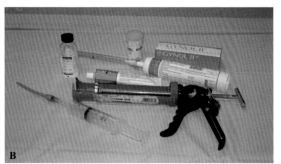

▲ 图 52-3 检查用具

A. 用于阴道显影的带有小儿灌肠管的注射器，用于直肠显影的 Esobar，凡士林用于肛门标记和润滑剂。B. 其他工具，包括引入造影剂使用的压胶枪，用于阴道显影的避孕凝胶和造影剂的混合物，直肠对比剂相关商品。C. 如果钡剂不用于阴道显影，则使用高碘含量的水溶性对比剂混合避孕凝胶作为造影剂，注射器为膀胱冲洗注射器和小儿灌肠管

肠，直到患者有饱腹感和便意。

最后，如果需要测量肛管或确定肛门的位置，肛门表面应该显影。这个可以用钡剂混合凡士林来完成，50g 凡士林混合 50g 钡剂效果比较好，将其涂抹在肛门或臀沟周围。

当直肠引入对比剂且患者做好检查准备时，嘱患者坐在排粪造影的便桶上。设计便桶时，应允许横向和正面投影中拍摄。结实的便桶也能消除患者坐在上面可能产生的恐惧感。便桶有现成的商品，也可以自行设计。Bernier 和同事设计的便桶，其中线有一标尺，以便在必要时可以直接测量中线结构[40-45]。如果使用远程控制的透视设备，则可将便桶固定在桌面上（图 52-4）。然后通过移动桌面，达到移动便桶位置的目的。对于这项检查，远程操作是首选。

由于检查时 X 射线会扫描到生殖器官所在区域，所以尽可能保持低剂量辐射是至关重要的。为了保持低剂量照射，一些研究人员仅使用透视。虽然采用低剂量照射，但透视的分辨率难以满足检查的需要。所以我们建议在整个检查过程中进行透视，并在必要时进行点片，包括安静时直肠的侧位片、盆底上抬时（挤压）、咳嗽、用力、排便和排便后。其他降低辐射剂量的方法包括连续采集 30 秒图像，或使用低剂量的数字设备。采用慢波透视也可以大幅度减低辐射剂量，外加光束过滤也可以减少辐射剂量同时不会影响图像质量[44]。

当骨盆肌肉无意识收缩时拍摄静止的图像（图 52-5A）。在盆底提升（挤压）时，盆底肌肉达到最大限度的收缩（图 52-5B）[46]，从而使整个盆底升高。耻骨直肠肌和肛提肌使盆底升高。在盆底达最大高度时，肛门直肠角变尖。用力挤压时拍摄的图像反映盆底强度，其活动受损可能间接反映耻骨直肠肌萎缩[47]。肛管同时变长。这些变化是可以量化的，它们是代表控尿机制的指标。当嘱患者咳嗽时，患者应该在静息位置大力咳嗽。这个动作同时增加腹部压力、肛门和盆底肌肉的收缩。对于正常人，盆底下降程度很小或几乎没有下降，而且排尿能完全控制住（图 52-5C）。当被要求用力时，患者应该最大限度地向下用力，而不是排便（图 52-5D）。这种检查方法着重观察控尿机制并可以测量盆底下降的程度。大多数女性在用力过程中肛管缩短（平均 2mm）[46]。几乎所有患者都有一定程度的会阴下降，但这是检查中最不可靠的部分，因为有些患者可能会因为害怕失禁而收缩盆底肌肉。用力过程可以反映肛门外括约肌的功能。

最后，在排便和排便后用力时进行点片（图 52-5E）。通过这些点片图像，可以测量盆底下降的程度，并评估排空是否完全。此时可以观察肠套叠

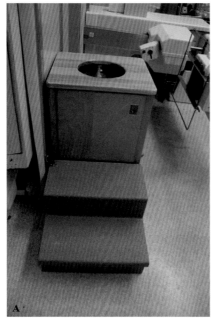
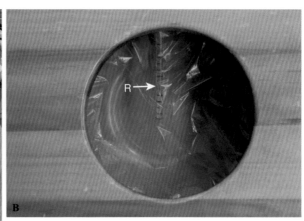

▲ 图 52-4 排粪造影便桶

A. 便桶连接到远程控制台上，以便通过移动桌面来变换患者的位置。这些步骤使患者更容易到达坐位。B. 便桶中的圆盘上有一个不透射线的标尺（厘米），以便从图像中直接测量。圆盘上还覆盖着一个塑料袋，以便在每个患者检查之后都更换新的塑料袋。所有需要做的就是更换袋子

R. 尺子

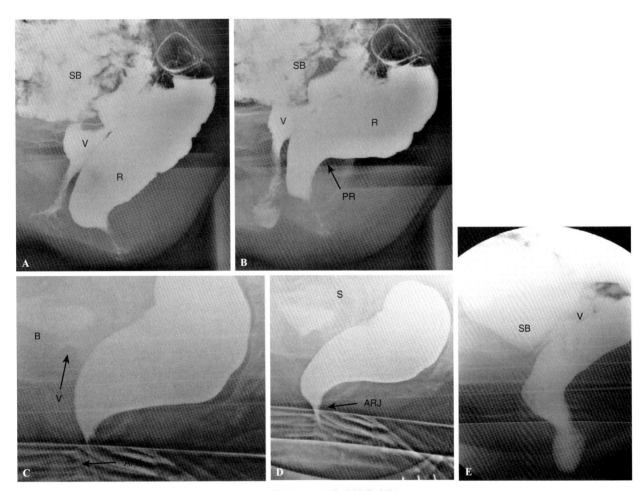

▲ 图 52-5　正常人排粪造影

A. 正常人静息时，阴道（V）紧贴直肠前壁（R），小肠（SB）显影。B. 正常人盆底抬高（挤压）时，肛门直肠连接处高于坐骨结节水平，耻骨直肠肌（PR）收缩良好。C. 正常人咳嗽时。肛门直肠连接处（ARJ）未见明显移动，膀胱（B）和阴道（V）显影。D. 正常人用力时（S），肛门直肠连接处（ARJ）位于正常位置，且无漏尿。E. 正常人排粪时，肛管开放，排空良好。最后，直肠几乎完全排空，残余少量造影剂

和直肠前突等形态学异常，并分析导致排便困难的原因。直肠前突是指直肠前壁突出，过度超出直肠轮廓外（图 52-6）。直肠前突通常是正常的，在女性中更为常见[46]。如果在排便时直肠前突内的粪便未完全排空，则可能产生排便不净的感觉。

三、测量

使用点片图像进行测量，包括肛门直肠角、肛管长度、肛门直肠连接处的水平以及肛门直肠连接处下降和抬高的程度（图 52-10）。

（一）肛门直肠角

经肛管的轴线和直肠后壁的切线之间为肛门

直肠角（图 52-7）。这个角度可能难以测量，因为直肠的后壁通常没有明确显示，从而使测量变得主观[47]。因此，应谨慎评估其重要性。在静息时，该角度不应大于 120°。但是，该角度的正常范围为 70°～134°，平均值约为 95°[46]。当患者挤压或抬起臀部时，肛门直肠角女性平均降低 19°（范围为 6°～26°），男性平均降低 28°（范围为 12°～45°）[44]。在用力和排便期间该角度增加。对于正常年轻女性，用力时肛门直肠角是 103°，范围为 75°～108°；对于男性，这个值略低，为 98°，范围为 67°～123°[46]。

（二）肛管长度

肛管长度是容易测量的。它是在形成直肠远

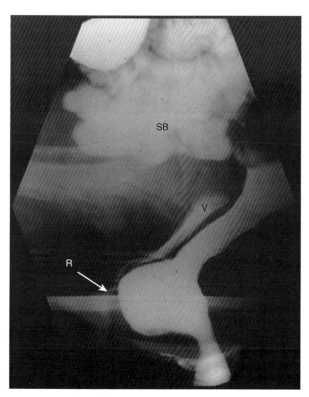

▲ 图 52-6　直肠前突（R）

排便时无法完全排空，这是正常现象

SB. 小肠；V. 阴道

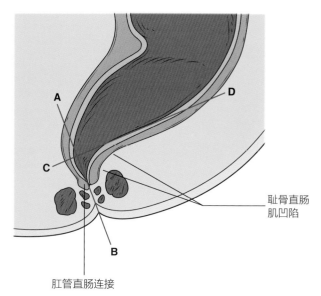

▲ 图 52-7　肛门直肠角示意图

AB 线和 CD 线组成肛门直肠角。AB 线的位置容易确定，CD 线的位置难以确定。粗线显示肛管直肠连接的位置，其下方是代表肛管的两条平行线。细线代表耻骨直肠肌的大致位置

端之前，平行肛管的边界之间所经过的距离。静息时，女性的肛管平均长度为 16mm（6～26mm），男性为 22mm（10～38mm）。盆底上提时（挤压），女性肛管平均延长至 19mm（9～26mm），男性平均延长至 28mm（12～45mm）。用力时，肛管略缩短，年轻女性平均缩短至 14mm（6～20mm），年轻男性平均缩短至 17mm（9～27mm）[46]。

（三）肛门直肠交界水平

肛门直肠连接处是肛管的最高点。它的位置是从较易观察到的固定点测量的，即坐骨结节。正值表示肛门直肠交界水平位于坐骨结节上方，而负值表示其低于坐骨结节。静息时，年轻男性的肛门直肠连接处水平的高度平均为 16mm，在盆底抬高（挤压）时增加至 28mm，排便时此值下降至 −4mm。对于年轻女性，静息时肛门直肠连接处水平的高度为 4mm，在盆底抬高（挤压）时增加至 14mm，排便时为 16mm[45]，与正常年轻男性的明显不同。

尽管可以进行这些测量，但由于其可重复性较

差，所以在日常检查中难以进行实际的测量，尤其是肛门直肠角和肛门直肠连接处的下降[48]。偶尔，当在侧视图上出现不寻常或难以解释的情况时，则需要拍摄前后位或者斜位片进行进一步的观察。一些患者有自己的办法来促进排便。这时应鼓励患者使用这些方法来保证检查顺利完成，以便观察促进其排便的机制。当患者患有较大的直肠前突，甚至在直肠完全排空后前突的直肠内仍充满造影剂时，他们可能会有排便不净的感觉。这些患者通过会阴和阴道的压力，将直肠前突内的造影剂排入直肠。对于便秘的患者，有时会推荐使用液态钡剂，它会促进排便过程。如果这种方法可行，则应使用稠厚的钡剂进行常规检查。

四、病理

（一）小肠疝和乙状结肠疝

肠疝是指小肠疝入腹膜后直肠阴道凹陷内或阴道本身。在一些患者中，这两个位置都可以充满小肠。诊断取决于盆腔小肠和阴道的显影（图 52-8）。由于子宫切除术和膀胱尿道固定术的广泛使用，肠疝的发病率显著增加，因为这两种手术都可以打开

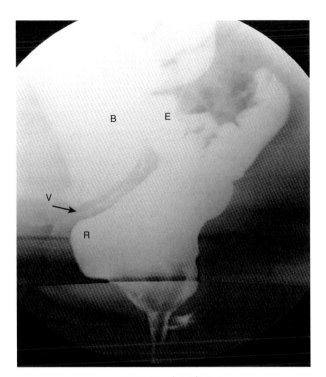

▲ 图 52-8 小肠疝（E）

小肠刚开始进入阴道（V）和直肠（R）之间的间隙。阴道和膀胱（B）可见显影

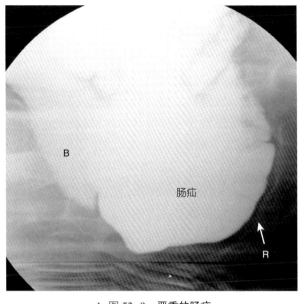

▲ 图 52-9 严重的肠疝

如果患者因为便秘而用力排便，则出现比较明显的肠疝。继而挤压直肠（R），进一步影响排空。膀胱（B）可见显示。造影剂填充的阴道几乎未显示

盆底的凹陷。子宫切除术往往损伤子宫骶韧带复合体或相邻的筋膜。因为损伤发生在阴道顶端水平，故导致肠疝的形成和阴道穹窿脱垂。有研究表明[38]，排粪造影显示，64% 接受子宫切除术的患者有肠疝，27% 进行过膀胱固定术。目前，除非切除子宫的目的是治疗脱垂，否则子宫切除术不被认为是脱垂的危险因素[19]。脱垂的患者已经存在潜在的胶原组织异常，这使他们脱垂更严重。治疗尿失禁的尿道固定术是通过抬高阴道前壁和打开盆底凹陷，从而更易导致肠疝的形成。然而，尿道固定术已被尿道吊带术取代，从而尽量避免肠疝的形成[18]。

直肠前突通常在排便时达到最严重的程度，与其不同的是，小肠疝（图 52-9）仅在排便完成时比较明显，因为扩张的直肠常常占据小肠疝所在的空间。排便后反复用力可能代表肠疝的存在。在一项研究中[49]，接近一半（43%）的肠疝仅见于患者用力最大且在排便后的摄片中，因此用力排便在肠疝的显示中是非常重要的。排便要尽可能完全，因为排空不完全的直肠或直肠前突可能会阻碍肠疝的

下降。排便后摄片（或尿潴留患者排空导管后的摄片）可以进一步使直肠排空，从而进一步提高了显示肠疝的可能。与延伸至直肠阴道凹陷内的肠疝不同的是，阴道内肠疝的显示通常与膀胱膨出相互抗衡；如果膨出的膀胱没有充分排出对比剂，则可能会漏诊或低估同时存在的肠疝。然而，应该注意的是，由于缺乏异常图像的定义，肠疝可能被过度诊断，因为直肠阴道凹陷可以沿阴道后壁下降 5cm。

通常与肠疝相关的症状是骨盆受压或被向下拽的感觉，站立或盆腔用力时尤为严重。肠疝修复术后，阴道脱垂、盆腔胀痛和下腹痛的症状可以得到明显缓解[50]。肠疝一直是造成直肠受压和排空障碍的原因之一（所谓的便秘）[51]。然而，有研究表明肠疝不会影响直肠排空[52]。我们的观察表明是扩张的直肠，而非肠疝导致的直肠梗阻，是影响肠疝下降的原因。有时肠疝也可以伴随直肠肛管套叠或直肠脱垂。

手术修复肠疝通常需要消除疝囊，封闭直肠阴道凹陷，重新悬吊阴道轴，并修复其他相关缺损。

严重的肠疝通常需要开腹手术，以便同时进行骶骨固定术或阴道悬吊术。在术前制定方案方面，排粪造影显得非常重要，因为发现以前不曾发现的严重肠疝可能会改变手术方案，从经阴道改为到经腹入路。许多适用排粪造影的患者在术前发现肠疝，这对盆底手术方案的制定是非常重要的[18]。

乙状结肠疝是指冗长的乙状结肠延伸至盆底凹陷内[52]。它们比肠疝更少见，在 X 线摄片中约 5% 的图像上会有乙状结肠疝[49, 53, 54]。如果乙状结肠没有填充造影剂，那么在排粪造影中乙状结肠疝将会被漏诊，但直肠阴道凹陷的扩大伴随其内可见气粪影，可能提示乙状结肠疝的存在。一些患者可见直乙交界处位于骶骨前方。与其他脏器脱垂类似，乙状结肠疝没有标准定义[54]。Fenner 将乙状结肠疝定义为乙状结肠延伸至耻尾线下方超过 4.5cm[54]。根据我们的定义[22]，以上标准可能代表中等程度的乙状结肠疝。即便是比较严重的乙状结肠疝[22]，也通常不会在查体时被发现，其通常与便秘有关[53, 54]。冗长的乙状结肠可能挤压直肠并阻碍排便。冗长的乙状结肠中的粪便残渣可能会引起进一步的不适和紧张。严重的直肠前突可以与乙状结肠疝融为一体，被称为直肠乙状结肠疝（图 52-10）。

乙状结肠切除术或乙状结肠固定术可显著缓解乙状结肠疝导致的便秘。乙状结肠与骶前空腔的明显分离提示需要同时进行乙状结肠固定术。由于肠管的手术通常归入结直肠外科而非盆底重建手术，所以术前发现乙状结肠疝和其他伴随的盆底支持结构的损伤是非常重要的，提前发现这些情况可以指导外科医师在一次手术中进行乙状结肠切除和乙状结肠固定术，封闭盆底凹陷，并修补盆底支持结构。

腹膜疝定义为腹膜延伸至直肠子宫凹陷内，并低于阴道上 1/3[55]。根据 Bremmer 等的研究，将近 50% 的腹膜疝包含小肠。然而根据我们的经验，腹膜疝一般都包含小肠。这解释了我们在填充造影的器官（膀胱或直肠）排空后，嘱患者用力排便并摄影的原因。动态 MRI 很容易证明这一做法[22]。假如在排粪造影中出现直肠阴道间隙无法解释的扩大，则应可疑有腹膜疝的存在（图 52-11），我们在 9% 的排粪造影图像上发现了这一情况[49]。发现腹膜疝很重要，因为它易于导致肠疝的形成，并提示如果进行盆底重建手术时需同时封闭直肠阴道凹陷[18]。

如阴道标记物所示，在排便用力时，阴道可与

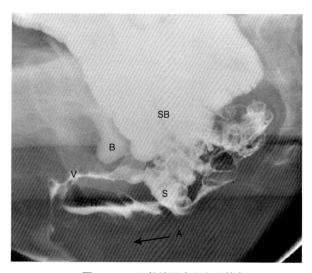

▲ 图 52-10 乙状结肠疝和直肠前突
这张图像显示乙状结肠疝（S）和直肠前突（R）。阴道（V）被直肠前突挤压移位，前突的直肠内可见气体和造影剂。膀胱（B）和小肠（SB）可见显影。肛管内可见少量造影剂（A，箭）

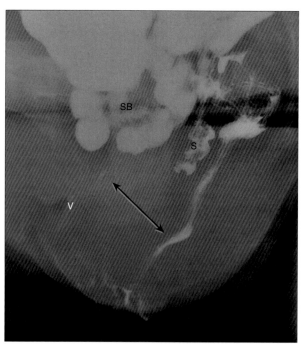

▲ 图 52-11 腹膜疝
阴道（V）与直肠间隙明显增大（双箭），提示可能有腹膜疝。小肠（SB）和乙状结肠（S）显影

直肠前壁分离（图 52-11），这种情况常导致患者感到会阴部有压力。在发现上述情况后，应使小肠和腹膜显影后再次重复检查，方法见前文[33, 45]。如果阴道直肠凹陷增宽是由肠疝引起的，那么显影的小肠就会下降（疝）入道格拉斯窝中（图 52-12）。如

果同时存在直肠脱垂，则小肠可能会内陷进入直肠前壁，并通过肛管与直肠一同脱垂。乙状结肠疝可能会造成同样的结果，因此近端乙状结肠必须显影以便于鉴别诊断。偶尔，患者可同时存在小肠疝和乙状结肠疝（图 52-13）。

（二）直肠前壁黏膜脱垂和直肠前突

直肠前壁脱垂时，在排便的最后阶段，直肠前壁向肛门脱出。这种脱垂常见于女性，并可能导致直肠前突。如上所述，直肠前突是直肠壁的凸出。它们通常向前方凸出，这间接反映了直肠阴道隔膜相对薄弱[31]。直肠前突通常伴有肠套叠，可能通过阻塞肛管和直肠前突的颈部来影响排便。前壁脱垂可能存在于肠套叠之前。直肠前突在已生育的妇女中很常见，在 78%～99% 的分娩妇女中存在这种情况[56, 57]。

通常认为小于 2cm 的直肠前突是不需要临床注意的[43]。如果深度超过 3.5cm（从前缘测量），则认为直肠前突已经比较大[58]。在排便结束时，直肠内的对比剂大于 10% 表示有钡剂残留。如果患者认为她没有排空直肠，或者使用阴道 / 会阴压力来排空直肠前突，则这种直肠前突是异常的。换句话说，直肠前突的大小无关紧要，需要依靠症状来做出最终诊断。

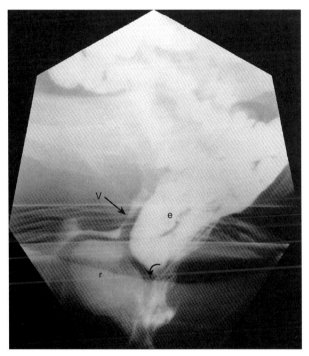

▲ 图 52-12　小肠疝

小肠疝（e）存在于直肠和阴道（V）的间隙中。同时存在直肠前突。肠套叠的存在进一步阻碍直肠的排空（弯箭）

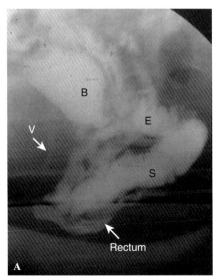
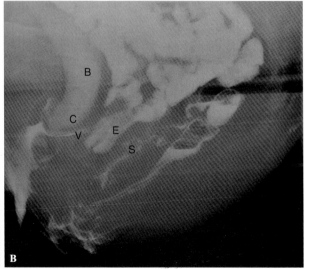

▲ 图 52-13　同时存在的乙状结肠疝和小肠疝

A. 同时存在乙状结肠疝（S）和小肠疝（E），阴道（V）和膀胱（B）同时显影。B. 另一个患者同时存在乙状结肠疝，小肠疝和膀胱膨出（C）。膀胱和阴道显影

（三）直肠套叠

直肠套叠是指整个直肠壁的向心性内陷入肛管中，并可能导致直肠脱垂[59]。直肠套叠通常起始于肛管上方6～8cm处，并伴随一个Houston瓣膜的内陷[60]。在肠套叠的患者中，有62%是前壁内陷，32%是环形内陷，而后壁内陷仅占6%。小于3mm的微小内陷代表直肠黏膜脱垂，临床症状可能不明显。然而，直肠套叠向下延伸至肛管是异常表现。当套叠的肠管阻塞肛管时，患者可能出现排便障碍[61]和直肠孤立性溃疡[14]。患者有时会用手指推回肛门处套叠的肠管来缓解阻塞症状。直肠黏膜内脱垂往往是伴随直肠套叠阻塞出现的，排粪造影可缓解这种情况。偶尔，直肠黏膜内脱垂会在排便末得到证实，有时仅在用力时出现。因此，排便后再用力时的摄片显得非常重要（图52-14A）。完全或外部的脱垂在临床上是很容易观察到的（图52-14B）。

1. 直肠孤立性溃疡

直肠孤立性溃疡总是伴发于直肠肛管套叠或肛门外肠套叠[62]。内镜中可见肛门括约肌增厚。临床症状是慢性排便用力过度，伴便血和黏液便。内镜检查黏膜可见红斑或溃疡形成。直肠孤立性溃疡一次往往具有误导性，因为红斑，单一糜烂或多于一处溃疡都可能出现[15]。在双对比钡灌肠时，大多数患者可观察到Houston瓣膜（直肠褶皱）的增厚[16]。

然而，手术治疗的最佳指标是临床或造影证实的直肠脱垂，并同时存在与直肠套叠相关的孤立性直肠溃疡[63]。

（四）直肠后侧方突出

直肠的后侧方突出是指直肠黏膜，是直肠黏膜通过盆底形成疝。往往在侧位图上可疑有这种情况，但在用力时的前后位摄片时确诊。这种直肠突出通常存在于直肠排空困难的患者中，他们排便时往往用力过度。排便用力过度的患者可能会出现耻骨直肠肌的矛盾收缩或肛门括约肌失弛缓。

（五）盆底协同失调（盆底失弛缓）

盆底协同失调，或者盆底失弛缓，不是一个明确的诊断。历史上，假如耻骨直肠不正常收缩且患者无法排出约50ml水球，且有排便时用力过久的病史，则可诊断为盆底协同失调。最初是假设在排粪造影时，在肛管直肠交界处上方持续向后用力，但后来发现这一假设对诊断的预测性很差[64]。Halligan和同事的研究发现[64]，对于盆底协同失调的诊断，对比剂的延迟和（或）不完全排空的敏感和特异性更高；没有对照组的情况下，这种情况存在于83%的患者中。相比于盆底失弛缓的生理诊断，同时存在排便时间延长和排便不完全的阳性预测率为90%。这种综合征的原因（也称矛盾性耻骨

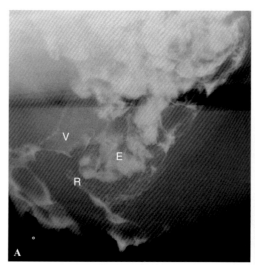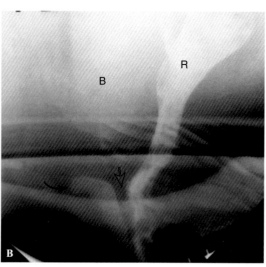

▲ 图52-14 小肠疝，直肠前突、脱垂和套叠

A. 排便后摄片，同时存在小肠疝（E），梗阻的直肠前突（R）和直肠黏膜外脱垂，阴道（V）可见显影。B. 另一个患者，同时存在直肠套叠（空心箭），直肠黏膜外脱垂（直箭）和梗阻的直肠前突（弯箭）。这是反复持续用力的结果。膀胱（B）可见显影

直肠肌收缩，耻骨直肠肌失弛缓和痉挛性盆底综合征）尚不得而知，其诊断也一直有争议。许多便秘患者不存在这种综合征，反而在一些无症状受试者中存在，它也被称为检查中所造成的"人为症状"[64]。然而，这种综合征通常与症状有明显的相关性。最令人信服的证据是，生物反馈治疗该综合征，所以支持了诊断[17]，因此也强调了将盆底后腔的损伤分为功能和解剖两方面的重要性。治疗直肠排空异常、影响脑肠神经支配还能改善结肠慢传输[65]。

在耻骨直肠肌矛盾收缩的患者中，在用力排便时，排粪造影显示肛门直肠角增大或不变（图52-15）。由于肛门直肠角减小时耻骨直肠肌的持续收缩，耻骨直肠肌往往向外突出。这种综合征在结肠运输正常和慢性便秘的患者中相对常见[66]。在49名行直肠排粪造影检查的患者中，Bartolo及其同事发现11名患者罹患盆底协同失调综合征[67]。

在一些患者中，耻骨直肠肌在排便时会松弛，但内或外肛门括约肌，或两者都无法松弛。不能正常松弛的肛门括约肌可能与肛裂、脊髓肿瘤和疼痛的痔疮有关。

（六）会阴下降综合征

罹患会阴下降综合征的患者通常有排便困难。这种综合征指当用力排便时，坐骨结节平面以下的会阴部膨胀。会阴下降到骨盆底以下，并可用会阴测量仪测量[68]。然而，直肠排粪造影是评估盆底下降更可靠的方法[69]。这种综合征可见于其他涉及排便不畅的疾病，并可能导致会阴部神经损伤。

在年轻患者中，静息时盆底较高，排便时下降较多，而在老年患者中，静息时下降较多，排便时变化较小[70]。静息时盆底较低通常提示肌张力较低和盆底筋膜中弹性组织的拉伸[56]。在会阴下降综合征患者的坐骨结节水平测量，用力时肛门直肠连接处通常在静息位置以下超过3cm。这些测量仅适用于在正常生理位置（如坐在马桶上）观察排便进行的研究。完成后患者处于左侧卧位，盆底位置明显增高[71]。因此，这会影响与盆底其他检查方法（如MRI）的比较。

（七）直肠前壁黏膜脱垂

这些患者常出现便血、疼痛和里急后重。病变进展到脱垂等并发症并不常见[72]。在排粪造影中直肠前壁黏膜脱垂的表现是多种多样的。常见的表现是直肠前壁翻转至伴有直肠前突的肛管[73]。直肠前壁延伸到直肠上段，不伴有肛管扩张，提示存在直肠前壁黏膜脱垂（图52-16）。一项研究表明，70%的直肠前壁黏膜脱垂的女性患者存在直肠前突和会阴下降综合征[74]。这些症状代表了整个盆底的下降。

（八）子宫和阴道穹窿脱垂

在子宫脱垂中，子宫和宫颈降入阴道中，有时

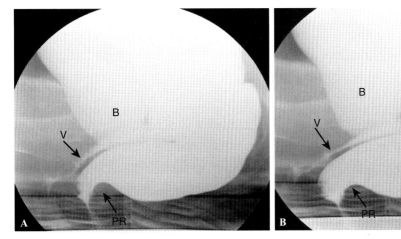

▲ 图52-15　盆底协同失调
A. 该患者罹患盆底协同失调或耻骨直肠肌（PR）失弛缓。图像中可看到静息时，耻骨直肠肌是突起的。阴道（V）和膀胱（B）可见显影。B. 盆底协同失调时，该患者的耻骨直肠肌（PR）无法完全松弛。随着持续用力，直肠前突（R）可能出现。E. 可能存在的早期肠疝

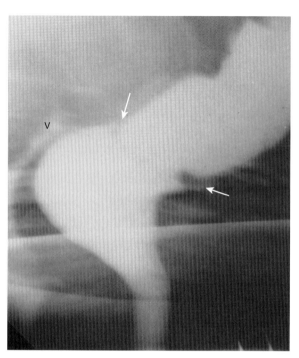

▲ 图 52-16　直肠黏膜脱垂（箭）
V. 阴道

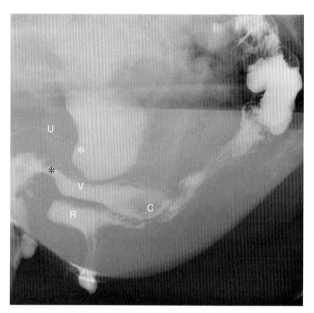

▲ 图 52-17　膀胱颈活动过度
C. 宫颈；R. 直肠前突；U. 尿道；V. 阴道

脱出于阴道外口。宫颈是脱垂的最远点。阴道穹隆脱垂包括子宫切除术后阴道顶部脱出于阴道或到达阴道外口[75]。阴道穹隆脱垂总与其他盆腔器官脱垂伴发，最常见的是肠疝。这些伴随症状反映宫骶复合体损伤所导致的盆底支持结构的丧失。如果阴道充分显影，可以通过排粪造影用力时的点片图像确定宫颈和（或）阴道尖端的位置。

（九）膀胱膨出

当膀胱底部下降到耻尾骨线以下时，即可诊断为膀胱膨出。耻骨宫颈筋膜向两侧附着于膜腱弓，向后方附着于宫颈，耻骨宫颈筋膜的损伤导致膀胱膨出。除非膨出的膀胱到达阴道口，否则其症状微乎其微。最常见的症状是沉重感或会阴部"有膨胀的东西"。严重的膀胱膨出可能会影响排尿。

直肠排空后膀胱膨出会更严重，因此最好在排便结束时测量阴道前壁膨出的深度。假如阴道充分显影，即便膀胱内没有造影剂，依然能随着阴道下移观察到膀胱膨出。然而，假如膀胱过度充盈，则会影响观察可能同时存在的肠疝。排便后的图像上，假如从静息到用力过程中，尿道膀胱连接处下降超过 1cm，则可诊断为膀胱颈活动过度（图 52-17）。

（十）便秘和失禁

持续用力会引起盆底膨胀，从而拉伸阴部神经[76]。这种阴部神经的拉伸增加了阴部神经的运动潜伏期。持续的用力最后会导致永久性的阴部神经损伤和尿失禁。

在正常对照者中，肛门直肠连接水平位于坐骨结节上方，在用力和排便时存在约 3cm 的活动范围。便秘患者的肛门直肠连接水平较低且能正常提升，但在用力和排便时，肛门直肠连接处几乎没有活动。便失禁患者的肛门直肠连接水平较低（与便秘患者不同），在用力和排便时，肛门直肠连接处轻度提升，但活动度大。鉴于便秘和失禁患者的肛门直肠连接水平较低，似乎有理由推测这种低水平是由持续用力引起的，并且由于阴部神经损伤，便秘患者最终将转为失禁。由于便秘患者的肛门直肠连接水平的提升仍能达到理想水平，因此可以通过会阴支撑装置［如 Lesaffer 座椅（Defecom，Aalst，Belgium）］防止失禁的发生。Lesaffer 会阴支撑装置[77]用于防止会阴的过度下降，允许正常的松弛和开放，从而防止或减少神经损伤。

直肠排粪造影对失禁的价值仅限于对直肠脱垂，肛门括约肌损伤或神经源性（特发性）尿失禁患者。在直肠脱垂中，由于直肠套叠引起肛门内括约肌的扩张，所以部分患者发生失禁。通过直肠排粪造影的诊断，可进行直肠固定术和肛后修复的手术[78]。对于神经源性或特发性失禁的患者，如果肛门直肠角扩大，则肛后修复可以矫正该角度并消除失禁[79]。对于括约肌损伤的患者，直肠排粪造影可用于评估盆底肌肉损伤情况并监测愈合情况。

五、其他盆底检查方法的比较

尽管通过静息和排便时的造影图像[80]可以预测肛门内外括约肌的功能不全或肛门外括约肌的萎缩，但是该检查不能像肛门内镜超声[81]一样证明肛门括约肌的器质性损伤，也不能像肛门内 MRI 那样提供多平面成像或良好的软组织分辨率[82, 83]。一些研究比较了排粪造影和动态 MRI[21-23]。研究的结论似乎是相互矛盾的，对于哪种是最佳评估盆底功能障碍的检查方法，学者们并没有达成一致。动态 MRI 具有很多优点[26, 84]。MRI 可以提供盆腔器官和盆底下降的动态电影。多平面成像可以提供更多有关盆底肌肉和支持结构的解剖信息。MRI 具有无电离辐射的优点。排粪造影的平均有效剂量约为 $3.2 \pm 2.7mSv$[85]。这种剂量的风险尚不清楚，但健康物理学会[86]已经指出，在这个范围内的剂量发展为辐射诱发的癌症的风险太小，以至于无法测量或不存在。此外，鉴于进行排粪造影检查患者的平均年龄偏大，辐射不应是考虑因素之一。

动态 MRI 也有很多缺点。对于大多数 MRI 设备，患者是以仰卧位而非直立位成像（垂直开放磁体除外）[25]。因此，在水平磁体中，患者在仰卧而非自然体位排便。采用这种体位，患者通常没有症状，且这种环境通常使患者感到尴尬，患者对检查的接受度降低。在这种情况下，直肠的排空是关键，如果没有开放磁体，则最好采用透视下直肠排粪造影。

其他需考虑的因素包括经济性、实用性，以及一种方式相比另一种方式的优点。在大多数机构中，相比于传统排粪造影，动态 MRI 费用较高，且

扫描时间更长导致可能会耽误其他临床检查是其主要缺点。

六、正常变异

如上所述，在直肠排粪造影中，异常表现比正常表现更具特征性。由于不同年龄组的正常受试者数据有限[87]，所以定义排粪造影的正常表现是比较困难的，仅有一项研究是针对正常受试者[44]。Shorvon 及其同事之后的研究表明，正常表现的范围远大于最初的报道。一些学者认为，正常肛门直肠角平均在 $90° \sim 100°$[31, 33, 56, 88]。在早期研究中，正常年轻志愿者的肛门直肠角超过上述平均值 $60°$。同样的研究显示骨盆平均下降 2cm；然而，一些女性骨盆下降超过 5cm，而一些男性骨盆下降超过 4cm。许多学者认为，静息和排便时骨盆下降 3～3.5cm 是异常表现，这一观点已得到临床证实[89]。这种差异可能是由于患者以水平位躺在沙发上时得到的临床评估。平卧位可以缓解患者由于担心失禁而尽量用力排便。此外，不存在有助于盆底下拉的额外增加的直肠内容物重量。再次，排便时近端照射的肛管形成一锥形结构，它可能融入近端直肠中。在做直肠排粪造影时，上述因素加深了骨盆的下降。Shorvon 及其同事的研究发现，正常人发生直肠套叠是不足为奇的[45]。但是这些患者均未出现直肠脱垂。

七、总结

总之，直肠排粪造影可以从功能角度提供一个检查排便障碍的独特视角，特别是便秘和梗阻性排便困难。该检查所描述的一些问题适用于手术，其他医生可以使用非手术治疗的方法比如生物反馈和骨盆练习（Kegel 练习）。然而，由于正常和异常表现之间存在较多重叠，因此在做出临床决策之前，认识到肛门测压、肌电图、结肠传输试验和患者临床症状的价值是非常重要的。

第53章　CT 结肠造影

Computed Tomography Colonography

David H.Kim　Perry J. Pickhardt　著

朱汇慈 译　张晓燕 校

　　CT 结肠造影（CTC）是一种低剂量，横断面成像的检查，它适用于检测结直肠息肉和肿块。作为先进的计算机 3D 后处理的技术，CTC 被误认为是模拟肠镜检查的观察结肠黏膜的 3D 成像技术。然而从根本上来说，CTC 是一个完全不同的检查，它使用 2D 图像和 3D 数据库观察黏膜和肠壁更深的结构，甚至结肠外的情况。自 1994 年推出以来，CTC 已逐渐成熟并成为一种有效的临床检查手段。这种转变的核心是计算机硬件和软件技术的进步，我们可以轻松获取和操作大容量 CT 数据库。对息肉发生率较低群体的筛查结果已在许多前瞻性临床试验中得到验证[1-5]，学界普遍认为 CTC 明显优于双对比钡灌肠[6]，并且等同于肠镜检查。

　　本章将全面阐述 CT 结肠造影。讨论的内容包括检查相关的技术问题，如肠道准备、结肠扩张和图像采集，以及 CTC 的替代性方法，如不导泻或不使用泻药（以前错误标记为"无准备"）。将详细阐述图像解释，包括目前使用的方案。将重点阐述图像形成的机制，包括更常见和重要的、可能会影响检查准确性的错误。将阐述 CTC 的适应证和用途，概述最佳筛查目标和息肉 - 肿瘤序列，这些序列构成了基于 CTC 筛查的选择性息肉切除的基本原理。除筛查外，还将涵盖 CTC 的诊断应用和结肠直肠癌（CRC）的分期。最后阐述 CTC 的相关核心问题，包括辐射剂量、并发症和结肠外（偶然）发现。

一、技术问题

　　CT 结肠造影是一项由多部分组成的、持续数天的检查，其主要技术包括肠道准备、结肠扩张和图像采集。程序化或团队合作受到青睐，因为它使检查的每个步骤优化，并重复进行高质量检查。因此，一名充当检查协调员的护士可以在扫描前几天回答患者有关肠道准备的问题，尽量减少准备失败，当患者在扫描台上时，技术人员可以优化肠道扩张。放射科医师可以解释图像，并将结果反馈给协调护士以便于下一步的护理。这种分工使放射科医师能够完全专注于图像的解释。如果没有团队合作，各环节的步骤通常以不完整的方式完成。检查的任何环节出错最终都会对检查的全过程有潜在影响。

　　传统的 CT 结肠造影涉及结肠的完全清洁和标记。已经研究提出了替代方法，包括无泻药技术，但是尚无大的多中心试验证实。一旦准备好结肠，用气体（二氧化碳或室内空气）使其扩张，然后在最少两个体位上用低剂量、薄准直的方法成像。以下部分概述了检查技术的原则和主要策略。此外，我们将解决可能出现的常见问题。威斯康辛大学（UW）的扫描方案是比较特殊的。

（一）肠道准备

　　检查的第一个步骤是结直肠准备，以便获得最佳图像。传统的做法是口服泻药以便清除可能被误诊为息肉或遮盖结肠息肉的粪便。口服标记剂以便与残留的粪便和结肠液混合。造影剂能增加粪便和液体的衰减，使软组织息肉易于与粪便鉴别，并帮助检测淹没在液体中的息肉（图 53-1）。肠道准备通常在检查前 1～2 天进行。不同机构在肠道准备

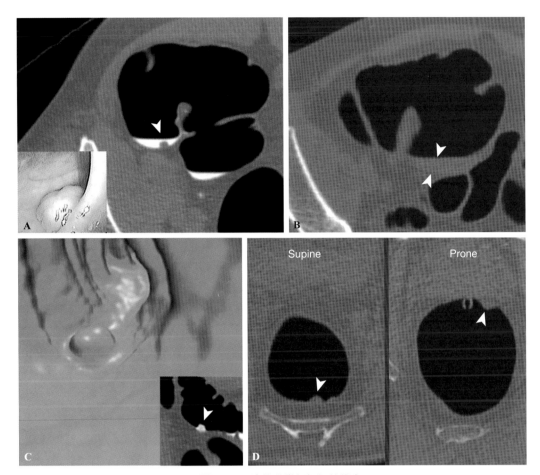

▲ 图 53-1 液体和粪便标记的优点

A. 用液体标记的仰卧 2D CTC 图像可以容易地观察到被淹没的息肉（箭头），结肠镜中被证实为管状腺瘤（插图）。B. 另一患者没有做液体标记，盲肠中显示为灰色的液体（箭头）会使淹没的息肉变得模糊。C. 仰卧 3D CTC 图像显示可能的无蒂息肉，由于标记增加了内部衰减值而显示为白色（箭头），所以很容易被确认为粪便（2D 插图）。D. 没有粪便标记，粪便显示为灰色（箭头），状似息肉，它的性质需要变化体位来证明。注意仰卧和俯卧位图像中粪便的相对位置

中使用的特定药剂和方案有所差异。

导泻药一般被分为干或湿制剂。这两种类型可以用于 CTC 的成像。干制剂仅产生少量的残留肠液，并包括低渗性泻药，如枸橼酸镁；湿制剂经常导致大量残留肠液，并占据管腔超过 50%。湿制剂包括聚乙二醇（PEG）和基于 PEG 的制剂。早期，人们一直强调在 CTC 中使用干性导泻药，以尽量减少残留液体遮挡息肉的可能[7]。这种情况通常不使用标记剂，并且任何未显影的液体都会使浸没的息肉显示不清。尽管理论上可以在互补位置（即仰卧与俯卧）成像时看到息肉，但一次扫描可能会漏诊，同时检查变得相当烦琐且难以解释，因为很难确定哪一部分结肠黏膜已经被扫描到，哪些还有待观察。随着结肠标记的增加，由于在高密度的结肠液中息肉显示为软组织密度影（图 53-1），所以结肠内的残留液体显得不再重要。另一方面，一些研究表明干性导泻药优于湿性导泻药，因为它们可能促使息肉涂上对比剂从而易于显示[8]。人们越来越认识到息肉表面涂上造影剂的重要性，特别是对于平坦性息肉的检测（见"图像解释"）。

目前使用的主要泻药包括枸橼酸镁和 PEG。枸橼酸镁是一种渗透性泻药。它是一种干性导泻药，摄入相对少量的药物并通过渗透作用起效。由于其高渗性，体液透过结肠黏膜进入肠腔。体液即充当结肠的灌洗液。在上述机制作用下，患者须在导泻前充分补充水分，否则达不到理想的灌肠效果。此外，准备过程中保持机体的水合作用是很重要的，它可以维持导泻药的作用并降低脱水的可能性。

Holte 及其同事已经证明渗透性泻药可以在灌肠期间引起明显的体重减轻，在此期间，尽管健康志愿者摄入 4L 液体，但是平均体重反而减轻 1kg[9]。通常，进行 CTC 检查时多采用多次给枸橼酸镁的灌肠方案（如隔一段时间给药，两次用药剂量一致），以便达到理想的灌肠效果[10]。单次给药的效率较低，灌肠效果较差[11]。长期以来枸橼酸镁一直用于钡剂灌肠检查[12, 13]，并且积累了相当多的使用经验。它具有良好的耐受性和安全性[12-14]。除了严重肾功能不全和液体平衡控制较差的患者外，它几乎可以用于所有患者。

PEG 是一种湿性导泻剂。除标准 PEG 外，CTC 还使用了几种相关配方，包括 Miralax 和 HalfLytely。PEG 是一种平衡溶液，含有各种电解质和高分子量、不可吸收的聚合物，可防止被分泌或吸收。摄取大量 PEG（4L）可以产生灌洗液。由于结肠黏膜上只产生少量的液体和电解质交换，PEG 被认为是最安全的泻药，甚至可用于衰弱的、液体平衡失控的患者。PEG 灌肠后，大多数患者排便通畅。由于口味较差，PEG 的主要缺点是患者的依从性差。一项研究表明，高达 38% 的患者未能完成整个灌肠过程[15]。如上所述，由于 PEG 是湿性制剂，所以肠腔内会有较多的肠液残留。

磷酸钠是一种过去广泛使用的渗透性泻药，但现在不再受青睐。提出这种药物是由于历史原因，并需要强调其潜在的危险性。由于其良好的清洁能力和依从性，直到 2008 年它是用于 CTC 和肠镜检查的主要导泻剂之一。患者需要摄入少量溶液或口服一些药片，所以依从性较好。但是磷酸钠的治疗范围较窄，且并发症的发生率较高。在 2004 年，一种罕见但不可逆的肾衰竭被认定为磷酸钠的使用导致的肾小管磷酸钙沉积所致（所谓的磷酸盐肾病）[16]。在认识到这种潜在的并发症之后，美国食品和药物管理局于 2008 年发布了黑盒警告，现在该药物的使用需要处方。对于 CTC 检查，通常不再使用磷酸钠和含有磷酸钠的制剂作为导泻药。

标记剂包括钡剂和碘溶液。钡剂常使用两种密度，稀释的 2%（w/v）制剂（CT 钡）或密度更高的 40%w/v 制剂。钡的主要作用是标记粪便。它与粪便混合，使 X 线衰减从 40～60HU，一下超过 200HU，从而便于与软组织鉴别（图 53-1）。钡也可以标记液体但常因重力作用导致混合不均匀，其中液体部分被标记为更高的密度。碘溶液是离子的（如泛影葡胺）或非离子的（如碘海醇、碘帕醇）。其主要作用是标记残留的结肠液（图 53-1）。它也可以标记粪便，但通常不如钡剂。标记方法存在很大差异。一些 CTC 检查使用单一标记剂（单独使用钡或碘），而其他 CTC 检查则使用两种标记剂（钡和碘）以便发挥两种药剂的优势。

UW 方法是能达到良好肠道准备的方法之一，其与 CTC 肠道准备相关的非诊断率远小于 1%[17]。具体方案见表 53-1。它的原则是充分灌肠和标记残

表 53-1　威斯康辛大学的肠道准备方案

时间*	药　剂	用　量	备注和作用
上午 8 时	流食	维持水化状态†	早餐时开始
上午 11 时	比沙可啶（乐可舒）	口服 2 片‡	大便软化剂
下午 3—5 时	枸橼酸镁	300ml（一瓶）	通便§
3h 后服用	枸橼酸镁，2% w/v 硫酸钡	300ml（一瓶），250ml（一瓶）	通便，标记
3h 后服用	泛影酸盐	60ml	标记
下午 9—11 时	准备工作于第二天早晨完成		

*. 上午 8 时之前，患者在午夜之后是 NPO

†. 保持水合以优化泻药作用是重要的。建议在服用泻药前水化，每次服用泻药时至少喝 4～6 杯水

‡. 不要求患者靠近卫生间。导泻开始给予枸橼酸镁

§. 如果用聚乙二醇替代，则应在中午左右给予第一剂（16 个 8 盎司杯，每 10 分钟一个，总共 4L）

留粪便和液体。选择的泻药是枸橼酸镁，因为相对于 PEG，它的适口性更强。UW 方法需要双剂量方案来充分灌肠[10]。与某些方法相反，我们在肠道标记之前给予导泻剂（与相反的情况不同），以清除大部分粪便并提高标记的效率。在相反的情况下，则需要更大剂量的标记剂来标记大量结肠内容物。

优选双标记方法（与单一药剂相反），以便利用每种药剂的优势——钡用于粪便，碘用于流体的标记。在 UW 方案中使用稀释的钡（2%w/v）制剂。2% 的制剂标记残留的粪便颗粒，并且在 CTC 上密度不至于过高。与密度更高的浓度约 40% 制剂的相反，该制剂没有遮挡结肠黏膜或阻塞内镜，这方面显得很重要，因为大多数 CTC 检测到息肉的患者都要在当天进行结肠镜检查。关于第二种标记剂，泛二酸盐的离子性质优于非离子溶液，尽管其适口性较差。除了标记残留液体之外，增加的溶液渗透压类似温和的第二种泻药，帮助灌肠的完成。当使用干性导泻剂时，该作用显得尤为重要。从开始有钡剂灌肠开始，人们注意到使用枸橼酸镁可以使肠腔涂布较多的钡剂[18]。在 CTC 检查时，没有泛影葡胺的清洁作用，可能会导致右侧过多或较厚的粪便标记（图 53-2）。在使用 3D CTC 进行息肉的过程中，这种缺陷通常是不存在的（见后文），这可能导致检查的敏感度降低。非离子型碘剂的使用可能导致类似情况，即不会产生高渗状态。

最后，也是最需要强调的是，这个方案中的三种药剂（枸橼酸镁、2% 钡剂和泛影酸）的混合似乎促进了息肉的涂布（图 53-3）。标记剂似乎附着于息肉黏膜表面（相当于 CTC 中被钡剂涂布的息肉），同时它从正常的结肠黏膜上洗掉[8]。据推测，由息肉产生的带负电荷的黏蛋白与带正电荷的钡标记剂之间存在相互作用。泛影葡胺将标记剂从正常黏膜上洗掉，但保留在息肉表面。这种现象有助于息肉的检测，特别是对于平坦型息肉，因为这些息肉仅略高于结肠黏膜表面。尚不清楚是否能用湿性或纯碘制剂观察到平坦型息肉。

（二）结肠扩张

这部分的目的是使结直肠扩张到最适合的程度，这样不仅容易检测腔内凸起和真正的管壁增厚，而且可以平衡肠管扩张与患者产生的不适感。肠管适当扩张，结肠壁能分离开，肠壁薄且几乎察觉不到。因此，结肠中的息肉能被较好地勾勒出来。充满气体的肠腔和息肉的软组织密度形成良好的对比，即使微小的息肉也能被观察到。为达到诊断的目的，结肠不一定完全扩张。它可以在某个单一序列中不完全扩张。然而由于气体的补偿移位，相应序列上的结肠往往在相同区域内扩张良好，这样扫的图像才能提供诊断（图 53-4）。如果需要，卧位可能会有帮助。

有两种产气制剂可用于结肠扩张。其中，二氧化碳优于空气，因为结肠黏膜可主动吸收二氧化碳

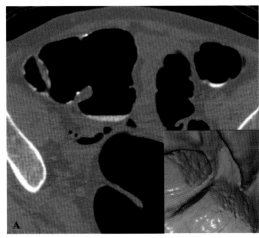
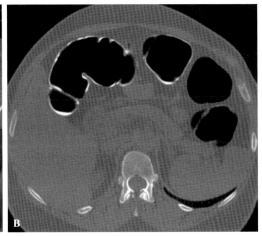

▲ 图 53-2　泛影葡胺的重要性

A. 仰卧 2D CTC 图像显示未服用泛影葡胺的患者，其标记粪便分布在右侧。注意对 3D 图像（插图）的影响，造成难以评估息肉。B. 没有使用泛影葡胺（第二个患者），导致造影剂弥漫涂布在黏膜表面

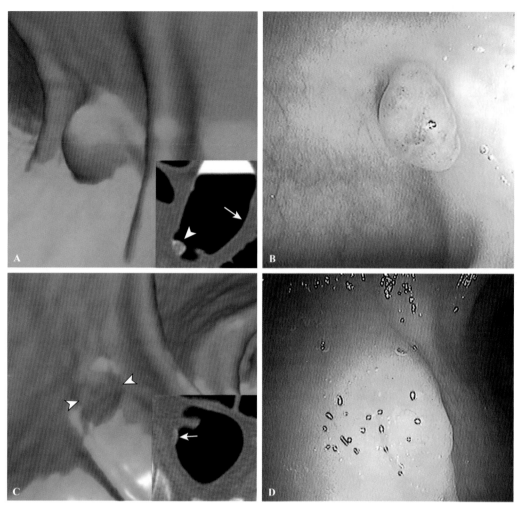

▲ 图 53-3　息肉的涂布

A. 3D CTC 图像显示无蒂息肉。注意覆盖息肉（插图）的薄钡涂层（箭头），钡剂已从结肠壁（箭）洗掉。B. 在结肠镜中证实的 10mm 管状腺瘤。C. 3D CTC 图像显示扁平息肉（箭头），它在 2D 插图上显示为白色（箭），显示更清晰。D. 在结肠镜中证明是平坦型增生性息肉

并最终从呼吸系统排出。降低滴注压力基本上排除穿孔的风险，并使患者舒适度增加。由于结肠迅速减压，患者在滴注停止后很快感到放松。相反，室内空气主要由氮气组成，氮气是一种惰性气体，它不会被重新吸收[19-21]。因此，手动滴注压力可能非常高，有造成穿孔的可能性。此外，患者在空气扩张结肠后几小时内仍感到不适和肿胀，直至空气通过胃肠（GI）道排出。

　　结肠扩张的主要方法包括手动引入室内空气和自动引入二氧化碳气体。最初，手动引入室内空气是 CTC 检查扩张结肠的主要方法。钡灌肠有充足的既往经验，设备便宜且可行性强。手动引入室内空气的方法是，插入灌肠管后，手动扩张球囊引入

气体。空气引入由工作人员或患者自己进行。但是这种方法存在一些问题，导致结肠扩张不够理想。最重要的是，不同于钡灌肠，这种方法无法实时评估结肠扩张的程度。对于钡灌肠，我们可以通过透视确定结肠扩张是否充分。进行 CTC 检查，无法进行实时观察，只能通过患者喷出的气体或对结肠扩张不适的反应来判断结肠扩张是否充分。因此，结肠扩张程度不是固定的，其取决于操作人员和患者对结肠扩张的感知或容忍度。另外，这是一种劳动密集型的方法，它需要针对每次检查进行单独指导。除了扩张结肠的难度较大之外，还有穿孔的可能性，因为这种"盲目"给药可能产生较高的肠壁压力。由于引入室内空气的难度大以及使用二氧化

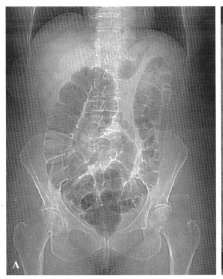
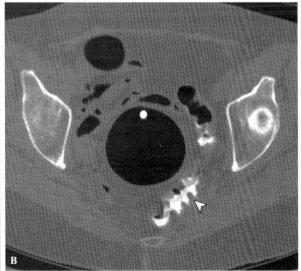
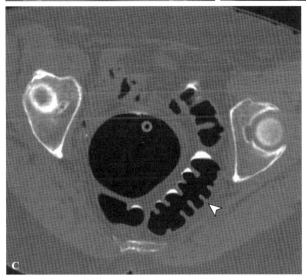

▲ 图 53-4 气体的补偿移位

A. 仰卧 CTC 定位像，结肠扩张良好。B. 然而，2D CTC 图像显示塌陷且充满液体的 S 形肠管（箭头）。C. 由于俯卧位时气体和液体的移动，使结肠扩张良好，继而实现对该区域的充分评估（箭头）

碳的优点较多，大多数机构开始使用自动引入二氧化碳（CO_2）。但由于它是惰性气体，不会主动被吸收，室内空气可用于扩张抵抗二氧化碳的肠段。

基于 CO_2 的结肠扩张涉及使用自动气体引入器。由于二氧化碳被主动吸收，因此需要连续低压滴注，这只能通过自动输送。在插入小口径柔性尖端导管后，在低压下灌注 CO_2，并通过机器进行调节。在填充阶段，结肠内压力（通过引入器测量）通常为 11～19mmHg。随着位置变化或发生结肠痉挛时，压力可能暂时增加至 35～40mmHg，但随着痉挛消退，压力会迅速降低。在某些时候，压力稳定在 20～28mmHg 的范围内（体积通常为 3.5～4.0L）并达到平衡状态——二氧化碳流入平衡了持续的损失 [结肠黏膜的再吸收，以及导管周围和（或）回

流到小肠中的潜在损失]。此时，结肠通常达到最佳的扩张程度。这种平衡状态的好处是只要二氧化碳保持输注就可以维持，并且通过观察压力和机器上测量体积很容易识别这种平衡。因此，使用这种方法，结肠扩张的可重复操作而且更加省力。此外，由于低压输送，其最大瞬时压力很少超过50mmHg，所以几乎不存在并发症（见后文）。

解痉药的使用是有争议的。胰高血糖素是一种具有平滑肌松弛作用的多肽胰腺激素，它具有多种作用，但不能明确改善结肠扩张或改善患者舒适度 [22, 23]。此外据报道，它增加小肠反流的发生率。在美国的大多数机构中，解痉药通常不用于 CTC 检查。然而在欧洲和加拿大，Buscopan（盐酸丁溴䓬）被广泛使用。该抗胆碱能药作用于节后副交感神经

平滑肌受体，引起结肠松弛。一些研究表明，该药剂使结肠扩张并提高患者舒适度，但对息肉检测的敏感性并没有提高 [23, 24]。禁忌证包括青光眼病史。在美国不可以使用该药剂。

表 53-2 概述了 UW 结肠扩张的方案。为了减少患者的不适感，该方案将通过个体的滴注压力设定为 17～18mmHg，并可根据需要向上调整。达到最佳扩张程度的关键是在成像之前获得并保持平衡状态。这是通过评估引入器记录的压力和体积来确定的（分别为 21～29mmHg 和 4L）。达到最佳扩张的一个关键点是体积。尽管体积在 2L 时可以达到压力平衡，但气体体积最好达到 3.5～4L（图 53-5）。我们的经验表明，由于大量气体可能会造成穿孔，在结肠完全扩张之前往往扫描太快。重要的是要理解机器记录的体积，这并不代表结肠中气体的总量，因为肠腔内的气体在不断损耗（见前文）。当输入与损耗基本相同时，压力达到平衡，因此，我们可以无限期地延长低压滴注的时间。因此，体积达到约 4L 是很重要的，即使更早达到平衡压力（20～25mmHg）以便结肠完全扩张。检查结束时，气体量为 5～6L，尽管 10～12L 的情况也并不罕见。CTC 技术专家在检查中是很重要的，经过训练的技术专家进行实时质量控制，以确定是否需要加扫图像（如卧位扫描）。

一些常见的造成结肠扩张困难的原因包括机器因素和患者因素。然而，主动解决问题通常可以挽救不理想的检查。常见情况是不变的压力和体积，似乎没有有效地注入二氧化碳。原因是在某种程度上阻塞，通常在灌肠管中。除了诸如躺在管道上的因素之外，常见的原因是由于低压滴注，管道中的液体可以阻止 CO_2 输注。患者常诉肠道准备开始的时间较晚。一旦清除管道中的液体，输注将重新开始。其他情况如 CO_2 输注但没有使结肠达到理想扩张程度，可能与肠腔几乎是空的，或患者下方结肠有关，并且与诸如憩室的狭窄等使结肠可扩张性降低有关。

（三）图像采集

一旦结肠达到理想的扩张程度，我们开始扫描患者。至少扫描两个体位，即仰卧位和俯卧位。每个体位都是在自由呼吸时进行的，以最大限度地减少肺对横结肠的压迫。应立即评估采集的图像，以确保结肠扩张充足，并且在两个体位上没有相互重叠的肠管。假如发生这种情况，可以加扫其他体位（通常采取右侧卧位）。

CTC 是一种低剂量，薄准直，不用对比剂的检查。确保息肉可见的同时尽量降低剂量，这时即为最佳扫描参数。因此，尽管亚毫米准直是可能的，

表 53-2 威斯康辛大学的结肠扩张方案		
体积（L）	压力（mmHg）	患者体位和注意事项
0.0	0.0	患者位于 LLD 位时插入直肠导管，并使球囊充气
0.0～2.0	10～19	LLD 位时充气
2.1～4.0	10～19*	RLD 位时翻滚身体，并继续充气
4.0 +	20～30	压力平衡时，转为仰卧位定位并扫描
4.0+†	20～30	转为俯卧位，做仰卧位时的质控
4.0+†	20～30	等待直到重新达到压力平衡；进行俯卧位的定位和扫描
4.0+†	20～30	进行俯卧位质控，并决定是否要进行侧卧位成像
6.0～8.0‡	20～30	检查未达到典型的气体量和气压

*. 升至 20～30mmHg 提示压力平衡，但继续充气直到气体达到 3.5～4L。如果压力上升至 30～40mmHg，则可能出现短暂肠道痉挛
†. 持续滴注气体需要保持气体平衡。气体体积会继续增加
‡. 如果患者回盲瓣功能不全，则引入的气体量可能会超过 10L
LLD. 左侧卧位；RLD. 右侧卧位

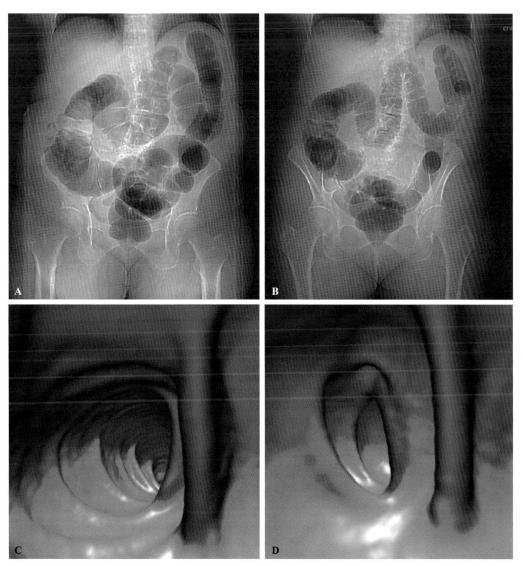

▲ 图 53-5　4L 对比 2L 气体的结肠扩张

A. 引入 4L 气体，CTC 定位像显示结肠扩张良好。B. 同一患者在 5 年后再次检查，引入 2L 气体，CTC 定位像显示结肠扩张程度减低。虽然引入 4L（C）和 2L（D）气体都能达到诊断的目的，但请注意结肠扩张程度减低（D）可以导致结肠皱襞突出和之间的沟壑加深，这可能使检测息肉的敏感性减低

但考虑到 CTC 所能检测到的最小息肉为 6mm，所以 1~1.25mm 的扫描厚度可以达到诊断的目的。总体而言，检查的扫描参数并不严格，可以使用多层螺旋 CT（MDCT）来获得高质量的 CTC 图片。与需要较高时间和空间分辨率的心脏 CT 检查（跳动心脏的小型心脏血管成像）相反，软组织息肉突出到充满气体的腔内可以形成良好的对比，而且结肠处于相对静息的状态，基于以上条件，标准的 16 层 MDCT 是可以使用的。UW 的扫描参数在表 53-3 中给出。检查的辐射剂量为 3~5mSv。

（四）备用方案

除了标准的泻药标记方案之外，还有一种备选方案以减少泻药的影响。CRC 筛查需要使用泻药，这一直是结直肠癌筛查的依从性较差的主要原因[25-27]。不使用导泻药的 CTC 检查可以提高那些拒绝使用导泻药患者的筛查率。在这种情况下是否可以保持检测息肉的敏感性是一个正在进行研究的领域。

这种改进的 CTC 导泻方法是使用低纤维饮食，然后再服用标记剂。通常，方案常持续几日。有一

表 53-3 威斯康辛大学 CTC 扫描参数

参数*	GE LS VCT 64
探测器	64 × 0.625
旋转时间（秒）	0.5
螺距	0.984
速度（mm/ 每转）	39.36
层厚	1.25
层间距	0.75
kV	120
管电流 / 自动管电流范围	30～120
信噪比	50

*.特定参数代表快照时间

种不用导管的肠道准备方案。用标准的 CTC 方案以扩张结肠。通常使用电子清除或数字减影法对标记的粪便进行后处理。单中心可行性研究在高息肉患病率组中表现出优异的结果[28, 29]。最近，一项筛查的多中心前瞻性试验结果表明，阈值设定为 10mm 时，检测腺瘤的敏感性为 91%；阈值设定为 6mm 时，敏感性降至 59%[30]。本研究强调了当前方案与不用导管方案之间的权衡。尽管患者的接受性更强，但不用泻药的 CTC 方案对比使用导管的方案，不用泻药的 CTC 方案对息肉检测的灵敏度会降低，特别是对于较小的亚厘米息肉。此外，这样的检查更加难以解释，因为它需要专业知识来区分后处理造成的伪影和 3D 上的小息肉，或仅依靠 2D 方法。

二、图像解释

一旦完成 CTC 检查的技术问题，采集的图像便可以通过工作站进行 2D 和 3D 的观察和解释。解释的主要目的是识别软组织息肉并排除假性息肉，通常与保留的粪便或增厚的皱襞相关。通常认为 CTC 存在不可避免的学习曲线[31, 32]。CTC 的图像解释需要传统 CT 的横断面诊断技能和 CTC 特定的其他技能，才能达到准确解释图像的目的。根据观察方法，提出了两种主要方法：①主要用 2D 方法来解决 3D 问题；②主要用 3D 方法来解决 2D 问题。最近，一种综合方法受到青睐。所有检测最终都使用共同的表征途径，并且图像解释（无论具体检测方法如何）可以分解为两个主要任务。

CTC 的图像解释一般包括两部分。第一部分是发现病变，检测出可能代表息肉的结构（用 2D 或 3D 图像）。一旦发现息肉，图像解释的第二部分是描述每个可能的息肉——确认息肉并排除假性息肉。这一步骤展现了影像诊断的水平（达到较高的特异性比灵敏度更难）。如果做不到这一点，将会有很多患者被送去进行结肠镜检查，以明确 CTC 检查中假性息肉所造成的假阳性结果。Young 等的研究表明，在 8mm 阈值下，非放射科医师发现潜在息肉的敏感性可以与放射科医师媲美，但特异性较低（分别为 78% 和 92.2%）。这表明非放射科医师没有在横断面诊断的基本技能。

息肉可以涂布标记剂，这一特性是非常重要的[8]。它有助于病变的发现和图像解释，尤其对于扁平息肉。如前所述（见"肠道准备"），标记剂在洗涤时黏附于真正的息肉同时远离正常黏膜。这有助于息肉的发现，尤其在 2D 视图上，并且有助于明确息肉（通过展示这种特性）。一个易犯的错误是不要将标记不良的粪便或标记粪便的黏附斑块误认为涂布标记剂的息肉（见"影像表现"）。

（一）影像表现

关于发现病变的最佳方法，主要采用 2D 还是 3D 方法，这一点文献中存在激烈争议[33]。主要采用 2D 方法包括采集 2D 数据集，通常在横断面中。它类似于观察标准 CT，其中阅读器在息肉窗口设置（2000W，0L）中以交互方式滚动图像。从直肠到盲肠追踪全结肠，目的是检测肠腔中的局灶性软组织突出物。这种方法的难点在于区分息肉和结肠皱襞。在单一图像上，结肠皱襞可以呈现为局灶性息肉，需要滚动图像以确定其细长的形态（图 53-6）。一旦尝试过，读片者可以非常有效地通过这种方法快速检测息肉。但是，它需要持续集中精力，这可能有点单调乏味。2D 搜索模式类似于检测胸部 CT 上的肺结节，并将其与肺血管区分。

主要采用 3D 方法通常使用 2D 数据，并采用

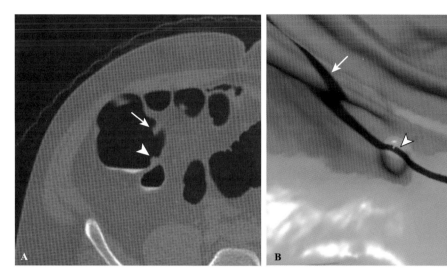

▲ 图 53-6 **2D 图像对比息肉和结肠皱襞**

A. 在 2D CTC 图像上难以区分息肉（箭头）和结肠皱襞（箭），它们具有相似的外观。B. 3D 图像上可以将两者鉴别开，结肠皱襞的形态（箭）明显不同于息肉（箭头）。红线代表相同层面 2D 图像的方向

后处理技术得到 3D 图像。读片过程完全不同，它通常在预设的过程中透过管腔状 3D 结构观察病变。如果需要，读者可以在这个 3D 环境中自由交互，并可以从任何角度观察某个区域。从这个角度而言，3D 方法很容易将潜在的局灶性息肉与结肠皱襞区分开（图 53-6）。主要应用计算机将 2D 数据转换为 3D 图像。然而从 2D 角度来看，在仔细观察前，结肠皱襞可被误认为息肉，而在 3D 方法中不是这种情况，它们可以立即被识别为不同的实体。与 2D 方法相比，3D 方法的缺点是仅依赖于表面形态，而 2D 方法同时使用形态学和衰减值的差异。因此，任何保留的粪便，即使被标记，将在 3D 图像中显示为息肉，并且需要 2D 原图像进行确认。此外，结肠塌陷或有残留液体的区段无法用 3D 方法评估，阅片者可能不知道它们的存在。然而通常，随着液体的移动和肠腔内气体扩散，3D 图像可以在补偿序列中观察病变。

标准的 3D 图像是一个腔内视角。传统上，整个观察区域包括直肠到盲肠的所有肠道。通常，视野在 120° 处加宽。除了标准的腔内视图，可以使用高级 3D 图像（图 53-7）。这些增加了病变的可视化（在皱襞后方）并因此提高阅片速度，但代价是增加了空间失真度。

尽管此前关于最佳方法存在争议，但现在普遍认为，息肉检测的最佳方法是 2D 和 3D 两者结合。在实践中，很明显这些方法是互补的。通过一个视角难以看到的息肉或肿块，很容易在另一个视角观察到。对于 2D 方法，有一些息肉从结肠黏膜突出或从皱襞的末端以相对于轴向的角度突出，它们难以观察到，因为阅片者将息肉误认为是结肠皱襞或皱襞的延伸。此外，2D 图像观察到的息肉形状可能导致观察困难。这两种情况都能在 3D 图像上解决。对于 3D 图像，可能存在大量息肉中漏诊一些息肉的情况。此外，由于部分结肠塌陷、结肠壁不规则，因此肠管扩张不足的区域可能难以确定病变。如果不使用 2D 方法，单纯使用 3D 方法会误诊或漏诊环形癌灶（图 53-8）。通过结合 2D 和 3D 图像，互补的图像可以在一个视角不明显时，仍能检测到息肉。此外，两者结合的方法融合数据集，将进一步降低漏诊息肉的可能性。

（二）影像特征

疑似息肉的影像特点是图像解释中的第二步，但也是最重要的一步。必须评估每个检测到的息肉，以确定它是否实际上代表息肉并且排除与残留粪便或增厚的皱襞相关的假性息肉。真正的软组织息肉必须满足两个标准（图 53-9）。首先，当软组织窗宽窗位（2000 W，0L）观察时，它必须是均一

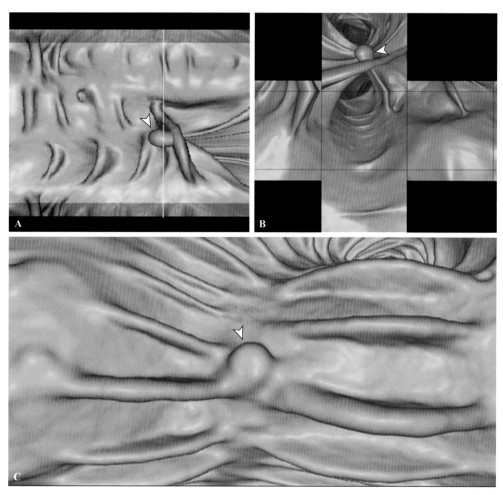

▲ 图 53-7　高级 3D 图像

平滑视图（A），展开的立方体（B）和带状视图（C）可以同时检测结肠皱襞两侧的息肉（箭头），但是空间扭曲为明显（A 和 B 图引自 Pickhardt PJ, Kim DH：CT Colonography：Principles and Practice of Virtual Colonoscopy. Philadelphia，Elsevier，2010；C 图由 Seong Ho Park，MD 提供）

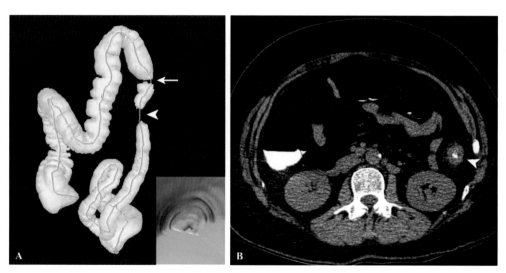

▲ 图 53-8　3D 图像上的肠壁塌陷

A. 3D CTC 图像显示两处不影响诊断的肠壁塌陷。塌陷肠壁在 3D 腔内图像（插图）上不明显。一段是单纯塌陷（箭），另一段不是（箭头）。B. 2D CTC 图像显示襟周癌灶（箭头），在 2D 图像上很容易观察到的软组织密度影。对于所有序列，它应该是与相邻肌肉组织密度相似的均匀灰色外观，而不是未标记的内部密度不均匀的粪便。有时，粪便可以表现出密度均匀，特别是小的亚厘米的碎片。然而，这些假性息肉通常可以明确，因为它们通常在结肠直肠中移动（见第二个标准）。标记的粪便呈明显高密度，所以很容易明确（图 53-1）。

在息肉（息肉涂层）上覆盖有薄的对比蚀刻，这与 UW 肠道制剂是常见的。

第二个标准涉及各个序列之间的固定位置。可能是息肉的病灶必须在单个点附着到结肠黏膜并且不能移动。相反，粪便会落到其他相关位置。因此，真正的软组织息肉必须是密度均匀衰减，并且在所有序列中位置固定。使用上述标准时，CTC 检测的息肉与结肠镜的一致性超过 90%[34, 35]。这些测定是通过评估 2D 源图像并且通过 3D 后处理（如半透明渲染等 3D 工具）来进行的。确诊疑似息肉需要强大的横断面诊断技能和扎实的 CT 诊断基础。有几个易犯错误可能会导致误诊，包括线束硬化，息肉的明显运动和潜在的结肠运动。此外，标记不完全的粪便有时可以类似涂布标记剂的息肉。

线束硬化是一种影响诊断的现象（图 53-10）。由于 CTC 使用的剂量较低，如果与高密度结构（如标记的液体或骨骼）相邻，X 线硬化可导致软组织息肉出现明显的异质性甚至脂肪外观。由于体积不

大和来自对比覆盖对比剂涂层的条纹，扁平息肉的线束硬化现象尤为明显。认识这种现象很重要，以防止将存在这种线束硬化现象的息肉误诊为粪便。

区分真正息肉与移动的假性息肉（实际是未标记粪便）的是重要的。一个众所周知的易犯错误是关于带蒂息肉（图 53-11）。如果无法识别，则息肉头可能被误认为是无柄息肉。因为它随着患者位置的变化而移动，这种真正的息肉可能被误认为是移动的粪便。有时，3D 图像可以帮助识别息肉蒂。

另外，结肠可以移位，移动和扭转位置，特别是肠系膜上的节段（盲肠尖端，横结肠和乙状结肠）。由于下方结肠的移位（图 53-12），通常需要 2D 定位方法，以确认两个视图上看到的候选息肉。阅片者必须使用个别的内部标志，如散在的憩室，特征性弯曲或皱襞，以确认候选息肉在各个序列上位于同一位置。在可能的情况下，回盲瓣是观察右半结肠候选息肉的良好标志。要意识到盲肠和升结肠可以在长轴方向上旋转[36, 37]。尽管经常有部分升结肠和盲肠位于腹膜后，但在仰卧位和俯卧位时，肠管常呈逆时针旋转，这可能会造成候选息肉的明显移动。

最后，尽管标记剂的涂布在提高息肉检测率和诊断方面非常重要，但要意识到不完全标记的粪便可以类似涂布标记剂的息肉（图 53-13）。通过仔细检查，息肉和钡涂层之间的界面比粪便更清

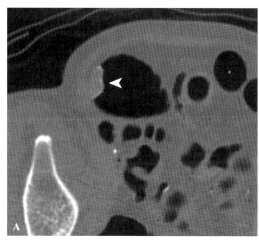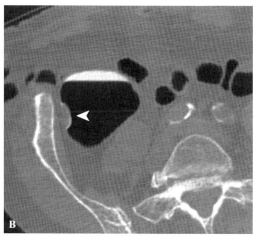

▲ 图 53-9　息肉的确认

A 和 B. 仰卧和俯卧位 2D CTC 图像显示这个盲肠候选息肉（箭头）符合真正软组织息肉的标准。注意到两个体位均可以观察到病变，且密度均匀，位置固定，不会随体位变化而发生位置改变。息肉的表面有一层菲薄的对比剂（息肉的涂布），这常见于 UW 肠道准备方案

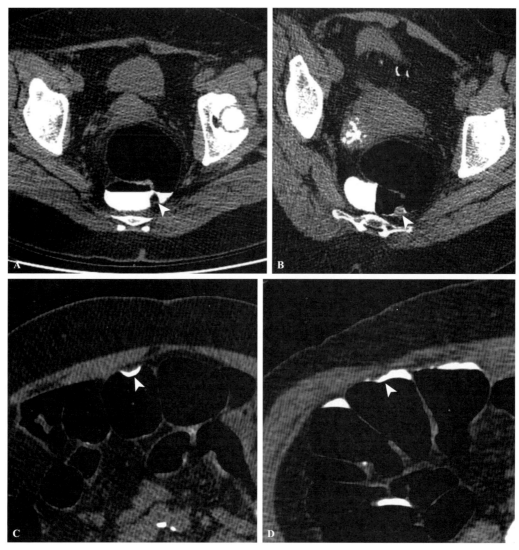

▲ 图 53-10　线束硬化现象

A. 2D CTC 的软组织窗图像显示，被造影剂淹没的病灶（箭头）可能是脂肪瘤。由于病变浸没在对比剂中，产生线束硬化现象，所以产生了伪影。B. 卧位扫描使对比剂移位，则显示出息肉的真实密度（箭头）。C. 仰卧 2D CTC 图像显示另一患者的扁平息肉（箭头），在对比剂池中产生线束硬化现象（D，箭头），使息肉产生脂肪密度影的假象

晰、明确。区分粪便的最简单方法是移动性 - 标记的粪便将在仰卧和俯卧转换体位时移动。在这些情况下，何时在涂布标记剂的息肉和不完全标记的粪便之间存在一个问题，那就是粪便往往很大并且不黏附。

（三）息肉鉴别

　　阅片时，实际的鉴别点是真正的软组织息肉和假性息肉（与粪便或增厚的皱襞相关）[38]。没有必要确定息肉的病理（不能通过 CTC 或结肠镜确定），因为它是由息肉的大小决定的 [39]。然而，在病理评估中明确每种组织学亚型的可能性和未来癌症的风险，这一点是重要的。息肉通常来自黏膜表面。主要组织学亚型包括腺瘤性息肉，增生性息肉和黏膜息肉（按发生率降序排列）。腺瘤性息肉约占所有息肉的 50%，增生性占第三位，黏膜息肉占 10%[40]。尽管是良性，但很小一部分腺瘤（最近的证据表明增生性息肉也有可能）可以在多年之后发展为癌症。

　　来自黏膜下层，壁内层或结肠外在更深的病变可以表现为与黏膜病变无法区分的息肉。这些包括脂肪瘤、类癌、淋巴管瘤和间质瘤。然而，与钡

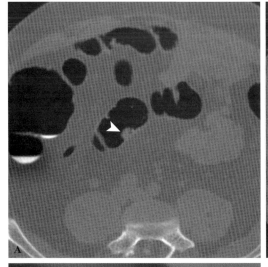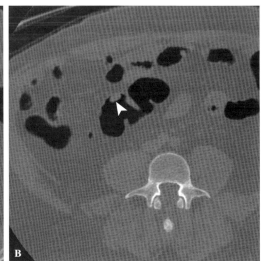

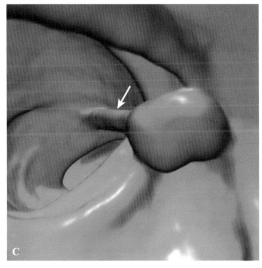

▲ 图 53-11 带蒂息肉的移动

A. 2D CTC 图像显示乙状结肠中的局灶性软组织结构（箭头）。B. 俯卧位图像上（箭头），病变明显移动，所以可能被误诊为是粪便。C. 3D CTC 图像有助于识别带蒂息肉的柄（箭），从而避免这种误诊

灌肠的原则一样，当病变表现出圆钝、不规则的边缘，则提示其起源于黏膜下或者更深。

如上所述，组织学诊断通常不能通过影像确定。基于黏膜的息肉（腺瘤、增生性息肉、黏膜息肉）和更深的结肠病变表现局灶性软组织密度影。然而，特异性诊断可以在少数情况下进行，而无须病理评估，如脂肪瘤。脂肪瘤起源于黏膜下层，通常表现为类似黏膜来源的无柄或带蒂的病变。当病变内部呈脂肪密度时，则可以进行诊断（图 53-14）。在其他情况下，如子宫内膜异位症，则可能会高度怀疑，这需要临床和影像学两者结合（图 53-15）。当年轻女性中观察到非特异性软组织密度影，病变广泛且边缘平滑圆钝，则可以提出该诊断。覆盖的皱襞通常不会中断。这些病变代表已扩展到壁内和黏膜下层的浆膜层。结肠镜有助于排

除 CT 上可疑来源于黏膜下层，而实际来源于黏膜层的病变。

（四）影像报告

报告是影像诊断的核心。C-RADS（CT 结肠成像报告和数据系统）是自 2005 年以来使用的结构化报告体系。结肠和结肠外病变分别按 C 和 E 分类（表 53-4）。这可以使报告标准化[41]，并实现各机构之间的对比和研究。

在结肠方面，C-RADS 对息肉的大小、位置和形态进行标准化报告。使用息肉的最长径进行测量。对于带蒂病变，测量息肉头的最长轴（不包括蒂）。病变大小的标准化尤为重要，因为息肉的临床决策在很大程度上取决于病变大小。位置分为六个结肠段 - 升结肠、横结肠、降结肠、乙状结肠和

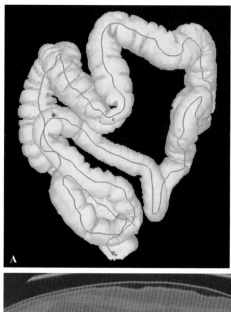

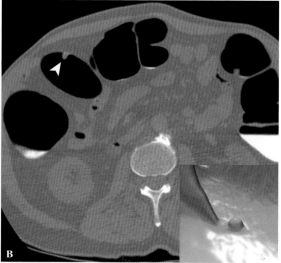

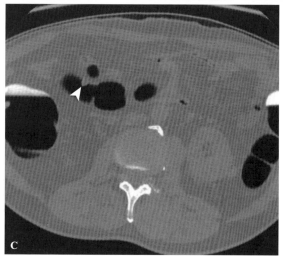

▲ 图 53-12　下方结肠的移动

A. 3D CTC 图显示冗长的乙状结肠中间段可见一候选息肉（红点）。B. 插图，仰卧 2DCTC 图像显示一 7mm 息肉（箭头）。C. 注意由于肠系膜的潜在运动，俯卧位图像可见乙状结肠上的息肉发生形态变化（箭头）。如果没有一定的横断面诊断技术，可能很难确认这个病变位置固定，且代表软组织息肉

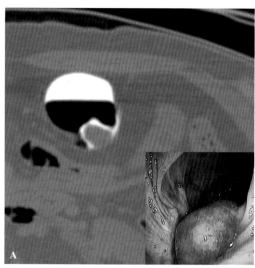

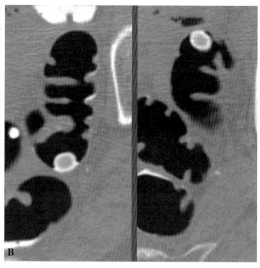

▲ 图 53-13　鉴别涂布对比剂的息肉与粪便时易犯的错误

A. 2D CTC 俯卧图像显示一表明涂布对比剂的息肉。结肠镜（插图）证实其是一个绒毛状腺瘤，其中含有分化良好的腺癌。B. 注意不完全标记的粪便具有相似形态。相对运动（仰卧时位于左侧，俯卧时位于右侧）可以证实这是粪便

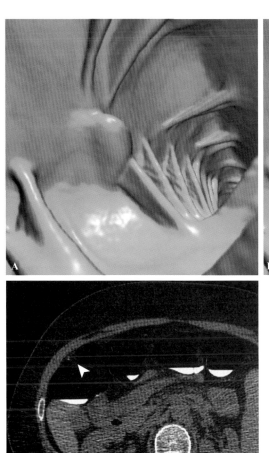
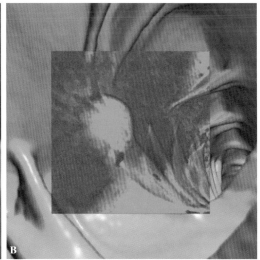
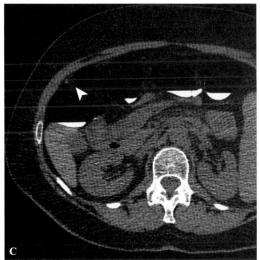

▲ 图 53-14 黏膜下脂肪瘤

A. 3D CTC 图像可见一宽基底病变，且病变与黏膜之间形成钝角。B. 半透明渲染技术（3D 工具）代表脂肪密度的绿色区域；C. 2D CTC 图像确诊为脂肪瘤（箭头）

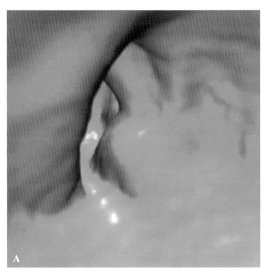
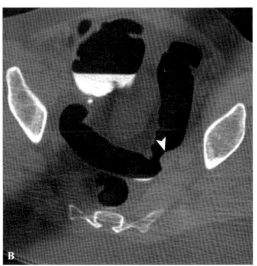

▲ 图 53-15 子宫内膜异位

A. 3D CTC 图像示黏膜下或更深的肠壁内可见一边缘圆钝的病灶。B. 2DCTC 图像显示其为一非特异性软组织病变（箭头），结合临床症状和病史，诊断为子宫腺肌瘤

指 标	描 述	建 议
结肠		
C_0	检查不充分或待对比	－
C_1	正常结肠（无息肉≥ 6mm）	常规筛查（5 年）
C_2	单个小息肉（1～2 个 6～9mm 息肉）	最长 3 年的影像学随访，或结肠镜切除
C_3	息肉，可能是高级别腺瘤（≥ 10mm 或≥ 3 个的 6～9mm 息肉）	结肠镜切除
C_4	结肠肿物，可疑恶性	手术
结肠外		
E_1	正常或有解剖变异	－
E_2	临床上不重要的发现（如肝或肾囊肿）	不需要进一步检查
E_3	可能不重要，不完全有特异性	可能需要进一步检查
E_4	可能重要的病变（如肿块或动脉瘤）	需要进一步检查；与转诊医师沟通

表 53–4 C–RADS

C–RADS. CT 结肠成像报告和数据系统

直肠。息肉的形态包括无蒂型（圆顶形，具有宽的附着基部），带蒂型（具有附着于结肠黏膜的可变长度的蒂和息肉头）和平坦型（具有距离结肠表面≤ 3mm 高度的平坦外观）。肿块通常大于 3cm。

对于结肠外病变，每个病变都要根据临床意义和是否需要进一步评估进行分类。根据定义，E_1 和 E_2 检查不需要进一步检查，而 E_3 和 E_4 可能需要进一步的影像学检查。如果有多个病变，最终的分类由级别最高的病变决定。本章后面将详细介绍结肠外病变。

计算机辅助检测 / 诊断

CAD（计算机辅助检测或诊断）软件设备使用数学算法来识别影像图像中的特定模式。由于 CTC 的主要目标涉及在大型数据库中运行重复任务，因此使用 CAD 将有助于改善诊断。CAD 可以减少与放射科医师疲劳和疏忽相关的感知错误（最初未感知息肉但可以在回顾中识别的错误）。然而，最终，放射科医师具有最终的诊断权，以确定哪些 CAD 提示的病变代表真正的息肉，否则，单纯使用 CAD 只会以牺牲特异性为代价来提高灵敏度，而不会真正提高诊断的准确性。

尽管特定算法对于每个 CAD 系统是唯一的，但是所有系统都有一些共同的步骤。首先，对数据集进行后处理以促进 CAD 应用，并且可以包括诸如边缘增强和界面锐化之类的元素。感兴趣的区域（即结肠直肠）被分段，并为每个体素计算一组特异的征象。可能的特征示例包括形状，大小和曲率。使用的数量和特定功能因不同的 CAD 系统而异。然后将这些特征输入到分类器中，该分类器可以是神经网络，内核机器或决策树，以计算表示提示息肉的可能性的数值。如果 CAD 系统旨在成为检测设备（CADe），则根据是否满足某个阈值，存在正或负的二进制报告，用于诊断的 CAD 系统（CADx）提供可能性信息。

使用 CAD 软件的影像很难评估。独立设备性能非常出色，对于较大的（≥ 10mm）息肉敏感性为 90%，而在阈值 6mm 时，其敏感性降低至 61%～92%，每位患者的假阳性病变为 214 个 [42-45]。然而，最终 CAD 设备和放射科医师之间的相互作用决定了整体性能。有相互矛盾的证据表明 CAD 能改善诊断。Petrick 等的研究表明，尽管阈值 6mm 时，CAD 辅助的敏感性提高了 15%，但特异性降低了 14%[46]。因此，诊断没有得到实际的改善，只是设定点的转变被称为积极的。相比之下，Dachman等的研究展现了尽管很小，但有统计学差异的诊断率提高，ROC曲线下的面积增加（AUC，P=0.015）[47]。

三、CTC 临床试验结果

CTC诊断效能较高，这一点已经在息肉患病率较高的人群和患病率较低人群的筛查相关临床试验中得以印证。研究表明，在单一机构中进行的CTC检测息肉的敏感性较高，大部分检查结果是阳性的[48-52]。一项值得注意的研究是来自波士顿大学的一项前瞻性试验，发表在1999年的新英格兰医学杂志上。Fenlon等[50]招募了100名高危人群进行CTC和结肠镜检查。尽管研究是使用对于现在而言较旧的技术和扫描方案（包括没有粪便标记，使用空气扩张肠管，以2mm间隔重建5mm图像），在10mm阈值下，CTC的敏感性达91%（检测出22个息肉中的20个）；阈值设定为6~9mm时，敏感性降至82%（检测出40个息肉中的33个）。CTC检测到所有的癌灶（检测出3个癌灶中的3个）。

这些单一机构研究的阳性结果为息肉发生率较低人群的筛查的大型多中心试验奠定了基础。这些研究评估CTC检查是否可以在更具挑战性的临床应用中表现良好，其中大多数结果是阴性的。研究结果不一致，导致学术界对这项检查的诊断能力存在争议。首先，Pickhardt等报道了一项2003年国防部（DoD）多中心CTC试验结果[2]。该项研究样本量较大（n=1233，3个机构），在10mm阈值时CTC对检测腺瘤性息肉的敏感性为94%，在6mm阈值时降至89%。相比之下，在10mm阈值时结肠镜敏感性为88%，在6mm阈值时为92%。CTC检查的敏感性低于结肠镜检查，这可能与试验设计有关，其中使用了非盲的息肉验证系统。与单独使用结肠镜检查作为金标准相比，在结肠镜检查未命中的情况下，节段性揭盲产生了增强的参考标准，其中CTC结果在结肠镜检查中分段显示。因此，如果最初在结肠镜中未见息肉，但在CTC中注意到，结肠镜操作者重新检查了错过的息肉。这样的标准使两种方式灵敏度和特异性更高，纠正了结肠镜假阴性结果将被错误地计为CTC假阳性的情况。

然而，在美国国防部的临床试验之后，两项较小的多中心试验显示出更差的结果[53,54]。Rockey等（n=614）[54]和Cotton等（n=615）[53]的研究得到的CTC检查的敏感性较差，大息肉（≥10mm）的敏感度为55%~59%，而亚厘米息肉的敏感度则降至更低。这引起了关于CTC检查诊断效能的激烈讨论。然而，随着之后的若干年进行更多的临床试验，Rockey和Cotton的试验存在缺陷，所以试验结果较差。除了使用较旧的CTC技术外，另一个主要缺陷是缺乏对阅片者的培训，如Cotton的试验不需要阅片者具备CTC阅片经验，也不需要训练阅片者。显然CTC的阅片存在学习曲线，除了具备基本的CT横断面诊断技能外，还需要另外学习CTC的影像诊断技能。Liedenbaum等展示了这样一种学习曲线，通过200个CTC病例的学习，阅片新手的诊断能力提高[31]。在6mm阈值时，随着学习最初的50个病例到学完最后50个病例，阅片者诊断的敏感性从最初的76%提高到91%。此外研究表明，培训和经验可能还不够，最终可能需要进行能力测试[55]。

在评估CTC诊断效能时，应注意到CTC是一种动态检查技术，CTC软件、硬件和扫描方案会不断变化。通过优化技术，可以更好地标记肠道，改善结肠扩张，增加空间分辨率，减少伪影[7,10,56-65]。CTC扫描方案的演变，如使用标准化的仰卧和俯卧位成像，加扫卧位用于解决一些诊断问题等[59,66,67]。计算机硬件的更新可以使医生轻松操作更大的数据库。如前所述，目前的CTC检查反映了这些年来技术的巨大进步。

2008年，ACRIN 6664扫描方案或国家CT结肠成像试验结果出版问世，回答了关于筛查结果不一致的有关争议。这项具有里程碑意义的试验印证了Pickhardt等的试验结果[2]。这是一项大型多中心试验（参与者n=2531，包括15个临床机构），是在患病率较低或筛查组进行。它使用最先进的检查技术，并需要阅片者丰富的经验和诊断测试。在该试验中，对于大息肉（≥10mm），检查的敏感性为90%，特异性为86%。阈值在6mm时，敏感性降至78%。除ACRIN试验外，欧洲的其他临床试验也证实了 CTC 较高的诊断效能。意大利 IMPACT 试验（参与者 n =937，包括 12 个机构）[3]，阈值在 10mm 时其敏感性为 90.8%（特异性为 84.5%），同时慕尼黑结直肠癌筛查试验 [4] 也得到类似结果（敏感性 92%，特异性 98%）。英国 SIGGAR 试验证明，CTC 和结肠镜检查对于癌症和大息肉的检出率相当 [5]。

除试验结果外，大规模临床实践的结果表明 CTC 的筛查可能是有效的 [68-71]。Kim 等进行的大型威斯康辛试验结果表明，同时使用 CTC（n = 3120）和结肠镜（n = 3163）进行结直肠癌筛查，筛查人群的来源相同 [70]。CTC 检测出的进展期肿瘤与结肠镜结果相似（n = 123CTC；n = 121 结肠镜），但息肉切除术数量减少了 4 倍（561：2434），并发症的数量明显降低（穿孔 0：7）。此外，还报道了该试验的阴性筛查结果（n = 1050）。筛查阴性的患者，随访时间间隔为 5 年，其癌症发生率极低，约为 0.2 个癌症 /（年·1000 患者），提示将 6mm 设定为阳性结果的阈值，并将常规筛查间隔定为 5 年，这样做是比较保险的 [72]。

四、CTC 检查的指征和使用

CTC 检查的指征主要包括以下三类：①结直肠癌筛查；②针对各种原因进行集中评估，包括未完成结肠镜；③同时进行结肠评估和初步诊断 CRC 的分期或已知 CRC 的监测。在许多机构中，以前许多适用于钡灌肠的情况，已被 CTC 这一检查方式取代。

（一）结直肠癌的筛查

筛查 CRC 可能是 CTC 的最重要临床指征，其使用可能对公众健康产生重大影响。CRC 目前是美国患病率第二高的癌症；每年约有 143 000 个新病例，导致每年近 52 000 例死亡 [73]。在有资格接受筛查的 8000 万美国成年人中，约只有略超过 50% 的人参与筛查，包括结肠镜、粪便潜血试验（FOBT）、粪便免疫化学试验（FIT）、乙状结肠镜检查和双对比钡灌肠（DCBE）[74, 75]。此外，人们对结肠镜的筛查能力存在担忧 [76]。这种情况随着胃肠道疾病认识的增强而进一步加剧，而且取决于地理区域，在农村地区尤为受限 [74]。因此，CTC 有可能通过吸引依从性较差的人 [77, 78] 来提高筛查能力和筛查依从性，特别是在农村等医疗服务欠缺地区（可以在当地医院进行检查，并与专业机构联网进行影像诊断）[79]。

由于其生物学中的有利因素，筛查在降低 CRC 死亡率方面尤为有效：① CRC 的演变是一个循序渐进的过程，从良性病变逐步发展为癌症；②可以识别和切除可能恶变的良性病变；③在转变为癌症之前，良性前体具有延长的潜伏期（10～15 年），所以干预期限较长。与其他癌症不同，如乳腺癌，其目的是检测早期癌症以降低未来的死亡率，CRC 筛查代表真正的一级预防，其中切除良性前体消除了可能发展为癌症的病灶。

CRC 的良性前体病变来自腺瘤和增生性结肠息肉。良性腺瘤的转化是主要途径，其中包括 85% 的散发性癌症，而增生或锯齿状息肉可能是其余的 15%[80-82]。最近研究表明增生性息肉有恶变的可能，以前，它们被认为是良性且不会恶变的病灶。腺瘤性息肉通常在几个关键基因中发生突变，包括 *APC*，*k-ras* 和 *p53*，而锯齿状或增生性息肉由 *B-raf* 致癌基因突变介导，随后是该细胞信号传导的表观遗传变化途径和微卫星不稳定性。只有极少数的腺瘤性和增生性息肉最终会转变成癌症，绝大多数退化或保持为良性腺瘤或增生性息肉。因此，尽管超过 40% 的 50 岁以上的成年人可能有腺瘤 [83-85]，10%～30% 有增生性息肉 [86, 87]，只有很少一部分人会最终罹患癌症。这表明腺瘤或增生性息肉可能进展为癌症的危险因素包括大小（＞ 1cm）或高度不典型增生 [82, 88-90]。对于腺瘤，绒毛状结构也增加了癌变的风险 [89]。

由于这些发现，CTC 的筛查方案是采取选择性息肉切除，这与结肠镜的采用的无论大小均全部切除的息肉处理方法大不相同。相反，CTC 遵循一种策略，体积较大的息肉最先被切除，而癌变风险较低的息肉将采取随访的方式。在低风险组中，那些在随访时增大的息肉将被切除，而稳定和缩小的息肉不做处理。这使得 CTC 能够最大限度地切除最有可能转化为癌症的病灶，而避免多次息肉切除术，降低并发症的风险，如穿孔。如上所述，大型筛查临床试验的结果表明，这种策略是安全有效的 [70, 72]。

CTC 筛查适用于中等风险人群（≥50 岁），这是最大的筛查人群。基于 CTC 的筛查也适用于该年龄组的个体，包括家族史阳性而具有稍高风险。家族史可以定义为一个一级亲属或两个二级亲属有癌症病史[91]。虽然有些争议，但 CTC 也可用于 FOBT 阳性人群。病变检测和阴性预测值很高，但由于该组中潜在的息肉和癌症患病率较高，因此对其成本效益提出了质疑[3, 92, 93]。最后，当有结肠镜检查禁忌证时，如使用镇静药或抗凝，CTC 可以作为替代。特别是在使用华法林的情况下，CTC 是一种很好的筛查方法，因为抗凝治疗不必中断手术。相比之下，CTC 筛查并不适用于结直肠癌和息肉高风险的个体，对于这些人来说，阳性率非常高。这些患者包括具有息肉综合征（如家族性腺瘤性息肉病、遗传性非息肉性结直肠癌综合征）和炎症性肠病，上述患者应通过结肠镜检查以得到更好的评估。

（二）诊断适应证

CTC 还可用于各种疾病的诊断。它是一种替代结肠镜且侵入性较小的方案，用于下列情况，如排便习惯改变、缺铁性贫血和非特异性体重减轻，还有癌症。在癌症检测方面，一项大型 Meta 分析（49 项研究，样本量 $n = 11\ 151$）表明 CTC 的敏感性高达 96.1%[94]。与结肠镜检查不同，CTC 检查不存在对右半结肠的检测能力下降的情况。一些研究表明结肠镜对检测近端结直肠癌的敏感性降低[95-97]。

除了症状学，CTC 常用于无法完成结肠镜的患者[93, 98]。然而，由于空气阻塞引起的结肠涂布不完全，可能使未完成结肠镜的患者在同一天进行钡灌肠可能很困难，但这不影响 CTC 检查。通常，可以在当天进行 CTC 检查，其效果依然良好。通常在扫描之前通过补充标记剂进行肠道准备。典型的方案是在患者镇静恢复后用 30ml 泛影葡胺，以便使吸入风险降至最低。在使用造影剂 2h 后进行扫描，大多数患者的结肠液能得到完全标记[99]。

（三）分期和监测

CTC 为结直肠癌的初步分期和术后监测提供独特的检查方式。由于是横断面成像，CTC 可以评估结肠和肠外结构。在这两种情况下，通常会改变标准扫描方案，首先进行低剂量、平扫俯卧位成像。接下来进行仰卧位成像，使用标准 CT 剂量和静脉对比剂对区域淋巴结和远处转移进行诊断。

分期时，CTC 擅长对原发癌灶进行定位，特别是在曲折细长的结肠中，结肠镜很难做到相同程度的定位，CTC 可以同时检测息肉和癌症[100-102]。尽管几项研究显示，CTC 对病变浆膜层的分期有良好的鉴别能力[100, 102, 103]，但学术界普遍认为 MRI 或经直肠超声才能更好地评价病变的浆膜层（特别对于直肠癌而言），因为这两种方法可以显示肠壁的分层。除结肠评估外，CTC 还可评估区域淋巴结和远处转移。对于小的图像参数变化，CTC 本质上是一种对比检查，目前是这部分分期的首选方式[104]。

结直肠癌治疗后的监测是 CTC 的新兴应用之一[105, 106]。与结肠镜检查相似，CT 可以对吻合口复发以及其他息肉和癌症进行腔内评估，类似于结肠镜检查。然而，与结肠镜检查不同，CTC 不限于结直肠，其横轴位成像可以同时进行腔外评估，包括肠周复发、区域性淋巴结转移和远处转移。Kim 等在一项亚洲单一机构中进行临床试验[106]。CTC 检测到 6 例异时性癌症，包括常规监测的 548 例患者中有 1 例无临床怀疑、无术后癌胚抗原（CEA）水平升高的吻合口复发。对于高级别腺瘤，监测的敏感性为 81.8%（18/22），对于癌症，敏感性为 100%。CTC 还能够检测到 11 名患者的结肠外复发，这在结肠镜检查中是无法观察到的。

五、相关问题

（一）并发症

CTC 具有安全性较高，并发症极为罕见。并发症少是 CTC 相对于结肠镜检查的主要优点。CTC 是一种微创技术，需要在直肠内插入几厘米的小口径软管以便将空气引入结肠。相反，结肠镜检查需要在全结肠操纵光纤镜。由于需要操作扭矩和牵引力，结肠镜检查需要镇静和疼痛控制。相反，CTC 不需要镇静或控制疼痛，因此避免了这些药物可能产生的不良反应。不使用镇静可以排除较多的并发症。据报道，结肠镜检查中并发症的发生率为 0.5%[107]。

大多数 CTC 并发症发生在肠道准备中。可能发生脱水和液体流动，使用 PEG 可以使其发生率降低。然而，即使这些并发症不常见，并且通常不严重。几项美国和国际机构进行的研究报道，肠道准备过程中发生的严重并发症极为罕见，约为 0.000 9%（21 923 例中有 2 例）[108]

由于通过呼吸道排出，使用二氧化碳可能会干扰身体的酸碱平衡，慢性阻塞性肺病患者可能会感到不适。然而，临床实践中尚未发现此类问题[108]。此外，作为 ScandinavianCRC 筛查试验（NORCCAP）的一部分，在一小部分筛查人群中进行了结肠镜 CO_2 的引入[109]。尽管有排出且没有不良事件报道，但呼气末 CO_2 没有升高。

与结肠镜检查不同，通常穿孔不成为问题。CTC 几乎不存在穿孔，特别是应用 CO_2 自动低压滴注。与结肠镜相比，CTC 的穿孔率通常低一个数量级，CTC 穿孔率为 0.009%，而结肠镜穿孔率为 0.1%[108, 110]。只有两项研究报道 CTC 的穿孔率较高，为 0.03%~0.06%[111, 112]。然而，上述概率不能说明使用 CO_2 自动滴注的卒中险筛查人群的情况。上述概率代表具有潜在远端阻塞的高风险患者（如远端癌症、憩室、腹股沟疝和乙状结肠冗长），通过手动、人为控制的室内空气引入，这个过程可以产生非常高的腔内压力。

图像可以模仿或增加穿孔的发生率。在应用 CO_2 后很少发生偶然的肠壁积气。据报道，筛查患者中发生穿孔的概率为 0.1%[113]。与真正的穿孔相反，患者通常无症状，没有主诉不适。尽管这些患者中的一部分可能在术后进行一些其他检查，但不需要任何支持性或干预性措施。在 2D 图像中，可以看到与结肠壁平行的散发透明焦点（图 53-16）。这种现象的原因尚不完全确定，但可能与二氧化碳使黏膜通透性增加有关，并且与室内空气相比，使用二氧化碳频率更高。据推测，这种现象可能在结肠镜中发生，但不会被观察到，因为无症状的术后患者通常不使用 CT 成像。

（二）辐射

CTC 的辐射剂量很低，通常低于标准 CT 检查剂量的 50%。以前，CTC 辐射剂量相当于钡灌肠检

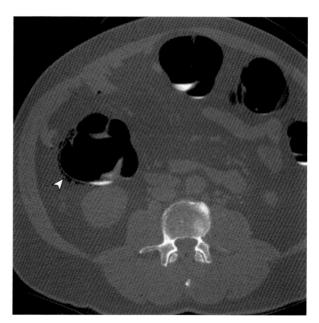

▲ 图 53-16　偶发的结肠积气
2D CTC 图像显示筛查患者中的肠壁积气（箭头），患者无症状，没有主诉不适。不需要后期干预或处理

查（5~8mSv）[114]，但随着时间的推移，剂量在逐渐减少。平均剂量略小于 1 年的背景辐射，或小于 3mSv[115]。这种减少是可能的，因为充气的管腔和肠壁的软组织黏膜之间的对比度较高。随着更新的迭代重建技术和其他减少剂量的方法，辐射剂量明显降低。尽管辐射剂量较低，但辐射已成为 CTC 关注的一个问题，特别是因为其可能适用于大部分人群[116, 117]。对于基于线性无阈值理论的普通 CT，这增加了风险预测模型的建立，该理论声称未来诱导癌症的风险很小[118]。健康辐射物理学家对此有强烈的共识。由于可能不影响甚至有益于健康，我们不应对辐射剂量低于 50mSv 进行风险估计[119]。

这个问题是由一种风险模型提出的理论。直接观察时，在接受相似辐射剂量的人群中，没有证据表明这些人罹患癌症的概率增加。多年的大型研究（多达 174 000 人）（一项研究进行了 5 年）在核工业工人，航空公司飞行员和原子弹幸存者中进行[120-122]。与一般人群相比，核工业人员的癌症相关死亡人数减少。在原子弹幸存者数据中，其中样本量 43% 的人群（$n = 86 572$）接受剂量小于 5mSv，并没有增加癌症的发病率[123]。具有讽刺意味的是，正是这个数据库从高剂量暴露队列的外推开发了线性无阈值模型。

还有其他因素可以降低风险，即使它们只是在理论上合理，如在成像区域中仅包括肺基底（大多数理论上诱导的癌症起源于胸部），且患者的典型年龄超过 50 岁，进一步降低了未来罹患癌症的风险。此外，已经有学者开始研究 CTC 筛查与诱发癌症的利益风险比（使用有争议的线性风险模型）。在这种最糟糕的理论情景中，收益高于风险。Berrington de González 等预测，每种理论上诱发的癌症都会预防 24～35 个结直肠癌[124]。

（三）结肠外病变

尽管缺乏静脉注射对比度和具有低辐射剂量，CTC 的横截面特性可以发现结肠外病变。由于 CTC 可广泛用于结直肠癌筛查，因此该问题一直是检测偶发病变的主要措施，从而尽可能降低成本和并发症[125, 126]。越来越多的人认识到除了检查本身之外，还应考虑影像检查所带来的附加风险和成本[117]。

与一般的偶发病变一样，发现结肠外病变同时存在优缺点。一方面，有许多研究结果未经完全评估，并且在检查后证明为良性。这增加了成本和与额外评估相关的并发症的可能性。另一方面，一些重要的额外诊断对患者具有实质性影响。结构化报告（如 C-RADS 和质量控制指标）有助于最大限度地提高发现结肠外病变的优势，并最大

限度地减少缺点。

尽管有大量关于 CTC 结肠外发现（ECF）的文献，但仍存在关于总体利益 – 成本平衡的争论，其部分原因在于研究之间的结果不同。在应用 ECF 数据时，必须仔细考虑人口统计的问题。研究结果中所反映出较高的额外检查率，这说明研究人群有别于与美国卒中险筛查人群[127-130]。当息肉发生率较低时，这实际反映了美国的筛查人群，ECF 率下降至合理范围。人群中 ECF 率为 60%～70%[131-133]。然而，大多数结肠外发现不需要额外的检查，如当 CTC 筛查检测到肾结石时，则没有必要进一步检查。当 ECF 需要进一步检查时，如 C-RADS 中的 E_3-E_4 类，这一概率为 7%～14%[131-135]。此外，实际进一步检查的概率降至不到 10%（5.5%～8%）[30, 131-135]。在这些研究中，每次检查所产生的额外进一步检查的费用为 24～34 美元[131-133, 135]。未进行进一步检查的原因可能是，结肠外病变是已知的，或者由于并发症。

关于 ECF 的成本应与临床条件之间平衡。筛查人群中的 2%～3% 将有临床意义的诊断。两个重要的病症包括结肠癌和腹主动脉瘤（AAAs，图 53-17）。超过 10 000 名筛查患者的一项较大规模的筛查研究表明，结肠癌的患病率为 0.35%[136]，AAA 患病率为 0.5%[135]。Hassan 等提出，当考虑结

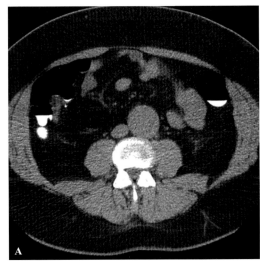
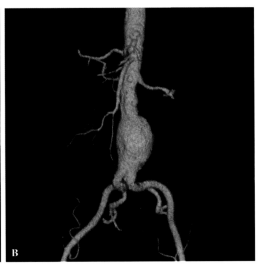

▲ 图 53-17　确诊的结肠外病变

A. 2D CTC 图像显示结直肠癌筛查时偶然发现腹主动脉瘤。患者未发现，并且没有症状。B. 由于腹主动脉瘤开始变大，故做随访并在 5 年后做临床处理

肠癌和 AAAs 时，CTC 筛查比结肠镜的性价比更高，因为它可以发现结肠外病变[137]。

六、总结

CTC 已成为评估结直肠息肉和肿块的有效方式。它已经通过几项前瞻性多中心试验得到验证。

CTC 是由多个步骤组成的检查，需要优化肠道准备，结肠扩张和图像采集来提供高质量的图像，并且有阅片的学习曲线。通过对细节的关注，该检查可以检测息肉，具有极高的敏感性和特异性，相当于结肠镜，其侵袭性小，并发症风险小。它的主要用途是筛查结直肠癌，其他适应证包括诊断、癌症的分期和监测。

第 54 章　MRI 结肠造影
Magnetic Resonance Colonography

Sofia Gourtsoyianni　Nickolas Papanikolaou　Nickolas C. Gourtsoyiannis **著**

朱汇慈 **译**　张晓燕 **校**

在大多数情况下，结肠镜检查仍是首选的检测和预防结直肠癌的检查手段。然而，在高达 26% 的检查中，由于狭窄病变或细长的结肠段，内镜无法到达回盲瓣 [1-3]。虽然计算机断层扫描结肠成像（CTC；见第 53 章）作为一种替代的结肠癌筛查手段，在过去十年中得到了极大的认可，其对于检测 1cm 或更大的息肉样病变具有较高的准确度，但是特别是对于需要定期随访的存在结肠病变的年轻患者，辐射暴露仍然是一个问题。在这种情况下，磁共振结肠成像（magnetic resonance colonography，MRC）的引入具有很大的前景。此技术基于腹部 MR 数据集的采集，以大肠为重点。与结肠镜相比，由于 MRC 的无创性及无操作引起的不适感，因此更易被患者接受。数据集可以在后处理工作站上以多平面重组（multiplanar reformation，MPR）的模式显示，这使得能够从任何所需角度观察结肠壁。此外，可以生成仿真内镜视图，因此可以更加准确地明确病变 [4]。同时通过 MRC 图像对结肠壁进行评估，还可以观察所示视野内的所有腹部脏器 [5]。

一、前处理和检查指南

在行 MRC 检查前，必须考虑磁共振成像（MRI）的一般禁忌证，包括起搏器或金属、非 MRI 兼容的植入物等。此外，体内植入髋关节假体的患者并不是行 MRC 检查的理想患者，主要是因为假体的伪影遮挡了肛门直肠区域，显著降低图像质量。

特别是临床因怀疑结肠息肉行该检查时需要清洁肠道。通常行常规结肠镜或 CTC 检查时，清洁肠道的方法通常是相同的。

因为大多数肠道在生理状态下是塌陷的，所以需要充分扩张肠道以达到良好效果，以便区分肠腔和肠壁。大多数采用水或钡溶剂经直肠给药 [6-8]。有人提出采用气体扩张肠道，包括室内空气或 CO_2[9]。在直肠扩张之前，应静脉注射解痉药（如 20～40mg 东莨菪碱或 1mg 胰高血糖素）。这些药物的作用如下。

1. 可以实现更好的肠道扩张。

2. 减轻肠痉挛至最轻，从而提高患者接受度。

3. 肠蠕动减少，进而减少因肠蠕动所致伪影。

患者于检查台上呈俯卧位或仰卧位。如果采用液体造影剂扩张肠管，则使用静水压通过直肠给药 2000～2500ml。当患者感到非常不适时，应停止给药。或可以采用特定序列以监测给药过程，如每 2～3s 提供新的非线性选择序列采集的图像 [10]。使用两个大的曲面线圈来接收信号，以确保能够覆盖整个大肠。然而，特别是对于肥胖患者，使用体线圈可能就足够。

选用具有强梯度的 1.5T 磁共振进行扫描。扫描时患者需屏气。因此，单个序列的采集时间不应超过 20～25s。MRC 中使用的基本序列与小肠 MRI（磁共振肠管水成像或灌肠，见第 40 章）的序列相同 [11]。采用快速成像稳态进动（fast imaging with steady-state precession，FISP）序列采集 2D 和（或）3D 已经被证明是很有用的 [12, 13]。图像特点是 T_1 加权和 T_2 加权对比的混合，使得充满水的肠腔的均匀高信号与低信号的结肠壁形成良好的对比。此外，应在静脉注射钆造影剂之前和之后 70～80s 采集 3D T_1 加权图像。对于上述所及的所有序列，均需在冠状位及横轴位进行数据采集。表 54-1 列出了推荐的 MRC 序列参数。

二、数据分析

当发现结直肠病变时，必须使用相应的原始 T_1 加权成像进行重复分析。记录病变的信号强度以计算强化程度的百分比。此能够可靠地区分残留粪便和真正的结直肠息肉或癌症。虽然真正的结直肠病变总是出现强化（图 54-1 和图 54-2），残留的粪便在平扫和对比增强的 T_1 加权图像中显示相同的信号。然而瘢痕组织（如阑尾切除术后）也可呈显著的强化，类似息肉（图 54-3）。第二步中，应该分析 FISP 序列。目前发现这些序列对于肠管炎性病

变的检测非常准确[12]。

与结肠镜检查相比，仿真结肠镜的研究并不局限于内镜观察。另外，能够显示视野内的所有腹部脏器。这对于结肠肠癌的患者非常有价值，因为可以同时评估肝脏和肾上腺。采用动态增强 T_1 加权图像，可以容易地检测出肝脏病变。此外，可以检测其他器官的相关病变，包括淋巴结肿大，这有助于结直肠癌的准确分期。

三、指征

事实证明，MRC 是结肠镜检查不完全患者的合适的检查手段。结肠镜检查不完全有几个潜在的原因，如肠管狭窄、细长和患者接受度差。MRC 具有更高的完成率——肠道的延长对于显示结肠段没有影响，且只有高度狭窄可能会阻止水通过，这对于狭窄段的扩张是必要的（图 54-4）。在一项调查 37 例常规结肠（conventional colonoscopy，CC）镜检查不完全的患者后行 MRC 检查的研究中，只有 4% 的肠段无法通过 MRC 评估，然而 CC 中不能到达接近 50% 的潜在可见肠段[14]。此外，MRC 能够显示狭窄病变段，CC 中未描述，包括两种肿瘤和五个息肉。

此外，MRC 已被证明适用于炎性肠病（inflammatory bowel disease，IBD）的诊断和评估（图 54-5）[15-17]。在 23 例疑似结肠炎性肠病的患者行 MRC 检查[15]，肠壁的炎症主要根据四种影像学

参　数	T_1W VIBE	T_1W FLASH	True FISP
2D 或 3D	3D	2D	3D
采集平面	冠状位	横轴位	冠状位
采集时间（s）	21	5×19*	22
重复时间（ms）	3.1	158	3.8
回波时间（ms）	1.1	1.8	1.9
翻转角（度）	12	70	80
层厚（mm）	1.8	5.0	2.0
层数	120	70	96

表 54-1　磁共振结肠成像推荐序列参数

*. 5 个采集块，每块 19s

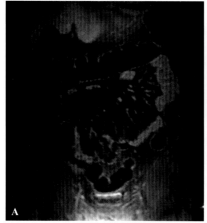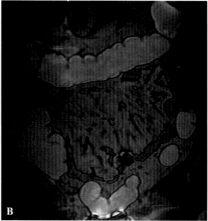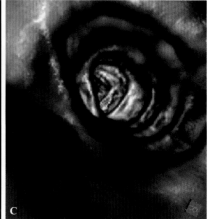

▲ 图 54-1　MRC 序列

MR 结肠成像的综合检查方案应包括 T_1 加权序列（A）、true FISP 序列（B）和仿真内镜重建（C）

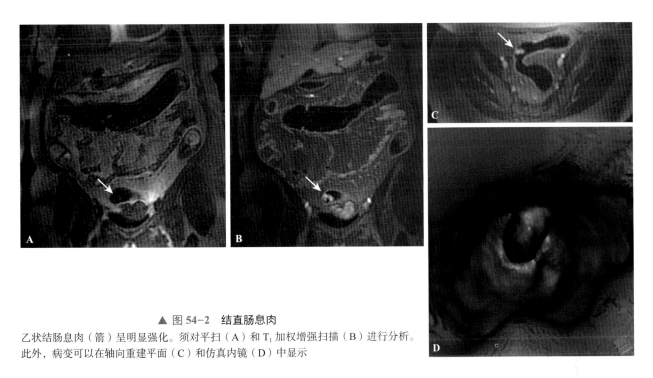

▲ 图 54-2　结直肠息肉

乙状结肠息肉（箭）呈明显强化。须对平扫（A）和 T_1 加权增强扫描（B）进行分析。此外，病变可以在轴向重建平面（C）和仿真内镜（D）中显示

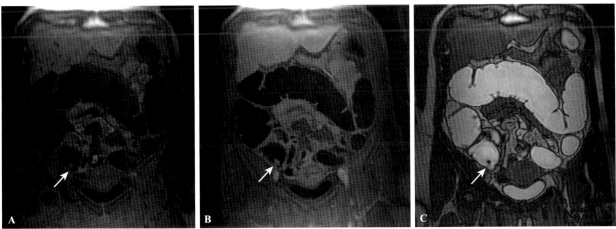

▲ 图 54-3　阑尾切除术后瘢痕伪影

对比平扫（A）和增强后（B）T_1 加权扫描的强化程度，阑尾切除术后的瘢痕组织（箭）类似于结肠息肉（C）

特征进行定量评估 - 肠壁强化，肠壁厚度，存在区域淋巴结和结肠袋、皱褶消失。因此计算得出炎症评分，将其与内镜结果和临床数据进行比较。超过 90% 的具有炎性肠病变化的肠段能够准确检出。对于严重的炎症，敏感性接近 100%。因此，MRC 可用于监测炎性肠病的活动性。此外，MRC 可以很容易显示肠壁外病变包括脓肿、蜂窝织炎，或者瘘管的形成，这些病变不能通过结肠镜显示[18]。据报道，MRC 对于诊断疾病活动性和近端结肠病变严重程度的具有特别高的准确性[19]。

尽管磁共振结肠造影在评估正常肠段和炎性肠病方面有很好的效果，但目前还没有关于支持磁共振结肠造影应用于结直肠癌筛查的可靠数据。大多数腺瘤性息肉在几年内可恶化为结直肠癌。这使得结直肠癌在很大程度上可以预防，因为检测并切除息肉可以消除恶变的风险。MRC 实际上具有作为筛查工具的所有特点。磁共振结肠造影没有电离辐射暴露的风险，且没有其他不良反应。然而，到目前为止，在预选的患者中已经进行了关于磁共振结肠造影的所有实验研究和数据分析。进一步研究需要更多的筛查对象。

据报道，对比增强磁共振结肠成像在检测子

宫内膜异位至结直肠方面具有非常高的准确度（84%～100%），在术前定位中具有重要作用[20]。

四、准确性及临床实践

许多研究已经评估了 MRC 检测结直肠肿块和

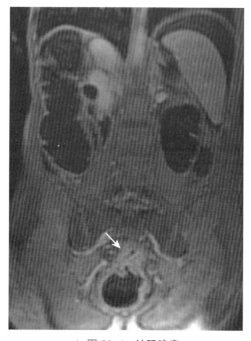

▲ 图 54-4 结肠腺癌

使用结肠镜检查时不能评估结肠腺癌（箭）引起的严重狭窄。这种情况采用磁共振结肠成像并没有那么困难

炎性肠病的准确性。迄今为止最大规模的研究包括 100 例行 MRC 评估病变的患者[10]，在同一天进行 MRC 检查后进行常规结肠镜检查，并作为参考标准。MR 数据采集包括注射钆造影剂前后的 T_1 加权图像，并与内镜和组织学结果对比。结肠镜检查共显示 107 个结直肠肿块。MRC 能够识别所有大于 10mm 的肿块以及 84.2% 的直径 6～9mm 的息肉。MRC 的总体特异性为 96.0%，仅发现极少数的假阳性结果。MRC 在检测腺瘤和大于 6mm 的癌方面准确度较高。一项包括高风险患者的研究证实了这些结果[5]。超过 100 名疑似结直肠疾病的受试者接受了 MRI 检查，结肠镜检查作为参考标准。MRC 未发现小于 5mm 的病变，可能是因为空间分辨率较低。然而，检测 5～10mm 病变的灵敏度高达 89%。此外，所有大于 10mm 的结直肠肿块，包括 9 个癌性病灶，都通过 MRC 被正确诊断。

诊断准确性和图像质量似乎与所使用的 MR 序列类型有关。因此，已经发现应用具有 true FISP 或对比增强 T_1 加权序列的快速成像会影响图像质量和准确性[12]。Lauenstein 等[12]在一项比较 MRC 和结肠镜检查，使用 true FISP 和对比增强后 T_1 加权快速小角度采集（FLASH）图像。T_1 加权成像在检测结直肠病变方面的灵敏度为 80%。此外，由于残余粪便缺乏强化，其可很容易地与结直肠肿块区分

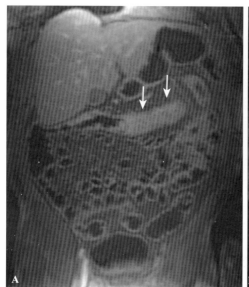
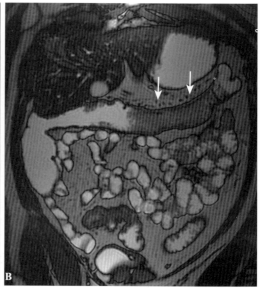

▲ 图 54-5 MRC 检查克罗恩病

克罗恩病患者在 T_1 加权序列（A）中横结肠（箭）强化，在 true FISP 序列中（B）可见肠壁增厚

开，因此没有假阳性结果。然而，true FISP 序列具有灵敏度较低，约为 70%。14% 的检查会出现假阳性结果，这很可能与难以区分残留粪便和结直肠肿块有关。有趣的是，FISP 的图像质量明显优于 T_1 加权成像，由于探测运动的灵敏度较低，呼吸、患者运动引起的伪影较少（图 54-6）。这些结果表明，目前主要诊断评估应该基于 T_1 加权图像，尽管对于不能配合的患者，true FISP 序列可以提供有用的信息。

主要的缺点仍然是 MRC 检测小于 5mm 的结直肠息肉的准确性非常有限。这些病变的临床意义仍存在争议，因为大多数并不易发生恶性[21]。将来可能 MRC 会检测到小息肉。技术的改进如并行采集技术（PAT），有助于提高空间分辨率[22]。扁平腺瘤可能仍难以检查。

对 26 例行结肠镜检查的患者进行扩散加权图像（DWI）（最高 b 值为 1000s/mm²）的定性评价，以检测具有临床意义的结直肠息肉（≥6mm）。基于单个病变，据报道有 80% 的敏感性和 73% 的阳性预测值（PPV）。因此，对于 DWI 中存在阳性表现的患者行常规结肠镜检查时，DWI 不被推荐用于临床[23]。然而，据报道，即使没有肠道准备的情况下，DWI-MRC 是检测溃疡性结肠炎的可靠手段[24]。

五、患者耐受性

因为粪便的外观可以类似于结肠肿块，所以清洁肠道是 MRC 的强制性先决条件。然而，大多数患者认为肠道准备并不舒服，且可能出现很多症状，如从感觉不适到无法入睡[25, 26]。如果行 MRC 检查可避免肠道准备，则患者对于 MRC 的接受度可显著提高。目前已经提出并测试了不同的策略来实现这一点。一种成功的方法是标记粪便，这可使得粪便的信号特征发生改变。为此，必须在 MR 检查前 48h 口服特定的对比剂。因此，粪便的信号特征适合于直肠灌肠的信号特性。因此，粪便变得几乎不可见（图 54-7）。

目前硫酸钡溶液已用于粪便标记。在磁共振检查前，口服硫酸钡溶液 200ml，每餐 4 次，钡能够降低 T_1 加权梯度回波（GRE）图像中粪便的信号强度[8, 26, 27]。因此，粪便几乎无法与水灌肠区分（图 54-8）。在志愿者和患者中成功测试了用钡标记粪便[8, 28]。然而，钡的摄入被认为和肠道清洁一样令人不快。

对行 MRC 和常规结肠镜检查的患者进行小队列比较，发现检查经验相当复杂，且受临床适应证的强烈影响。据报道炎症性肠病的患者在常规结肠镜检查期间会有更多的身体不适，但是对收到的反馈也更满意[29]。

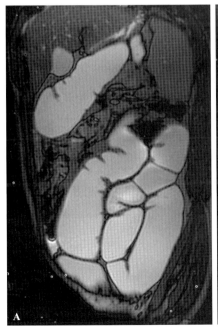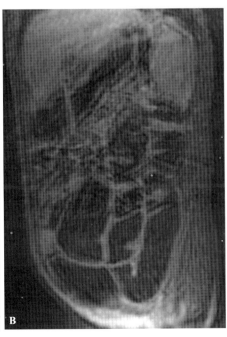

◀图 54-6　MRC 中的运动伪影
true FISP 图像（A）比 T_1 加权梯度回波图像（B）产生的运动伪影少，因此可以提供有用的信息，特别是对于不能屏气的患者

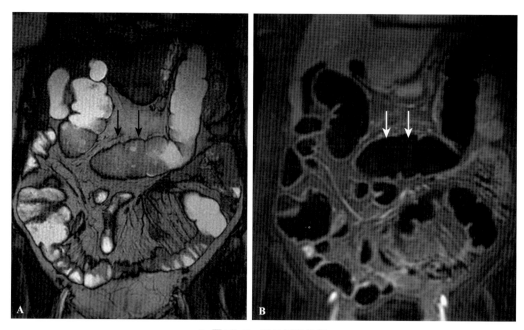

▲ 图 54-7　显示标记粪便

A. 需注意在 true FISP 图像中，粪便为中等信号强度（箭）。B. 通过粪便标记使粪便（箭）在 T₁ 加权图像中几乎不可见

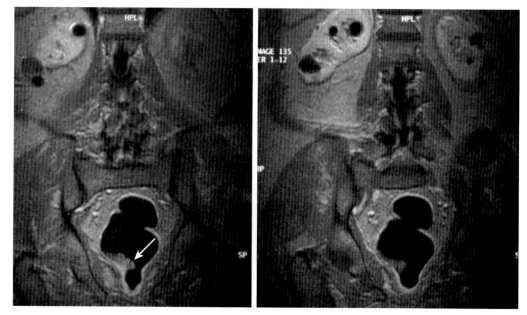

▲ 图 54-8　MRC 示大息肉

此大息肉（箭）在两个连续 turbo-FLASH 序列的冠状位图像中显示。均匀抑制腔内信号可以通过优化反转时间来实现，而在 turbo-FLASH 序列连续数据采集中可以解释没有运动所致伪影的原因

第 55 章　结肠憩室病变
Diverticular Disease of the Colon

Kiran H. Thakrar　Richard M. Gore　Vahid Yaghmai　Emil J. Balthazar　**著**

朱汇慈　**译**　　张晓燕　**校**

结肠憩室是黏膜和部分[1]黏膜下层通过固有肌层向外突出形成的。结肠憩室病表现为从结肠壁的显著增厚（肌病）到明显突出（憩室病）最后到憩室穿孔（憩室炎）的连续过程。然而，不一定会完整地从初始阶段发展到晚期阶段[1]。在本章中，我们将重点从影像诊断及治疗方面探讨本病的进展过程。

一、憩室病

（一）流行病学

憩室病是西方最常见的结肠病变。有趣的是，20 世纪之前憩室病是一种病理学奇观。目前的发展归功于 1880 年推出的辊磨工艺能够从面粉中去除大部分纤维。此过程导致低残渣饮食产生体积小、坚硬的粪便，需要用力才能排出[2, 3]。

在西方国家，5% 的结肠憩室发生在 40 岁左右，33%～50% 发生在 50 岁以后，50% 发生在 80 岁以上人群[2, 3]。在具有常规风险的患者中，超过 80 岁行结肠镜检查的患者中有 71% 发现憩室病[4]。这些发现与亚洲、非洲欠发达地区低于 0.2% 的流行率形成鲜明对比[5]。从低流行地区迁徙到西方国家的人群中，憩室的发生率会在 10 年内增加[1, 6]。

乙状结肠憩室会发生在超过 95% 的患者之中[7]。在发达国家中，日本是一个有趣的例外，因为右半结肠憩室病发病年龄通常较小，随着时间的推移双侧结肠均会发病[8]。在所有憩室患者中，20% 的憩室可在临床被识别出，4%～5% 出现并发症，

1%～2% 需住院治疗，0.5% 需要手术干预、放射介入或两者皆有[4, 5]。2011 年，有 329 165 例憩室病和憩室炎是为主要出院诊断，美国累计住院费用超过 110 亿美元。院内死亡人数为 1858 例（0.56%）[9, 10]。

（二）病因

影响乙状结肠憩室发育的两个基本因素是肠腔和浆膜之间的压力梯度及肠壁相对薄弱的区域。第一因素可以理解为结肠的功能不是作为管状结构而是由系膜牵引形成的结肠袋（分割）来实现的。乙状结肠是结肠最窄的部分，能够产生最高的节段内压，Laplace 定律就是一个例子。此外，粪便主要在乙状结肠内脱水，进一步增加了结肠的分割和运动[6, 10]。

结肠壁最薄弱处是壁内直管穿透黏膜下层。这些部位位于结肠系膜带的任意侧、肠系膜侧（图 55-1）[2, 3]。

（三）病理生理

大多数结肠憩室是假憩室或假性憩室，因为它们含有黏膜和黏膜下层而不是固有肌层（图 55-2）。通常大小为 0.5～1.0cm，并且在营养动脉通过黏膜下层处穿透环形肌纤维束间的缝隙。憩室靠近动脉是导致出血的关键[2, 3, 11]。

在未发炎状态下，憩室是具有弹性、可压缩的，但是会有排空不良的倾向，进而导致内部充满浓缩的粪便。这可能是被覆黏膜中淋巴滤泡数量增加的原因[2, 3]。大多数乙状结肠憩室患者有肌病，这

是一种环形肌增厚、系膜带缩短、管腔狭窄的疾病。环形肌通常呈波纹状，其外观与手风琴相似[2,3]。

直肠憩室比较罕见，可能是因为系膜在直肠水平向前、向后融合，形成一个完全环绕、支撑性套状结构。直肠憩室是真正的憩室，通常位于侧方[12-14]。

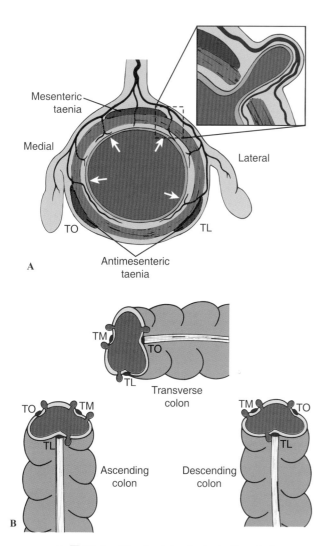

▲ 图 55-1 **Site of origin of colonic diverticula**
A. Diverticula develop on either side of the mesenteric taenia and on the mesenteric side of the antimesenteric taenia, taenia omentalis (TO), and taenia libera (TL). These are the sites (*arrows*) at which the vasa recta perforate the muscularis propria and penetrate the submucosa (*inset*). B. The antimesenteric TO-TL haustral row does not give rise to diverticula. *TM*, mesenteric taenia. [*A from Dietzen CD, Pemberton JH: Diverticulitis. In Yamada T (ed): Textbook of Gastroenterology. Philadelphia, JB Lippincott, 1991, pp 1734–1748; B from Meyers MA, Volberg F, Katzen B, et al: Haustral anatomy and pathology: A new look: II. Roentgen interpretation of pathologic alterations. Radiology 108: 505–512, 1973.*]

（四）临床表现

在大多数患者中，憩室病是偶然发现。患者可能会有肠易激综合征的症状，如慢性或间歇性餐后下腹痛，排便可以缓解。

（五）影像表现

1. 影像检查

超过 50% 的患有严重憩室疾病的患者在常规腹部 X 线片上可显示出乙状结肠独特的气泡状外观。当存在盆腔静脉石时，其数量和大小与憩室病程度之间存在统计学相关性。据推测，这两种常见疾病都是由于长期低纤维饮食和排便时用力引起的[15,16]。

2. 钡灌肠检查

由于双对比研究时结肠扩张程度更大、壁内憩室更好的显示，因此其比单对比研究更常发现憩室病（图 55-3）。直接观察时，会发现这些不成熟的憩室类似口疮。当从侧面观察呈圆锥形或三角形且高度 1～2mm 时，就可以明确诊断[17-20]。

成熟的憩室具有几种特征性外观（图 55-4），这取决于观察角度和钡填充程度。从侧面观察，憩室呈长约几毫米到几厘米的瓶状突起，通过相当长的、大的颈部与壁相连。直接观察时，可能表现为环状阴影或边缘清晰的钡集合，也可能类似于圆顶礼帽（图 55-5）。憩室的大小和形状因结肠扩张程度而异。憩室沿结肠系膜带排列时通常比较明显[20-25]。

如果憩室倒置于腔内则诊断较困难，且在内镜文献中已经提及过很多憩室息肉切除术。此外，如果粪便阻塞憩室，憩室孔可能会膨入腔内，出现环形影或充盈缺损。侧面观察，仅可见憩室颈部。如果阻塞不完全，细线状的钡剂可穿透憩室，类似短线状。因为腔外存在细线状钡剂，通常可借此明确诊断。因此，仔细观察息肉和憩室的外观是非常必要的[20-26]。

具有较大颈部的憩室类似于无蒂息肉，具有窄颈的憩室类似于带蒂息肉，且阻塞的憩室类似于息肉或附着的粪便。此外，息肉和憩室都可以产生所谓的圆顶帽标志。如果礼帽指向结肠长轴的中

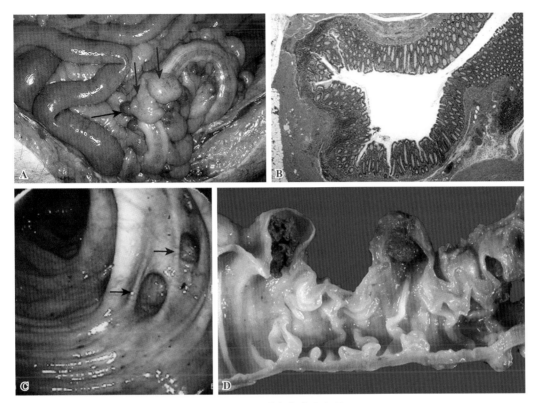

▲ 图 55-2 憩室的病理表现

A. 憩室（黑箭）位于邻近的结肠带中，直小血管通常由肠壁薄弱处穿透。肠脂垂炎（蓝箭）位于憩室附近。所以肠脂垂炎和憩室炎可能具有类似的临床表现。B. 组织学显示憩室由突出的黏膜和黏膜下层组成，缺乏固有肌层。C. 结肠镜中可见乙状结肠多发憩室。憩室口部明显（箭）。D. 结肠的大体标本。憩室易充满粪便，但常无法排空

心，则表示息肉。如果其指向远离结肠长轴中心的方向，则代表憩室。如果礼帽位于肠管中线，或直接平行于结肠长轴，则不能明确诊断为息肉或憩室[20-25]。

特别是在乙状结肠中，管径及结肠袋异常（图 55-6）通常伴随且早于憩室出现。结肠袋裂隙通常是对称的且在乙状结肠中相对，然而，在憩室病或憩室病前期，它们交替地从一个边界缩进到另一个边界，造成交错的效果。环形肌张力高且较厚，系膜带收缩。憩室起源于结肠袋的顶部。随着病变进展，环形肌继续肥大出现腱鞘或锯齿状。这种外观是由交替的、高度紧凑、深且均匀的能够分割的结肠袋[17-25]。

3. CT

计算机断层扫描（CT，图 55-7）能够显示肌病及大部分憩室中结肠壁的增厚（＞4mm）。憩室表现内含气体、粪便和（或）造影剂。

二、憩室炎

（一）流行病学

憩室炎是憩室病最常见的并发症。传统上，据估计有 10%～25% 的憩室病患者会出现憩室炎[27, 28]。真正发病率可能更低，一项针对退伍军人管理局患者研究的发病率接近 4%[29]。单纯性或非复杂性憩室炎会出现在 75% 患者的初期表现中。复杂性憩室炎的定义出现脓肿、瘘管、梗阻或穿孔，可出现于其余 25% 的患者中[30]。

（二）病理生理学

在憩室炎早期、亚临床阶段，非无菌、浓缩的粪便滞留在憩室内可引起黏膜上皮的炎性侵蚀。随后，憩室壁被侵蚀，进而引起穿孔是憩室炎的基本特征（图 55-8A）[2, 3]。

这一系列过程可能累及壁内憩室，导致壁内

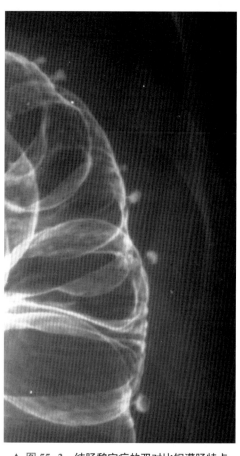

▲ 图 55-3 结肠憩室病的双对比钡灌肠特点
沿降结肠近端可见多个被钡剂填充的外凸样结构

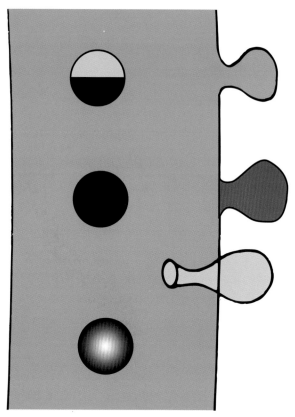

▲ 图 55-4 双对比钡灌肠表现出不同形态的憩室
憩室的形态取决于观察它们的角度以及它们含有多少钡或气体
（引自 Bartram CI, Kumar P: Clinical Radiology in Gastroenterology. Oxford, England, Blackwell Scientific, 1981, p 130）

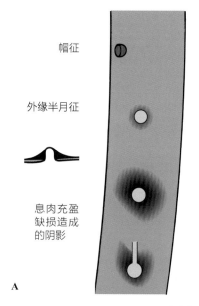

帽征

外缘半月征

息肉充盈
缺损造成
的阴影

A

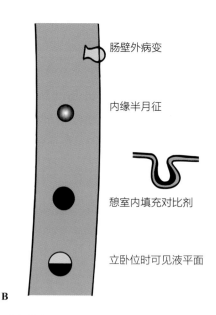

肠壁外病变

内缘半月征

憩室内填充对比剂

立卧位时可见液平面

B

▲ 图 55-5 鉴别息肉和憩室
A. 息肉；B. 憩室（引自 Bartrum CI, Kumar P: Clinical Radiology in Gastroenterology.Oxford, England, Blackwell Scientific, 1981, p 131）

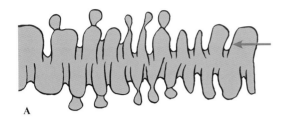

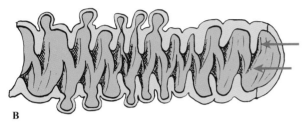

▲ 图 55-6 结肠肌病

A. 增厚的环形肌（箭）和缩短结肠带形成系带样形态；B. 同一乙状结肠段的纵断面显示管腔缩小和突出的皱襞（箭），这些都是交错的（引自 Weissman A，Clot M，Brellet J：Double ContrastExamination of the Colon. Berlin，Springer-Verlag，1985，p 150）

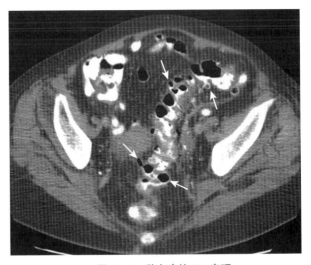

▲ 图 55-7 憩室病的 CT 表现

乙状结肠水平的 CT 图像显示多个充满气体和对比剂的憩室（箭）

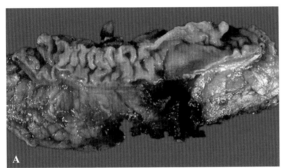

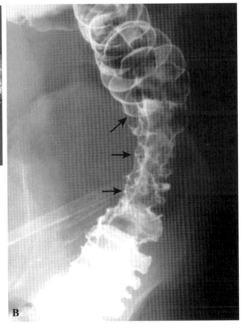

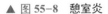

▲ 图 55-8 憩室炎

A. 憩室炎的大体标本显示一憩室穿孔至周围脂肪间隙，可确诊为憩室炎。B. 双对比钡灌肠显示降乙结肠交界处的内侧壁的占位效应（箭）。管腔扭曲，但无法评估是否存在结肠外病变

脓肿的形成。通常发生在壁外的结肠周围脂肪，导致纤维蛋白性渗出物、脓肿形成及局部粘连或腹膜炎。在手术和病理检查期间，许多结肠旁脓肿很小，很难在硬性脂肪和纤维组织的肿块中找到。重点要强调的是，炎症开始于憩室的顶点，并可能迅速蔓延到结肠周围脂肪和结肠系膜脂肪。因此，

憩室炎中的炎症变化主要为结肠周围、邻近且肠壁外 [2, 3]。

除侵蚀部位，憩室炎通常不会影响结肠黏膜。大多数具有临床意义的炎症并发症继发于憩室破裂，并且几乎所有都发生在结肠周围。因此，这些病理变化可以更好地描述为憩室周围炎或结肠周围

炎。真正的憩室炎是指炎症局限于憩室内，见于 10% 的病理标本、肌肉肥大，其余 25% 的病例为只有扭曲而无炎症[2, 3]。

憩室破裂的后果取决于宿主的反应和细菌毒力[2, 3]。大多数可发展为封闭的脓肿或窦道及瘘管。游离穿孔并不常见，但可导致盆腔局部或全身性腹膜炎。瘘管涉及相邻结构，如小肠、膀胱、阴道和前腹壁。偶尔可见几个相邻憩室沿着深部肌层的外侧彼此相通形成壁内瘘管。在其他情况下，瘘管在乙状结肠系膜附着处深入脂肪组织[2, 3]。

（三）临床表现

乙状结肠憩室炎的典型临床特征是左下腹疼痛、压痛、发热和白细胞增多。由于解剖位置相似，乙状结肠憩室炎也被称为左侧阑尾炎。在结肠其他部位发生的憩室炎在临床上更难诊断。在一篇综述中，总结了以下临床特征：85% 的患者左髂窝疼痛；48% 有可触及的肿块，触痛和肌紧张；30% 有发热；少于 50% 出现呕吐；20% 出现部分梗阻。25% 的患者出现轻度出血，约 33% 的患者出现类似轻度出血反复发作的病史。该组 258 例患者的手术评估显示，20% 出现结肠旁脓肿，8% 出现瘘管和 18% 出现腹膜炎。32% 的患者初始诊断为乙状结肠癌，但仅有 2% 被证实为恶性。恶性病变完全是巧合，但其突出了诊断和评估疑似急性憩室炎具有一定的困难性。这些困难被临床诊断为急性憩室炎的患者行大手术后进一步证实，其中 25%~33% 的手术切除标本显示有活动性炎症、脓肿或瘘管[1-3, 26-28, 31]。

严重的憩室炎可发生于某些人群中，且仅出现很少或不显著的临床症状，如虚弱的老年、肾衰竭、正在接受透析或已接受肾移植的以及接受皮质类固醇治疗的患者。这些患者可能进展为游离穿孔，通常只有在上腹部出现腹腔游离气体才能做出诊断[2, 3, 30]。

据报道，年龄小于 40 岁的患者会出现更严重的憩室炎，最终需要行手术治疗[32]。一些报道表明，年龄较小的患者遵循与老年患者相同的疗程，且必要时进行手术治疗[33, 34]。

急性憩室炎患者的临床管理取决于结肠旁炎症变化的严重程度，类型及程度。程度较轻者可通过抗生素治疗。然而，瑞典最近的一项大型研究得出的结论是，轻度急性非复杂性憩室炎可用抗炎药成功地治疗，而应用抗生素并没有额外的益处[35]。更严重时，可能需要在诊断时或在抗生素治疗和经皮脓肿引流的冷却间隔后进行手术切除。一项研究表明，12% 的憩室炎患者会行急诊手术治疗[36]。随着时间的推移，这种情况有所减少，部分原因是因为图像引导下经皮引流的增加[37, 38]。急诊手术主要用于 Hinchey 3 或 4 型急性憩室炎。

对于保守、放射或外科治疗的患者，密切的临床和影像学评估至关重要。影像学评估有两个目的——确认临床怀疑憩室炎（且排除其他结肠或盆腔病变）并评估和分期炎症的严重程度。乙状结肠镜检查通常是禁忌的，除了对慢性疾病和出血的患者，或怀疑息肉或乙状结肠癌的患者有一定帮助之外，其余并没有用处。

（四）影像表现

1. 影像检查

仰卧位和立位的腹部 X 线片通常仅能诊断最严重的憩室炎，表现为腹腔游离气体或封闭的穿孔以及出现盆腔管腔外气体。发现边界不清的左侧盆腔肿块、局限性肠梗阻和盆腔内积液有助于临床诊断。然而，在大多数急性憩室炎患者中，腹部 X 线片对于明确诊断帮助不大。

2. 对比灌肠

对比灌肠（CE）检查传统上是检查疑似憩室炎患者的主要方法，但目前 CT 已取代成为首要检查。CT 能够非常好地显示憩室、结肠黏膜和管腔、痉挛、肌肉肥大和囊性结构。然而，这些表现能够提示憩室病，但不能诊断为急性憩室炎。由于该方法主要评估结肠肠腔和黏膜表面，因此大多数憩室炎患者存在的周围炎症只能推断得知（图 55-8B）[17-19]。

穿孔性憩室炎的具体诊断只有当造影剂从憩室外渗入包壁脓肿、窦道或瘘管或造影剂无创地渗入腹膜腔时才能做出。这些腔外造影剂范围大小不一，通常位于结肠附近，压迫并使结肠壁移位，且在不到 50% 憩室穿孔的病例中能够发现。超过 80% 的患者出现乙状结肠狭窄，外在压迫和痉挛，但这些表现并不特异。类似地，68% 的患者出现黏膜的变化，但并不是急性炎症的可靠指标。乙状结肠固定时缺乏活动性，单个憩室变窄、变尖和变形是急性或慢性憩室炎的间接征象[17-19]。

轮廓缺损是平滑、边界清楚的，且与相邻的代表壁内炎性肿块的乙状憩室有关。壁内肿块的内容物，无论是脓液、边界清楚的脓肿，还是仅仅是壁纤维化，都很难定性。常见的是对比剂从破裂的憩室进入到结肠旁组织（图 55-9）。可以是单发或者多发，以盲端结束（窦道），或者与相邻的空腔脏器或腹壁（瘘管）相连。最常见的瘘管是结肠膀胱瘘和肠瘘。皮肤瘘管的发生率较低，其与皮下脓肿、皮下气肿或筋膜炎有关。还报道了阴道、输尿管、阑尾、髋部、会阴和大腿软组织的瘘管。通过增强扫描可以仅显示 20% 结肠膀胱瘘的患者中结肠和膀胱之间的瘘管[17-19]。

纵向壁内瘘管表示破裂的憩室相互沟通。虽然也见于在结肠癌和克罗恩病中，但纵向壁内瘘管通常是由憩室炎引起的，除非之前有过在结肠或回肠末端的其余部分中克罗恩病的病史或影像学证据。

3. 超声

尽管多排螺旋 CT（MDCT）是疑似憩室炎患者的主要横断面成像手段，但超声检查（US）可能是针对腹痛不明显和怀疑憩室炎的孕妇的首要检查手段。超声波的优点在于无电离辐射和成本相对较低。超声在肥胖和重症患者中实际上和技术上更加困难，并且是依赖于操作者。需要通过分级加压法行超声检查。一项 meta 分析显示，分级加压法超声检查和 CT 在诊断憩室炎方面的准确性无显著差异，且 CT 更容易发现腹痛的其他原因[39]。此外，CT 在评估复杂憩室中更为敏感，能更好地显示脓肿和游离气体[40]。

通常在憩室病患者中发现节段性同心圆样增厚的肠壁表现为低回声，反映了主要的增厚肌层（图 55-10）。憩室炎的超声表现包括节段性壁增厚超过 4mm，不可压缩的邻近的结肠周围脂肪回声和炎症性憩室。压痛也是典型的表现。炎症性憩室是强回声反射器，在增厚的肠壁内外可产生声影或环状伪影。周围可能存在液体。壁内窦道表现为高振幅的线性回波，通常在结肠壁内有环状伪影。粪石能够产生回声并伴后方声影。脓肿表现为包裹性厚壁液体聚集，可能含有气体[41-44]。

4. MRI

MRI 上可见结肠壁增厚（图 55-11）和憩室脓肿，在压脂的 T_1 梯度回波钆对比增强图像和 T_2 加权自旋回波图像上观察为佳。在非脂肪抑制和脂肪抑制图像上可以观察到邻近脂肪内的炎性渗出。在脂肪抑制的钆增强梯度回波图像上可观察到窦道、瘘管和脓肿壁的强化[45]。

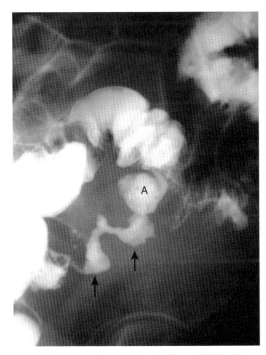

▲ 图 55-9　憩室炎伴肛周脓肿：钡灌肠特征
钡灌肠的点片图像显示一充满对比剂的脓肿（A）和沿乙状结肠下缘走行的窦道（箭）

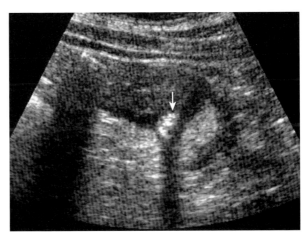

▲ 图 55-10　憩室炎的超声特征
乙状结肠肠壁增厚，腔内可见一含气脓肿（箭），产生后方声影

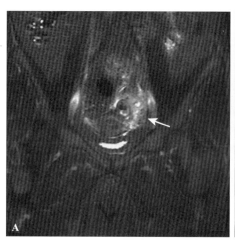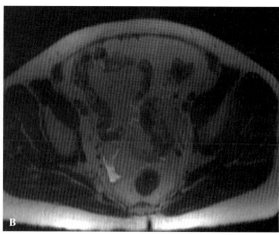

▲ 图 55-11　憩室炎的 MRI 征象

A. 冠状位 T₂ 加权像显示降结肠肠壁增厚，黏膜信号增高，肠周围脂肪信号异常（箭）。B. 不抑脂的轴位 T₂ 加权像显示肠壁增厚伴肠周脂肪信号异常。并可见少量游离液体

　　MRI 的主要优点是无电离辐射。MRI 的缺点是扫描时间较长，邻近肠管运动可造成运动伪影，检查费用相对较高。鉴于 CT 在评估憩室炎及其并发症方面的效能，MRI 对已知或疑似憩室炎患者的初步评估作用很小。由于没有电离辐射，可以在特殊情况下考虑使用 MRI 检查，如孕妇。

5. CT

　　MDCT 明显改善憩室炎患者的诊断和治疗。MDCT 非常适合评估炎性组织的成分及炎症向腹腔内或腹膜后延伸的范围。对于左下腹疼痛、发热、白细胞增多和触痛，可触及的盆腔肿块的败血症患者，CT 的价值很高。CT 诊断的准确性、特异性和敏感性高达 99%[32, 46]。目前的指南推荐静脉注射（IV）对比剂的增强 CT 作为疑似憩室炎患者的初始检查[47]。口服对比剂不是必需的，但可能有助于评估瘘管和肠道扩张。

　　表 55-1 列出了急性憩室炎的 CT 表现。在 CT 平扫中，通常可以识别出病变憩室。病变憩室呈高密度，并伴有周围炎症（图 55-12）。在超过 80% 的急性憩室炎病例中，CT 上可在穿孔或邻近结构中观察到憩室。它们呈小的突出于结肠外的囊袋样结构，内部充满气体，钡剂和（或）粪便。70% 的病例中可观察到对称性结肠壁增厚，厚度往往超过 4mm。增厚的肠壁密度均一，厚度小于 1cm。当发生明显的肌层增生时，结肠壁厚度可达 2cm 或 3cm。憩室炎中，肌层肥大主要发生在乙状结肠，

表 55-1　憩室炎的 CT 表现	
表 现	发生概率（%）
结肠黏膜增厚	96
脂肪内索条	95
邻近憩室	91
筋膜增厚	50
可见发炎的憩室	43
结肠周围游离气体	30
箭头征	16
脓肿	4
蜂窝织炎	4
黏膜内气体	2
窦道形成	2

改编自 Kircher MF, Rhea JT, Kihiczak D, et al: Frequency, sensitivity and specificity of individual signs of diverticulitis on thin-section helical CT with colonic contrast material: Experience with 312 cases. AJR 178: 1313–1318, 2002

可类似结肠癌。只有在肠腔充分扩张时，才能准确评估结肠壁的增厚[26, 48]。

　　急性憩室炎的 CT 表现是，结肠周围脂肪间隙的炎性渗出。98% 的患者可出现此征象。根据穿孔的大小、细菌污染和宿主反应，炎症反应的程度是不同的。发生轻度炎症时，病变结肠周围脂肪间隙

密度轻度增高，并伴有直小血管充血（图 55-13）。病变结肠周围脂肪间隙还可见索条，少量积液和腔外气体（图 55-14）。在更严重的情况下，可出现代表蜂窝织炎的结肠周围不均匀密度的软组织肿块（图 55-15）和（或）代表脓肿形成的壁内或肠外的局部积液。在乙状结肠憩室炎中，盆腔中肾周筋膜周围常见积液[26, 48]。

在 CT 上，脓肿往往充满液体，也可能含有气体或气液平面（图 55-16）。脓肿可与病变肠管之间存在一定距离，可形成于侧腹部、腹股沟、大腿、腰肌、膈下或肝脏。大多数脓肿位于乙状结肠系膜或由乙状结肠和相邻小肠组成的密闭区域内[26, 48]。

封闭性穿孔和由此产生的结肠炎症反应导致乙状结肠系膜或邻近腹膜的增厚。尽管这不是一个特异性征象，但它常见于憩室炎，并有助于确定炎性渗出的部位和局部情况。小的、1～2cm 的壁内积液代表壁内脓肿形成。平行于增厚的结肠壁或肠壁内的线性积液，可被认为是壁内或结肠周围瘘管形成。窦道和瘘管表现为结肠周围组织中的线性或管状结构。它们可与邻近脏器交通，并终止于脓腔。

（五）手术和 CT 分期

手术和 CT 可对憩室炎进行分期（图 55-17）。熟悉以下分期系统（修订版的 Hinchey 分类）有助

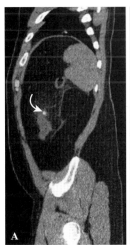
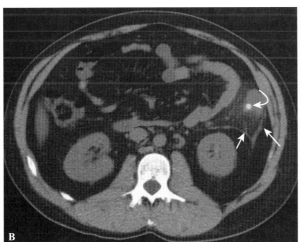
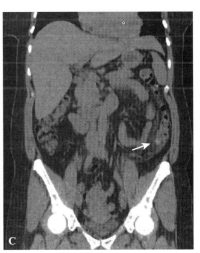

▲ 图 55-12　憩室炎的 CT 平扫

矢状（A）和轴位（B）图像显示一高密度憩室（弯箭），周围可见炎性渗出。注意其前方（小直箭）和侧方（大直箭）筋膜增厚。C. 另一患者的冠状位图像显示一高密度憩室（箭），伴周围炎性渗出

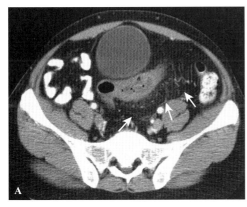
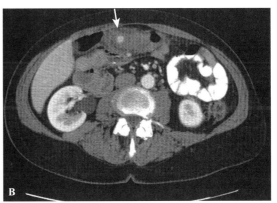

▲ 图 55-13　憩室炎早期改变的 CT 表现

A. 轴位 CT 图像显示乙状结肠肠壁增厚，乙状结肠系膜周围脂肪间隙模糊（箭），伴直小动脉充血。B. 增强扫描轴位 CT 图像显示横结肠肠壁增厚伴周围炎性渗出，内部可见一高密度憩室（箭）

于指导治疗和评估预后（表 55-2）。

- 0 期憩室炎是最常见的形式，其炎症包含在浆膜内。通常这种肠壁炎症的抗生素治疗效果良好。在 CT 上，它主要表现为肠壁增厚，周围脂肪几乎没有炎性渗出[49]。
- Ⅰa 期憩室炎表示局限性结肠周围炎症或蜂窝织炎的形成。CT 表现仅为蜂窝织炎的改变。这些患者的抗生素治疗效果良好，很少进展为Ⅱ期或Ⅲ期[49, 50]。
- Ⅰb 期憩室炎表示憩室炎伴有结肠周围的局限性脓肿[49]。脓肿通常小于 3cm，且可单独使用抗生素治疗。在脓肿大于 4cm 时，通常进行 CT 引导下经皮穿刺引流[50, 51]。

- Ⅱ期憩室炎表明结肠周围脓肿已经穿过乙状结肠系膜，并被小肠、大网膜、输卵管或其他盆腔结构包裹。该期脓肿直径常为 4～15cm，非常适合经皮穿刺引流（图 55-18）[51-53]。经皮引流是急诊处理和随后进行的选择性结肠切除之前的过度。然而，在存在并发症的患者中，可在成功的经皮引流后进行手术[28, 49, 54, 55]。

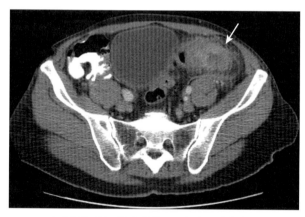

▲ 图 55-14　憩室炎的 CT 表现：壁内脓肿
CT 轴位图像显示乙状结肠管壁增厚，肠周炎性渗出，筋膜增厚和腔内脓肿（箭）

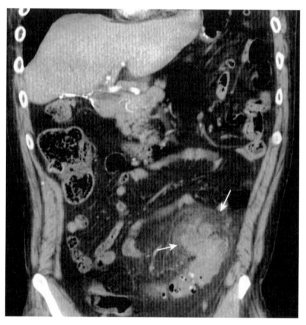

▲ 图 55-15　憩室炎的 MDCT：结肠周围的蜂窝织炎
冠状位图像显示乙状结肠系膜内明显的炎性渗出（箭），没有可引流的液体

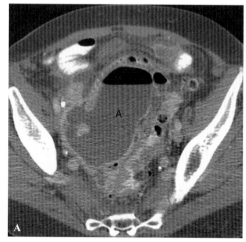
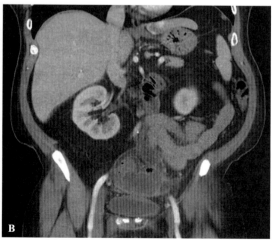

▲ 图 55-16　憩室炎 CT 表现：脓肿
A. 一名患者的轴位图像显示盆腔内一较大的脓肿，内部可见气液平面（A）。B. 另一患者的冠状图像的表现类似

- Ⅲ期憩室炎表示盆腔脓肿已经扩散到盆腔以外，累及腹腔的其他部分。CT表现为憩室炎伴有游离气体和（或）游离液体[50]。这表示已形成全身化脓性腹膜炎。幸运的是，由于机体的防御系统通常会包裹住穿孔，所以这种形式的憩室炎是相对罕见的[49]。传统上，上述情况通过1～2步的手术进行紧急的乙状结肠切除。部分患

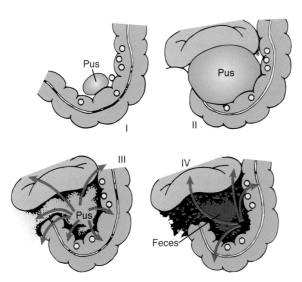

▲ 图 55-17 憩室脓肿的外科分期

Ⅰ期，乙状结肠系膜内可见一较小的肠周脓肿（＜3cm）。Ⅱ期，盆腔脓肿已从乙状结肠系膜中分离，但被盆腔脏器包裹。Ⅲ期，较大的盆腔脓肿扩散到腹腔的其他部位。Ⅳ期，大的憩室发生穿孔，并继发腹腔的粪便污染（引自 Hinchley EJ, Schaal PGH, Richards GK: Treatment of perforated diverticular disease of the colon. Adv Surg12: 85–109, 1978）

者，对于稳定的 Hinchey 3 期患者，可在腹腔镜下进行腹膜灌洗作为根治疗法，或作为后续结肠切除的过渡[56]。

- Ⅳ期憩室炎定义为粪便扩散到腹腔内。这种情况通常存在较大的穿孔。CT表现可能类似于Ⅲ期患者，即存在游离气体和（或）游离液体，但这些患者患有急性腹膜炎并伴有危及生命的败血症，因此通常会立即对他们进行剖腹探查[49]。

结合临床评估，CT 不仅可以确诊，也可以指导患者的治疗和随访。轻度憩室炎患者［结肠周围炎症，小脓肿（＜3cm）］通常采用保守治疗，包括抗生素治疗和肠道休息。脓肿较大（＞4cm）的患者可用经皮穿刺引流。急诊手术用于腹膜炎并伴有游离穿孔的病例[28]。应根据个体情况决定复杂性憩室炎或多次憩室炎发作后的选择性结肠切除[28]。

（六）憩室炎与结肠癌鉴别

钡灌肠检查、超声、MRI 和 MDCT 检查中，憩室炎的表现可与结肠癌相似。在钡灌肠检查中，乙状结肠狭窄伴部分结肠梗阻，狭窄呈逐渐过渡状，黏膜皱襞和憩室的存在提示为憩室炎（图 55-19）。梗阻部位突然截断，肠壁僵硬，管腔狭窄，黏膜破坏以及所谓的"苹果核征"则提示为结肠癌。在大多数情况下，钡灌肠对憩室炎和乙状结肠癌的鉴别很有价值。然而，乙状结肠憩室的存在对鉴别诊断没有帮助，因为28%的乙状结肠癌合并憩室的存

分　期	修订版 Hinchey 分期*	CT 分期†
0	临床轻度憩室炎	憩室，伴或不伴壁增厚
Ⅰa	或	结肠肠壁增厚伴肠周软组织改变
Ⅰb	结肠周围或结肠系膜脓肿	Ⅰa 期征象伴结肠周围或结肠系膜脓肿
Ⅱ	盆腔、远隔腹腔内、腹膜后脓肿	Ⅰa 期征象伴远隔脓肿
Ⅲ	化脓性腹膜炎	腹水中可见游离气体
Ⅳ	粪便样腹膜炎	同Ⅲ期征象

表 55-2　憩室炎的外科分期和分级

*. 改编自 Wasvary H, Turfah F, Kadro O, Beauregard W: Same hospitalization resection for acute diverticulitis. Am Surg 65: 632–635, 1999

†. 改编自 Kaiser AM, Jiang JK, Lake JP, et al: The management of complicated diverticulitis and the role of computed tomography. Am J Gastroenterol 100: 910–917, 2005

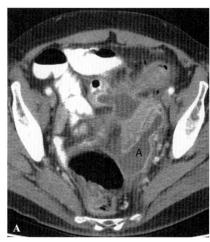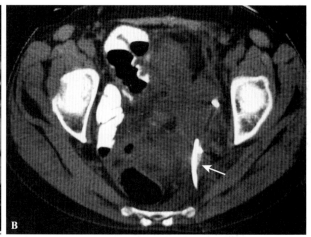

▲ 图 55-18 憩室炎的 CT 表现：脓肿引流
A. 盆腔左侧可见一多房脓肿（A）。B. 通过尿道引入的经皮导管（箭）引流该脓肿

在 [57]。存在造影剂的回流受阻，且不能观察到梗阻的乙状结肠，这时很难鉴别炎性病变和恶性病变。

憩室炎的 CT 表现包括病变憩室呈高密度，邻近脂肪内有炎性渗出，并伴有直小血管充血，肠系膜根部的积液（在肾周筋膜平面），肠壁增厚并伴有肠周的炎性和液性渗出、脓肿形成、腔外液和气体形成。有助于诊断癌症的 CT 表现包括肠周肿大淋巴结，对称或不对称的肠壁增厚伴边缘截然、非渐进坡状，管腔肿块。憩室炎和结肠癌的 CT 表现有很多重叠之处。如果存在较长节段的结肠肠壁增厚伴有肠周炎性渗出，且无周围肿大淋巴结，则憩室炎是最可能的诊断。当增厚的结肠周围存在肿大淋巴结时，结肠癌是最可能的诊断 [58-60]。

约 10% 的患者不能从 CT 上鉴别憩室炎和结肠癌。大多数憩室炎患者仅表现为轻度肠壁增厚，厚度 4～5mm。结肠壁的异常增厚，向心性或局灶性，提示结肠肿瘤的存在。尽管大多数结肠癌厚度超过 2cm，但＜ 1cm 的肿瘤也是存在的。上述情况导致憩室炎和结肠癌中肠壁增厚的程度存在重叠，特别是厚度为 1～3cm 的病变。肠腔突然截断，并伴有突出的外缘和肠壁僵硬，提示癌症，锯齿状管腔结构提示憩室病。相关的肠系膜炎性渗出有助于憩室炎的诊断，而区域淋巴结肿大有助于结肠癌的诊断 [58, 60, 61]。

CT 灌注可能有助于结肠癌和憩室炎的鉴别。一项小样本量的研究表明，血容量、血流量、平均通过时间和敏感度分别为 80%、80% 和 85%，这些有助于鉴别结肠癌和憩室炎。渗透性的诊断特异性为 90%[60]。然而，将 CT 灌注纳入常规的临床实践仍是一个挑战。

对于伴有周围炎症或脓肿的穿孔性结肠癌患者，癌症与憩室炎的鉴别极其困难。管腔的突然截断，并伴有不对称和分叶状软组织块，则提示穿孔性乙状结肠癌的诊断。

CT 对乙状结肠憩室炎进行诊断后，目前的指南建议采用钡灌肠或内镜进行随访监测 [28]。并不是所有病例都适用上述方法，特别对于急性单纯性憩室炎的患者 [62-64]。淋巴结，脓肿，梗阻，肠壁增厚超过 6mm，或憩室炎的其他并发症，这些情况可能反映更精确的 CT 诊断标准，它需要近期（通常为 6 周）随访钡灌肠或结肠镜 [63]。

（七）慢性憩室炎

慢性憩室炎是一种急性憩室炎的变种，症状持续时间较长，其特征是梗阻症状明显。CE 灌肠检查结果显示较长节段的肠腔狭窄，肠壁边缘毛刺状或锥状，偶尔伴梗阻症状。CT 表现类似于急性憩室炎（图 55-20）[65]。一项 CT 结肠造影的研究表明，最重要的鉴别要素是憩室的存在，并伴有受累肠管的慢性憩室炎。这项研究强调了憩室炎和癌症的表现（见上文）[66]。

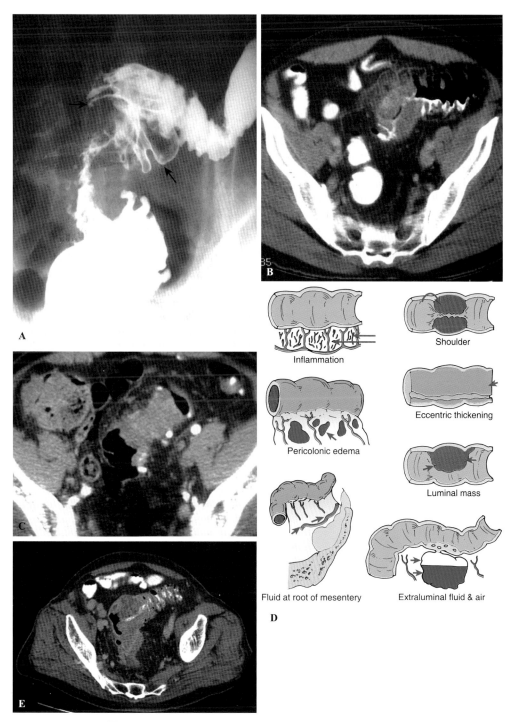

▲ 图 55-19 **Colon cancer versus diverticulitis: imaging considerations**

A. Barium enema examination demonstrates an indeterminate stricture in the sigmoid colon. Multiple diverticula are present but there is an abrupt, overhanging edge (*arrows*) along the proximal margin of this lesion. This patient had diverticulitis and carcinoma of the sigmoid colon. B. Focal, symmetric mural thickening of the sigmoid colon is present. There are inflammatory changes in the fat of the sigmoid mesocolon. Several diverticula are evident just distal to the region of thickening. This patient had diverticulitis. C. There is a mass identified within the lumen of the sigmoid colon, with only minimal haziness of the adjacent fat. This patient had carcinoma of the sigmoid colon. D. Line drawings showing features that suggest diverticulitis (inflammation, pericolic edema, fluid in the root of the mesentery–combined interfascial plane, extraluminal fluid and air) versus carcinoma (eccentric thickening, luminal mass). E. Axial CT demonstrates an intraluminal mass with diverticula seen along the margins of the mass, but not in the segment with the mass. There are equivocal surrounding inflammatory changes. This patient had carcinoma of the sigmoid colon. (*D from Chintapalli KN, Chopra S, Ghiatas AA, et al: Diverticulitis versus colon cancer: Differentiation with helical CT findings. Radiology 210: 429–435, 1999.*)

（八）鉴别诊断

慢性憩室炎的鉴别诊断包括非特异性或感染性结肠炎，缺血性结肠炎和克罗恩病等。受累结肠较长，缺乏憩室，缺乏结肠周围局限性炎性渗出，或结肠周围有游离气体均有助于 CT 的鉴别诊断。结肠内异物漏出或结肠穿孔的 CT 表现均可以类似于急性憩室炎。

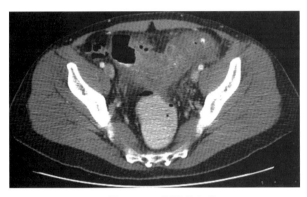

▲ 图 55-20 慢性憩室炎
CT 轴位图像显示结肠周围弥漫性炎症改变，肠壁广泛增厚

1. 肠脂垂炎

原发性肠脂垂炎是一种相对常见的病症，它是由于肠脂垂的扭转和梗死导致的急性炎症，可被误诊为憩室炎。这种情况常出现在比憩室炎患者年轻的患者身上。CT 上表现为小的、圆形或椭圆形的含脂肪密度的肿块，并伴有结肠周围的炎性渗出（图 55-21）。通常，病变内部可见一中心圆点，代表血管内血栓形成[67]。缺乏邻近结肠壁增厚可以将其与急性憩室炎鉴别[68]。憩室炎的并发症包括脓肿、腔外气体和感染的憩室，而在肠脂垂炎中并无上述并发症。该病常呈自限性，临床症状可于若干天后缓解。随访 CT 可显示炎症的吸收，并伴有肠脂垂的钙化和梗死。

2. 盲肠憩室炎

盲肠憩室炎或右半结肠憩室炎是一种相对罕见的病理类型，在临床上患者的临床表现常被误诊为阑尾炎。盲肠憩室分为真性（先天性）或假性（获得性）。先天性盲肠憩室通常为单发且体积较大，其特征是存在发育良好的肌层。大多数盲肠憩室是后天性的，类似于其他的结肠憩室。它们通常是多

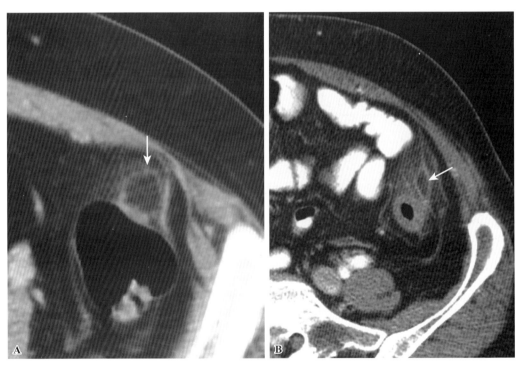

▲ 图 55-21 肠脂垂炎的 CT 特征
A 和 B. 两个不同患者的图像上可见一脂肪密度影（箭），周围脂肪密度增加，并与乙状结肠相邻。这种脂肪密度影代表发生扭转、缺血和（或）炎症的肠脂垂

发的，累及盲肠和升结肠，由突出的黏膜和浆膜构成，并且缺乏肌层。传统上，钡灌肠检查是术前的主要影像学检查方法，但现在 CT 成为盲肠憩室炎术前诊断的主要手段，并可与阑尾炎和结肠癌鉴别。钡灌肠检查的影像学表现包括边缘不规则的充盈缺损、盲肠痉挛、盲肠壁的固定和毛刺，可直接观察到憩室，并可见正常阑尾 [69]。

盲肠憩室炎的 CT 表现包括结肠周围的局部炎性渗出，结肠壁轻度增厚，憩室的显示，偶尔可见代表脓肿形成的壁内和肠周积液（图 55-22）。观察到正常阑尾，在盲肠盲端上方可见局部炎性渗出，这些是可靠的 CT 诊断征象。如果没有观察到正常阑尾，则影像表现可能类似于阑尾炎或盲肠癌造成的穿孔，则 CT 无法明确诊断。最近的经验表明，MDCT 可以做出右半结肠憩室炎的诊断 [70]。

（九）并发症

一个或几个憩室的穿孔会引起局部炎性渗出，并可导致窦道，壁内瘘管或大小不一的壁内或周围脓肿的形成。有时会发生其他更罕见的并发症。

1. 瘘管和窦道

瘘管（图 55-23）是指两个上皮覆盖表面的结构之间的交通——肠管与另一空腔脏器相通，或肠管与皮肤相通。据报道，多达 20% 的憩室炎手术病例会有瘘管形成 [71]。憩室相关的瘘管通常发生于膀胱，但也会发生在阴道（通常是子宫切除术后的患者）、子宫、附件、小肠和大肠等 [72]。

对疑似胆总管瘘患者的评估，CT 的价值很高。CT 的诊断敏感性较高，可以提供病变周围的解剖信息 [73]。对于结肠膀胱瘘的患者，它应作为首选的

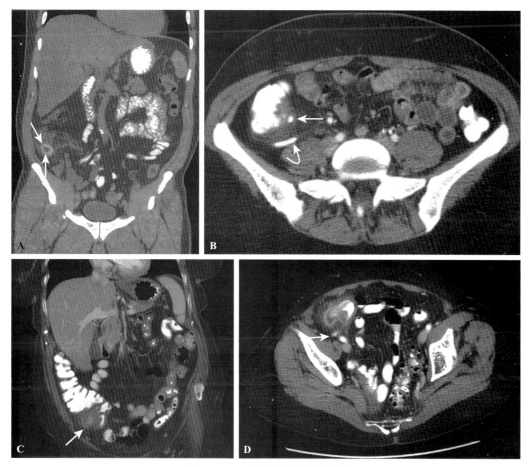

▲ 图 55-22 右侧憩室炎的影像学表现

A. 冠状位图像显示高密度的非正常憩室（箭），邻近脂肪间隙可见炎性渗出。B. 不同患者的轴位图像显示正常阑尾内充满对比剂（弯箭）和非正常憩室（直箭）。C. 增强后 CT 冠状位图像显示结肠周围炎性渗出，壁增厚，提示憩室感染（箭）。D. 注意轴位图像上盲肠后方填充对比剂的结构（箭）

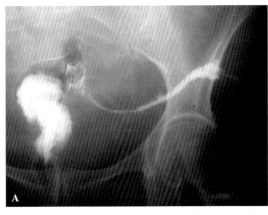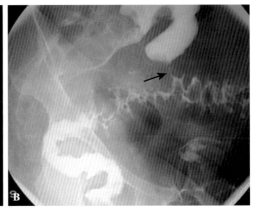

▲ 图 55-23　憩室炎导致瘘管形成
A. 瘘管造影显示从皮肤破口注入对比剂，可见乙状结肠显影。B. 钡灌肠检查显示，乙状结肠到回肠的瘘管（箭）

检查方式。

在气尿的患者中，结肠周围的炎性肿块并累及膀胱壁，并伴有膀胱内气体可明确诊断。在憩室炎最初发作和进展为盆腔脓肿期间，乙状结肠瘘很少表现为急症。在急性炎症消退时，结肠瘘多被视为一次或几次憩室炎发作后的晚期后遗症。膀胱壁增厚，邻近膀胱的结肠壁增厚，膀胱内可见气体影，肿块直接粘连于膀胱，以上表现都可能提示瘘的形成。瘘管和膀胱内可见造影剂是更直接的表现[73, 74]（图 55-24）。

2. 腹腔游离气体

如上所述，很少发生严重的憩室炎，特别是穿孔，它主要见于衰弱的老年人和皮质类固醇治疗的患者。随着腹膜炎的发展，憩室穿孔导致空气和液体外渗到腹盆腔中。CT 上（图 55-25）可见乙状结肠漂浮于盆腔积液中，盆腔积液内可见气泡，并游离于腹腔内。偶尔，乙状结肠憩室会在乙状结肠系膜内发生穿孔，气体可将腹膜后区域分为盆腔左侧和左上腹。发生上述情况，并在乙状结肠周围发现气泡时，可诊断为穿孔性憩室炎。

3. 肠梗阻

憩室炎是大肠梗阻的第三大常见原因，约 10% 的肠梗阻患者的病因是憩室炎，肠梗阻最常见的原因是结直肠癌和肠扭转[75]。发病可呈急性和慢性病程。由于炎症或脓肿压迫，肠腔可发生狭窄，继而发生肠梗阻（图 55-26）。多次发作可导致结肠壁的进行性纤维化和狭窄。阻塞通常是自限性的，保守

治疗有效。如果梗阻持续存在，可以通过内镜和各种外科手术治疗肠梗阻。

憩室炎罕见引起小肠梗阻。乙状结肠周围结构发生感染，继发小肠肠管粘连，MDCT 可见相关的肠系膜改变[76]（图 55-27）。

4. 静脉炎和肝脓肿

源于左半或右半结肠憩室炎的急性感染可通过肠系膜静脉和门静脉的引流扩散到肝脏。如果发生脓毒性血栓，则称为门静脉炎或门静脉脓毒性血栓形成，这反映有败血症但无局部症状患者出现了严重并发症。CT 可以显示肠系膜静脉和门静脉中的气体或血栓（图 55-28）。有时，在初诊或随访检查中，可能会出现肝脓肿（图 55-29）。原发性结肠炎症在 CT 上表现为壁内炎性肿块或周围脓肿。这种并发症的总死亡率为 32%。患者应及早诊断，并在必要时进行密切监测，并结合抗生素治疗，经皮脓肿引流和外科手术进行充分治疗。也可以使用抗凝治疗[77, 78]。

三、憩室出血

在美国，憩室病是下消化道出血的最常见原因，占下消化道出血病例的 17%～40%[79]。一项研究显示，42% 的下消化道出血住院患者的病因是憩室病[80]。然而，通常难以确认出血的确切原因。尽管憩室主要发生于乙状结肠和降结肠，但血管造影证实，整个结肠都可能发生憩室出血，一项研究表

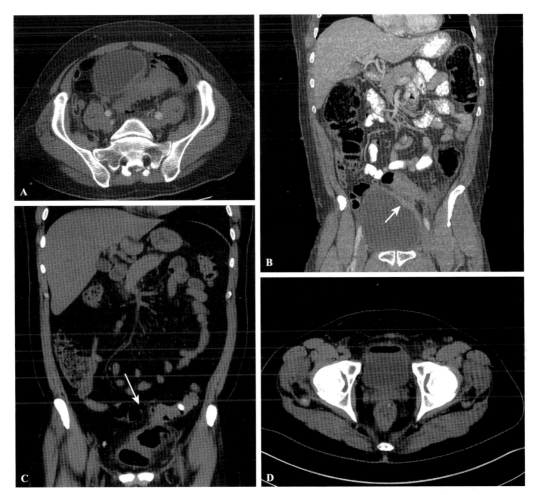

▲ 图 55-24 憩室炎引起的结肠膀胱瘘

A 和 B. 瘘管的间接征象：乙状结肠炎性改变与邻近的不均匀膀胱壁增厚（箭）。C 和 D. 瘘管的直接征象：乙状结肠和膀胱之间有充气的管道（箭），在膀胱中可见气体

明约 60% 的憩室出血发生在右半结肠[81]。亚洲一项针对 180 名患者的研究表明，右半结肠憩室更容易出现大出血并需要手术治疗，而左半结肠憩室更容易出现憩室炎[82]。高危因素包括使用非甾体抗炎药（NSAID）或阿司匹林，高血压和（或）抗凝治疗[83]。

（一）病理生理学

憩室出血往往累及单个憩室，其中 80% 的病例没有感染。邻近憩室管腔的不对称分布的直小血管发生轻微破裂（图 55-30 和图 55-31）。受累动脉发生偏心性内膜增厚，内弹性膜的复制和之间的介质变薄。血管破裂点的受累动脉发生介质偏心性增厚，壁内增厚和复制，以及可见内弹性膜碎片。憩室腔内的一些创伤因素引起这种偏心性内膜增厚，最终导致直小血管变薄和破裂。右半结肠憩室较宽的颈部可能会使这些受累血管更长，这解释了右半结肠憩室出血发生率较高的原因[84]。

（二）临床表现

多数伴有大量憩室出血的患者是老年人，并伴有严重的心血管和肺部疾病，他们突然出现轻度腹部绞痛和排便冲动。不久之后，直肠会排出带有大量鲜红色血液，凝块或两者并存，抑或深红色，栗色或最不常见的黑色粪便。约 75% 的患者的出血会自行停止，但出血可能是连续或间歇性的[85]。没有明确治疗的患者中，第 1 年再出血的发生率为 9%，第 2 年为 10%，第 3 年为 19%，第 4 年为 25%[80]。本书将在其他部分讨论憩室出血的鉴别诊断、影像学诊断和治疗（见第 125 章）。

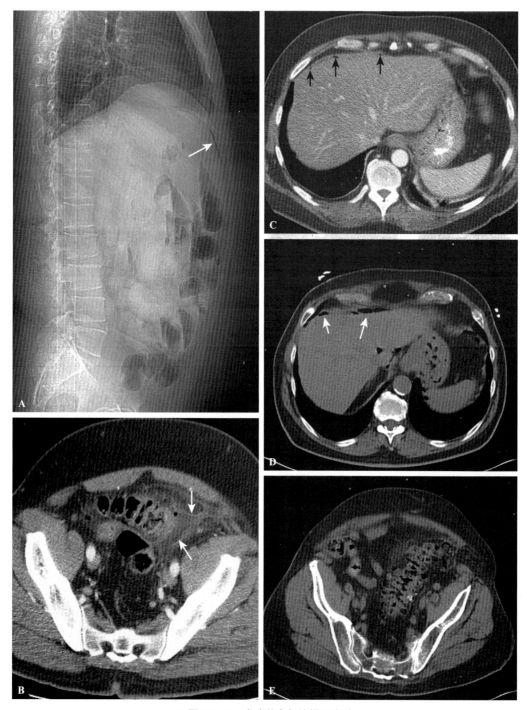

▲ 图 55-25 腹腔游离气体提示穿孔

A. 侧方定位像显示腹腔内游离气体（箭）。B. 盆腔轴位图像显示穿孔区域内可见气体影（箭）。C. 肝脏前缘可见多发气体密度影（箭）。D. 不同患者的 CT 平扫图像显示肝脏周围的游离气体（箭）。E. 值得注意的是，乙状结肠中存在大量憩室

四、巨大乙状结肠憩室

（一）病因

巨大乙状结肠憩室是憩室炎的罕见并发症。它是由于浆膜下穿孔和憩室炎，继发空气滞留，导致肠腔内压力升高和形成瓣膜样结构，并最终形成一个大囊肿而形成的，这是由结肠腔内压力升高和球阀机制协同作用引起的。随着病变进展，炎症和肉芽组织取代了囊壁的黏膜。排便时囊肿中的残留气

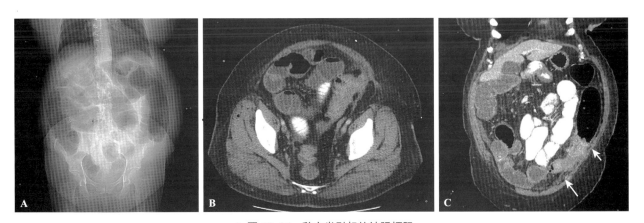

▲ 图 55-26　憩室炎引起的结肠梗阻

A. CT 定位像显示结肠和小肠扩张。B 和 C. CT 图像显示梗阻转折点（箭），结肠周围炎性渗出，筋膜增厚和肠腔狭窄

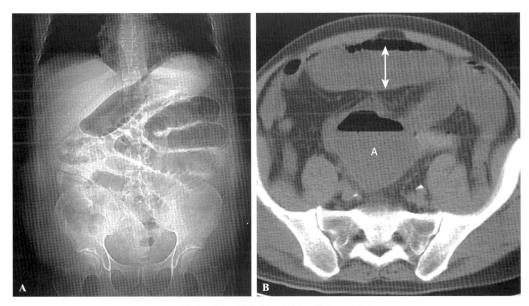

▲ 图 55-27　憩室炎脓肿引起的小肠梗阻

A. CT 定位像显示小肠梗阻。B. 脓肿（A）内可见多发气液平面。请注意扩张且充满液体的小肠襻肠襻（双箭）

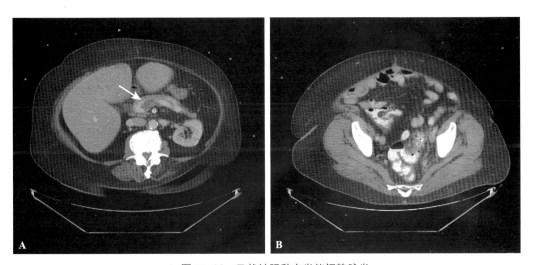

▲ 图 55-28　乙状结肠憩室炎伴门静脉炎

A. 增强扫描门静脉期轴位图像显示门静脉充盈缺损（箭）。B. 轻度乙状结肠憩室炎伴有周围炎性渗出

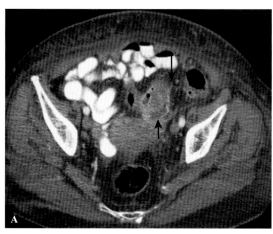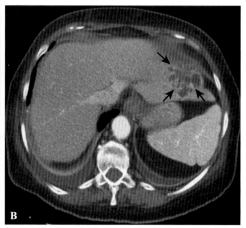

▲ 图 55–29　乙状结肠憩室炎继发肝脓肿
A. 乙状结肠系膜中可见一含气脓肿（箭）。B. 肝左叶可见多发分叶状脓肿（箭）

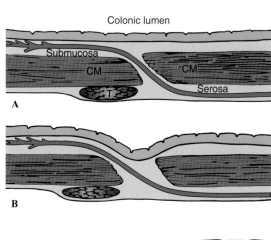

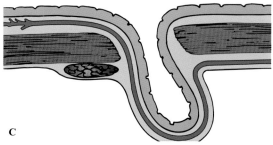

▲ 图 55–30　**Diverticulum formation and vascular relationships**
A. The vas rectum penetrates the colon wall from the serosa to the submucosa through an obliquely oriented connective tissue septum in the circular muscle (CM). This penetration occurs near the mesenteric side of the taenia (T). B. The diverticulum develops through and widens this connective tissue cleft. The mucosal protrusion begins to elevate the artery. C. As the diverticulum extends transmurally，the vas rectum is placed over its dome，penetrating to the submucosa on the antimesenteric border of its neck and orifice. (*From Meyers MA,Volberg F, Katzen B, et al: Angioarchitecture of colonic diverticula: Significance in bleeding diverticulosis. Radiology 108: 249–261, 1973.*)

体增多，并被不规则排出 [86-88]。

（二）病理生理和临床表现

大多数患者为老年人，有慢性腹部不适或提示憩室炎的急性症状。71% 的患者有可触及的肿块，82% 患者的囊肿和管腔之间存在交通。囊肿的直径为 6～27cm，平均为 13cm。叩诊时，囊肿呈现鼓音 [86-89]。

（三）影像表现

巨大乙状结肠憩室的 X 线片和钡灌肠（图 55–31）表现往往是惊人的。X 线片显示骨盆中下方有一巨大含气结构，内部可见气液平面。在检查间歇期间，含气结构的大小可发生改变 [86-89]。

2/3 的患者可见钡剂进入含气结构，82% 的患者可在结肠的其他部位观察到憩室。含气结构的鉴别诊断包括肠扭转，巨大 Meckel 憩室或其他小肠憩室，输卵管卵巢脓肿，膀胱炎，气肿性胆囊炎，感染性胰腺假性囊肿和膀胱瘘 [86-89]。在 CT 上，巨大乙状结肠憩室表现为与结肠相通的含气或含造影剂的结构（图 55–32）。

（四）治疗

据报道，巨结肠憩室可伴有穿孔，导致肠扭转和梗死及小肠梗阻，并有癌症风险。公认的治疗巨结肠憩室方法是手术切除 [86-89]。

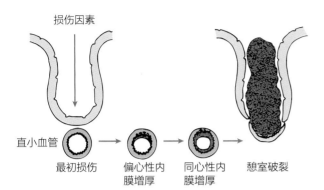

▲ 图 55-31 结肠憩室出血的发病机制

渐进性偏心性损伤使直肠壁变薄，最终进入憩室腔（引自 Meyers MA, Alonso DR, Gray GF, et al: Pathogenesis of bleeding colonic diverticulosis. Gastroenterology 71: 577–583, 1976）

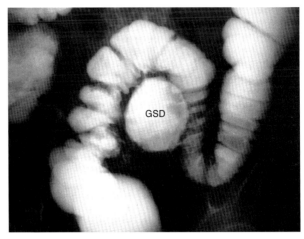

▲ 图 55-32 巨大乙状结肠憩室

钡灌肠检查中，两个不同的患者可见巨大的乙状结肠憩室（GSD）

第 56 章　阑尾病变
Diseases of the Appendix

Daniel R. Wenzke　Jill E. Jacobs　Emil J. Balthazar　Natasha Wehrli　著
朱汇慈 译　张晓燕 校

蚓状阑尾是胃肠道（GI）中最小的部分且与消化道功能无关，但阑尾疾病是西方国家最常见的外科急症[1-5]。阑尾位于盲肠的后内侧面。尽管阑尾有类似其他肠道的分层结构，但其主要特征是其黏膜和黏膜下层中具有极其丰富的淋巴组织。年轻人的阑尾形成整层生发性卵泡和淋巴液体。随着年龄的增长，这种位于黏膜层和腺体内的淋巴组织逐渐萎缩。有时老年人的阑尾远端可见纤维性闭塞[6]。

一、胚胎学

蠕虫状阑尾和盲肠是中肠的肠道衍生物。在妊娠期的第6周，盲肠开始在中肠结肠水平段发育成小凸起。该憩室结构继续扩大并呈现其顶点的圆锥形状[7-9]。最初的盲肠和阑尾结构被称为"盲肠芽"[10]。中肠在约妊娠第6周经历生理性脐带疝，随后在约妊娠第10周开始重新定位到胚胎体腔。这个过程伴随着中肠的逆时针旋转，随后盲肠复合体在右下象限中定位（图56-1）。随着结肠的生长，它将尾部向右髂窝移动，这一过程称为下降[10]。因为在此期间生长速度的差异，原始阑尾的发育比其余盲肠慢[11]。Broman认为这种差异性生长是由远端盲肠的黏膜皱襞引起的，可防止胎粪积聚。Broman假设结肠生长受到腔内胎粪积聚的刺激。因为这种黏膜皱襞阻止了远端盲肠和阑尾充满胎粪，所以阑尾和远端盲肠的生长受到阻碍。阑尾随后迅速变长，但厚度不增长，这个过程类似蠕虫的形成。

出生时，阑尾已经延长，并且在与盲肠交界处显示出更明显的过渡区。此时，阑尾仍附着在盲肠顶端。完全发育的成熟阑尾均匀狭窄，它起源于盲肠左后壁而非盲肠顶端，阑尾位于回盲瓣下方2.5～3.5cm处。阑尾根部从盲肠尖端向左移动，在回盲瓣同侧，这可能与儿童的直立姿势有关。盲肠的右壁和腹侧壁的生长和扩张，往往以左壁和后壁

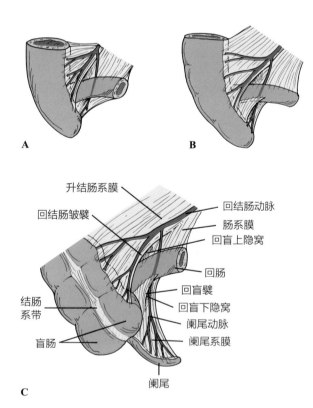

▲ 图 56-1　阑尾的组织胚胎学

A. 早期宫内发育期间，盲肠下端的生长滞后；B. 继而形成不成熟阑尾；C. 盲肠外侧壁的持续差异生长导致年龄较大的儿童和成人的阑尾位于后内侧（引自 McVay CB: Anson & McVay Surgical Anatomy, 6th ed. Philadelphia, WB Saunders, 1984）

为代价。回盲交界处的固定和升结肠中粪便重量解释了这种不对称发育。

在成人中，阑尾根部可以位于盲肠内侧 - 后壁的任何位置，回盲瓣和盲肠尖端之间。此外，阑尾相对于盲肠和升结肠的位置存在很大差异[12, 13]。超过60%的阑尾是位于盲肠或结肠后方，其余位于盆腔更靠下方的位置。完全发育的阑尾大小和厚度不同，平均长度8~10cm（4~25cm；图56-2）。阑尾在腹腔中的位置取决于其长度和与盲肠的关系，以及升结肠和盲肠的活动度和位置的最大变化范围（图56-3）[14]。

在阑尾发育后期，发生滞后现象是常见的，并且可以在钡灌肠中观察到。胎儿发育阶段的阑尾发育停滞是不正常的（图56-4）。盲肠下段的圆锥形外观表示阑尾完全缺失或发育不全。阑尾发育不全

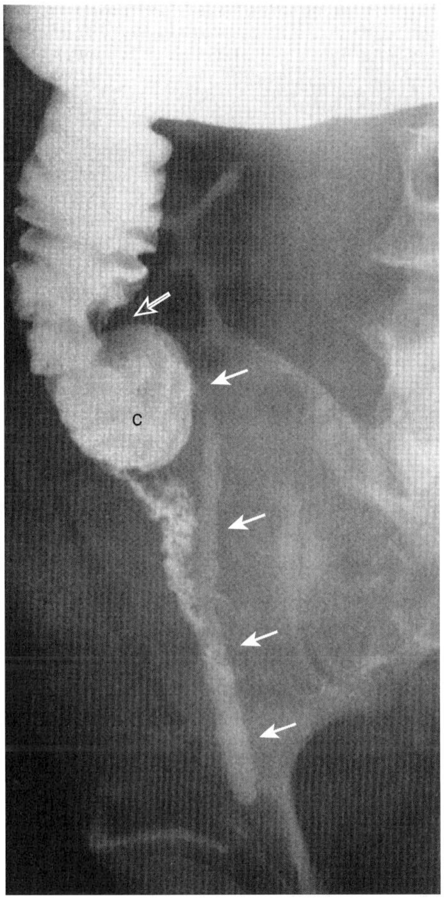

是罕见的，其发病率约为1/10 万[15]。

回肠动脉是肠系膜上动脉的一个分支，通过5个分支给阑尾、盲肠和回肠供血：①一些回肠动脉分支；②前盲肠动脉；③后盲肠动脉；④结肠分支；⑤阑尾动脉，通过肠系膜给阑尾供血。由于肠系膜中没有动脉回路，所以阑尾动脉是末梢动脉，当有血管损伤时易使阑尾发生缺血。阑尾动脉起源

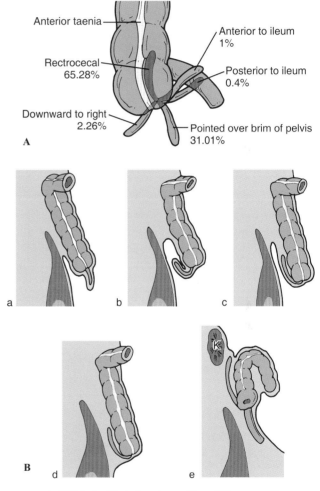

▲ 图56-3 **Variations in position of the appendix**

A. Incidence of various positions of the appendix. B. Normal variations in the position and peritoneal fixation of the appendix：(a) intraperitoneal，pointing over the brim of the pelvis；(b) intraperitoneal，ascendingretrocecal；(c) extraperitoneal，ascending retrocecal，with a paracecal fossa present；(d) extraperitoneal，ascending retrocecal；(e) extraperitoneal，ascending retrocecal，lying anterior to the right kidney (K) deep to the liver，associated with an undescended subhepatic cecum. (The terminal ileum is also extraperitoneal and enters the cecum from behind.) (*A from Meyers MA: Dynamic Radiology of the Abdomen. New York, Springer-Verlag, 1988, p 403; B from Meyers MA, Oliphant M: Ascending retrocecal appendicitis.Radiology 110: 295–299, 1974.*)

▲ 图56-2　**正常阑尾的钡灌肠图像**
盆腔内可见一较长的阑尾，起自盲肠的内侧壁（c），位于回盲瓣下方（空心箭）。阑尾均匀变窄，并且在远端（实心箭）充满钡剂。这一表现可排除阑尾炎

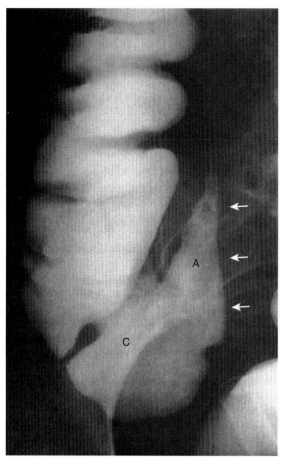

▲ 图 56-4 胚胎阑尾

钡灌肠显示一 21 岁女性的阑尾发育不全（A）。盲肠下段（C）具备三角和漏斗状外观（箭），并逐渐过渡到发育不全的阑尾

可变，发生概率为，起自髂血管分支（35%）、回结肠动脉（28%）、前盲肠动脉（20%）、后盲肠动脉（12%）、回盲动脉（3%）和升结肠支（2%）[16]。静脉通常伴随动脉。

妊娠第 14 周和第 15 周，阑尾的淋巴组织开始发育[17]。淋巴细胞的最初聚集在上皮细胞下方，但一些淋巴细胞最终会穿透阑尾的上皮细胞层。阑尾的淋巴引流是通过位于肠系膜上动脉的回结肠淋巴结，并通过腹腔淋巴结进入乳糜池。

盲肠壁由对角胶原纤维网组成，其允许管腔扩张，与盲肠壁不同，阑尾壁由水平胶原纤维网组成，只允许管腔轻度扩张。尽管阑尾每天只分泌 2～3ml 黏液，但其平均管腔容量仅 1ml[10]。与阑尾的单一血供相结合，共同解释在阑尾管腔阻塞后，其容易发生缺血和穿孔的倾向。

二、急性阑尾炎

（一）流行病学

1886 年，Reginald H. Fitz 在美国医师协会会议上首次描述并报道了阑尾炎[18]。阑尾炎是急性腹痛的最常见原因，需要进行外科手术。在美国，它是最常见的急诊腹部手术[19, 20]。

在婴儿中阑尾炎很少见，但在儿童时期变得常见。阑尾炎发病率最高的是 10—19 岁的人群［15.3/万（人·年）］[21]。在所有年龄组中，年发生率约为 9.4/万人[21]。终身累计发病率约为 9%[22]。

男性发病率略高，男女发病比例约为 1.3∶1。阑尾手术的死亡率和发生率分别为 0.14% 和 4.6%，但急性阑尾炎的死亡率和发生率增加至 0.24% 和 6.1%，阑尾穿孔的死亡率的发生率分别为 1.7% 和 19%[23]。在没有抗生素的时代，上述死亡率可达 50%，而上述情况的死亡率远远低于 50%[1-5]。

16%～39% 的患者发生阑尾穿孔，中位发生率为 20%[24-31]。穿孔的危险因素包括年龄偏小或偏大，亚洲或西班牙裔，以及经济状况差[22, 32, 33]。一些早期研究发现，穿孔与诊断准确性之间存在线性相关，而最近的研究对穿孔与诊断的相关性提出了质疑[28, 30]。对于 1486 例阑尾切除术病例的研究发现，整体穿孔率为 19%，年轻和年长患者的穿孔率较高[28]。Vorhes 指出，55 岁以上患者接受手术的时间比 55 岁以下患者平均晚 2 天[34]。一项针对儿童（≤ 18 岁）的大型回顾性研究显示，5 岁以下儿童的阑尾穿孔率明显增高（71.9% < 5 岁的儿童 vs. 21.7% > 5 岁的儿童），而且穿孔的风险与病人的年龄成反比[33]。

妊娠患者中，急性阑尾炎是最常见的非产科急症，766 例妊娠中约有 1 例急性阑尾炎发生[35]。并发症包括早产，胎儿和孕妇死亡，特别在发生穿孔时[36]。阑尾未穿孔时，胎儿流产率是 2%，而阑尾穿孔时，流产率超过 30%[37]。

（二）病因

阑尾管腔阻塞是导致急性阑尾炎发生的原因。阻塞的原因包括粪便、淋巴组织增生、原发性肿瘤（如类癌、腺癌、淋巴瘤、卡波西肉瘤）或转移、寄生虫感染、异物、狭窄、克罗恩病和粘连（图 56-5）。残存钡剂不再被认为是急性阑尾炎的危险因素[38-41]。

在导致阑尾管腔阻塞可能的原因中，最常见的是粪便，占 11%～52%[42, 43]。阑尾腔内粪便和无机盐的浓缩引起粪便残留。随着它们的增多，这些物质可能会阻塞阑尾管腔。低纤维饮食降低粪便残留的发生率。真正的阑尾结石（坚硬，不可破碎的钙化结石）不如粪便常见，但如果存在，它们与阑尾穿孔和阑尾周围脓肿的形成有较高的相关性[43]。

现代世界的卫生条件改善大大减少了婴儿和儿童接触肠道细菌的风险。因此，当发生感染时，它们会引起淋巴组织大量增生，这可能会阻塞阑尾管腔或使阑尾黏膜失活，从而导致细菌感染[38-41]。

（三）病理生理学

管腔阻塞后，阑尾持续分泌黏液并导致管腔扩张和压力增高。当管腔压力超过毛细血管灌注压时，淋巴和静脉引流受阻，动脉受损，并继发组织缺血。上皮黏膜屏障发生破坏时，腔内细菌繁殖并侵入阑尾壁，引起透壁炎症和坏疽性阑尾炎（图 56-6）。持续的组织缺血会导致阑尾梗死和穿孔。当炎症通过浆膜延伸到顶腹膜和邻近器官（盲

肠、回肠末端、骨盆内脏）时，穿孔可引起局部或全身性腹膜炎。阑尾周围脓肿通常被相邻的大网膜或小肠包裹，有些病例会通过腹膜扩散到结肠旁沟和膈下空间、乙状结肠、膀胱、卵巢或阴道。尽管我们处于使用抗生素的年代，但门静脉中仍可能形成感染的血栓，并引起静脉炎，尽管发生率较低[1-5, 44]。

（四）临床和影像学评估

临床诊断仍然是可疑急性阑尾炎患者初步评估的重要和关键部分。医生的目标是确认或排除急性阑尾炎，同时尽量减少诊断延误、阴性阑尾切除术（即疑似阑尾炎手术，但切除了正常阑尾）和阑尾穿孔率和住院费用。最近，减少或消除检查导致的电离辐射剂量是推动诊断方法进步的主要因素，特别对于儿童和孕妇[45-47]。然而，尽管临床医学不断取得进展，但急性阑尾炎的确诊有时仍较难[48-51]。

尽管在美国男性患者中，阑尾炎的诊断准确率从 86% 提高到 92%，在 1970—1984 年间女性患者的诊断准确率从 74% 提高到 83%[14, 20]，但一项研究表明，影像检查有助于提高诊断的准确性。近几十年来，穿孔和假阴性阑尾切除的发生率已经稳定[27]。"遗漏性阑尾炎"的病例通常反映了阑尾炎与其他腹痛原因的区别[52, 53]。

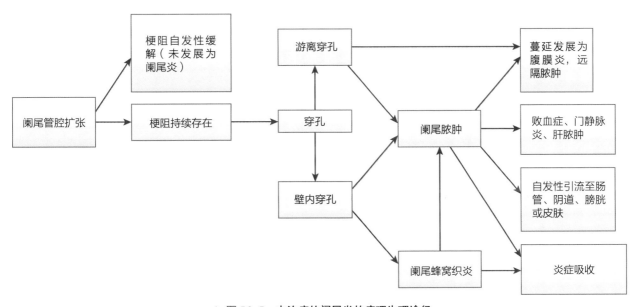

▲ 图 56-5　未治疗的阑尾炎的病理生理途径
引自 Puylaert JBCM：Ultrasound of Appendicitis. Berlin, Springer-Verlag, 1990, p 5

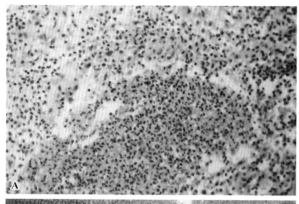

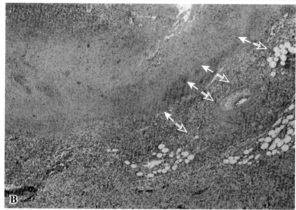

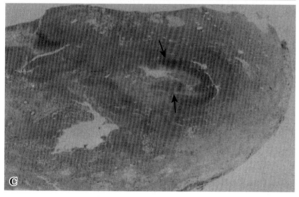

▲ 图 56-6　阑尾炎的组织学

A. 管腔内充满脓性渗出物（HE，×150）。B. 坏死的固有肌层（实心箭）和周围脂肪的炎性渗出（空心箭）（HE，×80）。C. 透壁性和阑尾周围的炎性渗出，阑尾壁局限性损伤（箭）引起的纤维化（HE，×6）

从历史上看，阴性阑尾切除率高达 15%～23% 是可以接受的，非典型患者或育龄妇女的阑尾切除率高达 45%[54]。现在阴性阑尾切除率为 10%～15% 被认为是可接受的，随着影像技术的进步，这个概率还有下降的趋势。育龄妇女阴性阑尾切除率仍然较高[22, 55]。住院观察可提高诊断准确率，使阴性阑尾切除率进一步降低，同时不增加阑尾穿孔率[56]。

一项大型回顾性研究发现，阴性阑尾切除的风险因素包括年龄偏小或偏大，女性和同时存在其他疾病。在该研究中，70 岁以上女性的阴性阑尾切除发生率最高[57]。阴性阑尾切除（与阳性相比）的住院时间明显延长（5.8 天 vs. 3.6 天），病死率（1.5% vs. 0.2%）和感染性并发症发生率（2.6% vs. 1.8%）均较高[58]。

影像学已成为临床评估的重要辅助手段。准确识别发炎或正常的阑尾可以指导恰当的治疗。影像学还可以对临床可疑性急性阑尾炎的患者做出明确诊断[45, 54, 55, 59-61]。

尽管影像学发展迅速，但对于影像和腹腔镜检查的应用是否减少了误诊和阴性阑尾切除这一问题，文献中仍存在争议。如 Flum 等对 63 707 例阑尾切除术进行了回顾性研究发现[57]，与预期相反，使用计算机断层扫描（CT）、超声检查（US）和腹腔镜检查并未降低阴性阑尾切除或阑尾穿孔的发生率。

相比之下，许多后续研究发现，随诊影像学检查的使用增多，阴性阑尾切除率在降低。Jones 等发现，随着 2000—2002 年 CT 使用增加，阴性阑尾切除率从 17% 降至 2%[62]。在同一时期，阑尾穿孔率也从 25% 降至 9%。Rao 等发现，随着 CT 的使用增加，阴性阑尾切除率从 20% 降至 7%，同时穿孔率从 22% 降至 14%[63]。在杜克大学，2010 年发表的一项为期 10 年的回顾性研究发现，随着术前 CT 使用率从 18.5% 增加到 93.2%，使 18—45 岁女性阴性阑尾切除率从 42.9% 降至 7.1%[64]。Bendeck 等的一项研究与术前未行影像检查的女性相比，接受术前 CT 或 US 检查女性的阴性阑尾切除率减低（分别为 28% 和 7%）[62]。

在一项近 20 000 名患者的大型研究中，Drake 等发现接受影像学检查患者的阴性阑尾切除率为 4.5%，而仅有临床评估的患者，这一概率为 15.4%[65]。尽管有影像学辅助，但女性的阴性阑尾切除率仍高于男性（6.9% vs. 3%）[66]。

（五）表现

1. 临床症状

尽管经典的症状为局限性脐周疼痛伴随恶心呕吐，随后疼痛向右下腹转移，但这仅发生在 1/2～2/3 的患者中，大多数急性阑尾炎患者的症状表现为腹痛，腹痛的变化取决于阑尾的位置和阑尾炎症的阶段[67]。随着阑尾管腔的扩张和压力增高，患者通常会感觉到上腹部或脐周疼痛。在此期间，疾病通常局限于阑尾。当阑尾炎症侵及浆膜，并与顶腹膜接触时，患者会感觉到躯体疼痛，并出现典型的转移到右下象限的疼痛的经典症状[68]。对于阑尾位于盲肠后方的患者，疼痛可能是偏右侧近肋椎角处，或男性可能引起右侧睾丸疼痛。阑尾位于骨盆或肛门的患者可能会出现骨盆、直肠、附件疼痛，左下腹疼痛不常见[67]。每个患者恶心、呕吐和厌食症状存在差异，超过 50% 的患者会发生[31, 69]。

随阑尾炎症阶段不同，症状和体征随着发生变化。腹部压痛是最常见的体征，超过 95% 的患者存在[67]。尽管教科书上常写阑尾炎患者在 McBurney 点或附近出现局部压痛（位于髂前上棘内上 1.5cm 处，并平行于髂前上棘到脐部的平面），但具体到每个患者的压痛点会有所不同，这取决于发炎的阑尾的位置。一项 275 个双对比钡灌肠的研究表明，仅 35% 患者的阑尾位置距离 McBurney 点在 5cm 以内，15% 患者这个距离超过 10cm[70]。通常，阑尾位于 McBurney 点的内下方[70, 71]。患者也可能出现 Rovsing 征（触诊疼痛或左下腹触诊时压痛），腰大肌征（右下腹疼痛并向右臀部放射），或闭孔征（右下腹疼痛伴右臀的屈曲和内旋）。右下腹肌肉的自我保护是常见的，通常先于局部反跳痛。肠鸣音变化较大，但通常会伴随进展期阑尾炎或穿孔而减弱甚至消失[67]。

大多数急性阑尾炎患者（70%～90%）的白细胞（WBC）数超过 10 000/ml，超过 75% 的患者出现中性白细胞增多[72-74]。连续白细胞计数可能有助于诊断，因为它表明在诊断后 4～8h，患者有白细胞计数增加的趋势，除非存在阑尾穿孔，这种情况下，白细胞计数通常会减少[75]。由于少数急性阑尾炎患者的白细胞计数正常，所以白细胞正常不足以排除诊断[76]。

阑尾炎患者尿液分析阳性率为 19%～40%，异常情况包括菌尿、轻度脓尿和血尿[77, 78]。女性阑尾炎患者的阳性尿液分析结果常多于男性。

C 反应蛋白（CRP）水平升高超过 0.8mg/dl 时，诊断急性阑尾炎的敏感性为 46%～75%，特异性为 56%～82%，当症状超过 12h，CRP 水平升高更加常见[75, 78-81]。白细胞计数升高和中性粒细胞增多超过 75% 时，诊断急性阑尾炎的敏感性提高到 97%～100%[81]。

2. 影像表现

(1) X 线片：X 线片最有特异性的表现是显示阑尾结石（图 56-7）。然而，只有 10% 的急性阑尾炎患者能通过 X 线片发现阑尾结石。当 X 线片上出现阑尾结石时，穿孔发生率几乎为 50%。阑尾结石的直径通常为 0.5～2cm，并具有圆形或椭圆形构造和菲薄边缘。钙化的边缘有助于将阑尾结石与骨岛、输尿管结石和静脉石区分开。它们可能被骨盆的骨质结构遮挡，或者可能由于盲肠后阑尾而位于右上腹。阑尾结石通常是单发的，但相邻的两个或三个小钙化并不罕见。无症状患者也可以存在阑尾结石，并且无临床症状，这并不表示存在阑尾炎[82-85]。

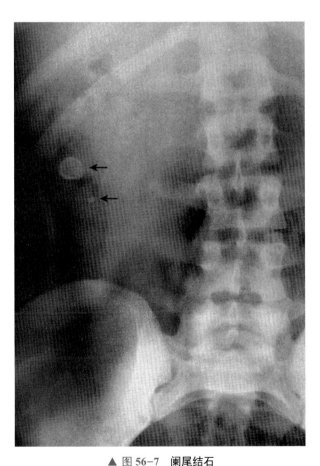

▲ 图 56-7 阑尾结石

右上腹显示两枚阑尾结石（箭）。这名急性阑尾炎患者的阑尾位于盲肠后方和肝下

阑尾内存在气体，尤其是盲肠后阑尾，是正常的表现。与边界不清的软组织肿块相关的肠腔外气体提示脓肿的存在（图 56-8）。有时，右下腹炎症会引起严重的肠梗阻，回肠和盲肠扩张，肠腔内有气液平面。严重时，该过程类似机械性小肠梗阻（图 56-9）。横结肠梗阻和升结肠痉挛会引起盲肠和升结肠无气，从而引起横结肠扩张。腹腔内游离气体少见，因为在穿孔时，阑尾基底部通常会闭塞[86-89]。

常见的其他征象包括，部分右侧腰大肌显示不清和腰椎右凸，这些征象是非特异性的[82-85]。阑尾炎也可能导致远端小肠梗阻，特别在穿孔时。

X 线片通常不足以诊断阑尾炎。Ahn 等回顾性分析 871 例非创伤性急性腹痛患者的诊断记录，发现 X 线正常者占 23%，非特异性 68%，X 线片阳性率仅为 10%。X 线片对于阑尾炎、肾盂肾炎、胰腺炎和憩室炎的诊断敏感性为 0%[90]。

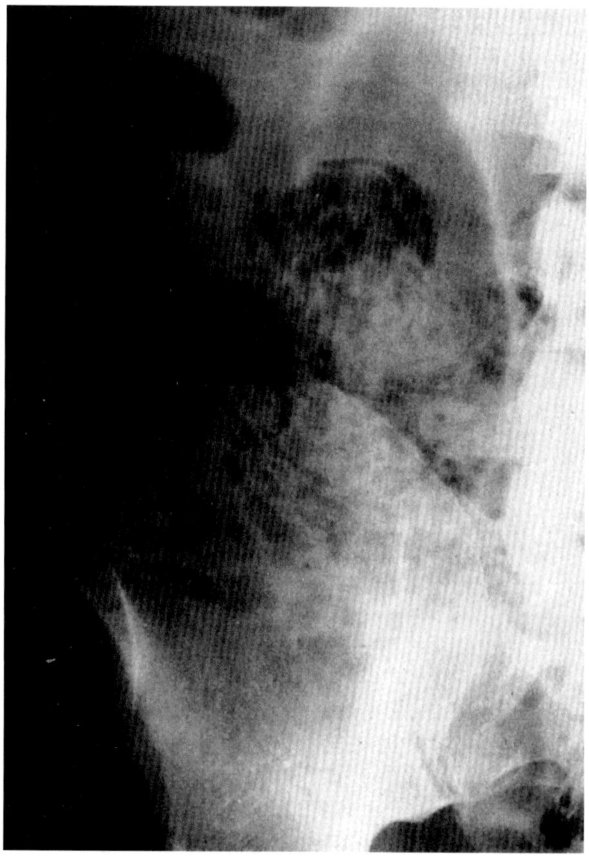

（2）钡灌肠：在 20 世纪 80 年代之前，钡灌肠是主要用于诊断阑尾炎的影像学检查、快速安全。由于阑尾炎是由于管腔阻塞造成的，因此正常阑尾完全填充对比剂可以有效地排除诊断（图 56-10A）。未填充或不完全填充的阑尾呈现占位效应（在盲肠和相邻末端回肠上，图 56-11 和图 56-10B），则提示炎症的存在，文献报道其诊断准确率高达 91.5%[82, 83, 88, 91-97]。

钡灌肠还可以检测出小肠和大肠的其他病变，其临床症状类似急性阑尾炎，如肿瘤、克罗恩病、回肠憩室炎和盲肠憩室炎[82, 83, 88, 91-97]。

钡灌肠并非没有缺点。15%～20% 的正常患者的阑尾未充盈，并且可能难以区分部分填充与完全填充的阑尾。此外，钡灌肠仅提供关于结肠外病变的推论，不能评估阑尾蜂窝织炎和脓肿。阑尾也可以套叠（图 56-12）进入盲肠，产生与阑尾炎无关的盲肠充盈缺损[96, 98-100]。

（3）CT 检查：螺旋 CT 成像已被证明是诊断急性阑尾炎的一种非常有效和准确的方法，敏

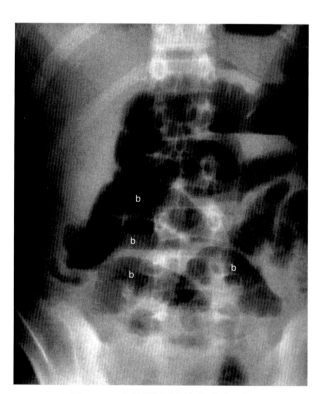

▲ 图 56-8　阑尾脓肿的 X 线片表现
脓肿表现为右下腹的肠腔外气体聚集

▲ 图 56-9　急性阑尾炎引起部分小肠梗阻
立位腹部 X 线片显示下腹部小肠扩张伴多发气液平面（b）。患者表现为发热和白细胞增多，手术中发现坏疽性阑尾炎

感性 90%～100%，特异性 91%～99%，准确度 94%～98%，阳性预测值 92%～98%，阴性预测值 95%～100%[101-106]。除观察阑尾外，CT 还可以检测阑尾穿孔的并发症，如脓肿或蜂窝织炎（图 56-13）。最重要的是，CT 可以帮助诊断与急性阑尾炎症状相似的其他病症[107]。

右下腹疼痛患者行 CT 检查的目的是识别正常或异常的阑尾。薄层扫描（层厚 ≤ 5mm）是标准的扫描方案，与旧技术相比具有更高的灵敏度[108, 109]。随着 16 排和 64 排多层 CT（MDCT）的出现，可以重建出高质量的多平面（MPR）图像。如冠状位重建可以使阑尾显示更加清晰，并提高诊断的信心[110, 111]。

放射科医师能够识别大多数（67%～100%）行腹部 CT 检查的腹痛患者的阑尾，并且通过薄层成像更好地观察阑尾[109, 112-114]。腹膜后脂肪较少，腹水，女性患者（与男性相比）的阑尾观察相对困难[112-114]。CT 上正常阑尾的直径为 3～10mm[112, 114]。一项研究表明，42% 的正常阑尾直径大于 6mm[113]。因此，阑尾直径大于 6mm 并不能单独用于急性阑尾炎的诊断。

阑尾炎的 CT 表现可能包括阑尾扩张，管壁增

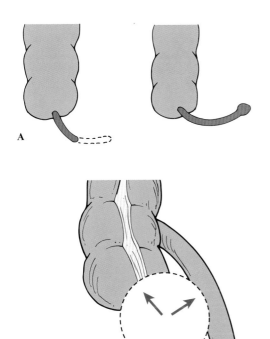

▲ 图 56-10 钡灌肠诊断急性阑尾炎的原理
A. 阑尾尖端完全填充对比剂则排除阑尾炎；B. 阑尾脓肿和蜂窝织炎引起回盲部充盈缺损（箭）（引自 Bartram CI, Kumar P：Clinical Radiology in Gastroenterology. Oxford, Blackwell Scientific, 1981, p 219）

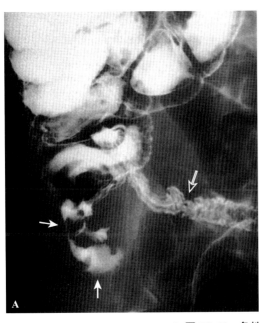
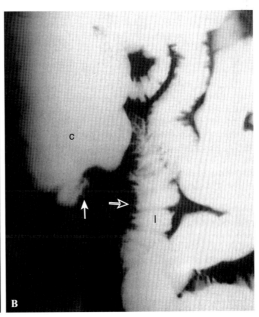

▲ 图 56-11 急性阑尾炎钡灌肠图像
A. 封闭性穿孔性阑尾炎患者的钡剂外渗（实心箭）。盲肠和末端回肠（空心箭）不明显。B. 阑尾脓肿挤压盲肠，阑尾基底部梗阻（实心箭），末端回肠侧壁毛糙（空心箭）
c. 盲肠；I. 回肠

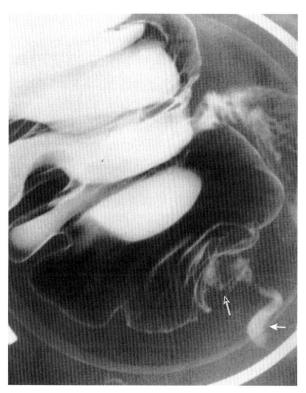

▲ 图 56-12　部分阑尾盲肠套叠

阑尾未完全填充对比剂（实心箭），部分阑尾套叠入盲肠尖端（空心箭）

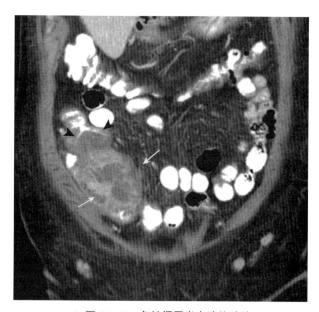

▲ 图 56-13　急性阑尾炎穿孔伴脓肿

冠状位增强 CT 显示右下腹弥漫炎症和脓肿形成（箭）。请注意增厚感染的盲肠（箭头）

厚，阑尾结石，阑尾周围脂肪索条，阑尾周围积液和脓肿形成（图 56-14 至图 56-16）[20, 109, 115, 116]。在早期或轻微病例中，阑尾通常表现为充满液体，5～6mm 轻度扩张的管状结构[20]。在这个阶段，阑尾周围脂肪通常是正常的（图 56-17）。

随着时间推移，阑尾持续扩张到 7～15mm。静脉（Ⅳ）注入造影剂后，阑尾壁增厚并且强化。阑尾黏膜可同时强化，可表现出所谓的靶环征（图56-18）。在大多数患者阑尾周围存在炎症，表现出阑尾周围脂肪中多发索条影[20]。缺乏对比剂限制了轻度阑尾炎中管壁增厚和强化的观察。因此，非对比 CT 可能会造成较高的假阴性[104, 116-118]。许多研究者认为，在 CT 平扫诊断急性阑尾炎时，阑尾周围炎症是一种必备的影像学表现[101, 102, 105, 105, 117]。

阑尾炎可引起邻近结构的反应性增厚，包括回肠末端或盲肠盲端的肠壁。盲肠的"箭头征"指的是，口服的对比剂形成三角或箭头状外观，在局部呈漏斗状指向阑尾口（图 56-19）。盲肠"棒征"指的是阑尾底部的线性炎性组织，将充满对比剂的盲

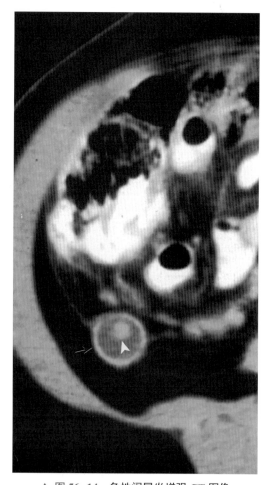

▲ 图 56-14　急性阑尾炎增强 CT 图像

轴位图像可见扩张的阑尾（箭），伴有异常的管壁增厚和强化。此外，腔内有一阑尾结石（箭头）

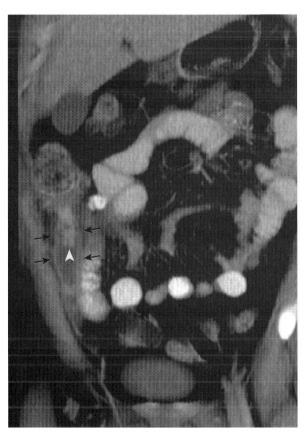

▲ 图 56-15 急性阑尾炎的增强 CT 图像

这个冠状位图像显示扩张的阑尾（箭），在阑尾开口处有多个阑尾结石（箭头）。注意管壁增厚和强化，以及阑尾周围的炎性渗出。病理提示阑尾穿孔

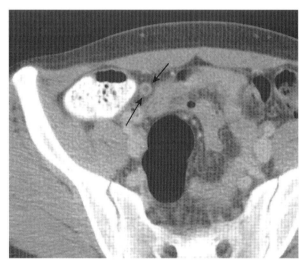

▲ 图 56-17 急性阑尾炎

增强 CT 轴位图像中可见异常的阑尾（箭）。尽管阑尾管腔仅轻度扩张，但可见管壁增厚和强化。注意阑尾周围没有炎性渗出

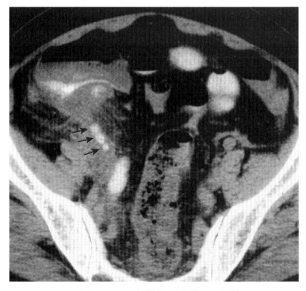

▲ 图 56-16 急性阑尾炎的 CT 图像

尽管阑尾本身没有明确显示，但右下腹可见三枚阑尾结石（箭），其周围可见炎性渗出和盲肠肠壁增厚。这个间接征象支持阑尾炎的诊断

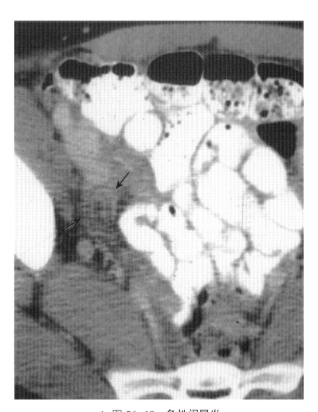

▲ 图 56-18 急性阑尾炎

增强 CT 横断面上显示，异常的阑尾（箭），管壁表现出分层状结构，这是由于浆膜和黏膜增强、黏膜下水肿形成的高密度和低密度环

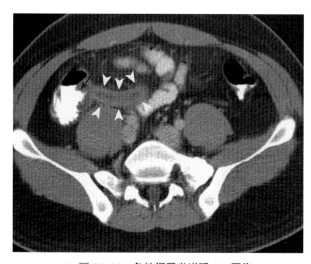

▲ 图 56-19　急性阑尾炎增强 CT 图像

阑尾（箭头）管腔扩张，管壁增厚伴强化，阑尾周围可见软组织索条。注意管壁增厚的盲肠内造影剂向阑尾口聚集，即所谓的箭头征（箭）

肠与阑尾分开[119, 120]。当发生阑尾穿孔时，可见明显的腔外气体，回盲部肠壁明显增厚，局部淋巴结肿大，可能同时合并盲肠周围蜂窝织炎或脓肿，腹膜炎和（或）小肠梗阻（图 56-20）[121-124]。

阑尾炎也可能局限于阑尾远端，这种情况称为远端或尖端阑尾炎（图 56-21）。远端阑尾炎（至少 3cm 的近端阑尾是正常的）可能会使多达 8% 的阑尾炎患者接受 CT 检查[125]。

计算机断层扫描方案：用于评估疑似阑尾炎患者的常规 CT 方案是在口服和静脉给对比剂后，进行腹盆腔成像。许多研究都集中在其他 CT 扫描方案上以减少患者辐射剂量，消除与对比剂相关的风险，并且能尽早进行扫描，而不是等待口服对比剂到达肠道。研究中的扫描方案包括扫描不使用静脉注射或口服对比剂，使用直肠对比剂，只对右下象

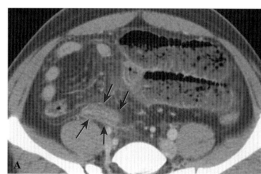
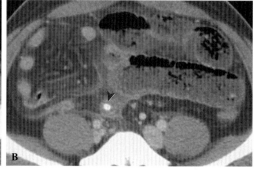

▲ 图 56-20　急性阑尾炎引起的小肠梗阻

A. 管壁增厚伴强化的阑尾（箭），同一水平可见盆腔内多个异常扩张的小肠。B. 上方层面的 CT 图像显示，阑尾开口处钙化的阑尾结石（箭头）

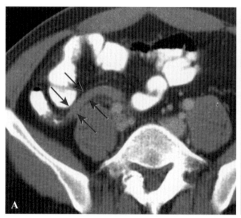
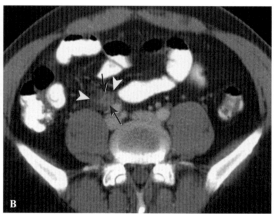

▲ 图 56-21　远端或尖端阑尾炎

A. 增强 CT 显示近端阑尾（箭）正常。B. 阑尾远端管壁异常壁厚伴强化（箭），阑尾周围可见多发索条（箭头）

限成像，低剂量方案等 [4, 105, 118, 126–132]。

CT 方案可能不包括口服或静脉注射型对比剂。这种方法的一个主要优点是，能够立即对有症状的患者进行扫描，无须等待口服对比剂到达盲肠。不用增强 CT 意味着避免不良反应和肾毒性风险。非对比扫描也具有较低的成本。

不使用口服造影剂，其缺点包括可能将其他结构（如肠襻）误诊为阑尾，或将阑尾脓肿误诊为肠襻 [117, 133]。相对于填充造影剂的阑尾，不使用口服对比剂则更难寻找正常阑尾。在没有对比剂填充肠腔的情况下，CT 诊断的两个指征，即肠道增厚和管腔狭窄，CT 的作用通常非常有限 [134]。

不使用静脉对比剂的缺点包括对壁增厚的评估有限，无法将阑尾与血管区分，诊断穿孔或并发症的灵敏度降低，以及诊断其他病变的能力下降 [20, 118, 133, 135]。对于无脂肪间隙内索条的患者，确定壁增厚和强化是至关重要的，这可能是因为腹膜后脂肪较少或处于早期或轻度阑尾炎 [104, 118]。一项研究表明，在 CT 上 15%～22% 的阑尾炎患者没有阑尾周围炎症 [118]。

从直肠引入造影剂可以使盲肠快速填充，在大多数情况下可以识别阑尾。Rao 等的一项研究表明，从直肠引入造影剂并针对右下腹成像，可以在 94% 没有阑尾炎的患者中观察到正常阑尾，可以在 96% 急性阑尾炎患者中观察到异常阑尾炎。在他们的研究中，73% 的正常阑尾充满气体和通过直肠引入的造影剂 [104]。这项技术的缺点包括可能增加患者的不适 [131]，无法向有禁忌证的患者使用直肠对比剂，可能由于压力增高而引起阑尾破裂 [136]。如果对比剂泄漏到 CT 扫描台或者盲肠显影不充分，则可能导致检查失败。Wise 等的研究表明，100 名接受阑尾 CT 的患者中有 18% 的患者通过直肠引入的造影剂未能进入盲肠，通常是因为右侧结肠中残留大量粪便 [131]。一项研究表明，通过直肠引入对比剂可以减少患者急诊室住院时间，但患者的满意度或舒适度没有增加 [137]。

局部扫描的目标是减少对腹盆其他部分的扫描，从而减少辐射剂量。尽管早期研究表明，局部扫描的诊断准确性也不错 [105]，但后来的研究表明其诊断准确性在减低。通过使用局部扫描，阑尾可

能无法显示或仅部分显示。此外，其他病变可能会被漏诊 [118]。Brassart 等对比了 152 名成人髂嵴下方的局部扫描和全腹盆部扫描的图像 [138]。他们发现，局部扫描没有扫到 5% 患者的阑尾，阑尾的诊断准确性减低（78%～68%）。漏诊的常见其他病变包括急性妇科疾病、炎症性肠病、小肠梗阻、胃肠道感染性疾病和泌尿系疾病 [45, 107]。

截至 2013 年，美国放射学会（ACR）专家组的共识是，当使用 CT 评估成人的可疑阑尾炎时，静脉注射对比剂是首选但不是强制性的。口服或直肠引入造影剂根据机构情况选择。对于症状不典型且年龄超过 14 岁的患者，使用静脉对比剂更有价值。对于上述人群，超声可能与 CT 平扫具有相似的诊断价值。对于孕妇和 14 岁以下的儿童，超声是一线成像。随着技术的发展，磁共振成像（MRI）评估越来越受欢迎，特别是对于孕妇或超声得不到明确诊断的患者 [45]。

(4) 超声检查：在 20 世纪 80 年代，Puylaert 引入了分级压缩的超声技术，大大改善了阑尾的声像图识别 [139]。超声的应用范围广，无创，相对便宜，无电离辐射。对于辐射敏感的个体、儿童和孕妇，超声是首选的检查方法 [128]。

超声的主要局限性是对于肥胖患者的诊断敏感性降低，肠腔内气体影响成像，无法用于严重疼痛患者，以及对操作者技术的依赖。超声对肥胖人群的透射不足限制了该技术在北美和欧洲部分地区的广泛应用。尽管有研究报道，64%～72% 的患者可以观察到正常阑尾，但也有研究表明，无论采用何种技术，超声观察到成人阑尾的概率仅为 0%～4% [140, 141]。

超声诊断的准确性取决于所研究的患者群体。一项年龄范围比较大的比较 CT 和超声的 Meta 分析表明，超声的敏感性为 78%，特异性为 83% [142]。一项针对 3—18 岁儿童的研究表明，超声诊断阑尾炎的敏感性和特异性分别为 73% 和 97% [143]。

使用最佳的扫描技术是非常重要的。应在腹盆腔进行矢状、横向和斜向成像，并在腹部扫查后对诊断不明确的女性患者进行经阴道检查。根据患者的体质，可以使用高频线性或曲线换能器。高频换能器通常提供最佳的图像分辨率，但曲线探头可能

更适用于右下腹部可压缩性差、阑尾和盲肠位于盆腔深处的体型大的患者，也适用于右下腹解剖结构不明确，以及阑尾位于盲肠后且穿孔的患者。

应使用分级压缩技术来置换或压缩视野中充满气体的肠襻。这种操作有助于识别最大压痛点，同时帮助与不可压缩的肠襻、发炎的阑尾与其他结构鉴别。此外，扫查时保持缓慢和轻微的压力有助于完成对不适感较强和焦虑患者的检查[20]。

彩色多普勒评估可以通过观察到感染的阑尾或充血的肠壁，来增加有价值的信息[140]。这有助于对有相同回声结果的患者进行诊断。

在超声检查中，异常阑尾表现为直径大于6mm，具有分层状结构，且不可压缩的管状结构（图 56-22 至图 56-24）。阑尾壁的进行性缺血和梗死常导致其层状结构局灶或弥漫性界限不清[144]。在彩色多普勒检查中可见阑尾充血，但在坏疽性阑尾炎时可观察到阑尾血流量减少或消失[20]。穿孔时局部可见阑尾壁的破坏，并且可能存在腔外气体。阑尾石表现为类圆形回声，且后方声影清晰，它们的存在与阑尾炎高度相关。

除了急性阑尾炎中关于阑尾的表现外，阑尾周围的特异性影像表现对诊断和鉴别诊断的帮助很大。阑尾周围脂肪的炎症表现为强回声区域，这可

能表现为占位效应，并使感染的肠壁与周围结构分开[20]。阑尾蜂窝织炎表现为，在阑尾周围脂肪内出现边缘不清的低回声区域，脓肿表现为可能含或不含气体的液性回声区。在阑尾炎患者中，也可存在盲肠或末端回肠的反应性肠壁增厚。

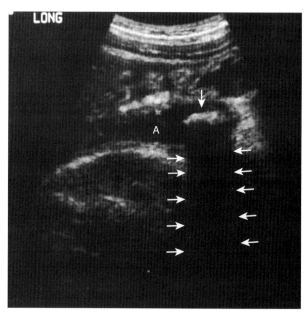

▲ 图 56-22　包含阑尾结石的阑尾炎的声像图
纵向图可见一管壁增厚且充满液体的阑尾（A）。阑尾管壁分层显示不清。阑尾结石（大箭）的后方可见声影（小箭）

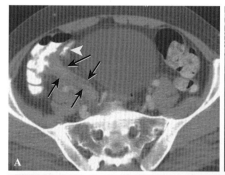
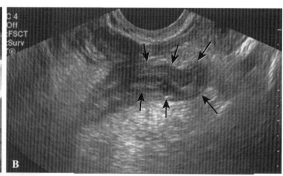
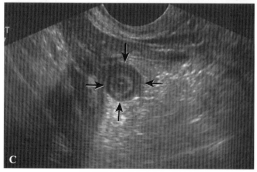

▲ 图 56-23　急性阑尾炎超声与 CT 图像之间的联系
A. CT 显示异常扩张、管壁增厚，且伴有周围炎症的阑尾（箭）。注意回肠末端（箭头）和盲肠的反应性肠壁增厚。B. 经阴道超声纵断面显示扩张伴管壁增厚的阑尾（箭）。C. 经阴道超声横断面显示扩张伴管壁增厚的阑尾（箭）。阑尾直径为 13mm

尽管美国的超声检查进行了优化，但其诊断穿孔性阑尾炎的敏感性低于非穿孔性阑尾炎。总的来说，超声检查中只有 38%～55% 的穿孔性阑尾炎患者可观察到阑尾[145, 146]。

截至 2013 年，ACR 标准指南建议将超声作为孕妇和 14 岁以下疑似阑尾炎患儿的首选影像检查技术[45]。

(5) 磁共振成像：MRI 的最新进展增加了其在阑尾炎中的诊断作用。良好的软组织分辨率、多平面成像、不用注射静脉对比剂，这些优点使 MRI 成为一种极具吸引力的检查方式。与 CT 不同的是，MRI 无电离辐射[147]。MRI 的缺点包括成像时间较长，成本较高，获得良好图像的技术依赖性较高，以及普及率不如 CT[57]。

成功的 MRI 的方案尽可能减少运动伪影，并加强阑尾区域的软组织对比度。已发布的扫描方案包括单次快速自旋回波（SSFSE）序列，在轴向、冠状和矢状平面上进行 T_2 加权成像，至少一个具有脂肪抑制的 SSFSE T_2 平面，一个或多个平面的 T_1 加权成像[148]。多项研究表明，在 T_2 加权像上观察到阑尾的概率最高[47, 149, 150]。其他研究表明，扩散加权序列可提高急性阑尾炎的诊断敏感性[151, 152]。

在 MRI 的 T_1 和 T_2 加权图像上，正常阑尾壁与肌肉的信号相同。空气等管腔内容物通常表现为低信号[149, 153]。对于孕妇，随着月份增大，阑尾会向上腹部移动，在妊娠末 3 个月会延伸到髂嵴上方[154, 155]。

MRI 上，急性阑尾炎表现为阑尾扩张（> 7mm），腔内充满代表液体的 T_2 高信号影，壁厚超过 2mm，阑尾周围脂肪间隙内可见代表炎症或液体的 T_2 高信号影（图 56-25）[46, 151, 156, 157]。在 T_2 加权像上，增厚的阑尾壁可能表现为高信号。如果阑尾直径为 6～7mm，腔内含有 T_2 高信号影，但不伴壁增厚或阑尾周围液体信号，则在 MRI 上无法确诊阑尾炎[46, 153]。

尽管临床总是希望减少或消除电离辐射，但对疑似阑尾炎患者使用 MRI 检查是学术界关注的焦点，尤其是孕妇和儿童。超声仍然是这些患者的首选影像学检查[45]。但 MRI 的使用越来越多[45]，特别是对于超声无法确诊的病例[158]。在一家机构中，

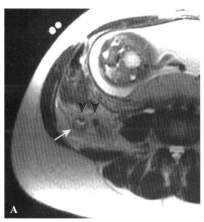

▲ 图 56-24　阑尾炎伴阑尾周围积液的声像图

纵向成像，分级压缩显示 7 岁女孩扩张的阑尾，直径 9mm（光标）。阑尾壁呈分层状，并可见阑尾周围积液（F）

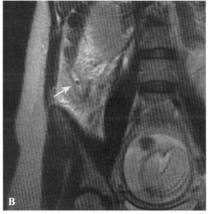
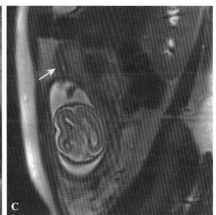

▲ 图 56-25　妊娠期急性阑尾炎 MRI 图像

A. T_2 HASTE 轴位图像显示，充满液体的阑尾（箭）被低信号的脂肪内索条包绕。阑尾腔内有多个代表粪石的低信号影（箭头）。B. 冠状位 HASTE 图像显示，扩张的阑尾和粪石（箭）。C. 另一患者，T_2 HASTE 矢状位图像显示，阑尾管壁明显增厚，呈低信号影（箭）

对疑似阑尾炎的孕妇进行 MRI 检查，可以使剖腹手术的阴性率降低 47%（55%～29%）[159]。对比超声和 MRI 的一些早期研究表明，MRI 具有更好的整体诊断性能，这表明 MRI 的使用可能会更多[160-162]。

对于孕妇，急性阑尾炎的临床诊断可能更具挑战性，因为其解剖位置的变化，正常孕妇也会出现白细胞增高和其他病变[45, 59, 163]。早期研究表明[164]，随着子宫增大，阑尾向上移动，右上腹疼痛是典型的妊娠期急性阑尾炎表现[165]。然而最近研究发现，即使在妊娠期急性阑尾炎，右下腹疼痛仍然是最常见的症状[166]。

尽管有早期研究，但最近研究发现，超声诊断妊娠期急性阑尾炎的敏感性较差[167]。Pedrosa 等的一项大型研究中表明，在 126 例无阑尾炎的孕妇中，超声仅可观察到 2 例正常阑尾（< 2%）。对于阑尾炎患者，其诊断的敏感性仅为 36%（14/5）[157]。在另一项样本量较小的研究中，对于 92% 的孕妇，超声无法观察到阑尾[36]。

理论上，胎儿 MRI 的风险包括热沉积、声学损伤和钆毒性。在一项用猪研究 MRI 的热沉积效应的研究表明，羊水温度没有明显变化[168]。在 MRI 检查期间，在梯度线圈内快速切换电流会产生大量的声学噪声。在临床应用时，由于高梯度，在回波平面成像（如扩散序列）时易产生最明显的噪声[169]。尽管存在理论上的风险，但胎儿 MRI 研究并未显示出生后疾病或致残率的显著增加[170, 171]。MRI 供应商已开始出品降低噪声的扫描仪[172]。这可能有助于减少风险，同时增加患者的舒适度，同时减少运动伪影[173-175]。尽管理论上 MRI 检查对胎儿有风险，但没有研究显示其远期有害性。长期以来 MRI 一直用于产科人群，以评估胎儿异常，不存在已知的不良反应[176-178]。

随着对肾源性纤维化的理解深入，钆毒性引起了人们的关注。对于孕妇，静脉注射的钆对比剂穿过胎盘并被胎儿肾脏过滤。随后，钆对比剂被排泄到羊水中，部分对比剂长时间与胎儿接触。因为对比剂在体内停留时间较长，所以螯合剂有充分时间分解并释放游离钆，这可能与毒性事件有关[179-182]。

基于上述生理基础，美国食品和药品管理局已将钆对比剂归为 C 类药剂。2013 年关于安全性 MR 应用的 ACR 指导文件指出，基于钆的 MR 造影剂对胎儿的风险仍未知，可能有害[183]。

在使用 MRI 评估疑似阑尾炎的患者时，通常不使用钆对比剂[148]。所幸的是，最新研究表明，使用对比增强 CT 和非对比 MRI 对妊娠期急性阑尾炎的诊断准确度是相似的[147, 184]。Blumenfeld 等的 Meta 分析表明，MRI 诊断妊娠期阑尾炎的敏感性、特异性、阳性预测值和阴性预测值分别为 95.0%、99.9%、90.4% 和 99.5%[185]。

（六）鉴别诊断

盲肠周围的炎症是典型的急性阑尾炎表现，但并不特异的。鉴别诊断包括盲肠或回肠憩室炎、克罗恩病、肠系膜炎、表面肠脂垂炎、梅克尔憩室炎症、感染性或缺血性回肠炎、甲状腺炎、盲肠癌穿孔和盆腔炎。

识别正常阑尾可与上述疾病鉴别。这点非常重要，因为与阑尾炎不同，其他疾病大多可以采取保守治疗。

1. 肠系膜腺炎

肠系膜腺炎是仅次于急性阑尾炎的第二大右下腹疼痛的常见原因，占疑似阑尾炎者出院诊断的 2%～14%[186-189]。

当有超过 3 个右侧肠系膜淋巴结的短径超过 5mm 时，且没有明显的急性炎症或仅有轻度（< 5mm）的末端回肠壁增厚，则可通过 CT 或超声诊断原发性肠系膜腺炎。除非排除原发性肠道炎症病变，否则肠系膜淋巴结不会引起患者的症状。潜在的传染性末端回肠炎被认为是大多数原发性肠系膜腺炎的病因[186, 187, 189]。

在继发性肠系膜腺炎中，肿大的肠系膜淋巴结可能与症状相关。可能的病因包括急性阑尾炎、感染性肠炎或小肠结肠炎、憩室炎、克罗恩病（图 56-26）、乳糜泻和肿瘤[189]。

2. 传染性小肠结肠炎

传染性小肠结肠炎，尤其是耶尔森菌属、弯曲杆菌属或沙门菌引起的细菌性回盲炎，可出现类似于急性阑尾炎的症状。影像学上可表现为末端回肠和盲肠壁增厚，并伴有右下腹肠系膜内淋巴结肿大[190]。

3. 克罗恩病

克罗恩病的病理学特征是肠道的透壁性肉芽肿浸润，继发肠壁的水肿、纤维化、炎症和淋巴管扩张，从而导致肠壁增厚。CT 可用于诊断该疾病中发炎的肠管，病变最常累及末端回肠和右半结肠（图 56-27）。克罗恩病最常见的 CT 表现是肠壁均匀性增厚并强化，并可能存在肠壁分层。肠壁平均厚度为 11～30mm[191-195]。受累肠壁通常呈节段性分布，之间可见正常的肠襻。

对于发现克罗恩病的潜在并发症，CT 也是有价值的。并发症包括肠腔狭窄、肠系膜病变（如纤维脂肪增生、炎症、脓肿和淋巴结肿大）、瘘管和窦道形成（图 56-28）、肿瘤、肾和胆囊结石、肝和胆道疾病（包括肝炎和胆管周围炎）和骶髂关节炎。

4. 肠脂垂炎

肠脂垂的缺血，扭转或梗死会导致原发性肠脂垂炎。这种自限性病症常导致局部腹痛，当发生在右下腹时常类似阑尾炎。当它发生在右下象限。据估计，约 1% 的疑似阑尾炎患者的病因是原发性肠脂垂炎[196]。在 CT 上，发炎的肠脂垂常表现为，高密度增厚的脏腹膜包绕圆形或卵圆形脂肪密度结构（图 56-29）。中心可见点状高密度影，代表血栓形成或出血。邻近结肠壁常增厚，邻近脂肪可见炎性渗出。

5. 网膜梗死

网膜梗死是由大网膜的扭转或梗死引起的良性自限性疾病。男性的发病率是女性的 2 倍，网膜梗死通常发生在右侧[197]。在 CT 上，网膜梗死常表现为含有不等量脂肪和液体的炎性肿块（图 56-30）。病变周围常见炎性渗出和少量腹水。梗死的范围通常大于肠脂垂炎的范围，它更加不均匀，并缺乏高密度边缘。在超声检查中，网膜梗死表现为高回声、不可压缩、并与腹膜粘连的类圆形肿块。

6. 右半结肠或回肠憩室炎

右侧憩室炎是由盲肠或升结肠中的结肠憩室发生炎症引起的。与乙状结肠憩室不同，右侧憩室通常是真正的憩室，包含所有结肠壁分层。当出现与盲肠盲端的炎症和阑尾周围炎症相关的腔内脓肿或盲肠憩室时，应提示可能是右侧憩室炎。超声和CT 检查的特异性征象发现与局限性、不对称性的结肠壁增厚相关的憩室炎症和肠周脂肪内有炎性渗

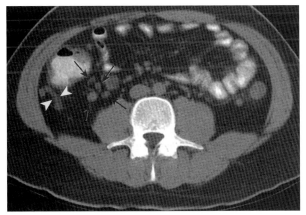

▲ 图 56-26 克罗恩病患者的肠系膜腺炎
增强 CT 显示克罗恩病患者右下腹多发肿大淋巴结（箭）。正常阑尾（箭头）[189]

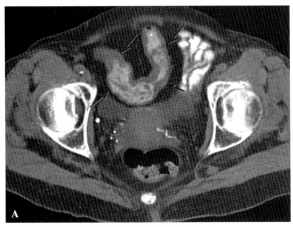
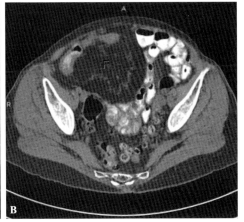

▲ 图 56-27 克罗恩病
A. 增强 CT 扫描显示回肠末端的肠壁增厚（箭）。B. 肠系膜纤维脂质增生（F）

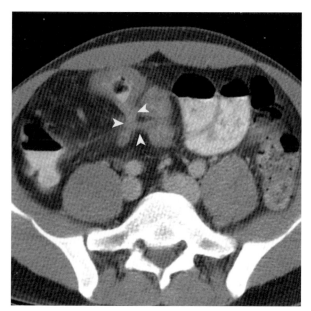

▲ 图 56-28　克罗恩病与小肠之间的瘘

增强 CT 显示回肠壁的襻周增厚，小肠之间可见线性软组织，代表了小肠之间的瘘（箭头）。肠系膜可见纤维脂质增生

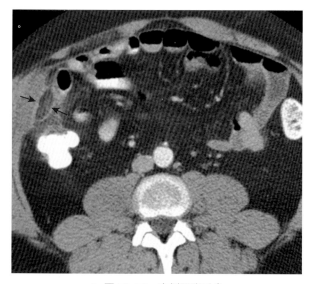

▲ 图 56-29　右侧肠脂垂炎

在增强 CT 上，发炎的肠脂垂（箭）表现为被高密度增厚的脏腹膜包绕的均匀椭圆形结构，与升结肠相连

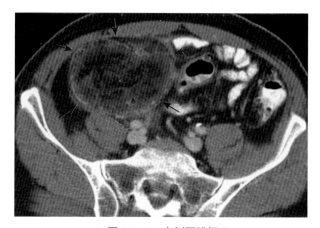

▲ 图 56-30　右侧网膜梗死

网膜梗死表现为右下腹由脂肪和软组织成分构成的混杂密度炎性肿块（箭）。网膜梗死导致盆腔内小肠向左侧移位

是小肠最常见的先天性异常，约占人群的 2%[61]。

影像上，梅克尔憩室炎症表现为，与远端回肠相邻的大小可变的盲端结构（图 56-32）。通常，无法识别憩室本身，但是在末端回肠周围出现炎性改变时应考虑此诊断。

8. 坏死性结肠炎（盲肠炎）

坏死性结肠炎常发生于重度中性粒细胞减少的患者（特别是正在接受化疗的急性白血病患者），并导致受累肠道的坏死。炎症过程可能涉及盲肠、升结肠、回肠或阑尾。CT 诊断是非特异性的，包括肠壁的均匀或不均匀增厚，伴有肠壁水肿和坏死、肠周液体、肠周筋膜增厚和肠道积气（图 56-33）[199]。及时诊断对预防透壁性肠道坏死和继发穿孔是至关重要的。

9. 阑尾缺血

远端小肠或右结肠的局部缺血可导致局限性右下腹疼痛。大多是由肠系膜上动脉血栓 / 栓子形成，或血流灌注减低引起的[61]。

在增强 CT 中，病变肠道最初会表现为周围肠壁增厚（图 56-34）。静脉注射造影剂后，常可观察到阑尾壁黏膜的分层样结构。对于肠道坏死时，可能会出现肠壁积气、肠壁不强化等影像表现。

10. 盲肠癌

盲肠癌通常表现为不对称的结节样管壁增厚（通常＞ 1cm）或软组织肿块影（图 56-35）。肿块阻塞阑尾口可导致阑尾炎和阑尾穿孔[200, 201]。

出（图 56-31）。

回肠憩室炎表现为局灶性炎性肿块或末端回肠增厚，并伴有程度不同的肠系膜炎症。据报道，造影时的点片压迫可发现 1%～2% 的回肠憩室[198]。

7. Meckel 憩室

Meckel 的憩室是起自回肠末端的真正憩室。它

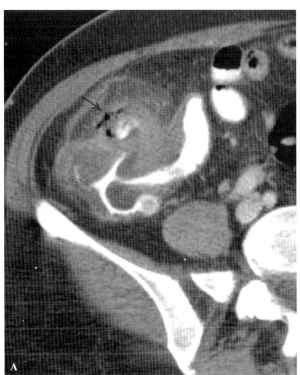 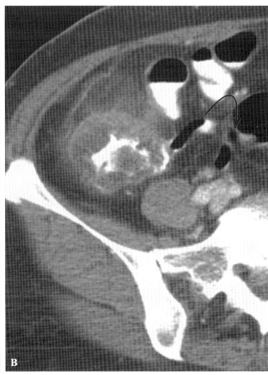

▲ 图 56-31　右侧憩室炎

A. 增强 CT 扫描显示近端升结肠内憩室炎（箭），伴周围炎性渗出和邻近结肠反应性肠壁增厚。B. 更靠近结肠尾侧的图像显示，感染的右半结肠中央可见正常阑尾（弯箭）

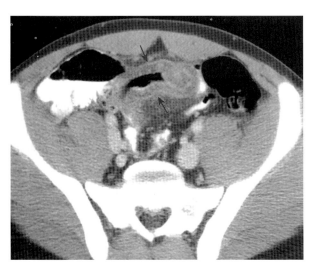

▲ 图 56-32　Meckel 憩室炎

末端回肠附近厚壁的盲端管状结构（箭）代表 Meckel 憩室炎。邻近的肠系膜脂肪可见炎性渗出

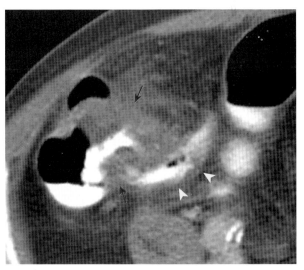

▲ 图 56-33　髓性白血病患者发生的中性粒细胞减少性结肠炎（盲肠炎）

盲肠（箭）和回肠末端（箭头）黏膜的襻周增厚，并伴有肠周的炎性渗出

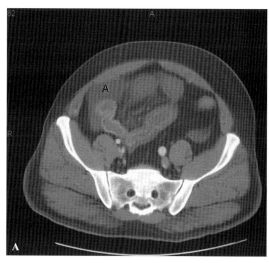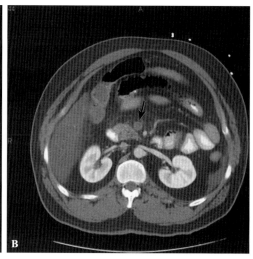

▲ 图 56-34　由于肠系膜上静脉血栓形成引起的小肠缺血

A. 增强 CT 显示盆腔内回肠肠壁的襻周增厚。可见盆腔积液（A）。B. 肠系膜上静脉内的血栓（箭）没有强化

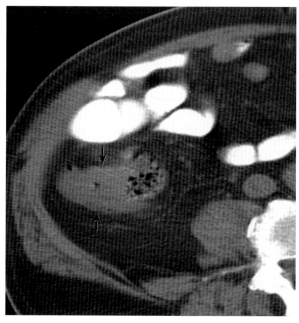

▲ 图 56-35　盲肠癌

分叶结节状的盲肠肿块导致管腔的偏心性增厚，超过 1cm（箭），病理证明是原发性盲肠腺癌

三、克罗恩病

克罗恩病可累及胃肠道的任何部分。阑尾受累可引发肉芽肿性阑尾炎，通常可保守治疗。病理学研究表明，20%～36% 克罗恩病患者的阑尾受累（图 56-36）[202]。组织学上，继发于克罗恩病的炎症性阑尾变化与其他肠段的病理变化相似——黏膜弥漫性炎症伴肠壁增厚，上皮样肉芽肿，淋巴细胞聚集和黏膜的穿透性溃疡[203]。尽管克罗恩病常引起慢性腹胀，但多达 1/3 的回盲部克罗恩病患者存在类似阑尾炎的右下腹痛[204]。

Ripolles 等对 190 例克罗恩病患者进行了灰阶和彩色多普勒超声检查，发现其中 20% 的阑尾受累[202]。他们还发现，克罗恩病的阑尾受累通常与节段性回肠和（或）盲肠增厚有关。在他们的研究中没有出现孤立的阑尾受累的病例。他们发现，在单纯回盲部受累的患者中，末端回肠肠壁增厚超过 5mm，且彩色多普勒血流是鉴别克罗恩病和急性阑尾炎的最有价值的超声特征（阳性和阴性预测值分别高达 96% 和 74%）。此外，他们发现末端回肠的黏膜下层可出现不规则增厚和纤维脂肪增生[202]。

单纯阑尾受累，也称为特发性肉芽肿性阑尾炎，现在被许多人认为是克罗恩病累及阑尾的特殊表现。此类患者常出现类似急性阑尾炎的症状。特发性肉芽肿性阑尾炎的病理特征是大量肉芽肿浸润和肠壁纤维化。许多肉芽肿的组织学特征将该病变与克罗恩病区别开来，克罗恩病的特征是散在的肉芽肿[205]。此外，不同于克罗恩病累及阑尾的患者，在阑尾切除术后，患有特发性肉芽肿性阑尾炎的患者很少有复发，瘘管或阑尾外消化道受累的情况[205]。

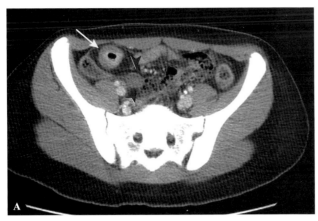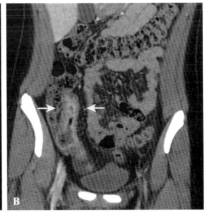

▲ 图 56-36　克罗恩病累及阑尾

A. 末端回肠肠壁增厚伴黏膜强化（箭），阑尾管腔扩张（箭头）。B. 在冠状位上，末端回肠肠壁增厚，伴黏膜强化（箭）

四、溃疡性结肠炎

溃疡性结肠炎的特征是结肠的黏膜炎症和溃疡，通常从直肠开始向近端蔓延。由于肠壁固有层被圆形细胞浸润，肌层黏膜肥大，黏膜与黏膜下层分离，黏膜下脂肪沉积，CT 常表现为肠壁增厚[194]。溃疡性结肠炎中，肠壁平均厚度约 8mm[192, 195]。与克罗恩病相反，克罗恩病通常表现为增强扫描后结肠壁的均匀强化，而约 70% 的溃疡性结肠炎患者表现为肠壁的不均匀强化（图 56-37）[194, 195]。

在溃疡性结肠炎引起的全结肠炎患者中，61%～87% 会出现阑尾受累[203]。阑尾受累可能是因为邻近的盲肠发生溃疡性结肠炎，也可能因为与正常盲肠相邻的肠道病变的跳跃性受累。后一种类型被称为溃疡性阑尾炎。在因慢性溃疡性结肠炎行结肠切除术的患者中，有 34%～86% 的阑尾受累，但邻近的盲肠没有溃疡性结肠炎的表现[206]。

在 CT 检查中，溃疡性阑尾炎的典型影像特点是阑尾壁水肿和增厚。通常认为阑尾切除术是预防溃疡性阑尾炎的措施之一[206]。

五、阑尾内膜异位

5%～37% 的子宫内膜异位症累及胃肠道。按发生概率递减的顺序，最常见的节段依次为直肠和乙状结肠、小肠、盲肠和阑尾。

大多数阑尾子宫内膜异位症的患者没有症状。

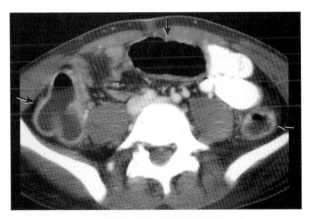

▲ 图 56-37　溃疡性结肠炎

增强 CT 扫描显示全结肠炎，盲肠、横结肠和降结肠可见不均匀肠壁增厚（箭）

有症状的患者通常表现为慢性疼痛，但一些患者可能会出现急性右下腹疼痛，临床上与急性阑尾炎鉴别困难。在 CT 上，常见的影像表现为阑尾不充盈、无感染和管腔扩张表现[203]。

六、阑尾憩室

在手术和病理标本中，阑尾憩室占 0.004%～2.8%[203]。其形成原因主要是，内壁黏膜张力小，或肌肉活动增加和闭襻性肠梗阻导致的腔内压力异常升高[207-209]。憩室可单发或多发，并且可以在阑尾的任何地方找到。通常为 0.2～0.5mm[203]。

阑尾憩室可能导致出血和憩室炎。在 CT 上，可以看到憩室和（或）阑尾的炎症。临床上，患者可出现类似于急性阑尾炎的症状。疼痛通常是间歇性和隐匿性的，疼痛潜伏期通常为 1～14 天。由于伴有憩室炎的阑尾穿孔概率比单纯性阑尾炎高 4 倍，所以应及时进行手术切除[203]。因此，一些外科医师建议，在开腹手术治疗其他疾病时，若发现阑尾憩室，则应进行预防性的阑尾切除[207, 208, 210]。

七、阑尾套叠

在临床上，阑尾套叠主要在以下 5 种情形时出现[211-214]：①急性阑尾炎；②肠套叠；③复发性间歇性右下腹疼痛；④间歇性无痛性直肠出血；⑤无症状，但在剖腹手术、钡灌肠或结肠镜检查中偶然发现阑尾套叠。过去阑尾肠套叠比较罕见，仅在 0.01% 的外科病例中发现有阑尾套叠的情况。不过，无症状的阑尾套叠可能是最为常见的情形。

重症阑尾套叠多见于儿童，主要是由于阑尾的腔内或壁内刺激物引起的异常蠕动所致。这些刺激物包括粪石、异物、异位的子宫内膜、增生的淋巴组织、类癌、腺癌和黏液囊肿[211-214]。

在双对比钡灌肠检查中，肠套叠的特异性征象为盲肠的弹簧样外观，并且阑尾未充盈。这种征象

最多见。少数情况下，肠套叠会在延迟期消失。阑尾炎时也可以看到盘绕的弹簧样外观，但此时阑尾位置是固定的，并且患者右下腹有伴随症状。阑尾部分套叠时可发现盲肠内侧壁上出现腔内充盈缺损并且阑尾未充盈。充盈缺损可能被误认为息肉（图 56-38）[211-214]。超声上肠套叠表现为多个低回声和高回声环，类似于其他肠道部位的肠套叠[211, 213]。

灌肠复位可有效治疗儿童和成人的阑尾套叠。无症状的短暂性肠套叠保守治疗即可[211-214]。

八、阑尾肿瘤

病理检查中，在 0.5%～1% 的阑尾切除标本中可发现阑尾原发性肿瘤[215-217]。其中绝大多数发生于 30 岁以上的成人。在阑尾肿瘤患者中，30%～50% 病例会出现阑尾炎症状，其中大部分由于肿瘤阻塞阑尾腔所致[216, 218]。同样，盲肠癌也可阻塞阑尾腔，导致继发性阑尾炎。Peck 的一项研究表明，11% 的右侧结肠癌在临床上表现为阑尾炎，其中大多数是由阑尾炎性梗阻引起的[219]。

术前识别阑尾或盲肠肿瘤可能会改变手术方式（腹腔镜或开放手术）和手术步骤（阑尾切除

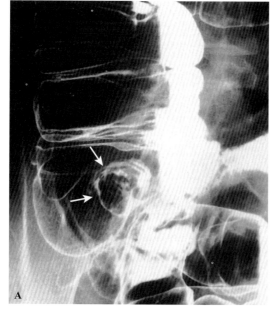
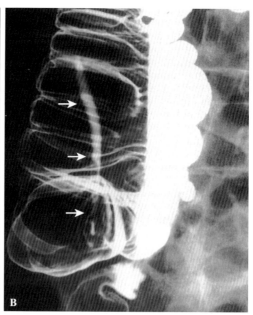

▲ 图 56-38 阑尾套叠
A. 最初的钡灌肠造影显示盲肠下端的充盈缺损，诊断为息肉（箭），数天后进行的结肠镜提示未见异常。B. 之后的钡灌肠造影显示正常的盲肠后阑尾（箭）

术或右半结肠切除术）。术前的 CT 检查至关重要。Pickhardt 及其同事在对经病理证实的原发性阑尾肿瘤患者的 22 次 CT 扫描的回顾性研究中发现，以阑尾直径 15mm 用作诊断标准，当阑尾形态学改变或阈值变化为检查内容时，CT 对阑尾肿瘤检测的敏感性为 95%。在 95% 的患者中，可见阑尾周围脂肪的索条影[218]。

（一）阑尾黏液囊肿

1. 流行病学、病因和病理

阑尾黏液囊肿是一个描述性术语，是指由于阑尾腔内积聚了分泌的黏液，导致了阑尾腔的扩张。黏蛋白的积累是一个缓慢的过程，如果感染未受干预，阑尾就会变成一个大的、薄壁的、黏蛋白填充的囊性结构[220-228]。黏液囊肿在临床上少见，仅在 0.3% 的阑尾切除标本中发现，女性患者与男性患者比例为 4∶1，平均年龄为 55 岁[228]。

组织学上，黏液囊肿分为三种：局灶性或弥漫性增生、黏液性囊腺瘤和黏液性囊腺癌。一些阻塞性病变会导致黏液囊肿，如阑尾炎瘢痕（最为常见）、粪便、阑尾癌、阑尾子宫内膜瘤、阑尾类癌、盲肠或升结肠癌、阑尾息肉和阑尾扭转。目前尚不清楚囊腺瘤或囊腺癌是否也会导致管腔阻塞，或梗阻阑尾的黏膜是否发生肿瘤性改变。引起阻塞的良性诱因与恶性诱因比例为 4∶1～10∶1[222, 225, 226, 229-231]。

大多数黏液囊肿的直径为 3～6cm[220, 221, 223, 225, 226]。在黏液囊肿的壁或腔中可发现钙化。阑尾黏液球病是一种罕见的疾病，阑尾腔内形成许多黏液球形小体为特征。黏液球形小体产生钙化，右下腹可及大量 1～10mm 的圆形或椭圆形移动钙化。阑尾黏液球病时，阑尾腔内质地类似木薯或鱼蛋[232, 233]。

2. 临床表现

超过 64% 的黏液囊肿患者主诉慢性右下腹疼痛。近 23% 的患者无症状。还有患者会出现腹部肿胀、贫血或黏液瘘管等症状。体格检查可发现 38% 患者可触及右下腹压痛，18%～50% 可触及局部肿块[222, 223, 225, 226, 228-231]。

在临床上黏液囊肿需重点关注其并发症，包括囊肿破裂或渗漏导致腹膜假性黏液瘤，肠扭转伴坏疽和出血，肠套叠进入盲肠引起不同程度的肠梗阻。当良性黏液囊肿破裂导致腹膜假黏液瘤时，单纯切除瘤体即可获得良好的预后。当恶性黏液囊肿时，其表现为易粘连以及梗阻的侵袭性肿瘤，并且 5 年生存率仅为 25%。囊肿瘤和囊腺癌在影像学检查、临床表现以及大体检查上难以区分，手术前必须提醒外科医师存在黏液囊肿[234, 235]。

3. 影像学表现

(1) 普通 X 线照相：腹部 X 线片可能显示正常或提示明显的右下腹部肿块。局部钙化有助于确诊，但并不常见。在阑尾黏液球病中，可发现移动性钙化，必须区别于静脉石、肠系膜淋巴结钙化和盲肠内侧壁钙化[82-84, 225, 226, 230]。

(2) 钡灌肠造影：盲肠可扩张，但与肿块不可分割（图 56-39）。回肠末端常发现移位[82-84, 225, 226, 230]。

(3) 横断面成像：超声检查时，黏液囊肿表现为充满液体的肿块，它可能是无回声的，或者可能存在间隔和重力依赖性回声。后面的这些征象可能是由于囊肿黏液浓缩随着黏液囊肿的成熟而出现的。其特异性征象为回声的通透性增高[229, 231]。

在 CT 上，黏液囊肿表现为水样密度或少数时候表现为软组织密度肿块（图 56-40）。在囊肿壁或腔内可见钙化（图 56-41）。

在 MRI 上，当黏液囊肿含液体较多时，它们在 T_1 加权图像上具有长 T_1 长 T_2 信号，在 T_2 加权像上呈高信号（图 56-42）。如果黏液蛋白含量较高，则病变呈短 T_1 长 T_2 信号，因此它们在 T_1 和 T_2 加权像上看起来都比较明显。

当腹膜假性黏液瘤进展时，出现恶性腹水，伴有包裹性积液、分隔、小钙化、肝脏和脾脏的扇形轮廓（图 56-43）[236-239]，产黏蛋白的腺瘤，囊腺瘤或表现为包裹的、低衰减的黏液性囊腺瘤，不能与黏膜下囊肿区分开来[224]。

4. 鉴别诊断

鉴别诊断包括卵巢囊肿和肿瘤、重复囊肿、肠系膜和网膜囊肿、肠系膜血肿或肿瘤，以及腹腔脓肿。

（二）黏液性囊腺瘤和囊腺癌

囊性肿块内有软组织成分或混杂密度影内有软组织结节（图 56-44），则强烈提示黏液性囊腺

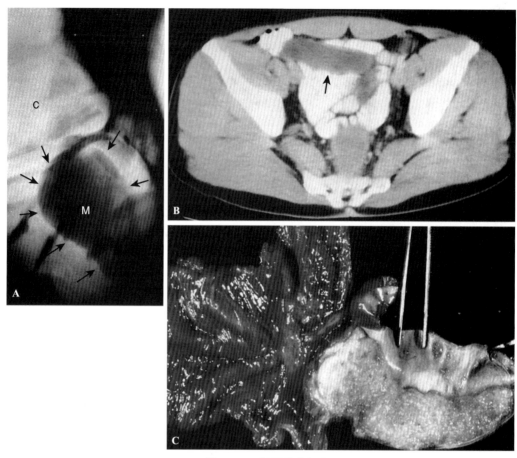

▲ 图 56-39 阑尾黏液囊肿

A. 钡灌肠示一个边界清晰的较大的盲肠内充盈缺损（M）。注意套叠的黏液囊肿起自盲肠的盲端（c），阑尾没有填充造影剂（箭）。B. CT 图像示盲肠周围扩张、被黏液填充的阑尾（箭），注意阑尾周围没有炎症。C. 大体标本显示，充满黏液并明显扩张的阑尾，压迫盲肠基底部。组织学提示为良性黏液囊肿

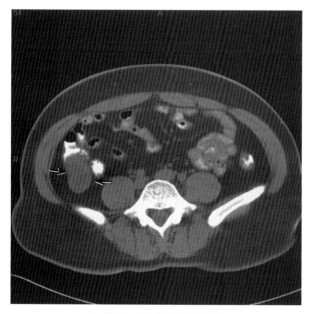

▲ 图 56-40 阑尾黏液囊肿

类圆形囊性灶（箭）代表阑尾黏液囊肿，邻近盲肠受推挤

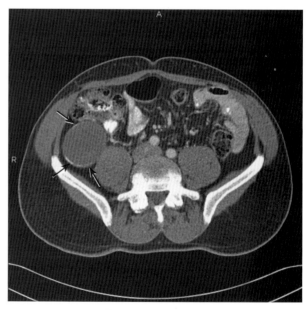

▲ 图 56-41 阑尾黏液囊肿

类圆形囊性灶内可见黏膜钙化（箭）

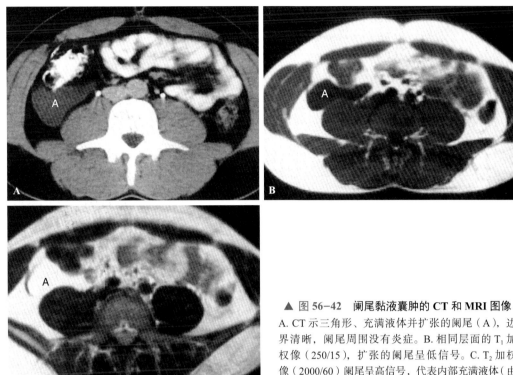

▲ 图 56-42　阑尾黏液囊肿的 CT 和 MRI 图像
A. CT 示三角形、充满液体并扩张的阑尾（A），边界清晰，阑尾周围没有炎症。B. 相同层面的 T_1 加权像（250/15），扩张的阑尾呈低信号。C. T_2 加权像（2000/60）阑尾呈高信号，代表内部充满液体（由 Charles A. Whelan，MD，Montclair，NJ 提供）

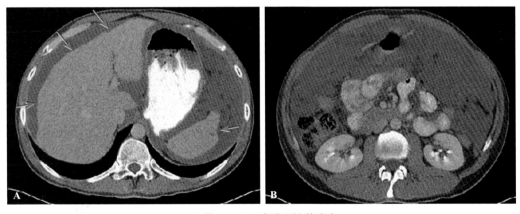

▲ 图 56-43　腹膜假性黏液瘤
A. 上腹部腹水勾勒出肝脏和脾脏的边缘可见扇形压迹（箭）。B. 中腹部大量密度不均匀的腹水伴分隔，推挤邻近肠管

癌 [238, 240]。约 46% 阑尾切除术后的黏液性囊腺癌患者会出现穿孔 [241]。黏液性囊腺癌伴腹膜假黏液瘤的患者 5 年生存率仅为 50% [203]。

（三）非黏液性阑尾腺癌

原发性阑尾腺癌是一种罕见肿瘤，发病率仅约为 0.08% [242]。初诊时阑尾腺癌为软组织肿块，类似结肠癌，阑尾腺癌易通过血行和淋巴转移。

在 CT 检查中，这些肿瘤通常表现为局灶性或弥漫性软组织肿块，伴有阑尾扩张（通常直径＞15mm），壁增厚，以及阑尾周围脂肪的软组织索条（图 56-45 和图 56-46）。病变较小时，阑尾癌不易与复杂阑尾炎相鉴别。

手术治疗策略取决于肿瘤大小和分期。无淋巴结受累的小病变通常可通过阑尾切除术治疗，但晚期阑尾癌通常需要行右半结肠切除术。

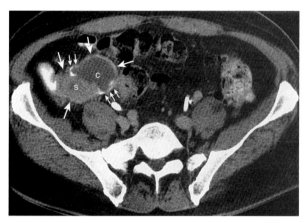

▲ 图 56-44　阑尾黏液性囊腺癌

CT 显示在盆腔内盲肠下方可见一囊实性肿块（大箭）。囊性成分的边缘可见钙化（小箭）

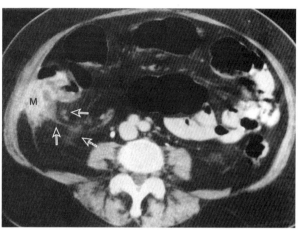

▲ 图 56-45　阑尾癌穿孔的 CT 图像

盲肠后下方可见一分叶状不均匀的软组织肿块，肿块边缘不规则，阑尾周围可见炎性渗出（箭）

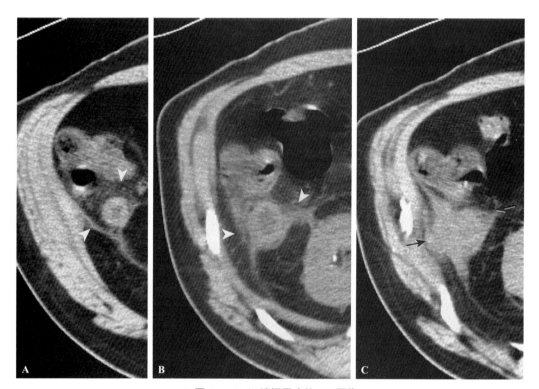

▲ 图 56-46　远端阑尾癌的 CT 图像

A 至 C. 右中下腹轴位图像显示阑尾远端的分叶状软组织肿块（箭），近端阑尾的黏膜增厚。阑尾周围可见炎性渗出（箭头）

（四）类癌

　　阑尾类癌是最常见的阑尾肿瘤，有 0.32% 阑尾切除标本可发现此类病变，尸检时发生率为 0.054%[202, 243]。阑尾类癌占所有胃肠道类癌的 18.9%，但其生物侵袭性低于其他胃肠道类癌[244]。大多数患者在发现时病变小于 2cm，大多患者无临床症状。常因急性阑尾炎在术中或术后发现（图 56-47）。阑尾类癌的平均年龄（平均 42.2 岁）低于其他胃肠道类癌（平均 62.9 岁）或非类癌阑尾肿瘤（平均 61.9 岁），有共存肿瘤，转移潜能小，好发于女性（男女比例为 0.47）[245, 246]。阑尾类癌的 5 年生存率（85.9%）高于其他胃肠道类癌（54%）[246]。

　　大多数阑尾类癌（≈70%）位于阑尾尖端，其次

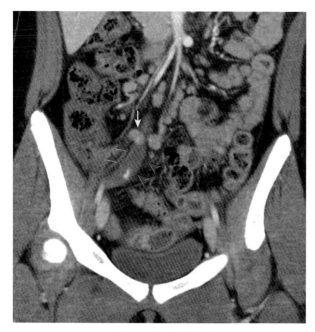

▲ 图 56-47 阑尾类癌

急性阑尾炎患者，强化的软组织肿块（箭）阻塞阑尾管腔，导致管腔扩张和积液（箭头）

是体部（约 22%）和基部（约 7%）[203]。典型的 CT 表现为均匀的软组织肿块，可侵及盲肠和肠系膜[247]。

阑尾类癌的治疗取决于其大小。小于 2cm 的肿瘤通常行阑尾切除术。大于 2cm 或侵及阑尾系膜时需行右半结肠切除术，其预后较差[203]。

（五）淋巴瘤

原发性阑尾淋巴瘤是一种非常罕见的病变，发病率为 1%～3%[248, 249]。患者通常出现类似急性阑尾炎的临床症状，并且既往无淋巴瘤病史。在诊断时，大部分肿瘤 > 3cm。所有报道的病例均为非霍奇金淋巴瘤[250]。

在 CT 上，阑尾通常有明显的管壁增厚，并能保持其蠕虫状外观。阑尾管腔可能存在动脉瘤样扩张，并且由于管腔阻塞引起的继发性阑尾炎或淋巴瘤直接侵犯浆膜，阑尾周围脂肪内可以观察到索条影[250, 251]。

九、转移

可转移至阑尾的原发性肿瘤包括乳腺癌、肺癌、支气管癌、胃癌、结肠癌、胰腺癌、肾癌、卵巢癌或前列腺癌。盲肠或回肠肿瘤的直接蔓延也可能涉及阑尾[203]。

阑尾的转移性肿瘤通常涉及浆膜层或黏膜下层，在 CT 上，它们通常表现为与阑尾相邻的孤立的软组织肿块。这些病变可以阻塞阑尾腔，导致继发性阑尾炎和并发症，包括穿孔[203]。

第 57 章　溃疡性和肉芽肿性结肠炎：特发性炎性肠病

Ulcerative and Granulomatous Colitis: Idiopathic Inflammatory Bowel Disease

Richard M. Gore　Jonathan W. Berlin　Aleksandar M. Ivanovic　著

纪婉莹　译　　张晓燕　校

炎症性肠病包括两种形式的慢性、特发性肠道炎症，即溃疡性结肠炎和克罗恩病。尽管许多其他的炎症性疾病会感染肠道，但大多数都是通过特定的病原和病程或炎症活动的性质来区分的。溃疡性结肠炎和克罗恩病的病因尚不清楚，因此这些疾病是根据经验由其典型的病理、放射学、临床、内镜和检验特征来定义的 [1-7]。这一章总结了能够在溃疡性结肠炎和克罗恩病之间可行区分的特征。这种分类的基本有效性是不确定的，除非更好地理解这些疾病的病因和发病机制。

一、溃疡性结肠炎

溃疡性结肠炎是一种不明来源的弥漫性炎性疾病，主要累及结直肠黏膜，但后来侵袭到肠壁的其他层。该病特征是从直肠开始，并逆向侵袭部分或全部的结肠。诊断通常是基于临床症状和乙状结肠镜示炎症黏膜进行的，并通过钡剂灌肠和黏膜活检结果证实 [5,6]。

（一）历史性回顾

尽管希波克拉底知道腹泻不是一种单一的疾病，但需要超过两千年的时间才能使溃疡性结肠炎与常见的感染性肠病区分开来。1859 年，威尔克斯描述了伊莎贝拉·班克斯夫人的病例，她患有"大肠炎症"并且"伴有黏液血便，死后，整个结肠内表面呈现高度血管软化的红色且表面覆盖着顽固性黏液和附着性淋巴 [8]。"到 1900 年，溃疡性结肠炎在其临床和病理标准方面有了完备的特征 [1]。

（二）流行病学

流行病学数据已经产生了一些关于溃疡性结肠炎病因的重要线索。溃疡性结肠炎的显著流行病学特征列于框 57-1，并将进行更详细的讨论。

溃疡性结肠炎比克罗恩病更常见，年发病率为 2～10 例 / 10 万。全世界的患病率为 35～100 例 / 10 万。这种广泛的范围可能是疾病分布的真正差异，以及报告、诊断标准和医疗的可用性差异的结果 [7]。溃疡性结肠炎的发病率保持稳定。这与克罗恩病形成鲜明对比，克罗恩病在过去 30 年中的发病率增加了 6 倍。

溃疡性结肠炎在北欧、斯堪的纳维亚、不列颠群岛、美国和以色列等发达国家最为盛行。在高流行地区，溃疡性结肠炎的发病率趋于平稳，而克罗恩病的发病率却在上升。在低流行地区，溃疡性结肠炎的发病率一直在上升 [7]。溃疡性结肠炎在白人中比非白人多 4 倍，而且女性占轻微优势 [7]。

犹太人的溃疡性结肠炎发病率增加了 2～4 倍。以色列的犹太人的溃疡性结肠炎发病率远低于美国和欧洲的犹太人。此外，在以色列的西班牙系犹太人的疾病发病率低于的德系犹太人。这些不同的比率表明遗传易感性可能因环境因素而改变 [7]。

框 57-1 溃疡性结肠炎的流行病学

- 全世界患病率：35～100 例 /10 万
- 年发病率：2～10 例 /10 万
- 双峰年龄分布 - 峰值：15—25 岁；较小峰值：50—80 岁
- 危险因素
  - 白人（2～5 倍风险）
  - 犹太人（2～4 倍风险）
  - 生活在发达国家
  - 城市居民
  - 家族病史（30～100 倍风险）
  - 兄弟姐妹患病
  - 单身
  - 不吸烟

引自 Osterman MT, Lichtenstein GR: Ulcerative colitis. In Feldman M, Friedman LS, Branch LJ（eds）: Gastrointestinal and Liver Disease, 8th ed. Philadelphia, Saunders, 2010, pp 1975–2090

溃疡性结肠炎的高发年龄在 15—25 岁，其次是在 55—65 岁。在 10 岁以下的儿童中，溃疡性结肠炎比克罗恩病更常见。溃疡性结肠炎在城市人口中比在农村中更常见 [7]。

溃疡性结肠炎的一级亲属的发病率是一般人群的 30～100 倍 [7]。溃疡性结肠炎患者中，10%～20% 的患者有类似受感的一级亲属。在一级亲属中，子女患溃疡性结肠炎的风险为 8.9%，兄弟姐妹为 8.8%，父母为 3.5%。这种子女在比患病父母更年轻的时候患上这种疾病的现象被称为基因预测。家族性溃疡性结肠炎似乎遵循一种多基因遗传模式 [7]。

与终身不吸烟者相比，当前吸烟者患溃疡性结肠炎的风险降低了 59%，但曾吸烟者的风险提高了 64%。然而，吸烟不是治疗性的，并且没有强有力的证据表明吸烟对溃疡性结肠炎的临床过程有益。在疾病发作之前，戒烟的患者会经历更频繁地住院治疗和结肠切除术。这一事实提高了戒烟会导致更严重疾病的可能性 [8, 9]。

溃疡性结肠炎的死亡率显著提高，这可归因于诊断和管理的改善。在过去，溃疡性结肠炎导致的死亡占炎症性肠病（IBD）死因的 90%。最近，溃疡性结肠炎和克罗恩病死亡的比例在 20—29 岁人群中约为 1/10 万，在 50—59 岁则为 3～4/10 万 [7]。约 78% 的溃疡性结肠炎患者死于与肠病无关的原因。在一项研究中，结肠直肠癌在溃疡性结肠炎患者的死亡中占 14%[7]。

（三）发病机制和致病因素

尽管许多研究人员做了详尽的研究，但溃疡性结肠炎的病因仍不清楚。虽然遗传、环境、神经、激素、感染、免疫和心理因素在该疾病的发病机制上的参与已经得到了很好的证实，但没有一种机制被证明是主要的致病因素。此外，现在看来，远端溃疡性结肠炎可能与全结肠炎的原因不同 [1-4]。

如上所述，溃疡性结肠炎的家族聚集是公认的。溃疡性结肠炎易感性的假定遗传方式是通过多基因。该疾病在同卵双胞胎中发生频率最高。人白细胞抗原（HLA）表型 B5，Bw52 和 DR2 也与溃疡性结肠炎显著相关。溃疡性结肠炎通常与自身免疫性疾病，骶髂关节炎，强直性脊柱炎，肠道性少关节炎和前葡萄膜炎相关，这些疾病均与 HLA-B27 抗原相关 [4-6]。与溃疡性结肠炎相关的基因可能编码产生肠功能或结构异常，使其更容易受到感染、毒素和自身免疫作用的侵袭 [8]。

患有溃疡性结肠炎的患者具有异常的黏蛋白产生，这可能允许各种腔内细菌产物和毒素攻击黏膜。不确定这种缺陷是否是该疾病的原因或影响 [4-6]。由单一微生物直接引起感染导致 IBD 的说法仍然是合理的。衣原体、分枝杆菌、肠道厌氧菌、巨细胞病毒、耶尔森菌和细菌细胞壁成分都被认为是溃疡性结肠炎的原因。通常构成正常菌群的细菌也可能在易感宿主中具有致病性 [4-6]。

在溃疡性结肠炎中，肠神经系统和含有 P 物质和血管活性肠多肽（VIP）的神经变得直，厚且具有高免疫反应性。物质 P 和 VIP 是神经源性炎症中的强力介质，并引起血管舒张、血浆外渗和水样腹泻。所有这些因素可能在 IBD 的病理生理学中起作用 [4-6]。

因免疫系统不能清除微生物和毒性剂或引起的不当反应在溃疡性结肠炎的发病机制中发挥了重要作用，因为无论触发因素为何，免疫系统都可能介导组织损伤，这是皮质类固醇和其他免疫抑制药治疗的基础。溃疡性结肠炎的结肠炎症可能仅仅是局限于结肠固有层内夸大的生理反应。巨噬细胞和 T

细胞、B 细胞群的相对含量发生改变，携带免疫球蛋白 G 的细胞数量增加。该疾病的特征还在于与肠抑制性 T 细胞减少和细胞毒性 Leu-7 阳性细胞水平升高相关的抗原呈递活动的基本改变。还出现肠腔中针对抗原的特异性抗体水平增加 [1-6]。这些免疫紊乱为新的免疫抑制药和生物制剂提供了巨大的治疗潜力（见后文）。

溃疡性结肠炎是一种复杂的疾病。它包括病原体或抗原之间的相互作用，宿主的免疫反应，以及免疫、环境和遗传的影响。

（四）检查结果

1. 临床表现

溃疡性结肠炎在临床过程、严重程度和预后方面差异很大。疾病活动有轻重交替变化，其特征在于血性腹泻的急性恶化，其自发消退或在治疗后消退。最常见的临床表现是腹泻、腹痛、直肠出血、体重减轻和里急后重，呕吐、发热、便秘和关节痛的发生率较低 [10-12]。溃疡性结肠炎通常在大多数患者中表现为慢性低级别疾病。在 15% 的患者中，这种疾病具有急性和暴发性病程，具有暴发性腹泻、便血和低血压。大多数患者（60%～75%）有间歇性发作，发作间有完全的症状缓解，4%～10% 有一次发作，没有后续症状，5%～15% 因症状持续无缓解 [10, 11]。

溃疡性直肠炎的患者具有稍严重的病情，并且病灶通常局限在远端。在 10 年病程中，15% 的患者向近端结肠延伸，且 7% 延伸到肝曲。目前，30% 的患者的疾病仅限于直肠，40% 的患者疾病向直肠上方延伸但不超过肝曲，其余 30% 患有全结肠炎。初次就诊时，不到 10% 的患者出现肠外表现，如关节痛、轻度关节炎、眼部炎症和皮疹 [1-5, 10, 11]。

在最严重的病例中，体格检查会出现发热、虚脱、脱水和体位性低血压。腹部可能因结肠的弛缓和扩张而突出。腹部结肠压痛和肠音消失是代表中毒性巨结肠或早期穿孔的不良征象。轻度受累的患者表现为苍白、低热、体重减轻和轻度腹部压痛 [10, 11]。

2. 内镜表现

乙状结肠镜检查有助于确定溃疡性结肠炎的诊断，因为 90%～95% 的病例累及远端结肠和直肠。在早期，黏膜水肿易碎，当用内镜接触或用棉签擦拭时，血管正常形态丧失并出血。随着疾病进展，出现颗粒状自发性出血性黏膜并伴有黏液脓性渗出物。结肠袋厚而钝，内腔似变窄和伸直，正常的薄（< 2mm）黏膜褶皱丢失。在严重疾病中，黏膜弥漫性出血，并且可见明显的溃疡，伴有不规则的黏膜消失 [3, 13, 14]。

3. 影像学表现

（1）腹部 X 线片：通过仔细检查溃疡性结肠炎患者的腹部 X 线片可以获得大量信息。虽然应该注意结肠，但也必须排除其他异常，如肾结石、骶髂关节炎、强直性脊柱炎和股骨头缺血性坏死 [15-20]。

尽管溃疡性结肠炎的程度通常由钡灌肠和结肠镜检查决定，但这些操作在重症患者中具有较高的风险。以下的影像学特征可用于评估结肠炎的严重程度和程度，如形成的粪便残渣的范围、黏膜边缘的表现、结肠袋的改变、结肠宽度、壁厚 [15]。

①结肠粪便残留：形成的粪便残留物的远端范围提供了结肠炎近端范围的良好指示，尽管不是绝对的（图 57-1）。这种方法有时会过高估计，但不会低估疾病的程度。从残留程度可以得出以下结论，这种方法有时会高估，但不会低估疾病的程度。从残留物的程度可以得出以下结论 [15-23]：

a. 如果未见残留物，患者可能有活跃的全结肠炎。

b. 如果残留物延伸到乙状结肠，则会出现直肠炎（这可能与正常情况无法区别）。

c. 如果残留物只存在于近端结肠中，结肠炎很可能延伸到这一水平，但可能会更远。

②黏膜：结肠黏膜边缘通常是光滑的。在活动性结肠炎中，线条呈颗粒状，模糊不清，有些毛糙。明确的中溃疡，黏膜线被破坏，导致不规则的边缘。广泛的溃疡中，仅留下水肿的黏膜岛。肠壁坏死的暴发性结肠炎壁内可能存在散在的气体影。线性积气表明极深度溃疡或腹膜外穿孔，伴有邻近肠壁积气 [15-23]。

③结肠袋：正常的结肠袋缝隙平行分布，相距 2～4mm，横跨结肠直径的 1/3。结肠袋缝隙增宽失去平行分布是溃疡性结肠炎的早期表现，并且在 X

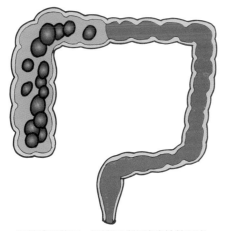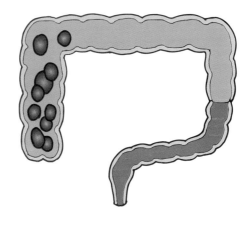

远端残留范围 = 近端活动期溃疡性结肠炎　　　　　　　远端残留范围较结肠炎更近 - 高估疾病范围

▲ 图 57-1　溃疡性结肠炎：活动性疾病的 X 线片评估

粪便残留物的远端程度可能高估，但很少低估活动性疾病的近端程度（引自 Bartram C, Kumar P: Clinical Radiology in Gastroenterology. Oxford, England, Blackwell Scientific, 1981, p 135）

线片上比其伴随发生的黏膜颗粒化更明显。结肠袋也可能完全消失。钝化可能与膨胀不良混淆，因此如果结肠内仅存在少量气体则不应进行诊断[15-23]。

④结肠直径：横结肠直径的上限是 5.5cm。在极慢性的溃疡性结肠炎中，结肠呈管状狭窄，直径远小于 5cm。在这些患者中，如果结肠的直径超过 5cm，则炎症已穿透肠壁，这表明暴发性结肠炎并有穿孔或中毒性巨结肠的危险[15-23]。

⑤壁厚：在正常结肠中，结肠周脂肪线和充气肠腔之间的距离＜ 3mm。在慢性溃疡性结肠炎中，其厚度增加至超过 3mm。在一项评估这些表现的研究中，四种特征的组合是肝曲近端疾病的特征：黏膜边缘不规则，结肠袋缝隙缺失，结肠壁增厚，右侧结肠空腔[19]。

4. 钡剂灌肠

钡剂灌肠对溃疡性结肠炎患者有以下作用：①确认临床诊断；②评估疾病的范围和严重程度；③区分溃疡性结肠炎与克罗恩病和其他结肠炎；④追查病程；⑤发现并发症。在溃疡性结肠炎患者中，钡剂灌肠的作用已经被结肠镜检查，多排螺旋计算机断层扫描（MDCT）和磁共振成像（MRI）取代。关于溃疡性结肠炎钡灌肠检查的主要影像学表现见框 57-2，它们的解剖学和病理学起源和意义（图 57-2）随后讨论。

(1) 颗粒状：溃疡性结肠炎的最早病理变化是

黏膜充血和炎性细胞聚集[24, 25]。内镜中这些变化表现为黏膜正常半透明度的丧失和黏膜下结构式的遮蔽[26, 27]。放射学上黏膜或结肠袋水肿的轻微增厚可能存在，但这些表现通常只有在回顾中才会被辨认出[26]。随着进行性水肿和充血，黏膜形成颗粒状（图 57-3A）[27-29]。在正常的双对比成像中看到的结肠边缘的光滑、清晰和明显的黏膜被无定形、增厚和模糊的黏膜线所取代。在正常和异常黏膜之间存在几厘米长的逐渐过渡。这种颗粒程度应与慢性溃疡性结肠炎的颗粒状外观区分开（图 57-3B）。在慢性溃疡性结肠炎中，黏膜表面结构粗糙，并且结

框 57-2　溃疡性结肠炎钡剂灌肠结果

急性改变
- 黏膜的粒度
- 黏膜点状显影
- 领扣状溃疡
- 结肠袋增厚或消失
- 炎性息肉
- 融合的、连续的、襻周的疾病

慢性变化
- 结肠袋消失
- 管腔狭窄
- 直肠瓣消失
- 骶骨前间隙增宽
- 反流性回肠炎
- 炎后假性息肉

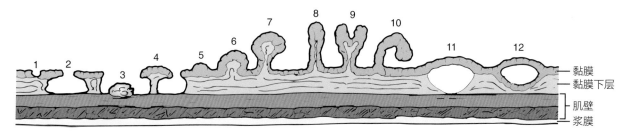

▲ 图 57-2　溃疡性结肠炎黏膜病变谱

1. 点状黏膜溃疡 - 隐窝脓肿。2. 衣领扣状溃疡。3. 息肉样肉芽组织堆积。4. 黏膜残余形成炎性假息肉。5、6. 无蒂黏膜息肉（增生、腺瘤、癌有相似的形态学特征）。7. 有蒂息肉（典型增生或低度腺瘤）。8、9、10. 不同构型的炎性假息肉。11. 黏膜残余桥接区活动性底蚀性溃疡。12. 黏膜桥处于静止状态，以前裸露的表面被新的上皮覆盖（引自 Lichtenstein JE: Radiologicpathologic correlation of inflammatory bowel disease. Radiol Clin North Am 25: 324, 1987）

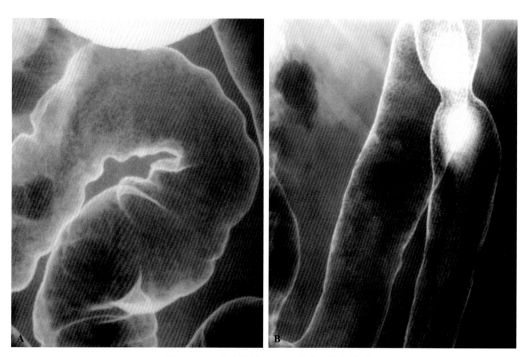

▲ 图 57-3　溃疡性结肠炎：黏膜颗粒状模式

A. 早期溃疡性结肠炎。在这个乙状结肠的斑点图像上可以看到变钝的结肠袋裂缝。由黏蛋白的异常数量和质量引起的黏膜粒度是连续的、周向的和对称的。B. 慢性溃疡性结肠炎。这种短的、管状的、结肠的脾结肠弯曲的斑点图像显示出比急性疾病中看到的更粗糙的表面图案

肠轮廓有明显变化。

颗粒状是由于累及的黏膜产生的黏液的质和量的异常[25]。在组织学检查中，杯状细胞的数量减少，其含有的黏蛋白成分低于正常[6, 25, 30, 31]。正常黏液对于正常的肠道钡涂布至关重要。任何改变黏蛋白产生的良性或恶性，传染性或炎性过程都会影响黏膜的涂布和成像[25]。

（2）黏膜点状显影：在溃疡性结肠炎的颗粒期，炎性细胞在黏膜隐窝的基部积聚[25, 31]。细胞碎片倾向于阻塞肠腺窝，导致微小脓肿形成，一般被称为隐窝脓肿（图 57-4A）。这些隐窝脓肿最终侵蚀到肠腔内[30, 31]。溃疡加深，钡剂斑状黏附，产生黏膜点状显影（图 57-4B）[25]。这种点状显影类似于，用相当干燥的画笔涂抹白色油漆[27]。

（3）衣领纽扣样溃疡：随着疾病进展，隐窝脓肿的溃疡破坏固有层和黏膜肌层，并向底部侵蚀黏膜下抵抗力较差的结缔组织[30]。累及的黏膜下层坏死，溃疡横向延伸，导致进一步的底层侵蚀。这种

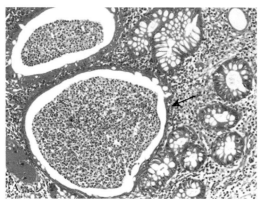

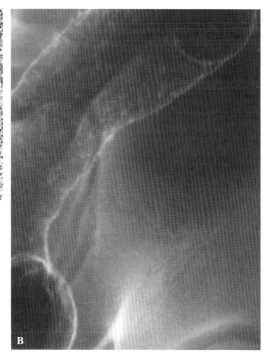

▲ 图 57-4　溃疡性结肠炎：隐窝脓肿导致黏膜点状显影

A. 在 Lieberkühn 隐窝可以看到隐窝脓肿（箭）。B. 当这些脓肿侵入腔内时，它们积聚了点状的钡剂，产生黏膜点状显影

底蚀作用包裹在结肠浆膜侧的固有肌层和腔侧的肌层黏膜间[32, 33]。这种溃疡常与结肠系膜带相关。黏膜缺损相对于底蚀程度较小，呈烧瓶状，即所谓的衣领纽扣样溃疡（图 57-5）[25]。随着这些溃疡扩大和融合，衣领纽扣样形状消失，产生黏膜残留岛和炎性假性息肉的网状结构。

(4) 息肉：在 IBD 患者的钡剂检查可以看到各种不同的黏膜突起[25]。它们的外观和意义取决于疾病的阶段和病理起源。

①炎性假息肉：在患有严重溃疡性结肠炎的患者中，存在广泛的黏膜和黏膜下溃疡，其中仅黏膜和黏膜下层岛可以存活。发炎的水肿黏膜突出于周围溃疡区域，形成息肉状外观（图 57-6）[31]。由于其仅代表了先前存在的黏膜和黏膜下层的残余，而不是新的增长，它们被称为假性息肉[31]。炎性假性息肉是衣领纽扣样溃疡的自然进展：溃疡延伸和融合，使假性息肉取代溃疡成为主要的放射学发现[34-38]。炎性假性息肉通常发生在溃疡性结肠炎中，但也可见于克罗恩病。在克罗恩病中看到的鹅卵石样表现是另一种类型的假性吸头，其中较大的残留的黏膜岛被线性和横向溃疡包围[25]。

②炎症后的假性息肉：当 IBD 进入缓解期时，裸露的黏膜愈合并被肉芽组织覆盖，所述肉芽组织具有类似于在溃疡性结肠炎的早期阶段中观察到的颗粒状外观[6, 31, 36-38]。在一些患者中，再生黏膜有过度生长的倾向（图 57-7）。这种过度生长常常导致息肉样病变，可能是小的和圆形的，长的和丝状的，或增殖成模拟绒毛状腺瘤的丛状结构。因为再生黏膜在细胞学上是正常的，所以它不是真正的赘生物而是假性息肉。因为这发生在黏膜愈合期间，所以它被称为炎症后假性息肉[34-38]。这些息肉代表结肠炎严重发作的后遗症，可能是既往疾病的唯一征兆。黏膜桥也是炎症后假性息肉，存在于溃疡包围的黏膜岛之间。随着缓解，黏膜桥的下方和潜在的溃疡再上皮化[39, 40]。

炎症后假性息肉也可以在缺血后、严重感染后和克罗恩病中见到。克罗恩病患者的食管、胃和小肠也有丝状息肉[25]。

(5) 反流性回肠炎：在 10%～40% 的慢性溃疡性全结肠炎患者中，远端 5～25cm 的回肠发炎（图 57-8）。这种回肠炎仅在全结肠炎的情况下发生，并且通常在结肠切除术后 1～2 周消退[15, 26]。尽管可能存在小的溃疡，但这不是回肠的原发炎症。回肠末端可用于形成回肠造口或成袋。这种疾病的发病机制尚不确定，但可能与结肠内容物回流到小肠有关，因此称为反流或反洗回肠炎[15]。

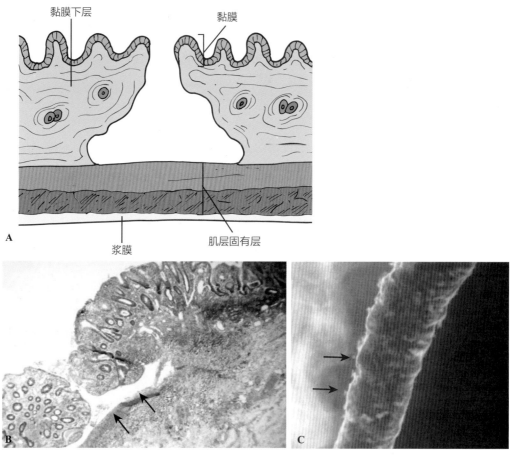

▲ 图 57-5　溃疡性结肠炎：衣领口状溃疡

A. 隐窝脓肿的狭窄颈部通过肌层黏膜侵蚀到黏膜下层。溃疡通过黏膜下层横向扩散，并通过固有肌层的抗蚀性内环形层包含在平坦的基部中。B. 低倍率显微照片显示具有平底的特征性破坏（箭）。C. 脾曲的斑点膜显示具有扁平基部的多个烧瓶状溃疡（箭）。溃疡局限于固有肌层表面

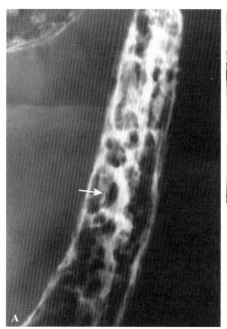

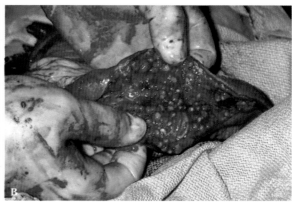

▲ 图 57-6　溃疡性结肠炎：炎性假性息肉

A. 在双对比钡灌肠研究中显示出炎性假性息肉（箭）。当广泛的黏膜和黏膜下溃疡仅留下存活的黏膜和黏膜下层的小残留岛时，可以看到这些假性息肉。因此，它们代表了先前存在的黏膜和黏膜下层的残余，而不是新的增长。B. 患病结肠的术中图像显示出血性溃疡包围的多个残留的白色黏膜岛。在局部缺血后、严重感染后和克罗恩病中，也可以看到炎症后假息肉。在克罗恩病患者的食管、胃和小肠中也有丝状息肉

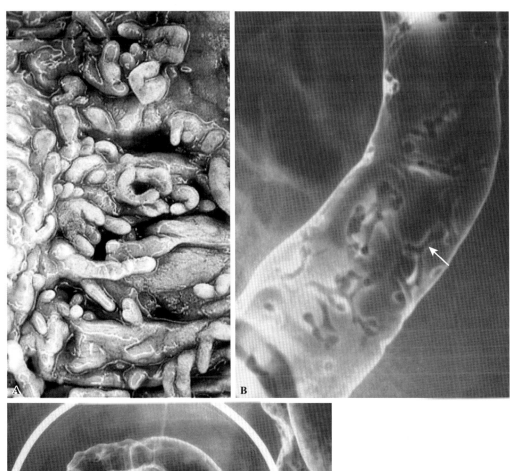

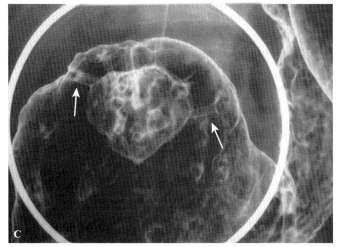

▲ 图 57-7　溃疡性和克罗恩结肠炎：炎症后假性息肉

A. 这些假性息肉是黏膜愈合的表现，其中正常组织成分过度生长。病变可能小而圆或长且呈丝状。B. 在乙状结肠中可见圆形和丝状（箭）假性息肉。C. 克罗恩病结肠炎患者的脾曲的巨大炎症后假性息肉。注意黏膜桥（箭）

　　钡剂检查显示慢性全结肠炎与回盲瓣的扩张和固定相关，容易导致反流和回肠末端持续扩张。黏膜的正常皱襞消失，呈颗粒状。

　　(6) 结肠袋钝化消失：在溃疡性结肠炎的病程中，结肠袋皱襞经历两个主要变化（图 57-9 和图 57-8）。①在疾病早期，水肿和增厚；②在慢性病程中，它们钝化或可能完全消失[15]。结肠袋的变化过程可以通过简单回顾结肠袋的形成来帮助理解。在出生时，结肠袋通常是不存在的，这解释了为什么新生儿的结肠和小肠气难以区分。随着结肠

的生长，固有肌层的环形肌肉生长快于纵行肌肉、结肠带。这种不同的生长速度导致结肠带以类似手风琴的方式缩短结肠，囊状结肠袋产生通常在 3 岁时首次出现[41]。

　　由于环形肌融合于结肠带，结肠带是近端结肠固定的解剖标志。在远端结肠中，结肠袋通过结肠带的主动收缩产生。因此，结肠通常可以没有中段横结肠以远的结肠袋，近端结肠中的结肠袋消失通常是异常的[41, 42]。

　　在早期溃疡性结肠炎中，由于水肿，结肠袋变

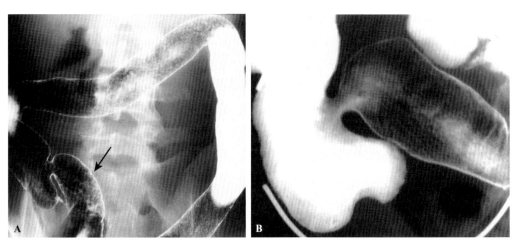

▲ 图 57-8　溃疡性结肠炎：反流性回肠炎

A. 患有慢性溃疡性全结肠炎的患者显示了反流性回肠炎（箭）。B. 在另一名患者中，注意到扩张的回盲瓣，扩张的，呈颗粒状的末端回肠和管状的结肠

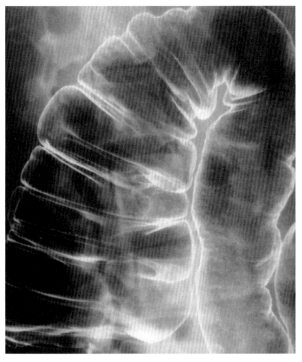

▲ 图 57-9　急性溃疡性结肠炎：结肠袋消失

没有远离肝弯曲的结肠袋，并且放松了结肠带。黏膜外观呈颗粒状。此时结肠没有缩短，因为在疾病的早期阶段，尚未发展到黏膜肌层的增厚和收缩

形增厚，并且可能对结肠产生波纹轮廓，这被称为"压迹征"[43]。在慢性溃疡性结肠炎中，有两个原因经常造成结肠袋消失，即结肠带的肌肉张力改变以及结肠缩短[41, 42]。在这种疾病中，由于某种未知的原因，结肠带变得松弛。这种松弛伴随着结肠袋形态消失。在痊愈过程中，由于获得张力结肠袋可能

会重新出现。第二个主要因素还在于慢性溃疡性结肠炎中黏膜肌层的严重肥厚和固定收缩（图 57-10），这会导致结肠缩短。因此，在相对较短的结肠带上，结肠的正常的手风琴样排列消失[42-45]。

（7）骶前空间扩大：当直肠扩张时，在钡灌肠期间获得的实际投射在侧位像上的直肠后空间通常为 7.5mm 或更小[46]。1~1.5cm 的距离被认为是该空间的中度增大，而 > 1.cm 的距离是异常的。这些值通过测量钡灌注的后缘和第 2 骶骨段的前边缘之间的最短距离而获得。骶前空间常常在慢性溃疡性结肠炎和克罗恩病中扩大，但也可见于肥胖患者和盆腔脂肪瘤病、盆腔肿瘤、放射性纤维化、下腔静脉血栓、骶骨和直肠肿瘤、衣原体感染和其他感染性直肠炎[47-49]。

在溃疡性结肠炎患者中，有两个过程导致骶前间隙异常（图 57-10）：①直肠腔狭窄及肠壁增厚；②直肠脂肪的增殖、炎症和浸润。这些变化可通过 CT 充分证实，并与溃疡性结肠炎患者在腹会阴切除术时常见的水肿性脂肪组织和直肠周围淋巴结增大相关。在患有克罗恩病的患者中，直肠周围脓肿也可能导致这种扩大[50]。

（8）直肠瓣异常：在双对比灌肠的直肠侧视图上至少应该可以看到一个直肠瓣。皱襞通常在 S_3 和 S_4 的水平处看到，并且应该小于 5mm 厚。直肠瓣是直肠炎的重要指征，应联合骶前空间的大小来理解。两种情况表明直肠炎：①骶前空间超过 1.5cm，

瓣膜厚度超过 6.5mm 或消失；②骶前空间正常，但瓣膜厚度超过 6.5mm。在正常骶前空间存在的情况下直肠瓣消失可以是正常变异[15]。

(9) 狭窄：良性狭窄是溃疡性结肠炎的局部后遗症，在约 10% 的患者中发生[15]。它们通常是局部的，并且平滑地逐渐变细，很少有足够狭窄而引起阻塞。它们有时是可逆的，通常存在于远端结肠中。不可逆并且位于结肠近端的狭窄应该考虑为肿瘤。狭窄归因于前面描述的肌层黏膜的变化，并且几乎总是与轴位成像中的肠壁增厚相关[51-55]。

(10) 分布：溃疡性结肠炎起源于直肠并以连续方式向近端延伸。在病变和正常肠道之间通常存在相当清晰的界限。受累的黏膜是弥漫性的、连续的、融合的、襻周的和对称的，没有正常的黏膜介入。直肠几乎总是受累，但可以在接受皮质类固醇灌肠治疗的患者中幸免。

5. 计算机断层扫描

溃疡性结肠炎早期阶段特有的潜在黏膜异常低于 CT 的空间分辨率。随着疾病进展，严重的黏膜溃疡可以破坏结肠壁的某些部分，导致炎性假性息肉（图 57-11）[56]。当这些假性息肉足够大时，可以在 CT 上显示。对于中毒性巨结肠患者，CT 可检测出肠壁变薄，未知的穿孔和气肿[57]。在这方面，CT 可以非常有助于确定腹部 X 线片稳定但临床病程恶化的患者的手术紧迫性。在 CT 上也可以看到炎症后的假性息肉。

肠壁增厚和管腔狭窄是亚急性和慢性溃疡性结肠炎的常见 CT 特征（图 57-12，框 57-3）。由于慢性溃疡性结肠炎中黏膜肌层的增生，黏膜变厚。此外，由于急性和慢性溃疡性结肠炎中的圆形细胞浸润，固有层增厚。在急性和亚急性病例中，黏膜下层变厚，是由于脂肪沉积或水肿。黏膜下层增厚进一步导致管腔狭窄[58-62]。

在 CT 上，这些肠壁变化在轴向成像上产生靶征或晕征。管腔被软组织密度环（黏膜、固有层、肥大的肌层黏膜）环绕，周围环绕着低密度环（黏膜下层水肿或脂肪浸润），外周环绕着软组织密度环（固有肌层）[58-64]。这种肠壁分层不具有特异性，也可见于克罗恩病、感染性小肠结肠炎、假膜性结肠炎、缺血性和放射性小肠结肠炎、肠系膜静脉血栓形成、肠水肿和移植物抗宿主病的患者[58-64]。

直肠狭窄和骶前空间的扩大是慢性溃疡性结肠炎的放射学标志[65-68]。MDCT 描述了这些以相当显著的形态变化为基础的解剖学变化（图 57-10）。由于慢性溃疡性结肠炎导致肠壁增厚（见上文），直肠腔变窄。因此，直肠在轴向扫描时具有靶征，不应将其误认为是肛门外括约肌、黏膜脱垂或肛提肌。骶前空间的增大是由于直肠脂肪的增殖引起的。

6. 超声

IBD 改变肠壁或单层的厚度和回声、壁层分层的完整性、周围组织的外观、肠蠕动和可压缩性（框 57-4）[69-74]。水肿是急性肠道炎症的一个突出特征。水肿导致结肠壁增厚和保留肠壁分层（图 57-13）。在横切面上，交替的高低回声层产生靶征。在溃疡性结肠炎中，由于水肿、黏膜变厚和低回声[73, 74]。黏膜下层也变厚，但结肠运动得以维持。伴随疾病的进展，结肠袋分隔消失。在确诊的患者中，肠壁厚度为 $0.6 \pm 0.2cm$[62-67]。在一个队列中，这些变化存在于所有全结肠炎的患者、94%的左侧结肠炎的患者，但直肠乙状结肠炎患者只占 50%。如果存在广泛的假性息肉，则壁的厚度可增加至 1.5cm，且通常伴随着肠壁分层结构消失[68-74]。

7. 磁共振成像

磁共振成像能够识别溃疡性结肠炎中的壁层分层显示（图 57-14 和图 57-15）。MRI 显示 T_1 和 T_2 加权图像上黏膜和黏膜下层的增厚和异常低信号。T_1 缩短可能与这些层中经常出现的严重出血现象有关。肠壁在静脉内（IV）给予钆后脂肪抑制梯度回波图像的增强程度与疾病活动的严重程度密切相关[75-79]。

8. 核素成像

尽管溃疡性结肠炎的疾病活动的诊断和评估主要通过放射和内镜技术进行，但是已证明 ^{67}Ga-柠檬酸盐和 ^{111}In-标记的白细胞扫描对 IBD 患者有帮助。当存在肠穿孔危险并且必须评估疾病活动的程度和范围时，核素扫描技术是有用的。使用 ^{18}F-氟脱氧葡萄糖（FDG）的正电子发射断层扫描（PET）也可用于评估疾病活动性。FDG 摄取（图 57-16）在由充血和代谢活动增加引起的活动性炎症区域中增加[80-84]。

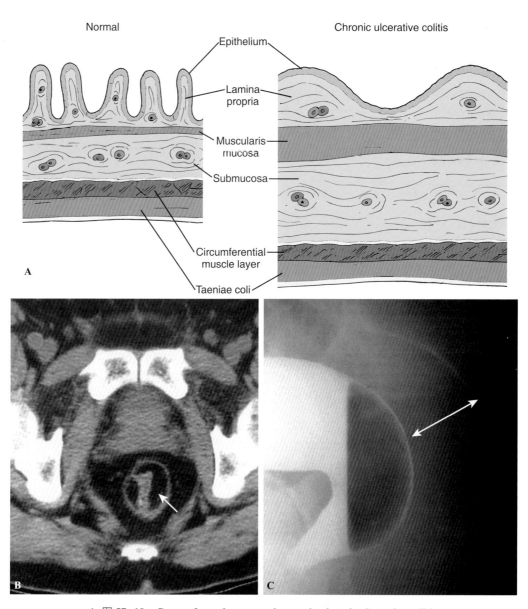

▲ 图 57-10　**Cause of rectal contour changes in chronic ulcerative colitis**

A. Marked hypertrophy of the muscularis mucosae. This muscle, oriented along the long axis of the colon, is chronically contracted, even after the IV administration of glucagon and in formalin-impregnated specimens. This contraction shortens and narrows the involved colon. The submucosa also widens and shows various degrees of fatty infiltration, further narrowing the lumen. The taeniae coli are relaxed, which abolishes the haustral folds. B. Pelvic CT scan shows a characteristic target or ring sign with a thickened, low-density submucosa (*arrow*) caused by fatty infiltration. The soft tissue density ring on the lumen side of the submucosa represents thickened lamina propria and muscularis mucosae; the ring on the serosal side is muscularis propria. C. Corresponding lateral view from an air-contrast barium enema. The mucosa has a granular appearance, the lumen is narrowed, the valves of Houston are absent, and there is significant widening of the presacral space (*double arrow*). (*A from Gore RM: Colonic contour changes in chronic ulcerative colitis: Reappraisal of some old concepts. AJR 158: 59–61, 1992.*)

（五）治疗

1. 药物治疗

溃疡性结肠炎的治疗取决于疾病的严重程度、范围和分布。柳氮磺胺吡啶是 5- 氨基水杨酸和磺胺吡啶的同类物，可有效治疗急性溃疡性结肠炎，并可降低复发的频率和严重程度[85]。帕拉沙拉嗪通过多种作用减轻肠道炎症：①减少前列腺素的产生；②减少激活中性粒细胞和炎症反应的其他成分的白三烯的产生；③阻断特定的细菌肽将中性粒细

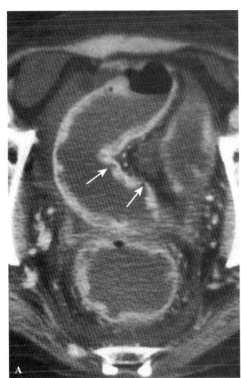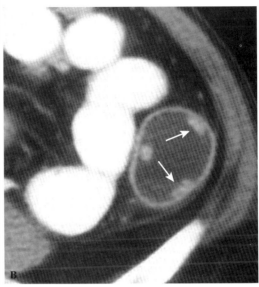

▲ 图 57-11 **Mucosal disease in acute ulcerative colitis：CT features**

A. Pelvic CT reveals diffuse mucosal thickening of fluid-filled rectum and sigmoid. Deep ulcerations (*arrows*) are visualized. Note normal lumen caliber and ascites. B. Magnified CT image of distal descending colon shows residual islands of inflamed mucosa protruding above the denuded colonic surface，so-called inflammatory pseudopolyps (*arrows*). (*From Gore RM, Balthazar E, Ghahremani GG, et al: CT features of ulcerative colitis and Crohn's disease. AJR 167: 3–15, 1996.*)

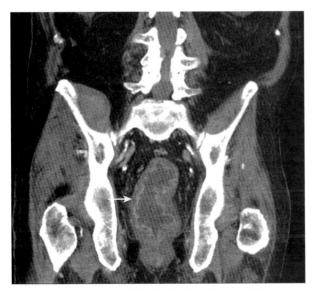

▲ 图 57-12 **亚急性溃疡性结肠炎：CT 特征**

通过直肠乙状结肠的冠状重建图像显示弥漫性发炎和增厚的黏膜（箭）。低衰减的水肿黏膜下层与固有肌层的外层和黏膜下层的内层平行，两者都具有较高的衰减

> **框 57-3 溃疡性结肠炎 vs. 克罗恩结肠炎的 CT 表现**
>
> **溃疡性结肠炎**
> - 肠壁增厚 < 1.5cm
> - 肠壁靶外观——黏膜下水肿（急性）
> - 肠壁靶外观——黏膜下脂肪（慢性）
> - 直肠周围和骶前脂肪增加
>
> **克罗恩结肠炎**
> - 肠壁增厚 > 2cm
> - 肠壁靶外观——黏膜下水肿（急性）
> - 肠壁靶外观——黏膜下脂肪（慢性）
> - 管壁均匀 CT 密度
> - 小肠壁增厚
> - 脓肿，瘘管，窦道
> - 肠系膜改变（脓肿、蜂窝织炎、纤维脂肪增生）
> - 肛周疾病
>
> **共同表现**
> - 肠壁增厚
> - 管腔狭窄
> - 淋巴结增大、增多

胞募集到肠道的趋化活性；④充当氧自由基的清除剂[85]。许多患者出现过敏或不太特异的不耐受形式，目前正在努力提供不含会引起超敏反应磺胺吡啶部分的活性成分 5- 氨基水杨酸[85]。

皮质类固醇在中度至重度溃疡性结肠炎患者中有效。它们不影响缓解期患者的疾病复发率和时间。泡沫灌肠剂形式的外用的氢化可的松是远端结直肠炎的主要治疗方法[85]。

硫唑嘌呤、6- 巯基嘌呤、氯喹、羟基氯喹硫酸盐（Plaquenil）、甲氨蝶呤和环孢素是难治性疾病患者的替代疗法。肠道休息和营养治疗也对这种疾病有益[85]。

溃疡性结肠炎中发炎黏膜中白三烯浓度的增加提示使用白三烯 B_4 抑制药（LTB$_4$）进行治疗，因为这是一种高效的炎症介质。LTB$_4$ 受体拮抗药正在研究中，因为它们是血小板活化因子和肥大细胞稳定剂的抑制药[85-87]。

抗肿瘤坏死因子（TNF），如类克和修美乐抑制部分 IBD 的炎症反应。尽管在克罗恩病患者中更常使用，但已发现这些药物对溃疡性结肠炎患者有用。

框 57-4　溃疡性结肠炎 vs. 克罗恩结肠炎的超声结果

溃疡性结肠炎
- 中度增厚，水肿的肠壁
- 保持典型的肠壁分层
- 结肠袋消失
- 蠕动消失

克罗恩结肠炎
- 明显增厚、低回声的肠壁
- 典型肠壁分层消失
- 结肠袋消失
- 压缩性减低
- 蠕动消失
- 肠系膜上动脉血流量增多伴阻力指数减低

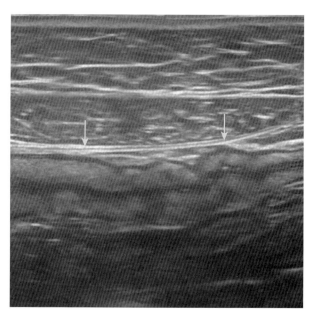

▲ 图 57-13　慢性溃疡性结肠炎：超声检查结果
纵向成像的降结肠显示襻周性肠壁增厚（箭）

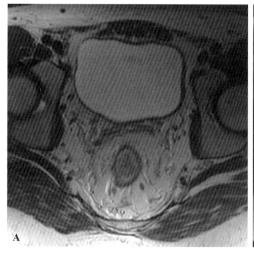
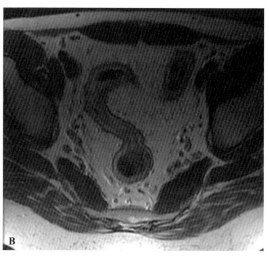

▲ 图 57-14　溃疡性结肠炎：MR 发现
直肠（A）和直肠乙状结肠（B）的 T_1 加权轴向 MR 图像显示结肠壁厚增厚，黏膜下脂肪沉积，骶前脂肪增加和直肠系膜脂肪中突出的血管

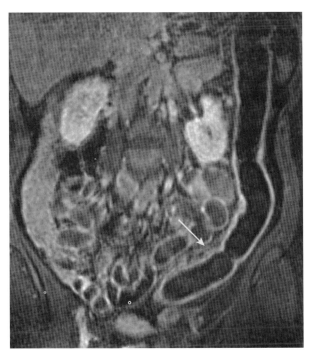

▲ 图 57-15　溃疡性结肠炎的 MR 特征

T$_1$ 加权 MR 冠状位图像显示该活动性溃疡性结肠炎患者左侧结肠（箭）结肠袋消失和黏膜的明显强化

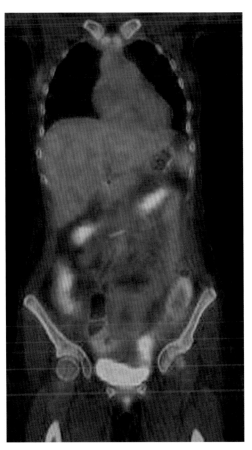

▲ 图 57-16　正电子发射断层扫描溃疡性结肠炎的特征

该患有急性、活动性疾病的患者存在弥漫性的 FDG 摄取增加

2. 手术

虽然结直肠切除术对溃疡性结肠炎总是有效，但这种操作有手术风险，并非所有患者都愿意接受回肠造口术。因此，对于易于药物控制的患者，不适用结肠切除术。溃疡性结肠炎的手术有几个主要适应证：①大量，不间断的结肠出血；②有毒性巨结肠，即将发生或明显穿孔；③对抗生素，支持性免疫抑制治疗无反应的暴发性结肠炎；④狭窄处梗阻；⑤怀疑或证实结肠癌。结肠切除术的不太直接和明确的适应证是：①难治性慢性疾病，对患者造成身体和社会负担，对对症治疗没有反应；②儿童未能以可接受的速度成熟；③全结肠炎患者的高级别异常增生[88]。暴发性急性病占溃疡性结肠炎患者的结肠切除术的 13%～25%。结肠切除术也消除了许多溃疡性结肠炎的外部并发症，如葡萄膜炎和坏疽性脓皮病。然而，肝胆疾病和强直性脊柱炎的病程通常不会因手术而改变[88-90]。自 20 世纪 80 年代以来，溃疡性结肠炎的外科手术方法取得了巨大进步，为患者和外科医师提供了多种选择。

(1) 结直肠切除术与 Brooke 回肠造口术：在进行结直肠切除术后，回肠的末端在脐下方的一点处通过右直肌的中间部分的开口以便于放置回肠造口袋的前部。这个过程是有效的且只需要一次手术，但患者必须经常佩戴外部回肠造口术装置且需要每天清空 4～8 次。在 10%～25% 的患者中会发生会阴伤口问题，造口修复和小肠梗阻。这是最快和最安全的手术，但它明显改变许多患者的身体形象，特别是年轻患者[88-90]。

(2) 直肠结肠切除术与有排便能力的回肠造口（Kock Pouch）：大肠回肠造口术是由在回肠末端形成一个小袋来容纳肠内容物，一个从小袋通向造口的回肠导管，以及一个其中的肠瓣构成。患者通过造口将管子穿过瓣膜来清空小袋。回肠造口术是可控制排便的，因此不需要外部器具。乳头瓣是通过以逆行的方式将回肠末端插入袋中 3～4cm 而形成的。解剖学并发症需要再次手术的占这些患者的 40%～50%[91-95]。

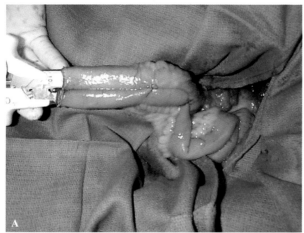

▲ 图 57-17　溃疡性结肠炎回肠袋 - 肛门吻合术的外科治疗

A. 术中图像中显示的双环回肠 J 袋易于构建，提供足够的存储容量，并且可以自发地完全排空；B. 钡灌肠评估这种袋

（3）全结肠切除术与回直肠吻合术：由于相当高的并发症发生率和不可预测的功能结果，全结肠切除术与回肠直肠吻合术不再流行 [91-95]。

（4）全直肠结肠切除术，直肠黏膜剥离和与括约肌吻合的回肠袋形成：这是大多数患者的首选手术。进行腹部结肠切除术和直肠黏膜切除。J 小袋或 W 形小袋由回肠制成，然后将这些小袋与肛门吻合（图 57-17）。通过传统的回肠造口术将肠道转移，直肠内回肠袋和肛门吻合术需 8 周愈合 [90-95]。这种方法的优点是尽管每天排便 4～8 次，但不需要造口，并且通常保留排便功能。

此术式技术要求很高，需要两次手术。并发症包括术后脓肿、造口瘘、狭窄、小肠梗阻和结肠袋炎。约 15% 的患者需要再次手术，有些患者最终需要进行常规的回肠造口术。结肠袋炎是一种炎症过程，可引起里急后重、血性腹泻和与溃疡性结肠炎相似的全身症状 [95-100]。

（六）预后

溃疡性结肠炎的预后有了显著改善。大多数患者有轻度至中度疾病，只有 15%～25% 需要结肠切除术。与溃疡性结肠炎相关的死亡率发生在疾病的前 2 年，主要发生在 40 岁以上的患者中，1/3 归因于结肠疾病本身，1/3 由该疾病的并发症引起（结肠直肠癌、硬化性胆管炎、血栓栓塞性疾病、药物和手术治疗），其余 1/3 归因于无关原因。据报道，男性和女性的死亡率分别为 2.1% 和 1.5%，但仅限于疾病的前 2 年 [10]。大多数患有溃疡性结肠炎的患者可以应对他们的疾病，并实现主观上被认为相对可接受的生活方式 [10]。

二、克罗恩病

克罗恩病是消化道的慢性瘢痕病，其特征在于黏膜、肠壁和周围肠系膜的肉芽肿性炎症。可能累及消化道的任何部分，但回肠末端和近端结肠最常发病 [2, 4, 6]。

（一）历史性回顾

很难确定是谁描述了第一例局限性回肠炎或回结肠炎 [1]。1806 年，Combe 和 Saunders 描述了回肠狭窄和增厚的单一病例。尽管在 19 世纪和 20 世纪初期报道了类似的病例，但克罗恩、金兹堡和奥本海默于 1932 年在纽约西奈山医院描述了第一组有完整文献证明的局限性肠炎病例 [2, 4, 6]。克罗恩病最初被称为晚期回肠炎，因为这些病例主要位于年轻人的回肠末端。患者的突出症状是腹泻和体重减轻，伴有进行性贫血和发热。病理检查显示肠壁增厚，伴有亚急性或慢性坏死性炎症，肠系膜明显增厚。具有小的线性溃疡伴黏膜皱襞扭曲和破裂并形成鹅卵石样外观。黏膜的溃疡伴随着肠壁中不成比例的结缔组织反应，导致狭窄和多处瘘管。肠管不规则受侵伴近端肠管扩张 [2, 4, 6, 101, 102]。多年后，人们认为克罗恩病可能局限于结肠而不影响回肠，现在人们认识到，克罗恩病可以累及从口腔到肛门的每处肠道 [2, 4, 6]。

（二）发病机制和致病因素

克罗恩病的病因尚不清楚。虽然遗传、环境、传染病、免疫学和心理因素在发病机制中的参与已得到很好的证实，但这些机制中没有一个被证明是主要的致病因子 [102]。遗传易感性可能促使疾病的发生，而其他因素可能起到支持和叠加的作用。确定病因的另一个复杂因素是，在实践中，克罗恩病不会表现为单一疾病 [6, 11]。

最近，人们的兴趣集中于免疫机制，特别是血小板活化因子的作用。血小板活化因子是磷脂酰胆碱的一种形式，可引起炎症，在 IBD 中的结肠黏膜中可检测到的，但在正常结肠黏膜中不存在。血小板活化因子的产生受许多炎症介质刺激，如前列腺素和白三烯。体外研究表明，在克罗恩结肠炎和溃疡性结肠炎的黏膜中几种前列腺素水平显著升高。直肠黏膜局部释放的 LTB_4 在溃疡性结肠炎中显著增加，但在克罗恩结肠炎中仅在存在明显溃疡时才升高 [2, 4, 6, 11]。因此，目前正在寻求安全的血小板活化因子抑制药，这可能是一种强有力的新型治疗方法。

其他免疫学证据表明，在 IBD 患者中，抑制细胞的产生与辅助性 T 细胞的过度活跃状态无关。然后，活化的 T 细胞可导致未停止的过度活跃的免疫应答。该反应导致巨噬细胞活化增加，细胞因子生成增多和广泛的抗体分泌。虽然免疫因子很重要，

但在 IBD 患者的肠黏膜中未发现产生特异性抗体的抗原。此外，仍然没有令人信服的证据显示任何基础的潜在免疫缺陷。反对免疫缺陷作为克罗恩病病因的进一步证据来自于一例报道，该患者获得人类免疫缺陷病毒（HIV）感染同时具有长期的缓解。同样，将分枝杆菌感染与克罗恩病联系起来的努力尝试也未获成功。黏膜通透性受损导致大分子和复合糖吸收可能是克罗恩病的病理生理学中的另一个重要因素。克罗恩病患者的健康亲属明显表现出相同的肠道通透性缺陷。这一发现表明，这种缺陷可能早于肠道炎症，也可能起到致病作用 [2, 4, 6, 11]。

（三）流行病学

尽管对克罗恩病的流行病学的了解尚不清楚，但研究人员希望，更精确的信息将为病因提供重要线索 [11]。突出的流行病学特征列在框 57-5 中。

克罗恩病是一种不常见但不罕见的疾病，据报道发病率为每 10 万人 0.6～6.3 例。全球流行率为每 10 万人 10～70 例，这种广泛的变化可能是由于疾病分布的实际差异，以及报告、诊断标准和可获得的医疗护理的差异 [2, 4, 7]。

克罗恩病在欧洲和斯堪的纳维亚半岛的发达国家，美国和以色列中最为常见。南欧和东欧及苏联的发病率较低。这种疾病在中南美洲和古巴并不常见，在亚洲和非洲很少见。克罗恩病在过去 40 年中的发病率一直在增加，系数为 1.4～4 倍 [2, 4, 7]。克罗恩病在白人中比在非洲裔美国人或亚洲人中更

框 57-5　克罗恩病的流行病学

- 全世界患病率：10～70 例 /10 万
- 年发病率：0.6～6.3 例 /10 万 *
- 双峰年龄分布 - 峰值：15—25 岁；较小峰值：50—80 岁
- 危险因素
  - 白种人
  - 犹太人（8 倍增加）
  - 城市地区居民
  - 家族病史
  - 同胞患病（30 倍增加）
  - 单身
  - 使用口服避孕药
  - 吸烟（4 倍增加）

*. 过去 40 年发病率增加 1.4～4 倍

常见，并且性别分布相同 [2, 4, 7]。犹太人中克罗恩病增加了 7～8 倍。美国犹太人的比率最高，以色列出生的和非德系犹太人的比率要低得多。在不同国家发现的这些不同的比率表明遗传易感性的可能由环境因素改变 [2, 4, 7]。克罗恩病具有双峰年龄分布。发病率的年龄段为 15—25 岁，较低的峰值为 50—80 岁。它偶发于 2 岁的儿童 [2, 4, 7]。

人们普遍认为克罗恩病在城市中比在农村人群中更常见，但文献在这方面相反 [2, 4, 7]。流行病学数据显示，4.5%～16.6% 的克罗恩病患者有阳性家族史。这种疾病在兄弟姐妹中比在一般人群中多 30 倍。家族性 IBD 似乎遵循多基因遗传模式 [2, 4, 7]。

克罗恩病有一个临床病程，伴有季节性加重。复发率最高的是秋冬季，最低的是在夏天。这种模式表明季节性或外源性因素可能与复发有关 [2, 4, 7]。虽然不吸烟是溃疡性结肠炎的一个特征，但吸烟者患克罗恩病的可能性是匹配对照的 4 倍 [2, 4, 7]。

克罗恩病的死亡率显著下降，这可以归因于诊断和治疗的改善。1970—1971 年，美国白人男性的死亡率为 5.88/100 万，1982 年为 2.68/100 万，美国白人女性的发病率分别为 7.24/100 万和 3.48/100 万 [12]。

（四）检查结果

1. 临床表现

克罗恩病的临床表现是千变万化的 [2, 4, 11]。最常见的初始特征是直肠出血、腹泻和腹痛。克罗恩病患者有两种主要类型的疼痛。第一种通常是轻微的绞痛，位于下腹部，可通过排便缓解。它倾向于与累及结肠的弥漫性克罗恩病相关并且疼痛类似于溃疡性结肠炎。第二种类型更严重，它通常位于右下腹，类似阑尾炎。在世界胃肠病学组织（WGO）的一项调查中，75% 的克罗恩病患者出现腹痛 [2, 4, 11]。

一定程度的腹泻通常伴有活动性克罗恩病，但它不如溃疡性结肠炎的常见暴发性腹泻严重。在疾病活动期，几乎 50% 的克罗恩结肠炎患者至少经历过轻微的直肠出血。大量出血在溃疡性结肠炎中更为常见。黏液便在溃疡性结肠炎中也比克罗恩病更常见。许多最严重的症状反映了并发症而不是克罗恩病本身，如脓肿、瘘管和肛周病变。

在静息期疾病中，IBD 患者的体格检查通常是正常的。在严重的情况下，可能会发现苍白、脱水、贫血、体重减轻、杵状指、腹胀、心动过速和发热。相比溃疡性结肠炎，在克罗恩病中更常发现腹部压痛和腹胀，明显消瘦和恶病质。腹腔内肿块在克罗恩病中很常见，但在溃疡性结肠炎中很少出现。克罗恩病患者的肿块和压痛通常发生在右侧。

对可能 IBD 患者来说，没有详细的直肠检查，包括乙状结肠镜检查是不完整的。在 WGO 病例中，96% 的溃疡性结肠炎患者发现了周围、融合和连续的炎症改变 [2, 4, 11]。正常黏膜补丁样介入炎症区域改变高度提示克罗恩病，2/3 的患者发生克罗恩直乙状结肠炎。简单的检查可能会发现严重的肛周疾病，这有力地提示了克罗恩病的诊断 [2, 4, 11]。

2. 内镜所见

在其他明显正常的黏膜区域中的口疮样病变、鹅卵石和溃疡是克罗恩病鉴别溃疡性结肠炎的诊断，但可以在其他结肠炎中看到。黏膜颗粒性和脆性在早期溃疡性结肠炎中很常见，但可能是克罗恩病结肠炎的晚期表现。在克罗恩病患者中，直肠通常非常正常，并且受累通常是不对称的和不连续的 [2, 4, 14]。

3. 影像学表现

X 线成像：当局限于结肠时，在射线成像上克罗恩病（图 57-18）具有与溃疡性结肠炎相似的特征。广泛的气体填充的结肠狭窄提示肉芽肿性结肠炎，但也可见于溃疡性结肠炎、癌和愈合性缺血性结肠炎 [16, 21]。

在小肠克罗恩病患者的 X 线片上可以看到小肠梗阻。不常在 X 线片上识别狭窄的小肠段，因为在小肠中并不像在结肠中常发现气体。偶尔，在两个狭窄区域之间可以看到明显扩张的小肠段，让人联想到小肠扭转或 Meckel 憩室的扩张肠襻 [16, 21]。还应在腹部 X 线片上寻找肾结石、胆结石、强直性脊柱炎、骶髂关节炎、股骨头缺血性坏死以及克罗恩病相关疾病及其治疗的证据。

4. 钡剂灌肠

在表 57-1 中列出了克罗恩结肠炎的钡灌肠特征，并在图 57-19 中进行了总结，并将在这里进行更详细的讨论。

(1) 淋巴组织增生：淋巴滤泡是肠道相关淋巴

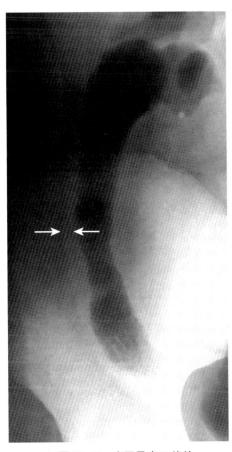

▲ 图 57-18　克罗恩病 X 线片
升结肠是管状的和结肠袋消失。注意肠壁增厚（箭）

表 57-1　克罗恩结肠炎钡剂灌肠表现	
早期变化	**晚期变化**
淋巴结增生	裂隙
口疮样溃疡	瘘管
深溃疡	结肠袋消失
融合性溃疡	成囊
鹅卵石征	炎症后的
不对称受累	假性息肉
炎性假息肉	壁内囊肿狭窄
节段性分布	
跳跃式病变	

组织的正常组成部分。它们是跨越肌层黏膜的生发中心周围的淋巴细胞聚集体。淋巴滤泡的成人结肠的平均肉眼可见密度为 3.8/cm[25, 103]。他们在 50% 的儿童钡检查和 13% 的成人空气对比钡灌肠中被发现。淋巴滤泡突出黏膜 1～3mm，没有环形影[103, 104]。

淋巴滤泡增大可能出现在肠道的各种传染病、肿瘤、免疫和炎症疾病中，包括克罗恩病[105]。在老年结肠腺瘤和癌的患者中也观察到了明显的淋巴滤泡[106]。

(2) 口疮样溃疡：随着淋巴滤泡增大，上覆的黏膜可能随着口疮病变的产生而溃烂。这些小的浅表溃疡具有红斑边缘，见于正常或接近正常的黏膜的背景[25]。这与溃疡性结肠炎形成鲜明对比，溃疡性结肠炎的溃疡综述发生在严重炎症的背景下。口疮样病变在造影上显示为直径约 1mm 的钡剂中央点状聚集由透光环包围，产生靶样或牛眼样外观（图 57-20）[107-113]。口疮样病变可能是分散的，聚集的，或累及整个结肠[108]。

在 44%～72% 的克罗恩病患者中发现了口疮样病变，并且可能是在正常结肠背景中发现的唯一异常[2, 4, 109]。这些溃疡是非特异性的，可发生于阿米巴病、沙门菌病、志贺菌病、疱疹、巨细胞病毒感染、贝赫切特综合征、缺血性结肠炎和耶尔森菌小肠结肠炎[2, 4]。

(3) 鹅卵石征：口疮样病变可能消退，保持稳定，或者是更常见的扩大和加深[111, 113]。随着口疮样溃疡的扩张，它们的轮廓变得不规则，并且会失去周围的透明晕环。相邻的溃疡可能合并，形成纵向线性溃疡和横向裂隙的网络，间隔水肿的黏膜产生凸起的鹅卵石外观（图 57-21）[15]。如上所述，这种情况实际上是炎性假性息肉的多种形式之一。

(4) 深度溃疡：裂隙状溃疡（图 57-22）是克罗恩病的一个显著特征[25]。它们通常穿透黏膜下层，形成刀形或玫瑰刺状瘘管。这些裂隙和瘘管不会引起气腹，这是由于周围的浆膜发炎，且受累的肠道相互粘连并累及相邻腹膜表面[25, 39, 40]。

(5) 窦道、裂隙和瘘管：窦道、裂隙和瘘管（图 57-23）是克罗恩病的标志[2, 4, 11]。窦道和裂隙代表病程后期盲端的炎症管道穿透整个肌层。瘘管与其他结构沟通。解剖学证据表明，机械性因素，如肠腔内压升高，是造成这些裂隙和瘘管的原因，并非克罗恩病的任何内在病理改变[2]。这个想法是基于这样一个事实，即窦道和狭窄之间存在明显的重合，并且窦道出现在最大狭窄点附近。此外，裂隙、窦道和瘘管并不总是与肌细胞溶解相关，即使

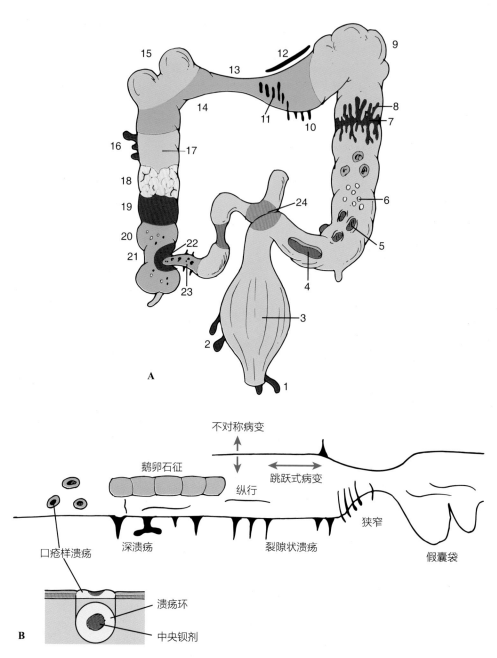

▲ 图 57-19 双对比钡灌肠检查中克罗恩结肠炎的放射学变化谱

A. 1. 肛周疾病：溃疡，脓肿，裂隙，皮肤瘘；2. 深部直肠溃疡；3. 50% 的正常直肠；4. 溃疡岛；5. 圆形离散性溃疡；6. 口疮溃疡；7. 由纵向形式的圆形和岛状溃疡联合形成的波形溃疡；8. 肠壁增厚；9. 正常跳过区域；10. 玫瑰刺形裂缝；11. Welin 横向条纹（相邻肿胀的黏膜褶皱之间的裂缝或裂缝）；12. 线性融合壁内溃疡，双轨；13. 狭窄（25% 的情况）；14. 偏心性病变，不累及整个圆周；15. 假囊袋，由对侧壁纤维化产生；16. 深部多形性溃疡——复合，角，囊状；17. 由病变包围的正常片（也发生由正常黏膜包围的疾病斑块）；18. 炎症和炎症后假性息肉；19. 鹅卵石黏膜岛残留肿胀黏膜以交叉线状溃疡为界；20. 右侧病变，直肠和远端结肠正常；21. 收缩，锥形盲肠；22. 扩大的回盲瓣通常与回肠末端的累及有关；23. 小肠病占 60%；24. 回肠结肠瘘。B. 进一步描述克罗恩结肠炎的黏膜异常〔A 引自 Simpkins KC：Inflammatory bowel disease：Ulcerative and Crohn's colitis. In Simpkins KC (ed)：A Textbook of Radiological Diagnosis, vol 4, The Alimentary Tract：The Hollow Organs and Salivary Glands. London, HK Lewis, 1988, pp 473-498；B 引自 Bartram CI, Kumar P：Clinical Radiology in Gastroenterology. Oxford, England, Blackwell Scientific, 1981, p 138〕

克罗恩病炎症看似是裂隙形成的一个必要过程 [2, 4]。

　　较长且相互连接的瘘管在克罗恩结肠炎中很常见，并且发生在肌层黏膜或浆膜下，与肠腔平行。

当不伴肿物或憩室形成时，结肠周围的窦道可提示克罗恩病 [25-27]。

　　(6) 肠壁增厚：在克罗恩病中发生的肠壁增厚比

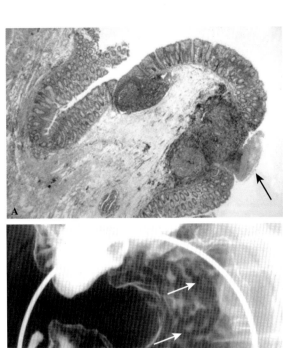

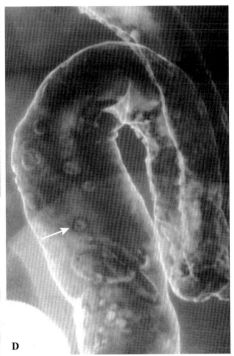

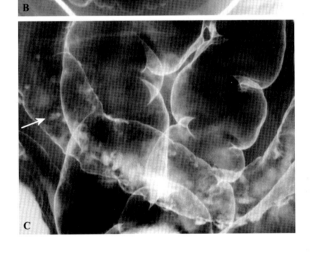

▲ 图 57-20　克罗恩病：口疮样溃疡

A. 显微照片显示具有覆盖溃疡的扩大的淋巴滤泡（箭）。B 至 D. 不同患者的双对比钡灌肠显示盲肠（B），横结肠（C）和乙状结肠（D）中不同大小的口疮样病变（箭）

在溃疡性结肠炎中更突出。它是由透壁炎症和纤维化引起的。在克罗恩病中，黏膜下层也可能累积脂肪，但不如在溃疡性结肠炎中那么常见。CT 很好地显示了克罗恩病中食管、胃、十二指肠、小肠和结肠的管壁增厚。

(7) 管腔变窄和狭窄：克罗恩病是一种透壁炎症过程，其产生肠壁增厚和纤维化，导致管腔变窄和肠道缩短 [2, 4, 6]。在溃疡性结肠炎中，变窄由黏膜肌层的增厚和收缩引起，而不是纤维化。狭窄在克罗恩病中是不对称的，并且往往不如溃疡性结肠炎中的那些平滑和襻周向。21% 的小肠疾病患者和 8% 的克罗恩病结肠炎患者出现狭窄 [28]。

(8) 囊袋形成：克罗恩病的透壁纤维化通常是不对称的。它主要发生在肠道的肠系膜侧，通常伴有肠系膜的匍行脂肪。相对未受影响的一侧（通常是肠系膜对侧）保持光滑，并且当管腔压力因蠕动而增加时趋于膨胀。最终形成外凸。这种外凸类似于硬皮病中见到的所谓假囊袋或假性憩室

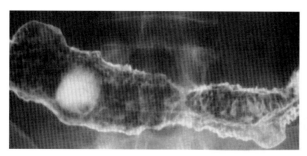

▲ 图 57-21　克罗恩病的鹅卵石黏膜特征表现
横结肠的纵向和横向溃疡产生鹅卵石外观

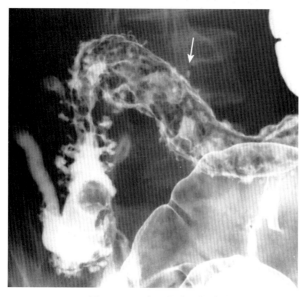

▲ 图 57-22　克罗恩病深部溃疡
脾曲的双对比图像显示深部溃疡（箭），大的回盲瓣和乙状结肠未受累。阑尾位于肝下

（图 57-24）[25, 27]。

（9）肛肠疾病：肛门直肠并发症在克罗恩病患者中很常见（图 57-25），包括肛裂、溃疡、脓肿、内痔、狭窄伴硬结，皮肤病变如糜烂、皮肤下垂、溃疡、浸软、外痔和脓肿，以及肛管到皮肤、直肠到皮肤和直肠阴道的瘘管。所有克罗恩病患者中有 36% 患有肛门疾病，25% 仅有小肠受累，67% 患有结肠疾病，几乎所有患者患有直肠疾病[31]。在约 25% 的患者中，肛门疾病可能会早于肠道疾病，时间多为 4 年。因此，这些肛门直肠疾病的发展需要对整个胃肠道进行放射学检查 [2, 4, 31]。

（10）分布：肠道的任何部分，从口腔到肛门，都可能与克罗恩病有关。20% 的病例隔绝于结肠，20% 被限制在小肠，60% 同时累及结肠和小肠。在 5%～10% 的患者中，可见上消化道受累。极少见孤立的食管或胃十二指肠克罗恩病。无论位置如何，放射学和病理结果都相似，有不连续的、斑片状和不对称的疾病侵犯 [2, 4, 6]。

5. 计算机断层扫描

克罗恩病在 CT 上显示为肠壁 1～2cm 的增厚（框 57-3）[114]。这种增厚在 83% 的患者身上常见于回肠末端，但小肠、结肠、十二指肠、胃和食管的其他部分也可能受累 [62, 65]。

在克罗恩病的急性，非瘢痕化阶段，小肠和结肠持续肠壁分层（图 57-26）并且常有靶征或双环征 [56, 115]。与溃疡性结肠炎一样，有一个软组织密度环（与黏膜相对应），周围有低密度环，衰减近似水或脂肪密度（对应于黏膜下水肿或脂肪浸润），外周是更高密度环（固有肌层）[116]。静脉推注对比剂给药后，炎症黏膜和浆膜可显示明显的对比度增强，增强强度与疾病的临床活动相关 [117]。

CT 显示的肠壁分层（即可视化不同的黏膜、黏膜下层和肌肉固有层的能力）表明没有发生透壁纤维化，并且药物治疗可能成功地改善肠道的缓解 [56]。导致壁厚增厚和管腔阻塞的肠壁水肿和炎症在某种程度上是可逆的。壁厚的适度减轻通常会使管腔横截面积的显著增加，缓解患者的阻塞症状。在患有长期克罗恩病和透壁纤维化的患者中，肠壁分层消失，因此受累的肠壁通常在 CT 上具有均匀的衰减 [67]。在存在良好的血管内造影剂水平和薄切片扫描的情况下，增厚肠壁的均匀强化表明不可逆的纤维化，因此抗炎和免疫抑制药可能不会显著降低肠壁厚度 [99]。如果这些节段变得足够狭窄，可能需要手术切除或狭窄成形术来缓解患者的梗阻。克罗恩病的急性和慢性变化共存并不罕见（图 57-27）。

（1）肠系膜受累：在克罗恩病患者的小肠序列上触及腹部肿块或分离肠襻可引发大量鉴别诊断，如脓肿、蜂窝织炎、匍行脂肪或肠系膜纤维脂肪增生，以及肠壁增厚和肠系膜淋巴结增大。这些疾病中的每一种都具有显著不同的预后和治疗意义 [99, 118, 119]。由于许多患者正在接受可以掩盖体征和症状的免疫抑制治疗，这种诊断困境更加复杂。CT 可轻易区分克罗恩病的腔外表现。

（2）肠系膜纤维脂肪增生：纤维脂质增生，也称

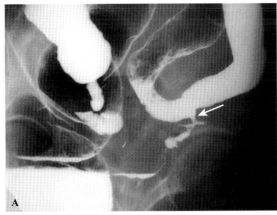

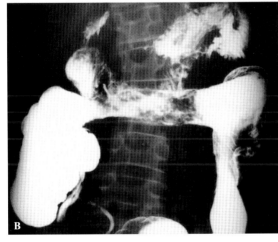

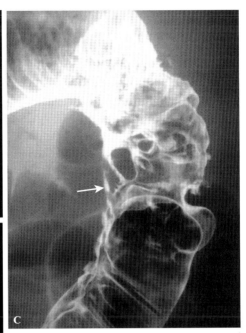

▲ 图 57-23　克罗恩病的瘘管和窦道表现
A. 在钡灌肠检查中显示了乙状结肠和相邻小肠之间的瘘管（箭）。B. 钡灌肠检查显示横结肠和十二指肠之间的瘘管。C. 先前切除横结肠和升 - 降结肠吻合术的患者证实了结肠旁窦道（箭）

为肠系膜的匍行脂肪，是克罗恩病患者小肠系列中观察到的肠襻分离的最常见原因[120, 121]。在 CT 上，肠和肠系膜之间的清晰间隙消失，由于炎症细胞和液体的流入，脂肪的 CT 值提高了 20～60HU[61]。肠系膜淋巴结肿大可至 3～8mm。如果这些淋巴结大于 1cm，较克罗恩病更常见于淋巴瘤或癌，需鉴别诊断。

由于血管周围炎症纤维化和固有肌层的收缩，肥大脂肪的浆膜下积聚增多。血管周围纤维化导致扩张的滋养血管和增生的肠系膜脂肪收缩，束缚肠系膜更贴近肠壁。这种束缚有助于脂肪包裹在肠道周围的大体表现[122]。

对比增强的 CT 扫描通常显示所累及的肠系膜的血管增生，表现为血管扩张、扭曲、突出和直血管间距增宽。这些独特的血管变化被称为回肠血管空肠化或梳征[121]。这种血管增生的特征提示活动性疾病，可能有助于区分克罗恩病与淋巴瘤和转移，这往往是少血供病变。

(3) 蜂窝织炎：蜂窝织炎是肠系膜或网膜中不明

确的炎症性肿块，可完全用抗生素消退或进展形成脓肿[109]。蜂窝织炎是克罗恩病患者肠系膜占位效应的另一个常见原因。在 CT 上，一蜂窝织炎会导致周围器官的分界消失，以及邻近的肠系膜或网膜脂肪的浑浊或条纹外观[66]。

(4) 脓肿：在克罗恩病患者中，15%～20% 最终发生腹腔内脓肿[122]。脓肿最常与小肠疾病或回肠炎相关[123]。一旦发生，脓肿就可以穿过邻近的组织或者产生通道并自发地排出到另一部分肠道、邻近器官，或两者皆有。脓肿通常由克罗恩病的窦道、瘘管、穿孔或手术引起。

在克罗恩病临床基础上的患者的腹部脓肿可能难以进行诊断，因为症状可能不明显，被皮质类固醇掩盖，或误认为疾病恶化。钡剂研究和内镜检查只能通过占位效应，黏膜毛刺或识别瘘管来间接表明存在脓肿。此外，这些研究并未评估坐骨直肠窝、腰大肌和腹部固体器官，它们是脓肿形成的常见部位[123, 124]。需要横断面图像来确诊并显示脓腔

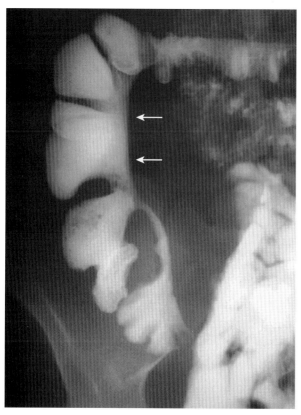

▲ 图 57-24　克罗恩病的囊袋形成表现

克罗恩病主要累及肠的肠系膜侧（箭），导致肠系膜对侧的纤维化和膨胀。克罗恩病通常是不连续的，斑片状和不对称的

的全部范围和位置。CT 是用于经皮引流克罗恩病相关脓肿的主要影像工具[125-127]。

6. 经直肠超声检查

经直肠超声检查可显示克罗恩病患者的以下异常：①肠壁增厚；②肛周和直肠周围脓肿和瘘管；③肛门括约肌的异质性[73]。直肠壁增厚（＞ 4mm）通常伴有克罗恩病中肠壁分层的消失[73]。

肛门括约肌来自直肠肌层，是一个边界清晰的椭球，均匀低回声。当克罗恩病侵犯时，括约肌变得异质，有回声区域散布在正常的低回声区域之间。同样在活动性直肠疾病患者中，在挤压期间肛管的缩短和变窄及在拉伸期间的扩张和伸长不太明显。在经直肠超声检查中瘘管和窦道显示为高回声的气泡的虚线，具有混响。脓肿在超声上的特征主要为低回声区域为主，其内含有对应于碎片和气泡的回声元素。脓肿壁通常较厚且不规则，部分可见后方回声增强。一些作者主张用经直肠超声检查进行常规筛查，因为这种技术能够确定在没有

黏膜病变的情况下在壁外发生的直肠和肛门脓肿和瘘管[2, 4, 11]。

7. 经腹超声检查

结肠和小肠壁的厚度可以通过超声检查来鉴别，并且用肠壁增厚来有效确诊 IBD 的灵敏度为 67%～86% 而特异性为 87%～100% 的[68-72]。一些作者建议使用超声检查作为 IBD 筛查[68-72]。当轻度怀疑疾病时，正常的超声检查可能足以避免钡检查。当发现异常肠道或临床高低怀疑时，尽管超声检查正常，仍应进行钡检查[68-72]。

在活动性克罗恩病患者中，结肠壁厚可达 1.5cm。肠壁分层通常也会消失。使用框 57-4 中列出的标准，超声检测活动性克罗恩病的敏感性为 91%，特异性为 100%，检测活动性溃疡性结肠炎的敏感性为 89%，特异性为 97%。应该注意几个超声预警。在仅有口疮样溃疡的患者中，克罗恩病患者可以维持典型的肠壁分层，这表明该疾病尚未透壁。对于具有大而广泛的假性息肉的溃疡性结肠炎患者，结肠壁的厚度可能接近 1.5cm，并且可能丧失肠壁分层[68-72]。

一些作者质疑超声在仅根据肠壁改变的基础上鉴别溃疡性结肠炎和克罗恩结肠炎的有效性[68-72]。连续或不连续受累的记录，结合肠系膜疾病、脓肿或瘘管的证据，可以帮助鉴别。

在一项使用结肠充水超声检查的研究中，93% 的克罗恩病患者表现出肠壁分层丧失，且肠壁呈低回声并明显增厚。相反，在溃疡性结肠炎中维持了肠壁分层[68-72]。结肠充水超声检查可以区分 93% 克罗恩病和溃疡性结肠炎的病例。通过该技术可检测结肠克罗恩病的敏感性为 96%，特异性为 91%[68-72]。

克罗恩病中增厚的肠壁（图 57-28）产生靶征、牛眼或花结样外观，必须与慢性溃疡性结肠炎、憩室炎、淋巴瘤、缺血性结肠炎和假膜性结肠炎相鉴别[68-72]。超声检查也成功诊断出手术切除患者的复发性疾病[68-72]。在超声检查中，与水肿中的正常脂肪相比，肠系膜的匍行脂肪是低回声的[68-72]。

多普勒超声评估肠系膜上动脉是一种有前途的非侵入性方法，用于检测克罗恩病患者的回结肠炎症并评估疾病活动。在活动性疾病的患者中，肠系

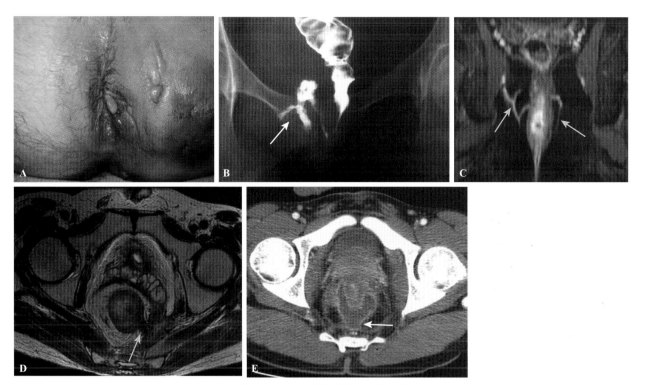

▲ 图 57-25 克罗恩病的肛门直肠病理

A. 在肛周区域可见多个皮肤瘘管。B. 钡灌肠研究显示窦道（箭）进入右肛周软组织。C. 冠状位，脂肪抑制的肛门直肠的 T_2 加权 MRI 扫描显示多个高信号强度瘘管（箭）进入肛周和直肠系膜脂肪。D. 轴位 MRI 扫描显示直肠壁厚增厚，瘘管（箭）延伸到左梨状肌。E. CT 扫描显示沿肛门直肠交界处（箭）的 U 形脓肿

膜上动脉的血流增加，阻力指数降低。扫描是在餐前进行的，餐后扫描可以提供额外的信息。在正常受试者中，由于餐后的血管舒张和舒张血流增加，在进餐前后的阻力指数存在显著差异。在克罗恩病的患者中，存在大量持续的血管舒张，其与疾病的程度和严重程度相关，可增加血流并降低阻力指数。因此，患有活动性疾病的患者进食不会产生预期的多普勒变化，因为已经存在血管舒张[128-130]。

在活动性回盲部克罗恩病的患者中，肠血管阻抗的改变可能反映肠系膜上动脉的多普勒波形。血管阻抗的这种变化表现为肠系膜上动脉至肠系膜上动脉区域血量的流速增加（收缩期和舒张期峰值）。流速增加是由充血和流量增加以及下游阻力降低引起的[128-130]。

8. 磁共振成像

MRI 提供了与 CT 相似的视角，因为图像显示了腹部的整体形貌。该成像技术具有无电离辐射，多平面成像能力和极好的软组织对比度的自身优势[75-79]。MRI 不在 IBD 评估中常规使用的缺点包括呼吸和肠运动伪影，缺乏令人满意的口服造影剂，腹腔内脂肪的高信号强度和常规使用自旋回波序列成像时间长。

通过使用屏气成像［快速低角度拍摄（FLASH）］，脂肪抑制和静脉注射造影剂——钆喷酸二葡甲胺（Gd-DTPA），克服了 MRI 的许多局限性[131, 132]。利用这些新技术，MRI 可以显示肠道炎症变化的范围和程度（图 57-25），这与内镜和手术病理结果相关[75-79]。MRI 也可以了解肠壁增厚情况。当快速成像序列与静脉注射造影剂（Gd-DTPA）给药和脂肪抑制成像相结合时，肠壁厚度，可显示病变肠管长度和炎症严重程度之间良好的相关性[75-79]。基于内镜和手术结果，对比增强的百分比与炎症严重程度相当。由于药剂的转运增加和毛细血管通透性升高，活动性炎症的肠壁增强。在 T_1 加权 MR 序列上，脂肪可能具有低信号强度条纹和索条。在梯度回波图像上施用 Gd-DTPA 后，这些区域可能会增强。MRI 对肛周克罗恩病经常伴有的肛周和直肠周围瘘管、窦道和脓肿的检测很敏感[133, 134]。

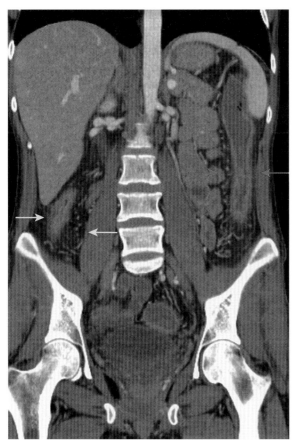

▲ 图 57-26　CT 上克罗恩病的急性疾病
冠状重建化图像显示升结肠（黄箭）和降结肠（红箭）的壁厚增厚，其中充血的直肠提示活动性急性疾病

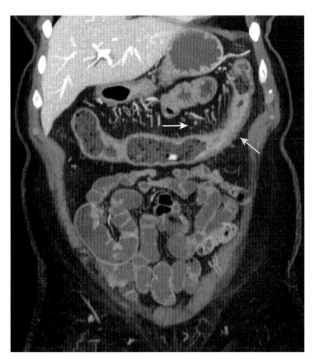

▲ 图 57-27　急性和慢性克罗恩病共存的 CT 表现
远端横结肠狭窄（黄箭），表明慢性疾病。对于更近端的横结肠的黏膜也存在一些明显增强伴直小动脉充血（白箭），表明共存的活动性疾病

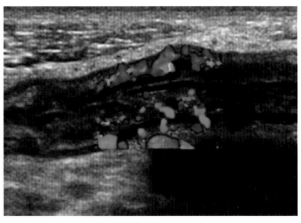

▲ 图 57-28　克罗恩病的超声检查结果
升结肠的纵向声像图显示血管增生和肠壁增厚

（五）治疗

1. 内科治疗

克罗恩病在临床上的表现并不是单一的疾病，因此每个患者都必须接受个体化的临床评估和综合的内外科治疗 [2, 4, 11]。

药物治疗：皮质类固醇是缓解克罗恩病患者症状的最有效疗法。尽管它们可有效预防复发，但它们不会改变长期结果，并且与库欣病相关的并发症有关。免疫抑制药也已经过测试取得了令人满意的结果。一些研究表明，当常规皮质类固醇失败时，环孢素是有效的且比其他免疫抑制药更快地起作用。其功效与其干扰 T 细胞活化的能力有关。不良反应包括吸收不良和肾毒性，并存在环孢素诱导肿瘤的长期风险 [2, 4, 11]。

硫唑嘌呤在克罗恩病中的作用仍然存在争议，因为它会产生各种显著的不良反应。迫使医生将硫唑嘌呤作为三线药物，特别是广泛性小肠疾病、手术后复发和瘘管的患者。在一些患者中，使用硫唑嘌呤或其活性代谢物 6- 巯基嘌呤可以减少皮质类固醇的剂量，甚至可以停用药物。

美沙拉嗪降低克罗恩结肠炎的复发率，但其对小肠病变的价值尚不确定。柳氮磺吡啶的使用受到不良反应的阻碍，因此开发出毒性较低的 5- 氨基水杨酸衍生物。

甲硝唑在克罗恩病中的疗效仍未得到证实，其使用受到神经毒性的限制。然而，这种疗法可使肛周疾病完全缓解和瘘管的闭合[2,4,11]。

当在克罗恩病炎症急性发作或纤维狭窄性期间不能使用肠道时，全胃肠外营养（TPN）可用于维持营养状态。然而，TPN 期间维持的肠道缓解率与肠内营养相当。术前 5～10 天 TPN 可以减少肠切除患者的手术并发症。

根据对免疫细胞、天然杀伤细胞和巨噬细胞及其可溶性介质（如细胞因子和肿瘤坏死因子）作用的了解进展，开发出了功效改善和毒性减低的特异性免疫疗法。如上所述，已证明抗 TNFs［嵌合单克隆抗体（英夫利昔单抗）］对皮质类固醇和免疫抑制治疗难治的晚期克罗恩病患者有帮助。该重组抗体给予单次静脉注射剂量即可快速闭合瘘管，疗效持续 3 个月[2,4,11]。

2. 手术治疗

克罗恩病病变肠管切除后复发率高（30%～53%）[2,4,88,91]。克罗恩病有可能从一开始就至少在微观水平上影响整个肠道，因此手术无法治愈疾病。因此，应该针对疾病的某些并发症或者最佳药物治疗明确失败的情况下，进行手术。这些指南特别适用于两种患者，即先前接受过小肠切除术并且患有阻塞性复发疾病以及患有弥漫性疾病和多发性小肠狭窄的患者。切除这些患者的所有患病区域可能导致短肠综合征。

克罗恩病的手术主要适应证是梗阻、穿孔、出血和癌[2,4,88,91]。脓肿和瘘管应首先由介入放射科医师治疗，因为这可以使患者免于手术[2,4,88,91]。

人们对狭窄成形术有相当大的兴趣，早期报道表明，该技术可有效治疗小肠克罗恩病较短的狭窄性病变[2,4,88,91]。一则报道中 24 例患者，共行 86 例狭窄成形术[88]。对于部分阻塞性克罗恩病患者来说接受手术安全有效。没有急性炎症的短纤维性狭窄患者最应该进行狭窄成形术。另一份报道比较了狭窄成形术后与基本切除术后小肠克罗恩病的复发情况[88]。发现狭窄成形术和切除术后复发率无差异，为某些具有阻塞性症状的患者选择狭窄成形术提供更多支持。

放射介导球狭窄囊扩张的报道也很有意义，但这种方法不太适合许多位于小肠的克罗恩病狭窄[2,4,88,91]。目前的外科观点认为，应该以常规方法治疗无克罗恩病残留的外瘘，但是由患病的小肠引起的瘘管可能需要手术治疗。行该手术应在相关脓肿引流，纠正代谢缺陷并确定瘘管解剖位置后进行[91]。

已证明基础的瘘管切开术对某些在术前使用积极的内科治疗来控制肠道疾病的患者来说是安全的[2,4,88,91]。直肠阴道瘘特别难以治疗，但经过长时间的保守治疗，在许多情况下可以保留直肠。

（六）预后

克罗恩病的表现和并发症过于多样化和不可预测，因此对某些患者来说前景暗淡。疾病缓解期间可随时被加剧中断。约 50% 的患者出现需要手术的并发症，并且 10%～20% 的患者在一次或两次发作后可无症状生存。从克罗恩病及其并发症的严重性来看，死亡率很低。通过适当的医疗监护，大多数患者能够很好地适应慢性疾病并恢复工作生活[2,4,11,133-137]。使用生物制剂，如类克和修美乐有，可显著改善这种疾病的自然病程。

三、炎性肠病的并发症

表 57-2 总结了溃疡性结肠炎和克罗恩病的胃肠道并发症。

（一）癌

溃疡性结肠炎和克罗恩结肠炎患者发生结直肠癌的风险显著高于一般人群，尽管这种风险的确切程度尚不确定[1-6,138]。研究表明，溃疡性结肠炎的第一个十年期后，其年发病率为 10%。结直肠癌的风险也随着疾病范围的扩大而增加，75%～80% 发展成癌症的患者患有全结肠炎[138]。与溃疡性结肠炎相关的癌症中近 25% 的病例中是多发的，与没有结肠炎的患者相比，病变通常更平坦，更坚硬，因此更难检测。

对于 IBD 患者，癌症筛查已成为一个受关注和争议的问题。自 20 世纪 60 年代以来，黏膜异常增

表 57-2 炎性肠壁的胃肠并发症的相对频率

并发症	溃疡性结肠炎（%）	克罗恩病（%）
肛门直肠病变	< 20	20～80
肛裂	< 15	25～30
肛周脓肿	< 10	20～25
首发症状	非常罕见	20～25
肛瘘	< 6	20～25
多发，综合	无	常见
多发肛门直肠并发症	非常罕见	20
大量出血	3	< 3
结肠	无	< 2
小肠		
腹腔内脓肿	几乎没有	20～40
内瘘	几乎没有	很不常见
自由穿孔	不常见	< 8
中毒性巨结肠	2～10	较不常见
假性息肉	15～30	非常罕见
狭窄	11～15	15～25

改编自 Osterman MT, Lichtenstein GR: Ulcerative colitis. In Feldman M, Friedman LS, Branch LJ (eds): Gastrointestinal and Liver Disease, 8th ed. Philadelphia, Saunders, 2010, pp 1975–2090

生一直被认为是结肠癌的先兆，或者至少是有发展癌症风险的标志。黏膜异常增生通常在溃疡性结肠炎癌症患者的肿瘤附近或远离肿瘤处检出。然而，异常增生是散在的，不一致的，并且在结肠中不可预测地分布。因此，建议结肠镜检查使用多个随机活检标本和来自肿块或凸起区域的活检标本进行。提倡使用流式细胞术寻找异倍体来增加组织学结果的特异性和预后意义。

分子标志物，如 Ki-67、DPC-4 和 DYS 核基质蛋白，是进一步完善异常增生诊断的一种手段，并可能最终成为预测结肠直肠癌的替代方法。临床研究为越来越普遍的提议支持任何异常增生都需要行结肠切除术 [2, 4, 11]。

一些研究表明，某些异常增生病变在影像学上

是可见的（图 57-29）。当异常增生加重并呈现扁平状或多结节状时，其表现为不规则的结节区域，边界呈锐角，具有马赛克外观。切面上，这些病变仅在相邻的正常黏膜上方突出 1～2mm。当异常增生呈现更多的息肉形式时，则无法与腺瘤性息肉区分。大多数异常增生发生在扁平黏膜中，因此在双对比钡剂检查中检测不到。溃疡性全结肠炎高风险患者的管理需要定期进行放射学和内镜监测来检测异常增生 [138-144]。

（二）中毒性巨结肠

中毒性巨结肠是最严重的、可危及生命的 IBD 并发症。它发生在 1.6%～13% 的溃疡性结肠炎患者中，且在克罗恩结肠炎中较少见。中毒性巨结肠通常发生在 30 多岁的患者中，可能是溃疡性结肠炎的最初表现。它是与溃疡性结肠炎直接相关的最常见死亡原因，并且是紧急手术的指征 [145-148]。

1. 病理检查

在病理检查中，可见透壁炎症伴有深入固有肌层的裂隙性溃疡，通常侵犯浆膜。这些炎症变化广泛到可见大面积裸露的黏膜。结肠正常组织结构崩解，外科医师处理时已经将这种外观比作湿纸巾。即使没有明显的穿孔，炎性渗出物渗透浆膜也可能导致腹膜炎的征象。结肠的外表面显示出明显的浆膜炎，伴大网膜和胃结肠韧带水肿、发炎。这些变化伴随着小动脉血管炎和炎症以及肠肌间和黏膜下神经丛的神经节细胞的破坏，伴有固有肌层肌细胞溶解 [2, 4, 6]。虽然肠壁在腹部 X 线片上可见变厚和结节，但在裸露的黏膜区域，标本的壁厚通常只有 2～3mm。

许多进一步导致腔内压力升高和肌张力下降的因素可导致中毒性巨结肠中的结肠扩张，包括止泻药（如可待因、吗啡、阿片酊）、吞气症和低钾血症。钡灌肠也被认为是中毒性巨结肠的促发因素，但这是有争议的。某些证据表明，这种关系可能是暂时的，不仅仅是因果关系现象。然而，禁止溃疡性结肠炎的重症患者的钡灌肠检查是有效的 [2, 4, 6]。中毒性巨结肠也可使其他结肠炎复杂化，如缺血性结肠炎、克罗恩病、假膜性结肠炎和阿米巴病。

2. 放射检查

中毒性巨结肠（图 57-30）是为数不多的威胁

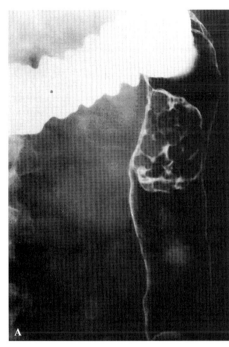
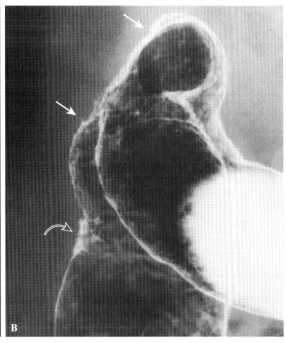

▲ 图 57-29　溃疡性结肠炎的并发症：癌

结肠癌通常具有非典型的外观。A. 近端降结肠中异常的息肉样癌。B. 存在肝弯曲的浸润性斑块样癌（箭），在癌的近端存在小的巨大增生性病变（弯箭）

生命的疾病之一，其中腹部 X 线片是确诊的必要条件 [148]。扩张是有毒巨结肠的标志，最扩张的节段的平均直径为 8.2～9.2cm。超过 5cm 的扩张表明肌层溃疡，应该被认为是暴发性结肠炎扩张的阈值。在过去，横结肠被认为是发病的主要部位，但这仅反映了仰卧位 X 线片中横结肠是大肠最不悬垂的部分。最初，只累及一小段结肠 [2, 4]。

黏膜岛是中毒性巨结肠的常见表现，表明黏膜严重破坏。在炎性息肉的患者急性发作期间可见类似表现。如上所述，虽然在病理上结肠壁是薄的，但它在放射学上看起来增厚，可能是由于浆膜下或网膜水肿。可以注意到与结肠平行的透亮条纹，其可代表结肠周围脂肪线。

中毒性巨结肠的严重炎症和广泛溃疡总是会消除结肠袋形状，因此正常结肠袋的存在可除外诊断。在结肠中可以看到与肠梗阻一致的长的液平面及小肠扩张 [148]。

四、炎性肠病的肠外并发症

IBD 患者中有 1/4 到 1/3 出现肠外表现（框

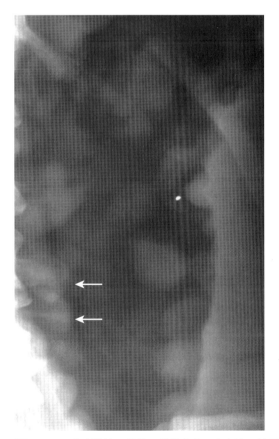

▲ 图 57-30　溃疡性结肠炎的肠道并发症：中毒性巨结肠
黏膜岛（箭），深度溃疡和扩张可确诊

57-6）[1-7]。它们可分为三类：①与疾病活动或疾病范围密切相关的疾病，并对针对肠病的治疗有反应（如关节炎、虹膜炎）；②病程独立于潜在的肠病的疾病（如硬化性胆管炎、强直性脊柱炎）；③由肠功能不足或失调（如胆石症、肾结石）引起的疾病[1-7]。

（一）肝胆并发症

肠外 IBD 最常见的严重表现发生在肝脏和胆道[1-7]。一般来说，这些并发症通常与疾病活动、持续时间或严重程度无关，但脂肪浸润除外，这种情况发生在患病较严重，虚弱和营养不良的患者身上[1-7]。

1. 肝脏脂肪变性

在 20%～25% 的 IBD 患者肝脏活检标本上发现脂肪肝，它可能是由脂肪吸收不良、过度营养、脓毒症、蛋白质丢失性肠病、营养不良和皮质类固醇引起的[1-7]。脂肪肝的影像学特征是多样的，取决于脂肪沉积量，肝脏内的分布以及相关肝病的存在。CT 是检测肝脏脂肪变性的最佳非侵入性技术，因为肝实质 CT 衰减与肝活检标本中发现的肝脏脂肪水平之间存在极好的相关性。脂肪沉积通常是弥漫性的，然而，累及范围可以是点状、结节状，或不规则散布并迅速出现和消失[1-7]。

2. 胆石症

在克罗恩病患者中，30%～50% 患者患有胆结石，尤其是在具有广泛的回肠末端疾病或回肠切除术后。由于这种回肠疾病，这些患者因胆盐吸收不良或肠肝循环丧失而形成致石胆汁。超声检查是诊断胆结石的主要方式[1-7]。

3. 原发性硬化性胆管炎

IBD 患者的原发性硬化性胆管炎发生率低于 2%～5%，它通常与溃疡性结肠炎有关[1-7]。超声检查、CT 和 MRI（图 57-31）可直接显示表征该疾病的较大胆管的纤维化壁增厚[1-7, 149]。增厚可以是环形的或不对称的，通常为 2～5mm。其他提示性诊断体征包括局灶性胆管扩张，肝内胆管和肝外胆管大小不符，肝内胆管的局灶性聚集，以及不伴有肝、肝门或胰腺占位的最小肝内胆管不连续扩张。在横断面成像中也可以看到串珠、消减和结节壁增厚的胆管造影迹象，但通常细节和精确度较低[149]。

框 57-6　溃疡性结肠炎的结肠外表现

肝胆和肾
- 非特异性反应性肝炎
- 硬化性胆管炎
- 胆管周围炎症
- 慢性活动性肝炎
- 胆管癌
- 脂肪浸润
- 肌肉骨骼
  - 关节炎
  - 强直性脊柱炎
  - 骶髂关节炎
  - 肥厚性骨关节病
  - 缺血性坏死
- 眼部
  - 葡萄膜炎和虹膜炎
  - 巩膜外层炎
  - 结膜炎
- 皮肤黏膜
  - 坏疽性脓皮病
  - 结节性红斑
  - 皮肤血管炎
  - 口腔炎
- 尿石症和肾结石
- 淀粉样变
- 与药物有关的疾病
- 支气管肺
  - 肺血管炎
  - 胸膜心包炎

血液和血管
- 失血引起的贫血
- 自身免疫性溶血性贫血
- 血小板增多
- 血栓性疾病
- V 和 VIII 因子增加
- 促凝血酶原激酶 III 水平亢进
- 主动脉和锁骨下动脉的动脉炎
- 胰腺
- 药物相关的胰腺炎

改编自 Osterman MT, Lichtenstein GR: Ulcerative colitis. In Feldman M, Friedman LS, Branch LJ (eds): Gastrointestinal and Liver Disease, 8th ed. Philadelphia, Saunders, 2010, pp 1975–2090

CT、超声检查和 MRI 在评估已知或疑似硬化性胆管炎患者方面具有三大优势[149]。首先，它们是非侵入性技术，对这些患者来说非常安全，他们经常需要多次连续检查。其次，他们可以看到胆管造影期间因狭窄阻碍造影剂流动偶尔造成大部分肝内胆管未显示的患者的整个胆道。最后，CT 和超

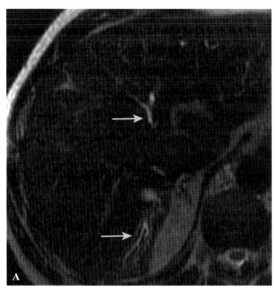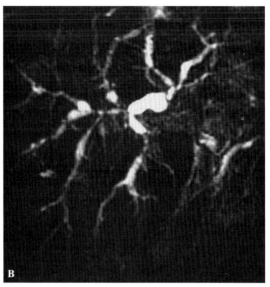

▲ 图 57-31 硬化性胆管炎

轴向 T_2 加权 MR 图像显示两个区域（箭）的肝内胆管局灶扩张。B. MRCP 图像显示肝内胆管的多灶性狭窄和不规则

声检查可以描述硬化性胆管炎的并发症，如肝硬化和门静脉高压症，以及与胆管癌相关的软组织肿块[149]。磁共振胰胆管造影（MRCP）是确立诊断的最佳非侵入性手段[149]。溃疡性结肠炎和硬化性胆管炎患者发生胆管癌和继发性胆汁性肝硬化的风险更高。

4. 肝脓肿

肝脓肿是克罗恩病的一种罕见并发症。在一个团体中，它们占所有肝脓肿的 8%[2, 4, 150]。它们通常发生在患有长期疾病的患者身上，但可能是克罗恩病的最初表现[2, 4, 150]。皮质类固醇和其他免疫抑制药，穿孔、腹腔内脓肿和吻合口瘘都是克罗恩病患者发生肝脓肿的诱发因素[2, 4, 150]。

（二）胰腺并发症

1%～2% 的克罗恩病患者由多种原因引起胰腺炎：①药物如皮质类固醇、硫唑嘌呤和甲硝唑；②胆总管结石；③邻近肠道的瘘管；④硬化性胆管炎；⑤Oddi 括约肌功能障碍或十二指肠降段狭窄，导致胰管阻塞或十二指肠内容物回流胰管；⑥抗胰腺腺泡细胞的自身抗体。无论原因如何，需要横断面成像来帮助确认胰腺炎的诊断，更重要的是，确认其并发症[151]。

（三）尿路并发症

1. 肾结石

在克罗恩病患者中，2%～10% 患者由于腹泻、吸收不良和回肠造口大量输出引起的水和电解质损失而发展为肾结石。草酸盐结石是最常见的，因为它们没有钙化，使用传统的放射技术可能看不到它们[152, 153]。与 CT 平扫相比，超声检查更容易检测到这些结石。

2. 肾积水

克罗恩病患者可能出现肾积水，原因有多种，包括结石性疾病或由脓肿或蜂窝织炎的炎症效应引起的阻塞或肠系膜中的匍匐脂肪的占位效应[152, 153]。CT 可用于检测肾积水和阻塞肿块。

3. 瘘管

在克罗恩病患者中，瘘管可能出现在患病的肠道和肾脏之间，导致肾或肾周脓肿[2, 4, 6]。通常发生肠膀胱瘘。尽管这些瘘管应首先用传统的钡剂检查、排泄性尿路造影和膀胱造影评估，但瘘管的起源可能是水肿，并防止造影剂显影混浊，可能看不到微小的瘘管。常规检查检出不到 50% 的肠膀胱瘘，CT 的成功率接近 90%[150]。CT 扫描最初仅通过口服和直肠给予造影剂。如果在静脉注射碘化造影剂后膀胱不透明，则气体和通过瘘管进入的少量造影剂的存在可能会掩盖。

（四）骨骼肌系统并发症

1. 关节病

关节炎是 IBD 最常见的肠外表现之一，它表现为外周关节炎或骶髂关节炎 - 脊椎炎 [154-159]。外周的肠病关节炎常规 X 线片的影像学检查结果通常很轻微，如果存在的话极易见。中轴骨的变化发生于 3%～16% 的 IBD 患者，与强直性脊柱炎相似 [154-158]。CT 和 MRI 通常可以检测到早期骶髂关节炎的细微变化，早于 X 线片上的明显变化——双侧，通常为对称性关节变窄，伴有骨质侵蚀，随后硬化，在关节的髂侧更为明显 [154-158]。最终，发生骨性强直。T_1 加权脂肪抑制图像在证明骶髂关节炎的皮质侵蚀和软骨下硬化方面具有优越性。

2. 缺血性坏死

骨坏死是 IBD 罕见的并发症，通常发生在以下临床背景中：皮质类固醇治疗期间或之后，在 TPN 期间，尤其是脂质乳剂，最近作为该疾病的直接并发症，没有其他促发因素 [154-158]。

MRI 是确诊的最佳方法，报告的敏感性为 97%，特异性为 98% [154-158]。在 T_1 加权图像上，可以在关节面下看到低信号强度的区域。或者，可以看到围绕较高信号强度的中心区域的低信号带。在 T_2 加权图像上，低信号强度的区域可以变亮，而高信号强度的区域保持高信号。

无症状和 X 线片上正常的髋关节可能在 CT 检查中有早期缺血性坏死迹象。这些改变包括骨小梁形态、关节间隙完整性、股骨头和髋臼轮廓的细微改变，在 X 线片上可能未被发现或不明确。

3. 化脓性关节炎

髋关节的化脓性关节炎可以沿坐骨切迹引发腰大肌或腹膜后脓肿。MRI 和 CT 显示这些变化早于 X 线片。

髂骨和骶骨是克罗恩病患者发生骨髓炎的最常见的部位。它们相邻的盆腔脓肿或肠瘘几乎是必然结果。因此，当确定脓肿时，在横断面成像上通常可诊断骨髓炎。骨髓炎的 CT 表现包括皮质骨破坏、骨内气体、骨髓衰减增加、髓腔狭窄、蛇纹状引流束以及新生骨或死骨的存在。通过 MRI，受累骨的骨髓腔 T_1 加权图像上的信号减低和 T_2 加权图像上的信号升高。在 MRI 上也可以证明的皮质破坏或增厚和软组织中水肿或脓肿形成。

在克罗恩病患者的骶前或腰大肌脓肿的瘘管中可见脊髓硬膜外脓肿。在 CT 和 MRI 检查中可以看到椎前、椎间孔和硬膜外气体。

4. 骨质疏松

骨质疏松症是 IBD 的常见并发症。骨质疏松症和骨软化症继发于钙吸收不良和维生素 D 缺乏，也可能与皮质类固醇治疗有关。

5. 腰大肌脓肿

克罗恩病的并发症现在占所有腰大肌脓肿的 73% [36, 160]。在右侧，腰大肌脓肿可能继发于晚期回肠疾病，左侧可能是由乙状结肠或空肠受累引起的。大多数腰大肌脓肿患者有明确的克罗恩病，但临床表现可能是非特异性的。偶尔，在最初出现疾病时可能会看到腰大肌脓肿。CT 已成为其诊断的唯一最佳检查。CT 还可以指导这些患者的经皮脓肿引流 [161]。据报道，原发性腹直肌鞘脓肿也是克罗恩病的并发症，可通过 CT、MRI 或超声检查显示。

（五）肺部并发症

尽管有临床意义，但在 IBD 患者中肺部症状并不常见。前瞻性研究发现，30%～50% 的病例存在肺部异常。有四种主要的临床病理类型的疾病：①气道疾病（慢性支气管炎、支气管扩张、支气管炎）；②间质性肺病（闭塞性细支气管炎、间质性肺病）；③坏死性结节；④浆膜炎。呼吸性或胸膜心包疾病在溃疡性结肠炎中比在克罗恩病中更常见 [1-6]。

五、结肠炎的鉴别诊断

溃疡性结肠炎和克罗恩病在北美和欧洲小肠结肠炎病例中占大多数。然而，由于全球旅行和移民增加，滥用抗生素以及由大量艾滋病病毒感染，化疗，骨髓、干细胞和器官移植引起的免疫抑制，小肠炎和结肠炎感染增多 [1-12]。由于小肠和结肠对各种损伤的反应有限，因此感染性小肠结肠炎通常类似于 IBD 的放射学（表 57-3）和临床（表 57-4）特征并不奇怪。传染性或特发性 IBD 的明确诊断最终取决于组织学和细菌学结果。

克罗恩结肠炎和溃疡性结肠炎的鉴别是重要的，因为每种疾病具有不同的治疗和预后意义。溃疡性结肠炎患者患癌症的风险较高。他们也可以进行治愈性结肠切除术，并且适于保留括约肌的手术。克罗恩病患者不适合回肠代膀胱，因为疾病可能在回肠中复发。以下双对比钡灌肠特点可以在大多数患者中进行正确的诊断。

1. 溃疡性结肠炎是一种连续的，融合的，襻周的和对称的疾病，从直肠开始并向近端延伸。

2. 克罗恩病是一种斑片状，不连续的疾病，不对称受累可导致假性憩室。

3. 以下类型的溃疡是克罗恩病的特征：口疮，离散，深（＞3mm），裂隙和玫瑰刺。

4. 颗粒状黏膜是溃疡性结肠炎的典型表现，但在克罗恩结肠炎中不是。

5. 严重的肛门和肛周疾病是克罗恩病的特征，但在溃疡性结肠炎中极为罕见。

6. 自发性瘘管和窦道是克罗恩病的标志。

某些 CT 表现可以帮助区分肉芽肿性和溃疡性结肠炎。在 61% 的慢性溃疡性结肠炎患者中可观察

表 57-3　炎性肠病：影像学鉴别诊断

特　征	常见于	可能发生于
颗粒状黏膜	溃疡性结肠炎	早期克罗恩结肠炎（少见）
离散型溃疡	克罗恩结肠炎 耶尔森菌感染 Behçet 病	阿米巴病 局部缺血 结核
融合性（浅）	溃疡性结肠炎	克罗恩病 阿米巴病
融合性（深）	克罗恩病	局部缺血 阿米巴病 结核 类圆线虫感染
对称性狭窄	溃疡性结肠炎 性病淋巴肉芽肿	结核
非对称性	克罗恩病 局部缺血 结核	
瘘	克罗恩病 性病淋巴肉芽肿	结核 放线菌病
炎性息肉	溃疡性结肠炎 克罗恩病 血吸虫病 囊性结肠炎	局部缺血（少见）
小肠疾病	克罗恩病 耶尔森菌感染 结核 假膜性小肠炎	溃疡性结肠炎（反流性回肠炎） Behçet 病 局部缺血
跳跃性病变	克罗恩病 结核 阿米巴病	性病淋巴肉芽肿
中毒性巨结肠	溃疡性结肠炎	克罗恩病 局部缺血 阿米巴病

引自 Bartram CI, Laufer I: Inflammatory bowel disease. In Laufer I, Levine MS (eds): Double Contrast Gastrointestinal Radiology, 2nd ed. Philadelphia, WB Saunders, 1992, pp 579–645

表 57-4　炎性肠病：临床鉴别诊断

溃疡性结肠炎	克罗恩病
全结肠炎	回肠和空肠
弯曲杆菌感染	耶尔森菌小肠结肠炎
志贺菌病	沙门菌病
沙门菌病	结核病
巨细胞病毒感染	类圆线虫感染
大肠埃希菌感染	淋巴瘤
艰难梭菌感染	放射性肠炎
阿米巴病类	良性肿瘤
Behçet 病	嗜酸粒细胞性肠炎
移植物抗宿主病	癌症（罕见）
放射性结肠炎	回盲部
憩室病	结核病
缺血性结肠炎	盲肠炎
直乙状结肠炎	阿米巴病
单纯疱疹感染	植物抗宿主病
淋病	阑尾炎
衣原体感染	肿瘤
	结肠
	憩室炎
	癌症
	阿米巴病
	结核
	缺血性结肠炎
	放射性结肠炎
	衣原体感染

改编自 Osterman MT, Lichtenstein GR: Ulcerative colitis. In Feldman M, Friedman LS, Branch LJ (eds): Gastrointestinal and Liver Disease, 8th ed. Philadelphia, Saunders, 2010, pp 1975–2090

到肠壁分层，但在仅有 8% 的慢性肉芽肿性结肠炎患者中观察到肠壁分层。此外，慢性溃疡性结肠炎的平均结肠壁厚度为 7.8mm，明显小于克罗恩结肠炎中观察到的结肠壁厚度（11mm）。最后，在 95% 的溃疡性结肠炎病例中，增厚的结肠壁的外部轮廓是光滑和规则的，而在 80% 的肉芽肿性结肠炎患者中存在浆膜和外壁的不规则性。

以放射检查可以在 90%～95% 的患者中区别这些两种疾病。在疾病的早期阶段更容易区分，因为早期表现特别明显。当疾病是慢性疾病或者急剧恶化和缓解时，鉴别诊断可能更加困难。如缓解期的

溃疡性结肠炎可能变得不连续，而肉芽肿性结肠炎可能累及整个结肠 [1–6, 162]。

六、总结

溃疡性结肠炎和克罗恩病在放射学诊断上具有挑战性。如果放射科医师要为患者治疗做出重大贡献，各种检查技术必须小心进行和解读。了解 IBD 放射学特征的解剖学和病理生理学基础对于充分了解这些复杂疾病的自然病程和鉴别特征非常重要 [163–165]。

第 58 章　结肠的其他炎性疾病

Other Inflammatory Conditions of the Colon

Richard M. Gore　Seth N. Glick　Aleksandar M. Ivanovic　**著**

纪婉莹　**译**　张晓燕　**校**

结肠的感染性和炎性疾病是常见的，在大多数情况下不需要成像。在一些疾病中，影像学在确定诊断、评估进程的严重程度、监测疾病的病程以及确定并发症的存在方面起着作用。

一、细菌感染

传染性结肠炎可能由细菌、病毒、真菌和寄生虫引起[1-4]。在西方国家，细菌性结肠炎是最常见的结肠感染形式，而在不发达国家，寄生虫感染最常发生。对于细菌性结肠炎患者通常不进行成像研究，因为通过常规粪便培养可以容易地确定诊断。

细菌性结肠炎的诊断应通过典型的急性痢疾症状表现来提示，包括发热、腹部疼痛和压痛（有或没有呕吐），里急后重和少量腹泻（经常是血性）。在大多数情况下，这种疾病是自限性的。常规培养偶尔会产生假阴性结果，因此需要特异性培养来分离特定的生物体。

（一）沙门菌病

沙门菌是一种革兰阴性杆菌，由污染的食物或水摄取[1-4]。伤寒过程中可能发生结肠受累或急性痢疾。伤寒是由伤寒沙门菌或副伤寒沙门菌引起的。出现症状包括明显的发热、关节痛、不适、头痛和右下腹疼痛。该病原最初累及网状内皮系统，特别是脾脏、肠系膜淋巴结和回肠末端的 Peyer 淋巴结。1 周后可能发生脾肿大。约 50% 的病例在第二周或第三周发生胃肠道受累，但被其他症状掩盖。右下腹疼痛和压痛是最常见的表现。当存在结肠受累时，钡灌肠可显示由水肿和痉挛引起的盲肠狭窄和结肠袋消失，以及回肠皱襞增厚和溃疡。还报道过升结肠中的口疮溃疡[5]。回肠总是受累。出血和穿孔发生在 1%～3% 的病例中。症状在第四周开始消退，但复发很常见。在第一周，90% 的患者血培养呈阳性，并且在第二周和第三周期间可以从粪便培养物中检出病原。氯霉素是治疗的首选。

在大多数报道的病例中，钡灌肠已经显示出一种结肠袋消失的全结肠炎，通常伴有浅表甚至深度的所谓的领扣状溃疡[6, 7]。指印征也有报道。其他患者可能有广泛的小肠增厚和与全结肠炎相关的变薄。双对比研究可能会发现点状黏膜显影，离散性浅表溃疡或黏膜颗粒。通常累及降结肠和乙状结肠，具有多变的近端侵袭。虽然直肠通常在影像学上看起来不受影响，但在内镜上可见轻度炎症[8]。左侧结肠的节段性溃疡性结肠炎很少见[9]。特别是在年老或虚弱的人群中可能发生暴发性疾病甚至中毒性巨结肠。菌血症很常见，感染可能扩散到胆囊、骨骼、肺和肾脏。

（二）志贺菌病

革兰阴性杆菌志贺菌感染可能是由福氏志贺菌、志贺痢疾杆菌和宋内志贺菌三种引起的[1-4]。在美国，S.sonnei 在 70% 的病例中是致病菌，而在墨西哥和亚洲，S. 痢疾杆菌是最常见的。与沙门菌病一样，感染可能以暴发式发生，特别是在温暖的天气。潜伏期为 1～3 天，通常呈现类似于沙门菌感染。然而，志贺菌病会产生一种毒素，导致小肠分泌增加和水样腹泻，持续数天，然后发展为痢疾症状。毒素的全身吸收还可引起关节炎、肺炎、癫痫发作、周围神经病、微血管病和溶血性尿毒症综合征。菌血症很少见，但可能导致血管塌陷。粪便培养在发病后 1 天内呈阳性，可能持续数月。毒性巨结肠也有报道。这种疾病通常是自限性的，持续 7～10 天，但有时长达 1 个月。免疫功能低下患者或菌血症患者的死亡率为 10%～20%。

乙状结肠镜检查几乎总能揭示出类似溃疡性结肠炎的炎症过程：从轻微的颗粒化和红斑到溃疡[10, 11]。溃疡比在沙门菌病中更常见。溃疡通常是浅表的，具有不同的大小和形状。它们主要是星状的，但可以是线性的，匐行或口疮样，并且覆盖在弥漫性易碎的黏膜上。在痢疾志贺菌感染的患者中，溃疡期显著出现在疾病的第 2 周和第 3 周，在第 1 周中红斑和水肿更加突出[11]。在许多情况下，溃疡在脾曲远端最严重。随着红斑逐渐减少而愈合。该过程最初是连续的全结肠性。在恢复期间，受累可能变得不完整。尽管愈合通常是完全的，但是一些患者可能有残留的狭窄，炎性息肉，甚至持续性结肠炎[12]。

钡灌肠显示出一种主要是左侧结肠炎，伴有深部溃疡，可能有衣领纽扣外观[7]。也可见口疮样溃疡。

（三）弯曲菌病

弯曲杆菌是细菌性结肠炎的最常见原因。已从 7%～10% 的腹泻患者的粪便培养物中分离出该病原[1-4]。致病因素是胎儿弯曲菌空肠亚种。这种疾病通常是自限性的，持续时间不超过 7 天，但症状可能持续长达 1 个月。在某些情况下，钡灌肠显示出具有弥漫性颗粒化的全结肠炎和类似溃疡性结肠炎的结肠袋消失，而在其他情况下，钡灌肠显示出类似于克罗恩病的口疮样溃疡[13-16]。结肠的左侧几乎总是受累。据报道，出血、穿孔和中毒性巨结肠也是并发症。诊断需要在选择性培养基上培养，血清学研究也可能有助于确认。

（四）小肠结肠炎耶尔森菌

革兰阴性杆菌耶尔森菌感染在某些地区更常见，如日本、加拿大和斯堪的纳维亚半岛[1-4, 17-20]。特定菌株在这些地方都是地方性的，并且这些菌株具有不同的临床和病理表现。年龄＜ 5 岁的患者通常出现急性右下腹疼痛和发热，类似阑尾炎。相比之下，成人可能会出现急性或持续发热、疼痛和腹泻，持续 4～6 周。其他患者可能伴有关节痛、关节炎或皮疹，如结节性红斑或多形性红斑。

钡灌肠上回肠末端总是受累，放射学检查结果取决于疾病的阶段[17]。最常见的发现包括由淋巴滤泡增大引起的小结节或离散的点状，口疮样或较大的椭圆形溃疡。皱襞也可以增厚，但与克罗恩病不同，狭窄不是特征。结肠改变表现为主要位于右侧结肠的口疮样溃疡，但偶尔会发现左侧结肠受累[20-22]。这些临床和放射学异常的进展和消退可能需要几个月的时间。穿孔很少见，但肝脓肿和败血症是有充分证据的并发症。诊断需要特殊的培养基或血清学研究。虽然没有证明有效的治疗，但耶尔森菌小肠结肠炎的诊断主要是为了排除其他存在。

（五）O157：H7 大肠埃希菌引起的结肠炎

大肠埃希菌菌株是旅行者腹泻的最常见原因，并且通常是自限性的。然而，O157：H7 亚型大肠埃希菌引起了越来越多的关注，由于它与高发病率和死亡率相关。加拿大已经发现了这种感染的暴发，养老院的居民特别容易受到影响。患者通常出现水样腹泻（无发热），持续数天进展为出血性结肠炎。最严重的并发症，即溶血性尿毒症综合征，是由与这种感染有关的毒素引起的。总死亡率可能高达 33%。钡灌肠的结果与缺血性结肠炎类似，受累肠道有指印征，变窄和痉挛。计算机断层扫描（CT）可能显示由水肿引起的肠壁低密度增厚（图 58-1）。大多数报道的病例累及横结肠，通常伴有结肠右侧，左侧或两侧的延伸[23-25]。形态学变化主要由缺血引起，组织学标本可能与假膜性结肠炎相似。治疗是支持性的，但这种诊断很重要，以此可以建立隔离措施。

（六）结核

虽然在西方国家曾经被认为是罕见的，但结核病的发病率一直在增加。因此，胃肠道受累的报道变得更加普遍。已经发现艾滋病患者比一般人群具

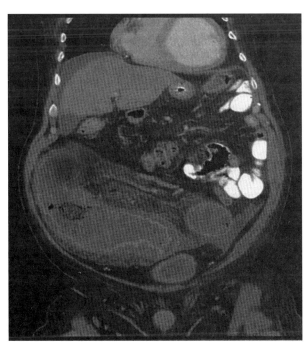

▲ 图 58-1　由大肠埃希菌 O157：H7 引起的结肠炎

冠状位重建 CT 扫描显示多余乙状结肠显著肠壁增厚，伴有黏膜下水肿，邻近肠系膜炎症性改变和腹水

有更大的风险[26]。尽管大多数病例继发于肺源，但大多数患者胸部 X 线片上没有活动性或既往肺结核的证据。在亚洲的流行地区，大多数胃肠结核病例是由摄入牛结核杆菌引起的。结肠受累通常伴有回肠疾病。

钡剂检查显示的升结肠和近端横结肠的异常与克罗恩病无法区分[26]。有人提出某些异常是特征性的，如卵圆形或周围横向溃疡，回肠和右侧结肠之间解剖分界的缺失（Stierlin 征），以及回肠和盲肠之间的直角交叉，伴有明显的肥大回盲瓣（Fleischner 征）。这些表现源于明显的肠壁增厚，这种增厚往往大于克罗恩病。其他提示特征包括回肠或盲肠的极短的受累部分，明显增大的淋巴结，特别是 CT 上的低密度和腹水。然而，最常见的结合征象包括狭窄、深度溃疡和黏膜颗粒与结节和炎性息肉。不太常见的表现包括口疮样溃疡、弥漫性结肠炎、肝曲远端的节段性结肠炎和短的狭窄，类似癌症[27-33]。瘘管和窦道也很少见。

可以在内镜活检标本上进行诊断，该标本显示干酪性肉芽肿或抗酸杆菌的阳性培养物[34]。然而，内镜检查的结果一直在变化。因此，有时需要手术标本进行明确诊断。结核性结肠炎是一种重要的诊断，因为由于炎症性肠病的错误诊断，给这些患者施用皮质类固醇可能带来灾难性后果。

（七）放线菌病

放线菌是一种厌氧细菌，作为肠道正常菌群的一部分存在，但当与通常不接触该生物体的组织接触时，会发生病理过程。在贯穿伤、腹部手术或长期宫内节育器感染肠系膜和腹膜组织后发生胃肠道受累。这些患者可能会发展成累及结肠的炎性肿块和瘘管。出现的症状包括可触及的肿块、不明确的腹痛和腹泻。

钡灌肠可以显示外在肿块累及结肠的反应性变化，扭曲和狭窄，伴有或没有瘘管形成[35, 36]。瘘管可延伸至皮肤，可检出有硫黄颗粒的特征性菌落。回盲区是最常见的胃肠受累部位。许多这些患者有既往阑尾切除术史。相反，直肠乙状结肠是有宫内节育器患者常见的部位。超声检查和 CT 也可能显示出大的炎性肿块。通常需要手术明确诊断和区分这些炎性肿块与肿瘤。

二、病毒感染

巨细胞病毒（CMV）感染是艾滋病的常见并发症，胃肠道可能是局部或弥漫性的受累。胃肠道异常被认为是由 CMV 引起的缺血性血管炎引起的。当怀疑 CMV 累及结肠时，可通过内镜刷取细胞或活检标本上存在特征性核内包涵体（病毒包涵体）来确认诊断。

CMV 结肠炎通常累及盲肠和近端结肠，有时延伸到回肠末端。早期疾病是由弥漫性结节性淋巴样增生引起的。来自结肠的阳性培养物具有诊断价值的。对于中度疾病，钡灌肠可能会发现多灶性溃疡，表现为浅层，轮廓分明的溃疡散在正常的背景黏膜上[37]。更严重的疾病（图 58-2）在钡剂检查和 CT 上可能表现为更严重的溃疡和结肠壁明显增厚[37]。一些患者患有弥漫性、连续性肠道受累的全结肠炎。通过推注造影剂，CT 可以显示黏膜和浆膜的增强，中间是由水肿引起的肠壁的低密度增厚。然而，对于严重的疾病，肠壁可能增加衰减，

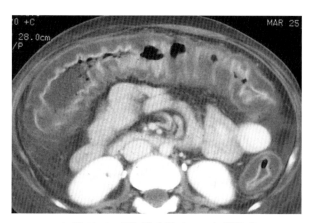

▲ 图 58-2　巨细胞病毒（CMV）结肠炎
CT 扫描显示该 AIDS 患者的横结肠肠壁严重增厚。注意水肿的低密度黏膜下层、黏膜和浆膜强化

反映了该过程的出血成分。出血性 CMV 结肠炎对艾滋病患者可能是致命的。

三、寄生虫感染

（一）异尖线虫病

在摄入生鱼后 12～24h 内，异尖线虫幼虫的侵染会产生严重的腹痛，有时伴有发热、恶心、呕吐和（或）腹泻[38-40]。异尖线虫病常发于胃和小肠，但结肠可能偶尔会被这种感染所累及。嗜酸粒细胞增多通常不存在于血清中，但总是在活检标本上发现。升结肠和较不常见的横结肠受累，钡灌肠可能会显示受累肠道的节段性指印征。当双对比钡灌肠显示幼虫实体在肠病变段的近端部分为 12～20mm 长和 0.7mm 宽的幼虫时，可以提出对异尖线虫病的诊断[40]。可以进行血清学研究以确认诊断。在不到 25% 的病例中，粪便中存在蠕虫。该过程是自限性的，通常持续 7～10 天。

（二）阿米巴病

结肠阿米巴病在美国很少见。囊孢被摄入并随后发展成侵入性滋养体。这种生物体寄生于世界 20% 的人口。该原虫的感染可以从载体状态到暴发性结肠炎而变化，并且症状可以是惰性或急性的。传播到肝脏然后肺部可能导致这些器官中的任一脓肿。

结肠阿米巴病通常是急性溃疡性结肠炎（95%），表现为跳跃性病变，尽管中间的肠道可能受累的程度要小得多[41-43]。有时，受累肠的特征是短的受累区域有明显的肉芽（阿米巴脓肿）[44]。约 10% 的病例可见这种阿米巴脓肿，通常位于结肠右侧。虽然弥漫性结肠炎并不罕见，但结肠的右侧往往更严重。钡灌肠通常表现为深部溃疡或肠壁水肿，但有些患者可能有口疮样溃疡，出现边缘缺损的离散性溃疡或粒状钡斑[45]。回肠末端总是不受累。锥形盲肠是一种提示但非特异性表现。即使在适当的治疗后，也可能发生残余畸形和狭窄[46]。不到 1% 的患者患有中毒性巨结肠，约 3% 患者患有甲状腺炎。

阿米巴病的诊断通常通过粪便中的滋养体或直肠涂片来确定。血清学检查也很敏感。怀疑阿米巴病时，即使未确诊，也可以进行试验治疗，如果这些患者不当使用皮质类固醇治疗假定的炎症性肠病，则疾病可能会迅速发展。

（三）血吸虫病

血吸虫属于吸虫或吸血性蠕虫，不同的种属是特定地理区域所特有的。曼氏血吸虫（Schistosoma mansoni）存在于美国、波多黎各和热带地区[3]。埃及血吸虫是非洲和南亚的主要类型，日本血吸虫通常发生在东亚。曼氏血吸虫和埃及血吸虫的混合感染并不罕见，特别是在埃及。幼虫穿透皮肤，进入体循环。它最终到达肝脏并成熟为成虫。上行迁移通过门静脉系统到结肠，蠕虫在那里侵入肠壁并产卵。通常并发门静脉高压及继发性肝脾肿大。虽然一些患者可能发展为全结肠炎，但曼氏血吸虫好发于肠系膜下静脉和左侧结肠，日本血吸虫感染肠系膜上静脉和右侧结肠及回肠末端，而埃及血吸虫感染痔静脉和直肠和泌尿道。大多数患者出现血性腹泻，但有些患者可能有慢性腹痛、间歇性腹泻和可触及的腹部肿块。

钡灌肠检查可能会发现非特异性结肠炎不同程度累及结肠，伴有变窄，结肠袋消失和溃疡[46]。然而，这种疾病的一个标志是炎症性息肉的存在，这是由于对肠壁中虫卵沉积的肉芽反应造成的[47, 48]。另一个提示性发现是肠壁或肝脏的钙化，通常与埃及血吸虫相关，但也与日本血吸虫相关[48, 49]。CT 对这些变化特别敏感。可以通过在组织活检标本或粪便中发现虫卵来确定诊断。经常出现嗜酸性粒细胞增多。

（四）类圆线虫病

粪类圆线虫也通过皮肤进入。它扩散到肺部，突入气管支气管树，随后被摄入。主要受累部位是胃、十二指肠和近端小肠，并且随之发生慢性寄主 - 寄生虫关系。在大多数情况下，虫卵会进入粪便。然而，在免疫力下降的患者中，虫卵进入丝状幼虫阶段并侵入门静脉系统，产生重复循环或自体感染。过量的寄生虫负荷导致丝状幼虫的远端积累，随后累及结肠。由于在严重衰弱的条件下，这个过程通常是致命的。钡灌肠通常显示弥漫性溃疡性结肠炎[50-52]。可以在结肠中识别出口疮样溃疡[53]。也可能存在瘘管和窦道。嗜酸性粒细胞增多是常见的，但诊断需要在粪便中识别囊孢、幼虫或两者。

（五）鞭虫病

毛首鞭形虫主要侵袭热带地区的儿童。这种蠕虫具有微创性，但会侵入黏膜，导致出血、贫血、腹泻、不适和痉挛。肠套叠和直肠脱垂很常见，附着的蠕虫是这种肠套叠的引发点。通常存在嗜酸性粒细胞增多。由于黏液过量产生，钡灌肠显示钡剂聚集和颗粒[54, 55]。这些蠕虫显示为长度为 3～5cm 的波状线状透亮影，有时呈环状末端，具有中央钡聚集。

四、真菌感染

（一）组织胞浆菌病

荚膜组织胞浆菌是河流区域特有的真菌。肺和皮肤是常见的受累部位，但也可能累及胃肠道[56]。胃肠道疾病通常发生在慢性衰弱性疾病的情况下，其中肠道症状被忽视。可能存在贫血和白细胞减少症。穿孔、阻塞或出血可能会引起人们注意消化道。回盲区是最常见的疾病部位。其他相关表现包括肠系膜淋巴结肿大、肝脾肿大（通常伴有钙化）和胸部 X 线片异常。钡剂检查可揭示右侧结肠充盈缺损，一个或多个非特异性炎症区段（如变窄、黏膜颗粒、窦道、溃疡、狭窄），弥漫性结肠炎，类似阑尾炎的盲肠周围肿块和直肠息肉[56-58]。黏膜活检标本甲胺银染色可以证明真菌。

（二）毛霉菌病

毛霉菌病的结肠受累总是在免疫抑制的情况下发生。诊断很少在术前进行，几乎所有病例都是致命的。鼻窦、肺和中枢神经系统是常见的受累部位。结肠受累可能是孤立的，也可能与胃肠道其他部位的异常有关[59, 60]。右侧结肠最常受到影响，检查结果包括息肉样肿块或节段性炎症，伴有或不伴有窦道。这些患者很少患有全结肠炎。

五、非感染性结肠炎

（一）非特异性溃疡

非特异性结肠溃疡的原因不明。超过 50% 的这些溃疡位于结肠的右侧靠近回盲瓣，约 20% 是多发[61]。临床表现可以类似于阑尾炎甚至癌症。溃疡可以是浅表的或深的并且发生在抗肠系膜边界上。关于钡灌肠最常见的发现是伴有或不伴有溃疡的局灶性肿块，较少见的是短程狭窄或节段性结肠炎[61-65]。CT 扫描可显示肠系膜绞合的结肠肿块。这种情况在术前很少被诊断出来，但在结肠镜检查发现溃疡并且活检结果对其他病因呈阴性时，可能会怀疑非特异性溃疡。

（二）微观（胶原性）结肠炎

微观（胶原性）结肠炎是一种临床病理学存在，其特征在于持续时间不同（但通常很长），间歇性或慢性水样腹泻的病史。这种情况主要发生在中年和老年妇女身上。实验室检查和诊断操作（包括内镜检查）的结果通常是正常的。通过内镜活检标本确定诊断，其显示表面上皮中的淋巴细胞增加，在变异体中，胶原性结肠炎患者上皮下胶原蛋白带的宽度增加[66, 67]。

钡灌肠通常被认为无法检测显微镜结肠炎的变化，但双对比检查有时可能会发现非特异性炎症表面异常，主要是在直肠 - 乙状结肠区域[68, 69]。在适当的临床背景下，应在这些发现的鉴别诊断中考虑微观结肠炎，并应取得内镜活检标本。柳氮磺吡啶或皮质类固醇可能有助于控制症状。

（三）嗜酸性结肠炎

嗜酸细胞性胃肠炎是一种原因不明的疾病，总是累及胃或小肠。腹水也很常见，通常存在外周嗜酸性粒细胞增多症。偶尔，可能累及结肠（特别是结肠的右侧）。指印征、痉挛和变窄是钡检查的主要发现[70]。这些发现在用皮质类固醇治疗后可能是可逆的。

（四）移植物抗宿主病

骨髓移植的并发症之一是供体免疫细胞可以将宿主组织识别为外来的。小肠总是受累。钡检查可能揭示肠壁增厚和皱襞增厚或完全丧失黏膜特征（带状肠）。这些患者中的一些还具有累及整个结肠或不太常见的选择性右侧结肠疾病的异常[71]。关于钡灌肠的检查结果是非特异性结肠炎（如结肠袋消失、痉挛、溃疡）以及在某些情况下是颗粒状表面形式。CT 显示（图 58-3）肠系膜水肿，小肠和大肠壁增厚，以及黏膜和浆膜强化。移植物抗宿主病和病毒感染（或两种病症组合）无法区分。

（五）可收缩性系膜炎

可收缩性肠系膜炎是一种原因不明的疾病，其中一系列炎症和纤维化病理变化发生在肠系膜脂肪中，但可延伸至肠壁。已经公认是自身免疫因素。

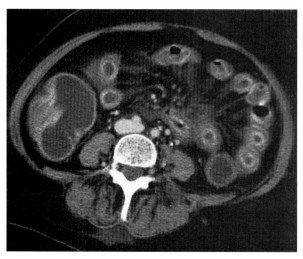

▲ 图 58-3　移植物抗宿主病
轴向对比增强 CT 扫描显示肠系膜水肿，小肠和大肠壁增厚，以及黏膜和浆膜强化

患者的年龄可为 11—80 岁，并且有轻微的男性优势。出现症状包括腹痛、腹泻和体重减轻。小肠通常是受累部位，但结肠异常并不少见。最可能累及乙状结肠和横结肠，因为这些肠段与肠系膜密切相关。

由于肠系膜血管闭塞或纤维炎症过程的直接蔓延，钡灌肠的发现可能继发于缺血[72-75]。钡检查可以显示长段轻度至中度狭窄，包括指印征，不同长度的狭窄和（或）外在肿块，在肠的邻近边缘有反应性变化。CT 是一项补充性成像研究，因为它可能显示出肠系膜密度明显增加，有或没有离散的纤维化软组织肿块。超声检查还可以显示具有类似肉瘤，血肿或脓肿的低回声区域的实性肿块[73]。手术通常用于缓解阻塞性症状，但皮质类固醇治疗也可能有帮助。

（六）反应性炎症

由于来自其他器官或邻近脓肿的原发性炎症过程的蔓延，结肠中可能发生反应性炎症。结肠疾病的部位与其解剖学连续性和这些结构的肠系膜关系密切相关。多种外观可以从具有反应性毛刺的外源性占位效应的区域到长段的同心变窄和毛刺，伴有或不伴有固定和扭曲肠道的相邻软组织肿块。如阑尾炎可能累及升结肠或乙状结肠（取决于阑尾的位置），而胰腺炎往往累及横向结肠的不同长度直至与降结肠的交界处（膈结肠韧带）。胰腺炎也可能导致梗阻（结肠截断），瘘管形成，坏死和穿孔，以及狭窄。这些疾病可以类似有疼痛和腹泻的原发性结肠炎[76]。然而，仔细观察钡灌肠可能使放射科医师能够提出这些可能性，并且 CT 扫描结合适当的实验室检查可以进行准确的诊断。不太常见的是，肾脏中的炎性疾病在近端升结肠或降结肠中产生反应性变化，并且急性胆囊炎可能对近端横结肠具有类似的作用，特别是在其上缘上。

六、中性粒细胞和巨噬细胞功能障碍

（一）儿童慢性肉芽肿病

在患有与中性粒细胞功能障碍相关的病症的患

者中，已经报道了可能是节段性或全结肠并且与克罗恩病无法区分的结肠炎[77]。瘘管和窦道可能是这种结肠炎的特征。它主要发生在儿科人群中。儿童时期的慢性肉芽肿病是白细胞功能的遗传缺陷，其特征在于吞噬细胞不能杀死过氧化氢酶阳性微生物，导致多灶性脓肿和肉芽肿。黏膜中含有脂质的组织细胞的存在高度暗示了该疾病。这些患者中存在一定程度的结肠受累，但临床上显著的结肠疾病是罕见的。一些患有结肠疾病的患者伴有胃部受累，如胃窦变窄。

（二）糖原贮积病

I b 型糖原贮积病还与中性粒细胞减少症和中性粒细胞活性的代谢缺陷有关。复发性化脓性感染是这些患者的重要临床问题。在报道的病例数量有限的情况下，胃肠受累表现为长或短的狭窄，包括右侧结肠甚至回肠末端[78]。

（三）软化斑

软化斑是一种肉芽肿过程，通常累及泌尿生殖道。然而，结肠是最常见的泌尿系外受累部位[79]。在活检标本上存在包含特征性胞质内钙化（Michaelis-Gutmann 体）的独特巨噬细胞。原因尚不清楚，但最有可能是巨噬细胞缺陷。与泌尿道异常相比，结肠疾病的年龄分布较广。异常可包括以节段或弥散分布发生的小息肉或大块肿块。钡检查甚至可能显示类似克罗恩病的弥漫性非特异性结肠炎。直肠出血、腹泻和腹痛是这些患者中最常见的症状。

七、结肠炎的外部因素

（一）腐蚀性结肠炎

通过各种类型的灌肠引入直肠的结肠直肠黏膜和腐蚀性物质之间的直接接触可以产生短暂的结肠炎或导致完全黏膜脱落，随后出现狭窄。腐蚀性结肠炎的最常见原因是在第三世界国家中用作泻药或草药（仪式）灌肠剂的洗涤剂或肥皂水灌肠剂，是一种药物治疗形式[80-83]。在某些情况下，由于液

体的高温，伤处变热[84]。由于进入途径，这些变化主要发生在远端结肠。然而，由于痉挛和长时间接触，可能发生跳跃性病变或横结肠和右侧结肠改变。血性腹泻是常见的症状。钡剂检查可能表现出指印征或严重的黏膜坏死和溃疡，进展为畸形或狭窄。一些患者可能需要结肠切除和结肠造口。

还报道了许多继发于戊二醛暴露的结肠炎病例。当从内镜中消毒剂去除不充分时会发生这种形式的结肠炎。放射学检查结果包括钡灌肠直肠乙状结肠的指印征和 CT 上结肠壁增厚[85]。

（二）盲肠炎（粒细胞减少性结肠炎）

盲肠炎（粒细胞减少性结肠炎）是严重免疫抑制患者肠道病原体引起的盲肠和升结肠的潜在致命感染。它通常见于接受化疗的急性白血病患者，但也发生在艾滋病、再生障碍性贫血、多发性骨髓瘤或骨髓移植的背景下。由于深度中性粒细胞减少，细菌、病毒和真菌穿透受损的盲肠黏膜并增殖。盲肠、升结肠、回肠偶尔有水肿和炎症。发热、腹痛、恶心和腹泻都是表现症状。需要使用强效抗生素和液体进行及时诊断和支持性治疗，以防止透壁坏死和穿孔。对于透壁坏死、壁内穿孔、脓肿或不受控制的败血症和胃肠道出血的患者，需要进行手术切除。

由于在这些重症患者中进行钡灌肠和结肠镜检查时伴有肠穿孔的风险，CT 是对盲肠炎的可选检查。CT 显示盲肠的襻周肠壁增厚（1~3cm）（图 58-4），结肠壁内的低密度区域继发于水肿、周围炎症和液体，并且在严重的情况下，发生气肿。临床上，CT 用于监测肠壁厚度随着治疗的减轻，并在无穿孔或坏死的情况下检测微小的腹腔积气[77-80]。

中性粒细胞减少性结肠炎，当局限于盲肠时也称盲肠炎，在严重免疫功能低下的患者中发生，特别是那些患有白血病、艾滋病、化疗引起的严重中性粒细胞减少或移植的患者。从手术标本中分离出多种病原体（特别是梭菌）。表现症状包括发热、右下腹疼痛和腹泻。

盲肠炎的 X 线片摄影结果包括回盲扩张伴气液水平和继发于炎症的小肠梗阻。在严重的情况下，可能会出现气肿[86-90]。

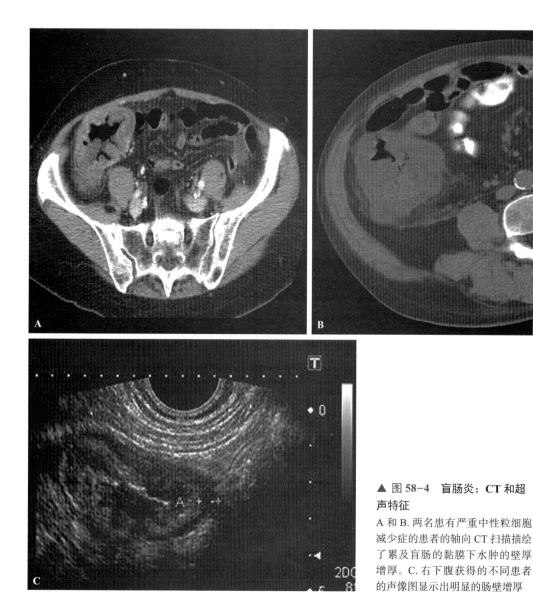

▲ 图 58-4　盲肠炎：CT 和超声特征
A 和 B. 两名患有严重中性粒细胞减少症的患者的轴向 CT 扫描描绘了累及盲肠的黏膜下水肿的壁厚增厚。C. 右下腹获得的不同患者的声像图显示出明显的肠壁增厚

鉴别诊断中最重要的考虑因素是由难辨梭菌感染引起的结肠炎。只有在排除其他病理存在后，才能根据临床和影像学检查对盲肠炎进行诊断。在严重的情况下可能需要手术。

（三）难辨梭菌结肠炎

随着医院感染和抗生素治疗的复杂化，假膜性结肠炎的发病率越来越高。这种可能危及生命的疾病是由难辨梭菌的过度生长和随后释放的细胞毒性肠毒素引起的。这种肠毒素引起结肠黏膜溃疡和 2～3mm 假膜的形成，假膜由纤维蛋白、黏液、脱落的上皮细胞和白细胞组成。轻度病例可能仅表现出黏膜不规则和结节，斑块形成小，无法通过放射

学检测。在晚期病例中，有结肠袋襞增厚、肠壁轮廓粗糙和黏膜斑块[91-95]。

抗生素使用患者突发水样腹泻，常伴有发热、腹部压痛和白细胞增多，应建议诊断为艰难梭菌结肠炎，其中许多患者住院治疗，许多患者最近接受了手术治疗。疾病的发作通常在引入抗生素治疗后 2 天至 2 周内发生，但是一些患者可能在这些药物停用后 8 周内出现症状。在这些情况下，与抗生素的时间关系可能不明确，必须注意问出临床病史[91]。

CT 显示结肠炎具有肠壁增厚，其可以是不规则的或息肉状的并且具有粗糙的腔内轮廓。壁厚增厚，通常为 1.6～1.8cm，是黏膜下水肿的结果。静脉造影剂给药后可见黏膜和浆膜增强。结肠袋也增

厚和水肿，产生手风琴状表现，高度提示假膜性结肠炎（图 58-5）。该模式由以平行方式排列的增厚的结肠袋襞之间的对比组成。这种外观有时可以类似深部溃疡或裂隙。结肠周腹膜绞合、腹水、胸腔积液和皮下水肿是其他辅助性 CT 发现。

未治疗的假膜性结肠炎的并发症包括中毒性巨结肠和肠穿孔，随后是腹膜炎。CT 还可用于监测对口服万古霉素和甲硝唑的药物治疗反应 [91-95]。

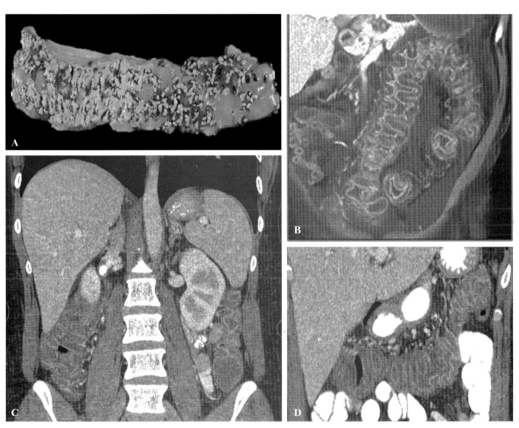

▲ 图 58-5 假膜性结肠炎的病理和 CT 表现

A. 手术标本在盲肠和升结肠的出血性黏膜背景上显示白色斑块。B. 冠状位重建图像显示多余乙状结肠壁增厚，黏膜强化和黏膜下水肿，即所谓的手风琴外观。腹水也存在。在另一名患者中，冠状重建图像显示升段和降段结肠（C）和横结肠（D）的壁厚增厚和黏膜下水肿

第 59 章　息肉和结肠癌

Polyps and Colon Cancer

Ruedi F. Thoeni　著

纪婉莹　译　　张晓燕　校

一、流行病学

结肠癌是美国的主要公共健康问题，是美国人口中最常见的重要癌症之一，也是癌症死亡率的第三大常见原因。男性中继肺癌和前列腺癌排名第三，女性中继肺癌和乳腺癌排名第三[1]。美国癌症协会估计，在 2014 年，约有 136 830 人将被诊断患有结肠直肠癌，并且约有 50 340 人将死于该疾病[1]。这种疾病的分布在世界各地差异很大。它在北美、欧洲和新西兰很常见，但在南美洲、非洲和亚洲的发病率很低。美国是世界上结直肠癌发病率最高的国家之一。然而，即使在美国，发病率也有很大差异，北方，城市白人和黑人之间的比例较高[1]。从个人角度来看，美国成年人在其一生中患结直肠癌的概率约为 20%，并且有 1/40 的机会死于这种疾病。

结肠直肠肿瘤约占美国新癌症诊断的 9%。男性发病率（每 10 万人）从 1975 年的 71 人降至 2004—2008 年的 55.7 人，女性从 1975 年的 54 人降至 2004—2008 年的 41.4 人[1]。这种下降主要见于白人，而黑人的发病率略有上升。在美国，黑人的发病率比白人高约 23%，而黑人的死亡率比白人高约 48%[1]。白人中的减少可能是因为结肠癌的筛查增加和随后的息肉切除。黑人随着时间的推移缺乏改善可能反映了黑人结肠癌的历史性漏诊，结肠癌危险因素流行趋势的种族差异，以及黑人推荐的筛查试验使用的较少。黑人更容易在疾病扩散到结肠以外时被诊断出来，但一旦确诊，就不太可能接受推荐的手术治疗和辅助治疗[2, 3]。

大肠癌的分布具有相当重要的意义，因为它会影响诊断方法。约 50% 的这些癌症发生在直肠和乙状结肠，在短柔性乙状结肠镜的范围内（图 59-1）[4]。其余部分分散在整个近端结肠中。一些作者认为有右偏，通过数字和短乙状结肠镜检查可以诊断出的癌症更少[5]。尽管结直肠肿瘤的总发病率随着年龄的增长而增加，尤其是对于乙状结肠镜范围之外的近端肿瘤[6]。此外，种族和性别可以独立预测癌症的位置[7]。一般来说，在亚洲人中发现的远端癌症多于黑人或白人。白人患远端癌症多于黑人，男性远端癌症多于女性。

二、相关因素

（一）饮食因素

全世界结直肠癌的广泛变异和分布可能与饮食差异有关。一般来说，低纤维、高脂肪和动物蛋白（特别是长期食用红肉或加工肉类）的饮食与结直肠癌的患病率较高有关，这与胃癌的发病率呈负相关[8]。然而，这些结论是基于人口研究，饮食和结肠癌之间的直接联系尚未得到证实[1]。

（二）遗传因素

遗传在结直肠癌中的作用一直是相当令人感兴趣的主题。在所有结直肠癌病例中，遗传可能占 5%~6%。腺瘤性息肉病（见第 61 章）通过经典的孟德尔显性遗传模式传播，几乎所有患有这种病症的患者最终都会发展为结肠直肠癌。它们约占结肠

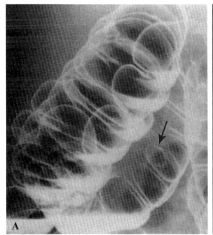
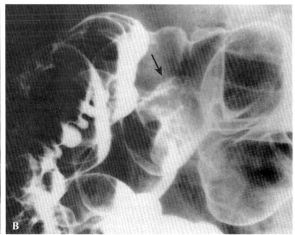
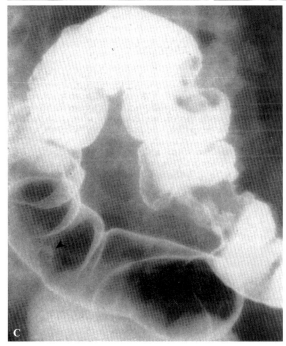

▲ 图 59-1 双对比钡灌肠：结肠癌的评估

A. 在近端横结肠中显示了 1cm 的息肉（箭）。B. 17 年后，小息肉已成长为完整的息肉样癌（箭）。C. 在另一名患者中，在远端乙状结肠（箭头）中存在腺瘤，在乙状结肠顶端附近存在息肉状癌，在乙状结肠中更近端具有环状癌［C 引自 Laufer I, Levine MS (eds): Double Contrast Gastrointestinal Radiology, 3rd ed. Philadelphia, WB Saunders, 2000］

直肠癌的 1%。另有 5% 发生在遗传性非息肉病性结直肠癌（HNPCC）患者中。HNPCC 被细分为家族聚集型（Ⅰ型）结肠直肠癌和具有其他恶性肿瘤的家族聚集性结肠直肠癌（Ⅱ型），如子宫内膜癌、卵巢癌和乳腺癌。在所有这些综合征中，癌症倾向于发生在结肠的近端部分并且在相对年轻的时候发现[9]。

已经表明遗传物质的异常可能与结肠直肠癌的发展有关[10]。四种人类错配修复基因（hMSH2、hMLH1、hPMS1 和 hPMS2）的发现为该疾病的遗传基础提供了新的见解，并为 HNPCC 患者及其家属的管理提出了基因诊断的可能性[11]。因此，在怀疑患有 HNPCC 的家庭中进行 DNA 检测可能很重要[12]。

（三）危险因素

虽然结肠直肠癌在美国人群中很常见，但有几个因素使个体的风险高于正常水平。这些包括年龄较大，结直肠息肉或癌症的个人或家族史，某些遗传性疾病，高饱和脂肪但纤维含量低饮食，饮酒过量，久坐不动的生活方式，肥胖和炎症性肠病（IBD）。结直肠癌的发病与年龄明显相关。50 岁以上人群的发病率明显增加，70 岁左右人群出现高峰。结肠癌患者的一级亲属的癌症风险增加了 2~3 倍，之前接受过结肠癌治疗的患者也是如此。

慢性溃疡性结肠炎患者的结直肠癌发病率较高。在该疾病存在约 10 年后，该发病率开始增加，并且在疾病活动 10 年后，每 10 年发生约 10% 的癌症[13]。这些癌症倾向于更均匀地分布在整个结肠中，趋向于更近端的位置，并且它们通常具有坚硬的外观[14]。患有全结肠炎的患者主要受到影响。硬化性胆管炎与 IBD 患者发生结肠癌的风险相关，使用非甾体抗炎药（NSAID）会产生保护作用[14]。结肠直肠癌合并克罗恩病的发病率、特征和预后与溃疡性结肠炎的癌症特征相似，包括年龄小，多发性肿物，病程长，5 年生存率超过 50%[15]。

三、发病机制

过去，关于腺瘤 - 癌序列存在相当大的争议。然而，现在认为至少 70% 的结肠直肠癌起始于经历恶性转化的良性腺瘤（图 59-1）[16]。高达 30% 的癌症来自新序列，即癌症在没有先前腺瘤的正常黏膜中发展[15]。较大的腺瘤（> 1cm）会增加癌症风险[17]。因此，检测和去除 > 1cm 的息肉样病变至关重要。它们的去除可防止随后的癌症发展。如果息肉已成为结肠癌，则它越早移除，传播的可能性就越小。

在 IBD 的患者中发生的癌症通常来自高级别黏膜异常增生的区域而不是来自腺瘤性息肉[18]。因此，在对这些患者的监视中，通常在整个结肠内盲采活检标本，以试图发现严重和持续的异常增生。

四、临床意义

结肠直肠癌是一种生长缓慢的恶性肿瘤，需要 7~10 年的时间才能使良性腺瘤发生恶变。理想情况下，疾病应在症状出现之前发现。结肠直肠癌在西方世界中非常普遍，建议进行常规筛查。美国癌症协会建议从 50 岁开始，处于结直肠癌的平均风险的男性和女性应遵循下列筛选方案之一[19, 20]：①每年进行粪便潜血试验（FOBT）或粪便免疫化学试验（FIT）；②粪便 DNA 试验，间隔不定；③每 5 年弹性乙状结肠镜检查；④每年 FOBT 或 FIT，加上每 5 年弹性乙状结肠镜检查；⑤每 5 年双对比钡灌肠或每 10 年结肠镜检查；⑥每 5 年一次计算机断层扫描结肠成像（CTC）。

美国放射学会建议定期（每 5 年一次）双对比钡灌肠研究，特别是对于发生结直肠癌风险高于正常水平的患者[21]。结肠直肠癌筛查中双对比钡灌肠的成本效益研究表明，双对比钡灌肠是一种经济有效的筛查手术，适用于普通患者[22]。结果是基于这样的假设：漏诊的 10mm 良性腺瘤性息肉可能在 5 年内变为恶性。CT 结肠成像的最新进展应有助于澄清其确切作用，并进一步扩展其在筛查和诊断结直肠息肉或癌症患者中的作用（见第 53 章和第 54 章）[23-25]。

如果患者患结肠癌的风险增加，则应在 50 岁以前进行检测。该组患者包括 IBD 患者，结肠直肠息肉或结肠直肠癌的个人或家族史，以及遗传综合征，如家族性腺瘤性息肉病（FAP）或遗传性非息肉性结肠直肠癌。

有症状的结直肠癌通常表现为出血。出血的严重程度可以从粪便中隐匿性血液的存在到直肠段的鲜红色血液发展到缺铁性贫血。患者的症状通常与肿瘤的位置有关。约 1/3 的癌症位于直肠内，可通过指检或刚性直肠镜检查触及。约 50% 的大肠癌位于结肠的左半部分，可以通过柔性乙状结肠镜到达。左侧肿瘤常伴有鲜红色直肠出血或梗阻引起的便秘。剩余的肿瘤散布在整个结肠中。盲肠癌约占整体的 10%，并且最有可能表现为由慢性失血引起的缺铁性贫血。结肠直肠癌的其他常见症状包括腹痛，其可能与梗阻的发展或邻近组织的肿瘤侵袭有关。患者也可能出现排便习惯改变或非特异性症状，如体重减轻或发热。

五、影像学及诊断方法

放射学在结直肠癌患者的诊断和治疗中起着关键作用。双对比钡灌肠可用于筛查，特别是对于高于正常风险的患者[22]。它也可以作为诊断症状性结直肠癌的主要方法。应考虑进行单列研究以检测并发症，如梗阻或穿孔。放射学用多层螺旋计算机断层扫描（MDCT）、CTC、磁共振成像（MRI）和（或）经直肠超声（TRUS）在肿瘤检测和分期中也起重要作用[23-28]。治疗决策通常基于正电子发射断层扫描和 CT（PET/CT）的结果[29]。放射学在结直肠癌治疗后检测复发性疾病，局部和远处转移以及异时结肠肿瘤中具有重要作用。

（一）对比剂灌肠

结肠的放射学检查可以用单对比或双对比技术进行。在大多数情况下，双对比灌肠对于直肠[30]的检查和小病灶的检测具有优越性[31]。在大多数双对比检查系列中，息肉在所有患者中占 10%～13%[32]，而在单对比研究中，7% 的患者发现息肉。

（二）结肠镜

许多研究声称用结肠镜检查检测息肉样病变优

于对比剂灌肠。然而，这些研究中的大多数并未将先进的钡技术与具有类似兴趣点和经验的操作者进行比较。结肠镜检查存在固有错误率。这种错误率的部分原因是 15% 的病例未能到达盲肠[33]。此外，结肠内有盲点。一般来说，这些都是皱襞背后或弯曲周围，这些区域的息肉甚至大的癌症都可能被遗漏（图 59-2）[34]。如果存在明显的放射学内镜差异，应通过协商一致或进一步检查来解决，不应认为内镜检查结果是正确的[35, 36]。

结肠镜检查和双对比灌肠检查具有相当的总体准确度，如果摄影检查由对胃肠（GI）放射学特

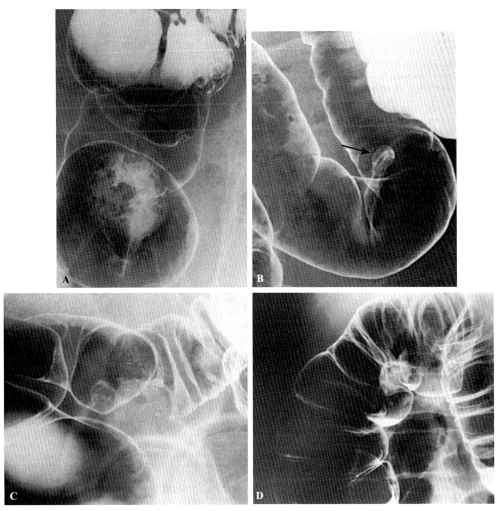

▲ 图 59-2　在钡灌肠上发现的内镜检查中遗漏的病变

A. 在直肠乙状结肠交界处的皱襞后面有一个小的无柄息肉（箭）。这种病变在乙状结肠镜检查中错了两次，最后在第三次乙状结肠镜检查中被检测到。B. 小息肉（箭）位于乙状结肠和降结肠交界处的成角区域的皱襞后面。这次息肉在两次结肠镜检查中被遗漏，并在第三次检查中被发现。C. 息肉样癌恰好接近直肠乙状结肠交界处。在几次乙状结肠镜和结肠镜检查中遗漏了这种病变，并且仅在手术时确认。D. 在初始结肠镜检查时遗漏了肝曲处的息肉样癌［图 A、C 和 D 引自 Laufer I, Levine MS (eds): Double Contrast Gastrointestinal Radiology, 3rd ed. Philadelphia, WB Saunders, 2000; B from Laufer I, Smith NC, Mullens JE: The radiological demonstration of colorectal polyps undetected by endoscopy. Gastroenterology 70:167–170, 1976］

别感兴趣的有经验的放射科医师进行，则检测到约90%的息肉样病变[37, 38]。但是，结肠镜检查的费用和并发症要比双对比钡灌肠的费用和并发症要高得多。结肠镜检查或柔性乙状结肠镜检查应始终用于评估对比灌肠研究中的提示性发现，特别是对于有明显憩室病的患者。它还应用于病变的组织活检和息肉样病变的切除。

（三）横断面成像

CT已被用于许多肿瘤的检测和分期，包括原发性和复发性结直肠肿瘤[39-41]，并已通过MRI[27, 42, 43]，TRUS[28, 42]，闪烁扫描与单克隆抗体（MoAb）成像相结合[44, 45]和PET[29, 46, 47]。3D虚拟现实技术，如CTC，已经使用得越来越频繁，结果非常好[23-25]。

很少有研究对各种技术的价值进行深入评估。对有关该主题的大量文献的回顾揭示了许多相互矛盾的关于各种方法的有效性和反对其使用建议的报道。在许多情况下，这种分歧是因为早期的，关于每种新的成像技术的高成功率和低估他们的缺陷的过于狂热的结论。此外，一些文献报道包含不完整的病理证据或忽略包括结肠肿瘤分期所需的所有因素的完整性。

六、良性上皮息肉

（一）发病率

结肠的良性肿瘤非常常见，通常不会引起症状。在使用双对比技术研究的患者中这些息肉占10%～12.5%，并且随着年龄的增加，发病率急剧上升（图59-3A）。息肉最常出现在左侧结肠中，并散布在横结肠和右侧结肠的其余部分（图59-3B）。随着人们年龄的增长，息肉发生率向结肠右侧倾斜，与结肠癌分布向右侧变化相吻合[48, 49]。

（二）病理

术语息肉仅指肠内局灶性突出病变。一般而言，息肉可以是肿瘤性的或非肿瘤性的。大多数非肿瘤性息肉是炎性或增生性的。它们通常很小并且通常发生在远端结肠中。肿瘤性息肉可代表肠壁

任何组分的真正肿瘤。上皮肿瘤——腺瘤是最重要的，因为它们可作为结直肠癌的前身。在钡灌肠上显示息肉样病变并不一定提供有关其病理性质的信息。只要有可能，必须切除直径＞1cm的息肉，最好通过结肠镜息肉切除术（图59-4），因为其有潜

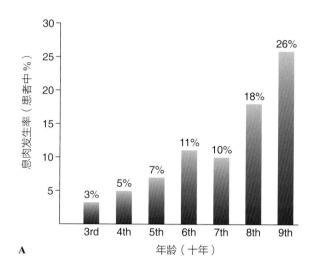

A

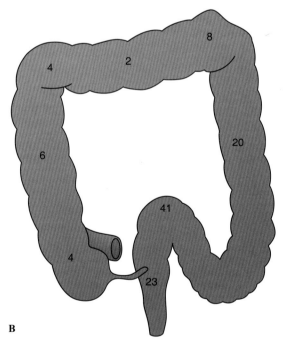

B

▲ 图 59-3　结直肠息肉的发生率和分布
A. 与年龄相关的结肠息肉发病率（基于800个连续双对比灌肠）。结肠息肉的发病率不断增加，从20多岁的人群中的3%到80岁时的26%。B. 结直肠息肉的分布（基于108个连续息肉）。约60%的息肉位于直肠和乙状结肠［图 A 引自 Laufer I: The double contrast enema: Myths and misconceptions. Gastrointest Radiol 1:19–31, 1976, with kind permission from Springer Science and Business Media; B 引自 Laufer I, Levine MS (eds): Double Contrast Gastrointestinal Radiology, 3rd ed. Philadelphia, WB Saunders, 2000 ］

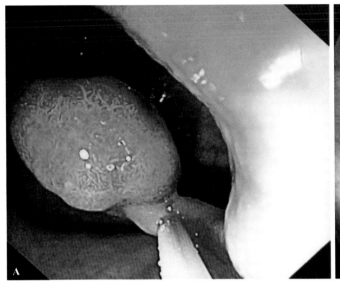

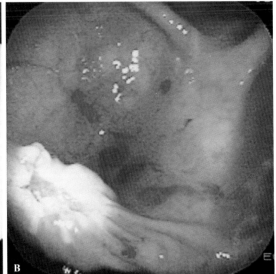

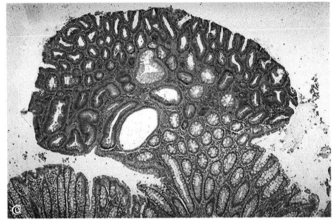

▲ 图 59-4　内镜息肉切除术

A. 看到包含勒除器的护套朝向乙状结肠息肉前进。B. 息肉切除术后外观。C. 管状腺瘤的组织学

在的恶性肿瘤的风险增加。

大多数结肠腺瘤是管状腺瘤。然而，管状腺瘤具有不同程度的绒毛变化，并且随着息肉变大，绒毛变化的程度增加。在范围的另一端，一些息肉是绒毛状腺瘤，因为表面由黏膜基部产生的叶状结构组成。因此，可能存在从管状腺瘤到管状绒毛状腺瘤到绒毛状腺瘤的转变。有人提出任何绒毛变化超过 75% 的腺瘤都应称为绒毛状腺瘤[50]。一般而言，癌症的风险与腺瘤中绒毛变化的比例有关。

在小腺瘤中，可能无法通过放射学区分绒毛变化。然而，随着腺瘤变大并且绒毛变化的比例增加，可以看到网状或颗粒状黏膜表面（图 59-5A）[51]。大绒毛状腺瘤有不典型的放射学表现[52]。它们是大的巨块的息肉状占位，在叶状突起之间夹有钡，产生花边表面图案（图 59-5B）。应该完全去除大的绒毛肿瘤，因为恶性变性可能仅在肿瘤的一部分中发生，

并且随机活检取样对于检测恶性变化是不可靠的。

在结肠中也可以发现其他非肿瘤性息肉。这些包括幼年息肉，可以是单个或多个，可以在成人和儿童中找到。患有 Peutz-Jeghers 综合征的患者中发现了错构性息肉和在 Cronkhite-Canada 综合征患者中发现炎性息肉（见第 61 章）。

（三）息肉检出

1. 钡剂灌肠

息肉可以显示为透光的充盈缺损、轮廓缺陷或环形阴影，因为它只是黏膜突出到肠腔（见第 2 章）。最大和最常见的困难在于区分息肉和粪便残留物。通常，粪便残留物是可移动的并且通常存在于钡池中的依赖表面上。此外，若干特征可能表明充盈缺损代表真正的息肉。这些包括礼帽征（图 59-6A）和墨西哥帽征（图 59-6B）。虽然礼帽标志也可以

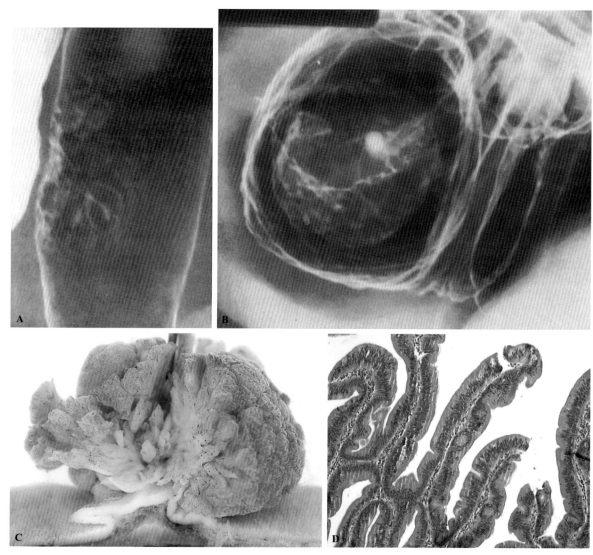

▲ 图 59-5　绒毛状腺瘤

A. 降结肠中的扁平肿瘤，具有不规则表面，提示绒毛状腺瘤。这是一个绒毛管状息肉。B. 乙状结肠中典型的绒毛状肿瘤。该肿瘤表现出绒毛状肿瘤的典型，不规则，类似叶状的表面。这是一种恶性绒毛状腺瘤。C. 大体病理标本显示菜花样结肠息肉。D. 组织学揭示了息肉的分叶特征 [图 A 和 B 引自 Laufer I, Levine MS (eds): Double Contrast Gastrointestinal Radiology, 3rd ed. Philadelphia, WB Saunders, 2000]

由憩室产生，但礼帽的圆顶方向将息肉与憩室区分开来[53]。当帽子的圆顶远离肠轴时，病变就是憩室，当圆顶指向肠腔时，它是息肉。绒毛状腺瘤可能具有网状或颗粒状表面，因为钡被困在肿瘤的叶状体之间[51]。这些迹象在第 2 章和第 3 章中有详细说明和讨论。一些增生性息肉可能不会表现为 5mm或更小的光滑无柄病变，但作为较大的分叶病变，不能从形态学上与腺瘤性息肉区分[54]。

Rubesin 及其同事使用术语地毯病变来描述扁平的分叶状病变，其主要表现为肠道表面纹理的改变（图 59-7A）[55]。这些病变可能很大，多为管状腺瘤，具有不同程度的绒毛变化。在一些结直肠癌的病例中，可以识别良性地毯病变的背景（图 59-7B）。

2. 横断成像

结肠的良性病变，如增生性息肉或腺瘤性息肉，通常不是通过 CT 或 MRI 检查的。它们通过钡检查或内镜技术证实，并且仅在 CT 或 MRI 检查中偶然发现。只有当这些良性肿瘤变得足够大以至于很可能患有恶性肿瘤时，才使用这些技术。良性息肉表现为无柄软组织肿块，在轴向图像上突出到肠腔（图 59-8）。它们通常仅在患者行结肠清洁后或

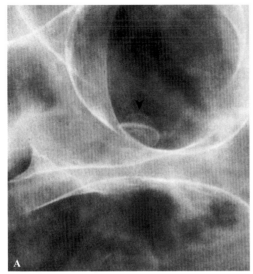

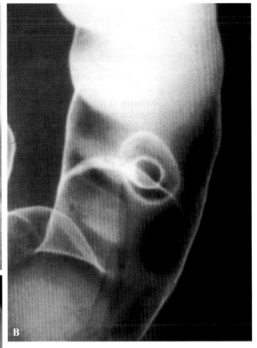

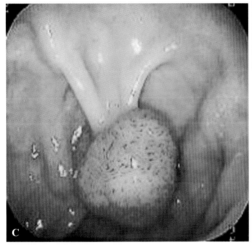

▲ 图 59-6　息肉的双对比钡灌肠和结肠镜检查
特征
A. 代表无柄息肉的圆顶礼帽征。B. 墨西哥帽征。这
是看到的带蒂息肉的典型外观。外环代表息肉的头
部，内环代表茎。C. 带蒂息肉的内镜图 [图 A 和
B 引自 Laufer I, Levine MS (eds): Double Contrast
Gastrointestinal Radiology, 3rd ed. Philadelphia, WB
Saunders, 2000]

息肉较大时才被检测到。如果息肉有蒂，CT 扫描
可能会显示出大的息肉样肿块，代表息肉和茎的组
合（见第 53 章）。

　　Kim 和他的同事[56] 已经提出，绒毛状腺瘤具
有基于其高黏液含量的特征 CT 外观。绒毛状腺瘤
的 CT 特征包括占据病变 50% 以上的均匀水密度
（＜ 10HU）并在肿块的肠腔侧的偏心位置。没有看
到气液水平，并且病变不应该具有圆形囊状构型。
不透明的口腔或直肠对比剂不应用于诊断疑似绒毛
状腺瘤，因为它会使病变变得模糊。在这些情况
下，直肠注入空气、水或油性物质可能有帮助。由
于它们具有恶性潜能，如果位于直肠中，较大的绒
毛状腺瘤应始终通过 CT 或 TRUS 进行分期[57]。

　　在 MRI 扫描中，良性息肉在 T_1 加权自旋回波
序列上显示为低强度结构。如果存在许多产生黏蛋

白的细胞，则息肉样占位在 T_1 加权序列上的信号强
度增加。TRUS 用于评估足够大到可增加恶性肿瘤
风险的隐匿性息肉。在这些情况下，TRUS 可用于
确定突出到腔内的无柄肿块的侵入深度。入侵的深
度最好由 TRUS 评估，因为它是唯一能够展示结肠
壁各层的方法。如果管腔内组分很大，则由于经直
肠探针压迫肿瘤，可能发生错误的肿瘤测量和占位
表面描述。

七、腺癌

（一）钡剂灌肠

1. 早期癌症

早期结直肠癌的放射学检测基本上是检测息
肉的一种应用。典型的早期结肠癌是扁平的无柄病

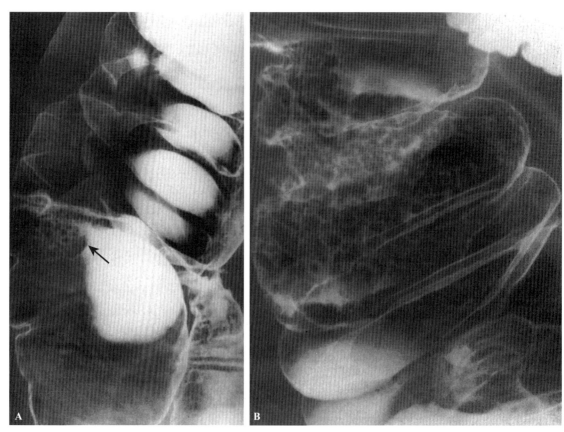

▲ 图 59-7　地毯病变

A. 盲肠中典型的地毯病变（箭）。B. 地毯病变中的恶性转化。在升结肠中可见明显的息肉样癌。围绕息肉样病变的是代表潜在腺瘤的黏膜变化［引自 Laufer I, Levine MS (eds): Double Contrast Gastrointestinal Radiology, 3rd ed. Philadelphia, WB Saunders, 2000］

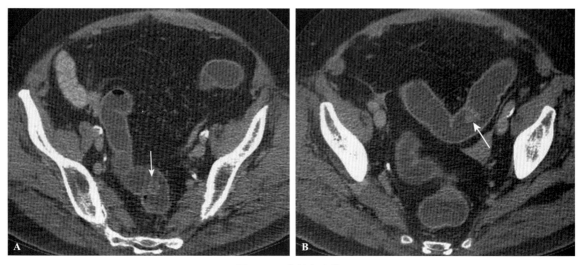

▲ 图 59-8　良性息肉的 CT

A. 轴向薄层 MDCT 扫描显示近端乙状结肠左壁上的无柄息肉（箭），这在患有盲肠癌和家族性息肉病综合征的患者中的结肠镜结果。
B. A 图中所示水平以下的轴向薄层 MDCT 显示小肠中的第二个息肉（箭）

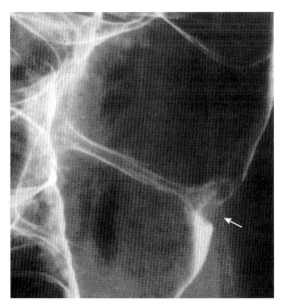

▲ 图 59-9　典型的早期结肠癌

沿着侧壁可以看到具有轮廓缺损（箭）的 1cm 息肉状物质［引自 Laufer I, Levine MS (eds): Double Contrast Gastrointestinal Radiology, 3rd ed. Philadelphia, WB Saunders, 2000］

变，可能会产生轮廓缺陷（图 59-9）。尽管在放射学检查中大多数直径＞ 5mm 的息肉应该去除，但是许多放射学标准已经用于检测结直肠息肉中的恶性程度[58]。息肉的大小是最重要的标准。＜ 5mm 的息肉中癌非常罕见。5～10mm 范围内息肉的癌症发病率约为 1%（图 59-10），1～2cm 的息肉中 10%，而＞ 2cm 的息肉则超过 25%[59]。

　　恶性息肉比良性息肉生长更快，尽管两组之间存在相当大的重叠[60]。如果在连续检查中有明确的息肉生长的证据，则应怀疑有恶性肿瘤。长细茎的存在通常是良性息肉的征兆。这些息肉很少产生恶变[61]。通常，癌的茎短而粗（图 59-11）。如果息肉的头部是不规则的或分叶状的，则恶性的可能性更大，尽管一些良性息肉可能具有不规则或分叶状的表面。

2. 晚期癌症

　　大多数有症状的结直肠癌患者都有晚期病变。这些病变通常是环状或息肉状肿瘤，表现为钡柱中的充盈缺损或轮廓缺陷。此外，在双对比钡研究中，斑块状病变可以产生异常线条（图 59-12 和图 59-13）[62]。钡剂灌肠所见的环状或半环状癌具有比息肉样癌更高的浆膜浸润和淋巴结转移率[63]。

　　晚期癌症通常与哨兵息肉或结肠中其他地方

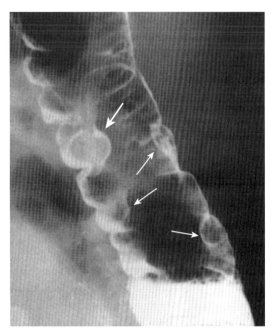

▲ 图 59-10　早期结肠癌：直肠出血的 29 岁男性患有蒂的息肉样癌

降结肠中的带蒂息肉（粗箭）具有典型的良性外观。这在结肠镜检查中被移除，并且被发现是癌伴有蒂的侵袭。较小的病变（细箭）是增生性息肉（引自 Laufer I: The double contrast enema: Myths and misconceptions. Gastrointestinal Radiol 1:19–31, 1976）

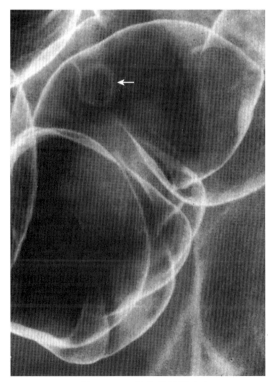

▲ 图 59-11　带蒂的早期癌症

早期癌（箭）有短而粗的蒂［引自 Laufer I, Levine MS (eds): Double Contrast Gastrointestinal Radiology, 3rd ed. Philadelphia, WB Saunders, 2000］

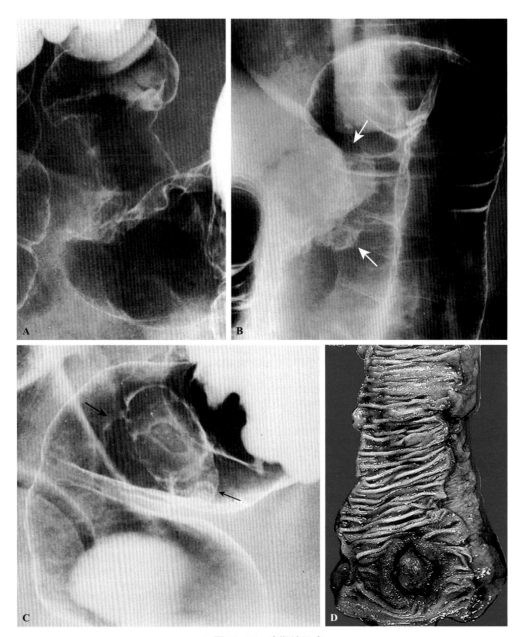

▲ 图 59-12 晚期结肠癌

A. 环形苹果核样病变。B. 脾曲的大息肉样癌（箭）。C. 侧视图显示在直肠乙状结肠连接处蚀刻成白色（箭）的溃疡性斑块样癌。D. 标本显示溃疡性息肉样癌 [图 A 和 B 引自 Laufer I, Levine MS (eds): Double Contrast Gastrointestinal Radiology, 3rd ed. Philadelphia, WB Saunders, 2000]

的其他息肉相关。约 5% 的结肠癌患者在结肠中具有额外的同步性癌（图 59-13）[59, 64]。因此，只要有可能，即使在远端肠中发现癌，也应检查整个结肠。在不完全结肠镜检查的患者中，钡灌肠可用于寻找＞ 1cm 的肿瘤病变 [65]。

在患有广泛的乙状结肠憩室病的患者中，癌症特别难以检测到（图 59-14）。如果放射检查对癌的存在有任何疑问，应建议进行可曲性乙状结肠镜检查以确认或排除乙状结肠的病变 [66]。

晚期癌可能具有非典型外观。蜂窝织样增生型癌具有主要的黏膜下浸润和纤维反应 [67]。放射学表现可能提示炎症性狭窄。溃疡性结肠炎患者特别容易发生这种类型的癌（见第 57 章）。

3. 并发症

结直肠癌最重要的并发症包括出血、肠梗阻和穿孔。结肠癌引起的大量直肠出血很少见，出血更

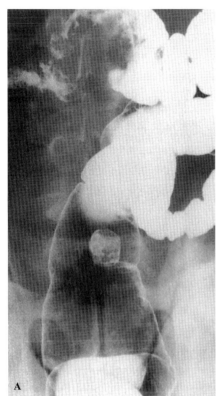

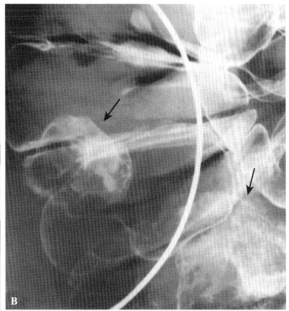

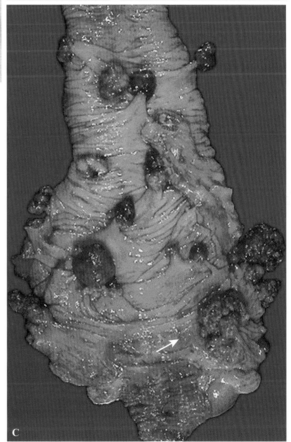

▲ 图 59-13 同步肿瘤

A. 在横结肠中观察到几乎梗阻的息肉状类癌，在乙状结肠中可见第二个腺瘤；B. 升结肠中多发性息肉样癌（箭）；C. 标本显示息肉样癌（箭）和多个同步息肉［图 A 和 B 引自 Laufer I, Levine MS (eds): Double Contrast Gastrointestinal Radiology, 3rd ed. Philadelphia, WB Saunders, 2000］

常表现为粪便中的隐血或慢性贫血。结直肠癌是大肠梗阻的主要原因之一。梗阻可能是由肿瘤块在肠腔内的侵入引起的（图 59-15A）。顺行和逆行梗阻常常相关性差。通常，当患者几乎没有或没有临床梗阻症状时的钡逆行流动表示存在高度梗阻。在息

肉样肿瘤的情况下，梗阻也可能是由结肠性肠套叠引起的（图 59-15B）。在长期梗阻和结肠扩张的患者中，黏膜缺血可能导致溃疡形式的结肠炎，影响梗阻近端的结肠。

晚期癌症可能导致结肠穿孔和结肠周围脓肿

（图 59-16A）。穿孔癌的体征、症状和放射学特征可能难以与憩室炎相关的结肠周围脓肿区分开来（图 59-16B）。然而，胃肠道失血更可能是恶性起源的证据[68]。结肠穿孔可导致通向邻近器官的瘘管，如胃（图 59-17A）、十二指肠（图 59-17B）、膀胱或阴道。可以通过钡剂检查或 CT 扫描中结肠外存在的气体或造影剂来证实瘘管通道。

（二）计算机断层摄影

1. 原发结直肠癌

与人工检查、钡灌肠或纤维镜技术相比，CT和腔内超声更适合评估肿瘤分期。在存在结肠直肠癌的情况下，CT 和超声可以观察到离散肿块（图 59-18）或局灶性壁增厚（图 59-19），但这一发现是非特异性的，需要进一步研究。壁增厚可以是圆周的，伴或不伴有延伸超过肠壁（图 59-20 和图 59-21A）。直肠引入的水和多平面重建通常有助于更好地显示肿瘤（图 59-21B）。不对称的肠壁增厚，伴或不伴有不规则的表面轮廓，提示肿瘤进程（图 59-20），特别是当良性原因可以通过病史或体格检查排除时。在肛门直肠区域，必须将内痔与息肉样恶性肿瘤区分开来。

对于扩张适当的管腔，结肠壁厚度＜3mm 是正常的，3～6mm 是不确定的，超过 6mm 肯定是异常的。如果肿瘤包含在结肠或直肠壁内，则大肠的外缘看起来光滑。CT 无法可靠地评估肠壁穿透的

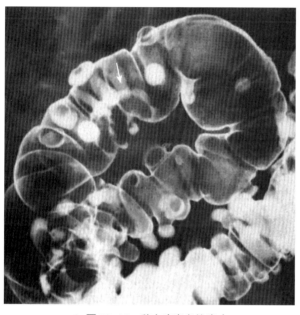

▲ 图 59-14　憩室病患者的癌症
在存在广泛的憩室病时，更难以识别息肉样癌（箭）［引自 Laufer I, Levine MS (eds):Double Contrast Gastrointestinal Radiology, 3rd ed. Philadelphia, WB Saunders, 2000］

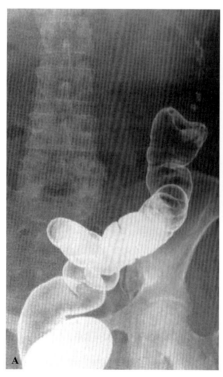

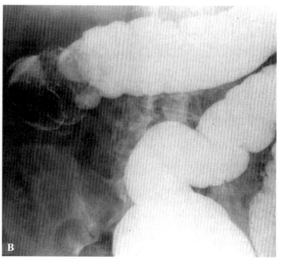

▲ 图 59-15　引起肠梗阻的结肠癌
A. 中降结肠中的环状癌完全阻碍了钡的逆行流动。
B. 具有结肠肠套叠的盲肠癌延伸到中间横结肠

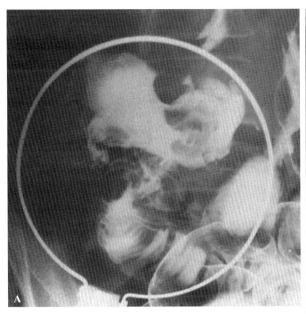

▲ 图 59-16　结肠穿孔癌

A. 在肝弯曲处由复发的结肠癌引起的穿孔的钡填充。
B. 在另一名患者中，乙状结肠的锥形狭窄是由乙状结肠穿孔引起的周围脓肿导致的，外观可能难以与憩室炎区分开来

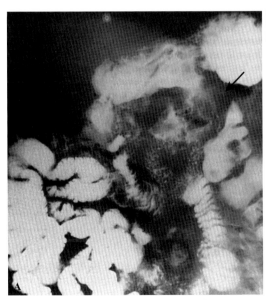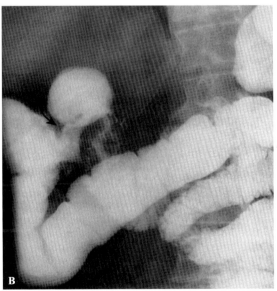

▲ 图 59-17　瘘管并发结肠癌

A. 脾脏弯曲处癌症引起的胃结肠瘘（箭）。B. 横结肠癌，引起十二指肠瘘管（箭）

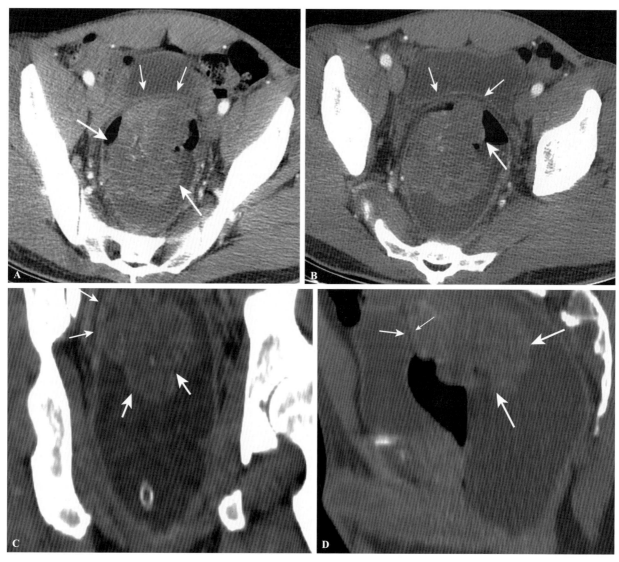

▲ 图 59-18　扩张直肠中的大的腔内肿块，未延伸超出肠壁（$T_2N_0M_0$）

A. 动脉期的薄层 MDCT 扫描显示出非常大的管腔内肿块（大箭），似乎来自直肠前壁。膀胱壁（小箭）通过一层薄薄的脂肪与直肠壁明显分开。B. 在 A 水平以下几厘米处，膀胱壁（小箭）与前直肠壁中的肿块（大箭）之间的脂肪平面保持完整。C. 冠状 MPR 显示占位的大的腔内成分（大箭）和壁增厚（小箭），具有光滑的外边界。D. 矢状多平面重建图像显示膀胱壁（小箭）和增厚的直肠壁（大箭）之间有明显的脂肪平面。两个 MPR 都证实没有直接浸润。大的管腔内肿块（大箭）也显示良好

深度。可以通过腔内超声或具有直肠内线圈的 MRI 来描绘肠壁的各层和壁侵入的深度。这些技术还可以确定肿瘤产生的层，这对于区分腺癌与淋巴瘤或 GI 间质肿瘤是重要的。

　　肿瘤侵入超过肠壁是由结节状或分叶状边界的肿块引起的，伴有与从固有肌层延伸到直肠周围脂肪或从浆膜表面延伸到周围脂肪的软组织索条（图 59-22）。从肿瘤到周围脂肪的广泛的软组织延伸更像是肿瘤扩展，而不是通常代表了促结缔组织增生反应的毛刺。促结缔组织增生反应经常导致

MRI 过度使用，因为单纯纤维化和含有肿瘤细胞的纤维化很难区分（图 59-23）[42]。结肠外肿瘤扩散也显示为大肠和周围肌肉之间的组织脂肪平面丢失，如闭孔内肌、梨状肌（图 59-24）、肛提肌、耻骨直肠肌、尾骨肌和臀大肌。只有当肿瘤块直接延伸到邻近的肌肉，消除脂肪平面并个体肌肉扩大时，入侵才是明确的。诸如 CT 的横断面方法无法检测到结肠或直肠周围脂肪的微观侵入（图 59-19），并且倾向于低估这些患者。骨盆中的内脏和肿瘤块之间组织平面消失可类似于扩散到邻近器官，但并

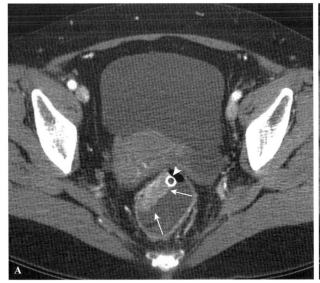

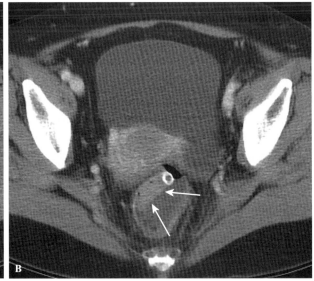

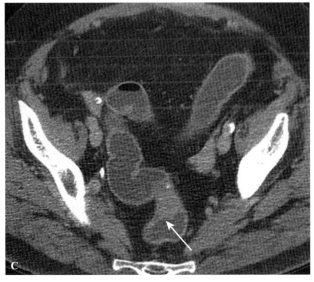

▲ 图 59-19　直肠癌局限于肠壁（$T_2N_0M_0$；Dukes B_1 期）

A. 动脉期直肠的轴向薄层（2.5mm）MDCT 扫描和直肠注水显示前外侧和右侧直肠壁的局部增厚（长箭）。直肠外缘光滑，保存完好。也可以看到直肠管（箭头）。未发现异常淋巴结（CT Ⅱ 期）。B. 切片厚度为 5mm 且在门静脉期获得的轴向 MDCT 扫描也显示病变（箭），但外部肿瘤边缘不明确且评估较差。C. 直肠癌，轻微延伸到直肠脂肪，$T_3N_0M_0$。由于是同心的腺癌，远端乙状结肠的壁周向增厚，并且其外边缘是光滑的。没有证实腺病或脂肪侵入。A 图和 C 图中直肠壁的增厚在 CT 上看起来相似，但代表不同的肿瘤浸润深度

没有实际侵入。由于严重的恶病质导致的血管或淋巴淤积，炎症或实际缺乏脂肪可导致脂肪层消失。因此，只有当肿块明显累及相邻器官时，才应谨慎诊断入侵并认为是明确的。在直肠下部和肛门边缘区域，相邻肌肉的肿瘤浸润和单纯的脂肪分离正常结构消失之间的区别是特别困难的。

根据我们的经验，通过使用大量快速静脉注射（IV）造影剂和 MDCT，薄层和水作为直肠和结肠造影材料，可以改善 CT 结果（图 59-23）。通过这种方法，在峰值增强时扫描盆腔，并且可以更好地区分增强的直肠壁与邻近的肛提肌和括约肌。CT 通常用于分期而不用于检测结肠病变。然而，用 MDCT 获得的超薄切片（0.625～1.25mm 切片）可以促进极小病变的显示并且提高肿瘤分期的准确性。如果使用多平面重建，基于轴向切片和多平面重组的组合观察，则可以进一步提高分期结果（图 59-18）[69]。冠状重建通常有助于确定直肠肿块与肛提肌、耻骨直肠肌和括约肌的关系，这有助于规划适当的手术。然而，CT 无法实现 MRI 对钆造影增强所提供的精细软组织分辨率[70]。这种优越的区分在下骨盆特别有用，可用于评估肿瘤与直肠系膜筋膜的关系以及对肌肉、神经、膀胱和男性或女性器官的侵袭（见磁共振成像）[71]。

原发性和复发性结肠癌可侵入精囊、前列腺、膀胱、子宫（图 59-25）、卵巢、小肠和坐骨神经，并可阻塞输尿管。偶尔侵入或与直肠或乙状结肠邻

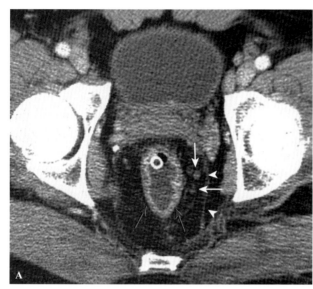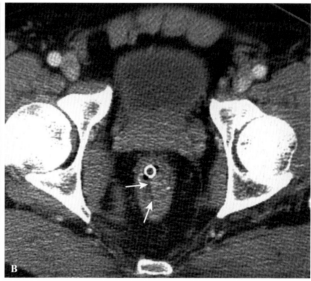

▲ 图 59-20　直肠腺癌局限于直肠壁，伴有直肠周围淋巴结（$T_2N_1M_0$；Dukes C_1 期）

A. MDCT 扫描显示微小但弥漫的壁增厚（红箭）。直肠系膜筋膜很好地显示（箭头）。在直肠左侧壁附近的直肠周围脂肪中可见直肠周围淋巴结（白箭）。MDCT 在一个放疗疗程后进行，这可能导致弥漫性壁增厚。B. MDCT 扫描略低于 A 水平，显示直肠左侧壁的不对称结节性增厚（箭），而肿瘤未延伸至直肠周围脂肪

接的前列腺，子宫或卵巢的肿瘤与侵袭性结肠肿瘤无法区分。肿块内低衰减的区域表明肿瘤坏死，肿瘤钙化表明黏液腺癌。膀胱直肠瘘表现为瘘管和膀胱中的空气。在施用静脉注射造影剂后，管道壁可以增强。或者，可在膀胱中发现阳性直肠造影剂射流。瘘管也可以延伸到子宫或阴道，并且可以在坐骨直肠窝的脂肪中看到窦道。

结肠肿瘤可以破坏邻近的骨骼，通常是骶骨和尾骨。大肿瘤可能累及髂骨。晚期的骨转移通常导致伴有软组织肿块的明显骨破坏。仅在骨窗背景上可见的细微皮质破坏可能是骨侵入的唯一表现。

肝脏转移通常在非对比增强扫描中表现为低密度。在原发性或转移性黏液腺癌中可见钙化灶（图 59-26）。在团注造影剂后，肝结肠转移的 CT 密度可以迅速改变。与未受累的肝实质相比，转移通常表现为早期边缘增强或变为部分高密度（图 59-27），经过等密度期，然后再次变为低密度病变。可以使用最佳团注和扫描技术最小化假阴性结果，即当扫描延伸到平衡期时，转移变为与正常肝实质等密度。这种等强度通常发生在小（＜2cm）的病变中。如果仅检测到 1～4 个肝转移（如果它们是外周并且可以容易地楔形切除，则可更多），并且不存在肝外疾病，可保证积极的治疗计划，因

为通过切除或消融去除孤立转移后的 5 年存活率存在改善[72-74]。

CT 动脉门静脉造影（CTAP）以前被认为是检测正常表现的肝叶中其他转移性病变的最准确的单一手段[75]。但是，CTAP 的普遍使用已被放弃，转而采用螺旋 CT。螺旋 CT 可以达到类似的敏感性，具有比 CTAP 更低的假阳性率，并且是非侵入性的[76, 77]。在一项所有手术患者的螺旋 CT 研究中，检测结肠转移至肝脏的敏感性为 85%，阳性预测值为 96%[41]。具有氧化铁或钆增强的 MRI 也在区分结肠癌肝转移方面提供了极好的结果，但是这种技术更昂贵并且不像 CT 那样广泛可用[78, 79]。在一个系列中，结直肠肝转移的 MRI 敏感性为 96.8%，但只有略超过 1/3 的患者接受了根治性切除以进行组织学确认[78]。最近，使用钆塞酸二钠（欧洲的普美显和美国的优维显，拜尔制药公司）增强的 MRI 已经显示出用于评估结肠癌的肝转移的优异结果，并且优于 MDCT[80]。仍需要大型系列来确定各种技术的真正成本效益。术中超声常被用作金标准，但并非所有已发表的研究都有组织病理学相关性[41]。对于无法切除手术的患者，经常使用热肿瘤消融或选择性导管插入术和肝内动脉内化疗，但前提是没有肿瘤扩散到肝外部位的证据。局部或远处的腺病、

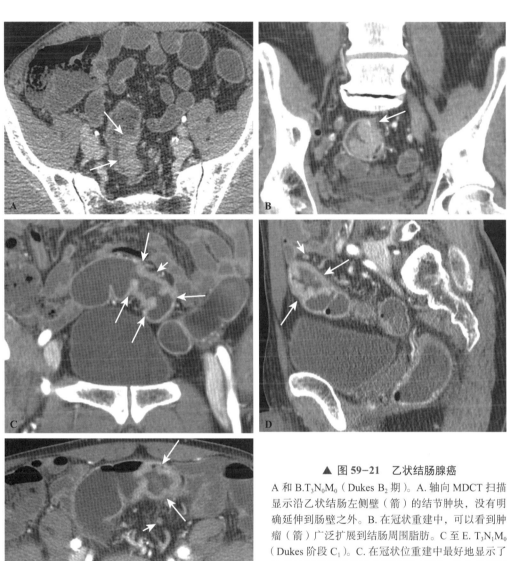

▲ 图 59-21 乙状结肠腺癌

A 和 B.$T_3N_0M_0$（Dukes B_2 期）。A. 轴向 MDCT 扫描显示沿乙状结肠左侧壁（箭）的结节肿块，没有明确延伸到肠壁之外。B. 在冠状重建中，可以看到肿瘤（箭）广泛扩展到结肠周围脂肪。C 至 E. $T_3N_1M_0$（Dukes 阶段 C_1）。C. 在冠状位重建中最好地显示了乙状结肠襻周肿瘤的全部范围（箭）。微小的广泛索条（短箭）表明延伸到肠壁以外。D. 矢状重建显示乙状结肠肿瘤（长箭）旁边的小淋巴结（短箭）。E. 肿瘤的真实范围（长箭）在轴向视图中更难评估，但转移淋巴结（短箭）很好地显示，证明了各种平面的互补性质

肾上腺转移、腹膜癌病、胃肠道其他区域的转移和肺转移是阻止肝脏病变切除或化疗栓塞的发现。

通常，直肠癌淋巴结转移对上直肠肿瘤来说，沿上直肠血管到肠系膜血管，而下直肠肿瘤沿着中直肠血管转移到髂内血管。晚期的低位直肠或肛门肿瘤沿着下直肠血管流向腹股沟淋巴结。在腹膜后腔（图 59-24）和肝门淋巴结可以发现转移。在结肠的其他区域，淋巴结转移遵循来自受累区域的正常淋巴引流模式。根据与主要肿块的可分离性和淋巴结大小，可能会或可能不会显示局部淋巴结

（图 59-28）。在腹部和骨盆中，直径超过 1.0cm 的淋巴结被认为是异常的。虽然不对称，结节边缘的不规则性以及不太可靠的尺寸标准可用于确立淋巴结异常，但是 CT 无法完全确定淋巴结肿大的病理性质[81]。

良性和恶性疾病可以引起淋巴结病，并且通常只有 PET 或引导下的活检可以提供明确的诊断。在正常大小的淋巴结（< 1cm）中发现许多转移灶，如果使用大小作为唯一的诊断标准，则在 CT 上不能被视为异常。结肠癌患者一段增厚的结肠壁旁边

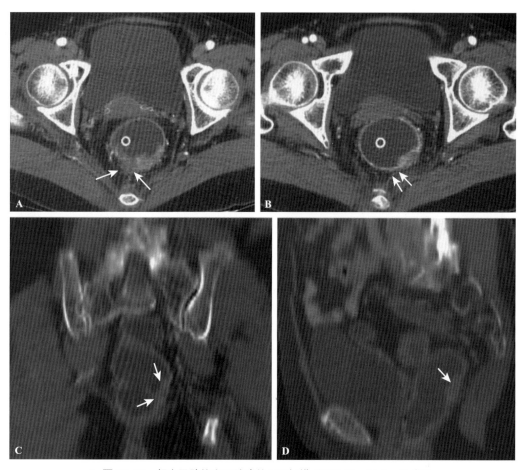

▲ 图 59-22　超出肠壁的直肠肿瘤的 CT 扫描（$T_3N_0M_0$；Dukes B_2 期）

A. 动脉期薄层 MDCT 扫描显示软组织密度（箭）结节广泛扩展到直肠周围脂肪提示肿瘤侵袭。B. 略低于 A 水平的 MDCT 扫描显示具有一些毛刺的病灶（箭）。这一特征更能提示没有肿瘤细胞的促纤维化反应，而不是肿瘤浸润到直肠周围脂肪。在 MDCT 上并不总是可以区分这种区别。C. 冠状 MPR 显示肿瘤的结节外表面（箭）。D. 矢状 MPR 没有有效地证明这一特征。肿块位于上直肠的后壁（箭）

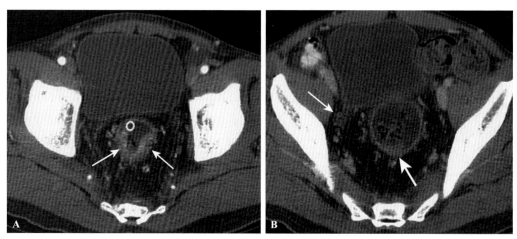

▲ 图 59-23　直肠后壁和侧壁的直肠癌（箭）（$T_3N_1M_0$；Dukes 阶段 C_1）

A. 外边界（箭）略微不规则，但没有看到明确的结节。这使得在这种情况下难以将促纤维增生反应与实际肿瘤扩展区分开。MDCT 诊断患者可能是 T_3。B. 在高于 A 的水平，肿瘤仅存在于后壁（粗箭）。尽管存在粪便，水也有助于肿瘤腔内组分的显示。还要注意在直肠系膜筋膜外侧的下腹部淋巴结（细箭）

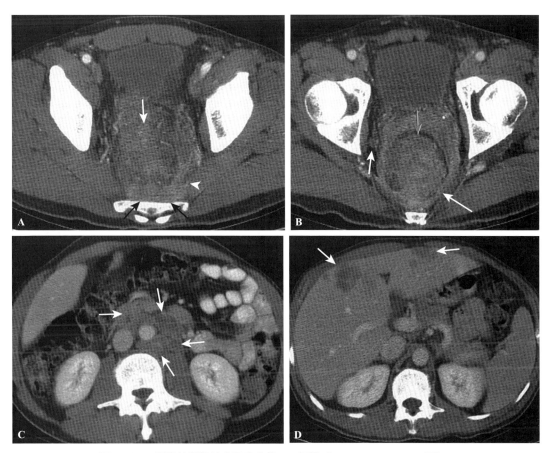

▲ 图 59-24　原发性浸润性直肠腺癌的 CT 扫描（$T_{4b}N_2M_1$；Dukes D 期）

A. 大的增强直肠肿块（白箭），延伸到骨盆侧壁。增强的占位与左侧的骶骨（黑箭）和梨状肌（箭头）分界不清。B. 直肠肿块（红箭）直接延伸到直肠系膜筋膜（长箭）。也显示了异常的髂内淋巴结（小箭）。C. 在恰好低于肾中极的水平，显示了广泛的腹膜后腺病（箭）。D. 可见几处肝转移（箭）

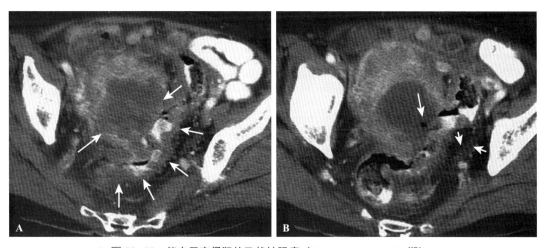

▲ 图 59-25　伴有子宫侵犯的乙状结肠癌（$T_{4b}N_1M_0$；Dukes C_2 期）

A. 乙状结肠壁的长节段增厚（小箭）。注意没有壁分层，这可以在憩室炎中看到。乙状结肠肿瘤与子宫中的低密度肿块（大箭）分界不清。B. 在 A 下方 5mm 处，可见气体（长箭），表明肿瘤直接侵入子宫，有穿孔和坏死。注意沿骨盆侧壁的腹水（短箭）

的结肠周淋巴结比憩室炎患者更常见。因此，这些淋巴结的存在应该引导对疑似憩室炎患者的进一步评估[82]。有助于诊断结肠癌而不是憩室炎的其他体征是在增厚的肠壁中丧失正常的增强模式并且没有发炎的憩室[83]。由于增生性或炎性淋巴结在直肠周围区很少见，非增强，小（＜ 1cm），圆形或椭圆形软组织密度的证据表明存在恶性腺病（图 59-29）。

结肠肿瘤患者 CT 扫描的解释存在一定的缺陷[84]。在手术或放疗后不久获得的 CT 扫描可以显示类似复发性肿瘤的骨盆结构的水肿或出血。在没有 CT 引导的活组织检查的情况下，骨盆中的慢性辐射变化可能难以或不可能与结肠肿瘤区分开[85-88]。因此，在患者接受辐射之前，必须通过 CT 或 MRI 确定肿瘤分期。需要在照射后进行随访 CT 扫描，以确定在分期扫描中看到的肿块是否已经充分减小以便切除。良性骨缺损可以类似转移灶，而非乳浊的肠襻可能被误认为肿瘤块。结肠癌的穿孔可导致炎性肿块或脓肿，这使得对潜在癌症的诊断变得困难（图 59-29）[89]。恶病质可导致脂肪层的流失，从而类似肿瘤直接侵入周围结构。

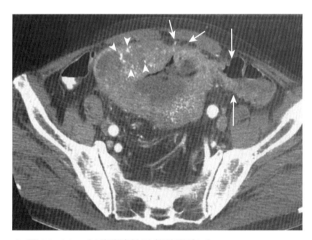

▲ 图 59-26　大型黏液性乙状结肠癌（$T_3N_1M_0$；Dukes 阶段 C_2）
显示具有结肠周围脂肪浸润（短箭）和壁内钙化（箭头）的大的乙状结肠肿块。可以清楚地看到向正常近端乙状结肠（长箭）的过渡

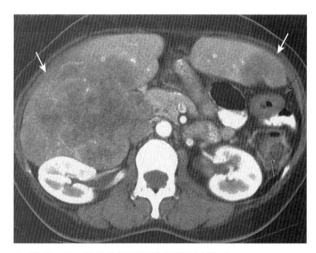

▲ 图 59-27　脾曲非梗阻性腺癌伴肝转移（$T_2N_0M_1$；Dukes D 期）
显示出两个肝转移灶（白色箭）。原发肿瘤具有光滑的外边缘（红色箭）并位于脾曲中。首先通过 MDCT 诊断肿瘤，并通过外科手术确认为 T_2 期

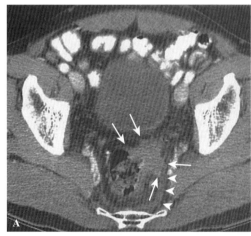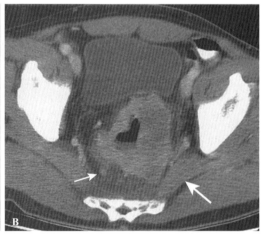

▲ 图 59-28　直肠肿瘤直接延伸到直肠系膜筋膜和局部区域淋巴结肿大（$T_3N_1M_0$ 或 Dukes C_2 期）
A. 大直肠肿块，软组织（箭）广泛蔓延到直肠周围脂肪，直接侵入直肠系膜筋膜（箭头）。B. 在 A 水平上方几厘米处，直肠壁明显增厚但肿瘤未延伸到梨状肌（粗箭）或膀胱中，注意扩大的直肠周围淋巴结（细箭）

2. 计算机断层扫描术前分期

结肠肿瘤的分期通常基于 Dukes 分类[90] 或修改（表 59-1）[91, 92]。CT 分期是基于对结肠壁厚度，超出肠壁边缘的延伸，以及肿瘤是否存在扩散到淋巴结和邻近和远处器官的分析[93]。可以测量原发性或复发性结肠肿瘤的大小并根据 CT 表现，将肿瘤分为四个阶段之一（表 59-2）。

许多外科医师使用肿瘤、淋巴结、转移瘤（TNM）分类（表 59-1）来分期结肠肿瘤[94]。它具有更精确定义肠壁浸润深度的优点。由于 CT 无法确定浸润或穿透结肠各层的深度，因此 CT 结果与 TNM 分类无法轻易相关。如局限于黏膜或黏膜下层（$T_1N_0M_0$）的肿瘤不能与侵入肌层的肿瘤或浸润但不穿透浆膜（如果存在即 $T_2N_0M_0$）区分开。通常，除非通过肿瘤进行微侵袭，否则通过 CT 可正确识别延伸超过肠壁（T_3 和 T_4）的病变。必须在评估肿瘤侵袭深度时评估区域淋巴结（N）受累和远处转移（M）。

早期报道表明，与局部蔓延和肿瘤区域扩散相关的 CT 表现与手术和组织病理学检查结果相关，报道准确率为 77%～100%[84, 93, 95-97]。这些报道的

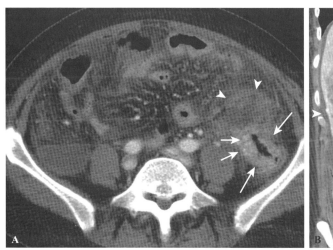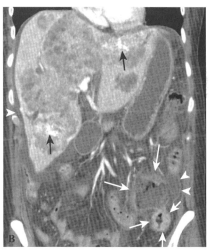

▲ 图 59-29　降结肠黏液腺癌（$T_4N_0M_1$）的穿孔

A. 降结肠的结节性增厚（长箭）可见内侧壁的点状钙化（短箭）和具有不明确的边缘的液体聚积，代表脓肿（箭头）。B. 在这次冠状重建中，清楚地证明了具有穿孔和大的相邻脓肿（长箭）的周壁增厚（短箭），还要注意腹水和增强腹膜（箭头）代表的腹膜炎和肝脏转移灶内的钙化（黑色短箭）

表 59-1　结直肠肿瘤的外科病理分期（Dukes 和 TNM 分类）

Astler–Coller 分类 （改编自 Dukes 分类）	TNM 分期	描 述	大致 5 年生存率（%）
A 或 I	$T_1N_0M_0$	淋巴结（−），局限于黏膜层 ± 黏膜下层	80
B_1 或 I	$T_2N_0M_0$	淋巴结（−），局限于肌层 ± 浆膜层	70
B_2 或 II	$T_3N_0M_0$	淋巴结（−），透壁到浆膜下层或无腹膜包绕的直肠周围或结肠周围组织	60～65
C_1 或 III	$T_2N_1M_0$	淋巴结（＋），局限于肌层 ± 浆膜层	35～45
C_2 或 III	$T_3N_1M_0$	淋巴结（＋），透壁到浆膜下层或无腹膜包绕的直肠周围或结肠周围组织	25
	$T_{4a}N_1M_0$	淋巴结（＋），肿瘤占位穿孔	
	$T_{4b}N_1M_0$	淋巴结（＋），侵袭邻近器官或结构（如肌肉、神经、骨）	
D 或 IV	Any T and N，M_1	上方任意一种，加上远端器官转移	＜ 25

CT 分期	TNM 分期	描 述
表 59-2　原发性或复发性结直肠肿瘤的计算机断层扫描分期与 TNM 的相关性		
I	T_1	腔内占位不伴有肠壁增厚
II *	T_2	大肠壁增厚（> 0.6cm）或盆腔占位，侵袭未超过肠壁
IIIa*	T_3	大肠壁增厚或盆腔肿块，侵犯邻近的结肠周围或直肠周围组织，但不侵入直肠系膜筋膜
IIIb*	T_3	大肠壁增厚或盆腔肿块，侵犯邻近的结肠周围或直肠周围组织，累及直肠系膜筋膜
IIIc*	T_{4a} 和 T_{4b}	大肠壁增厚或盆腔肿块，伴有穿孔或邻近器官或结构的侵入，有或没有延伸到盆腔或腹壁，但没有远处转移
IV *	任何 T，M_1	有或无局部异常的远处转移

*. 伴或不伴有淋巴病（N_0 或 N_1）

改编自 Thoeni RF, Moss AA, Schnyder P, et al: Detection and staging of primary rectal and rectosigmoid cancer by computed tomography. Radiology 141: 135–138, 1981

高准确率主要是因为这些系列中的更晚期病例。对于原发性结肠癌，CT 显示广泛侵入周围组织和远处转移的准确性比显示局部腺病或微小肿瘤扩散更高。

CT 经常低估正常大小淋巴结中的结肠周围或直肠周围脂肪或小肿瘤病灶微侵袭的患者。在一些早期研究中未单独分析淋巴结转移。在一项分析直肠癌患者局部分期和淋巴结受累的 Meta 分析中，CT 评估周围组织侵犯和邻近器官侵犯的敏感性和特异性的总结估计值分别为 79% 和 78% 以及 72% 和 96%[42]。在同一项研究中，CT 检测淋巴结受累的敏感性和特异性的总结估计值要低得多，分别仅达到 55% 和 74%[42]。一项研究发现，分期准确性从 Dukes B 病变的 17% 增加到 Dukes D 病变的 81%[98]。在另一 Meta 分析中，螺旋 CT 检测肝转移的平均加权敏感性（主要来自结肠癌）为 72%，特异性高于 85%[99]。一些个体研究对结直肠癌肝转移的敏感性更高[41]。

通过先前的结肠清洁，患者的俯卧位，直肠的空气膨胀或者水灌肠的施用以作为低密度腔内造影剂，可以提高 CT 评估局部肿瘤范围的准确性[100, 101]。此外，降低诊断淋巴结转移的大小阈值可提高检测此类沉积物的灵敏度，但这种方法降低了特异性。

关于盲肠或升段、横段和降段结肠中肿瘤的 CT 检测和分期的信息很少。这些区域的大多数肿瘤很容易被证实（图 59-30 和图 59-31），但没有研究详细分析这些病变。

需要进一步的研究来确定新一代 CT 扫描仪，特别是 16 或 64 排 MDCT，是否可以在结直肠肿瘤分期中与 MRI 竞争。一项研究已经证明，重建可以显著提高直肠肿瘤 T 分期的准确性（图 59-18 和图 59-22）[69]。在这项研究中，基于轴向切片的分期准确度范围为 77%～81%，而当轴向切片与多平面重建相结合时，其增加至 90%～98%[69]。这些结果与过去十年未使用 MDCT 的 CT 研究相比，准确率范围从 41%～82%[26, 102, 103]。MDCT 提供了在一次检查中结合局部、区域和远程分期，超薄切片能力，非常快的成像时间，在任何所需平面重建以及与 MRI 相比成本更低的优点。

（三）磁共振成像

磁共振成像可比结肠其他区域的肿瘤更准确地检测和分期直肠乙状结肠肿瘤。与 CT 一样，这种增加的准确性是由于直肠乙状结肠相对于骨盆的固定位置。因此，大多数报道都集中在直肠肿瘤的描述和分期。为了准确描述直肠肿瘤的腔内组分，特别是较小的直肠肿瘤，可能需要准备结肠以避免与粪便混淆。直肠空气吹入，患者俯卧位和解痉药，可能有助于更好地显示肿瘤。其他研究者建议垂直于肿瘤长轴的轴位 T_2 加权成像，如矢状视图所示，以获得更准确的分期（图 59-32）[104]。在 T_1 加权自

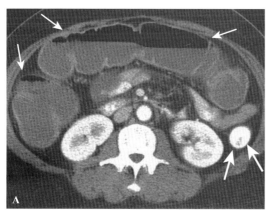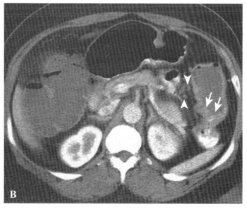

▲ 图 59-30　脾曲附近肿瘤引起的近乎完全性结肠梗阻（$T_3N_1M_0$ 或 Dukes C_1 期）

A. 轴向 MDCT 扫描显示脾曲附近的降结肠中的阳性直肠造影剂（粗箭），但没有直肠造影剂进入充满液体和扩张的横结肠和升结肠（细箭）。B. 在 A 水平上方 2cm 处，显示出阻塞性肿瘤，并且通过潴留的结肠液体（箭）很好地勾勒出其近端边界。MDCT 将肿瘤低估为 T_2 期。注意肿瘤附近肠系膜的 1cm 以下淋巴结（箭头）。它们在手术时被证实为肿瘤阳性但由于体积小而未被前瞻性诊断

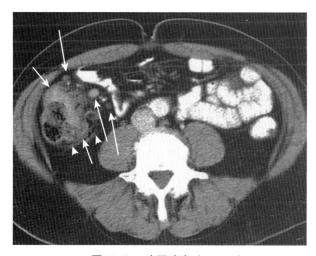

▲ 图 59-31　盲肠腺癌（$T_3N_1M_0$）

盲肠显示回盲瓣附近的偏心性肠壁增厚（短箭），结节外边缘和软组织索条（箭头）延伸到结肠周围脂肪，暗示浸润超过肠壁。存在异常的局部淋巴结（细长箭）并且在手术中被确认为病理性的

旋回波图像上，直肠乙状结肠肿瘤产生肠壁增厚伴信号强度与骨骼肌相似或稍高（长 T_1，图 59-32A）。由于直肠脂肪具有高信号强度（短 T_1），空气没有信号强度，肿瘤具有中等信号强度（长 T_1），肿瘤显示高对比度。出于同样的原因，在 T_1 加权图像上可以看到肿瘤超出结肠壁的延伸（图 59-33）。在 T_2 加权自旋回波图像上，肿瘤的信号强度相对于肌肉的信号强度增加（图 59-33A），并且在高分辨率 MRI 上可以很好地显示直肠壁中的肿瘤。

尽管早期研究表明 T_2 加权图像不如用于确定结肠外肿瘤扩展的 T_1 加权图像有用（图 59-32）[105]，但现在普遍认为 T_2 加权序列在评估肿瘤相对于直肠壁层和直肠系膜筋膜的范围方面优于 T_1 加权扫描 [106, 107]。一些研究表明，T_2 加权序列可以显示直肠系膜筋膜，自引入全直肠系膜切除术（TME）以来，它已经变得越来越重要 [106-110]。

在 TME 中，整个直肠系膜室被移除，其包括直肠，周围具有直肠周围淋巴结的直肠系膜脂肪，以及包裹前两个结构的薄筋膜，它被称为直肠系膜筋膜。TME 手术减少了肿瘤残留的机会。即使没有术前或术后放射治疗，据报道 TME 后复发率低于 10%[111]。如果怀疑子宫或盆腔侧壁侵犯，T_2 加权序列也是有用的，因为肿瘤侵入的肌肉、脂肪、肿瘤和肌肉之间的信号强度不同。

今天，使用薄切片和相控阵线圈的 MRI 可以区分局限于黏膜和黏膜下层的肿瘤（Ⅰ期或 T_1 期）和渗透整个结肠壁（Ⅱ期或 T_2 期）的肿瘤，具有中等至良好的分期准确性（65%～86%，表 59-3）[110]。基于 T_2 加权成像检测肠壁肿瘤依赖于肿瘤中间信号强度，正常黏膜和固有肌层的低信号强度，黏膜下层和结直肠周围脂肪高信号强度之间的信号强度差异。腔内 MRI 线圈还使直肠壁的分层显示成为可能，并且与相控阵外部线圈相比，已证明 T 分期的准确性提高（准确度范围为 71%～91%）[112]。腔内 MRI 没有广泛使用，由于其视野较小，无法观察直肠系膜筋膜和周围骨盆结构。通过 MRI 无法检测到对周围脂肪的微侵袭，这会导致明显低估分

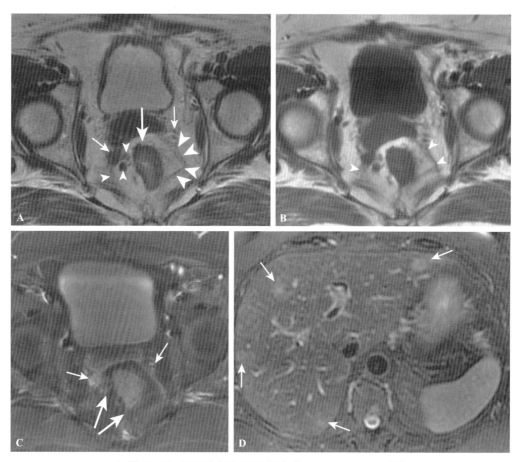

▲ 图 59-32　直肠腺癌的 MRI 扫描（T₃N₁M₁；Dukes D 期）

A. 垂直于肿瘤长轴扫描的轴向 T₂ 加权快速自旋回波图像显示前直肠壁的偏心增厚（粗箭），肿瘤延伸到直肠侧壁。确定了直肠周围淋巴结（小箭头），外侧韧带的中间直肠血管（细箭）在直肠系膜筋膜（大箭头）的侧面可见。B. 在该轴向 T₁ 加权自旋回波 MR 图像上，直肠系膜筋膜（箭头）不像 T₂ 加权图像那样清楚地描绘。C. 给予钆后的轴向 T₁ 加权脂肪抑制图像显示双侧的直肠系膜血管（小箭）增强。在这种脂肪抑制序列中清晰地看到肿瘤扩展到直肠周围脂肪（大箭），然而，在这种情况下，单纯的促纤维增生反应不能明确与含有肿瘤细胞的促纤维增生反应区分。D. 具有脂肪抑制的轴向 T₂ 加权图像显示多个肝脏转移（箭）

期，而瘤周组织炎症和纤维化可导致过高分期[113]。然而，如果使用晚期肿瘤边缘的结节或可推动结构的特征，则在大多数情况下可以区分超出肠壁的肿瘤延伸与肿瘤周围纤维化的毛刺和低信号强度[104]。由于 MRI 可以很容易地识别直肠系膜筋膜，并且通常可以准确诊断透壁肿瘤侵犯（T₃）的深度，因此 MRI 对于预测襻周切除边缘（CRM）比肿瘤整体 T 期更敏感和可靠（图 59-34）[114]。对于外科医师来说，获取直肠肿瘤和直肠系膜筋膜之间距离的信息非常重要。直肠癌的病理学上累及的边缘被定义为手术 CRM 的 1mm 内的肿瘤[115]。

正常大小淋巴结中的肿瘤病灶可能无法识别[116]。如果淋巴结异常的 MRI 诊断是基于混合信号强度和不规则的外边缘，而不是淋巴结的大小，

则可以改善淋巴结受累的 MRI 预测[117]。在一个较老的系列中，在 6 个可见淋巴结的病例中的 5 个病例中，淋巴结大小正常但含有肿瘤，并且在一个病例中具有增大的淋巴结（直径＞ 15mm），存在反应性增生[107]。在最近的系列中，基于不规则边界和混合信号强度的淋巴结被认为是可疑的，60 个中的 51 个被正确识别为恶性（敏感性 85%），221 个中的 216 个被认为是非恶性的（特异性 97%）[117]。

为了证实肝脏和肾上腺转移，如果使用最佳 CT 团注技术，MRI 和 CT 是可比较的[99]。使用肝特异性造影剂的 MRI，如锰福地吡（泰勒影，奈科明，普林斯顿，NJ）或氧化铁颗粒（菲立磁，伯莱克斯，韦恩，NJ）可使 MRI 优于 CT，特别是用于检测小病灶[118, 119]。然而，这些肝脏特异性药物尚

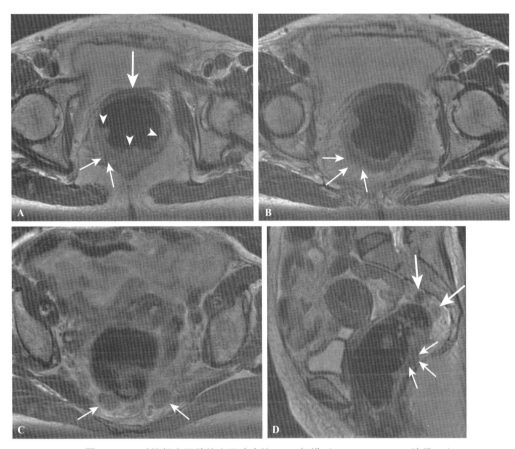

▲ 图 59-33　延伸超出肠壁的直肠腺癌的 MRI 扫描（$T_3N_1M_0$；Dukes 阶段 C_2）

A. 轴向 T_2 加权快速自旋回波图像显示后外侧直肠壁的结节外缘，广泛的软组织（小箭）扩展到直肠周围脂肪。肿瘤的管腔边缘不规则（箭头），肿瘤的信号强度高于固有肌层（大箭）。B. 轴向 T_2 加权快速自旋回波图像显示包括直肠的后侧和右侧方面的占位的毛刺外边缘（箭）。这些特征表明与肿瘤相关的促纤维化反应而不是直肠周围脂肪的肿瘤浸润。C. 比 A 和 B 更高水平的轴向 T_2 加权快速自旋回波扫描描绘了突出的骶前淋巴结（箭），其指示稍微远离原发性肿瘤（N_2）的恶性淋巴结病。D. 矢状 T_2 加权快速自旋回波图像证实骶前空间中淋巴结肿大（大箭）。直肠肿块的结节外缘（小箭）在矢状面上得到很好地显示，表明侵袭性肿瘤（T_3）

肿瘤（T）分期	MRI 标准
表 59-3　直肠癌磁共振成像分期标准	
T_1	肿瘤信号强度局限于黏膜和黏膜下层，信号强度低于相邻黏膜下层的高信号强度
T_2	肿瘤信号强度延伸到肌肉层，黏膜下层和环形肌层之间的界面消失
T_3	肿瘤信号强度通过肌肉层延伸到直肠周围脂肪，肌肉和直肠脂肪之间的界面消失
T_4	肿瘤信号强度延伸至邻近结构或脏器

改编自 Brown G, Richards CJ, Newcombe RG, et al: Rectal carcinoma: Thin-section MR imaging for staging in 28 patients. Radiology 211: 215—222, 1999

未被广泛接受，并且泰勒影已不可再用。通常，大多数用于结肠直肠肿瘤分期和疑似肝转移的 MRI 仍然在施用钆之后进行，并且使用较新的肝特异性造影剂钆塞酸特二钠（见上文）已经实现了优异的结果[120]。

使用横断或冠状高分辨率 MRI 可以最好地证明相邻器官的侵袭。MRI 在证实肛提肌（图 59-35），耻骨直肠肌或内括约肌和外括约肌的受侵方面优于 CT。在矢状 MRI 扫描中难以检测到肿瘤的横向蔓延，但可以使用轴向图像精确评估[114]。通过 MRI

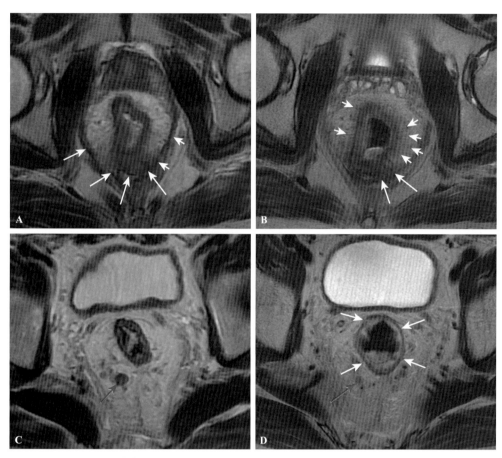

▲ 图 59-34　直肠腺癌延伸至直肠系膜筋膜（$T_3N_2M_0$）在新辅助化疗和放疗前后的 MRI 扫描

A. 这项 T_2 加权 MRI 扫描显示直肠壁增厚，肿瘤向后延伸超出直肠壁（长箭）并到达直肠系膜筋膜（短箭），这在该视图中很好地显示。B. 治疗后，直肠壁在这种高分辨率 MRI 扫描中的显示变少，并显示多个从直肠壁延伸到直肠脂肪的毛刺（短箭）。这代表急性辐射变化而非肿瘤扩展。在后面，与图像 A 相比，肿瘤对直肠系膜筋膜的延伸（长箭）仍然存在但略微减少。C. 轴向 T_2 加权 MRI 扫描显示增大的圆形直肠周淋巴结节（红色箭）。D. 在新辅助化疗和放疗后，接近与 C 相同水平的轴向 T_2 加权 MRI 扫描显示相同的淋巴结（红色箭），现在相当小。注意放疗后肿瘤上方直肠壁（长箭）的水肿

可以很好地显示前列腺，精囊、阴道和子宫颈受侵，但如果膀胱没有良好扩张，可能会错过膀胱受侵。

磁共振成像术前分期

新辅助术前放疗和（或）化学疗法以及 TME 的引入使得术前准确分期在患者管理并确定那些有局部复发风险的患者中更为关键。局部复发的风险范围为 3%～32%，切除边缘阳性的患者更容易患局部肿瘤复发[114]。根据不同的风险类别，治疗是针对个体患者量身定制的。在美国，具有固定 T_3 肿瘤和（或）阳性局部淋巴结的患者通常接受术后放疗和化疗，但术前放疗仅用于肿瘤延伸至骨盆侧壁的患者。在欧洲，大型试验表明，如果患者接受术前放疗，复发率会明显降低，因此在所有直肠癌患者中常规进行[121]。成像应提供以下分期信息：直肠壁肿瘤生长深度，TME 时周缘切除边缘，肿瘤侵入周围骨盆结构的程度和淋巴结状态。患者在新辅助化疗和放疗后的水肿，肉芽组织和纤维化可导致 MRI 检查的过度分期（图 59-36）。

腔内 MR 和腔内超声（见后文）是两种最准确的早期分期或浅表直肠癌的方法，可单纯手术治疗。据报道，MRI 的准确率为 71%～91%，TRUS 为 70%～94%[114, 122-125]。这两种方法在早期分期肿瘤中被认为优于 CT。然而，这两种技术具有的视野有限，并且这两种方法都不能充分评估直肠系膜筋膜和 CRM。

目前，对于晚期的活动或固定直肠癌，具有相控阵线圈和高空间分辨率（薄层）的 MRI 通常似乎比 CT 更适合于演示直肠系膜筋膜和 CRM

（图 59-32）[114]。在一项 Meta 分析中，MRI 对固有肌层浸润的敏感性为 94%，与 TRUS 相似，但 MRI（69%）的特异性显著低于 TRUS（86%）[42]。在同一 Meta 分析中，在相似的特异性中，MRI 对于直肠周围浸润的敏感性为 82%，而 CT 为 79%，腔内超声为 90%，而 MRI 对邻近器官侵犯的敏感性为 74%，类似于 CT 为 72%，腔内超声为 70%[42]。总的来说，在评估肿瘤蔓延到周围骨盆结构时，MRI 目前可能略微优于 CT，尤其是证明肿瘤直接侵入骨盆侧壁，坐骨神经或骨髓的微小侵犯[126]。在一

项已知腹膜癌病患者的研究中，如果使用呼吸控制的脂肪抑制的 T_2 加权和钆增强的 T_1 加权序列显示，MRI 对检测腹膜癌病的敏感性（84%）高于 CT（54%）[127]。然而，最近的一项研究得出结论，使用钆增强并未提高 MR 评估肿瘤穿透直肠壁和肿瘤扩展到直肠系膜筋膜的诊断准确性[128]。当肿瘤难以用其他序列显示时，扩散加权成像可用于识别淋巴结，有时也可用于确定原发性直肠癌[116]。

由于淋巴结肿瘤受累的放射学检测依赖于形态学标准，如大小、轮廓边缘和信号强度，因此难以

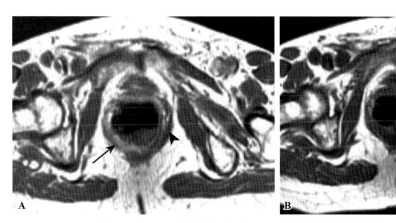

▲ 图 59-35　直肠腺癌延伸到肛提肌（$T_3N_0M_0$；Dukes B_2 期）的 MRI 扫描

A. 使用钆剂后轴向 T_1 加权自旋回波图像显示后壁和右侧直肠壁增厚和增强，肿瘤直接侵入肛提肌。这是通过增加受侵区域（箭）的肌肉信号强度来显示肿瘤蔓延。将此表现与具有低信号强度的正常左肛提肌（箭头）进行比较。B. 在没有钆的 T_1 加权序列中难以诊断肿瘤侵入肛提肌

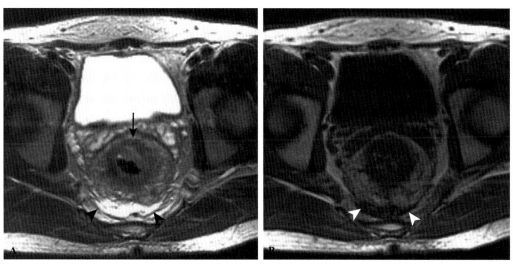

▲ 图 59-36　接受新辅助化疗和放疗的直肠腺癌延伸至直肠周围脂肪（$T_3N_0M_0$；Dukes B_2 期）的患者 MRI 扫描

A. 轴向 T_2 加权自旋回波图像显示直肠前壁的小结节状壁增厚（箭）和直肠壁其余部分的轻度增厚。由于放疗，直肠壁外缘不明确。直肠周围脂肪的混合信号强度伴直肠壁外周模糊和骶前间隙高信号强度最可能继发于治疗后肉芽组织和腹膜后积液。这使得肿瘤的准确分期更加困难。B. T_1 加权图像不像 T_2 加权序列那样受到许多的辐射后伪影的影响。▲. 骶前积液

区分反应性和转移性淋巴结。此外，很容易错过微转移。直肠肿瘤倾向于产生微转移[129]，但是，在直肠周围脂肪中，任何淋巴结都可以被认为是恶性的，因为在该区域中反应性淋巴结是罕见的。因为横断面成像使用形态学来诊断淋巴结转移，所以目前不可能可靠地检测淋巴结病。未增强 MRI 检测淋巴结受累的准确率范围为 39%～95%[105, 114, 123]。CT（22%～73%）和 TRUS（62%～83%）的淋巴结转移检测准确性也发布了很大差异[114, 130]。使用超小超顺磁性氧化铁颗粒报道了一些有希望的结果，其可被网状内皮系统吞噬，导致 T_2^* 弛豫时间缩短，随后正常淋巴结信号强度降低，但在转移淋巴结中没有沉积[131]。均匀和中央低信号强度模式提示非恶性淋巴结，而偏心或均匀高信号强度模式提示恶性淋巴结[132]。它对结直肠癌的用途需要进一步研究。

总体而言，对于这些分期结果的确定性分析，需要在大型临床试验中对现有技术水平的 MDCT 和 MRI 进行比较。目前，大多数比较研究使用了最先进的 MRI，而不是最新的 CT 成像技术。具有超薄切片和非常短的成像时间的 MDCT 的优点，特别是 64 切片扫描仪，优化的团注技术和多平面重建仍未得到充分研究。虽然一项研究表明，通过包含多平面重建可以实现分期准确性的改进[69]，但目前在较大的前瞻性系列中没有直接与 MRI 或 TRUS 进行比较。

（四）经直肠超声

1. 原发肿瘤

腔内超声或 TRUS 的主要优点是它可以描绘结肠壁的各个层，这使得能够确定肿瘤透壁的深度。结直肠肿瘤表现为低回声，其边缘可以描绘并与结肠或直肠壁层相关的肿块。可以根据直肠或结肠壁的不同节段的破坏来评估浸润深度。在放置在直肠中的径向旋转传感器产生的图像上，直肠壁的构成表现为具有不同回声的环。传感器覆盖有水球。最里面的环是高回声的并且代表球囊和黏膜的交界面。来自中心的第二环是低回声的并且由黏膜肌层产生。第三个环是高回声的并且由黏膜下层组成。第四环是低回声，由固有肌层形成。第五环是高回声的，由周围脂肪引起，或者如果在腹膜反折的区域产生，则由浆膜和脂肪引起。

如果仔细检查，甚至肿瘤的管腔内成分也可以清楚地证明是息肉状或外生性肿块。用水填充连接传感器和结肠直肠腔的球囊使肠壁和淋巴结异常显示最佳。在一项研究中，TRUS 对于局部肿瘤分期直肠内给水的准确性为 85%，未给水仅 57%[133]。结肠周围或直肠周围异常也可以看到，但结肠或直肠壁以外的穿透深度显示有限。只要有可能，传感器就会越过肿瘤进入病变近端的结肠，以更全面地评估肠壁和淋巴结病理。肿瘤周围炎症和照射可以类似更晚期的肿瘤变化，因为这些异常通常具有低回声模式，其可能与肿瘤的回声模式无法区分。这导致过高估计肿瘤的大小。严重缩小肠腔的肿瘤可能无法通过腔内超声完全评估，因为可能无法使探针通过狭窄区域。此外，高位肿瘤可能会阻止其通过 TRUS 评估。

超声分期系统基于 TNM 分类[134]。三个阶段由超声波检查分辨。T_1 肿瘤局限于黏膜和黏膜下层，黏膜下层的回声层变薄且不规则。它不会中断与固有肌层的中间回声界面。T_2 病变局限于直肠壁并且累及低回声固有肌层。最外面的回声界面是完整的。T_3 肿瘤穿透到直肠周围脂肪中，并可见最外层高回声环的破坏（图 59-37）。阶段 T_4 可以通过腔内超声来评估，但是它通常超出视野界限，因为 T_4 表示延伸到邻近器官或骨盆侧壁结构中。

在 TRUS 上，正常的淋巴结是高回声和豆形的并且具有不明显的边缘。因此，它们在有回声的直肠脂肪中不常见。肿瘤包含的淋巴结是具有明显边缘的球形低回声结构。根据 TNM 分类，当 TRUS 可见 1～3 个低回声淋巴结时在 N_1 阶段，如果 TRUS 看到 4 个或更多这些低回声淋巴结，则在 N_2 阶段。

较小的探针可以通过内镜的活检通道引入并通过严重的管腔狭窄，因为可以看到完整的肿瘤范围，可以更准确地进行分期。回声内镜已经成为观察近端结肠肿瘤的首选仪器，因为传感器可以伸入到结肠的近端区段。在一个诊断和分期操作中，内镜和 TRUS 的组合可以起到以下作用：显示黏膜表面，获得活检标本，观察肠壁内病变的深度，并确定存在与否邻近淋巴结肿大[135, 136]。然而，完整分期需要 CT 或 MRI，尤其是检测远处转移。

2.腔内超声术前分期

尽管经腹超声检查可用于评估肝转移的存在与否，但 TRUS 越来越多地用于检测直肠癌患者的肿瘤浸润深度和局部腺病。如上所述，其可区分肠壁的正常层并显示肿瘤破坏的一个或多个层面，以此来为局部肿瘤范围准确分期。使用这种方法，已经报道了用于评估直肠周围扩散的敏感性为 67%～96%，但区域淋巴结转移的存在检测不太好（敏感性 50%～70%）[42, 134, 137-140]。一项研究表明，T_2 癌的结果不太准确，T_2 癌通常伴有肿瘤周围炎症或脓肿[141]。脓肿表现为充满液体的结构，通常在肛周空隙，可能包含内部回声但表现出明显的后方回声增强。在他们的经结直肠内镜检查研究中，作者对直肠癌的准确率为 81%，结肠癌的准确率为 93%，过度分期率为 13%，而 2% 的患者为过低分期。当单独分析淋巴结受累时，灵敏度为 94%，特异性为 55%，总体准确度为 70%。当将经直肠超声与 Dukes 分类进行比较时，总体准确度为 67%。

TRUS 用于检测肠壁内和穿透肠壁肿瘤的敏感性的广泛范围强调了该方法对操作者依赖性。这一事实在一项多中心试验中得到了很好的证明，在这项试验中，有处理大量直肠癌患者的有经验的超声检查者使用 TRUS 达到了最高的准确度[142]。TRUS 已将超声检查方法的应用扩展到整个结肠，其至超声引导的结肠和直肠黏膜下和外在肿块的活组织检查也已成为可能[135, 143, 144]。自发性或医源性炎症是

影响诊断准确性的主要限制因素[145]。使用 3D 多平面传感器（7.5～10.0MHz）获得的经直肠体积扫描可使用以前无法实现的平面和 3D 视图检查直肠癌[146]，并可能有助于改善肿瘤分期和治疗计划[147]。由于超声探头的穿透力有限，TRUS 只能进行局部区域分期，需要加入 CT 或 MR 进行完整的肿瘤分期。

（五）单克隆抗体免疫显像

检测原发结直肠肿瘤

自 20 世纪 70 年代中期以来，MoAbs 已经在体内用作肿瘤定位剂，并且在体外用作诊断标记物，用 γ 相机成像来区分肿瘤细胞类型[44, 148]。使用的药物包括用 ^{123}I 和 ^{125}I 标记的抗癌胚抗原（抗 CEA）MoAb，与二乙烯三胺五乙酸（DTPA）缀合的抗 CEA MoAb，并用 ^{111}In，MoAbs B72.3-GYK-DTPA 标记，命名为 CYT-103 [^{111}In 标记的沙妥莫喷地肽；MoAb B72.3- 甘氨酰 - 酪氨酰 -（Ne-DTPA）赖氨酸]，碘化钠 ^{125}I 标记的抗 TAG 单克隆抗体 CC49 和 MoAb 或 c5[149-151]。血清 CEA 水平不影响肿瘤检测。MoAb B72.3 靶向高分子量肿瘤相关糖蛋白 72，其在 80% 的结肠癌中表达并与产生黏蛋白的腺癌反应，但对正常组织几乎没有反应。一些患者在成像前需要使用泻药，因为大肠中有明显的放射性。通常，在 MoAb 输注后 3～4 天用平面成像进行病变检测。单光子发射 CT（SPECT）通常在

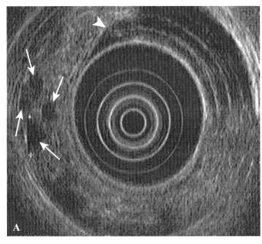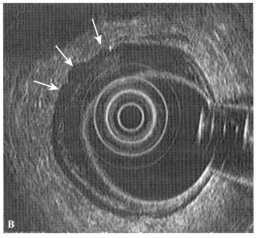

▲ 图 59-37　直肠肿瘤的经直肠超声（T_3N_1）

A. TRUS 图像显示直肠壁的多个淋巴结（箭）和直肠壁的明显增厚（箭头）。B. TRUS 图像显示直肠增厚的前外侧壁为低回声结构，具有与周围脂肪的高信号强度相反的结节状外缘（箭）。这表明透壁肿瘤蔓延（T_3）

MoAb 输注后 5～7 天进行，其更好的解剖学定义和近似的大小确定可改善肿瘤的检测[152]。大多数研究试图确定最大耐受剂量和肿瘤中同位素的摄取和保留[153]。

结肠的原发性腺癌和肝或淋巴结中的转移灶被视为放射性增加的区域（热点）。根据肝脏转移灶坏死的大小和程度，肝脏中的肿瘤沉积物可显示为放射性强烈积聚的区域，被正常肝脏摄取所包围的无放射性积聚区域和摄取与正常肝脏相同的中间病变。在一项使用 [111]In 标记的 CYT-103 的研究中，通过免疫闪烁显示的肝脏中的冷缺陷被发现代表具有中度至重度坏死的区域，而具有正常 MoAb 摄取的损伤仅具有较小程度的坏死[152]。同一项研究显示，人类抗小鼠抗体形成的发生率较低（16%），不良反应发生率甚至更低（3.5%）[152]。采用 [125]I 标记的单克隆抗体 CC49 的放射免疫导向手术（RIGS）已被用于治疗结直肠癌，并且看起来很有希望[150, 154, 155]。

2. 原发结直肠癌术后分期

许多研究评估了同位素标记的 MoAb 免疫闪烁成像检测原发性结直肠癌及其转移的价值[148-162]。灵敏度范围为 65%～95%，特异性范围为 77%～100%，用于检测原发肿瘤、局部复发和远处转移。免疫闪烁成像的主要作用是检测隐匿性肿瘤病变，并确定患有孤立的，可切除转移的患者中没有远处病变。在一项使用 [111]In 标记的 CYT-103 的研究[162]中，超过 10% 的患者通过手术证实了 CT 和其他检查未发现的肝外病变。在另一项研究中，RIGS 对淋巴结转移的检测灵敏度为 92%，特异性为 88%[162]。此外，免疫闪烁扫描对 27% 的患者的管理有益[160]。因此，对疑似局灶性或转移性结直肠肿瘤患者使用免疫闪烁显像似乎是合理的。然而，在得出最终结论之前，必须在更大的系列中确认该试验的有效性和不良反应的低发生率。

（六）正电子发射断层摄影

1. 原发结直肠肿瘤

PET 最初用于检测脑和心脏的功能异常，但其用途已扩展到原发性和复发性肿瘤以及转移瘤的检测。对于这些肿瘤研究，使用了 [18]F- 氟脱氧葡萄糖（FDG），并且在肿瘤等级和葡萄糖摄取程度之间发现了显著的相关性[163]。新一代 PET 扫描仪具有良好的分辨率，可以提供人体任何区域的高质量图像，有可能使用这种方法来检测结直肠癌患者的远期，残留或复发疾病。随着 PET/CT 系统的引入，病变分类得到了显著改善[164]。仍然需要在结直肠癌患者中使用大型系列来更明确地定义 PET/CT 在分期和治疗这些患者中的作用。

为了识别肿瘤组织，在感兴趣区中定量评估 PET 图像并计算时间 - 活动曲线。示踪剂摄取表示为组织浓度（mCi/g）——注射剂量（mCi）/ 体重（g）计算的差示吸收比。在静脉注射 FDG 后，PET 图像显示恶性肿瘤的显著摄取（图 59-38）。定量分析表明，肿瘤对 FDG 的快速摄取，然后在 FDG 给药 40min 后的差异吸收比略微降低。相比之下，FDG 浓度在非恶性病变和软组织中较低。通常，在示踪剂注射 1h 后，肿瘤中的 FDG 积累是正常组织或非恶性病变中的 2 倍多。肿瘤成像最好在那时进行。在施用同位素后用 Foley 导管进行结肠清洁和膀胱引流可以将 FDG 的人为积累降至最低[165]。

2. 原发性结直肠肿瘤的分期

医疗保险和医疗补助服务中心（CMS）于 1998 年首次批准 PET 普及，其指南专门批准使用 FDG-PET 进行结肠直肠癌的诊断、分期和再分期，但在临床实践中很少用于诊断原发性结直肠癌，除非没有病理诊断[166]。大多数关于 FDG-PET 在结直肠肿瘤中的应用的研究都集中在检测局部复发或残留疾病上。PET 还被用于鉴定患有其他结肠直肠肿瘤的患者中的远处转移灶和偶尔意外的原发恶性肿瘤[47, 163, 167-173]。大多数针对 PET 鉴别原发肿瘤敏感性的研究都是回顾性的，并且受到同位素生理性肠壁积聚的阻碍。这阻止了 FDG-PET 成为初始诊断方式。

只有小系列可用，因此用 FDG 的 PET 进行结肠直肠肿瘤分期准确性仍有待确定。据报道，PET/CT 扫描仪的数量甚至更少。然而，由于其对病变的优越定位，PET/CT 的结果是有前景的。在一项无症状患者的结肠镜相关的研究中，PET/CT 检测到 13 例绒毛状腺瘤和 3 例腺癌，并且有 5 例假阳性结果[172]。在这项研究中，作者能够通过癌症中的糖酵解速率增加来区分腺瘤和癌。已经在远离原发性肿瘤部位的淋巴结和肝脏中显示转移。淋巴结的结果不如肝转移的结果。一项研究显示，对区域淋巴结的敏感性仅为 29%，但特异性为 96%[168]。这些令人失望的结果可能是因为从结肠癌到淋巴结的许多转移性沉积物与原发肿瘤非常接近，很小，并且通常不富含细胞，特别是如果肿瘤是黏液性的。

PET 非常适合描绘远端淋巴结或结外转移。在一项研究中，PET 对恶性肝脏病变的阳性预测值为 93%，优于 CT 或 MRI 的 78%[174]。对于描述直径 > 1cm 的结肠癌的肝转移，PET 比 CT 更准确，但经常错过 < 1cm 的病变[175]。由于 PET 无法根据肝脏解剖结构提供有关肝转移灶位置的准确信息，因此其最佳作用在于检测阻止治愈切除的肝外疾病（图 59-37）。似乎将 PET 添加到结肠直肠癌患者的术前评估中可以通过将不能手术的患者从考虑手术切除肝脏病变的患者中移除来提高存活率[175]。然而，在最近的一项研究中，PET/CT 改变结直肠癌患者治疗的概率仅为 3.2%，作者建议不要常规使用PET/CT 进行这些肿瘤的原始分期[176]。

八、横断面成像探查原发性结直肠癌

CTC 已被引入作为筛查有结肠癌和息肉风险的患者的方法。2D 和 3D CTC 作为补充技术的引入具有几个优点，包括良好的患者耐受性，结肠内异

常的良好显示，以及对阻塞性病变附近的病理的准确检测（图 59-38）[177, 178]。此外，具有飞越能力的3D 重建提供了对整个结肠进行完全顺行和逆行检查的优点，而在大肠的所有区域都不能实现在结肠镜检查期间使用内镜进行的反屈。目前仍在探索各种技术方法，以促进用 CTC 评估结肠的过程，并进一步提高其敏感性。第 53 章详细讨论了 CTC。

结直肠癌患者的预后与诊断时的肿瘤分期密切相关。整体 5 年生存率约为 61%（A 期，81%～85%；B 期，64%～78%；C 期，27%～33%；D 期，高达20%）[175, 179-181]。一致认为最重要的预后因素是淋巴结侵袭的存在与否，但结直肠肿瘤直接侵袭的恶性定位似乎也是一个重要的标志[182]。

大多数结肠直肠癌患者在诊断时疾病仅限于肠壁和区域性结肠周或肠系膜淋巴结。这些患者接受了根治性手术。在患有晚期疾病的患者中，进行手术以防止出血、梗阻和穿孔。两种类型的患者都需要基于影像学技术中的一种或组合来对肿瘤分期进行准确，非侵入性的术前评估，以实现个性化治疗计划。本节的其余部分将分析各种成像技术检测和分期原发性结直肠肿瘤的有效性。

腔内或内镜超声可用于确定肠壁内外的局部肿瘤范围，但可能错过局部淋巴结转移，其中 14% 的原发性肿瘤局限于直肠壁。目前，腔内超声检查优于 CT，与 MRI 相当，可证实局限于肠壁的肿瘤 T

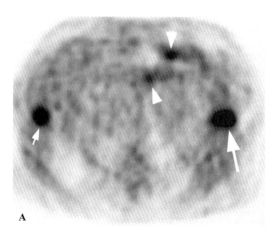 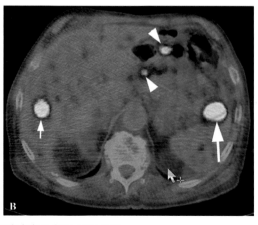

▲ 图 59-38 有脾曲癌切除病史的患者 PET 分期

A. 轴向 FDG-PET 图像显示在脾曲（大箭）和肝脏（小箭）的预期位置中 FDG 摄取增加。在预期的脾曲位置可以看到另外两个 FDG 摄取增加的区域（箭头）。B. 融合的 PET/CT 扫描显示左腹侧活性灶位于脾曲原发肿瘤（大箭），右侧大面积活性增加灶对应于 CT 上观察到的肝脏病变（小箭）。CT 上未见两个表示肝曲层面上的小种植灶的活性增加的小区域（箭头）。尽管 CT 在脾曲和肝转移中检测到原发性肿瘤，但遗漏了浆膜结肠种植转移

期（T_1 和 T_2）具有较高的特异性[42]。腔内超声在评估早期直肠浸润方面似乎更敏感，但其敏感性未达到 100%。

根据现有结果，不建议对早期原发性结直肠肿瘤进行常规 CT 或 MRI 分期。单纯的肠壁增厚是在许多不同疾病中发生的非特异性发现（框 59-1）。腔内 MRI 可以获得类似于腔内超声的 T_1 和 T_2 分期的结果，但是该方法是相当侵入性的，并且没有广泛使用。当存在大的阻塞性结直肠肿块时，两种腔内技术都受到限制。具有相控阵线圈的 MRI 能够显示直肠壁各层。

总体而言，CT 和 MRI 应仅用于疑似局部侵袭性（T_3 或 T_4）或转移性疾病的患者。如果 CT 或 MRI 显示广泛的局部肿瘤，这些患者可以接受新辅助放疗和化疗，随后进行肿瘤切除术。在美国，化疗和放疗仅限于 T_3 疾病患者，但在欧洲，所有直肠癌患者均接受术前照射，有或无化疗。已证明新辅助治疗可以显著减少直肠肿瘤的复发[121]。

如果计划进行结肠切除术，则应通过手术还是结肠镜进行局部肿瘤切除的决定不能仅基于 CT。CT 在描绘肠壁肿瘤穿透深度方面的敏感性较差，并且与评估直肠系膜筋膜和区域淋巴结侵袭的其他技术相比不敏感。CT 可用于指导疑似转移的针吸活检并评估并发症，如脓肿形成。当原发性肿瘤出现在腹部时，盆腔转移不常见，并且孤立的盆腔转

移是罕见的，应集中在腹部的转移性检查[183, 184]。MRI 可以更好地识别肿瘤在肠壁外的微小蔓延，而通过 CT 可以更好地诊断晚期 T_3。在这些情况下，方法的选择在很大程度上取决于操作人员的技能和经验。目前，MRI 在显示直肠系膜筋膜和确定肿瘤与其的准确距离方面被认为优于 CT。肌肉、神经和骨骼的侵入可能在 MRI 上比在 CT 上更好地描绘[126]。由于无法进行深入研究，无法将 16 或 64 排 MDCT 以及现有技术的 MRI 进行比较，因此无法对这两种技术的各自优势进行明确评估。

已经公布了所有三种技术用于检测淋巴结中的转移的灵敏度和特异性的巨大变化。腔内超声具有有限的深度穿透，因此仅可用于检测局部区域。所有技术都受到以下事实的影响：淋巴结中的小转移沉积物可能未被检测到。MR 淋巴管造影可以改善结肠直肠肿瘤的分期，但是具有靶特异性造影材料的 MR 淋巴管造影术尚未商业化。

MoAb 免疫闪烁成像和 PET 在评估原发性结直肠肿瘤患者中的作用尚不确定。免疫闪烁扫描结果令人鼓舞，检测原发性结直肠肿瘤的敏感性为 65%～95%，特异性为 77%～100%[162]。此外，RIGS 被证明可成功指导恶性淋巴结切除。具体而言，该测试可以更准确地评估远处疾病的切除情况。同样，PET 已经成为分期结直肠肿瘤的准确方法，因为 PET 扫描仪的分辨率得到了提高，并且 PET/CT 联合提供了更准确的病变定位。尽管用于检测直径＞ 1cm 的肝转移的 PET 的敏感性优于 CT 或 MRI，但是应该首先使用 CT 或 MRI 来检测肝转移并将它们精确定位于各个肝段。使用肝特异性造影剂的 MRI 具有以高灵敏度检测肝转移的优点，并且可以容易地检测＜ 1cm 的病变。PET 在结直肠癌患者的术前评估中最重要的作用是检测不能治愈性切除的肝外疾病。

总之，对于早期结直肠癌，腔内超声（或腔内 MRI）用于局部和 CT 用于整体分期的组合是最佳的。在这些患者中添加 PET 是否有益且具有成本效益还有待观察。在疑似晚期疾病中，MRI 用于局部分期和评估肝转移的存在与否似乎优于 CT，并且应该与 PET/CT 结合用于完整分期和术前治疗计划。术中超声可用于确认肝转移的存在与否。

框 59-1 结肠壁增厚的鉴别诊断

- 肿瘤（原发，包括淋巴瘤和继发）
- 来自邻近组织或器官的肿瘤侵入结肠和（或）直肠
- 转移到结肠或直肠的肿瘤
- 肌肉增生（特别是乙状结肠）
- 克罗恩病
- 溃疡性结肠炎
- 感染性结肠炎（包括假膜性结肠炎）
- 憩室炎
- 壁内脓肿或血肿（外伤、凝血病）
- 穿孔伴炎症
- 缺血
- 血管炎（局灶受累）
- 子宫内膜异位症
- 淀粉样变
- 来自胰腺炎的局灶性慢性炎症
- 手术后折叠缺损

九、术后随访

（一）对比剂灌肠

接受过结肠直肠癌手术的患者应经常进行术后检查，因为他们发生复发性和异时性癌的风险相对较高[185]。回肠 - 结肠（图 59-39）和结肠 - 结肠吻合在双对比灌肠检查中得到了很好的描述，特别是在使用静脉注射胰高血糖素后。经常发现折叠缺陷。在一些患者中，术后早期可见由缝合肉芽肿引起的充盈缺损（图 59-40）。这种缺陷在后续检查中显著下降并变得不那么突出[186]。重要的是在手术后约 3 个月内进行术后检查，以确定吻合的基线外观，以便与随后的检查进行比较。采用双对比技术可以很好地显示用外科钉枪进行的低位胃窦切除术的手术吻合口（图 59-41）[187]。CT 是检测远离吻合线的复发和检测远处转移的首选检查（见后文）[188, 189]。

双对比灌肠是检测局部和吻合口复发（图 59-42），以及异时性病变（图 59-43）的主要诊断方法。检查吻合部位尤其重要，因为转移性沉积物往往植入于此[190, 191]。Welch 和 Donaldson 表明，在吻合部位发现结肠切除和吻合术后复发率为 20%[192]。当吻合部位出现偏心或不规则或有结节性充盈缺损时，应怀疑复发性肿瘤。结肠镜检查可能有帮助，虽然在某些情况下可能会产生误导，因为复发性肿瘤可能是黏膜下层，活检结果可能是恶性肿瘤阴性。可能需要 CT 和 CT 引导的活检来确定结肠外肿块的存在和性质，如果有的话，钡灌肠完全无法显示。

经过结肠造口术的腹会阴切除术的患者也必须定期检查，因为有可能发生第二次肿瘤。残留结肠的双对比检查通常可以通过结肠造口进行（图 59-43 和第 55 章）。CT 和 MRI 对于经历腹部会阴切除术的患者的肿瘤盆腔复发的检测具有特殊价值。

（二）横断面影像学检查

CT 和 MRI 已广泛用于鉴别复发性结直肠癌，两种方法均可检测 CEA 滴度正常且症状消失时的复发肿瘤[193, 194]。它们对完全腹会阴切除术的患者特别有用。对复发性肿瘤进行潜在治愈性切除术的患者的随访研究显示，平均无症状为 38 个月，而未切除复发肿瘤的患者平均存活期为 8 个月[195-197]。CT 和 MRI 是检测肠腔外生长的复发性肿瘤的可接受方法。关于这些成像检查的适当时机和成本效益一直存在争议。直肠肿瘤具有更多的局部区域和肺部复发，而结肠癌具有更多的肝脏和腹腔内复发，两者均有显著性意义[197]。在第一个随访年度进行无症状复发的检测通常不如第二个到第四个随访年度那

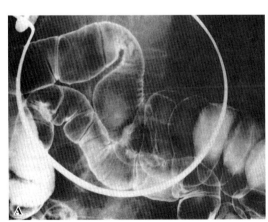
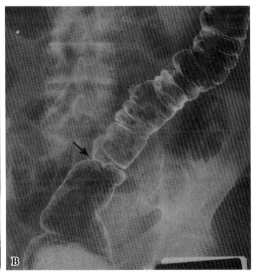

▲ 图 59-39　术后正常外观

A. 横结肠中正常的回肠结肠吻合口。B. 正常的结肠 - 结肠吻合的例子（箭）[引自 Laufer I, Levine MS (eds):Double Contrast Gastrointestinal Radiology, 3rd ed. Philadelphia, WB Saunders, 2000]

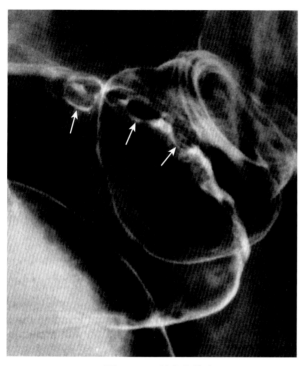

▲ 图 59-40　缝合肉芽肿
具有可识别的由缝合引起的折叠缺损的结肠吻合口（箭）[引自 Laufer I, Levine MS (eds): Double Contrast Gastrointestinal Radiology, 3rd ed. Philadelphia, WB Saunders, 2000]

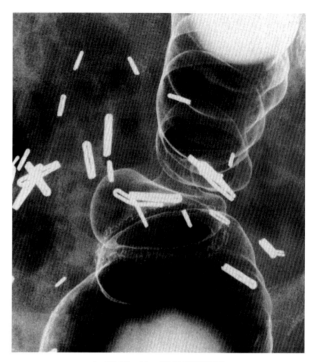

▲ 图 59-41　低位胃窦切除
双对比钡灌肠显示使用钉枪的低位胃窦切除的正常表现 [引自 Laufer I, Levine MS (eds): Double Contrast Gastrointestinal Radiology, 3rd ed. Philadelphia, WB Saunders, 2000]

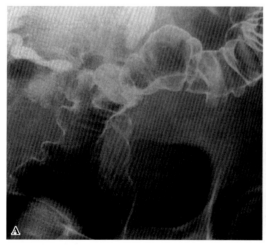

▲ 图 59-42　结肠癌的局部复发
A. 软组织肿块代表复发性结肠癌侵犯直肠乙状结肠。B. 结肠癌的吻合复发，近端可见狭窄的吻合口，伴有复发性肿瘤的斑块样延伸（箭）

么有效 [185, 198]。第一年局部复发的患者不太可能成功进行第二次根治性切除术。初次诊断时肿瘤分级较低的患者更有可能成功进行第二次手术切除并获得更好的预后 [199]。与年长患者相比，年轻的结肠癌患者孤立性局部复发率较高，肝转移率较低 [200]。

已经发现在诊断时原发性肿瘤的分期、组织学和部位最能预测最终的复发 [185, 198, 201]。吻合口复发通常发生在直肠肿瘤低位前切除后，通常与结肠直肠壁外生长到缝合部位的残留肿瘤有关。自引入全直肠系膜切除术后，局部复发的发生率明显降低 [202]。盆腔肿瘤复发局限于轴位或轴位和前位置比侧壁位置更容易切除 [203]。由于 30%～50% 的患者在接受明显的治愈性切除术后发生肿瘤复发，并且这些复发中有 80% 在前 2 年内发生，因此建议进

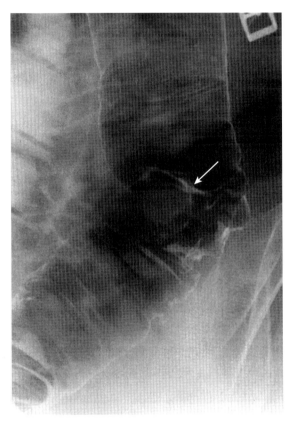

▲ 图 59-43 异时性癌

在全直肠切除术后进行的结肠造口灌肠检查显示降结肠中存在新的原发性癌（箭）

行[204]早期和频繁的随访检查。许多癌症中心观察频繁的随访计划，包括血清 CEA 水平测定，胸部 X 线摄影，结肠镜检查和影像学检查[185, 205]。最常推荐的影像学随访检查序列包括 3～4 个月的基线 CT 或 MRI，随后的影像学检查每 6 个月一次进行 3 年，然后每年一次进行 5 年。PET/CT 已经证明它可以高度准确地区分手术瘢痕和肿瘤复发[47]。

1. 计算机断层扫描

早期研究确定了 CT 在检测淋巴结、肝脏、腹膜腔、腹膜后腔和肺部的局部复发和转移方面的用处[206, 207]。最初报道检测局部复发性肿瘤的敏感性高达 93%～95%[208, 209]。后来的调查表明，准确率从 53%～88% [205, 210-212]。大多数诊断错误是由于无法检测再次吻合术患者的直肠或结肠周围脂肪的微观侵袭，评估正常大小淋巴结中转移灶的存在与否，以及在吻合部位可见的最小局部肿瘤复发，特别是如果术后瘢痕的大小没有变化时。

复发性吻合口肿瘤的 CT 特征与原发性肿瘤相似，但复发可能在很大程度上是外生的。MDCT 通常可以显示吻合口处的钉线（图 59-44）。在这些患者中，由折叠缺损引起的壁增厚必须与复发性肿

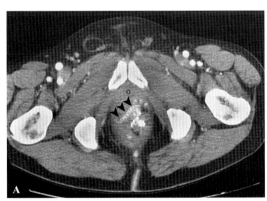

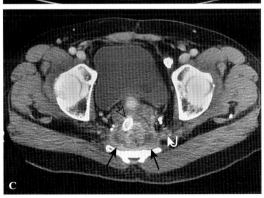

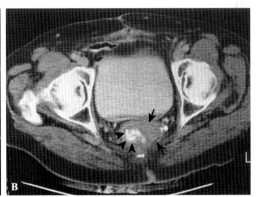

▲ 图 59-44 直肠癌切除术和再吻合术后骨盆的术后出现

A. 术后无复发状态。钉线（箭头）清晰可辨。B. 复发性直肠癌，延伸至直肠周围脂肪（$T_3N_0M_0$），在左侧可以看到直肠壁增厚（箭），还有延伸到直肠周围脂肪。钉（箭头）勾勒出吻合区域。注意复发的很大的外部成分。C. 晚期复发性直肠癌（$T_{4b}N_1M_0$）。直肠壁明显增厚，并且注意到肿瘤块延伸至骶骨（直箭）和左侧梨状肌（弯箭）。腺病与肿块不可分割。此部分还可以看到直肠管（空心箭）

瘤相区别。索条密度或干净的术区的存在表明纤维化，而大多数球形肿块的存在有利于肿瘤复发的诊断[87]。然而，其他研究表明，术后早期球状软组织肿块可能代表肉芽组织、出血、水肿或纤维化（图 59-45 和框 59-2）[93]。放疗后纤维化也可引起索条密度或骶前肿块[208, 213, 214]。盆腔放疗引起盆腔软组织炎症反应，导致脂肪瞬间增加和直肠筋膜增厚。这些变化持续多年，可能与肿瘤复发无法区分。在一项比较 CT 与 PET 的研究中，48% 的疑似肿瘤复发患者通过 CT 观察到骶前软组织肿块，这些表现中仅由实际肿瘤复发引起的仅占 23%[47]。

腹部会阴切除术后良性术后肿块可能持续存在 24 个月以上[214]。手术后 3～4 个月的基线 CT 检查经常显示存在肿块，4～9 个月肿块减小并且边缘变得更加清晰。在没有症状和 CEA 滴度升高的情况下，肿块外观的这种变化不应引起对局部肿瘤复发

的担忧。然而，即使没有局部浸润，淋巴结病或会阴软组织密度，任何占位增大都应该提示复发，提示经皮穿刺活检（图 59-46）[213, 214]。如果复发性肿瘤引起显著的纤维反应，则活检结果可能为阴性。

使用 TME，原发肿瘤与直肠周围淋巴结一起被移除，但髂内淋巴结留在原位。在 TME 留下的阳性淋巴结显著增加了低位直肠癌患者局部复发的风险。在一项研究中，显示 28% 的远端直肠癌和淋巴结阳性患者有髂内淋巴结受累，而 6% 的这些侧链是唯一一受累的淋巴结[215]。这些患者在 TME 分期为淋巴结阴性。在一项大型 TME 试验中，结果显示淋巴结病是局部复发和远处转移的预后指标[216]。如果对复发风险高的患者考虑术前放疗和化疗，则必须检测这些淋巴结。如果对晚期淋巴结阳性的患者选择术后放疗和化疗，术前检测阳性淋巴结并不重要。

20 年来，CT 被认为是检测和分期复发性直肠或直乙状结肠癌的最佳方式。对于直肠和直乙状结

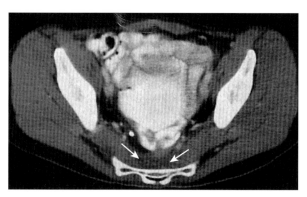

▲ 图 59-45　腹会阴全切除术患者术后瘢痕
骶前区可见小面积软组织密度（箭）

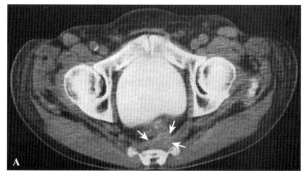

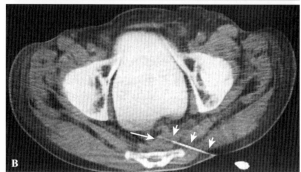

▲ 图 59-46　完全腹会阴切除术后患者复发性直肠肿块的 CT 扫描
A. 在直肠床中显示不规则的软组织肿块（箭）。与目前检查前 1 年获得的基线 CT 检查相比，肿块的大小略有增加。B. 经皮穿刺活检证实存在复发性肿瘤。短箭指出针头，其尖端处于肿瘤复发占位（长箭）

框 59-2　结直肠占位伴软组织索条的鉴别诊断
• 肿瘤（原发或继发） • 局灶性结肠炎（如阿米巴、克罗恩病、中性粒细胞减少性结肠炎） • 脓肿 • 憩室炎 • 盆腔炎性疾病伴邻近结直肠炎症 • 直肠穿孔和炎症 • 前列腺炎，伴有邻近的炎症和（或）脓肿 • 放疗后状态 • 子宫内膜异位症 • 胰腺炎累及横结肠或脾曲 • 胰腺和肾脏移植排斥反应或胰腺炎累及邻近结肠或直肠 • 腹膜炎伴道格拉斯腔内炎性积液

肠癌切除保留括约肌的患者，几乎所有复发性肿瘤均发生于腔外并随后渗入缝合线。内镜检查和钡灌肠检查不能发现这些腔外复发。在这些患者中，直肠必须用阴性造影材料扩张以检测细微病变[211]。胰高血糖素有助于患者保留直肠造影剂，但其使用是可选的。最近，对比增强 CT 与 PET 的比较显示局部肿瘤复发的 CT 敏感性低于 MRI 和 PET[205, 217, 218]。然而，MDCT 和大系列的薄层获得的结果目前不能用于局部肿瘤复发。

结肠镜检查和钡灌肠提供精细的黏膜细节，但无法评估腔外疾病和远处转移。因此，钡灌肠和 CT 是评估疑似复发性结肠肿瘤患者的互补放射学方法。在腹部会阴切除术的患者中，CT 和 MRI 是评估复发性肿瘤的主要影像学检查（图 59-47）。如果考虑进行另一次切除，则必须确定疾病的全部范围，特别是远端部位。

2. 磁共振成像

对于经历低位前切除或经肛门局部切除的患者，MRI 在检测复发肿瘤方面的结果略优于 CT[217, 218]。在某些情况下，大型手术夹稍微损害了 MRI 扫描的质量，但是当在吻合部位或淋巴结切除术区域存在大夹子时，CT 扫描也可能难以分析。在完全切除直肠后，用 MRI 可以很容易地检测到骶前肿块并进行分期。初步报告表明，术后和放射后纤维化在 T_1 和 T_2 加权序列上具有低信号强度（图 59-48），而肿瘤复发在 T_2 加权图像上具有高信号强度[219-223]。但是，现在看来 MRI 无法可靠地区分复发性肿瘤，纤维化和炎症（图 59-48 和图 59-49）[224, 225]。

一项使用长重复和长回声时间的 T_2 加权序列的研究检查了 MRI 在区分早期纤维化（首次治疗后 1~6 个月），肿瘤或晚期纤维化（> 12 个月）和复发肿瘤方面的价值[226]。作者发现早期纤维化的信号强度值高于晚期纤维化，这可能是由于血管增多，水肿和肉芽组织中未成熟间叶细胞的存在。放射诱导的坏死和术后炎症反应也可导致 T_2 加权图像上的信号强度增加。在肉芽组织中看到的组织液的增加和由放射引起的坏死使得早期纤维化与肿瘤复发的区别变得困难甚至是不可能的（图 59-50）。然而，晚期纤维化和肿瘤复发可以清楚地彼此区分（图 59-48）[224]。其他研究发现了类似的结果，但有一项研究表明，MRI 在区分放射性损伤和残留或复发性肿瘤方面的准确性因主要部位而异[100, 222, 225]。它对于宫颈癌非常好，但对于直肠癌来说是次优的[226]。

De Lange 及其同事[227] 将 MRI 结果与组织学切片进行了比较，这些组织切片是在疑似复发性直肠乙状结肠癌患者的根治性盆腔脏器切除术或肿块广泛部分切除术中获得的组织切片。他们发现 T_2 加权图像上的信号强度不能预测病变的组织学诊断。在活性肿瘤区域（图 59-51 和图 59-51C）、肿瘤坏死、良性炎症和水肿组织中发现高信号强度（图 59-52）。由于促纤维化反应是许多良性和恶性过程的常见反应，包括结肠和直肠肿瘤，T_2 加权图像上的低信号强度区域也是非特异性的，鉴别诊断包括肿瘤诱导的纤维化和非肿瘤、良性纤维组

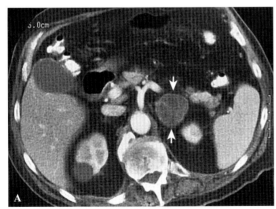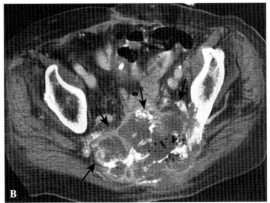

▲ 图 59-47　复发性直肠癌伴肾上腺转移的 CT 扫描（$T_{4b}N_1M_1$）

A. 在左肾上腺中可见低密度肿块（箭），右肾也存在囊肿；B. 骶前间隙（箭）存在大而不规则的肿块，骶骨破坏。在没有感染的临床证据的情况下，肿块内的气泡表明坏死

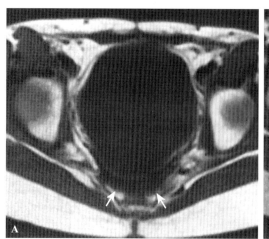
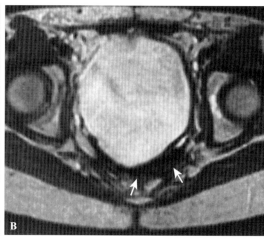

▲ 图 59-48　全结肠切除术患者术后瘢痕的 MRI

A. T_1 加权自旋回波图像（600/11）。膀胱后面的区域具有低信号强度（箭）；B. T_2 加权自旋回波图像（2500/80），T_1 加权图像上的低信号强度区域在 T_2 加权扫描时保持黑暗（箭），表明术区的纤维化

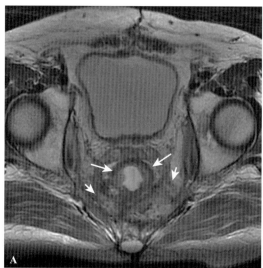
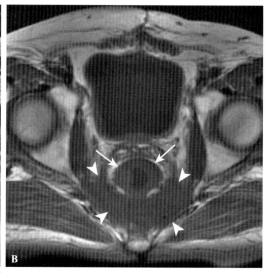
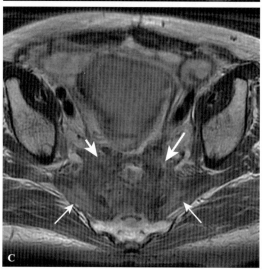

▲ 图 59-49　切除和再吻合术后复发性直肠癌的 MRI 扫描

A. T_2 加权快速自旋回波图像显示直肠壁增厚（长箭），直肠周围索条和直肠后方的中间信号强度（短箭），提示肿瘤复发。B. T_1 加权自旋回波图像很好地证明了直肠壁增厚（箭）。与 T_2 加权图像相比，更好地描绘了低信号强度的骶前占位（箭头）。在 T_2 加权序列的骶前间隙中增厚的直肠壁和较差的组织分界可能至少部分是由术后放疗引起的水肿和纤维化。C. 比 A 和 B 更高水平的轴向 T_2 加权图像显示双侧梨状肌中的信号强度增加（细长箭），表明大的骶前肿瘤块（大的短箭）侵入肌肉

织。然而，MRI 可以准确地揭示骶前肿块并描绘其完整范围。如果这样的肿块主要由促纤维增生组织组成，只有很小索条状的散在的瘤细胞组织，即使是经皮活检标本也可能只显示纤维组织而没有恶性细胞。在这些情况下，可以通过 PET，可能在开腹手术中手术切除肿块或活检进行明确诊断。已经表明，如果钆剂使肿块强化（＞ 40%），且如果患者在术后或放疗后至少 1 年，则很可能代表肿瘤复发[228]。然而，公布的钆增强结果是相互矛盾的[217, 229]。

一项 MRI 研究显示，瘢痕组织和复发之间的区别很大，基于时间 - 强度曲线的测量和病变信号强度与髂动脉信号强度在 60s 的比率，但不是如其他研究所证明的信号强度的最大变化[229]。MR 灌注研究是否可用于区分肿瘤复发和瘢痕组织仍有待观察。一项使用 MDCT 进行动力学扫描和最大密度测量的研究未显示有和无肿瘤复发的患者之间的显著差异[230]。然而，在原发性直肠肿瘤中进行 CT 灌注研究以评估对化疗和放疗的反应已显示出有希望的结果[231, 232]。在一项前瞻性研究中，扩散加权 MRI 测量表观弥散系数（ADC）值对于区分结直肠肿瘤的局部复发和治疗后软组织改变是有价值的，除了黏液腺癌，其中的高 ADC 值可能与良性病变混淆[233]。

MRI 是结直肠手术后检测肿块的一种灵敏方法，其特异性略高于 CT[217]。在这些患者中，良性和恶性病程不能仅根据 MRI 扫描的形态学外观和信号强度来区分。MDCT 可能更有助于评估使用缝合材料或淋巴结切除术的多个夹子的患者的吻合口，因为磁敏感伪影在高磁场强度下可能存在问题。对于检测非局部复发 MDCT 可能比 MRI 更有价值，但需要更多的研究来确定这些程序的功效及其可能的互补性质。进一步的技术进步可以改善 MRI 结果。

3. 经直肠超声

TRUS 对复发性结直肠恶性肿瘤的发现和结果与原发性癌相似，但只能对经肛门局部切除、低位前切除或女性腹部会阴切除术的患者进行检查。在完全腹会阴切除术和结肠造口术的患者中，复发性肿瘤应通过 CT、MR、PET 或 MoAb 闪烁显像进行评估。

TRUS 对局部复发提供了高度准确的评估。在一项研究中，TRUS 显示所有 15 例直肠肿瘤复发[234]。在 4 例中，CEA 滴度未升高，直肠或阴道指检，刚性直肠镜检查和盆腔 CT 扫描均为阴性。在这 4 名患者中，TRUS 是检测复发的唯一方法。因此，即使常规随访检查的初步检查结果为阴性，也应使用腔内超声检查来评估早期或有限复发的患者或患者的肿瘤分级或分期具有高复发预后因素。

4. 免疫成像

MoAb 免疫闪烁成像的大多数结果都是针对原

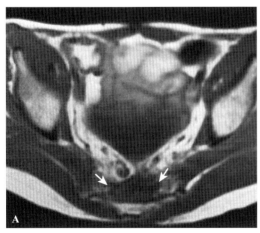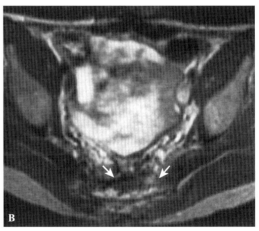

▲ 图 59-50　全结肠切除术后复发癌的不确定 MRI 扫描

A. T$_1$ 加权自旋回波图像（700/20）。在骶前间隙中可以看到与一些中间信号强度（箭）混合的低信号强度区域。B. T$_2$ 加权自旋回波图像（2500/70）。骶前软组织肿块在 T$_2$ 加权扫描（箭）上具有中间信号强度。这是不确定的结果，可以代表复发性活肿瘤伴中等量的纤维间质，轻度肿瘤坏死，炎症，在手术、放疗或两者之后的肉芽组织

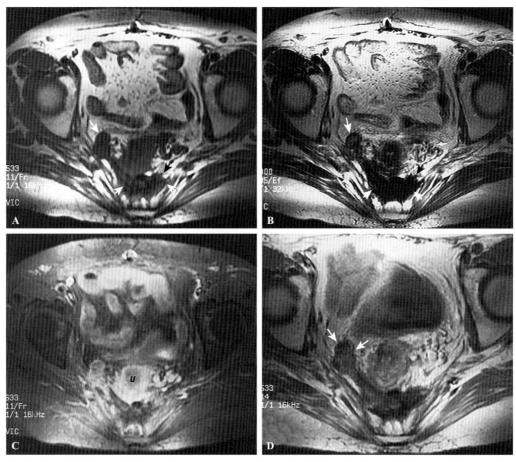

▲ 图 59-51　复发性直肠癌的 MRI 扫描

A. T₁ 加权自旋回波图像（533/11）。在骶前间隙中可以看到代表瘢痕组织的低信号强度区域（黑色箭）。此外，由于肿瘤复发，在梨状肌之前即看到略微不规则的椭圆形肿块（白色箭）。B. T₂ 加权快速自旋回波图像（4000/105）。瘢痕组织（黑色箭）清楚地显示为低信号强度的区域，并且复发肿瘤占位（白色箭）具有中等信号强度。C. 脂肪抑制的 T₁ 加权自旋回波图像。瘢痕组织很大程度上仍然是黑暗的，但复发的肿瘤和子宫（u）表现出信号强度增加。D. 给予钆剂后的 T₁ 加权自旋回波图像（533/11），3 个月后（箭）增强的复发占位略大

发性结直肠肿瘤的患者，并且仅发表了少数复发或残留肿瘤患者的研究 [148-150, 159]。在一项使用 ¹¹¹In 标记的 MoAb ZCE-025 的研究中 [150]，16 名患者中有 79.4% 发现了复发，免疫闪烁扫描有利于他们的治疗（图 59-53）。其他针对复发性结直肠肿瘤的免疫闪烁扫描研究显示出相似的敏感性，具有较高的阴性预测值 [150, 159, 235]。一项研究比较了 ⁹⁹ᵐTc 标记的抗 CEA IMMU-4 Fab 片段成像与用 CT 检测结肠直肠肿瘤盆腔复发的敏感性和特异性 [236]。单独抗体扫描的敏感性和特异性分别为 79% 和 84%，与 CT 结合时提高到 83% 和 81%，但没有达到统计学意义。

5. 正电子发射断层成像

PET 已被广泛用于评估疑似结直肠肿瘤复发或残留肿瘤的患者。在一些研究中，肿瘤和瘢痕组织之间的区别是高度准确的，病变与软组织的比率为 1.19～4.94[166]。然而，基于 FDG 差异吸收比值，一名患者由于 FDG 摄取量低而被错误分类。腹部会阴切除术后盆腔内的所有瘢痕均被正确识别。在另一项研究中，在 5 名 CT 和 PET 结果相似的患者中，正确识别出 3 例复发和 2 例瘢痕 [167]。在 4 名 CT 扫描呈阴性或模棱两可的患者中，PET 正确识别了所有肿瘤，并且在 3 名 CT 扫描提出怀疑复发的患者中，PET 正确地排除了复发。其他研究证实了这些早期结果 [212]。在检查肝部分切除术后复发性肝转移，肝外转移和局部复发时，PET 似乎优于 CT（图 59-54）[212]。在一项比较单独 PET 与 PET/CT 的研究中，PET 在诊断结肠腹腔内肝外直肠癌复发中的敏感性，特异性和总体准确性分别为 82%、

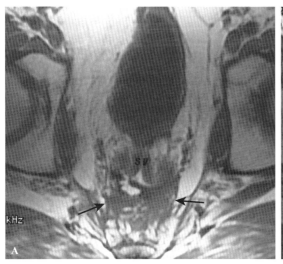

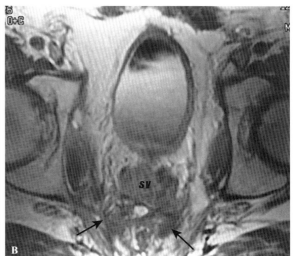

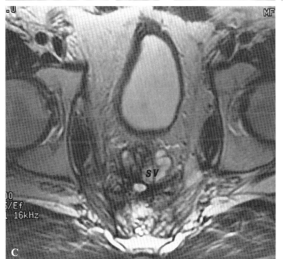

▲ 图 59-52 复发性直肠癌的 MRI 扫描

A. T_1 加权自旋回波图像（500/14）显示在腹部会阴切除术后 4 个月内患者与高信号强度的小区域混合的低信号强度的不明确区域（箭）。B. 给予钆剂后的 T_1 加权图像（533/14），骶前间隙中先前确定的区域（箭）明显增强，这可能代表术后炎症或早期复发。C. T_2 加权快速自旋回波图像（4500/105），T_1 加权图像上的低信号强度区域现在显示出大部分高信号强度。鉴于切除后间隔较短，这很可能代表术后变化

SV. 精囊

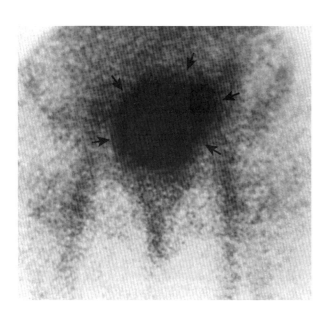

▲ 图 59-53 复发性直肠癌的免疫闪烁扫描

在患有复发性直肠肿瘤的患者的盆腔中观察到大量高摄取（箭）

88% 和 86%，低于 PET/CT 报告分别为 88 %、94% 和 92%[237]。PET/CT 似乎是检测复发性结直肠肿瘤的准确方法（图 59-55），可能是活检的替代方法，因为它在手术区域内可疑肿块患者中成功地排除了复发。然而，需要更大的系列来证实这些结果。

十、复发性结直肠癌的横断面成像

根据目前的文献，很难比较单独或组合使用 CT 和 MRI 检测复发性疾病。这种困难主要是因为所使用的扫描仪的技术和类型，扫描方案和施用造影剂的方法的巨大变化。甚至诊断标准、研究人群和数据分析也差异很大。虽然 MRI 显示了局部肿瘤复发检测的优异结果，特别是如果包括扩散加权序列，MRI 结果与 FDG-PET 的结合尚不可用。CT 的

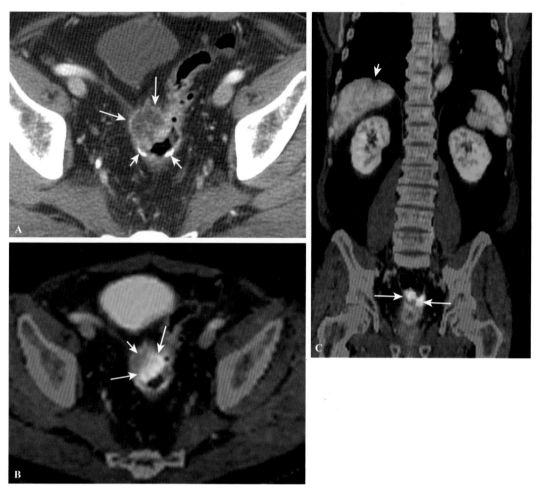

▲ 图 59-54　直肠乙状结肠吻合口复发肿瘤的 PET/CT 扫描

该患者接受了乙状结肠癌的切除术，现在 CEA 水平上升。A. 在轴位中获得的盆腔中的 MDCT 扫描显示具有大的外在成分（长箭）的部分坏死的复发肿瘤。还可以看到钉线（短箭）。B. 相应的融合图像显示在吻合处（长箭）复发肿瘤的 FGD 摄取显著增加，但在坏死组分中没有（短箭）。C. 冠状融合图像再次显示局部复发（长箭），在 CT 上肝顶观察到的低衰减病变（短箭）对肝转移没有阳性

主要优点是可以在几秒钟内扫描整个腹部和盆腔，比腹部和盆腔 MR 检查的采集时间短得多。

基于目前可获得的数据，似乎 CT 和 PET 的组合对于可能的复发性结肠直肠肿瘤的成像最有益。应该使用对比度增强 CT。因此，可以通过 PET 阐明 CT 上的任何可疑区域。如果没有 PET/CT，CT 或 MRI 结合免疫闪烁扫描可能会有所帮助。在可行的情况下，所有这些成像方案应伴随频繁的临床随访、实验室检验（血清 CEA 水平）和结肠镜检查。一般而言，MRI 用于特定病例，不推荐用于结直肠癌根治性切除术后的常规随访 [127, 238, 239]。

由于术后最初 24～36 个月肿瘤复发频率较高，应每隔 6 个月进行一系列随访 CT 检查，以发现早期肿瘤复发 [173]。此外，只要患者有 CEA 滴度升高或症状时，就应提示 CT 扫描。由于第一年 50%、第二年 80% 的患者发生局部癌症复发 [192]，因此疑似复发的患者应在初次手术后 3～4 个月进行基线研究。选择这个时间窗是因为术后急性变化，如水肿和出血，已基本消失。应将后续检查与基线检查进行比较，以避免不必要的活检。如果检测到在基线研究中未见到的占位或结节或者比原始检查变大，则认为该检查是阳性的。活检标本应该是任何新发的或扩大的肿块或淋巴结，或用 PET 确认。任何临床症状，CEA 水平升高或可疑的 CT 或 MRI 检查结果均应进行 FDG-PET 检查以进行进一步评估，以确保早期发现复发，并可进行根治性切除。如果 CT 或 MRI 诊断可切除的结直肠肿瘤复发由 PET 证实，应避免活检，以免肿瘤传播。

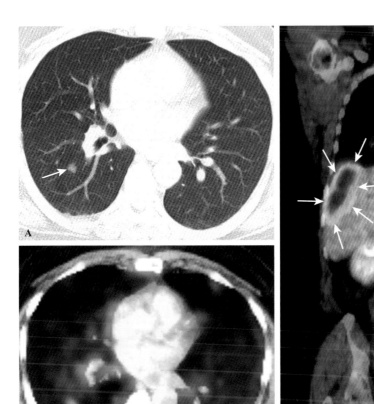

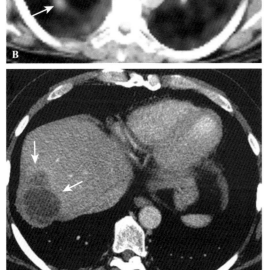

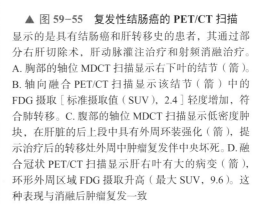

▲ 图 59-55 复发性结肠癌的 PET/CT 扫描

显示的是具有结肠癌和肝转移史的患者，其通过部分右肝切除术，肝动脉灌注治疗和射频消融治疗。A. 胸部的轴位 MDCT 扫描显示右下叶的结节（箭）。B. 轴向融合 PET/CT 扫描显示该结节（箭）中的 FDG 摄取［标准摄取值（SUV），2.4］轻度增加，符合肺转移。C. 腹部的轴位 MDCT 扫描显示低密度肿块，在肝脏的后上段中具有外周环装强化（箭），提示治疗后的转移灶外周中肿瘤复发伴中央坏死。D. 融合冠状 PET/CT 扫描显示肝右叶有大的病变（箭），环形外周区域 FDG 摄取升高（最大 SUV，9.6）。这种表现与消融后肿瘤复发一致

第 60 章　其他结肠肿瘤

Other Tumors of the Colon

Stephen E. Rubesin　**著**

纪婉莹　**译**　张晓燕　**校**

　　本章分别讨论了结肠的各种良性和恶性肿瘤实例。尽管这些肿瘤与广泛的临床和放射学表现相关，但它们在影像学检查上可能具有的典型特征，可提示正确的诊断。

一、淋巴瘤

（一）病理结果

　　恶性淋巴瘤可作为原发性肿瘤或作为播散性疾病的一部分累及胃肠（GI）道。结肠（位于胃和小肠后）是第三常见的胃肠道淋巴瘤的原发部位，在 6%～12% 的病例中发生结肠受累 [1-3]。结肠原发性淋巴瘤很少见，占结肠原发性恶性肿瘤的不到 1% [4, 5]。全身淋巴瘤的结肠受累相对常见，尸检时高达 44% 的肿瘤有显微镜检查证据 [3]。非霍奇金淋巴瘤几乎占结肠淋巴瘤的全部，累及结肠的霍奇金淋巴瘤极为罕见 [1, 6, 7]。原发性结肠淋巴瘤通常是 B 细胞淋巴瘤，弥漫性大 B 细胞淋巴瘤是最常见的原发性结肠亚型 [2]。

（二）临床表现

　　累及结肠的原发性非霍奇金淋巴瘤通常见于中年或老年人 [2]。男性与女性受影响的比例为 2∶1[6, 8]。60%～90% 的患者出现腹痛、体重减轻和排便习惯改变，而直肠出血或腹泻发生率为 25%[6, 9]。可触及的腹部肿块是最常见的查体发现 [6]。长期存在的溃疡性结肠炎似乎是一种诱发因素，但这些患者淋巴瘤的发展可能与免疫抑制药的治疗有关，而不是与疾病本身有关 [6, 8, 10, 11]。移植后淋巴组织增生性异常的结外表现是典型的，实体器官移植后结肠中可能出现 B 细胞淋巴瘤 [12]。在 HIV 感染的患者中可见肛门直肠淋巴瘤，但这种情况一直在减少 [13]。

（三）放射学结果和鉴别诊断

　　结肠淋巴瘤的主要形式通常累及回盲瓣、盲肠或直肠 [12-15]。相反，全身性淋巴瘤通常累及整个结肠或长段肠管。结肠淋巴瘤的原发局部形式可能产生多种影像学表现，包括息肉状或空洞肿块或襻周肠壁病变 [7, 16-18]。巨大的息肉样肿块代表了最常见的原发性结肠淋巴瘤 [5, 9, 18-20]。这些肿瘤通常表现为表面光滑、广泛基底固着病变，伴或不伴有中央凹陷或溃疡 [14]。这些病变的大小为 4～20cm，通常位于回盲瓣附近（图 60-1）[15]。盲肠淋巴瘤扩展到回肠末端并不少见（图 60-1）。

　　结肠淋巴瘤的环状浸润形式通常累及长段的结肠，表现为狭窄的同心区域或空腔肿块（图 60-2）[5, 20]。虽然结肠腔可能变窄，但梗阻并不常见。浸润型通常以离散病变为特征，伴有增厚的、不规则的结肠袋皱襞和结节表面形式。虽然轮廓是不规则的，但黏膜表面光滑，表明黏膜下浸润而不是黏膜溃疡。因此，环状浸润形式的淋巴瘤的鉴别诊断中的主要考虑因素包括黏膜下出血和水肿（由缺血或出血倾向引起）和不常见的结肠癌 [5]。

　　大的浸润性肿瘤可能延伸到肠系膜或表现出中央空洞，产生巨大的空腔肿块病变。空腔样淋巴瘤的鉴别诊断中的主要考虑因素包括穿孔的结肠癌和间叶源性肿瘤，如 GI 间质瘤。

弥漫性多结节形式的结肠淋巴瘤（淋巴瘤性息肉病）与由淋巴结原发性淋巴瘤传播的疾病相关，或者作为真正的原发性胃肠道淋巴瘤发生。在组织学上，这种形式的淋巴瘤通常是来自套细胞区细胞

亚群的套细胞淋巴瘤[21, 22]。这些多结节淋巴瘤累及结肠的长段或整个结肠。可以同时累及小肠。肿瘤迅速扩散到肝脏、脾脏、外周淋巴结和骨髓[22]。超过 100 个，大小 2~25mm，不均匀，光滑，无蒂的结节覆盖结肠表面[15, 19]。结节有时是细长的、带蒂的、脐状的或丝状的[19]。几乎 50% 的病例都出现了成团的盲肠肿块[19]。相关的肠系膜淋巴结通常会增大[22]。结肠淋巴瘤的多结节形式在放射学上可能与家族性息肉病、淋巴组织增生、炎症性肠病或感染性疾病（如假膜性结肠炎或血吸虫病）混淆。结肠淋巴瘤的结节与淋巴样增生的均匀的 1~2mm 结节相比是不均匀的并且相对较大。与炎性肠病中的假性息肉病不同，结肠淋巴瘤中也存在结肠袋，并且少见溃疡[7, 15]。团状盲肠肿块在播散性淋巴瘤中比在息肉综合征中更常见[7, 19]。很少情况下，弥漫性结肠淋巴瘤可能伴有急性毒性扩张或结肠积气[15]。

二、血管病变

（一）血管瘤

1. 临床和病理结果

结肠血管瘤是罕见的血管病变，但影像学诊断很重要，因为这些病变可能在内镜检查中被误诊，并且与严重胃肠道出血相关的死亡率很高[23]。结肠血管瘤患者通常在年轻时出现急性、复发性或慢性直肠出血[24, 25]。部分患者可能有严重的，甚至危及

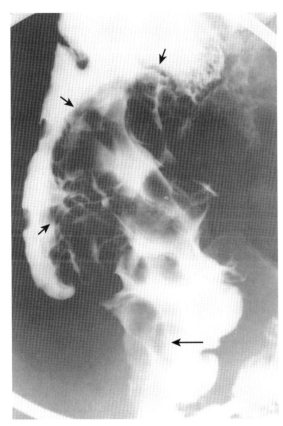

▲ 图 60-1　回肠末端和回盲瓣的淋巴瘤
从小肠跟进的点片显示回肠末端的光滑息肉状皱襞（长箭）和取代回盲瓣的粗糙分叶状肿块（短箭）

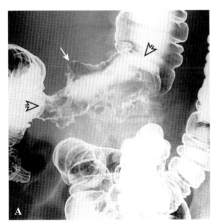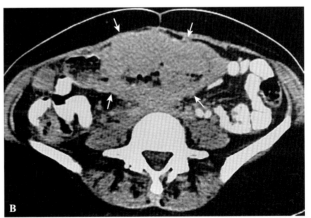

▲ 图 60-2　横结肠淋巴瘤
A. 来自双对比钡灌肠的点片显示横结肠中的长的（空心箭）环形病变，具有不规则的轮廓。注意轮廓突出于肠的预期管腔外（箭），这一发现表明占位空腔。B. CT 扫描显示大的软组织肿块（箭）伴横结肠壁的小叶样增厚

生命的直肠出血 [25]，这种肿瘤的死亡率接近 50% [26]。梗阻性症状和腹泻并不常见，发生于 15%～20% 的病例 [24, 27]。偶尔患有肛门直肠病变的患者可能会抱怨里急后重或便秘。

海绵状血管瘤是最常见的形式，毛细血管瘤的发病率排在第二位 [27, 28]。海绵状血管瘤是无包膜的病变，通常发生在黏膜下层。它们由大的，多腔的薄壁血管 [26] 组成，由疏松的结缔组织分隔。它们通常发生在直肠或乙状结肠 [29]，表现为离散的黏膜下肿块 [27]，或更常见的是弥漫性浸润性病变 [25]。息肉样肿瘤可能套叠，导致梗阻，而浸润性病变常有溃疡和出血 [25]。

毛细血管瘤通常在无症状患者中作为单发的，明显局限于黏膜下的肿块发生。肿瘤由分化良好的内皮细胞排列的小血管组成 [26]。血管被挤在一起，周围结缔组织很少。这些肿瘤偶尔与皮肤或内脏血管瘤伴发 [25, 30]。结肠血管瘤可能发生在 Klippel-Trenaunay 综合征，表现为皮肤血管瘤的三联征，下肢的软组织增生和先天性静脉曲张 [29, 31]。结肠海绵状血管瘤也见于蓝色硬血管痣综合征和一些 Peutz-Jeghers 综合征患者 [32]。据报道，特纳综合征患者中有 5%～8% 患有血管瘤 [33]。结肠血管瘤不具有恶变的倾向，因此应与其真正的肿瘤对应物——血管肉瘤区别开来。

2. 影像学结果和鉴别诊断

直肠血管瘤在内镜检查中常被误诊为痔疮或直肠炎 [26, 34]。因此，放射科医师可能是第一个建议正确诊断的医生。在 50% 的病例中，腹部 X 线片可能显示沿着肠道的多个静脉石 [25, 26, 30]。因此，如果腹部 X 线片显示患有胃肠道出血的年轻患者或非典型位置或沿直肠乙状结肠的预期走行的静脉石聚集，则应怀疑血管瘤。

钡灌肠检查通常显示襻周病变，具有扇形轮廓和结节状黏膜表面形式 [25]。在 50% 的病例中结肠腔变窄。如果肿瘤处于其常见的直肠乙状结肠位置，则可以看到宽的骶前间隙。如果静脉石可见，则可在结肠肿瘤的预期位置看到它们（图 60-3）[29]。息肉样血管瘤通常表现为光滑、无蒂、广基底的黏膜下肿块。

尽管血管瘤通常在血管造影中是血管，但由于

血管血栓形成和硬化，它们有时可能是少血供或无血供 [23]。计算机断层扫描（CT）更好地描绘了肿块的真实尺寸（图 60-3）和相邻结构受累，如膀胱 [30]。血管瘤包括在息肉样黏膜下肿块的鉴别诊断中，但结肠中最常见的黏膜下肿块是脂肪瘤。血管瘤也包括在浸润性黏膜卜直肠乙状结肠病变的鉴别诊断中，如在孤立性直肠溃疡综合征或淋巴瘤中发现的那些。然而，临床病史和静脉石的存在应该提示正确的诊断。

（二）淋巴管瘤

结肠淋巴管瘤是极为罕见的肿瘤或错构源性的良性病变 [35]。病变由一簇由内皮细胞表面排列的淋巴间隙组成，并由结缔组织隔膜隔开 [32]。这些扩张的淋巴管通常存在于黏膜肌层或黏膜下层。一些淋巴管瘤在结肠肠系膜中出现 [36]。结肠淋巴管瘤患者通常发生于 30—60 岁，伴有腹痛、直肠出血、水

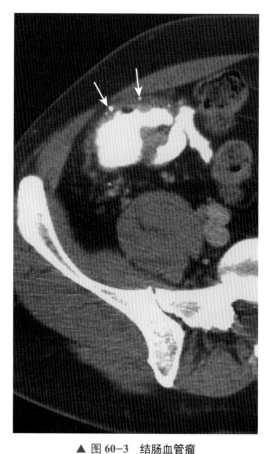

▲ 图 60-3　结肠血管瘤
CT 扫描显示盲肠壁襻周的分叶状增厚，伴有浆膜下多发钙化的静脉石（箭）

样腹泻和（或）排便习惯改变[36, 37]。淋巴管瘤可在影像学上显示为孤立的，2～4cm，通常有蒂的息肉样病变[37]或光滑的黏膜下肿块[35, 38]。这些软性肿瘤是柔韧的，随着压迫或管腔扩张变化而改变大小或形状，并且在内镜超声它们可以是可压缩的[39]。经常在内镜超声检查或CT上发现囊性或多囊性肿块。平滑的单房或多房黏膜下肿块在CT上具有水样衰减（0～20HU）[39, 40]。

（三）血管发育不良

1. 临床和病理结果

血管发育不良是老年患者慢性低级别或急性大量下GI出血的常见原因[41, 42]。这些病变是获得性血管扩张，可能由慢性低级别结肠梗阻引起[41]。血管发育不良由扩张，迂曲，薄壁静脉，小静脉和毛细血管聚合而成，位于结肠黏膜和黏膜下层。覆盖血管簇的黏膜层可以是薄的或溃疡的。可以是单发或多发并且很小的病变（通常＜5mm），通常在盲肠或升结肠中发现[41]。

血管发育不良可能与其他胃肠道出血原因共存。2%的无症状老年患者在尸检时发现这些病变，并且在一个系列中，15例接受结肠癌手术的患者中有12例存在血管发育不良[41]。血管发育不良不伴有皮肤或其他内脏的血管瘤病变[41]。

2. 影像学结果

在正常钡灌肠或结肠镜检查后严重或复发性下胃肠道出血的患者的检查期间可以检测到血管发育不良[42]。在血管造影的动脉期，局灶性血管发育不良通常表现为盲肠或右结肠动脉末端的小血管团。通常可以看到造影剂早期填充引流静脉，但很少发生造影剂外渗[43]。放射科医师对血管发育不良的诊断至关重要，因为外科医师在手术过程中无法看到或触及这些病变。内镜活检标本通常不存在特征性组织学发现。因此，手术决定是根据影像学表现和严重或复发性下消化道出血的临床病史做出的。

（四）卡波西肉瘤

累及结肠的卡波西肉瘤通常发生在艾滋病患者身上。据报道，Kaposi肉瘤出现于患有克罗恩病或溃疡性结肠炎的HIV阴性患者和接受过实体器官移植的患者[44, 45]。结肠Kaposi肉瘤与人类疱疹病毒8型感染有关。结肠中的卡波西肉瘤在放射学上显示为扁平或斑块样病变，小息肉状结节或息肉状黏膜下层肿块，有或没有中央凹陷[32]。肿瘤通常局限于黏膜和黏膜下层。

三、内分泌（类癌）肿瘤

（一）病理结果

内分泌细胞分散在胃肠道中。这些细胞合成并分泌多种激素肽和生物胺。内分泌细胞产生传统上称为类癌肿瘤的GI肿瘤，但现在更应称为内分泌细胞肿瘤。内分泌细胞肿瘤最常见的部位包括阑尾（35%）、回肠（16%）、肺（14%）和直肠（13%）[46]。在结肠其余部分中出现的内分泌细胞肿瘤仅占所有类癌肿瘤的2%～3%[46-50]。

结肠内分泌细胞肿瘤最常见的部位是直肠和盲肠。累及盲肠和升结肠或横结肠的内分泌肿瘤是中肠来源。这些中肠病变可以合成、储存和分泌血清素。虽然可能产生血清素，但类癌综合征很少见[51]。如果存在类癌综合征，则通常与肝转移相关。

尾肠内分泌细胞肿瘤累及降结肠、乙状结肠和直肠。它们主要合成和储存多种多肽激素物质，包括胃泌素、生长抑素、胰高血糖素和血管活性肠多肽[47, 52]。这些肿瘤通常不会产生血清素或引起类癌综合征。

（二）直肠内分泌细胞肿瘤

在直肠中产生的内分泌细胞肿瘤通常是小的、光滑的，黏膜下息肉样病变直径＜2cm并且位于直肠的下2/3处。大多数病例是在筛查性钡灌肠检查或内镜检查期间或在直肠疼痛或出血的检查期间偶然发现的[53, 54]。小的直肠类癌具有较低的恶性潜能，可通过单纯全切治愈。与任何类癌瘤一样，肿瘤越大，诊断时转移的机会就越大。虽然罕见，但大型直肠内分泌细胞肿瘤在诊断时与更高频率的转移相关[54]。大型直肠类癌可能表现为不规则溃疡肿块[54]。如果考虑所有直肠内分泌细胞肿瘤，直肠类癌患者的总体5年生存率约为85%[46, 54]。

（三）内分泌肿瘤（不包括直肠）

与小的直肠的低级别内分泌肿瘤相比，结肠其余部分的内分泌细胞肿瘤具有非常不同的临床病史、形态和预后。结肠内的内分泌细胞肿瘤（不包括直肠）通常是与预后不良相关的大的侵袭性病变。患者通常出现在60—70岁年龄段，其症状与结肠腺癌相似，包括腹痛、腹胀和可触及的腹部肿块。约1/3的患者出现直肠出血和腹泻[55]。

结肠的内分泌细胞肿瘤通常位于盲肠或升结肠中[51, 55]。这些肿瘤在钡灌肠上表现为大的（＞5cm），蕈伞状腔内肿块或不规则环状病变（图60-4）[48, 51, 56]，与结肠癌难以区分。在其他患者中，这些内分泌细胞肿瘤可能表现为光滑的息肉状黏膜下肿块。在诊断时，50%～60%的大内分泌肿瘤患者转移至肝脏、淋巴结、肠系膜或腹膜[46, 51, 55]。据报道，总体5年生存率约为50%[46]。

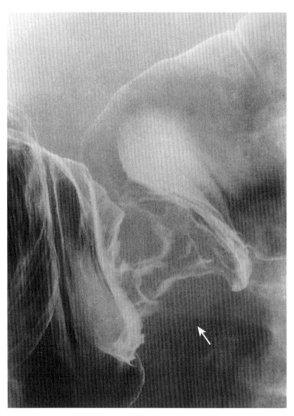

▲ 图 60-4 结肠内分泌癌
来自双对比钡灌肠的点片显示短的环状病变（箭），在结肠肝曲中具有架状边缘。这些摄影结果与结肠环状癌相似，但黏膜比通常在环状癌中发现的更平滑（由 Seth N. Glick, MD, Philadelphia 提供）

四、脂肪病变

（一）脂肪瘤

1. 临床表现

结肠脂肪瘤是良性罕见病变，在尸检患者中发生不到1%[57-59]。结肠脂肪肉瘤非常罕见。然而，结肠是脂肪瘤累及 GI 最常见的部位[60, 61]。大多数患者无症状，并且肿瘤在针对由其他原因引起的症状而进行的检查中检测到[57, 59]。当这些患者出现症状时，他们通常会出现腹痛和不适[59]。肠套叠引起的直肠出血和疼痛不太常见。

2. 病理结果

大多数结肠脂肪瘤存在于右侧结肠中，90%来自黏膜下层[14, 57, 59]。其余10%出现在肠脂垂中。多达25%的患者发现多个肿瘤[59]。结肠脂肪瘤的直径通常＜3cm，但那些引起症状的脂肪瘤往往是较大的病变。

结肠脂肪瘤是通常局限于黏膜下层的成熟脂肪组织的有包膜的肿块。这些肿瘤中约有2/3是带蒂的，正常结肠黏膜覆盖了广基底的蒂。由于这种带蒂的，局部创伤和机械刺激可能导致局灶性溃疡和脂肪坏死。持续的炎症可能导致纤维化和钙化。

3. 影像学结果

结肠脂肪瘤在钡灌肠上通常表现为光滑、无柄的黏膜下肿块或广泛基底蒂的光滑的息肉样病变（图60-5）[14]。脂肪瘤可以是圆形、卵圆形或梨形。它们是边缘清晰的占位，与相邻的结肠壁形成钝角[62]。虽然这些病变可能有分叶状的轮廓，但黏膜表面是光滑的（图60-5）。由于脂肪的柔韧性，脂肪瘤随着触诊，患者的位置或不同程度的结肠扩张而改变形状[58, 62]。这些肿瘤也可能在结肠痉挛或结肠排空后伸长。一些脂肪瘤可以成为结肠肠套叠的起点[63-65]。

在 CT 出现之前，钡灌肠被认为是诊断结肠脂肪瘤的相对准确的测试[62, 66]。然而，当在 CT 上显示出没有分隔或其他大面积非脂肪组织的均匀脂肪密度（60～120HU）占位时，结肠脂肪瘤可以明确诊断（图60-6）[39, 65, 67-69]。

当结肠脂肪瘤发生肠套叠时，它们会溃烂并发生脂肪坏死，导致 CT 衰减数量高于脂肪。结果，作为软组织块出现或仅具有小的局灶性脂肪衰减的套叠性脂肪瘤可能与套叠性癌相混淆[65]。由于与肠套叠肿瘤相关的偏心内陷性肠系膜脂肪被误认为脂肪瘤的脂肪，放射科医师也可能将任何肠套叠肿瘤与脂肪瘤混淆[65]。脂质瘤也可以通过内镜超声诊断为光滑的半球息肉，其宽基部含有高回声组织或中间回声组织[39]。

（二）回盲瓣的脂肪浸润

1. 病理、临床和影像学结果

回盲瓣的脂肪浸润（也称为脂质增生或脂肪瘤浸润）是由该区域中黏膜下脂肪的局部大量积聚引起的。在病理学上通过缺乏包膜区分这种脂肪增生与真正的脂肪瘤[28, 70]。回盲瓣的脂肪浸润与肥胖有关[21]。当钡灌肠上有大的回盲瓣，轮廓光滑或分叶状，黏膜表面光滑而没有离散的息肉样肿块时，可建议诊断。虽然硬性测试在区分正常大小的回盲瓣

和扩大的瓣膜方面不可靠，但一些研究人员建议正常的回盲瓣应为 4cm 或更小[71]。其他人发现正常瓣膜的一个瓣应为 1.5cm 或更小[72]。正常的回盲瓣也可能有向其中心辐射的星状褶皱[72]。

2. 鉴别诊断

放射科医师必须首先确定盲肠中的息肉样突出物是否在回盲瓣上或附近出现或实际上代表回盲瓣。正常的回盲瓣通常位于盲肠和升结肠交界处的内侧或后侧结肠壁上的第一个完整的结肠袋襞的水平[72]。用钡填充末端回肠确认了回盲瓣的位置。如果回盲瓣轻度扩大（＞ 4cm）并且具有光滑或略微分叶的轮廓和光滑的黏膜表面，最可能的诊断是回盲瓣的脂肪浸润（图 60-7）。相比之下，来自回盲瓣的局灶性息肉样投影可能代表肿瘤，如腺瘤或脂肪瘤（图 60-8）[72]。回盲瓣的任何黏膜表面不规则也应表明肿瘤累及回盲瓣的可能性，包括腺癌。回盲瓣也可能与克罗恩病或淋巴瘤有关。在克罗恩病中，回盲瓣存在脂肪增生，通常与回肠末端和回盲

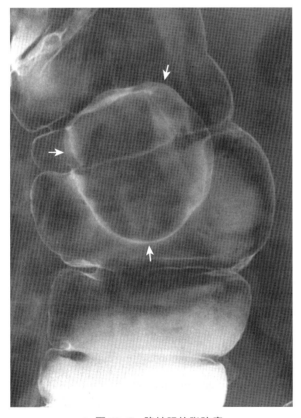

▲ 图 60-5　降结肠的脂肪瘤
来自双对比钡灌肠的点片显示 3cm，光滑表面的黏膜下肿块（箭），具有浅分叶的轮廓

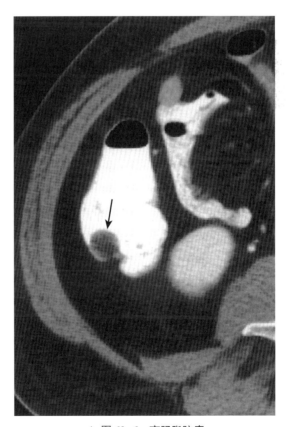

▲ 图 60-6　盲肠脂肪瘤
CT 扫描显示盲肠中有 1.5cm，光滑表面的卵圆形肿块（箭），其衰减值与附近的肠系膜脂肪相同

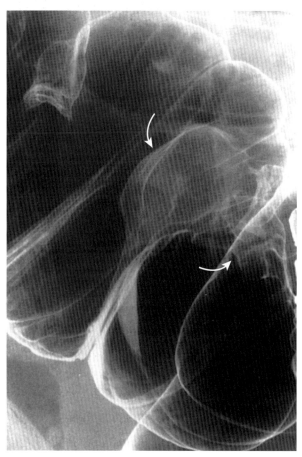

▲ 图 60-7　回盲瓣的脂肪浸润
从右侧向下的特写视图结肠的卧位顶部射线照片显示平滑、浅分叶状的回盲瓣扩大（箭）。由于其他原因进行的结肠镜检查中证实了脂肪浸润

部瘘中克罗恩病的其他影像学表现有关。在淋巴瘤中，回盲瓣中度扩大并具有分叶状轮廓，通常是因为淋巴瘤从回肠末端扩散。

五、间质瘤

（一）病理结果

历史上，胃肠道的大多数梭形和上皮样细胞肿瘤被错误地称为平滑肌肿瘤（平滑肌瘤或平滑肌肉瘤）。然而，通过超微结构或免疫组织化学方法，仅有一小部分梭形细胞肿瘤被认为是由平滑肌细胞或神经细胞产生的[73-76]。大多数梭形细胞肿瘤是未分化的间质肿瘤，称为胃肠道间质瘤（GIST）[73-76]。GIST 起源于 Cajal 间质细胞或其祖细胞。Cajal 间质细胞位于固有肌层的间隙内。这些细胞充当起

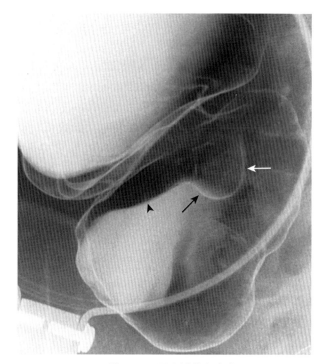

▲ 图 60-8　回盲瓣的脂肪瘤
从回盲瓣（箭）的下瓣出现小的、光滑表面的黏膜下病变（箭头）

搏器，协调蠕动。GIST 的发展取决于原癌基因受体酪氨酸激酶（KIT）。GIST 通常表达 CD34，并且已发现许多含有 KIT 突变[77]。GIST 复发性肿瘤或转移的可能性取决于其有丝分裂指数、大小和位置[78]。

（二）小间质瘤

所有胃肠道肿瘤中只有 1% 是间质来源，这些肿瘤在结肠中最少见[79]。结肠间质瘤通常位于直肠[80]。一般来说，有两种肉眼可见的结肠间质瘤，小的息肉样病变和巨块状肿块。小的息肉样病变可以是无柄或带蒂的，通常在直肠中出现。它们可能来自黏膜肌层，在组织学上是良性的，并且在切除后不会复发。这些小的息肉样病变通常是真正的结肠平滑肌瘤，因为它们通过其结蛋白阳性和超微结构特征表现出平滑肌分化[81]。这些肿瘤与 GIST 不同，并且基本上没有恶性潜能。这些小的直肠病变在钡灌肠上显示为无柄或带蒂的息肉，表面光滑或略微不规则[82]。在艾滋病患者中也报道了小的息肉样平滑肌瘤。在神经纤维瘤病患者中可见多个小息肉状神经纤维瘤（图 60-9）。

（三）大间质瘤

大的（＞ 2cm）间质肿瘤可能来自固有肌层。无论组织学分化如何，它们都具有高的局部复发率（60%），并且预后不良[81]。这些巨大的病变通常存在于直肠内，其余部分均匀分布在整个结肠内。大的间质肿瘤在钡灌肠或 CT 上可表现为环状病变，具有突出的腔外成分的空洞肿块，或具有或不具有中央溃疡的黏膜下肿块（图 60-10）。空腔可能导致叠加感染或穿孔伴脓肿形成[79]。这些病变在影像学上可能与结肠淋巴瘤或穿孔性结肠癌相混淆。间质病变通常转移到腹膜表面以及肺和肝脏[75]。

六、鳞状细胞癌

结肠鳞状细胞癌是极为罕见的肿瘤。大多数鳞状细胞癌在直肠中出现并引起与直肠腺癌相同的症状[83]。结肠鳞状细胞癌应区别于从肛管侵入结肠的鳞状细胞癌或鳞状黏膜覆盖的瘘管。这些病变还必须区别于转移到结肠的鳞状细胞癌和显示局灶性鳞状分化的低分化腺癌。已在有溃疡性结肠炎、盆腔放疗和血吸虫病史的患者中检出鳞状细胞癌[84]。肛管内出现的鳞状细胞癌常见于 HIV 感染、血液系统恶性肿瘤和实体器官移植的患者[85]。鳞状细胞癌在钡灌肠上可表现为与直肠腺癌大致相同的大的、巨块样的、溃疡的肿块（图 60-11）[83]。经常出现血源性、淋巴性和局部转移。

七、泄殖腔原癌

肛管和直肠交界处的上皮由鳞状和分层的柱状上皮以及散在的杯状细胞组成。该移行区具有与促性腺来源相容的尿路上皮和鳞状上皮的特征[86]。因此，该区域的许多肿瘤以前被称为泄殖腔原癌。目前，肛门直肠连接处的原发性肿瘤根据指示其细胞来源的结构和细胞分化进行分类，包括诸如鳞状细胞癌、基底细胞癌、移行细胞癌、黏液表皮样癌和腺样囊性癌等术语。大多数肿瘤具有混合性组织学生长模式。如前所述，具有鳞状分化的肿瘤被称为

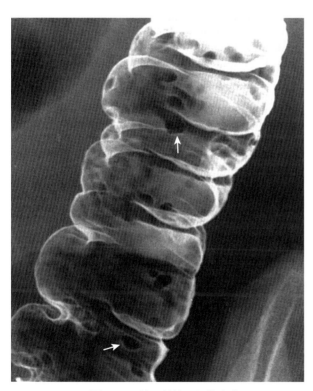

▲ 图 60-9 结肠的神经纤维瘤病
来自双对比钡灌肠的点片在降结肠中显示出许多小的、光滑表面的充盈缺陷（箭）和半球线。神经纤维瘤病是结肠息肉病的罕见原因

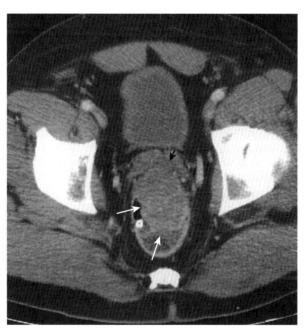

▲ 图 60-10 直肠恶性胃肠道间质瘤
CT 扫描显示由直肠的左前外侧壁产生的大的软组织肿块（白箭）。肿块增强到与相邻肌肉相同的程度。存在直肠和精囊之间的脂肪间隙的浸润（黑箭）[引自 Forbes A, Rubesin SE, et al: Colon II. In Forbes A, Misiewicz J, Compton C, et al (eds): Atlas of Clinical Gastroenterology, 3rd ed. Edinburgh, Elsevier Mosby, 2005, p 183]

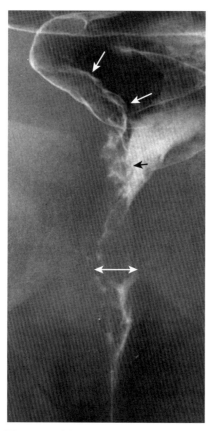

▲ 图 60-11　尖锐湿疣中出现的疣状鳞状细胞癌

这名年轻女性因肛周、阴道、宫颈和外阴湿疣而接受了 5 年的治疗。来自双对比钡灌肠的远端直肠和肛管的点片显示远端直肠中的息肉状肿块（白箭）和延伸至肛门直肠连接处的结节黏膜（黑箭），异常黏膜扩张肛管（双箭）

鳞状细胞癌。在该区域中由黏膜下腺引起的肿瘤是唾液腺型肿瘤，如腺样囊性癌和黏液表皮样癌。然而，最常见的肛管恶性肿瘤不是泄殖腔来源，而是由直肠黏膜引起的腺癌，其随后侵入肛管。

移行区是一种区域，其中化生和储备细胞以类似于子宫颈和胃食管连接处的移行区的方式增生 [86]。因此可以推测，在慢性炎症、鳞状上皮化生和储备细胞增生等区域出现一些肿瘤，导致发育异常和随后的癌。如同性恋男性肛门鳞状细胞癌的发病率很高。这些肿瘤与性传播的人乳头瘤病毒有关 [87-89]。其他致癌病毒、润滑剂和清洁剂中的致癌物质以及机械刺激也可能起作用 [87-92]。

泄殖腔原癌没有明显的病理或放射学特征。患者通常出现直肠出血或疼痛或排便习惯改变。这些肿瘤可以是扁平的、浸润性的、环状的或具有卷边的溃疡性病变。肿瘤在钡灌肠上可能表现为表面光

滑或溃疡的黏膜下肿块、广基底的、无蒂的息肉样肿块或浸润性病变（图 60-12）[93, 94]。

约 50% 的患者有转移到骶、髂内和髂总淋巴结。血源性转移也可能是肿瘤经门静脉系统和下腔静脉播散所致。基底细胞癌患者的 5 年生存率约为 50%[32]。

八、转移

结肠转移并不少见 [95]。由于胃肠道转移瘤产生的症状作为原发性恶性肿瘤的最初表现而发生的情况并不少见。结肠转移按其传播方式分类如下 [96]：①来自邻近原发肿瘤或非邻接原发肿瘤的直接侵袭；②腹膜内播种；③栓子转移。

影像学研究不仅可以将病变识别为结肠转移，还可以指示传播模式和最可能的恶性肿瘤起源 [97]。这些转移的检测也很重要，因为可以切除局部栓子转移以治愈或控制并发症，如胃肠道出血或梗阻。肿瘤对结肠侵袭的识别也使外科医师能够进行更广泛地切除，或者必要时进行改道结肠造口术 [98]。

（一）邻近原发肿瘤的直接侵袭

如本文所讨论的，最常见的直接侵入结肠的肿瘤包括卵巢癌、肾癌、子宫癌、子宫颈癌、前列腺癌和胆囊癌。

前列腺癌可通过 Denonvillier 筋膜扩散，以向前或周向侵入直肠 [99]。前列腺癌的直肠受累发生在 0.5%～11.5% 的患者中 [100-102]。受累的个体可能出现梗阻症状，便秘或直肠出血 [102]。

虽然正常前列腺邻接远端直肠，但大多数前列腺癌侵犯结肠的患者都有直 - 乙交界受累，远端直肠幸免 [99, 104]。前列腺癌通常在向后侵入直肠之前进行冠状播散累及精囊。因此，在钡灌肠检查中，早期病例可能表现出外在的占位效应，主要发生在直肠乙状结肠连接处的前缘。随着结肠受侵，可见正面黏膜聚积成束，并且侧面看到呈毛刺状的轮廓。在晚期病例中，直肠周向变窄，具有加宽的骶前间隙和分叶状轮廓 [99-101, 103]。在某些情况下，前列腺癌向后侵入下直肠（图 60-13）。鉴别诊断中的主要考虑因素是邻近的盆腔肿瘤（如膀胱癌）直接侵入直肠。

当左侧卵巢癌直接侵入结肠时，它首先累及乙

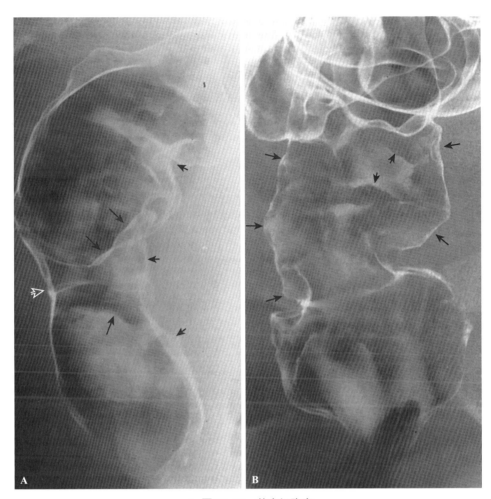

▲ 图 60-12 基底细胞癌

A. 直肠的侧面视图显示了泄殖腔原癌的浸润模式；直肠的前壁中度扁平和分叶状（短箭）增厚的结节褶皱（长箭）横贯直肠；直肠黏膜相对光滑；直肠周围肿瘤的局灶性周向延伸被视为后直肠壁的扁平化（空心箭）。B. 直肠的俯视图显示直肠侧壁的轮廓轻微内弯和不规则（长箭）和正面增厚的结节样皱襞（短箭）

状结肠的下缘[104]。通过受累的乙状结肠的角度，结肠轮廓的毛刺以及黏膜皱褶的成束和角度来提示结肠壁受侵（图 60-14）。很少见到乙状结肠的瘘管[105]。

腹膜后的肾细胞癌或复发性肾细胞癌可直接侵入结肠[96, 104, 106]。左侧肾细胞癌通常侵入脾曲或远端横结肠或近端降结肠[96]，而右侧肾细胞癌侵入十二指肠降部。肾细胞癌的结肠侵袭钡灌肠上通常表现为巨大的腔内肿块，没有梗阻征象[96]。

（二）非邻近原发性肿瘤的直接侵袭

恶性肿瘤可能在腹膜下间隙或通过淋巴渗透扩散[96]。这种传播方式的例子包括通过胃结肠韧带侵入胃的结肠癌[107]，通过横结肠系膜侵入横结肠的胰腺癌，通过胃结肠韧带侵入横结肠的胃癌[96]，和结肠癌侵入的邻近小肠或结肠[108]。胃结肠韧带（大网膜的近端部分）是胃大弯和横结肠上缘之间的解剖学桥梁（图 60-15）[104]。当胃癌通过胃结肠韧带扩散到横结肠时，最初沿横结肠上缘可见占位效应，固定和皱褶毛刺，并伴有未受累的下缘成囊。极少情况下，受累的结肠可能具有与克罗恩病无法区分的鹅卵石样外观。鉴别诊断中的主要考虑因素包括侵入横结肠的胃癌和来自腹膜转移的网膜饼继而侵入横结肠[109]。

横结肠系膜从覆盖胰腺的腹膜后到横结肠的下边缘走行[97]。因此，当胰腺癌通过横结肠系膜侵入横结肠时，初始的影像学变化发生在横结肠的下缘[96]。除了这些解剖学附着，胰腺偶尔会扩散到横结肠的上缘（图 60-16）。胰尾癌可以沿着膈结肠

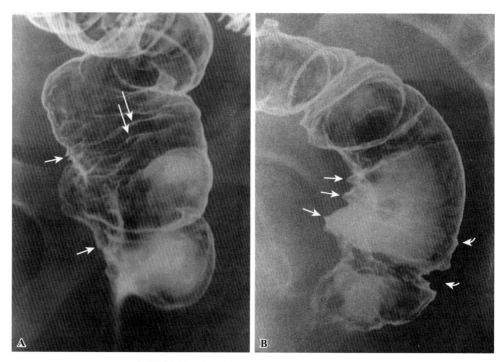

▲ 图 60-13　Rectal invasion by prostatic carcinoma

A. Frontal view of the rectum shows mass effect and spiculation predominantly along the right lateral wall of the rectum (*short arrows*) and pleating of the mucosa en face (*long arrows*). Invasion of the mucosa and submucosa was confirmed on biopsy specimens of the right lateral rectal wall. B. Lateral view of the rectum shows mass effect along the anterior rectal wall and spiculation of the mucosal contour (*straight arrows*). Mild circumferential extension is seen distally (*curved arrows*). (*From Rubesin SE, Levine MS, Bezzi M, et al: Rectal involvement by prostatic carcinoma: Radiographic findings. AJR 152: 53–57, 1989.*)

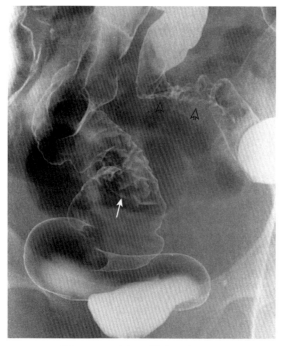

▲ 图 60-14　左侧卵巢癌直接侵袭结肠

来自双对比钡灌肠的顶部摄影的特写视图显示沿着乙状结肠的下边界的毛刺和占位效应（空心箭）以及直 - 乙交界正面的黏膜褶皱（实心箭）

韧带延伸，以侵入脾曲的内侧边缘 [97]。

（三）腹膜内种植转移

种植腹膜腔最常见的原发性肿瘤是女性的卵巢癌和男性的胃癌、胰腺癌和结肠癌。当阑尾黏液腺癌腹膜内扩散时，它们会导致称为腹膜假黏液瘤的病症。偶尔，来自乳腺癌或其他恶性肿瘤的腹膜后或肠系膜淋巴结转移可能继发种植腹膜腔。其他腹膜内扩散的肿瘤包括膀胱癌、子宫癌和子宫颈癌以及肝细胞癌。

通过腹膜反折和肠系膜将腹膜腔分成不同的室（图 60-17）[113]。横结肠系膜将腹部分为结肠系膜上和结肠系膜下间隙 [110, 111]。小肠系膜将结肠系膜内间隙分为小的右和大的左区域 [111]。膈结肠韧带部分地从左侧结肠旁沟分离出左侧膈下空间，从结肠的脾曲延伸到覆盖第 11 肋骨的腹膜 [110]。这些腹膜反折引导腹腔液体流动，影响腹膜内种植感染和转移的分布和沉积。定向流动导致肿瘤沉积的特征部位。作为仰卧和直立位置的腹膜腔最悬空的部分，道格拉斯腔或直肠膀胱间隙是腹膜转移的最常见部位（发生在 56% 的病例中）（图 60-18）[110]。其他部位包括右下腹小肠襻和盲肠内侧缘（41%），乙状结肠上缘（21%），升结肠外侧边缘（右侧结肠旁沟）（18%），和横结肠 [110]。

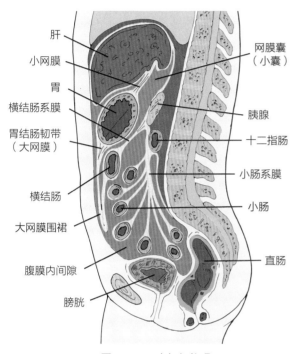

▲ 图 60-15 腹部矢状观

大网膜的近端部分（胃结肠韧带）将胃大弯与横结肠的前上边界连接起来。因此，当胃或网膜凸起直接侵入结肠时，首先累及横结肠的上边界。横结肠系膜从覆盖胰腺的腹膜后悬吊横结肠［改编自 Rubesin SE, Fishman EK: Peritoneal metastasis. In Fishman EK, Jones B (eds): Computed Tomography of the Gastrointestinal Tract. New York, Churchill Livingstone, 1986］

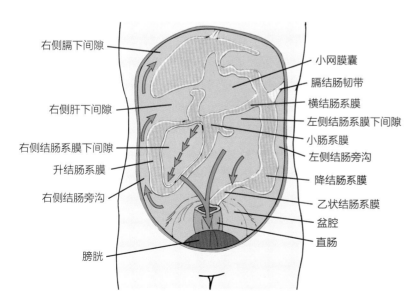

影像学结果

与腹膜内种植转移部位无关，影像学结果相似。最初，沿着邻腹膜液体侧的肠壁存在外在的占位效应。肿瘤直接侵入浆膜或肠壁肌层会引起促纤维增生反应。这种促纤维增生反应在钡灌肠上显示为管腔轮廓的毛刺和固定，平行或成角度的正面黏膜成束、褶皱 [109, 112]。肠襻的成角主要发生在乙状结肠和小肠中。道格拉斯腔（或男性直肠膀胱间隙）中浆膜性增生性疾病的鉴别诊断的主要考虑因素包

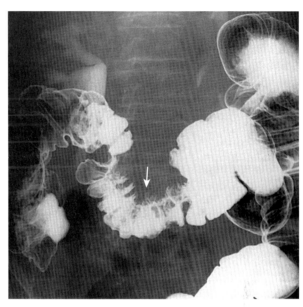

▲ 图 60-16 胰腺癌侵犯横结肠

来自双对比钡灌肠的头侧 X 线片显示外部占位效应和沿横结肠上边缘的毛刺（箭）。对比介质存在于来自先前静脉尿路造影的肾收集系统中

◀图 60-17 腹腔液的定向流动

腹膜反折引导腹腔内腹膜腔内液体的流动。由乙状结肠系膜的左侧结肠系膜下间隙沿着乙状结肠的上缘流动，然后进入盆腔（女性道格拉斯腔，男性直肠膀胱间隙和直肠旁间隙）。右侧结肠系膜下间隙中的流动沿着小肠系膜的褶皱向下，沿着远端小肠襻和盲肠的内侧边缘进入右下腹，然后从该区域进入盆腔。来自盆腔的液体然后沿着右侧结肠旁沟向上进入右侧肝下间隙及右膈下间隙。因此，腹水池的汇集部位（乙状结肠的上缘，道格拉斯腔或直肠膀胱间隙，盲肠内侧缘，远端小肠的肠系膜边缘和右侧结肠旁沟）是腹膜内肿瘤种植的主要部位

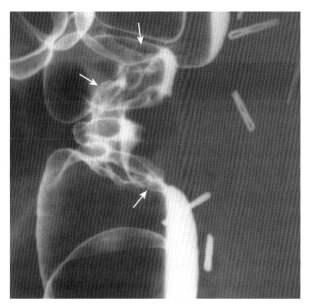

▲ 图 60-18 卵巢癌侵犯直 - 乙交界的腹腔转移

双对比钡灌肠左侧卧位摄影显示直 - 乙交界左侧前外侧壁的占位效应（箭）。轮廓是毛刺的。黏膜虽然陷入厚的褶皱，但是很光滑

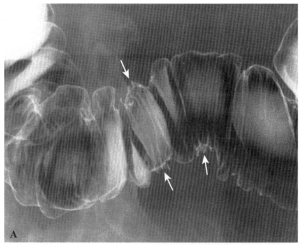

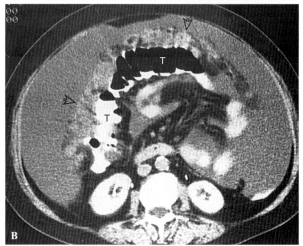

▲ 图 60-19 来自卵巢癌侵入横结肠的网膜饼

A. 来自双对比钡灌肠的点片显示结肠轮廓的毛刺（箭）和由于黏膜打褶而横穿结肠的细索条；B. CT 扫描显示沿横结肠（T）前缘的网膜饼（空心箭）引起的大网膜增厚和衰减增高。大量恶性腹水偏离结肠和小肠襻中间。在手术中，发现了来自卵巢癌的腹膜内和大网膜转移

括子宫内膜异位症，侵入直肠的前列腺或宫颈癌，以及道格拉斯腔或直肠膀胱间隙的炎症过程，如憩室炎、阑尾炎或克罗恩病引起的输卵管脓肿或脓肿。患者的临床病史、体格检查结果和年龄通常可以区分各种原因。

盲肠转移伴随着小肠变化，包括右下腹回肠的肠系膜边缘的扇形，肠襻的固定和角度，以及管腔轮廓的毛刺 [104]。

当腹膜转移累及大网膜时，它们可能二次邻接并侵入横结肠的浆膜 [113]。这些网膜饼最初累及大网膜附着部位的横结肠的上缘 [109]。钡灌肠沿横结肠上缘可见占位效应，伴有管腔轮廓毛刺，黏膜皱襞褶皱和成束（图 60-19）。鉴别诊断中的主要考虑因素是胃癌通过胃结肠韧带侵入横结肠。临床病史和累及结肠其他部分的转移瘤的存在应该提示正确的诊断 [109, 113]。累及胃结肠韧带的炎症过程，如胆囊炎、胰腺炎或憩室炎，可能会产生相同的影像学表现。

（四）栓子转移

导致结肠栓子转移的最常见的原发性肿瘤包括恶性黑素瘤和乳腺癌和肺癌。乳腺癌是最常见的扩散到结肠的原发性恶性肿瘤，但乳腺转移至结肠通常是小病灶，不会引起任何症状。死于转移性乳腺

癌的人中有超过 5% 在尸检时发现转移至结肠 [114]。这些转移灶在钡灌肠上可能表现为壁结节，偏心狭窄或不规则区域的环形狭窄，产生革囊胃外观 [97]。血行转移可能偶尔类似结肠的克罗恩病。

肺癌对结肠的转移通常是小的浆膜沉积物，不会引起任何症状 [97]。然而，偶尔肺转移会引起胃肠道出血或梗阻 [115]。这些转移可能在放射学上显示为溃疡性黏膜下肿块（靶病变），短段的偏心狭窄或大的肠系膜肿块伴有继发性结缔组织增生性浆膜变性 [97]。

恶性黑色素瘤累及小肠的频率高于结肠。转移性黑色素瘤通常在钡灌肠时表现为脐状或溃疡状黏膜下肿块或巨大的息肉状腔内肿块。

第 61 章　息肉病综合征
Polyposis Syndromes

Angela D. Levy　Carina L. Butler　James L. Buck　**著**

宋　翔　**译**　张晓燕　**校**

息肉病综合征较为少见，但仍需引起重视。需要全面了解这些综合征的临床和影像学表现及其并发症，以便为患者及其家庭提供最佳诊疗。

一、家族性腺瘤性息肉病综合征

家族性结肠息肉病、家族性腺瘤性息肉病以及 Gardner 综合征是同一疾病的不同表现形式。大多数病例是由位于 5 号染色体长臂上的异常肿瘤抑制基因（APC 基因）的存在引起的[1]。因此，家族性腺瘤性息肉病综合征（FAPS）一词用于指该疾病的整个谱系。

FAPS 是一种相对罕见的疾病，但它是息肉病综合征中最常见的一种[2]，男性和女性无明显倾向性。FAPS 在 APC 基因突变时具有常染色体显性遗传方式。然而，多达 30% 的患者没有息肉病家族史，提示存在自发突变或与不同突变相关[3, 4]。因此，FAPS 的诊断不需要息肉病或结直肠癌的家族史。外显率通常被认为在 80%～100%[5]，大多数情况下仅通过比较 DNA 检测就可以确定家庭成员是否携带了异常的 APC 基因[6]。

然而，在 5%～30% 的 FAPS 患者中，目前的基因检测无法识别出 APC 突变[4]。另一种基因（MUTYH 基因）也与 APC 阴性的 FAPS 患者有关[4]。有趣的是，与 MUTYH 基因相关的 FAPS 被认为是以常染色体隐性方式遗传的。缩写词 MAP 用于 MUTYH 相关息肉病。同义词包括结直肠腺瘤性息肉病、常染色体隐性息肉病、多发性结直肠腺瘤和 MHY 相关息肉病。MUTYH 突变的患者与 APC 突变的患者相比，似乎具有更轻微的疾病形式[7, 8]。与 FAP 患者相比，MAP 患者的息肉较少（十至数百，偶尔很少或没有），且患者年龄较大，平均年龄为 50 岁[9]。结肠外表现与 FAP 相似，但发病率较低。

（一）结肠表现

顾名思义，FAPS 主要与腺瘤的发展有关。在息肉病最严重的结肠，息肉通常是管状或管状绒毛状腺瘤。偶尔也会看到绒毛状腺瘤。息肉通常出现在青春期或接近青春期的时候，最终，平均约有 1000 个结肠腺瘤出现[10]。FAPS 腺瘤通常较小（80% 直径＜ 5mm），且无蒂。息肉可累及结肠的所有部分，但可能首先出现在远端。直肠切除偶尔可见。

最近已有报道 FAPS 的较温和的表型，称为减弱的家族性腺瘤性息肉病综合征（AFAPS）。这些患者通常有 100 个或更少的结肠腺瘤[11, 12]。相比经典 FAPS，这些腺瘤往往位于更近端，因此单独的乙状结肠镜检查不足以评估这些患者[13, 14]。结肠癌也会在更大的年龄发展，AFAPS 患者的平均年龄为 55 岁，而经典 FAPS 患者的平均年龄为 40 岁。目前对 AFAPS 的诊断标准尚无共识，但对于 60 岁以前有结直肠癌个人史和多发性腺瘤性息肉家族史的患者以及息肉超过 10 但小于 100 的患者应考虑 AFAPS[15]。

FAPS 最常见的临床症状是直肠出血和腹泻，75% 以上的患者会出现这种症状。腹痛、贫血和黏液分泌物较少见[16, 17]。也有部分 FAPS 患者没有症状。无论症状如何，几乎每一个未治疗的患者均会发展为结肠癌，而且患病年龄比一般人群小很多[3]，平均年龄为 39 岁[17, 18]。因此，对于有患病风险的其他家庭成员，建议在 10 岁以后进行 DNA 检测或定期结肠检查[13]。

全结肠切除术并直肠黏膜切除术和回肠吻合术是治疗的首选方法，可以清除所有结肠和直肠黏膜[19]。手术干预应在青少年后期进行[17]。手术后仍需要继续监测，因为在吻合口端仍有恶性风险。对于那些术前已行回肠直肠吻合术的患者，应考虑完全手术，因为残留直肠黏膜中复发的腺瘤通常不能在内镜下充分显示。

FAPS 中结肠的影像学表现各不相同。典型地可见无数小的或中等大小的无蒂息肉覆盖整个结肠（图 61-1A）。较大的带蒂息肉并不常见。然而，在一些年轻的患者中，息肉可能呈更广泛地分布（图 61-1B）。结肠切除术后标本显示钡剂灌肠会明显低估息肉的数量，尤其是年轻患者，息肉直径往往 < 3mm[18]。不幸的是，由于对有患病风险的家庭成员筛查不足，癌症仍然会发展，可表现为显性息肉（图 61-2）、鞍状病变或晚期襻周浸润（图 61-3）。与一般人群一样，癌症通常发生在左半结肠。

（二）结肠外的胃肠道表现

FAPS 的结肠外胃肠道（GI）表现已得到公认[20-28]。在西方国家，胃底腺息肉是 FAPS 最常见的胃部表现，高达 84% 的患者可有结肠外胃肠道表现[29, 30]。在 FAPS 中男性女性出现胃底腺息肉的概率大致相同，而在一般人群下，胃底腺息肉在女性中更为常见[31, 32]。息肉常见于平均年龄

25—30 岁的无症状患者，几乎总是多发性，表现为直径 1～5mm 的小型无蒂病变[33]。它们几乎总是局限于胃底和胃体。其特点是小（5～10mm）、光滑、无蒂结节凸入到胃腔。胃底可能覆盖着几百个。在随后的检查中，息肉可进展，可稳定不变，也可消退[34, 35]。这些息肉几乎没有恶变的倾向，尽管偶尔有报道胃癌患者原先存在胃底腺息肉[32]。

FAPS 患者胃内也有管状腺瘤和绒毛状腺瘤。在日本，FAPS 中胃腺瘤的发病率为 40%～50%，而在欧洲和北美，据报道发病率较低[24, 29]。日本 FAPS 相关腺瘤的高发病率可能与该国一般人群中腺瘤和腺癌的高发病率有关[37]。胃腺瘤通常为无蒂息肉，直径为 5～10mm，超过 50% 的病例为多发性[35]。腺瘤通常位于远端胃中[35]。与胃底腺息肉不同，胃腺瘤是癌前病变，因此需要定期监测。

FAPS 结肠外表现的第二常见表现是十二指肠腺瘤或息肉。在日本，无症状患者的内镜检查显示 90% 以上的病例为管状腺瘤[36-38]。来自西方国家的其他筛查研究显示，47%～72% 的患者存在腺瘤[39-41]。腺瘤直径从显微镜下可见到 2cm，大多数为 5mm 或更小。息肉通常发现于十二指肠的第二部分，聚集在乳头周围[39]。这与无 FAPS 患者腺瘤的典型球部分布不同[40]。绒毛状腺瘤也很常见，并且与无 FAPS 的患者一样，它们往往位于十二指肠的壶腹周围区域。绒毛状腺瘤通常较大，甚至更有可能发生恶变。据估计，壶腹周围癌的终身发病率高达 12%，并且它现在是结肠切除术患者癌症死

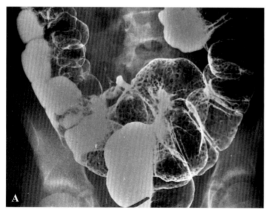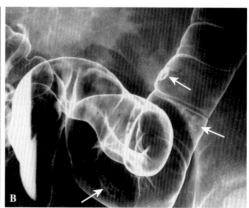

▲ 图 61-1　家族性腺瘤性息肉病综合征结肠受累的各种表现

A. 10 岁男孩，双对比钡灌肠显示结肠中存在无数的小息肉，尤其是覆盖直肠乙状结肠区域。B. 17 岁女孩，双对比钡灌肠显示在乙状结肠中散在的小到中等大小的息肉（箭）

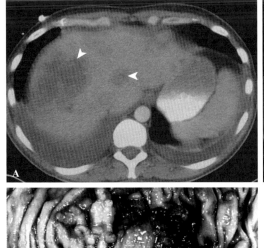
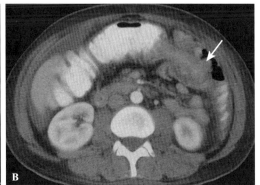
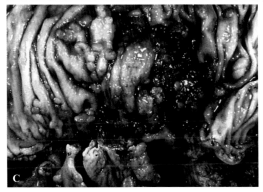

▲ 图 61-2 一名 30 岁男性患有结肠癌，主诉为腹痛
A 和 B. 经静脉及口服增强 CT 显示肝转移（A 图中的箭头）及由息肉状肿块（B 图中的箭）导致的横结肠套叠。C. 结肠切除的照片显示一个大的息肉状腺癌和许多小的息肉

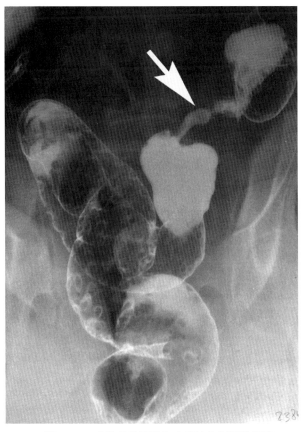

▲ 图 61-3 家族性腺瘤性息肉病综合征伴结肠癌
乙状结肠存在襻周浸润（箭）。也可见到散发的小息肉

亡的主要原因。因此，建议从 25 岁开始对无症状 FAPS 患者进行上消化道监测[13]。

在日本，大多数接受术中小肠镜检查的患者已经发现空肠和回肠的腺瘤[39]。在西方国家，经皮回肠造口或回肠造口进行的小肠内镜检查也发现约 20% 的 FAPS 患者存在腺瘤[36]。与十二指肠一样，这些癌前病变通常很小而且很多。虽然已经报道了几例空肠或回肠腺癌，在所有这些病例中都发现并存的腺瘤，但是对十二指肠以外的小肠进行常规筛查尚无明确规定[41]。FAPS 患者回肠淋巴样增生的发生率高于一般人群。这些病变大体上与腺瘤相似[41]。然而，淋巴样增生在这些患者中没有明显的临床意义。

FAPS 患者经内镜逆行胰胆管造影检查常可发现胆道息肉[26]。毫不奇怪，胆管癌和胆囊癌在 FAPS 中也有报道[42-47]。已经报道了几例胰腺癌，并且这些患者的胰腺炎发病率增加[49]。

（三）肠外表现

直到 20 世纪 50 年代，FAPS 的肠外表现才得到证实。Gardner 和 Richards 最初描述了一个患有结肠腺瘤性息肉、皮脂腺囊肿和骨瘤的患者家族[48-50]。后来，纤维瘤和牙齿异常也被添加到随后被称为 Gardner 综合征的病变列表中[51]。许多报道随后证实了这些和其他肠外表现的发生，它们倾向于出现在受 FAPS 影响的某些亲属中。APC 基因缺陷的位点和其他细胞内因子似乎决定了这些表现是否可能出现[52, 53]。在同一患者中很少能看到所有表现[54]。

表皮样（皮脂腺）囊肿是 FAPS 患者经常遇到的皮肤病变。与一般人群一样，囊肿往往位于面部和头皮而不是背部[48]。它们在青春期前并不常见，但是这些囊肿的出现往往先于结肠息肉的识别。否则，它们没有临床意义。脂肪瘤和皮肤小纤维瘤也见于 FAPS[48]。

骨瘤是 FAPS 的另一种常见表现。像表皮样囊肿，骨瘤通常不重要，除非它们由于肿块效应引起症状。在 FAPS 患者中，这些致密的骨皮质病变通常见于下颌角、鼻窦和颅骨外板（图 61-4）[55-60]。可能涉及其他扁骨和长骨。骨岛在上颌骨和下颌骨中也很常见，在其他扁骨中也可以看到[58-60]。长骨局限性或弥漫性皮质增厚是 FAPS 中最常见的骨质异常[55]。牙齿异常，尤其是未萌出的牙齿、多余的牙齿、含牙囊肿和牙瘤也很常见[59]。

纤维性增生是 FAPS 较少见但更为重要的特征。FAPS 术后腹膜粘连的发生率增加，腹膜后纤维化也有报道[61-63]。通常，这些患者会发展成纤维瘤（尤其是腹壁硬纤维瘤）和肠系膜纤维瘤病（图 61-5）。组织学上，硬纤维瘤是良性病变，但无包膜。在 FAPS 中，这些肿瘤通常在术后发生，发生在腹部切口、腹腔或腹膜后[62]。它们通常发生在育龄妇女，可能生长迅速，或在怀孕期间或口服避孕药后首次出现[62]。这些肿瘤在切除后可在局部复发，侵犯肠道是常见的。死亡可能由肠梗阻或血管阻塞引起，特别是当病变位于腹腔内时。随着计算机断层扫描（CT）的进步，更细微、弥漫的肠系膜软组织浸润可被识别出来[62]。

先天性视网膜色素性病变在 FAPS 患者中较为常见，其患病率可能高于 90%[64-68]。虽然在一般人群中偶尔会发现类似的病变，但在眼底镜检查中出现大的、多灶的或双侧的色素性病变是 FAPS 的一个强有力的指标。这些病变作为 FAPS 的标志可能

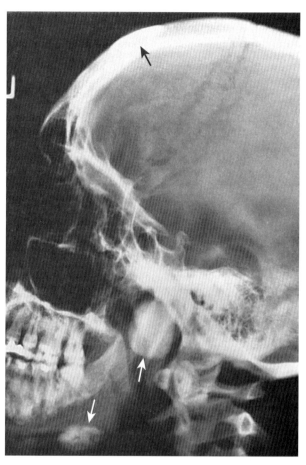

▲ 图 61-4　患有家族性腺瘤性息肉病综合征的 23 岁男性伴多发性骨瘤

面部和颅骨的侧位 X 线片显示起源于下颌骨的两个致密的骨性病变（白箭）。额骨也可见到微小的病变（黑箭）

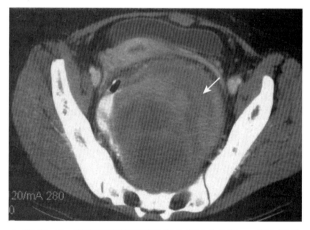

▲ 图 61-5　患有家族性腺瘤性息肉病综合征的 25 岁女性伴有肠系膜纤维瘤病

她是全结肠切除术伴回肠吻合术后的状态。静脉和口服对比增强 CT 显示回肠吻合口附近的小肠系膜内有一巨大不均质肿块（箭）

出现在结肠息肉病发生之前，但这些病变的缺失并不排除 FAPS[68]。

关于结肠癌和中枢神经系统恶性肿瘤之间的关系，人们已经了解了很多，这种疾病传统上被称为 Turcot 综合征[69-72]。有证据表明，即使不是大多数，也有许多病例（包括 Turcot 首次描述的家族中的病例）实际上与遗传性非息肉性结肠癌综合征（HNPCCS）有关，并且 APC 基因没有异常[70]。然而，中枢神经系统肿瘤是 FAPS 重要的肠外表现。髓母细胞瘤的发病率明显增加。也有与 FAPS 相关的良性颅内肿瘤的病例报道，包括颅内表皮样囊肿和脑膜瘤[71]。胶质瘤如室管膜瘤和星形细胞瘤也发生在 FAPS 中[71]。然而，过去报道的许多与结肠腺瘤或癌相关的多形性胶质母细胞瘤病例可能与 HNPCCS 有关。

据计算，FAPS 中甲状腺癌的发病率是普通人群的 160 倍。几乎所有报道的病例都是乳头状的，并且经常是多灶性的[73-75]。在大多数系列中，受影响的个体是女孩或年轻女性，甲状腺癌通常在结肠息肉病变得明显之前被发现。因此，年轻女性甲状腺乳头状癌患者应怀疑 FAPS[75]。其他内分泌肿瘤，包括多发性内分泌腺瘤病 2 型、类癌肿瘤、肾上腺皮质腺瘤和腺癌，也有 FAPS 患者的报道[76-80]。

包括胰腺癌在内的几种胰腺和肝脏肿瘤已在 FAPS 中得到报道[81]。胰腺的实性和乳头状上皮肿瘤、神经内分泌肿瘤和导管内乳头状黏液瘤也有报道。由于这些肿瘤非常罕见，因此似乎没有必要对 FAPS 患者进行胰腺病变的筛查。在 FAPS 的患儿中，肝母细胞瘤的发生率也有所增加[82]。

二、错构瘤息肉综合征

其他息肉病综合征的发生频率低于 FAPS，包括 Peutz-Jeghers 综合征（PJS）、多发性错构瘤综合征（MHS）、青少年息肉病（JP）、Cronkhite-Canada 综合征（CCS）和 Bannayan-Riley-Ruvalcaba 综合征（BRRS）。这些病症统称为错构瘤性息肉病综合征[82-85]。术语错构瘤是指由正常组织成分组成的非肿瘤性肿块。错构瘤性息肉可能与腺瘤性息肉同时存在，这解释了消化道腺癌与大多数这些综合征的

关系，尽管它们在北美所有结直肠癌中所占比例不足 1%[86]。

（一）黑斑息肉综合征（PJS）

PJS 是一种遗传性疾病，其特征是独特类型的胃肠道错构瘤、黏膜皮肤色素沉着、消化道外的肿瘤以及胃肠道癌的风险增加。PJS 是常染色体显性遗传疾病，对两性影响均等。唯一与 PJS 相关的基因是肿瘤抑制基因 *STK11*，以前称为 *LKB1* 基因，位于 19 号染色体上[85-88]。然而，有相当一部分 PJS 患者与 19 号染色体没有联系，这表明其他基因也在该综合征的发展中起作用。

PJS 错构瘤的特征是起源于黏膜肌层的平滑肌核并延伸至息肉，很像树的树干和树枝。覆盖息肉的黏膜类似于在息肉产生的肠道部分中通常发现的黏膜。某些 PJS 息肉可引起黏膜下层、固有肌层和浆膜下的上皮成分移位，这个发现不应该被误认为是浸润性黏液腺癌[84]。

黏膜皮肤色素沉着是 PJS 的特征之一。褐色或蓝黑色的斑点通常出现在嘴唇和颊黏膜上（图 61-6），较少出现在眼睑、手指背面和脚底。色素沉着很少在出生时出现，通常在出生后第一或第二年出现。皮肤和嘴唇色素沉着在成年后逐渐消退，而颊黏膜上的斑点则保持不变[83, 86]。

大多数患者反复发作的腹痛与错构瘤性息肉引起的小肠肠套叠有关。这些肠套叠通常会自行消退。然而，持续性肠套叠可能引起小肠梗阻，需要手术治疗。患者较少发生直肠出血或黑粪。致命性

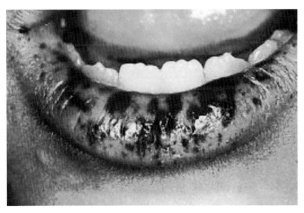

▲ 图 61-6 **Peutz-Jeghers 综合征的典型黏膜色素沉着**
嘴唇和颊黏膜上可见蓝黑色斑点

消化道出血极为罕见 [86]。

PJS 患者发生胃肠道腺癌的风险增加。这些癌大多位于结肠，其次是胃、十二指肠和食管，其发生频率依次递减 [86]。虽然胃肠道癌的确切发病率尚不清楚，但研究表明至少有 10% 的 PJS 患者发展为胃肠道癌 [88, 89]，并且患有 PJS 的女性更有可能发展为胃肠道肿瘤 [86, 90]。目前尚不确定 PJS 中的癌究竟是由错构瘤性息肉恶变发展而来，还是起源于共存的腺瘤性息肉或新发的。然而，PJS 错构瘤内发生不典型增生和癌症的病例是有充分文献记录的 [91-98]。

PJS 患者发生肠外恶性肿瘤的风险也有所增加，据报道发病率为 10%～30%。最常见的肿瘤包括胰腺癌、乳腺癌和卵巢癌 [99-103]。PJS 患者的胰腺癌倾向于早期发病，其风险估计比一般人群高 200 倍 [99, 101-105]。乳腺癌往往发生在年轻女性，通常是导管性的、双侧起病的 [106]。PJS 患者患乳腺癌的风险与遗传性乳腺癌患者相似（BRCA1 和 BRCA2）[107]。

罕见的生殖系统肿瘤也可能发生在 PJS 患者。恶性腺瘤是一种子宫颈癌，具有相对良性的组织学表现，但具有侵袭性的生物学行为 [108-111]。良性卵巢肿瘤，称为伴有环状小管的性索间质肿瘤（SCTAT），也常见于患有 PJS 的女性 [111-113]。这些肿瘤通常是双侧的、小的或显微镜下可见的，常伴钙化，而在无 PJS 的 SCTAT 患者中，肿瘤通常较大且单侧 [110]。这些良性卵巢肿瘤能够产生雌激素和孕激素。事实上，高雌激素可能导致 PJS 患者乳腺癌发病率的增加。更常见的良性和恶性卵巢肿瘤也会发生。睾丸支持细胞瘤在 PJS 男性患者中偶尔有报道。与 SCTAT 一样，这些肿瘤是良性的、显微镜下可见的，并且通常是双侧的。它们也可能产生雌激素，导致男性乳房发育 [115]。PJS 患者较少报道其他肿瘤，包括甲状腺、胆囊、输尿管、膀胱、支气管和鼻腔的良性和恶性肿瘤 [99, 101, 114-118]。

PJS 错构瘤主要见于空肠和回肠，其次为十二指肠、结肠和胃（图 61-7 和图 61-8）[119]。单个息肉大小不一，可有蒂或无蒂。有蒂息肉通常位于小肠或结肠，而无蒂息肉更常见于胃 [120]。较大的错构瘤常有分叶状表面（图 61-7A）。PJS 息肉更常见于成簇出现，而不是病变覆盖肠道 [88]。可能发生类及胃肠道部分节段的孤立性错构瘤，但并不常见。小肠错构瘤引起的肠套叠是 PJS 的重要影像学特征。在钡剂检查、超声和 CT 扫描中可能偶尔观察到短

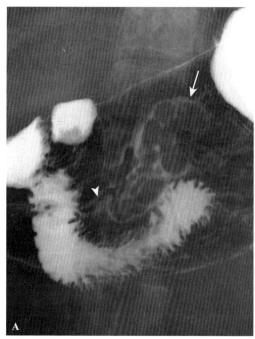
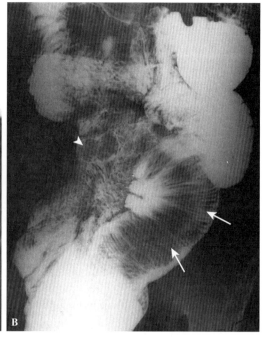

▲ 图 61-7　Peutz-Jeghers 综合征的 X 线透视表现

A. Peutz-Jeghers 综合征患者的双对比上消化道造影局部 X 线片显示胃中的一个带有蒂（箭头）的分叶状息肉（箭）。B. 另一位患者的小肠造影 X 线片显示由错构瘤息肉引起的空肠中的小叶状充盈缺损（箭头）和肠套叠（箭）

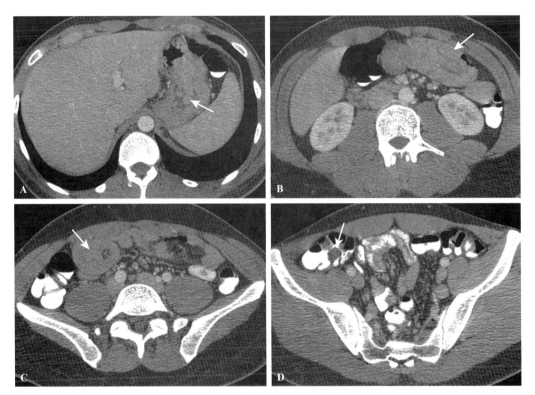

▲ 图 61-8 Peutz-Jeghers 综合征患者，22 岁，表现为急性腹痛、恶心和呕吐

A 至 D. 经静脉和口腔对比增强 CT 显示胃肠道内多发错构瘤息肉。息肉存在于胃和结肠（A 图和 D 图中的箭）。有两处小肠套叠（B 图和 C 图中的箭）

暂性肠套叠[118]。

应结合影像学和内镜检查来诊断这些息肉。建议从 8 岁或出现症状时开始进行上消化道内镜检查，并用胶囊内镜、磁共振（MR）肠造影或 CT 肠造影筛查小肠[122]。结肠镜检查也应从 8 岁开始，每 3 年重复一次[122]。超声检查对于检测卵巢和睾丸肿瘤特别有用。对患有 PJS 的年轻妇女（25—35 岁）进行钼靶摄影检查的作用仍然存在争议。建议除了自我检查外，还应进行乳腺磁共振成像（MRI）筛查[119]。横断面影像学检查有助于肠外病变的诊断。

当术前诊断为 PJS 时，这些患者可以从术中内镜下切除小肠息肉中获益，这一过程降低了腺癌和进一步肠套叠的风险。这种治疗方式比小肠切除术更可取，因为有些 PJS 患者由于多次肠切除而出现短肠综合征[122]。

（二）多发性错构瘤综合征（Cowden）（MHS）

MHS 是一种以错构瘤和外胚层、中胚层和内胚层来源的肿瘤为特征的遗传性皮肤病，影响多个器官和器官系统[123-127]。MHS 的患病率是 1/20 万。患者通常在十几岁或二十岁出头时出现，几乎所有患者都在三十多岁时出现[128]。临床表现最一致的是与甲状腺异常、乳腺癌、胃肠道错构瘤性息肉病以及中枢神经系统异常相关的黏膜皮肤病变。该综合征具有常染色体显性遗传方式。多达 80% 的 MHS 患者具有位于第 10 号染色体长臂上的肿瘤抑制基因 PTEN 的突变[129]。因此，MHS 和 PTEN 突变的患者被归类为 PTEN 错构瘤综合征的一部分，其还包括 PTEN 突变患者和 BRRS、PTEN 相关 Proteus 综合征以及 Proteus 样综合征[129]。

黏膜皮肤病变几乎出现在所有的 MHS 患者中，被认为是该病的标志。面部毛细血管瘤是 MHS 的一种特征性表现，可在其内部表现之前发生。口鼻周围的角化性丘疹、唇和口腔黏膜乳头状瘤、肢端角化病和多发性硬化性纤维瘤是最具特征性的病变，是该综合征的外部标志物[130-138]。这些良性的皮肤黏膜病变几乎总是在疾病早期（通常是在 30 岁左右）出现肿瘤表现之前发生[139]。因此，对这些特征的识别对于 MHS 的早期诊断和启动相关肿瘤的筛查程序是至关重要的。

甲状腺疾病是最常见的皮肤外异常，发生在约 65% 的 MHS 患者。甲状腺肿瘤和腺瘤是最常见的病变，两性受累概率相同[123, 131]。据报道，约 10% 的患者患有甲状腺癌，最常见的亚型是滤泡癌和乳头状癌。几乎所有的甲状腺癌病例都报道为女性[126, 134]。

约 70% 的 MHS 女性患有乳腺病变。纤维囊性疾病是最常见的发现，发生在至少 50% 的患者身上[126, 137, 140, 141]。乳腺癌（通常是双侧导管癌）是 MHS 最常见的恶性肿瘤，发生率为 25% 至 50%[137]。发病年龄为 38—46 岁，比一般人群的预期要早。对于患有 MHS 的年轻女性，像 PJS 患者一样，应该鼓励进行包括自我检查、MRI 和可能的钼靶摄影的乳腺筛查。

MHS 患者也描述了多种中枢神经系统异常。Lhermitte-Duclos 病（小脑皮质发育不良性神经节细胞瘤）很容易通过脑部 MRI 诊断，现在被认为是 MHS 诊断的主要标准之一[140-143]。在确诊 MHS 或 Lhermitte-Duclos 病后，仔细评估患者对其他实质是至关重要的[148]。脑膜瘤和血管畸形，包括静脉血管瘤和海绵状血管瘤，也发生在 MHS 患者[144, 145]。

许多 MHS 患者有面部或骨骼的异常。大头畸形，前额高宽，是最典型的特征之一[145]。进行性大头畸形可能伴有精神运动发育迟缓[145]。

泌尿生殖系统病变是常见的，包括子宫肌瘤、子宫内膜癌、宫颈癌以及肾盂和膀胱移行细胞癌[139]。肾细胞癌也有报道。

胃肠道息肉发生于 70%~85% 的 MHS 患者[146-152]。它们发生于胃肠道的所有节段，具有各种不同的组织学报告，包括错构瘤、增生性息肉和腺瘤性息肉，其次是脂肪瘤、神经节神经瘤和炎性纤维样息肉。增生性息肉通常位于胃，腺瘤性息肉通常位于胃或结肠[150, 151]。MHS 的错构瘤与 PJS 的错构瘤在组织学上有所不同。它们通常无蒂且较小，黏膜肌层的外生和树突状增生较少。错构瘤性息肉是 MHS 最常见的息肉，并且是直肠乙状结肠的主要病变[151, 156]。虽然错构瘤发生在食管，但糖原性棘皮病似乎是食管的一个更一致的发现，并被一些人认为是 MHS 的另一个特征（图 61-9）[152]。

MHS 的胃肠道息肉在影像学上通常表现为多个小的、无蒂的具有节段性或弥漫性分布的病变。它们通常位于直肠乙状结肠，然后依次是胃、十二指肠、小肠和食管[151, 152]。

在大多数患者中，胃肠道息肉不引起任何症状，通常偶然发现或在筛查 MHS 期间发现。MHS 中已描述过罕见的结肠癌和胃癌病例，但尚未确定 MHS 患者发生这些恶性肿瘤的风险增加[150, 151, 153]。

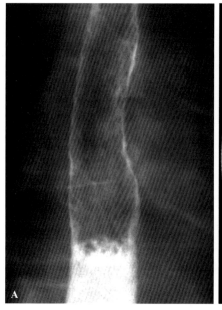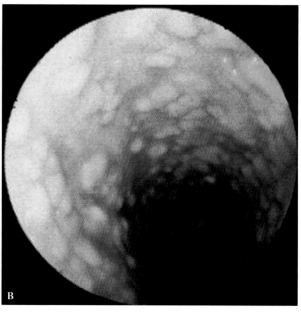

▲ 图 61-9 多发性错构瘤综合征的糖原棘皮病
A. 双对比食管造影显示食管存在多发透明斑块状充盈缺损。B. 内镜下可见特征性白斑，周围黏膜正常

（三）幼年性息肉病（JP）

虽然孤立的青少年息肉是儿童最常见的结肠肿瘤，但 JP 是一种罕见的疾病。其发病年龄是可变的，但大多数患者出现在 10—20 岁[154-159, 161]。JP 的诊断标准如下：①结肠或直肠内有五个以上的幼年息肉；②整个胃肠道的幼年息肉；③和（或）具有幼年息肉家族史的患者中的任何数量的幼年息肉[158]。受影响的个体可能出现出血、梗阻和肠套叠，但许多患者无症状。

遗传学上没有精确的定义，但 JP 似乎具有常染色体显性遗传方式[158]。新诊断的 JP 病例中约有 25% 是散发性的，其余 75% 的患者有 JP 的家族史。有两个基因与 JP 的发展有关。一个基因位于 18 号染色体上（SMAD4），另一个位于 10 号染色体上（BMPR1A）[158]。约 20% 的 JP 患者有 BMPR1A 突变，20% 有 SMAD4 突变[158]。各种先天性异常，包括脑积水和肺静脉畸形，发生在 25% 的非家族性 JPS 病例中，但在家族性 JPS 病例中很少见[159, 160]。

患有 JP 的患者患结肠、胃、小肠和胰腺恶性肿瘤的风险增加[161-168]。有证据表明，35 岁时患结肠癌的风险为 17%～22%，60 岁时高达 68%。在胃息肉患者中，胃癌的发生率超过 20%[158, 162]。在幼年性息肉中的癌前不典型增生已得到充分的文献记载，提示这些病变可能发生癌。目前对 JP 患者的筛查建议包括从 15 岁开始每隔 1～2 年进行结肠镜检查，从 25 岁开始进行上消化道内镜检查[158]。研究人员发现，JP 患者的家庭成员也有可能罹患胃肠道恶性肿瘤的风险，所以这些患者的家庭成员也应该被仔细评估[165]。

结肠息肉大小不一，但与孤立的幼年性息肉患者一样，息肉往往是直径 1cm 或更大的病变。这些息肉可以是无蒂的或有蒂的。当息肉分布于整个胃肠道时，它们仍然更可能聚集在一起而不是覆盖黏膜。息肉多发于结肠、胃、小肠和十二指肠，发生频率依次降低。JP 的胃息肉主要位于胃窦（图 61-10）[169-175]。

婴儿期的 JP 是一种严重的疾病[176-180]。大多数患者在出生后的头两年出现极其严重的黏液样或血性腹泻。通常没有 JP 家族史。贫血、低蛋白血症、反复发作的支气管肺部感染和小肠肠套叠导致大多数患者早期死亡。已在少数患者中报道其外胚层改变类似于成人 Cronkhite-Canada 综合征和先天性异常，包括杵状指、大头畸形和蛛网膜囊肿[180]。幼年性息肉大小不一，分布在除食管外的整个胃肠道。小肠和结肠受影响最严重[181]。

（四）Cronkhite-Canada 综合征（CCS）

与大多数其他息肉病综合征不同，CCS 不是家

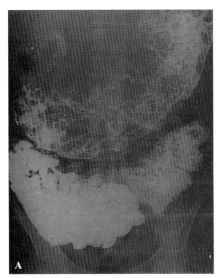
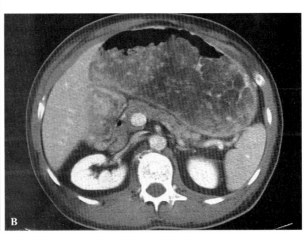

▲ 图 61-10　一名 52 岁男性患有青少年息肉病，表现为呕血

他有青少年息肉病家族史和结肠青少年息肉切除史。A. 上消化道造影 X 线片显示扩张的胃内存在无数的充盈缺陷。B. 静脉对比增强 CT 显示无数低密度的息肉几乎充满整个胃

族性的，并且好发于老年人身上[182-188]。发病平均年龄为 60 岁，年龄分布在 31—76 岁（一种被称为 Cronkhite-Canada 综合征的婴儿期疾病可能与婴儿期青少年息肉病是同一种疾病）。精神和身体的压力被认为是这种疾病发展的一个重要因素[185]。

在最初报道的病例中，胃肠道息肉的组织学表现缺乏特征，但通常认为 CCS 的病变是炎性息肉[188]。腺瘤性息肉、增生性息肉和错构瘤性息肉在患者中也有少量报道[188-190]。到目前为止，在 387 例记录在案的 CCS 病例中，约有 12% 的病例报道了结肠癌[190]。

CCS 患者通常表现为腹痛、厌食、严重的蛋白质流失性腹泻、吸收不良和体重减轻。这种严重的腹泻会引起电解质紊乱、贫血和低蛋白血症。皮肤、毛发和指甲的外胚层异常通常伴随胃肠道症状的出现。涉及头皮或身体的脱发或脱毛会突然发生。棕色斑点出现在手掌和足底皮肤表面。指甲营养不良的改变可能导致指甲的完全脱落（图 61-11）。胃肠道疾病发病前很少出现外胚层表现[189,191]。当临床缓解期出现时，外胚层改变甚至胃肠道息肉都可能消退[187,190,191]。该病预后通常较差，死亡率超过 50%。然而，有证据表明，经过皮质类固醇激素和营养支持的强化治疗后，预后较好[191,192]。

CCS 中的息肉在钡剂检查中通常表现为小的、无蒂的或少见带蒂病变。它们几乎总是分布在整个胃、小肠和结肠中[193]。目前尚无明确食管受累的

报道。在胃中，小到中等大小的息肉覆盖在黏膜表面，通常叠加在增厚的皱襞上（图 61-11）。小肠可能包含从十二指肠到回肠末端的多个小息肉。结肠和直肠也可能弥漫性受累，但黏膜的覆盖范围不像胃那样广泛[193]。

（五）Bannayan-Riley-Ruvalcaba 综合征

由于临床特征重叠，三个综合征——Riley-Smith 综合征、Bannayan-Zonana 综合征和 Ruvalcaba-Myhre-Smith 综合征，被合并成一个单一的实体，即 Bannayan-Riley-Ruvalcaba 综 合 征（BRRS）[194,195]。该综合征具有常染色体显性遗传方式[194,195]。50%～60% 的 BRRS 患者存在 *PTEN* 基因突变，该基因与 MHS 相关[138]。现在一些作者认为，BRRS 和 MHS 可能是同一种综合征，因为这些疾病的遗传和临床表现有重叠[83]。此外，据报道，有些家庭成员有 MHS，其他成员有 BRRS[142]。

BRRS 最常见的临床特征包括大头畸形、多发性皮下和内脏脂肪瘤和血管瘤。约有 50% 的患者有精神运动发育迟缓、张力减退和轻度至重度精神缺陷。男性患者的阴茎可能有色素斑点。

约 45% 的 BRRS 患者存在错构瘤性肠息肉[194]。它们通常位于回肠末端和结肠，但在整个胃肠道中都能找到[83,195-198]。在这些患者中尚未描述胃肠道恶性肿瘤的风险增加。

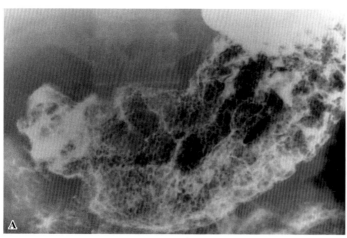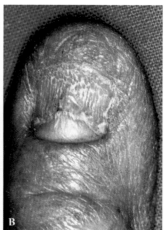

▲ 图 61-11　**Cronkhite-Canada 综合征的 X 线和临床特征**
A. 一项对一名 34 岁的女性胃的双对比造影显示胃黏膜覆盖着错构瘤性息肉，并叠加在增大的皱襞上。B. 在患有 Cronkhite-Canada 综合征的另一名患者身上观察到指甲营养不良的改变

第 62 章　结肠的其他异常

Miscellaneous Abnormalities of the Colon

Richard M. Gore　Richard A. Szucs　Ellen L. Wolf
Francis J. Scholz　Ronald L. Eisenberg　Stephen E. Rubesin　著
宋　翔　译　张晓燕　校

一、结肠梗阻

机械性大肠梗阻比小肠梗阻少 4～5 倍，并且在病因（表 62-1）、病理生理学、治疗和预后方面差异显著 [1-4]。结肠梗阻通常是由肿瘤造成的（表 62-2），而大多数小肠梗阻是由粘连引起的 [5, 6]。许多结肠外疾病过程，包括妇科疾病，可继发累及大肠，导致梗阻或形成狭窄和瘘管 [7]。

（一）病理生理学

当结肠梗阻是由憩室炎或癌症引起时，症状通常为亚急性或慢性。近梗阻处吸入的空气引起扩张。除了偶尔发生肠扭转外，绞窄很少发生 [8]。结肠对机械性梗阻的反应取决于回盲瓣的功能（图 62-1）。当瓣膜功能不全时，小肠可用于给结肠减压。当瓣膜正常时，由于结肠不能减压，就会形成闭襻性梗阻。

盲肠在结肠中的直径最大，因此根据拉普拉斯定律（管壁张力 = 管腔内压力 × 半径），盲肠的管壁具有最高的张力。压力增加可能导致肌纤维分离，导致盲肠扩张穿孔。剥离的空气进入肠壁内导致积气，这可能先于明显的穿孔 [9, 10]。当盲肠直径达到 9～12cm 时，穿孔的风险增加 [11]。扩张开始的持续时间和速度也很重要 [12, 13]。产生穿孔所需的腔内压力 20～55mmHg [14]。缺血和细菌过度生长也在盲肠穿孔中起作用，并且可观察到伴随绞窄性梗阻的全身性反应 [15, 16]。

（二）临床表现

由于大多数结肠梗阻是由癌症引起的，患者通常是老年人，其症状与肿瘤位置有关。右半结肠病变的症状和体征往往是隐匿性的，因为肠腔大，内容物是半流体。这些患者常伴有疼痛、可触及的肿块和贫血 [17]。左半结肠病变导致进行性便秘，最终导致便秘，伴有腹胀和疼痛。如果回盲瓣功能不全，逆行减压会逐渐引起扩张并最终产生粪便样呕吐 [18, 19]。发生在回盲瓣或回结肠肠套叠的病变引起更急性的小肠梗阻症状——腹痛、腹胀、呕吐和梗阻 [18, 19]。如果存在闭襻性肠梗阻和肠缺血，肠扭转患者可迅速发展成疼痛和扩张 [20]。体格检查时，可能出现腹部肿块（如晚期右侧结肠癌）和肠道扩张可能在一个区域最明显（如盲肠扭转时的左上腹）。肠鸣音经常是非常活跃的，尤其是合并小肠梗阻。明显的压痛或反跳痛提示穿孔或绞窄 [18, 19]。

（三）可疑大肠梗阻的影像学检查方法

1. X 线片

仰卧位和直立位或左侧卧位获得的腹部 X 线片通常是怀疑梗阻患者的最初影像学检查手段 [21]。这些 X 线片可明确诊断，定位梗阻部位，在某些情况下还可以确定梗阻病变的性质 [22-25]。结肠通常在梗阻的近端扩张，然而，如果回盲瓣功能不全，其外观可能类似于小肠梗阻 [26-28]。在第 10 章中详细讨论了肠梗阻的 X 线片影像学表现。

表 62-1　机械性大肠梗阻的原因

内在疾病	外在疾病
肿瘤	肠扭转
良性的	继发性的
恶性的	原发性的
炎性的	疝
憩室炎	内部的
溃疡性结肠炎	外部的
克罗恩病	粘连
阿米巴病	肿块压迫
结核病	癌症扩散
肠套叠	脓肿
闭塞	妊娠
胆石症	囊肿
异物	胰腺炎
胎粪	子宫内膜异位症
药物治疗	
肠结石	
胃肠结石	
蠕虫	
先天性的	
闭锁	
狭窄	
肛门闭锁	
囊肿与重复	
其他	
创伤后事件	
肠壁积气	

表 62-2　不同病因引起结肠梗阻的发病率

病　因	发病率（%）
癌	55
肠扭转	11
憩室炎	9
外源性癌症	8
粘连	4
嵌塞	3
疝	2
内在的	4

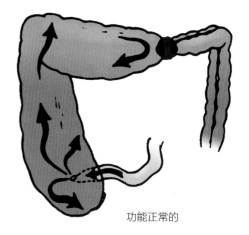

功能正常的

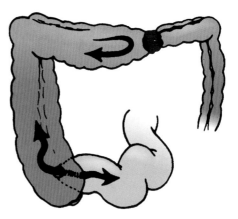

功能不全的

▲ 图 62-1　回盲瓣在大肠梗阻影像学表现中的重要性

如果回盲瓣正常（上），则可发生明显的盲肠扩张。功能不全的瓣膜（下）允许逆行减压进入小肠［引自 Welch JP（ed）：Bowel Obstruction. Philadelphia，WB Saunders，1990］

2. 对比灌肠

如果腹部 X 线片有确凿的证据表明肠扭转或回结肠肠套叠引起大肠梗阻，那么对于怀疑有大肠梗阻的患者，下一步是对比灌肠，最好使用水溶性介质。尽管钡在本质上是一种更好的对比剂，但它可能会干扰未来的检查，如计算机断层扫描（CT）或结肠镜检查。如果患者被证明是假性梗阻，而不是真正的梗阻，钡剂可能留在结肠内达数天[29]。水溶性灌肠剂也可用于治疗粪便嵌塞的患者[29]。因为口服钡剂可在部分或完全大肠梗阻的近端浓缩，所以在用钡剂检查小肠前，排除梗阻性结肠病变是很重要的[30, 31]。

3. CT

CT 是目前已知或怀疑梗阻患者的首选影像学检查方式。这是回答以下关键问题的最佳无创手段：

- 肠梗阻了吗？
- 梗阻的程度是多少？
- 梗阻的原因是什么？
- 梗阻是单纯的还是闭襻性的？
- 是否存在缺血改变？
- 患者是否需要立即手术，或是应该首先尝试保守治疗？

CT在全身体征提示感染、肠梗死或可触及相关肿块时最有价值[32]。CT显示肠梗阻表现为扩张肠襻近端可见肠襻塌陷，并且可揭示梗阻的原因，如肿瘤、扭转、憩室炎或阑尾炎[32, 33]。

4. 超声与磁共振成像

虽然CT是评估可疑结肠梗阻患者的最佳检查方法，但超声和磁共振成像（MRI）也可以确定梗阻的程度和原因，特别是对于儿童和孕妇[34, 35]。

（四）结肠梗阻的主要类型

1. 结肠癌

约55%的大肠梗阻是由内源性结肠癌引起的[36, 37]。几乎20%的结肠癌伴有不同程度的梗阻，5%～10%的结肠癌伴有完全梗阻，需要急诊手术治疗[38]。无论肿瘤部位如何，急诊手术患者的死亡率都很高（10%～30%）[38, 39]。这与肿瘤分期、患者年龄和相关心肺疾病、营养不良、脓毒症产生有关[40, 41]。如果并发穿孔，死亡率甚至更高。梗阻性结肠癌患者由于在确诊时疾病进展较晚，治愈率和生存率较低[42]。

乙状结肠因其相对狭窄的直径和粪便内容物的集聚，是梗阻性结肠癌最常见的部位。结肠各部肠梗阻发生率为盲肠11%、右半结肠5%、肝曲3%、横结肠11%、脾曲12%、降结肠10%、乙状结肠35%以及直肠13%[37]。在右半结肠（图62-2）、左半结肠中，梗阻性癌占总肿瘤的比例相似，但较直肠病变比例低[17]。横结肠和脾曲的肿瘤特别容易发生梗阻[43]。据估计，在特定部位的肿瘤发生梗阻的风险脾曲病变为50%，右侧和左侧结肠病变为25%以及直肠肿瘤为6%[17, 44]。3%～8%的恶性梗阻患者发生穿孔[38]。最常见的穿孔部位是盲肠，而不是肿瘤附近[45, 46]。

梗阻性结肠癌的临床表现取决于梗阻的部位、

持续时间和梗阻程度及回盲瓣功能。位于回盲瓣附近的肿瘤可以呈现远端小肠梗阻的症状。一些右半结肠肿瘤可作为结肠套叠的头部，另一些则可能使肠道穿孔，导致脓肿形成和（或）梗阻。左半结肠肿瘤倾向于以环状方式阻塞，或者由达到足以阻塞管腔大小的息肉样病变阻塞。直肠并不是常见的梗阻部位，因为它的直径和扩张性更大，并且因为直肠癌经常引起直肠出血，早期即会引起医疗关注。梗阻性结肠癌的常规治疗方法是手术切除或转移结肠造口术，然而，可扩张的金属支架可用于姑息治疗或允许在手术切除前进行肠道清洁[47, 48]。

2. 憩室炎

约12%的大肠梗阻病例是由于憩室疾病引起的。憩室炎可引起小肠和大肠梗阻。部分结肠梗阻可因水肿、结肠周围炎症或脓肿形成而并发急性憩室炎。重度梗阻并不常见，它更经常由结肠癌引起。通常，梗阻继发于憩室炎的反复发作，结肠壁明显纤维化导致狭窄并最终形成绞窄。梗阻部位通常位于乙状结肠，靠近炎症部位。由于憩室炎引起的横结肠或右侧结肠梗阻是罕见的[49, 50]。

临床上，乙状结肠憩室炎的患者主诉左下腹疼痛、发热和排便习惯异常。将这些症状与结肠癌的相应表现进行鉴别是很重要的，这在临床和影像学上常常是一项困难的任务（图62-3和表62-3）。乙状结肠癌的症状通常更为隐匿，伴有直肠出血、便秘和体重减轻[51-56]。关于憩室疾病的更完整的讨论可见第55章。

3. 肠扭转

扭转是指伴有蒂的器官扭转或扭曲到足以引起症状的程度。大肠扭转（图62-4）约占结肠梗阻的10%，可影响乙状结肠（图62-5）、盲肠（图62-6和图62-7）、横结肠，很少影响脾曲。症状是由肠道变窄和阻塞、血管绞窄或两者兼而有之引起的[57-59]。

结肠扭转所必需的主要诱发因素是肠系膜或结肠系膜上的一段冗余的可移动结肠和一个可发生旋转的固定点。因此，乙状结肠（图62-8）是结肠扭转最常见的部位，特别是在60岁以上的患者中[60, 61]。乙状结肠扭转不是由先天性缺陷引起的，而是由饮食和行为因素导致的，包括饮食中纤维含

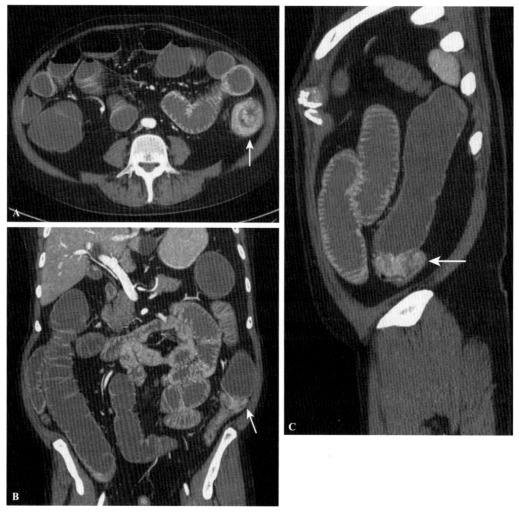

▲ 图 62-2　CT 对大肠梗阻的诊断价值

A. 轴位图像显示在降结肠和乙状结肠交界处有一个强化的、阻塞性肿块（箭）。B. 冠状位重建图像显示梗阻性癌（箭）和积液扩张的结肠和小肠；C. 矢状位显示癌症（箭）和积液扩张的结肠和小肠

量的增加，增加了粪便的体积并延长了结肠。盲肠或升结肠扭转发生在右半结肠附着点先天性缺损或产后韧带松弛及活动盲肠的患者[62]。任何引起结肠扩张的因素，包括假性梗阻、远端肿瘤、内镜检查、灌肠和术后肠梗阻，都可能导致易感个体盲肠扭转。横结肠扭转发生在较长的肠系膜上具有冗余横结肠的患者中[63]，脾曲扭转发生在脾曲到腹膜后壁正常附着点缺损的患者，通常是由于先前手术的结果[64, 65]。结肠扭转的发生频率如下：乙状结肠为 50%～75%；盲肠为 25%～40%；横结肠为 0%～10%。结肠和小肠联合梗阻的一个罕见原因是回肠乙状结[66-68]。关于结肠扭转的详细讨论及其常规影像学特征可见第 10 章。

在 CT 上，旋涡征被用于描述肠扭转。漩涡是由进入扭转的传入和传出肠管构成的。紧密扭曲的肠系膜和肠道构成旋涡的中心部分。两端肠管逐渐变细，导致 CT 上的扭转，这与钡剂灌肠上见到的所谓的鸟嘴征相一致。扩张和多余的乙状结肠可覆盖肝脏并向头侧延伸至横结肠（咖啡豆征）[69-71]。

4. 成人肠套叠

肠套叠定义为胃肠道（GI）的一段内陷嵌入邻近的肠管（图 62-9）。它占婴儿和儿童肠梗阻的 80%～90%，是仅次于阑尾炎的儿童最常见的腹部急症的原因。儿童肠套叠通常始发于回肠远端，90% 的病例是特发性的[1-4, 20]。关于儿童肠套叠的完整讨论见第 121 章。

与此相反，成人肠套叠仅占机械性肠梗阻的 1%～3%，80% 的成人肠套叠有明显原因。结肠肠套叠通常由原发性结肠癌引起，而小肠肠套叠一般与良性肿瘤有关，较少与恶性肿瘤有关，通常是转移性病变[72-84]。术后肠套叠通常发生于小肠，与许多因素有关，如缝合线、造口关闭、粘连、肠管较

长、绕过肠段、黏膜下水肿、肠动力异常、电解质紊乱和慢性肠道扩张[84, 85]。

诱发结肠肠套叠的良性病变包括腺瘤性息肉、脂肪瘤、胃肠道间质瘤（图 62-10）、阑尾残端肉芽肿和阑尾绒毛状腺瘤[84]。正常阑尾可发生短暂性肠套叠，尽管临床上显著的阑尾肠套叠通常发生在阑尾炎症、感染、肿瘤或子宫内膜异位症沉积的背景下[86]。关于阑尾疾病更完整的讨论可见第 56 章。结肠肠套叠也被报道为嗜酸性结肠炎、肠脂垂炎和假膜性结肠炎的并发症[87-89]。

对儿童来说，腹部肿块的存在和血液经直肠排出常提示诊断。由于成人肠套叠通常是慢性和复发

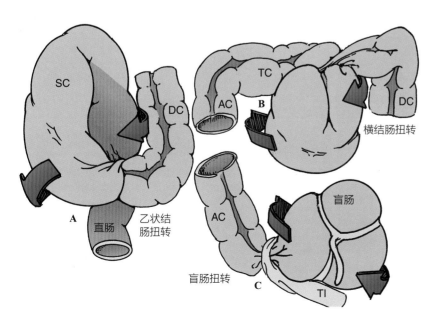

▲ 图 62-3 乙状结肠憩室炎与癌：钡灌肠表现
A. 憩室疾病中的癌。B. 憩室疾病致狭窄（引自 Bartram CT, Kumar P: Clinical Radiology in Gastroenterology. Oxford, England, Blackwell Scientific, 1981, p 132）

有肩部：
无憩室
有黏膜皱襞 } 狭窄处

无肩部：
有黏膜皱
襞有憩室 } 出现在狭窄

表 62-3 乙状结肠憩室炎与癌的影像学鉴别	
憩室炎	**癌**
痉挛性结肠	邻近肠道正常
锥形边缘	锐利的边缘，似架子的
长节段	短节段
黏膜保存	黏膜破坏
检查之间收缩可变	进行性梗阻
存在憩室	偶发性憩室
梗阻不伴有肿瘤	梗阻伴有肿瘤

◀图 62-4 结肠扭转的三个主要部位
A. 乙状结肠扭转。邻近扩张的乙状结肠（SC）肠壁中层在 X 线片上形成一个双线征，汇聚在乙状结肠系膜的扭转位置上；B. 横结肠扭转，这个下垂结肠的尾缘是圆形的，中央的双层肠壁并未延伸到乙状结肠系膜；C. 盲肠扭转，扩张的盲肠顺时针扭转，阻塞升结肠，末端回肠（TI）围绕扩张的肠道旋转
AC.升结肠；DC.降结肠；TC.横结肠

性的，反复发作的亚急性梗阻和可变的腹部体征提示诊断。在发作的高峰期，可能存在可触及的肿块，但当患者在数小时后重新检查时，肿块可完全消失，此时症状已缓解[3, 20]。对于婴幼儿，应尝试水压或气动方法对肠套叠复位，并且这可能是最终疗法，因为其病因通常是特发性的。在成人中，高发病率的器质性病变，往往是恶性的，故排除了这种方法。

如果肠套叠属于回肠 - 结肠型或结肠 - 结肠

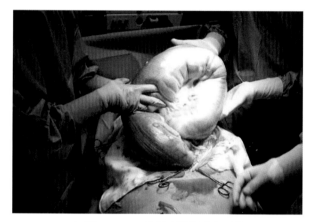

▲ 图 62-5　乙状结肠扭转术中照片
图示为自身扭转的大面积扩张的乙状结肠

型，则可见特异性的新月征。当肠套叠鞘部陷入肠套叠套入部并延伸至外壁时，就会产生这种征象。滞留于两段肠管表面之间的腔内气体可表现为半月形透光影，缺乏结肠袋或环状皱襞。这种透亮新月形的直径比正常肠道宽，且通常叠加在圆形软组织密度上，代表肠套叠形成的肿块。可以看到一个更中心、不太明显的透光影，代表被滞留于肠套叠腔中的气体。仰卧位时，由于这段结肠通常向远端移位，横结肠的气体阴影常不存在[21, 90, 91]。

钡剂检查中肠套叠的典型表现是螺旋弹簧状外观，因为对比剂滞留于肠套叠套入部与鞘部之间（图 62-11）。

超声表现为靶样病变（图 62-12），低回声晕环由肠系膜及肠套叠鞘部的水肿肠壁形成，高回声中心由受压黏膜、黏膜下及肠套叠套入部的浆膜表面多个界面形成。多个同心环也是特异性表现，在横向扫描中最容易看到。在纵向扫描上，对应的表现是多个、薄的、平行的、低和等回声条带[92-96]。

在 CT 上，肠套叠表现为三种不同的模式，反映其严重程度和持续时间：①靶征；②腊肠状肿块，伴有高、低密度交替层；③肾形肿块。病理生

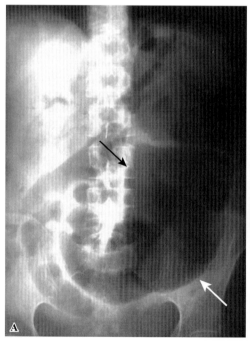

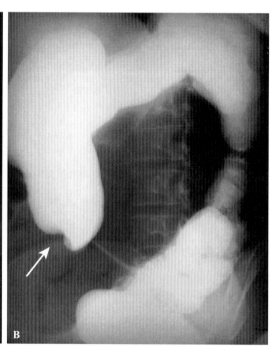

▲ 图 62-6　盲肠肠扭转的 X 线片和钡灌肠特征
A. 左下腹存在扩张的盲肠（箭）。近端小肠明显扩张，肠扭转远端的结肠气体相对较少。B. 钡灌肠显示腔内对比剂在扭转水平突然截断（箭）

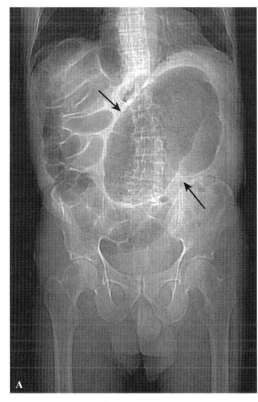

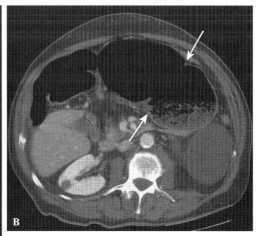

▲ 图 62-7 盲肠扭转的 CT 表现

A. 定位像显示左上腹存在扩张的盲肠（箭），伴随右上腹可见多发扩张的小肠襻。B. CT 扫描显示盲肠错位（箭）和肠系膜扭转

理上，靶征是肠套叠的最早阶段。随着它的进展，形成了一种分层表现，低密度区（肠系膜脂肪）和高密度区（肠壁）交替出现（图 62-13）。如果肠套叠得不到治疗，就会出现水肿和肠壁增厚加重。肾形表现的肠套叠是由严重水肿和血管损伤引起的，需要外科急诊干预[97]。肠套叠几乎总是与急性肠梗阻或部分和复发性肠梗阻、气液平面和近端肠管扩张有关。套叠肠管对应的肠系膜受牵拉。如果发生梗死，肿块周围可能存在腹腔内液体、水肿、肠系膜出血，甚至穿孔[98-104]。CT 可诊断脂肪瘤作为先导点，然而，不同程度的梗死和脂肪坏死，脂肪瘤可能具有不典型的表现[105, 106]。

5. 粘连

粘连是炎症继发纤维化愈合的结果。它们通常是手术创伤的结果，但也可能是先天性的。粘连性大肠梗阻是不常见的，因为结肠的特点是固有口径大，肠壁厚。相比之下，小肠固有口径小，具有高度活动性，因此很容易因粘连而阻塞。关于小肠梗阻的更完整的讨论可见第 46 章。结肠可移动的冗余部分最有可能受累[107]。右结肠、横结肠和乙状结肠的粘连性梗阻已被报道[108, 109]。

盲肠襞，即盲肠折合，常发生粘连带的部位[110]。升结肠可因先天性束带或结肠镜检查和息肉切除后的炎性改变引起的粘连而阻塞[111, 112]。肠脂垂炎很少引起直肠乙状结肠梗阻，大网膜缺血和炎症可引起横结肠梗阻[113, 114]。钡灌肠时，粘连可表现为襻周狭窄区域，通常较短且黏膜完整，或是平滑、广泛的充盈缺损。它们可能造成部分或完全的结肠梗阻[115]。

6. 疝

疝引起大肠梗阻的发病率低于小肠梗阻，因为结肠的性质相对固定，且其口径较大。腹股沟疝、股疝、脐疝、半月线疝、切口疝、腰疝和膈疝（先天性或创伤后）均可包含结肠并引起肠梗阻[116-125]。内疝，如通过温斯洛孔，可包含结肠并引起梗阻[126-129]。可通过 X 线、钡灌肠或 CT 诊断。关于疝的完整讨论请见第 112 章。

7. 闭塞梗阻

回肠末端是肠道最狭窄的部分，因此是最常见的阻塞部位。乙状结肠直径为 2.5cm，略大于回肠远端，是结肠最窄的部分，其次是肝曲和脾曲。这些是腔内容物发生结肠内闭塞最可能的部位[130]。

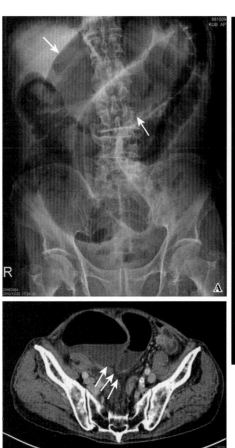

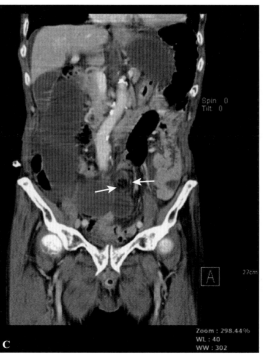

▲ 图 62-8　乙状结肠扭转

A. 定位像显示乙状结肠明显扩张（箭）。乙状结肠的顶端邻近横膈膜，朝向北侧显露。B. 腹部 CT 扫描显示一个鸟嘴状过渡区（箭）。C. 冠状位 CT 重建图像显示了肠扭转部位的乙状结肠系膜的过渡区和旋涡征（箭）

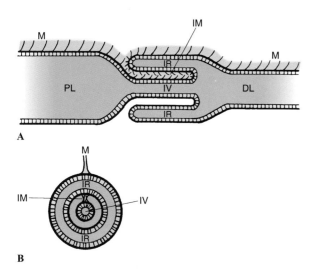

▲ 图 62-9　肠套叠

顺行肠套叠纵（A）、横截面（B）示意图。DL. 远端肠襻；IM. 套叠的肠系膜；IR. 肠套叠鞘部；IV. 肠套叠套入部；M. 肠系膜；PL. 近端肠襻（引自 Iko BO, Teal JS, Siram SM, et al: Computed tomography of adult colonic intussusception: Clinical and experimental studies. AJR 143: 769–772, 1984）

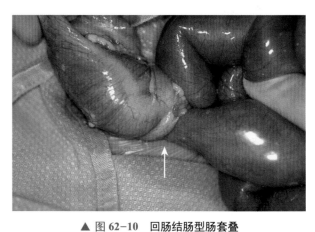

▲ 图 62-10　回肠结肠型肠套叠

回肠套叠（箭）嵌入结肠。诱因是回肠远端一个小的胃肠道间质瘤

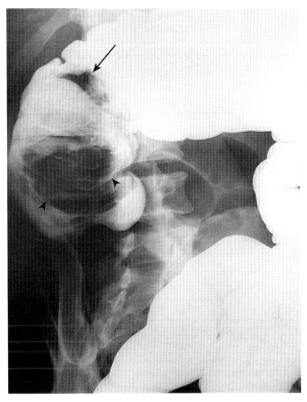

▲ 图 62-11 结肠肠套叠的钡灌肠表现
盲肠肿瘤肠套叠嵌入升结肠（箭）。注意螺旋弹簧状的外观（箭头）

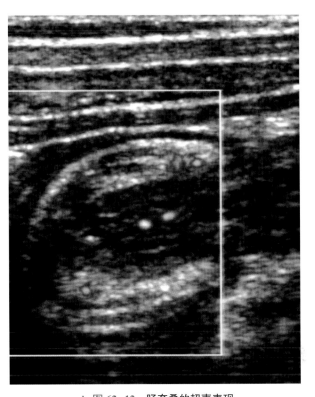

▲ 图 62-12 肠套叠的超声表现
这一彩色多普勒扫描，针对肠套叠纵向成像，显示中央低回声区代表肠套叠套入部嵌入到肠套叠鞘部

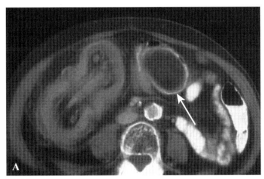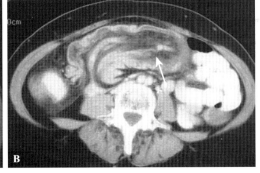

▲ 图 62-13 结肠肠套叠的 CT 表现
A. 结肠肠套叠的先导点是脂肪瘤（箭）。外层代表肠套叠鞘部，内层代表肠套叠套入部。B. 另一位患者，肠套叠鞘部内可见雪茄状的肠套叠套入部（箭）

　　胆石性肠梗阻患者中，3%～5% 有结肠梗阻[131]。在这些患者中，胆结石最常通过胆囊结肠瘘绕过回盲瓣，通常影响乙状结肠，乙状结肠可能因先前的憩室炎而变窄[132]。

　　粪石、食物和肠结石通常不会阻塞结肠，除非有狭窄[133, 134]。囊性纤维化（见第 118 章）患者容易在盲肠形成大量浓缩的粪便，可导致胎粪肠梗阻等效综合征[135]。

　　足量的各种药物或诊断试剂可导致结肠闭塞梗阻。含有不可吸收的氢氧化铝抗酸凝胶的抗酸冲击剂，用于预防高磷血症，可发生于肾衰竭的右半结肠癌患者。这些梗阻可通过口服或直肠给药高渗泛影葡胺（Gastrografin）来治疗[136]。

　　钡剂在结肠中保留数天被干燥，可在结肠的任何部分形成闭塞，通常是近端部分。这些梗阻也可通过高渗泛影葡胺治疗，它刺激蠕动并将液体

吸入肠道[137, 138]。异物经口腔或肛门入路可引起梗阻或穿孔[139]。

老年、不活动、虚弱和精神障碍患者、美沙酮维持项目中的吸毒者、移植和血液透析患者以及患有成人先天性巨结肠症的患者有发生粪便嵌塞的风险。最常见的部位是直肠（70%）和乙状结肠（20%）。粪瘤或燥矢是一团具有腔内肿瘤特征的粪便物质。它们主要由未消化的食物堆积而成，形成一个核心，在这个核心周围粪便物质聚集。梗阻、扭转、含粪溃疡、穿孔、直肠脱垂和直肠裂是粪瘤的潜在并发症[140, 141]。

8. 狭窄

结肠狭窄可由多种疾病引起（框 62–1 至框 62–3）。这些狭窄通常会引起慢性阻塞性症状，并可能由于粪便嵌顿的存在或异物堵塞在狭窄处而导致急性梗阻。

9. 其他病因

盆腔脂肪增多症是一种良性脂肪组织浸润到直肠和膀胱周围间隙的疾病，通常会导致直肠变直、变窄和僵硬，但偶尔也会引起梗阻[142]。妊娠、肠系膜囊肿、游离脾、腹膜后肿瘤、可缩回性肠系膜炎及腹膜后纤维化是造成大肠梗阻较为少见的病因[143-145]。

二、累及结肠的结肠外疾病

良性和恶性外在疾病进展过程中可能涉及结

框 62–1   结肠缺血：危险因素
• 肠系膜下动脉结扎、血栓形成或栓塞
• 肠系膜上动脉结扎、血栓形成或栓塞
• 心律失常
• 充血性心力衰竭
• 休克
• 洋地黄毒性
• 胶原血管病
• 绞窄性疝
• 口服避孕药
• 真性红细胞增多症
• 创伤
• 糖尿病
• 淀粉样变性
• 辐射

框 62–2   便秘的一般、系统和心理原因
生活方式
• 摄取纤维不足
• 几乎没有食物
• 抑制或忽视排便的冲动
• 不活动
外部因素
• 药物（包括阿片类、抗胆碱药、抗抑郁药、抗惊厥药）
内分泌和代谢因素
• 甲状腺功能减退
• 高钙血症
• 卟啉症
• 神经病学的
• 帕金森病
• 多发性硬化
• 脊柱病变
• 骶骨副交感神经损伤
• 自主神经病变
• 自主神经衰竭
心理因素
• 抑郁
• 饮食失调（如神经性厌食）
• 对"内部清洁"的痴迷
• 拒绝排便

引自 Lembo AJ, Ullman SP: Constipation. In Feldman M, Friedman LS（eds）: Gastrointestinal and Liver Disease, 9th ed. Philadelphia, Saunders, 2010, pp 259–284

框 62–3   便秘的胃肠道原因及相关症状
胃肠道
• 梗阻
• 神经节细胞缺乏症（先天性巨结肠病、恰加斯病）
• 肌病
• 神经病
• 系统性硬化
巨直肠和结肠
• 肛门闭锁或畸形
• 遗传性肛门内括约肌病
• 肛门狭窄
• 骨盆底无力
• 大型脱肛
• 肠套叠
• 前黏膜脱垂
• 脱垂
• 孤立性直肠溃疡

引自 Lembo AJ, Ullman SP: Constipation. In Feldman M, Friedman LS,（eds）: Gastrointestinal and Liver Disease, 9th ed. Philadelphia, Saunders, 2010, pp 259–284

肠。子宫内膜异位症，卵巢癌，其他良性和恶性妇科疾病，胰腺疾病，前列腺癌和其他腹部恶性肿瘤可以表现为结肠受累。这种累及可能引起梗阻，病理上可类似原发性结肠疾病。梗阻通常发生在盆腔内，因结肠固定在骨盆内并受骨盆骨的限制。横结肠是另一个常见的受累部位，因为它被网膜和肠系膜附着（见第108章）。钡灌肠、CT和超声内镜检查可能有助于评估邻近疾病进展过程中对结肠壁的侵犯[146]。

（一）子宫内膜异位症

子宫内膜异位症是一种影响8%～18%的妇女在经期活跃期间的疾病，通常发生于30—45岁[147, 148]。据报道，5%～37%的患者出现胃肠道受累[149]。在一项对7000多名子宫内膜异位症患者的大型回顾性研究中，12%的患者存在肠道受累。直肠乙状结肠是最常见的受累部位（72%的病例），其次是直肠阴道隔（14%）、小肠（7%）、盲肠（4%）和阑尾（3%）[150]。罕见的累及胃、胰腺、近端小肠以及横结肠的案例已被报道。

邻近道格拉斯窝的直肠乙状结肠前壁是最常见的胃肠道受累部位。肠道的子宫内膜异位通常是外源性或浆膜性的，但也可能是壁内或很少是腔内的[151]。在双对比钡灌肠检查中，植入物通常表现为黏膜保存完好的外生型浆膜肿块效应（图62-14）。这种表现虽然是子宫内膜异位症的特征，但并不是特异性的，因为发生在子宫陷凹的其他疾病，如种植转移或脓肿，也可以产生相同的表现。当肠壁受累时，通常可以发现浆膜毛刺和黏膜的细小褶皱[152]。钡灌肠中子宫内膜异位症不太常见的表现是延伸到结肠腔内的息肉状肿块、狭窄或短环状病变。这些病例在临床上和影像学上可能难以与癌症区分开[153]。子宫内膜异位症很少表现为急性梗阻、胃肠道出血或穿孔，需要切除[7, 154-157]。子宫内膜瘤通常在超声或CT上表现为实性或复杂的囊性肿块，但其表现无特异性，可能与肿瘤或脓肿难以区分[158-160]。MRI（图62-14）对这些肿块内出血的检测更为敏感和特异[160]。

（二）妇科恶性肿瘤

妇科恶性肿瘤通过直接侵袭、腹腔内种植、血源性转移和淋巴扩散在腹腔内播散。正如Meyers所示的，腹腔内恶性细胞的播散依赖于腹水流动的自然途径[161]。扩散的特征方式因原发肿瘤的起源而不同。有关腹部和盆腔疾病传播途径的更完整讨论见第109章。

（三）卵巢癌

卵巢癌是导致女性癌症死亡的第五大主要原因，发病率随年龄增长而增加，在60岁左右达到高峰[162-164]。大多数卵巢癌患者的症状相对较少，超过50%的患者在最初出现时处于晚期。患者通常腹部症状不明显，表现为腹围增大和可触及的巨大肿块，尽管一些肿瘤在常规盆腔检查中较早发现。偶尔，肠道症状或结肠梗阻可能是卵巢癌的第一个表现[165]。

卵巢癌是最常见的直接侵犯结肠的原发性恶性肿瘤。腹膜下间隙为疾病进展形成了从盆腔到腹部的传播途径[166, 167]。从左侧卵巢经乙状结肠肠系膜直接侵犯通常累及乙状结肠下缘。从右侧卵巢直接侵犯通常通过回肠小肠肠系膜的延伸累及盲肠和回肠远端。钡灌肠可明确显示卵巢癌对结肠的直接侵犯，表现为包括伴有拴系和固定的浆膜毛刺征、严重侵犯、环状收缩到完全梗阻[168]。肠壁受累可能造成伴有黏膜皱缩的肠腔狭窄，或在更严重的情况下，导致伴有毛刺征的明显狭窄。环状狭窄可类似癌或憩室炎，完全梗阻可类似阻塞性结肠癌。

卵巢癌常通过腹腔内播散。结肠是卵巢癌腹膜内播散最常见的胃肠道受累部分。腹膜种植转移可能是多发的，被认为是外在的肿块，在钡灌肠检查中常伴有浆膜毛刺征和拴系（图62-15）。子宫陷凹处的种植转移可能与脓肿或子宫内膜瘤难以区分。另外，卵巢癌常在大网膜上种植，形成所谓的网膜饼，可继发累及横结肠或胃。这些病例的表现可以类似胃癌通过胃结肠韧带蔓延到横结肠，或者类似结肠癌蔓延到胃[169-171]。

（四）其他妇科恶性肿瘤

宫颈癌通过直接蔓延到盆腔侧壁和包括直肠在内的邻近结构扩散。因为子宫切除术仅针对肿瘤局

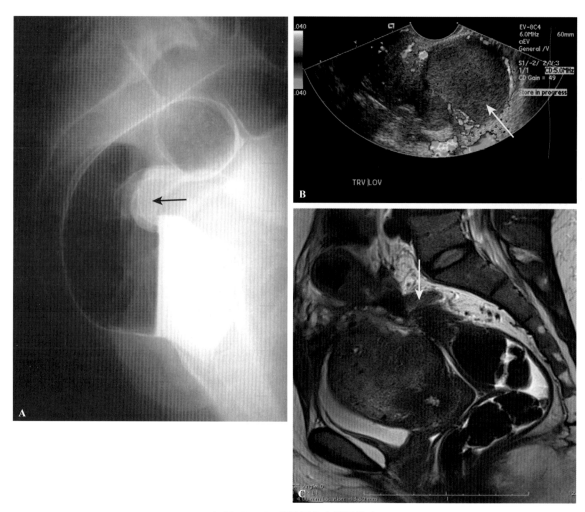

▲ 图 62-14　盆腔子宫内膜异位症

A. 钡灌肠检查显示直肠浆膜面有一外压性肿块（箭）。B. 盆腔超声显示了一个边缘清楚的盆腔肿块（箭），伴有多发纤细、均匀、低回声；C. 矢状位 MRI 扫描显示直肠前部有侵袭性子宫内膜异位症（箭）

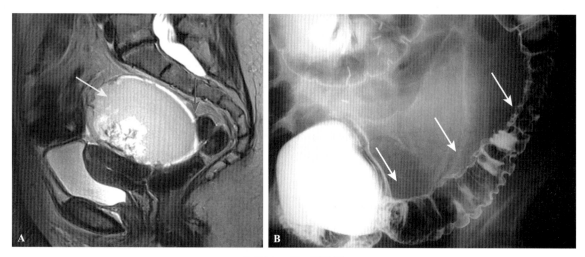

▲ 图 62-15　卵巢癌

A. 矢状位 T$_2$ 加权 MRI 扫描显示一个复杂的囊性肿块（黄箭）压迫直肠前壁（红箭）。B. 在另一位卵巢癌患者中，沿着乙状结肠内侧发现了多发浆膜种植转移（箭）

限于子宫颈或蔓延局限于子宫旁组织或阴道上 2/3（ⅡB 或以下分期）的患者，其他患者都需要接受放射治疗[172]。

子宫内膜癌、阴道癌和输卵管癌也可直接侵犯直肠乙状结肠。钡灌肠检查为盆腔恶性肿瘤的分期和手术切除提供了重要的信息。这些肿瘤也可以通过腹膜种植或淋巴管播散转移。子宫平滑肌肉瘤和其他肉瘤一样，可通过血液转移到肠道，产生黏膜下肿块，其可发生溃疡和出血。

（五）妇科良性肿瘤

良性卵巢肿瘤，包括浆液性和黏液性囊腺瘤及畸胎瘤，可能在直肠乙状结肠上产生一种外在性压迹，在 CT 和钡灌肠上可识别出来。这些肿块完全是肠外的，与结肠壁交界面光滑，通常无症状，但如果非常大，可能出现部分梗阻的症状。畸胎瘤通常含有脂肪或钙化，可在 X 线片或 CT 上检测到。子宫肌瘤在 25%～50% 的女性中存在，是最常见的盆腔肿瘤，50 岁左右发病率最高。大多数都很小，没有任何症状。如果纤维瘤是黏膜下的，则可表现为阴道出血，如果纤维瘤增长到很大的尺寸，则可出现症状。在这些病例中钡灌肠显示了对乙状结肠光滑的外部肿块效应，如果肿瘤较大，结肠可有明显的移位和伸展。卵巢囊腺瘤破裂进入腹腔可能导致腹膜假性黏液瘤。

（六）盆腔炎与输卵管卵巢脓肿

盆腔炎性疾病有多种致病微生物，包括沙眼衣原体、淋病奈瑟菌和其他一些需氧和厌氧细菌。继发的输卵管卵巢脓肿可能进一步累及肠道，在钡灌肠上可能与子宫内膜或浆膜表面的种植性转移难以区分。子宫陷凹是一个常见的受累部位。超声、CT 或 MRI 显示厚壁液体集聚，可能很难或不可能与囊性肿瘤或子宫内膜瘤鉴别[173, 174]。

（七）性传播疾病

性病淋巴肉芽肿是一种由沙眼衣原体感染淋巴组织引起的性传播疾病。原发感染部位通常在生殖器周围，但直肠可能是主要受累部位。直肠的原发性感染通常是通过肛交获得的，但直肠炎也可能是由于受感染的阴道分泌物扩散到肛管或通过腹股沟淋巴结的淋巴扩散而引起的。患者表现为腹股沟腺病和直肠深部溃疡。该病可发展为瘘管、直肠周围脓肿或狭窄（图 62-16）[175]。其他性传播疾病，包括淋病奈瑟菌或单纯疱疹病毒感染和梅毒，可感染直肠并引起直肠炎[176]。钡灌肠显示黏膜溃疡或颗粒状的黏膜像。CT 通常显示直肠和肛门的非特异性壁增厚。

（八）胰腺炎

约 1% 的急性胰腺炎患者有严重的结肠问题。这些并发症通常发生在起病后的 10～21 天，可能与胰腺蜂窝织炎或脓肿引起的压迫和广泛的脂肪坏死有关，也可能与胰腺酶在横结肠系膜或膈结肠韧带下分解继发水肿和坏死导致肠壁增厚有关[177]。偶尔会发生需要外科手术治疗的严重梗阻或穿孔[178-182]。关于胰腺炎的更完整讨论见第 97 章。

（九）转移

与原发性肿瘤相比，转移性重度大肠梗阻的发生率要低得多[183]。肾和前列腺肿瘤可直接侵犯结肠[184]。前列腺癌累及直肠的占所有病例的 0.5%～11%，临床上可与直肠癌相似。直肠梗阻发生于通过厚的、双层的 Denonvillier 筋膜直接蔓延或由前列腺肥大引起的直肠压迫[185, 186]。胃和胰腺肿瘤可直接侵犯结肠或通过浆膜转移使其狭窄[187-189]。

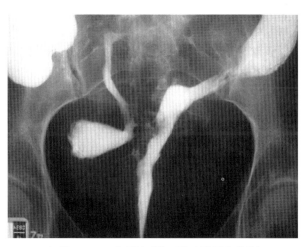

▲ 图 62-16　衣原体感染（性病淋巴肉芽肿）
钡灌肠检查显示直肠狭窄，伴有瘘管和窦道

三、结肠缺血

（一）临床表现

结肠缺血是胃肠道最常见的血管疾病，也是老年人结肠炎的最常见原因[189, 190]。尽管许多疾病都与结肠缺血的发病机制有关（框 62-1），但大多数患者的病因尚不清楚，也无法确定突发事件或情况。大多数患者没有严重的血管阻塞，因此这种情况可归因于低流量状态、小血管疾病或两者兼而有之。在约 20% 的病例中，存在梗阻性或潜在梗阻性结肠病变。

结肠缺血可导致多种疾病，从结肠坏疽到短暂性缺血性结肠炎。结肠缺血可分为以下几种：①可逆性缺血性结肠病；②可逆性或短暂性缺血性结肠炎；③慢性溃疡性缺血性结肠炎；④缺血性结肠狭窄；⑤结肠坏疽；⑥暴发性全身性缺血性结肠炎[191]。

结肠缺血的病理生理学基础是肠供血不足，不能满足黏膜的需要。黏膜接受大部分肠道血流，最容易受到损伤。损伤可能局限于黏膜和黏膜下层或透壁扩展。损伤程度取决于缺血性事件的发生率和血管丧失的程度。结果可能是完全愈合，可逆或慢性结肠炎，狭窄形成或坏疽。约 50% 的患者属于第一类，病情较轻，在 1～2 周内即可痊愈。临床过程变化很大。一项研究的结果如下，可逆性出血和水肿 33%、短暂性或可逆性结肠炎 16%、可逆性或持续性狭窄 12%、持续性结肠炎 21%、穿孔坏疽 18%[190]。

大多数结肠缺血患者年龄超过 50 岁，出现轻度下腹部疼痛和直肠出血或血性腹泻。那些患有透壁疾病的患者具有更令人印象深刻的表现，伴有腹膜症状。缺血性结肠炎的分布频率如下，左结肠（32.6%）、远端结肠（24.6%）、右结肠（25.2%）、横结肠（10.2%）和全结肠（7.3%）。诊断通常基于结肠镜检查和 CT 结果。

（二）病理表现

结肠的急性缺血性病变显示黏膜表层坏死（图 62-17），这通常使结肠隐窝的深层得以保留。其余的隐窝典型表现为萎缩，可见明显的细胞质异型性，可能被误认为发育不良。还可见假膜、固有层出血和固有层透明化。这些病变可自行消退，或出现明显的坏疽伴穿孔或狭窄形成。

缺血性结肠炎的慢性期可能更难以诊断，因为唯一的组织学表现可能是黏膜下区域的纤维化和狭窄，这是非特异性的。

（三）影像学表现

1. X 线片

腹部 X 线片通常是非诊断性的，显示为正常或非特异性肠梗阻。在一项涉及 41 例结肠缺血患者的研究中，仅有 21% 的患者其影像学表现提示存在缺血。结肠缺血的影像学表现包括正常、非特异性肠梗阻、拇指印、横向嵴状隆起以及伴有管状结构且缺乏结肠袋的固定环。X 线及钡灌肠检查最具

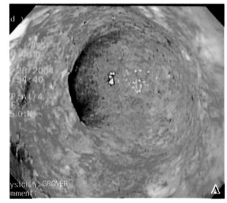
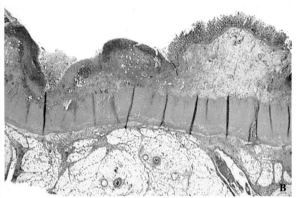

▲ 图 62-17　缺血性结肠炎
A. 结肠镜检查显示弥漫性溃疡，黏膜充血。B. 结肠黏膜表面显示坏死和充血，从黏膜延伸到结肠浆膜。可见明显的溃疡

特异性的表现是拇指印，包括多个圆形、光滑、扇形的充盈缺损投射到充气结肠腔内（图 62-18）。拇指印是由黏膜下出血、水肿或两者兼有引起的，通常发生在肠道损伤后的最初 24h 内[192]。试验表明，拇指印是由于小血管周围的血液外渗造成的，它们在缺血期间失去完整性后再灌注[190]。可观察到继发于水肿和出血的肠壁增厚，这可通过管腔狭窄或横向嵴状突起反映出来。随着水肿的进展或黏膜脱落的发生，可能会形成固定僵硬的、管状的、无结肠袋的环形结构[193]。很少能发现肠壁积气或门静脉气体。这些发现通常表明肠道坏死。

2. 钡灌肠

结肠镜和 CT 检查是诊断缺血性结肠炎的主要手段。钡灌肠的表现取决于缺血过程的阶段、损伤程度和检查的时期。结肠缺血的特点是在数天、数周或数月的检查中发生了一系列变化[194-196]。

结肠缺血的典型钡灌肠表现是拇指印、横向嵴状隆起、痉挛、溃疡、壁内钡显示和狭窄。在疾病早期的钡灌肠检查中，最一致和最具特征性的表现是拇指印，见于 75% 的患者[196]。钡灌肠检查中的拇指印对应于由于黏膜下水肿或出血而显示的向不透明的结肠腔内投射的光滑、圆形、息肉样和扇形充盈缺损的影像学表现（图 62-19）。水肿和出血可能是轻微的和可压缩的，拍摄最大扩张程度的胶片可能会影响其表现。因为痉挛经常伴有缺血，最大限度的扩张可能很难维持，使拇指印更容易看到。

在检查的充盈期进行仔细透视与成像，并且应获得排空后的 X 线片以证明拇指印的存在。单对比和双对比度检查时的腔内压力相当，因此在这方面进行单对比检查没有优势。拇指印的特点是在不到 1 周的时间内吸收，但在一些患者中可能持续数周[195]。拇指印虽然是缺血的特征性表现，但也可在其他情况下观察到，包括炎症性肠病和感染性结肠炎。

横向嵴状隆起是一个较少见的表现，见于 13% 的结肠缺血患者[195]。横向嵴状隆起是由水肿或痉挛引起的，其特征是垂直于肠腔的平行、对称的增厚皱襞。像拇指印一样，它通常是一个早期发现，往往能迅速缓解[196]。

46%～60% 的结肠缺血患者存在溃疡，是由黏膜脱落引起的[196]。溃疡通常在起病后 1～3 周发生，可完全愈合，也可继续转变为慢性溃疡性缺血阶段，或愈合伴狭窄形成。溃疡的特征是纵向的，但也可能是离散的、浅的、深的、小的或大的。根据钡灌肠检查的先后变化、患者年龄、疾病分布、

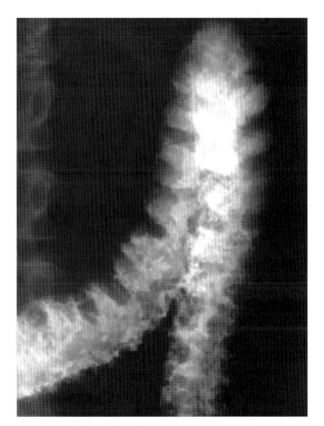

▲ 图 62-19　结肠缺血的拇指印表现
单对比钡灌肠检查显示结肠缺血中出血或水肿引起的广泛的拇指印

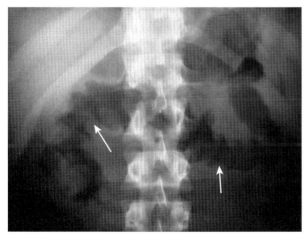

▲ 图 62-18　结肠缺血的腹部 X 线片狭窄和拇指印表现
仰卧位腹部 X 线片显示结肠缺血引起的横结肠明显狭窄和拇指印（箭）

临床病史以及内镜和活检结果，可对其他形式的结肠炎特别是克罗恩病和溃疡性结肠炎做出鉴别诊断[196]。

壁内钡存在是缺血的一种不常见表现，是由肠壁的坏死部分脱落引起，随后在壁内追踪到钡剂。壁内钡也可在其他情况下看到，如克罗恩病和憩室炎。

约 12% 的严重结肠缺血患者愈合后形成狭窄[190]。狭窄可在疾病过程中迅速进展，最早可在首发症状出现后 3 周确诊。狭窄可能是可逆的，也可能是不可逆的，其特征是很少出现梗阻症状。在一些患者中，缺血后狭窄可能会出现，但没有明确的先兆发作。狭窄可能是平滑的、逐渐变细的或偏心的，伴有囊状结构。

约 20% 的结肠缺血病例发生在梗阻性或潜在梗阻性结肠病变附近。约 50% 的患者病变为结肠癌，憩室炎和肠扭转是其他主要原因。在这种情况下，拇指印和溃疡的典型表现可进展或可见荨麻疹样分布。这是由早期缺血引起的黏膜表面的泡状隆起组成的[197]。认为梗阻附近腔内压力的增加会减少黏膜灌注。

结肠镜检查有助于诊断结肠缺血，根据检查的阶段不同，检查结果也不同。最初，可能会看到出血引起的紫色小泡，与拇指印的影像学表现相对应。随着出血被吸收，不同程度的溃疡、黏膜脱落和炎症发生。此阶段的结肠镜检查结果可能与其他形式的结肠炎相似。与钡灌肠一样，连续性检查显示了一种变化模式[198]。

3. 计算机断层扫描、超声和磁共振成像

腹痛患者的初始影像学检查通常是CT。对称性肠壁增厚是结肠缺血的主要 CT 表现（图 62-20A）。在某些情况下，可能会看到与拇指印相关的靶征或双晕环征和息肉样充盈缺损[199]。结肠壁增厚（＞3mm）是一种非特异性表现，也可见于癌、淋巴瘤、转移性疾病、憩室炎、克罗恩病和阑尾炎。当缺血严重时，可见肠壁积气（图 62-20B，稍后还可以见到）。

结肠壁异常增厚也可通过超声诊断[200]。同样，这是一个非特异性的表现，但当被发现时，应该会引导对结肠的进一步检查。多普勒超声可显示累及节段灌注减少[201-203]。

四、放射性结肠炎

结肠经常受到盆腔泌尿生殖道肿瘤放疗的影响。直肠癌患者也可在术前或术后接受放射治疗。

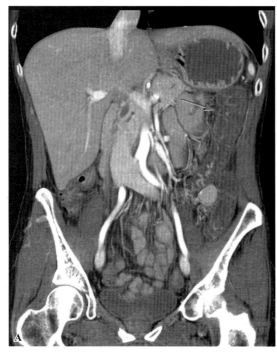
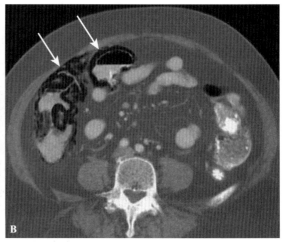

▲ 图 62-20　结肠缺血的 CT 表现
A. 冠状位重建图像显示肠壁增厚伴结肠脾曲黏膜下水肿（箭）。B. 在这名发生结肠缺血和梗死的患者身上可见右结肠肠壁积气（箭）

直肠炎和腹泻的急性症状在治疗过程中很常见，通常在治疗结束后数周内消失。

（一）发病机制

辐射可以通过两种方法损伤和杀死细胞。第一种是直接的细胞毒性效应，即这些细胞吸收的电离辐射产生一系列生化反应，进而导致细胞分裂和死亡。来自细胞内水产生的自由基与 DNA 相互作用以阻止复制、转录和蛋白质合成。这些细胞毒性作用在快速复制的细胞中占主导地位。因此，肠道具有以下辐射耐受性（降序排列）：十二指肠、空肠、回肠、横结肠、乙状结肠、食管和直肠。病理上，上皮细胞异常增殖和成熟与隐窝细胞有丝分裂减少有关。水肿、充血和广泛的炎性细胞浸润也经常出现。

辐射损伤的第二种主要机制更为隐蔽，涉及对小肠纤细血管和结缔组织的损伤。轻度缺血是由内侧壁增厚和内皮下增生引起的最小动脉分支闭塞性动脉内膜炎造成的。这种慢性缺血往往导致纤维化反应，可引起收缩、狭窄形成、穿孔、瘘管或出血。

治疗腹部和盆腔恶性肿瘤的常用剂量为 3000～7000cGy（1cGy = 1rad），每隔 4～8 周分次照射。较低的总剂量、较低的频率和较小的治疗野可将损害降至最低。组织易感性的内在差异也决定了哪个器官受到给定剂量的影响最严重。Rubin 和 Casarett 定义了耐受剂量的概念[203]。最小耐受剂量通常表示为 $TD_{5/5}$，它代表 5 年内 5% 的患者发生辐射损伤的总剂量。小肠和结肠的该剂量确定为 4500cGy，直肠为 5000cGy[203]。

（二）表现

1. 临床表现

放射性结肠炎通常在 2 年潜伏期后发生。患者表现为直肠出血、疼痛和腹泻，需要想到包括肿瘤复发、结肠吻合口术后狭窄或盆腔脓肿引起的局部炎症等鉴别诊断。通常乙状结肠镜检查可显示直肠炎[204]。

2. 影像学表现

急性放射性结肠炎时，可见受累节段结肠壁增厚，伴有黏膜下水肿和黏膜过度强化（图 62-21A）。慢性放射性直肠乙状结肠炎患者，钡灌肠检查可显

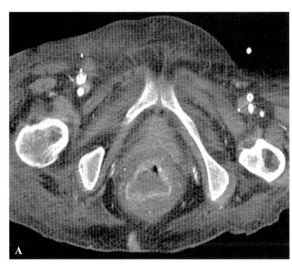

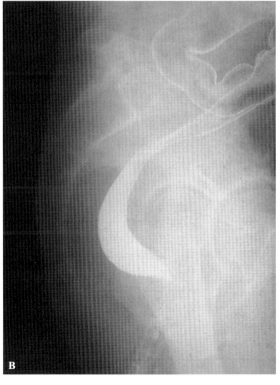

▲ 图 62-21　放射性直肠炎

A. 正在接受直肠癌治疗的一位患者出现急性放射性直肠炎，可见肠壁增厚伴黏膜下水肿及直肠过度强化。B. 另一位慢性放射性直肠炎患者，钡灌肠检查显示直肠乙状结肠有很长的节段发生狭窄，骶前间隙也增宽

示直肠和乙状结肠弥漫性或局灶性狭窄，边缘通常呈锥形（图 62-21B）。黏膜形态通常被保留下来，但也可能由于辐射引起的缺血改变导致水肿或壁内出血而被扭曲或破坏。可能见到直肠狭窄或直肠阴道瘘，直肠矢状位 CT 可显示骶前间隙扩大 [199-202]。复发性肿瘤通常会产生偏心性肿块效应和黏膜破坏，并累及结肠相对较短的节段。影像学鉴别诊断包括溃疡性结肠炎、克罗恩病和衣原体直肠炎所致瘢痕。

（三）治疗

当诸如梗阻或瘘等症状变得无法忍受时，可能需要手术切除。最初行转移性结肠造口术，之后经腹部牵引，在未受辐射的结肠和肛门之间行结肠肛门吻合术，通常可以提供永久性的缓解。由于受到辐射的直肠乙状结肠组织愈合不良，切除狭窄或瘘管的尝试不太可能成功。结肠癌的进展被认为是盆腔放疗可能的晚期后遗症 [201, 203]。

五、肛肠血管病变

（一）内痔

内痔是在肛管上部、直肠下部黏膜下层的内痔静脉丛的扩张血管间隙。正常情况下，肛管上部黏膜下层沿左侧、右侧前壁和右侧后壁有三个不同的血管垫 [204]。这些肛垫有助于肛门自制。痔疮的发病机制是多因素的。随着年龄的增长，连接黏膜和黏膜下层及肛管肌层的结缔组织变得松弛。排便期间过度紧张，发生肛管黏膜脱垂，导致血管垫充血和内痔。病理上，内痔表现为黏膜下静脉壁增厚，伴有动脉和毛细血管扩张。可见大量动静脉吻合。

痔疮（痔）极为常见，可导致便后出血或疼痛肿胀。当痔疮绞窄时，可能会发生黏膜梗死、坏死和重复感染。内痔也可能是远端直肠癌的并发症。内痔不是静脉曲张，门静脉高压症患者其内痔发病率不增加。痔疮的诊断多采用影像学检查、肛门镜检查及软质乙状结肠镜检查。

内痔有不同的影像学表现 [205, 206]。当肛门直肠皱襞（直肠柱）轻度分叶，影像学上从肛门直交

界处延伸不足 3cm 时，对内痔的影像学诊断是有信心的（图 62-22A）。内痔的另一个诊断表现是紧靠肛门直肠交界处有一簇小于 1cm 的表面光滑的息肉（图 62-22B）。内痔也可能有非特异性的表现，包括一个孤立的息肉（图 62-22C）、孤立的黏膜下肿物（图 62-22D）、肿块（图 62-22E），或从肛门直肠连接处延伸超过 3cm 的大的浸润性分叶状皱襞（图 62-22F）。表现为孤立性息肉的内痔不能与炎症性、良性或肿瘤性直肠息肉相区别。内痔表现为在肛门直肠交界处以上延伸超过 3cm 的大的分叶状浸润性皱襞，与直肠炎或浸润性肿瘤无法区别 [206]。

（二）直肠静脉曲张

直肠静脉曲张是下消化道出血的罕见原因，通常见于门静脉高压症患者。直肠静脉曲张与粘连有关 [207, 208]。影像学上，沿直肠黏膜有光滑的锯齿状皱襞（图 62-23）。在剖面上观察时，直肠静脉曲张可表现为小的、表面平滑的黏膜下结节。与食管静脉曲张一样，直肠静脉曲张的大小和形状也可随管腔扩张而改变 [209]。

（三）肛管（基底细胞样的）癌

肛管的移行上皮包括鳞状上皮、移行上皮和复层柱状上皮以及散在的杯状细胞。各种起源有争议的肿瘤出现在该移行上皮。移行区具有尿路上皮和鳞状上皮的特征，与肛管起源一致 [210]。因此，该区域的许多肿瘤以前被称为肛管癌。然而，过渡区也有特征提示它是发生上皮化生和储备细胞增生的区域，类似于子宫颈过渡区或食管胃交界过渡区 [211]。因此，也有人推测该区域的肿瘤是由发育不良引起的，所以癌起源于鳞状上皮化生和储备细胞增生。如男性同性恋者在该区域有很高的肛门移行细胞癌和鳞状细胞癌发病率。这些肿瘤可能与性病传播介质有关，如致癌病毒、润滑剂和清洁剂中的致癌物质或机械刺激 [212]。肛门直肠交界处的肿瘤有多种不同的名称，包括鳞状细胞癌、基底细胞癌、移行细胞癌、黏液表皮样癌、腺样囊性癌和疣状癌。基底细胞癌和肛管癌可能是等同的术语。然而，大多数肿瘤具有混合的生长方式，包括基底细胞区、伴有鳞状分化的移行细胞癌、腺样囊性癌和

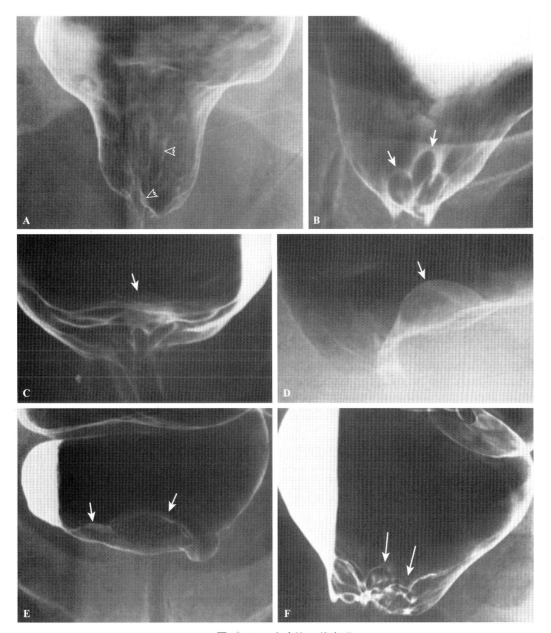

▲ 图 62-22　内痔的 X 线表现

A. 分叶状皱襞。在肛门直肠交界处上方延伸不超过 3cm 的轻度分叶状肛门直肠皱襞（箭头）是内痔的典型影像学表现。B. "一串葡萄。" 三个表面光滑的息肉（箭）聚集在肛门直肠交界处上方。这是内痔的典型影像学表现。C. 孤立性息肉。一个表面光滑的息肉（箭）自轻度分叶状的直肠柱中突出来。这是一种非特异性的影像学表现，需要内镜检查。D. 黏膜下肿块。黏膜下肿块的典型特征是表现为与结肠轮廓呈相对突兀的角度、表面光滑的肿块（箭）。虽然这是内痔的一种典型影像学表现，但与其他直肠黏膜下肿块包括淋巴息肉和孤立性直肠溃疡不易区分。E. 肿块样内痔。直肠远端存在一个大肿块（箭），局部表面形态不规则。这种巨大的内痔不能与其他直肠肿块如癌或肛管癌区分开来。内镜检查和活检是必要的。F. 多发息肉样皱襞。直肠远端大的息肉样皱襞（箭），表面呈结节状。尽管这些影像学表现通常见于内痔，但也可能由孤立性直肠溃疡综合征、各种形式的直肠炎或不常见的浸润性肿瘤引起

黏液表皮样癌。肛管最常见的肿瘤是侵犯肛管的直肠黏膜腺癌。

　　肛管（基底细胞样的）癌没有明显的临床、大体病理或影像学特征。患者通常主诉直肠出血、直肠疼痛或排便习惯改变。这些肿瘤可能是扁平的、浸润性的、环状的或溃疡性的病灶，边界呈卷状。影像学上，肿瘤可表现为表面光滑或伴有溃疡的黏膜下肿块（图 62-24），广泛的无蒂息肉，或浸润性病变（图 62-25）[211, 212]。

　　约 50% 的患者发生骶淋巴结、髂内和髂总淋巴

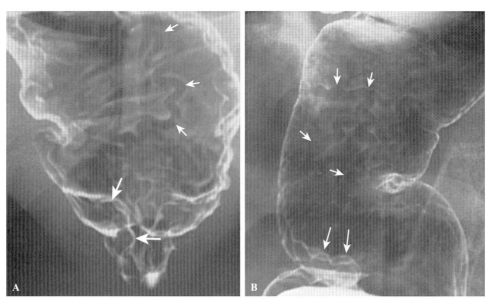

▲ 图 62-23　直肠静脉曲张

A. 直肠远端的 X 线片显示直肠静脉曲张的正面表现为白色蚀刻的蛇形皱襞（小箭）。在剖面上，光滑的分叶状皱襞破坏了肠道轮廓，从肛门直肠交界处向近端延伸（大箭）。B. 另一位患者的直肠近端 X 线片表现为白色蚀刻的蛇形皱襞（短箭）。在剖面上，可见一道直肠横褶通过与直肠静脉曲张相匹配的光滑、分叶状改变向黏膜下扩张（长箭）（引自 Rubesin SE，Saul SH，Laufer I，et al：Carpet lesions of the colon. RadioGraphics 5：537–552，1985）

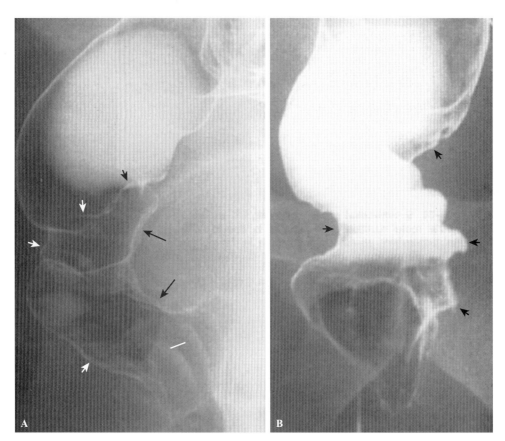

▲ 图 62-24　肛管癌

A. 直肠侧位 X 线片显示一个占主导地位的、大的黏膜下肿块（大箭）在直肠中段前壁形成外压性痕迹。远端直肠其余部分的弥漫性浸润表现为远端直肠的平滑狭窄（小箭）。B. 直肠远端仰卧位视图显示直肠壶腹弥漫性狭窄和轮廓弥漫不规则（箭）

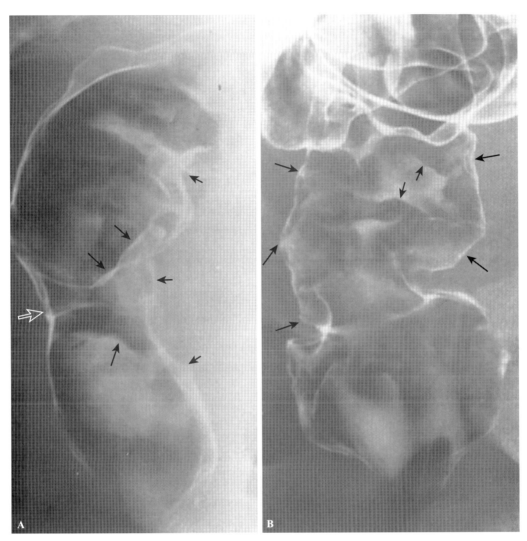

▲ 图 62-25 肛管癌

A. 直肠侧视图显示肛管癌的浸润方式。直肠前壁中度扁平并呈分叶状（短箭），可见结节状增厚的皱襞横过直肠（长箭）。直肠黏膜相对光滑。肿瘤在直肠周围的局灶性环向延伸，表现为直肠后壁扁平（空心箭）。B. 俯卧位显示直肠轻度内陷及直肠侧壁轮廓不规则（长箭），正面见结节状增厚的皱襞（短箭）

结以及腹股沟浅淋巴结转移。下腔静脉和门静脉系统均有静脉引流和血行转移。基底细胞癌患者5年生存率约为50%[212]。

（四）直肠黏膜脱垂综合征

直肠黏膜慢性脱垂可导致慢性炎症、溃疡和增生性修复反应。在排便过程中，直肠黏膜向下通过收缩的耻骨直肠肌悬吊可能会经历损伤，尤其是沿着前壁和前外侧壁。慢性肠套叠也可能导致黏膜损伤。慢性排便问题引起的黏膜反应会导致一系列的综合征，包括孤立性直肠溃疡综合征、深层囊性结肠炎、肛门乳头肥大以及炎症性肛管息肉[213]。类似的组织学反应可见于内痔脱垂和结肠脱垂[213]。

孤立性直肠溃疡综合征是一种少见的慢性良性疾病。孤立性溃疡综合征这个术语是一个误称，因为可能存在多个小溃疡，或结肠可能根本没有严重溃疡。尽管这种综合征通常见于年轻人，但它可能发生在任何年龄。患者通常会主诉直肠出血、直肠疼痛和黏液排出。在乙状结肠镜下，直肠远端前外侧或前壁可见单发或多发界限清楚的表浅溃疡[214]。溃疡可能不可见，相反，黏膜可能出现弥漫性红斑、易碎甚至息肉样[214]。

病理学上，黏膜轻度发炎。腺上皮可增生，偶见绒毛形成，甚至可误认为绒毛腺瘤[119]。黏膜肌层紊乱，黏膜肌层的平滑肌可向固有层扩张。当充满黏液的腺体变得囊性扩张时，可做出局限性深部囊性结肠炎的诊断[213]。孤立性直肠溃疡综合征和深部囊性结肠炎常与绒毛状腺瘤或浸润性腺癌混淆。然而，在孤立性直肠溃疡综合征和深部囊性结肠炎中，腺上皮并没有异常增生。

影像学表现各不相同[215]。直肠黏膜在多达 50% 的病例中可能表现正常[216]。直肠远端可见弥漫性、小结节状黏膜，与直肠镜下可见的易碎红斑黏膜相关（图 62-26）。可在前壁或前外侧壁发现局灶性小溃疡。多余的脱垂黏膜可表现为息肉样肿块。局限性深部囊性结肠炎可表现为黏膜下肿块（图 62-27）。直肠柱可明显增大，呈结节状。很少会出现狭窄。

六、结肠功能紊乱

（一）肠易激综合征

1. 流行病学

肠易激综合征（IBS）是临床上最常见但最不为人所知的病症之一。其特征是在没有可检测到的结构异常的情况下出现排便习惯改变和腹痛。它在普通人群中的发生频率高得惊人，在一项研究中高达 14%，占门诊转诊给胃肠科医师患者的 1/3～1/2[217]。IBS 与普通感冒相近，是导致因病缺勤的主要原因[218]。50% 的 IBS 患者在 35 岁之前出现症状，40% 的患者为 35—50 岁时出现症状。女性患者比男性患者多，男女比例为 1 : 2，这种疾病在白人和犹太人中比在有色人种中更常见[219]。

2. 临床表现

肠易激综合征的临床表现包括：①通过排便缓解的腹痛或与大便频率或稠度变化有关的腹痛；②与以下两种情况有关的排便障碍：大便频率改变，大便形状改变（疏松、潮湿或坚硬）及大便排

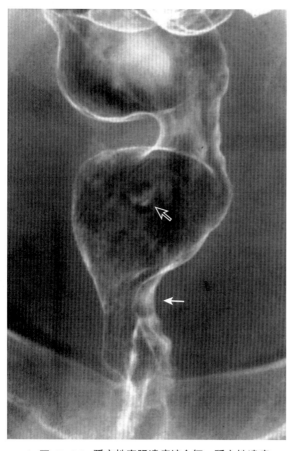

▲ 图 62-26 孤立性直肠溃疡综合征：孤立性溃疡
直径 1cm 的不规则钡剂纠集（空心箭）被射线可透过的水肿晕包绕。同时也注意到直肠远端黏膜的细小颗粒状改变和局灶性黏膜下肿块效应（实箭）

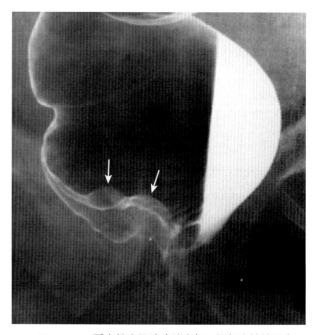

▲ 图 62-27 孤立性直肠溃疡综合征：深部囊性结肠炎
直肠远端可见两个表面光滑的息肉样黏膜下肿块（箭）。这些肿块是由黏膜下层充满黏液的上皮细胞样囊肿引起的（深部囊性结肠炎）（引自 Levine MS, Piccolello M, Sollenberger LC, et al: Solitary rectal ulcer syndrome: A radiologic diagnosis? Gastrointest Radiol 11: 187–193, 1986）

出状态改变（紧张或紧迫，感觉排泄不尽，黏液排出）；③腹胀或腹胀感。

25%～50% 的 IBS 患者主诉消化不良、恶心呕吐和胃灼热，提示除结肠外的一部分肠道可能受累[219]。

3. 病理生理学

尽管广泛的临床和实验室检查未能发现 IBS 患者的任何微生物学、组织学或生化异常，但有证据表明这种疾病是由肠道的肌电和运动异常引起的。正常患者结肠的肌电节律频率为 6 个周期/min，大多数 IBS 患者的主要频率为 3 个周期/min。IBS 患者也有异常的胃结肠反射，使得餐后结肠峰值活动和腔内压力增加延迟 30～60min。肠易激综合征患者的疼痛阈值较低，在直肠扩张时可诱发痉挛性结肠收缩。假设这种异常反应通过自主神经系统介导的，如弥漫性食管痉挛患者。这种对结肠扩张的过度运动反应可能解释了为什么痉挛性结肠患者即使只有少量的气体或粪便时也会出现症状[217]。

IBS 患者动态小肠运动的记录显示，清醒时异常活动的发生率很高。在 0～9min 的时间间隔内，经常发生集束性收缩，其通常与腹痛和不适有关[218]。在这些肌电异常的基础上，还叠加一些环境因素，如压力和饮食，也会改变运动能力。

4. 诊断方法

IBS 是一种排除性的诊断，并且谨慎不要遗漏器质性病变。在年轻患者中，炎症性肠病是主要关注的问题。对于 40 岁以上的患者，隐匿性结肠癌的风险是需要通过 CT 结肠成像、双对比钡灌肠或结肠镜检查对结肠进行完整的评估。

在钡灌肠检查中 IBS 患者通常缺乏典型和特异性的改变，常表现为正常。高渗性和痉挛的区域、乙状结肠肌病和憩室也与 IBS 有关，但是这些表现可以出现在没有 IBS 的患者身上，而在典型 IBS 患者中可不存在。显然，影像学在 IBS 中的作用是排除结构异常，如炎症性肠病、狭窄和癌症[219]。

5. 治疗

IBS 治疗的第一步是让患者安心，并耐心解释这种疾病的性质。可以引起症状的食物（如咖啡因）应从饮食中去除。禁止食用人造甜味剂、豆类、碳酸饮料和卷心菜类食品。膳食纤维和膨化剂的使用可降低乙状结肠压力。抗痉挛药如颠茄酊和双环胺

（盐酸双环维林）也有帮助。当腹泻是主要症状时，可使用抗腹泻药物如洛哌丁胺（易蒙停）。

（二）慢性便秘

大多数慢性便秘患者对简单的饮食有反应，如有必要，药物治疗包括天然大便成形剂和粪便软化剂[220, 221]。必须通过结肠镜、CT 结肠成像或双对比钡灌肠检查排除解剖异常，必须通过仔细的询问病史、体格检查和实验室检查排除代谢、内分泌、药物和神经系统的病因。结肠和肛门的功能评估通常是为那些对最初的治疗没有反应并且对其排便表现出持续不满意的患者保留的[221]。便秘的原因列在框 62-2 和框 62-3 中。

1. 结直肠传输试验

通过连续几天跟踪 X 线片上吞咽的射线不能透过的标记物的进展来评估大便通过结肠的传输情况。患者在早餐食物中摄入 20 个小的射线不能透过的标记物。这些标记物（Sitzmarks）在市场上可买到。每隔 24h 拍一次腹部 X 线片，直到所有标记物被清除或 7 天过去。如果标记物仍然存在，则在第 10 天和第 15 天获得胶片，以减少患者接受的辐射[221]。

大肠通过棘突并从 L_5 到左髂嵴和盆腔出口绘制假想线（图 62-28），将其分为三段（右结肠、左结

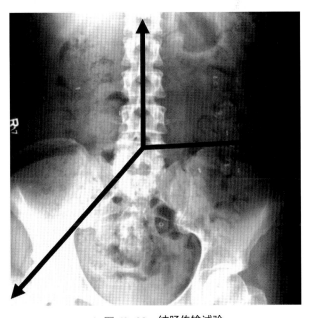

▲ 图 62-28　结肠传输试验

X 线片显示了射线不能透过的标记物。为便于计数，结肠被分为三段——左结肠、右结肠和直肠乙状结肠

肠和直肠乙状结肠）。图 62-29 阐明了样本通过时间试验。

通过这项试验，可以区分结肠惰性和正常运输的出口阻塞。在后一种情况下，需要肛门直肠测压和排便造影。令人惊讶的是，许多检查结果都是正常的，这些患者中有许多人的症状主要是受到心理因素的影响。

2. 肛门直肠测压

肛门直肠测压用于表征肠道的感觉和运动功能，如直肠感觉和黏弹性。直肠球囊引起的直肠扩张通常会引起反射，使肛门外括约肌收缩和肛门内括约肌松弛。这种反射消失提示先天性巨结肠病，

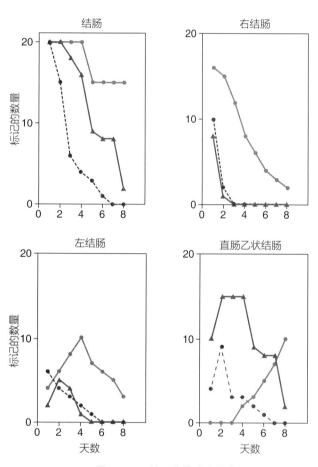

▲ 图 62-29　结肠传输试验异常
图表描绘了三组便秘患者 8 天时间内 20 个射线不能透过的标记物通过结肠的特征性传输模式。正常转运时（虚线圆圈），标记物从结肠迅速消失。由于结肠惰性（实线圆圈），通过左右结肠段的转运时间延长，伴有直肠乙状结肠出现延迟。当出口梗阻时（三角形），右结肠和左结肠转运正常，但直肠乙状结肠出现停滞（引自 Wald A: Colonic transit and anorectal manometry in chronic idiopathic constipation. Arch Intern Med 146：1713–1716, 1986）

必须通过活检确诊。严重的特发性便秘通常伴有球囊扩张时的直肠感觉受损。在排便时，外括约肌的反常收缩和内括约肌池的松弛常与便秘有关。完全顺应的直肠结合感觉丧失可能干扰正常的排便冲动[220]。

3. 排便造影

排便造影（defecography）允许对排便过程进行动态评估。它评估了肛门直肠角度和耻骨直肠肌悬吊状态，并可诊断直肠脱垂、直肠肠套叠、直肠前突、梗阻性肠疝及会阴下降异常。如果有压力测量或肌电图证据显示直肠乙状结肠交界处过度活跃、肛门直肠运动异常或盆底失弛缓，并且存在会阴下降综合征、脱垂和孤立性直肠溃疡综合征的临床证据，则该项检查尤为重要。第 52 章专门讨论这项操作[222]。

传输试验、肛门直肠测压和排便造影相结合，通常可以确定便秘的类型和病因，这对进一步治疗有很大帮助。

（三）非梗阻性巨结肠

慢性便秘可由机械性梗阻引起（如癌、狭窄），也可能是功能性原因，如卧床不起的老年患者或排便习惯不当的患者。在南美洲锥虫病中，原生动物克氏锥虫破坏结肠肌间神经丛，会引起其明显的伸长和扩张，尤其是直肠乙状结肠和降结肠。在患有严重神经或心理疾病的患者和结肠运动异常的患者中也可以发现成人获得性非梗阻性巨结肠［如黏液水肿、浸润性疾病（如淀粉样变性和硬皮病）、麻醉药品］。不管根本原因是什么，腹部 X 线片和 CT 扫描显示结肠和直肠过度扩张，充满大量粪便残渣[223]。

长时间排泄粪便不完全会导致粪便嵌塞的形成——直肠内的一大块、坚硬、无法移动的大便，其可导致大肠梗阻。粪便嵌塞最常见于年龄较大、身体虚弱或久坐不动的人。它们可以发生在长期不活动（如由于心肌梗死、牵引）、毒品成瘾、服用大剂量镇静药的患者以及患有巨结肠或心理问题的儿童身上[224]。

粪便嵌塞的症状通常包括直肠模糊充盈和非特异性腹部不适。一种常见的主诉是溢出腹泻，即在大的梗阻性嵌塞周围不受控制地排出少量水样和

半成形的大便。在卧床不起的老年患者中，必须认识到这种溢出现象是继发于粪便嵌塞而不是真正的腹泻。

肠肌病患者有食道不张、食管下括约肌压力低，胃、十二指肠、小肠、结肠均有不同程度的扩张和运动障碍，输尿管和膀胱增大 [225-227]。

（四）胶原血管疾病

硬皮病累及结肠的发病率低于食管和小肠。斑片状平滑肌萎缩和纤维化改变导致在虚弱部位形成宽口的憩室。这些是真正的憩室，包含所有三层肠壁。然而，平滑肌被结缔组织取代。这些平滑而宽大的憩室在排空后摄片上保留了钡剂 [226]。

硬皮病患者正常的餐后胃结肠反射减少。这种结肠运动障碍临床上在疾病早期可能处于潜伏状态，只有在平滑肌进一步萎缩时才表现出来。同样，测压检查显示肛门内括约肌平滑肌压力降低，直肠扩张后异常松弛。肛门外括约肌是骨骼肌，反应正常。测压检查显示硬皮病患者食管下括约肌松弛与肛门内括约肌功能障碍之间存在相关性。结肠受累的症状是非特异性的，但运动能力下降会导致便秘，并可能导致粪便内容物嵌塞 [228]。

硬皮病患者可出现良性气腹，多年来可能无症状。其原因可能是肠道气体通过结肠或小肠囊袋上的小或微穿孔缓慢排出。硬皮病可因含粪溃疡、肠道嵌塞和局灶性血管炎而发生临床症状明显的肠穿孔。这些通常需要外科手术。临床上可能无法区分良性气腹与穿孔造成的气腹 [228]。

系统性红斑狼疮可引起各种腹部问题——腹膜浆膜炎、胰腺炎、腹水和肠炎。小肠和结肠的小血管动脉炎引起缺血，导致水肿、出血、黏膜溃疡，最终导致坏死和穿孔。影像学表现与出血和缺血相关——肠梗阻、拇指印、肠壁积气和假性梗阻。影像学表现可能与缺血、出血或炎症性肠病的表现难以区分。阿司匹林和皮质类固醇用于治疗狼疮，这些药物往往会加重潜在的胃肠道疾病 [226]。

（五）糖尿病

便秘是糖尿病患者最常见的胃肠道症状，似乎与自主神经病变直接相关。没有神经病变症状的患者中只有 29% 便秘。这一数字在有 5 种神经病变症状的患者中增加到 88%。便秘通常是间歇性的，约有 1/3 的患者交替出现腹泻。粪便嵌塞可能会严重到造成机械性梗阻。这种自主神经病变导致餐后胃结肠反射消失，类似于在肠道假性梗阻患者中观察到的情况。这在病理生理上可以用自主神经节的炎症改变来解释，胆碱能节后神经元完好，平滑肌反应正常 [204, 226]。

七、肠壁积气

肠壁内的气体（肠壁积气）可以作为一个孤立的实体存在，也可以与胃肠道或呼吸系统的多种疾病同时存在。在原发性积气症中（约 15% 的病例），不存在呼吸或其他胃肠道异常。原发性积气症通常发生在成人中，主要累及结肠。继发性肠壁积气（约 85% 的病例）更常见地累及小肠，并与先前存在的多种疾病有关。在原发性积气症中，气体聚集通常呈囊状，在继发性积气症中，通常可以看到气体的线性分布 [229]。

（一）原发性肠壁积气

原发性肠壁积气是一种相对罕见的良性疾病，其病理特征是在肠道的浆膜下或黏膜下层有多发的薄壁、互不连通的、充满气体的囊肿。上覆的黏膜和肌层完全正常。沿着肠道轮廓呈放射状簇集的囊肿表现可诊断为原发性肠壁积气。在钡餐检查中，充盈缺损位于肠腔（被对比剂勾勒出轮廓）和肠道外壁的水样密度之间。

肠壁积气的影像学表现可类似更严重的胃肠道疾病。小囊肿可能与小息肉混淆。较大的囊肿可形成扇形充盈缺损，类似炎性假息肉或壁内出血时出现的拇指印。有时，肠壁积气的囊肿会向中心压迫管腔，产生气体阴影并向肠道轮廓的两侧延伸，包绕着薄而不规则的钡剂流，类似环形癌的表现。为了区分肠壁积气与其他疾病，重要的是要注意充气囊肿与腔内或壁内病变的软组织密度相比，透光性显著。其他鉴别因素包括触诊时囊肿的可压缩性和无症状气腹并不少见的发生率。原发性肠壁积气（图 62-30）通常不需要治疗，可自行消退 [229]。

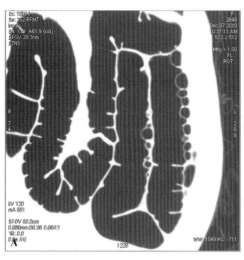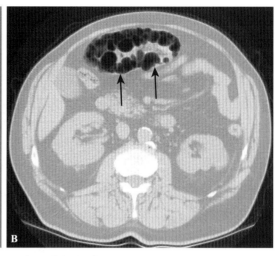

▲ 图 62-30　原发性肠壁囊样积气

A. 一名无症状门诊患者的 CT 结肠成像检查冠状位重建图像显示多发性壁内囊性透亮区。B. 另一位无症状患者的轴位图像显示多发大的充气囊肿（箭），其在横结肠内形成扇形缺损

（二）继发性肠壁积气

继发性肠壁积气通常反映伴有肠坏死的胃肠道疾病。在婴儿中，肠壁积气提示一种潜在的坏死性小肠结肠炎，主要发生在早产儿或虚弱婴儿中，通常累及回肠和右结肠，存活率很低。该病症的特点在于患病肠襻壁中的气泡或泡状气体表现。其外观通常与右结肠的粪便相似。然而，必须记住的是，尽管这种粪便样的外观在成人中是正常的，但在早产儿中往往是不正常的。坏死性小肠结肠炎时结肠壁中的气体可能与黏膜坏死及随后肠腔内气体进入肠壁有关。腔内产气的有机体也能穿透病变的黏膜到达肠壁的内层，这可能会使情况复杂化。游离的空气进入门静脉肝内分支是一种不祥的预后表现[230]。

成人继发性肠壁积气（图 62-31）提示肠系膜动脉或静脉血栓形成导致的肠坏死。继发性肠壁积气可能与黏膜缺血有关，如绞窄性梗阻，或与感染性有机体或强效腐蚀剂破坏黏膜有关。

继发性肠壁积气也可在没有肠壁坏死的情况下发生。任何导致黏膜溃疡或肠梗阻（梗阻性肠病）的胃肠道病变都可引起继发性肠壁积气。肠壁积气是胃肠道内镜检查中少见的并发症。严重的阻塞性肺病也可能与肠壁积气的发展有关。部分支气管阻塞和咳嗽可能导致肺泡破裂，气体沿着支气管周

围和血管周围组织间隙进入纵隔。然后气体通过食管和主动脉裂孔进入腹膜后区域，继而在肠系膜根部间分离，最终到达肠壁的浆膜下和黏膜下位置[231, 232]。

使用伊马替尼、舒尼替尼、贝伐单抗、索拉非尼、西妥昔单抗和厄洛替尼等药物进行分子靶向治疗的患者可能会出现积气、穿孔和瘘管形成。这些患者可能是相对无症状的，在常规癌症随访成像中发现了这些并发症。大多数患者在停止分子靶向治疗后可保守治疗这些治疗相关的肠道并发症[231, 232]。

八、其他结肠异常

（一）改道性结肠炎

改道性结肠炎是通过近端结肠造口或回肠造口术从粪流中手术分离出来的一段结肠中的非特异性炎症。目前尚不清楚远端结肠段与粪便缺乏接触是否在某种程度上剥夺了结肠黏膜与肠道细菌、细菌副产物或营养物质的必要接触。相反，可以想象，改道性结肠炎是由于非活性段内的停滞，导致黏膜过度暴露于未被识别的腔内毒素。影像学上，改道性结肠炎类似于溃疡性结肠炎或克罗恩病结肠炎，伴有点状或口疮样溃疡，在严重或长期病例中可出现弥散性颗粒状黏膜外观。可能出现孤立的炎性息

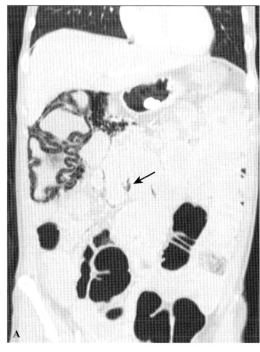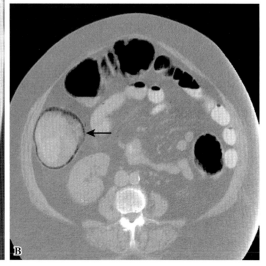

▲ 图 62-31　继发性肠壁积气

A. 一名肠缺血患者的冠状位重建图像显示右结肠壁内线状透亮区。肠系膜血管内也可见气体（箭）。B. 在这名相对无症状的患者中，升结肠可见线状积气（箭），该患者正在接受伊马替尼针对胃部胃肠道间质瘤的靶向治疗

肉或弥漫性黏膜结节[233-236]。

（二）贝赫切特综合征

贝赫切特综合征是一种全身性炎症性疾病，包括葡萄膜炎、口腔溃疡和生殖器溃疡三联征，并累及中枢神经系统、关节、肾脏、皮肤和胃肠道。目前尚不清楚这种疾病的病因是病毒性、过敏性、环境性还是自身免疫性[237]。

高达75%的患者出现腹痛，临床过程可并发腹泻、吸收不良、出血、穿孔、瘘管和中毒性巨结肠。溃疡往往累及回肠末端、盲肠和升结肠，类似克罗恩病和一些感染性结肠炎。弥漫性结肠受累可类似溃疡性结肠炎[238]。

贝赫切特综合征的钡灌肠表现从轻度直肠炎到伴有多发性不连续溃疡和炎性息肉的全结肠炎不等。典型特征是口疮样溃疡和跳跃性病变。贝赫切特综合征的溃疡往往比克罗恩结肠炎的溃疡更大、更深，导致穿孔和出血的发生率更高[239, 240]。

（三）淀粉样变性

与肠道其他部位一样，累及结肠的淀粉样变性可引起广泛的影像学异常。结肠的狭窄和僵硬，尤其是直肠和乙状结肠，可能是由于淀粉样蛋白直接沉积在肠黏膜和肌层内，或继发于血管壁广泛的淀粉样蛋白沉积和随后的缺血性结肠炎。由此导致的肠壁增厚伴结肠袋纹理消失，可与慢性溃疡性结肠炎的影像学表现非常相似。较少见的是，淀粉样变性可引起急性溃疡过程，单个或多个不连续的结肠充盈缺损，或类似见于缺血性结肠炎的拇指印表现[241-244]。

（四）泻药性结肠

泻药性结肠是由于长期使用兴奋剂或刺激性泻药引起的（如蓖麻油、酚酞、卡斯卡拉、番红花、足叶草）。泻药性结肠的影像学表现与糜烂的慢性溃疡性结肠炎相似。然而，与溃疡性结肠炎相比，缺乏或减少的结肠袋纹理、不寻常的收缩和多变的狭窄区域主要累及右侧结肠（图62-32）。在严重的病例中，左侧结肠也可受累，尽管乙状结肠和直肠通常表现正常。黏膜形态呈线状或光滑，未见溃疡。回盲瓣常扁平、张开，类似溃疡性结肠炎所见的反流性回盲炎。升结肠的缩短可能很严重，但与慢性溃疡性结肠炎中管状肠管的僵硬不同，泻药性

结肠中缩短的节段仍然明显扩张。泻药性结肠患者肠腔变窄的不稳定区域可见于透视和 X 线片上。这些假性狭窄主要累及结肠肝曲，长度不一，具有一个边缘逐渐变细的同心管腔，并且通常在一次检查中消失 [245-247]。

（五）荨麻疹

在明显扩张的肠道中出现大的、圆形或多边形的凸起斑块的特征性黏膜外观，最初被描述为结肠黏膜对药物的过敏反应。这种所谓的结肠荨麻疹主要累及右侧结肠，可不伴有皮肤病变，并且一旦停用刺激性药物，病情就会好转 [248]。

一种类似结肠荨麻疹的表现在其他几种情况下也有报道，其共同特征似乎是黏膜下水肿。带状疱疹，一种继发于大痘病毒再激活或再感染的发疹性神经皮肤疾病，结肠黏膜疱疹很少表现为多发小的、不连续的、多边形充盈缺损，边缘锐利（图 62-33）。这些疱疹在形态上暂时对应于皮肤病变的水泡期，并且分段排列在相应的或不相关的皮

区内。在耶尔森菌性结肠炎中，黏膜下水肿是由血管通透性改变引起的。在梗阻性癌、盲肠扭转、缺血、结肠梗阻和良性结肠阻塞继发的结肠黏膜下水肿患者中也观察到类似的影像学表现 [249]。

（六）深层囊性结肠炎

深层囊性结肠炎是一种罕见的良性疾病，在结肠黏膜下层形成直径可达 2cm 的黏膜上皮内衬的大囊肿。这些囊肿通常见于直肠和盆腔内结肠，通常只累及一小段结肠。深层囊性结肠炎与孤立性直肠溃疡综合征、直肠脱垂以及其他直肠炎有关。这表明这些囊肿是在溃疡性炎症的愈合阶段，表面黏膜被植入到结肠黏膜下层而形成的。因为这些细胞不能进入管腔，黏液不能排出，所以形成了囊性肿块 [250, 251]。

深层囊性结肠炎患者表现为便血、直肠黏液或脓液排出、腹泻、便秘、里急后重以及直肠、骶骨或腹部疼痛。在钡餐检查中，可见多发、不规则的直肠充盈缺损，提示腺瘤性息肉。这些息肉之间由钡填充的裂隙可以类似黏膜溃疡。当结肠出现足够

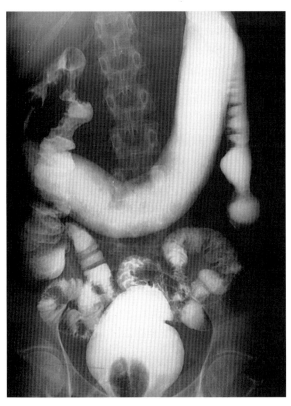

▲ 图 62-32 泻药性结肠
右结肠可见收缩，伴有不规则狭窄区域，横结肠缺乏结肠袋

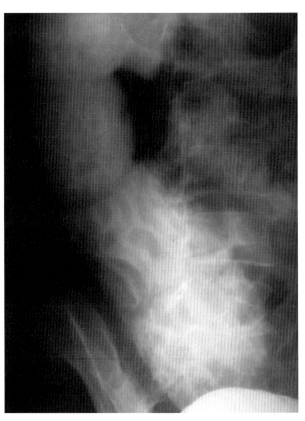

▲ 图 62-33 结肠荨麻疹
患有耶尔森菌性结肠炎的患者其升结肠中存在凸起的多边形斑块

的扇形缺损时，可类似缺血性结肠炎[252,253]。

与孤立性直肠溃疡综合征一样，保守治疗是最初的治疗方法。手术矫正直肠脱垂可能导致某些难治性症状患者的囊肿消退，直肠脱垂在排便造影上很明显[254-256]。

（七）腹泻

在西方国家，大多数腹泻病例都是自限性的（框 62-4），很少受到影像学的关注。当腹泻持续时（框 62-5），影像学在诊断中起着重要作用。然而，影像学表现必须结合临床和实验室检查结果加以解读。腹泻有 3 种基本类型——渗透性、分泌性和炎症性。

框 62-4　急性腹泻的主要原因 *

感染（包括旅行者腹泻）

- 细菌的
  - 弯曲杆菌属
  - 艰难梭菌
  - 大肠埃希菌（ET、EI、EH、O157：H7）
  - 沙门菌肠疝
  - 志贺菌属
- 寄生和原生动物的
  - 痢疾阿米巴
  - 兰伯贾第虫
  - 隐孢子虫
  - 环孢子虫
- 病毒的
  - 腺病毒
  - 诺沃克病毒
  - 轮状病毒
- 真菌的

食物中毒

- 蜡样芽孢杆菌
- 产气荚膜梭菌
- 沙门菌属
- 金黄色葡萄球菌
- 弧菌属
- 志贺菌属
- 空肠弯曲杆菌
- 大肠埃希菌
- 小肠结肠炎耶尔森菌
- 产单核细胞李斯特菌

其他病因

- 药物
- 最近摄入大量不易吸收的糖
- 肠缺血
- 粪便嵌塞
- 盆腔炎

*. 持续时间＜ 2～3 周

引自 Schiller LR, Sellin JH: Constipation. In Feldman M, Friedman LS,（eds）: Gastrointestinal and Liver Disease, 9th ed. Philadelphia, Saunders, 2010, pp 211–232

框 62-5　慢性腹泻的主要原因 *

没有既往检查

- 肠易激综合征
- 炎症性肠病
- 缺血性肠病
- 慢性细菌或分枝杆菌感染
- 寄生虫和真菌感染
- 放射性肠炎
- 吸收不良症候群
- 药物
- 酒精
- 肠道淋巴瘤
- 结肠癌
- 绒毛状腺瘤
- 憩室炎
- 既往手术史（如胃切除术、迷走神经切断术、肠切除术、胆囊切除术）
- 内分泌原因
- 甲状腺功能亢进
- 甲状腺功能减退
- 艾迪生病
- 糖尿病
- 嗜铬细胞瘤
- 神经节细胞瘤
- 粪便嵌塞
- 重金属中毒
- 流行性特发性慢性腹泻

既往检查未能揭示诊断结果

- 暗中滥用泻药
- 伪装成严重腹泻的肛门失禁
- 显微镜下结肠炎（有或无上皮下胶原）
- 之前未被识别的吸收不良
- 假胰腺性霍乱综合征
- 特发性慢性腹泻
- 神经内分泌肿瘤
- 系统性肥大细胞增生症
- 淀粉样变性
- 特发性胆汁酸吸收障碍
- 食物过敏

*. 持续时间＞ 4 周

引自 Schiller LR, Sellin JH: Constipation. In Feldman M, Friedman LS,（eds）: Gastrointestinal and Liver Disease, 9th ed. Philadelphia, Saunders, 2010, pp 211–232

1. 渗透性腹泻

渗透性腹泻通常是由于吸收不良或摄入某些化学物质导致的，这些化学物质可使肠道出现高渗透负荷。小肠造影和灌肠是显示吸收不良原因的极好手段，如口炎性腹泻、淀粉样变性、肥大细胞增多症、肠淋巴管扩张、肠吻合术、小肠憩室及运动异常易导致细菌过度生长。慢性胰腺炎、囊性纤维化、Shwachman-Diamond 综合征以及胰腺功能不全的其他病因在影像学检查中具有特征性表现，其可明确腹泻的原因[257]。

2. 分泌性腹泻

分泌性腹泻刺激肠道分泌或抑制吸收。由某些感染产生的肠毒素、某些刺激性泻药、金属、毒素以及产生促分泌素的肿瘤，如血管活性肠多肽（胰性霍乱），是导致分泌性腹泻的主要原因。除非腹泻是由胰腺肿瘤引起的，否则影像学对这些患者的评估作用很小[258]。

3. 炎症性腹泻

影像学对评估炎症性腹泻最有用，其刷状边缘和上皮会发生炎症性损伤和死亡。这种腹泻发生在患有炎症性肠病、某些感染和放射性肠炎的患者中，是化疗和移植物抗宿主病的并发症[259, 260]。

第 63 章 术后结肠

Postoperative Colon

Christopher D. Scheirey　Jalil Afnan　Francis J. Scholz　**著**

宋 翔 **译**　张晓燕 **校**

放射科医师经常被要求评估术后结肠，以排除诸如瘘、裂开、狭窄及脓肿形成等并发症。放射科医师也被要求在结肠造口关闭前评估无症状患者结肠吻合口的愈合情况或炎症性疾病的缓解情况。放射科医师必须熟悉外科手术的细节、术语及个别外科医师的修改，以便提供明智的咨询。本章将讨论针对结肠的主要外科手术。虽然腹腔镜操作在结肠手术中的应用越来越多，但其结构的最终结果与开放式手术相似。手术中的技术细节在经典的外科教科书中有详细的描述[1-4]。

一、节段切除术

节段切除术意味着手术切除结肠的病变部分。结肠连续性通常通过端对端结肠吻合术或回结肠吻合术恢复（图 63-1 和图 63-2）。后者是为切除盲肠或右结肠的患者创建的。在一些患者中，结肠对比检查时，吻合线可能被视为一个短小、环形凹陷的节段（图 63-3），但对于许多患者，除非通过外科吻合器确定，否则无法识别吻合口位置。目前，大多数外科医师使用吻合器而不是传统的手工缝合吻合术来重建肠道连续性。吻合器通常形成一个均匀的钉环。腹部 X 线片上的环断裂可能表明吻合口破坏。节段切除可与上游分流回肠造口术或结肠造口术同时进行（见后文）。

在结肠造口回纳术前，外科医师可要求术前检查吻合口以确保其完整性。在技术上，检查是在直肠导管或 Foley 导管置入直肠后进行的，在透视下灌注水溶性对比剂。检查应侧重于吻合口区域，并且使患者处于不同位置，在多个投射角度下进行成像。尤其是，应对吻合口施加轻微压力的情况下进行检查。如与其在完全平卧位进行乙状结肠吻合口检查，不如在右后斜位和（或）头高位进行乙状结肠高压检查。这将在吻合口水平形成一个对比剂柱，潜在地揭示如果对比剂在低压状态下流过吻合口可能出现的漏诊（左后斜位和头低足高位）。

二、小肠结肠侧 - 侧吻合术

当远端小肠病变部分被绕过（如克罗恩病或放

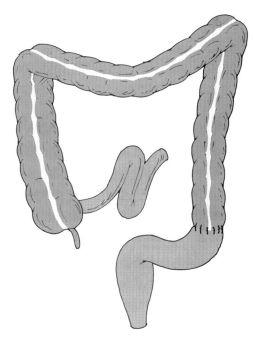

▲ 图 63-1　节段性乙状结肠切除术和端对端结肠吻合术
乙状结肠的缩短在影像学上可能是明显的，也可能不是，这取决于结肠切除的长度

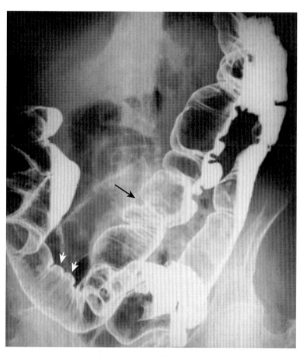

▲ 图 63-2　回肠横结肠吻合术

邻近吻合口（长箭）的小肠存在假性结肠袋（短箭）和扩张的异常表现，这种表现被称为定殖

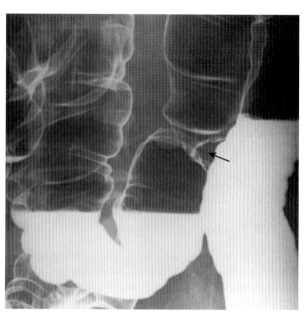

▲ 图 63-3　关闭术前分流性结肠造口后形成的术后畸形

横结肠可见明显的短节段环状狭窄（箭）伴有完整的黏膜。浆膜转移性疾病可以有相同的表现

射性肠炎）或功能性小肠的长度被缩短以治疗病态性肥胖时，可进行小肠结肠侧 - 侧吻合术（图 63-4）。目前，很少单独进行此手术。外科医师更倾向于切除而不是绕过克罗恩病累及的小肠。胃限制性手术，包括胃吻合术和 Roux-en-Y 胃旁路手术，比小肠旁路手术更适合治疗病态性肥胖（见第 35 章）。

三、结肠造口术

　　结肠造口术是一种结肠皮肤开口或造口，用来减压结肠梗阻或将粪便从远端结肠分流。转移性结肠造口术可用于保护最近形成的需要时间来愈合的远端吻合口或引导粪便流远离在初次手术时因炎症过重而无法切除的远端结肠段。如果外科医师选择切除病变部分，他或她可以选择进行端对端吻合，并通过临时结肠造口术转移粪便流。邻近造口的结肠通常通过影像学检查来排除其他的结肠病变，而远端结肠则通过检查来评估远端吻合口或先前炎性节段的状态。

　　造口与许多并发症有关。在造口形成过程中，如果血液供应受到张力或压缩的影响，则可能发生

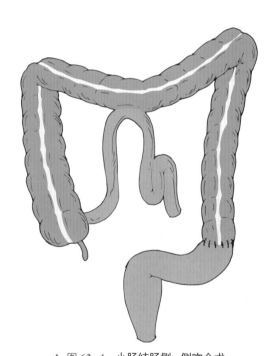

▲ 图 63-4　小肠结肠侧 - 侧吻合术

由于远端小肠优先充盈，在技术上可能很难对吻合口邻近的结肠进行评价

坏死。造口可能与腹壁分离并迁移到腹腔中。当造口退缩时，它可能仍然附着在腹壁上，但会回缩到腹部，导致周围皮肤的炎症。肠道也可能通过造口脱出或发生肠套叠。当它们发生时，造口旁疝可能包含穿过与造口相邻扩大的筋膜缺损的小肠或罕见

大肠。疝可存留在皮下组织中（图63-5），或在造口旁向外突出。对于肥胖患者，这些疝在临床上很难被发现，但在腹部计算机断层扫描（CT）上很容易被发现。造口旁疝可导致肠梗阻，并且外科医师难以修复。造口旁疝引起造口梗阻或功能障碍可能是间歇性的。在透视下检查造口时，无论是否采用Valsalva动作，都应获得切线位视图，以诱导肠疝进入造口旁疝。造口器具的机械性刺激可能导致造口溃疡。结肠造口术的选择取决于它是永久性的还是临时性的，患者的身体习惯，既往的手术以及外科医生的偏好。

（一）末端结肠造口术

末端结肠造口术可作为远端直肠癌患者的最终手术，或作为憩室炎两阶段手术的一部分。造口通常位于左下腹，降结肠或残留的乙状结肠是形成造口开口的部分。这种手术通常与哈特曼手术联合进行，以关闭直肠残端，所以仅有一个造口存在。

（二）襻式结肠造口术

襻式结肠造口术通常用于以下适应证：①作为缓解远端结肠急性梗阻或保护新的远端结肠吻合口的临时性手术；②作为不可切除的晚期病变的永久性手术。一段横结肠或乙状结肠肠襻被带到腹壁表面，在外面缝合到位，然后打开，形成进出的造口。连接两个造口开口的黏膜是结肠的后壁。患者通常知道哪个造口产生粪便并能指导放射科医师检查结肠的正确部分。

（三）双管结肠造口术

双管结肠造口术是在结肠完全分开，两个切口末端彼此并排缝合时产生的，但这种类型的结肠造口术很少进行。这种类型的造口也有两个开口，患者通常可以分辨哪一个是产粪口。选择该手术是因为可以在不重新进入腹部的情况下关闭造口。切开并列的共同壁，造口自发闭合，或可在局部麻醉下将两个造口开口的边缘用最少的缝合线缝合在一起。

（四）分开的结肠造口术和黏液瘘

分开的结肠造口和黏液瘘手术形成了两个独立的结肠造口——一个为近端结肠，创造一个出口或产粪口，另一个为远端结肠，创造一个进口（图63-6）。从传入的造口，结肠只携带黏液到直肠，这种造口被称为黏液造口或黏液瘘。该手术不常进行，但可以选择以确保没有粪便碎屑进入远端结肠。

在6～8周时，通常在行结肠造口回纳术前复

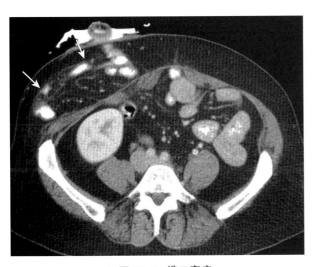

▲ 图63-5　造口旁疝

这位患有克罗恩病的患者行全直肠结肠切除术和末端回肠造口术，可见大的造口旁疝（箭）包含通畅的小肠

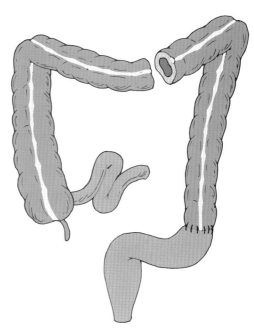

▲ 图63-6　典型的转移性横结肠造口术

该图显示了粪便造口、黏液瘘造口以及端对端的乙状结肠吻合术

查结肠，以确保没有渗漏，并且局部炎症变化已经消退。当评估结肠排除瘘时，应进行单对比而不是双对比钡灌肠检查。钡剂在无症状的患者中使用是安全的，因为当外渗发生时，具有一个形态良好的窦道，钡剂不会进入腹膜腔。此外，钡的造影特性优于水溶性对比剂，后者可能密度不够，并可在肠管中稀释，这使得在透视骨盆下部器官时很难看到细小的肠道。

在通过结肠造口术引流粪便后，远端结肠在闭合前检查时可能具有异常表现。未使用的结肠节段可能表现为不可扩张，伴有结节样和淋巴滤泡增生的黏膜异常表现[5]。这种情况被称为改道性结肠炎。明显的缺乏可扩张性可能是慢性缺乏膨胀的结果，黏膜不规则可能继发于在收缩和无准备的结肠中黏附黏液。患者可能是无症状的，这一实体可能代表一种影像学现象，而不是真正的结肠炎。结肠造口关闭后，随着粪便流的恢复，结肠的形态特征可恢复正常，除非存在潜在的结肠炎性疾病。在先前结肠造口的位置可能会形成畸形，当病史与影像学检查不相关时，可能会导致影像学误诊。其外观多变，可能类似于息肉样充盈缺损、光滑或结节样环状病变及黏膜下或浆膜下病变（图 63-3）。任何结肠手术或内镜手术也可能导致类似疾病样的持续性畸形（图 63-7）。仔细回顾患者的病史可以防止误诊。

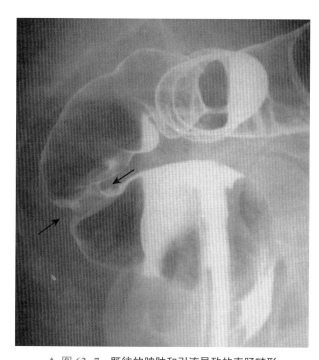

▲ 图 63-7　既往的脓肿和引流导致的直肠畸形
由于有结肠癌家族史而进行的检查显示直肠中段有短的环状收缩（箭），这在 6 年前的检查中是不存在的。内镜检查显示收缩段黏膜正常。在进行进一步检查之前获得了额外的历史。4 年前在另一家机构进行的干预性阑尾切除术需要针对直肠周围脓肿行术后经直肠引流。本病例显示了该脓肿的残余畸形及其治疗

四、盲肠造口术

盲肠造口术是一种在盲肠上开一个口的外科手术，以缓解由假性肠梗阻、严重的麻痹性肠梗阻或罕见的远端梗阻（如肿瘤、盲肠扭转）引起的盲肠扩张。它是一种暂时性或姑息性措施，适用于急性起病的患者和那些不能忍受明确但更长期的右半结肠切除术和回肠升结肠吻合术（图 63-8）或远端结肠梗阻性病变切除术的患者。在盲肠内置入一根引流管，并将其带至腹部表面以缓解结肠扩张。盲肠造口术可由外科医师、介入放射科医师或胃肠科医师进行。当患者的病情允许时，可进行明确的外科手术。

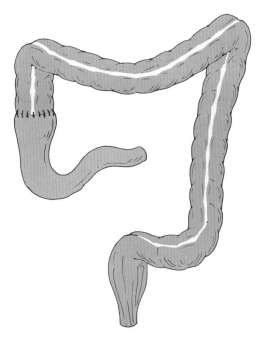

▲ 图 63-8　回肠升结肠吻合术
该手术是在切除右结肠肿瘤或回盲部克罗恩病后进行的

五、低位胃窦切除术

低位胃窦切除术，用于治疗直肠近端和直肠中段的癌，需要切除直肠乙状结肠交界处并在腹膜反折以下将近端结肠与远端直肠相吻合。它涉及骨盆深处的吻合，可能很难操作。外科医师必须确定切除的程度有多低，这取决于患者的身体习惯、要切除病变的性质以及外科医师的技能。根据残留直肠的多少，可进行直接的结肠直肠吻合术或贮袋直肠吻合术（见"直肠切除术和结肠肛门吻合术"）。吻合器的使用极大地促进了低位胃窦切除术的技术性能。临时的、保护性的转移性回肠造口术或结肠造口术可与本手术一起进行。

术前，外科医师可能希望获得肛管到病变距离的直肠镜测量或影像学估测。术后，在关闭造口术前，可能需要用水溶性对比剂灌肠来评估吻合情况。检查时将 12F 导尿管或小口径红色橡胶导管轻轻放置于邻近臀部皮肤上，球囊膨胀可破坏吻合口。盆腔内低位吻合口的渗漏可导致盆腔脓肿、直肠周围脓肿或结肠阴道瘘（图 63-9）。

六、直肠切除术和结肠肛门吻合术

直肠切除术合并结肠肛门吻合术是在保持结肠连续性和肛门括约肌功能的同时切除直肠的一种方法。这主要是在累及直肠中段和下 1/3 的直肠癌患者中进行。进行全直肠系膜切除术是为了降低局部复发的风险。在保留肛门括约肌的同时切除肿瘤相对较短的远端边缘。在此之前，结肠通过直接的结肠肛门吻合术与肛门相连，但目前选择的方法是结肠 J 形贮袋吻合术（图 63-10）。与直接吻合术相比，这改善了功能结果，特别是在术后第 1 年 [6, 7]。这项技术包括将残留的结肠远端折叠起来，并通过隔膜分开，以形成排泄物的贮袋。这个袋子是手工缝制的，或者直接吻合在肛门上。也可行转移性结肠造口或回肠造口术。与其他结肠吻合术相似，外科医师可能要求在关闭回肠造口术前进行水溶性对比剂检查（图 63-11）。

用于解剖困难的患者的另一种外科技术是结肠成形术袋。这涉及降结肠的纵向切口，然后横向闭合。在骨盆狭窄的患者中，这就形成了一个在技术上更容易与肛门吻合的囊袋。早期研究表明，吻合口瘘的发生率较高，尤其是在切口远端，但与直接的结肠肛门吻合术相比，功能结果有所改善 [8, 9]。

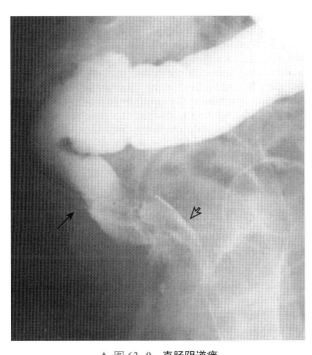

▲ 图 63-9　直肠阴道瘘
阴道内可见造影剂（空心箭）。后部可见的手术夹影（实心箭）明确吻合口和瘘的水平

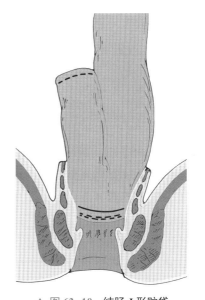

▲ 图 63-10　结肠 J 形贮袋
远端结肠的部分节段被折叠、分离并与肛门吻合，在低位前切除后为粪便形成一个贮存袋

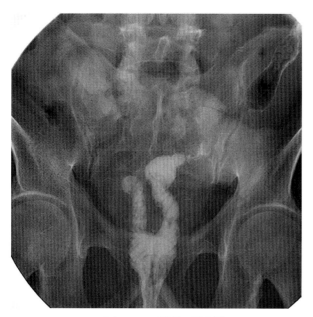

▲ 图 63-11　结肠 J 形贮袋

这是在关闭转移性回肠造口术前进行的逆行水溶性对比检查中结肠 J 形贮袋的正常表现

所有类型的结肠肛门吻合术都可能并发吻合口瘘和相关脓肿（图 63-12）。

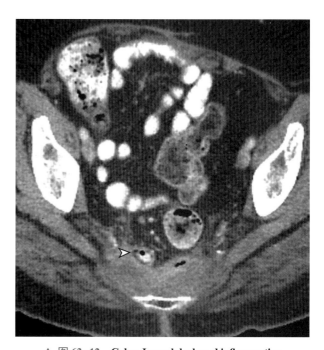

▲ 图 63-12　**Colon J pouch leak and inflammation**

CT scan of the pelvis in a patient status postproctectomy and colon J pouch for a low rectal cancer shows a leak and presacral inflammation at the blind-ending stump of the J pouch (*arrowhead*) that was not detected prior to ileostomy take down.

七、经腹会阴联合切除术

累及肛门括约肌复合体的病变通常需要进行腹会阴切除术。在这个过程中，直肠和肛门括约肌复合体通过腹部和会阴入路切除，形成永久性结肠造口。主要的放射学并发症与腹部或盆腔脓肿有关[10]。结肠造口并发症也可能出现，类似于前面讨论的那些。

八、Hartmann 手术

在 Hartmann 手术中，切除肿瘤或乙状结肠憩室炎的节段，形成末端结肠造口，直肠远端残端用缝合线或手工缝合（图 63-13）。由此产生的 Hartmann 囊袋成为结肠从肛门到封闭残端的盲段。该手术通常适用于当原发性再吻合被认为是不安全的，而且通常伴有复杂的憩室炎，但也可用于其他适应证，包括结肠和直肠癌、炎症性肠病和创伤。随后可通过结直肠吻合术重建肠道的连续性。然而，在一些患者中，外科医师可能会出于医学或技

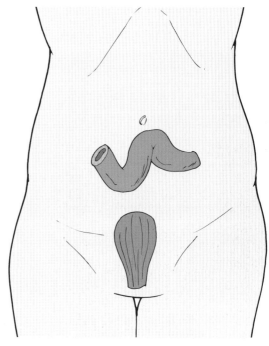

▲ 图 63-13　封闭的直肠袋

该示意图显示了伴有末端回肠造口术的 Hartmann 囊袋

术原因而选择不重建连续性。盲袋通常含有粪便碎屑、浓缩的黏液或肠结石。息肉或癌也可在此节段发生[11]。在肿瘤发展到晚期之前，患者可能没有任何症状。虽然经典的 Hartmann 囊袋只涉及直肠的一部分，但实际上，囊袋可能更长，包括部分或全部乙状结肠。在全结肠切除术和回肠造口术治疗克罗恩病或溃疡性结肠炎后，也可形成 Hartmann 囊袋。

九、黏液瘘

远端乙状结肠或直肠的近端切口可能会造成直肠乙状结肠造口或黏液瘘，而不是关闭直肠残端，导致造口只产生黏液。远端结肠从黏液瘘口向远端延伸至肛门。

十、阑尾切除术

阑尾切除术是一种将阑尾与盲肠连接并切除的手术。残端结扎并倒置。偶尔，这种手术会在盲肠底部产生一个巨大的、光滑的息肉样缺损（图 63-14）。阑尾切除术的病史和盲肠顶端缺损的典型位置有助于防止盲肠息肉的误诊。结节、黏膜破裂或盲肠顶

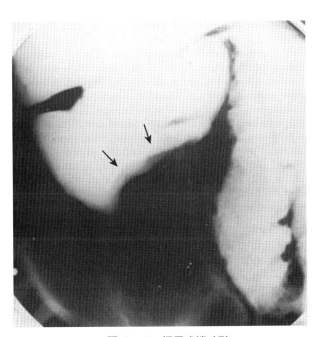

▲ 图 63-14　阑尾残端畸形
盲肠顶端的宽基底缺损（箭）是由先前的阑尾切除术造成的。大多数阑尾切除术只造成盲肠轻微畸形或无畸形

端以外的位置应引起怀疑，这是需要结肠镜检查的真正息肉。

十一、回肠贮袋 - 肛管吻合术

对患有溃疡性结肠炎（见第 57 章）或家族性息肉病（见第 61 章）的患者行回肠贮袋 – 肛管吻合术[12, 13]。它是直肠切除术的一种替代方法，通过完整的肛门提供几乎正常的排便。对患者进行仔细的影像学和临床评估排除克罗恩病是至关重要的。克罗恩病患者可能无法忍受广泛的盆腔手术，可能会出现会阴瘘和窦道、囊袋炎症和吻合口狭窄。该手术包括结肠切除术、直肠黏膜切除术和小肠贮袋的建立。结肠和大部分直肠被切除，留下直肠的远端部分。从直肠残端剥离黏膜，留下带有完整固有肌层的裸露的直肠袖口，基于此部分的完整感觉神经支配使患者能感觉到肠道扩张并有排便的冲动。尽管排便的频率可能会增加，但患者排便的频率可能不会超过正常排尿的频率。有些患者出现夜间遗粪，但溃疡性结肠炎患者的生活质量大大提高，并消除了发生结肠癌的危险。

最常见的贮袋是 J 形贮袋，尽管也可以创建 S 形或侧 - 侧吻合（Fonkalsrud）贮袋（图 63-15）。当回肠远端关闭且回肠自身折叠，形成 J 形贮袋。将两翼紧贴的相邻壁彼此吻合，两翼分别开口，形成一个含两翼的囊袋（图 63-16）。吻合器勾勒出囊袋的长度。该囊袋被置入直肠袖带中，在囊袋的顶端创造一个孔，并且囊袋与肛门黏膜相吻合。

S 形贮袋是通过将回肠远端的三个节段贴合并缝合而形成的。打开共同的肠壁，形成一个直径为三段小肠的囊袋。该囊袋和 Fonkalsrud 囊袋有一个进入直肠袖带的输出节段，其黏膜被缝合到肛管的齿状线上。

Fonkalsrud 贮袋是通过切除回肠远端的一段而形成的。该节段被放置在回肠的另一肠襻旁，形成侧 - 侧吻合。

回肠贮袋 - 肛管吻合术通常分两个阶段进行。第一阶段包括全结肠切除术，建立贮袋和贮袋 - 肛管吻合术，以及建立保护性转移性回肠造口术。第二阶段是回肠造口闭合，在 6～8 周后完成，使缝

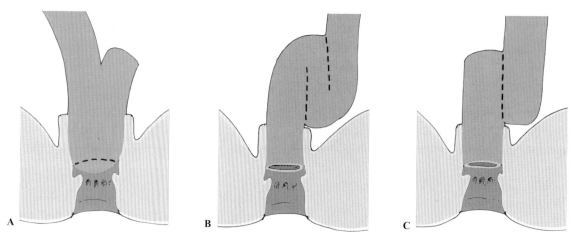

▲ 图 63-15　回肠贮袋 - 肛管吻合术的三种主要类型

A. J 形贮袋；B. S 形贮袋；C. 侧 - 侧吻合（Fonkalsrud）贮袋

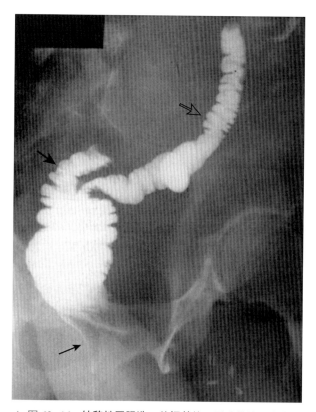

▲ 图 63-16　转移性回肠造口关闭前的 J 形贮袋的正常表现

注意从回肠造口到贮袋的长条状 J 形贮袋附件（顶部实心箭）和输出节段（空心箭）。在这张仰卧斜位片上，可见气体（底部实心箭）存在于贮袋 - 肛管吻合区中贮袋的前部。对比剂应放置于贮袋 - 肛管吻合口处，将患者置于 45° 直立位或将患者转向俯卧位，直至空气被对比剂置换

合线成熟。在关闭之前，外科医师会检查肛门直肠。如果肛门直肠正常，则进行钡灌肠以排除贮袋吻合线或贮袋 - 肛管吻合口的小渗漏。如果临床检查异常，则应推迟钡灌肠检查或行 CT 检查。脓肿往往发生较晚，最容易在 CT 检查中发现。

当患者因暴发性结肠炎而虚弱，并且正在接受大剂量皮质类固醇治疗时，可能需要三阶段的手术。第一阶段包括简单的回肠造口术、结肠切除术和 Hartmann 直肠闭合术。第二阶段在几个月后进行，此时电解质和内分泌的完整性已经发生了愈合和恢复（通常在皮质类固醇停用后）。切除直肠的其余部分，进行直肠黏膜切除术，并创建一个贮袋进行贮袋 - 肛管吻合术。第三个阶段是 6～8 周后关闭回肠造口。

所有主要腹部手术的任何并发症都可能在回肠贮袋 - 肛管吻合术后发生，包括脓肿、肠梗阻或小肠梗阻 [14, 15]。小肠肠系膜限制了回肠的活动性，小肠可能需要进行广泛的操作才能形成回肠贮袋 - 肛管吻合术。这种操作可能导致某些患者肠梗阻的时间延长。小肠梗阻可能发生在术后即刻，贮袋形成到回肠造口关闭之间的时期，或患者剩余生命中的任何时候。如果由于操作或延长肠系膜张力导致小肠系膜血管破裂，可能会发生肠系膜血肿。如果对肠系膜施加张力，试图将贮袋置于骨盆的最低位置，将肠系膜上动脉向主动脉收缩，就可能发生肠系膜上动脉综合征 [15, 16]。预防性松解屈氏韧带处的

小肠肠系膜，延长肠系膜切口，以及合理地缝合和切除被拉伸的肠系膜分支血管，有助于将末端回肠贮袋移入骨盆[17]。

尽管贮袋的缝合线可能发生渗漏（图 63-17），但这种并发症通常发生在回肠贮袋 - 肛管吻合口处（图 63-18 和图 63-19）。在 30°～45° 的直立位上，扩张的、不含气的贮袋的前后位、斜位和侧位片必须足够低，以包括回肠贮袋 - 肛管交界处。CT 扫描也可显示贮袋渗漏（图 63-20）。从贮袋或回肠贮袋 - 肛管吻合口处发生的渗漏需要延迟关闭转移性回肠造口，直到确认渗漏的愈合。如果小的渗漏和积液不能自行吸收，可通过内镜引流、缝合或抗生素治疗来处理[18]。一小段闭合反折的回肠常不纳入 J 形贮袋，被称为 J 形贮袋附件（图 63-21，也可见图 63-16）。该附件可能会发生渗漏，可能足够长而出现扭曲和坏死，或者可能类似渗漏（图 63-21）[19]。S 型和 Fonkalsrud 贮袋具有从贮袋到肛门的输出节段。这些贮袋，当伴有粪便内容物膨胀时，可能会压迫输出节段，干扰贮袋的排空。一些患有这种情况的患者通过自我导管插入术成功地排空了他们的贮袋。

接受完整手术的患者可能会出现所谓的贮袋炎，出现里急后重和腹泻的症状，很少出现出血、发热、关节痛和其他全身症状[20, 21]。内镜检查贮袋可发现红肿和溃疡[22]。贮袋炎与相应的影像学表现无关，其病因尚不清楚。

随着时间的推移，小肠对贮袋的适应导致容量增加和小肠扩张，这在腹部 X 线片上可类似小肠梗阻。当临床和影像学检查结果令人困惑时，可能需要灌肠或逆行小肠灌肠检查以排除机械性梗阻。

偶尔，患有溃疡性结肠炎的患者在贮袋手术后数年又出现症状，经影像学检查发现存在小肠克罗恩病。进一步回顾原发疾病的病理可能会发现结肠内有稀疏的肉芽肿。

十二、结肠支架

结肠支架有时用于治疗大肠梗阻[23, 24]。这些手

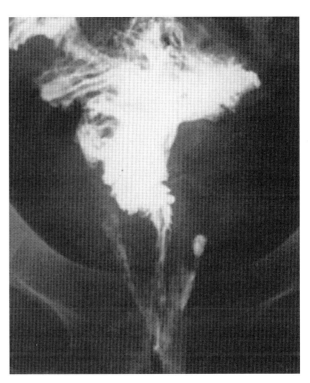

▲ 图 63-18　**Pouch leak**
Leakage from the J-pouch-anal anastomosis of a J-pouch reservoir is seen. Leakage from any anal anastomosis has a typical chevron appearance resulting from tracking of the extravasated contrast material between the rectal cuff and the pouch or efferent limb inserted into the cuff. (*From Kremers PW, Scholz FJ, Schoetz DJ Jr, et al: Radiology of the ileoanal reservoir. AJR 145: 559–567, 1985.*)

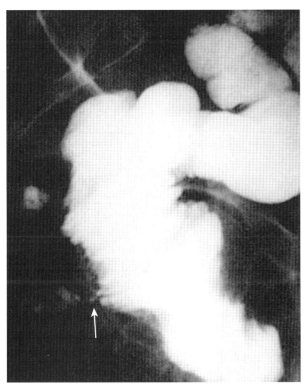

▲ 图 63-17　贮袋瘘
伴有骶前瘘和积液的 J 形贮袋发生的渗漏（箭）

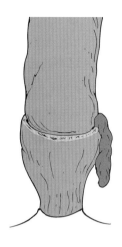 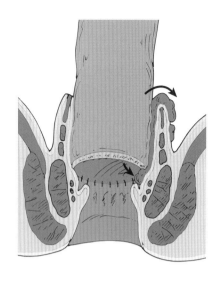

◀ 图 63-19　Chevron configuration of ileoanal anastomotic leak

Diagrammatic illustration of the mechanism of extravasation from a pouch–anal anastomosis. *Right*, Mucus (or contrast material) passes from the point of disruption (*short curved arrow*) and courses between the pouch and the cuff of rectum, producing the chevron configuration seen in Figure 63–18. Purulent material eventually dissects beyond the cuff and spills (*long curved arrow*) into the perirectal soft tissues. (*From Kremers PW, Scholz FJ, Schoetz DJ Jr, et al: Radiology of the ileoanal reservoir. AJR 145: 559–567, 1985.*)

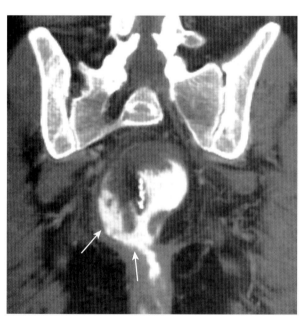

▲ 图 63-20　贮袋瘘的 CT 扫描

经口和静脉造影的 CT 扫描在冠状位重建图像上显示在贮袋 - 肛管吻合口处出现渗漏（箭）

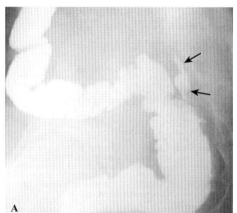

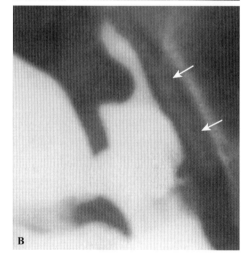

▲ 图 63-21　假性渗漏

术通常是姑息性的，适用于结肠癌或梗阻性结肠转移的患者，他们的病情被认为是不可切除的，或是不能耐受最终切除。有时，支架是最终结肠切除术前的临时通路，避免了紧急手术。梗阻性病变由导丝穿过，并放置金属支架以缓解梗阻。术后 X 线片显示腰状的支架中部变窄，表明在狭窄处放置位置令人满意（图 63-22A）。影像学检查中结肠支架置入最常见的并发症包括穿孔、支架移位（图 63-22B）和复发性梗阻[25]。

这种表现常见于 J 形贮袋，其中 J 形贮袋附件充盈不完全，并且代表了一种潜在的射线照片陷阱。A. 对比剂的痕迹（箭）似乎从 J 形贮袋的近端后部渗出。B. 进一步放大的额外点片显示在骶骨前方有一条隐约可见的缝合线（箭）围绕对比剂。侧位视图还显示了贮袋下部的前方，在仰卧位时空气滞留其中，影响 J 形贮袋 - 肛管吻合口的显示（引自 Kremers PW, Scholz FJ, Schoetz DJ Jr, et al：Radiology of the ileoanal reservoir. AJR 145：559–567，1985）

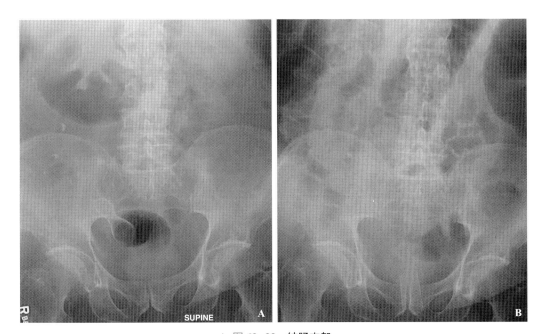

▲ 图 63-22 结肠支架

A. 中心腰状狭窄的支架正常外观。B. 复发性大肠梗阻伴结肠支架移位，目前位于直肠远端。注意不存在腰状狭窄

第 64 章　结肠疾病的鉴别诊断

Colon: Differential Diagnosis

Richard M. Gore　著

宋　翔 **译**　张晓燕 **校**

表 64-1　多发性结肠充盈缺损

伪　影

- 粪便
- 黏液线
- 油滴
- 吞入异物
- 气泡

肿瘤和肿块

- 多发性腺瘤性息肉
- 血管瘤
- 家族性腺瘤性息肉病
- Cronkhite-Canada 综合征
- 播散性胃肠息肉病
- 幼年性结肠息肉病
- Turcot 综合征
- 神经嵴和结肠肿瘤
- Ruvalcaba-Myhre-Smith 综合征
- 淋巴瘤
- 转移瘤
- 多发性腺癌
- 考登综合征
- 白血病浸润
- 蓝痣综合征
- 神经纤维瘤、神经纤维瘤病

炎性疾病

- 溃疡性结肠炎
- 克罗恩病
- 改道性结肠炎
- 深部囊性结肠炎
- 软化斑
- 贝氏综合征

传染性疾病

- 假膜性结肠炎
- 阿米巴病
- 血吸虫病
- 鞭虫病

（续表）

- 类圆线虫属感染
- 巨细胞病毒感染
- 蛔虫病
- 带状疱疹

杂病

- 淋巴滤泡型
- 结节性淋巴组织样增生
- 痔疮
- 憩室
- 肠壁积气
- 囊性纤维化
- 子宫内膜异位症
- 结肠静脉曲张
- 淀粉样变性
- 血管瘤
- 荨麻疹

表 64-2　孤立性结肠充盈缺损

良性肿瘤

- 增生性息肉
- 腺瘤性息肉
- 绒毛状腺瘤
- 绒毛腺样息肉
- 错构瘤
- Peutz-Jeghers 息肉
- 梭形细胞瘤（脂肪瘤、胃肠道间质瘤、纤维瘤、神经纤维瘤、囊性淋巴管瘤）
- 创伤性神经瘤
- 类癌瘤

恶性肿瘤

- 癌
- 淋巴瘤
- 转移
- 卡波西肉瘤

（续表）

传染性疾病
- 阿米巴瘤
- 结核病
- 毛霉菌病
- 阑尾周围脓肿
- 憩室脓肿
- 血吸虫病（息肉样肉芽肿）
- 蛔虫（蠕虫丸）感染
- 壁内血肿

炎性疾病
- 深部囊性结肠炎
- 孤立性直肠溃疡综合征
- 异物穿孔和脓肿
- 克罗恩病

杂病
- 子宫内膜异位症
- 肠套叠
- 肠胃结石
- 缝线肉芽肿
- 倒转阑尾残端
- 肛乳头肥大
- 粪便、蔬菜成分
- 淀粉样变性
- 静脉曲张、痔疮

表 64-3 黏膜下镶嵌性水肿表现

- 梗阻性结肠癌
- 结肠荨麻疹
- 带状疱疹
- 缺血
- 盲肠扭转
- 结肠梗阻
- 耶尔森菌感染

表 64-4 节段性结肠狭窄

恶性疾病
- 原发性腺癌
- 转移
- 卡波西肉瘤
- 淋巴瘤
- 癌
- 类癌
- 直接从肾脏、十二指肠、胰腺、卵巢肿瘤扩散

（续表）

炎性疾病
- 克罗恩病
- 溃疡性结肠炎
- 泻剂结肠
- 腐蚀性结肠
- 可缩回性肠系膜炎
- 盲肠炎
- 孤立性直肠溃疡综合征

传染性疾病
- 阿米巴病
- 血吸虫病
- 类圆线虫属感染
- 结核病
- 淋病性直肠炎
- 衣原体感染（性病淋巴肉芽肿）
- 带状疱疹
- 巨细胞病毒感染
- 细菌性痢疾
- 放线菌病
- 巨大的肛肠尖锐湿疣
- 肠周脓肿

血管疾病
- 缺血性结肠炎
- 放射性结肠炎
- 壁内血肿

杂病
- 胰腺炎
- 盆腔脂肪增多症
- 子宫内膜异位症
- 淀粉样变性
- 粘连带
- 术后畸形
- 肌肉萎缩症

表 64-5 环状"苹果核"样结肠病变

- 癌
- 憩室炎
- 慢性克罗恩病
- 慢性溃疡性结肠炎
- 缺血性结肠炎
- 衣原体感染（性病淋巴肉芽肿）
- 淋巴瘤
- 结核病
- 绒毛状腺瘤
- 蠕虫瘤
- 阿米巴瘤

（续表）

表 64-6　成人大肠梗阻的病因

炎性疾病
- 憩室炎
- 炎症性肠病
- 可缩回性肠系膜炎

传染性疾病
- 蛔虫丸
- 南美洲锥虫病
- 阿米巴病
- 血吸虫病
- 放线菌病
- 结核病

肠外病变
- 粘连
- 疝
- 肠扭转
- 子宫内膜异位症
- 肿瘤
- 阑尾脓肿
- 输卵管 – 卵巢脓肿
- 膀胱扩张

肿瘤性病变
- 结肠腺癌
- 淋巴瘤
- 梭形细胞瘤
- 胃肠道间质瘤
- 类癌
- 转移

血管疾病
- 壁内血肿
- 血管闭塞、梗死

腔内充填
- 胃结石
- 胆石症
- 肠结石
- 粪便嵌塞
- 异物
- 肠套叠

杂病
- 淀粉样变性
- 结肠假性梗阻

表 64-7　肠假性梗阻：奥格尔维综合征

药物反应
- 吩噻嗪
- 抗抑郁药
- 吗啡
- 抗帕金森病的

神经肌肉疾病
- 帕金森病
- 恰加斯病
- 肌强直性营养不良

麻痹性肠梗阻
- 低钾血症
- 胰腺炎
- 肺炎
- 心肌梗死
- 创伤

内分泌疾病
- 黏液性水肿
- 糖尿病
- 甲状旁腺功能减退
- 嗜铬细胞瘤

杂病
- 淀粉样变性
- 口炎性腹泻
- 硬皮病
- 可缩回性肠系膜炎
- 维生素 D 缺乏症

表 64-8　不伴梗阻的结肠扩张

麻痹性肠梗阻
- 术后
- 腹膜炎
- 阑尾炎
- 胰腺炎

电解质失衡
- 低钾血症
- 低氯血症
- 钙异常

内分泌失调
- 糖尿病
- 肾上腺功能不全
- 黏液性水肿
- 甲状旁腺功能减退

神经肌肉疾病
- 先天性巨结肠病
- 帕金森病
- 多发性硬化
- Riley-Day 综合征
- 先天性肌张力不全症
- 恰加斯病

药物治疗
- 吗啡、左旋多巴、氯丙嗪、苯托品、阿托品、溴内胺太林
- 六烃季铵

创伤
- 脊髓损伤
- 壁内血肿
- 下肋损伤
- 腹膜后出血

尿路疾病
- 输尿管绞痛
- 肾衰竭、尿毒症
- 尿潴留

胶原血管病
- 硬皮病
- 皮肌炎
- 结节性多动脉炎
- 川崎综合征

急性胸部疾病
- 心肌梗死
- 充血性心力衰竭

杂病
- 慢性便秘
- 慢性泻药、泻药滥用
- 吞气症
- 肠系膜梗死
- 休克
- 败血症
- 中毒性巨结肠
- 囊性纤维化
- 淀粉样变性

表 64-9　新生儿大肠梗阻

- 疝、嵌顿、内部或外部（译者注：原书似有误，该条重复）
- 先天性狭窄或闭锁
- 先天性巨结肠病
- 肛门闭锁
- 直肠闭锁
- 肠套叠
- 中肠扭转伴旋转不良
- 左小结肠综合征
- 巨膀胱 - 小结肠综合征
- 管腔内网、隔膜或带
- 重复

表 64-10　新生儿后期肠梗阻

• 先天性巨结肠病	• 结核病
• 肛门闭锁伴瘘管	• 囊性纤维化
• 疝	• 克罗恩病
• 阑尾炎	• 粪便嵌塞
• 重复	• 异物、结石
• 肠套叠	• 蛔虫丸
• 肠扭转	• 肿瘤

表 64-11　中毒性巨结肠

• 细菌性痢疾	• 伤寒
• 假膜性结肠炎	• 霍乱
• 溃疡性结肠炎	• 类圆线虫病
• 克罗恩病	• 弯曲杆菌性结肠炎
• 缺血性结肠炎	• 白塞病
• 阿米巴性结肠炎	

表 64-12　回盲瓣扩大

• 正常变异	• 放线菌病
• 克罗恩病	• 泻药滥用
• 阿米巴病	• 结核病
• 脂肪浸润、脂肪瘤	• 伤寒
• 肠套叠	• 壁内血肿
• 绒毛状腺瘤	• 异尖线虫病
• 腺癌	• 回结肠脱垂
• 淋巴瘤	• 类癌
• 耶尔森菌小肠结肠炎	• 淋巴样增生

表 64-13　阑尾病变

• 术后（残端倒置、粘连）	• 梭形细胞瘤
• 脓肿	• 类癌
• 急性阑尾炎	• 憩室病
• 结石、粪石	• 阿米巴病
• 克罗恩病	• 蛔虫病
• 转移	• 溃疡性结肠炎
• 肠套叠、内陷	• 结核病
• 子宫内膜种植	• 淋巴瘤
• 黏液囊肿	• 鞭虫病
• 黏液球囊肿	• 伤寒
• 腺癌	

表 64-14　锥形盲肠

• 克罗恩病	• 转移
• 阿米巴病	• 异尖线虫病
• 阑尾炎	• 伤寒
• 盲肠癌	• 耶尔森菌小肠结肠炎
• 溃疡性结肠炎	• 巨细胞病毒感染
• 憩室炎	• 盲肠炎
• 泻药滥用	• 放射治疗
• 放线菌病	• 南美芽生菌病
• 结核病	

表 64-15　盲肠充盈缺损

• 阑尾病变
• 转移（胰腺、卵巢、结肠、胃）
• 结肠充盈缺损的一般原因
• 阑尾肠套叠、梅克尔憩室、淋巴瘤、回肠远端
• 憩室炎
• 子宫内膜异位症
• 孤立性良性溃疡
• 附着粪石（囊性纤维化）
• 伯基特淋巴瘤
• 阿米巴瘤
• 脂肪瘤性回盲瓣

表 64-16　结肠壁内气体

• 缺血性结肠炎	• 大肠梗阻
• 坏死性小肠结肠炎	• 炎症性肠病
• 假膜性结肠炎	• 分子靶向治疗
• 中毒性巨结肠	

表 64-17　大肠埃希菌囊样积气症（非坏死性）

• 结肠镜检查	• 肛门闭锁
• 结肠灌洗或灌肠	• 先天性巨结肠病
• 纵隔气肿伴腹部扩张	• 术后（肠道旁路）
• 肺气肿、哮喘	• 腹部钝性创伤
• 分子靶向治疗	• 囊性纤维化
• 硬皮病	• 消化性溃疡伴壁内穿孔
• 皮肌炎	• 过氧化氢溶液灌肠
• 幼年型类风湿关节炎	• 炎症性肠病
• 幽门梗阻	

（续表）

表 64-18　结肠瘘

炎性疾病
- 克罗恩病
- 憩室炎
- 胆瘘
- 消化性溃疡、吻合口溃疡
- 阿司匹林、非甾体抗炎药
- 胰腺炎

传染性疾病
- 放线菌病
- 盆腔炎
- 结核病
- 阿米巴病
- 衣原体感染（性病淋巴肉芽肿）

- 阑尾脓肿
- 肾脓肿

恶性疾病
- 结肠腺癌
- 淋巴瘤
- 转移

杂病
- 术后
- 缺血性结肠炎
- 梗死
- 异物（别针、骨头、牙签）
- 腹部创伤
- 医源性创伤

表 64-19　直肠阴道瘘

炎性疾病
- 克罗恩病
- 憩室炎

肿瘤性疾病
- 直肠癌
- 宫颈癌
- 阴道癌

传染性疾病
- 衣原体感染（性病淋巴肉芽肿）
- 阑尾脓肿
- 输卵管 - 卵巢脓肿
- 放线菌病

- 血吸虫病
- 结核病

创伤
- 外部的
- 生殖的
- 分娩的
- 医源性的

杂病
- 子宫内膜异位症
- 放射治疗
- 异物
- 肛门闭锁或其他泄殖腔异常

表 64-20　乙状结肠双重示踪

- 结肠癌
- 克罗恩病
- 憩室炎

表 64-21　结肠拇指印

血管疾病
- 闭塞性血管病
- 壁内出血（抗凝血药、出血素质）
- 创伤性壁内血肿
- 溶血性尿毒症综合征
- 遗传性血管神经性水肿

炎性疾病
- 溃疡性结肠炎

- 克罗恩病
- 可缩回性肠系膜炎

传染性疾病
- 阿米巴病
- 血吸虫病
- 巨细胞病毒感染
- 类圆线虫病
- 假膜性结肠炎
- 盲肠炎

- 葡萄球菌结肠炎
- 异尖线虫病

肿瘤性疾病
- 淋巴瘤
- 血源性转移

杂病
- 淀粉样变性
- 子宫内膜异位症
- 憩室病或憩室炎
- 肠系膜或腹膜病变
- 大肠埃希菌囊样积气症

表 64-22　大淋巴滤泡

炎性疾病
- 克罗恩病
- 白塞病
- 结节性淋巴组织样增生

传染性疾病
- 弯曲杆菌性结肠炎
- 耶尔森菌结肠炎
- 阿米巴性结肠炎
- 疱疹性结肠炎
- 沙门菌性结肠炎

- 志贺菌结肠炎
- 结核病

肿瘤性疾病
- 淋巴瘤
- 腺癌
- 腺瘤
- 白血病

免疫性疾病
- 艾滋病
- 免疫球蛋白 E 缺乏

表 64-23　口疮样溃疡

- 克罗恩病
- 耶尔森菌小肠结肠炎
- 阿米巴性结肠炎
- 贝赫切特综合征
- 缺血性结肠炎

- 淋巴瘤
- 沙门菌性结肠炎
- 志贺菌结肠炎
- 疱疹性结肠炎
- 巨细胞病毒性结肠炎

表 64-24　溃疡性结肠病变

炎性疾病
- 溃疡性疾病
- 克罗恩病
- 腐蚀性结肠炎
- 白塞综合征
- 改道性结肠炎
- 孤立性直肠溃疡综合征
- 憩室炎
- 胰腺炎
- 粪石性结肠炎

传染性疾病
- 假膜性结肠炎
- 阿米巴病
- 弯曲杆菌性结肠炎
- 血吸虫病
- 志贺菌病
- 结核病
- 淋病

- 葡萄球菌性结肠炎
- 耶尔森菌结肠炎
- 衣原体感染（性病淋巴肉芽肿）
- 带状疱疹
- 单纯疱疹病毒
- 轮状病毒感染
- 巨细胞病毒感染
- 类圆线虫病
- 组织胞浆菌病
- 念珠菌病
- 放线菌病
- 毛霉菌病

血管疾病
- 缺血性结肠炎
- 尿毒症性结肠炎
- 溶血性尿毒症综合征

（续表）

恶性疾病	• 无机汞中毒
• 癌	• 化学性（三聚乙醛）直
• 淋巴瘤	肠炎
• 白血病浸润	• 淀粉样变性
• 胃肠道间质瘤	
杂病	
• 药物性结肠炎（皮质类 固醇、抗生素、化疗）	

表 64-25　平滑结肠

• 溃疡性结肠炎	• 淀粉样变性
• 克罗恩病	• 放射性结肠炎（晚期）
• 滥用泻药或灌肠	• 血吸虫病
• 缺血性结肠炎（晚期）	

表 64-26　肠周脓肿 。

• 憩室炎	• 阿米巴病
• 阑尾炎	• 血吸虫病
• 克罗恩病	• 蠕虫瘤
• 原发性或转移性肿瘤穿孔	• 衣原体感染（性病淋 巴肉芽肿）
• 输卵管 - 卵巢脓肿	• 放线菌病
• 胰腺炎	• 结核病
• 创伤	• 肾感染
• 异物穿孔	
• 缺血性结肠炎	

表 64-27　骶前间隙增宽 。

• 正常变异

炎性疾病
- • 溃疡性结肠炎
- • 克罗恩病
- • 腹膜后纤维化
- • 盆腔脂肪增多症
- • 深部囊性结肠炎
- • 化学性（三聚乙醛）直肠炎

传染性疾病
- • 骶前脓肿
- • 憩室炎
- • 阑尾炎
- • 结核病
- • 阿米巴病
- • 衣原体感染（性病淋巴肉芽肿）
- • 骶前脓肿（憩室的、阑尾的）
- • 淋病性直肠炎

肿瘤
- • 原发性直肠肿瘤（腺癌、淋巴瘤、肉瘤、肛管癌）

（续表）

- • 邻近肿瘤（膀胱、前列腺、卵巢、宫颈、骨髓瘤）侵袭
- • 骶骨或尾骨肿瘤（骨肉瘤、软骨肉瘤、巨细胞瘤）或畸胎瘤
- • 神经源性肿瘤（脊索瘤、神经纤维瘤、神经鞘瘤）
- • 脂肪瘤
- • 多发性骨髓瘤
- • 骶骨转移
- • 卵巢囊肿或肿瘤

血管疾病
- • 血肿
- • 放射性纤维化
- • 下腔静脉阻塞（盆腔水肿）
- • 痔疮注射

杂病
- • 尿毒症
- • 淋巴囊肿
- • 腹股沟疝伴直肠牵引
- • 库欣病
- • 骶骨骨折
- • 重复性（尾肠）囊肿
- • 淀粉样变性

表 64-28　直肠乙状结肠交界处的前部压痕

- • 腹膜转移（胃、结肠、胰腺、卵巢、结节状壁）
- • 前列腺、子宫、膀胱、阴道、肿瘤的外源性侵犯
- • 脓肿
- • 血肿
- • 腹水
- • 髂动脉瘤
- • 盆腔脂肪瘤病、腹膜后纤维化
- • 淋巴结病
- • 外科吊索修复
- • 淋巴囊肿
- • 阴道积血

表 64-29　先天性结肠旋转不良综合征

- • 马方综合征
- • 移动盲肠症
- • Prune-Belly 综合征
- • 无脾或多脾
- • 21 三体综合征
- • 胸腹壁缺损
- • 梅干腹综合征
- • 多毛发育障碍综合征
- • 腹部内脏异位

表 64-30 CT、超声和 MRI 成像显示结肠壁增厚

肿瘤
- 癌
- 淋巴瘤
- 息肉综合征
- 转移
- 胃肠道间质瘤

炎性疾病
- 溃疡性结肠炎
- 克罗恩病
- 贝赫切特综合征

- 憩室病、憩室炎
- 盲肠炎

传染性疾病
- 假膜性结肠炎
- 阿米巴性结肠炎
- 任何传染性结肠炎

杂病
- 肠套叠
- 血肿
- 低蛋白状态

表 64-31 "牛眼征"病变

- 转移（尤其是黑色素瘤）
- 卡波西肉瘤
- 淋巴瘤
- 癌
- 类癌
- 溃疡性黏膜下肿瘤（如平滑肌肉瘤）

表 64-32 小结肠

- 胎粪性肠梗阻
- 回肠闭锁
- 巨膀胱 - 小结肠 - 蠕动弛缓综合征
- 结肠闭锁
- 先天性巨结肠病

表 64-33 结肠截断征

- 急性胰腺炎
- 缺血性结肠炎
- 结肠梗阻
- 肠系膜血栓形成

表 64-34 胃肠道壁增厚的分类方案

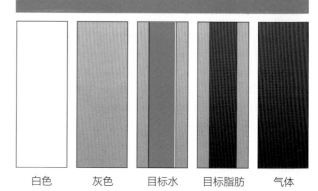

白色　　灰色　　目标水　　目标脂肪　　气体